临床呼吸病学

CLINICAL RESPIRATORY MEDICINE

（第4版）

原　著　Stephen G. Spiro
Gerard A. Silvestri
Alvar Agustí

主　译　邱　晨　林江涛

北京大学医学出版社

LINCHUANG HUXIBINGXUE（DI 4 BAN）
图书在版编目（CIP）数据

临床呼吸病学/（英）史蒂芬·G.斯皮罗（Stephen G. Spiro），（美）热拉尔·A.西尔韦斯特里（Gerard A. Silvestri），（西）阿尔瓦·阿古斯蒂（Alvar Agustí）原著；邱晨，林江涛主译. —4版. —北京：北京大学医学出版社，2018.8
书名原文：Clinical Respiratory Medicine，4th Edition
ISBN 978-7-5659-1731-8

Ⅰ. ①临… Ⅱ. ①史… ②热… ③阿… ④邱… ⑤林… Ⅲ. ①呼吸系统疾病—诊疗 Ⅳ. ①R56

中国版本图书馆CIP数据核字（2018）第305643号

北京市版权局著作权合同登记号：图字：01-2016-7077

ElSEVIER
Elsevier（Singapore）Pte Ltd.
3 Killiney Road，＃08-01 Winsland House I，Singapore 239519
Tel：（65）6349-0200；Fax：（65）6733-1817

Clinical Respiratory Medicine，4th Edition
Stephen G. Spiro，Gerard A. Silvestri，Alvar Agustí

ISBN：978-1-4557-0792-8

This translation of Clinical Respiratory Medicine，4th Edition by Stephen G. Spiro，Gerard A. Silvestri，Alvar Agustí was undertaken by Peking University Medical Press and is published by arrangement with Elsevier（Singapore）Pte Ltd.
Clinical Respiratory Medicine，4th Edition by Stephen G. Spiro，Gerard A. Silvestri，Alvar Agustí由北京大学医学出版社进行翻译，并根据北京大学医学出版社与爱思唯尔（新加坡）私人有限公司的协议约定出版。
《临床呼吸病学》（第4版）（邱 晨 林江涛译）
ISBN：9781455707928

临床呼吸病学（第4版）

主 译：邱 晨 林江涛
出版发行：北京大学医学出版社
地 址：（100191）北京市海淀区学院路38号 北京大学医学部院内
电 话：发行部010-82802230；图书邮购010-82802495
网 址：http://www. pumpress. com. cn
E - mail：booksale@bjmu. edu. cn
印 刷：北京信彩瑞禾印刷厂
经 销：新华书店
责任编辑：袁朝阳 **责任校对：**金彤文 **责任印制：**李 啸
开 本：889mm×1194mm 1/16 **印张：**63.5 **字数：**2100千字
版 次：2018年8月第1版 2018年8月第1次印刷
书 号：ISBN 978-7-5659-1731-8
定 价：590.00元

译者名单

主　译

邱　晨　暨南大学第二临床医学院
林江涛　中日友好医院

副主译

酆孟洁　暨南大学第二临床医学院
王凌伟　暨南大学第二临床医学院
史　菲　暨南大学第二临床医学院
杨敏洁　暨南大学第二临床医学院
王跃春　暨南大学基础医学院

译　者（按姓名汉语拼音排序）

陈丹丹　暨南大学第二临床医学院
陈旭东　暨南大学第二临床医学院
刁振华　深圳市龙岗区第二人民医院
杜　娟　深圳市第七人民医院
方爱平　四川大学华西公共卫生学院生物治疗国家重点实验室
酆孟洁　暨南大学第二临床医学院
符少平　深圳市第九人民医院
高伟良　深圳市龙华区中心医院
官民婕　暨南大学第二临床医学院
何　旗　暨南大学第二临床医学院
胡安美　深圳市宝安区中心医院
黄艳媚　中山大学第八附属医院
李　娜　深圳市第九人民医院
林江涛　中日友好医院
刘雯雯　暨南大学第二临床医学院
卢春容　深圳市慢性病防治中心
彭文科　广州中医药大学附属广州市中西医结合医院
邱　晨　暨南大学第二临床医学院
史　菲　暨南大学第二临床医学院
苏美萍　深圳市龙岗区人民医院
王光锁　暨南大学第二临床医学院
王凌伟　暨南大学第二临床医学院
王跃春　暨南大学基础医学院
翁选雯　暨南大学第二临床医学院
吴　迪　暨南大学第二临床医学院
吴森泉　南方医科大学附属东莞市人民医院
熊　奕　暨南大学第二临床医学院
徐笑洋　暨南大学第二临床医学院
杨　超　暨南大学第二临床医学院
杨　岷　华中科技大学同济医学院附属同济医院《放射学实践》杂志编辑部
杨敏洁　暨南大学第二临床医学院
易芹芹　暨南大学第二临床医学院
张　婷　暨南大学第二临床医学院
张宏美　深圳市蛇口人民医院
周　霞　暨南大学第二临床医学院

原著者名单

Asia A. Ahmed, MBBS, MRCP, FRCR
Senior Specialist Registrar in Radiology, Department of Imaging, University College London Hospital National Health Service Foundation Trust, London, United Kingdom
Percutaneous Biopsy Procedures: Techniques and Indications

Richard K. Albert, MD
Chief of Medicine, Denver Health; Professor of Medicine, University of Colorado, Aurora, Colorado
Chest Pain

Mark S. Allen, MD
Professor of Surgery, Chair, Division of General Thoracic Surgery, Mayo Clinic, Rochester, Minnesota
Diagnostic Thoracic Surgical Procedures

Douglas Arenberg, MD
Associate Professor, Division of Pulmonary and Critical Care Medicine, University of Michigan Medical Center, Ann Arbor, Michigan
Lung Cancer: Treatment

Phil Bearfield, MB, ChB, FRCA, EDIC, FFICM
Consultant Intensivist, Royal Free Hospital, London, United Kingdom
Hemodynamic Monitoring in Critical Illness

Thomas Benfield, MD, DMSc
Associate Professor, Department of Infectious Diseases, University of Copenhagen, Hvidovre University Hospital, Hvidovre, Denmark
Noninfectious Conditions in Patients with Human Immunodeficiency Virus Infection

Ilya Berim, MD
Fellow, Pulmonary and Critical Care Medicine, School of Medicine and Biomedical Sciences, University at Buffalo, The State University of New York, Buffalo, New York
Community-Acquired Pneumonia

Kathryn G. Bird, MD
Occupational Physician, Concentra, Golden, Colorado
Toxic Inhalational Lung Injury

Surinder S. Birring, MD, MRCP
Honorary Senior Lecturer Division of Asthma, Allergy and Lung Biology, King's College London; Consultant Physician, Department of Respiratory Medicine, King's College Hospital, London, United Kingdom
Cough

Lukas Brander, MD
Department of Intensive Care Medicine, Inselspital, Bern University Hospital, University of Bern, Bern, Switzerland
Invasive Mechanical Ventilation

Jeremy S. Brown, MBBS, PhD, FRCP
Reader, Centre for Respiratory Research, University College London, London, United Kingdom
Pneumonia in the Non–HIV-Infected Immunocompromised Patient

Kevin K. Brown, MD
Professor and Vice Chairman, Department of Medicine, Division of Pulmonary and Critical Care Medicine, National Jewish Health, University of Colorado, Aurora, Colorado
Idiopathic Pulmonary Fibrosis and Other Interstitial Lung Diseases

Todd M. Bull, MD
Associate Professor, Pulmonary Sciences and Critical Care Medicine; Director, Pulmonary Vascular Center, University of Colorado, Aurora, Colorado
Pulmonary Embolism

Felip Burgos, MSc, RPFT, RN
Servei de Pneumologia i Allèrgia Respiratòria, ICT, Departament de Medicina, Institut D'Investigacions Biomèdiques August Pi i Sunyer, Hospital Clínic, Universitat de Barcelona, Barcelona, Spain
Exercise Testing

Peter M.A. Calverley, MB, ChB, FRCP, FRCPE
Professor of Respiratory Medicine, Institute of Ageing and Chronic Disease, University of Liverpool; Consultant Physician, Clinical Sciences Centre, University Hospital Aintree, Liverpool, United Kingdom
Bronchodilators

Philippe Camus, MD
Professor, Division of Pulmonary and Critical Care, Centre Hospitalier Universitaire de Dijon, Hôpital du Bocage, Université de Bourgogne, Dijon, France
Drug-Induced and Iatrogenic Respiratory Diseases

Paolo Carbonara, MD
Physician, Division of Respiratory and Critical Care Medicine, Sant'Orsola-Malpighi Hospital, University of Bologna, Bologna, Italy
Noninvasive Mechanical Ventilation

William Graham Carlos III, MD
Assistant Professor of Clinical Medicine, Indiana University School of Medicine, Indianapolis, Indiana
Nonbacterial Infectious Pneumonia

Stephen D. Cassivi, MD, MSc, FRCSC
Associate Professor of Surgery, Division of General Thoracic Surgery; Director of Lung Transplantation, Mayo Clinic, Rochester, Minnesota
Chest Tube Insertion and Management
Diagnostic Thoracic Surgical Procedures

Rodrigo Cavallazzi, MD
Assistant Professor of Medicine, Assistant Director, Intensive Care Services, University of Louisville Health Sciences Center, Louisville, Kentucky
Pulmonary Complications of Hematopoietic Stem Cell Transplantation

Bartolome R. Celli, MD
Professor of Medicine, Harvard Medical School, Brigham and Women's Hospital, Boston, Massachusetts
Treatment of the Stable Patient with Chronic Obstructive Pulmonary Disease

William Y.C. Chang, MBMCh, MA(Oxon)
Research Fellow, Division of Therapeutics and Molecular Medicine, University of Nottingham, Nottingham, United Kingdom
Rare Diffuse Interstitial Lung Diseases

Chung-Wai Chow, MD, PhD
Assistant Professor, Division of Respirology, Department of Medicine, University of Toronto; Staff Respirologist, Division of Respirology, Multiorgan Transplant Unit, University Health Network, Toronto, Ontario, Canada
Pulmonary Host Defenses

Andrew M. Churg, MD, FRCP(C)
Professor of Pathology, University of British Columbia; Pathologist, Vancouver General Hospital, Vancouver, Canada
Macro and Micro Structure of the Lung

Jean-François Cordier, MD
Professor of Respiratory Medicine, Claude Bernard Lyon 1 University; Head of Department of Respiratory Medicine, Reference Center for Rare Pulmonary Diseases, Louis Pradel University Hospital, Lyon, France
Eosinophilic Lung Disease
Organizing Pneumonia

Borja G. Cosio, MD, PhD, MCP
Consultant, Department of Respiratory Medicine, Hospital Universitario Son Espases, Palma de Mallorca, Spain
Asthma: Epidemiology, Pathophysiology, and Risk Factors

Vincent Cottin, MD, PhD
Professor of Respiratory Medicine, Claude Bernard Lyon 1 University; Department of Respiratory Medicine, Reference Center for Rare Pulmonary Diseases, Louis Pradel University Hospital, Lyon, France
Eosinophilic Lung Disease
Organizing Pneumonia

Bruce H. Culver, MD
Associate Professor of Medicine, Division of Pulmonary and Critical Care Medicine, University of Washington School of Medicine, Seattle, Washington
Respiratory Mechanics
Pulmonary Circulation
Pulmonary Function Testing

Charles L. Daley, MD
Professor and Chief, Division of Mycobacterial and Respiratory Infections, National Jewish Health; Professor, Division of Pulmonary and Critical Care Medicine and Infectious Diseases, University of Colorado, Aurora, Colorado
Tuberculosis and Nontuberculous Mycobacterial Infections

Helen E. Davies, MD, MRCP
Consultant in Respiratory Medicine, University Hospital of Wales, Cardiff, United Kingdom
Pleural Effusion, Empyema, and Pneumothorax

Chadrick E. Denlinger, MD
Assistant Professor, Medical University of South Carolina, Charleston, South Carolina
Diagnostic Thoracic Surgical Procedures

Christophe Deroose, MD, PhD
Assistant Professor, Catholic University; Deputy Clinical Head, Positron Emission Tomography Centre, Department of Nuclear Medicine, University Hospital Gasthuisberg, Leuven, Belgium
Positron Emission Tomography Imaging

Claude Deschamps, MD
Professor of Surgery, Division of General Thoracic Surgery; Chair, Department of Surgery, Mayo Clinic, Rochester, Minnesota
Chest Tube Insertion and Management

Christophe Dooms, MD, PhD
Assistant Professor of Internal Medicine, Catholic University; Deputy Clinical Head, Pulmonology, University Hospital Gasthuisberg, Leuven, Belgium
Positron Emission Tomography Imaging

Gregory P. Downey, MD
Professor and Executive Vice President, Academic Affairs, Division of Pulmonary and Critical Care Medicine, Departments of Medicine and Pediatrics, National Jewish Health; Professor, Department of Medicine, Integrated Department of Immunology, University of Colorado, Aurora, Colorado
Pulmonary Host Defenses

Miquel Ferrer, MD, PhD
Assistant Professor of Medicine, University of Barcelona; Senior Consultant, Respiratory Intensive Care Unit, Thorax Institute, Hospital Clinic, Barcelona, Spain
Nosocomial Respiratory Infections

Rodney J. Folz, MD, PhD
Professor of Medicine, Biochemistry, and Molecular Biology; Chief, Pulmonary, Critical Care, and Sleep Disorders Medicine; Director; Adult Cystic Fibrosis Program; Distinguished University Scholar, University of Louisville Health Sciences Center, Louisville, Kentucky
Pulmonary Complications of Hematopoietic Stem Cell Transplantation

Edward R. Garrity, Jr., MD, MBA
Professor of Medicine, Section of Pulmonary and Critical Care Medicine, University of Chicago, Chicago, Illinois
Lung Transplantation

Alex H. Gifford, MD
Assistant Professor of Medicine, Dartmouth Medical School, Hanover, New Hampshire
Dyspnea

Robb W. Glenny, MD
Professor of Medicine, Physiology, and Biophysics; Head, Division of Pulmonary and Critical Care Medicine, University of Washington, Seattle, Washington
Pulmonary Circulation

Kelsey Gray, MD, MS
Fellow, Pulmonary and Critical Care Medicine, University of Colorado, Aurora, Colorado
Extrinsic Allergic Alveolitis

Ruth H. Green, MBChB, MSc, MD, FRCP
Consultant Respiratory Physician and Honorary Senior Lecturer, Institute for Lung Health, Glenfield Hospital, University Hospitals of Leicester National Health Service Foundation Trust, Leicester, United Kingdom
Diagnosis and Management of Asthma in Adults

Michael P. Gruber, MD
Assistant Clinical Professor, University of Colorado, Aurora, Colorado
Pulmonary Embolism

J.C. Grutters, MD, PhD
Professor, Department of Pulmonology, Center of Interstitial Lung Diseases, St. Antonius Hospital, Nieuwegein, The Netherlands; Division of Heart and Lungs, University Medical Center Utrecht, Utrecht, The Netherlands
Connective Tissue Diseases

Andrew R. Haas, MD, PhD
Assistant Professor of Medicine, Perelman School of Medicine; Director of Clinical Operations, Section of Interventional Pulmonology and Thoracic Oncology, Pulmonary, Allergy, and Critical Care Division, University of Pennsylvania Medical Center, Philadelphia, Pennsylvania
Bronchoscopy

Chadi A. Hage, MD
Assistant Professor of Medicine, Indiana University; Staff Physician, Roudebush VA Medical Center, Indianapolis, Indiana
Nonbacterial Infectious Pneumonia

Pranabashis Haldar, MD, MRCP
Senior Lecturer, Department of Respiratory Medicine, Institute for Lung Health, Glenfield Hospital, University Hospitals of Leicester National Health Service Foundation Trust, Leicester, United Kingdom
Diagnosis and Management of Asthma in Adults

David M. Hansell, MD, FRCP, FRCR
Professor of Thoracic Imaging, National Heart and Lung Institute, Imperial College School of Medicine; Consultant Radiologist, Royal Brompton and Harefield National Health Service Foundation Trust, London, United Kingdom
Imaging Techniques

Nicholas Hart, BSc, PhD, MRCP, FFICM
Clinical Research Consultant, Respiratory and Critical Care Medicine, National Institute of Health Research, Comprehensive Biomedical Research Centre, King's College London; Clinical and Academic Director, Lane Fox Respiratory Unit, St. Thomas' Hospital, Guy's and St. Thomas' National Health Service Foundation Trust, London, United Kingdom
Diseases of the Thoracic Cage and Respiratory Muscles

Felix J.F. Herth, MD, PhD, FCCP
Professor of Medicine, Chairman and Head, Department of Pneumology and Critical Care Medicine, Thoraxklinik, University of Heidelberg, Heidelberg, Germany
Endobronchial and Endoesophageal Ultrasound Techniques

Kristin B. Highland, MD, MSCR
Associate Professor of Medicine, Division of Pulmonary, Critical Care, Allergy, and Sleep Medicine, Medical University of South Carolina, Charleston, South Carolina
Pulmonary Hypertension

Andre Holmes, MD
Senior Pulmonary Fellow, Division of Pulmonary, Critical Care, Allergy, and Sleep Medicine, Medical University of South Carolina, Charleston, South Carolina
Pulmonary Hypertension

John R. Hurst, PhD, FRCP
Senior Lecturer, Academic Unit of Respiratory Medicine, University College London Medical School, London, United Kingdom
Management of Exacerbations in Chronic Obstructive Pulmonary Disease

Michael C. Iannuzzi, MD, MBA
Edward C. Reifenstein Professor and Chair, Department of Medicine, State University of New York, Upstate Medical University, Syracuse, New York
Sarcoidosis

Ferrán Barbé Illa, MD
Respiratory Department, Hospital University Arnau de Vilanova, University of Lleida, Lleida; CIBERES, Madrid, Spain
Obstructive Sleep Apnea: Epidemiology, Risk Factors, and Pathophysiology

Cyrielle Jardin, MD
Pulmonary Medicine Fellow, Service de Pneumologie et Immuno-allergologie, Centre de Competence des Maladies Pulmonaires Rares, Hôpital Albert Calmette, CHRU at Universite de Lille 2, Lille, France
Silicosis and Coal Worker's Pneumoconiosis

Simon R. Johnson, MBBS, DM, FRCP
Professor of Respiratory Medicine, Division of Therapeutics and Molecular Medicine, University of Nottingham and National Centre for Lymphangioleiomyomatosis, Nottingham, United Kingdom
Rare Diffuse Interstitial Lung Diseases

Robert M. Kacmarek, RRT, PhD
Professor, Department of Anesthesia, Harvard University; Director, Department of Respiratory Care, Massachusetts General Hospital; Boston, Massachusetts
Acute Respiratory Distress Syndrome

Harsha H. Kariyawasam, MBBS, MRCP, BSc, PhD
Consultant Physician, Department of Allergy and Medical Rhinology, Royal National Throat, Nose and Ear Hospital, London, United Kingdom
Upper Airway Disease: Rhinitis and Rhinosinusitis

Joel D. Kaufman, MD, MPH
Professor, Departments of Medicine, Environmental and Occupational Health Sciences, and Epidemiology, University of Washington, Seattle, Washington
Air Pollution

John W. Kreit, MD
Professor of Medicine and Anesthesiology and Director of Fellowship Training Programs, Division of Pulmonary, Allergy, and Critical Medicine, University of Pittsburgh School of Medicine, Pittsburgh, Pennsylvania
Hemoptysis

Michael J. Krowka, MD
Professor of Medicine, Division of Pulmonary and Critical Care Medicine, Mayo Clinic, Rochester, Minnesota
Hepatic and Biliary Disease

Mark Lambert, FRCA, BA(Hons), MBBS
Specialist Registrar in Anaesthesia, Royal Free Hospital, London, United Kingdom
Hemodynamic Monitoring in Critical Illness

J.-W.J. Lammers, MD, PhD
Professor, Division of Heart and Lungs, Department of Respiratory Medicine, University Medical Center Utrecht, Utrecht, The Netherlands
Connective Tissue Diseases

Stephen E. Lapinsky, MB BCh, MSc, FRCPC
Professor of Medicine, University of Toronto; Site Director, Intensive Care Unit, Mount Sinai Hospital, Toronto, Canada
Pregnancy

Y.C. Gary Lee, MBChB, PhD, FCCP, FRACP
Winthrop Professor of Respiratory Medicine, The University of Western Australia; Consultant and Director of Pleural Services, Respiratory Department, Sir Charles Gairdner Hospital; Head, Pleural Disease Unit, Lung Institute of Western Australia, Perth, Australia
Pleural Effusion, Empyema, and Pneumothorax

Gianluigi Li Bassi, MD
Researcher, Institut D'Investigacions Biomèdiques August Pi i Sunyer; Attending Physician, Respiratory Critical Care Unit, Thorax Institute, Hospital Clinic, Barcelona, Spain
Nosocomial Respiratory Infections

Marc C.I. Lipman, MC, FRCP
Senior Lecturer and Consultant Physician, Centre for Respiratory Medicine, Royal Free Hospital, University College London, London, United Kingdom
Pulmonary Infections in Patients with Human Immunodeficiency Virus Disease

David A. Lomas, PhD, ScD, FRCP, FMedSci
Professor, Department of Medicine, University of Cambridge, Cambridge Institute for Medical Research, Cambridge, United Kingdom
Basic Aspects of Cellular and Molecular Biology

William MacNee, MBChB, MC(Hons), FRCP(Glas), FRCP(Edin)
Professor, The Edinburgh Lung and the Environment Group Initiative Colt Research Laboratories, Medical Research Council Centre for Inflammation Research, Queen's Medical Research Institute, University of Edinburgh, Edinburgh, Scotland, United Kingdom
Chronic Obstructive Pulmonary Disease: Epidemiology, Pathophysiology, and Clinical Evaluation

Donald A. Mahler, MD
Professor of Medicine, Dartmouth Medical School; Director, Pulmonary Function and Cardiopulmonary Exercise Laboratories, Dartmouth-Hitchcock Medical Center, Lebanon, New Hampshire
Dyspnea

Jean-Luc Malo, MD
Professor, Université de Montréal, Hôpital du Sacré-Coeur de Montréal, Montreal, Canada
Occupational Asthma

Stefan J. Marciniak, MA, FRCP, PhD
Medical Research Council Senior Clinical Fellow, Cambridge Institute for Medical Research, University of Cambridge; Honorary Consultant Physician, Addenbrooke's Hospital National Health Service Foundation Trust, Cambridge, United Kingdom
Basic Aspects of Cellular and Molecular Biology

José M. Marin, MD, PhD
Hospital Universitario Miguel Servet, Aragon Institute of Health Sciences, Zaragoza, Spain
Obstructive Sleep Apnea: Clinical Features, Diagnosis, and Treatment

Miguel Ángel Martínez-García, MD
Respiratory Department, Polytechnic and University Hospital, Valencia, Spain
Obstructive Sleep Apnea: Epidemiology, Risk Factors, and Pathophysiology

Peter Mazzone, MD, MPH, FCCP
Director, Lung Cancer Program, Cleveland Clinic Respiratory Institute, Cleveland, Ohio
Preoperative Pulmonary Evaluation

Alan McGlennan, BSc, MBBS, FRCA
Consultant Anaesthetist, Royal Free Hospital, London, United Kingdom
Airway Management in the Intensive Care Unit

Pamela J. McShane, MD
Assistant Professor of Medicine, Section of Pulmonary and Critical Care Medicine, University of Chicago, Chicago, Illinois
Lung Transplantation

Tarek Meniawy, MBBS, FRACP
Medical Oncology Fellow, Department of Medical Oncology, Sir Charles Gairdner Hospital; Research Fellow, University of Western Australia School of Medicine and Pharmacology and National Centre for Asbestos Related Diseases, Nedlands, Australia
Malignant Pleural Mesothelioma

David E. Midthun, MD
Professor of Medicine, Mayo Clinic, Rochester, Minnesota
Benign Lung Tumors

Robert F. Miller, MBBS, FRCP, CBiol, FSB
Professor and Reader in Clinical Infection; Honorary Consultant Physician, Camden Provider Services, University College London, London, United Kingdom
Pulmonary Infections in Patients with Human Immunodeficiency Virus Disease

Theo J. Moraes, MD, PhD
Assistant Professor, Department of Pediatrics, University of Toronto; Pediatric Respirologist, Division of Respirology, Department of Pediatrics, The Hospital for Sick Children, Toronto, Canada
Pulmonary Host Defenses

Alison Morris, MD, MS
Associate Professor of Medicine, Immunology, and Clinical and Translational Research, Department of Medicine, University of Pittsburgh School of Medicine, Pittsburgh, Pennsylvania
Pulmonary Infections in Patients with Human Immunodeficiency Virus Disease

Gimbada B. Mwenge, MD
Center for Sleep Medicine, Cliniques Universitaires Saint-Luc, Université Catholique de Louvain, Brussels, Belgium
Obesity Hypoventilation Syndrome

Stefano Nava, MD
Director, Division of Respiratory and Critical Care Medicine, Sant'Orsola-Malpighi Hospital, Bologna, Italy
Noninvasive Mechanical Ventilation

Lee S. Newman, MD, MA
Professor, Department of Environmental and Occupational Health, Colorado School of Public Health, Department of Medicine, School of Medicine, University of Colorado, Aurora, Colorado
Asbestosis
Toxic Inhalational Lung Injury

Aynur Okcay, MD
Cardiopulmonary Research Fellow, Mayo Clinic, Rochester, Minnesota
Hepatic and Biliary Disease

Simon P.G. Padley, BSc, MBBS, FRCP, FRCR
Reader in Radiology, Imperial College School of Medicine; Consultant Radiologist, Chelsea and Westminster Hospital National Health Service Foundation Trust, Royal Brompton Hospital and Harefield National Health Service Foundation Trust, London, United Kingdom
Imaging Techniques

Ganapathi Iyer Parameswaran, MBBS
Research Assistant Professor, Department of Medicine, University at Buffalo, State University of New York; Physician, Division of Infectious Diseases, VA Western New York Healthcare System, Buffalo, New York
Viral Pneumonia

Nicholas J. Pastis, MD
Assistant Professor of Medicine, Division of Pulmonary and Critical Care Medicine, Medical University of South Carolina, Charleston, South Carolina
Chest Tube Insertion and Management

Manju Paul, MD
Fellow, Division of Pulmonary and Critical Care Medicine, Department of Medicine, State University of New York Upstate Medical University, Syracuse, New York
Sarcoidosis

Ian D. Pavord, DM, FRCP
Consultant Physician and Honorary Professor of Medicine, Institute for Lung Health, Glenfield Hospital, University Hospitals of Leicester National Health Service Foundation Trust, Leicester, United Kingdom
Cough
Diagnosis and Management of Asthma in Adults

Hilary Petersen, MPAS, PA-C
Physician Assistant, Lung Cancer Program, Cleveland Clinic Respiratory Institute, Cleveland, Ohio
Preoperative Pulmonary Evaluation

Michael I. Polkey, PhD, FRCP
Professor of Respiratory Medicine, National Institute for Health Research, Respiratory Biomedical Research Unit, Royal Brompton and Harefield National Health Service Foundation Trust, National Heart and Lung Institute, Imperial College London, London, United Kingdom
Diseases of the Thoracic Cage and Respiratory Muscles

Jennifer Quint, MBBS, MRCP, PhD
Doctor, London School of Hygiene and Tropical Medicine, University College London, National Health Service Foundation Trust, London, United Kingdom
Pneumonia in the Non–HIV-Infected Immunocompromised Patient

Klaus F. Rabe, MD, PhD
Professor of Medicine, Department of Internal Medicine, Christian-Albrechts University, Kiel, Germany; Medical Director, Grosshansdorf Clinic, Grosshansdorf, Germany
Antiinflammatory Drugs

Michelle Ramsay, BSc, MRCP
Clinical Research Fellow in Respiratory Physiology, Department of Asthma, Allergy, and Respiratory Science, Division of Asthma and Lung Biology, King's College London; Lane Fox Respiratory Unit, St. Thomas' Hospital, Guy's and St. Thomas' National Health Service Foundation Trust, London, United Kingdom
Diseases of the Thoracic Cage and Respiratory Muscles

Felix Ratjen, MD, PhD, FRCPC
Professor, Department of Pediatrics, University of Toronto; Head, Division of Respiratory Medicine, H.E. Sellers Chair in Cystic Fibrosis, Hospital for Sick Children, Toronto, Canada
Cystic Fibrosis

M. Katayoon Rezaei, MD
Assistant Professor of Pathology, The George Washington University Medical Center, Washington, DC
Lung Cancer: Epidemiology, Surgical Pathology, and Molecular Biology

Seppo T. Rinne, MD, PhD
Senior Pulmonary Fellow, University of Washington, Seattle, Washington
Air Pollution

Bruce W.S. Robinson, MBBS, MD, FRACP, FRCP, DTM&H, FCCP
Professor of Medicine, University of Western Australia School of Medicine and Pharmacology; Consultant Respiratory Physician, Department of Respiratory Medicine; Sir Charles Gairdner Hospital; Director, National Centre for Asbestos Related Diseases, Nedlands, Australia
Malignant Pleural Mesothelioma

Josep Roca, MD
Servei de Pneumologia i Allèrgia Respiratòria, ICT, Departament de Medicina, Institut D'Investigacions Biomèdiques August Pi i Sunyer, Hospital Clínic, Universitat de Barcelona, Barcelona, Spain
Exercise Testing

Daniel Rodenstein, MD, PhD
Professor, Pneumology Department and Center for Sleep Medicine, Cliniques Universitaires Saint-Luc, Université Catholique de Louvain, Brussels, Belgium
Obesity Hypoventilation Syndrome

Jaime Rodríguez Rosado, MD
Pulmonologist, Department of Respiratory Medicine, Hospital Universitario Son Espases, Palma de Mallorca, Spain
Asthma: Epidemiology, Pathophysiology, and Risk Factors

Melissa L. Rosado-de-Christenson, MD, FACR
Clinical Professor of Radiology, University of Missouri–Kansas City; Section Chief, Thoracic Radiology, Department of Radiology, Saint Luke's Hospital of Kansas City, Kansas City, Missouri
Disorders of the Mediastinum

Cecile Rose, MD, MPH
Professor of Medicine, University of Colorado, Aurora; Occupational Medicine Program Director, National Jewish Health, Denver, Colorado
Extrinsic Allergic Alveolitis

Federico Fiorentino Rossi, MD
Pulmonologist, Department of Respiratory Medicine, Hospital Universitario Son Espases, Palma de Mallorca, Spain
Asthma: Epidemiology, Pathophysiology, and Risk Factors

Luis G. Ruiz, MD
Pulmonologist, Kaiser Permanente Mid Atlantic Medical Group, Washington, DC
Lung Transplantation

Glenis K. Scadding, MA, MD, FRCP
Honorary Consultant Physician, Department of Allergy and Medical Rhinology, Royal National Throat, Nose and Ear Hospital, London, United Kingdom
Upper Airway Disease: Rhinitis and Rhinosinusitis

Frank Schneider, MD
Assistant Professor of Pathology, Department of Pathology, University of Pittsburgh Medical Center, Pittsburgh, Pennsylvania
Inflammatory Bowel Disease

Arnold M. Schwartz, MD, Phd
Professor of Pathology and Surgery, The George Washington University Medical Center, Washington, DC
Lung Cancer: Epidemiology, Surgical Pathology, and Molecular Biology

Amen Sergew, MD
Instructor, Division of Pulmonary and Critical Care Medicine, National Jewish Health, University of Colorado, Aurora, Colorado
Idiopathic Pulmonary Fibrosis and Other Interstitial Lung Diseases

Sanjay Sethi, MD, FACP
Division Chief, Pulmonary, Critical Care, and Sleep Medicine, University at Buffalo, The State University of New York; Staff Physician, Pulmonary, Critical Care, and Sleep Medicine, VA Western New York Healthcare System, Buffalo, New York
Community-Acquired Pneumonia
Viral Pneumonia

Penny J. Shaw, MBBS, MRCP, DMRD, FRCR
Consultant Radiologist, Department of Imaging, University College London Hospital National Health Service Foundation Trust, London, United Kingdom
Percutaneous Biopsy Procedures: Techniques and Indications

Anita K. Simonds, MD, FRCP
Professor, NIHR Respiratory Disease Biomedical Research Unit, Royal Brompton and Harefield National Health Service Foundation Trust, London, United Kingdom
Scoliosis and Kyphoscoliosis

Arthur S. Slutsky, MD, PhD
Professor of Medicine, Surgery, and Biomedical Engineering, University of Toronto; Director, Interdepartmental Division of Critical Care Medicine, Department of Critical Care Medicine, St. Michael's Hospital, Keenan Research Center, Li Ka Shing Knowledge Institute of St. Michael's Hospital, Toronto, Canada
Invasive Mechanical Ventilation

Ulrich Specks, MD
Professor of Medicine, Mayo Clinic College of Medicine, Division of Pulmonary and Critical Care Medicine, Mayo Clinic, Rochester, Minnesota
Pulmonary Vasculitis and Hemorrhage

Diane C. Strollo, MD, FACR
Associate Professor of Radiology, Thoracic Radiology, University of Pittsburgh Medical Center, Pittsburgh, Pennsylvania
Disorders of the Mediastinum

Demet S. Sulemanji, MD
Instructor, Department of Anesthesia, Harvard University; Research Coordinator, Department of Respiratory Care, Massachusetts General Hospital, Boston, Massachusetts
Acute Respiratory Distress Syndrome

Lynn Tanoue, MD
Professor of Medicine, Section of Pulmonary and Critical Care Medicine; Vice-Chair for Clinical Affairs, Department of Internal Medicine, Yale School of Medicine, New Haven, Connecticut
Lung Cancer: Clinical Evaluation and Staging

Magali N. Taylor, BSc, MBBS, FRCR
Consultant Radiologist with Thoracic Subspecialty Interest, Department of Imaging, University College London Hospital National Health Service Foundation Trust, London, United Kingdom
Percutaneous Biopsy Procedures: Techniques and Indications

Antoni Torres, MD, PhD
Professor of Medicine, University of Barcelona; Director, Respiratory Intensive Care Unit, Thorax Institute, Hospital Clinic, Barcelona, Spain
Nosocomial Respiratory Infections

Elizabeth Tullis, MD, FRCP
Associate Professor of Medicine, Department of Respirology, University of Toronto; Head, Division of Respirology; Director, Adult Cystic Fibrosis Program, St. Michael's Hospital, Toronto, Canada
Cystic Fibrosis

Anil Vachani, MD
Assistant Professor of Medicine, Pulmonary, Allergy, and Critical Care Division, Perelman School of Medicine; Attending Physician, Philadelphia VA Medical Center, Philadelphia, Pennsylvania
Bronchoscopy

Olivier Vandenplas, MD, PhD
Professor of Medicine, CHU Mont-Godinne, Université Catholique de Louvain, Yvoir, Belgium
Occupational Asthma

Johan Vansteenkiste, MD, PhD
Professor of Internal Medicine, Catholic University; Deputy Clinical Head Pulmonology, University Hospital Gasthuisberg, Leuven, Belgium
Positron Emission Tomography Imaging

Theodoros Vassilakopoulos, MD, PhD
Associate Professor, Department of Critical Care and Pulmonary Services, University of Athens Medical School, Evangelismos Hospital, Athens, Greece
Control of Ventilation and Respiratory Muscles

Kristen L. Veraldi, MD, PhD, FCCP
Assistant Professor of Medicine, University of Pittsburgh School of Medicine, Division of Pulmonary, Allergy, and Critical Care Medicine, The Dorothy P. and Richard P. Simmons Center for Interstitial Lung Disease, University of Pittsburgh Medical Center, Pittsburgh, Pennsylvania
Inflammatory Bowel Disease

Jesús Villar, MD, PhD, FCCM
Chief, Group 29, CIBER de Enfermedades Respiratorias, Instituto de Salud Carlos III, Madrid, Spain; Director, Research Unit, Hospital Universitario Dr. Negrin, Las Palmas de Gran Canaria, Spain; Adjunct Scientist, Keenan Research Center, Li Ka Shing Knowledge Institute, St. Michael's Hospital, Toronto, Canada
Acute Respiratory Distress Syndrome

Peter D. Wagner, MD
Distinguished Professor of Medicine and Bioengineering, University of California–San Diego, La Jolla, California
Gas Exchange

Benoit Wallaert, MD
Professor of Medicine, Service de Pneumologie et Immuno-allergologie, Centre de Competence des Maladies Pulmonaires Rares, Hôpital Albert Calmette, CHRU at Universite de Lille 2, Lille, France
Silicosis and Coal Worker's Pneumoconiosis

Nicholas Walter, MD, MS
Instructor, Division of Pulmonary Sciences and Critical Care Medicine, University of Colorado, Aurora, Colorado
Tuberculosis and Nontuberculous Mycobacterial Infections

Jadwiga A. Wedzicha, MD, FRCP
Professor of Respiratory Medicine, Academic Unit of Respiratory Medicine, University College London Medical School, Royal Free Campus, London, United Kingdom
Management of Exacerbations in Chronic Obstructive Pulmonary Disease

Athol Wells, MBChB, MD, FRCP, FRCR
Professor of Respiratory Medicine, The Royal Brompton Hospital, Imperial College, London, United Kingdom
Approach to Diagnosis of Diffuse Lung Disease

Deborah Whitters, MBChB, MRCP(UK)
Clinical Research Fellow, Department of Lung Function and Sleep, The New Queen Elizabeth Hospital, Birmingham, United Kingdom
Bronchiectasis

Mark A. Woodhead, BSc, DM, FRCP
Clinical Professor of Respiratory Medicine, University of Manchester; Consultant in General and Respiratory Medicine, Department of Respiratory Medicine, Manchester Royal Infirmary, Manchester, United Kingdom
Approach to the Diagnosis of Pulmonary Infection

Joanne L. Wright, MD, FRCP(C)
Professor of Pathology, University of British Columbia; Pathologist, St. Paul's Hospital, Vancouver, Canada
Macro and Micro Structure of the Lung

John M. Wrightson, MB, BChir, MA, MRCP
Research Fellow in Pleural Diseases, Oxford Centre for Respiratory Medicine, Oxford University Hospitals National Health Service Trust; National Institute for Health Research, Oxford Biomedical Research Centre, Clinical Training Fellow, University of Oxford, Oxford, United Kingdom
Pleural Effusion, Empyema, and Pneumothorax

序

随着我国经济发展和社会人口老龄化程度持续加深，近 10 多年来，空气污染严重，吸烟人群的比例居高不下以及不断出现的突发性急性呼吸系统传染性疾病，使得呼吸系统疾病的患病率不断增高，成为我国人民健康最主要的危害之一。近年来，我国已增加了对呼吸系统疾病防治研究的重视程度及投入。呼吸系统疾病的防治，特别是慢性疾病，除了需要与基础医学、检验科、放射科、超声医学等多学科密切协作以外，还涉及呼吸系统以外的各器官系统。从广义上来说，呼吸科就是一个小内科，需要各科的共同努力，才能提高防治水平。

《临床呼吸病学》（第 4 版）作为一部经典的呼吸专业参考书，由当前呼吸病学领域的知名专家共同翻译。本书沿袭了前三版的传统风格，整合了全球呼吸病学最新知识系统。本书突出的特点有三个，第一，重视基础知识和诊断、治疗基本方法及技能（占了 1/3 篇幅），而具体的疾病诊治内容简明扼要，重点突出。掌握呼吸系统基本理论及诊治基本功对于呼吸专业医生是首要的。第二，重视多学科和呼吸系统疾病的关系，例如药物诱发性，即医源性呼吸系统疾病，上气道疾病（鼻炎与鼻窦炎），"特殊临床情况"如肝和胆道疾病、炎性肠病与呼吸系统疾病的关系。这些方面非常重要但又常被我们忽视。第三，在大多数章节内，均涉及了存在的争议、误区、缺陷及展望，这给我们医务工作者指出了努力的方向。

当然，我们在学习本书的同时也要结合中国呼吸系统疾病患者的特点，例如本书将真菌感染列入人类免疫缺陷病毒感染患者的肺部感染章节中，但在中国，不少免疫功能正常的人亦发生真菌（如隐球菌）感染。

本书的译者团队由我国一批活跃在呼吸病战线上的中青年学者及专家组成，他们具备先进的专业理念、丰富的临床实践经验，以及扎实的专业英语基本功，为本书的翻译工作投入了巨大的精力，并以严谨的态度对全书中的每句话都反复"琢磨"，力求正确、完美地展现原著。在此，我对邱晨教授、林江涛教授团队的勤奋、细致工作表示由衷的敬意和祝贺。

在中文版《临床呼吸病学》（第 4 版）即将出版之际，我愿本书能为广大呼吸专业同仁的临床诊疗工作带来极大裨益和提升。

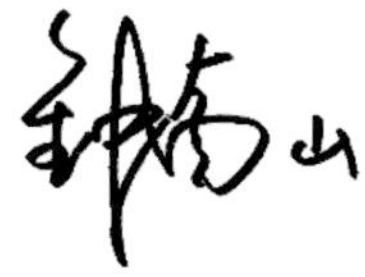

中国工程院医药卫生学部院士

译者前言

近年来，受大气污染、吸烟、理化及生物因子吸入、人群结构老龄化等多因素影响，慢性阻塞性肺疾病、支气管哮喘、肺癌等多种呼吸系统疾病的发病率逐年增高。根据流行病学调查结果，呼吸系统疾病（不包括肺癌）高居我国城镇居民死亡病因的第4位，已成为危害人民健康的公共卫生问题。当前，国内详尽描述呼吸系统疾病的医学专著不多，且多侧重于呼吸系统疾病诊治的某个方面，如诊断技术、诊治进展、临床思维、典型病例分析等，很难全面囊括呼吸系统疾病的理论及临床知识。

《临床呼吸病学》（第4版）是呼吸系统疾病领域的一部学术巨著，由 Stephen G. Spiro、Gerard A. Silvestri 和 Alvar Agustí 三位教授主编，由享誉盛名的 Elsevier 出版社出版。该书第1版编纂工作始于1999年，作为呼吸病学的经典工具书已更新至现在的第4版。全书共15部分80章，将呼吸系统疾病分为12大类，分别是感染性疾病、呼吸内科急重症抢救、气道疾病、肺间质性疾病、肺血管疾病、血管炎和出血、睡眠呼吸障碍、胸壁疾病、肺部肿瘤、胸膜和纵隔疾病、胸外科手术、特殊临床情况下（如妊娠、炎性肠病等）的呼吸系统疾病等。该书从解剖学、病理生理学着手，深入浅出地阐述了几乎所有呼吸系统疾病的基础知识、临床诊断及治疗，内容大多源自各种疾病的指南或最新学科进展，但对于不同的学术观点也加以介绍，具有权威性、实用性、时效性，是呼吸系统疾病翔实、权威的专业参考书。该书自出版以来首次引进中国，适合呼吸科专业医师、内科医师、研究生、住院医师、实习医师在临床实践中参考使用。

本书的译者既有活跃在临床科研一线的中青年学者，又有参与我国呼吸系统疾病各类指南撰写的资深专家，对于呼吸系统疾病的诊疗具有丰富的临床经验。译者在认真通读原文、吸取原著精华的基础上，结合自己的工作体会，翻译校对了《临床呼吸病学》（第4版）。在翻译过程中，译者力求忠实于原著，尽可能做到“信、达、雅”。译著包含了原著各位作者的工作成果，在此谨向该书原作者致敬并表示真诚的感谢；北京大学医学出版社在该书的策划、组织、编写过程中给予了十分具体的指导，这种为作者、读者无私奉献的精神始终鼓励和鞭策着我们，在此致以最诚挚的谢意。

在本书翻译过程中，我们努力追踪学科最新发展，每个知识点力争找到英文原版出处，希望尽可能详细地阐述清楚，但由于学科发展十分迅速，且译者能力有限，对于原文中的某些论述理解不透，翻译不准甚至谬误之处，恳请各位读者不吝赐教，便于日后修订完善。在此，谨致以衷心的感谢！

邱晨　林江涛

2017年11月21日于深圳

原著前言

《临床呼吸病学》第 1 ～ 3 版的成功令人深受鼓舞，现在我们又自豪地推出了该书的第 4 版。虽然我们对每版内容都会进行大幅度的更新，但保证该书兼顾呼吸病学基础知识和具体疾病一直是我们坚持的原则。

1999 年我们启动《临床呼吸病学》编写工作时，大家的初衷是编写一本涉及呼吸病学所有领域内容的著作。我们利用计算机制图和出版方面的非凡进展，将肺的解剖结构、生理与临床实践有机结合并详尽阐述。

在本版《临床呼吸病学》的编纂过程中，合作者 James Jett 教授和 Richard Albert 教授离开了我们的团队，新加入的 Alvar Agustí 教授和 Gerard Silvestri 教授带来了新的思路。后两位教授都是呼吸病学领域的佼佼者，在他们的帮助下，第 4 版内容发生了巨大变化。我们调整了超过 30% 的作者，以确保此版的内容是最新的。即使是相同的作者，也对既往的内容进行重新编写和订正。我们幸运地邀请到呼吸病学领域世界著名的顶级专家，他们积极地参与了编纂工作，并及时交上文稿。我们对他们的善意和责任感表示最衷心的感谢。

本书的主编一直认为呼吸生理在理解肺功能和疾病发生中具有非常重要的作用，因此，我们毫不犹豫地增加了此部分内容在书中的比重，邀请了这些领域中相应的领军人物编写这部分内容。肺结构、超声心动图、肥胖及其影响、良性肿瘤等章节的内容都是全新的，肺癌部分的内容也进行了较大的拓展。

本书的结构一直没有变化，前半部分内容主要是生理、宿主免疫、诊断技术及适应证和呼吸系统疾病的治疗原则。随后的内容则是进一步详细地阐述每一种呼吸系统疾病。本书无意提供所有的参考文献目录，但是每章内容后都总结了推荐阅读的文献清单。

《临床呼吸病学》（第 4 版）的读者是呼吸科实习医生、全科医生、呼吸治疗师和所有呼吸科医生。我们得到了 Elsevier 出版社再一次有力的支持，尤其是 Anne Snyder，她能从我们的角度出发，确保编写工作高效、按时完成。我们深深地感谢她的指导和及时的建议。

我们高兴地看到《临床呼吸病学》已成为专业人员的参考书，希望它能继续保持在呼吸病学专业书籍中的领先地位。我们享受编写这本书的过程，希望您也喜欢。

Stephen G. Spiro
Gerard A. Silvestri
Alvar Agustí
（邱 晨　史 菲　译）

目　录

第一部分　正常结构与功能

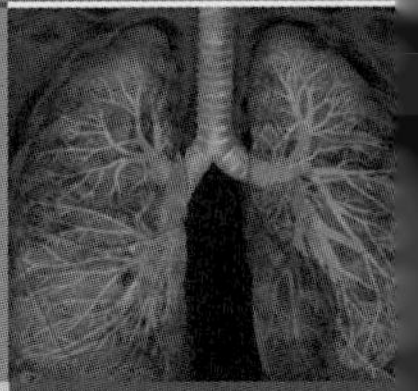

第 1 章　肺的宏观与微观结构*

Joanne L. Wright · Andrew M. Churg　著

（王凌伟　黄艳媚　王跃春　译）

肺的发育

正常功能的呼吸系统需要传导气道和血管系统的同步发育。有趣的是，驱动此过程的机制同样也适用于其他具有分支结构的器官系统，如肾和乳腺。肺的发育始于器官发生，可分为数个阶段，如表 1-1 所示。然而，学者们普遍认为各个阶段之间有相当多的信号级联反应是重叠的。

肺发育最早的阶段是胚胎期——器官形成期，持续约 7 周。28 d 左右前肠腹侧壁长出初级肺芽。气管独立发育，由肺芽前方的前肠管发育而来。虽然最初前肠管还包括食管，但随后分成两部分，其中腹侧面形成气管，继而与肺芽相连。肺芽-气管区域的特征是表达 Nkx2-1［也称为 Titf1（甲状腺转录因子 1）］。间质的信号蛋白质包括骨形态发生蛋白（bone morphogenetic proteins，BMPs）、头蛋白、成纤维细胞生长因子（fibroblast growth factors，FGFs）和 Wnts，会影响肺的发育，某些蛋白缺乏会引起前肠分离失败，伴或不伴上皮细胞和间质的异常分化。初级肺芽形成过程中，维 A 酸对肺形态发生起重要作用。经典 Wnt 信号通路似乎在调节细胞增殖与分化及肺分支中发挥重要了作用。β-连环蛋白磷酸化因其随后的核转位和 T 细胞因子 / 淋巴增强因子（T cell factor/lymphoid enhancer factor，TCF/LEF）靶基因的活化而成为此通路不可分割的一部分。表观遗传学改变包括 DNA 或组蛋白的甲基化，可能会影响肺的发育进程。

前肠芽发育的同时启动血管发生。血管内皮生长因子（the vascular endothelial growth factor，VEGF）的信号级联反应是肺发育不可或缺的一部分，也是成熟血管的内皮细胞增殖和持久性维护所必需的。VEGF 信号可能是 Fgf 信号通路的下游。

一般认为假腺期包括胚胎 5 ～ 11 周，此期肺的外观呈管状腺。肺芽的持续发育依赖于中胚层 FGF10 和内胚层 FGF 受体 2（FGF2）的表达。肺的分支受 Br1（Branchless）——一种 FGF 的配体调控，调控方式为 Brl 在一小群内胚层和中胚层细胞中的表达。发育相关基因决定上述细胞群的位置。此期涉及的信号网络复杂，存在显著影响形态发生的信号的反馈回路。

从小管期（胚胎 16 ～ 26 周）延伸至囊泡期（胚胎 24 ～ 38 周），内胚层分化形成Ⅰ型和Ⅱ型肺泡上皮细胞，并随着毛细血管重构、变得适应于Ⅰ型肺泡上皮细胞而形成气-血屏障。囊泡期的特征是形成肺泡的前体——囊泡。在这一时期，基质蛋白不仅可装配成为支架结构，也可作为生长蛋白如转化生长因子 -β（transforming growth factor-β，TGF-β）的贮库。肺泡发育中涉及多条信号通路，其中 Fgf 通路似乎起着至关重要的作用。

产后期的特点是快速肺泡化和微血管成熟，肺泡表面积增加约 20 倍，数量从约 5 千万增加至 3 亿。新的肺泡源自于膈，含双重毛细血管网；或在成熟的膈中形成新的膈，从而诱导毛细血管网的生成。肌成纤维细胞、胶原蛋白和弹性纤维似乎是维持分隔所必需的，血小板衍生因子（platelet-derived growth factor，PDGF）亦不可缺少，而血管内皮生长因子对毛细血管的成熟和维持是必需的。

---

* 本章附加内容可参见“专家专作（Expert Consult）”。

表 1-1 肺发育分期

分期	时间	生长特性	重要基因 / 生长因子
胚胎期	4～7 周	• 器官形成开始 • 主气道发育	Nkx-2，BMPs，FGFs，Wnts，维 A 酸，VEGF
胎儿假腺期	5～17 周	• 支气管数形成 • 实质分化开始	FGFs，Wnt，PDGF，BMP
胎儿小管期	16～26 周	• 传导性气道 • 上皮细胞分化	Wnts，FGFs，TGF-β
胎儿囊泡期	24 周～出生	• 空气腔的扩展 • 肺泡化开始	VEGF，PDGF
产后期	出生～儿童早期	重构伴继续分离与肺泡化毛细血管床成熟	PDGF，VEGF

BMP，骨形态发生蛋白；FGFs，成纤维细胞生长因子；PDGF，血小板衍生生长因子；TGF-β，转化生长因子；VEGF，血管内皮生长因子

正常肺的解剖学

双肺可在胸腔内自由移动，正常只附着于肺门。肺表面覆盖着一层浆膜，称为脏胸膜。脏胸膜在肺门处反折并衬覆于纵隔、胸壁和膈成为壁胸膜。浆膜腔是两层胸膜之间理论上的空腔；正常情况下，两层胸膜之间只有一层薄薄的浆液。胸膜本身为一层间皮细胞，由弹力纤维网支撑，而一层疏松纤维结缔组织又支撑着弹力纤维网。间皮细胞的特征是具有长微绒毛。

如表 1-2 及图 1-1（A～D）所示，两侧肺并不对称。主要和次要叶间裂将右肺分为上、中、下三个肺叶。相反，左肺只有一个叶间裂将其分为上叶和下叶。左肺的舌叶与右肺中叶类似，由上叶的前下部分构成。某些人可能存在一条不完整的间叶裂将舌叶从上叶分离出来。支气管肺段肺叶亚单位源自叶支气管的第一级分支。双肺肺段同样不对称；肺段支气管命名如表 1-1 所示。

表 1-2 肺段

右肺	左肺
上叶	*上叶*
1. 尖段	1.2. 尖后段
2. 后段	
3. 前段	3. 前段
中叶	*舌叶*
4. 外侧段	4. 上段
5. 内侧段	5. 下段
下叶	*下叶*
6. 背段	6. 背段
7. 内基底段	
8. 前基底段	8. 前基底段
9. 外基底段	9. 外基底段
10. 后基底段	10. 后基底段

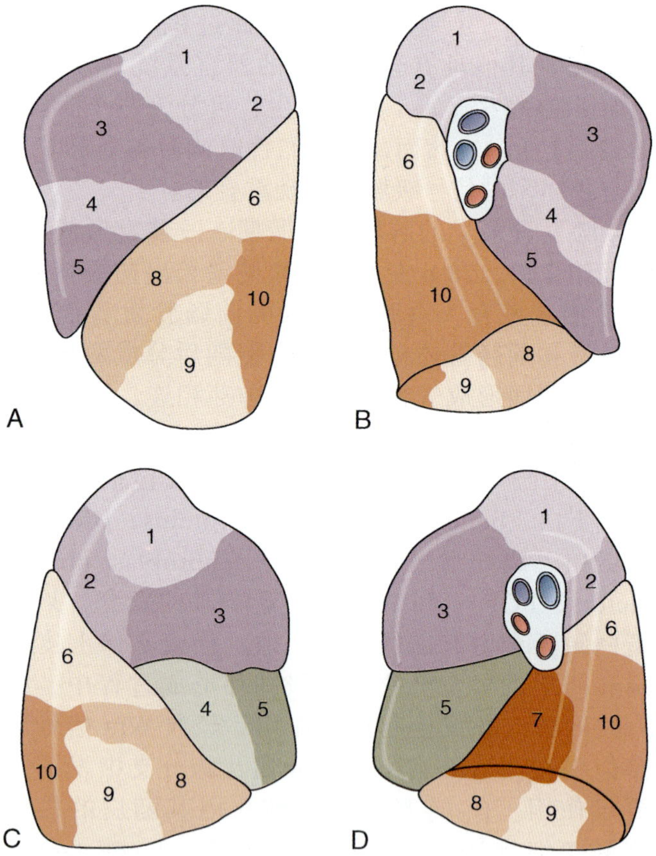

图 1-1 左肺（A 和 B）和右肺（C 和 D）。肺段编码见表 1-2

大体水平一级最小的肺单位是肺小叶，也称之为 Miller 次级小叶。结缔组织膈膜在胸膜表面勾勒出肺小叶轮廓，为直径 1～2 cm 的多边形。肺的切

面检查同样显示小叶边缘的小叶间隔（图 1-2）；肺的外周看得最清楚，因为小叶间隔在肺中心部分发育得并不太好。显微镜检查也可以识别肺小叶。每个小叶包含 3 ～ 5 个腺泡，腺泡是气体交换的基本单位。腺泡的定义是源自单个终末膜性支气管的肺实质，包括三级连续的呼吸性细支气管及其所属的肺泡管、肺泡囊和肺泡。终末细支气管接近肺小叶中心，而其腺泡与小叶间隔毗邻。这种联系根据肺实质在肺小叶中的定位（小叶中心、全小叶、间隔旁）可对肺实质的变化进行评估。

气道

气道一般分为传导性气道和呼吸性气道。传导性气道从气管一直到膜性细支气管，随着气道管径变小其结构也发生变化。气管的后方是膜部，由横向的平滑肌束组成，共同构成气管肌，前方为保护性软骨环。软骨支气管中，软骨环呈“C”形包绕气道，肌纤维螺旋式包绕气道。疏松结缔组织环绕这部分气道，其中包含支气管动脉、静脉干、淋巴管和神经（图 1-3）。在上呼吸道，上皮层主要是纤毛上皮细胞及一定数量的杯状细胞。一薄层基底膜支撑这些细胞。支气管黏液腺深植于上皮层，通过黏液腺凹口排出黏液到气道表面。腺体含浆液细胞、黏液细胞及肌上皮细胞，均位于腺体的基底层。

无软骨的传导性气道大约从第 5 级支气管直至第 14 级支气管，称为膜性细支气管（图 1-4）。更近端的气道纤毛细胞是主要细胞类型（图 1-5），而在更远端的气道无纤毛的细支气管细胞（Clara 细胞）数量增加，在终末膜性细支气管中其细胞数量约占上皮细胞总数的 11%。每个细支气管均有一个完整的纤维肌壁，肌肉以紧密螺旋方式排列。位于基底膜和肌层之间存在难以觉察的间隔，含有一些胶原纤维和纵向排列的弹性纤维。细支气管具有外膜鞘，

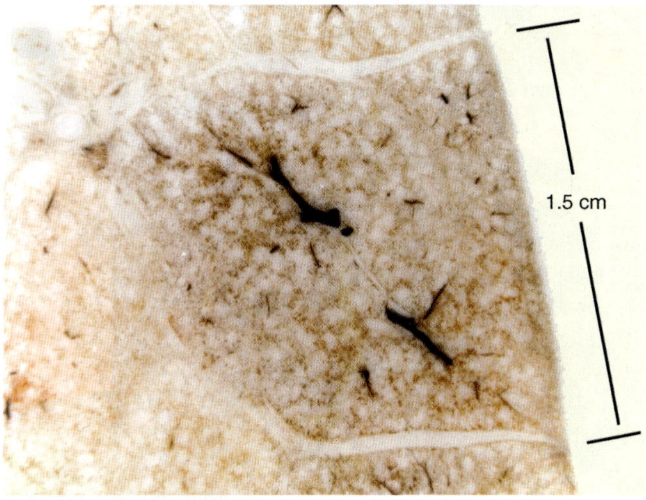

图 1-2　Miller 次级小叶的大体图片，Miller 次级小叶被确认为静脉膈或胸膜和静脉膈包围的肺实质。（图片来源于 Gough 切片）

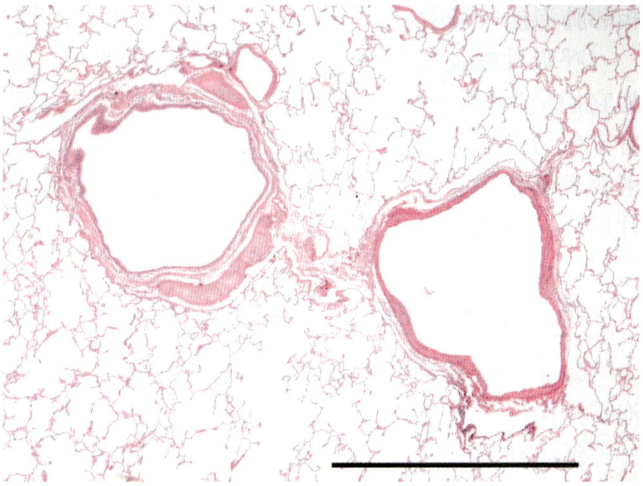

图 1-3　与肺动脉毗邻的肺内软骨传导性气道。值得注意的是，气道的直径与动脉的直径相似。比例尺所示为 2 mm

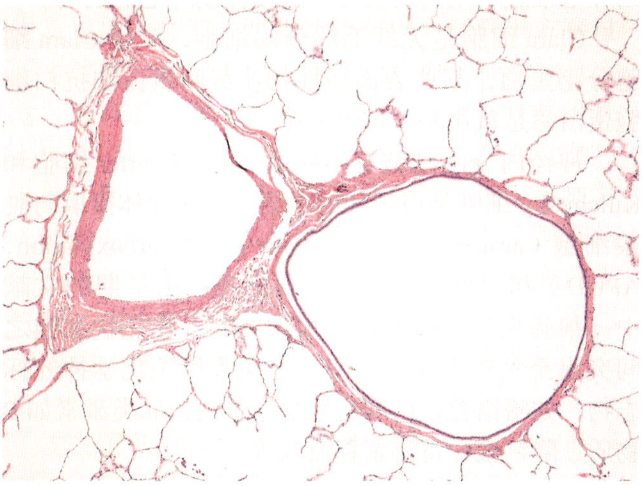

图 1-4　与肺动脉相邻的膜性细支气管。气道直径与动脉直径大致相似

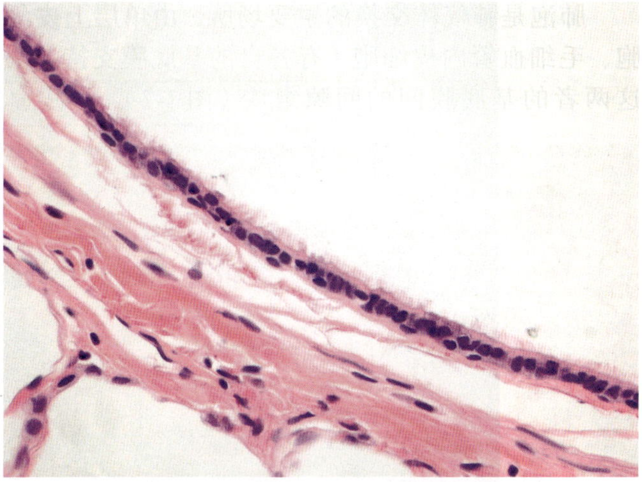

图 1-5　主要为纤毛细胞的细支气管上皮细胞

肋间动脉、乳内动脉或锁骨下动脉。大体标本中，支气管管壁的结缔组织可见支气管动脉。中央支气管循环的静脉血流经支气管静脉并流入奇静脉和半奇静脉；外周支气管循环静脉血则汇入肺静脉系统。

淋巴系统

肺淋巴管浅丛分布于胸膜脏层，深丛分布于小叶间隔的纤维结缔组织和支气管血管束中。淋巴管具有瓣膜，引导淋巴液向肺门流动。淋巴液流向支气管分叉淋巴结（目前使用的淋巴结定位系统中的7组淋巴结）并沿气管走行到达左右纵隔淋巴结（t4R 和 4L 淋巴结，继之 2R 和 2L 淋巴结）；淋巴结的作用是过滤淋巴液。右淋巴管汇入右锁骨下静脉，而左侧淋巴液流入胸导管后汇入左锁骨下静脉。

推荐读物

Burri PH: Structural aspects of postnatal lung development—alveolar formation and growth, *Biol Neonate* 89:313–322, 2006.

Cardoso WV, Kotton DN: Specification and patterning of the respiratory system (July 16, 2008), *StemBook*, Cambridge, Mass, Harvard Stem Cell Institute (serial online): http://www.stembook.org, accessed March 5, 2011.

Lauweryns JM: The blood and lymphatic microcirculation of the lung,

Morrisey EE, Hogan BL: Preparing for the first breath: genetic and cellular mechanisms in lung development, *Dev Cell* 18:8–23, 2010.

Ochs M, Weibel ER: Functional design of the human lung for gas exchange. In Fishman AP, Elias J, Fishman J, et al, editors: *Fishman's pulmonary diseases and disorders*, ed 4, New York, 2008, McGraw-Hill, pp 23–70.

Parent RA: *Comparative biology of the normal lung*, Ann Arbor, Mich, 1992, CRC Press.

Pinkerton KE, Green FH: Normal aging of the lung. In Harding R, Pinkerton KE, Plopper CG, editors: *The lung: development, aging, and the environment*, New York, 2004, Academic Press, pp 213–233.

Plopper CG, Hill LH, Mariassy AT: Ultrastructure of the nonciliated bronchiolar epithelial (Clara) cell of mammalian lung. III. A study of man with comparison of 15 mammalian species, *Exp Lung Res* 1:171–180, 1980.

Plopper CG, George J, Mariassy A, et al: Species differences in airway cell distribution and morphology. In Crapo JD, Miller FJ, editors: *Extrapolation of dosimetric relationships for inhaled particles and gases*, New York, 1989, Academic Press, pp 19–34.

第一部分　正常结构与功能

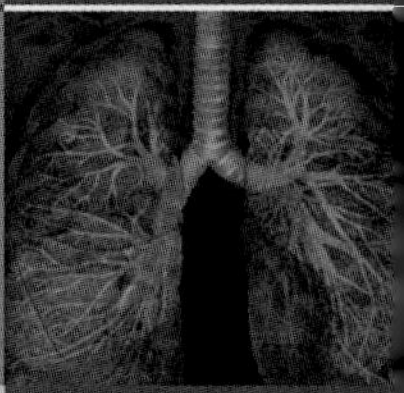

第 2 章　细胞与分子生物学基础

Stefan J. Marciniak • David A. Lomas　著

（王光锁　鄞孟洁　邱　晨　译）

随着科学技术的进步，呼吸医学在 20 世纪进入了繁盛时期。生理学仍是呼吸医学的核心，然而呼吸专业研究者现在已到达细胞及分子生物学研究的前沿。这些以实验为基础的学科在整个人群和单个蛋白分子水平都为肺部疾病提供了研究工具。分子生物学包含遗传学和结构生物学，它们是细胞生物学的基础，而生理学正是建立在细胞生物学基础之上。遗传学有助于识别增加疾病风险的等位基因；结构和细胞生物学旨在阐明发病机制。正是通过理解疾病的机制临床呼吸病学才在这个世纪取得了重大突破。这些学科的应用知识因而为当今的呼吸科医生所必需。

分子生物学

肺部疾病的遗传学基础

遗传因素在肺部疾病的发生中发挥重要作用：包括气道疾病［哮喘、慢性阻塞性肺疾病（COPD）、囊性纤维化、原发性纤毛运动障碍］、肺实质疾病（肺纤维化、Birt-Hogg-Dubé 综合征、结节性硬化症）和肺血管疾病（遗传性出血性毛细血管扩张症）（表 2-1）。这些疾病包括简单的单基因异常，关键基因突变足以诱导明确的疾病表型，如 Kartagener 综合征、α_1- 抗胰蛋白酶缺乏症。相反，很多其他影响肺的疾病具有复杂的多基因特性，遗传因素精细地影响着发病机制，比如 COPD、哮喘和原发性肺纤维化。深入了解肺部疾病的遗传学基础对深入其病理生理学研究、预测疾病结局和研发新的治疗策略都是必不可少的。

随着人类基因组计划的完成和 DNA 测序技术的进展，确定相同表型的家族中单基因缺陷现在变得相对简单。因此，阐明疾病的遗传学基础在过去的 20 年中取得了飞速进展。从识别囊性纤维化相关基因历经数年，可以感受到这种速度的变化。1938 年，Dorothy Hansine Andersen 在描述肺部和肠道疾病中的胰腺囊性纤维化时首次定义了囊性纤维化这一概念。后来才认识到该病是一种隐性遗传疾病。1952 年 Paul di Sant' Agnese 发现该病患者汗液电解质存在异常，因此使用出汗试验来诊断该疾病。对囊性纤维化基因异常的研究始于 20 世纪 80 年代初期，在不同人群中对高度多态性对氧磷酶（paraoxonase）基因的连锁识别，1985 年将该基因定位于 7 号染色体。随后，人们发现了其他多种与囊性纤维化关系更密切的标志物，例如 MET 和 D7S8，从而使得产前诊断该病成为可能。这些成就最终直接推动了 Lap-Chi Tsui，Francis Collins 和 Jack Riordan 领导的研究团队在 1989 年绘制出了该病的致病基因图谱。该基因称为囊性纤维化跨膜转运调节蛋白（CFTR），目前已有超过 1000 种不同的突变被证实与囊性纤维化有关。

相比之下，过去曾需要很多团队花费十年时间来完成的工作现在由单个实验室在数天内即可完成。比如，现代外显子测序技术可以明确单个患者或整个家族的由人类基因组所编码的全部 180 000 个外显子情况。尽管外显子组的序列仅占全基因组序列的 1% 或者约 30 个兆碱基，但据信它包括了 85% 的与孟德尔疾病（单基因疾病）相关的变异。例如，这项技术最近被用于明确 Miller 综合征的致病基因，该罕见疾病表现为腭裂、指（趾）缺失和眼肌异常，通过对 4 位有以上临床表现的患者的全部外显子组进行测序，编码二氢乳清酸脱氢酶（DHODH）致病基因上发生的突变得以鉴定。

因此，当前面临的主要挑战已不再是单基因疾病，而是多基因遗传疾病，比如癌症、COPD、哮喘和间质性肺病，它们是多基因和环境因素互相作用的结果。因此，这些疾病有家族发病的特点，却没有明确的遗传模式。

表 2-1 遗传因素导致的部分肺部疾病

疾病	遗传	疾病相关基因	染色体定位	受累蛋白
呼吸窘迫综合征	多因素	*SFTPA1*	10q22.2 ～ q23.1	表面活性蛋白 A
		SFTPB	2p12 ～ p11.2	表面活性蛋白 B
		SFTPC	8p21	表面活性蛋白 C
原发性纤毛运动障碍（CILD1-13）	常染色体隐性遗传	*CILD1*（*DNAI1*）	9p21 ～ p13	纤动蛋白中间链 1，基因丝的?
		CILD2（？）	19q13.3	?
		CILD3（*DNAH5*）	5p	动力蛋白重链 5，基因丝的
		CILD4（？）	15q13	?
		CILD5（？）	16p12	?
		CILD6（*TXNDC3*）	7p14.1	包含 3 的硫氧还原蛋白域
		CILD7（*DNAH11*）	7p21	动力蛋白重链 11，基因丝的
		CILD8（？）	15q24 ～ q25	?
		CILD9（*DNAI2*）	17q25	动力蛋白中间链 2，基因丝的
		CILD10（*KTU*）	14q21.3	Kintoun
		CILD11（*RSP4A*）	6q22	辐条头端 4A
		CILD12（*RSPH9*）	6p21	辐条头端 9
		CILD13（*LRRC50*）	16p24.1	富亮氨酸重复单位包含 50
哮喘	多因素	*ADAM ～ 33*	20p13	解聚素和金属酶链蛋白域 33
		CHI3L1	1q32.1	壳多糖酶 3 样蛋白 1
		DPP10	2q12.3 ～ q14.2	二肽基肽酶 X
		HLA ～ G	6p21.3	Ⅰ G 类组织相容性抗原
		ORMDL3	17q21.1	类似蛋白 3 的血清类黏蛋白
		GSDMB	17q21	Gasdermin 蛋白 B
间质性肺病	多因素	*TERT*	5p15.33	端粒酶反转录酶
		TERC	3q21 ～ q28	端粒酶 RNA 成分
		SFPA1	10q22.2 ～ q23.1	表面活性物质相关蛋白 A1
		SFTPA2	10q22 ～ q23	表面活性物质相关蛋白 A2
		SFTPC	8p21	表面活性物质相关蛋白 C
囊性纤维化	常染色体隐性遗传	*CFTR*	7q31.2	囊性纤维化跨膜调节因子
α_1- 抗胰蛋白酶缺乏症	常染色体隐性遗传	*SERPINA1*	14q32.1	α_1- 抗胰蛋白酶
继发于 Marfan 综合征的自发性气胸或肺气肿	常染色体显性遗传	*FBN1*	15q21.1	原纤蛋白
继发于 Menkes 综合征的肺气肿	X- 连锁隐性遗传	*ATP7A*	Xq12 ～ q13	铜转运 ATP 酶
COPD	单基因缺陷	*ELN*	7q11.2	弹性蛋白
继发于皮肤松弛症的肺气肿	常染色体隐性遗传	*FBLN4*	11q13	微管蛋白
		FBLN5	14q32.1	
COPD	多因素	*SERPINE2*	2q33 ～ q35	凝血蛋白酶抑制药
		MMP12	11q22.2 ～ q22.3	基质金属蛋白酶 -12
		CHRNA-3/5	2q24 ～ q32	α - 烟酰乙酰胆碱受体
		HHIP	4q28 ～ q32	Hedgehog 相互作用蛋白
		FAM13A	4q22.1	序列相似家族，成员 A
Hyper-IgE（Job 综合征）	常染色体显性遗传	*STAT3*	17q21	信号传导与转录激活因子 3
家族性气胸（Birt-Hogg-Dubé 综合征）	常染色体显性遗传	*FLCN*	17p11.2	卵泡素
结节性硬化症合并囊性纤维化 / 淋巴管肌瘤病	常染色体显性遗传	*TSC1*	9q34	错构瘤蛋白
		TSC2	16p13.3	薯球蛋白

表 2-1　遗传因素导致的部分肺部疾病（续）

疾病	遗传	疾病相关基因	染色体定位	受累蛋白
遗传性出血性毛细血管扩张症（Osler-Weber-Rendu 综合征）	常染色体显性遗传	*HHT1* *ALK1*	9q34.1 12q11 ～ q14	血管细胞黏附分子 活化素受体样激酶 -1
原发性肺动脉高压	常染色体显性遗传	*BMPR2* *ALK1*	2q33 12q11 ～ q14	骨形成受体蛋白受体类型 活化素受体样激酶 -1

单基因疾病与呼吸系统疾病

很多呼吸系统疾病与单基因疾病有关（表 2-1）。目前对分子学基础的理解有助于洞察疾病的发病机制，最典型的例子可能是常染色体隐性遗传疾病 α_1- 抗胰蛋白酶缺乏症，它具有明显的基因型–表型相关性。α_1- 抗胰蛋白酶是丝氨酸蛋白酶抑制药（serpin）的超家族成员，它在肝内合成，分泌入血，成为循环中最丰富的蛋白酶抑制药。北欧后裔大部分人群携带正常 M 等位基因，但 4%（1/25）携带 Z 突变体（Glu342Lys），导致血浆 α_1- 抗胰蛋白酶水平仅占正常人的 10% ～ 15%。Z 突变体患者肝粗面内质网内 α_1- 抗胰蛋白酶蓄积，使得纯合体容易出现青少年肝炎、肝硬化和肝细胞癌。由于血浆内 α_1- 抗胰蛋白酶浓度大幅下降，无法抑制中性粒细胞弹性蛋白酶的蛋白水解作用，从而导致肺组织受到损伤，致使纯合体易发生早发性肺气肿。

α_1- 抗胰蛋白酶由一个 β 折叠片层 A 和 9 个 α 螺旋组成（图 2-1），其中 β 折叠片层 A 为主体部分。此支架提供了一个暴露的可移动反应环，在

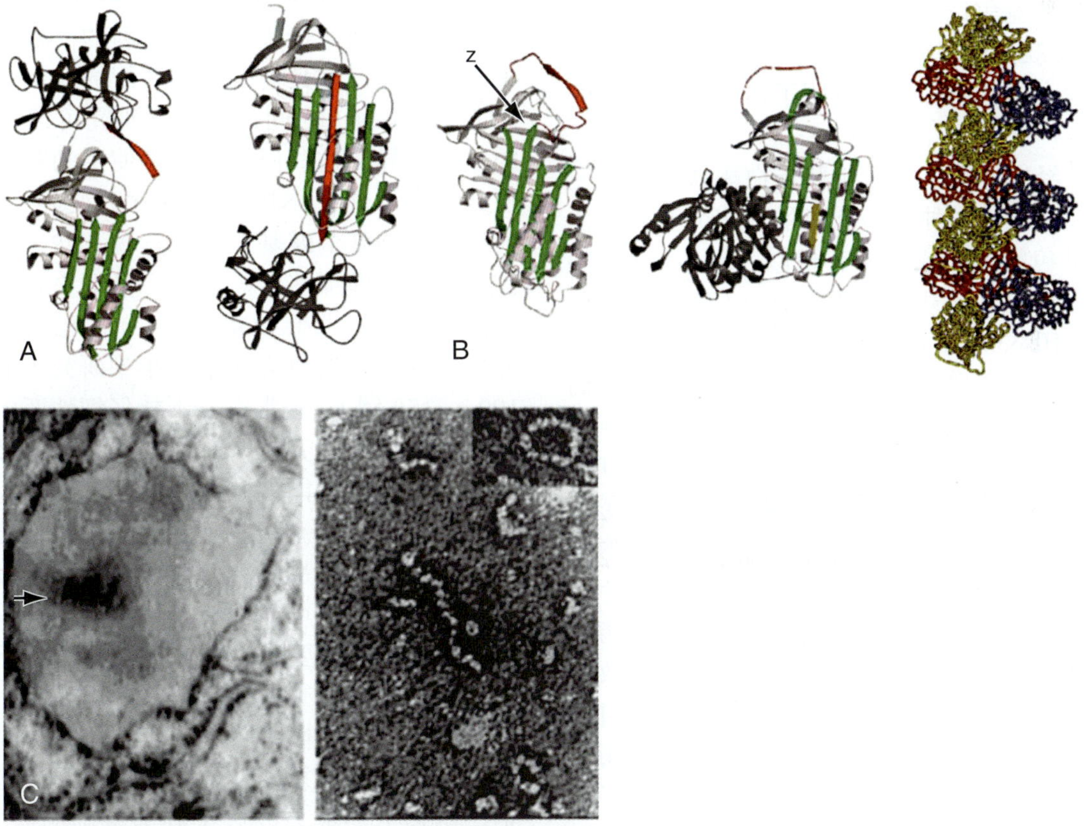

图 2-1　α_1- 抗胰蛋白酶缺乏症的分子学基础。α_1- 抗胰蛋白酶的作用机制就像一个捕鼠器一样。**A**，当靶蛋白酶锚定在 α_1- 抗胰蛋白酶上后，靶蛋白酶（灰色）会因从蛋白的上端到下端的运动而被灭活（右），这与反应环（红色）作为一条额外链插入到 β - 片层 A（绿色）有关。捕鼠器机制可能是因为疾病相关的点突变而自动引发，α_1- 抗胰蛋白酶的 Z 突变点（Glu342Lys）分别分布在一条 β - 片层 A（绿色）的头部和反应环的基部。**B**，在这个区域的突变点可以破坏 β - 片层 A 的结构使得第二个分子（中间）的反应环插入而形成二聚体，此二聚体接着延伸形成聚合物（右）的长链。聚合物的每个 α_1- 抗胰蛋白酶分子以不同的颜色呈现。正是这些聚合物缠结在内质网上而导致肝病中包涵物的出现。**C**，一个来自 α_1- 抗胰蛋白酶缺陷（左）的肝病人的包涵体（箭头），包涵体由多条 α_1- 抗胰蛋白酶分子链组成（右）。（摘自 *Gooptu B*，*Lomas DA*：*Conformational pathology of the serpins—themes*，*variations and therapeutic strategies*，Annu Rev Biochem *78*：*147-176*，*2009.*）

该环上，肽序列呈现为靶蛋白酶的假底物。

当 α_1- 抗胰蛋白酶与靶蛋白酶结合后，后者通过一种捕鼠器机制失活，即通过在 β - 折叠 A 插入一条额外的链，使靶蛋白酶从丝氨酸蛋白酶抑制药的顶部移到底部，从而失活。

这种结合了靶酶的六链蛋白之后被肝受体识别，并从循环中清除。作为一种有效抗蛋白酶，α_1- 抗胰蛋白酶的结构是其发挥作用的关键，但它也易于发生与一些疾病相关的构象变化。Z 突变发生在位于 β - 片层 A 头部和移动反应环基部的 P17 残基（靠近决定 α_1- 抗胰蛋白酶抑制特异性的核心 P1 氨基酸的 17 个残基）处（图 2-1）。突变使 β - 片层 A 打开，从而有利于第二个 α_1- 抗胰蛋白酶分子反应环插入，从而形成二聚体（图 2-1）。二聚体能继续延伸形成肝细胞内质网中缠结的多聚物，形成肝病的包涵体。以下发现支持这种病理机制：Z α_1- 抗胰蛋白酶已被证明在生理条件下孵育时能形成多聚链。当温度升高到 41℃时，这种变化的速度增快，而且可被那些与环竞争以结合到 β - 片层 A 的肽段所阻滞。Z α_1- 抗胰蛋白酶纯合体肝包涵体中含有 α_1- 抗胰蛋白酶聚合体，这一发现阐明了体内聚合反应的作用（图 2-1）。

尽管已经发现很多 α_1- 抗胰蛋白酶缺乏症的变异类型，但仅其他 3 种 α_1- 抗胰蛋白酶突变体在血浆缺乏和肝包涵体形成方面有相似表现：α_1- 抗胰蛋白酶 Siiyama（Ser53Phe），Mmalton（Phe52 缺失）和 King's（His334Asp）。所有变异型均位于控制 β - 片层 A 开合的快门结构域（shutter domain）。它们使得 α_1- 抗胰蛋白酶构象失稳，从而形成体内环–片结构（Loop-Sheet）多聚体。进一步的研究表明，在 α_1- 抗胰蛋白酶 S 变体（Glu264Val）和 I 变体（Arg39Cys）型轻度血浆缺乏中也存在多聚体。形成这些变异类型的点突变与 Z 突变相比，对 β - 片层 A 的影响要小一些，因此相对于 α_1- 抗胰蛋白酶的 Z 突变，多聚体形成的速率要慢得多，从而导致肝细胞中潴留的蛋白相对较少，血浆缺乏程度相对较轻，且无临床表现。然而，如果 α_1- 抗胰蛋白酶多聚体化中轻度、缓慢的 I 或 S 变异型同时遗传了快速多聚化的 Z 变异型，它们则可相互作用，在肝细胞内形成多聚物，并蓄积在肝，最终导致肝纤维化。

当循环中的蛋白酶抑制药浓度降低，它就丧失了保护肺组织免受蛋白酶水解的作用，从而导致 α1- 抗胰蛋白酶缺陷相关性肺气肿，吸烟者尤其如此。从肝细胞释放入血的 Z 变异型 α_1- 抗胰蛋白酶保护肺组织免受酶破坏的效率较低，像 M 变异型 α1- 抗胰蛋白酶，可被 P1 蛋氨酸残基的氧化作用灭活。目前已经证明 Z 变异型 α_1- 抗胰蛋白酶能出现一种与肝病有关的自发性构象转换，这进一步提示可能在肺中也存在这种可能性。实际上，在 Z 变异型 α_1- 抗胰蛋白酶缺陷患者的肺泡灌洗液中可检测到多聚体，这种现象对疾病的发病机制可能有重要的意义，因为聚合作用掩盖了 α_1- 抗胰蛋白酶的反应环，导致作为蛋白水解酶抑制药的蛋白失活。因此，肺组织中 α_1- 抗胰蛋白酶自发性聚合将使已经降低的抗蛋白酶活性进一步减低，从而增加组织对蛋白水解损伤的易感性，加快肺气肿形成进程。最后，α_1- 抗胰蛋白酶多聚体本身可引起中性粒细胞性炎症，这也将增加肺组织中蛋白水解负荷。近期数据表明，吸烟可诱发肺内 Z 变异型 α_1- 抗胰蛋白酶多聚体化，从而进一步加重吸烟相关性肺损伤。

复杂遗传疾病的基因捕获及其缺陷：COPD 和哮喘

寻找复杂遗传疾病相关基因的一种方法是利用关联性研究，在其他因素相匹配的病例组和对照组（即无疾病组）之间，关联性研究可以分析两组间的基因差异。这些研究中通常使用的基因变异是单核苷酸多态性（SNP）（DNA 序列变异），基因组上大约每隔 300 个碱基对就会发现 SNP。在 COPD 及其对照组（即那些年龄相同、吸烟史相同、有相同种族背景，但未患 COPD 的人）中已经进行了 SNP 分析研究。早期研究通常是小型研究（加上对照为 100 ～ 150 例），经常由于不能仔细地匹配病例组和对照组从而使研究结果难以解释。为了增加发现疾病相关基因的可能性，在同一个队列研究中通常进行多基因的 SNP 研究。然而，这种多重比较能导致假阳性结果。通过研究足够数量的基因发现，纯属偶然的变异结果可能会错误地被认为与研究疾病相关。因此，有必要通过精确的统计学分析避免此类问题的发生。

COPD 患者兼具气道疾病和肺气肿混合异质性表型，这种遗传复杂性使得分析 COPD 变得更加复杂。实际上，更大的以家族为基础的研究已证明，在不同家族中气道疾病和肺气肿疾病是独立存在的。这些发现提示不同的遗传因素导致各自的表型成分。克服 COPD 遗传差异唯一的方式是集中研究更加精确分组的患者或进行更大样本量的研究，然后在其他队列中复制出阳性结果。候选基因研究就是这样进行的，并已获得有力证据证明 α_1- 抗胰蛋白酶缺乏（表型 PiMZ）杂合子和氧化应激相关性基因［如编码微粒体环氧化物水解酶（*EPHX1*）、谷胱甘肽 S 转移酶（*GST-P1* 和 *GST-M1*）、血红素氧合酶（*HMOX1*）、超氧化物歧化酶 3（*SOD3*）的基因］多态性均会增加 COPD 发病风险（图 2-2）。最近已证实，基质金属蛋白酶 -12 基因（MMP12）上的一个次要等位基因的 SNP 能保护成年吸烟人群避免最终发展为 COPD。

候选基因关联性研究的局限在于，正如其名所示，它们仅被局限于已与疾病相关的已被证实的信号途径——以 COPD 为例，即蛋白酶–抗蛋白酶平衡、氧化应激通路及与细胞外基质完整性相关的信号通路（详见后文）。因此，该方法无法鉴定未知通路，局限于验证假说而非形成假说。

最近几年，大型患者队列的募集与技术的进步使得对许多肺部疾病患者进行无偏倚的全基因组关联分析（GWAS）成为可能。现在可以使用基因芯片技术分析同一患者基因组中多达 100 万的 SNP，然后在病例组和对照组间比较 SNP 的差异。其中，

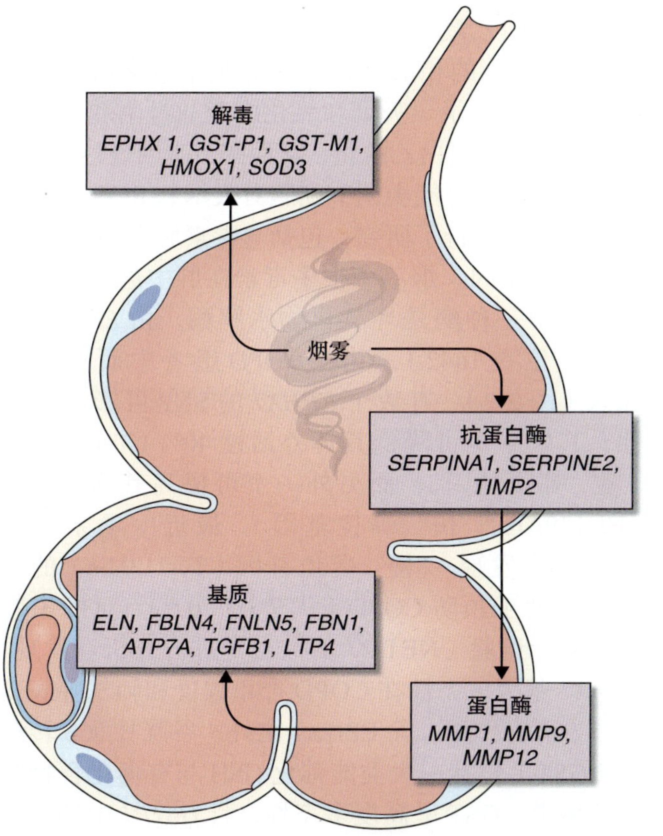

图 2-2　COPD 患者相关基因。当烟雾进入肺泡后，它的许多组成成分被吸收，部分被一系列酶所解毒，未被解毒部分可导致局部损伤和炎症。炎症细胞的浸润和激活可导致破坏细胞基质（主要为弹性蛋白）的蛋白酶释放，内源性抗蛋白酶可削弱这些蛋白酶作用（曾认为生长因子信号可调节细胞外基质修复和重构）

最大的一项队列研究是在挪威卑尔根（Bergen）进行的，随后在国际 COPD 基因网络国家肺气肿治疗试验（对照组来自标准化衰老研究）中进行了重复，最后在波士顿早发 COPD 队列中也重复了该研究。其中最热门的分别是 α- 尼古丁乙酰胆碱受体 *CHRNA-3/5* 和 hedgehog 互相作用蛋白（hedgehog-interacting protein，HHIP）中的 SNP。α- 尼古丁乙酰胆碱受体中的 SNP（rs8034919）也在其他三项肺癌 GWAS 研究中被发现，在其他外周血管疾病和尼古丁成瘾中也被认为具有重要作用。该 SNP 有可能成为成瘾基因标志物。携带该 SNP 可能需要吸更多烟才会成瘾，吸入更深，戒烟难度更大。如果该假说成立，这种疾病相关等位基因所带来的风险可能占 COPD 人群风险的 12%。

在解读任何关联性研究时，需要考虑两个重要注意事项。第一，由于存在未明确关联的事先概率和检出有意义效应的检验效能，很多基因关联研究会报道假阳性结果。当事先概率低，换言之，当证明关联存在的功能数据或流行病学数据极少时，那么为保证假阳性结果的出现概率不会上升所需的受试者数就会增加。因此，在某一项研究当中，基因关联的确认需要谨慎解读。很明显，对于 α- 尼古丁乙酰胆碱受体，建立一个可信的关于其在 COPD 中的潜在作用的模型是很有可能的，因此，其事先概率不低。而且，鉴定该基因的各项研究的检验效能均较高。第二个注意事项与连锁不平衡现象相关。一个以上基因变异体或等位基因的组合称为单倍型。有些单倍型在人群中发生的概率往往比期望的随机关联要常见，其原因在于（但不限于）同一染色体上邻近基因区段的遗传。很明显，邻近基因在配子发生过程中因重组而分离的可能性低于相距较远的基因。每一类人群均具有其特有的共有单倍型集合。鉴于此，疾病相关 SNP 可被更精确地视为与正在研究疾病相关的单倍型标志物且可在那组人群中识别的致病基因。的确，对 α- 尼古丁乙酰胆碱受体而言，铁反应子结合蛋白 2（IREB2）的 SNP 的确出现了连锁不平衡现象。该现象在人 COPD 的肺组织表达分析中得到识别，然后在三个独立 COPD 队列分析中得到验证。IREB2 定位于人上皮细胞表面，可能在保护上皮细胞免于氧化应激中起作用。

当然，在大型 GWAS 研究中识别出的单倍型可能包含多个疾病相关基因，每一个必须单独验证。的确，很多疾病涉及多个等位基因互相作用，当单独验证时，每一个都发挥一定的作用。通过增加病例数、提高检验效能以及仔细选择同一表型病例，

识别某等位基因与疾病关联的机会将大幅提高。对于COPD这种有可能代表了多种肺部损伤的最后共同通路的疾病，上述考虑尤为重要。

还有更大病例数的COPD研究在*FAM13A*发现疾病相关性SNP，这种基因在发病中的作用尚不明确，但其表达与缺氧相关。在另外一项独立研究中，*FAM13A*被发现与肺功能有关。在设计良好的队列研究中，精确分析相关基因发现，α-尼古丁乙酰胆碱受体SNP与吸烟强度、气流阻塞和肺气肿相关，hedgehog互相作用蛋白中的SNP与COPD系统特征（低体重指数）和病情加重有关，而*FAM13A*的SNP与气流阻塞相关。

家族哮喘聚集现象已被发现多年，比较同卵和异卵双生发现70%哮喘相关人群差异与遗传因素相关。通过对大型家族进行经典定位克隆连锁分析而识别出了几个候选基因，包括*ADAM33*、*CHI3L1*、*DPP10*和*HLA-G*。最近，哮喘特异性GWAS识别出新的疾病相关位点（表2-1）。第一个位于17号染色体长臂，包含两个基因，即*ORMDL3*和*GSDMB*，其表达水平在哮喘患者体中有所改变。这些研究提示的通路正在被检验以确定其在疾病发病过程中的作用。

细胞生物学

细胞内信号

氧化应激

每一口烟中包含10^{17}个自由基，包括超氧化物金属离子、过氧化氢、羟基自由基、NO、亚硝酸盐和半醌。在受到对如致病原和烟雾等引起的炎性刺激时，游走性中性粒细胞也释放超氧化物自由基。吸烟者肺泡内巨噬细胞在体外更易被激活并释放更多活性氧自由基（ROS）。这些毒性产物均可对氧化应激过程中的蛋白、脂质和DNA进行调制。在肺组织内可发现氧化蛋白，其水平会随疾病恶化进一步增加。此类损伤会直接导致细胞死亡和肺气肿发生。当ROS与细胞膜内磷脂发生作用（脂质过氧化反应），会释放诸如F2异前列素和丙二醛等产物，可触发细胞内信号通路。比如，异前列素通过前列腺素受体导致肌肉收缩，诱发细胞生长。其他弥散分布的过氧化物作为趋化因子而触发炎症反应。

正常情况下，稳态机制维持胞质处于还原环境。谷胱甘肽（GSH）是胞质中一种富巯基化学物，主要以还原型存在，仅1%以氧化型（GSSG）存在并与二硫化物结合。通过将GSSG还原成GSH或外分泌GSSG，细胞保持GSH在与GSSG的比例中占据极大优势。然而，在氧化应激适应性应答过程中，新合成GSH也是非常重要的。改变GSH代谢状态会影响细胞应答的敏感性。比如，ROS通过一些应激信号通路比如c-Jun氨基末端激酶（JNK）、细胞外信号激酶、p38激酶等诱发信号，这些信号的级联反应最终调节基因转录。

氧化应激是核转录因子（NFκB）的重要激活条件。在未应激细胞中，该促炎转录因子通过与其抑制药IκB结合而留在胞质内。当细胞表面受体激活时，能触发IκB激酶（IKK）使IκB磷酸化而降解。NFκB因此得以释放、迁移至细胞核，反式激活包括炎症反应在内的许多通路。NFκB在氧化应激时被激活的精确机制尚不完全清楚，可能涉及ROS对IKK的直接激活作用。

ROS还通过修饰染色质，即表观遗传调控来调节基因转录。染色质结构决定转录因子能否到达靶基因启动子内靶基因序列，并可被调控。对组蛋白进行转译后调节可以改变周围DNA螺旋状态。比如，组蛋白乙酰转移酶（HAT）和组蛋白去乙酰化酶（HDAC）的相对活性可显著改变组蛋白功能从而影响基因转录。吸烟和氧化应激通过削弱HDAC活性来增加组蛋白乙酰化，从而调节基因表达。

已对大量可能会调节细胞对吸烟和ROS的应答情况的基因进行了研究，包括与毒素脱毒和ROS中和相关的基因。烟草中很多毒素在肝中进行首过代谢，其中一种酶是环氧化物水解酶，由*EPHX1*编码，定位在1q42.1，其在COPD患者中研究得较深入（图2-2）。有数个*EPHX1*的SNP可影响其活性，其中一个可降低其体外活性40%（Tyr113His，“慢”等位基因），而另外一个可提高其活性25%（His139Arg，“快”等位基因）。最近一项系统性Meta分析发现，“慢”等位基因（Tyr113His）的纯合性有助于预防COPD（优势比，0.5）。对国家肺气肿治疗试验（NETT）的数据集进行分析后发现，*EPHX1*基因多态性在COPD严重程度和肺气肿病变分布方面有作用。除EPHX1之外，谷胱甘肽*S*转移酶（GST）包括一大类能催化GSH与有毒化合物结合的酶类。GST呈高度多态性，且*GSTP1*中的SNP与COPD发生、肺气肿分布和肺功能加速下降相关。*GSTM1*无效突变（定位在1p13.1）也与COPD相关。

不严格地讲，其他几个蛋白也具有抗氧化作用，防止ROS损伤。血红素加氧酶1（*HMOX1*编码，定位在22q13.1）是可诱导型同工型，大量应激类型可上调其表达。血红素分裂所形成的胆汁色素也被认为具有抗氧化特性。因此，HMOX-1 诱导在细胞氧化损伤中具有保护作用，肺组织 HMOX-1 高表达可防止高氧症。*HMOX1* 基因 5′ - 侧翼区包含 GC 重复片段，其长度呈多态性。在 COPD 患者和疾病加重患者中观察到了更高比例的长重复序列，这种序列与启动子活性下降相关。相比之下，超氧化物歧化酶（SOD）直接催化超氧化物使其转变为氧化物和过氧化氢。胞外同工酶（*SOD3* 编码，定位在 4p15）在肺实质内含量丰富，哥本哈根心脏现况调查显示，可导致血浆同工酶水平升高的 R213G 等位基因与吸烟者不太严重的 COPD 患者病情明显相关。

氧化应激在 α_1- 抗胰蛋白酶缺乏肺气肿的形成过程中也发挥重要作用。中性粒细胞或香烟所释放的自由基可氧化残基 358 上的关键 P1 蛋氨酸（对 α_1- 抗胰蛋白酶抑制活性起核心作用），这一变化可导致 α_1- 抗胰蛋白酶与中性粒细胞弹性蛋白酶的结合速率常数下降为原来的 1/2000。α_1- 抗胰蛋白酶缺乏症患者肺内 α_1- 抗胰蛋白酶浓度下降意味着不需要很多自由基就能显著灭活酶活性。除 Met358 之外，α_1- 抗胰蛋白酶 226、242、351 位点上的蛋氨酸与 232 位点处的半胱氨酸残基也有着类似的接受氧化的功能。这些小分子起着集污槽的作用，将自由基“扫除”，降低其毒性。但 α_1- 抗胰蛋白酶缺乏症患者体内只有较少的分子可结合自由基。而且，多聚体的形成会遮盖四个蛋氨酸中的两个，进一步降低 α_1- 抗胰蛋白酶分解毒性自由基的能力。因此，由于局部缺陷和多聚体形成，来自 Z α_1- 抗胰蛋白酶缺乏症患者的 α1- 抗胰蛋白酶更易遭受氧化损伤，而且其保护组织免于氧化应激的能力下降。

内质网应激

分泌型蛋白和膜蛋白的早期生成阶段是在内质网腔内发生的，因为内质网腔内的驻留蛋白（内质网腔的功能基础）可以协助其折叠、修饰与复杂组装（图 2-3）。内质网客户蛋白装载和蛋白折叠功能的变异导致两者间的不平衡，即称为*内质网应激*。这种不平衡触发信号通路介导的细胞应答，试图通过上调增加内质网功能的基因表达，短暂抑制新客户蛋白的生物合成，恢复细胞器内蛋白折叠环境。这种反应称为*未折叠蛋白质应答*（UPR），由定位于内质网膜上的三个信号分子 PERK、IRE1 和 ATF6 介导（图 2-3）。现已明确，UPR 在很多疾病包括肺病中发挥很大作用。

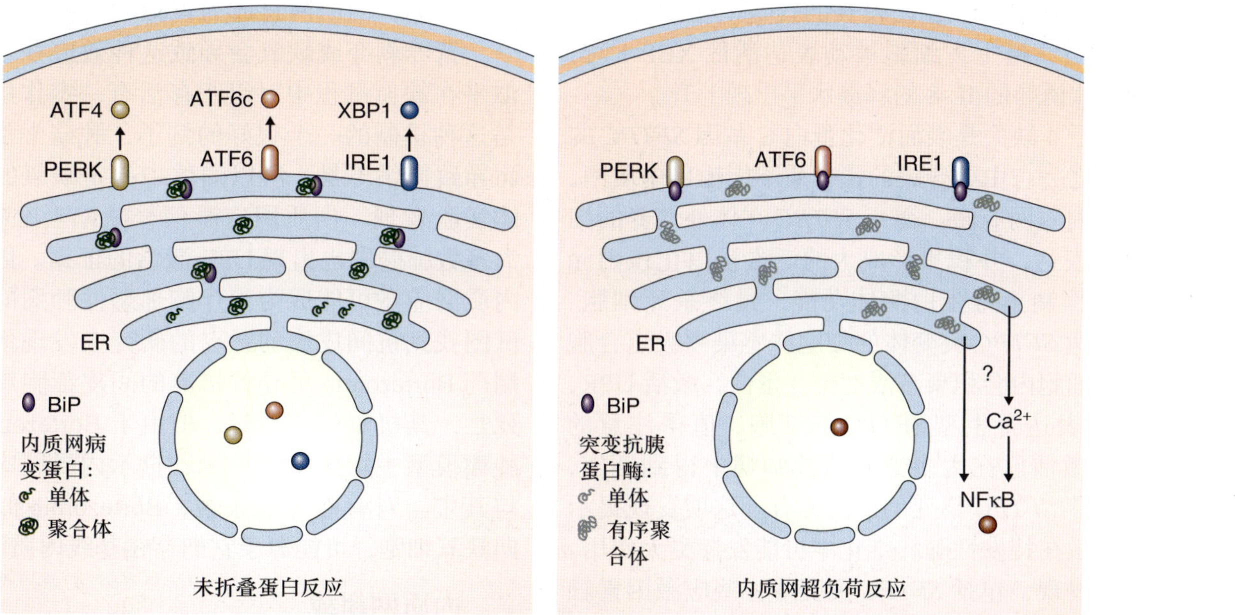

图 2-3　未折叠蛋白应答和内质网（ER）超载应答。未折叠蛋白应答（UPR）：在静息内质网中，分子伴侣 BiP 保持应激信号分子 PERK、IRE1 和 ATF6 处于未激活状态。当内质网中的蛋白质出现折叠错误时，错误折叠的蛋白质会抢先螯合上 BiP（紫色）。这会激活 PERK、IRE1 和 ATF6，然后把信号传递到细胞质。PERK 会磷酸化一个细胞质翻译起始因子 eIF2α，从而阻止大多数蛋白质的合成。同时，一个蛋白质子集的翻译增加，其中包括转录因子 ATF4，其会反式激活集成应激反应（ISR）中涉及的基因。当 IRE1 被激活时，它从负责编码转录因子 XBP1 的信使 RNA（mRNA）上剪去一个内含子。这使得 mRNA 发生移码突变，并伴随着活化形式 XBP1 的翻译，，而活化的 XBP1 又可以反式激活 PR 基因。当 ATF6 与 BiP 脱离时，它最初迁移到高尔基体，在高尔基体被蛋白酶裂解并释放出可溶性片段 F6c。F6c 迁移至细胞核，在那里反式激活 PR 基因。内质网超载应答（EOR）：当过量折叠的蛋白质聚积在内质网时，它们通过一个所知甚少的机制引起钙依赖性核因子 κB（NFκB）的激活

香烟烟雾可直接诱导内质网应激。当培养的气道上皮细胞经烟草提取物处理后，UPR 便被激活。类似的反应同样见于香烟烟雾暴露小鼠肺内，甚至吸烟者肺内。气道上皮细胞内质网伴侣 BiP 的过度表达使其免于烟雾诱导性凋亡，这证明内质网应激在烟草细胞毒性中有作用。吸烟诱导内质网应激的精确机制尚不确定，但同时服用 N- 乙酰半胱氨酸或 GSH 的保护效应提示，某不明靶点的氧化可能是非常重要的一环。

IRE1β 这种肺和胃肠特异性 IRE1 同工异构体型的存在提示内质网应激对黏膜上皮有重要影响。IRE1 通过剪接转录因子 XBP-1 的信使 RNA（mRNA）传导信号，继而反式激活众多 UPR 基因，但尚不清楚气道和肠道上皮为何需要组织特异性 IRE1 同工异构体。对 *XBP1* 突变小鼠的研究提供了一些启示，这些小鼠的黏膜对李斯特单核细胞增生菌的黏膜防御功能下降，杀菌性肠道分泌功能也较差。这些研究表明 IRE1-XBP1 通路在宿主–病原上皮表面的相互作用中发挥重要作用。内质网应激本身也可影响获得性免疫应答。现已明确，IRE1-XBP1 通路在分化过程中需要内质网膨大，比如在 B 淋巴细胞分化为浆细胞的过程中。XBP-1 对众多脂质基因的合成的调节可以解释这一点。另外，XBP-1 依赖性途径似乎会强化已发炎的气道上皮的炎症信号应答。当气道上皮细胞被动表达活性 XBP-1 时，其由缓激肽诱导的 IL-8 的释放水平出现上升。

外显子 4 缺失是表面活化蛋白 C 基因 *SFTPC* 的致病突变之一，由此合成的蛋白质不能输出内质网，因而诱发内质网应激。突变 *SFTPC* 在体外培养的细胞可短暂表达，并积累形成大的泛素蛋白化核内涵体，从而抑制正常蛋白酶体功能，最终杀死细胞。当稳定表达 *SFTPC* 突变体的细胞株感染呼吸道合胞病毒时，细胞内会积聚高浓度突变蛋白，激活 UPR，毒性高出表达野生型 SFTPC 的细胞。值得注意的是，UPR 激活已在大多数间质性肺病中得到证实，且伴或不伴 *SFTPC* 突变的情况皆有。这项发现提示内质网应激在特发性肺纤维化中可能发挥更大作用。最近研究发现，包括 *SFTPC* 突变等一些应激因素触发的内质网应激可诱导*上皮向间质转化*（EMT），即上皮向更类似于纤维母细胞表型分化。该机制可能是肺纤维化的成因之一，也是使用抗炎症性药物的治疗策略对特发性肺纤维化不是完全有效的原因。这为另外一种思路提供了一个潜在依据，即通过缓解内质网应激来预防 EMT 可能更有用。

跨膜转导调节因子（*CFTR*）突变可阻断蛋白折叠，导致囊性纤维化。高表达的 ΔF508 CFTR，而非野生型蛋白，是培养细胞内发生 UPR 的诱因。然而，临床患者与此相反，CFTR 表达并不影响内质网应激，最近数据表明内质网应激反而会影响 CFTR 表达。使用可诱发 UPR 的制剂处理细胞，成熟 CFTR 蛋白的表达明显下降。这涉及对 CFTR 基因组表达的选择性抑制，因为这种效应在重组性表达 CFTR 基因或内源性对照基因中未出现。对 CFTR 启动子的抑制是通过选择性招募 ATF6 以及通过表观遗传改变（甲基化改变、组蛋白去乙酰化）实现的。这一点尤为令人沮丧，因为囊性纤维化患者黏液脓性分泌足以诱导气道上皮细胞内质网应激，提示慢性气道脓毒症实际上会进一步损害 CFTR 表达，而在病情较轻的患者中，部分蛋白还是可以到达细胞表面的。内质网应激对 CFTR 的这种效应也可解释先前研究中无此疾病的吸烟者上呼吸道 CFTR 表达和功能为何受损并不致病。这项发现曾完全归因于氧化应激，现在可能同样用烟雾诱导内质网应激来解释。这种效应是否导致吸烟相关性肺部病理性改变尚不清楚，如果得到证实的话，则其可成为新的治疗靶点。

缺氧是比单基因异常更常见的蛋白折叠错误的原因。内质网需要大量能量来执行其功能，当能量供应中断，内质网将成为首批功能缺陷的细胞器之一。营养剥夺或缺氧会导致这种效应并且这种效应似乎在缺血过程中对组织存活有一定作用。癌症便是这种机制的一个很好的例子，肿瘤常常长得过快而导致血供不足，所以瘤体中心是缺氧的。动物瘤体实验发现，内质网应激信号缺陷者往往长不好，大多数肺癌中也出现 UPR 激活的证据。因此，调节内质网应激可能成为治疗胸部恶性肿瘤的靶点。在试图找到抗间皮瘤的靶点的研究中发现蛋白酶体抑制药 Bortezomib 可导致培养的间皮细胞周期骤停和死亡，其机制尚不清楚，但由于 Bortezomib 在几个肿瘤模型中均诱发了 UPR，提示内质网应激可能参与其中。对有些肿瘤来说，Bortezomib 似乎优先靶向缺氧细胞，可能源于它们存在基线内质网应激。

内质网超载

值得注意的是，当 Z α_1- 抗胰蛋白酶在内质网内形成多聚体，便不能诱导强烈的 UPR。这种情况下，主要的信号应答似乎就是 NFκB 激活，激活机制尚不确定，且称法也不一，有人称之为内质网超载，有人称之为有序聚合反应（图 2-3）。在肝部，最终可导致肝硬化。Z α_1- 抗胰蛋白酶也可在肺组织某些细胞类型内合成，如支气管上皮、肺泡上皮、巨噬细胞。它们也可能会激活相关 NF κ B 信号级联效应，增加炎症介质的生成，进一步放大中性粒细胞募集和组织损伤。NF κ B 慢性激活会加速肺泡细胞凋亡，形成肺气肿。由于该效应可以发生在所有肺泡细胞，因此为 α_1- 抗胰蛋白酶缺乏症下肺气肿呈全小叶分布提供了另外一种解释。尽管 Z α_1- 抗胰蛋白酶缺乏症可以作为研究内质网超载极好的模型疾病，但一些更常见疾病如有些病毒感染很可能也涉及该信号通路。

细胞外基质的维持

同所有组织一样，肺中细胞通过直接接触和释放的间质大分子彼此进行联系。这种联系网络在炎症应答中非常重要，也是保持肺组织正常结构所必需的。细胞外基质包含复杂的脚手架蛋白网络，主要是弹性蛋白和胶原蛋白。弹性蛋白丝由弹性蛋白原单聚体自组装形成聚合体，然后与微丝融合而成。毗邻的弹性蛋白丝中的赖氨酸通过多重共价交联形成稳定结构。皮肤松弛症是一类常染色体显性、X- 连锁、隐性遗传的疾病，其主要特征是结缔组织过度松弛。其中几个常染色体显性遗传程度较轻的子类，特别是当合并遗传 Z α_1- 抗胰蛋白酶缺乏症时，会表现为早发肺病包括肺气肿。在弹性蛋白（*ELN*）基因中发现了可导致中度皮肤松弛症和早发性 COPD 的突变（表 2-1）。*ELN* 基因位于人 7q11.23 上，但由于 7 号染色体并未在 COPD 患者相关关联分析中检测到，因此 ELN 变异很可能是该病的罕见病因。

弹性蛋白纤维可结合其他蛋白，包括腓骨蛋白，继而结合多种细胞外基质成分和基底膜（图 2-4）。腓骨蛋白是含有 6 个蛋白的家族，其中至少两个（由 *FBLN4 编码的位于* 11q13；由 *FBLN5* 编码的位于 14q32.1）会在常染色体隐性、表型常为早发性肺气肿的重度皮肤松弛症中发生突变。这两种致病性突变均位于蛋白的表皮生长因子样区域，提示腓骨蛋白对于保持肺细胞外基质的完整性至关重要。值得注意的是，与腓骨蛋白同源的肌原纤维蛋白若发生此类突变会引起 Marfan 综合征。而且，肌原纤维蛋白突变（*FBN1* 编码，位于 15q21.1）已发现于伴有极早发肺气肿新生儿 Marfan 综合征中。

Menkes 疾病的主要特征是异常毛发和特定畸形体征，它由细胞内铜转运蛋白（*ATP7A* 编码，定位于 Xq13.3）突变所致。其临床特征是由于赖氨酰氧

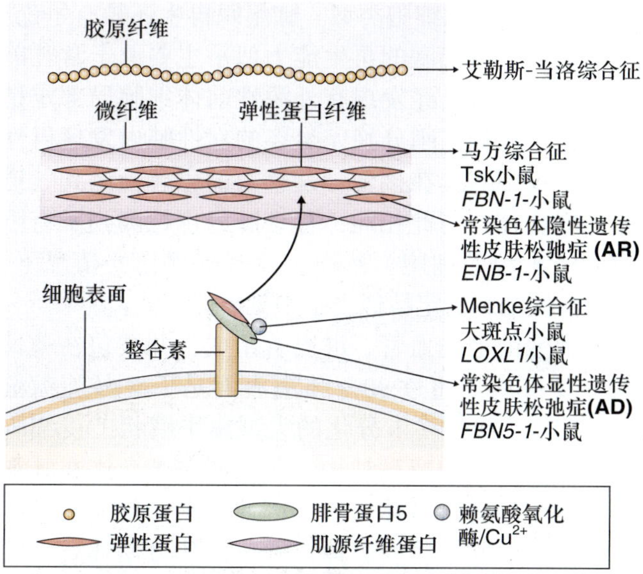

图 2-4　细胞外基质的结构。肺细胞外基质主要由胶原和弹性蛋白纤维组成。大型胶原纤维丝在内质网组装然后穿过高尔基器，最终被分泌出来。弹性蛋白丝的形成中涉及了微丝与整合素锚定的腓骨蛋白 5

AD，常染色体显性遗传；AR，常染色体隐性遗传

化酶功能异常导致结缔组织合成缺陷所致，因为胶原和弹性纤维蛋白恰当地交联需要铜依赖性酶。最近的病例报道中出现了 1 例小儿 Menkes 疾病，双侧严重全小叶肺气肿，出生 14 个月即死亡。基因测序显示其 *ATP7A* 剪接位点突变，这提示恰当的细胞外基质交联对肺实质的稳定性至关重要。

与 COPD 动物模型相比，胶原突变在人体未检测到。这种差异似乎并不是突变胶原与生存的不兼容性造成的，因为发现大量的胶原突变可导致人体其他疾病。相反，这可能反映了弹性蛋白的完整性在人类肺气肿中起的作用比在小鼠中更重要。

有害刺激，如引起肺部炎症的烟雾，能够形成白介素 -8（IL-8）、白细胞三烯 B4（LTB4）趋化梯度，引诱巨噬细胞、中性粒细胞从毛细血管进入小气道和肺泡。中性粒细胞最开始集中在肺实质的小叶中央区，在此释放丝氨酸和组织蛋白酶，这些酶通过损伤、降解弹性蛋白和其他结构蛋白而致病。降解的弹性蛋白片段本身作为趋化剂进一步募集其他炎症细胞。研究发现，间质中的中性粒细胞数量与肺气肿严重程度直接相关。

修复

肺组织包含 40 余种专门性细胞类型，各自具备特定功能和分布情况。重要的是，仅小部分具有复制潜力。其中能分裂的细胞形成干细胞群，以分化

成其他终末分化细胞类型。肺组织再生还颇有争论。人体气道上皮细胞的再生能力似乎主要源于常驻前体细胞。人体已经发现有外源性前体细胞局部定植于气道。比如，刚分娩完男婴的女性肺内发现男性气道上皮细胞，在接受骨髓移植的患者检测到气道上皮嵌合体。与此相对，移植肺内也检测到了有限的受体来源的细胞。然而，没有肺损伤的情况下，非肺源性细胞的定植似乎是罕见事件。

肺泡由毛细血管、淋巴管组成，并被包在薄薄的上皮层内。超过 90% 肺泡表面是 *I 型肺泡细胞*（图 2-5）。这些终末分化的大型扁平鳞状上皮细胞具有相对简单的超微结构。其功能在于允许在肺泡气和血流间进行气体交换，因此，它们仅需要细胞核、细胞膜和少量线粒体以及有限的分泌通路。它们不能复制，易于为吸入毒物等有害物损伤，因此必须由肺泡内的主要干细胞对其进行补充，这些肺泡内干细胞即 *II 型肺泡壁细胞*，这些小立方形上皮细胞主要位于肺泡间隔结合处。尽管它们所占肺泡表面积不大，但数量庞大，占肺泡细胞数量的一半。紧密的缝隙连接将其极化的顶端区域和基底侧区域分隔开来，使得它们可以选择性地向其顶端表面分泌，其顶端表面很容易从其大量微绒毛结构进行识别。

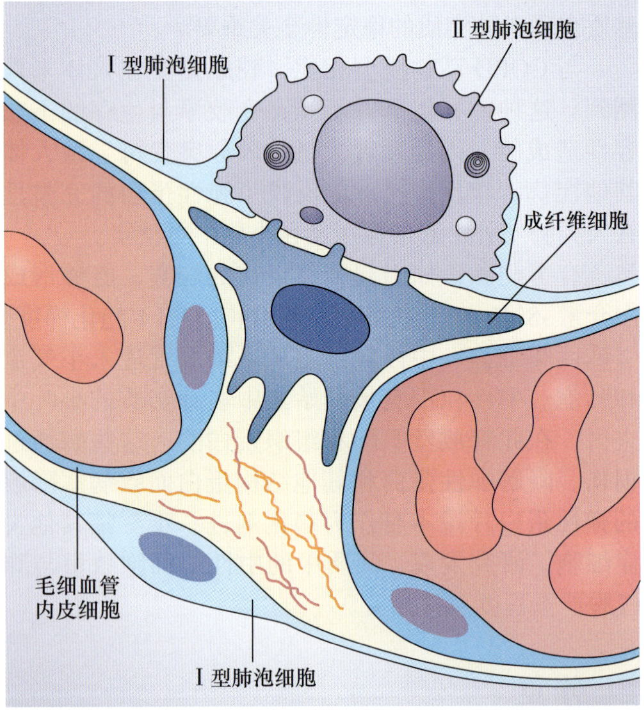

图 2-5 肺泡壁细胞。肺泡主要由Ⅰ型和Ⅱ型肺泡细胞组成。Ⅰ型肺泡细胞壁薄，是终末分化非分泌细胞，占肺泡表面积的 90%。Ⅱ型肺泡细胞包含由表面活性蛋白和脂质构成的板层小体。损伤后，Ⅱ型细胞可以分裂形成Ⅰ型细胞

Ⅱ型肺泡细胞有两个基本功能：分泌表面活性物质和作为肺泡内唯一的干细胞。表面活性物质是一种由磷酸酯类（主要是二棕榈酰磷脂胆碱和磷脂酰甘油）和表面活性蛋白 A 到 D（分别由 *SFTPA*，*SFTPB*，*SFTPC* 和 *SFTPD 编码*）形成的复杂复合物。细胞内表面活性物质包涵体或板层小体使这些细胞具有颗粒样外形。在顶端表面发生胞吐作用后，这些球形板层小体会形成膜性格子，称为管髓体，在降低肺泡液体分子层表面张力和宿主防御方面起重要作用。表面活性蛋白 A 和 D 属于亲水性胶原凝素家族成员，有一个羧基端（C-terminal）凝集素结构域，能够结合和调理很多吸入病原体。除此以外，它们还可直接对抗 G^-菌毒性。相反，表面活性蛋白 B 和 C 均为疏水性蛋白，可与表面活性脂质体相互作用。

由于Ⅱ型细胞首次大量形成于怀孕 24 周后，因而早产儿表面活性物质生成不足，导致呼吸窘迫综合征，这是西方新生儿呼吸疾病死亡最常见原因。能够存活下来的婴幼儿也往往由于支气管肺发育不良而导致呼吸功能不全的风险相对更高。幸运的是，可以通过经气管滴注表面活性物质进行补充，尽管这种治疗提高了生存率，然而相当一部分（5% ～ 25%）仍然会出现长期并发症。家族性研究提示疾病有聚集现象，提示新生儿呼吸窘迫存在基因易感性。最常见的原因是表面活性蛋白和一些肺外基因产物（比如粒细胞-巨细胞克隆刺激因子及其受体）发生突变。疏水性 *SFTPB* 和 *SFTPC* 的突变与新生儿呼吸缺陷明显相关。*SFTPB* 基因密码子 121 GAA 被 C 取代是 60% 表面活性蛋白 B 遗传性缺陷病例的病因。C 替代 GAA 后导致蛋白缩短、肺组织免疫组化显示蛋白缺失以及形成“功能失活”表型，纯合体往往 12 ～ 14 h 发病，1 ～ 6 个月死亡。*SFTPB* 共发现 27 处突变，有些对表面活性蛋白 B 影响相对较轻，因此呼吸衰竭也较晚发作。有一个家族中还发现了 *SFTPB* 基因内含子 4 剪接位点突变，新生儿未发生呼吸衰竭，但在未满 1 岁时便出现间质性肺病，表现为常染色体显性遗传形式。另外，编码粒细胞-巨细胞克隆刺激因子或受体的基因突变可导致儿童肺泡蛋白沉积症，这是表面活性物质过度产生的结果。

原发性肺纤维化是进展性间质性肺病，主要特征是肺泡壁的炎症和纤维化。虽然大多数纤维化属自发性，但也发现了几个罕见的家族性病例。在大量的早发家族性病例中，致病突变定位在 *SFTPC* 基因，该基因编码一种大型跨膜前蛋白，该前蛋白可

被酶解形成成熟的小型活性蛋白 C。前面讨论过，其中一种致病突变，以外显子 4 缺失为特征，通过错误折叠而诱导内质网应激。

当Ⅰ型细胞损伤时，Ⅱ型细胞可增殖、分化成更大的Ⅰ型细胞。在支气管内，中间和基底细胞形成祖细胞库，而在终末细支气管，由 *Clara 细胞*发挥类似作用。*Clara* 细胞代谢活跃，在滑面内质网通过细胞色素 P-450 单加氧酶系统解毒诸多有害化学物。它们可增殖分化称为纤毛或非纤毛上皮。在该过程中，首先进行去分化，接着失去分泌颗粒和滑面内质网，最后再次进入细胞周期。然而，并非所有 *Clara* 细胞表现完全一致。其中有一种 Clara 细胞变异体对靶向细胞色素 P-450 同工酶（见于 Clara 细胞）的毒素萘产生抵抗，其可能是主要的祖细胞亚型，称为抗毒性 *Clara* 细胞变异体或者细支气管干细胞。

在终末细支气管和肺泡交界处检测到表达 *Clara* 细胞和Ⅱ型细胞的共同标志物的细胞。因在体外分离和培养时，这些细胞表现出自我更新功能，故称之为*支气管肺泡干细胞*（BASC）。至少细胞培养时，BASC 能够分化成为表达支气管上皮、Ⅰ型和Ⅱ型肺泡细胞标志物的细胞。间质、平滑肌和内皮等的祖细胞尚不清楚为何种细胞。在成人中，从一种细胞到另外一种细胞的分化转化非常重要。疾病状态下已经发现很多上皮向间叶转化的情况。

人们对干细胞技术治疗肺部疾病表现出越来越浓厚的兴趣。给予幼年小鼠视黄酸衍生物可诱导肺再生，可能来源于内源性干细胞；然而，尚不清楚在成人中是否有此作用。但给予外源性干细胞是可能的。在所有可能的细胞来源中，最具争议的是胚胎干细胞。胚胎干细胞经过体外培养，可分化成类似于Ⅱ型肺泡细胞的细胞表型，表达包含板层小体或形成假腺管型结构的表面活性物质。但目前无临床证据证实这种做法的可行性。相反，骨髓或脐带血间充质干细胞研究更加广泛深入。在大鼠急性肺损伤和纤维化模型，间充质干细胞科研成果充满希望。而且，在一项急性心肌梗死患者给予间充质干细胞的临床试验中，据报道 1 s 用力呼气容积（FEV1）出现升高。需要专门设计相关临床试验，进一步检验该治疗在肺部疾病轮廓清晰的患者中的有效性。

给予外源性细胞的主要障碍是潜在的免疫反应和排斥反应。如果可以应用自体细胞，该问题就可避免。最近出现了一例患有先天性气道狭窄的 10 岁男孩的病例。对该病例首先利用自体骨髓来源干细胞于体外在胶原支架上培养气管节段，随后置入体内，修复狭窄部位。现代技术能利用成人外周组织生成祖细胞。诱导性多能干细胞（iPS 细胞）可通过在成人细胞（例如皮肤肌纤维母细胞）中表达干细胞转录因子（如 SOX-2 和 Oct-3）而获得。这样产生的去分化细胞具备分化为很多其他组织的潜能。这种技术已经用于从 α_1- 抗胰蛋白酶缺乏患者的皮肤细胞诱导生成肝细胞样细胞。当这样的 iPS 细胞被重编程而修复基因缺陷后，最终有希望通过自体组织修复损伤或有功能障碍的器官。

缺陷和争议

α_1- 抗胰蛋白酶聚合体的性质

尽管先前介绍的“环-片”聚合模型一直以来被认为是细胞内保留 Z α_1- 抗胰蛋白酶的机制，但最近研究发现了一种新的聚合模型。该模型基于以下发现，即抗凝血酶（丝酶抑制蛋白家族测定另外一个成员），能在体外再次折叠形成二聚体，通过一种大型发卡样结构的替换而连接，而非通过反应中心环的一个链。这个“功能区替换（domain swap）”模型开始获得广泛支持，并使 α_1- 抗胰蛋白酶缺乏症的分子机制研究重新活跃起来。其结果是研发出新的单克隆抗体 2C1，该抗体可特异性识别通过加热纯化蛋白而生成的 α_1- 抗胰蛋白酶聚合物。该项进展的重要意义在于，在这之前，体外研究中大多数 serpin 聚合物是使用加热而非化学变性后再折叠产生的。2C1 还能识别患者肝内形成的聚合物，而对体外再次折叠形成的聚合物无应答，这一关键发现强烈支持原来的“环-片”假说。然而，尽管很大程度上由体外抗凝血酶矫作物研究推动，这新的一轮 serpin 聚合物研究热潮还是产生了一个优异的新型单克隆抗体，该抗体在该病的研究方面（也可能在未来诊断方面）将起重要作用。该领域仍属于成熟领域，将来仍可能出现新的发现，对 serpin 聚合物的研究还远未结束。

视黄酸诱导肺泡再生

1997 年有研究表明，视黄酸能诱导大鼠肺泡再生，提示了肺气肿治疗的一个潜在方向。随后研究试图重复此结果，但结果不统一，有阳性结果也有阴性结果。由于阳性结果多限于某些品系的小鼠或大鼠，因此，研究结果不一致可能反映了品系特异性差别。但近期研究证实，对视黄酸的反应性本身并非具有品系特异性，而是各品系对药物的敏感性有差别。还不清楚如果在啮齿类以外的动物重复此效应会有什么结果。到目前为止，一项人体研究未发现视黄酸在肺气肿各参数方面有临床改善作用，但需要指出的是，该项研究被质疑存在包括检验效能不足等方法学缺陷。因此需要更大规模、对照严格的临床试验来解决这一重要争议。

干细胞生物学

前面提到，源于干细胞库的肺组织再生是一个重要的研究方向，存在的争论主要围绕干细胞的来源问题。的确，关于称这些细胞是“干细胞”“祖细胞”抑或“修复细胞”的意见还存在分歧。很明显，内源性肺细胞在肺损伤后修复中发挥重要作用，但在探明增强其功能的机制之前，这些细胞还无法用于治疗。尽管使用 iPS（骨髓源性）抑或胚胎干细胞还存在争议，但它们具备使肺气肿治疗获得革命性进步的潜力。

α_1-抗胰蛋白酶缺乏：自噬溶酶体与内质网相关性降解的比较

内质网内大量异常蛋白质的聚集可直接导致很多疾病，不论是错误折叠的表面活性蛋白或是 α_1-抗胰蛋白酶聚合体。几个实验室试图设计清除细胞内潴留蛋白质的方法，但仍然很难找到真正有用的治疗策略。一段时间内，认为内质网内多聚体太大，不容易通过经典内质网相关降解（ERAD）通路降解，必须考虑替代机制。已有很多通过保留的 serpin 多聚体激活自噬溶酶体的报道。自噬性是指细胞内成分被双层膜结构的自噬体内吞，最终“消化”的过程，该过程通俗来讲就是“自食”。然而，清除 serpin 多聚体具有很大的细胞类型差异，事实上，大多数主要依赖 ERAD 降解途径，自噬性仅起辅助作用。该领域有待于进一步研究。最近有一项研究表明，常用处方药卡马西平可以同时刺激 ERAD 和自噬降解途径而清除 α_1-抗胰蛋白酶聚合物，使得转基因 Z α_1-抗胰蛋白酶小鼠肝病得以缓解，但所需剂量远远超过目前人体使用的安全剂量，因而还需要进一步开展临床试验。

候选基因策略

寻找疾病相关性突变或多态性时，保持怀疑的态度和统计学严格性非常关键。因此，在研究初期，生物统计学专家的参与必不可少。探寻肿瘤坏死因子（TNF-α）变异体与 COPD 发病之间的关联的尝试就很好地说明了这一点。生物学上，TNF-α 参与 COPD 发病或进程是可信的，因为 TNF-α 在 COPD 患者肺泡灌洗液、诱导排出的痰和活检肺组织内均有升高。而且，设计良好的启动子多态性研究表明其可以改变其表达水平，并与其他炎症性疾病有关。正是观察到中国台湾人 TNF-α 特异性等位基因与支气管炎间的关系（OR 值达到难以置信的 10 以上），使得人们再次点燃在 COPD 研究中研究该基因的热情。但是，该研究很难解读，原因在于，纳入研究的 1/3 男性从不吸烟，因而不太可能患 COPD。随后的 10 余项研究几乎未发现 TNF-α 多态性与 COPD 之间的关联，甚至没有证据显示 TNF-α 多态性可改变 COPD 进程。尽管集中研究某“优势基因”充满诱惑，但必须首先以不偏倚的方式去观察，然后才去集中研究某个基因或通路，只有这样才有可能收获更多。

未来方向

全球共同努力花费 13 年时间绘制了首个人类基因组图。今天，基因测序在一个实验室不到一个星期就可完成。用不了多久，测序研究的费用将大幅降低，使得大多数研究团队可以开展测序研究，而且测序研究很可能会进入临床实践，使医学发生真正的变革。基因组学研究揭示的将不只是致病基因突变的存在与否，它将会使个体化治疗从此成为可能。遗传药理学将发现最有效的药物，同时使并发症的发生率和严重程度等降到最低。临床实践过程中，熟练的预后和风险分层将会帮助患者和医生在面对困难的问题时共同做出决定。同时，结构和细胞生物学家将会继续区分使肺细胞发挥作用的成分和（更重要的是）使它们失去功能的因素。完全可以期待，这些进展将对肺部病理形成新的认识，对治疗方案提供新的标杆。本世纪有望成为这样一个世纪，一个所有临床医生都有望作为临床科学家发挥令人兴奋作用的世纪。

推荐读物

Barnes KC: Genetic studies of the etiology of asthma, *Proc Am Thorac Soc* 8:143–148, 2011.

Gooptu B, Lomas DA: Conformational pathology of the serpins—

themes, variations and therapeutic strategies, *Annu Rev Biochem* 78:147–176, 2009.

Marciniak SJ, Lomas DA: α_1-Antitrypsin deficiency and autophagy, *N Engl J Med* 363:1863–1864, 2010.

Marciniak SJ, Lomas DA: What can naturally occurring mutations tell us about the pathogenesis of COPD? *Thorax* 64: 359–364, 2009.

Marciniak SJ, Ron D: The unfolded protein response in lung disease, *Proc Am Thorac Soc* 7:356–362, 2010.

Miranda E, Pérez J, Ekeowa UI, et al: A novel monoclonal antibody to characterize pathogenic polymers in liver disease associated with α_1-antitrypsin deficiency, *Hepatology* 52:1078–1088, 2010.

Online Mendelian Inheritance in Man (OMIM) (website): http://www.ncbi.nlm.nih.gov/omim; accessed March 5, 2011.

Pearson H: Human genetics: one gene, twenty years, *Nature* 460:164–169, 2009.

Pillai SG, Ge D, Zhu G, et al: A genome-wide association study in chronic obstructive pulmonary disease (COPD): identification of two major susceptibility loci, *PLoS Genet* 5:e1000421, 2009.

Stinchcombe SV, Maden M: Retinoic acid–induced alveolar regeneration: critical differences in strain sensitivity, *Am J Respir Cell Mol Biol* 38:185–191, 2008.

第一部分 正常结构与功能

第 3 章 呼吸力学

Bruce H. Culver 著

（黄艳媚 史 菲 邱 晨 译）

引言

呼吸循环是机体代谢的支柱之一，本章将对呼吸循环过程中肺部和胸壁的物理性质进行重点阐述，并对呼吸肌在这一过程中的作用进行评价（其功能将在第 6 章详述），而对其部分呼吸力学性能的临床检查是肺功能检测的重要部分，详见第 9 章。

胸廓与肺部结构

胸廓

骨性胸廓不仅保护了肺部、心脏和大血管，还允许肺容积由最小的 1.5 ~ 2.0 L 变化至最大的 6 ~ 8 L。这种大幅度扩张有赖于肋骨与胸椎、胸骨的连接、肌肉的排列和纵隔的运动。肋骨与胸椎的横突连接，以肋软骨与胸骨连接，自内上斜向前下，因此当肋骨上举时胸廓的前后径及左右径均增加（图 3-1）。肋间外肌斜向前下方行走，收缩时肋骨上举（图 3-2）。用力吸气时，颈部的辅助呼吸肌可抬高并稳定第一肋骨和第二肋骨。如果固定上肢，胸大肌也可以协助肋骨上抬，参与呼吸运动（例如，喘不过气时抱着椅背或靠着墙可有助呼吸）。呼气通常是一个被动的过程，主要由肺的弹性回缩力驱动，有时也在肋间内肌的辅助下进行。此外，用力呼气或咳嗽时腹肌收缩促使膈肌上移，从而加强呼气。

膈静止时向上隆起，形似“圆屋顶”，收缩时呈展平状。大多时候膈的外周部固定，收缩时会拉低“圆屋顶”中心，使肺部变长；然而当膈中心处因腹压存在而不能持续下移，膈外周部则被动上抬，肋骨随之升高、外翻，胸腔横径增加。同时，膈下移可增加腹压，对处于膈与胸壁对合区域较低位置的肋骨产生一个外向力。总之，膈的实际运动是这些

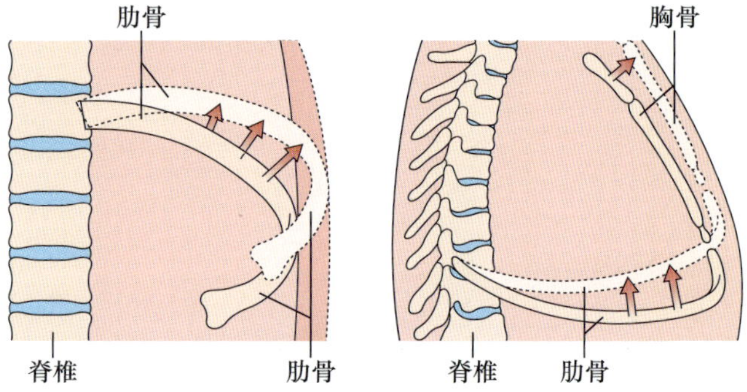

图 3-1 胸廓运动示意图，前者为正视图，后者为侧视图。肋骨上举，胸廓的左右径与前后径均增加

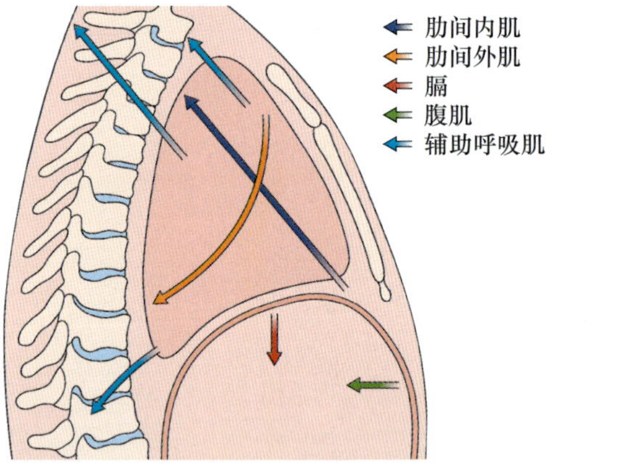

图 3-2 主要呼吸肌群的作用——肋间肌、辅助呼吸肌、膈和腹肌

机制按一定比例联合起作用的结果，这种比例随体位及腹壁张力变化而变化。

肋间肌由相同水平面的胸椎发出的神经支配，腹肌则由较低水平面的胸椎和腰椎发出的神经支配，而膈是由来源于第 3 ~ 5 颈椎的膈神经支配。故低于颈部中段的脊髓损伤患者，其膈仍可正常发挥功能。正因为膈神经在纵隔上的分布区间较长，往往容易遭受疾病、外伤或手术所致的一过性或永久性损伤。膈神经受到局部刺激偶尔还会引起难治性呃逆（即打嗝）。

第 6 章将对呼吸肌进行更为详尽的叙述。

胸膜腔

薄薄的脏胸膜覆于肺的表面，并伸入肺叶间裂内。壁胸膜贴附于两侧胸腔的内面及膈和纵隔表面，与脏胸膜结合于肺门处。它们之间形成一个密闭的潜在的腔隙，即胸膜腔。胸膜腔延伸至后外侧形成肋膈角。胸膜腔内通常含少量液体，起润滑作用。

吸气时，胸壁与膈的运动形成更大的胸膜腔负压，肺部得以扩张而产生吸气压。在病理状态下，胸腔积液形成，占据部分胸腔，导致肺容积减小。当胸壁或肺表面破裂时，胸膜腔与大气相通，则形成气胸。

气道

上呼吸道（包括鼻腔和咽）不仅是气道进入肺部的通道，也能加温和润湿到达肺内的气体。呼吸系统是由消化系统衍生出来的支路，也像消化系统一样具有吸收功能。由于整个系统持续暴露于微粒和病原体中，故它处于发达的淋巴屏障及表面黏膜屏障的保护之中。上呼吸道具有嗅觉区域，还兼有发声的功能。

喉起始于咽的最低处。吞咽时喉被会厌软骨关闭，将上面的咽和后面的食管分隔开。气管起自第 6 颈椎体水平、喉的环状软骨下缘。气管内腔由不完整的“C”形软骨环维持张开状态，后部膜性部分含平滑肌。当胸内压超过气管内压（例如咳嗽）时，膜性部分会内陷，环端重叠，大大缩小气管的内径。随着平滑肌的收缩，管腔变窄，但气管硬度增加。反之，深吸气时，气管则扩大和延长。气管分叉为主支气管，随后是肺叶支气管和亚肺段支气管，并终止于无软骨的直径约 1 mm 的细支气管，随后进入气体交换的功能区，即呼吸性细支气管、肺泡管、肺泡囊及肺泡。

支气管内平滑肌束以顺时针和逆时针的方式呈螺旋样重叠分布。平滑肌的数量随着支气管管腔变细而成比例地增多，在终末细支气管，平滑肌厚度占管壁总厚度 20%。每级支气管都有弹性纤维，特别是在小支气管和细支气管，丰富的弹性纤维是结缔组织一个重要组成部分。吸气时弹性纤维可随肺部张开而伸展，而它们被拉伸时的弹性回缩力有助于肺回缩恢复至呼气末的肺容积。虽然支气管上的平滑肌止于呼吸性支气管的呼吸区域，但肺泡壁上的弹力纤维和胶原纤维密集交错，从而形成一个广泛的不规则的纤维网。

气道延伸至呼吸区域所需的级数（generation）因路径长度而异，延伸至肺门附近可能需要 15 级，而延伸至肺周边可能需要 25 级。尽管与上一级气道比较，新一级中的单个气道的直径变小，但因气道数目几乎是成倍增加，故总的来说气道的横截面总面积增大。特别是小支气管和细支气管，“子”级气道直径仅略小于“父”级气道，但其气道的总横截面积却迅速增加，产生的气流阻力迅速减小（图 3-3）。这正是外周气道病变初期肺功能不会立即受到影响，从而导致疾病不被早期发现的结构基础。因此，这些外周气道疾病直到更严重的阶段才能被发现。

气道的终端是气体交换的呼吸带，约有 480 万个肺泡，表面积共 130 m^2。

肺中各部分的相互依存性

因为肺实质是由相互连接的肺泡壁、间质组织和纤维组成，所以任何局部的变形必然会受到周围组织的对抗。换言之，如果肺叶中的小部分肺泡发生塌陷，周围组织则会牵拉从而趋向使之再次膨胀，这种特性称为结构相互依存性。即使当小的细支气管发生了阻塞，结构相互依存性、呼吸道并行及表面活性物质均有助于防止小细支气管肺泡萎陷。如果当周围肺泡膨胀后萎陷的肺泡仍不能复张，两者间交界面产生的巨大牵拉力也可能造成肺损伤。这正是高潮气量机械通气造成肺损伤和呼气末压过高引起气压伤的发生机制。支气管与血管穿行并附着于肺实质中，也容易受到周围组织的牵拉。肺膨胀时上述管腔增大，而肺容积降低时气道可能关闭。

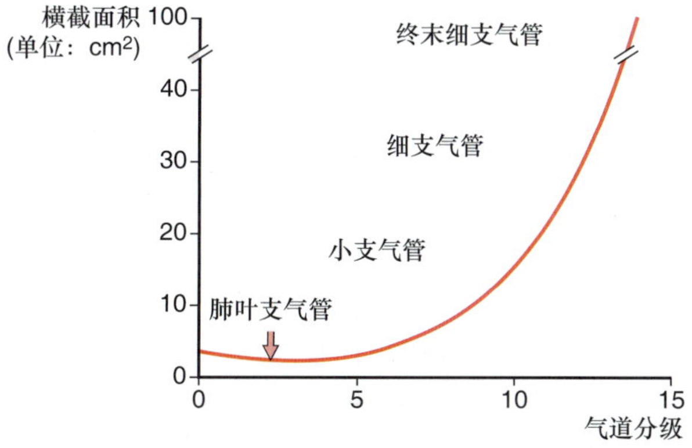

图 3-3　气道总横截面积曲线图。各气道的总管腔面积差异很大，从气管和主气道约 2.5 cm^2 到终末细支气管的大于 100 cm^2 不等。（改编自：Culver BH，editor：The respiratory system，Seattle，University of Washington Publication Services，2006；数据来源于 Weibel ER：Morphometry of the human lung，New York，Springer-Verlag，1963.）

呼吸力学

肺和胸的特性会影响气体出入肺部，这是理解正常及异常肺功能的核心所在。

肺容积

肺的总容气量可分为一系列“容积”，见图 3-4，这些容积组合起来称为肺“容量”。深吸气时肺所能容纳的最大气体量称为肺总量（TLC）。最大呼气末尚存留于肺内不能呼出的气体量称为余气量（RV）。而肺总量与余气量的差值——吸气相与呼气相肺容积的最大差值，即为肺活量（VC）。肺活量受多种因素影响，这些因素可导致肺膨胀受限（限制性进程）或肺排空受限（气流受限）。

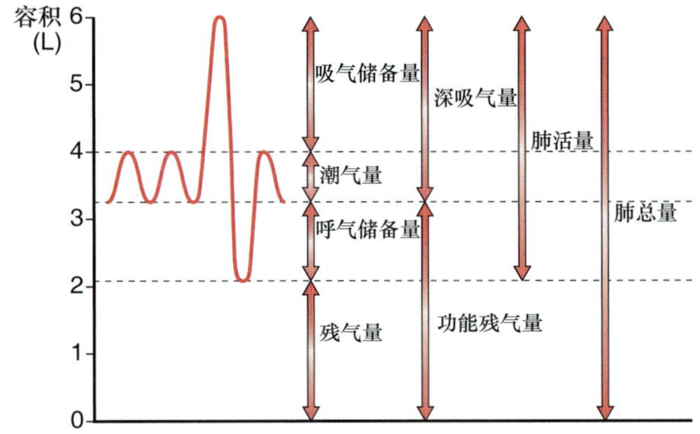

图 3-4　正常肺容积图及肺容量组成。按惯例，“容积”是指肺容量的最小且互不重叠的组成部分（余气量、呼气储备量、潮气量和吸气储备量），肺容量是上述“容积”的组合（功能余气量、深吸气量、肺活量和肺总量）。（摘自：Pulmonary terms and symbols：a report of the ACCP-ATS Joint Committee on Pulmonary Nomenclature，Chest 67：583-593，1975.）

每次正常呼吸时潮气量（VT）仅占肺活量的一小部分（约 10%），即使在剧烈运动时，潮气量也仅增加至肺活量的 50%～60%。潮气量的增加是通过挪用吸气储备量与呼气储备量实现的，如图 3-4 所示。平静呼气末——肺部及胸壁回复到静止位置时，肺内气体约占肺总量的 50%。这种呼气末时存留于肺内的气体量称为功能余气量（FRC），此时所能吸入的气体量为深吸气量（IC）。

肺胸壁系统

了解胸廓的力学特性，可以更好地认识正常呼吸过程、咳嗽等特殊动作的过程以及正压呼吸机的作用。这些过程涉及以下三种主要作用力。

- 肺的弹性回缩力。
- 胸壁的弹性回缩力
- 胸壁肌、纵隔和腹肌的作用力

这些作用力共同作用能改变肺（和胸腔）容积、肺泡压（PA）及胸膜腔内压（Ppl）。

弹性结构的容积

弹簧的弹性回缩力随其自然长度（或静息长度）及长度-张力系数而变化。同样，在可扩张的空腔结构中也存在类似特性，包括自然容积和容积-跨壁压系数（图 3-5）。通常，跨壁压是指器官内外压之差

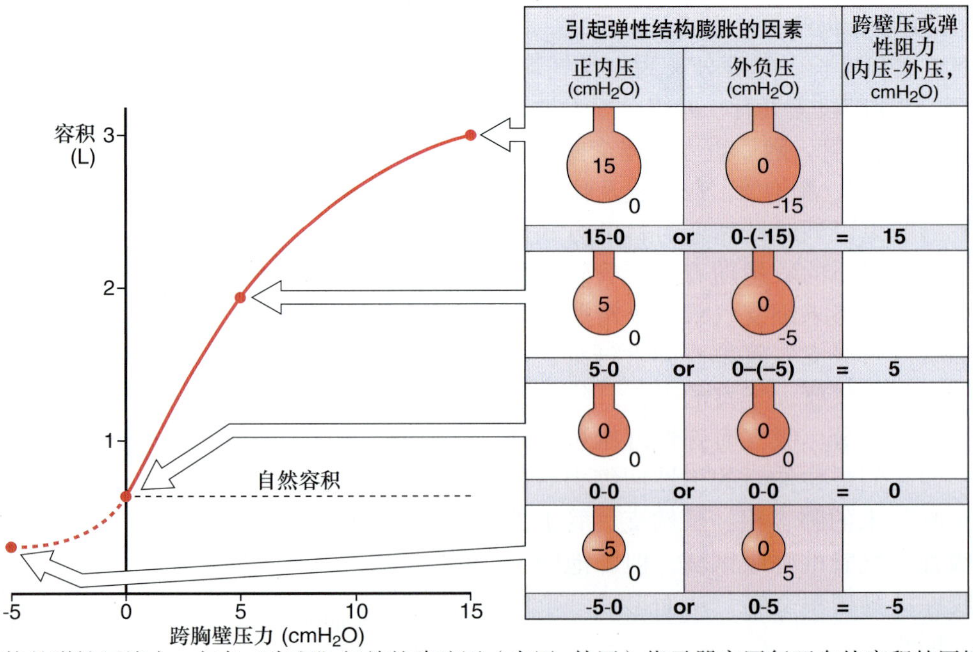

图 3-5　可伸缩结构的弹性回缩力。与各“容积”相关的跨壁压（内压-外压）指示器官回复至自然容积的回缩力。正压与负压膨胀是相对等的

(内压－外压)，可视作使器官到达一定容积的扩张压。此外，这种扩张压也可表现为弹性回缩力，或是促使器官回复到自然容积(跨壁压为 0 的位置)的趋势。当弹性阻力为正值时，器官有变小的倾向；当器官变形并小于原有容积时，会产生一个负的弹性阻力，提示器官有变大的倾向。

肺的弹性

肺是个有弹性的结构，具有回复至较小"自然容积"(通常略小于余气量)的趋势。维持肺容积大于其自然容积需要一个扩张力，即肺泡压(PA)与肺周围压之差——胸膜腔内压(Ppl)。肺的弹性和弹性回缩力可用肺容积与跨肺压的关系图(图 3-6)表示。这些图能很好地解释离体肺在泵作用下膨胀、在体肺在呼吸机作用下膨胀，或正常肺在扩张胸腔内(产生更大的胸膜腔负压)膨胀的机制。在每种情形下，肺容积与跨肺压力(肺泡压—胸膜腔内压)的比值曲线是相同的。

压力-容积曲线的斜率称为肺的顺应性(Cl)，可用公式 1 表示。

$$C_L = \Delta V / \Delta P \qquad (1)$$

肺顺应性＝肺容积变化 / 跨肺压

肺的顺应性随着肺容积变化而变化，随着肺逐渐扩张至接近肺总量这一极限，肺的顺应性也随之变小。通常，肺的顺应性在平静呼吸范围内肺容积略大于功能余气量时测量。因为肺顺应性通常表示为一个绝对容积单位(如 L/cmH_2O)，因而主要受肺大小的影响。例如，在相同跨肺压作用下，单肺容积变化仅为双肺容积变化的一半。小儿的正常肺顺应性往往也小于成人。因此，常用肺顺应性除以肺容积来代表非容积依赖性的特殊顺应性。

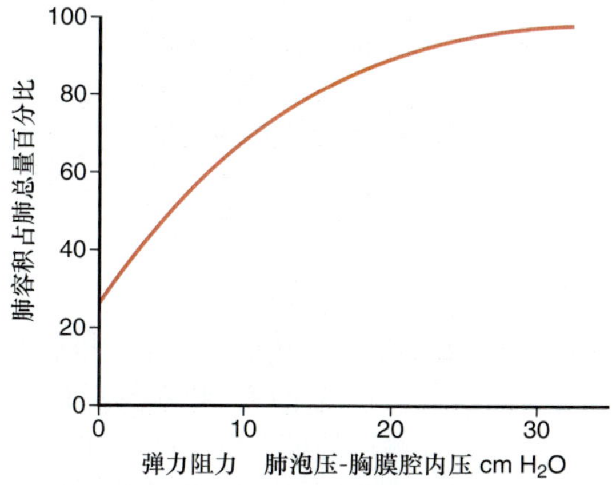

图 3-6 正常的肺压力-容积曲线图。这里展现了由肺总量开始的缓慢呼气过程中肺的弹性回缩力(吸气时的曲线有所不同)。PA，肺泡压；Ppl 胸膜腔内压。(摘自：Culver BH，editor：The respiratory system，Seattle，University of Washington Publication Services，2006.)

胸壁的弹性

胸壁的弹性表示方法与肺弹性相同(图 3-7)。胸壁与许多常见弹性结构不同，它的自然容积(跨胸壁压为 0)较高。当胸壁超越其自然容积向外扩张时，其弹性回缩力向内；当胸廓"扭曲"向内缩小时，其弹性回缩力向外。对于自然位置的胸壁，其弹性回缩力为胸腔内压与大气压之差，或直接等于胸腔内压，因为大气压接近于零(图 3-8；表 3-1)。在中容积(midvolume)范围内，胸壁顺应性与肺顺应性相似；但值得注意的是，不管肺容积是处于肺总量还是处于功能余气量水平，胸壁均保持扩张状态。当胸廓容积较小时，胸壁顺应性降低，阻止进一步呼气，该机制决定了儿童和青年人的残气量。中年人的小气道周围组织弹性减弱可致气道关闭，该机制限制了进一步的主动呼气。

肺与胸壁：呼吸系统

在完整的胸廓中，肺与胸壁共同移动。为吸入一定量的空气肌肉所需要做的功，或为达到相同的容积变化呼吸机所需要提供的压力均由呼吸系统的

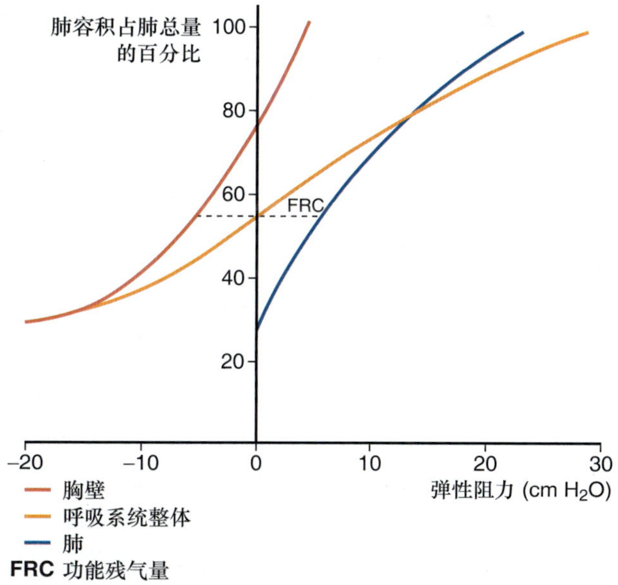

图 3-7 胸廓系统的总压力-容积曲线图。处于自然位置的胸壁具有较大的胸腔容积。呼吸系统的总弹性回缩力为胸壁与肺的弹性回缩力之和(改编自 Culver BH，editor：The respiratory system，Seattle，University of Washington Publication Services，2006；数据来自 Rahn H，Otis AB，Chadwich LE，Fenn WO：The pressure-volume diagram of the thorax and lung，Am J Physiol 146：161-178，1946)。

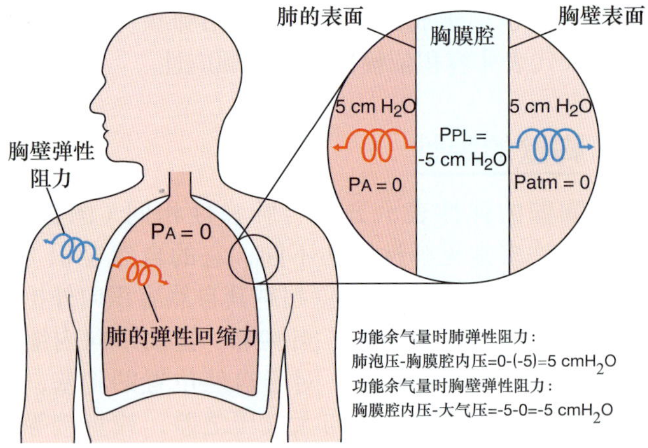

图 3-8　功能余气量状态时压力与各种力的平衡。肺与胸壁的反向弹性回缩力产生了胸膜腔负压。（改编自 Culver BH，editor：The respiratory system，Seattle，University of Washington Publication Services，2006.）

表 3-1　肺、胸壁和呼吸系统的弹性回缩力——以跨壁压测量 *

测量点	压力的组成
肺	肺泡压（PA）- 胸膜腔内压（PPl）
胸壁	胸膜腔内压（PPl）－大气压（Patm），即胸膜腔内压（PPl）
呼吸系统	（PA － PPl）＋（PPl － Patm）＝ PA － Patm

* 跨壁压为内压减外压

总压力-容积曲线决定，如图 3-7 中的红线所示。通常肺与胸壁含有相同体积的气体，故在图 3-7 中只有在同一水平上的那些点才可能共存。由于肺与胸壁同时扩张，呼吸系统的扩张力是肺与胸壁扩张力的总和。呼吸系统的跨壁压是肺泡压－大气压（表 3-1）。图 3-7 显示，为增加呼吸系统容积所需的压力变化比其组成部分肺与胸壁各自所需的更大，故在相同容积下，呼吸系统的顺应性低于肺或胸壁。因为胸壁的扩张趋势有助于肺扩张，故上述情况虽可能看似矛盾，但在系统容积增加时，胸壁向外的弹性回缩力降低，而这个力需要额外功来替代。

第三个力学因素——肌力并未在图 3-7 中体现。因此，对于不含肌肉的肺，其跨肺压力差能从曲线中获得，但跨胸壁（和膈）压力可能包含肌肉张力，因此该曲线所体现的仅是胸壁完全松弛状态下的跨胸壁（和膈）压力。同样，呼吸系统曲线中显示的压力是在吸入或呼出定量气体后，放松所有肌肉，再将测压计固定在口中所测得的。

在呼吸系统处于平静呼气末（功能残气量，FRC）时，未使用主动的呼吸肌力，因此肺泡压＝大气压（膨胀压为 0）。此时，肺容积超过其自然容积，而胸壁容积则小于其较大的自然容积。功能残气量即是肺向内回缩力和胸廓外向弹性回位力两者处于几乎平衡时的肺容积。自然容积的任意变化或肺 / 胸壁顺应性改变均会引起 FRC 变化。例如，肥胖者的胸壁自然容积减小，导致 FRC（和呼气储备量）也相应减小（第 62 章）。肺气肿能同时增加肺的顺应性及其自然容积，引起 FRC 增大，呼吸系统的压力-容积曲线也随之“向左偏移”。

肺与胸壁不直接相连接，它们之间存在胸膜腔。平静呼吸时，胸膜腔内压始终低于大气压，即为负压，所以亦称胸膜腔负压（图 3-8）。实际上，胸膜腔负压的大小为肺内回缩力和胸廓外向弹性回缩力这两种方向相反的代数和，作用方向与后两者的相反。通常，呼气末的胸膜腔负压平均值约为－ 5 cmH_2O。

呼吸周期中的事件

吸气是一个主动的过程。平静吸气时，吸气肌（主要是肋间肌和纵隔）收缩，胸廓扩大，胸膜腔内负压增大。这些变化导致肺的膨胀压增加，随后引起肺泡压变为负压（低于大气压），吸引空气进入肺内。肺容积持续增大，直至肺内回缩力增高至与肌肉及胸壁弹性回缩力的合力相平衡。此时，肺泡内压力变为零，气道的压力梯度消失导致吸气流停止。

正常呼吸时，呼气是一个被动的过程。吸气肌舒张，各力的平衡发生变化，肺弹性回缩力占主导地位。肺泡压变为正值，气体由肺泡流出，并经气道排至外界空气中，直至功能余气量水平，重新出现力的平衡，肺泡压为零，呼气终止。值得注意的是，在平静呼吸时，胸廓容积小于其自然容积，胸廓存在一个较小的外向回位力，胸腔内压在整个呼吸周期内维持负压。在主动呼气过程中由于呼气肌（肋间肌和腹壁肌肉）收缩的协助，致使胸腔内压变为正压。

呼吸肌做功

呼吸肌最大作用力可用最大吸气压和最大呼气压来衡量（图 3-9）。也就是说，肺容积较小时吸气，经口封闭式压力计测得的最大负压接近 100 cmH_2O。当肺容积达到肺总量时，不会产生负压，也不再有气流吸入肺内。最大呼气压相对大一些，高肺容积时的最大呼气压可达 150 ～ 200 cmH_2O，至呼气末又可降至 0 cmH_2O。

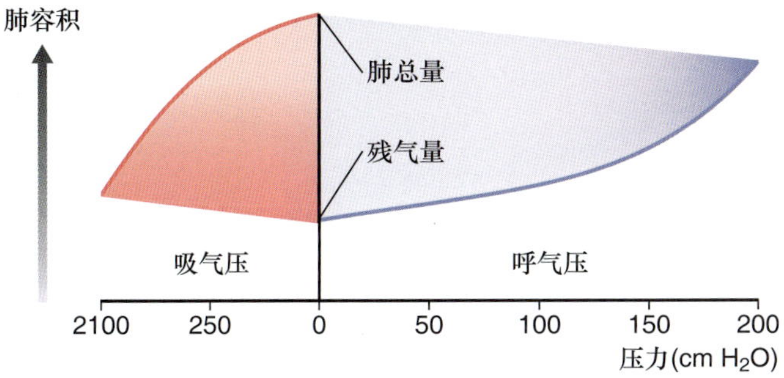

图 3-9 最大吸气力和呼气力。正常情况下，吸气肌在小肺容积时产生的作用力最大，而呼气肌则在大肺容积时产生的作用力最大。(改编自 Culver BH，editor：The respiratory system，Seattle，University of Washington Publication Services，2006.)

表面张力

在液体表面，气相分子因间距更大而引起气液分子间的力学失衡，由此产生了表面张力。肺泡内气-液界面的表面张力是肺弹性回缩力的重要组成部分，如压力-容积曲线所示。如果肺内充满液体，表面张力消失，呈现的压力-容积曲线（图 3-10）仅反映了肺的组织特性。肺充满液体状态下的该压力-容积曲线出现左移，表示肺扩张仅需一个较小的压力；而肺充满气体时不仅需要更大的压力，还具有明显的滞后性；换言之，在肺扩张期与收缩期，其压力-容积曲线是不同的。

在肺容积较小时，肺充盈气体时的呼气曲线与充盈液体时的接近，提示此时的压力成分中来自表面张力的部分变小。但根据 Laplace 定律推测，在不考虑其他因素的情况下，表面张力应随着肺泡变小而增大（Laplace 定律：球体的液-气界面压强 P = 2T/r，而圆柱体的液-气界面压强 P = T/r，T 为液-气界面的表面张力系数，r 为半径）。如果表面张力系数固定不变，而“半径”减小（较小的肺泡或气道），表面张力压则升高。但由于肺泡液-气界面上存在一种独特的表面活性物质，能以容积依赖的方式降低表面张力，故上述情况不会发生。当肺容积和表面面积减小时，衬里层压缩，表面张力减低，至呼吸末期时基本消失。这种特性对肺部有重要的有利作用，包括以下情况。

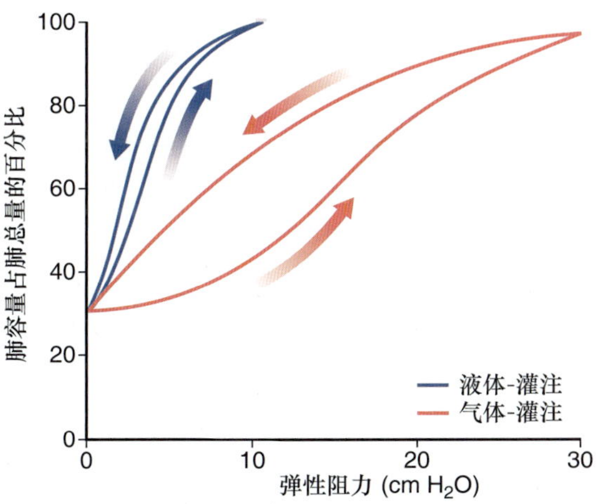

图 3-10 表面张力对弹性回缩力的影响。在吸气和呼气过程中，正常充满气体的肺与充满生理盐水的肺的压力-容积曲线。曲线间的水平差异反映了表面张力的作用。吸气过程中的表面张力大于呼气，而在充满液体的肺中，表面张力则消失。(改编自 Culver BH，editor：The respiratory system，Seattle，University of Washington Publication Services，2006；数据来源于 Bachofen H，Hildebrandt J，Bachofen M：Pressure-volume curves of air- and liquid-filled excised lungs—surface tension in situ，J Appl Physiol 29：422-431，1970.)

- 扩张肺所需要的做功大大减少。
- 可维持肺泡和终末气道的稳定性（如果当肺泡缩小时其内部的表面张力增大，则气体会流入与其相连的、压力较低的较大肺泡中。
- 肺泡“角落”的表面张力指向肺泡腔内，可将毛细血管及肺间隙中的液体抽入肺泡腔，故降低肺泡表面张力有助于预防肺泡性肺水肿（将在第 4 章中讨论）。

肺表面活性物质主要由Ⅱ型肺泡细胞产生，储存于板层小体内，以管状磷脂的形式存在于肺泡液体分子层，然后单层分布于肺泡的气-液界面上。其主要成分是二棕榈酰卵磷脂（dipalmitoyl phosphatidylcholine，DPPC），具有降低肺泡表面张力的作用。DDPC 分子的一个非极性端由两个饱和脂肪酸链组成；另一个极性端带有正电荷。在肺泡液-气界面上，DPPC 分子的亲水极性端插入液体层，其脂肪酸链伸入气体（图 3-11）。两个末端均有相似的横截面，使得它们可紧密排列。DPCC 分子也可直接吸附在上皮表面的无液体处，因为上皮表面一般带负电荷。

气道阻力

大气压与肺泡间的驱动压（肺泡－大气压的压力梯度）使气道内气体流动，从而形成气道阻力（airway resistance），如公式 2 所示。

$$气流=气体流量=\frac{气压差}{阻力}=\frac{(大气压-肺内压)}{气道阻力} \quad (2)$$

气道阻力（Raw）受以下因素影响。

- 气体黏度
- 气道长度（气道阻力与气道长度成正比）
- 气道管径大小（气道阻力与气道半径的四次

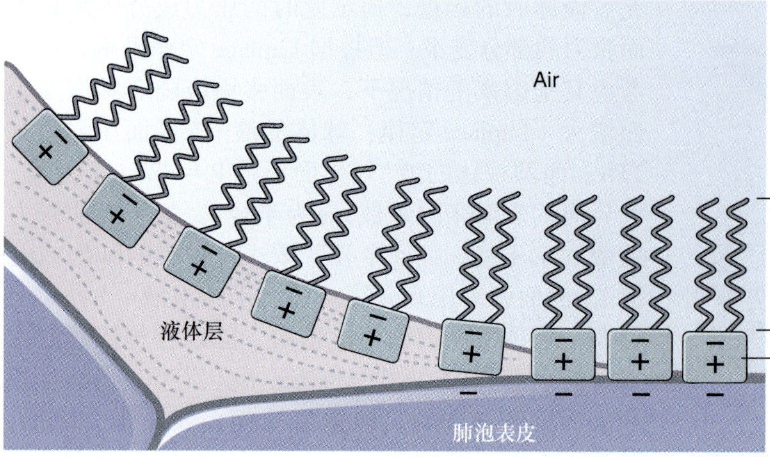

图 3-11 肺泡气-液交界面上的肺表面活性物质。非极性的脂肪酸链朝向肺泡腔气体相，而亲水极性端插入液相表面或直接与上皮细胞相连。分子紧密排列有助于降低表面张力。低相液体趋于填充肺泡角或表面不规则处

方成反比）

因此，如果气道长度加倍而半径减半，则气道阻力增至原来的 16 倍。气道管径的影响因素主要有以下五个方面：

- 气道在支气管树的位置
- 肺容积
- 支气管肌张力
- 黏液分泌
- 气道跨壁压

除了气道跨壁压，上述所有因素在吸气与呼气过程中都是相似的。吸气时，气道周围的胸内压低于气道内压，故气道趋于扩张（图 3-12）。被动呼气时，气道扩张力较低，故气道阻力相对较高。用力呼气，由于胸内压为正压加上肺弹性回缩力，肺泡内压上升。然而，在气道与肺泡的接口处，总气道横截面积减少，使得气流速度（对流加速）显著增加，凭借伯努利效应（Bernoulli effect）使得摩擦力及侧向压力减小，故气道内压向口腔方向逐渐减低。由于软骨结构不完整性，气道受到上述诸力的压迫，气道阻力升高更为显著。

最大气流速度是通过最大吸气至 TLC，再尽力完全呼气至 RV 来测量的。采用肺活量计测定用力肺活量（FVC）以绘制呼气肺量图（容积-时间图），若能直接测量气流速度，则可绘制最大呼气流量-容积曲线（图 3-13）。该检查最主要的显著特征是，任意容积时（临近呼气开始肺容积较高时除外）的最大气流速度可在未完全尽力呼气时达到，即便增大呼气力度其流速也不会增加。该流速限定或称为“非做功依赖性”机制（图 3-14），是上述动态挤压的结果。流速限定机制与压力波在弹性管腔中的传播速度有关，而结果可用一个更简单的动态挤压模型来解释。由于气道挤压开始之处紧随气道内压降低到与胸腔内压相等的点之后，有效压力驱动

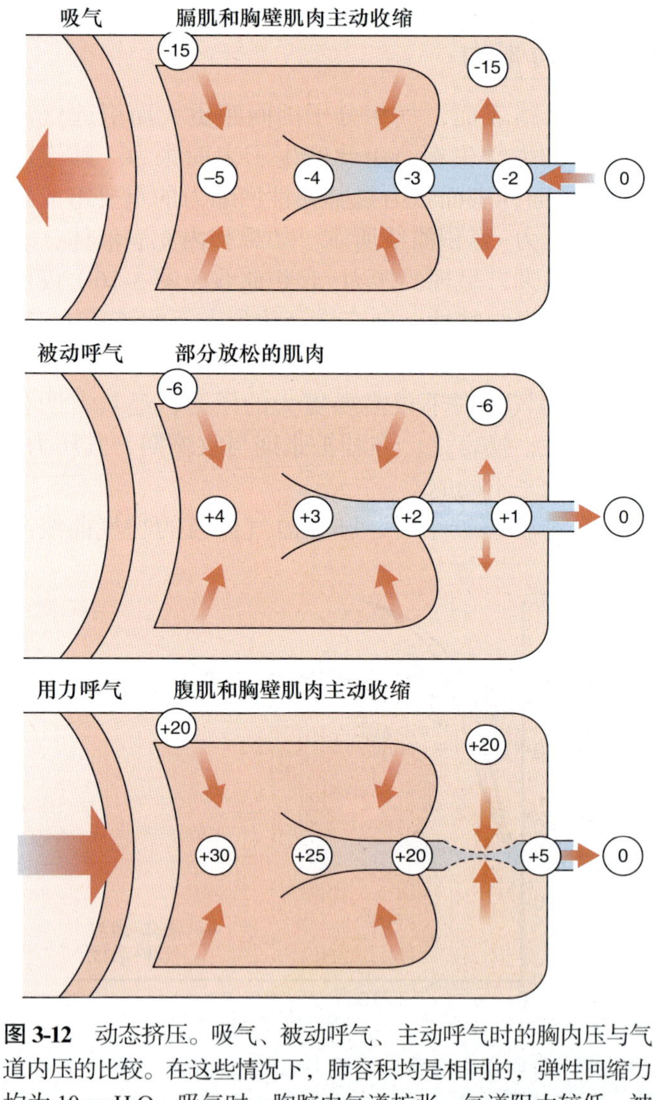

图 3-12 动态挤压。吸气、被动呼气、主动呼气时的胸内压与气道内压的比较。在这些情况下，肺容积均是相同的，弹性回缩力均为 10 cmH_2O。吸气时，胸腔内气道扩张，气道阻力较低。被动呼气时，虽然胸内压仍保持轻度负压，但肺弹性回缩力使得肺泡正压形成，中央气道扩张程度较吸气时减小。用力呼气时，较高的胸内压加上肺的弹性回缩力，形成一个较大的肺泡内正压，从而驱动气流呼出，同时也压缩了中央气道。动态挤压由气道管腔内压变为小于胸膜腔内压的点（也称为等压点）开始，一旦发生就会出现气流受限。更用力的呼吸在增加肺泡内压的同时还会进一步挤压气道，气道阻力也会升高并随呼吸力度而改变

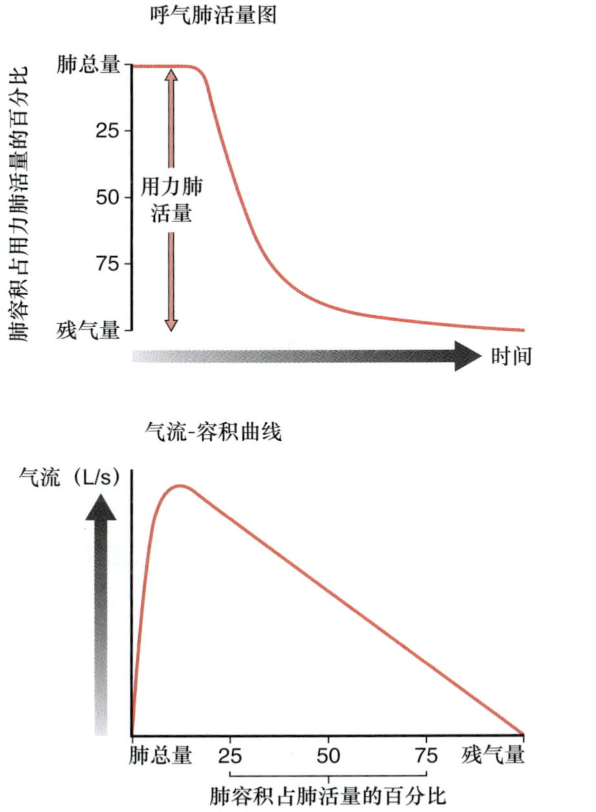

图 3-13　用力肺活量检测。这种常见的呼吸检查可以用呼气肺量图或气流-容积曲线表示。容积轴表示肺容积占用力肺活量的百分比。（改编自 Culver BH，editor：The respiratory system，Seattle，University of Washington Publication Services，2006.）

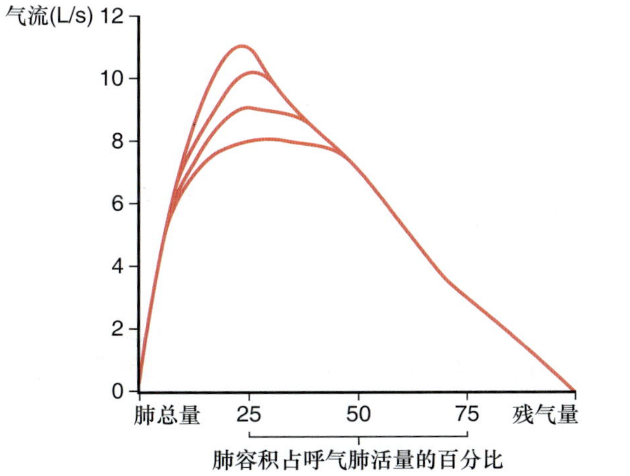

图 3-14　非做功依赖性气流。顶端曲线代表呼气功最大值，较低曲线显示功逐渐减少时的气流。肺容积较小时，气流比率的最大值不依赖于做功量。（改编自 Bates DV，Macklem PT，Christie RV：Respiratory function in disease，ed 2，Philadelphia，WB Saunders，1971，pp 10-95.）

气流从肺泡流至该点，压力转变为 PA − Ppl（如图 3-12，用力呼气部分，30 − 20 = 10 cmH_2O）。它与肺弹性回缩力相同，均与肺容积相关，呈非做功依赖性。在图 3-12 所示情形下，如肺容积不变时用更大力呼气，胸内压升至 40 cmH_2O，肺内压随之升至 50 cmH_2O，则其有效驱动压仍为 10 cmH_2O（50 − 40 = 10 cmH_2O），故呼气流速维持不变。

这一机制在正常人咳嗽期间具有重要的生理意义。咳嗽时产生较高的胸内压，尽管不会使来自肺的总体气流速度（L/s）升高，但会使通过变窄的主要气道处的气流速度（m/s）显著增高，这有助于清除气道内分泌物和异物。

呼吸功

在吸气过程中，呼吸肌需要为实现肺容量超过 FRC 而做功。部分呼吸功用于伸展组织及肺表面，而另一部分则用于克服气道中的气流阻力。吸气时弹性功存储于伸展的纤维内，为之后被动呼气过程中的排出气体提供能量。主动呼气时，还有额外的呼吸肌做功。

克服弹性回缩力与摩擦力的呼吸功均受到肺容积不同程度的影响。肺容积较小时，气道狭窄，阻力（及由此产生的摩擦力做功）迅速增加（R 与 $1/r^4$ 成正比）。肺容积较大时，气道较宽，而肌肉要克服更多的弹性回缩力维持肺扩张。呼气末肺容积为功能余气量时，不仅肺与胸廓的弹性回缩力达到平衡，且如图 3-15 示，此时呼吸功达到最小值。无论是弹性回缩力还是摩擦力，如果做功发生改变，功能余气量均会随之发生快速或缓慢的变化。

阻塞性肺疾病的气道变窄使摩擦力做功增加，也使呼吸功需求最小时的肺容积有所增加。哮喘发作时潮式呼吸的肺容积范围会突然增大，而慢性阻

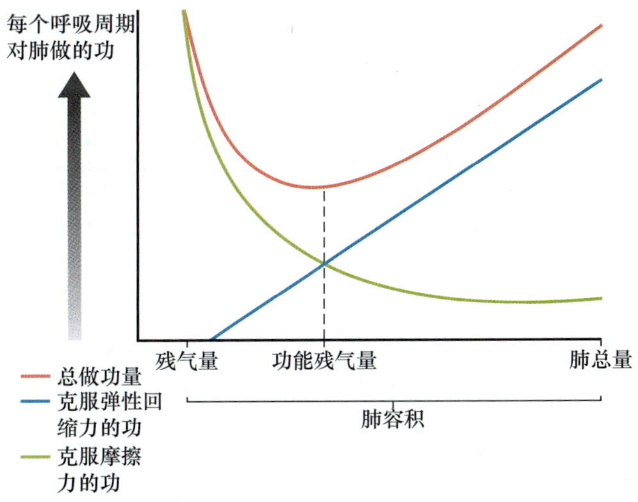

图 3-15　呼吸功。肺与胸壁扩张（弹性回缩力）和气道阻力（摩擦力）的联合功在肺容积接近功能余气量时通常最低。（改编自 Culver BH，editor：The respiratory system，Seattle，University of Washington Publication Services，2006.）

塞性肺疾病时的肺容积增加则会缓慢发生。当气道气流速度增加时，摩擦力做功变得相对重要起来，如此可使阻塞性肺疾病患者在运动或自主过度通气时呼气末肺容积增大。

限制性肺疾病会降低肺顺应性（CL）。因此，呼吸肌需要做更多的功促使肺扩张。无论肺容积多大，克服弹性回缩力所需的呼吸功都会增大，而呼吸功需求最小时的肺容积也随之变小。正如肺气肿时一样，CL 升高会产生相反效应。图 3-7 显示，静息呼吸功可预示功能余气量会发生相同的变化（肺弹性回缩力越大，功能余气量就越小，反之亦然）。

正常人平静呼吸时，每次消耗的能量很小。从新陈代谢的角度来看，每分钟每公升通气的耗氧量小于 1 ml，仅占机体静息状态下耗氧量的几个百分点。呼吸生理出现代谢紊乱会显著增加呼吸功，其常见表现有呼吸困难、严重气道阻塞和呼吸耗能大幅增高。活动时呼吸频率的增加会使 COPD 患者的呼气末肺容积增加，气道口径增大，从而使得气体可在较短时间内呼出。这种动态通气过度使得呼吸肌运动增加，这是劳力性呼吸困难及活动受限的主要致病因素。若呼吸时间变短，不能满足肺泡内压与大气压完全平衡，此时肺泡内出现呼气末正压（称为自发性 PEEP），为平衡自发性 PEEP，吸气肌需要做较正常时更多功才能产生吸气流。同样现象也见于接受机械通气的气道阻塞患者，有可能引起血流动力学的改变，并损害其呼吸功能。

通气过程中的气体分布

潮式呼吸时，吸入的气体在肺泡内分布不均。重力作用、胸壁与膈的构架、心脏与纵隔结构的存在以及肺在各种肺和胸廓形状下适应胸廓的需要，使得胸内压在胸腔内各处并不完全一致，存在数厘米水柱的垂直梯度。当直立位患者的肺容积位于功能余气量时，胸部中层的压力均值为 $-5\ cmH_2O$，肺尖附近的肺外压力为 $-8\ cmH_2O$，而肺底附近的肺外压力仅为 $-2\ cmH_2O$。由于全肺肺泡都具有相似的最大容积，存在压力-容积关系，且各处肺泡压均相同，故肺尖的肺泡体积（扩张压为 $8\ cmH_2O$）大于肺底肺泡体积（扩张压为 $2\ cmH_2O$）。这使得低位肺泡的压力处于压力-容积曲线的陡峭部位（顺应性更好）。此外，因肺底肺泡距膈运动较近，因此吸气时其扩张压的上升幅度更大。这两个因素联合作用使得正常肺的下部比尖部得到更大比例的通气量。

肺底的胸腔内压相对较高（即负压相对较低）导致的另外一个结果是小气道的扩张压也相对较小。在肺容积较低时，气道会关闭，肺的较低部位首先到达“闭合容积”，而较高部位的肺组织仍处于部分扩张状态。因此，对于呼吸时肺容积低、几乎接近残气量的患者（如肥胖者），其肺底气道常常关闭，导致肺底的通气情况较差。

综上所述，虽然肺底的呼吸单位含气量相对较小，但只要它们维持开放状态，则会产生更大的通气量。然而，它们处于低肺容积时，更易受到气道闭合的影响而导致通气量减少。

总结

本章通过胸廓容积与压力的相互作用以及肺容积发生动态变化时的气流及气道阻力对肺与胸壁的运动特性进行了描述。在许多呼吸系统疾病中，这些运动特性的改变可引起相应的临床症状。同时，运动特性的检测对于明确肺部疾病的病理生理机制、疾病诊断及肺功能监测十分重要（第 9 章）。现代呼吸机的日益完善有赖于人们对重症监护患者胸部力学的认识（第 32 章）。

争论及不足

尽管本章中讨论的呼吸力学机制早在过去 40 ～ 60 年就已建立，但它们在一些临床疾病中的应用尚未明确。由于对肺-胸壁压力关系的认识不足，偶尔可听到这样一些临床评论：急性肺损伤（ALI）患者机械通气时 PEEP 增加能改善低氧血症，却不会改变其血流动力学，“因为肺是僵硬的，无法将其增加的压力传递到胸膜腔”。事实上，肺顺应性小会使得肺泡压上升时肺扩张程度减小，胸内压上升均值也会小于正常胸腔。然而，如果氧合作用能得到改善，可能的机制是随着呼气末肺容积增加，肺泡数增多，这使得胸壁也随着被动压力-容积曲线（图 3-7）而扩张。由于此压力-容积关系始终成正比，任何胸廓容积增加均伴随着胸内压至少在某种程度上增高，并对血流动力学产生潜在影响。

自从认识到机械通气可能引起或促进肺损伤以来，寻找最佳潮气量及压力以避免该并发症已成为人们不断探讨的课题。多年前的动物实验已证实，机械通气时较高潮气量（吸气压 $40\ cmH_2O$）是有害的，但这种损伤在使用较小的 PEEP 时可大大减轻。因此，除了关注肺扩张受限外，后续工作都将集中在周期性关闭与再开放外周小气道的相关张力的研究中。

研究证明，急性肺损伤–急性呼吸窘迫综合征（ALI-ARDS）患者使用机械通气时，潮气量设为 6 ml/kg 的病死率低于 12 ml/kg 时，潮气量、吸气末压力和呼气末正压各自对病死率的作用仍存在争议。尽管肺容积扩张（一种损伤性牵拉力）的一个可能的指标是所致组织牵拉程度的改变或者达到的最大程度，但气道压力可能是这种力的最好的临床指标，因为即使一个较小的潮气量也能使受损伤肺的顺应性较高的区域过度扩张。一些临床医务工作者认为，如吸气末压维持在 30 cmH_2O 以下则无须减少潮气量，但 6 ml/kg 的潮气量策略对于任何水平的初始吸气末压的益处都是相似的。

随着“肺保护性通气”被广泛接受，将其用于 ALI 风险患者甚至所有机械通气患者的想法也应运而生。初始潮气量 8 ～ 10 ml/kg 越来越普遍，而 10 ～ 12 ml/kg 则很少用，这确实已成为这一方向的趋势。不进一步理解机械通气导致肺损伤的原因，就难以知道如何对其进行最有效的预防。其潜在机制包括肺扩张时高张力导致组织损伤——这在膨胀不全肺与邻近可扩张组织的交界处更为显著，机械通气过程中肺的反复周期性变形导致细胞因子释放也是机制之一。

推荐读物

Faffe DS, Zin WA: Lung parenchymal mechanics in health and disease, *Physiol Rev* 89:759–775, 2009.

Gibson GJ: Lung volumes and elasticity. In Hughes JM, Pride NB, editors: *Lung function tests: physiologic principles and clinical applications*, London, 1999, WB Saunders, pp 45–56.

Hager DN, Krishnan JA, Hayden DL, Brower RG: Tidal volume reduction in patients with acute lung injury when plateau pressures are not high, *Am J Respir Crit Care Med* 172:1241–1245, 2005.

Heil M, Hazel AL, Smith JA: The mechanics of airway closure, *Respir Physiol Neurobiol* 163:214–221, 2008.

Hubmayer RD: Straining to make mechanical ventilation safe and simple, *Am J Respir Crit Care Med* 183:1289–1290, 2011.

Hills BA: Surface-active phospholipids: a Pandora's box of clinical applications. Part I: the lung and air spaces, *Int Med J* 32:170–178, 2002.

Loring SH, Garcia-Jacques M, Malhotra A: Pulmonary characteristics in COPD and mechanisms of increased work of breathing, *J Appl Physiol* 107:309–314, 2009.

Lucangelo U, Bernabe F, Blanch L: Lung mechanics at the bedside: make it simple, *Curr Opin Crit Care* 13:64–72, 2007.

O'Donnell DE, Laveneziana P: Dyspnea and activity limitation in COPD: mechanical factors, *COPD* 4:225–236, 2007.

Pride NB: Airflow resistance. In Hughes JM, Pride NB, editors: *Lung function tests: physiologic principles and clinical applications*, London, 1999, WB Saunders, pp 27–44.

Ratnovsky A, Elad D, Halpern E: Mechanics of respiratory muscles, *Respir Physiol Neurobiol* 168:82–89, 2008.

Schurch S, Bachofen H, Possmeyer F: Alveolar lining layer: functions, composition, structures. In Hlastala MP, Robertson HT, editors: *Lung biology in health and disease, vol 121: complexity in structure and function of the lung*, New York, 1998, Marcel Dekker, pp 35–98.

Weibel ER: What makes a good lung? The morphometric basis of lung function, *Swiss Med Wkly* 139:375–386, 2009.

第一部分　正常结构与功能

第 4 章　肺循环

Bruce H. Culver • Robb W. Glenny　著

（史　菲　黄艳媚　邱　晨　译）

肺部有两个循环——肺循环和支气管循环，前者是一种低压循环，可以容纳来自右心的全部心脏输出量；后者来源于具有体循环压力的主动脉分支，血流量通常不到心输出量的 1%。

循环结构

肺循环

在支气管血管束中，肺动脉位于气道附近并随着气道分支而分支。肺动脉不仅比体动脉薄很多，且管壁弹性组织的构成比更高。与系统小动脉比较，直径小于 100 μm 的小动脉血管壁可以允许液体和气体穿透。气体交换区内，小动脉在整个肺部的肺泡壁上形成了一个连续的肺毛细血管网。它们数量如此之多以至于在其扩张时，各气腔之间的血流几乎形成了延续的片流（图 4-1）。“片流”的表面积非常大（估计超过 100 m^2），可以降低血管阻力和优化气体交换。当血管内、外侧之间的跨壁压较低时，部分毛细血管段呈闭合状态，导致血流在开放和闭合毛细血管段之间频繁地转换。当血流量增加时，无血流的毛细血管段会迅速补充肺血管床，并可能会在增加的跨壁压作用下进一步扩张。肺毛细血管床的补充和扩张均减小了血流的阻力，这有助于在血流增加时维持低压。在该低压下，毛细肺泡膜可以很薄（约 1 μm），有利于呼吸气体在血液和肺泡间扩散。红细胞沿着毛细血管路径从肺动脉到静脉可能跨越多个肺泡，其穿过血管参与气体交换的平均时间约为 0.75 s。毛细血管聚集形成更大的肺泡微血管，然后汇聚成小静脉，接着汇合成在肺小叶之间走行至肺门的静脉，每侧肺的上下肺静脉经由肺门注入左心房。

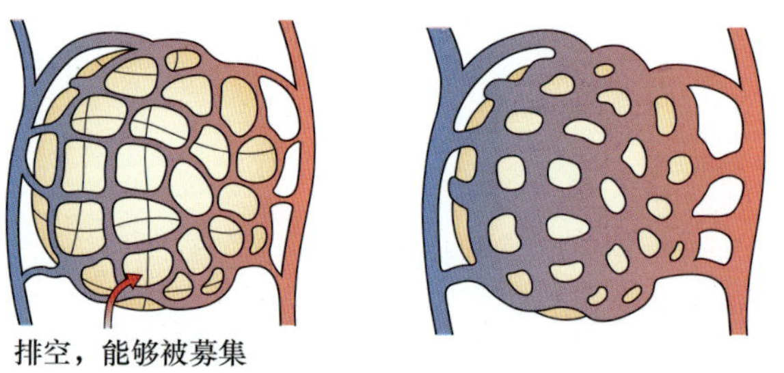

图 4-1　肺泡毛细血管。正常的心输出量只需要一部分的毛细血管，当运动期间心输出量增加时剩下的血管可以被募集。（经许可改编自 Butler J：The circulation of the lung. In Culver BH，editor：The respiratory system，Seattle，2006，University of Washington Publication Services，p 8.2.）

支气管循环

支气管动脉直接发源于主动脉或肋间动脉，供应气管与支气管管壁，并滋养肺内主要的血管、神经、间质及胸膜。在这些（体循环）血管和肺脉管系统（包括前毛细血管和后毛细血管）之间出现广泛的小血管吻合。支气管静脉血从较大的气道和肺门区经由体静脉（尤其是奇静脉系统）注入右心房。然而，进入肺内的支气管血流会进入肺循环，并通过肺静脉进入左心房。这一小部分不饱和血流占生理性右向左分流的 2% ～ 5%。当发生炎症或肿瘤时，支气管循环中的血流量会增加，该比例也会随之上升。支气管循环对调节呼吸道的温度和湿度起到一定的作用，并为气道黏膜的分泌功能提供液体来源。

淋巴循环

肺淋巴管起源于呼吸性细支气管区和胸膜表面的间质，然后随支气管血管束向肺门移行，肺泡壁不存在淋巴管。淋巴液流经右淋巴导管和胸导管进入左、右头臂静脉。肺的淋巴液总流量在生理情况下相当低（实验动物体内小于 0.5 ml/min），但在肺水肿时可数倍增多。淋巴管内有瓣膜能防止淋巴液倒流，当全身静脉压力高达 20 cmH_2O 时仍能产生足够的压力维持淋巴液流动。

循环生理学

肺循环通过肺动脉（肺动脉平均压为 15 ～ 20 mmHg）至左心房（左心房平均压为 7 ～ 12 mmHg）的超低驱动压引导全部心脏输出。与气道相似，血管的分支模式使得其越接近肺泡则血管总横截面积越大，但与气道不同的是，血管总横截面积的增加与阻力下降无关。如果下一级分支的数量（n）大于上一级与下一级分支半径比的平方（a/b）^{2}，分支点的总横截面积会随之增加，只有当 n 大于（a/b）^{4} 时阻力才减小。后一种情况发生于外周气道，但不存在于血管中，故尽管外周小气道几乎对生理性的气流阻力没有影响，但肺微血管却是血管阻力的重要组成部分。有研究尝试将压力下降进行纵向划分，结果提示 20% ～ 30% 在动脉（包括小动脉），40% ～ 60% 在微血管，其余则是在静脉。随着血流量增加，募集主要发生在微血管水平，故它们产生的阻力相对而言有所下降。

肺循环是一个由共同上游压（即肺动脉压）和下游压（即左心房压）的节段性阻力带所形成的网络。血流以与各节段总串联阻力成反比的方式分配到各节段。微血管因占有最高阻力的优势，可在更精细的水平控制血流分布，使得相对较小肺区的血流能通过各种主动流量调控机制（见下文）进行调节。

肺血管阻力（pulmonary vascular resistance，PVR）可用跨血管驱动压 ΔP（即上游肺动脉平均压与下游左心房平均压之差）除以流量计算得出，即：$PVR = \Delta P/Q$。这样计算出的阻力必须结合流量进行解读，这是由于通常流量-驱动压的关系并非线性，其曲线图并不穿过零点。如图 4-2 所示，随着血管的募集与扩张，血管血流量和压力增加，肺血管阻力降低。

血流阻力随管腔长度、液体黏度及管腔半径负四次方的增加而增加，其中管腔半径负四次方最重要。除了管壁肌肉活动之外，可扩张血管的口径还被动依赖于血管内外的跨壁压差。这种机制在肺部尤为重要，因为血管都包埋在可膨胀的肺实质中。单独分析肺膨胀对肺泡外动、静脉血管的作用是一种便捷的做法，因为该作用与对肺泡区微血管的作用有所

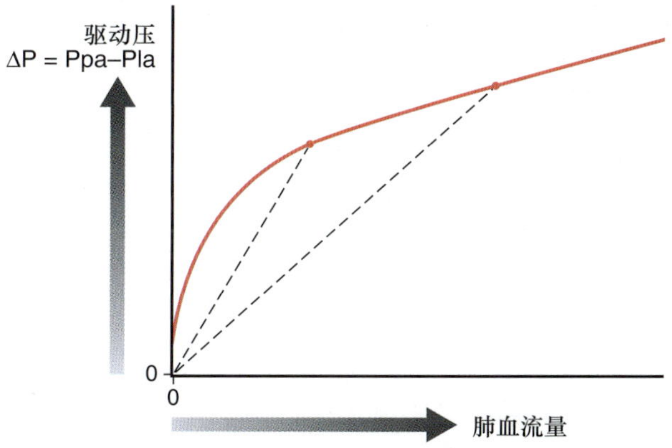

图 4-2　肺循环驱动压。随着心输出量的增加，肺动脉平均压（Ppa）减去左心房平均压（Pla）的差呈非线性增加。阻力为原点到曲线上任意点的斜率，随着肺血流量增加而降低，这反映了血管的募集与扩张

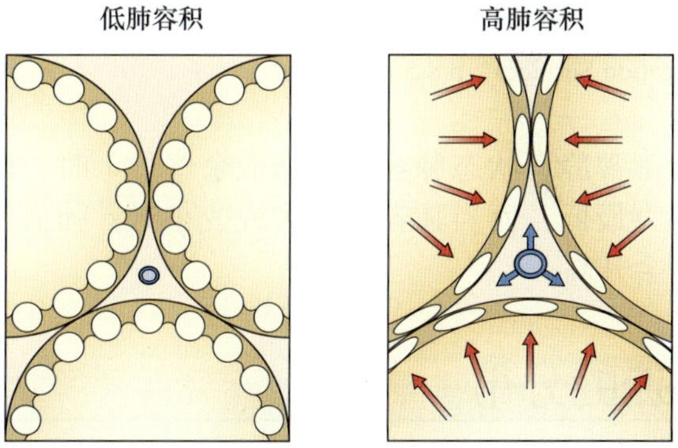

图 4-3　肺容积对肺泡血管和肺泡外血管的不同影响。当肺处于高容积时，血管压低于肺泡压，肺泡微血管被拉伸和压缩。相比之下，在周围压力下降的作用下，肺泡外血管却会趋于扩张。（经许可改编自 Butler J：The circulation of the lung. In Culver BH，editor：The respiratory system，Seattle，2006，University of Washington Publication Services，p 8.4.）

不同。随着肺容积的增加，周边的血管外区域膨胀、压力降低，肺泡外血管也随之扩张（图 4-3），并在肺膨胀时进一步拉长。

与此相反，肺泡壁的微血管虽被拉长，但微血管会因肺膨胀而部分萎陷，这是由于围绕着血管的肺泡压与血管内压相比具有增高的趋势。该效应易出现在正压机械通气中，但也可发生于自发吸气过程中，因为相对于大气压及肺泡压而言血管内压会降低。沿着肺泡表面线性弯曲部位分布的液体的表面张力保护了肺泡壁的毛细血管层，以防止其受到肺泡压的完全挤压。在更大的表面膜曲率的作用下，还可能在局部扩张力（与肺泡外血管情况相似）的作用下，肺泡壁相吻合的“角落”中的微血管会受到更完全的保护，从而防止其被压缩（图 4-4）。肺血管阻力是肺泡内外的血管阻力之和，与肺容积之间有着复杂的联系。当肺容积

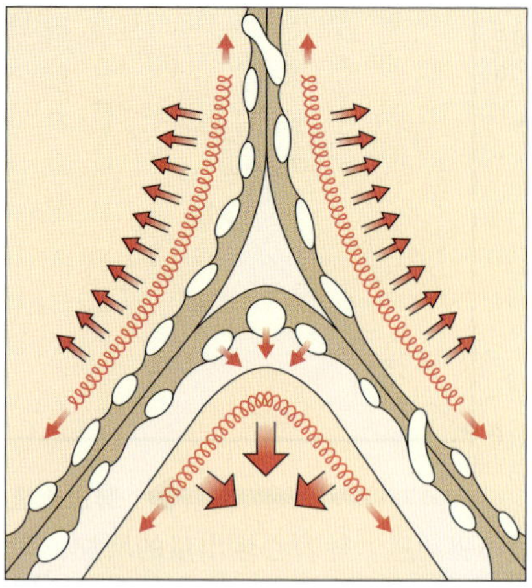

图 4-4 三个肺泡壁贴合处的肺泡“角落”。表面张力（类似于“弹簧”）可维持血管开放，特别是角落处的血管，并可通过降低血管周围压力促使液体渗出。（经许可改编自 Butler J：The circulation of the lung. In Culver BH，editor：The respiratory system，Seattle，2006，University of Washington Publication Services，p 8.5.）

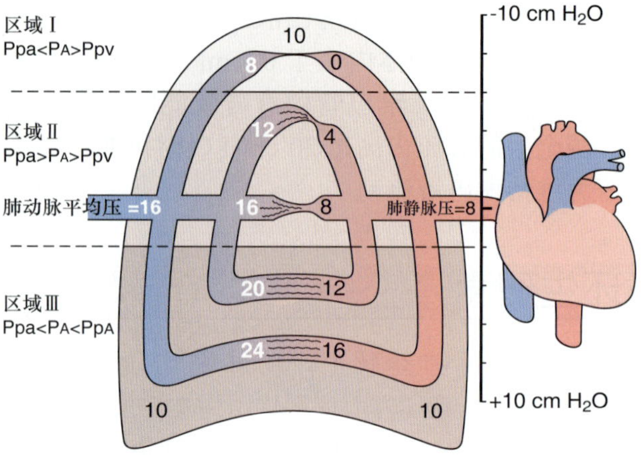

图 4-5 肺灌注受肺动脉与静脉压力（Ppa 和 Ppv）与肺泡内压（PA）间的关系影响。该图例中，肺泡内压为 10 cmH_2O，可见于接受正压通气治疗的患者。（经许可改编自 Culver BH：Hemodynamic monitoring：physiologic problems in interpretation. In Fallat RJ，Luce JM，editors：Cardiopulmonary critical care，Edinburgh，1988，Churchill Livingstone.）

接近正常静息状态肺容积（功能余气量）时，肺血管阻力最低，而当肺容积变大或变小时，肺血管阻力则会升高。

血流的分布

血管的几何形状和重力均会影响肺内血流分布。如果直立肺被看作一系列的薄层肺的叠加，那么在重力的影响下，平均流量会呈现出一个垂直梯度，即逐渐往下的肺薄层平均流量会逐渐增高。然而，在每个薄层中，各区域间也可见到显著的血流量差异，高流量区分布于背侧。即使在重力方向相反时，背侧与基底区的高流量趋势仍然存在，这表明解剖学分布模式是决定流量分布的主要因素。

为了理解重力作用，可基于血管压与肺泡压之间的关系将肺由上至下概念化地划分为四个区（图 4-5）。肺底部血管内压高于肺顶部，二者之差等于一个与肺等高的垂直静液柱。在邻近肺尖部的区域Ⅰ内，肺泡内压（PA）超过肺动脉压（Ppa）和肺静脉压（Ppv），导致肺泡血管塌陷，仅有肺泡角落内血管保持开放并允许部分血流继续流通。此区域以下的区域Ⅱ中，Ppa 超过 PA，但 PA 大于 Ppv，故流量大小取决于 Ppa 与 PA 间的压力差。虽然血管保持开放，但在其下游末端突然变窄，因为此处静脉压低于肺泡内压。这种条件使得血液流动与下游静脉压无关，与河流流过峭壁产生的瀑布相似，其流量不会受到下方水池高度的影响，除非水池高度上升至超过峭壁的边缘。在中下肺部区域Ⅲ内，Ppa 和 Ppv 均大于 PA，血管扩张，血流量最高。区域Ⅳ局限于最低的小片区域，那里血液流量减少。据推测，在此区域的血流减少是由血管阻力增加所致，而血管阻力增加是因为这部分区域内肺容积减小或血管周围出现水肿。

虽然用垂直区域概念表达的引力效应有助于说明肺下部平均血流为何会增高，但不能解释相同重力层面观察到的巨大流量差异，这意味着在该水平上其他的解剖学或血管调节因素起着重要的作用。更多的近期研究已证实，同一水平面（相同重力）上的血流量分布不均匀是由血管树非对称分支的几何学特征（以及由此产生的阻力）所造成的。

由于血管树主要是二叉状分支结构，子代分支间的阻力差异会造成分支间不均匀的流量分布。随着血管树中的每一个分叉均会发生阻力差异，血流量会逐渐变得更不均匀，导致终端分支中血流量的差异极大。由于共同来源于同一血管树，因而邻近肺区的血流量类似，即高流量区与其他高流量区相邻，低流量区与其他低流量区相邻。因此，肺血流量的空间分布并不是随机的，而是呈现一个清晰的高、低流量模式（图 4-6）。研究表明，随着机体成长及时间推移，这一血液灌注模式十分稳定，并由基因遗传所决定。这些发现为肺内血流分布提供了一个新的研究视角。将同一水平面上的多区域考虑在内的模式将替代传统的垂直叠加区域模式。此外，同一重力面上血流量的高度不均衡性提示，除重力之外的其他机制必定是引起局部通气与血流间紧密匹配的原因。

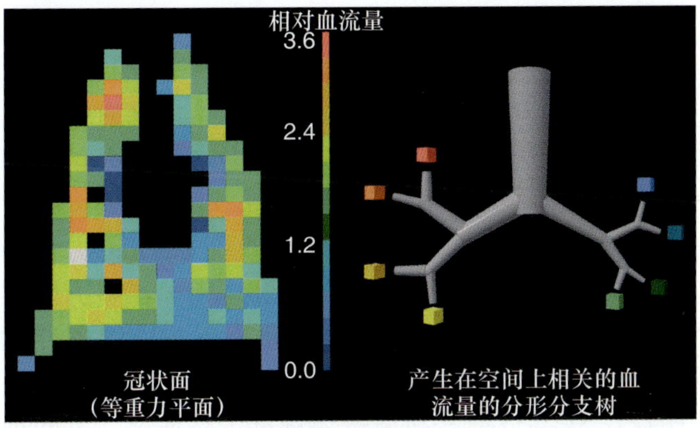

图 4-6 血流分布。图左侧显示的是一个被切分为边长 1.2 cm 的组织立方体的犬肺的一个等重力冠状面。颜色刻度显示相对血流量，表示为每个立方体中随血流而来的微球体数量。值得注意的是，低流量（蓝色）立方体如同高流量（黄红色）立方体一样，有聚集在一起的趋势。右侧半图显示了具有共同源头、位置更为接近的血管段的几何学特征是如何将这种空间相关性传递至下游的

肺血流量的调节

除了肺血管对被动机制（解剖学、重力、肺容积、肺泡内压）的反应以外，其舒缩活动还受神经因素和非神经因素调控。来自三个自主网络的运动传出神经——交感神经纤维、副交感神经纤维和非肾上腺素非胆碱能神经纤维在解剖学上与脉管系统接近。交感传出神经有收缩血管作用，而副交感神经受到刺激后可使收缩的血管扩张。虽然乙酰胆碱是一种强效肺血管扩张药，但受胆碱能神经支配的肺阻力血管几乎不存在。非肾上腺素非胆碱能神经系统具有抑制作用，能不断释放小血管舒张肽至其独特网络中的神经节及神经节末端。这种血管舒张功能通过锻炼而增强。

当肺动脉与肺分离并处于松弛状态时，它们呈现一种固有的低张力。这种状态反映了内皮源性血管收缩物质与血管舒张物质之间的平衡作用。虽然它们的相对作用尚未得到证实，但在肺内已发现多种血管活性肽。在肺循环中具有血管收缩活性的物质包括血管紧张肽Ⅱ、精氨酸加压素、内皮素 1、酪氨酸神经肽 Y 和 P 物质。血管舒张肽包括肾上腺髓质素、心房利钠肽、降钙素基因相关肽、内皮素 3、生长激素抑制素以及血管活性肠肽。

一氧化氮产生于肺循环和其他部位的内皮细胞，是目前公认的一种重要的血管舒张介质。一氧化氮合酶负责催化来自 L- 精氨酸的氮的氧化，可呈现两种形式，即组成酶及炎症产物诱导酶。一氧化氮可激活鸟苷酸环化酶，导致血管平滑肌细胞内环磷酸鸟苷（cGMP）增多。环磷酸鸟苷又通过某些机制降低细胞内 Ca^{2+}，导致血管舒张。鼻窦也会产生大量的一氧化氮，这提供了一种有趣的机制——吸入的一氧化氮促使血液向肺通气最佳的区域流动。

在通气-血流灌注匹配中，鼻一氧化氮的作用尚未明确，而肺泡缺氧在血管调控中的作用早在 50 多年前便已获得公认，但其相关机制尚不清楚。当肺泡氧分压下降时，其所在的肺小动脉收缩；如肺泡二氧化碳分压上升，则会引起血管进一步收缩（图 4-7）。因此，气道阻塞或其他损伤导致通气降低时，局部低氧性肺血管调节作用会降低受损区域的血流量，使局部通气与血流灌注比值（V/Q）趋于恢复正常，进而提高该区域的血流氧分压。这些改道的血流会被引导至通气更佳的区域，有助于进一步改善整体通气-血流灌注匹配情况。这种缺氧性血管收缩似乎是对气腔中的低氧分压而并非腔内血液中的低氧分压的反应，因为这些肺泡前血管内的血液在正常情况下便处于不饱和状态。效应细胞被认为是位于腺泡入口的肺动脉平滑肌，传感器则可能是这些细胞中的耗氧线粒体。肌肉收缩需要细胞内钙离子增多，而可产生这一结果的一些候选信号通路正在研究之中。

低氧性血管收缩反应存在相当大的个体差异，血管舒张药物可减小这种差异性。肺膨胀不全区的血流改道是最有效的，因为其缺氧性血管收缩不受周围膨胀的肺组织的限制。气道间的相互反流也有助于实现更好的通气-血流灌注匹配：管腔内二氧化碳分压下降时小气道收缩，反之则小气道舒张。缺氧性血管收缩是有益的，它是对局部或局域性肺异常的适应性反应，但在肺泡普遍缺氧时（如肺通气不足或高海拔），血管阻力的增加会导致肺动脉高压。

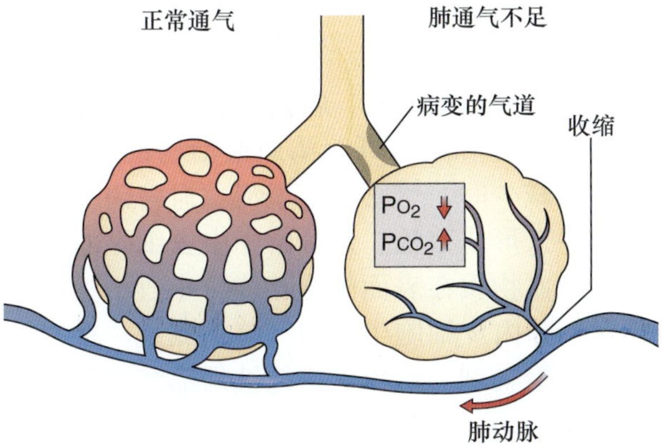

图 4-7 缺氧性血管收缩可降低低通气区域的血流量。这种适应可改善通气-血流灌注匹配和氧合作用，但如广泛存在则会引起肺动脉高压。（经许可改编自 Butler J：The circulation of the lung. In Culver BH，editor：The respiratory system，Seattle，2006，University of Washington Publication Services，p 8.7.）

肺循环的非呼吸功能

过滤

肺毛细血管床的细胞可不断地过滤、溶解或吞噬体静脉回流中携带的血液成分聚集物和各种类型的栓子（例如脂肪、空气、微粒物质）。该过程不仅为脑、心脏和其他系统血管床提供了重要保护，也为右心血流输出流经肺部提供了帮助。通过解剖分流绕过肺循环的栓子被称为“反常栓子”，是青年人卒中最常见的原因。更大的栓子可使受影响的肺血管区缺血，但由于支气管循环流经支气管肺吻合支时存在血液灌注，且肺潮气量变化时含氧肺静脉血液可回流入缺血区，故可部分消减肺血管区的缺血情况。因此，当血栓溶解，肺血流恢复时，就免于发生缺血对肺泡的损伤。

肺血管床小血管滞留了大量白细胞，以中性粒细胞为主。如肺内皮细胞表达的配体能引起白细胞黏附，并使之穿越血管壁进入间质及肺泡区，则肺内滞留的白细胞数会明显增高。肺内存在许多网状内皮细胞，一些证据表明血管内皮细胞自身在受刺激后具有吞噬细胞的功能。

介质调节

血液中存在具有全身调节功能的介质，它们通过内皮细胞中的特定受体及酶系统被分泌、吸收或灭活。最常见的介质是血管紧张素转换酶，能将无活性的血管紧张素 1 转换为系统性血管收缩药血管紧张素 2。组胺、缓激肽、5- 羟色胺和乙酰胆碱在经过肺时大部分均会被肺内皮细胞所灭活。

凝血

当发生局部损伤时，肺血管内皮细胞可成为促凝血酶原激酶和组织纤溶酶原激活药的一个来源。当血流量减少时，尽管血流淤滞、血管闭塞，但肺血管内并未形成血栓。这是由于内皮细胞的表面结构及抗凝血物质在表面的覆盖能防止血小板与细胞的黏附。肺内皮细胞生成的一氧化氮是一种强效的抗血小板聚集剂。血栓栓塞能被局部溶栓分泌物迅速溶解。

肺循环中的液体交换

影响跨肺血管内皮细胞的液体流动所受的压力关系与体循环毛细血管相似，可总结为修正版 Starling 方程（表 4-1）。肺微血管内的静水压（Pmv）高于微血管外的间隙静水压，即微血管周围压（Ppmv），该作用有利于液体滤过。组织间液的蛋白渗透压接近于血管内压的 2/3，故净渗透力指向血管内并有助于液体的吸收。修正版 Starling 方程将液体向肺内的异常流动大致分为两大类：静力性水肿，主要由 Pmv 与 Ppmv 之差增大引起；渗透性水肿，是由内皮损伤引起跨膜传导性升高（计入渗透因子）、渗透反射系数及渗透梯度下降所致。这两种水肿的形成机制也常被称为“心源性水肿”和“非心源性水肿”。

液体流量对小血管内压或血管周围压的变化较为敏感。血管内压升高可发生于下游血管（如左心室衰竭）、血管总容量增加（如水合过度）之后或血液由体循环血管转移到肺血管之后。肺毛细血管内皮细胞与体循环毛细血管相比其通透性较差，且肺泡微血管周围的细胞间隙被肺泡壁间的胶原网紧紧束缚，形成一个无法膨胀的空间，故该位置的渗漏较为有限。肺泡外的小动脉及微静脉受限不明显，且通透性更好，可能是肺内液体渗漏与再吸收的又一重要场所。

肺泡表面液态膜的表面张力是肺泡内压的抗衡力，并有降低肺微血管周围间隙压的倾向，尤其见于边角区（图 4-4）。当受损肺的表面活性物质减少时，表面张力会增高并引起肺水肿。肺泡外血管周围的间隙压与胸腔内（胸膜）压相近，可随肺膨胀而降低，这更有利于高肺容积（而非低肺容积）时液体从这些血管渗漏（图 4-3）。

间质水肿

数个因素可预防肺水肿。正常情况下，从上

表 4-1 修正的 Starling 方程

$F = K_f[(Pmv - Ppmv) - \sigma(pv - pt)]$

符号	描述
F	流出血管的净液体流量
K_f	滤过系数（常数）
σ	胶体渗透压形成物的反射系数
Pmv	微血管压
Ppmv	微血管周围压
pv	血管内渗透压
pt	组织渗透压

游小动脉及毛细血管净流出的液体会被下游血管内压更小的毛细血管及小静脉重吸收。液体渗漏会导致局部的血管周围压上升、液体外流量降低，尤其见于肺泡壁间的受限空间。液体渗漏还能压迫血管，减少渗漏总面积。由于经完整内皮漏出的液体基本无蛋白，因此这些液体会对间质蛋白起到稀释和冲洗的作用。这种改变减低了组织内血管周围的渗透压，从而导致内向渗透压差增高和局部液体漏出减少。如发生了过量渗漏，就会阻碍肺泡壁中的气体交换，此时液体会由肺泡壁流入支气管血管束周围的低压间隙区，并在此形成相对无害的静脉环（cuff）、动脉环及支气管周围环。这些液体可被丰富的支气管血管网和气道及血管外膜中的大量淋巴管部分吸收。水肿液还能到达胸膜腔，被胸膜淋巴管及血管吸收。最后，实验数据表明，灌注至肺泡壁毛细血管的所有血流必须先穿越肺泡角落的毛细血管，并且这些毛细血管周围的间隙负压主要取决于肺泡表面张力。当肺泡充满液体导致表面张力消失时，毛细血管周围的间隙压上升，从而压迫了肺泡角的毛细血管，并导致这些充满液体的肺泡的壁内毛细血管的血流量减低。与肺泡缺氧的作用相比，上述机制是建立在肺泡至肺泡的基础上，可对较近的血管灌注进行更为精确的控制。

当毛细血管内皮局部受损或因循环介质的作用而受损时，血管对液体及溶质的通透性增加，故即便一个较小的外向压力梯度也会造成大量液体渗漏。血管保留大分子的能力丧失，富含蛋白质的血浆渗出，血管周围的组织渗透压接近于血管内压，故它与血管内静水压相抗衡的渗透力消失。这种高通透性或“渗漏的毛细血管”水肿可能呈现爆发性过程，可导致严重气体交换障碍。

肺泡水肿

覆盖于气腔内表面的上皮细胞沿其顶端面紧密连接形成一层膜，故正常情况下该膜的通透性低于内皮细胞膜，当间隙水肿程度增加时可保护肺泡腔。在肺内总水量增高接近 50% 后，会产生肺泡水肿。原因可能是上皮细胞连接处或其他位置出现结构损伤，因为间质与肺泡水肿液之间并无蛋白梯度。起初，液体仅见于肺泡角落，因为此处的表面张力使得弧形液体膜下的压力最低。随着液体集聚增多，仍然是在表面张力的作用下，肺泡被迅速完全充盈。此时，液体弯月面曲率半径变短，表面张力作用变大（Laplace 定律），强烈牵拉液体（图 4-8）。因此，

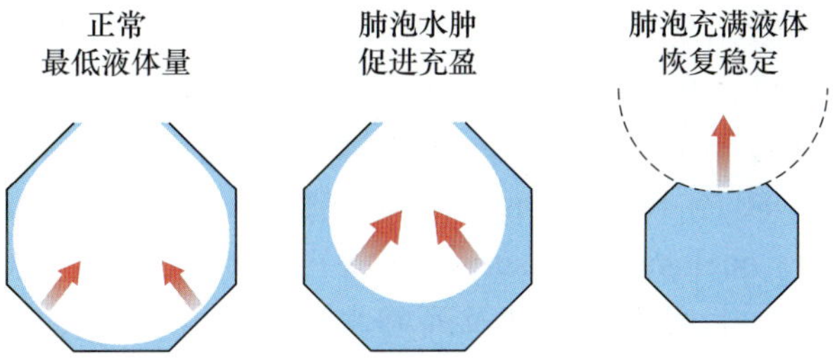

图 4-8　液体充盈肺泡呈现出一种“非满即空”的方式。在正常肺泡中，会有少量流体聚集于角落。肺泡水肿会使其半径减小，增加表面张力中的内向力，从而吸入更多液体。当肺泡充满液体时，表面半径增加，故再次恢复稳定。（经许可改编自 Butler J：The circulation of the lung. In Culver BH, editor：The respiratory system，Seattle，2006，University of Washington Publication Services，p 8.11.）

水肿进展的顺序为：从微血管周围间隙开始，逐渐形成支气管周围血管“池”（sump），最后形成斑片状的肺泡水肿带。

正常情况下，液体和离子在支气管和肺泡上皮细胞表面进行交换，以此调控黏液层的特征，并维持肺泡表面活性物质下方的亚相（subphase）薄膜的结构。通过钠主动重吸收过程，水分随着渗透作用转运，肺泡水肿可以被清除。Ⅱ型上皮细胞经顶端面的通道吸收钠，并通过基底面的 Na^+、K^+-ATP 活性酶将钠抽吸入间隙中。Ⅰ型上皮细胞似乎也有类似功能但并不显著，但由于它们覆盖了约 90% 的肺泡表面，故也可产生显著的抽吸作用。液体清除还可发生在远端气道，因为远端气道的上皮细胞与 Clara 细胞可主动转运钠。这些主动机制对于出生时胎肺液的初始清除也是至关重要的。在实验模型中，气腔中的液体清除可被 β_2- 受体激动药增强，并能被 β_2- 受体拮抗药如普萘洛尔所阻断。

高原性肺水肿

有些到高海拔地区的旅行者或登山者可能会遭遇严重甚至危及生命的肺水肿。高原性肺水肿的机制越来越清晰，似乎同时涉及流体静力学因素和渗透性因素。高原性肺水肿（HAPE）易感人群及反复发病者的基础病症为缺氧时肺动脉压升幅过大。在海平面高度时，易感人群在静息状态或日常活动时的肺动脉压可能仅会比对照人群略微更高，但他们运动时的肺动脉压则会更大程度地高出对照人群。在缺氧刺激下，HAPE 易感人群的肺动脉压是对照组人群的 3 ～ 4 倍。在高海拔地区（通常指海平面 3000 m 以上），易感人群的肺动脉压在肺泡缺氧时可能会急剧升高，并会因登山而进一步升高。水肿症

状一般出现在抵达高原 24 h 到数天之后，但罕见情况下也会在 5 d 后出现。在这种情况下能做的少数血流动力学检测便已提示肺动脉收缩压明显升高，可高达 80 ～ 100 mmHg，而肺动脉闭塞压（pulmonary artery occlusion pressure）则为正常或仅轻度升高。因此，上述机制虽涉及高静水压，但并非典型心源性机制，因为在心源性机制下左心房压升高会引起肺微血管压相应升高。缺氧性血管收缩一般见于较小的肺动脉和小动脉，但也可见于部分静脉，静脉收缩可促进毛细管压力增高。目前存在这样一个假设，即肺血管阻力增高的不均一性使得血液由高阻力血管分流至低阻力动脉，引起局部微血管压力增加，进而产生常见于高原性肺水肿患者胸部 X 线片的斑片状水肿带。某些人曾有类似的过度缺氧性血管收缩却并未发生水肿，故而提示肺泡上皮的液体清除缺陷也可能促进高原性肺水肿的形成。

有趣的是，对于麦金利山或其他地方出现高原肺水肿症状的登山者，其支气管肺泡灌洗液中的蛋白含量较高，提示血管通透性增高；红细胞含量也较高，提示其屏障功能进一步损伤。由于粒细胞及炎症标志物含量较少，且多出现在疾病进展后期，故其发生机制是血管通透性发生非炎症性改变。这种机制也许是静水压对气孔的拉伸作用，在更严重的情况下则为内皮细胞、上皮细胞及基底膜受损导致毛细血管应力失败，这一点是通过在实验中观察高血管内压下兔肺的变化而发现的。虽然过度肺血管反应的细胞机制仍未明确，但现已发现引发 HAPE 易感人群肺水肿的事件之间可能的顺序，且肺血管扩张药也被证实具有保护作用。

呼吸–循环的相互作用

自主呼吸

呼吸周期中胸内压和肺容积的位相变化会影响心脏左、右侧的前后负荷，它们之间的这种交互作用会改变呼吸周期中的心输出量及血压。在正常潮式呼吸时胸内压的变化较为温和，但在病理状态时则更为显著。吸气时，胸内压变小导致体循环静脉回胸血量增加。当肺泡充满气体时，右心房、心室充盈，右心至肺血管的输出量增加。肺膨胀使得肺泡外的肺动脉血管扩张，肺动脉血管阻力减小，有助于容纳增加的血流。肺动脉压相对于肺泡压几乎保持恒定。右心室容积增加会使处在共同心包膜中的左心室变硬或受压，但骤升的肺血流在两到三次心跳后到达左心，导致体循环的输出量和血压在吸气末期或呼气早期升高。正常情况下，前负荷作用占主导，但吸气所致胸内压降低也可增加左心室的有效后负荷。当心脏周围压力较低时，心肌会产生一个更大的透壁压差以维持相同的心搏输出量及体循环动脉压。因此，体循环压力在吸气时可下降几毫米汞柱；而在呼气时可升高几毫米汞柱。在不同的呼吸频率下，这种直接的压力作用可被吸气相的左心室静脉回流增量增强或消减。

当胸腔内压波动过大时（如哮喘发作或慢性阻塞性肺疾病加重期），吸气会引起血压下降 20 ～ 30 mmHg，从而在临床上产生“奇脉”现象。值得注意的是，由于中心静脉存在流量限制或瀑布机制，如此显著的吸气负压并不会成比例增加体循环静脉回流。当这些胸内静脉的腔内压下降时，颈部、腋下与腹部最先暴露于大气压的血管处会塌陷，其流量变为与下游右心房增加的负压无关。

当心包腔受限时（如心包积液、缩窄性心包炎、心脏扩大），两心室间的交互作用显得尤为突出。右心的吸气充盈会限制左心舒张。心室相互作用有助于体循环输出量及血压在吸气相减低、在呼气相右心充盈程度相对较低时同时增高。

正压机械通气

正压机械通气的机制与自主呼吸相同，但压力效应所在的潮式呼吸周期中的位相有所不同。例如，吸气时左心室外的压力升高，故相同的收缩会在吸气早期产生更高的血压。肺泡正压挤压毛细血管释放出的血液也可能导致血压升高（图 4-3）。在吸气末或呼气早期，吸气减少了右心至左心的静脉回流，引起血压下降。如果呼气相的时间足够长，血压将开始上升，这反映了呼气早期的右心静脉回流量增加。

除周期性变化之外，正压通气替代自主呼吸还会整体影响心输出量，尤其是在呼气末正压（PEEP）增加时。平均气道压和平均胸内压均较高，且后者是右心外压力的一部分。这进而使得右心房压增高，使得驱动体循环静脉血流的压力差降低。此外，穿越膈顶肺组织的下腔静脉受到肺容量增加的压迫，引起静脉回流阻力增加。这一结果导致心输出量减少，右心房透壁压及右心室舒张末期容积减少，当血管内容积减低时尤为明显。该作用可被以下情况抵消：腹压随胸廓容积增大而上升时，以及静脉张力为恢复静脉回流驱动力而升高时。

当 PEEP 引起呼气末肺容积增加时，胸壁也必然会被动扩张，其压力-容积关系（第 3 章，图 3-7）预测胸腔压至少会少量增加。然而，当肺部随着 PEEP 扩张时，平面工具直接测得的心窝的压力高于食管球囊检测的结果，心包膜的压力甚至更高。床边检测显示心输出量减少伴肺动脉闭塞压升高，可能提示心脏功能或收缩力下降，但在精确检测心脏旁压或左心室舒张末期容积时，在同一功能曲线上心室的前负荷较低。同样的现象还见于严重气流阻塞患者发生过度通气并伴有心窝压力增高时。

高水平的 PEEP 及吸气末肺泡压会挤压肺泡间隔毛细血管，这超出了肺容积的增加对肺泡外血管的舒张作用，从而增加肺血管阻力和右心室后负荷。如果该作用占优势，心输出量减少可能与右心室舒张末期容积增加相关。

PEEP 可引起心脏旁压增加，使得左心室为维持特定的体循环血压而须做的搏出功下降，进而有效减少了左心室后负荷。在大多数情况下，前述的前负荷起主导作用，但衰竭的心室对后负荷相当敏感，该效应在严重心脏病患者中显得更为重要。在这类患者中，持续气道正压（CPAP）较一般肺通气更能改善其血流动力学。

争议与缺陷

正如本章之前所述，强调重力作用的“经典”的三区或四区肺血流分布模型使我们对肺血流分布有了更完整的理解。早期数据或近期工作的准确性都未曾受到真正的质疑，但授课中过分强调重力的作用反而易导致某些误解。有研究将放射性标志物和较大计数器置于上、中和下胸廓以测量血流，结果证实血流朝肺底方向呈垂直梯度增加。肺泡压和血管内压对血流的作用以及由于重力静水压的作用、血管内压随着垂直高度降低而降低，这些均为该发现提供了合理的解释。近来有研究运用各种技术测量了局部血流，结果证实虽然直立肺存在垂直梯度，但倒置肺的研究未显示出预期的重力反向作用。有研究表明，在零重力或超重时局部血流的再分布程度低于预期。随着技术的发展，对越来越小的解剖区域进行血流检测可观察到相同重力平面上局部血流的广泛变化，尽管重力状态不同，但血流在一个特定的区域内可保持一致。这些数据表明，血流分布主要受系列连续血管阻力排列的影响，这取决于肺解剖发育的影响，并在很大程度上受到遗传机制的调控，此外尚有相对较小的重力作用的影响。由于肺内不同区域的生理机制可以共存于肺的同一垂直高度，故区域模型中的肺泡及血管内压的影响虽然重要，但不应该将其简单想象成垂直叠加在一起。在小解剖范围内进行的血流测定技术需要切除肺及破坏性取样，故它们一直只适用于动物，包括灵长类动物；因此，不管存在何种争议，都与缺乏人类肺部的确凿证据有关，而且关于血管结构和静水压梯度决定区域血流的相对重要性的争议一直持续不断。

对这种新近描述的肺血流分布的错误理解，可能会导致临床事件的误判。例如，急性肺损伤时俯卧位通气可改善氧合的现象正引起广泛的关注。重力模型解释该通气-血流灌注的改善可能与灌注转向相关。而现有数据则表明起主要作用的是通气改变，且通气改变是为了更好地匹配肺底区的高血流灌注。

建议读物

循环系统结构

Butler J, editor: *The bronchial circulation*, vol 57 of Lenfant C, editor: *Lung biology in health and disease*, New York, 1992, Marcel Dekker.

Culver BH, Butler J: Mechanical influences on the pulmonary circulation, *Annu Rev Physiol* 42:187–198, 1980.

Paredi P, Barnes PJ: The airway vasculature: recent advances and clinical implications, *Thorax* 64:444–450, 2009.

Weibel ER: What makes a good lung? The morphometric basis of lung function, *Swiss Med Wkly* 139:375–386, 2009.

血流的调控与分布

Baumgartner WA Jr, Jaryszak EM, Peterson AJ, et al: Heterogeneous capillary recruitment among adjoining alveoli, *J Appl Physiol* 95: 469–476, 2003.

Glenny RW: Determinants of regional ventilation and blood flow in the lung, *Intensive Care Med* 35:1833–1842, 2009.

Glenny RW, Bernard S, Robertson HT, Hlastala MP: Gravity is an important but secondary determinant of regional pulmonary blood flow in upright primates, *J Appl Physiol* 86:623–632, 1999.

Glenny RW, Robertson HT: Regional differences in the lung: a changing perspective on blood flow distribution. In Hlastala MP, Robertson HT, editors: *Complexity in structure and function of the lung*, vol 121 of Lenfant C, editor: *Lung biology in health and disease*, New York, 1998, Marcel Dekker, pp 461–481.

Prisk GK, Yamada K, Henderson AC, et al: Pulmonary perfusion in the prone and supine postures in the normal human lung, *J Appl Physiol* 103:883–894, 2007.

Sommer N, Dietrich A, Schermuly RT, et al: Regulation of hypoxic pulmonary vasoconstriction: basic mechanisms, *Eur Respir J* 32: 1639–1651, 2008.

液体交换

Bhattacharya J: Physiological basis of pulmonary edema. In Matthay M, Ingbar D, editors: *Pulmonary edema*, vol 116 of Lenfant C, editor: *Lung biology in health and disease*, New York, 1998, Marcel Dekker.

Effros RM, Parker JC: Pulmonary vascular heterogeneity and the Starling hypothesis, *Microvasc Res* 78:71–77, 2009.

Matthay M, Folkesson HG, Clerici C: Lung epithelial fluid transport and the resolution of pulmonary edema, *Physiol Rev* 82:569–600, 2002.

Ware LB, Matthay MA: Clinical practice. Acute pulmonary edema, *N Engl J Med* 353:2788–2796, 2005.

高原肺水肿

Bartsch P, Mairbaurl H, Maggiorini M, Swenson E: Physiological aspects of high-altitude pulmonary edema, *J Appl Physiol* 98:1101–1110, 2005.

Scherrer U, Rexhaj E, Jayet PY, et al: New insights in the pathogenesis of high-altitude pulmonary edema, *Prog Cardiovasc Dis* 52:485–492, 2010.

呼吸-循环的交互作用

Feihl F, Broccard AF: Interactions between respiration and systemic hemodynamics. Part 1: basic concepts, *Intensive Care Med* 35:45–54, 2009.

Marini JJ, Culver BH, Butler J: Mechanical effects of lung distension with positive pressure on cardiac function, *Am Rev Respir Dis* 124:382–386, 1981.

Tyberg JV, Grant DA, Kingma I, et al: Effects of positive intrathoracic pressure on pulmonary and systemic hemodynamics, *Respir Physiol* 119:163–171, 2000.

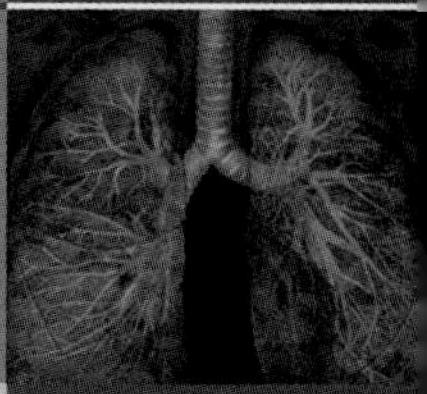

第一部分　正常结构与功能

第5章　气体交换

Peter D. Wagner　著

（史菲　黄艳媚　邱晨　译）

肺的主要功能是进行血液与外部空气之间的气体交换。当然，大多数情况下，只有 O_2 与 CO_2 进行交换，麻醉气体在气体麻醉期会被肺部摄取，而麻醉恢复期会被肺部清除。此外，当人体与空气中的杂质气体接触时，这些气体也能被吸入并进行交换。此外，具有特定理化性质的气体有时可用于心肺功能研究，甚至用于临床治疗。例如，中等溶解度气体乙炔可用于测定肺血流量；一氧化碳（在超低浓度时）常规用于测定肺的弥散量或转移系数。

幸运的是所有气体均遵循同样的气体运输与交换的基本物理定律——质量守恒定律，这将在下文进一步解释。虽然不同气体的表现似乎不同，但这仅反映了它们在理化性质方面（在血液中如何被运输）的差异，而不是在遵循气体交换质量守恒定律方面存在差异。此外，气体由空气吸收入血及由血液排入空气遵循相同的规则。因此，气体交换原理可被看作是适用于所有气体（无论吸入或排出）的一般性过程。在此基础上，结合各气体的血液运输特性，可应用特定气体实现特定功能。本章重点讲述呼吸气体氧气（O_2），其次为二氧化碳（CO_2）。

气体交换的基础：通气、扩散和灌注

肺部气体交换需要进行三个相互作用的过程：通气、扩散和灌注（或血流）。通气将空气中的 O_2 带入肺泡（同时排出 CO_2）。扩散是肺泡中 O_2 穿过肺泡壁进入肺毛细血管的过程。灌注促使血液在肺循环中流动，并使得红细胞持续流动以携带 O_2。通气和灌注通常是需要机体耗能的对流过程。通气是吸气、呼气双向交替过程，而灌注则由右心室朝左心房单向进行。吸气通过呼吸肌（主要是膈和肋间外肌）完成，呼吸肌收缩使得胸廓扩张，肺周围胸内压随之降低，导致肺被动扩张。呼气通常为被动过程，随呼吸肌放松、肺弹性回缩后排出空气。扩散为被动过程，无须机体耗能，它仅反映随时间推移而使分子浓度在空间内趋于均一的随机分子运动。

肺结构与功能的关系

通过被动扩散（而非通过需要能量的主动运输）进行气体交换是一种进化“决策”，对肺部基本结构具有深远的导向意义。扩散定律表明，扩散物质的移动速度与可用于扩散的表面积成正比，并与分子需要扩散的距离成反比。肺泡是肺的基本结构单位，形状小，近似球形，平均半径为 150 μm。人类的肺大约有 3 亿个肺泡。供应至每个肺泡的气体必须流经分支状支气管树（传导气道）。肺泡与相邻肺泡间共有的肺泡壁上布满了毛细血管。将肺泡气体与毛细血管内血液分隔开来的组织包括毛细血管内皮细胞、间质基质、肺泡上皮及一个液体薄层。整个肺泡壁的厚度小于 0.5 μm。

这些尺寸规格意味着肺泡总表面积约为 80 m^2，而气体量仅有 4 L（仅胸腔便足以容纳）。因此肺部具有较大的表面积及较小的扩散距离，故肺可进行有效的扩散交换。相比之下，如肺部仅由一个相同容积（4 L）的简单大球体组成，则其表面积仅有 1/8 m^2（肺的 1/640）。此外，如用覆盖所有 3 亿肺泡的肺泡壁组织（厚 0.5 μm）来围绕这个球体，则厚度超过 300 μm，约为肺厚度的 600 倍。由于扩散速率依赖于表面积与厚度的比值，故肺部的扩散转运速率约为相同容积和重量的球体的 640×600 倍，即约 400 000 倍。该信息表明，通过将肺分割成大量细小结构，扩散成为了一种节能的气体交换方式，避免了进行主动运输的需要。

肺的形状在某种程度上与葡萄串相似，其中葡萄为肺泡，葡萄皮为肺泡壁（包含毛细血管），葡萄

的果肉为肺泡空腔，连接每颗葡萄的茎为传导气道和血管。然而，将肺比作葡萄的一个缺陷在于：从物理意义上讲，同一串上的每颗葡萄对于所有其他葡萄都是独立的，而所有肺泡则相互连接，有共同肺泡壁，这很像蜂窝的巢室。此连接构造意味着各肺泡在物理上相互依存——它们彼此牵拉，形成一个自我稳定的三维网络。

肺功能面临的挑战——基于肺部的天然结构

虽然就扩散而言，肺结构可能是最优的，但它也存在一些可能危及生命的挑战。

通气与血流的不均匀分布：因为肺通过单一的主气道（气管）通气，而空气必须到达所有 3 亿个肺泡，故必须存在一个庞大的呼吸道分支系统。事实上，人们已发现大约 23 级分支，其中大部分为二叉分支，使得众多细小气道彼此平行排列——很像由单一树干发出并连续分开的树枝。吸入气在所有 3 亿个肺泡中均匀分布是不可能的，不均匀的通气常常发生。同样，血流从肺动脉主干经相应分支系统到达肺部，因此血流灌注也不均匀。通气与血流的不均匀分布对于气体交换效率十分重要，这一点将在后面叙述。

无效通气（无效腔）：前 17 级左右的气道为传导气道——这些气道壁无法进行气体交换。它们的总容积约为 150 ml。这意味着每次呼吸所吸入的 150 ml 空气尽管从未到达肺泡，但也必须在肌肉收缩的推动下进行转移。通常情况下，每一次呼吸的总容积约为 500 ml，故每次呼吸约有 30% 为无用功。这一点对健康人群并不重要，但对于肺疾病患者而言，每次呼吸存在如此多的无用功（所谓的无效腔）会导致到达肺泡的新鲜空气不足。

肺泡萎陷：由于存在表面张力，大量可收缩的细小结构在生理上具有潜在的不稳定性。物理定律表明，肥皂泡内的压力（由表面张力产生）与其半径成反比。在一定程度上，可将肺泡类比为肥皂泡，而肺泡大小不完全相等，故表面张力倾向于使气体由小肺泡流入较大肺泡。如不予以制止，此过程将会导致大量肺泡萎陷和气体交换面积丢失，甚至可能危及生命。事实上，新生儿呼吸窘迫综合征正是这类现象的范例。正常发育的足月新生儿机体会通过产生覆盖于每个肺泡内表面的表面活性物质来解决这个问题。这些表面活性物质可将表面张力降低大约一个数量级，从而大大降低了肺泡萎陷的风险。上述肺泡间的相互依存，即相邻肺泡拥有共同的肺泡壁，有助于建立一个自我稳定的内在网眼或网络，也有助于预防肺泡塌陷。

颗粒沉积：叉状分支约 20 级的支气管会形成数量庞大（本例中为 220 个）的外周小气道。虽然每个外周小气道都非常细小，但是众多外周小气道的总横截面积就变得非常巨大。在这种构造下，吸气时每个小气道中的空气前进速度会降低，从而有利于吸入的粉尘（或其他）颗粒沉积于小气道壁（与空气流速较快的近端大气道相比）。如这些颗粒在物理、化学或生物学上具有危险性，则会引起各种始发于外周小气道的疾病——例如吸入烟草烟雾所致肺气肿。

黏液气道阻塞：虽然呼吸道黏液纤毛传输具备清除颗粒的精细机制，但是这些黏液（可俘获颗粒）本身就能堵塞小气道，损伤远端肺泡的通气功能。

毛细血管张力衰竭：肺微循环障碍的发病风险源自肺的内在结构。因毛细血管位于很薄的肺泡壁（有利于扩散）中，受到的支撑很微弱，当血管内压升高（即便轻度升高）时，毛细血管就面临破裂而落入肺泡腔的危险。这样的肺泡出血可见于多种情况，尤其是赛马时，由于赛马的肺部相对较小，肺泡出血可导致肺内血管压升高，甚至可能致命。

肺动脉高压：因为所有心输出量均需要流经肺部（与体循环相比，体循环血流可分流至全身其他组织及器官），因而肺部出现血管高压的可能性较高。当血流灌注增加（如锻炼）时，毛细血管扩张和募集这两个双联过程可缓解增加的压力。

总之，很多危及生命的情况可能与利于扩散的肺结构有关，并会影响气管、肺泡和血管。正常肺对这些情况的防御功能较好，但存在肺部疾病时，其防御功能往往不足，有时会导致致命后果。

均质肺的气体交换：通气、扩散和灌注

因为气体交换遵循质量守恒定律，且由被动扩散引起，故可以准确预测气体交换量。事实上，定量计算对于理解 O_2、CO_2 和其他气体的行为原理和临床差异都十分必要。最好首先假定肺是一个完全均质结构——每个肺泡都完全相同，且接纳的气流及血流均相等。虽然该假设过于简单化，但它易于建立一个能便捷地应用于肺部（肺泡间存在通气及血流差异）的基本原理。

通气

对通气而言，质量守恒提示一定时间内由肺泡

气体扩散到肺毛细血管血液中的 O_2 总量（如，1 分钟—$\dot{V}O_2$）可表示为（在这一分钟内）吸入与呼出 O_2 量的差值。这一定律是基于吸入 O_2 仅有两种结局——扩散入血或被呼出。吸入量是每分钟通气量与吸入气 O_2 浓度的乘积；呼出量是每分钟通气量与呼出气 O_2 浓度的乘积。因为呼气过程中 O_2 浓度持续变化，故恰当的做法是采用呼气平均浓度来计算。每分钟通气量是每次呼吸容积（升 / 呼吸）与呼吸频率（呼吸次数 / 分钟）的乘积。尽管吸气容积与呼气容积可能有相同的预计值（肺可能会充气变大或塌陷），但呼气容积常比吸气容积小 1%，这是由于吸入血的 O_2 总量多于血排出的 CO_2 总量。多数情况下可以忽略这种细小差别，以下讨论的情况即是如此。描述通气时 O_2 摄取量的质量守恒方程为：

$$\dot{V}O_2 = \dot{V}E \times FIO_2 - \dot{V}E \times FEO_2 \quad (1)$$

在此方程中，$\dot{V}O_2$ 为每分钟吸收入血的 O_2 体积，$\dot{V}E$ 为分钟通气量，单位均为 L/min。FIO_2 和 FEO_2 分别为吸入气和呼出气的平均 O_2 浓度分数。通常 $\dot{V}E$ 约为 7 L/min。由于空气中每 100 个分子约有 21 个 O_2 分子（其余主要为氮气），FIO_2 为 21%。静息状态下 FEO_2 约为 17%；两者差值提示 $\dot{V}O_2$ 约为 0.3 L/min。因为供应肺泡的传导气道不进行 O_2 或 CO_2 交换，故计算通气量的常规做法是先从总呼吸容积中减去每次呼吸时传导气道的残气容积（所谓的解剖学无效腔），之后再与呼吸频率相乘，从而得到一个变量——肺泡通气量（$\dot{V}A$）。故方程 1 变为：

$$\dot{V}O_2 = \dot{V}A \times FIO_2 - \dot{V}A \times FAO_2 \quad (2)$$

此时 FAO_2 代表平均肺泡 O_2 浓度。FAO_2 高于 FEO_2，这是由于后者包括了无效腔吸入气及肺泡气，而肺泡气因 O_2 转移入血而减少。

目前的趋势是用分压（PIO_2，吸入分压；PAO_2，肺泡分压）而非浓度分数（FIO_2，FAO_2）来描述这些关系：根据道尔顿分压定律，$PO_2 = FO_2 \times$（大气压－水蒸气压）。换算为合适单位，可将方程 2 改为：

$$\dot{V}O_2 = 1.159 \times \dot{V}A \times (PIO_2 - PAO_2) \quad (3)$$

此时，$\dot{V}O_2$ 单位为 ml/min，$\dot{V}A$ 单位为 L/min，P 单位为 mmHg。

$\dot{V}O_2$ 为全身代谢率，故受身体组织（并非肺部）所支配。由于 PIO_2 是一个常量，方程 2 提示当 $\dot{V}O_2$ 值固定时，肺泡 PO_2 依赖于肺泡通气量（图 5-1）。这同样适用于 CO_2，且更为简单，因为吸入气中 CO_2 几乎不存在，其对应方程为：

$$\dot{V}CO_2 = 1.159 \times \dot{V}A \times PACO_2 \quad (4)$$

图 5-1 也显示了通气量是如何影响 $PACO_2$ 的。

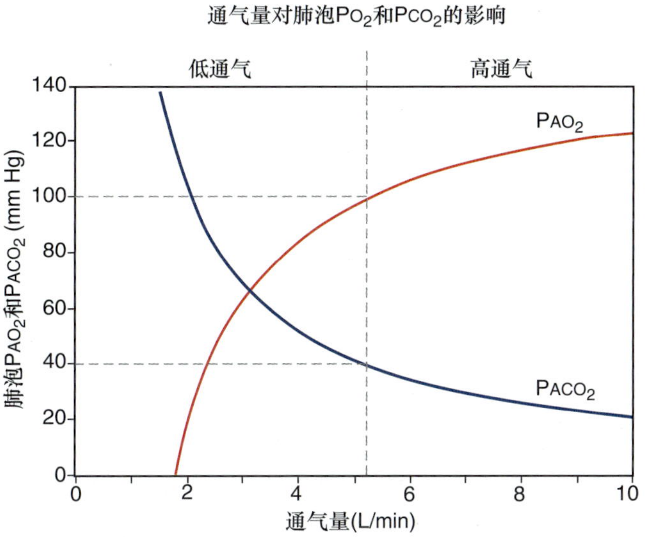

图 5-1　当代谢率维持不变时，肺泡 PO_2/PCO_2 与肺泡通气量的关系。虚线表示正常通气时的 PO_2 和 PCO_2。值得注意的是，随着通气量减少，即使少量减少，也会导致 PO_2 急剧下降、PCO_2 急剧上升

显而易见，通气少量下降会大幅降低 PAO_2，大幅增加 $PACO_2$。

将方程 4 除以方程 3 得出：

$$\dot{V}CO_2/\dot{V}O_2 = R = PACO_2/(PIO_2 - PAO_2) \quad (5)$$

方程 5 重新排列后，可得肺泡气方程：

$$PAO_2 = PIO_2 - PACO_2/R \quad (6)$$

此方程通过呼吸换气比值 R 将肺泡 PO_2 与肺泡 PCO_2 相关联，对床旁监测非常有用，稍后将进行讨论。

扩散

扩散定律提示，两点间气体扩散速率为气体扩散系数与两点间分压差的乘积。在肺中，衡量扩散能力的扩散系数由扩散通路的表面积和距离决定（参见前文）。当红细胞由肺动脉进入肺毛细血管时，其携带的 O_2 量会有所下降，这是由于其涉及的组织会摄取其携带的 O_2 进行组织代谢。血液中红细胞 PO_2 约为 40 mmHg。另一方面，肺泡 PO_2 约为 100 mmHg。较大的 PO_2 差值（“驱动梯度”）使得氧气由肺泡迅速扩散到毛细血管血液中。随后，血液 PO_2 增加，驱动梯度降低，O_2 扩散速度随红细胞前行（沿肺毛细血管网）而降低。再次用质量守恒定律模拟此过程，红细胞沿肺毛细血管移动时，PO_2 近乎呈指数式上升直至到达肺泡值，提示达到扩散平衡，如图 5-2 所示。值得注意的是，O_2 平衡发生在约 0.25 s 内。每个红细胞流经肺泡毛细血管系统所需时间平均约为 0.75 s，在流经毛细血管的 1/3 路途时 O_2 弥散已达平衡，故结束前即可完成扩散。正如预期那样，运动时血流速度增快，红细胞在肺内摄 O_2 时间减少，运

动强度增高则可能无充足时间让红细胞 PO_2 到达肺泡值，故体动脉 PO_2 会低于肺泡 PO_2——这种情况被称之为扩散限制所致低氧血症，常见于在海平面高度进行高强度训练的特殊运动员及在高纬度运动的所有人群。

CO_2 由血液转移至空气中，其原理与 O_2 相同。此时，高 PCO_2 的红细胞（由于红细胞流经组织时会从组织摄取多余的 CO_2 废气）进入肺泡毛细血管，而肺泡 PCO_2 较低。因此，扩散作用会驱使 CO_2 由红细胞移至肺泡气体内，红细胞 PCO_2 也随之降至肺泡值，过程跟前述 PO_2 升高的过程刚好相反（图 5-2）。CO_2 的平衡速度约为 O_2 的两倍，故 CO_2 到达平衡的时间仅为 O_2 的一半。实际上，CO_2 不受扩散作用的限制。在血中仅物理溶解的气体（如惰性气体和麻醉气体）会更快到达平衡——速度约为 O_2 的 10 倍（图 5-2），该规律适用于任何溶解度的气体。

在本章剩余部分，所探讨的气体均已假设其达到扩散平衡。这意味着，任一气体的肺泡（A）压均与毛细管末端（ec）PO_2 相等。因此，对 O_2 而言，$PAO_2 = PecO_2$。

灌注

如前所述，通气将 O_2 带入肺泡，随后弥散至肺毛细血管的流动血液中。与通气相同，O_2 吸收入血也遵循质量守恒定律。因此，每分钟入血的 O_2 总量（VO_2）是经肺入左心房血 O_2 总量与入肺的肺动脉血 O_2 总量的差值。这些量均为每个部位 O_2 浓度与血流速率的乘积。如果 $CecO_2$ 是毛细血管末梢血的 O_2 浓度，那么当 O_2 进入肺毛细血管后，CvO_2 则是

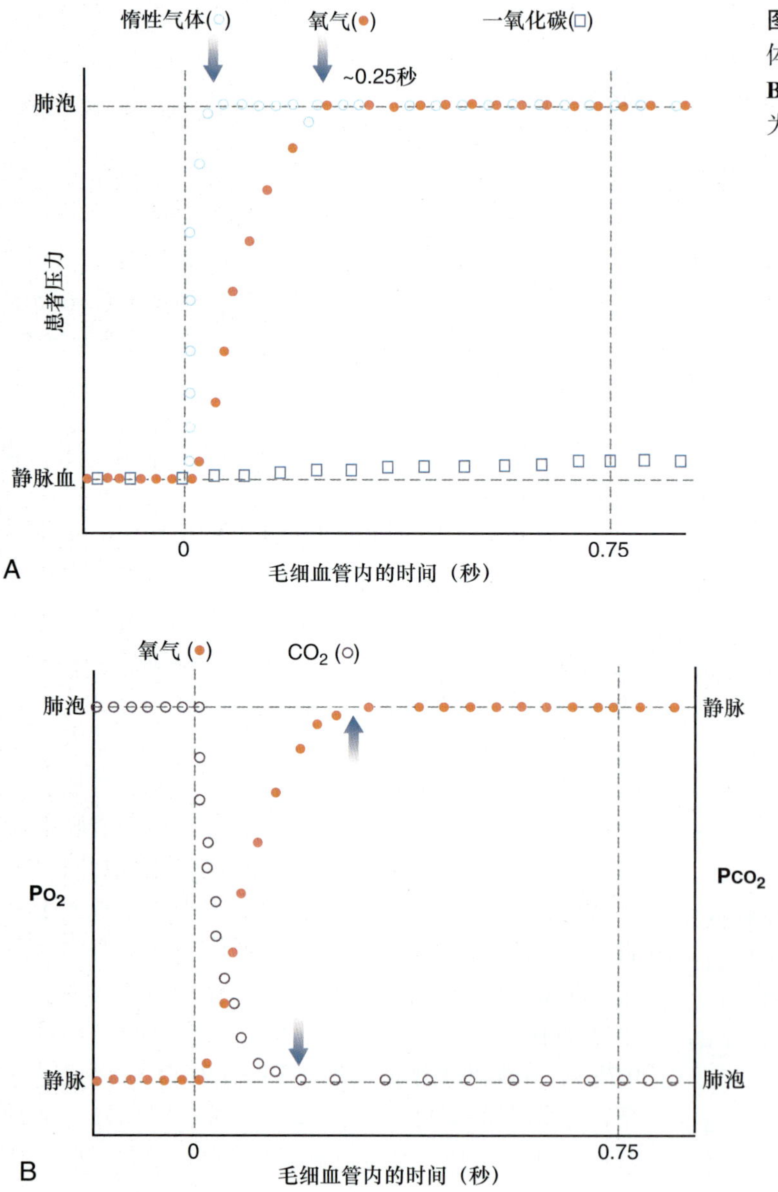

图 5-2　**A**，毛细血管内气体分压的上升速率。惰性气体迅速平衡，O_2 上升速度较慢，而 CO_2 未能到达平衡；**B**，毛细血管 CO_2 分压的下降速率。CO_2 平衡速度约为 O_2 的两倍

毛细血管血中的 O_2 浓度，$\dot{Q}$ 为流经肺的血流速率，根据质量守恒定律可得：

$$\dot{V}O_2 = \dot{Q} \times C_{eCO2} - \dot{Q} \times C_{vO2} \qquad (7)$$

由于毛细血管末梢血的 O_2 浓度从毛细血管末梢进入体动脉循环时几乎不变，毛细血管末梢血的 O_2 浓度可用动脉 CaO_2 来代替，得出

$$\dot{V}O_2 = \dot{Q} \times (CAO_2 - CVO_2) \qquad (8)$$

这种关系被称为 Fick 原理。CO_2 的相应方程是：

$$\dot{V}CO_2 = \dot{Q} \times (CVCO_2 - CACO_2) \qquad (9)$$

气体交换

对于 O_2，方程 3 和方程 8 应该放在一起加以考虑，它们都体现了质量守恒，但用不同方式进行了表达。方程 3 反映了从肺泡入血的 O_2 量，方程 8 反映了红细胞从血中的摄 O_2 量。图 5-3 显示了当 $\dot{V}A$ 和 $\dot{Q}$ 为恒定值，吸入气 PO_2（PIO_2）和流入动脉的 O_2 浓度（CVO_2）为指定值，且当这两个方程相互独立地决定 $\dot{V}O_2$ 时，$\dot{V}O_2$ 是如何随肺泡 PO_2 变化而变化（以同时满足这两个方程）的。由于每个离开肺泡的 O_2 分子都要跨越血气屏障进入毛细血管，故经这两个方程计算出的 $\dot{V}O_2$ 值必定等同——这再次体现了质量守恒定律。因此，PAO_2 仅有单一数值，即图 5-3 中两关系曲线的交叉点。若 $\dot{V}A$ 取不同值进行计算，则图 5-3 中 $\dot{V}A/\dot{Q}$（该例中的 $\dot{Q}$ 值保持不变）、直线和交叉点将如图 5-4 所示。此图表明肺泡 PO_2（x 轴）和总摄 O_2 量（$\dot{V}O_2$，y 轴）均依赖于 $\dot{V}A$ 和 $\dot{Q}$。通常情况下，由于任一方程算得的 $\dot{V}O_2$ 一定相同，故可将方程 3 与方程 8 合并，并由此产生了通气-灌注

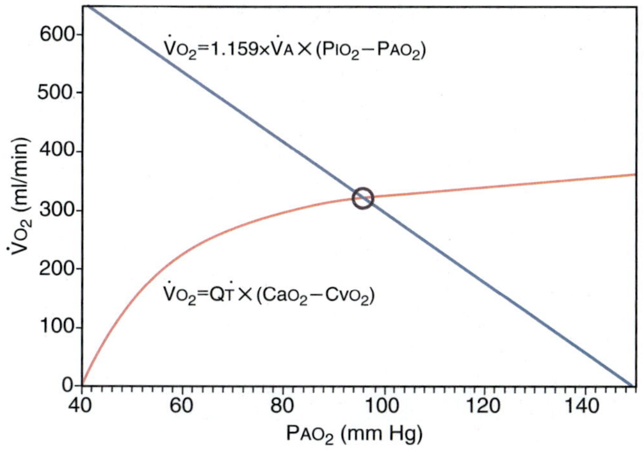

图 5-3　计算 O_2 转运速率（$\dot{V}O_2$）的两个质量守恒方程；当肺泡内 PO_2（PAO_2）变化时，一个方程作为通气方程（$\dot{V}A$，直线），另一个则以血流量（QT，曲线）为基础。吸入气 O_2 和混合静脉血 O_2 水平如同 $\dot{V}A$ 与 QT 一样保持不变。交叉点（空心圆）是 O_2 质量守恒的 VO_2 与 PAO_2 的单一交汇点，是 $\dot{V}A$ 和 QT 为各指定值时一定存在的 PAO_2

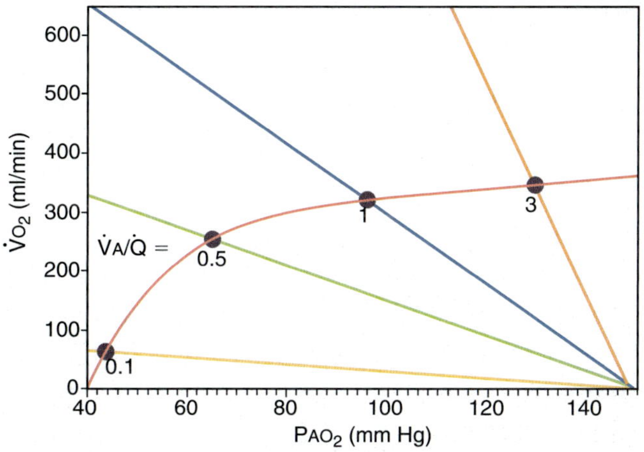

图 5-4　分析同图 5-3，四条直线反映了通气的四个值：未标记的图像 $\dot{V}A$（只有一个血流值）、未标记的图像 $\dot{Q}T$（及由此生成的 4 个比值，未标记的图像 $\dot{V}A/\dot{Q}$）。PAO_2 随 $\dot{V}A/\dot{Q}$ 增加而增加，如四个实心圆所示

方程：

$$\dot{V}O_2 = 1.159 \times \dot{V}A \times (PIO_2 - PAO_2) = \dot{Q} \times (Ca_{O2} - Cv_{O2})$$

或

$$\dot{V}A/\dot{Q} = 0.863\,(Ca_{O2} - Cv_{O2}) / (PIO_2 - PAO_2) \qquad (10)$$

CO_2 的通气-灌注方程为

$$\dot{V}A/\dot{Q} = 0.863\,(CVO_2 - CaO_2) / PACO_2 \qquad (11)$$

这些方程说明肺的任何部位的肺泡 PO_2 和 PCO_2 均是由 $\dot{V}A$ 与 $\dot{Q}$ 的比值决定的。

图 5-5 显示了在吸入气 PO_2 等于室内气 PO_2 且肺动脉（混合静脉血）PO_2 正常（即 40 mmHg）时，肺泡 PO_2 和 PCO_2 是如何随 $\dot{V}A/\dot{Q}$ 变化而变化的。由

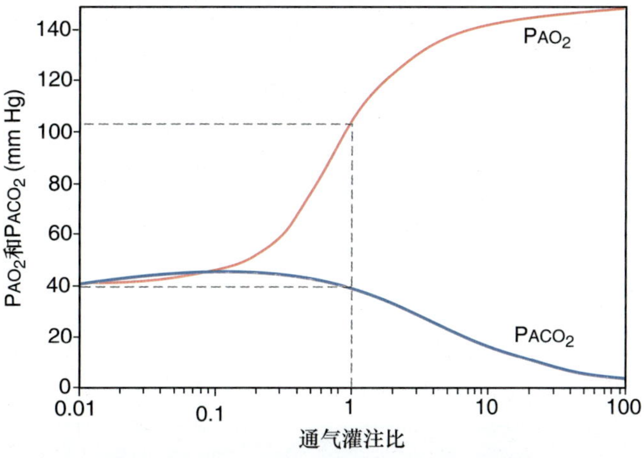

图 5-5　此图显示了根据图 5-3 和 5-4 的分析，肺泡内 PO_2（和 PCO_2）是如何随通气-血流灌注比值（$\dot{V}A/\dot{Q}$）变化而变化的。虚线表示 $\dot{V}A/\dot{Q}$ 的正常值 1。假定所有情况均为正常情况：即吸入气 PO_2 = 150 mmHg，PCO_2 = 0 mmHg，混合静脉血 PO_2 = 40 mmHg，PCO_2 = 45 mmHg。当 $\dot{V}A/\dot{Q}$ 趋于零时，PAO_2 与 $PACO_2$ 接近于混合静脉血的值，当 $\dot{V}A/\dot{Q}$ 趋于无穷大时，PAO_2 与 $PACO_2$ 接近于吸入气的值

该图可得出以下重要结论：当 $\dot{V}_A/\dot{Q}$ 下降时，P_{O_2} 降低，接近于低 $\dot{V}_A/\dot{Q}$ 时混合静脉血的 P_{O_2} 值；与此相反，P_{CO_2} 则会升高。同样，当 $\dot{V}_A/\dot{Q}$ 上升时，P_{O_2} 接近于吸入气 P_{O_2} 值，而 P_{CO_2} 则会降低。虚线显示当 $\dot{V}_A/\dot{Q}$ 约为正常值 1 时，P_{O_2} 约为 100 mmHg，P_{CO_2} 约为 40 mmHg。

尽管这两种气体的定性特征相似（即使方向相反），但它们的定量特征存在差异。P_{O_2} 的变化多发生在 $\dot{V}_A/\dot{Q}$ 为 0.3 ～ 3，而 P_{CO_2} 的变化多发生在 $\dot{V}_A/\dot{Q}$ 为 2 ～ 20，较 P_{O_2} 值几乎高了 10 倍。气体交换遵循相同的质量守恒定律，故其定量差异源于它们在血液中转运性能的差别。

通气–灌注不均与气体交换

上述分析基于气体交换在完整均质的肺内进行，此时的 $\dot{V}_A/\dot{Q}$（等于肺泡通气总量与肺血流总量的比值）仅取单一值。现实生活中，并非所有肺泡均有相同的 $\dot{V}_A/\dot{Q}$ 比值。事实上，健康青年人的 $\dot{V}_A/\dot{Q}$ 值即使在 0.3 ～ 3 内，其最低值与最高值也相差约 10 倍。该差异可归结于重力因素（不受重力影响区的 $\dot{V}_A/Q$ 值高于受影响区）和非重力因素（如气道、血管的长度及半径差异）。不同 $\dot{V}_A/\dot{Q}$ 的肺泡以并联的方式连接：混合静脉血会流经全部肺泡，随后毛细血管末梢血由每个肺泡流入肺静脉，如同支流汇入大河。在肺部疾病中，$\dot{V}_A/\dot{Q}$ 变异（也称 $\dot{V}_A/\dot{Q}$ 失衡）可能出现极端值，甚至危及生命。因此，思考这种失衡如何影响肺摄 O_2 及排出 CO_2 的能力十分必要。

此分析可通过对比均质肺与最简单的非均质肺（拥有两个不同 $\dot{V}_A/\dot{Q}$ 的“肺泡”）来进行，图 5-6 将阐述这个模型。在肺均质状态时（如左侧图所示），通气总量与血流总量均为 6 L/min，且都能平均分配到这两个完全相同的“肺泡”，从图 5-3 可知这种情况下（即 $\dot{V}_A/\dot{Q}$ 为 1 时）P_{O_2} 与 P_{CO_2} 的数值。在非均质肺内（如右侧图所示），该图例显示了重度但不完全阻塞的气道所产生的影响，导致左侧“肺泡”通气量减少 90%，右侧“肺泡”通气相应再分配（即：假设通气总量和血流总量未受气道阻塞影响）。在图 5-5 中可再次读出 P_{O_2} 的值，分别为 45 mmHg 和 120 mmHg。当两个肺泡排出气体时，各自的气流按对应的气流速率比混合，从而产生了混合性呼出气 P_{O_2}（116 mmHg）。同样，如前文所述，离开每个“肺泡”的血流都具有与肺泡内气体相同的 P_{O_2}，这两股血流会以其血流速率比再次混合。这里计算的是 O_2 浓度而非 O_2 分压，且混合后动脉 P_{O_2} 可降至 60 mmHg。

因此，该简单计算表明，当各处 $\dot{V}_A/\dot{Q}$ 比值不尽相同时，气体交换会受到以下影响：动脉 P_{O_2} 下降，全肺所摄 O_2 总量也下降（可由混合性呼出气 P_{O_2} 增多推导而来，即因更多 O_2 被呼出，导致更少 O_2 转移至血液中）。

P_{CO_2} 也会发生同样的情况，但变化的方向相反：$\dot{V}_A/\dot{Q}$ 失衡引起动脉 P_{CO_2} 增加，混合性呼出气 P_{CO_2} 降低，排出 CO_2 总量故而减少。图 5-7 显示了图 5-6 相同情况下的 CO_2 值。但可以见到，在动脉分压和气体转移总量方面，O_2 受到的负面影响在量上要大于 CO_2。

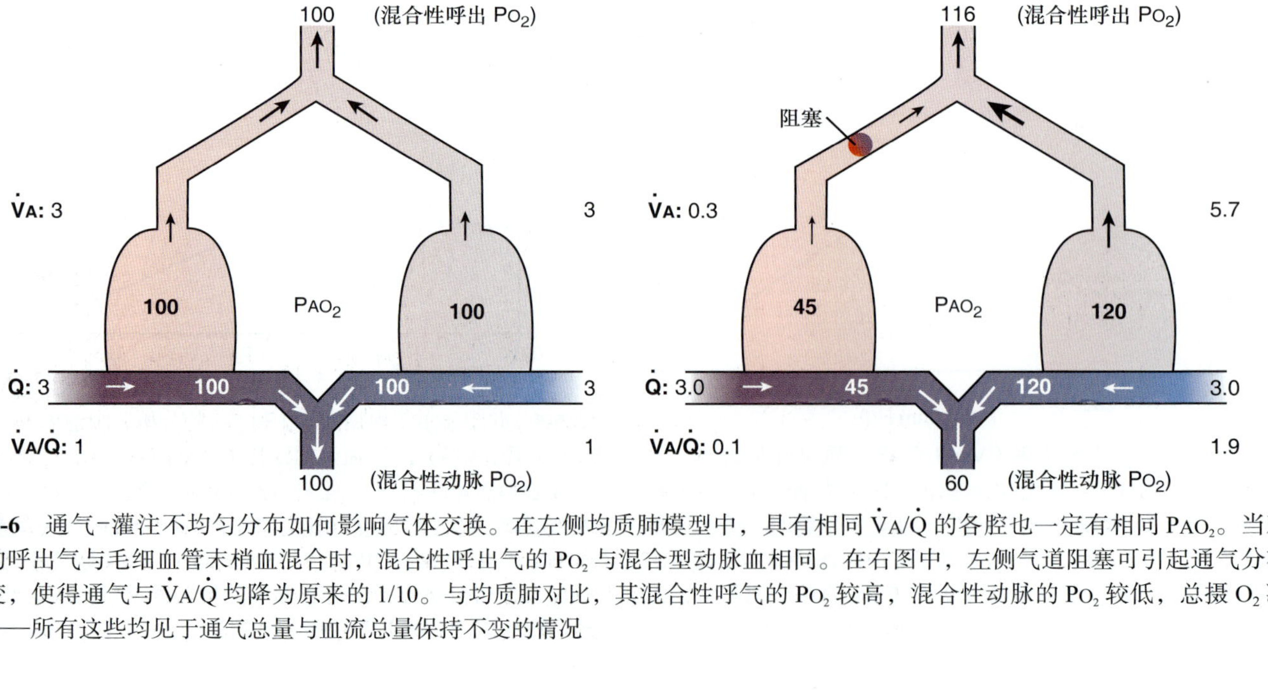

图 5-6 通气–灌注不均匀分布如何影响气体交换。在左侧均质肺模型中，具有相同 $\dot{V}_A/\dot{Q}$ 的各腔也一定有相同 P_{AO_2}。当双腔的呼出气与毛细血管末梢血混合时，混合性呼出气的 P_{O_2} 与混合型动脉血相同。在右图中，左侧气道阻塞可引起通气分布改变，使得通气与 $\dot{V}_A/\dot{Q}$ 均降为原来的 1/10。与均质肺对比，其混合性呼气的 P_{O_2} 较高，混合性动脉的 P_{O_2} 较低，总摄 O_2 减少——所有这些均见于通气总量与血流总量保持不变的情况

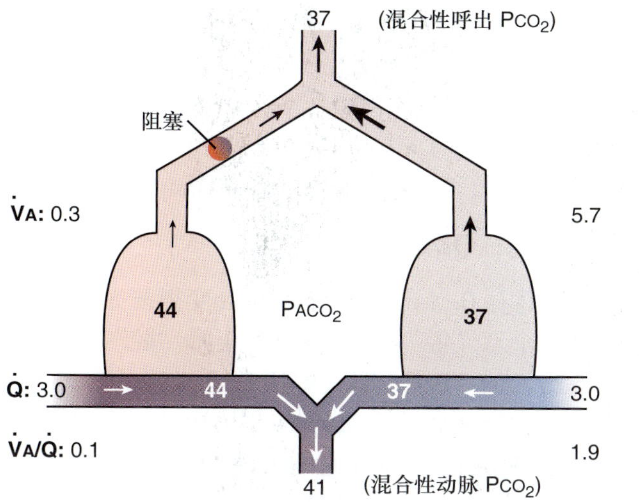

图 5-7　采用与图 5-6 中右图相同模型进行 CO_2 的相应计算。CO_2 排放量减少，而动脉 P_{CO_2} 增加，呼出 P_{CO_2} 下降（尽管这些改变小于 O_2）

O_2 所受影响大于 CO_2，这反映了这个例子的实质：阻塞"肺泡"的 $\dot{V}_A/\dot{Q}$ 值很低。当对相同问题进行建模，但这次是将一个"肺泡"的血流量减少 90%，并非如图 5-6 和图 5-7 那样减少通气，$\dot{V}_A/\dot{Q}$ 失衡仍将出现，且两种气体均会被影响，但由于该异常"肺泡"的 $\dot{V}_A/\dot{Q}$ 值较高而非较低，故 O_2 与 CO_2 在量上所受的影响不同：CO_2 受到的影响大于 O_2。

该结果表明，$\dot{V}_A/\dot{Q}$ 失衡会影响所有气体的气体交换，但它对任一气体的影响程度取决于通气与血流分布的具体模式。在任何给定的模型中，O_2 与 CO_2 受不同影响的根本原因在于其血液解离曲线的差异。O_2 的血液解离曲线呈非线性，而 CO_2 的血液解离曲线则几乎为线性，且较 O_2 更为陡峭。总而言之，当低 $\dot{V}_A/\dot{Q}$ 区为主导时，O_2 所受影响较大，而当高 $\dot{V}_A/\dot{Q}$ 区为主导时，则 CO_2 所受影响更大。

分流

分流指血液在未与任何肺泡气体接触的情况下即由右心流至左心。该病理生理过程的本质可能源于心室或心房间隔缺损及其他心内异常或肺部病变，如气道完全阻塞、肺不张、气胸、肺水肿、肺实变及肺内大动静脉血管畸形。回顾图 5-6（阐释气道局部阻塞），分流可模拟为：通气零分配至左侧"肺泡"，而全部分配至右侧"肺泡"；虽然其影响较气道部分阻塞稍微更加严重，但可将分流看成 $\dot{V}_A/\dot{Q}$ 失衡的极端表现，即 $\dot{V}_A/\dot{Q} = 0$ 的区域，因为通气量为零。

然而，分流有一种特性值得讨论：即吸入 100% O_2 后的反应。当肺内 $\dot{V}_A/\dot{Q}$ 失衡且吸入 100% O_2 时，见于呼吸室内空气的受试者所有肺泡中的氮气都将全部清除，仅存 O_2 和 CO_2。不管每个肺泡 $\dot{V}_A/\dot{Q}$ 值为多少，肺泡 P_{O_2} 均将大于 600 mmHg。因此，$\dot{V}_A/\dot{Q}$ 失衡肺在吸入 100% O_2 后将进行正常的 O_2 交换。然而，分流的血液永远不会暴露于 100% O_2，其 P_{O_2} 仍然偏低（处于流入的肺动脉血 P_{O_2} 的水平）。使用与图 5-6 相同的定律，即使吸入 100% O_2，这也会导致混合性动脉 P_{O_2} 处于异常低值。

低氧血症的四个病因

如前文所述，动脉低氧血症（动脉 P_{O_2} 低于正常值）有四种原因：

1. 通气不足（图 5-1）
2. 扩散限制（前文没有详细阐述，但有所讨论）
3. $\dot{V}_A/\dot{Q}$ 不均衡（图 5-6）
4. 分流（见前文）

前文推导的肺泡气体方程（方程 6）可区分低氧血症和其他各种损害造成的结果：对于单纯通气不足，这方程可准确预测在动脉 P_{CO_2} 出现任何指定的增加值后动脉 P_{O_2} 将会下降的值（因为肺泡内 P_{O_2} 与动脉 P_{O_2} 保持相等）。然而，如图 5-6 所示，由于存在 $\dot{V}_A/\dot{Q}$ 失衡，呼出的肺泡 P_{O_2} 增加而动脉 P_{O_2} 下降。通过代入动脉 P_{CO_2} 值，可用方程 6 计算肺泡 P_{O_2} 的值，然后用肺泡 P_{O_2} 减去动脉 P_{O_2}，得出肺泡–动脉 P_{O_2} 差 P_{O_2}（A-a）。动脉 P_{O_2}、动脉 P_{CO_2} 及 P_{O_2}（A-a）的经典模式（针对各种病因所致低氧血症）以及前文所述肺泡对吸入 100% O_2 的反应均已在表 5-1 中说明。表 5-1 基于这样一个假设，即机体未启用任何可用的代偿机制（如下文讨论）来应对低氧血症。除非一些特殊情况如外伤、心脏疾病或过度麻醉发生，这种代偿机制是生命过程中一种普遍存在的生理规律。

代偿机制

当发生低氧血症时，不论何种原因，三个主要

表 5-1　不同原因低氧血症对气体交换的影响

低氧血症的原因	动脉 P_{O_2}	动脉 P_{CO_2}	P_{O_2}（A-a）	吸入 100% O_2 时的动脉 P_{O_2}
通气不足	下降	上升	正常	正常
扩散限制	下降	正常	上升	正常
$\dot{V}_A/\dot{Q}$ 不均衡	下降	上升	上升	正常
分流	下降	正常	上升	下降

P_{O_2}（A-a），肺泡–动脉 P_{O_2} 差；P_{CO_2}，二氧化碳分压；P_{O_2}，氧分压；$\dot{V}_A/\dot{Q}$，肺泡通气–灌注比

的代偿机制均会被启动。

1. *组织从血液中摄取更多的 O_2*。当动脉 P_{O_2} 下降时，机体的最初反应是从流动的血液中获取更多的 O_2。用这种方法，虽 $\dot{V}O_2$ 可迅速、有效地恢复（被动恢复），却导致回流入肺的静脉血 P_{O_2} 更低，从而损伤动脉的氧合作用，加重低氧血症，但组织代谢却受到了保护。同样情况也会见于 CO_2（但为反向变化）：更多 CO_2 被加入组织静脉血，提高肺部血液的 CO_2 水平。如果通气保持不变，会导致动脉血 P_{CO_2} 上升。

2. *过度通气*。在发生低氧血症的数秒内，化学感受器受到刺激作用，引起通气反射性加强，该反应可将升高的动脉 P_{CO_2} 有效地降至正常，但对于恢复动脉 P_{O_2} 作用甚微。事实上，为了试图使 P_{O_2} 恢复正常，通常要增加通气直至发生动脉低碳酸血症，尽管体内已存在的气体交换异常会损害 CO_2 的交换。过度换气对于恢复动脉 P_{O_2}（与较低 $\dot{V}A/\dot{Q}$ 值有关）不是特别有效，譬如哮喘、肺炎及急性肺损伤，但对以 $\dot{V}A/\dot{Q}$ 值偏高为主要异常的肺部病变——特别是肺血栓栓塞类疾病则更为有效。

3. *增加心输出量*。在许多肺疾病中，低氧血症和其他因素会刺激交感神经，导致心动过速及心输出量升高。输出量增加使得组织摄 O_2 减少，回心静脉血 P_{O_2} 增加，并能在一定程度上恢复动脉 P_{O_2}，这种情况常见于哮喘急性发作期患者，尤其是见于大剂量使用 β-交感神经激动药时，但在慢性疾病与疾病稳定期则较为罕见。

这些机制能有效恢复肺部 O_2 与 CO_2 的扩散量，使得 $\dot{V}O_2$ 与 $\dot{V}CO_2$ 恢复至维持组织新陈代谢所必需的水平。如无法启用这些机制，则会导致组织坏死甚至可能危及生命。

基于生理学原理的气体交换临床评估

前文的讨论为肺部气体交换的临床评估工具提供了生理学基础。所有这些工具都基于动脉血样本 P_{O_2} 和 P_{CO_2} 的检测。由于测量通气和整个血流分布既复杂又费时，因此已有人提出了一些简易的气体交换分析方法。

肺泡-动脉 P_{O_2} 差：P_{O_2}（A-a）

如前所述，前文推导的方程 6 称为肺泡气体方程。

$$P_{AO_2} = P_{IO_2} - P_{ACO_2}/R$$

如已获得动脉血气样品，即可测出动脉 P_{O_2}（Pa_{O_2}）和动脉 P_{CO_2}（Pa_{CO_2}）。然后用方程 6 计算出的 P_{AO_2} 减去所测 Pa_{O_2}，就得到了 P_{O_2}（A-a）：

$$P_{O_2}(A\text{-}a) = P_{AO_2} - Pa_{O_2} = P_{IO_2} - Pa_{CO_2}/R = Pa_{O_2} \quad (12)$$

在理想的肺中，P_{O_2}（A-a）将为零。在青年人的正常肺中，P_{O_2}（A-a）约为 4 ～ 10 mmHg。而在严重肺疾病患者，P_{O_2}（A-a）可高达 60 mmHg。

分流：$\dot{Q}s/\dot{Q}t$

虽然存在肺部疾病时情况会变得复杂，但都可建成一个双“腔”模型：一个正常“腔”和一个完全不通气的“腔”（即其中所有血流都是分流）。如前所述，分流血液未摄入 O_2，故离开混合静脉的血液 O_2 与进入混合静脉血的血液 O_2 处于同样低的水平。我们的目的在于计算流经“分流”腔室所需的血流量占心输出量的百分比（$\dot{Q}s/\dot{Q}t$），从而对所测动脉 P_{O_2} 进行解释。此计算采用了分流方程，如下所示：

$$Ca_{O_2} \times \dot{Q}t = \dot{Q}s \times Cv_{O_2} + (\dot{Q}t - \dot{Q}s) \times Cec_{O_2} \quad (13)$$

这是一个质量守恒或混合方程，由其可以看出动脉 O_2 浓度（Ca_{O_2}）是来自分流腔（$\dot{Q}s$，分流；$C\bar{v}_{O_2}$，混合静脉血 O_2 浓度）与正常腔（$\dot{Q}t - \dot{Q}s$，非分流血流量，Cec_{O_2}，末端毛细血管 O_2 浓度）的 O_2 的血流量加权平均值。$\dot{Q}t$ 为总血流或心输出量。方程 13 可重新整理如下：

$$\dot{Q}s/\dot{Q}t = (Cec_{O_2} - Ca_{O_2}) / (Cec_{O_2} - Cv_{O_2}) \quad (14)$$

此方程被称为分流方程。利用此方程，可使用氧-血红蛋白解离曲线计算 Cec_{O_2}，并由方程 6 算出 P_{AO_2}；Ca_{O_2} 可从动脉血气样品中测定，而 Cv_{O_2} 或为假定值或由混合静脉血样品测定。如 Cv_{O_2} 假定为一个特定值，则计算出的分流率（$\dot{Q}s/\dot{Q}t$）的准确度取决于假定值的准确度。

如果该方程使用的数据来自吸入 100%O_2 的患者，就会获得分流的真实值。如前所述，当吸入 100% O_2 时，即使低 $\dot{V}A/\dot{Q}$ 肺泡也会有超过 600 mmHg 的高 P_{AO_2}，因此并不会引起 Ca_{O_2} 显著降低，这是因为肺泡血液中 O_2 完全饱和。然而，如果这些数据源于吸入浓度低于 100% O_2 的患者，那么 $\dot{Q}s/\dot{Q}t$ 值通常会偏大。这种 $\dot{Q}s/\dot{Q}t$ 值的偏大是由于吸入非纯氧时，其血红蛋白处于不完全氧饱和状态，而通气-灌注比率低的区域面积会在数值上直接影响 $\dot{Q}s/\dot{Q}t$ 的比值。

生理无效腔：Vd/Vt

在一个概念性的镜像方程中，可将总无效腔作为异常气体交换的另一个参数进行计算。通常，使用 CO_2 而非 O_2 作为标志性气体。其理论基础仍是质量守恒定律，且这个概念使用了另一个双腔模型，即一个腔保持正常，而假设另一个腔的 $\dot{V}A/\dot{Q}$ 值无限高——也就是说，此腔有通气（$\dot{V}A > 0$）但无灌注（$\dot{Q} = 0$），由于该腔内无血流，故没有气体交换而浪费了它所有的通气量。因此，其肺泡 PCO_2 就是吸入气 PCO_2，即为零。我们的目标是把通气时混合呼出气（$PECO_2$）中的 PCO_2 解释为——两腔肺泡 PCO_2 的通气量的加权平均数，其中，肺泡 PCO_2（$PACO_2$）来自正常腔，0 来自无效腔。质量守恒方程与分流方程类似，如下：

$$PECO_2 \times Vt \times f = PACO_2 \times (Vt - Vd) \times f + 0 \times Vd \times f \qquad (15)$$

其中 f 为呼吸频率，Vd 为无灌注腔内每次吸入的气体容积，且 Vt 为每次呼吸时吸入的总气体容积。此方程重新整理后如下：

$$Vd/Vt = (PACO_2 - PECO_2)/PACO_2 \qquad (16)$$

通常，动脉血样品的肺泡 PCO_2（$PACO_2$）用动脉 PCO_2（$Paco_2$）来代替，故得：

$$Vd/Vt = (Paco_2 - PECO_2)/Paco_2 \qquad (17)$$

该无效腔方程需要输入所测得的动脉 PCO_2 与混合呼出气 PCO_2。

由前面的论述得知，动脉血样品对于估计气体交换的三个参数至关重要。为了得到准确结果，仅有动脉血样品是不够的，还需要混合呼出气来计算方程 12 中的 R 值，并须测算混合呼出 PCO_2（$PECO_2$）用于方程 17。此外，方程 14 还需要混合静脉血 O_2 浓度的估计值。

酸-碱平衡

为了维持人体功能，氢离子浓度必须保持在一个窄小的范围。循环血液的酸度通过 pH［每升的（H^+）摩尔数的自然对数负值］表达，其正常值为 7.40（游离 H^+ 为 40 nmol/L）。人体能够生存的最低 pH 约为 6.8，而最高 pH 尚不清楚（可能约为 7.9）。pH 6.8 对应的氢离子浓度约为 160 nmol/L，而 pH 7.9 对应的浓度约为 130 nmol/L。

机体存在数种机制以维持其 pH 在相当窄小范围，这不足为奇。主要有三种协同作用机制，第一为弱酸或弱碱产生的化学缓冲作用，第二为肾排泄或保留 H^+ 离子，第三则是通气过程。

缓冲作用

血液检测时可以发现血浆和红细胞内存在一些弱酸和弱碱，而这里需要强调的是它们都会与体内既存的［H^+］处于一个化学平衡中。若 H^+ 离子（即质子）浓度由于任何原因增加（即发生酸中毒），带正电的质子会与带负电荷的弱酸离子发生反应，形成非离子复合物。质子以这种方式从溶液中被去除，升高的 pH 得以恢复至正常。此过程可以用化学方程来表现：

$$H^+ + A^- \rightarrow HA \qquad (18)$$

弱酸 A 以离子形式（即 A^-）与质子（H^+）结合，形成非离子形式 HA，导致游离［H^+］减少，pH 增加。

如果发生相反的情况——游离［H^+］减少（称为碱中毒），方程 18 所示的反应可能从右往左发生反应，使得 H^+ 离子浓度增加，低 pH 恢复至正常。

血液中重要的缓冲物质包括血浆蛋白（特别是白蛋白）、磷酸根离子及红细胞中的血红蛋白。这些缓冲物质是人体抵御 pH 改变的第一道防线。它们随时可用并立即起效却不能反复使用，直至合成了新的分子。因此，它们对调整酸-碱失衡的长期作用有限，其量变效果也有限。

肾

肾可以保留或排出 H^+ 和碳酸氢根离子（HCO_3^-），以维持其在血中浓度不变，故在控制酸碱失衡所致 pH 改变中有重要作用。肾的具体功能不在本文的讨论范围内，更详细信息可参阅肾相关文献。

肾对酸碱紊乱的作用有以下两个重要方面：首先，肾对 pH 的显著改变反应缓慢，类似于一列载货火车由完全静止到开始出发，虽然肾反应在 pH 一改变就立即开始，但它需要数小时以“提升速度”，从而影响 pH。其次，如同正常肾能在 pH 恢复正常时发挥稳态作用一样，当发生肾疾病时，正常排泄尿酸的能力受累，产生 H^+ 积累，随后出现酸中毒。因此，肾本身异常即可引起酸中毒，是因为其 H^+ 的排泄机制发生了障碍，不能像正常肾那样对过剩 H^+ 做出反应。

肺

如同肾能中和酸中毒或碱中毒，肺部也具有相同能力。肺可通过改变通气量引起 PCO_2 变化从而调节血液的 pH。总之，血液［H^+］增加会刺激中枢化学感受器（腹侧髓质）及外周（颈动脉体）化学感受器，将神经信号传入大脑的呼吸控制区域，大脑进而指示呼吸肌增加通气量，从而降低 PCO_2（参考方程 4)。[H^+] 减少时则与之相反。这种作用是以碳酸(H_2CO_3)作为弱酸通过上述缓冲原理实现的，具体如下。碳酸酐酶会大大加速该反应：

$$H^+ + HCO_3^- \rightarrow H_2CO_3 \rightarrow H_2O + CO_2 \quad (19)$$

因此，如果发生酸中毒，整个反应则向右进行，消除 H^+以提高 pH，并产生更多的 CO_2，而这些 CO_2(通常情况下)可通过(通常)轻微增加的通气消除。相反，如发生碱中毒，反应则向左进行，释放 H^+，还原 pH。"满足"这个逆向反应所需 CO_2 源自通气量的减少。总而言之，通气量变化会影响 P_{CO_2}，引起方程 19 中的化学反应在酸中毒时向右进行(通气增加，降低 P_{CO_2})或在碱中毒时向左进行(通气减少，升高 P_{CO_2})。

采用方程 19 的平衡版本，可得出 H^+、HCO_3^-和 CO_2 浓度的如下关系：

$$K = [H^+] \times [HCO_3^-] / [CO_2] \quad (20)$$

或

$$K = [H^+] \times [HCO_3^-] / [0.03 \times P_{CO_2}] \quad (21)$$

此处 0.03 是血浆(水)中 CO_2 溶解度，单位为 mmol/L/mmHg。取方程 21 的对数，重排 K 与 [H^+] 可得：

$$-\log [H^+] = -\log K + \log ([HCO_3^-] / [0.03 \times P_{CO_2}]) \quad (22)$$

或

$$pH = pK + \log ([HCO_3^-] / [0.03 \times P_{CO_2}]) \quad (23)$$

其中 pK 是方程 19 反应中平衡常数的负对数，值为 6.1。此方程被称为 Henderson-Hasselbalch 方程，用于描述酸碱失衡。由此可见，它将 pH 与 HCO_3^-和 P_{CO_2} 联系了起来。

因为该方程包含三个变量，它们之间的关系要从三个方面表达，这具有一定难度。针对该方程设计出了几种方法来解决这个问题，且其本质都是图形。最直观、运用最广的或许是 Davenport 图，其纵坐标为 [HCO_3^-]、横坐标为 pH，用 P_{CO_2} 的等值线来探讨该变量的各种变化。例如，P_{CO_2} 保持正常值 40 mmHg 不变，则方程可简化为

$$pH = 6.1 + \log ([HCO_3^-] / [0.03 \times 40]) \quad (24)$$

这种方法能计算出任何指定 pH 下的 [HCO_3^-] 值，这些值会形成一条线，上面每个点都能在相同 P_{CO_2} 值(在本例中，为 40 mmHg)下满足方程 24。图 5-8 显示了 Davenport 图上 P_{CO_2} 为 40 mmHg 及另外一些固定值的线条。随后，该系列 P_{CO_2} 等值线形成了讨论正常及异常酸-碱关系的框架。该图用实心圆代表正常动脉血的数值：P_{CO_2} 为 40 mmHg，pH 为 7.40，[HCO_3^-] 为 24 mmol/L。

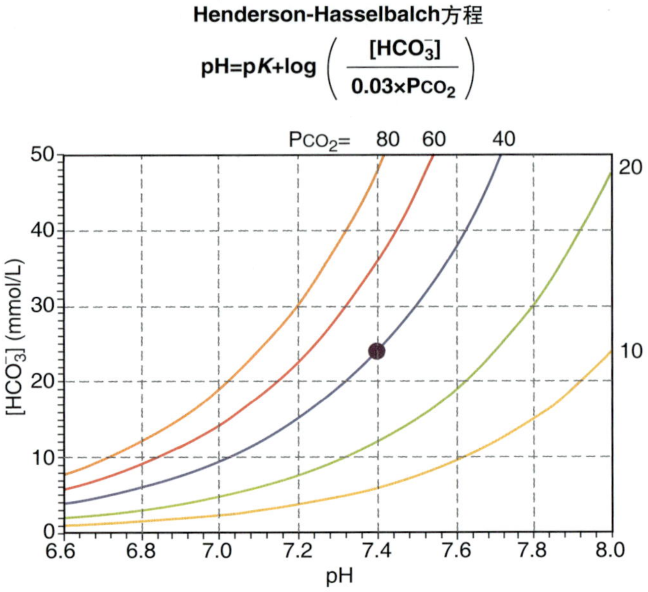

图 5-8 Davenport 图：Henderson-Hasselbalch 方程的图示，将 pH、[HCO_3^-] 及 P_{CO_2} 关联了起来。每条曲线显示了每个 P_{CO_2} 值与 [HCO_3^-] 及 pH 的独特关系。实心圆对应的是正常动脉血

图 5-9 用一系列实心圆来描绘相同的正常血样与不同 P_{CO_2} 值(每次一个)气体接触并达到平衡后所测 pH 与 [HCO_3^-] 的关系。从方程 23(即 Henderson-Hasselbalch 方程)可明显见到，随着 P_{CO_2} 高于正常值，pH 一定会降至正常值以下，而当 P_{CO_2} 低于正常值，pH 则会升至正常值以上。如图所示，pH/[HCO_3^-] 的关系几乎呈一直线。直线越陡，对于给定的 P_{CO_2}，pH 变化越小。这也就是说，直线

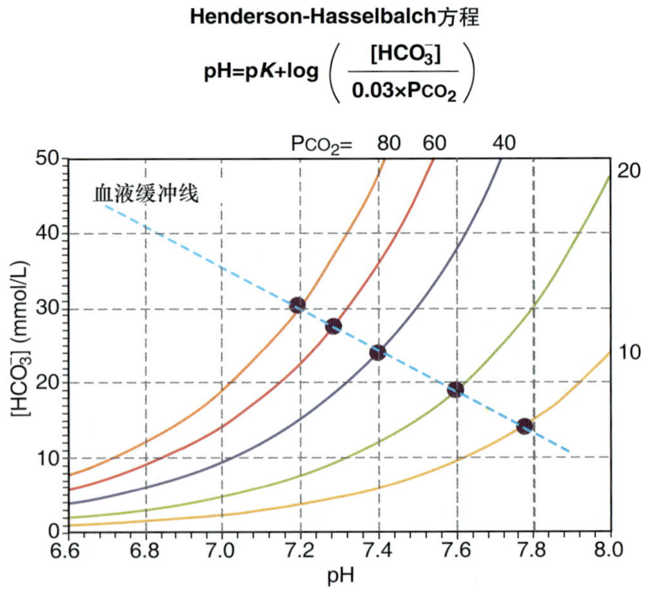

图 5-9 Davenport 图的血液缓冲线。该缓冲线可将 pH 与 [HCO_3^-] 相关联，并随血液样品中 P_{CO_2} 的变化而变化。具体参阅上文

越陡越能有效保持［H^+］稳定。因为这些结果来自单份体外血样，因此没有肾的干预作用，并且这直线可以代表血样品的缓冲能力。事实上，它也被称为血液缓冲线。血浆和红细胞的缓冲水平越高，缓冲线越陡峭。

图 5-10 至图 5-13 阐述了 Davenport 图在描绘酸-碱失衡方面的应用。酸-碱失衡有四种可能类

呼吸性酸中毒

Henderson-Hasselbalch方程

$$pH=pK+\log\left(\frac{[HCO_3^-]}{0.03\times P_{CO_2}}\right)$$

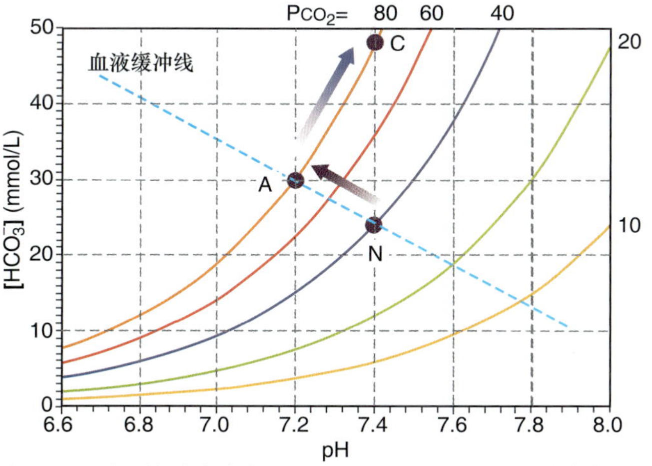

图 5-10　呼吸性酸中毒的 Davenport 图。P_{CO_2} 急剧升高使血液 pH 由正常位置（N）移至 A 点——换言之，沿正常血液缓冲线向上移动。在数小时至数天内，肾通过滞留 HCO_3^- 使得 pH 缓慢地恢复到 C 点

呼吸性碱中毒

Henderson-Hasselbalch 方程

$$pH=pK+\log\left(\frac{[HCO_3^-]}{0.03\times P_{CO_2}}\right)$$

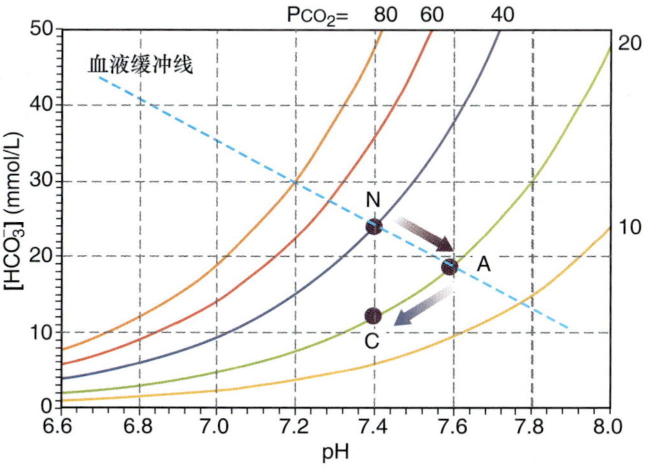

图 5-11　呼吸性碱中毒的 Davenport 图。P_{CO_2} 急剧下降使得血液 pH 由正常位置（N）移至 A 点——即沿正常血液缓冲线下移。经过数小时或数天，肾代偿（排泄 HCO_3^-）使得血液 pH 缓慢地恢复到 C 点

代谢性酸中毒

Henderson-Hasselbalch 方程

$$pH=pK+\log\left(\frac{[HCO_3^-]}{0.03\times P_{CO_2}}\right)$$

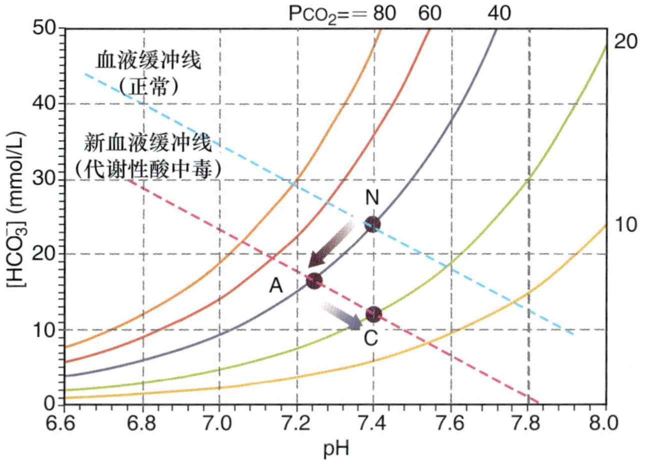

图 5-12　代谢性酸中毒的 Davenport 图。［H^+］急剧增加使得血液 pH 由正常位置（N）移至 A 点——即沿正常 P_{CO_2} 的血液缓冲线下移。经过数秒至数分钟，发生通气代偿（过度通气），P_{CO_2} 减少，使得血液 pH 快速地恢复到 C 点

代谢性碱中毒

Henderson-Hasselbalch 方程

$$pH=pK+\log\left(\frac{[HCO_3^-]}{0.03\times P_{CO_2}}\right)$$

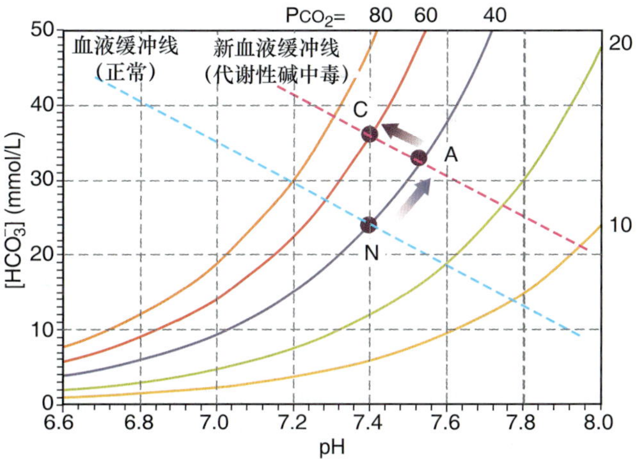

图 5-13　代谢性碱中毒的 Davenport 图。［H^+］急剧下降使血液 pH 由正常位置（N）移至 A 点——即沿正常 P_{CO_2} 的血液缓冲线上移。经过数秒至数分钟，发生通气代偿（低通气），P_{CO_2} 增加，使得血液 pH 快速地恢复到 C 点

型——呼吸性酸中毒、呼吸性碱中毒、代谢性酸中毒及代谢性碱中毒，每个图代表一种类型酸-碱失衡产生的后果。每个图形显示了正常点 N 及 CO_2 等值线和正常缓冲线。这些图形具有很好的床边应用价值，因为它们可以让护理者直观地评估、诊断、了解及量化那些可能在临床实践中碰到的复杂酸-碱情况。

图 5-10 展现了呼吸性酸中毒的 Davenport 图。

由呼吸性酸中毒的名称可知其酸中毒是通气不足的结果，无法使 Pco_2 在特定 CO_2 代谢率下维持在正常 40 mmHg 的水平，这是质量守恒定律的必然结果（如方程 4 所示）。从 Henderson-Hasselbalch 方程可知，通气不足所致 Pco_2 升高可引起 pH 下降。当通气或代谢率快速改变（几分钟内）时，Pco_2 会沿血液缓冲线移动（图 5-10 中特定血液样品从 N 移至 A），因为肾尚未能及时影响 pH，这种早期情况称为急性呼吸性酸中毒。缓冲线的上值会移动多远取决于通气不足的程度（难以维持正常 Pco_2）。在图 5-10 所示的例子中，该点已从 Pco_2 = 40 mmHg 等值线移至 Pco_2 = 80 mmHg 等值线上。运用方程 4 可知，由于某些原因，在代谢率保持不变时通气减少一半或通气不变而代谢率加倍（或两者共同发生），则必然出现 Pco_2 加倍（从 40mmHg 到 80 mmHg）。如果急性呼吸性酸中毒未经治疗而持续存在，肾则开始潴留 HCO_3^-，排酸大约 /d，根据方程 23，pH（几乎）会恢复至正常（图 5-10 的 C 点），这种情况称为代偿性呼吸性酸中毒。由图 5-10 及 Henderson-Hasselbalch 方程可知，[HCO_3^-] 加倍会使 [HCO_3^-] 与 Pco_2 的比值恢复正常，pH 也随之恢复至 7.4，该过程称为肾代偿，事实上肾很少完全代偿，故只要 Pco_2 仍然偏高（本例中为 80 mmHg），C 点的 pH 及 [HCO_3^-] 就会低于上述数值，但它们一定仍在 Pco_2 = 80 mmHg 的等值线上。

呼吸性酸中毒的常见临床病因包括：药物所致中枢神经呼吸抑制、脑损伤、周围神经病变、神经肌肉疾病、胸壁外伤、肺部病变所致通气-灌注失衡（例如 COPD）。

图 5-11 描述了呼吸性碱中毒的发生机制，这是上述呼吸性酸中毒的对称表现。当通气量相对于代谢率出现增加时，Pco_2 及 [HCO_3^-] 均下降，pH 增加。急性期的点（A 点，因时间短无法进行肾代偿）、完全肾代偿的点（C 点）与正常点（N 点）一起进行标明。同样，通常不会发生完全代偿，故点 D 应在图 5-11 所示的位置的右上方（但仍在同一条 Pco_2 等值线上）。

无论是健康清醒者（通常是因为焦虑）或是通气患者（在 ICU 或麻醉期间），发生呼吸性碱中毒的常见原因都是过度换气。其他病因还包括高海拔引发缺氧刺激性呼吸和肺部疾病（如哮喘、COPD 及肺间质纤维化），表现为 Pco_2 低于正常值。

图 5-12 描述了第三种酸碱平衡紊乱，即代谢性酸中毒。呼吸性酸中毒以高 Pco_2 为主要异常，产生了一个较低的 pH。与之相反，代谢性酸中毒通过一些代谢或外源因素导致质子增多和 pH 下降。参照 Henderson-Hasselbalch 方程，增多的质子一定与 HCO_3^- 结合产生 H_2CO_3，从而导致 [HCO_3^-] 减少。虽然化学感受器会对低 pH 做出快速（数秒内）反应，从而增加通气量，但了解代偿反应发生前的情况仍有益处。在图 5-12 中，A 点代表急性呼吸性酸中毒未发生通气变化（或 Pco_2 未变化）。当发生更严重的代谢紊乱时，A 点将会进一步向左下方移动，但在发生通气代偿前，它一定会在正常的 Pco_2 = 40 mmHg 的等值线上。C 点表示因过度通气而使得 pH 恢复正常，这是由于过度通气引起 Pco_2 降低从而恢复 pH，该过程称之为呼吸代偿，但该代偿通常也是不完全的。

与呼吸性酸中毒相比，即便在发生代偿前，点（A）数据也位于正常血液缓冲线之外（在其下面），如图 5-12 所示。两条基本平行的缓冲线间的垂直落差（此时约为 11 个单位）称为碱不足。它标志着为使 pH 恢复正常（完全代偿血液中的酸）所需要加入的碱——此时，每升血需要 11 mmol 碱。

代谢性酸中毒的常见原因包括乳酸性酸中毒（运动或多器官功能衰竭）和糖尿病酮症酸中毒。

最后，图 5-13 呈现了代谢性酸中毒的对称行为：代谢性碱中毒。急性反应是 pH 与 HCO_3^- 增加，从 N 点移至 A 点，随后可发生通气抑制，引起 Pco_2 上升和 pH 恢复正常。该反应相对于反向反应（即酸中毒时过度通气）弱得多，但该反应发生时，如果代偿完全，就会移动到正常 C 点。

代谢性碱中毒的常见原因包括：服用过量抗酸药（呈碱性），继发于十二指肠梗阻（如既往溃疡病变所致瘢痕或十二指肠肿瘤）的持续性呕吐（酸性胃液）和持续使用某些利尿药。

从酸-碱失衡的描述中可以观察到一个重要现象，即呼吸性酸中毒和代谢性碱中毒的 Davenport 图在代偿后看似相像——正常 pH、高 [HCO_3^-] 及高 PCO_2。那么原则上这无法表明患者是通过哪条途径达到了代偿状态，故何者是原发、何者是继发的代偿过程也不得而知。然而，由于患者的表现通常区别较大，故临床实践中不易发生混淆。呼吸性碱中毒与代谢性酸中毒也出现相同问题，它们的临床情况也有显著差异。

争议与误区

基于无可辩驳的质量守恒原理而建立的肺气体交换学已较为完善，因此，研究该专题的学者几乎没有真正的争议，但气体交换的评估方法在临床上的应用还存在不足。

一些不足主要是方法学缺陷，特别是大家熟知的呼吸 100% O_2 患者的 PO_2 难以进行准确测量。在这里，基本所有误差均会导致实验室数值低于真实值。为将该影响最小化，样品应完全不含气泡，立即置于冰上，并在数分钟内测量。虽然所有血液样本均应遵循该注意事项，但它在 FIO_2 较高时尤为关键。

其他不足是概念上的缺陷。临床医生渴望通过假设关键变量的值（难以检测）来简化气体交换检测。呼吸交换率（R）对于计算肺泡－动脉 PO_2 差（PO_2（A-a）；见方程 12）十分必要。R 值的不确定可能会造成 PO_2（A-a）重大误差。此外，质量守恒定律是此方程的基础，而此方程的适用范围局限于稳定状态。如果患者的气体交换环境不在一个稳定状态而是不断变化，就很可能无法解读 PO_2（A-a）。

同样，分流方程（方程 14）需要混合静脉血（即肺动脉血）O_2 浓度（Cvo_2）的信息。肺动脉导管无法直接测量 Cvo_2，必须假设 Cvo_2 的数值，这会引起一些问题，尤其对于危重病人，会造成计算出的分流可能存在较大误差。然而，如果使用 Fick 原理（见方程 8），在测量出 $\dot{V}O_2$（氧摄取量）、Q（心输出量）以及 CaO_2（动脉氧浓度）后就能由此计算出 CvO_2，从而大大提高所算分流值的可靠性。

推荐读物

Davenport HW: *The ABC of acid-base chemistry: the elements of physiological blood-gas chemistry for medical students and physicians*, Chicago, 1974, University of Chicago Press.

Kelman GR: Computer program for the production of O_2-CO_2 diagrams, *Respir Physiol* 4:260–269, 1968.

Olszowka AJ, Farhi LE: A digital computer program for constructing ventilation-perfusion lines, *J Appl Physiol* 26:141–146, 1969.

Rahn H: A concept of mean alveolar air and the ventilation-blood flow relationships during pulmonary gas exchange, *Am J Physiol* 158:21–30, 1949.

Rahn H, Fenn WO: *A graphical analysis of the respiratory gas exchange*, Washington, DC, 1955, American Physiological Society.

Riley RL, Cournand A: "Ideal" alveolar air and the analysis of ventilation-perfusion relationships in the lungs, *J Appl Physiol* 1:825–847, 1949.

Weibel ER: *Morphometry of the human lung*, Heidelberg, 1963, Springer.

Weibel ER, Gil J: Structure-function relationships at the alveolar level. In West JB, editor: *Bioengineering aspects of the lung*, New York, 1977, Marcel Dekker, pp 2–81.

West JB: Causes and compensations for hypoxemia and hypercapnia, *Comp Physiol* 1:1541–1553, 2011.

West JB: *Respiratory physiology: the essentials*, ed 8, Baltimore, 2008, Williams & Wilkins.

West JB: Ventilation-perfusion inequality and overall gas exchange in computer models of the lung, *Respir Physiol* 7:88–110, 1969.

West JB: *Ventilation/bloodflow and gas exchange*, ed 5, Philadelphia, 1990, Lippincott.

第一部分　正常结构与功能

第 6 章　通气和呼吸肌的控制

Theodoros Vassilakopoulos　著

（苏美萍　鄷孟洁　林江涛　译）

虽然呼吸肌是间歇工作，但它们是唯一和心肌一起必须不断工作以维持生命的肌肉。它们必须重复移动一个相当复杂的弹性结构——胸廓，来使空气进入肺组织，然后实现气体交换。这个系统中存在多种肌肉群，虽然这些肌肉在解剖结构、几何定位和神经支配上存在不同，但它们仍必须恰当地相互作用，来实现它们的任务。它们也应该能够适应各种各样的工作条件，并对不同的化学和神经刺激产生反应。

本章描述了目前对呼吸肌功能各方面的理解，主要涉及这些肌肉实现呼吸作用的方式以及位于中枢神经系统的呼吸中枢是如何控制呼吸运动的。

呼吸中枢

早期研究呼吸的神经控制时，采用的方法包括切除和消融不同的脑干结构。从这些研究中得到了对呼吸的神经控制的经典描述，即呼吸需要延髓中的中枢有节律地产生通气驱动力，还需要脑桥（传统上被称为呼吸调整中枢和长吸中枢）中的额外区域调制和控制基础节律。呼吸中枢的结构和功能非常复杂，尚未得到充分研究和阐明，现在归纳如下（图 6-1）。

- 负责生成呼吸节律的主要中枢位于延髓中。在延髓内部有两个呈双侧分布的、具有呼吸相关活动的神经元群。
- *背侧呼吸组*（*dorsal respiratory group*，DRG）神经元主要与吸气（吸气时放电）相关，它们定位于孤束核（nucleus tractus solitarius，NTS）。这些神经元投射到脊髓内对侧的膈及肋间运动神经，并产生初级呼吸刺激。另外，这些区域是重要的传入刺激接受区，这些刺激大部分来自外周和中枢化学感受器和肺内感受器。背侧呼吸组和腹侧呼吸组神经元之间存在很多联系。
- *腹式呼吸组*（VRG）由一条长柱形的呼吸神经元组成，其中一些是吸气神经元（吸气时放电）而另一些是呼气神经元（呼气时放电），这其中包括疑核，它主要包括投射到喉、咽、舌的吸气神经元，刺激这些神经元引起上呼吸道扩张，这样能将吸气时呼吸道阻力降到最小。VRG 与 T1 到 T12 上的吸气运动神经元发生多突触型连接，传递驱动到肋间外肌，也与呼气肌（例如肋间内肌和腹部肌肉）中的呼气运动神经元发生多突触连接。
- 延髓腹外侧区中靠近疑核的前包钦格复合体据推测为生成呼吸节律的关键部位。现在的理论认为一组起搏神经元以节律性的方式去极化、放电和复极。传入神经的输入能调节这种内源性震荡活动，继而生成输出并通过传出神经转化为吸气驱动。虽然吸气肌动活动主要由前包钦格复合体控制，但斜方体后核-面旁呼吸组似乎也至少发挥了调节作用，可能是控制主动呼气的一个条件震荡单元。
- 另外一种机制是呼吸肌自主控制，信号起源于运动皮层区，并通过皮质脊髓束直接传到脊髓运动神经元而绕过了延髓呼吸中枢控制中心。在脊髓运动神经元水平自主控制与自动控制存在竞争。

呼吸中枢的传入信息

呼吸控制区接受各种来源的信息。其中包括一些相对直接的化学感受器信号，这种信号提供肺部气体交换功能的闭环信息。这些信号大部分由负责介导低氧血症、高碳酸血症和酸血症所产生的反应的中枢和外周化学感受器产生。另外，在任何时候，许多其他来自上呼吸道、肺、呼吸肌和胸廓的传入信息在决定通气动力方面可能很重要（图 6-2）。皮层觉醒的状

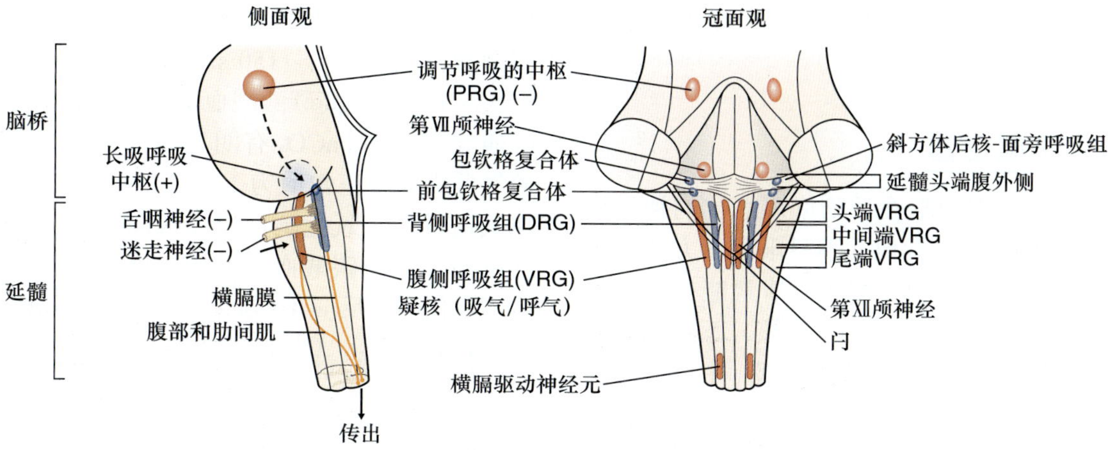

图 6-1　呼吸中枢

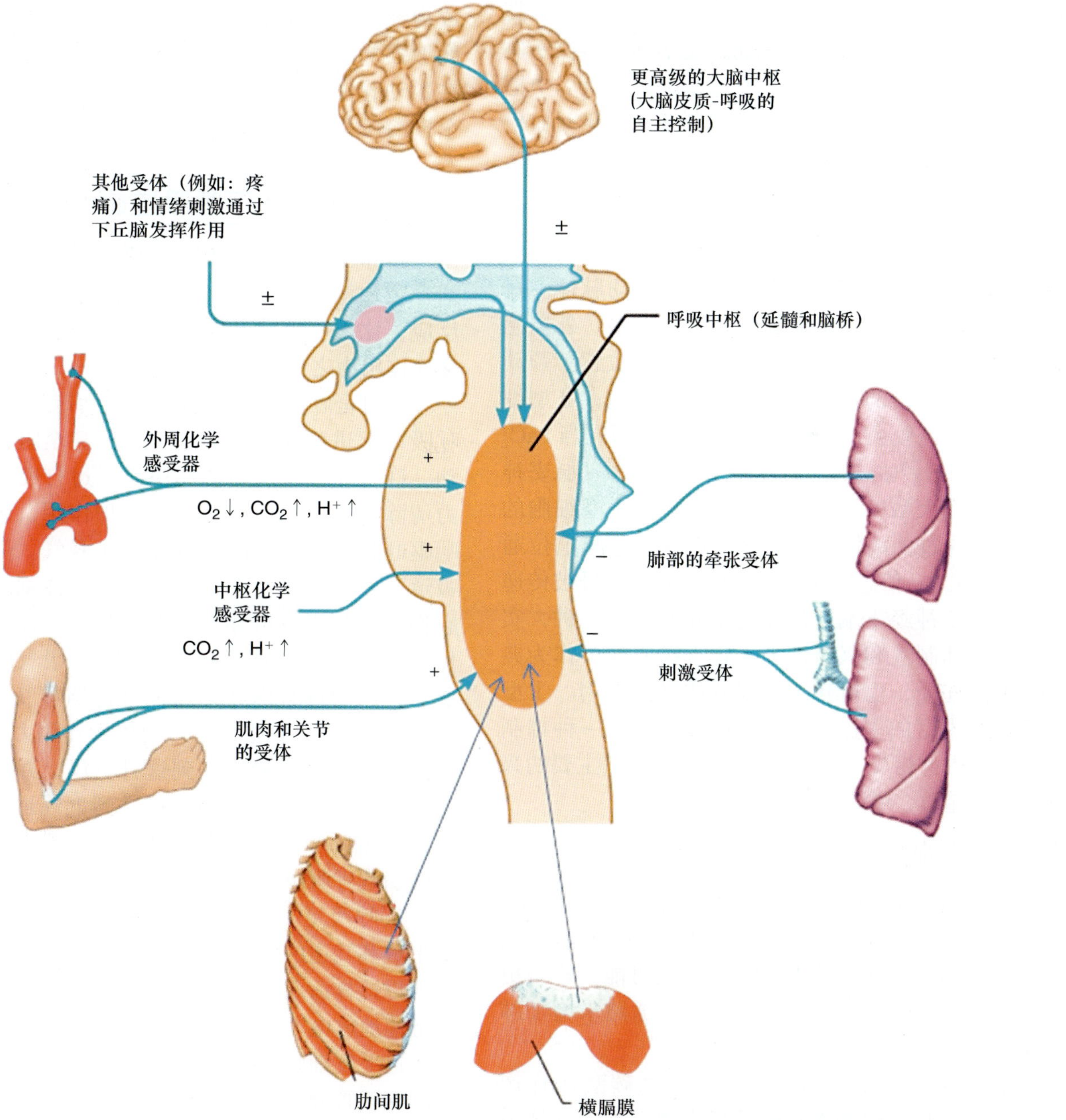

图 6-2　呼吸中枢的传入信息。呼吸中枢接收从中枢和外周化学感受器、位于呼吸系统和身体其他部位的各种感受器和更高位的大脑中枢传入的信息

态、睡眠和情绪在通气水平和机体对其他刺激做出反应方面起着重要作用。

中枢化学感受器

中枢化学感受器包括在后脑许多部位的神经元（和神经胶质细胞），包括但并不只限于斜方体后核（谷氨酸能神经元）、延髓中缝（血清素能神经元）、蓝斑（去甲肾上腺素能神经元）、疑核、下丘脑侧部（增食素能神经元）和延髓腹外侧尾部。中枢化学感受器也对外周感受器（颈动脉体）产生的传入信息有重要的非加性作用。每个区域的确切作用及其重要性目前尚未完全明确，可能在不同状态（例如睡眠与觉醒）下也有所差异。中枢化学感受器对局部 CO_2 升高或者 pH 降低能做出反应，然而，化学感受器位于血脑屏障的大脑侧，H^+不容易通过该屏障。所以中枢化学感受器对二氧化碳分压升高的敏感性高于对血中 pH 降低的敏感性，且其对血氧分压不敏感。

外周化学感受器

外周化学感受器包括颈动脉体和主动脉体。对于人类，颈动脉体比主动脉体要重要得多。外周感受器主要对缺氧、高碳酸血症和酸中毒敏感。颈动脉体化学感受器的位置是Ⅰ型血管球细胞；Ⅱ型细胞类似于神经胶质细胞，主要起支持作用。当 PaO_2 低于 60 mmHg 时，缺氧激发的反应引起颈动脉窦神经放电频率大幅度增加，信号传导包括Ⅰ型细胞的去极化（通过关闭钾通道，该通道在静息膜电位通常是开放的）。信息在Ⅰ型细胞传导后，信号被传递到颈动脉窦神经末端。神经递质并非仅有一种，实际上多种抑制性和兴奋性神经化学物质既可作为典型的神经递质，也可作为神经调质发挥作用。Ⅰ型细胞含有丰富的多巴胺，但多巴胺似乎是一种抑制性神经递质；相反，三磷酸腺苷（ATP）是主要的兴奋性神经递质，可能与乙酰胆碱共同释放。

高碳酸血症通气反应

正常情况下 CO_2 是最重要的控制通气的因素。在日常生活过程中、休息和运动时，$PaCO_2$ 非常接近于 40 mmHg，睡眠中 $PaCO_2$ 的变化可能会略微更大。二氧化碳分压升高时通过负反馈通路来增加肺泡通气量。

中枢和外周化学感受器都会对高碳酸血症产生反应。在对高碳酸血症的总反应中，颈动脉体占 20% ～ 30%，反应迅速，时间常数为 10 ～ 30 s；中枢化学感受器占 70% ～ 80%，但反应速度较慢，时间常数波动在 60 ～ 150 s。这种缓慢的中枢反应需要 5 ～ 6 min 的高碳酸酸血症才能达到稳态通气。稳态通气与增加 $PaCO_2$ 有明显线性关系（高碳酸血症通气反应斜率正常值为 1 ～ 2 L/min/mmHg $PaCO_2$）。缺氧通过将二氧化碳反应曲线向左移动以及增加其斜率而加强高碳酸血症反应。许多因素能影响机体对二氧化碳的反应（例如药物、睡眠-觉醒状态等）。

低氧性通气反应

低氧性通气反应几乎唯一取决于颈动脉体。只有动脉氧分压低于 60 mmHg 时，才会发生明显的通气反应，而且通气急剧上升，同时颈动脉窦神经发放神经冲动的速率也急剧上升。高碳酸血症会大幅度加强低氧血症的反应。低氧血症和高碳酸血症会在颈动脉体水平相互作用，它们的联合是通气的一个极端强大的刺激。

上呼吸道和下呼吸道感受器

肺和上呼吸道中重要的感受器会产生传入信息到呼吸中枢。这些信息被用于正常通气及激发一些反应，比如打喷嚏和咳嗽这类需要通气系统的气体交换作用为之让位的动作。

来自全呼吸道的反射信息均会传递到呼吸中枢，呼吸中枢进而相应地调节（有时甚至阻止）呼吸驱动。许多呼吸道反射的作用是通过打喷嚏或咳嗽尽力清除气道异物，从而产生保护作用，或者是在吞咽呕吐物时通过关闭喉部来阻止吸气。鼻部和上呼吸道可发现刺激性感受器，非特异性刺激物可激发它们，受刺激后可导致反射性呼吸暂停。咽反射在保持呼吸道通畅时具有重要作用。吸气时呼吸道是负压，因为没有内在结构来维持咽喉气道开放（例如气管软骨），肌张力必须提供反作用力来维持气道开放。咽部感受器感知到这种负压，并在吸气时将这种增加驱动的需求信号传递到上气道肌肉。在阻塞性睡眠呼吸暂停中，这种反射可能不足以拮抗吸气时引起呼吸道萎陷的那些力。

下呼吸道（气管支气管树）的反射与通气模式的形成和气道的保护也有关。快适应性肺牵张感受器之所以这样命名，是由于它们在连续的刺激过程中非常迅速地放电，但不久放电频率下降。这些感受器位于气道上皮细胞之间，大量分布于整个气管隆突及随后的支气管分叉中。这些位置是吸入气体中的污染物（微粒）因其重量而最可能发挥作用的地方。

刺激性气体、组胺和快速或者极端性肺充气均能刺激这些感受器。它们可介导反射性咳嗽、气管收缩和过度通气。慢适应性牵张感受器位于呼吸道平滑肌，在迷走神经中通过大型有髓纤维传递冲动。它们可被高肺容量或支气管收缩所激活，且可介导黑–伯反射（当吸入气体容量为 1 ～ 1.5 L 时，该反射被激活，吸气提前终止）。J 感受器的冲动靠迷走神经中的小型无髓鞘 C 纤维传递，它之所以这样命名是因为它的神经末梢被发现靠近（"juxta"）肺泡的肺毛细血管或间质侧。它们可对结构变形（例如肺水肿）做出反应，这些感受器激活后会产生浅快呼吸及呼吸困难。

呼吸肌–胸廓感受器

呼吸肌本身的感受器也非常重要：它们包括感受张力变化的腱器官、感受肌肉长度变化的肌梭和感受代谢炎症产物的无髓鞘小型传入纤维。这些躯体感受器可提供有关呼吸肌长度–张力关系的信息，对控制呼吸功和呼吸负荷发挥重要作用。除了位于肋间肌、肋关节、辅助呼吸肌和肌腱上的躯体感受器外，身体其他部位（包括骨骼肌）的感受器的传出信息也能影响呼吸模式。锻炼开始时，通气增加，继而 PCO_2 增加，而 PCO_2 增加是刺激化学感受器的必要条件。据认为此时通气增加是由其他机制介导的。例如，被动地移动四肢导致通气增加。上述提到的躯体感受器可能是这些现象的原因。温度和痛觉感受器提供的传入信息也与运动中和代谢率变化时的通气控制有关。

传出支：呼吸肌

功能解剖学

肋间肌

肋间肌是位于肋间隙的两层薄薄的肌纤维，由于它们的表面关系而被命名为肋间外肌和肋间内肌，肋间外肌位于肋间内肌的浅表。两层肌纤维以几乎互相垂直的角度行走。肋间外肌从肋骨背侧结节处始发，延伸到腹侧肋骨肋软骨交界处。其肌纤维从上一肋斜行向下、向前止于下一肋。作为后方的肋间内肌从后方于肋间外肌内表面上的后肋间膜处发出。肋间内肌大约从下一肋的肋骨角和肋软骨上缘开始，向上、向前斜行至上一肋的肋骨沟边缘及肋软骨，止于胸肋关节。所有肋间肌都受肋间神经支配。

在肋架上，肋间外肌是吸气肌，而肋间内肌是呼气肌。"双侧横膈麻痹"为描述肋间肌吸气活动的"独立"性提供了一个临床范例。在有这种缺陷的患者中，吸气仅伴有肋架肌肉的运动。作为结果，在吸气时肋架扩张，胸膜腔内压力下降。胸膜腔压力的下降传递到腹腔，导致腹腔压力出现同样程度的下降。因此，在吸气中，腹部矛盾性地向内运动，与肺的扩张相反（图 6-3）。在临床检查中，这种矛盾运动是膈麻痹的主要体征。在仰卧位时，整个呼吸周期中腹部肌肉通常会保持放松，因此体征是稳定存在的，然而，在直立位可能见不到这种体征。

膈

胸腔的底部是一层厚厚的肌腱，也就是膈。膈在呼吸肌中最重要，正常人大约 70% 的每分通气量由它承担。在骨骼肌中，膈肌的解剖学特征是独特的，因为它的肌纤维是从中间腱性结构（中心腱）辐射出来插入外周的骨骼结构中。膈根据起点不同有两个主要成分：膈脚（脊柱）部分和肋骨（胸肋）部分。膈脚部分产生于膈肌脚（结实、逐渐变细、垂直连接到腰椎体前外侧部和右侧前三、左侧前二间盘的肌腱）和三个腱膜弓状韧带。膈肋骨部分产生于剑突、胸骨下端及后 6 肋骨的肋软骨。这些肋

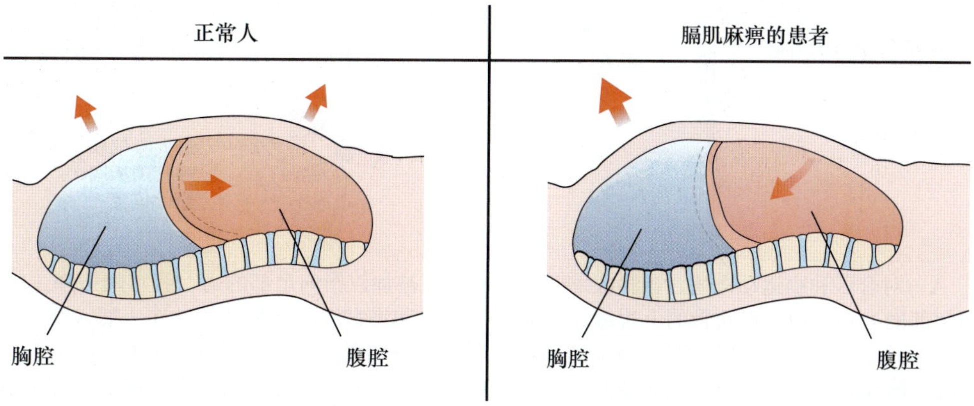

图 6-3　正常腹部和肋架运动的图解（**左图**），单纯性膈麻痹腹部的矛盾运动（**右图**）。膈处于休息位置，呼气末膈休息位时显示为实线，吸气末为虚线。在正常人中，膈向足端移动，在膈麻痹的患者中，膈朝向头部移动。腹前壁向内运动，而非向外运动

骨纤维向颅部走行，因此它们能直接与下部肋架的内表面对合，形成“对合区域”。

正常呼气末（处于功能性残气量时）松弛膈的形状是通过一个“马鞍”连接的两个圆顶，“马鞍”从胸骨走行至脊柱的前表面（图 6-4）。膈的驱动神经是膈神经，后者也提供给肌肉以本体感受。膈纤维产生张力，一个指向足部的力作用于中心腱，膈穹窿下降；这种下降有两种效应：第一，沿着头轴扩张了胸腔，结果导致胸腔压力下降；第二，它使腹腔内脏的尾端发生位移，增加了腹腔内压力，从而导致腹侧腹壁和胸廓下部向外运动（对合性力），因此，当膈收缩时，胸廓膈纤维将指向颅部的力作用于下面六根肋骨的上缘，从而使他们向外上抬和翻转（插入性力）（图 6-4）。通过胸膜腔和腹腔压力变化所介导的运动更加复杂。膈作为作用于胸廓的唯一肌肉，当它收缩时可产生两种相反的效应：在胸廓上部，导致前后径减小，此呼气相运动主要源自胸膜腔压力的下降（图 6-4）。在胸廓下部，它导致扩张。实际上，这是在那些四肢瘫痪、脊髓的第四节或更低节段有横断性损伤、除膈外的呼吸肌完全性麻痹患者中观察到的胸壁运动模式。胸廓下部的这种吸气相运动是由两种不同的力共同造成的：前述的“插入性”力和“对合性”力。

胸锁乳突肌

胸锁乳突肌产生于乳突，下至胸骨柄腹侧面及锁骨的中间 1/3，由副神经支配。胸锁乳突肌的作用是在吸气时使胸骨向头部移动，从而胸廓在前后径上的扩张较横径更加明显，并降低胸廓下部的横径。然而，正常人在休息状态下呼吸时，胸锁乳突肌未激活，只有当吸气肌泵出现异常负荷或者当通气大幅度增加时才被激活。因此它们被认为是辅助吸气肌。

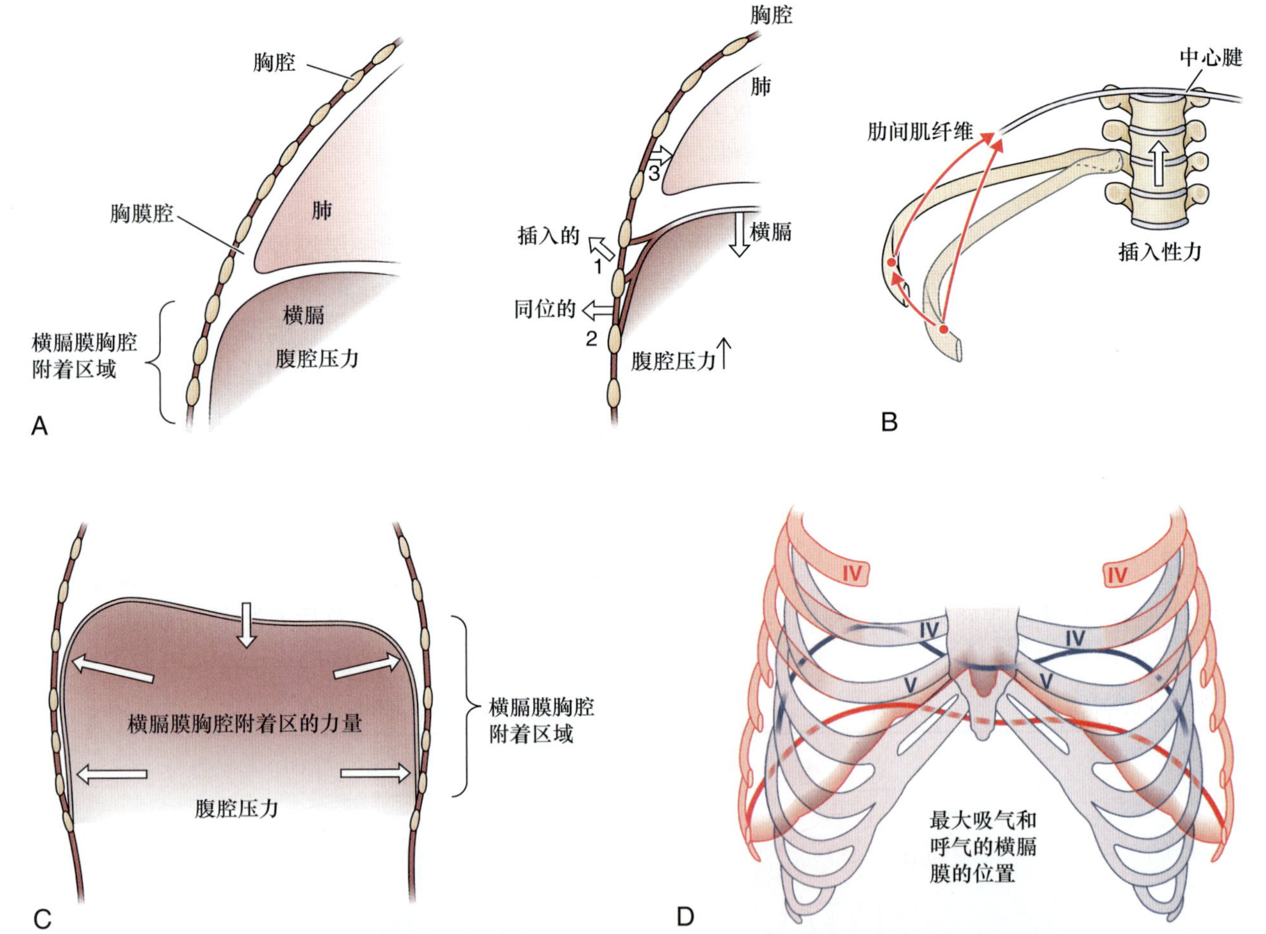

图 6-4 膈的运动。**A**，对合区和膈运动概述。当膈收缩时，中心腱上被加以指向足部的力，膈穹隆下降（DI）。同时，肋部的膈纤维产生了指向颅部的力到下面六根肋骨的上边缘，从而产生抬起和将它们向外翻转的效应（插入性力，箭头 1）。对合区使胸廓下部构成了腹腔的一部分，在对合的膈和胸廓之间的胸膜腔隐窝内的压力变化几乎与腹腔内（Pab）压力的变化相等。在吸气时由于膈下降，胸膜隐窝的压力升高而非降低，腹腔内压力的升高通过对合的膈传递到胸廓下部（箭头 2）。所有这些效应导致胸廓下部的扩展。在胸廓上部，膈的单独收缩导致前后径降低，此呼气相运动主要由胸膜压力的下降造成（箭头 3）；**B**，插入性力；**C**，对合性力；**D**，膈的形状，在最大吸气和呼气时膈和骨质胸廓的形状

斜角肌

斜角肌由三条肌束组成，从后5颈椎的横突走行到第1、2肋骨的上表面，它们主要由后5个颈段发出的神经支配，它们的作用是（轻微）增加上胸廓的前后径，虽然最初被归类为吸气的辅助肌，但在吸气时它们一直是活跃的。事实上，正常人坐位时，甚至在他们通过减少潮气量来减少必需的呼吸功时，没有斜角肌的收缩他们都不能呼吸。因此，人类斜角肌是主要的吸气肌，在呼吸时它们的收缩是上胸廓扩张重要的决定因素。

腹肌

参与呼吸运动的腹部肌肉是那些组成腹前外侧壁的肌肉（包括腹前的腹直肌及腹侧的腹外斜肌、腹内斜肌及腹横肌）。它们受下面6条胸神经和第一腰神经支配。当它们收缩时，它们把腹壁向内拉，从而增加腹压。然后依次导致膈向头侧移动，进入胸腔，使胸腔内压力增加，肺容积下降。因此它们是呼气肌。呼气经常是被动过程，但当每分通气量必须增加（例如运动时）或者呼吸窘迫时也能变成主动运动，呼气肌运动在咳嗽时也是必不可少的。

生理学：呼吸能力：负荷–能力平衡

一个人自发呼吸一次，吸气肌必须产生足够的力来克服肺和胸廓的弹性阻力（肺和胸壁弹性负荷），以及呼吸道和组织阻力（阻力负荷）。要达到这个目的就需要呼吸肌的中枢产生足够的传出冲动、神经的解剖学结构和功能完整、神经肌肉传递功能未受损伤、胸壁结构完整以及肌肉张力足够大。每次呼吸都是由吸气负荷和神经肌肉能力之间的平衡所决定的，这个机制如图6-5所示。正常条件下，这个系统中的神经肌肉能力处于优势（即有足够的余力允许大大增加负荷）。然而对于自主呼吸而言，随着时间推移，吸气肌应能始终维持前面提到的负荷，并能调节每分通气量来提供足够的气体交换。呼吸肌这种维持负荷而不疲倦的能力称为耐力，它由能量供应和能量需求之间的平衡所决定（图6-6）。

能量供应依靠吸气肌血流量、血液底物（燃料）浓度、动脉血氧含量、肌肉吸取和使用能源的能力以及肌肉的能源储存。正常环境下，能量供应足以满足需求，还有大量可调用的储备能量存在（图6-6）。能量需求与每次呼吸（PI）吸气肌产生的平均压力［后者可以用呼吸肌能自发生成的最大压力分数来表示（PI/PImax）］、分钟通气量（$\dot{V}$E）、吸气周

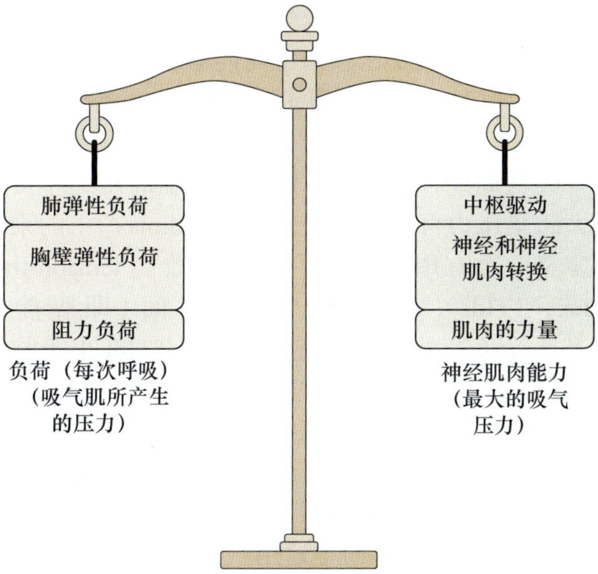

图6-5　吸气负荷和神经肌肉能力之间的平衡。自主呼吸的能力是由加在呼吸系统上的负荷（吸气肌所产生的压力，PI）和呼吸泵中神经肌肉的能力（最大吸气压力，PImax）之间的平衡所决定的。通常情况下，这个平衡倾向于后者，以允许负荷显著增加。然而，如果由于任何原因，能力低于一个关键点（例如药物过量、重症肌无力），则平衡可能会倾向于前者，导致通气泵不足以扩张肺和胸壁。（改编自 *Vassilakopoulos T*，*Roussos C*：*Neuromuscular respiratory failure. In Slutsky A*，*Takala R*，*Torres R*，*editors*：Clinical critical care medicine，*St. Louis*，*2006*，*Mosby.*）

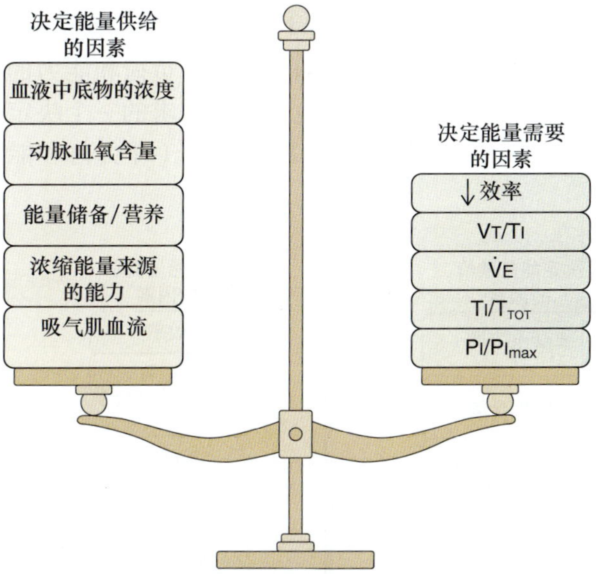

图6-6　在维持神经呼吸能力过程中决定能量供给和能量需求间平衡的因素。呼吸肌耐受力是由通气所需的能量的供应情况决定的。通常情况下，能量供给足以满足需求，且有大量的储备存在。但如果平衡倾向于需求，呼吸肌最终会变得疲劳，导致不足以维持自主呼吸。*PI/PImax*，吸气压力–最大吸气压力比值；*TI/T_{TOT}*，工作周期（吸气时间与整个呼吸循环时间的比值）；$\dot{V}$E，分钟通气量；*VT/TI*，平均吸气流量（潮气量–吸气时间比）.（改编自 *Vassilakopoulos T*，*Roussos C*：*Neuromuscular respiratory failure. In Slutsky A*，*Takala R*，*Torres R*，*editors*：Clinical critical care medicine，*St. Louis*，*2006*，*Mosby.*）

期（T_I/T_{TOT}）以及平均吸气流速（V_T/T_I）成正比，与呼吸肌效率成反比。当平均能量需求率超过平均能量供应率时（即平衡偏向于需求时），就会出现呼吸肌疲劳。

吸气周期（T_I/T_{TOT}）和平均跨膈的压力［可用最大跨膈压力百分数来表示（Pdi/Pdimax）］的乘积可定义一个有用的“张力-时间参数”（tension-time index，TTIdi），该TTIdi与耐受时间（即膈能维持其所受负荷的时间）有关。只要TTIdi小于临界值0.15，负荷就一直能被承受住，但当TTIdi超过0.15～0.18这一临界区域时，负荷仅在有限的时间内能够被承受——这有限的时间就是耐受时间。该变量与TTIdi成反比。TTI据信不但可应用于膈，当呼吸肌作为一个总体时也适用：

$$TTI = P_I/P_{I_{max}} \times T_I/T_{TOT}$$

因为能量供需之间的平衡决定了耐受力，吸气肌的TTI必须与能量平衡观点相一致。实际上，如图6-6所证实的，组成TTI的$P_I/P_{I_{max}}$和T_I/T_{TOT}是能量需求的决定因素。两者中任何一个增加将增加TTI的数值，也将增加需求量的大小。但是什么决定了$P_I/P_{I_{max}}$比值呢？分子P_I（即每次呼吸产生的平均吸气压）是由施加在吸气肌上的弹性和阻力负荷所决定的，而分母$P_{I_{max}}$（即最大吸气压）是由神经肌肉能力（例如吸气肌可自主获得的最大的激活程度）所决定的。于是$P_I/P_{I_{max}}$的值取决于负荷和能力的平衡（图6-5）。但$P_I/P_{I_{max}}$也是能量需求的一个决定性因素（图6-6），因此，这两个平衡（即负荷和能力以及能量供应和需求之间）有着本质联系，成了一个单一的系统（图6-7）。图例显示，当该系统的中心枢纽向上移动或者至少在水平线时，能一直维持自主通气（图6-7）。自发呼吸状态的能力依赖于许多不同因素精密地相互作用。正常情况下，这种相互作用使中心枢纽向上大幅度移动，从而为正常人生成一个巨大的通气储备，当系统的中心枢纽由于任何原因往下移时，自发通气将不能维持，继而出现通气不足。

过度充气

过度通气（在阻塞性气道疾病中能经常观察到）可损伤膈产生张力的能力，一系列原因如下所述。第一，如同其他骨骼肌一样，呼吸肌遵循长度-张力关系，在任何指定的活化水平，肌纤维长度的变化会改变张力。这是由于肌肉产生的力（即张力）依赖于肌动蛋白和肌球蛋白之间的相互作用（即在每个肌小节中连接和牵拉肌动蛋白纤维靠近的肌球蛋白头的数量）。获得最大张力的最佳纤维长度（Lo）是所有肌球蛋白均参与粘附和牵拉肌动蛋白时的长度。长度小于此值时（例如引起膈变短的过度充气时的情况），肌动蛋白-肌球蛋白相互作用变为次优，产生的张力减小。第二，随着肺部容量增加，膈的对合区空间减小，胸廓暴露于肋膜压的部分变多。因此，膈对胸廓的吸气作用降低。当肺容积接近肺总容量，对合区几乎消失（图6-8），膈纤维的走向

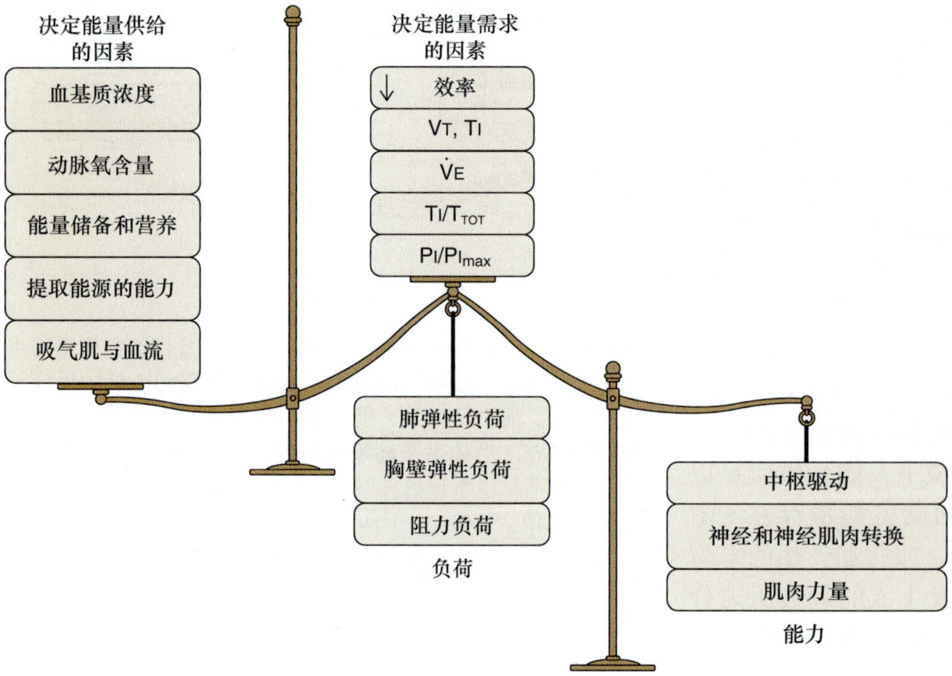

图6-7 在维持神经呼吸能力的系统中，平衡的两个方面的决定因素为：①负荷和能力；②能力供给和能量需求。这些系统成分之间的关系如图所描述。作为能量需求的决定因素之一的$P_I/P_{I_{max}}$被它的等价物所代替（图6-6）：负荷和神经肌肉能力之间的平衡（图6-5）。实际上，这种相关性是两种平衡能链接在一起的原因。当系统的中心枢纽向上移动或至少在水平范围，在通气需求和神经呼吸能力之间存在平衡，能维持自主通气。在健康人群中，这个枢纽会移动至较远的上方，产生大量的储备。缩写详见图6-5和图6-6的说明。（改编自*from Vassilakopoulos T*，*Roussos C*：*Neuromuscular respiratory failure. In Slutsky A*，*Takala R*，*Torres R*，*editors*：Clinical critical care medicine，*St. Louis*，*2006*，*Mosby.*）

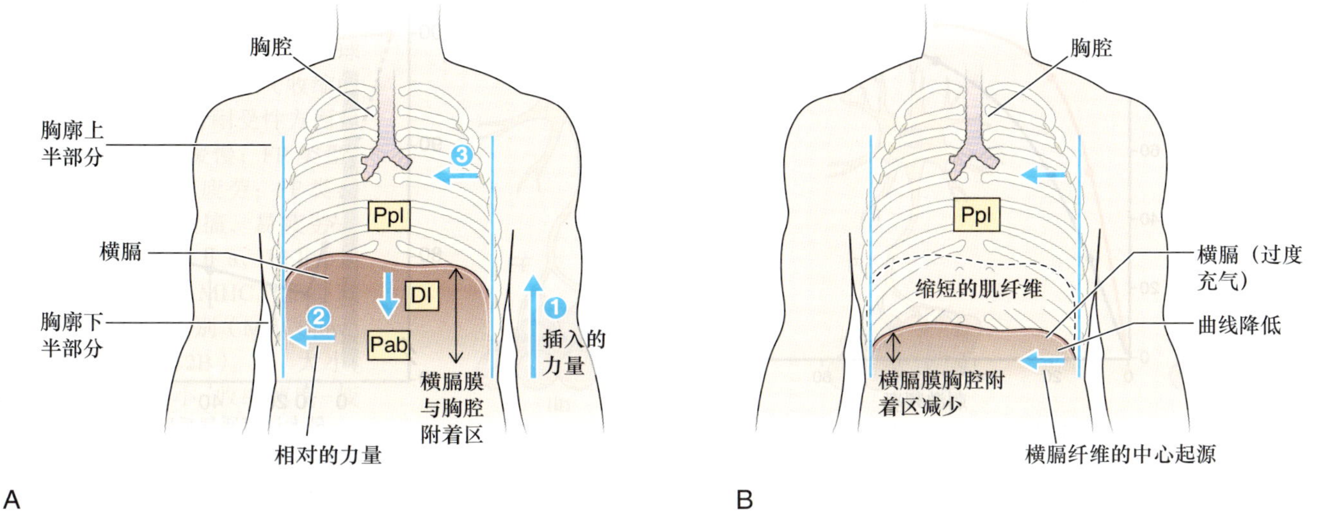

图 6-8 膈过度充气的结果。**A**，膈的正常活动，如图 6-2 所示；**B**，膈过度充气的不良效应

变为水平向内（图 6-8）。膈的这种插入性力在方向上是呼气，而非吸气。这个观察现象解释了在肺气肿和严重过度充气状态下吸气时胸廓横径减小的现象（Hoover's 征）。第三，所导致的膈的平展可增加它的曲率半径（Rdi），根据拉普拉斯定律，Pdi = 2Tdi/Rdi，在相同张力情况下（Tdi），膈平展减弱了产生压力的能力。

呼吸肌对负荷变化的反应

对增加的负荷产生的急性反应

呼吸肌疲劳

呼吸肌面对负荷产生相应的力和（或）速度的能力下降，但能通过休息得以恢复的这种状态称为呼吸肌疲劳。虽然呼吸肌薄弱本身就是呼吸肌疲劳的诱发因素，但应将呼吸肌疲劳与呼吸肌薄弱区分开来，后者是指呼吸肌收缩力的下降是固定的，休息后也不可逆转。呼吸肌疲劳的位点和机制仍然很有争议。理论上，呼吸肌疲劳的位点可能位于从大脑到收缩机制所涉及的随意肌收缩长链中的任何环节。最广泛使用的呼吸肌疲劳分类为中枢性呼吸肌疲劳、外周高频呼吸肌疲劳或者外周低频呼吸肌疲劳。

当最大随意收缩比最大电刺激产生的收缩力小时称为中枢性呼吸肌疲劳。如果在最大随意收缩的基础上加以最大电刺激能强化肌肉产生的收缩力时，则存在部分中枢性呼吸肌疲劳。应用于膈的该方法包含一项颤搐阻塞实验（the *twitch occlusion test*），该实验可以区分中枢性呼吸肌疲劳和外周性呼吸肌疲劳。这个测试检查的是当对膈的分级随意收缩施加双侧膈神经刺激时跨膈压（the transdiaphragmatic pressure，Pdi）的反应。正常情况下，随意 Pdi 越高，膈神经刺激产生的 Pdi 颤搐幅度越小。在 Pdi_{max} 时，施加刺激时不能检测到任何颤搐。当存在中枢性膈肌疲劳时，施加刺激能证明存在颤搐。一系列实验已经提示在呼吸负荷时，可能出现一种中枢性膈"疲劳"。在膈达到耐受极限时，收缩力降低的一个重要原因是中枢神经系统不能完全活化膈。中枢性疲劳的原因可能是可被运动驱动募集的运动单位数量减少，或运动单位放电频率降低，或两者兼有。在呼吸肌疲劳时观察到的中枢放电频率下降可能实际上是一种有益的适应性反应，可阻止肌肉过度激活所致的自我破坏。

外周型疲劳是指神经肌肉接头或者其末梢衰竭。如果存在外周型疲劳，当给予直接电刺激时肌肉力量输出会减少。这种类型疲劳可能是冲动未能成功通过神经-肌肉接头［肌纤维膜或者 T 管（传送疲劳）］、兴奋-收缩偶联受损或者肌纤维收缩组分衰竭所致。根据肌肉张力-频率曲线的形态，外周型疲劳可被进一步分为高频外周型疲劳和低频外周型疲劳（图 6-9）。高频电刺激（50 ～ 100 Hz）可刺激肌肉产生力量，而高频疲劳会导致这种力量受到抑制。然而低频疲劳则是低频刺激（1 ～ 20 Hz）抑制了力量生成。高频疲劳（图 6-9）属于传导型疲劳。理论上，传导阻滞可防止肌肉过多地消耗其 ATP 储备，因而在某些情况下可能是有益的。正常人的呼吸对抗高强度吸气阻力负荷会产生高频疲劳，这种疲劳在停止活跃的膈收缩之后能快速消退。

测试呼吸肌功能

肌肉有两个功能：产生力和缩短。呼吸系统中，力经常被估计为压力，而缩短则被估计为肺容积改变。

肺活量

用肺活量测定法很容易测量肺活量（VC）。VC的减小提示呼吸肌羸弱。在正常成年人中，VC平均值大约是50 ml/kg。VC的变化不具特异性，VC减小可能源于吸气肌和呼气肌羸弱，可能与限制性肺和胸廓疾病相关。如果相比于直立位，仰卧位时VC发生超过30%的显著下降（正常人中VC下降5%～10%），则提示严重的双侧膈肌无力。

最大静态口腔压力

测定人在口腔中能生成的最大静态吸气压力（PI_{max}）或呼气压力（PE_{max}）是一种简单的评价吸气和呼气肌力量的方法。在一个远端闭塞的含嘴的侧边测定这些压力。设置了一个小的漏缝以避免吸气或呼气时声门关闭和使用颊肌。压力必须至少维持1.5 s，这样能记录下维持1 s的最大压力（图6-12）。这些检查中测量到的压力（Pmo）为呼吸肌产生的压力（Pmus）加上肺和胸壁在内的被动弹性回缩压力（Prs）（图6-13）。在肺中气体处于功能残气量（FRC）时，Prs是0，所以Pmo即为Pmus。然而，在肺中气体处于余气量（RV）时［此时经常可测得最大吸气压力（PI_{max}）］，Prs可能高达30 cmH_2O，因此对PI_{max}的贡献超过30%（若Pmus减少，则该比例会更大）。类似地，最大呼气压（PE_{max}）可在肺中气体处于肺总量（TLC）时被测出来，在肺中气体处于肺总量时Prs能高达40 cmH_2O。常规来说，PI_{max}及PI_{max}的临床测量值和正常值不减去呼吸系统的弹性回缩压。目前已确定了成人、儿童和老人的正常值。这些测试很容易完成，且耐受性好，但存在显著的受试者间和受试者内变异性，且与学习效果有关。然而，如果最大吸气压（PI_{max}）可达到－80 cmH_2O，则通常可排除在临床上有重要意义的吸气肌无力。

跨膈压

膈是最重要的吸气肌，因此一旦证实存在吸气肌无力，下一个诊断步骤就是查明潜在的问题是否为膈无力。明确诊断需要测量最大膈压（Pdi_{max}）。测量Pdi_{max}需要分别在胃部和食管插入合适的球囊导管后做最大吸气动作来测定胃内压力（反应腹压）和食管内压力（反应胸腔压力），两者的差值即最大跨肺压。

用力吸气压

用力吸气是一个短暂快速的通过一个或两个未堵塞鼻孔进行的自主吸气动作，它能使膈和其他呼吸肌快速充分地相互配合运动。鼻子的作用是Starling电阻，因此鼻腔气流较低且基本独立于驱动压力（即食管压力）。在用力吸气时测定的Pdi即为膈的力量，Pes则为呼吸肌对肺部的整体压力（用力吸气Pes）（图6-14）。在用力吸气的过程中，尤其在没有明显阻塞性肺病的情况下，测定口腔、鼻咽部或

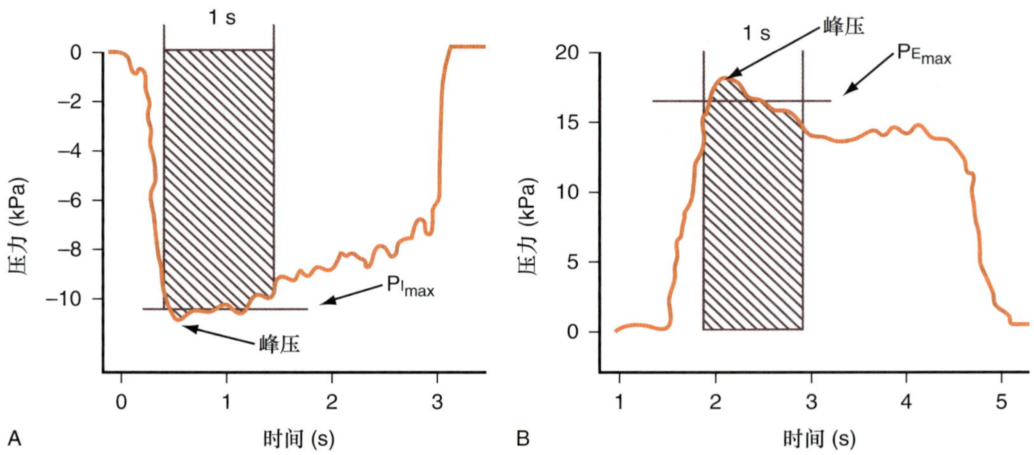

图6-12 最大吸气-呼气压力 **A**，最大吸气检查中的压力（PI_{max}）描记，可见一个峰压，通过计算阴影面积求得一秒平均值；**B**，最大呼气检查下的典型压力（PE_{max}）描记。（数据源自American Thoracic Society/European Respiratory Society：ATS/ERS statement on respiratory muscle testing，Am J Respir Crit Care Med 166：518-624，2002.）

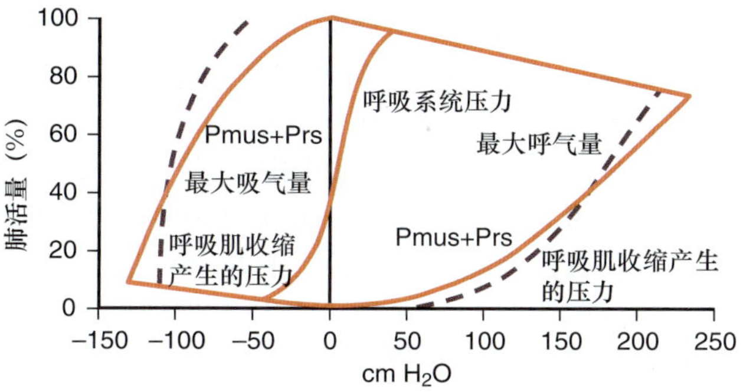

图 6-13　在不同肺容积时肌肉和呼吸压力的关系。纵轴代表肺容积占肺活量的百分比（%VC），横轴代表肺泡压（cmH_2O）。虚线表示肌肉所提供的压力。Pmus，呼吸肌生成的压力；Prs，呼吸系统的压力（数据改编自 *Agostoni E, Mead J: Statics of the respiratory system. In Fenn WO, Rahn H, editors:* Handbook of physiology: respiration, *vol 1, section 3, Washington, DC, 1964, American Physiological Society, pp 387-409.*）

鼻腔的压力能在不插入食管气囊的情况下为检测食管内压提供临床有用的近似值。

鼻用力吸气压对受试者来说是最容易进行的检测项目。通过使用泡沫材料、橡胶塞或牙齿印模成型物将导管插入一个鼻孔中，借此来测量压力（图 6-15）。受试者通过对侧未阻塞的鼻孔深吸气。已经采集到的正常值波动范围很广，反映了个体之间正常肌肉力量存在较大变异性。在临床实践中，男性 Pdi 和 sn_{max} 值超过 100 cmH_2O 而女性超过 80 cmH_2O 时，提示临床上不太可能有显著的膈无力。最大深吸气时若食管压或鼻腔压高于 70 cmH_2O（男性）或者 60 cmH_2O（女性），也提示不太可能有临床上显著的吸气肌乏力。

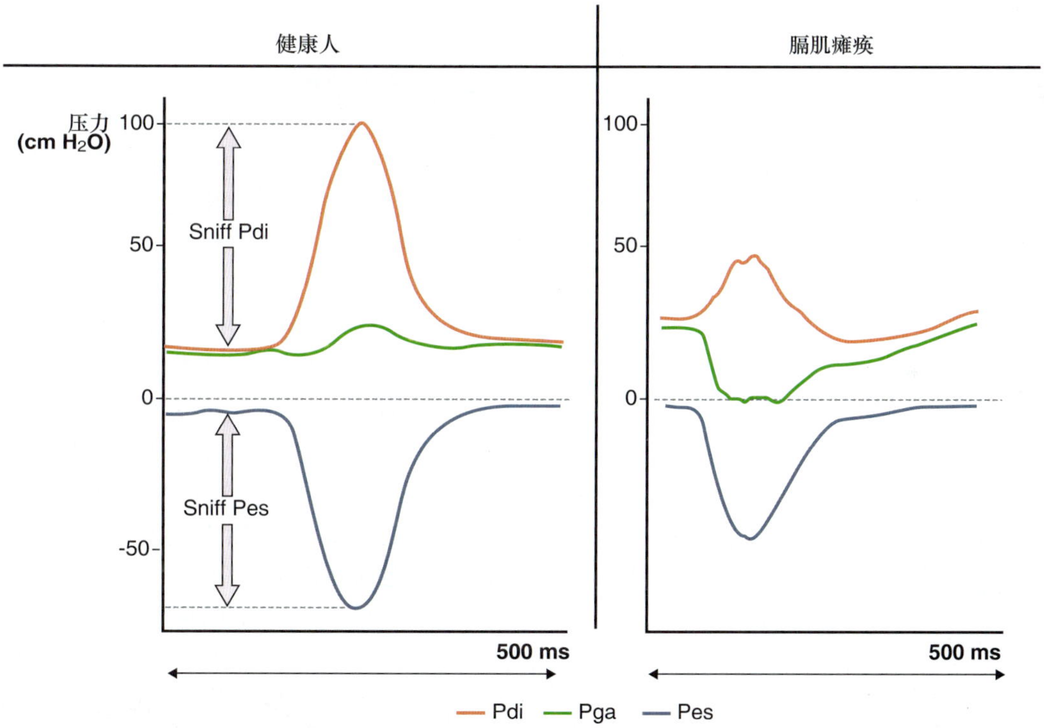

图 6-14　用力吸气的图例。左图显示了一名健康人的记录值。注意食管压力（胸膜腔压力）的变化是低于大气压的，然而，腹腔内压变得更高，图中显示了用力吸气食管压（用力吸气 Pes）和用力吸气跨肺压（用力吸气 Pdi）的常规测量值。右图显示了从一个双侧膈麻痹患者中检测到的记录。值得注意的是，因为膈不能阻止来自胸腔的压力传递，因此腹腔中存在负压力变化

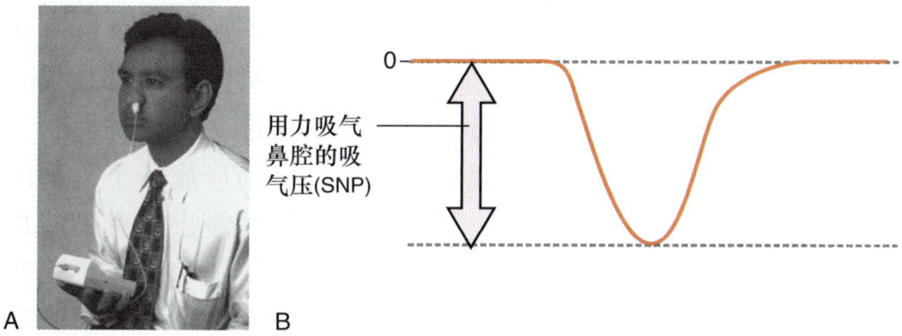

图 6-15　用力吸气检查。该检查中使用了鼻塞和适应性压力计。**A**，测量设置。压力计返回了一个数值代表了压力变化的幅度，范围是从大气压（0）到最低值。**B**，生成的描记图。压力计返回了一个数值代表了压力变化的幅度，范围是从大气压（0）到最低值

电生理测试

电生理测试有助于确定肌无力是否由肌肉、神经或者神经肌肉传递障碍所致。这需要测量双侧超强膈神经电刺激或者磁刺激下的 Pdi，同时通过表面或者食管电极记录膈上诱发的肌电图（EMG），后者是复合肌肉动作电位（CMAP）（图 6-16）。

膈神经如果受到刺激，将导致膈收缩。每次收缩称作一次震颤。如果刺激足够强烈，则所有的膈神经纤维会被同步激活，得到可重复的结果。颤搐

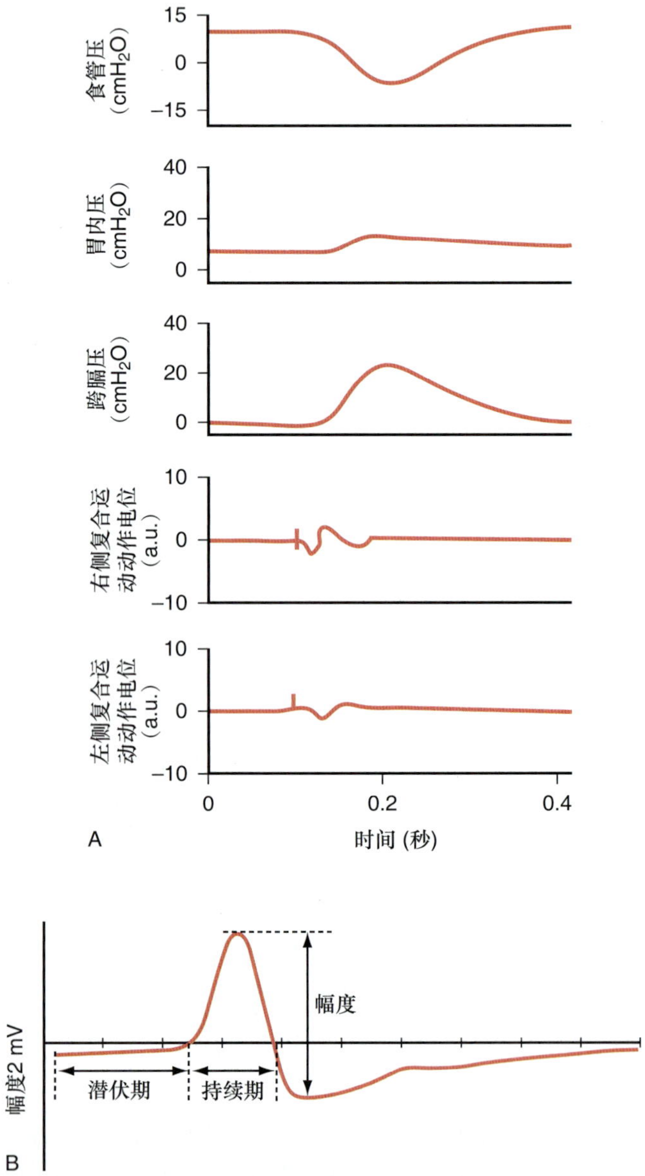

图 6-16 电生理检测："跨膈压力"。**A**，磁或电刺激后的跨膈压力（Pdi）；**B**，复合肌肉动作电位（M 波）的细节图片，包括明显的潜伏期（从刺激到肌肉去极化），持续期和肌动电流图的幅度。a.u.，任意单位。（改编自 *Vassilakopoulos T*，*Roussos C*：*Neuromuscular respiratory failure. In Slutsky A*，*Takala R*，*Torres R*，*editors*：Clinical critical care medicine，*St. Louis*，*2006*，*Mosby*）.

的强度随着刺激的频率增加而增加。若有多个冲动刺激膈神经，则收缩会叠加从而导致强直性收缩。因此，在气道闭塞（以阻止空气进入，引起肺容量和膈初长度变化）而肺容积相同时，若用不同的频率（1 Hz、10 Hz、20 Hz、50 Hz 和 100 Hz）刺激双侧膈神经，可得到膈等长收缩的张力-频率曲线（图 6-9）。高频刺激膈神经在理论上是很难做到的（因为斜角肌的局部收缩和臂丛神经激活引起肩膀和手臂的活动可使刺激电极移位），因此通常测定跨膈压力对单个最大膈神经在 1 Hz 刺激下的反应，后者称作颤搐跨膈压力。虽然技术上有要求，但是这个方法不需要对患者进行指导和激励，因此具有较大的优势。颤搐跨膈压力也要求测量膈神经传导时间或者膈潜伏期［即膈肌电图形上刺激开始至 CMAP（M 波）之间的时间］（图 6-16B）。传导时间的延长提示神经受累。

争议和误区

- 呼吸节律发生的真正机制还没有完全明确。当发现前包钦格复合体时，人们推测其是唯一的呼吸节律发生器。随后的工作提示存在第二呼吸节律发生器，定位在斜方体后核-面旁呼吸组（RTN/pFRG）所在区域，在前包钦格复合体的头端，且主要功能是作为产生呼气动力的条件振荡器。这个模型是"双振荡器"假说的核心。是否存在第二呼吸振荡器仍然存在争议；对其是否持续到成年依然在讨论中（虽然争论的强度逐渐在减弱）。
- 呼吸节律产生的假说中仍有待确定的问题，包括：呼吸节律是否由前包钦格复合体中的单神经元起搏器产生的，或者前包钦格复合体网的功能是否作为一个自律的起搏器组（其中单个起搏器神经元可以置入，但对应急网络节律不是必要的。该节律依赖于连通性和突触激活的产冲动电流）。所谓的应急系统在生物中广泛存在，它们由根据简单规则相互作用的自主体组成，可产生有意义的群体水平行为。当这些行为有节律时，其基本的网络总是包含两个基本特征：正反馈，它的作用是协调各个因素且推动形成一个共同的时间模式；而负反馈能暂时停止或者逆转正反馈激起的协调过程。就其性质而言，这些过程交替出现。这个节律被称为应急是因为

个体因素间的相互作用遵循简单规则，但都不具有引起集体行为的蓝图。

- 呼吸肌疲劳的临床相关性存在争议。对于那些呼吸肌负荷使呼吸肌疲劳的患者，由于重症呼吸窘迫在明确呼吸肌疲劳诊断之前已有临床体征（如呼吸急促、辅助呼吸肌活动和出汗），因此医生常使用无创或有创机械通气。此外，客观诊断呼吸肌疲劳在临床上（例如急诊科）是不现实的，因为必需的电生理测试耗时，且有技术要求，这使得它在有呼吸窘迫的急性呼吸困难患者中难以实施。
- 对大多数呼吸肌功能的意志测试而言，其特征是存在显著的学习效应。因此，在诊断呼吸肌无力之前需要反复测试，尤其是老年人或配合有困难的患者。

推荐读物

American Thoracic Society/European Respiratory Society: ATS/ERS statement on respiratory muscle testing, *Am J Respir Crit Care Med* 166:518–624, 2002.

Mantilla CB, Sieck GS: Invited review: mechanisms underlying motor unit plasticity in the respiratory system, *J Appl Physiol* 94:1230–1241, 2003.

Roussos C, Zakynthinos S: Fatigue of the respiratory muscles, *Intensive Care Med* 22:134–155, 1996.

Vassilakopoulos T: Ventilator-induced diaphragmatic dysfunction: the clinical relevance of animal models, *Intensive Care Med* 34:7–16, 2008.

Vassilakopoulos T, Roussos C: Neuromuscular respiratory failure. In Slutsky A, Takala R, Torres R, editors: *Clinical critical care medicine*, St. Louis, 2006, Mosby, pp 275–282.

Vassilakopoulos T, Roussos C, Zakynthinos S: The immune response to resistive breathing, *Eur Respir J* 24:1033–1043, 2004.

Vassilakopoulos T, Zakynthinos S, Roussos C: Respiratory muscles and weaning failure, *Eur Respir J* 9:2383–2400, 1996.

Vassilakopoulos T, Zakynthinos S, Roussos C: Muscle function: basic concepts. In Marini JJ, Slutsky A, editors: *Physiologic basis of ventilator support*, New York, 1998, Marcel Dekker, pp 103–152.

第二部分　诊断技术

第 7 章　成像技术

Simon P.G. Padley • David M. Hansell　著

（杨　岷　杨敏洁　邱　晨　译）

目前可供临床医师选择的用于胸部疾病检查的成像技术主要有两个——产生投影影像的胸部 X 线片以及提供断面影像的计算机 X 线体层摄影术（computed tomography，CT）。其他成像技术如磁共振成像（magnetic resonance imaging，MRI）、核素扫描和超声，可以提供其他有价值的信息，但很少在胸部 X 线片或 CT 检查前进行。影像学检查是呼吸内科临床实践中不可缺少的一部分，故了解这些影像检查技术的优缺点至关重要。高分辨率 CT 和螺旋 CT 的出现进一步提高了对拟诊有胸部疾病患者的诊断准确性，但不应对患者不加选择地使用这些尖端检查；胸部成像的支柱仍是准确的胸部 X 线片判读。

胸部平片

技术考量

胸部 X 线片检查最常采用的做法是立位深吸气时摄取后前位（posteroanterior，PA）及侧位片。在正位（后前位）胸部 X 线片上，仅有不到一半的肺组织不受肋骨或膈等结构重叠的干扰。肺部显示得好坏取决于很多技术条件。现有的数字化成像系统的特性使得在最终的影像上进行调整成为可能，实现在一张胸部 X 线片上优化密度最大和最小结构的显示。

由于在高千伏摄片时骨和软组织的 X 线吸收系数相近，高千伏平片上骨性结构不会像在低千伏平片上那样掩盖肺组织。因此，高千伏平片上可显示更多的肺组织。而且由于提高了对纵隔结构的穿透性，故可显示部分中央气道。虽然在肺部和纵隔的常规检查中使用高千伏摄片更好，但在低千伏条件下肺血管与其周围肺组织的对比更好，故对于无遮蔽的肺结构的细节显示更佳。而且，高密度病变，如胸膜斑钙化，在低千伏胸部 X 线片上显示尤佳。

近十年来，随着数字化成像系统的发展，X 线平片方面取得了重大的进展，目前数字化成像系统已成为现代放射科非常普遍的设备。数字化胸部摄影获得的图像可存储于磷光板，然后经数字化扫描或直接在探测板上获取，结合图像存储和传输系统（PACSs），图像在医院内或者通过网络可实现更广泛的共享。数字化成像系统的曝光宽容度大大增宽，使得图像能进行后处理，从而可使相关结构显示最佳。

正位（后前位）（图 7-1）和侧位（图 7-2）片足以满足大多数胸部 X 线检查的要求。其他体位的胸部 X 线片较少用，但也不可忽视，因为这些体位的胸部 X 线片可能会便捷而经济地解决某些特定的问题。侧卧位片（lateral decubitus view）并不能按其字面含义理解为侧位片，而是患者在侧卧位时通过水平投照获取的正位片。摄取侧卧位片的主要目的是显示胸腔内液体的流动情况（图 7-3）。侧卧位片的

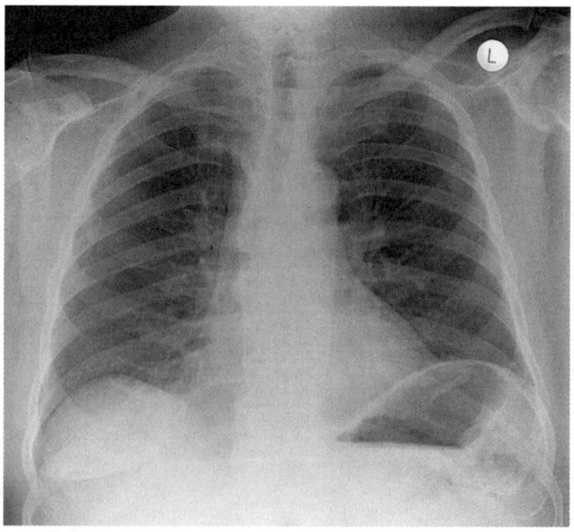

图 7-1　一张标准数字化后前位胸部 X 线片能常规显示较大的曝光宽容度范围。此帧图像上，肺部和纵隔的解剖细节均显示清晰

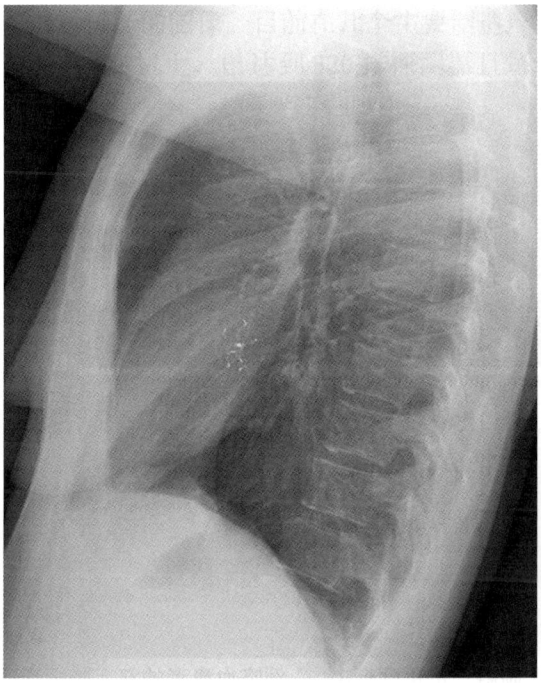

图 7-2　标准侧位胸部 X 线片。背部脊柱内各椎体的密度朝膈方向逐渐降低。重叠于心影上的金属密度影系房间隔缺损封堵器

一个改良方法是仰卧侧位片（lateral shoot-through），有时用于卧床不起的患者，其方法是于仰卧位下摄取侧位片，其目的是显示位于胸骨后方的气胸（有时正位胸片不一定能显示）（图 7-4）。游离性胸腔积液在重力作用下会积聚于胸膜腔的低垂部位。如患者侧卧，积液将位于胸壁与肺缘之间，此时非低垂部位的肺的脏胸膜缘将与胸壁分离，因而此体位可能也会有助于显示少量气胸。

前弓位片（lordotic view）现已较少采用。摄前弓位片时，X 线束向头侧成 15° 角。此夹角可通过两种方法获得：患者直立，使射线束向上倾斜一定角度；或射线水平投照，患者后仰。采用此体位，肺尖可不受锁骨和第 1 对肋骨重叠处的影响，有助于区分肺部阴影与偶然发现的肋-软骨连接处钙化（图 7-5）。

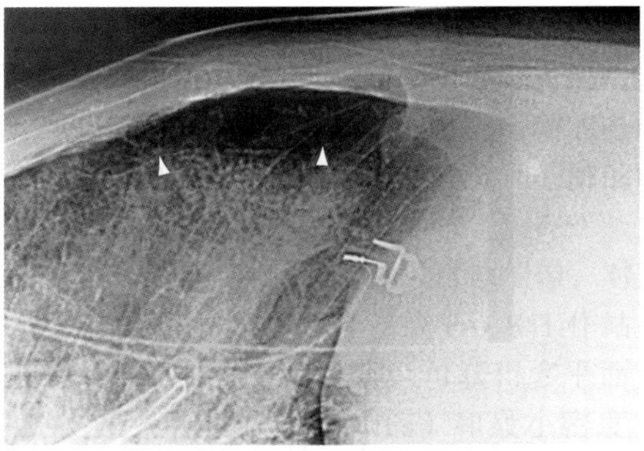

图 7-4　一例 ICU 患者的仰卧侧位数字化胸部 X 线片。前胸壁下气胸（注意脏胸膜边缘——箭头）在便携式前后位胸部 X 线片上显示不明显

便携式胸部 X 线片

便携式或移动式胸部 X 线片具有明显的优势：患者在病房内即可进行胸部 X 线检查。然而，便携式胸部 X 线片也有很多缺陷：由于焦-片距较短，会导致图像放大；大部分便携式设备不能产生高千伏，故不能采用高千伏技术。而且，由于最大电流量有限，故需要较长的曝光时间，易使图像模糊。便携式胸部 X 线片几乎不可能摄取质量良好的侧位片，因其获取足够穿透程度所需要的曝光时间太长。

摄便携式胸部 X 线片时，摆位非常困难，故

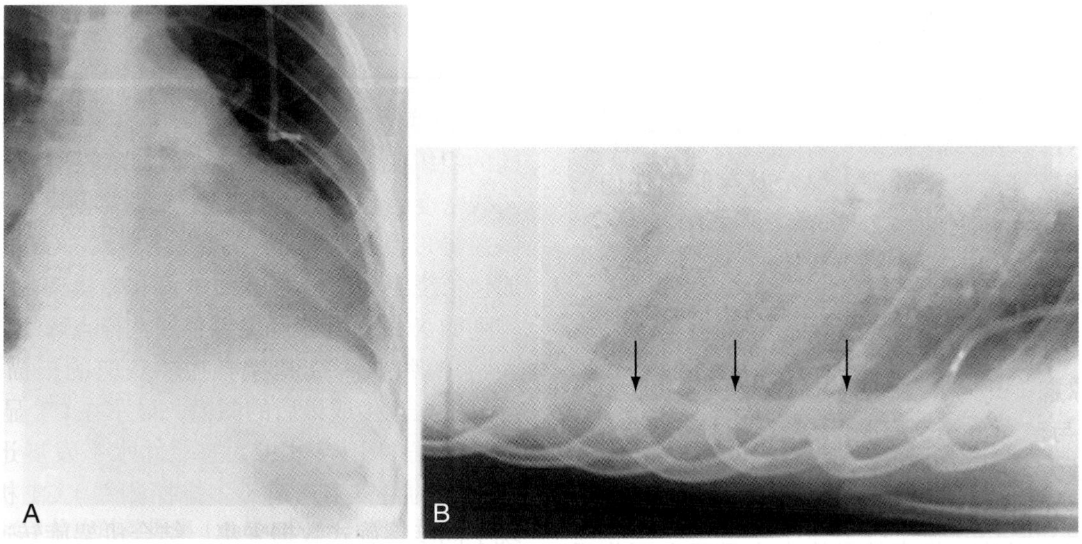

图 7-3　少量胸腔积液的显示。**A**，脑室腹腔分流术后患者，后前位胸部 X 线片显示由于肺底积液，胃泡与肺底间软组织影多于正常；**B**，侧卧位片示液体重新分布于胸腔内低垂部位（箭头）

定数量的像素组成矩阵，所以每个像素的大小随扫描野的直径而变化。现代CT机的典型矩阵为512×512像素。图像的视野越小，单个像素所代表的面积越小，图像的空间分辨率越高。在实际运用中，可根据目标区域的大小（一般是胸部的直径）来调整视野的大小。

通常，不同类型CT机所获得的图像看起来有显著差异。这些差异主要是由软件重建算法的不同特性所导致的，这些重建算法通过平均相邻像素的密度来不同程度地使图像平滑。肺部的对比度高，所以与身体的其他部位相比，对图像平滑的需求低。高空间分辨率算法（使图像的噪声增大，即颗粒状表现更明显）更适用于肺部成像。

层厚

虽然CT层面图像被视为二维图像，实际上也含有深度（第三个维度）。深度或者称为层厚，由诸多因素所决定，取决于实际扫描时所选择的精确参数，包括聚焦光斑大小、单个探测元件的厚度及X线束准直的宽度。因为一个断层有一预定的厚度，所以每个像素包含一定容积的信息，这个三维元素被称为体素（voxel）。计算机计算每个体素内组织的平均射线密度，最终由层面内无数个代表各体素（如果不放大肉眼无法分辨）的值形成最终的CT图像。每个体素的衰减值代表体素内所有不同结构的平均衰减值。层厚越大，体素内包含不同结构的概率越大，则信号平均的程度越大。此现象即为通常所称的部分容积效应（partial volume effect）；减少这种效应最简便的方法就是采用薄层扫描（图7-8）。

完成整个胸部扫描后，重建连续的薄层以分析图像。如果采用的是多排CT，一般会根据探测器阵列的层厚而采用小间距对原始数据进行重建，这些薄层图像可以直接用于诊断或进行多平面重组，也可用于对精细结构和复杂解剖部位（如主肺动脉窗和气管隆嵴下区域）进行分析。薄层图像的另外一个优势是可以显示可见于部分错构瘤内的微小脂肪或钙化灶的密度差异（如不采用薄层图像，则可能由于部分容积效应而无法显示）。

如果在不同情况下维持曝光条件相同，则患者所接受的总辐射剂量在使用不同的多排CT机时差异不大。但需要指出的是，使用连续层面扫描或有间断薄层扫描，患者所接受的辐射剂量有显著差异。因此，每隔10 mm间断薄层（如1 mm或2 mm）扫描，如高分辨率CT肺实质扫描，患者接受的有效剂量是单排或多排探测器螺旋CT全胸扫描的1/10～1/5。间断扫描的缺点是不能在任意平面进行观察，但对于评估肺间质，连续扫描（需要增加扫描剂量）所增加的信息量并不能相应地提高诊断价值。对于较年轻的患者，考虑这一点尤为重要。

窗设置

每个体素的平均密度采用亨氏单位（Hounsfield units，H）计量；这些单位系人为规定，0代表水的密度，－1000代表空气的密度。反映胸腔内密度的亨氏单位值范围比其他部位都要大，从充气的肺组织（约－800 H）到肋骨（＋700 H）。操作者可以使用两个变量来选择所要观察的密度范围——窗宽和窗中心（窗位）。

窗宽决定了能显示的亨氏单位的数量。高于窗宽上限的任何密度将呈现为白色，而任何低于窗宽下限的密度则呈现为黑色。在上下限之间的密度以灰阶的形式显示。窗宽的中位密度即窗中心或者称为窗位；窗中心可以按需要向高或向低进行调整，窗相应地也按选定的窗宽向上或者向下调整。窗宽

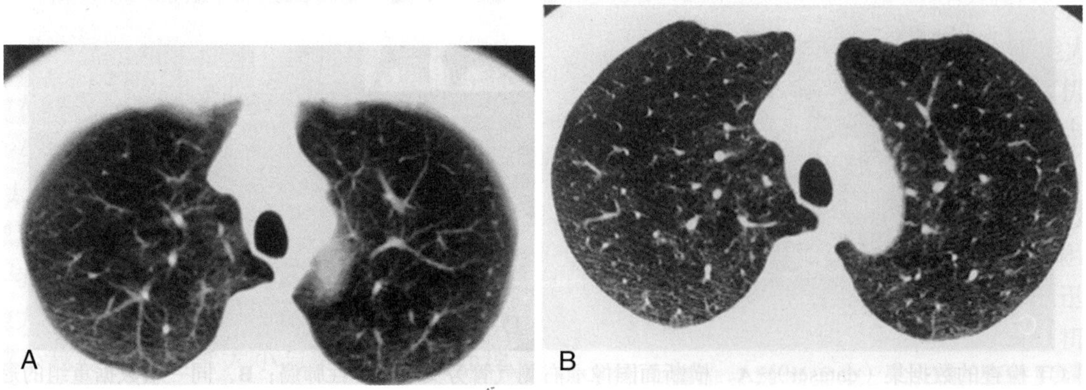

图7-8 部分容积效应对CT表现的影响。**A**，10 mm层厚CT显示左上纵隔旁有一边界不清的阴影，看似位于肺内；**B**，同一部位1.5 mm层厚图像，显示图**A**上的表现是部分容积效应所致，即10 mm层厚图像包含了主动脉弓的一部分

越窄，窗内的对比度越大。由于胸部结构的密度范围广，仅采用一种窗设置无法在单帧图像上清楚显示这些结构。因此，至少需要两种窗设置来分别显示肺实质和纵隔软组织（图 7-9）。不同单位所使用的胸部 CT 标准窗宽和窗位不同，但一般而言，观察纵隔的软组织，窗宽 400 ～ 600 H、窗位 30 H 比较适宜。观察肺组织，选择 1500 H 的大窗宽、窗位约－ 500 H 效果一般比较好。观察骨骼，窗宽尽可能大、窗位为 30 H 效果最佳。

窗设置对正常和异常结构的大小和显示有重要影响。然而，因为观察者的习惯不同，而且不同 CT 机间也存在差异，所以不可能预先确定准确的窗设置。显示目标物体最准确的方法应该是窗位值为所需测量结构与周围组织密度差的一半。例如，在适宜显示纵隔的软组织窗图像上测得的肺结节直径会被显著低估。如果选择的窗不恰当，较小结构（如周围肺血管）成像时受到的影响相应地要远远大于较大结构。

静脉内对比增强

因为 CT 图像上肺内血管与周围气体、纵隔内血管与周围脂肪之间均有良好的对比，因此只有一些特殊情况需要行经静脉对比增强扫描，其中就有鉴别肺门血管与软组织肿块。注射对比剂的精确时间主要取决于 CT 机扫描胸部所需的时间。采用多排螺旋 CT 机，每例患者的循环时间是重要的影响因素。

高压注射器团注对比剂后，对比剂迅速从血管弥散至血管外间隙，血管不透明程度迅速降低，而淋巴结等结构的密度逐渐升高。这种动态变化导致在某一个时间点实质结构与邻近血管的密度相同。在分析对比增强 CT 图像时，必须考虑对比剂注射的时机和持续时间。带自动注射器的快速扫描技术提高了血管结构的对比增强效果，但是却因扫描时间短而牺牲了实质性病变的强化效果。使用螺旋 CT，只需少量对比剂即能使所有胸部血管结构得到良好的增强效果。最佳的对比增强效果是诊断肺动脉栓塞和主动脉及大血管异常的先决条件。为了能达到最佳的对比增强效果，目前许多 CT 机使用自动触发系统。其基本方法为：在肺动脉检查时，采用间隔 1 s 的重复低剂量扫描监测肺动脉流出道密度，当静脉内注射的对比剂到达肺动脉流出道、使其密度达到预定的阈值时，预定扫描即会触发，扫描床迅速将患者从监测的位置移动至扫描开始的位置，通过扬声器将事先录音的嘱咐患者屏气的指示传达给患者，同时数据采集开始。注射对比剂后，数据采集的时间与解剖结构获得最佳强化的时间相一致。

对于炎性病变的检查，比如脓肿周围的炎症反应，可能需要将扫描时间延迟至 30 s，以使对比剂弥散至血管外间隙。在对可疑肺癌患者行肝和肾上腺检查时，显示肝转移灶的最佳时相是在对比剂注射后 60 ～ 80 s 的门静脉期。

高分辨率 CT

技术考量

在过去 20 年里，高分辨率 CT（HRCT）对弥漫性间质性肺疾病和支气管扩张症的成像方法产生了重要影响。HRCT 肺部图像与病理标本的肉眼观表现高度一致，因此相对于胸部 X 线摄影，HRCT 对于弥漫性肺疾病的诊断是一个巨大的进步。CT 空间分辨率

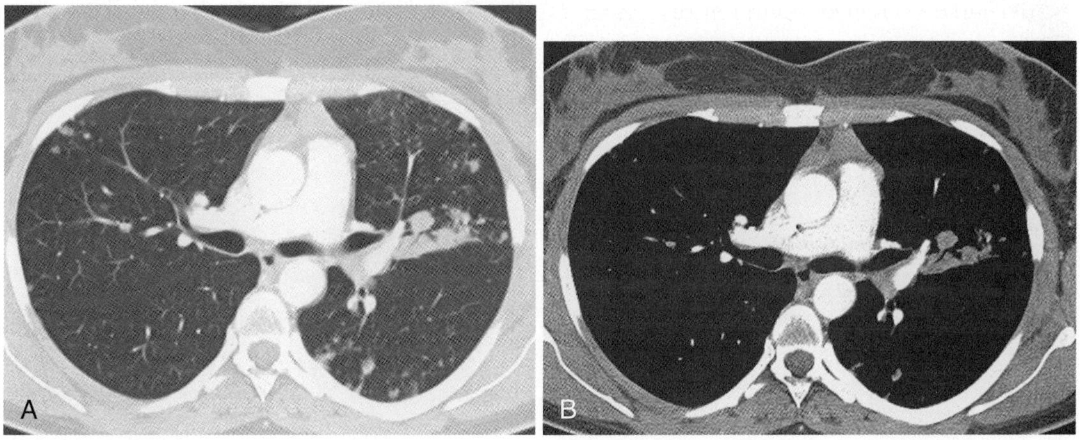

图 7-9　窗的设置对 CT 扫描表现的影响。不同窗设置的 5 mm 层厚 CT 图像。**A**，在肺窗图像上（窗中心，500 H；窗宽，1500 H），肺结节和肺血管显示清晰；**B**，软组织窗图像上（窗中心，35 H；窗宽，400 H），纵隔内对比剂增强的血管和软组织结构显示清晰，但肺内细节无法观察到

的显著提高（即所称的“高分辨率”）与三个因素有关，即窄准直、高空间频率重建算法和小视野。

与标准的10 mm准直比较，X线束准直变窄减少了层面内的容积平均，从而提高了空间分辨率。对于常规HRCT扫描，一般认为1.5 mm准直为最佳。窄准直对肺部结构尤其是血管和支气管的表现有显著影响，在常规10 mm层厚图像上血管分支模式多见于肺野中带，而在薄层图像上则更多地表现为结节状，因为薄层扫描时，斜行走行的血管只有更短的一段被包括到层面内；而且，肺实质细节显示得更为清楚（图7-10）。

在肺部HRCT成像时，应用了一种高空间频率算法以充分利用肺部结构天然的高对比度。这种高空间频率算法（通常也称为边缘增强、边缘锐化，或者旧称的“骨”算法）减少了图像的平滑度，使组织结构看起来更锐利，但同时也使图像的噪声更明显（图7-10）。

HRCT图像上有几种比较恒定的伪影，但这些伪影并不会降低图像的诊断价值。不过，识别一些较常见的伪影还是有益的。最常见的伪影可能是由于患者运动导致的线状（streaking）伪影。心脏运动有时导致邻近肺组织的移动，从而降低了图像质量。有些CT机可通过心电图触发扫描，可以在心脏运动最小的舒张期采集数据，从而消除这种伪影。为使这项技术获得最佳效果，要求球管的旋转速度必须快，且能够根据旋转完成之前获得的数据构建CT图像。这样，图像采集的时间窗可缩短至360 ms。

患者的体型对肺部图像的质量有直接影响——患者体型越大，图像噪声越明显，表现为颗粒状条纹影，系患者所吸收的X线剂量更多所致。这种伪影尤以邻近脊柱的肺后部更明显。混叠现象（phenomenon of aliasing）可导致来自于锐利、高对比界面的放射状细条纹影。混叠伪影的严重程度与CT机的几何形状有关，而且，与量子斑点不同，混叠伪影与放射剂量无关。这些伪影可被非平滑的高空间分辨率重建算法所放大，但并不能模拟正常的解剖结构，而且很少会严重到对肺实质重要细节的显示产生干扰（图7-11）。

HRCT对肺组织的取样程度主要取决于薄层间的间距。HRCT检查也与扫描层数、患者的位置、呼吸暂停的时相、图像显示的窗设置以及后处理方式等有关。并无适用于每例患者的标准扫描方案。然而，最简单的方案是1.5 mm准直，20 mm间距，自肺间至肺底部进行扫描。任何预定的扫描方案都有可能需要调整——如对不明原因的咯血患者，最理想的方法是对主气道采用连续标准层面扫描（以显示支气管内的小病灶），而对其余部位的肺组织采用间断薄层扫描（以检出支气管扩张）。

如疑有早期肺间质性病变（例如胸部X线片表现正常的石棉暴露人群），HRCT扫描时患者经常取俯卧位，以避免任何混淆，因为在常用的仰卧位扫描图像上，正常人在其后基底段肺内常可见密度增高影，这种表现在同一层面俯卧位扫描时即可消失。但如果同期胸部X线片上没有明显的弥漫性肺部病变，则俯卧位扫描并无优势。

少数情况下，呼气末扫描可显示小气道病变所致的空气潴留，这一表现在常规吸气期扫描时可能检测不到。空气潴留的范围可以从仅一个次级肺小叶到一簇肺小叶，表现为紧邻高吸收（高密度）的正常肺实质的斑片状低吸收（低密度）区（图

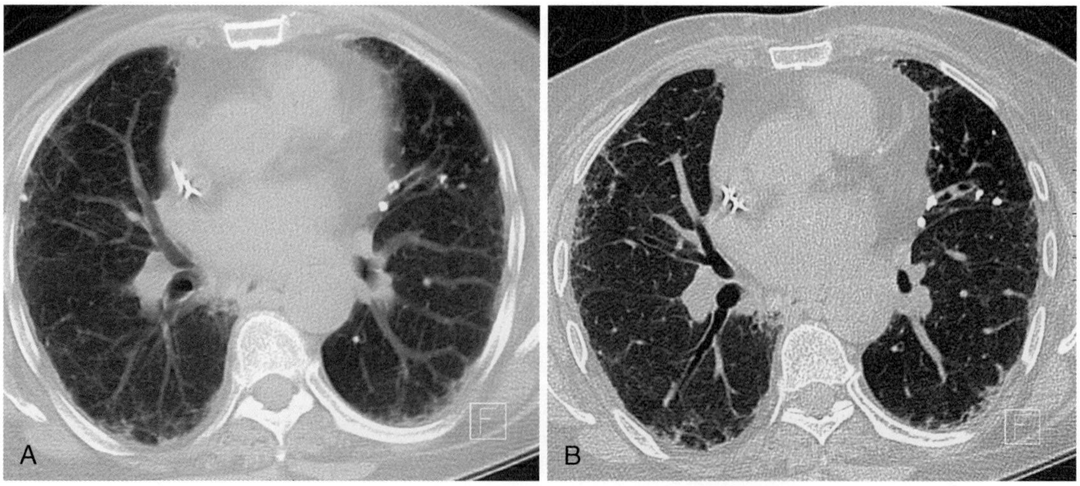

图7-10　CT层厚和边缘增强对图像质量的影响。**A**，MDCT数据采用边缘增强技术重建的10 mm层厚图像；**B**，同样扫描数据，采用高边缘增强技术重建的1.5 mm层厚图像，为容积采集的典型肺部HRCT图像

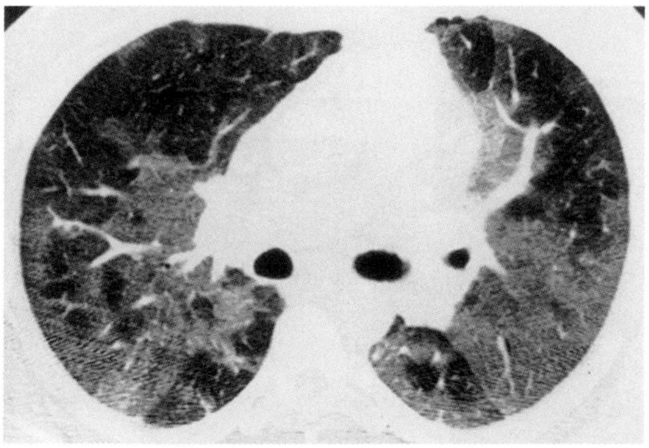

图 7-11　HRCT 图像显示混叠伪影和量子斑点伪影。肺后部的细节结构模糊。肺实质内斑片状高密度影系脱屑性间质性肺炎所致

7-12）。

当肺实质密度仅有轻度升高或降低时，改变 HRCT 图像的窗设置有时会导致无法检出肺实质异常。不同患者采用统一的窗设置有助于对肺部图像的解读保持一致性。一般而言，窗位－500～－800 H，窗宽 900～1500 H，效果一般比较满意。特殊情况下需要改变窗设置，例如在寻找石棉暴露患者胸膜肺实质病变（pleuroparenchymal abnormalities）时，采用高达 2000 H 的窗宽是比较合适的。相反，较窄的窗宽，如 600 H 左右，可突出密度的细微差异以区分肺气肿和小气道病变。

需要指出的是，所有 CT 扫描都存在放射剂量较高的问题。HRCT 扫描患者接受的辐射剂量较常规 CT 扫描要少得多。据估计，1.5 mm 层厚、20 mm 间距 HRCT 扫描时，患者皮肤所接收的平均辐射剂量为传统 10 mm 层厚连续扫描方式的 6%。进一步降低患者辐射剂量的方法是降低毫安度；将毫安度降低至仅 1/10 仍然能获得相似的诊断图像。虽然不断精密化的 CT 技术正在降低患者所接受的辐射剂量，但 CT 扫描的辐射剂量仍然相对较高，所以这种成像方法不应盲目使用。

HRCT 的临床应用

HRCT 已被越来越多地用于证实或排除胸部 X 线片提示的异常。而且，对一些胸部 X 线片发现的明显、但无特异性的异常，HRCT 还可能做出组织特异性诊断。

胸部 X 线片表现基本正常而 HRCT 显示有明显肺实质异常，这一现象的发生率可能无法确定。对具体疾病的研究显示，在系统性硬化患者中，胸部 X 线片表现正常而 HRCT 显示异常者占 29%；而在石棉沉着病患者中，这一比例高达 30%；对于高敏性肺炎，这一比例可能更高。正如数项关于平均敏感度的研究结果所显示，与胸部 X 线片约 80% 的诊断敏感度相比，HRCT 的敏感度高达约 94%，而且较高的敏感度似乎并未以牺牲特异度为代价。

对于有临床和肺功能检查证据的弥漫性肺部病变患者，目前 HRCT 是主要诊断手段，其临床价值远超胸部 X 线片，并有可能避免进行肺组织活检术。在对比分析胸部 X 线片和 HRCT 在定性诊断弥漫性肺部病变方面的准确性的研究中，Mathieson 及其同事发现，3 位阅片者基于胸部 X 线片的确诊率为 23%，使用 CT 为 49%；诊断符合率分别为 77% 和 93%（图 7-13）。

随后的一些较早期 HRCT 研究引领了大量后续研究，这些后续研究确立了 HRCT 在那些根据胸部 X 线片改变和临床表现不能确诊弥漫性肺部病变的患者的诊断中具有基石作用。对于有经验的胸部放射学专家，一些弥漫性肺部病变的 HRCT 表现有诊断特异性，这些病变包括纤维化性肺泡炎、结节病、朗格汉斯细胞组织细胞增生症、淋巴管平滑肌瘤病、尘肺和过敏性肺炎（图 7-14）。有趣的是，HRCT 似乎能使得阅片者在这些疾病的进展末期仍能做出组织特异性诊断。

但是，HRCT 有时也会被不加选择地使用于临

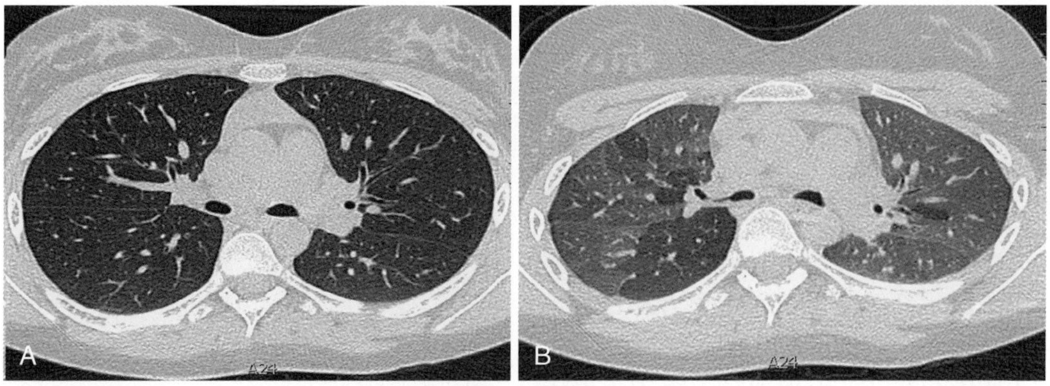

图 7-12　**A**，一例重度哮喘患者的双下肺叶 HRCT 图像，吸气相图像显示无明显异常；**B**，呼气末 HRCT 图像突出显示了上小气道阻塞所致的空气潴留区

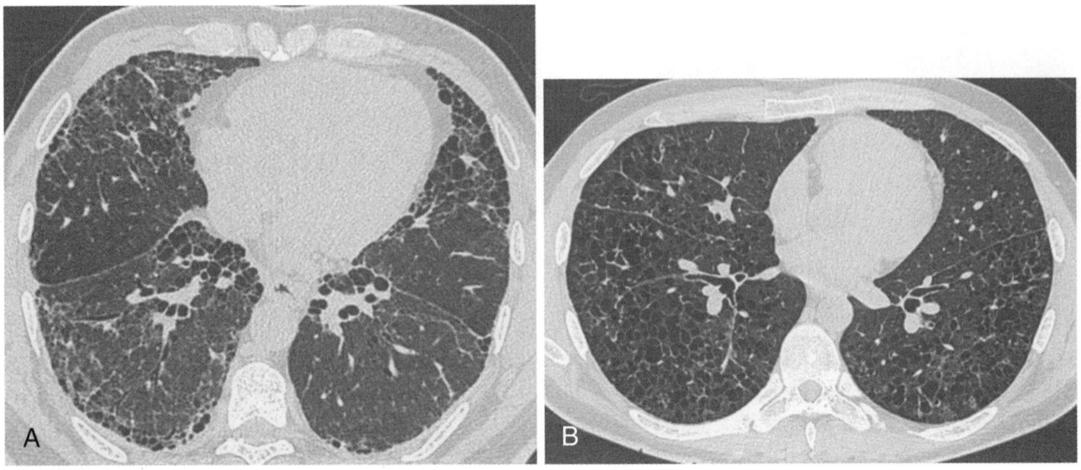

图 7-13 弥漫性间质性肺疾病的 HRCT 表现。**A**，胸膜下网状改变，为确诊的纤维化肺泡炎的典型表现；**B**，一例年轻患者，肺内多发不规则囊状含气区，肺容积尚正常，患者肺基底部的表现相对比较正常。结合此 HRCT 表现和病变分布特点，基本可确诊为朗格汉斯细胞组织细胞增生症

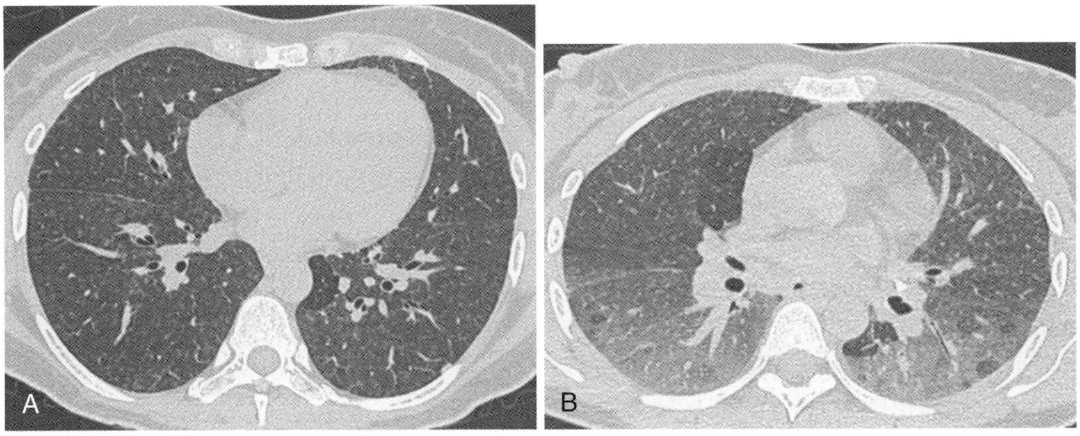

图 7-14 一例亚急性过敏性肺炎患者的胸部 HRCT 扫描。**A**，广泛分布的结节和毛玻璃影；**B**，在呼气末扫描图像上，肺后部明显的密度减低区显示更明显

床和 X 线平片诊断已非常明确的病例，给患者增加了额外的经济负担和辐射负荷。对于一例有进行性呼吸困难、杵状指、肺底部爆裂音（crackles）以及典型胸部 X 线片表现和肺功能改变的纤维化性肺泡炎患者，并没有证据显示 HRCT 检查能提高诊断价值。但是，对胸部 X 线片表现无特异性的患者，HRCT 在显示病变的特征以及做出明确诊断方面往往是有益的。

HRCT 在疾病（尤其是纤维化性肺泡炎）活动性分期中的作用已引起了很大的兴趣，而目前这些疾病都是通过组织细胞学检查来提示病变的活动性并预测疗效和预后的。更近一些的研究证实，以毛玻璃密度影为主要表现的纤维化性肺泡炎，与以网格状表现为主（提示纤维化形成）的患者相比，预示治疗的效果更好，而且患者生存率更高。对于结节病患者（HRCT 上以毛玻璃或结节影为主要表现），在疾病的可恢复性方面 HRCT 也可提供相似的观察结果。其他疾病时如果 HRCT 显示毛玻璃样改变，尽管为非特异性，也基本无例外地提示为可逆性病变——例如外源性肺泡炎、弥漫性肺出血和耶氏肺孢子菌肺炎（框 7-1）。一个重要的例外就是支气管肺泡细胞癌，其主要表现是中心为实质性或结节状，周围为毛玻璃密度影。另外一种需要指出

框 7-1 引起毛玻璃密度影的原因

耶氏肺孢子菌或巨细胞病毒性肺炎
急性呼吸窘迫综合征-急性间质性肺炎
过敏性肺炎-亚急性
脱屑性间质性肺炎
肺水肿
特发性肺出血
支气管肺泡细胞癌
肺泡蛋白质沉积症
淋巴细胞性间质性肺炎
呼吸性细支气管炎-间质性肺疾病

的案例是细小的小叶内纤维化，其在 HRCT 上可表现为广泛的毛玻璃密度影；在这种极少见的情况下，在毛玻璃密度影内通常可见牵引性支气管扩张。

CT 对不同模式病变具有区分能力，据此可阐明一些有时表现为复杂的阻塞 / 限制混合性呼吸功能缺陷的弥漫性肺疾病的病理基础。一个较好的例证是过敏性肺炎，其为间质性和小气道病变共存；这些不同的病理过程导致的不同表现形式在 HRCT 上很容易诊断。不同 HRCT 模式，其表现程度与预期的限制性和阻塞性功能参数相关。CT 可以明确显示导致复杂功能性缺陷的形态学异常，CT 的这种能力也可用于其他疾病，包括纤维化性肺泡炎合并肺气肿、结节病合并间质性纤维化和支气管周围肉芽肿所致的小气道阻塞。

对于确实需要行肺活检的患者，究竟选择何种活检方式能成功地获得诊断性物质——HRCT 可能对此很有指导价值。外周性病变与中央性和支气管中心性（bronchocentric）病变在 HRCT 图像上的差异明显。因此，病变沿胸膜下分布者，如纤维化性肺泡炎，需行支气管活检的可能性最小，而沿支气管中心性分布的病变，如结节病和癌性淋巴管炎，则可采用经支气管活检。对于考虑行开胸术或经胸腔镜活检术的患者，HRCT 可辅助临床确定最佳的活检部位。目前，肺活检标本的病理学检查仍然是确诊早期间质性肺疾病存在与否的最终手段。因 HRCT 图像提供了一种“在体大图像”（in vivo big picture），所以目前许多肺部病理学家在给出最终诊断前均会综合分析影像和病理信息，而且许多医学中心已经意识到了综合多种手段对于弥漫性肺部病变的诊断价值。框 7-2 总结了过去 20 年来不断发展的 HRCT 的检查指征。

磁共振成像

X 线平片、CT、超声成像、对比剂血管造影和同位素扫描是胸部疾病的主要成像方法。虽然磁共振成像（MRI）技术的发展使其已成为这些检查技术的重要补充，但一般认为，MRI 不是首选检查方法，而是解决问题的工具。

框 7–2　高分辨率 CT 肺部检查指征

- 对于胸部 X 线片上异常改变明显但非特异性的患者，为缩小鉴别诊断范围或做出组织特异性诊断
- 对于胸部 X 线片上正常或者表现可疑的患者，为检测弥漫性肺疾病
- 明确非预期的肺功能检查结果
- 了解咯血患者的基础病变
- 评价病变的可恢复性，尤其针对纤维化性肺泡炎患者
- 指导肺活检的方法和部位

MRI 检查时将患者置于一个非常强的磁场内（通常为 0.2 ～ 1.5 T），然后对检查区域发射射频脉冲来进行成像。解剖学 MRI 主要依赖组织中的水分子来产生所需的信号并加以分析。这些水分子中的质子处于不同的局部原子环境，所以其特性也存在差异。这些差异通过磁共振进行测量，并利用不同的 MRI 序列而最终获得图像上不同组织间的对比差异。因此需要仔细选择射频脉冲的频率，以保证置于强磁场中患者体内水分子中的氢质子失去原有的相位。在射频脉冲导致的短暂失相位后，这些质子，也类似于一个个小磁棒，会恢复到原来静止时的位置。在这个过程中，它们会释放出能量，产生新的射频脉冲而被磁体内的接收线圈，或被直接置于被检查物体周围的各种接收线圈所检测到，后者更为多见。这些线圈通常按照其用于检查的相应部位来命名——即在检查开始前将膝关节、头、颈或体线圈放置在相应的位置。在胸部检查时，通常采用体线圈，它由一对分别置于患者前后的线圈垫组成。

一直以来，MRI 的主要优势在于软组织分辨率高、无骨骼伪影的干扰、无电离辐射以及可在任何选择的平面成像。胸部 MRI 的主要缺点一直是成像时间相对较长，以及易受呼吸和心脏运动的影响而致图像质量下降。一般而言，MR 图像质量与影像扫描器的磁场强度及放大器峰值强度和速度有关（后者用于生成询问射频脉冲）。

胸部成像时，必须采用心电门控技术，使成像数据的采集与心跳周期一致从而减少流动伪影。目前已开发了各种不同的补偿呼吸运动伪影干扰的技术。有些采用外部装置，如呼吸波纹管（respiratory bellow）可以监测胸壁的运动，使数据采集在胸壁运动最小时进行。其他的方法主要是借助软件技术的发展，以补偿呼吸运动对磁自旋的干扰。这些技术大部分在现代 MR 扫描仪上已被屏气胸部成像技术所取代。

纵隔和胸壁成像

呼吸系统疾病行 MRI 检查最常见的指征是了解肿瘤性病变，其中又以支气管肺癌最多见。除了原发性病变外，其合并症如脑部并发症、脊柱转移和腹膜后纤维化等均需要行 MRI 检查。MRI 可评估肿瘤侵犯纵隔结构（如大气道、心脏和大血管）、胸壁和膈的程度，还可鉴别不同性质的软组织、液体、出血、局部血肿形成和动脉瘤（图 7-15，图 7-16）。

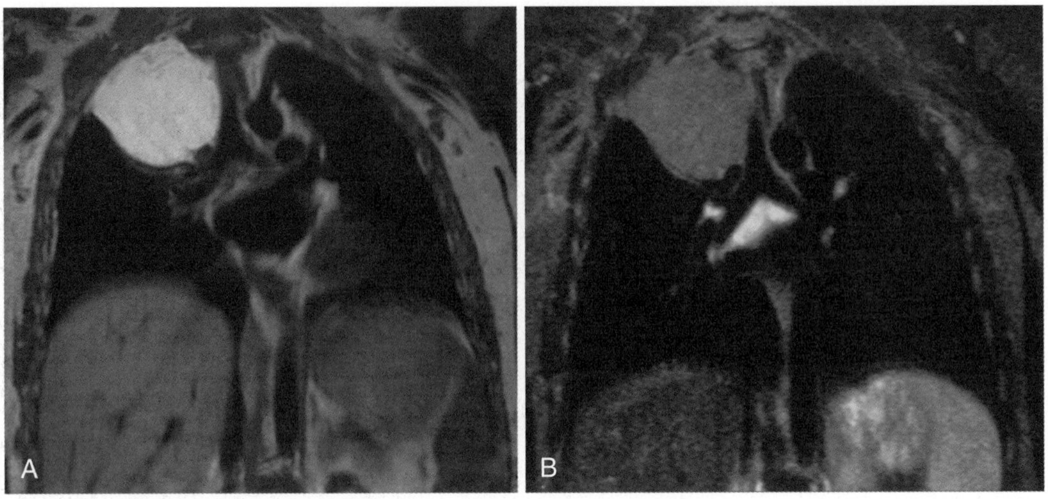

图 7-15 11 岁男孩右上肺野肿块 MRI。**A**，冠状面 T_1WI 显示呈高信号的肺尖肿块；**B**，加用脂肪饱和序列后，降低了来自脂肪的信号，肿块内信号显著降低，其影像学特征证实肿块为脂肪性质，诊断为巨大胸膜脂肪瘤

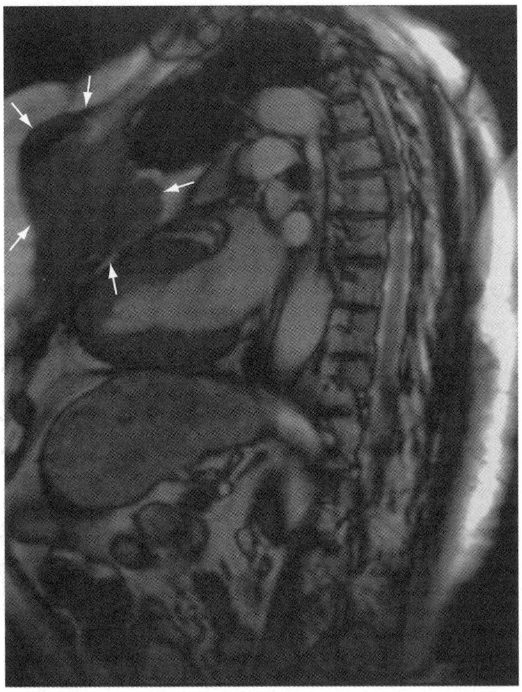

图 7-16 MRI 显示肿瘤侵犯胸壁。左心室长轴位斜矢状面 T_2WI 显示邻近胸壁的肿块（箭头所示）自胸腔内壁蔓延至其表面的乳腺组织。此例为乳腺癌复发患者

除肺上沟瘤外，目前的多排 CT 技术使得 MRI 相对于 CT 在诊断肿瘤胸壁侵犯方面并无明显优势。但是 MRI 能更好地显示解剖细节，而且患者无辐射暴露，这一点对可能需要进行一系列随访观察的儿童患者尤其必要（图 7-17）。婴幼儿 MRI 的不利之处是许多患儿须行全身麻醉才能完成检查。

肺实质成像

肺部 MRI 检查受到一系列重大技术挑战的限制。首先，由于呼吸和心脏运动，肺部处于不断的运动状态；第二，与机体内其他组织相比，肺内含水量低，因此肺内质子密度低，返回的信号很少；第三，由于肺内存在许多空气和软组织界面，因此磁场内会出现无数的小干扰。空气-软组织界面均质性的丧失导致一种称为磁敏感伪影的现象，进一步降低了信号强度，增加了噪声。因此，在标准序列成像时，正常肺组织显示为低信号，而且经常被伪影掩盖。为解决这个问题，已做出了各种尝试，也看到了越来越多的希望，例如 MRI 在较年轻患者化脓性肺部病变方面的应用。

通气成像

另外一个引起密切关注的领域是使用极化气体（polarized gases）（氦 -3 和氙 -129）来显示肺实质通气情况。此项技术采用偏振光（polarized light）通过加热和激发过程产生极化气体。这些气体（半衰期短）被吸入并使用最佳序列进行成像。双频探测器（dual-frequency probe）的使用能同时采集和记录气体、质子图像，将功能和解剖关联起来。

磁共振血管成像

磁共振也可通过分别显示流动的血液及周围相对固定的组织从而显示血管的解剖学特征；经静脉内注射或不注射对比剂均可。一般而言，对比剂的使用可提高血流的信号，提高图像的信噪比，并使采集时间缩短。这种方法称为磁共振血管成像（MRA），可以同时或分别显示静脉或动脉血流（图 7-17）。

常规 MRI，尤其是 MRA 增强扫描所使用的对

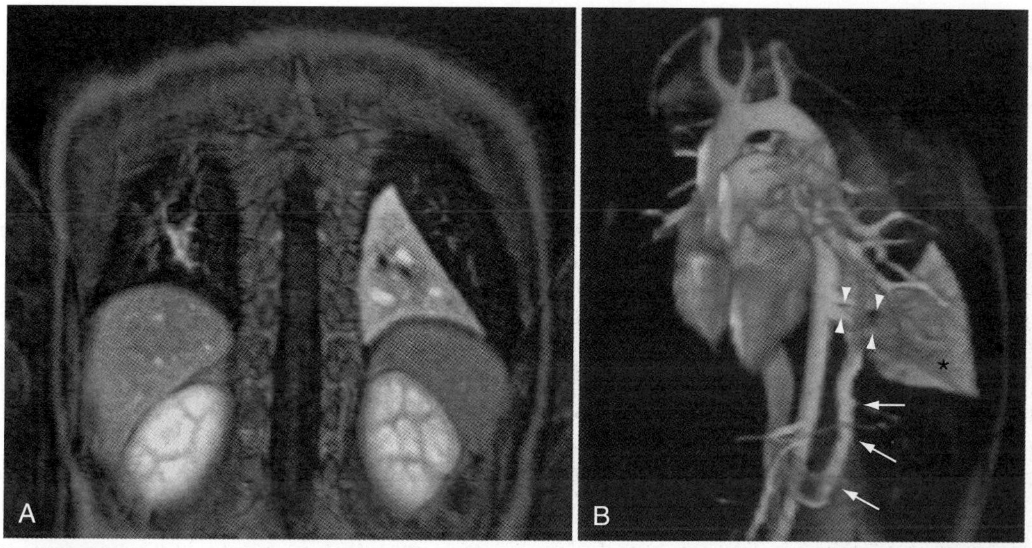

图 7-17 肺叶外型肺隔离症。**A**，冠状面对比增强屏气图像显示位于左肺底的隔离肺组织明显强化，呈三角形的隔离肺段与膈和其下方的脾分界清晰；**B**，容积再现血管成像显示呈三角形的隔离肺段（星号）有两支起源于主动脉的动脉供血（箭头），并有复杂的静脉引流，最大的一支引流静脉向膈下（箭头所示）引流至左肾静脉

比剂基本上均为钆的螯合物。这些对比剂大部分分布于细胞外间隙，导致 T_1 弛豫时间缩短，从而在 T_1WI 序列上提高了被强化组织的信号。这些对比剂的分布类似于 CT 检查时常规使用的含碘对比剂。

肺栓塞和肺梗死

目前，MRI 并不是可疑肺栓塞和肺梗死患者的常规检查手段，但一直有许多相关研究。在一系列已经发表的文章里，结果显示屏气采集 MRA 能显示 5 级肺血管，并能诊断肺段及以上水平血管内栓子。通过段或亚段肺灌注缺损还可以推测更小的肺动脉栓子的存在。可采集到三维 MRA 数据并在工作站上以动态方式显示肺灌注缺损区。

血管畸形和先天性异常

越来越多的证据显示 MRI 能通过解剖学和血流两方面的信息来明确诊断许多肺部血管和发育方面的异常。这些异常包括弯刀综合征（scimitar syndrome）、肺发育不良综合征、肺动脉发育不全、支气管肺隔离症以及血管畸形（图 7-17）。

心血管成像

目前 MRI 是心脏和大血管成像的关键技术，并被广泛应用于对心脏解剖和功能的评估。MRI 已常规应用于快速和准确评价心壁运动、射血分数的测量、通过应激试验确定可逆性心肌缺血和冬眠心肌以及瓣膜病变。终极挑战，即准确的冠脉 MR 成像是目前研究的热点，但还尚未在临床上作为常规检查手段。目前 MRI 已能作为无创性的检查手段对心脏进行全面评价，而且很有可能对目前已确立的心脏常规检查方法如核医学和超声心动图的地位形成挑战。

肺血管造影

当其他损伤性较小的方法未能为肺循环检查提供必需的信息时可用肺血管造影。最常见的指征一般是在通气–灌注扫描后未能明确的肺动脉栓塞。对肺栓塞进行急性评估时，血管造影应在临床症状出现 24 h 内进行。但是，延迟至 48 ～ 72 h 也可考虑行肺血管造影，因为随时间推移栓子逐渐破裂，所以诊断阳性率逐渐降低，这在进行抗凝治疗后尤其常见。

目前临床上已经很少采用肺血管造影，不仅因为其相对高的检查费用和具有一定的创伤性，还因为其并发症发生率高（尽管这一点并未获得相关文献报道的支持），所以基本已被 CT 检查所取代。

肺血管造影技术主要步骤包括在透视引导下插入导丝和改良的猪尾导管，依次至右肺动脉、然后是左肺动脉，然后以合适的速度向血管内注射非离子型对比剂。每侧至少需要采集 2 个方位，并根据需要加摄斜位或放大图像。导管通常经股静脉插入，颈内静脉和锁骨下静脉可作为备选。大多数科室采用数字减影血管机进行血管造影检查（图 7-18）。图像错位伪影的问题为数字减影系统所固有，是由采

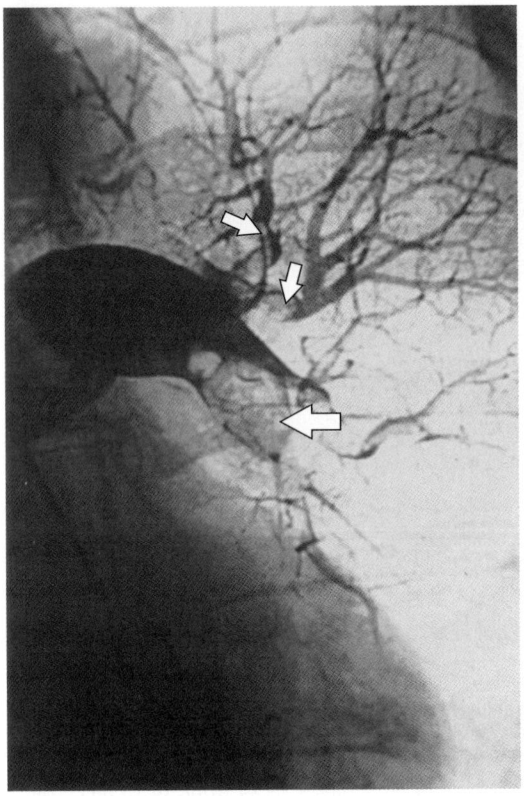

图 7-18 数字减影肺血管造影。左肺下叶动脉内有一较大栓子导致局部对比剂内有一充盈缺损（大箭头），上叶血管近端分支内有小栓子（小箭头）

集蒙版图像与对比增强图像时呼吸或心动周期的时相不同所致，通常可以克服。导管通过三尖瓣时可能会导致心律失常，但一般较短暂。因此，必须进行心电（ECG）监护，而且在许多医疗中心已将预防性使用抗心律失常药物或者临时插入起搏器导丝作为常规步骤。同时还可进行右侧心导管压力测量和血气分析。

肺栓塞最常见于下叶后段。血管造影诊断位于肺段血管水平远端的栓子的可靠性要低于它对中心性栓子诊断的准确性。但是，局限于亚段血管内的栓子，其临床意义仍不清楚。肺栓塞的典型血管造影表现是血管截断，或者当血管阻塞不完全时表现为腔内充盈缺损、周围及远端有对比剂通过。肺栓塞的间接征象包括灌注相对延迟或减弱的区域、静脉循环的延迟填充以及血管迂曲。当血管造影用于检出慢性血栓栓塞性病变时，主要应观察三种血管改变，包括局限性狭窄或纤细的血管网、管腔扩张以及不遵从正常血管逐渐变细模式的不规则形态。

支气管动脉栓塞

支气管动脉栓塞通常用于治疗不适于外科管理的大量咯血患者。导致支气管动脉肥厚（hypertrophy）和继发出血的最常见原因是化脓性肺部病变（尤其是支气管扩张）和涉及霉菌球（mycetoma）的纤维空洞性病变。导致支气管血管出血的较少见的原因包括支气管肺癌、慢性肺脓肿和先天性发绀型心脏病。支气管肺动脉栓塞术并无绝对禁忌证，但要求患者血流动力学稳定且能配合手术。

支气管动脉造影上最常见的解剖分布是一支右主支气管动脉自肋间支气管干发出，后者约在第 5 胸椎水平自胸主动脉发出，两支左支气管动脉起源的位置较低。但是，支气管动脉可起源于甲状颈干、内乳动脉、肋颈干、锁骨下动脉、低位肋间动脉或者膈下动脉甚至腹主动脉。右侧肋间-支气管动脉干自主动脉发出后，与主动脉成锐角上行，而左侧支气管动脉约成直角自主动脉发出，目前已有根据这一特点设计出的专用导管以利于进行选择性导管插管术。超选择性导管插管术能将栓塞物精确地输送至支气管循环血管，因此能避免栓塞物溢至主动脉内或造成脊髓动脉的栓塞。

在行支气管动脉栓塞术前通常会推荐行纤维支气管镜检查以明确出血部位。但是，大量咯血患者一般均有剧烈咳嗽，从而使出血扩散至整个支气管树，使术前定位难以实现。CT 血管成像也是有价值的初查方法，可显示支气管动脉的解剖，指导介入治疗，而且有时可明确出血来源于哪个肺叶或肺段。对于血管造影提示异常的支气管动脉，究竟应选择哪一支进行栓塞目前尚无相关标准。当发现数支支气管动脉异常且术前胸部成像未能明确出血部位时，相关指导原则是寻找最相关的血管，并栓塞该最可能导致出血的血管（图 7-19）。直径超过 3 mm 的支气管动脉可能是病理性扩张的原因。对于弥漫性化脓性肺部病变的患者（最常见于囊性纤维化），通常应尽可能栓塞双侧所有显著扩张的支气管动脉。如果未发现异常的支气管动脉，则要系统地查找异常的支气管动脉。如果患者在栓塞后继续咯血，应检查所有可疑的体循环动脉，有时甚至是肺循环血管，以寻找出血的来源。

从不同大小的聚乙烯醇（PVA）微球到小条状外科凝胶（明胶海绵），许多种栓塞物已被使用于支气管动脉栓塞术。虽然将线圈置入支气管动脉近端的技术已得到应用，但这种方式会妨碍随后的导管插入。

支气管动脉栓塞术后，许多患者会出现一过性发热和胸痛。部分患者可有少量咯血，可能是支气管黏膜局限性梗死所致。支气管动脉栓塞术后

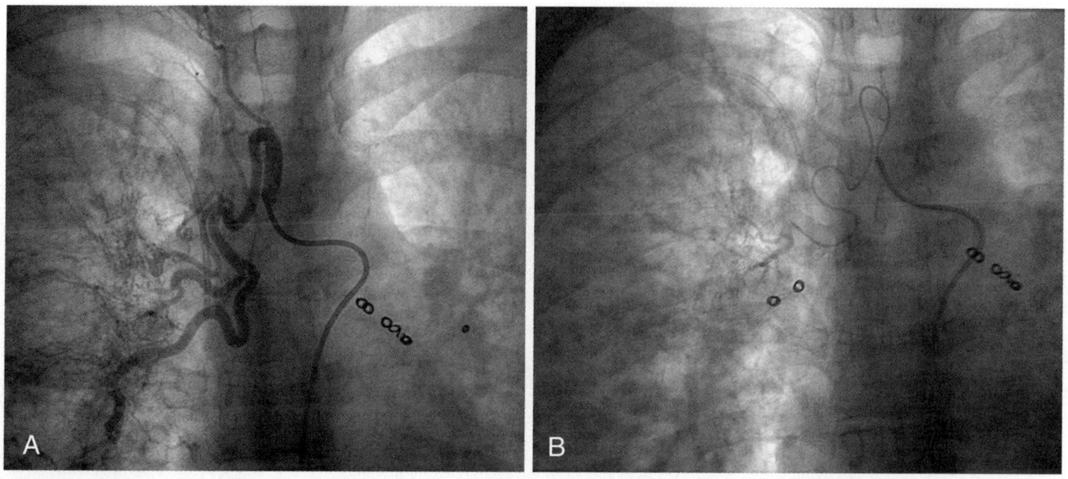

图 7-19 一例咯血患者的支气管动脉造影片。**A**，右上支气管动脉显著肥厚。这些改变是由囊性纤维化所致。右上叶内可见以前栓塞的弹簧圈；**B**，在小弹簧圈和微粒联合栓塞后，这些血管分支内未见进一步的血流通过

的严重并发症很少见，最严重的是横贯性脊髓炎（transverse myelitis），可能是由对比剂毒性引起，而非意外栓塞所致。栓塞物不慎溢出至主动脉内可能会导致远端的腿部和腹部器官发生缺血。

支气管栓塞的目的是立即控制威胁生命的咯血，其成功率超过 75%。失败的常见原因是未能找到导致出血的支气管动脉和术中未能维持导管插入的位置以进行随后的栓塞治疗。在成功施行首次支气管动脉栓塞术后半年内再次出血的患者高达 20%。文献报道，再出血原因包括栓塞的血管再通、初次栓塞不完全和初次治疗未被栓塞的小支气管动脉肥厚。但是，对再出血患者，支气管动脉栓塞术通常能重复施行并获得满意效果。

上腔静脉支架置入术

上腔静脉阻塞（SVCO）的主要临床表现是面部和上肢肿胀、头痛和气促，通常因晚期纵隔恶性肿瘤所致。传统的姑息性治疗手段主要是放疗、化疗，有时也包括手术。放疗后早期患者症状常有改善，但往往症状随后复发。有文献报道采用球囊血管成形术治疗良性和恶性 SVCO，但与预期一样，单纯血管成形术治疗的患者症状在术后不久易于复发。

经皮金属支架置入治疗 SVCO 有几个方面的吸引力。文献报道，随着经验的积累，采用不同设计的支架姑息性治疗 SVCO 具有很高的可靠性和成功率。术前需要行上腔静脉造影以明确狭窄段的长度及其与头臂静脉和右心房汇合处的位置关系。发现有腔内血栓或肿瘤时，在支架置入前可能需要行溶栓治疗或使用覆膜支架。在球囊扩张上腔静脉狭窄处后，跨狭窄段放置支架，然后行置入术后上腔静脉血管造影，以证实血流能顺畅地进入右心房（图 7-20）。通常在血管成形术和支架置入后，SVCO 患者的症状能迅速而显著地改善。症状的复发可能是静脉血栓形成或肿瘤进展所致。虽然血管成形术中有发生上腔静脉破裂的风险，但这一并发症极其罕见，很可能是由于周围肿瘤或放疗后纤维化压塞了血管。

血管内支架在治疗非恶性 SVCO 中的作用至今还不是很明确。尽管有可能因纵隔纤维化进展或内膜增生而出现支架闭塞，但在治疗良性纤维化性纵隔炎所致的 SVCO 患者中已取得成功。

正常放射解剖学

纵隔和肺门结构

纵隔的两侧为肺，其上方为胸廓入口，下方为膈，后方为脊柱。在平片上，构成纵隔的结构互相重叠，故在二维的胸部 X 线片上不能单独辨认各结构；基于这个原因，纵隔各部分的正常解剖学将在后文的纵隔 CT 部分做更详细的介绍。然而，由于首次检查常采用胸部 X 线片，有必要了解纵隔的正常解剖学，以及由于患者身体状态和年龄差异可能导致的变异。

一般将纵隔分为上、前、中、后纵隔四个部分（图 7-21）。如此分区的原因是一些纵隔病变好发于特定的部分（如最常见的上纵隔肿块为胸内甲状腺，中纵隔肿块常为淋巴结增大）。然而，在一般情况下，并不能仅根据肿块位于纵隔的某一部分即可做出准确诊断，而且人为的纵隔分区并不能阻止病变累及纵隔的多个区域。

在正常的后前位胸部 X 线片上，仅可清楚辨认纵隔的轮廓和含气的气管和支气管（有时可见含气的

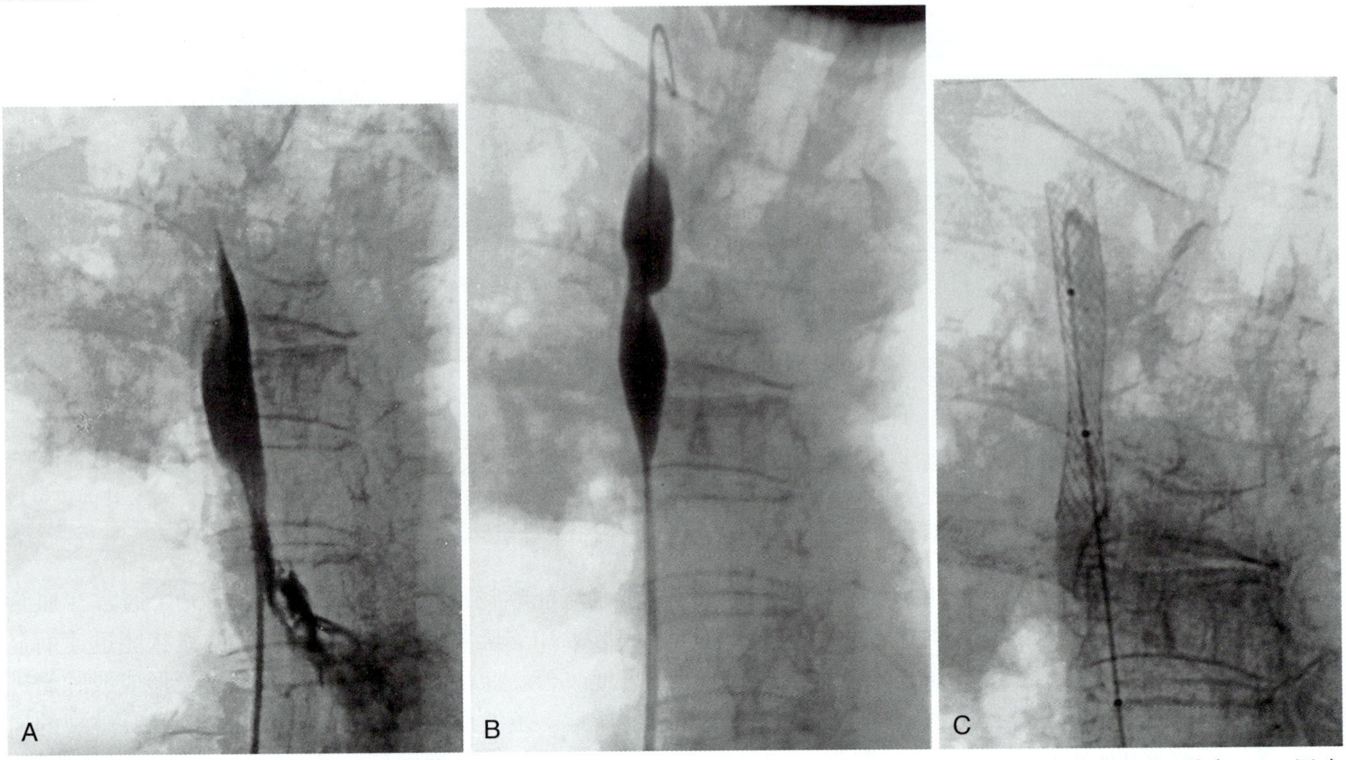

图 7-20　上腔静脉阻塞的支架置入。此例患者阻塞是由纵隔恶性肿瘤所致。**A**，上腔静脉造影显示上腔静脉中段明显狭窄；**B**，用球囊扩张狭窄处；**C**，在已通畅的上腔静脉内置入网状支架

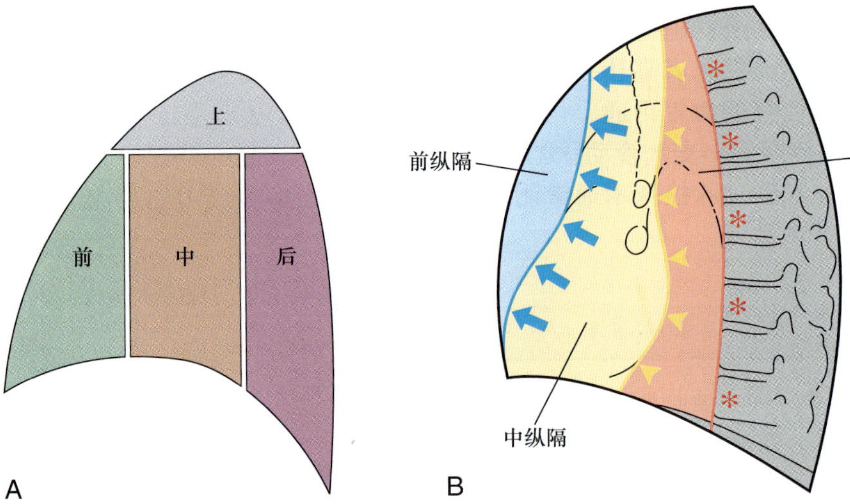

图 7-21　纵隔的分区。**A**，人为地将纵隔划分为上、前、中和后纵隔；**B**，还有一种划分方法取消了上纵隔。两种方法均将胸骨后至心脏和大血管前（蓝箭头）的区域定义为前纵隔。同样，沿气管和心脏后缘的一条线（黄箭头）划分中纵隔与后纵隔（其后界为脊柱，红星号）

食管）。胸部 X 线片上，右头臂静脉和上腔静脉构成纵隔右上缘。通常此缘呈竖向直线（而右气管旁淋巴结增大时，纵隔右上缘常呈波浪状），在胸廓入口处显示欠清。纵隔脂肪丰富者，其纵隔右上缘可明显增宽（图 7-22）；此类人群常有较大的心膈脂肪垫。主动脉弓上方气管左侧的纵隔边缘是左颈动脉和锁骨下动脉以及左头臂和颈静脉影像的总和。左心缘由左心耳组成，左心耳向下延续为左心室。心脏的轮廓应该非常清晰，任何导致其边缘模糊的原因均与紧邻的充气肺组织消失有关，通常见于肺萎陷或实变。

脊柱两侧的心影密度应该是相同的，任何差异均提示病理状态（例如下叶实变或出现肿块）。在穿透良好的胸部 X 线片上，透过右心缘可见一个外缘凸起的致密影，这一肿块样结构由右肺静脉进入左心房的汇合处产生，并无任何临床意义。

上纵隔和中纵隔内均可见气管和主支气管穿过。气管很少是笔直的，而且其中段经常位于中线的右侧。在老年人群中，气管经常因其下方扩张的主动

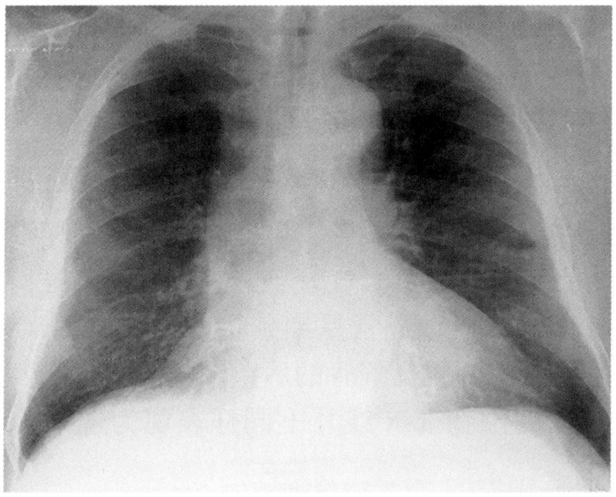

图 7-22　此帧图像上，上纵隔增宽是大量的纵隔脂肪所致。此外，可见双侧心膈脂肪垫

脉而发生显著移位。在约 60% 的健康人中，气管的右侧壁（右侧气管旁线）表现为一条厚度一致的线（宽度＜4 mm）；若见到此线，可排除邻近区域的占位性病变（最常见的是淋巴结病变）。左右主支气管间的夹角（形成气管隆嵴）一般略小于 80°。隆突角变大可相对粗略地提示隆嵴下病变，可能为隆嵴下巨大淋巴结病或左心房显著扩大所致。提示隆嵴下病变的一个更敏感的征象是奇静脉食管线的上段模糊，此线在穿透良好的胸部 X 线片上通常可全程显示（图 7-23）。在胸部 X 线片上，投射到纵隔影内的叶支气管起始处通常可以辨认，而肺内的段支气管一般不能显示。

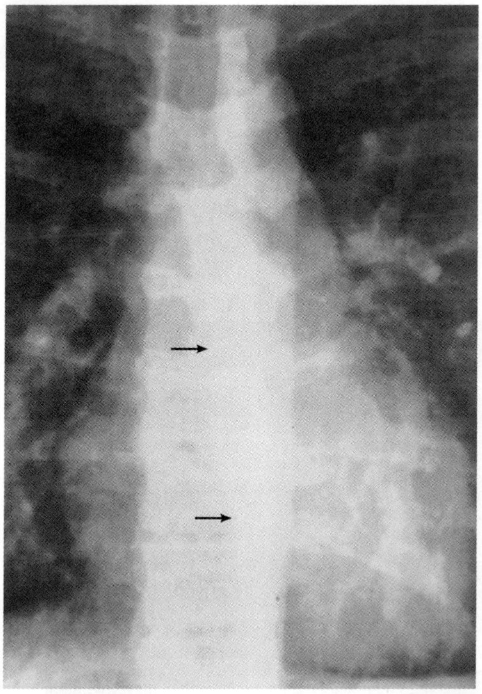

图 7-23　采用移动式多线束均衡化 X 线摄影（advanced multiple beam equalization radiography，AMBER）系统拍摄的胸部 X 线片，显示正常奇静脉食管线（箭头）

胸部 X 线片上正常肺门影是肺动脉和肺静脉结构的总和，此外，其中还有一小部分是支气管壁或正常大小淋巴结的投影。双侧肺门大小基本相同，左侧肺门正常时位于右侧肺门上方 0.5～1.5 cm 水平。健康人群中正常肺门的大小和形状显示有较大差异，使得肺门部的细微异常很难被识别。

肺裂、血管和支气管

双肺被纵隔前后的 4 层胸膜所分隔。由此形成的前和后联合线在正位胸部 X 线片上一般可见，表现为接近垂直的条纹影。后联合线的位置较前联合线高（图 7-24）。由于这些连接线并不是一定可见（它们的可见性很大程度上取决于胸膜投影是否与 X 线束相切），它们显示与否通常不具有临床意义。

肺叶周围由脏胸膜围绕——主裂（或称为斜裂）分隔左肺的上叶和下叶。主（斜）裂和次裂（水平裂或横裂）分隔右肺的上、中、下叶。无异常情况时，在后前位胸部 X 线片上可见半数以上的次裂。在健康人群中，次裂稍向上弓，且呈水平方向走行；此种走行的任何改变常为一叶肺容积丢失所致。正位胸部 X 线片上并不能显示主裂，而侧位胸部 X 线片上有时可见。未显示肺裂一般是由于肺裂不在 X 线束的投射方向上。然而，肺裂会偶然发育不完整，这一点胸外科医师很了解，因为他们在进行肺叶切除时经常会因肺叶间分离不完整而碰到困难。偶尔可见副裂；例如，左肺可能存在次裂，它分隔左肺小舌叶和上叶的其他部分。

在胸部 X 线片上，正常肺内的分支状结构均代表肺动脉或静脉。肺静脉有时可与肺动脉鉴别——上肺静脉呈特征性的垂直走行。但是，在肺周边区域经常难以区分动脉和静脉。在立位胸部 X 线片上，

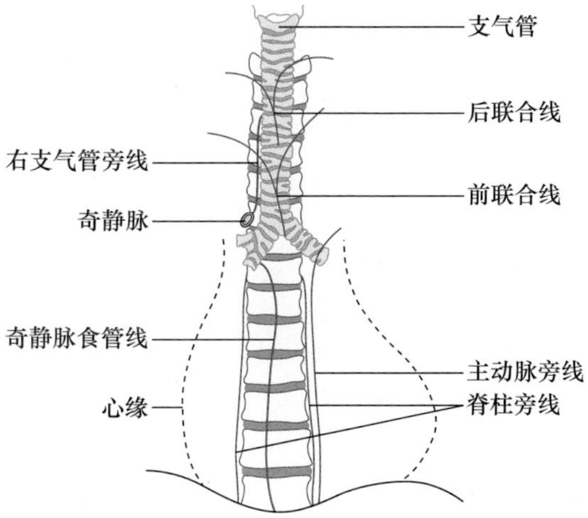

图 7-24　图片显示一些在正位胸部 X 线片上常见的纵隔线条和条纹

肺门周围的等距点上，自肺尖向肺底可见血管直径逐渐增粗；如果患者取仰卧位或发生心力衰竭，这种重力作用导致的表现即会消失。

肺叶又分为肺段，每个肺段均有独立的段支气管动脉和伴行的支气管。在胸部X线片上很少能显示段支气管，只有当这些段支气管位于X线束平行的方向时，即在轴位（end-on）时可见其呈环形影，最大直径不超过8 mm。最常见的段气道是上叶前段支气管。

纵隔和胸廓

充气的肺与一侧膈的分界很清晰，而且正常情况下每侧膈顶均位于锁骨中线的内侧。在立位片上，右侧膈的顶部比左侧高（除了左侧膈顶由于胃内的空气而被抬高外），最高达2 cm。在侧位片上，一侧膈与胸壁间成锐角相交。肋膈角消失或变钝通常意味着胸膜病变：胸膜增厚或胸腔积液。在老年患者中，膈穹隆上的局限性突起比较常见，尤其是在其后部（因此在侧位胸部X线片上最明显），提示膈有轻度功能减弱或缺陷。位于肝右叶前方的间位结肠是一种常见的正常变异（被称为基拉迪蒂综合征，Chilaiditi syndrome）。

肥胖患者在肺中带可见沿侧胸壁走行的胸膜显著增厚的表现，是由脂肪在胸膜下充填所致。胸廓畸形可导致正常纵隔结构变形而类似于病变表现。最常见的畸形是漏斗胸，因将心脏挤压至内陷的胸骨与脊柱之间，导致明显扩大的心脏向左侧移位，同时使右心缘变模糊（图7-25）。不常见的胸椎平直也可导致类似的表现，又称为直背综合征（straight back syndrome）。

侧位胸部X线片的解剖学

反复观察同一方向的侧位胸部X线片的表现，不论是左侧还是右侧投影，可提高对正常和异常的鉴别能力。侧位上观察，气管至隆突方向走行时稍向后成角，而且其后壁通常呈细条状影（图7-26）。右主支气管和右中间段支气管的后壁因气体的衬托而显示清晰，在侧位胸部X线片上同样表现为连续的线条

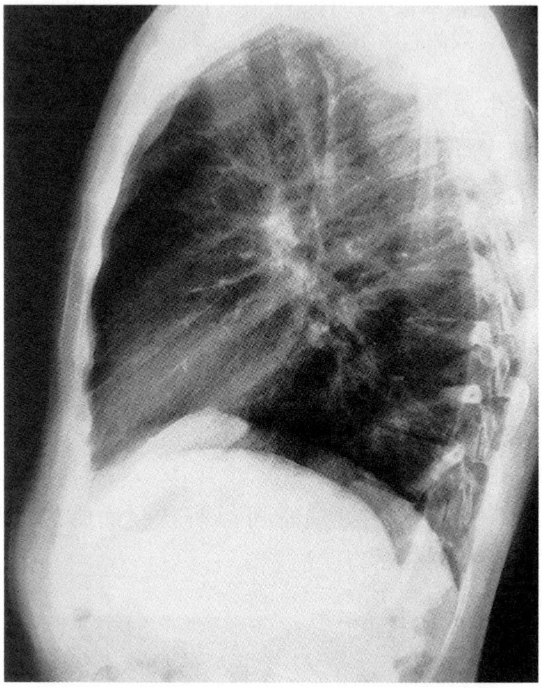

图7-26 正常侧位胸部X线片

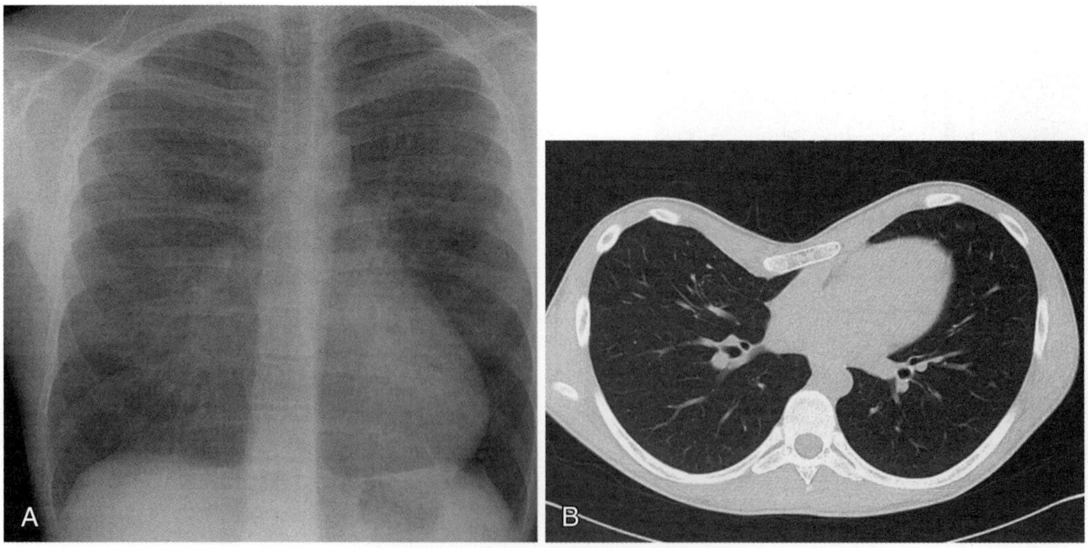

图7-25 A，一位显著漏斗胸患者的后前位胸部X线片。由于胸骨的压迫直接导致心脏体积增大，右心缘模糊。注意肋骨的“7”字形排列；**B**，CT显示胸骨下陷

影。位于胸腔浅表的肩胛骨在侧位胸部 X 线片的上部区域均可见、呈垂直走行（而且可能会被误认为胸腔内结构）。更易导致混淆的阴影是向外伸展的手臂的软组织投影至上纵隔。在侧位胸部 X 线片上，隆突并不能显示；投影到气管下段的两个透 X 线的结构为右主支气管（位于上方）和左主支气管（位于下方）。

在侧位胸部 X 线片上，肺外结构模糊了大部分肺组织影。在正常人中，胸骨后和心脏后的未被遮盖的区域透亮度应该一致。而且，沿着脊柱向下，肺透亮度逐渐增高的表现应非常明显。这种表现的消失提示下叶后基底段内存在病变（如纤维化性肺泡炎）（图 7-27）。

双肺的主裂呈斜线，仅一根头发的宽度，自背侧脊柱的上部向前下斜行至膈肌的前上方。应注意勿将斜行的肋骨边缘与肺裂混淆。水平裂自右侧斜裂的中部起始并呈水平走行。通常并不容易鉴别左侧和右侧的主裂。同样，虽然有些个体的双侧膈可以分辨（尤其是如果左侧膈穹隆的下方可见胃泡），一般情况下并不能分辨左侧和右侧膈。一个有价值的征象是两侧穹隆的相对高度——正常时由于放大作用，离胶片较远一侧的膈顶相对高一些。

侧位胸部 X 线片上双侧肺门重叠生成一个复杂的阴影。但是，在分析这个复杂区域时，有一个基本点是有帮助的——右肺动脉位于气管和右主支气管前方，而左肺动脉呈弓状绕过左主支气管，所以它大部分位于主支气管的后方（图 7-28）。在胸骨后方沿前胸壁下 1/3 处常可见一条带状高密度影。它是一种正常表现，是局部空间为心脏所占据，使邻近充气减少的肺组织与胸壁接触而产生，不应将其误认为胸膜病变。

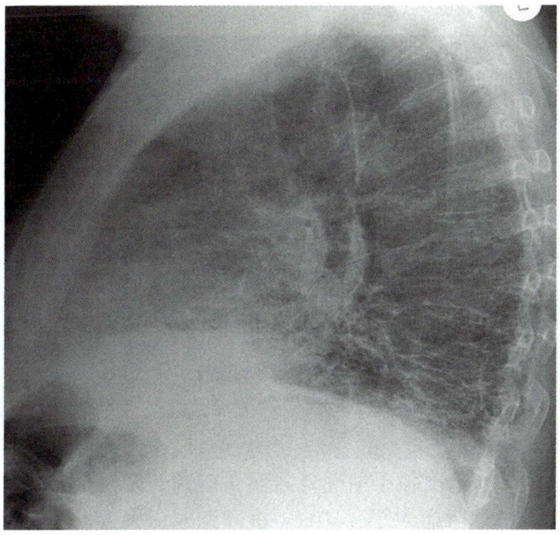

图 7-27　间质性肺疾病患者，失去了正常时沿背侧脊柱向下肺透亮度逐渐增高的表现

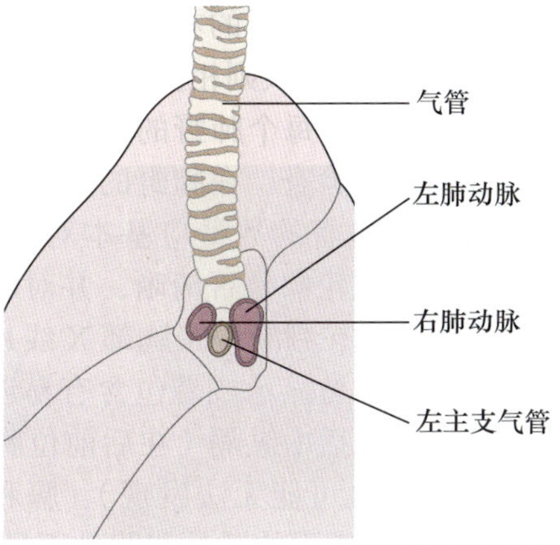

图 7-28　图示侧位胸部 X 线片上近端肺动脉的表现

胸部 X 线片分析要点

即使胸部 X 线片上有明显异常，采用系统的方法分析胸部 X 线片也是必要的。随着经验的积累，分辨正常和异常表现的速度会加快，从而能更快速直接地搜寻相关的异常表现。在分析一张胸部 X 线片前，有一点是很重要的，应了解是否有以前的胸部 X 线片作为对照——病变的演变顺序和模式的改变通常与识别胸部 X 线片异常同样重要。从以前的胸部 X 线片中积累的信息，特别是当改变缺乏连续性时，经常可以避免不必要的进一步检查。

对胸部 X 线片质量是否满意的评价包括放射线曝光是否充分、吸气的深度、患者的体位等。在一张曝光合适的胸部 X 线片上，整个背部脊柱的椎间隙均应可见，而且如果患者呼吸配合满意，右半膈中点应位于第 6 前肋末端水平。双侧锁骨内侧端距颈椎棘突的距离相等。

分析胸部 X 线片上不同部位的顺序并不重要。推荐一种顺序，即先找到气管的位置，接着是纵隔轮廓（其边缘均应显示非常清晰），然后是肺门影的位置、轮廓和密度。要明确辨认肺门的异常通常需要与以往的胸部 X 线片进行对照；对肺门异常的任何怀疑都有必要回顾以往的胸部 X 线片。诊断肺门肿块，除轮廓异常外，双侧密度的差异也同样重要——双侧肺门对称位置的密度应该相同，而且肺门肿块（或者肺内肿块投射到肺门区）均明显表现为受累肺门密度的增高。对肺门异常有疑问时，侧位胸部 X 线片有时有帮助，前提是熟悉其正常解剖（如右肺动脉的大部分位于气管前方，而左肺动脉的主体位于气管后方）。因此，在正位胸部 X 线片上可疑的右肺门肿块如果在侧位胸部 X 线片上显示在气

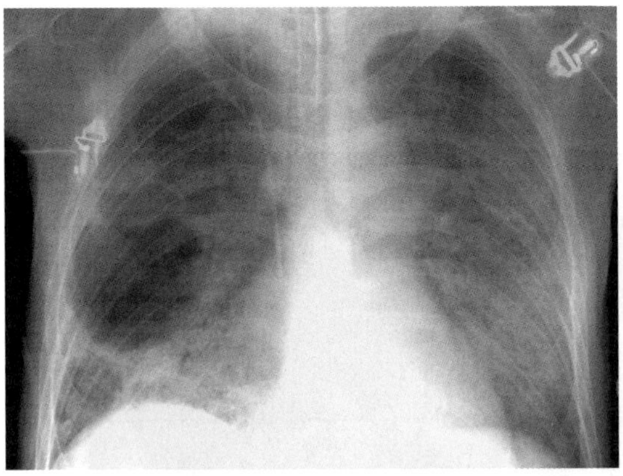

图 7-34 双肺广泛肺实变患者，右肺下叶内巨大空洞。此例患者的胸部 X 线片采用仰卧位摄片，空洞内气-液平面不明显

心脏、主动脉或膈的边缘时，在 X 线片上表现为病变使上述边界显示不清。而且，一小片实变区也可像较大范围的实变灶那样，使得正常时的气体-软组织界面模糊不清。中叶的小实变可使右心缘模糊，这在其他情况下容易被忽视，却很好地说明了这种偶发事件。

了解界面征的意义能使阅片者确定实变区或其他肺部阴影的位置。只有当实变区与某正常结构直接接触时才会导致这一结构的边界消失。如果实变区和某正常结构-肺界面完全与 X 线束方向一致，在平片上两者叠加，则不会显示界面征。因此，舌叶的实变容易使左心缘显示不清，而左下叶实变则一般不会（图 7-35，图 7-36，图 7-37）。有几种原因可导致假阳性界面征。一些较常见的使胸部前后径减小的解剖变异，如漏斗胸和直背综合征，凹陷的胸骨使正常解剖结构变形，可导致右心边界消失（图 7-25）。偶尔，脊柱侧凸（通常是突向右侧，且一般无重要的临床意义）可导致右心边缘的投影与脊柱重叠。只有当心脏边缘投影在右肺内时界面征才可以显示。曝光不足的胸部 X 线片也可能会显示界面征，所以，在判断界面征时，必须考虑 X 线投照的技术质量。

肺不张

一侧或一叶肺容积部分或完全丧失被称为萎陷或不张。这两个术语基本上可相互替换，而且两者均提示肺容积的减少导致肺内含气量的减少。几种不同的机制均可导致肺或肺叶不张。

弛缓或被动性不张

当胸膜腔内积聚有气体或异常量的液体时肺组织会向肺门区收缩。

瘢痕性不张

肺组织正常时可膨胀至与壁胸膜相接触，这取决于胸壁向外的力与肺内回缩力之间的平衡。如果肺异常僵硬，这种平衡被破坏，肺顺应性下降，受累肺的容积缩小。这一现象最好的例证可能就是肺纤维化所致肺容积减小。

粘连性不张

正常肺内，当气腔的表面积减小时表面张力会

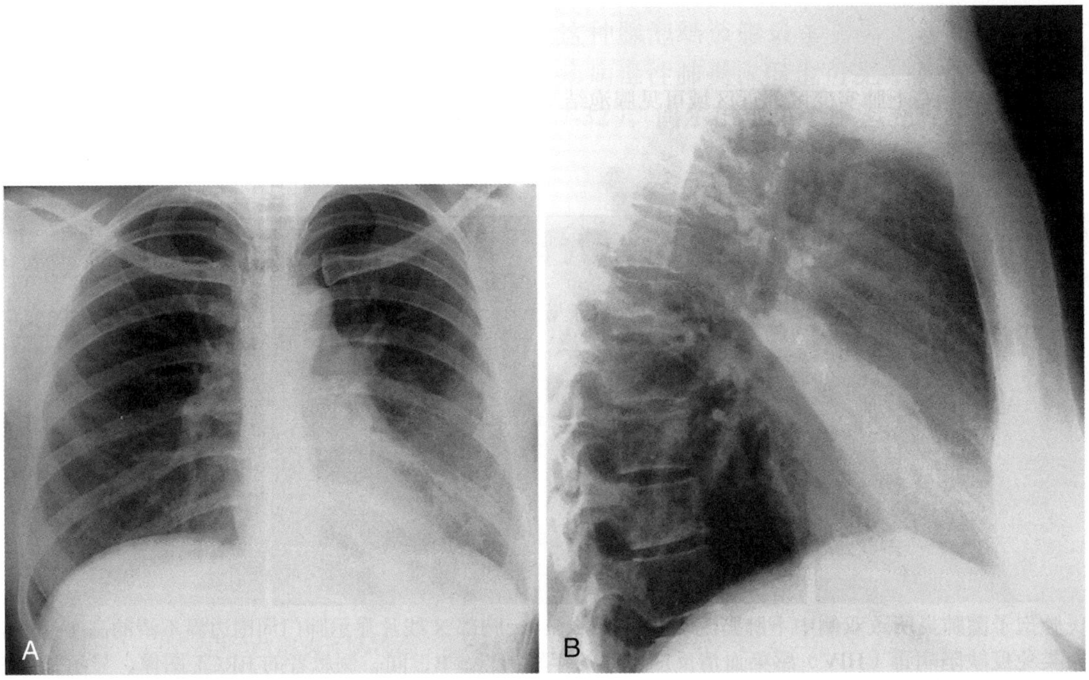

图 7-35 舌叶实变的 X 线片表现。**A**，左心缘消失伴左中下肺野弥漫性浸润性病变，左侧膈的外侧部分尚可见；**B**，同一例患者，侧位片示舌叶实变，其后缘为主裂

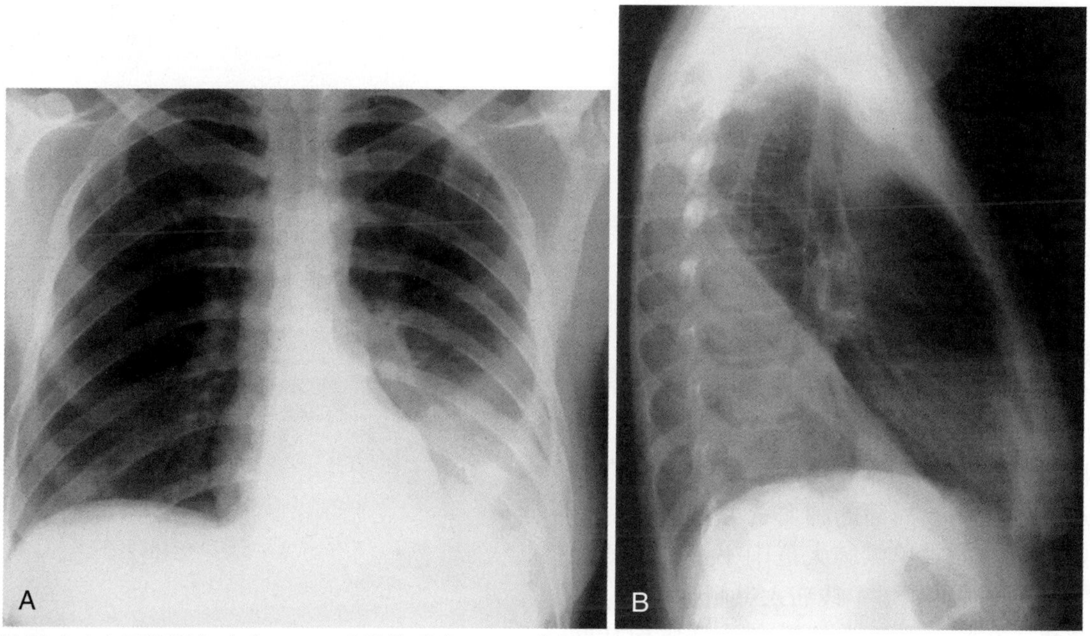

图 7-36　左肺下叶（中下肺野）实变。**A**，后前位平片上，X 线征象包括左侧膈边界消失，左心缘显示尚清；**B**，侧位片显示下叶实变，其前缘为主裂而边界显示清晰

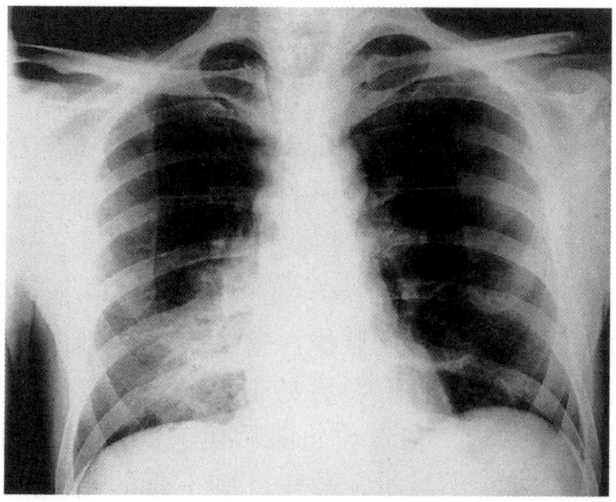

图 7-37　右肺下叶实变。右心缘显示清晰，因实变没有累及整个右肺下叶，故右侧膈在片上尚未消失

显著增加。因此，肺容积减小时小气道和肺泡易于发生萎陷。而表面活性物质具有对抗这一趋势的作用，它能减小肺泡表面分布的液体的表面张力。这一作用通常足以克服正常肺组织的萎陷趋势。然而，如果这一机制被破坏，如呼吸窘迫综合征时，肺泡发生萎陷，而大气道通常仍然保持通畅。

再吸收性不张

急性支气管阻塞时，肺泡内气体逐渐被肺毛细血管内的血液所吸收且不会再补充，从而形成肺不张。如果阻塞发生在主支气管的远端，肺不张可以被邻近气道内气体流入而程度减轻，此外，肺不张程度也可因为感染和分泌物积聚而有所减轻。如果阻塞转为慢性，随后肺泡内分泌物和渗出物再吸收，可导致完全萎陷——这就是支气管癌所致肺不张的常见机制。当不张的病因是近端阻塞性肿块时，反“S”征（S sign of Golden）可变得很明显。这一征象指的是当肺叶的远端发生不张时可使相应的肺裂呈“S”形，但近端肺叶因肿瘤的存在而仍保持其体积。

肺叶不张的 X 线征象

肺不张的 X 线征象取决于许多因素，包括肺不张的机制、范围、受累肺组织是否存在实变以及胸膜原有的状态。胸膜的状态包括胸膜粘连或增厚及胸腔积液。原有的肺部病变，如纤维化和胸膜粘连，可使不张肺内的解剖学标志的典型移位特点发生改变。空气支气管征在再吸收性肺不张中很少见，但在被动性或粘连性肺不张中较常见，如果纤维化非常显著，也可见于瘢痕性肺不张中。

肺不张有直接征象和间接征象。间接征象是肺容积减小后继发的代偿性改变。直接征象包括叶间裂移位、肺透亮度降低（肺充气减少）以及血管和支气管征象。间接征象包括一侧膈升高、纵隔移位、肺门移位、代偿性肺气肿和肋骨聚拢。肺不张的各个代偿性征象之间有一定关联，所以当纵隔向肺不张侧移位时，膈抬高就不会很明显。例如，右下叶肺不张时，如单侧膈明显升高，肺门降低就不会很显著。

叶间裂移位　叶间裂移位是最可靠的征象，不张的范围决定移位的程度。

充气减少　在完全不张前，不张的肺组织密度

增高可能不明显。但是，如果不张的肺紧邻纵隔或膈，界面征可能会提示肺充气减少。

血管和支气管征 如果肺叶部分不张，可见其内的血管聚拢；而且，如果可见支气管充气征，也可见其聚拢。

膈升高 肺下叶不张时可伴同侧膈升高，但其他肺叶不张时这一征象并不常见。

纵隔移位 肺上叶不张时，气管通常向患侧移位；肺下叶不张时，心脏也可能会向患侧移位。

肺门移位 肺上叶不张时肺门可升高，而肺下叶不张时肺门可降低。

代偿性肺气肿 不张肺周围的正常肺可过度充气而显示透亮度增高，局部的肺血管分布也较对侧相应区域要稀疏。如果单侧肺大范围不张，对侧肺可发生代偿性肺气肿并越过中线疝入患侧胸腔。

肋骨聚拢 在肺不张侧常见的X线征象包括肋骨间距变窄、肋骨聚拢，反映了病变侧胸腔总体积减小。

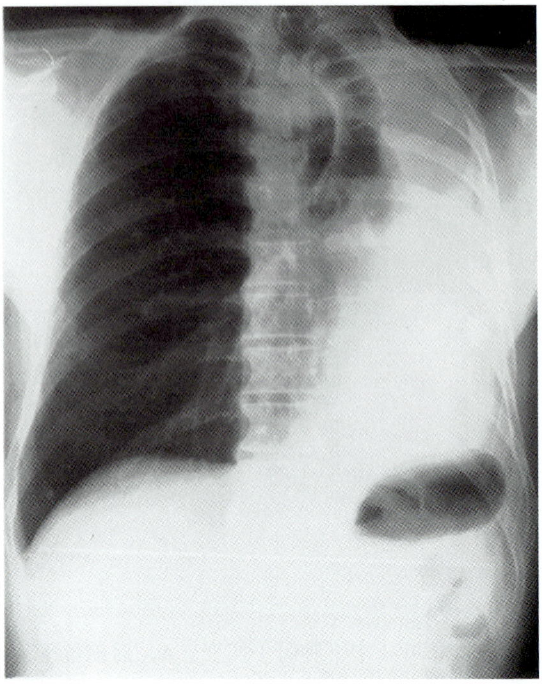

图 7-38 左肺不张。左主支气管近端肿瘤阻塞明显，左肺完全不张，纵隔向左侧移位

全肺不张

如果一侧肺完全不张（如果未伴随气胸、大量胸腔积液或广泛实变），可见患侧整个胸腔内密度增高，伴有纵隔向患侧移位和患侧膈升高。对侧肺发生代偿性肺气肿，常可见其越过中线而疝入患侧胸腔。纵隔肺疝最常发生于胸骨后区、升主动脉前方，但也可发生于心脏后方（图 7-38）。

单个肺叶不张

如果未伴随肺或胸膜病变，下列描述也适用于单个肺叶不张。肺裂、纵隔结构和膈位置的变化见图 7-39、图 7-40、图 7-41、图 7-42、图 7-43。

右上叶不张 右上叶不张时（图 7-39），水平裂绕肺门旋转，其外缘向上移位并向内侧的上纵隔靠拢，其前端向上、向肺尖移位。斜裂的上半部分向前移位。水平裂和斜裂均向上凹。严重肺不张时，肺叶变扁平而紧贴上纵隔，可能会掩盖肺门上部。右肺门上提，其下极可能会比较明显。常伴有气管右移，右肺中叶、下叶代偿性肺气肿可能会比较明显。

中叶不张 右中叶不张时（图 7-40），水平裂和斜裂的下半部分相互靠拢，这一表现在侧位投照时显示最佳。由于水平裂更易于移动，所以通常显示其移位更明显。在正位（前后位）胸部X线片上，因水平裂可能不显示，故中叶肺不张的相应表现可能不太明显，只有当中叶几乎完全不张时肺叶密度增高才比较明显。仔细观察，有时仅可见右心缘模糊。前弓前后位投照目前极少使用，但这种方法有

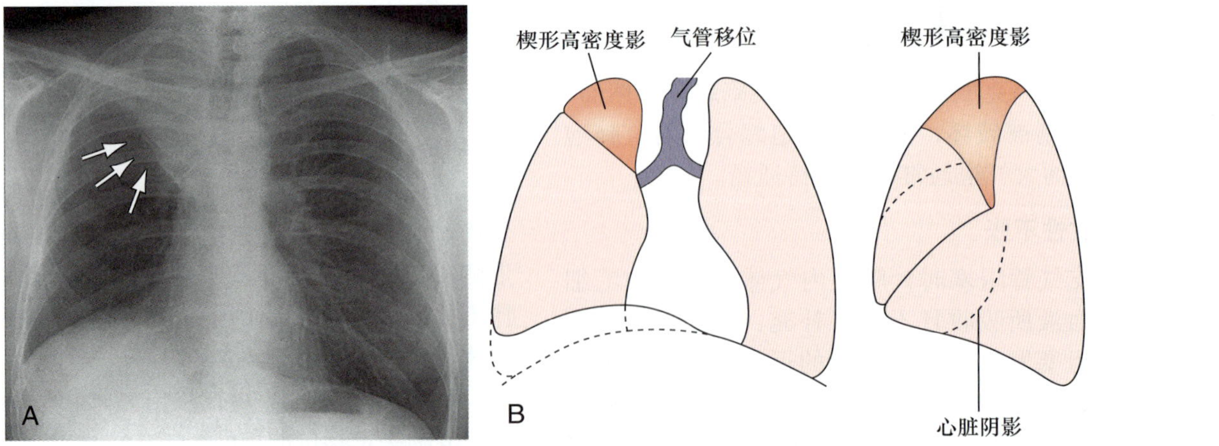

图 7-39 右肺门肿瘤致右上叶不张。**A**，胸部X线片上，水平裂变形呈“S”形，即所称的反“S”征（箭头）；**B**，线条图显示病理解剖改变：左为正位片，右为侧位片

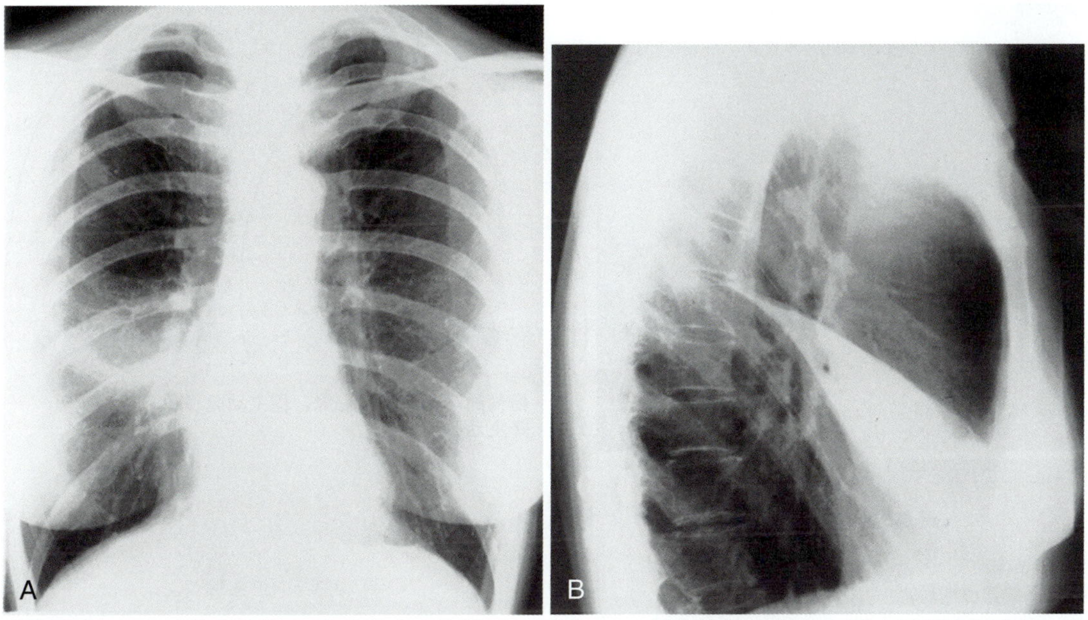

图 7-40　中叶肺不张。**A**，后前位胸部 X 线片上右心边缘显示不清；**B**，侧位胸部 X 线片上因水平裂和斜裂的勾勒，显示不张肺呈边界清楚的楔形致密影

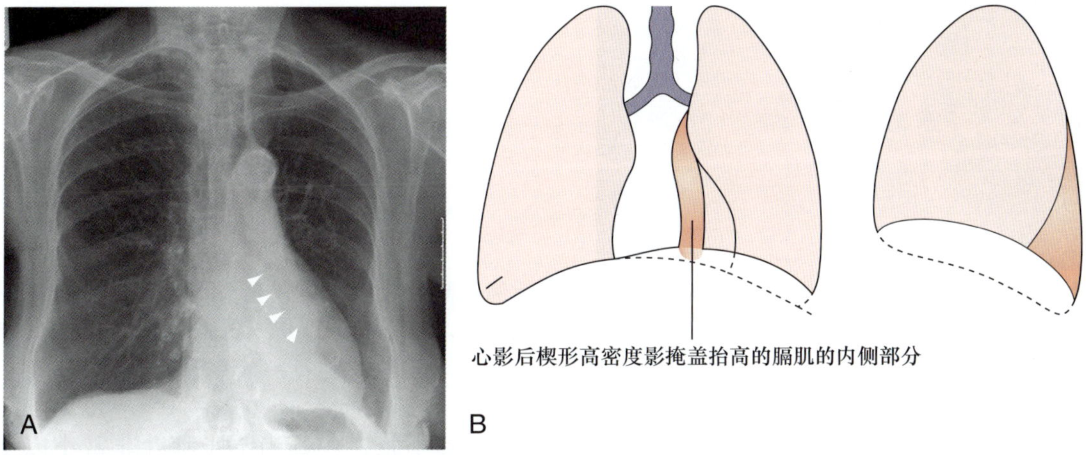

图 7-41　左下叶支气管阻塞致左下叶不张。**A**，左侧胸腔体积缩小，正常的左下叶肺动脉轮廓消失。左下叶收缩至心影后方（箭头）；**B**，病理解剖学改变的线条图：左，正位片；右，侧位片

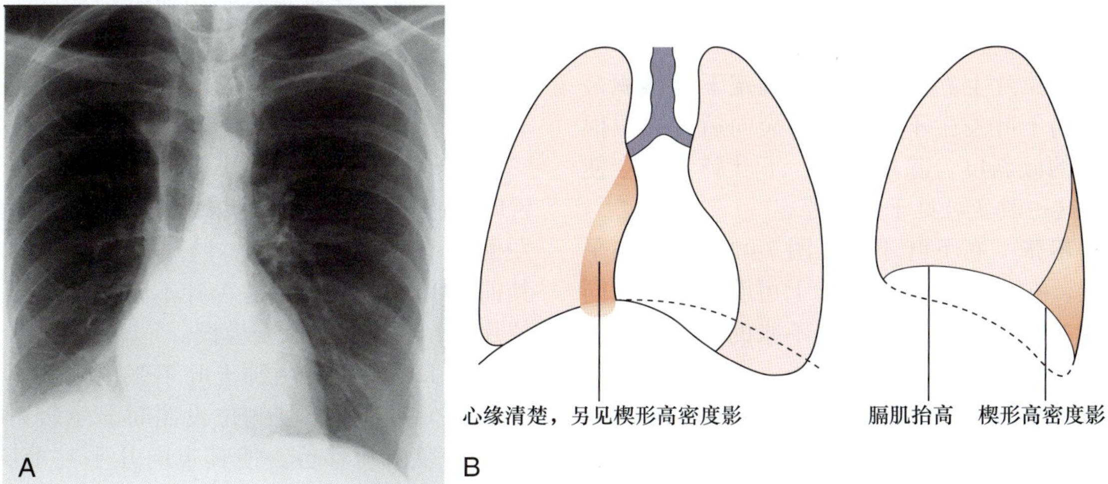

图 7-42　一例哮喘患者，右下叶不张。**A**，X 线征象包括右心缘显示尚清，右侧胸腔体积缩小，气管向右侧移位；**B**，线条图显示病理解剖学改变：左，正位片；右，侧位片

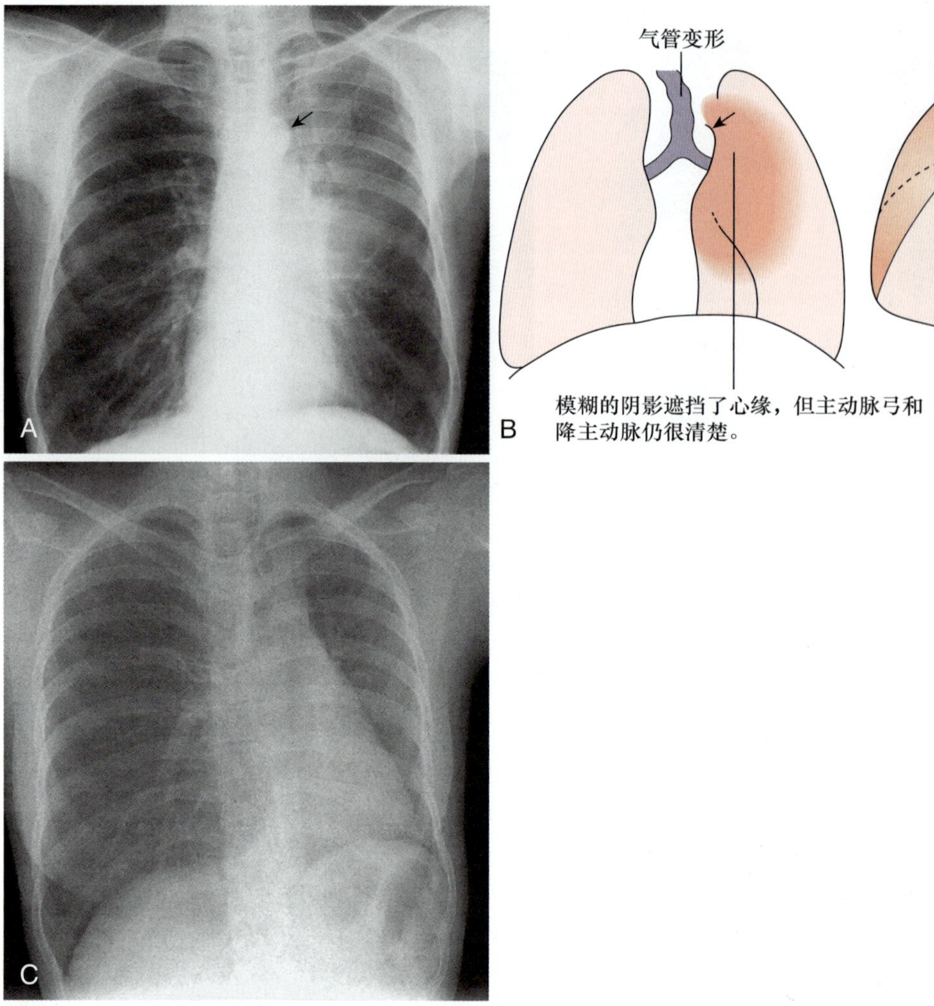

图 7-43 左上叶不张并纵隔向左移位、纵隔结构显示不清。**A**，此例患者，一巨大肿瘤（箭头）致左上叶和舌叶不张。高密度影延伸向下逐渐变淡；**B**，线条图显示病理解剖改变：左，正位片；右，侧位片；**C**，另一例患者，一个较小的肿瘤导致非常致密的左上叶不张。两例患者表现不同，但肺体积减小均很显著

时可使移位的肺裂与 X 线束的方向一致，从而可以完美地显示中叶肺不张。由于中叶体积较小，不张时所致的间接征象多不明显。

左下叶不张 左下叶不张时（图 7-41），正常斜裂自后部的第 4 胸椎水平向前下延伸至膈，前部紧邻胸骨。在侧位片上斜裂的位置是确定下叶体积最好的线索。当下叶发生不张时，斜裂向后方移位但保持其正常的倾斜度。除后移外，下叶肺不张会使斜裂内移，这一改变可见于正位片。

右下叶不张 右下叶不张（图 7-42）可使水平裂部分降低，在正位胸部 X 线片上可明确显示。同时正位胸部 X 线片上通常还可见不张的肺下叶密度增高。完全不张的肺下叶可非常小、变扁平，并与纵隔影融合而形成边界清晰的楔形条状影。左下叶肺不张时形成的致密影有可能会被心脏所掩盖，需要加大投照时射线的穿透性来进行观察。不张肺叶邻近的纵隔结构和部分膈显示不清。当发生完全性下叶肺不张，尤其当不张肺叶非常小以至于不能作为独立密度增高区而可见时，仔细观察相应的肺门时通常能找到确诊的依据。这一区域的典型表现是下降、内旋，伴有正常肺门血管结构的消失，如有以前的胸部 X 线片对照，这一表现会显示更明显。另外，可有肺不张的间接征象，如上叶肺气肿。膈升高一般不常见。

舌叶不张 左上叶不张通常累及舌叶，但偶见舌叶单独发生不张，其 X 线表现与中叶肺不张相似。左侧无水平裂，但是，斜裂的下半部分向前移位，其前方有密度增高影是舌叶不张的重要征象。在正位片上，可见左心缘变模糊。

左上叶不张 两肺上叶不张的模式不同。左上叶不张（图 7-43）在侧位投照时显示较好，表现为整个斜裂向前移位，使其走向几乎与前胸壁平行。随着不张加重，上叶向后收缩而失去与前胸壁的接触。完全不张时，左上叶可能会失去与前胸壁和膈

的接触、向内收缩而向纵隔靠拢。因此，在侧位胸部X线片上，左上叶不张表现为长条状致密影自肺尖延伸至或接近膈；其位于肺门前方，后缘为移位的斜裂和过度充气的下叶。

在正位胸部X线片上不张的左上叶轮廓并不清晰，表现为位于上、中、有时是下肺野边界不清的淡薄密度增高影，邻近肺门部最致密。左下肺代偿性肺气肿，其内的肺血管透过不张肺的淡薄密度影仍可见。通常主动脉结显示不清，除非其前方的肺上叶已发生不张，此时下叶背段可发生代偿性肺气肿，将不张的上肺与纵隔的边缘和主动脉结隔开，从而产生一种不常见但特征性的表现，不张肺内侧可见新月形透亮影即“镰刀征”。如果舌叶也受累，则左心缘会显示不清。常可见肺门上移，气管向左侧移位。

多肺叶不张

右下叶和中叶肺不张　由于右下叶和中叶支气管均自中间段支气管发出，如果病变广泛累及这些区域即可导致多肺叶不张。其X线征象与右下叶不张类似（图7-44），但水平裂不明显，在正位胸部X线片上可见致密影延伸至侧胸壁，在侧位片上延伸至前胸壁。

右上叶和中叶肺不张　因为两个肺叶支气管开口间的距离较远，右上叶和中叶联合不张并不常见，因而右上叶和中叶联合不张通常提示病变不止一处。这种联合不张的表现基本与左上叶不张相同（图7-45）。也可偶见单纯右上叶不张的表现与左上叶不张一致。

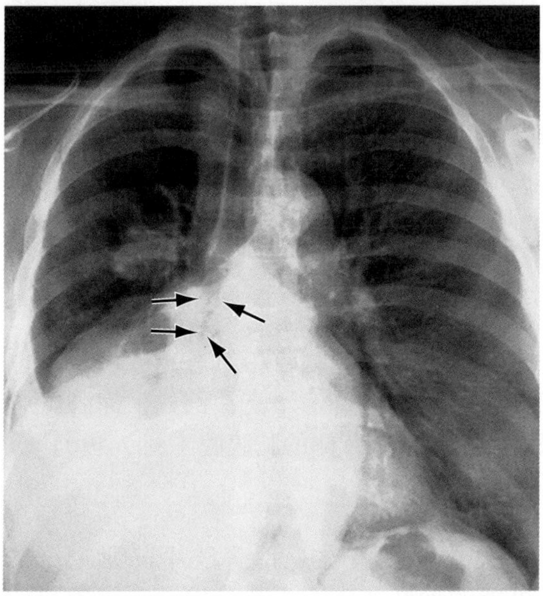

图7-44　中间段支气管内阻塞性病变致右中叶和下叶不张。可见支气管截断征（箭头），右上叶内可见孤立性肺肿块

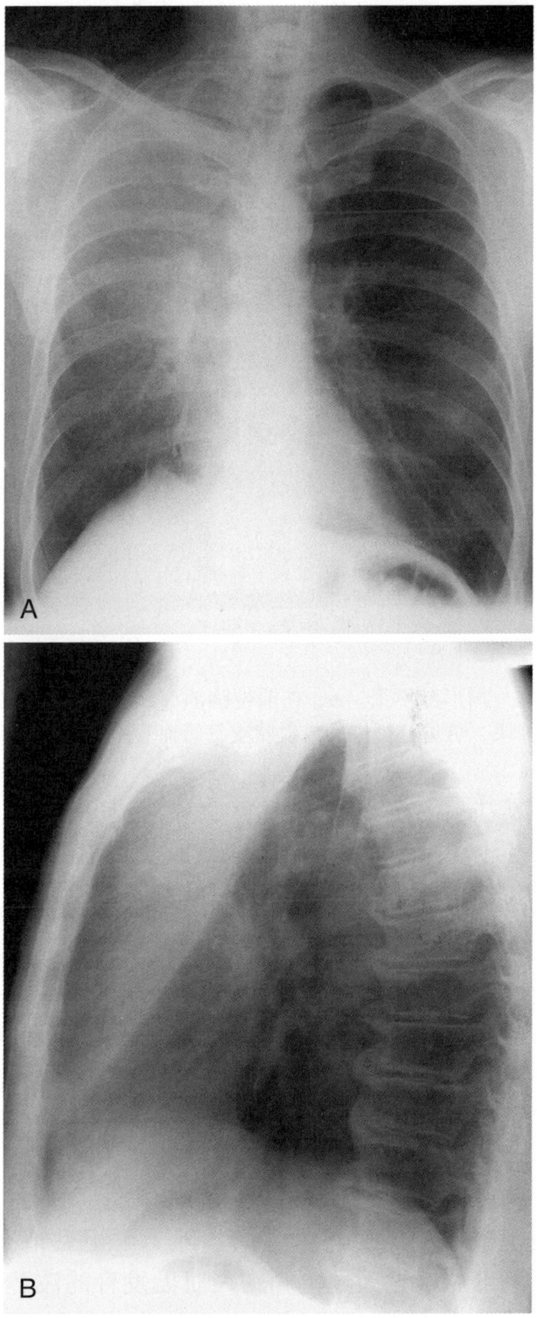

图7-45　偶尔，在胸部X线片上右中叶和上叶联合不张类似于左上叶和舌叶不张。后前位（**A**）和侧位（**B**）片上改变均与对侧相似。主裂向前移位，自肺尖一直延伸至前肋膈角

球形肺不张　球形肺不张是一种少见的肺不张形式，可能会被误诊为肺肿瘤。平片显示直径可达数厘米的致密影，通常边界不清。球形肺不张通常以胸膜为基底且伴有胸膜增厚。病灶部分区域可见血管影向外呈放射状走行，类似于彗星尾（图7-46）。这一表现由外周的肺组织被卷折而形成。球形肺不张通常与以往有石棉暴露有关，但也可能继发于任何原因的渗出性胸腔积液。虽然球形肺不张常常需要与恶性病变区分，但其并无任何其他病理意义。其CT表现通常足以与其他肺部肿

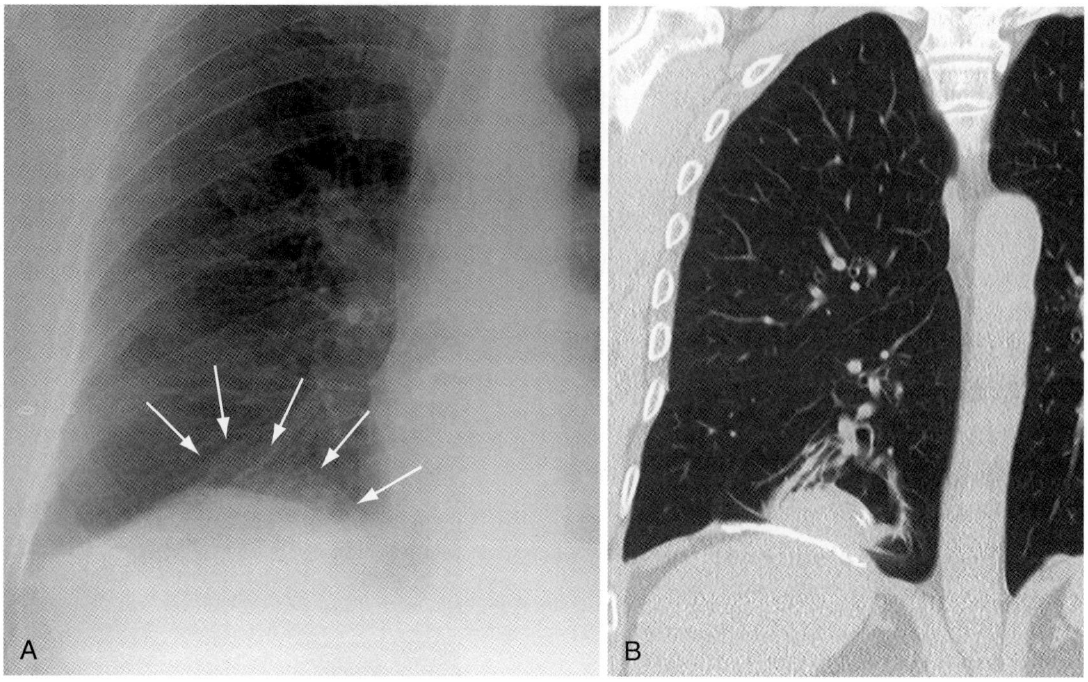

图 7-46 球形肺不张。**A**，在前位胸部 X 线片上可见边界不清的致密影（箭头）；**B**，CT 冠状面重组图像显示出了以胸膜为基底的肿块，可见特征性的放射状支气管血管束

块区分开来。

单侧肺透亮度增高

单侧肺透亮度增高的最常见原因是技术因素，如患者体位（角度）、X 线束中心线未对好或滤线栅补偿所致。通常，因技术因素所致的单侧肺透亮度增高可通过对比双侧肩胛带周围，特别是腋窝附近的软组织来识别。但是，也有一些导致单侧肺透亮度增高的病因。

胸壁 如果一侧胸腔表面的软组织数量减少使 X 线衰减减少，从而表现为透亮度增高（更黑）。这种表现最常见的原因是乳房切除术。罕见情况下，该现象可见于先天性单侧胸大肌无发育的波兰综合征（Poland syndrome）（图 7-47）。这一缺陷可伴随同侧肋骨的异常，但可通过腋窝皮肤皱褶的缺如而识别。

血供减少 单侧肺的血供中断或显著减少，无论是先天性或是获得性，均会导致肺透亮度增高（图 7-48）。

肺过度膨胀 如果因异物继发空气潴留或不对称性肺气肿而导致单侧肺过度膨胀，同侧胸腔可显示肺透亮度增高。当整个肺受累时，通常可见单侧胸腔体积较对侧增大。但是，此现象也可见于同侧肺叶不张或切除术后所致的代偿性肺气肿。此时，透亮度增高的单侧胸腔可能体积正常，而透亮度增高则提示应寻找有肺不张或手术史的其他证据。

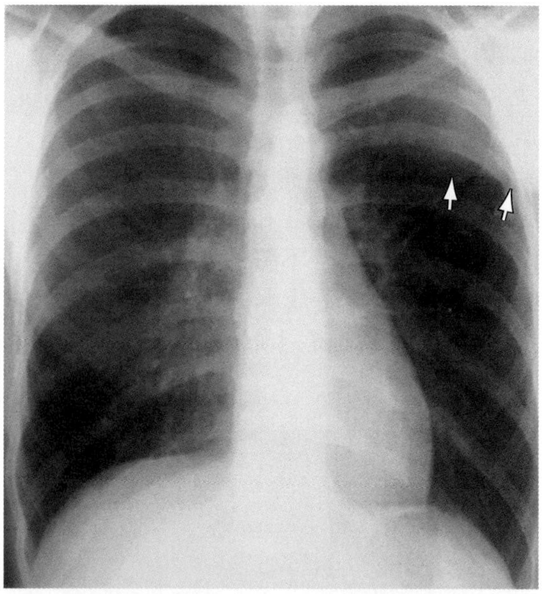

图 7-47 波兰综合征患者，先天性左侧胸大肌缺如，胸部 X 线片上偶然发现肌肉缺如。注意左侧腋窝皮肤皱褶相比于右侧的改变（箭头）

原因不明的单侧胸腔相对透亮度增高，也提示可能存在对侧密度普遍增高，例如，仰卧位患者胸腔积液分布于整个背侧的胸膜腔（图 7-49）。

肺肿块

对孤立性肺结节的胸部 X 线片表现应仔细分析，因为可能的诊断非常多。一旦发现肺部肿块，观察者首先应决定是否真有病变；其次，病变是否确实

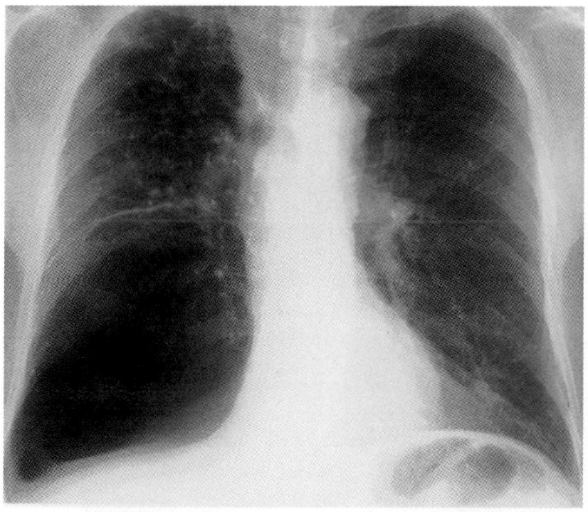

图 7-48　右下肺野透亮度增高。一个巨大气肿性肺大疱（emphysematous bulla）占据右下肺，肺尖改变源于陈旧性肺结核

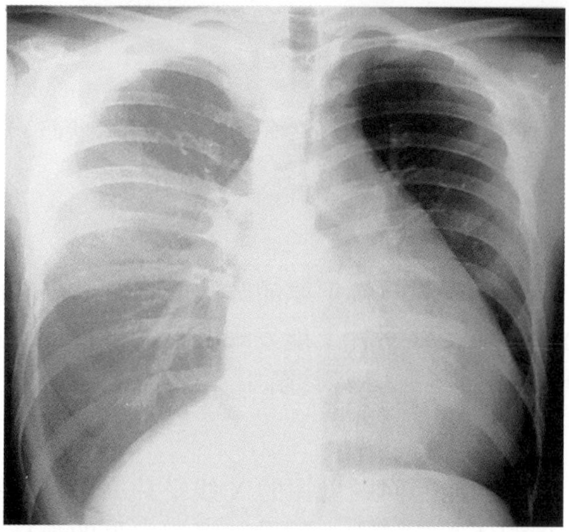

图 7-49　右侧胸腔大量积液的仰卧位胸部 X 线片。位于后方的胸腔积液使右侧整个胸腔透亮度降低

在肺内。不应忽视皮肤病变的可能性，尤其是如果结节仅部分轮廓清晰。如果仍存在疑问，应采用侧位 X 线片复查，必要时可使用乳头标记。初次观察时判断为孤立性肺肿块，但仔细观察有可能发现，该肿块实际上只是肺内多发结节中最明显者。多发性肺结节的 X 线表现将在后文中讨论。

如果一个肺肿块的整个轮廓均很清晰，且其投影在正侧位投照时均与肺重叠，则该肿块真正位于肺内（图 7-50）。但是，如果其表面与其他软组织结构相接触，则应考虑肺外肿块投影至肺内的可能。通过分析病变基底部的宽度、与邻近结构相交的角度及骨质破坏的有无等，阅片者通常能区分究竟是肺外肿瘤累及邻近的肺，还是肺内肿块生长至与纵隔、膈或胸壁相接触。

对孤立性肺肿块的分析依赖于一系列放射学和临床因素。临床因素包括患者的年龄、原籍和种族、吸烟史和既往病史。来自组织胞浆菌病流行地区的年轻非吸烟患者，其肺结节为恶性的可能性明显不同于一例有终身吸烟史的老年患者。

对于肺结节的放射学征象，主要应分析大小、密度、边界、血管征和生长速率等。

大小

总体上讲，结节越大，其为恶性的可能性越大，但不能据此反推。

密度

大多数肺肿块为软组织密度。尽管如此，应仔细观察有无钙化的存在，因为某些形式的钙化是良性病变的典型表现，对这些病变可安全地随访观察而无须手术切除（图 7-51）。完全钙化或中心钙化的结节可诊断为结核瘤或组织胞浆菌瘤。常常需要行 CT 检查来证实此种钙化形式。同样，同心圆形钙化是已治愈的组织胞浆菌感染的典型表现。肺结节内爆米花样钙化高度提示为错构瘤（图 7-52）。其他形

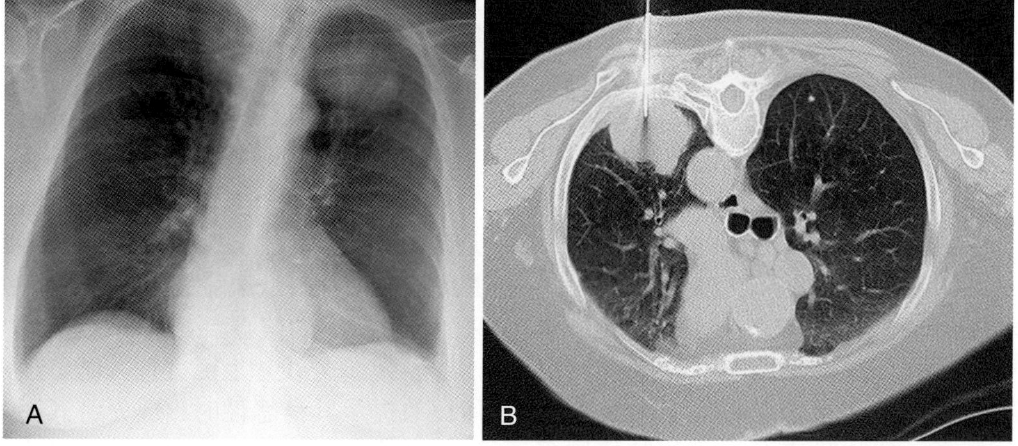

图 7-50　圆形肺肿块。**A**，后前位胸部 X 线片示患者左肺上叶有一边界清楚的肿块，病灶的整个轮廓均可见，病灶与邻近结构几乎无接触；**B**，CT 引导下穿刺活检图像，显示病灶大部分为充气的肺所环绕

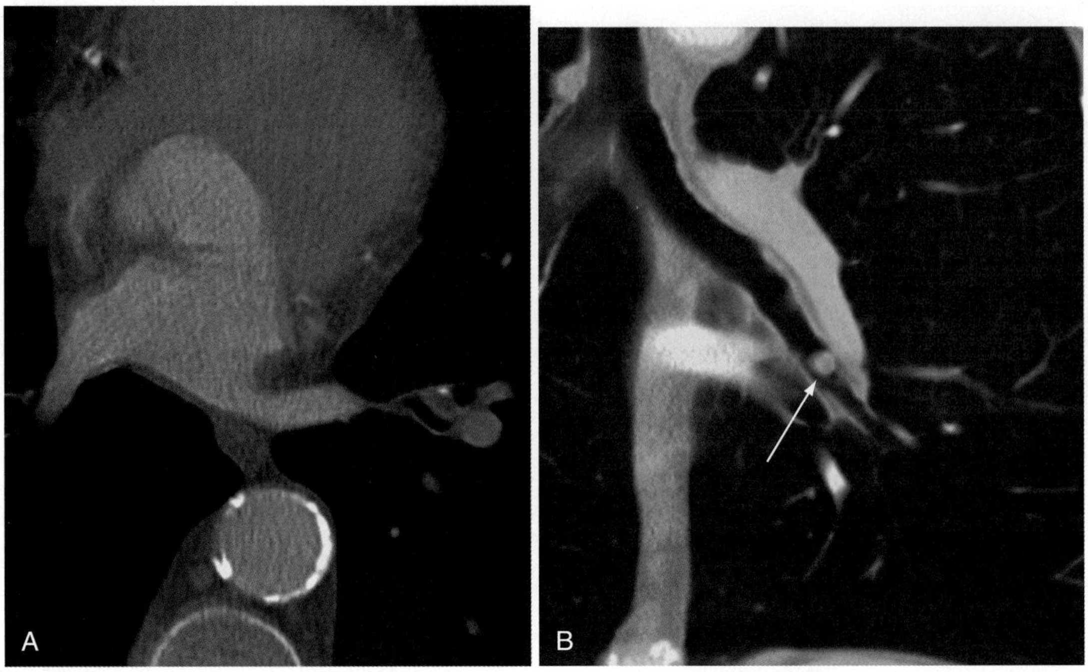

图 7-51 CT 示支气管腔内小肿块，其内有脂肪和钙化密度影。左下叶支气管内有一小病灶，在横轴面（**A**）和冠状面（**B**）重组图像上均显示清楚。这一密度（**B**，箭头）可佐证病变为错构瘤

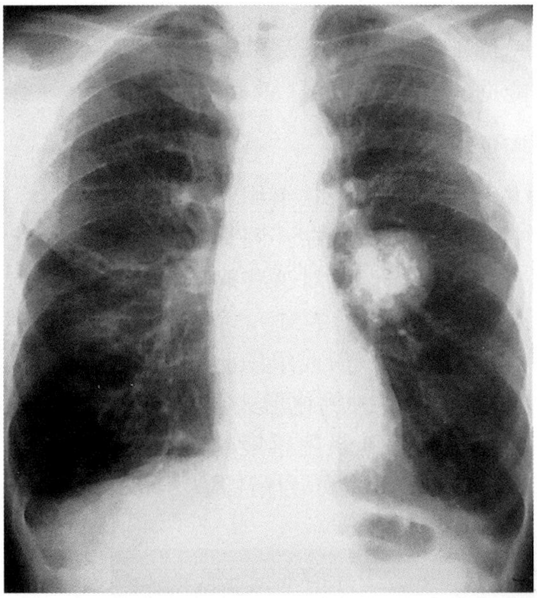

图 7-52 肺肿块钙化。后前位胸部 X 线片显示左肺门投影区有肿块，边缘光滑，中央有爆米花样钙化，虽然体积较常见的大，但仍是典型的肺错构瘤

式的钙化并非提示结节良性或恶性的可靠依据，肺恶性病变内营养不良性钙化比较常见。

边界

非常光滑的圆形病变多为良性。但是，这一规律并非完全可靠，因一些原发肺恶性病变和转移性病变，尤其是来源于软组织肉瘤者，可呈典型的球形。相对而言，分叶状或有毛刺的肿块则多为恶性。

血管征

一种少见但非常重要的肺结节是由动静脉畸形引起。如果 X 线平片上能发现明显的供血动脉或引流静脉，可能会提示该诊断。

生长速度

如果可能，回顾以往的 X 线平片，可确定病变是静止的还是在增大。假设肿瘤如常见的那样基本呈球体，通常采用肺肿瘤体积倍增（即相当于直径增加 25%）时间来描述肿瘤的生长。倍增时间小于 30 d 或大于 2 年者为恶性肿瘤的可能性不大。但是通常并无以往的平片，所以生长速度作为辅助诊断依据的作用有限。现代 CT 使得对肺内小病灶的跟进成为可能，通过间隔时间不断延长的复查以确认结节没有生长。这是通过软件自动从 CT 数据库中获取体积信息来实现的（图 7-53）。

增强表现

同样，已证实静脉内团注对比剂后小的肺肿块无强化也是高度提示病变为良性组织学类型的标志，并可能会增强对低风险患者肺内小结节（1 ～ 3 cm）采用随访观察的信心。

当胸部 X 线片上孤立性肺结节显示明显且无任何征象提示其良恶性时，应先将其视为原发肺癌直到被证实为其他病变。在诊断潜在原发肺肿瘤时，某些指导原则可能有帮助。

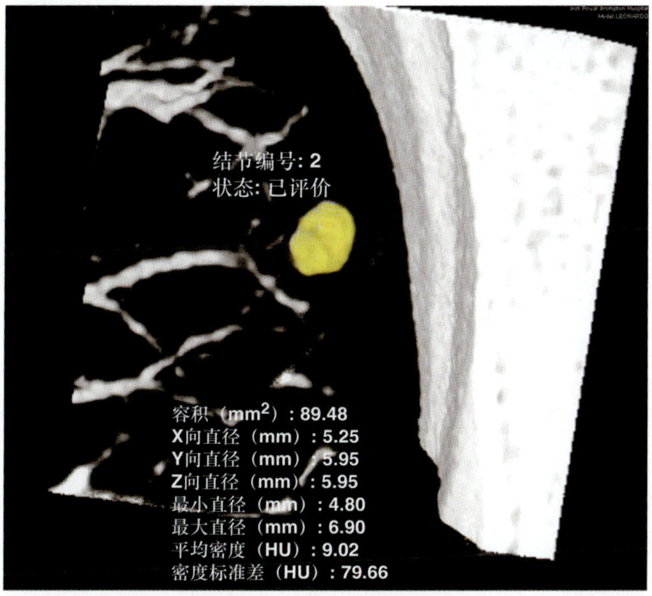

图 7-53　结节生长评估。CT 工作站体积评价能准确分析肺结节的随访图像，从而计算结节体积的变化

约半数原发性肺癌为中央型，起源于支气管近端或肺段支气管，因而表现为肺门肿块。

因支气管癌起源于支气管黏膜，肿瘤多向支气管腔内生长或环绕支气管。当支气管管腔狭窄时，远端肺组织可发生实变、体积减小。根据肿瘤的位置不同，恶性孤立性肺肿块可导致相应的肺叶或肺段不张（图 7-54），甚至单侧全肺不张（见图 7-38）。

周围型肿瘤通常表现为孤立性结节或肿块，但平片上并无可靠区分良恶性结节的征象。如前所述，恶性肿瘤通常更大，边缘不清，有毛刺或呈分叶状。肿块周围有“卫星灶”以良性病变更常见，尤其是肉芽肿性病变（图 7-32）。至少 5% 的支气管肺癌因中央坏死或脓肿形成而产生空洞；所形成的空洞典型表现是厚壁且内壁不规则（图 7-55）。周围型肿瘤可能会直接侵犯肋骨或脊柱。应仔细观察有无骨质破坏，一旦存在，则基本可确定肺肿块为恶性（图 7-56）。

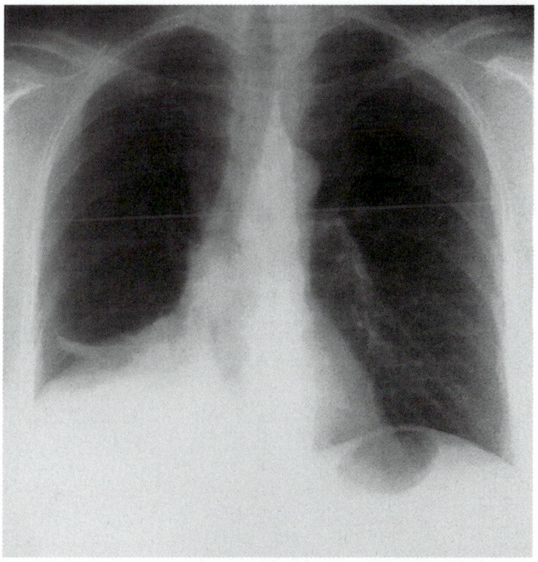

图 7-54　近端支气管源性肺癌并右下叶和部分中叶肺不张

多发性肺结节

多发性肺结节的鉴别诊断范围虽然很广（框 7-3），但分析胸部 X 线片和回顾患者的临床资料能快速缩小鉴别诊断的范围。许多用于分析孤立性肺结节的征象也有助于多发性病变的诊断。

放射学上，通过大小、数目、分布、密度、边界、空洞、生长速度（如果有连续照片）以及伴随的胸膜、纵隔或骨骼异常等来描述多发肺结节。其他的重要临床线索来自于患者的临床状况，尤其是要了解有无感染、系统性疾病和恶性疾病的病史

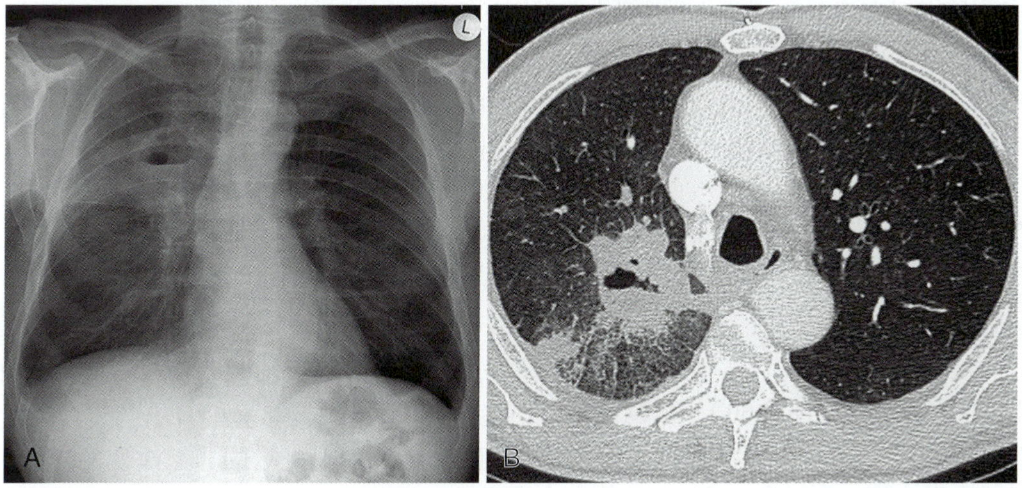

图 7-55　右上叶支气管肺癌并中央坏死和空洞形成。在胸部 X 线片（**A**）和 CT（**B**）上均可见空洞壁较厚且不规则

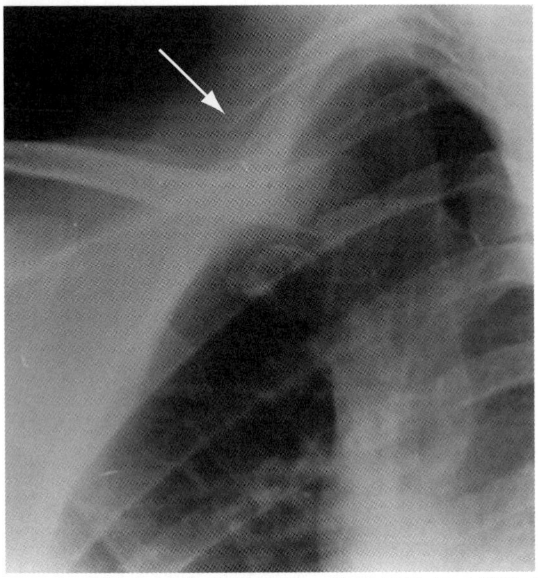

图 7-56 右侧肺尖斜位片显示第一肋骨质破坏（箭头）。此例患者为周围型支气管源性肺癌

框 7–3 获得性肺结节的病因

肿瘤
良性
  错构瘤
  乳头状瘤病
  支气管源性囊肿
恶性
  转移瘤
  淋巴瘤
  多灶性肿瘤
  卡波西肉瘤
  支气管肺泡细胞癌
炎症
感染性
  病毒感染——水痘和麻疹
  肉芽肿性感染
  多发栓塞性脓肿
  球形肺炎
  寄生虫病——包虫囊肿和肺吸虫病
非感染性
  Caplan 综合征（类风湿尘肺）和类风湿结节
  韦格纳肉芽肿病
  结节病
其他
  进行性大块纤维化
  淀粉样物
  梗死
  支气管嵌塞

（图 7-57，图 7-58，图 7-59，图 7-60）。粟粒性结节是结节影的特殊形式。采用粟粒这一术语是因为这些结节呈圆形、边界清楚、直径 2～3 mm，其大小

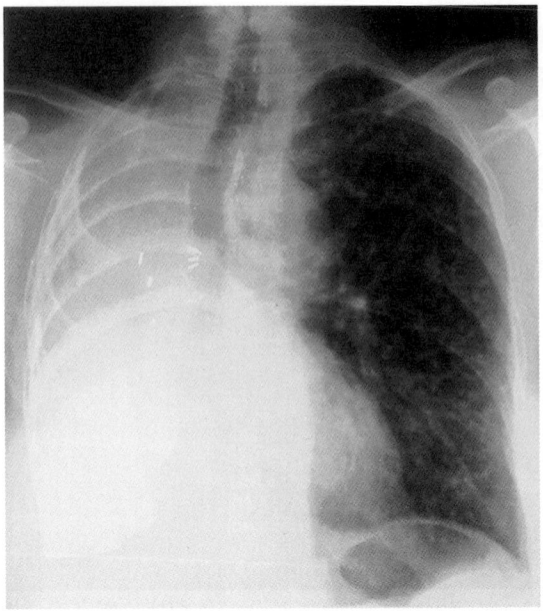

图 7-57 一例肺腺癌行右肺切除术患者的胸部 X 线片，在残余肺内转移性多发肺结节显示清楚

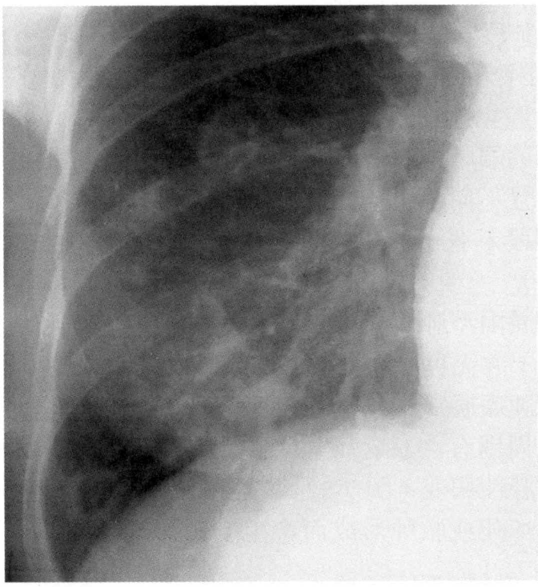

图 7-58 静脉注射药物滥用（吸毒）者，右下肺野放大图像示多发葡萄球菌脓肿，表现为肺内多发结节并空洞形成

和形状与小米种子相似。虽然这一描述通常与结核相关，但这种结节浸润形式也可见于组织胞浆菌病、有机或无机粉尘性疾病、结节病或转移。

弥漫性阴影

许多疾病可导致胸部 X 线片上弥漫性病变。需要仔细分析以正确判断这些异常的性质，缩小鉴别诊断的范围。胸部 X 线片上的表现可能会令人误解，胸部 X 线片上提示的异常改变的模式可能与组织病理学或 HRCT 上所显示的病变的模式明显不同。多

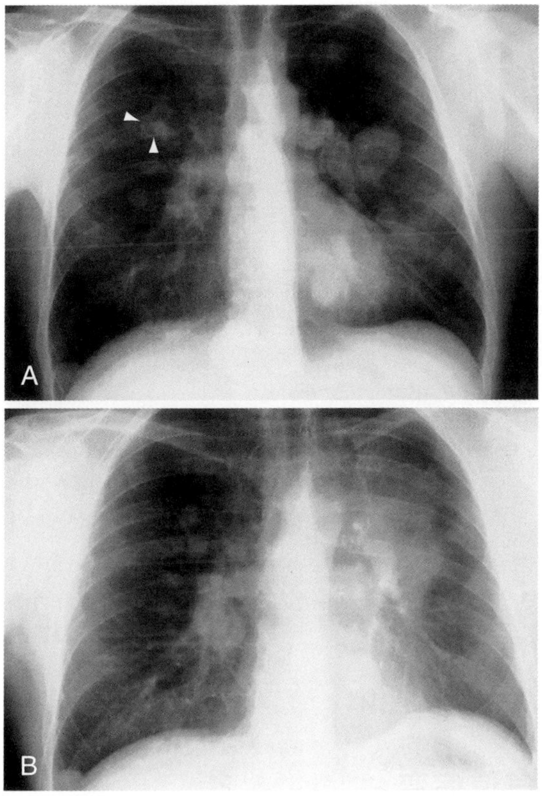

图 7-59　多发性肺结节。**A**，在首次胸部 X 线片上，肺内多发结节边缘光滑、大小不一，部分结节内空洞形成（箭头）；**B**，数天后复查胸部 X 线片，左肺门周围结节消失，因其位于已萎陷的左上肺叶内。此例患者已证实为软组织肉瘤多发肺转移

发小线状影重叠投影在胸部 X 线片上可产生多发小结节样表现。同样地，多发肺小结节影叠加可产生颗粒状或毛玻璃样表现。对胸部 X 线片上弥漫性病变的分析使用了许多描述性术语，而且通常将这些表现归类为间质性或气腔（译者注：肺实质）改变。但是许多病理进程均可产生这两种类型的改变，故这种分类在分析的早期阶段可导致错误地缩小鉴别诊断范围。因此，应仅仅从描述性术语的角度来分析病变的表现，例如网状或结节影，以避免这种误判。

网状影

网状或线条状影（图 7-61）是由多个短的不规则的线条状密度影组成，通常无一定方向性且相互重叠而产生网格状表现。当其数量较多时，它们的综合影像可形成环状影或有时为结节状表现。少数情况下，线条影可与胸膜表面垂直，即所称的 Kerley B 线（图 7-62）——提示小叶间隔增厚。如果线条状影非常多或非常粗，则典型表现为环状或蜂窝状影。

结节影

结节的边缘可清楚或不清楚，可表现从软组织密度到钙化的不同密度（图 7-63）。结节可分散或融合，部分区域可融合而形成实变。当结节直径超过数毫米，鉴别诊断就会发生改变。较大的孤立性结节在前文已讨论。

网状结节影

有时很难将某一弥漫性病变明确地归类为间质性或气腔性病变中的一种，因为它们的表现是重叠的。网状结节影可能是弥漫性肺部病变的最常见表现形式。

毛玻璃影

毛玻璃影（图 7-33）指肺密度整体升高，可为弥漫性或斑片状，但最常见的位于双侧中下肺野或肺门周围。其内的血管分支不像实变时那样完全显

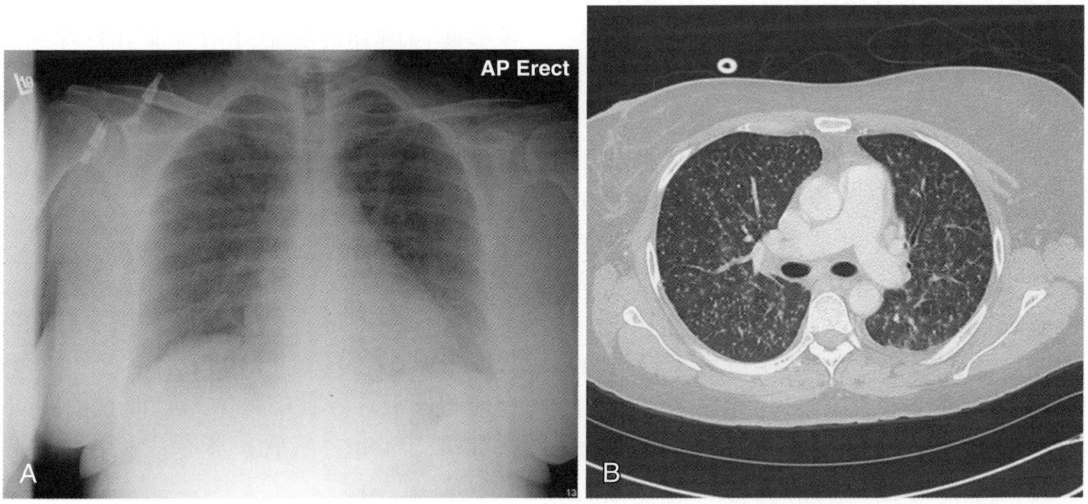

图 7-60　粟粒性肺结核。**A**，前后位立位胸部 X 线片显示肺内有无数个 2 ～ 3 mm 直径的软组织结节；**B**，CT 扫描示散在粟粒性肺结节

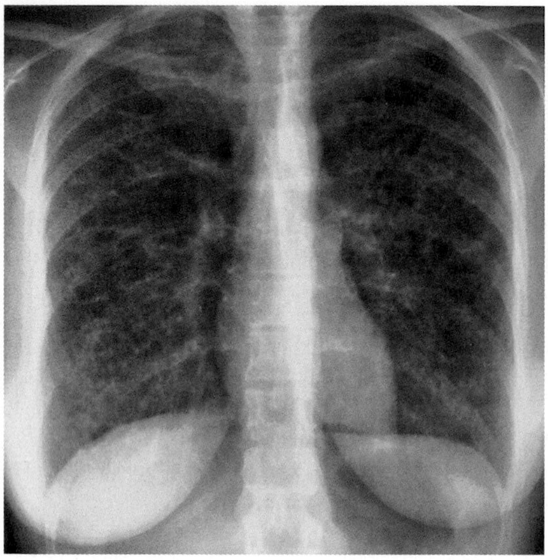

图 7-61 朗格汉斯细胞组织细胞增生症患者，双肺广泛网状浸润，肺容积正常

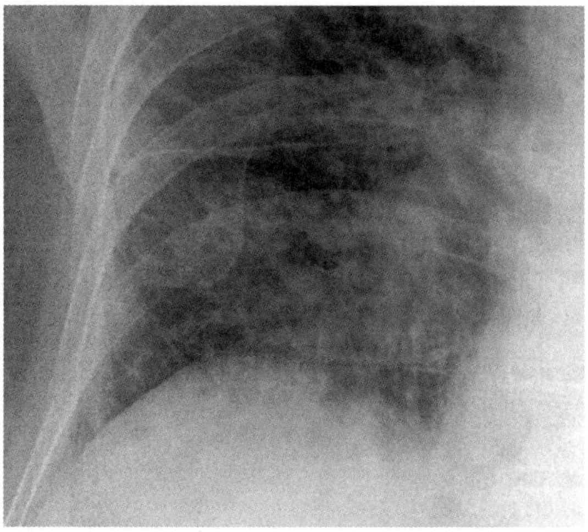

图 7-62 心衰患者，可见 Kerley B 线。注意：网状影与胸膜表面垂直

示不清，但血管显示不够清晰；同样，肺门和膈边缘也变得不够锐利。如果有以往正常的平片做对照，分析这种轻微的异常则比较容易。

除了要分析弥漫性病变的放射学分型外，还应观察一些其他的征象，包括病变分布于中央还是外周，位于上、中还是下肺野，以及有无肺内结构的变形。其他的重要表现包括心衰或体液负担过重的征象，如心脏增大、肺上下叶静脉直径相同及胸腔积液。也应该注意寻找有无因淋巴结或血管增大所致的肺门或纵隔增大。此外，胸壁的骨骼和软组织也可能提供重要线索，如以往行乳腺手术的相应表现或侵蚀性关节炎（erosive arthritis）。缺少相关临床信息会降低对胸部 X 线片分析的准确性。例如，明确患者是否一般情况好、急性还是慢性发病、免疫功能正常还是免疫抑制，能显著

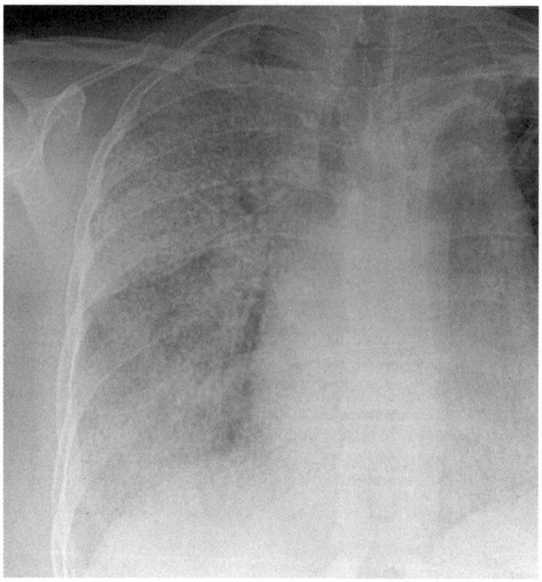

图 7-63 大量结节影。此例为肺泡微石症患者，单个结节均为高密度

缩小鉴别诊断范围。

气道病变

目前，对需要检查气道异常者，平片断层摄影术已被 CT 所取代。

气管狭窄

气管狭窄可因外压性肿块、纵隔纤维化或气管壁本身的异常所致。可导致气管狭窄的慢性炎症包括纤维化性纵隔炎、结节病、慢性复发性多软骨炎、感染（图 7-64）和韦格纳肉芽肿病。气管原发性肿瘤很罕见。良性肿瘤表现为小的、边界清楚的腔内结节，在胸部 X 线片上很难或无法显示。气管恶性肿瘤好发于隆突附近（图 7-65），但肿瘤侵犯范围可以很广而导致一长段气管狭窄。胸部 X 线片可显示气管壁增厚和气管腔狭窄，尤其是仔细观察时，但以 CT 显示最清楚（图 7-66）。气管右侧壁（右气管旁线）在奇静脉水平以上的典型表现为 2 mm 宽的软组织线条，如果这一段气道受累，平片上会显示气管壁增厚。

气管扩张

气管的正常直径可用许多技术方法测量，最近常用的是 CT。随着年龄的增加，气管也轻度扩大。CT 扫描图像上，气管的最大冠状面直径男性是 23 mm、女性是 20 mm。气管扩张很少见，可因全身性结缔组织缺陷所导致。

穆尼耶–库恩综合征（Mounier-Kuhn syndrome，

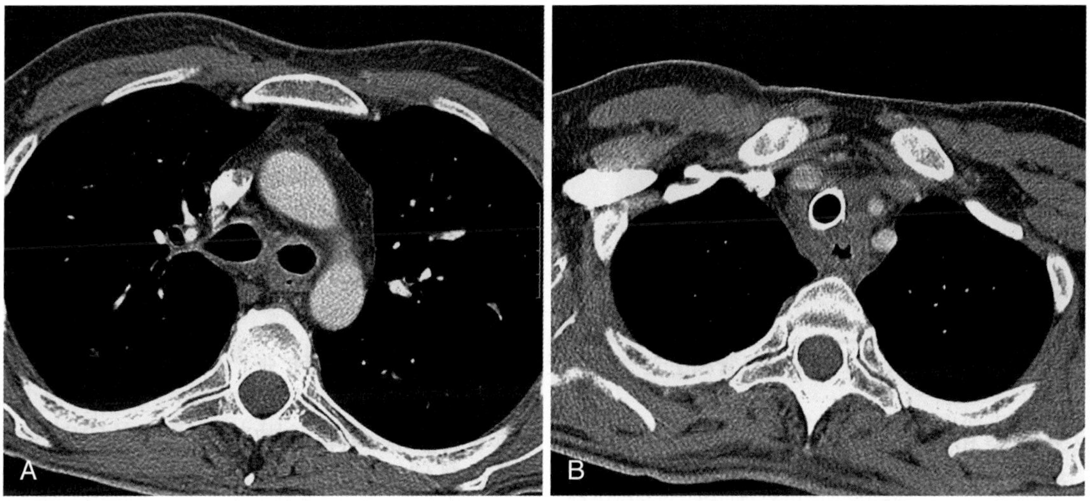

图 7-64　**A**，在隆嵴稍下方水平，可见左侧和右侧主支气管壁广泛增厚；**B**，在较高水平，可见气管壁明显广泛增厚，腔内可见硅胶管支架

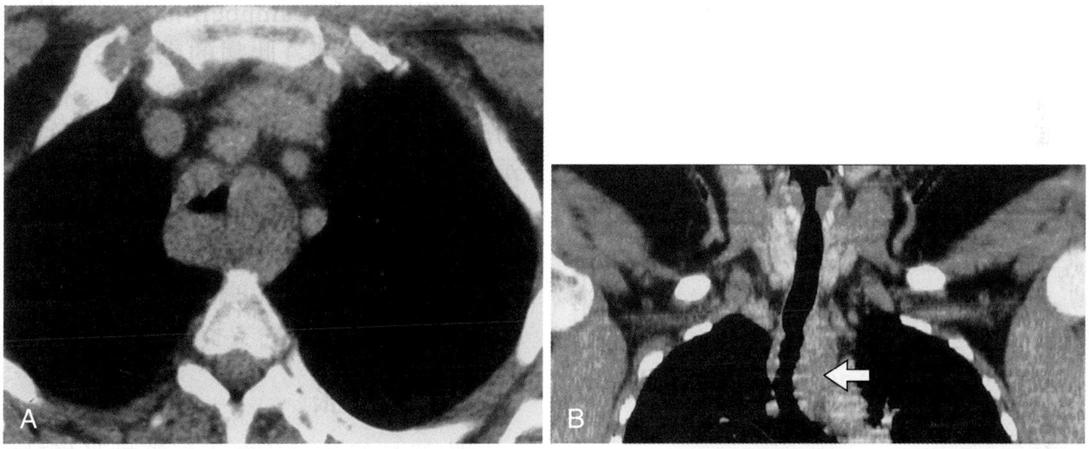

图 7-65　腺样囊性癌——巨大气管肿瘤。**A**，大血管水平可见围绕气管生长的软组织肿瘤；**B**，冠状面重组图像显示气管壁广泛增厚，左侧壁厚度约 2 cm（箭头）

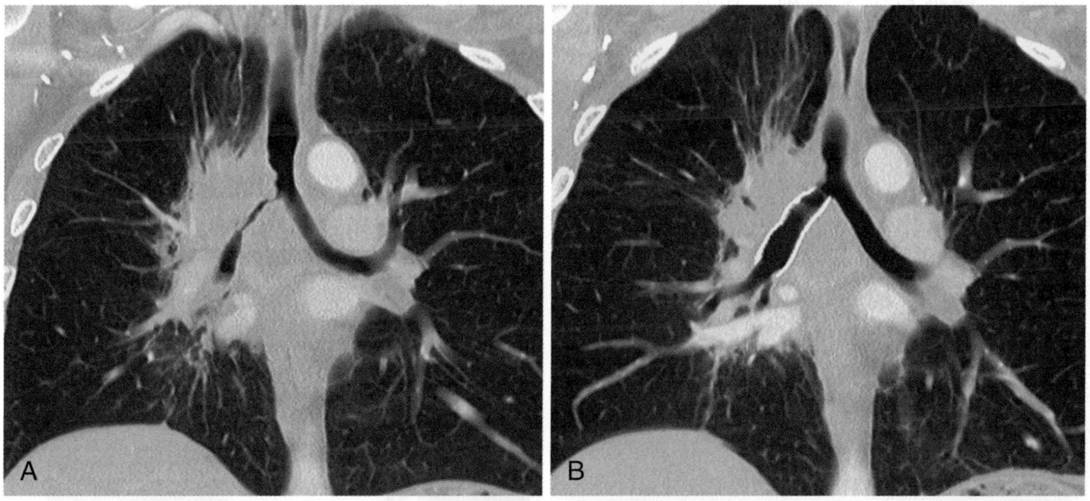

图 7-66　胸部 CT 扫描冠状面重组图像。**A**，一个巨大的纵隔淋巴结肿块导致气管狭窄；**B**，支架置入术后气管管径恢复

译者注——巨气管支气管症）所导致的气管扩张最为显著（图 7-67）。此病非常罕见，于 1932 年首次被报道。在平片上，右侧气管旁线向右侧移位常常是气管扩张的唯一征象，而且因气管经常并不位于正中央，因此只有当气管左侧壁也可显示时才能确定气管扩张。此综合征的发病率被低估了，因其症状与慢性支气管炎、COPD 和支气管扩张等疾病相似而可能会被漏诊。其他征象包括气管显著扩张、

淋巴结最全面和准确的方法。

胸主动脉异常

胸主动脉自中纵隔发出，呈弓形跨过前、中和后纵隔。在上纵隔内大血管自主动脉弓发出（图 7-71）。主动脉弓或其分支的扩张或迂曲可导致纵隔影增宽。所称的主动脉迂曲延长在老年或高血压患者中是一种常见的胸部 X 线片表现。主动脉瘤大多由动脉粥样硬化所致（图 7-72），其他少见的病因包括动脉壁囊性中膜坏死（马方综合征）、感染（真菌性动脉瘤）、梅毒性主动脉炎和外伤。大多数主动脉瘤患者并无临床症状，X 线表现为纵隔内致密影，有时可见管壁有曲线形钙化。升主动脉瘤在侧位胸部 X 线片上显示最佳，可见胸骨后窗被占据。主动脉弓和降主动脉瘤多在正位胸部 X 线片上显示清楚，但通常也需要摄侧位胸部 X 线片以更准确地定位。断层成像能帮助确定纵隔异常是否为血管起源。

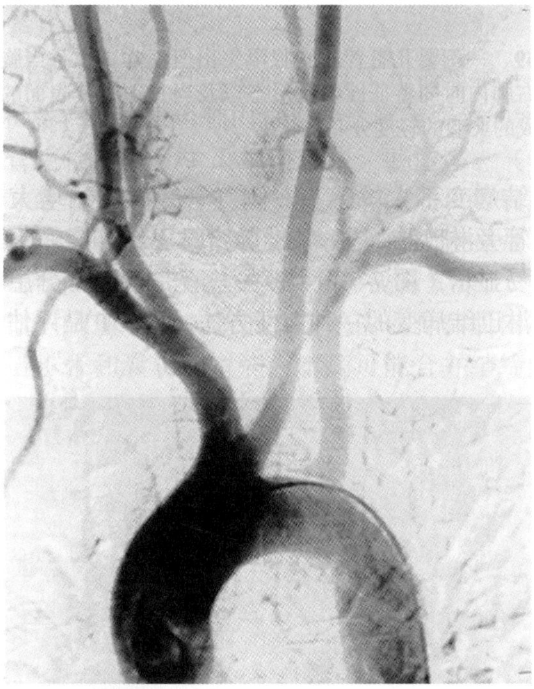

图 7-71 主动脉弓数字减影血管造影。患者的 30° 左前斜位图像，可见两支血管自主动脉弓发出（正常时为三支血管），这是一种常见的解剖学变异

急性外伤患者，根据胸部 X 线片表现可能怀疑外伤性主动脉破裂，证实损伤通常须行血管造影（图 7-73）。但是，当胸部 X 线片表现有争议，如主要表现为一定程度的损伤，但程度上不及通常所见的主动脉损伤的相应表现时，对病情稳定的患者应行螺旋 CT 扫描以排除纵隔血肿。如果仍有怀疑，则应行血管造影检查。如果仍未能检出主动脉损伤而患者未死亡，则有可能形成外伤后继发性动脉瘤。外伤后继发性动脉瘤几乎总是局限于主动脉弓与降主动脉的结合部。主动脉病变时，由于慢性压力的作用可导致邻近的骨骼发生重塑。

升主动脉瘤可能会导致胸骨后缘表面侵蚀，降主动脉瘤可引起脊柱弧形压迹。无名动脉迂曲是老年患者上纵隔增宽的常见原因。右位主动脉弓（图 7-74）和主动脉假性缩窄这两种异常可使纵隔产生类似于肿块的改变。

食管异常

食管病变相对常见，包括感染和炎症、外伤和

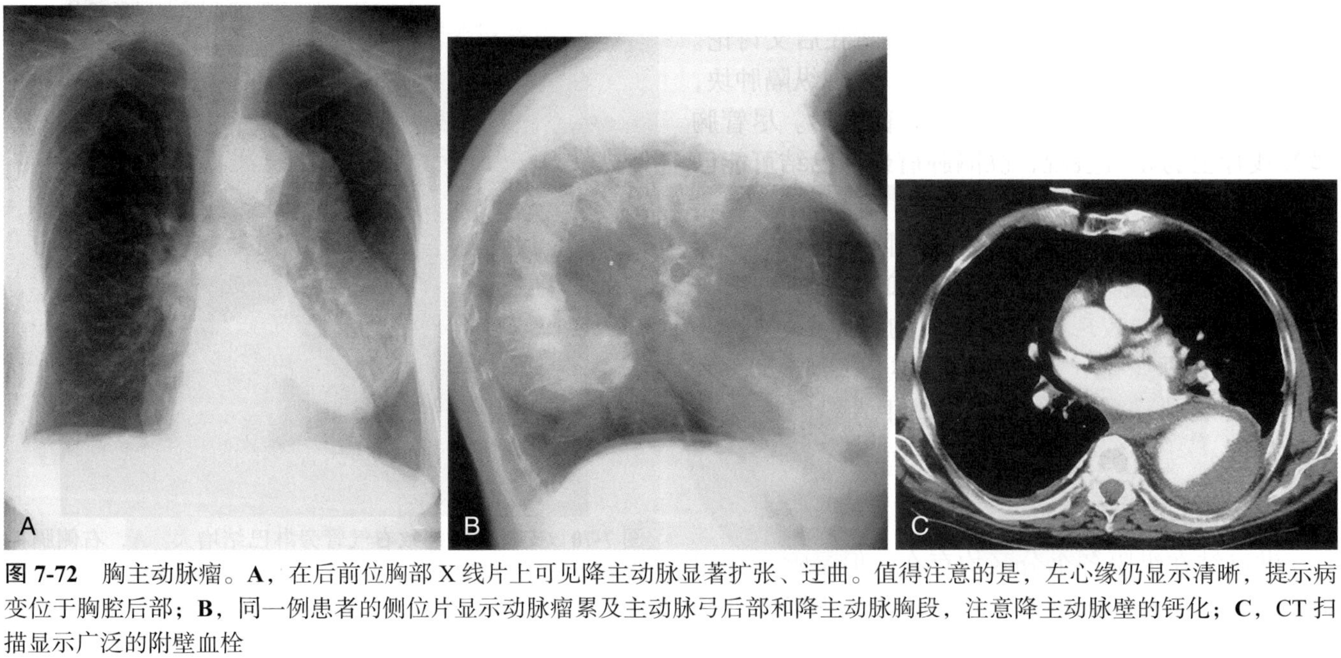

图 7-72 胸主动脉瘤。**A**，在后前位胸部 X 线片上可见降主动脉显著扩张、迂曲。值得注意的是，左心缘仍显示清晰，提示病变位于胸腔后部；**B**，同一例患者的侧位片显示动脉瘤累及主动脉弓后部和降主动脉胸段，注意降主动脉壁的钙化；**C**，CT 扫描显示广泛的附壁血栓

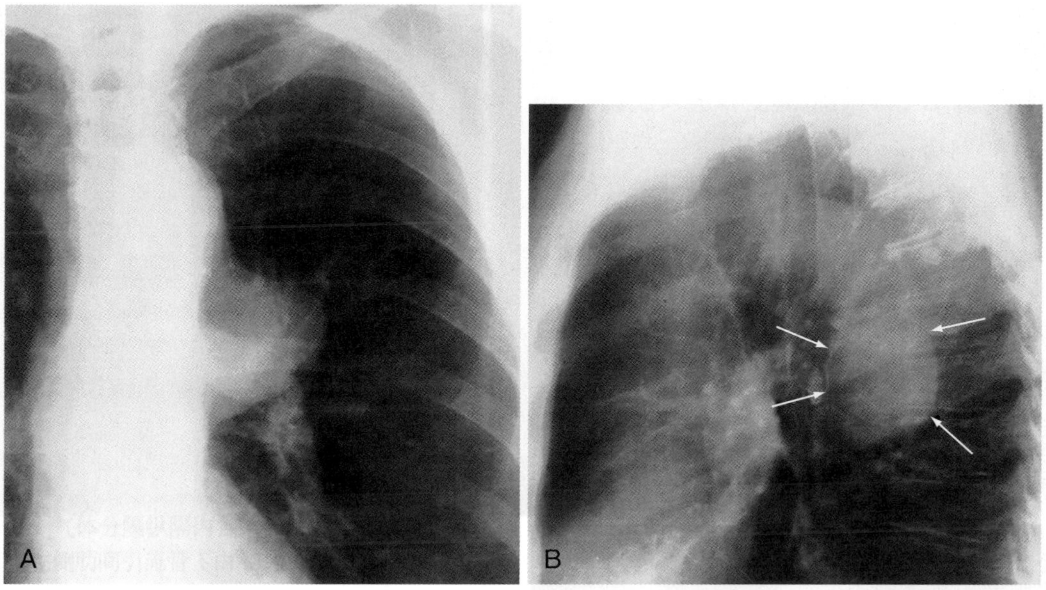

图 7-73　外伤性主动脉瘤。**A**，后前位胸部 X 线片上，左肺门投影区可见一软组织密度肿块。值得注意的是，透过肿块仍可见左下肺动脉，提示肿块与肺门是分离的，其内侧与纵隔结构的接触面光滑，提示肿块可能位于肺外；**B**，侧位片证实为外伤后继发动脉瘤，位于典型部位即主动脉弓后部与降主动脉结合部（箭头）

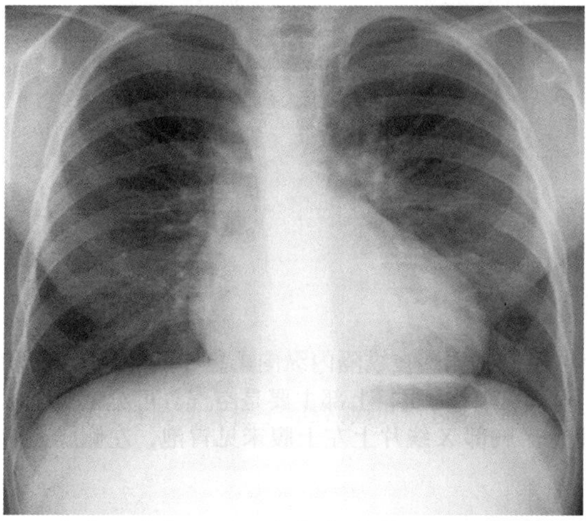

图 7-74　法洛四联症。可见右位主动脉弓以及因进行性心室肥大导致的心尖抬高。注意双肺肺血较少

穿孔及良性和恶性新生物。导致食管异常的病变也可能同时侵犯肺。这种情况的最好例证是贲门失弛缓症（图 7-75）或系统性硬化（图 7-76），患者的食管动力学异常导致其显著扩张和反流，并可能合并有肺纤维化和反复吸入性肺炎的后遗症。

中央静脉扩张

上腔静脉和奇静脉可因压力增高、血流量增加、阻塞或先天性异常等原因而扩张。上腔静脉血流增加可见于心上型完全性肺静脉异位引流（图 7-77）；而奇静脉扩张可见于先天性下腔静脉缺如。偶尔，上纵隔内静脉的瘤样扩张可致纵隔轮廓异常。同样地，上腔静脉的阻塞可导致上纵隔内大静脉扩张，从而使纵隔影增宽。但是，X 线表现有明显异常时，患者的临床表现可能已非常明显。

其他纵隔异常

纵隔积气或纵隔气肿是指纵隔内各组织表面之间有气体积聚，可继发于间质性肺气肿（最常因机械通气所致），食管、气管或支气管穿孔，或者胸部穿通伤。胸部 X 线片可显示纵隔内垂直走行的透亮条状影，这些影为气体分离的纵隔内软组织表面（图 7-78）。气体可蔓延至颈部或胸壁（引起皮下气肿），甚至是膈上。纵隔胸膜可横向移位，从而表现为沿纵隔走行的细条状影。

急性纵隔炎通常因食管、咽部或气管穿孔所致，胸部 X 线片一般显示纵隔增宽。通常纵隔积气明显，有时可见纵隔内气-液平。慢性或纤维化性纵隔炎通常表现为上腔静脉阻塞（SVCO）。静脉或动脉出血可引起纵隔出血，纵隔显示增宽，出血一直可延伸至肺尖。很明显，此时必须要检出威胁生命的病变，如主动脉破裂。

肺门病变

如果发现有肺门病变，观察者首先应鉴别其为血管性或非血管性病变。通常血管影突出为双侧性且伴随有主肺动脉的扩张（图 7-79）。虽然肺门增大，但其密度仍相对正常，而且通常肺动脉自靠近肺门端至叶间动脉起始处均可追踪观察到，即肺门集束征（hilar convergence sign）。与之对比，因淋巴结或肺门肿瘤导致的肺门增大通常产生分叶状轮廓，

积液最容易积聚的地方。仅 100 ～ 200 ml 的液体在此处积聚即可在正位胸部 X 线片上膈顶的上方被观察到。在侧位胸部 X 线片上更少量的液体也可观察到；而如果采用侧卧位水平线束投照、超声成像或 CT，则有可能检出仅数毫升的积液。随着液体量逐渐增多，正位胸部 X 线片上可见肋膈角填满；如液体量进一步增多，则可见均匀致密影向上蔓延，肺底结构显示不清（图 7-81）。液体上缘通常呈凹面向上，外侧较中间部分要高，膈显示不清。液体也可进入叶间裂内。大量积液可使一侧胸腔呈完全致密影并导致压迫性肺不张。积液的占位效应可使纵隔向对侧移位，尤其是未伴有显著肺不张时（图 7-82）。

板层状积液（lamellar effusion）是肺表面与脏胸膜间的薄层积液，有时不累及肋膈角。肺底积液位于肺的下表面与膈之间，形似一侧膈面抬高。通常，肺底积液上方的轮廓与正常膈的轮廓不同，其顶端的位置较正常时更偏外侧。同时，可见肋膈角不同程度变钝或液体影进入叶间裂内。在左侧，胃内气泡与肺底间距离增大可能会比较明显。肺底积液有时可经超声证实。但由于液体可随患者体位而在胸膜腔内自由移动，有时需要采用卧位摄片来证实。

包裹性或包囊性积液可能与胸膜外致密影、肺实质病变或纵隔肿瘤较难区分。但值得注意的是，包囊性积液通常与游离性胸腔积液或其他胸膜病变有关，且可能会延伸至叶间裂内（图 7-81）。包裹性积液常较浅而宽，类似于双凸透镜。因此，其表现取决于其投照的角度是轴位、侧位或斜位。胸膜外致密影通常轮廓更清晰，与胸壁交界处呈

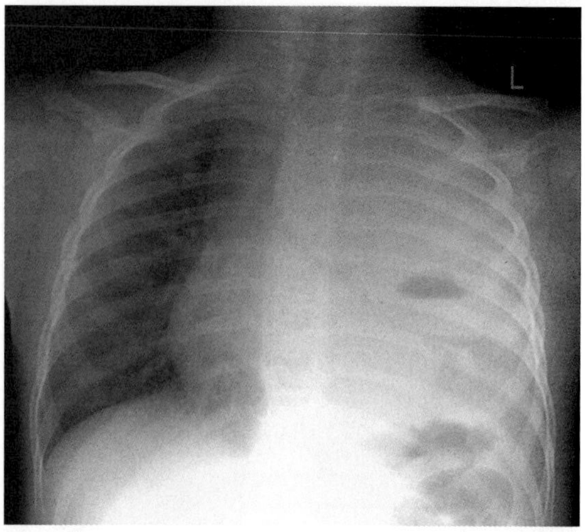

图 7-82 左侧胸腔大量积液。患者系肺脓肿导致的急性脓胸（注意气-液平），由于液体的占位效应使纵隔向右侧移位

锥形，有时呈凹面。以胸膜为基底的肺外周病变有时可显示空气支气管征，使其与真正的胸膜病变易于区分。胸膜增厚或肿块与包裹性胸腔积液在平片上可能难以区分；在这一方面，CT 和超声非常有价值。

叶间裂内积液可呈包裹性，而且最常见于心衰时。水平裂包裹性积液呈圆形或椭圆形双凸透镜状，边界清晰。在正位胸部 X 线片上，斜裂包裹性积液边界可能显示不清，但在侧位胸部 X 线片上通常容易诊断，因为此时斜裂呈切线位，可显示出积液典型的凸透镜状形态。叶间裂包裹性积液在两种投照角度的图像上均可呈圆形，而且可能迅速消失。因此，有时它们被称为肺内假性肿瘤（图 7-83）。如随后出现心衰，可在同一部位再次出现叶间裂包裹性

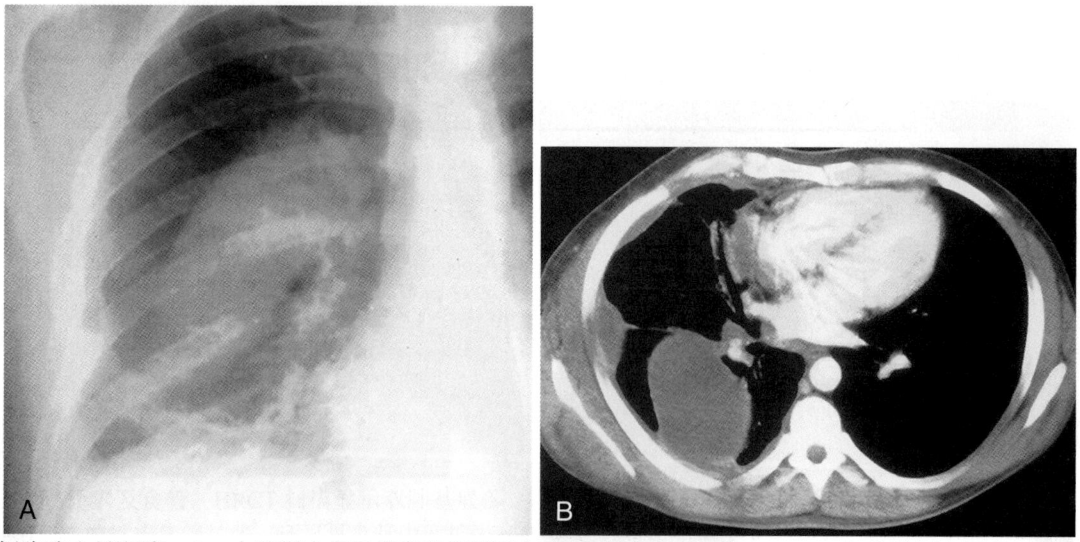

图 7-81 右侧胸腔少量积液。**A**，右肺野中带豆状高密度影系包裹性叶间积液所致；**B**，CT 扫描纵隔窗图像显示包裹性积液位于斜裂内

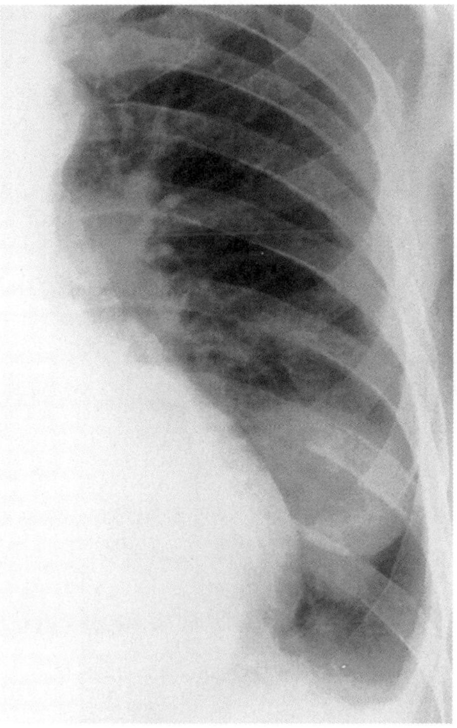

图 7-83　左下少量胸腔积液，左中肺野致密影系斜裂包裹性积液所致

积液。

诊断脓胸常常需要行胸腔穿刺术。但当胸部 X 线片上发现胸腔积液中出现自发性气-液平时，应疑有脓胸，因为这一征象通常表示存在包裹性胸腔积液与气管支气管树交通或者存在产气菌。超声在显示包裹性胸腔积液方面表现最佳。

气胸

少量气胸容易被忽视。在直立位患者，气体一般位于肺尖。肺组织向肺门收缩，在正位胸部 X 线片上，可见脏胸膜，表现为锐利的白色线条；脏胸膜与胸壁分离，其间为透亮的胸膜腔，内无肺纹理。这一表现不应与皮肤皱褶相混淆（图 7-84）。一般情况下，肺部仍保持充气状态，随通气量的减少肺部灌注相应地有所减少，因此部分膨胀不全的肺其透亮度仍保持相对正常。呼气相胸部 X 线片更容易显示闭合性气胸，但此法并非检出临床上有明显气胸表现的常规方法。患侧向上的侧卧位胸部 X 线片偶尔对诊断有帮助，因为可观察到胸膜腔内的气体沿着侧胸壁分布。该体位尤其对婴幼患儿有帮助，因少量气胸在仰卧前后位胸部 X 线片上非常难以诊断，因仰卧位时气体易积聚在前部和中部。

大量气胸可导致肺完全松弛和回缩，纵隔不同程度地向健侧移位（图 7-85）。张力性气胸病情紧急，通常在摄胸部 X 线片前已接受治疗。但如果摄胸部 X 线片，可显示纵隔明显移位（图 7-86）。胸部 X 线片上，肺被完全压缩至纵隔侧或疝向对侧，同时同侧的膈也可能会被压低。

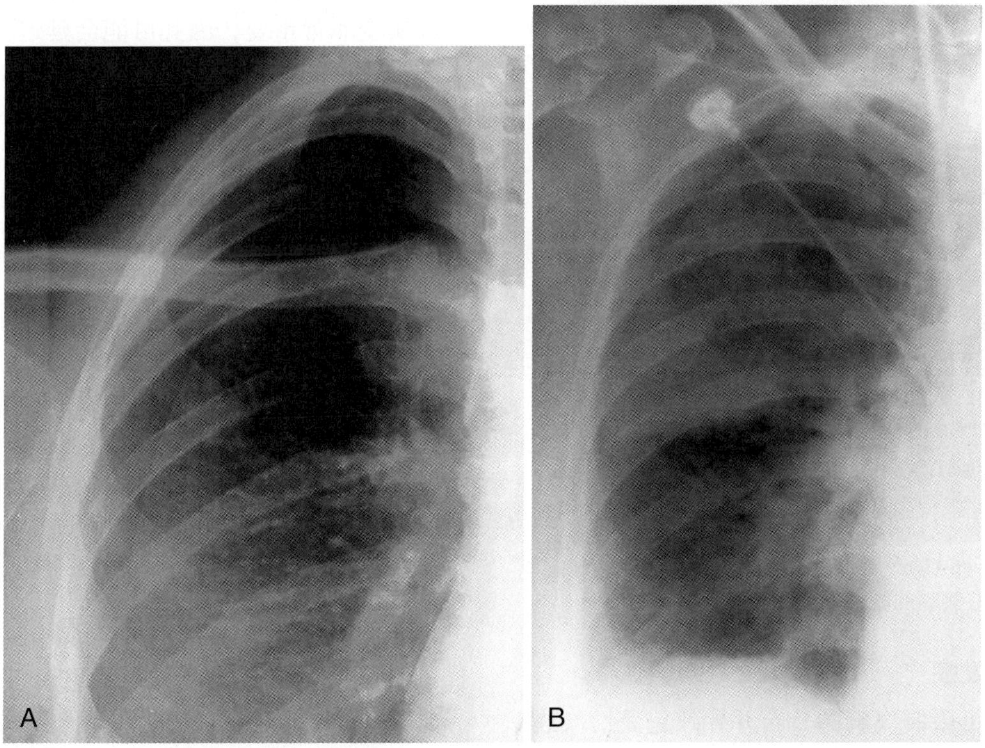

图 7-84　右侧少量气胸。**A**，可见清晰的白色胸膜线。此线外侧未见肺纹理；**B**，此处的皮肤皱褶虽然表现为平行于胸壁的密度改变，但无明确的胸膜线存在，且可见肺纹理延伸至明显的肺边缘之外。这一表现系由皮肤与 X 线片盒接触形成的浅表皱褶所致

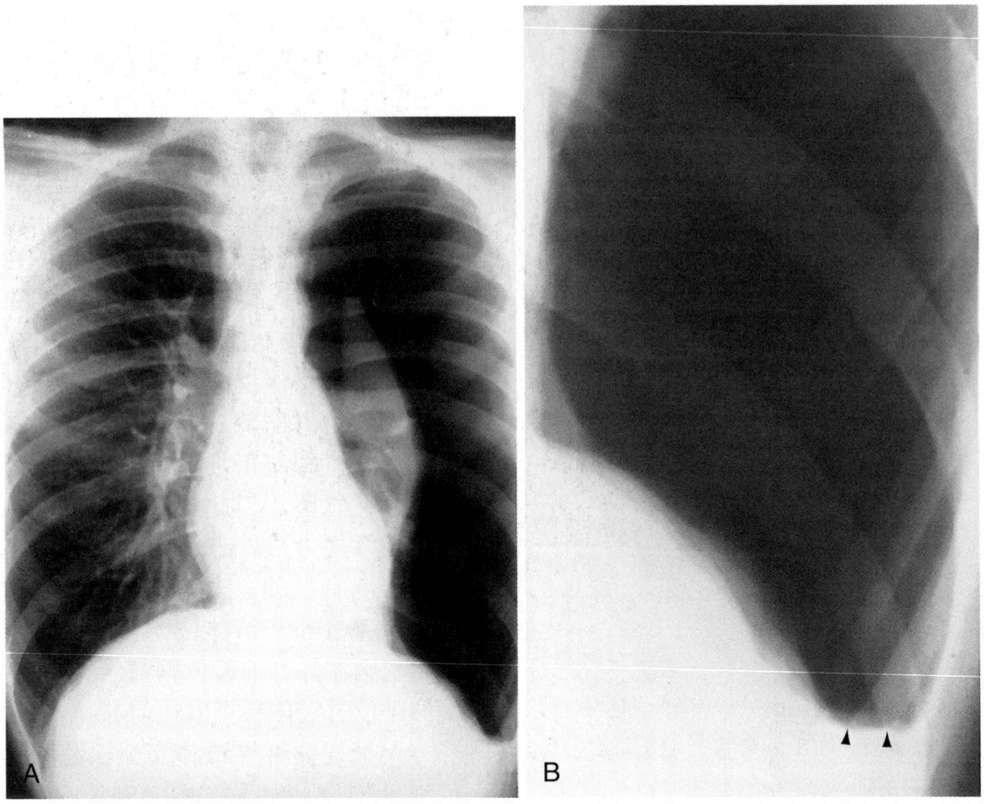

图 7-85 左侧气胸。**A**，左肺完全不张，向左侧肺门回缩；**B**，左下肺野放大图像，显示气胸时最常见于肋膈角区的短小气-液平面（箭头）

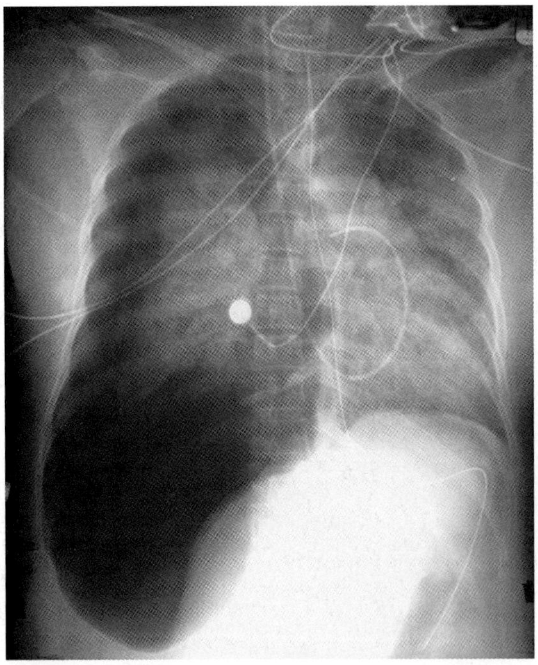

图 7-86 置入 Swan-Ganz 导管后出现的张力性气胸。注意纵隔向左侧移位，右侧膈的轮廓较正常时呈反相改变

气胸的并发症

胸膜粘连可限制气胸的分布并导致包裹性气胸。常见表现是紧邻胸壁的椭圆形气体积聚，这一表现在胸部 X 线片上可能与胸膜下薄壁肺囊肿或肺大疱很难区分。偶尔可见胸膜粘连所形成的两层胸膜间线状影，它们可阻止其下方的肺组织回缩。粘连破裂可能会导致血气胸。与气胸相关的肺叶或全肺不张或实变非常重要，因其可能会延迟肺的复张。

因为正常时胸膜腔内含有少量的液体，因此在气胸患者的胸部 X 线片上常可见短小的液平使肋膈角略变钝（图 7-85）。少量气胸时，该液平可能是最明显的 X 线征象。出现较高的液平通常提示有并发症，根据气胸的病因不同，可能为渗出液、脓液或血液（图 7-87）。

液气胸的常见 X 线表现是气胸内含有水平的液平，其下方是高密度的液体，其上方是透亮的气体。胸腔积液或脓气胸可能会因支气管胸膜瘘所导致（支气管树与胸膜腔的异常交通）。支气管胸膜瘘可能是手术的并发症，但也可能是位于胸膜下的肺肿瘤的并发症（图 7-88）。

胸膜增厚

肋膈角变钝较为常见，通常为既往胸膜炎继发局部胸膜增厚所致。在无症状患者且缺乏其他 X 线异常表现时，除了可能类似于胸腔积液，并无其他显著意义。如果疑有胸腔积液，则须采用其他检查技术来排除。局部胸膜增厚延伸至斜裂的下端时可

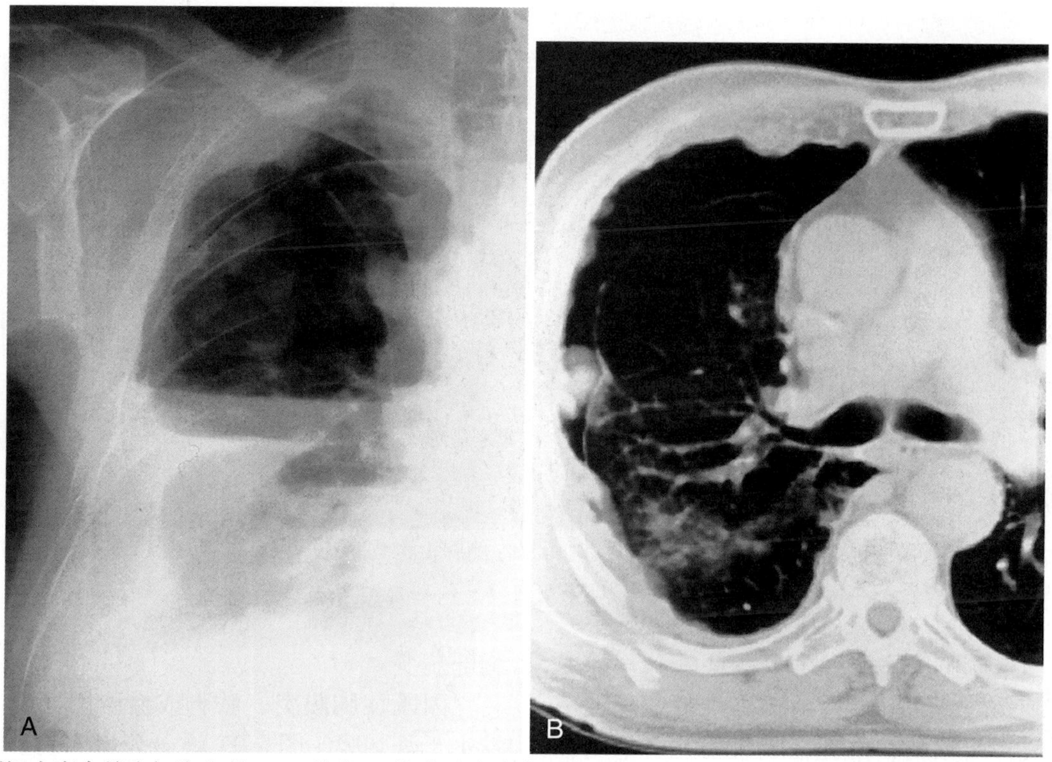

图 7-87 一例间皮瘤合并液气胸患者。**A**，胸部X线片示脏胸膜厚度正常，但可见壁胸膜肿瘤所致的分叶状软组织影；**B**，CT扫描显示分叶状胸膜肿瘤

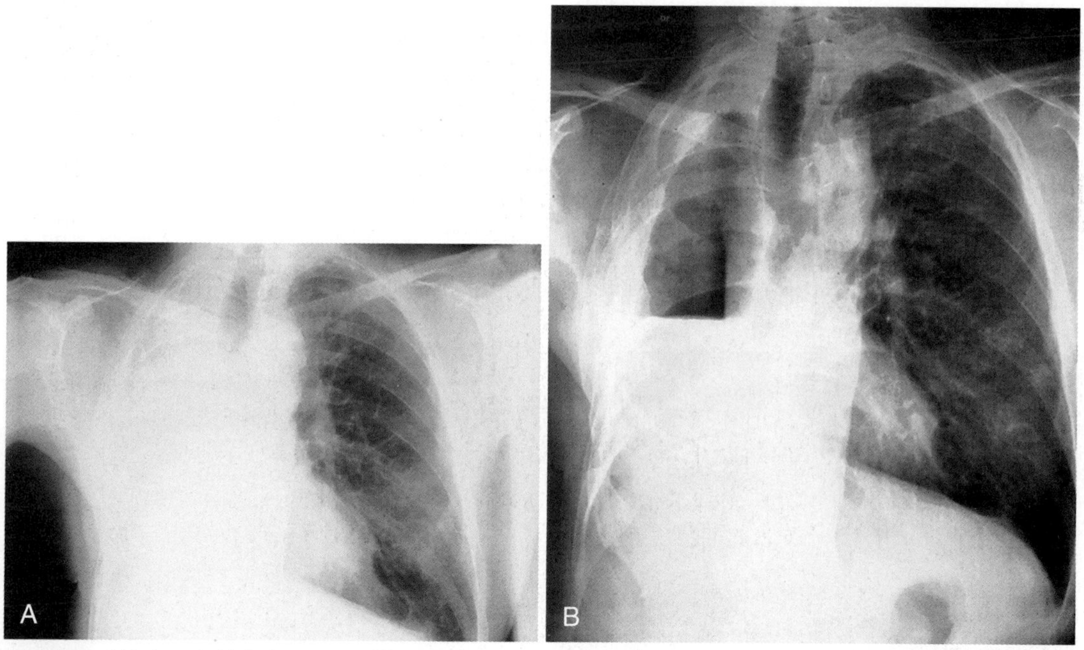

图 7-88 全肺切除术后的表现和并发症。**A**，胸部X线片显示右侧肺切除术后的正常表现；**B**，因局部复发导致支气管胸膜瘘，形成自发性气-液平

产生所称的膈幕表现，其意义与前述征象类似，尽管类似的表现也可见于既往肺部感染或梗死所形成的瘢痕。

双侧肺尖胸膜增厚很常见，通常对称分布，更常见于老年患者，且并不一定提示有陈旧性结核。其病因还不确定，但在部分患者中，这一“帽状改变”代表因上叶瘢痕和继发的回缩所致的胸膜外脂肪下移。相比之下，不对称性或单侧肺尖胸膜增厚则可能有重要意义，尤其是对于伴有疼痛症状者而言。非对称性肺尖胸膜阴影可能为肺上沟瘤（Pancoast tumor），此时应仔细观察有无骨质破坏（图 7-89）。

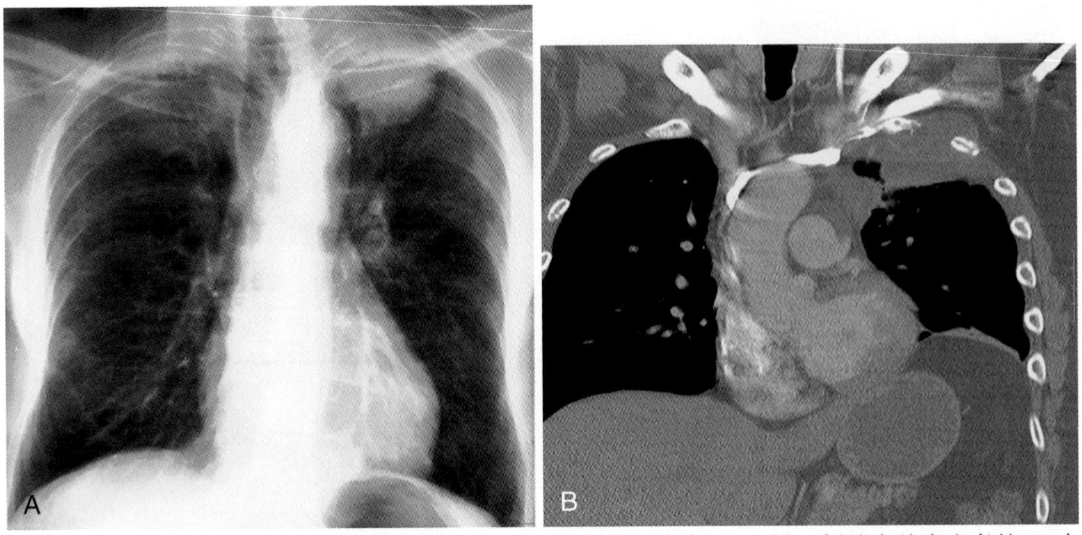

图 7-89 肺尖异常。**A**，可见右侧良性肺尖胸膜增厚，同时可见左侧肺上沟瘤；**B**，另一例肺尖肿瘤患者的 CT 扫描冠状面重组图像

较广泛的单侧胸膜增厚通常是既往全肺切除术或渗出性胸腔积液所致。单纯的漏出性胸腔积液一般可完全吸收，而脓胸和血胸在吸收后常会遗留胸膜纤维化。增厚的胸膜可能会发生钙化（图 7-90），纤维化的胸膜可厚达数厘米（图 7-91），并可包绕整个肺。双侧（壁层）胸膜斑块是石棉暴露的常见表现；偶可见较广泛的脏胸膜增厚。

胸膜钙化

一般而言，胸膜钙化与胸膜增厚的病因相同。即单侧胸膜钙化最可能是继发于既往的脓胸或血胸，而双侧钙化发生于石棉暴露之后（图 7-92）。胸膜钙化可为偶然发现，患者并不知晓自己既往有胸部病变。

因既往胸膜炎、脓胸或血胸所导致的钙化主要发生于脏胸膜（图 7-93），通常都伴有胸膜增厚，而增厚的胸膜可将钙化胸膜与肋骨分隔开。钙化可为连续线样或散在斑片状，一般表现为致密、粗大、不规则影，外侧缘清晰锐利。而斑块如呈轴位，则可能边界欠清，类似于肺内浸润的表现。

胸膜肿块

胸膜原发肿瘤少见。胸膜良性肿瘤包括胸膜纤维瘤和脂肪瘤（图 7-94）。最常见的胸膜恶性病变是转移瘤，通常为支气管或乳腺腺癌（图 7-95）。恶性间皮瘤一般与既往石棉暴露史有关。

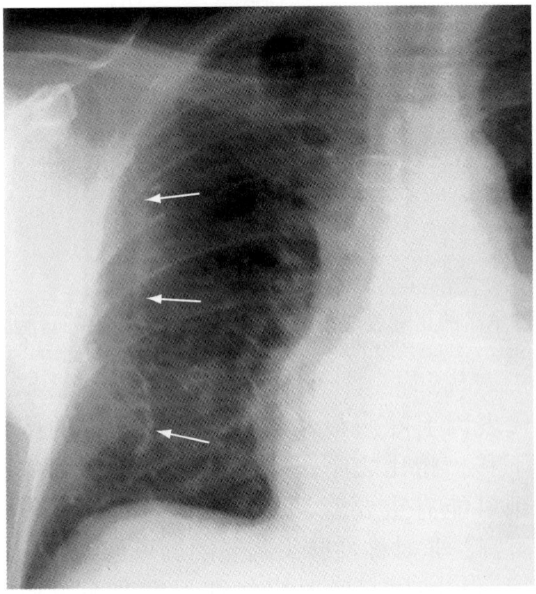

图 7-90 既往因行二尖瓣置换术而行胸廓切开术的患者（注意胸骨缝合线），可见右侧胸膜钙化（箭头）

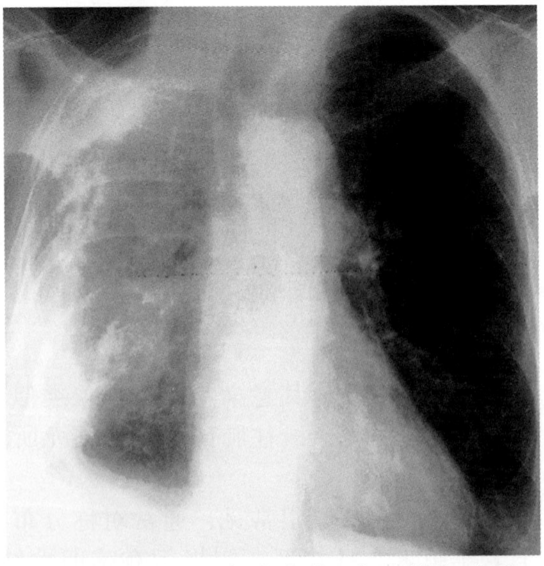

图 7-91 陈旧性结核。右侧胸膜明显广泛增厚、钙化，右侧胸腔体积明显减小

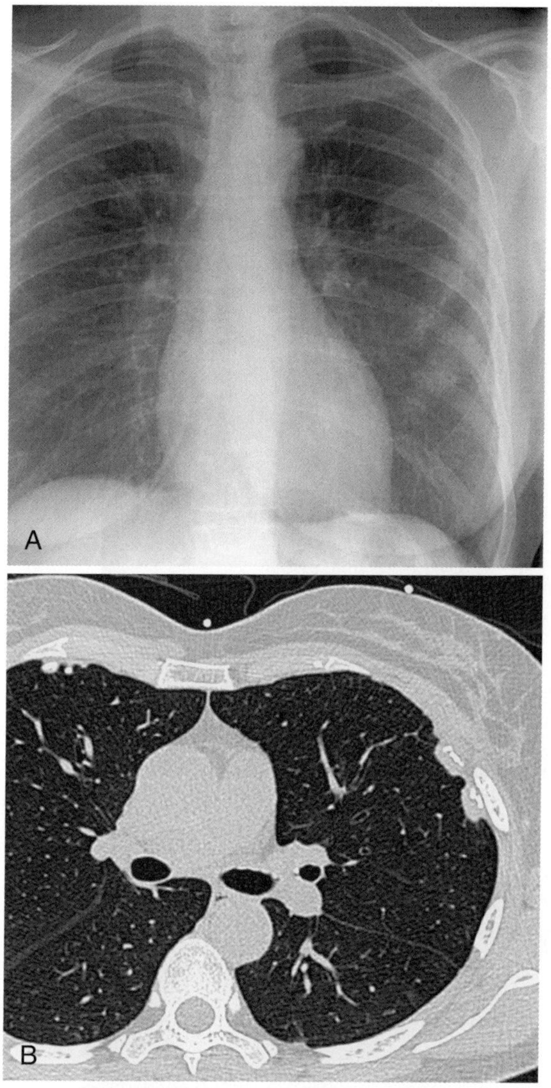

图 7-92　石棉暴露继发胸膜增厚钙化。胸部 X 线片（**A**）上可见小的胸膜斑块，在 CT（**B**）上显示更佳

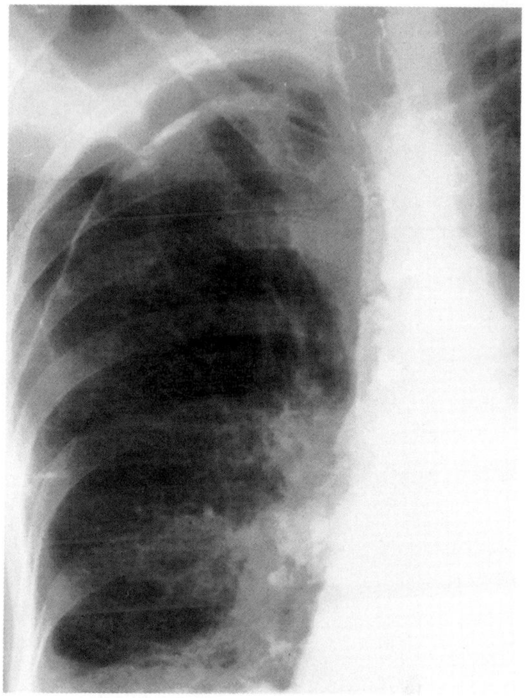

图 7-93　既往行胸骨切开术导致胸膜增厚钙化。可见少量气胸。值得注意的是，胸膜增厚与脏胸膜有关

CT

纵隔解剖

CT 对软组织分辨率较高，且为断面成像，这些特点使其提供的诊断信息远优于二维的 X 线摄影图像。现代 CT 机能在单次屏气的时间内获得整个纵隔的容积成像信息。这种三维数据集能显示为连续或重叠的轴位图像，且无呼吸运动伪影。通常采用的准直和层厚为 5 ～ 10 mm，一般会给予静脉内对比剂，但并非所有情况都必须注射。正常纵隔解剖学见图 7-96、图 7-97、图 7-98、图 7-99、图 7-100、图 7-101。

大血管

大血管是纵隔内最为大家熟悉的解剖标志。了解这些血管与其他纵隔内结构的关系能有助于准确描述病变的位置，对制订治疗方案，不论是开胸手术还是纵隔镜手术均有重要意义。最常见的主动脉弓分支形式是自主动脉弓发出三支动脉——右侧无名动脉、左颈总动脉和左锁骨下动脉（图 7-96）。但是，除此之外，还有很多变异（见图 7-71，图 7-74 和图 7-77）。主动脉弓横向走行的一段是纵隔内最容易识别的血管结构（图 7-97）。大静脉均位于动脉结构的前方。左头臂静脉位于主动脉弓及其分支的前上方，但是其位置有时有变异。右头臂静脉在右侧前纵隔内垂直下降，与左头臂静脉汇合后形成上腔静脉。因 CT 对比剂是从一侧手臂注射，所以同侧的头臂静脉显著强化，而另外一侧仍为软组织密度。

肺动脉流出道（通常因心包内脂肪的围绕而轮廓显示清晰）向上走行至紧邻升主动脉后方处分支。在 CT 图像上测量的主肺动脉直径通常小于或等于升主动脉。当肺动脉直径超过主动脉直径，则可能存在肺动脉高压。右肺动脉向右侧和背侧斜行，位于降主动脉和上腔静脉后方，右主支气管前方（图 7-99）。在分出一支至上叶后，右肺动脉在中间段支气管后外方向下走行。左肺动脉走行距离较短，呈弓形跨过左主支气管上方。

在 CT 增强图像上，肺门的解剖学结构显示清晰，尤其是当用连续图像按序记录血管结构时。了解正常解剖学有助于区分血管结构与正常或增大的

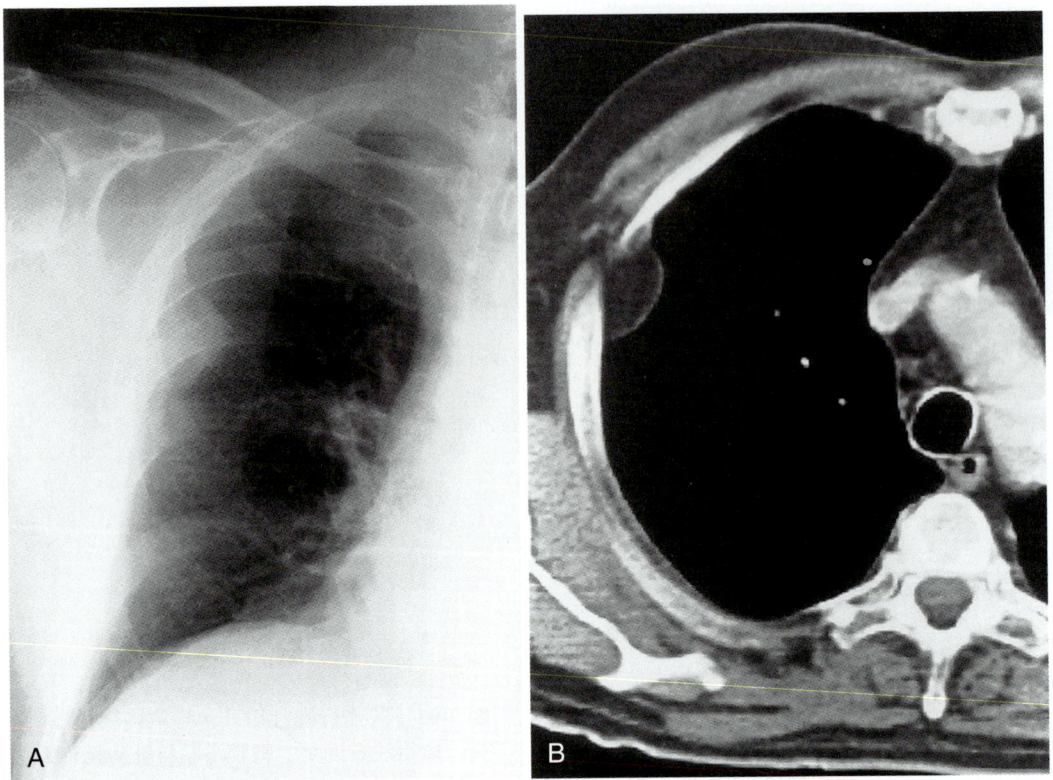

图 7-94 胸膜脂肪瘤的表现。**A**，右肺后前位片局部图像，右中肺野内以胸膜为基底的致密影，内缘边界清楚，但外缘逐渐模糊；**B**，同一病变的 CT 扫描。平片所见的阴影为胸膜脂肪瘤。注意肿块的密度与皮下脂肪一致

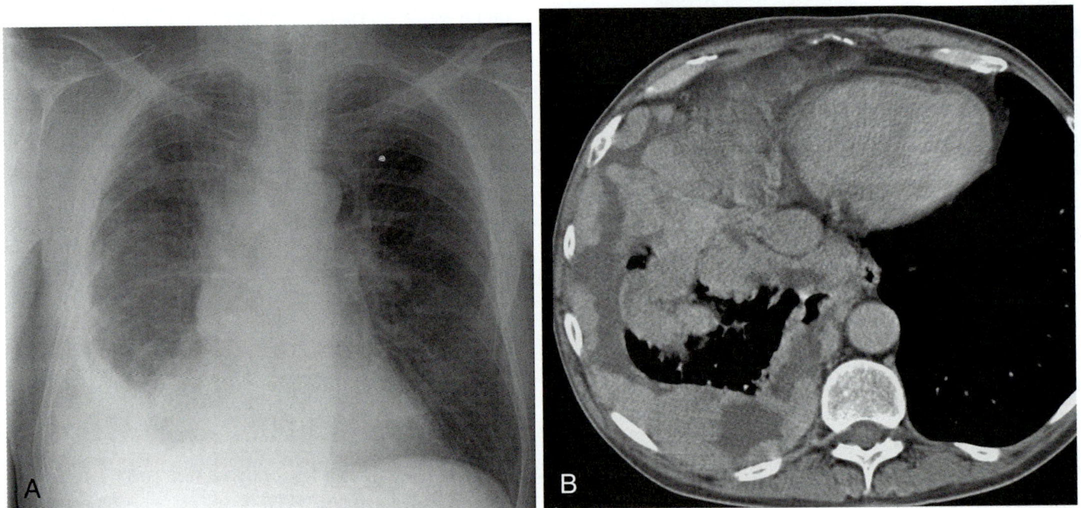

图 7-95 腺癌转移累及胸膜。**A**，胸部 X 线片表现；**B**，对比增强后 CT 显示增厚的胸膜表层呈分叶状，自右侧肺尖向下延伸至右侧膈，右侧膈升高。右侧胸腔体积缩小

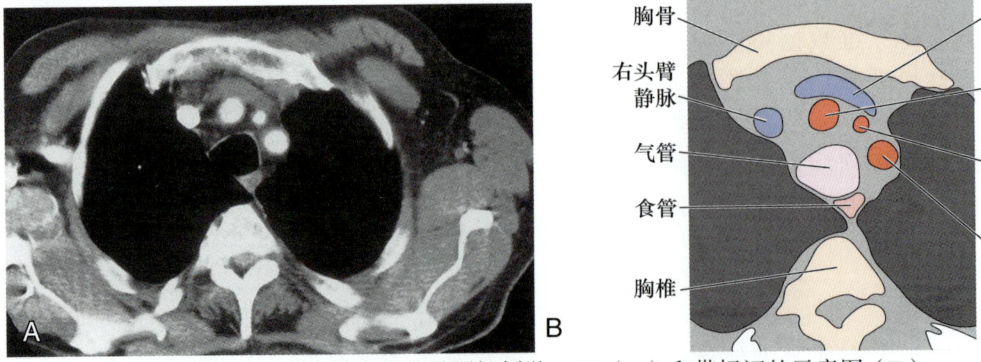

图 7-96 大血管水平的纵隔解剖学：CT（**A**）和带标记的示意图（**B**）

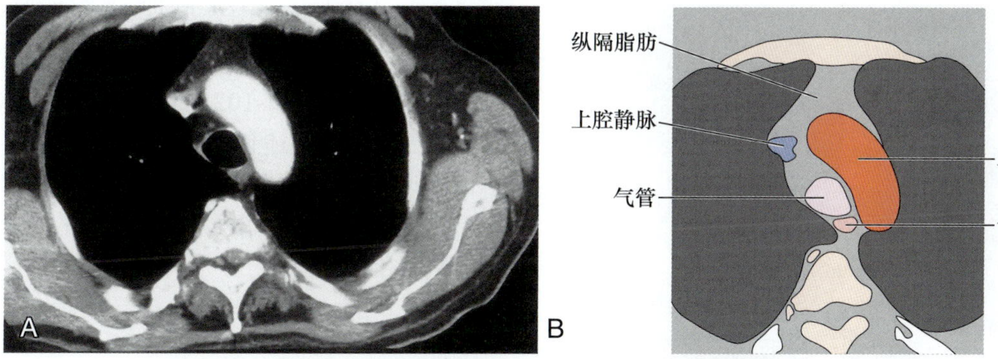

图 7-97　主动脉弓水平的纵隔解剖学：CT（**A**）和带标记的示意图（**B**）

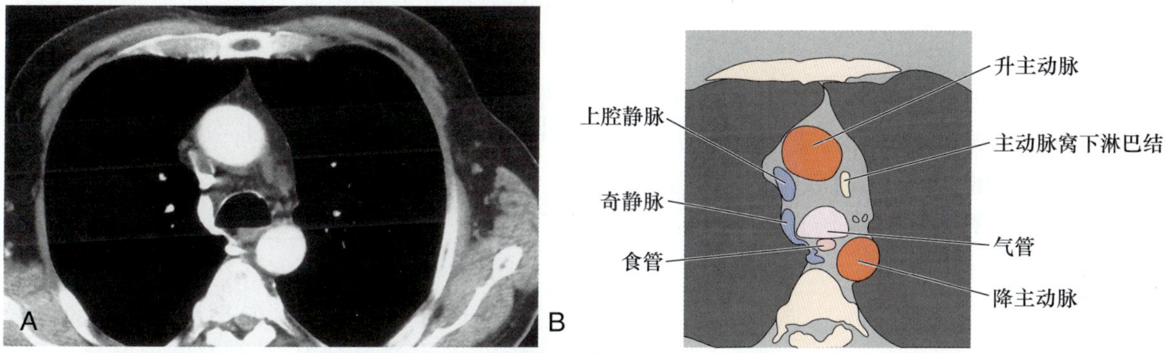

图 7-98　主动脉窝下水平的纵隔解剖学：CT（**A**）和带标记的示意图（**B**）

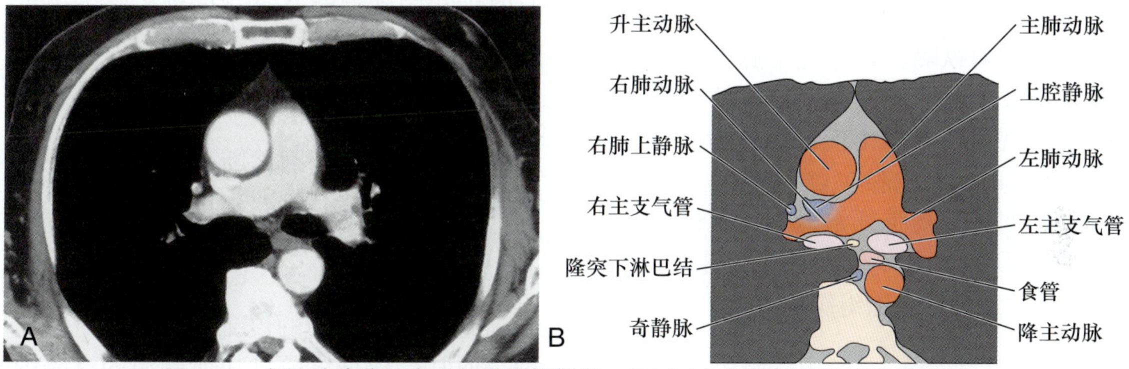

图 7-99　主肺动脉分叉水平的纵隔解剖学：CT（**A**）和带标记的示意图（**B**）

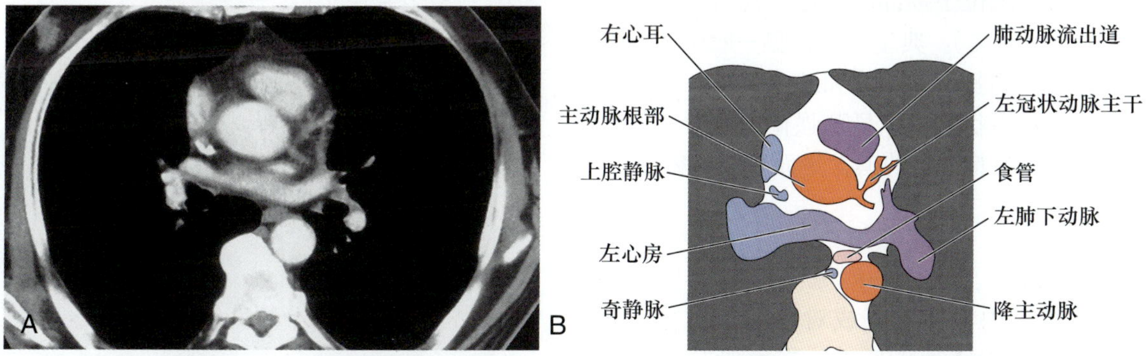

图 7-100　主动脉窝下水平的纵隔解剖学：CT（**A**）和带标记的示意图（**B**）

纵隔淋巴结，甚至是在平扫时；但如有任何疑问，静脉内注射对比剂通常能区分两者（图 7-101）。

气管

气管向下走行，在穿过胸廓入口时管径可能会减小，在深吸气后扫描图像上气管通常呈圆形。如在呼气相扫描，可见气管的膜性后壁凸向气管腔内。气管壁厚度仅 2 mm，任何管壁增厚在 CT 上均能显示清楚。现代 CT 机还能将数据重建获得矢状面或冠状面图像，从而能更好地显示气管异常。支气管树

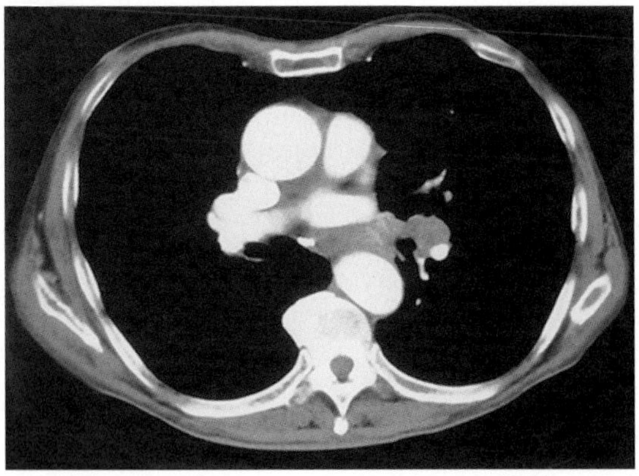

图 7-101 CT 增强扫描示左肺门淋巴结肿大伴降主动脉前方异常组织蔓延

自气管隆嵴至肺内，至少达段支气管水平，其解剖学在 CT 上均可追踪观察到，且与支气管镜所见高度一致。而且，现代的螺旋 CT 机获得的 3D 数据资料可经过处理获得计算机模拟的仿真支气管镜表现（见图 7-7，D）。

胸腺

成人胸腺正常情况下在胸部 X 线片上并不能显示，但胸腺残余常可见于 CT。青春期后胸腺体积开始减小。胸腺位于前纵隔，紧邻主动脉根部的正前方。胸腺分为两叶，左叶通常较大。总体来说，评估胸腺主要通过观察其轮廓（正常时应为凹形）及各叶的厚度。儿童时期，胸腺在 CT 图像上呈软组织密度。但在青春期后，胸腺开始退化，腺体发生萎缩并被脂肪组织所取代。在青年人的 CT 图像上，在前纵隔脂肪组织内常可见胸腺组织的痕迹。

甲状腺

甲状腺一般仅限位于颈部，但是当其增大时经常会突入纵隔内（见后文）。典型的甲状腺一般位于胸外段气管的两侧，外侧紧邻颈动脉和颈内静脉。在对比增强图像上，正常甲状腺组织显著强化；通常，甲状腺在平扫图像上也因其较高的碘含量而呈较高密度。

食管

在 CT 扫描图像上食管一般完全塌陷而显示不明显，但是如果其内含有空气或对比剂则很容易识别。食管起始段位于气管正后方，在气管分叉下方水平常稍向左侧移位而紧邻主动脉。食管壁通常仅厚 2 ～ 3 mm。

淋巴结

纵隔内有非常多的淋巴结，通常其长轴均小于 1 cm，而且散在分布；它们在 CT 扫描图像上可能并不能显示。既往有肉芽肿性病变可能会导致广泛的纵隔淋巴结钙化，从而可揭示正常纵隔淋巴结的真实分布情况（图 7-102）。双侧内乳血管旁也有长串的淋巴结伴行。还包括位于肋间淋巴链的淋巴结，紧邻位于后部脊柱两侧的肋骨起始部，并沿食管和降主动脉分布。这些淋巴链与腹部的膈脚后及主动脉旁淋巴结链汇合。

心包

心包膜由脏层和壁层组成并包绕心脏。脏层心包与心肌间有重量不一的心外膜脂肪。壁层心包与纵隔胸膜相连接。在两者分离的区域，纵隔脂肪可沉积于此（如膈上脂肪垫）。心包内积液在胸部 X 线片、CT 扫描或超声图像上均可显示。

CT 评价纵隔肿块

大多数纵隔肿块患者会出现因肿块局部压迫或侵犯所致的相关症状，但是有相当多的患者系因其他原因行胸部 X 线片检查而发现肿块。总体而言，后前位和侧位胸部 X 线片能确定肿块位于纵隔的哪个分区，有助于确定鉴别诊断的范围。但是，现代的诊疗程序是让这类患者进行对比增强 CT 扫描，有时是 MRI 检查。

纵隔肿块的鉴别诊断范围很广。肿块可起源于纵隔内任何正常结构，也可为远处原发肿瘤的转移性病变。此外，纵隔脓肿也可表现为肿块。CT 能明确肿块的器官起源，显示肿块的密度和增强表现，明确有无邻近结构的侵犯，从而能显著缩小诊断范围。通常会根据纵隔肿块所起源的纵隔内解剖学分区来将其归类（图 7-103）。

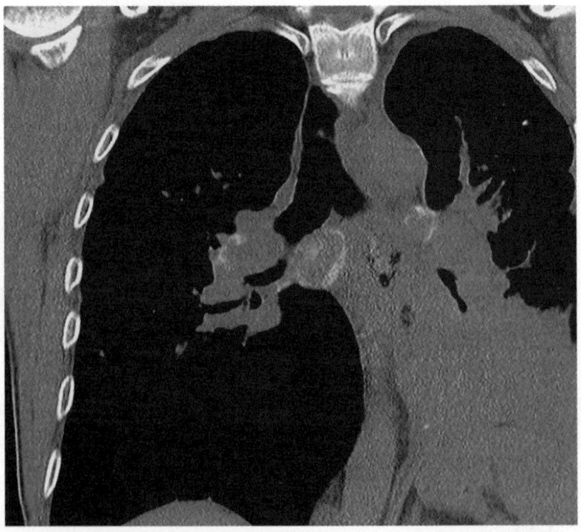

图 7-102 胸部 CT 平扫显示纵隔淋巴结内淡薄蛋壳样钙化，继发于既往肉芽肿性病变

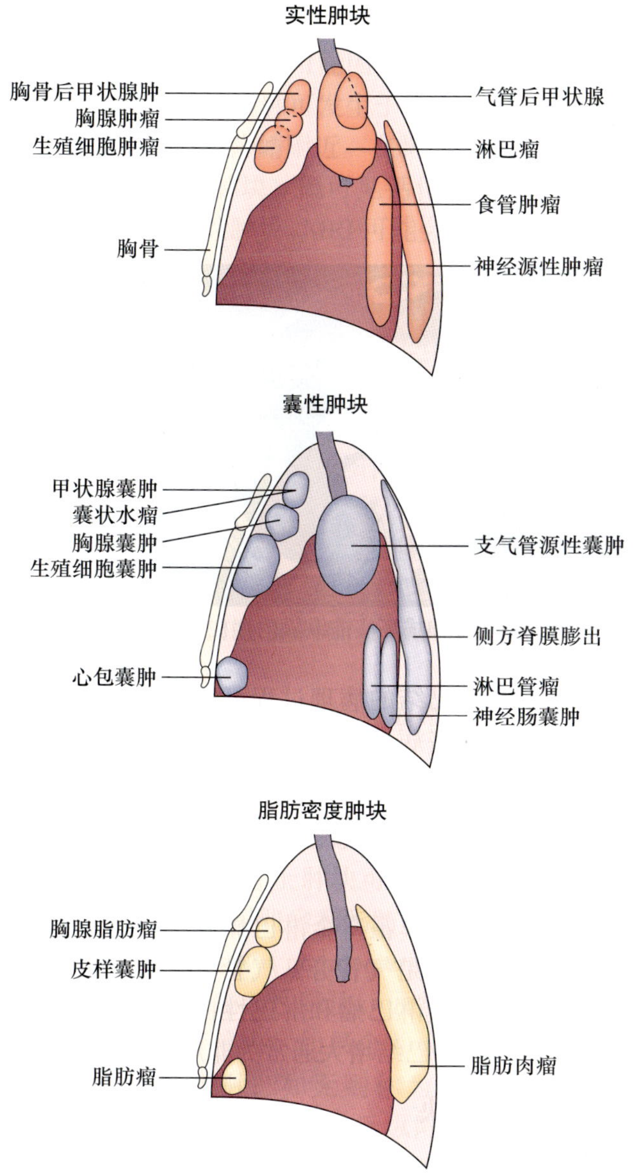

图 7-103　根据 CT 扫描图像上的密度得出的纵隔肿块的分布及分类

上纵隔肿块

甲状腺

增大的甲状腺可向下延伸至上纵隔内，如果非常大也可延伸至中纵隔内。但是，这一表现很少会影响诊断，因很容易发现肿块自颈部甲状腺组织延续而来，且在静脉内注射对比剂后显著强化。常可见增大的腺体内有低密度囊肿和钙化灶（尤其是在囊肿壁）。较大的甲状腺肿块可能会导致气管移位或狭窄，也可因腺体内出血而急剧增大（图 7-104）。尽管起源于气管前，但有时可观察到甲状腺在上纵隔内延至气管右侧甚至是后方。

淋巴管畸形

淋巴管畸形少见，可发生于上纵隔。淋巴管畸形中最常见的是囊状水瘤，其在婴儿中常表现为伴有广泛胸腔内病变的颈部肿块。虽然一般认为这一类病变为良性，但很难完全切除病变，因为它们倾向于包绕正常结构生长。

前纵隔肿块

大部分前纵隔肿块来自于胸腺、甲状腺（见前文）、生殖细胞肿瘤和增大的淋巴结。

胸腺

正常胸腺在青春期后逐渐退化，但是在化疗后或在某些疾病状态下可反应性增大。然而，胸腺起源的新生物是较常见的成年人前纵隔肿块。胸腺肿瘤包括胸腺瘤、胸腺癌、胸腺囊肿（图 7-105）、胸腺脂肪瘤、胸腺类癌和胸腺淋巴瘤。使用 CT 可识别胸腺肿块内的脂肪和液体成分，同时能显示其对邻近结构的侵犯。除了胸腺脂肪瘤和胸腺囊肿外，其

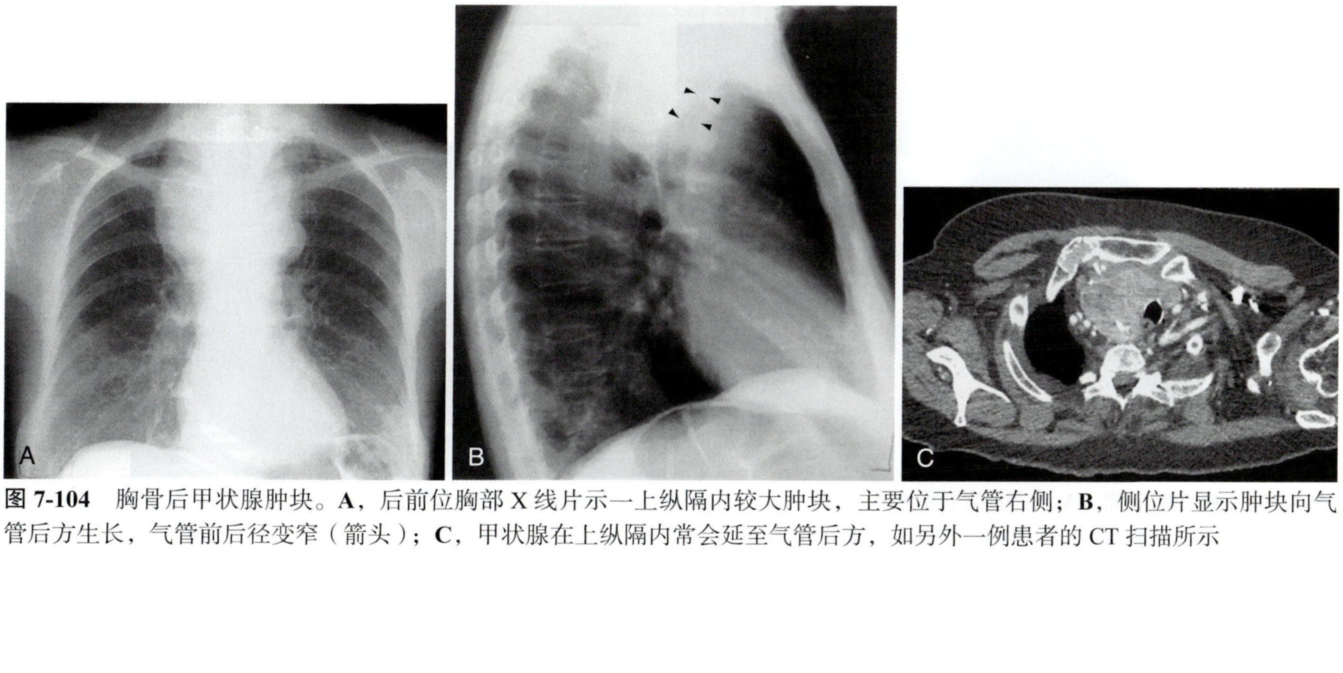

图 7-104　胸骨后甲状腺肿块。**A**，后前位胸部 X 线片示一上纵隔内较大肿块，主要位于气管右侧；**B**，侧位片显示肿块向气管后方生长，气管前后径变窄（箭头）；**C**，甲状腺在上纵隔内常会延至气管后方，如另外一例患者的 CT 扫描所示

个间隔的末端汇合，表现为非分支线状结构，长度甚至可达 4 cm；这些表现最常见于肺基底部，紧邻膈上方。

次级肺小叶由小叶中心动脉供血、细支气管供氧，此二者在进入肺小叶时直径约 1 mm。正常状态下，可见小叶核心结构——直径约 500 μm 的小叶中心动脉，表现为胸膜下约 1 cm 处的点状影。在标准肺窗下，肺实质呈几乎均匀一致的低密度，其密度仅稍高于空气。

肺实质病变的类型

胸部平片检查时传统使用一些语义含糊的术语，这些术语可随着对 HRCT 解剖学的认识而被准确的描述所代替。HRCT 扫描图像上，肺部病变的异常表现可归纳为以下四种类型之一：网状和线状影、结节影、肺部密度增高和低密度的囊状气腔影。

虽然这几种类型在胸部 X 线片上有相应的表现，但它们在断层 HRCT 图像上显示更明确，也更容易了解病变的准确分布。用来描述肺部弥漫浸润性病变 HRCT 异常表现的术语逐渐增多。

网状影

HRCT 图像上网格状表现提示有显著的病理改变。小叶间隔增厚所致的网格状影是许多间质性肺部病变的基本征象。大量的小叶间隔受累联合形成明显的网格影，提示纤维、异常细胞或液体的浸润导致广泛肺间质异常（分别如纤维性肺泡炎、癌性淋巴管炎或肺水肿）。纤维性肺泡炎所导致的小叶间隔增厚常伴有小叶内间质增厚（超出 HRCT 分辨力）和粗网格样影，其内含有囊状气腔影，使肺破坏区形成蜂窝样表现。增厚的小叶间隔可光滑或不规则，但是这种区别通常不明显。间隔不规则增厚是肿瘤淋巴管播散的特征之一，而肺水肿和肺泡蛋白沉着症时小叶间隔光滑增厚。结节病的典型表现是部分间隔结节状增厚，广泛的间隔增厚并非此病的特征性表现。

因为不同部位的肺间质是相互延续的，引起小叶间隔增厚的广泛性间质病变也导致支气管血管束间质增厚（如癌性淋巴管炎所致）。HRCT 上所见的支气管血管束增粗相当于轴位（end-on）胸部 X 线片上所显示的支气管周“袖套征”。HRCT 上仅见支气管血管周围增厚时，诊断应慎重，因其可见于可逆性单纯气道病变，如哮喘。例如，癌性淋巴管炎所致的亚段和段支气管血管束增厚，增厚的支气管壁与周围肺组织的界面有时呈“羽毛样”表现（图 7-109）。

形成 HRCT 上网格状影的网状支架的粗糙程度取决于间质增厚最严重的部位。小叶内间隔增厚

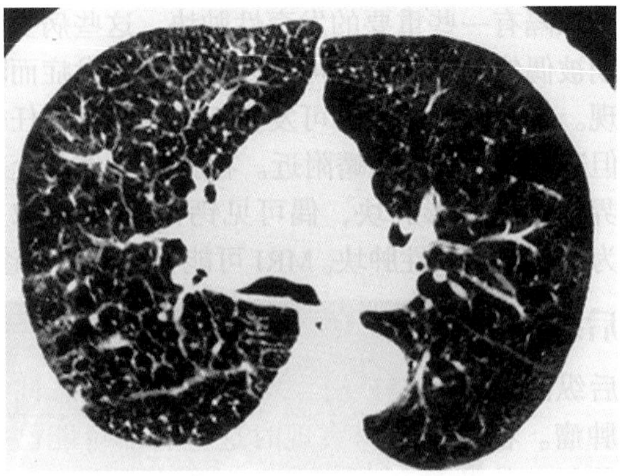

图 7-109 HRCT 扫描显示右肺内小叶间隔广泛不规则增厚。此例患者有癌性淋巴管炎

导致 HRCT 上极细的网状表现，只有在最优化的 HRCT 扫描图像上方可显示。某些组成这种细网状影的细线样结构非常小，即使采用最窄的准直，也还是低于 HRCT 分辨率的下限。其结果是，因层面内部分容积效应，出现无定形的肺组织密度增高影（“毛玻璃”样密度增高影）（见后文）。

广泛肺纤维化使次级肺小叶结构完全破坏，最终形成由不规则线条状致密影组成的粗网状表现。终末期纤维化或蜂窝肺的网格状表现与胸部 X 线片上的表现相似，且其特征性表现为其内多发直径数毫米至数厘米的囊腔，周围可见囊壁包绕（图 7-110）。一个矛盾的现象是，增厚的小叶间隔并不是进展期纤维性肺泡炎的显著特征，这可能是因为正常肺结构被严重破坏所致。小叶间隔扭曲合并间质纤维化可能会导致段或亚段支气管不规则扩张而并无蜂窝状改变，这一现象被称为牵拉性支气管扩张（traction bronchiectasis）（图 7-110）。

结节影

HRCT 上结节型表现为无数小型散在高密度影，直径 1 ～ 10 mm，这一表现既是间质性病变，也是气腔病变的特征之一。结节与小叶和支气管血管束的位置关系，以及其密度、轮廓是否清晰、大小是否一致，可能会提示结节主要位于间质内还是气腔内。因为大部分肺弥漫性病变既有间质病变，也有气腔病变，鉴别这一点有时并不能辅助诊断。CT 能否检出结节主要取决于结节的直径、数量、密度以及扫描技术。在诊断微结节病变方面，窄准直 HRCT 明显优于传统 CT 扫描，因其部分容积效应（使微结节密度被平均掉）更小。更好的方法是螺旋 CT 扫描后采用最大密度投影，以检出极微小结节性病变。间质内结节可位于小叶间隔内、胸膜下区（尤其是叶间裂附近）或沿支气管血管周围分布。支

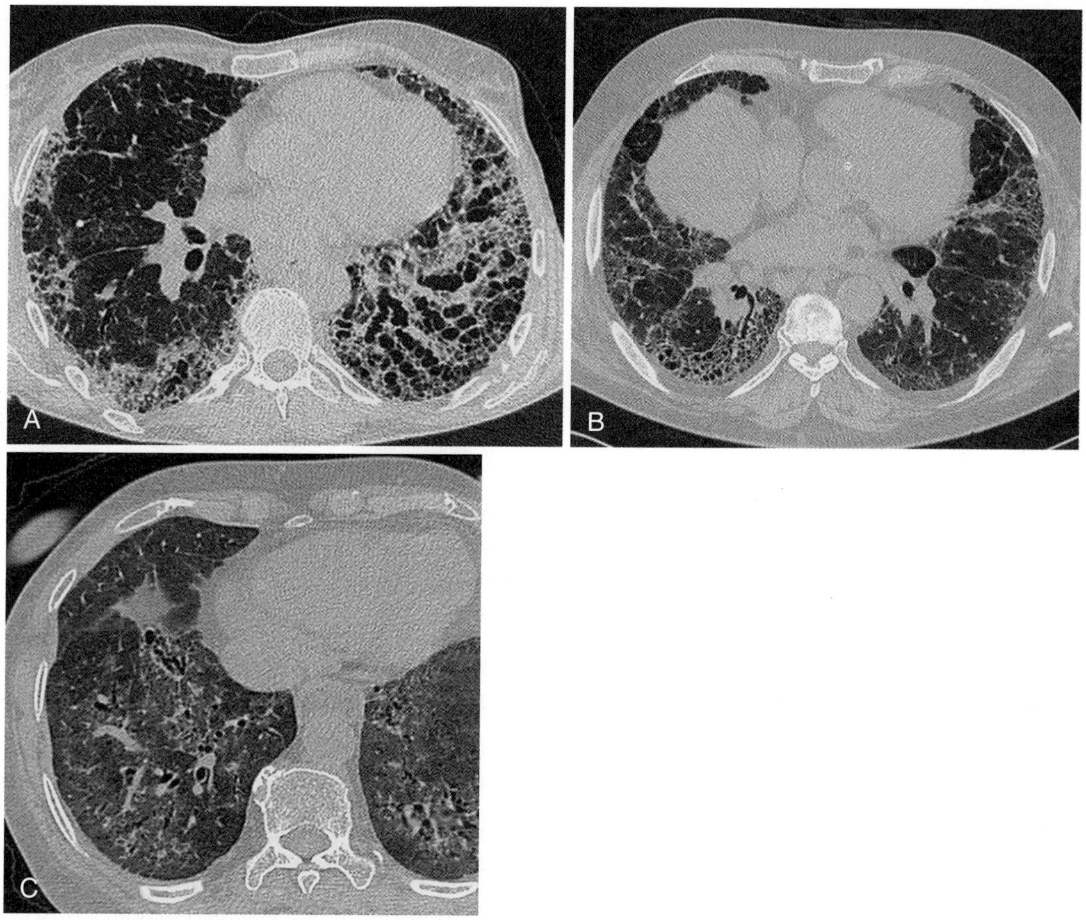

图 7-110　纤维化性肺泡炎的 HRCT 图像。**A**，第一例患者可见整个肺基底部分布大量厚壁囊腔；**B**，第二例患者可见较细的纤维化改变。两例患者均有明显的牵拉性支气管扩张，其是普通型间质性肺炎（UIP）的典型表现；**C**，第三例患者，更显著的改变是毛玻璃密度影，其为非特异性间质性肺炎（NSIP）的特征性表现

气管血管间质结节样增厚导致支气管血管束与肺实质交界区边缘不规则。这些征象在结节病中最为明显，其病变区内淋巴管周围有多量肉芽肿聚集，使增厚的支气管血管束呈串珠样表现。沿支气管血管分布的结节以及肺门周围病变几乎是结节病的特有表现（图 7-111）。

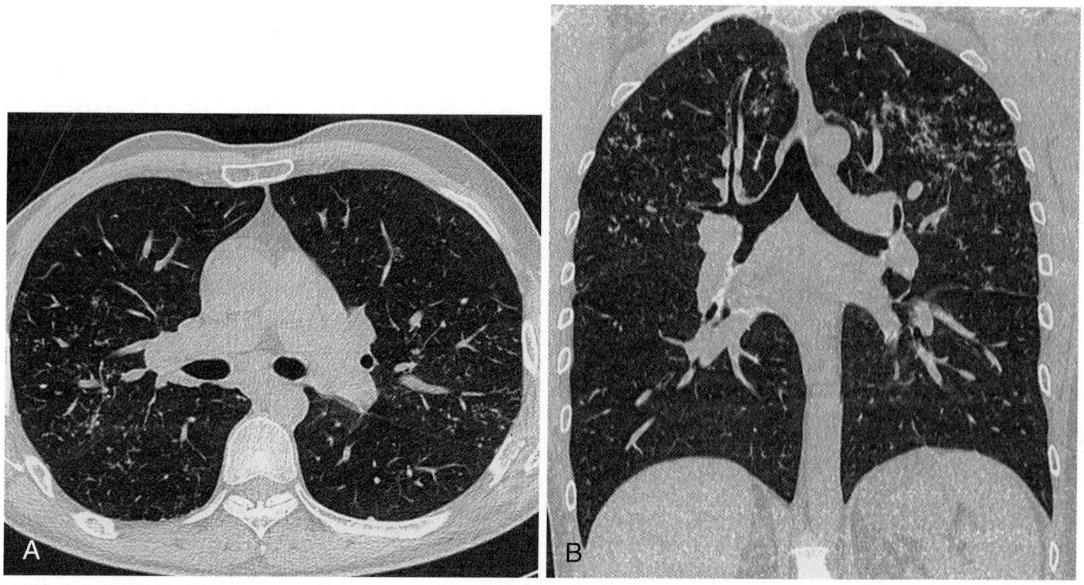

图 7-111　一例结节病患者的肺部 HRCT 图像。**A**，肺实质内结节以及支气管血管束增粗和串珠样改变是结节病的典型表现；**B**，同一例患者的肺部冠状面重组图像，显示病变主要位于上肺野和中肺野

一般而言，煤工尘肺和矽肺的结节分布较均匀。更多的小叶中心结节在上肺野和胸膜下大量分布，但相对于结节病，总体上它们更均匀地分布于整个肺实质。

当单个腺泡的气腔被渗出物填满或部分填充，它可显示为边界不清的直径约 8 mm 的结节影。腺泡结节可融合形成毛玻璃密度影，有时可见于致密肺实变区的周围（图 7-112）。虽然当结节非常多时很难对其定位，但这些结节通常为小叶中心性。此非特异性表现可见于机化性肺炎、过敏性肺炎（图 7-113）、结核的支气管播散、特发性肺出血和部分支气管肺泡细胞癌。

肺密度增高

HRCT 上无定形的肺密度增高影常被称为毛玻璃样密度影（图 7-114）。与其胸部 X 线片上的表现

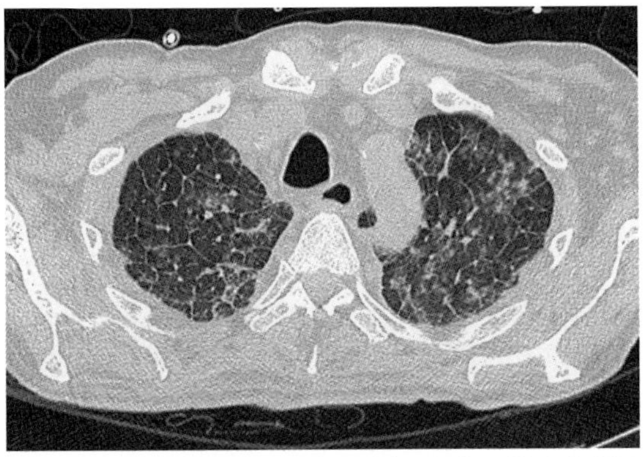

图 7-112 边界不清的腺泡结节。广泛毛玻璃样密度影和小叶间隔增厚也很明显。此例为心源性肺水肿患者

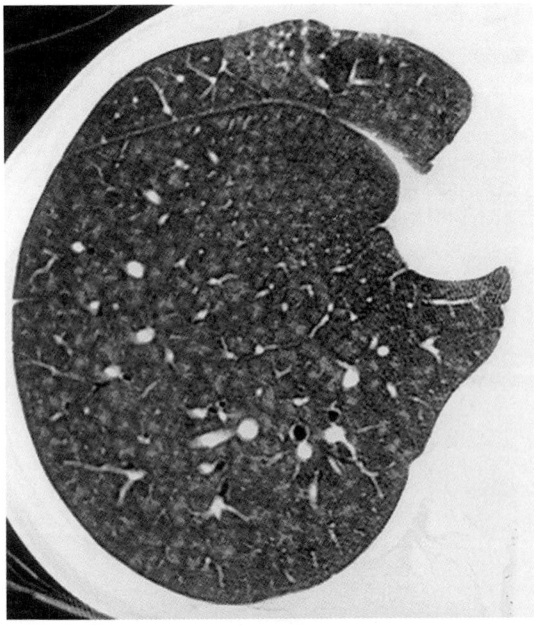

图 7-113 HRCT 扫描示边界不清的结节样致密影与毛玻璃密度影融合。此例患者为亚急性过敏性肺炎

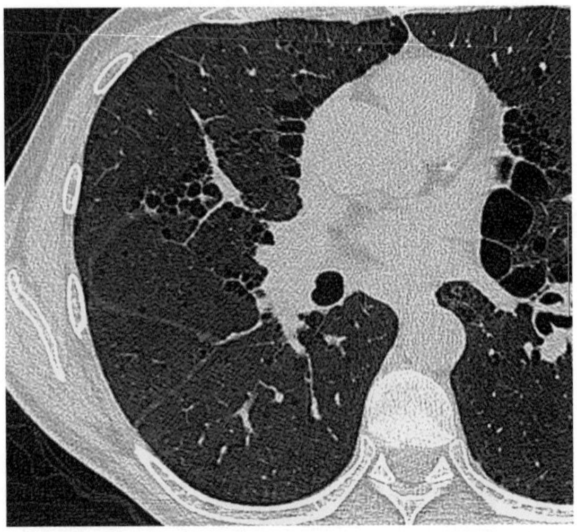

图 7-114 毛玻璃密度的 HRCT 表现。一例脱屑性间质性肺炎患者，HRCT 呈现广泛毛玻璃密度影。注意毛玻璃密度区内可见肺血管影

（肺血管通常显示不清）不同，HRCT 上毛玻璃密度影并不会使肺血管结构变模糊。对于毛玻璃密度影是否存在尚不明确的病例，HRCT 在对比肺实质密度与支气管内气体的密度（正常情况下两者的密度差异非常小）方面很有价值。尽管这一 HRCT 异常通常容易识别，尤其是当病变内夹杂有正常肺实质时，但是轻度的肺实质密度增高有时可能并不明显。呼气末屏气患者肺实质密度正常增高导致的毛玻璃密度表现与肺浸润性病变所致的弥漫性肺密度增高很难鉴别，这一点应予以重视。

在病理水平，导致毛玻璃密度影的病理改变非常复杂，包括气腔部分充盈和间质增厚，或者两者兼而有之（图 7-115）。以这些病理改变为特征并产生这种非特异性毛玻璃密度影表现的疾病包括细胞活跃期纤维化性肺泡炎、肺孢子菌肺炎、亚急性过敏性肺炎、结节病、药物性肺损伤、弥漫性肺出血和急性肺损伤。这些疾病在 HRCT 上所见的不规则毛玻璃密度影通常提示病变正处于一个潜在可逆的过程。但是，因不可逆性纤维化所致的轻度小叶间隔增厚很少会产生纤维化肺泡炎那样的毛玻璃密度影。另外，毛玻璃密度影也可见于支气管肺泡细胞癌，通常与斑片状较致密的肺实变相融合（图 7-116）。

HRCT 在诊断毛玻璃密度影时有一陷阱：当肺内灌注存在区域性差异时——即肺血流局部改变，例如因栓子栓塞可导致肺内密度出现显著差异（图 7-117）。低灌注的肺与正常肺间的密度差可使正常肺实质（但是为相对高灌注）表现为毛玻璃密度样表现。这种不同区域的密度差异通常被称为马赛克

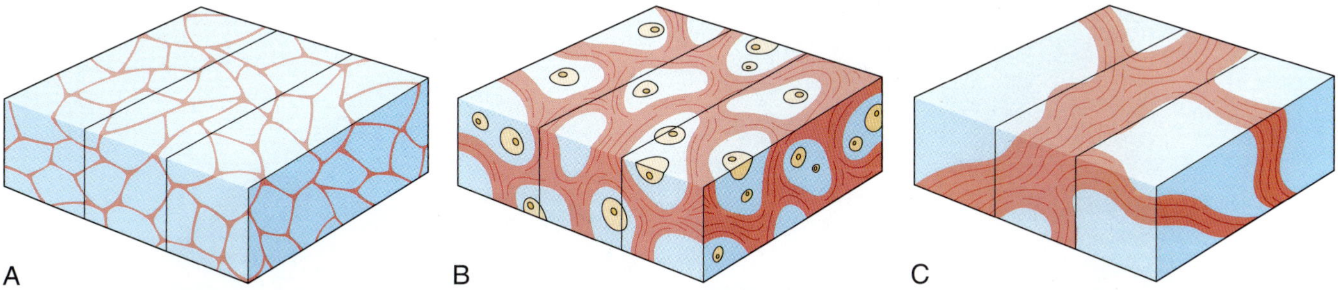

图 7-115 正常和病变肺体素。**A**，在正常状态下，这些体素的大部分容积由空气组成；**B**，间质明显增厚，气腔内有细胞取代气体，使体素密度相应增高——从而在 HRCT 图像上产生毛玻璃密度影；**C**，若肺纤维化已处于后期，则条带状的纤维化肺组织会占据大量体素的体积，这反映到它们的密度上；在 HRCT 上肺纤维化即表现为网格状表现

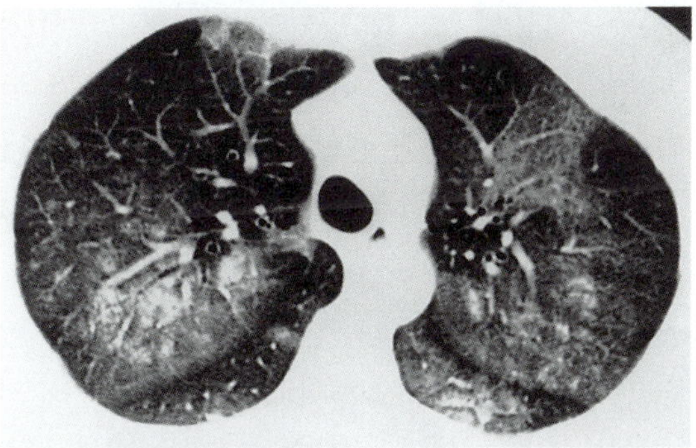

图 7-116 一例经活检证实为支气管肺泡细胞癌的患者，肺内呈斑片状毛玻璃密度影

样供血减少（mosaic oligemia）。相似的表现还可见于小气道病变（如闭塞性细支气管炎）所致的斑片状空气潴留患者。低通气及其产生的低灌注使得相应区域呈相对透亮区，而正常肺实质较通常显示更致密，由此而形成类似于毛玻璃样浸润的表现。肺部低通气区内肺血管因缺氧性血管收缩而相对减少，而呈高密度的相对正常肺部内的血管则因血流分流至这些区域而扩张（图 7-117），凭借这一点通常可识别这一潜在的误区。

囊状气腔

囊状气腔（cystic air space）这一术语描述的是一种边界清楚的含气空腔，壁厚仅 1 ～ 3 mm。许多病变的特征为大量囊状气腔，而这一表现在其胸部 X 线片上可能并不能被辨认出（图 7-118），而 HRCT 上可显示这些囊状影的大小和分布，从而可能会提示诊断。

肺气肿的特点是肺泡壁的破坏，从而在 HRCT 上产生低密度区，但其经常与正常肺组织融合而无明显边界（图 7-119）。以小叶中心性肺气肿为主的患者，肺内圆形的破坏区可类似于囊状影，但是，通常可见其小叶中心核，表现为囊肿中心的点状结构。虽然肺气肿患者于 HRCT 可见大小不等的肺大泡，但肺气肿患者的肺实质呈弥漫性破坏，使其不易与其他以囊状气腔为主的疾病相混淆。

仅有少数几种疾病以囊状气腔为主要病变，包括淋巴管平滑肌瘤病、朗格汉斯细胞组织细胞增生

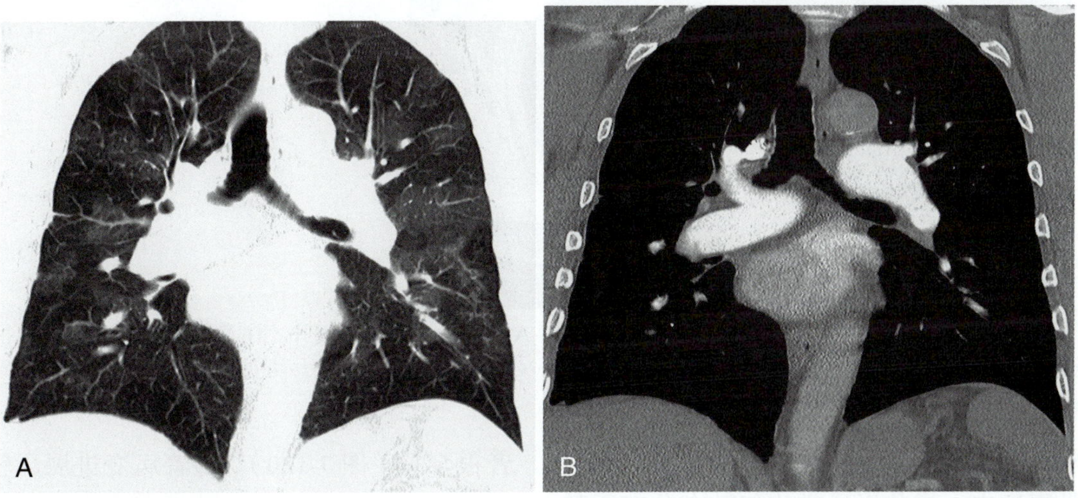

图 7-117 MDCT 扫描冠状面重组图像。因灌注不均匀所致的肺实质密度不均。患者有慢性血栓栓塞。**A**，冠状面重组图像肺窗，显示马赛克样密度表现；**B**，在纵隔窗图像上，中央肺动脉扩张明显

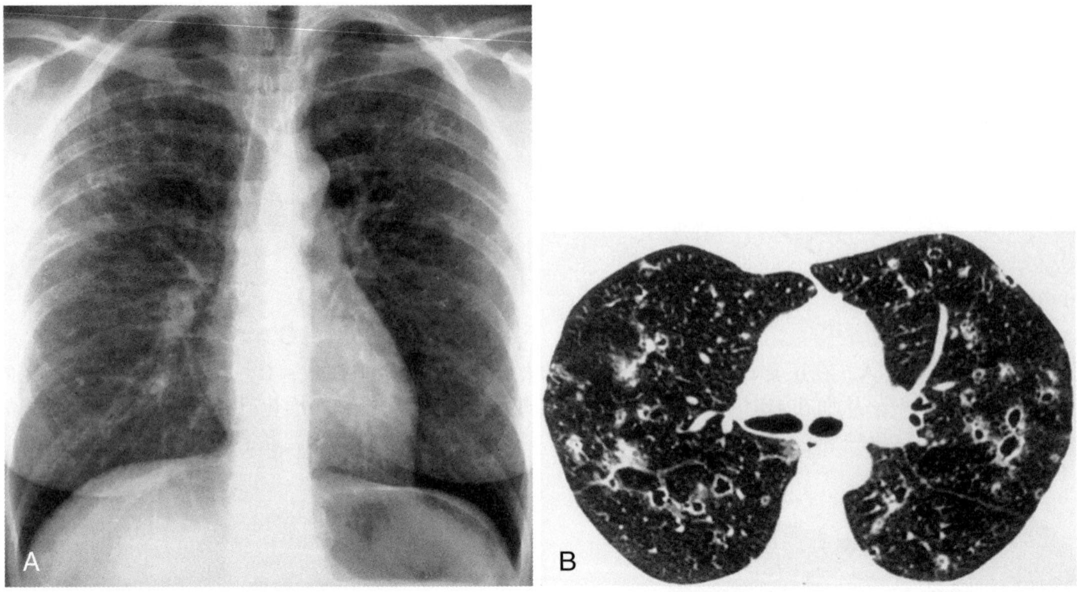

图 7-118 囊状气腔。**A**，胸部 X 线片上的非特异性阴影，提示右上肺野空洞性结节；**B**，上叶水平 HRCT 扫描，显示多发不规则形空洞性病变，是朗格汉斯细胞组织细胞增生症的典型表现

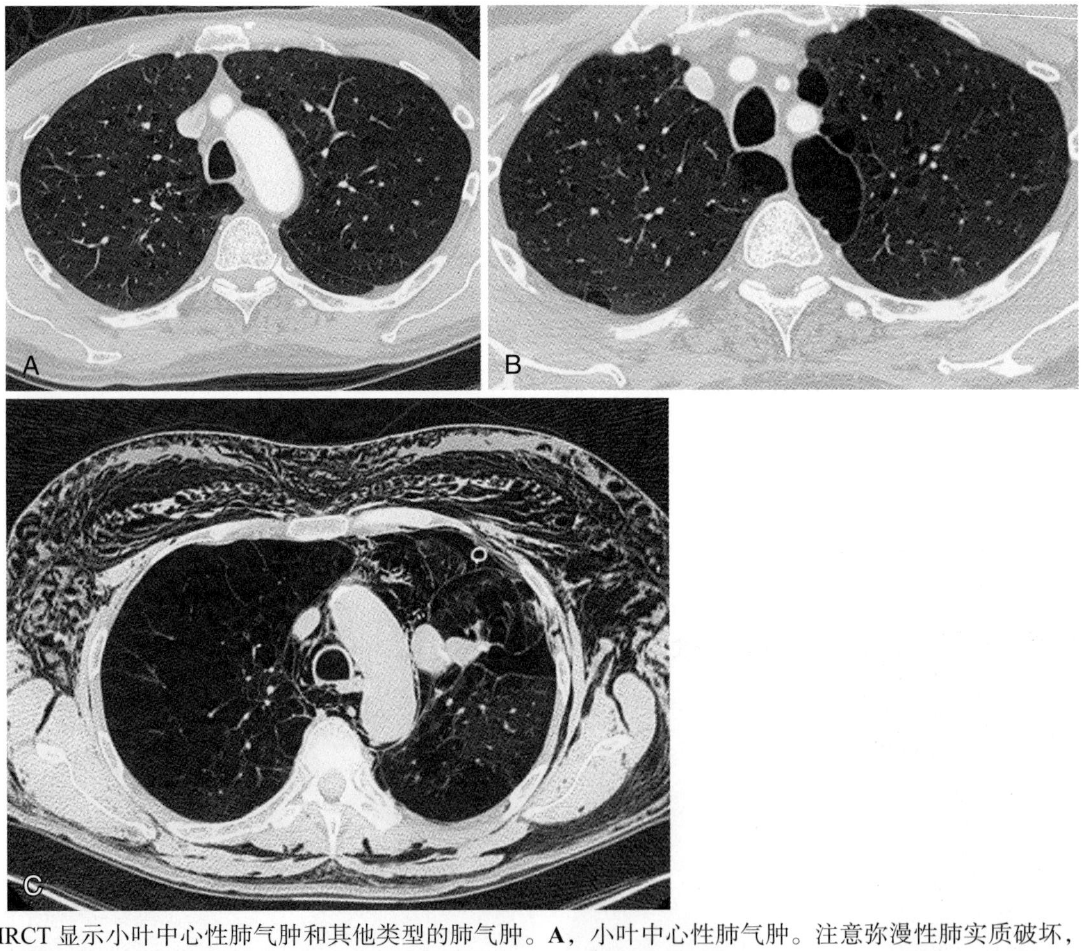

图 7-119 HRCT 显示小叶中心性肺气肿和其他类型的肺气肿。**A**，小叶中心性肺气肿。注意弥漫性肺实质破坏，形成散在小叶中心性透亮区；**B**，间隔旁肺气肿。病变集中在胸膜下肺内；**C**，全小叶性肺气肿。可见大片状肺组织完全被破坏，其内基本未见血管或软组织结构

症、终末期纤维化性肺泡炎和感染后肺气囊。在淋巴管平滑肌瘤病中，囊状影通常均匀散在分布于整个肺内，间以正常肺实质，单个气囊直径大于 4 cm 者很罕见（图 7-120）。随着病变进展，较大的气腔融合，环状的边界清晰的囊壁出现破裂；进展期淋巴管平滑肌瘤病、尤其是朗格汉斯细胞组织细胞增

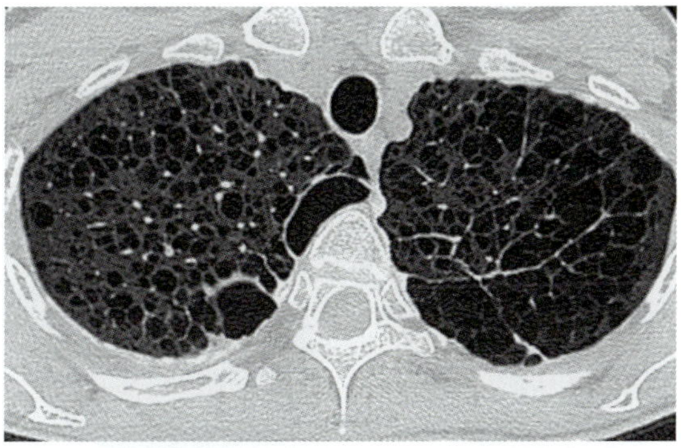

图 7-120　进展期淋巴管平滑肌瘤病的 HRCT 表现。注意囊状气腔融合，其表现类似于严重的小叶中心性肺气肿

生症的 HRCT 表现与严重的小叶中心性肺气肿在实际诊断中很难鉴别。HRCT 常可鉴别呈纤细的“花边状”网格状表现的淋巴管平滑肌瘤病与末期纤维化性肺泡炎，因为纤维化蜂窝肺内的囊状气腔更小且囊壁更厚。而且，纤维化性肺泡炎更趋向外周分布，即使是在其终末期，通常仍以上肺分布更明显。

同样，囊状气腔融合可在 HRCT 上表现出精细图像，可见于进展期朗格汉斯细胞组织细胞增生症患者中。在此疾病的早期，可见结节影，且部分结节内有空洞形成。空洞性结节、部分形状怪异（如三叶草形状）以及上肺分布为主的囊状气腔，根据这几点基本上可确诊本病（图 7-118）。一系列 HRCT 扫描观察结节的自然演变历史，可见结节内空洞形成，演变成囊状气腔，至终末期，空洞融合。在少数患者中，这些病理改变可吸收，肺实质恢复正常表现。朗格汉斯细胞组织细胞增生症中，部分空洞性结节表面上看起来类似于扩张的支气管。但观察邻近层面可发现，这些病变之间互不连续，且段支气管（如果可以识别）并无任何支气管扩张的 HRCT 表现。

气道病变

目前支气管造影已很少使用，诊断支气管扩张的首选成像方法是 HRCT。支气管扩张的定义是支气管壁因任何原因而破坏并导致支气管不可逆的扩张。因此，HRCT 上支气管扩张的主要表现是支气管扩张，伴有或不伴有支气管壁增厚。HRCT 上诊断异常扩张的支气管的标准取决于支气管的走行方向与 HRCT 扫描平面间的关系（图 7-121）。

在横轴面内可见垂直走行的支气管，可以伴行的肺动脉作为参照，在正常人中两者管径基本相同，支气管的任何扩张即导致所谓印戒征（图 7-122）。一般指定应在下叶支气管分支以下水平比较支气管

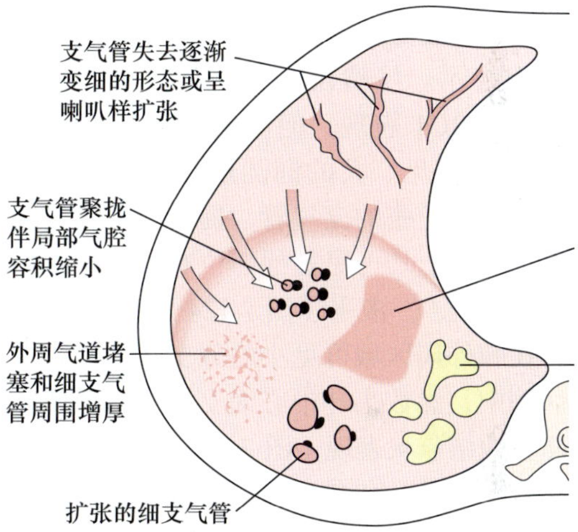

图 7-122　两例支气管扩张患者。**A**，柱状支气管扩张内无堵塞，可见特征性的“印戒征”；**B**，本例病变更严重，在舌叶尖可见部分气道堵塞

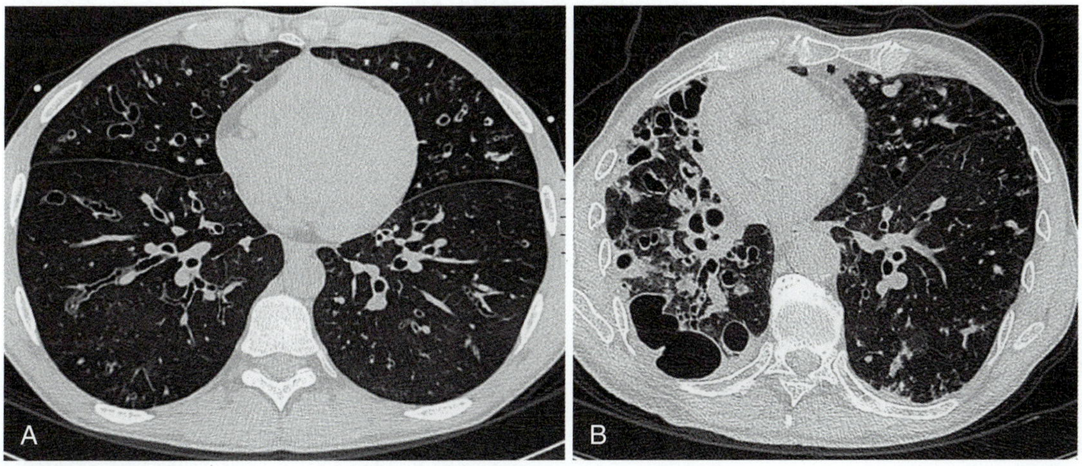

图 7-121　支气管扩张的 HRCT 表现。在扫描层面内走行的支气管失去逐渐变细的形态或呈喇叭样扩张；与 CT 扫描平面垂直走行的扩张支气管呈“印戒”征；黏液堵塞较大的扩张的气道；外周小气道堵塞和细支气管周围增厚；支气管聚拢伴局部气腔容积缩小（观察斜裂的位置）；局部密度的降低，反映了小气道病变

与其邻近的肺动脉。在此水平，成对的段、有时为亚段支气管聚集，两支支气管汇合处可能会形成支气管异常扩张的假象。在CT扫描图像上，以水平走行为主的支气管，尤其是上叶前段支气管和舌叶及右中叶段支气管，沿其长轴方向显示，支气管异常扩张表现为支气管向远端走行时其管腔失去逐渐变细的形态，其管壁平行或呈喇叭状扩张（图7-123）。在更严重的支气管扩张病例中，支气管扩张更明显，可呈静脉曲张样或囊状表现。

支气管壁增厚是支气管扩张的常见表现，但并无特异性。对支气管壁异常增厚的定义目前尚存在争议，尤其是因为正常人群、无症状的吸烟者、哮喘患者以及急性下呼吸道病毒感染患者中也可见管壁轻度增厚。简而言之，目前对诊断支气管壁异常增厚尚未建立明确的、可重复性的标准，所以支气管壁增厚还是一个比较个体性的征象，观察者间的评价存在高度个体差异。但是，正是支气管周的增厚使外周小气道能在HRCT上显示。虽然没有一个确切的阈值来区分正常和异常HRCT表现，但正常支气管在胸膜下2～3 cm内应不可见。大的椭圆形和环形高密度影代表分泌物充填的扩张的支气管，提示严重的支气管扩张症，而且基本上均可见其他部位有显著扩张的支气管，部分还可见气-液平（图7-124）。当黏液堵塞小气道时，在肺外周区域可见小的分支状结构或点状影。部分病例中，无数小叶中心细支气管堵塞使肺内出现奇形怪状的结节状表现（图7-125）。

支气管扩张的其他HRCT征象包括受累支气管聚拢，伴有肺叶体积的减小（可根据斜裂的位置来判断）。在有支气管扩张的许多肺叶内，可见邻近异常气道的肺实质密度减低，这种马赛克样密度表现被认为是伴有小气道病变，而且其严重程度与反映

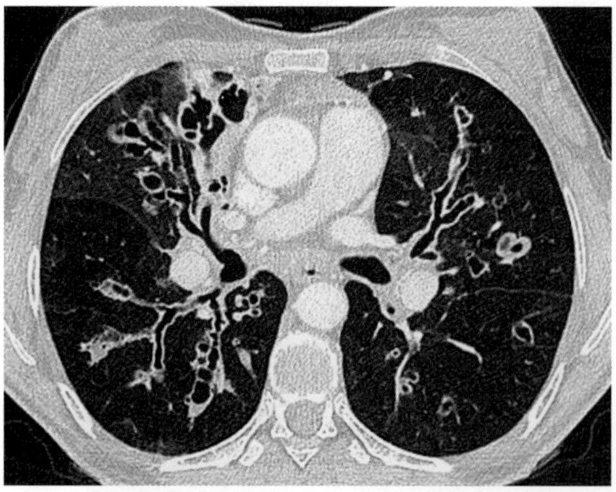

图7-123 一例囊性纤维化患者的HRCT扫描图像。右下叶背段内可见明显的支气管扩张，无渐细外观，而呈喇叭状扩张。此外，还可见马赛克样灌注，反映合并小气道病变

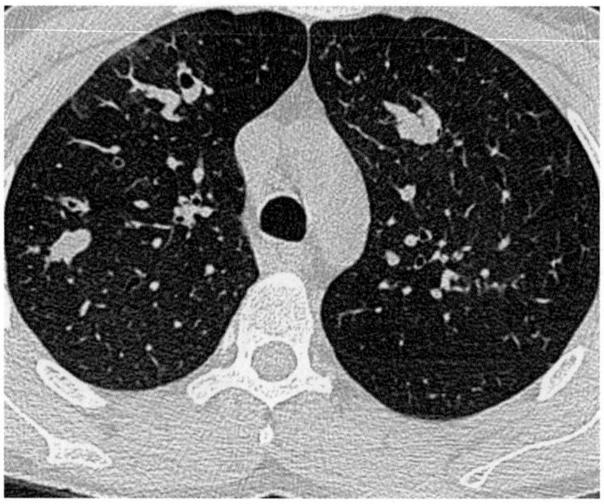

图7-124 左肺上叶显著支气管扩张。部分支气管内为分泌物所充填，导致多发管状和椭圆形致密影。此例患者患有变应性支气管肺曲霉菌病

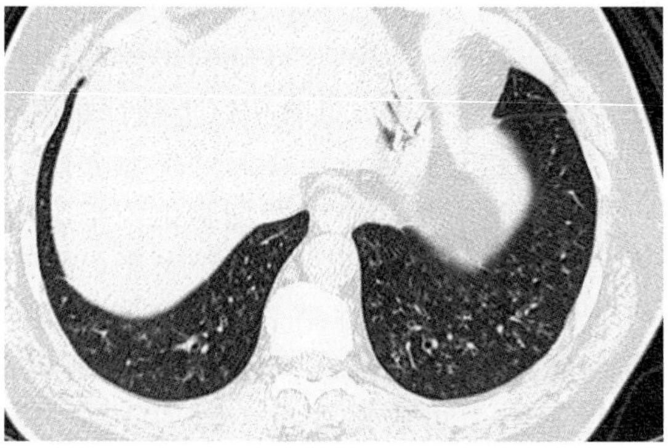

图7-125 左下肺内大量小的不规则高密度影，代表堵塞的细支气管，此例为全细支气管炎

气流阻塞的功能指标（尤其是反映小气道功能异常的指标）间具有良好的相关性。

HRCT上很容易确诊中度和重度支气管扩张。但在某些情况时，支气管扩张的细微改变可能因技术伪影等而显示不清。相反，支气管扩张的HRCT表现可能类似于其他肺部病变。导致诊断支气管扩张出现假阴性和假阳性的原因见表7-2。

HRCT对小气道病变的诊断能力已越来越受到关注。细支气管的渗出性病变［典型病变如日本全

表7-2 导致HRCT诊断支气管扩张假阳性和假阴性的原因

假阴性	假阳性
CT层厚不当	导致血管重影
运动伪影掩盖肺组织细节	亚段支气管汇合处造成支气管扩张的假象（特别是下叶水平）
局限性，隐匿性的空洞结节形似支气管扩	薄壁支气管扩张张（如朗格汉斯细胞组织细胞增生症）
扩张的支气管被急性肺炎实变导致的	邻近的纤维组织掩盖可逆性支气管扩张

细支气管炎（Japanese panbronchiolitis）]，HRCT 可显示其直接征象，即堵塞的小气道表现为小的不规则分支状影。缩窄性闭塞性细支气管炎（constrictive obliterative bronchiolitis）（如类风湿关节炎或病毒感染后闭塞性细支气管炎）的 HRCT 征象是间接的——部分区域内密度降低，其内血管直径减小（但是并未扭曲，与肺气肿不同）。密度减低区可与较正常的肺融合或与其有清晰的呈地图状的分界（马赛克样密度表现）。缩窄性闭塞性细支气管炎所形成的密度差异可能非常小，但是因为它们累及的部位是因通气减少而继发空气潴留的区域，因此呼气末期扫描图像上它们可能显示非常明显。大部分小气道病变患者 HRCT 上均有一定程度的支气管扩张，而免疫介导的闭塞性细支气管炎患者支气管扩张通常更严重。

推荐读物

Hansell DM, Lynch DA, McAdams HP, Bankier AA: *Imaging of diseases of the chest*, St. Louis, 2010, Mosby.

Webb R, Higgins C: *Thoracic imaging*, Philadelphia, 2010, Lippincott Williams & Wilkins.

Muller N, Silva C: *Imaging of the chest*, Philadelphia, 2008, Saunders.

de Lacey G, Simon Morley S, Berman L, editors: *The chest X-ray: a survival guide*, London, 2008, Saunders.

Collins J, Stern EJ, editors: *Chest radiology: the essentials*, Philadelphia, 2007, Lippincott Williams & Wilkins.

Brant WE, Helms CA: *Fundamentals of diagnostic radiology*, Philadelphia, 2007, Lippincott Williams & Wilkins.

McLoud TC, Boiselle PM: *Thoracic radiology: the requisites*, St. Louis, 2009, Mosby.

第二部分 诊断技术

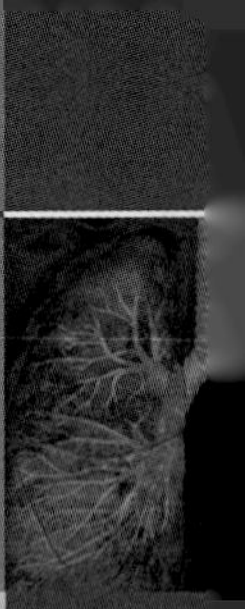

第 8 章 正电子发射体层摄影成像

Johan Vansteenkiste • Christophe Dooms • Christophe Deroose 著

（杨 岷 易芹芹 杨敏洁 译）

传统成像方法依赖于组织结构的差异，如胸部X线片和CT通过测量密度的差异，超声则是通过表面反射性差异，MRI通过测量化学环境的差异。通过对解剖细节的准确显示，这些成像方法在许多呼吸系统疾病的诊断中发挥了重要作用。但是，评价组织结构的差异常常不能获得明确的诊断；在这些情况下，需要采用组织取样等有创性检查方法。

正电子发射体层摄影术（positron emission tomography，PET）开创了革命性的新型成像领域：它能无创、准确地测量组织的代谢情况，是对传统成像方法提供的解剖结构信息的有益补充。这些信息综合起来能更准确地鉴别良恶性病变，并能通过分析代谢改变而应用于这些病变的监测，因为这些代谢变化可能不同于甚至早于解剖学改变。

PET 在呼吸医学中的应用

利用 ^{18}氟-氟脱氧葡萄糖（FDG）进行的PET显像是一种无创性成像技术，对检出呼吸系统肿瘤和非肿瘤病变有很高的敏感性。已有研究证实：FDG-PET对基于炎症机制的与FDG摄取相关的数种病变有较高的诊断价值，如肉芽肿性病变（如结节病）或其他增生性炎性病变（如特发性肺纤维化，移植后淋巴组织增生性疾病）。

结节病的典型表现为胸内淋巴结和（或）肺内病变，通常采用临床检查、肺功能和实验室检查以及胸部CT检查进行综合诊断。FDG-PET-CT对病变活动性和严重程度的诊断准确性要优于 ^{67}镓-单光子发射CT（^{67}Ga-SPECT）显像。与 ^{67}Ga-SPECT相比，FDG-PET-CT在识别隐匿性胸外病变方面更有优势，不仅空间和对比分辨力更高，且诊断者间的一致性更好。目前FDG-PET-CT的临床应用在进一步拓展，可在间质性病变（如结节病和特发性肺纤维化）的治疗过程中监测病变的活动。

移植后淋巴组织增生性疾病（PTLD）是一种发生于实质器官移植或骨髓移植后的严重并发症。肺移植受体中PTLD的发生率是5%。在这一疾病中，FDG-PET-CT能更准确地评价病变的严重程度，且在治疗后的随访方面也要优于传统的CT成像。

FDG-PET最常见的临床应用是对呼吸系统恶性病变的诊断。PET在这一领域的检查指征见框8-1。

PET 显像原理

PET 照相机

PET照相机能产生三维图像，反映的是体内放射活性的分布。能被发射正电子的放射性同位素标记的任何分子均能用于产生PET图像［NIH分子成像和对比剂数据库（MICAD）中列出的PET示踪剂超过400种，在 www.ncbi.nlm.nih.gov/books/NBK5330/ 上可查询］。

以前的PET照相机空间分辨率为6 mm或更高，目前的PET照相机为4 mm左右。病变直径在此分辨率的2倍或以上时，不会发生与直径相关（部分容积效应）的示踪剂摄取被低估的情况，而对小病变而言，随着病变直径逐渐减小，示踪剂摄取程度会逐渐被低估。在实际工作中，大于8～10 mm的病变能较好显示，而较小的病变（除了FDG活性高的病变）均不能准确显示。

标准的γ照相机核素成像与专用PET照相机的主要区别是后者内有一个由数千个闪烁探测器组成的完整的环，且不需要铅准直器（铅准直器会吸收99%以上的发射光子）来产生图像，故而对放射性具有更高的敏感性，空间分辨率也更高。

以往，PET照相机是单机形式的，不论是专

框 8-1　呼吸系统肿瘤 PET 的当前检查指征和新检查指征

孤立性肺结节或肿块的诊断
良性和恶性结节的鉴别
　减少对不必要的有创性检查的需求
　降低医疗费用
　辅助制订筛查研究的工作步骤
假阴性结果
　小肿瘤或毛玻璃密度肿瘤
　低代谢肿瘤（类癌、支气管肺泡癌）
假阳性结果
　炎症性呼吸系统疾病

纵隔淋巴结分期
对淋巴结转移的诊断具有高阴性预测值
　减少侵入性检查的数量而不降低诊断准确性
　降低费用
　更好地指导侵入性检查
假阴性结果
　原发肿瘤的 FDG 摄取程度低
　中央型肿瘤
　主要肺门淋巴结受累
假阳性结果
　炎性淋巴结

胸外分期
传统影像检查的重要补充
　检出意外转移灶
　鉴别有争议的病变
假阴性结果
　原发肿瘤对 FDG 摄取低
　较小的转移灶
假阳性结果
　炎症性 / 良性：总是证实单个可疑病灶
　第二处原发性肿瘤

新指征
在肺癌筛查中选择性使用
胸膜间皮瘤的评估
对根治术后复发的诊断
对预后以及疗效的评估
　预后信息
　对化疗期间肿瘤早期反应的评价
　诱导治疗后再分期
制订放疗计划
分子治疗疗效预测

注：FDG 为 ^{18} 氟-氟脱氧葡萄糖

用 PET 照相机还是专门设计的可行双探头联合成像的 γ 照相机。为了克服 PET 成像缺乏解剖信息的缺点，这种单机形式的照相机已被混合系统所取代，这种混合系统通常包括一台专用 PET 相机和一台解剖体层成像机——最常见的是一台 CT 照相机，但有时是一台 MRI 照相机。目前这种 PET-CT 联合照相机已被视为新的标准机型（单机形式的 PET 照相机已不再生产），而 PET-MRI 仍是新兴技术。PET-CT 联合照相机的使用有 3 个主要优点：（1）由于放射衰变的光子中，有一部分被人体吸收，故须采用衰减校正（AC）来校正图像，而利用 CT 扫描数据可显著缩短衰减校正的时间（每例患者约可缩短 10 min）；（2）对病变的定位诊断准确性提高，能更好地显示潜在关联病变的形态学特征，减少诊断不明确的情况；（3）能显著提高诊断信心。现代的 PET-CT 自头部至大腿图像（即全身扫描）的常规扫描时间是 6 ～ 20 min。本章节中所报道的数据来源于专用 PET 或 PET-CT 扫描。

PET-CT 的出现带来了两种不同的策略：一种是所称的低剂量 CT，仅用于衰减校正和定位；一种是“一站式服务”，即高剂量的对比度增强的诊断性 CT 联合 PET。已证实口服或静脉内注射对比剂后并未使 PET 图像发生有显著临床意义的改变。对比增强的 CT 和 PET 的联合使用改变了 8% 患者的肿瘤-淋巴结-转移（TNM）分期，目前在制订放疗计划等临床工作中也是必不可少的。其缺点是放射剂量的增加，放射性药物的辐射量约为 8 mSv，采用低剂量 CT 技术时约增加 3 mSv，而对比增强 CT 扫描时增加 10 ～ 20 mSv。

代谢性示踪剂

对于肿瘤成像，自 1978 年首次报道至今，2-^{18} 氟-氟 -2- 脱氧 -D- 葡萄糖（FDG）是应用最普遍的代谢性示踪剂。这一示踪剂的有效性是基于癌细胞对葡萄糖的摄取增加（因葡萄糖转运蛋白的表达增加）以及糖酵解明显增高这两点而建立的。FDG 是一种葡萄糖类似物，其分子内 2 位的氧原子被发射正电子的 18- 氟原子取代，能像葡萄糖一样被吸收，但是在被已糖激酶磷酸化后能被捕获并集聚于肿瘤细胞内。

PET 图像分析

总原则

很多前瞻性研究证实，如果 FDG-PET 检查的目的仅仅是对癌症患者进行分期（包括鉴别结节的性质和评价纵隔受累情况），则目测分析非 AC 图像与 AC 图像的诊断效果可能相似。检出肺内小病灶应采用非 AC 图像，因为与 AC 图像相比，非 AC 图像具有更高的对比度，对显示小结节效果更佳。

正常 FDG-PET 图像

对 FDG 生理性摄取高的器官包括脑、肾和泌尿道（尿排泄），还可能包括心脏。尤其是在脑内，可能会干扰对病变的检出。已发现胸部结构对 FDG 生理性摄取低的器官包括肺、心脏、主动脉和大动脉、食管、胸腺、气管、胸部肌肉、骨髓、关节和软组织。这些背景组织的低示踪剂活性可构成图像的轮廓。

假阳性结果

对 FDG 的摄取并无肿瘤特异性，可见于所有葡萄糖代谢活跃的组织中，尤其是当这些组织中存在炎性病变时。因此，如发现有与临床表现相关的 FDG 摄取时，尤其是当其为孤立性且对患者的管理方案有决定性作用时，对 FDG 摄取增高的原因应进一步明确。通过其他检查或组织学诊断，对病变究竟为转移还是良性或炎症性病变，甚至是非相关的另外一处恶性病变进行鉴别。

胸部病理改变导致 PET 出现假阳性诊断结果的主要原因（框 8-2）包括感染性、炎性和肉芽肿性病变。医疗操作，如胸腔穿刺术、胸导管置入、经皮针刺活检、纵隔镜检查、胸腔镜检查和滑石粉胸膜固定术，也可导致假阳性结果。

假阴性结果

假阴性结果较少见，可由病变或技术因素所致（框 8-2）。只有当存在一定量代谢活跃的恶性肿瘤细胞时才能被 PET 检出。因此对 FDG 摄取较少的肿瘤，如分化良好的小腺癌、支气管肺泡癌或类癌瘤，如何对其进行分析是非常关键的。小于 5 mm 的高 FDG 摄取病变，受空间分辨率的限制和部分容积效应的影响，其结果可能为假阴性。在肺下野，因受呼吸运动的影响更显著，诊断限度甚至可能下降至 10 mm。基于 CT 的 AC 可使 CT 和 PET 数据不匹配，从而可导致 AC 图像上的肝转移病灶被掩盖。

与技术相关的因素主要是静脉旁 FDG 注射和基础血糖水平高。应对患者的血糖水平进行检查，而且目前认为，只有血糖水平在可接受范围内时才能注射示踪剂（一般为 60 ～ 180 mg/dl）。尽管在前瞻性研究中通常会排除糖尿病患者，但是如果这类患者的血糖水平得到合理控制，FDG 的摄取并不会受到显著影响。

框 8-2 导致 PET 出现假阳性和假阴性结果的原因

假阳性结果

1. 感染/炎症
（阻塞性）肺炎或脓肿
分枝杆菌或真菌感染
肉芽肿性病变（结节病、Wegener 肉芽肿病）
慢性非特异性淋巴结炎
（类风湿）关节炎
职业性暴露（煤矽肺）
支气管扩张
机化性肺炎
反流性食管炎

2. 医源性原因
侵入性操作（穿刺、活检）
滑石粉胸膜固定术
放射性食管炎和肺炎
化疗后骨髓扩增
集落刺激因子
化疗后胸腺增生
FDG 栓塞

3. 良性肿块
涎腺肿瘤（Warthin 肿瘤或称腺淋巴瘤）
甲状腺腺瘤
肾上腺腺瘤
结直肠非典型增生性息肉

4. 局部生理性 FDG 摄取
胃肠道
肌肉活动
棕色脂肪
单侧声带活动
动脉粥样硬化斑块

假阴性结果

1. 病变方面的原因
小病灶
支气管肺泡癌
类癌瘤
毛玻璃密度肿瘤

2. 技术方面的原因
高血糖
静脉旁 FDG 注射
在注射和扫描之间增加的时间

注：FDG 为 ^{18}氟-氟脱氧葡萄糖

PET 诊断

已有大量前瞻性研究及 meta 分析对 FDG-PET 在良性与恶性病变（图 8-1）鉴别诊断中的价值进行了研究和报道。在这些研究中，通常取标准摄取值（standardized uptake value，SUV）2.5 作为诊

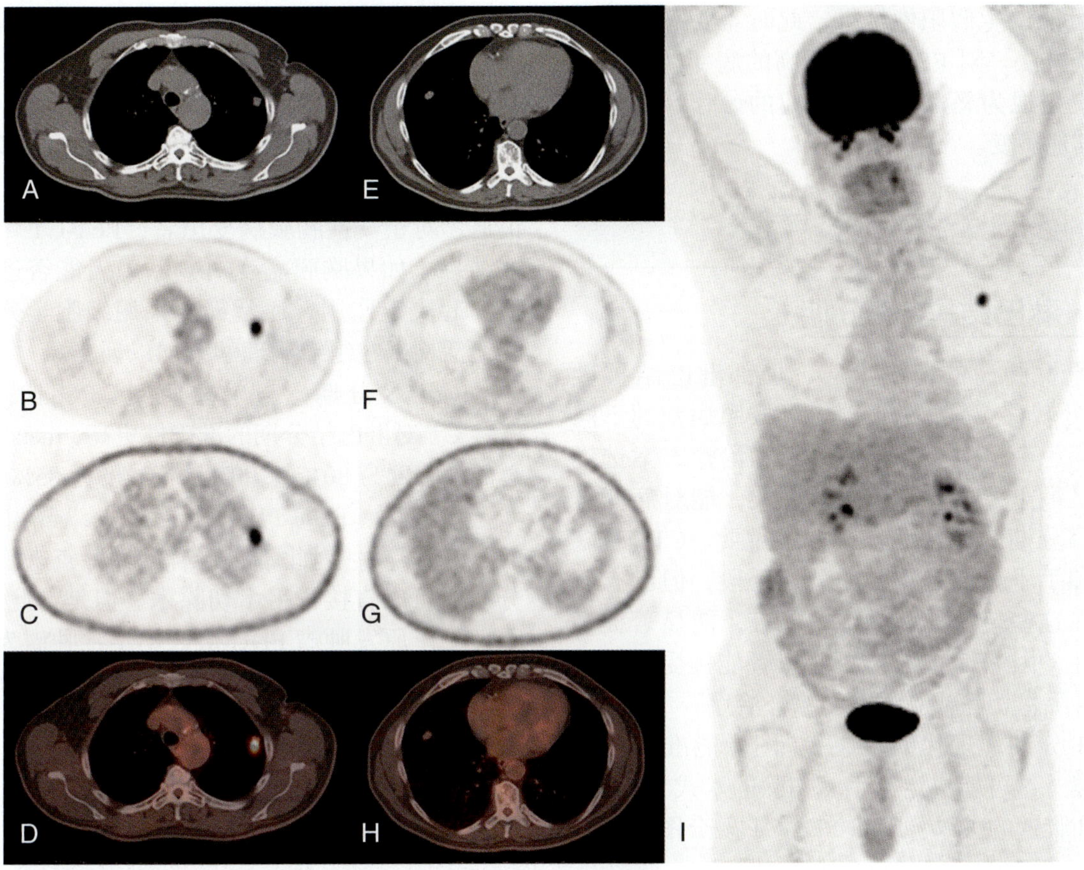

图 8-1　FDG-PET-CT 应用于钱币形损害（coin lesion）的评估。一例胸部 X 线片上显示右上肺结节灶的患者（此处未显示）。CT 示右中叶和左上叶各 1 处直径 13 mm 的钱币形损害。**A**，左肺钱币形损害的 CT 图像；**B**，横轴面 AC 图像示病灶局部 FDG 浓聚（SUV_{max} = 11.3）；**C**，横轴面非 AC 图像亦示局部 FDG 浓聚；**D**，融合图像显示 PET 信号与钱币形损害的位置重合；**E**，右肺病灶的 CT 图像；**F**，横轴面 AC-PET 图像，显示病灶部位仅轻度 FDG 摄取（SUV_{max} = 1.2），程度不及纵隔内血池的活性；**G**，横轴面非 AC 图像显示局部未见 FDG 摄取；**H**，融合图像显示病变部位未见 FDG 摄取；**I**，最大强度投影 PET 图像显示仅左肺病灶内有 FDG 摄取。切除术后，证实左肺病灶为分化良好的原发肺腺癌。右肺病灶考虑为感染后瘢痕，在术后数年的随访期间无明显变化。SUV，标准摄取值

断恶性病变的临界值，据文献报道，其敏感度为 90% ～ 95%（数值为 83% ～ 100%），特异度约为 80%（数值为 52% ～ 100%），诊断符合率约为 90%（数值为 86% ～ 100%）。目前认为这些研究结果间的差异产生的主要原因是世界上不同地区（如结核或组织胞浆菌病高发区）间孤立性肺结节的流行病学特点不同，使不同研究人群中恶性病变的患病率不同，以及不同研究中纳入标准不同（如果研究中结节较小，则诊断敏感性一般会降低）。导致对孤立性肺结节（SPNs）的诊断结果出现假阴性和假阳性的原因见框 8-2。

Meta 分析搜集的相关研究中，仅纳入了直径 1 cm 及以上的实质性肺结节。因此，对于小于 1 cm 的结节或者毛玻璃密度影，所采用的 SUV 临界值不宜超过 2.5。日本学者的系列研究表明，对小于 1 cm 或模糊病灶，采用 2.5 的临界值漏诊了 1/4 的癌性病变。然而，根据其 PET 图像上的低 FDG 摄取表现（对应的 SUV 值约为 1.5），其中的许多病灶可以通过目测做出正确诊断。

在使用 FDG-PET 评估病变为恶性的可能性大小时，应结合其临床（年龄和吸烟史）和放射学表现（毛刺）。在做临床决策时，FDG-PET 主要能增加具有中等恶性概率的 SPNs 的诊断信息。了解 FDG-PET 的可能性和局限性（框 8-2）非常重要。目前的研究数据非常支持采用 FDG-PET 来鉴别直径超过 2 cm 的实质性肺结节。其诊断敏感度约为 95%，阴性预测值（NPV）非常高，对绝大多数病例能准确地排除恶性的可能，从而避免不必要的有创性诊疗手段。为了最大限度地降低对较小或模糊的恶性 SPNs 的漏诊率，任何 FDG 摄取活性高于背景组织的病灶均应视为可疑，而且也不能使用广泛采用的“万能的”SUV 临界值 2.5。

最后一点，PET 诊断的特异性和阳性预测值（PPV）并不算高，临床医师应了解在某些情况时

（框 8-2）可能产生假阳性结果，此时需要采用其他合适的检查方法。对 FDG 摄取增高的病变尚不能确定时，均应先视为恶性并进行相应的诊疗，直至其被证实为其他病变。

PET 肿瘤分期

肿瘤-淋巴结-转移分期

根据原发肿瘤的范围（T）、局部淋巴结扩散（N）和远处转移（M）的情况，可按照病变的不同分期将肺癌患者分类。在预后判断和治疗方案选择时，分期是最重要的参考依据。因此，能对病变进行准确可靠分期的无创性方法非常重要。CT 扫描、内镜技术和手术分期是重要的分期手段，但已有研究证实，在这些传统方法中加入 PET，能显著提高分期准确性，因 PET 能分辨哪些患者能接受根治性手段如外科手术切除或高强度的综合治疗。

对于 T 分期，现代的多层 CT 图像能准确显示肿瘤与肺裂（这可能决定了手术切除的术式）、纵隔或者胸膜和胸壁的关系。FDG-PET-CT 融合图像（图 8-2）能更准确地评价肿瘤浸润胸壁和纵隔的情况，或准确鉴别肿瘤与瘤周炎症或肺不张。

FDG-PET-CT 在诊断胸膜病变方面结果各异：胸膜受累范围较小时，因肿瘤细胞少或部分容积效应的影响，PET-CT 可能漏诊；另一方面，已有文献报道，对于炎性胸膜病变患者，PET-CT 可出现假阳性结果。如果胸膜病变对判断患者能否进行根治性治疗起决定作用，通常需要采用细胞学分析或者胸腔镜活检以在组织病理学上加以证实。

对于 N 分期，与单独使用 CT 相比，FDG-PET 联合 CT 对淋巴结分期的准确性更高，meta 分析显示，总的敏感度为 80% ～ 90%，特异度为 85% ～ 95%。

一方面，FDG-PET-CT 提示无纵隔淋巴结病变的 NPV 很高，因此不必行有创性检查来确定淋巴结分期而可以直接行手术切除术。但是，此 NPV 的局限性见于原发肿瘤 FDG 摄取不足、肿瘤为中央型或有重要的肺门淋巴结病变者，在 PET 图像上可能会影响合并存在的 N2 期病变的显示。

另一方面，FDG-PET 联合 CT 能显示可疑淋巴结的部位，从而有助于直接组织取样操作，如支气

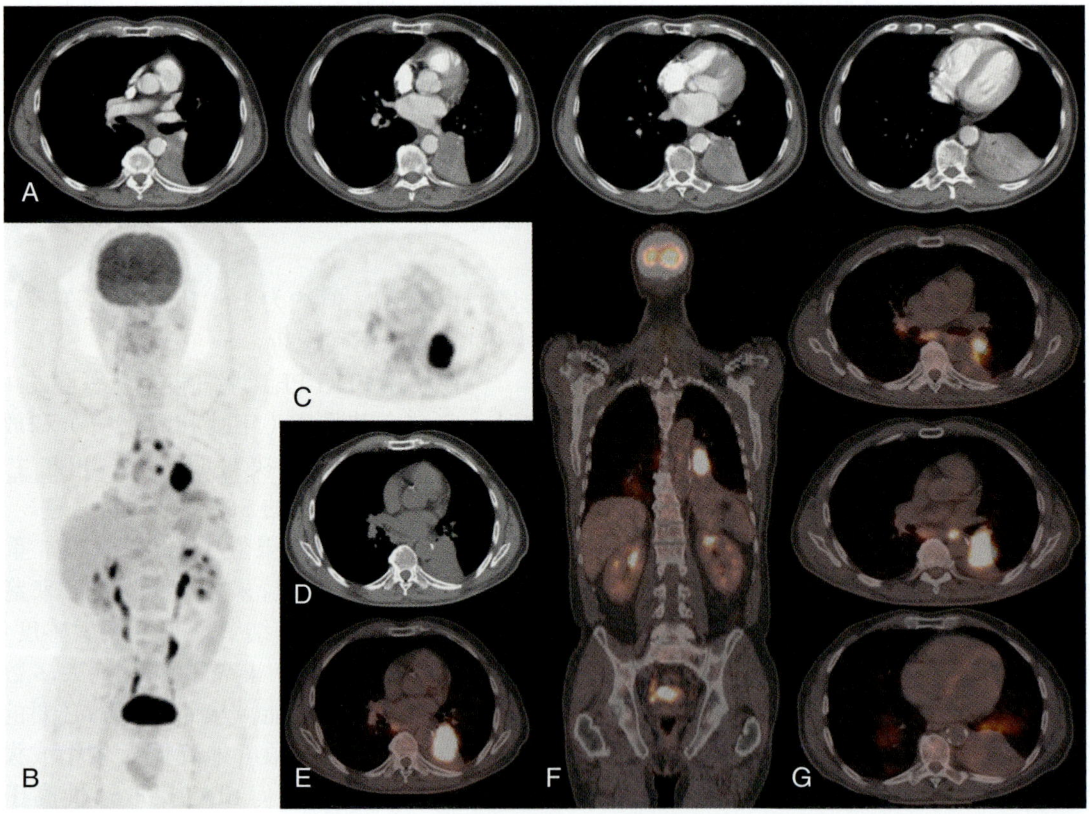

图 8-2 FDG-PET-CT 辅助确定 T 分期。左肺下叶腺癌患者。**A**，CT 图像显示左下叶实质性病灶且其后伴有阻塞性肺不张，使左肺下叶密度增高，肿瘤与周围正常肺组织分界不清；**B**，FDG-PET-CT 冠状面图像显示左肺下叶内较大的圆形高代谢病灶，伴有纵隔内高活性小病灶，位于肿瘤的内侧和上方，为淋巴结；**C**，横轴面 PET 图像显示边界清楚的圆形肿瘤灶，能准确地测量其直径（47 mm 或 T2a）；**D**，对应层面的低剂量 CT 图像；**E**，对应层面的融合图像；**F**，冠状面图像显示，与肺不张区相比，肿瘤直径要小得多；**G**，连续层面的融合图像能准确显示受累和未受累组织，这对于制订放疗计划有非常高的价值

管内超声引导下支气管针刺活检或经颈纵隔镜检查术。因淋巴结成像也有假阳性结果的可能（在框 8-2 所列出的情况下），因此，除了那些显示有明显增大淋巴结的患者，FDG-PET 上显示纵隔淋巴结阳性表现的患者中大多数需要行组织病理学检查来证实有无淋巴结受累（图 8-3）。

对于 M 分期，同样，FDG-PET 联合 CT 也优于仅行 CT 检查，仅在行脑成像时由于周围正常脑组织的高葡萄糖摄取使 FDG-PET 联合 CT 的诊断敏感性太低。CT 以及更佳的 MRI 目前仍是脑成像的主要方法。

对于骨转移，FDG-PET 的诊断准确性显著高于 99m 锝标记的亚甲基双磷酸氢钠（以前为亚甲基二磷酸盐）（^{99m}Tc-MDP）骨扫描：敏感度至少相当（90% ～ 95%），特异度则高得多（95%，而骨扫描为 60%）。PET 的不足之处是成像范围有限制（仅能自头部扫描至骨盆稍下方）以及对成骨性病变（肺癌中很罕见）可能有假阴性结果。对于肾上腺转移，FDG-PET 的诊断敏感性很高，所以 CT 表现不明确且无 FDG 摄取的病变多为非转移性病变。FDG-PET 对于进一步分析传统检查方法不能明确诊断的肝病变也有帮助。PET 也可发现常规分期诊断时容易忽视的部位（如软组织病变、腹膜后淋巴结，不易触诊的锁骨上淋巴结和无痛性的骨病变）。排除恶性病变时须非常谨慎，以免漏诊小病灶（直径小于 1 cm）（框 8-2）。基于此点，对于对侧肺内的小结节（在多层螺旋 CT 时代的一种常见表现）一般也须行侵入性取样，如胸腔镜检查。

对制订治疗方案的作用

FDG-PET 在两个方面对 CT 有重要的补充作用：首先，PET 可能检出意料之外的淋巴结或远处器官的转移（图 8-4）。在传统分期方法诊断结果为阴性的患者中，5% ～ 20% 在 PET-CT 上发现有转移，使临床分期由原来的Ⅰ期提高到Ⅲ期的患者数量增加。其次，FDG-PET 能确定常规成像方法不能明确诊断的病变的性质。因此，PET 改变了 27% ～ 62% 非小细胞肺癌（NSCLC）患者的分期，总体上更多的是提高了患者的临床分期，主要原因是检出了很多漏诊的远处转移灶（表 8-1）。这些发现使 25% 至高达 52% 患者的管理方案发生了改变。文献报道，这些改变主要包括治疗目标（根治性还是姑息性）和治疗方法的选择（化疗还是放疗，根治性放疗还是手术）。

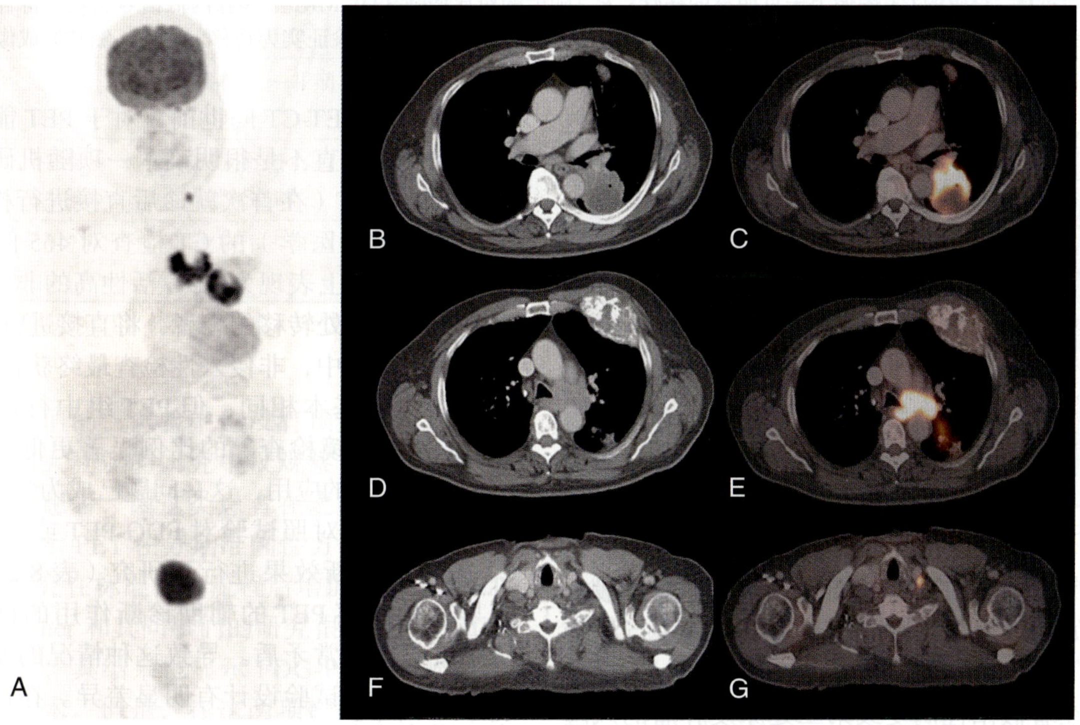

图 8-3　FDG-PET-CT 确定淋巴结（N）分期。左下叶鳞状细胞癌患者。**A**，冠状面图像显示左下叶高代谢肿瘤，肿瘤上部有低代谢区提示有坏死，纵隔内可见较大高代谢淋巴结肿块，左锁骨上区可见局灶性摄取增加；**B**，原发肿瘤的 CT 图像；**C**，原发肿瘤的融合图像；**D**，CT 图像上可见主动脉弓下方明显增大的淋巴结，肋骨钙化灶；**E**，融合图像显示高代谢性淋巴结，肋骨病灶内无代谢活性；**F**，锁骨上淋巴结无明显增大，位于颈静脉后方；**G**，淋巴结内 FDG 摄取高（SUV_{max} = 12.2），提示为 N3 期。活检证实肋骨病灶为良性，细针穿刺活检证实锁骨上淋巴结为恶性。SUV，标准摄取值

是目前还并不知道 FDG-PET 的临床应用是否确实改善了每例患者的生存期。

生存期

确实有数项关于 FDG-PET 分期的研究明确显示了 FDG-PET 可改变分期。分期改变的各种效应可部分解释早期和进展期患者治疗后生存期的改善，被广泛称为“威尔·罗杰斯现象”（译者注：Will Rogers phenomenon，生存期的改善并不代表治疗方面的进步）。如多项多中心前瞻性研究对 FDG-PET 在Ⅲ期 NSCLC 患者的作用进行了分析，结果显示 25% ～ 30% 的患者分期提高，使用 PET 进行分期诊断的患者总体生存期显著（$P = 0.006$）长于未使用者。前述随机对照试验尚无足够把握度来准确评估 PET 对提高患者真实生存期的潜在价值。

FDG-PET 也可对 NSCLC 患者的预后进行判断。近期的一篇纳入了回顾性研究的系统综述兼 meta 分析显示，原发肿瘤在诊断时的 SUV（一种测量 FDG 摄取的半定量指标）可以预测 NSCLC（尤其是早期）患者的预后。这些研究几乎均发现代谢活性低于 SUV 阈值（不论是由判别效能最高的 log-rank 检验还是由 SUV 中位数推算的 SUV 值）的患者总生存期更长。但是，尽管 SUV 可能是评价预后的一种方法，但是至今并未发现适合临床广泛应用的真正的临界值。相对而言，一组逐渐变差的预后所对应的一个连续的 SUV 范围可能更有现实意义。在 Cox 比例风险模型中将基线 SUV 作为一个连续变量进行分析，结果显示，在Ⅰ～Ⅲ期可切除的 NSCLC 患者中，SUV 每升高一个单位，死亡风险增加 7%；对于不能手术而采用放疗的 NSCLC 患者，SUV 每升高一个单位，死亡风险增加 6%。

卫生经济学

当今的呼吸肿瘤科医师致力于为患者提供最优质的卫生保健服务，但也认识到节约费用的必要性。但是，现代肿瘤学临床实践中的主要医疗费用，不是花在基本诊断上，而是花在昂贵的治疗以及可能出现的副作用上。因此，在 FDG-PET 的使用过程中应用的经济模型必须考虑日常临床工作中诊断和治疗这两方面的医疗费用。

最近有一篇综述对 2005 年至 2010 年的所有关于 FDG-PET 在肿瘤方面的经济学评价进行了分析，单独使用 PET 的成本-效益高的最有力的证据是 NSCLC 分期。研究显示，PET 应用于 NSCLC 分期可使患者受益，使其平均寿命（稍）延长，同时也有益于卫生保健体系，因为可使患者避免一些侵入性检查，从而节省了医疗费用。自 2001 年 PET-CT 技术应用于临床医学以来，在呼吸系统肿瘤学领域只有少量研究评价了这种融合扫描方法的成本-效益。考虑到 FDG-PET-CT 对肺癌的分期准确性要高于单纯使用 PET，因此健康经济学在成本-效益方面的影响将延伸至 PET-CT。另外，FDG-PET 对诊断和鉴别孤立性肺结节的成本效益高，而且是对 CT 上提示为中低概率恶性病变的成本效益最高的诊断策略。

PET 检查的其他指征

小细胞肺癌

小细胞肺癌（SCLC）通常显示有非常高的 FDG 浓聚。在一次对 7 项研究的系统性分析中，发现 FDG-PET 或 PET-CT 的分期准确性很高，主要是诊断敏感度非常高（92% ～ 100%）。一项研究发现，CT 诊断为阴性的患者中，14% PET 诊断有淋巴结侵犯。这种对病变检出能力的提高，使中位数为 13% 的患者病变分期发生了改变，9%（0 ～ 33%）分期提高，从局限期（LS）提高至扩散期（ES），4%（0 ～ 17%）分期下降（ES 至 LS）。SCLC 患者在管理过程中 FDG-PET 使用情况的相关数据明显少于 NSCLC，因为这类患者主要采用系统性治疗和放疗，缺少作为诊断金标准的组织学资料。而且，大多数研究的样本量小（平均例数为 40）且为回顾性研究。PET-CT 对脑转移的检出率也非常低，所以还必须采用传统方法进行脑部成像。尽管如此，FDG-PET 所提供的信息相当程度上改变了患者的管理方案，不同研究中范围为 27% ～ 47%。FDG-PET-CT 的应用使 58% 的患者的三维适形放疗计划发生了改变，主要是减少了靶容积（肺不张时）或意外检出了淋巴结或肺内病灶。

间皮瘤

FDG-PET-CT 融合成像在诊断可疑或确诊的恶性胸膜间皮瘤（MPM）方面的作用不断提高（图 8-6）。PET-CT 有助于正确鉴别 CT 上呈石棉肺相关表现的恶性（主要是 MPM）和良性胸膜病变，总体诊断符合率超过 90%，阴性预测值也高达 90% 以上。对于仅根据螺旋 CT 表现确定为适合综合治疗的患者，PET-CT 对其基线 TNM 分期的准确性明显更高。尽管在 CT 所提供信息的基础上，PET-CT 对原发肿瘤并不能增加更多的信息，但它可在高达 2/3

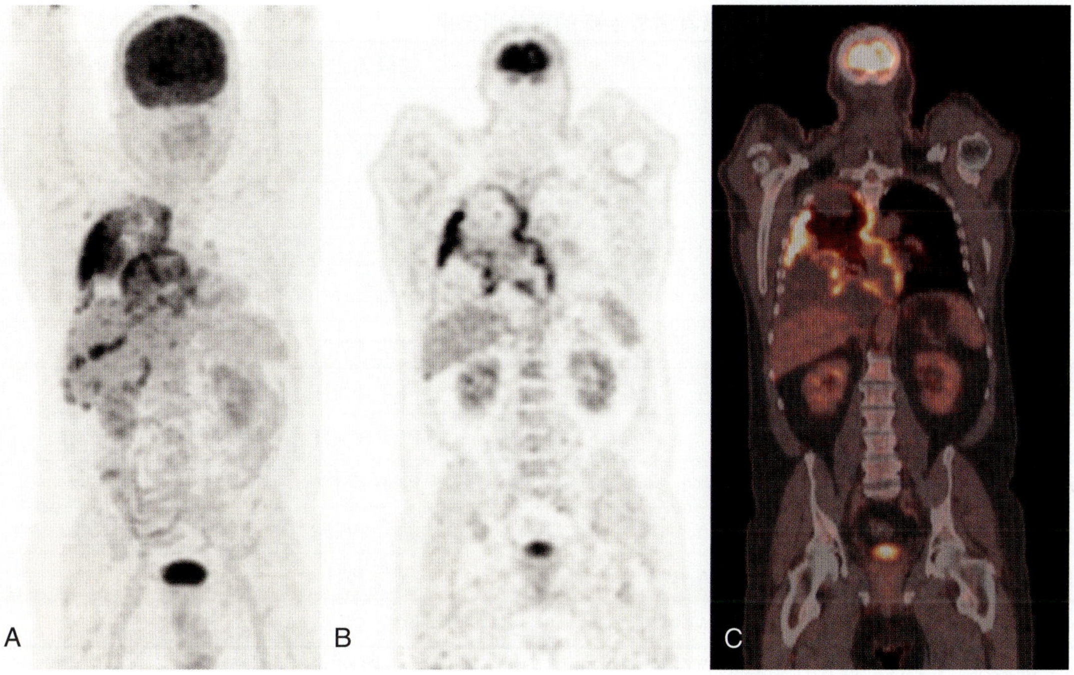

图 8-6　FDG-PET-CT 评价一例右侧上皮样胸膜间皮瘤患者。在 PET 扫描前先行经胸腔镜滑石粉胸膜固定术。**A**，冠状面图像显示右侧胸腔内广泛而不规则的高 FDG 摄取区，主要位于肺尖部位，但在肋膈窦内也可见多个病灶；**B**，冠状面 PET 图像显示右侧胸膜的外侧和内侧代谢活性非常高；**C**，融合图像显示胸腔积液内无 FDG 摄取

的患者中识别出更多的转移性淋巴结和（或）未知的远处转移灶，从而对临床制订治疗计划产生显著影响。早期的研究也提示 PET-CT 可用于评价 MPM 患者的疗效。这种可能性是十分令人鼓舞的，因为根据 CT 的诊断标准来评价 MPM 患者的疗效非常复杂。但要确定 MPM 疗效的 FDG-PET 评价标准还有很多工作需要做。而且，一项对非肉瘤样恶性胸膜间皮瘤患者的前瞻性研究中，多变量分析结果显示在 PET 图像上病灶的基线糖酵解总量对患者生存情况的预测性要优于 CT 诊断的 TNM 分期。这种 PET 的预后能力仍需要前瞻性研究加以证实。

疗效评价

肿瘤的 FDG 摄取与下列因素有关：①活性癌症细胞的数量；②癌细胞的活性和增殖能力；③有无炎症细胞。在许多临床情况下，癌症治疗所引起的代谢改变要早于形态学改变。这种活性和非活性肿瘤组织的差异是使用 FDG-PET 来分析治疗疗效的基础。

对局部进展期肺癌在新辅助治疗或诱导治疗后进行再分期已有大量研究（表 8-3）。在对纵隔淋巴结进行再分期时，CT 结合 FDG-PET 检查的诊断准确性要显著高于单纯 CT，而在对基线淋巴结分期时，这种优势相对不那么显著（敏感度为 50% ～ 80%，特异度为 60% ～ 90%）。之后的研究中采用 PET-CT 检查，发现敏感度更高（达 77%）且特异度也有提高（高达 92%）。因此，使用 PET-CT 对纵隔淋巴结再分期的准确性已具有了一定的临床应用价值，但是其更有利之处是指导组织活检技术，如支气管内超声引导下经支气管针刺抽吸术（EBUS-TBNA）、食管内超声引导下细针穿刺抽吸术（EUS-FNA）或纵隔镜检查术，通常在 PET-CT 检查后须采用这些检查来验证淋巴结的状况。

因此，PET-CT 的这种预后判断能力更加令人鼓舞。这类患者中传统的手术预后因素——纵隔淋巴结分期降低以及原发肿瘤的病理反应——来自于手术切除的标本。而根据治疗过程中临床或 CT 影像表现的演变来判断预后的效果很差。在一些前瞻性研究中，对于采用联合治疗的患者，不论是诱导治疗后原发肿瘤的残余 FDG 摄取还是诱导治疗前后 FDG 摄取值的变化，均有非常高的预后判断效能。随着内镜技术（EBUS-TBNA 和 EUS-FNA）在进行基线纵隔淋巴结分期以证实 N2 或 N3 期病变方面的临床应用，基于 PET 图像所提供的原发肿瘤治疗反应的相关信息（连续对比）以及诱导治疗后首次纵隔镜检查获得的关于淋巴结情况的诊断，可评价诱导治疗的疗效。在某个模型中，研究受试者为一组采用外科综合治疗的患者，研究结果显示，通过综合分析 FDG-PET 图像上淋巴结受累情况和原发肿瘤的反应，可以准确区分预后良好（5 年生存率为 62%）或预后不佳（5 年生存率仅 6%，风险比为 0.18）的

表 8-3 PET 和 PET-CT 对非小细胞肺癌患者诱导治疗的再分期结果

研究	例数	分期	CTRT	成像方法	敏感度	特异度
Vansteenkiste et al.，2001	31	Ⅲ A ～ N2	0	PET ＋ CT（目测对比）	71%	88%
Akhurst et al.，2002	56	Ⅰ～Ⅲ	29%	PET ＋ CT（目测对比）	67%	61%
Ryu et al.，2002	26	Ⅲ	100%	PET ＋ CT（目测对比）	58%	93%
Cerfolio et al.，2003	34	Ⅰ B ～Ⅲ A	21%	PET ＋ CT（目测对比）	71%	77%
Hellwig et al.，2004	37	Ⅲ	70%	PET ＋ CT（目测对比）	50%	88%
Port et al.，2004	25	Ⅰ～Ⅲ A	0	PET ＋ CT（目测对比）	20%	71%
Hoekstra et al.，2005	25	Ⅲ A ～ N2	0	PET ＋ CT（目测对比）	50%	71%
Yamamoto et al.，2006	26	Ⅲ	100%	PET ＋ CT（目测对比）	88%	89%
Eschmann et al.，2007	70	Ⅲ	100%	PET ＋ CT（目测对比）	77%	68%
Cerfolio et al.，2006	93	Ⅲ A ～ N2	100%	联合 PET-CT	62%	88%
Pottgen et al.，2006	37	Ⅲ A/B	100%	联合 PET-CT	73%	89%
De Leyn et al.，2006	30	Ⅲ A ～ N2	0	联合 PET-CT	77%	92%

注：CT，体层摄影术；CTRT，放化疗患者的百分比；PET，正电子发射体层摄影术

患者。

NSCLC 靶向治疗技术正飞速发展，而且理论上讲，FDG-PET 对评价细胞抑制性药物应优于细胞毒性药物。近期的两项独立研究均显示，甚至在患者尚未出现实体瘤疗效评价标准（Response Evaluation Criteria in Solid Tumors，RECIST）中所规定的疗效时，采用埃罗替尼治疗的患者早期行 FDG-PET 检查便可预测肿瘤有无进展和总体生存期。

对于采用射频消融术（一种新的局部治疗策略）的患者，FDG-PET 在评价治疗的有效性和预测预后方面均有潜在的应用价值。但是在此情况下，除半定量评价葡萄糖代谢之外，还需要谨慎的分析评价，因为治疗区域局部可能存在持续的明显的炎症反应。

对于所有这些需要比较不同时间点的 FDG-PET 扫描的情况而言，有一点非常关键，即应采用统一的方法，包括与上次治疗的时间间隔、患者准备、照相机设置、重建参数和图像分析。关于多中心检查的标准化这极为重要的一点，近期已有指导意见发布。

放疗计划

正如准确的 TNM 分期对拟行手术的患者来说非常重要一样，准确勾画放疗的靶体积也是至关重要的，能避免治疗时遗漏病灶区而导致治疗失败。

大量关于放疗计划的研究已证实，使用 FDG-PET 或 FDG-PET-CT 对靶体积的确定有影响。基于 PET 的体积勾画总体上要小于仅使用 CT 者，这主要是因为能获得更精确的淋巴结照射范围。PET 的应用使相当一部分患者的肿瘤局部照射量增加。据一些前瞻性临床试验报道，采用基于 PET-CT 的选择性淋巴结照射，只有不到 5% 的患者出现单个淋巴结放（化）疗失败。这一比率低于一项 meta 分析中报道的 CT 阳性淋巴结中 13% 的 PET 假阴性结果，其可能的解释是计划靶体积附近的淋巴结偶然受到了照射。因 PET 上可能有假阳性淋巴结，因此如果淋巴结受累情况对确定照射野有重要影响，则有必要使用支气管镜或纵隔镜等侵入性淋巴结分期方法。除了在远端肺不张的情况下，基于 PET 对原发肿瘤靶区的勾画面积通常小于基于 CT 者。

在近期的研究中，与仅采用 CT 检查相比，PET-CT 自动勾画技术在制订治疗计划时还可以降低观察者间的差异。而且，FDG-PET 在放疗期间还可检测疗效。PET 可于治疗前和治疗期间较准确地识别原发肿瘤内的抗放疗区。对于如何使用这一信息来提高这些区域的辐射剂量以提高疗效目前尚在研究中。

未来展望

PET 的进展主要来自于照相机技术（硬件和软件）的进步和新型示踪剂的发展。空间分辨率的提高得益于晶体探测器的减小和新重建算法（考虑了照相机点扩散函数）的出现。PET 分辨率的极限值可能为 2 mm 左右，因正电子湮没过程中发射的 2 个光子并非正好成 180°（“非共线性”）。“飞行时间（TOF）PET” 技术利用 2 个晶体之间探测到入射光

子的时间差，将这些光子的来源从一条线（传统做法）缩短为该线条上很小的一段。这一重建技术提高了 PET 的信噪比，使采集速度更快或示踪剂使用量减小。

能提高图像质量（尤其是在呼吸医学方面）的是呼吸门控 PET 采集技术。由于呼吸运动，肺内病变的体积因“模糊效应”的影响而被高估，FDG 摄取程度被低估，尤其是在肺下野。与呼吸运动同步的 PET 发射图像采集法目前已在进行临床评估，其最有前景的应用领域是对示踪剂摄取的精确定量和制订放疗计划。重建算法也逐渐发展，与 CT 和 MRI 提供的解剖信息相结合，可获得轮廓更清晰的高分辨率图像，从而在制订放疗计划时能更好地勾画靶区体积。

PET 的其他主要创新是新型示踪剂的开发。尽管 FDG 成像在肿瘤检出和定性方面有很高的准确性，但炎症组织中的 FDG 摄取一直是其应用中的主要瓶颈。能获得与 FDG 的敏感性相似而特异性更高的新型示踪剂正在开发中，但直到目前，在呼吸肿瘤学领域尚无一种分子制剂的性能优于 FDG。但是，一些关键分子和细胞代谢过程的分子影像学在非侵袭性肿瘤的定性中有非常重要的作用。可以对许多关键的细胞过程进行研究，如增殖、血管生成和不同受体类型的表达。3′ - 脱氧 -3′ -^{18}F- 氟代胸苷（^{18}F-FLT）PET 成像可无创性地评价肿瘤增殖情况，并且理论上可用于评估细胞抑制药的疗效。由于血管生成获得了最为广泛的研究（基于内皮细胞分裂标志物整合素 $\alpha v\beta 3$ 的配体），因此在血管生成的成像方面已研发出了大量示踪剂。目前对这些示踪剂的评价主要是关注其预测和评价抗血管生成的疗效。基于受体表达的 PET 成像可应用于肿瘤的定性，通过将放射性标记的肽与生长抑素受体（主要是 2、3 或 5 亚型）相结合，由此可对类癌瘤进行诊断和分期。关于 PET 在判断肿瘤组织内有无药物靶标方面目前也在研究中。其中的一个例子是 1-（2′ - 脱氧 -2′ - 氟阿拉伯呋喃基）胞嘧啶（FAC），它是脱氧胞苷激酶的一种底物，而脱氧胞苷激酶是一种将吉西他滨从其药物前体转变为激活型的酶。基于基因突变而对患者进行选择将越来越普遍，而且能检出某些特定突变的新型 PET 示踪剂正在研发中，如 ^{18}F-PEG6-IPQA，其选择性更高且会不可逆性结合至活性 L858R 突变型表皮生长因子受体（EGFR）激酶［对吉非替尼，Gefitinib（译者注：一种以表皮生长因子受体为靶点的分子靶向药物），很敏感］，而不与野生型或 T790M- 突变的 EGFR 激酶相结合。

许多其他的示踪剂也在研发中，其在帮助选择可以进行靶向治疗的患者方面的临床试验结果也备受期待。采用 FDG 或其他更具特异性的分子示踪剂的 PET 成像正被用于一些旨在建立新型治疗方法的关键性临床试验中，而这将有助于在临床决策过程中为这种方法的使用提供所需的证据。

推荐读物

Boellaard R, O'Doherty MJ, Weber WA, et al: FDG PET and PET/CT: EANM procedure guidelines for tumour PET imaging: version 1.0, *Eur J Nucl Med Mol Imaging* 37:662–671, 2010.

De Cabanyes-Candela S, Detterbeck FC: A systematic review of restaging after induction therapy for stage IIIA lung cancer: prediction of pathologic stage, *J Thorac Oncol* 5:389–398, 2010.

Dooms C, Verbeken E, Stroobants S, et al: Prognostic stratification of stage IIIA-N2 non-small cell lung cancer after induction chemotherapy: a model based on the combination of morphometric-pathologic response in mediastinal nodes and primary tumour response on serial 18-fluoro-2-deoxy-glucose positron emission tomography, *J Clin Oncol* 26:1128–1134, 2008.

Fischer B, Lassen U, Mortensen J, et al: Preoperative staging of lung cancer with combined PET-CT, *N Engl J Med* 361:32–39, 2009.

Hicks J: Role of ^{18}F-FDG in assessment of response in non-small cell lung cancer, *J Nucl Med* 50(Suppl 1):31S–42S, 2009.

Mavi A, Lakhani P, Zhuang H, et al: Fluorodeoxyglucose-PET in characterizing solitary pulmonary nodules, assessing pleural diseases, and the initial staging, restaging, therapy planning, and monitoring response of lung cancer, *Radiol Clin North Am* 43:1–21, 2005.

Thomson D, Hulse P, Lorigan P, Faivre-Finn C: The role of positron emission tomography in management of small cell lung cancer, *Lung Cancer* 73:121–126, 2011.

Van Baardwijk A, Baumert BG, Bosmans G, et al: The current status of FDG-PET in tumour volume definition in radiotherapy treatment planning, *Cancer Treat Rev* 32:245–260, 2006.

Vansteenkiste J, Fischer BM, Dooms C, Mortensen J: Positron-emission tomography in prognostic and therapeutic assessment of lung cancer: systematic review, *Lancet Oncol* 5:531–540, 2004.

Vansteenkiste J, Dooms C: Positron emission tomography in nonsmall cell lung cancer, *Curr Opin Oncol* 19:78–83, 2007.

第二部分　诊断技术

第 9 章　肺功能检测

Bruce H. Culver　著

（鄚孟洁　苏美萍　林江涛　译）

肺功能检测是对肺功能进行的定量评估，包含了各种特定的检查，从便捷的床边或家庭检测到需要在特定实验室进行的综合性生理评估。

可在医院办公室进行的肺量测定法用于筛查气流或者肺容量异常、测试支气管扩张药的效果以及哮喘或者慢性阻塞性肺疾病（COPD）的定期评估。对于中年吸烟者和既往吸烟者，一直以来均推荐使用肺量测定法，以较早明确是否存在早期的气流阻塞，避免在出现呼吸困难的典型症状时才发现问题。虽然 COPD 可通过吸烟史和症状获得疑诊，但确诊仍依靠肺功能检查所证实的气流阻塞，并且目前临床质量评估的相关措施也要求进行这些检查。COPD 目前已成为第三位的死因（根据美国的统计数据），但经常在病程晚期直到患者出现伤残才被诊断出来。因为最常见早期症状如咳嗽和劳力性呼吸困难常被归咎于其他原因，故可能有多达一半的患者仍未被诊断。

在肺功能实验室进行的测试通过增加以下数据可对肺疾病进行进一步的分类和定量：肺容量、气体交换（通过弥散功能测定和动脉血气分析来评估）和气体分配。在开胸术前可进行特定的检查来评估是否存在上呼吸道阻塞，如支气管激发试验以及心肺功能运动反应（第 10 章讨论）。虽然综合的肺功能测试可能也无法确诊具体的疾病，但是发现的生理紊乱模式可用于进一步评估，而且可证明疾病的严重性，也有助于做预后分析。

2005 年美国胸科学会（ATS）和欧洲呼吸病学会（ERS）联合发表最新指南，对肺功能设备规格、程序技术以及结果判读进行了规定。“推荐读物”中列出了这些指南（包含多个部分），并且本章中提出的建议均符合这些指南。

肺活量测定法

用力呼气容积法

肺活量（vital capacity，VC）、用力肺活量（forced vital capacity，FVC）及气流的测定是基于用力呼气容积法，即最大限度地吸气达到肺总量（total lung capacity，TLC），然后用力呼气，直到完全达到残余量（residual volume，RV）。气流的驱动压力和气道阻力决定了该过程中任一时间点的呼气流速。在一次用力呼气中，围绕中央气道的胸内压会超过管腔内压力，从而导致气道的动态压缩（见第 3 章，图 3-12）。结果，有效驱动压力变成肺泡内压和压迫气道的胸腔压力之差。这个压力差（PA － Ppl）与肺组织的弹性回缩压相等。因此肺本身内在的弹性是气流的主要决定因素，甚至在用力呼吸中也是如此。在气道压迫点上游的气道阻力主要是由气道内径决定，它直接随着肺容积发生改变。从肺总量（TLC）开始的整个呼气过程中，回缩压和气道管径都逐渐变小，因此在呼气早期气流速度达到峰值后会逐渐降低。虽然呼气流速峰值会受到呼气力度和速度的影响，但一旦气道开始动态回缩，呼气中后期的气流速度是受限的，即使出现高于气道回缩阈值的力量，气流速度也不受影响，并且与从气流受限下游的额外阻力也无关。这种生理特性有助于使肺功能的基础测量具有较好的可重复性。

为了获得满意的肺活量描记轨迹，呼气之前必须尽可能达到最大量的吸气，做用力呼气的动作必须持续到气流停止，或当呼气流速变慢时仍至少持续 6 ～ 10 s。结果获得的信息通常用两种常用的方法之一进行表述。传统的肺活量法（图 9-1）是容积-时间曲线，用图形的陡峭程度来描述气流速度。坐标轴参数的选择根据仪器的不同而不同，时间向右

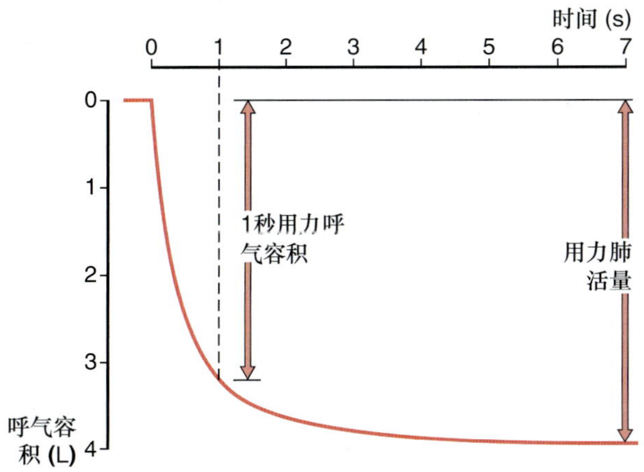

图 9-1　正常用力呼气肺量图（容积-时间曲线）。第一秒用力呼气容积（FEV_1）和用力肺活量（FVC）用箭头标出。在这个例子中，$FEV_1 = 3.35$ L，FVC = 4 L，$FEV_1/FVC = 0.84$.（改编自 Culver BH：Pulmonary function testing. In Kelly WN，editor：Textbook of internal medicine，Philadelphia，1988，JB Lippincott.）

移动，呼气容积曲线位于时间轴的上方或下方。在流速-容积曲线中（图 9-2），纵轴是持续和直接测定的瞬时流速，横轴是容积。这种图不显示时间，但可用小记号标记出来。用这种显示方法，可能更容易发现连续用力的可重复性和一些异常的模式。传统肺容量图和呼气流速-容积曲线是从同一检查中记录的，但获得信息的侧重面不同，这一点很重要。

测定呼吸流速

用力呼气容量测定的基础测量包括用力肺活量（FVC）、1 秒用力呼气容积（FEV_1）以及 FEV_1/FVC 比值。正常人中 FVC 或者总呼气容量等于一次

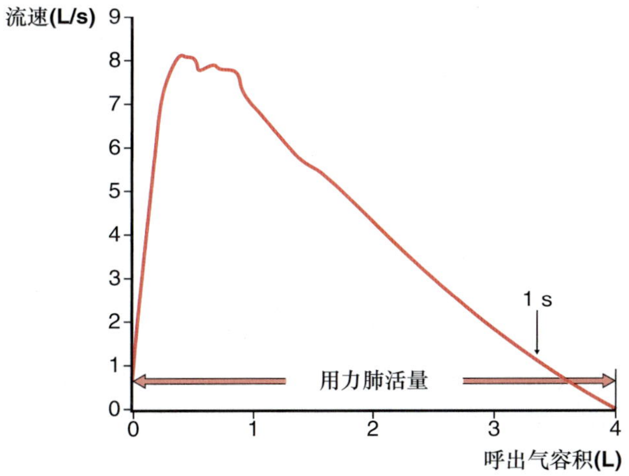

图 9-2　正常流速-容积曲线。图 9-1 中显示的同一用力呼气容积曲线在此图中变为了流速-容积曲线。气流速度在呼气早期达到峰值，然后逐渐下降直到达到残气量。（改编自 Culver BH：Pulmonary function testing. In Kelly WN，editor：Textbook of internal medicine，Philadelphia，1988，JB Lippincott.）

完整的但未用力呼气所呼出的容量，即所谓的慢肺活量（slow VC）；晚期阻塞性气道疾病患者气道经常出现进行性的过度受压（用力导致的气道进行性狭窄），因此，FVC 较慢肺活量要小。肺活量的减少反映了总肺容量的减少、残气量的增加，或两者兼有之。通过观察容积-时间肺容量图中第一秒的呼气容积，容易得到 FEV_1。在流速-容积曲线上不能见到该值，但通过使用这种表达方法的仪器上的微处理器可以计算得到。使用简单的仪器可轻易得到 FEV_1/FVC 的比值；这个比例是气流受限的最佳参数。若可测出慢肺活量，且它大于 FVC，则它可代替 FVC，从而提高用这个比例来检测气道阻塞的敏感性。这个比值通常用百分数的形式表示出来，有时称为“FEV_1 的百分比”，然而，这个术语可导致混淆，因为 FEV_1 本身通常表示为它与预测值的百分比。如果这个比例用小数的形式来报道和讨论，可以减少误解（如 0.82）。

另一项广泛应用的肺容量图测定的传统流速指标是 25% ～ 75% 呼气肺活量中的平均用力呼气流速（FEF_{25-75}），以前指的是最大呼气中段流速。这个测定值较典型的 FEV_1 或 FEV_1/FVC 在同一人中或不同人间的变异率更大。即使正确地校正这个变异率，在测定气流受限程度时 $FEF_{25 \sim 75}$ 较 FEV_1/FVC 并不会更加敏感。从用力呼气容量测定中可得到很多其他流量测定值，但它们与那些已经描述的参数高度无关，几乎没有提供更新的信息。$FEV_{0.5}$ 可能用于评价用力的始动过程，但在成人中没有增加诊断信息。由于儿童可能在第一秒内能完全使他们的肺排空，因此在年幼儿童中，$FEV_{0.5}$ 或 $FEV_{0.75}$ 能作为一个有用的流速参数。

由于部分人可能难于持续保持用力呼气动作以完全呼出气体，当有气道阻塞时这个过程可能需要 10 ～ 15 s，6 s 用力呼气容积可以代替用力肺活量，并用于计算 FEV_1/FEV_6 比，后者能用于与恰当的参考值相比较。

在 FVC 测量过程中得到的呼气峰流速不能经肺量图正确地计算出来，但从流速-容积曲线上则易于看出来，并可通过微处理器计算出来。甚至当 FEV_1 和 FVC 测定值几乎完全相同时，呼气用力程度不同时呼气峰流速也会存在相当大的区别。此外，呼气峰流速还可通过一个简单的手持设备测定得到，它有助于反应性气道疾病患者的间歇性随访评估和家庭管理，但较用于筛查的肺量图而言准确度和敏感性较低。肺量图的流速测定值是在一个时间间隔或容积间隔内获得的，相比之下，流速-容积图或当前

的微处理器可显示特定肺容量时的流速。通常报道的是在呼出体积的 50% 和 75% 时的最大流速，但可能有不同的命名，且后者可被指定为剩余 VC 为 25% 时的流速。不推荐常规使用这些测量。

一些医院的肺活量计可测定最大通气量（MVV），但它主要是一种实验室测量指标。受试者被告知做深快呼吸，呼吸频率通常为 60 ～ 70 次 / 分钟，用 12 ～ 15 s 的通气容量来代表每分钟的通气量。历史上这种动态检查最早用于阻塞性疾病。然而，现在在诊断气流受限方面已被用力呼气检查所取代。目前在评价呼吸困难、解释运动受限、伤残评估、一些术前检查和评价胸壁和膈的神经肌肉疾病时，MVV 的作用是整体评估通气能力。

可逆性

评估支气管扩张药的效果通常能增加医院或实验室肺量计的有用性。在给予一次性吸入支气管扩张药后（β 兴奋药后 15 min，或溴化异丙托溴铵后 30 min），重复肺活量测定。FEV_1 增加超过 12% 对于基础肺功能几乎正常的患者而言说明存在显著的气道反应。而对于更严重的阻塞性疾病患者，增加的容量同时也应该至少达到 200 ml，才足以将药物效果和检查间变异的影响区别开来。FVC 经常伴随着 FEV_1 一起改善，FVC 改善超过 12% 和 200 ml，但 FEV_1 没有显著改善时，可能反映了气流流速在第一秒后发生改善，或呼气持续时间延长。

虽然 FEV_1/FVC 比值在诊断气流受限程度时意义显著，但在给予支气管扩张药后，这个值保持不变，甚至降低，这取决于它的两个组分的相对变化情况，因此这个比值在评估气道可逆性时不是一个有用的参数。由于 $FEF_{25\sim75}$ 在不同个体之间存在很大的差异，它必须增加 30% ～ 40%，才代表发生了显著的支气管扩张效应。偶然情况下这个参数几乎不发生改变，甚至降低，尽管 FEV_1 或（尤其是）FVC 发生明显改变。这种明显的矛盾是由于支气管扩张药允许持续呼气到更低的残气量，因此 25% ～ 75% 的增量是在较低肺容量时测定的，流速也就相应较低了。

参考方程和常态限制

肺功能检测不同于许多实验室测试，它的参数随着身体尺寸和年龄变化很大，因此必须根据个人测定预计值。从正常参考人群肺功能研究中归纳总结出了大量的预测方程。目前已获认可的研究排除了所有吸烟者和有胸廓或心肺疾病的人群。大部分研究发现可以在性别、年龄和身高的基础上预测肺功能参数，但增加测定其他身体尺寸不能改善方程的准确性。预测方程给出了正常范围的中间值，但遗憾的是，对于大部分肺量计检测而言该范围都过大。

确定正常值下限（LLN）必须参考有相同预测参数的人群的变异率。所选择的正常值范围需要排除 5% 的正常人；也就是说，5% 的正常人将被错误地归类到患病人群中。在健康人群中筛选某种罕见疾病时，一个接近边界值的低值结果更可能属于上述 5% 的误归类，而非真实情况。但是，当测定有肺部疾病风险的人群或有提示症状的人群的肺功能时，边界值反映真实异常的可能性要大得多。对于肺功能测定，认为只需要关注低值，因此正常值低限设置在参考值的 5%。由于参考人群的测定值分布是较为对称地分布在平均值上下，因此通常认为正常值低限的 5% 等于预测值减去回归方程预测标准误（SEE）的 1.645 倍之差。预测值和正常值低限都很容易根据肺量计中编入的参考数据计算得出，两个参数都应该在结果中加以反映以便与实际测定值进行比较。

第三次全国健康和营养调查（NHANES Ⅲ）是一项大型和系统的基于美国人口的调查研究，北美推荐使用该调查获得的肺量参考数据，它提供了用于计算 8 ～ 80 岁的白种人、非洲裔和墨西哥裔美国人肺量的方程。目前欧洲没有单一的参考源，但是目前正在进行国际协作，对欧洲和其他地区的参考人群进行研究，与 NHANES 数据汇合，从而有望建立一个新的、广泛使用的参考数据库。

使用预测值的百分比作为下限的确很方便，但由于它导致正常范围随着预测值的大小发生变化，因此预测值百分比的准确性较 5% 百分数差，然而围绕小值和大值的真正方差是相似的。在肺量计结果的解释中，已广泛接受下限值等于 80% 的预测值。虽然对于年龄和身高处于范围中部的人来说，这一正常值下限估算对于 FEV_1 和 FVC 是合理的，但对于较年轻和身高较高的人来说，它得出的正常值范围过宽，这类人群的正常值下限为 82% ～ 83%，对于年龄较大或较矮小的人，它过于敏感（该类人群的正常值低限可能低至 73% ～ 75%）。因为 $FEF_{25\sim75}$ 在年轻人中的正常值可达到预测值的 65%，而老年人正常值则低于 50%，所以 $FEF_{25\sim75}$ 使用 80% 作为低限是相当不合适的。FEV_1/FVC 正常值随身高变化不大，但随着年龄的增长会逐渐下降（例如女性中从 20 岁的 0.87 到 70 岁时的 0.77，而在男性中变化率为 0.84 ～ 0.74）。LNN 大约低于预测比值 0.1。由于比率经常被表示为百分比，将此值报告为预测值的百分比可能会造成混淆。

肺活量异常值的解释

阻塞性病变

气流流速降低是阻塞性疾病的标志，这种生理诊断的主要证据是 FEV_1/FVC（或 FEV_1/VC）低于相应年龄的 LLN 值。当患者 FEV_1/FVC 值较低，即使 FEV_1 本身已达到 100% 预测值（必要时，FVC 可为正常高值），也被认为有轻度的气流受限，且已经被证实随着时间推移，发病率将增加。通常，在气流受限的早期 FVC 是正常的，但疾病加重时，空气排出受限将导致残气量增加，FVC 也将降低。由于 FVC 随着疾病的严重程度和空气流通受限情况会逐渐下降，从而限制了 FEV_1/FVC 的降低，因此阻塞性损伤严重程度最好的量化指标是 FEV_1 占预测值的百分比的下降程度。虽然大家一致同意 FEV_1 占预计值百分比低于 50% 时，提示肺功能严重受损，但不同的组织制订的指南关于严重程度的分类有不同。表 9-1 简单描述了基于 ATS-ERS 指南和慢性阻塞性疾病的全球倡导（GOLD）的关于这一量化指标的折中方案。

限制性病变

限制性病变是指 TLC 减少，但当肺功能检测提示 FVC 低于 LLN，且 FEV_1 发生类似降低时，也要怀疑肺容积受限，因此 FEV1/FVC 正常或升高时也要考虑限制性通气功能受损的可能性。在这些病例中，TLC 检测值正常（见后文“非特异性类型”），但如果 FVC 减少，低至 60%，则限制性病变的可能性是 80%。继发于 RV 增加所导致的 FVC 降低不应该归为限制性通气功能障碍，因为此时 TLC 仍正常或较高。当 FVC 和 FEV_1/FVC 都减少时，可通过评价 TLC 来确定是否并发限制性通气功能障碍及其程度。因为 FEV_1 降低与运动受限和发病率相关，ATS-ERS 指南推荐根据 FEV_1 的减少来判断限制性（或混合性）病变的严重性，甚至当已测定了 TLC 时也是如此。

表 9-1　建议的通气受损程度分类

本分类标准根据 FEV_1 占预计值百分比的情况判断气流受阻严重程度。当气流受阻通过 FEV_1/FVC 和（或）TLC 得到诊断后，本分类标准适用于阻塞性、限制性或混合性通气功能受损。

受损程度	FEV_1 占预测值百分比
轻度	70% ～ 100%
中度	50% ～ 69%
重度	30% ～ 49%
极重度	＜ 30%

混合性病变

当肺功能中 FEV_1/FVC 比值降低而 FVC 正常时，明显提示存在阻塞性通气功能障碍，而当 FEV_1/FVC 正常而 FVC 降低时，则需要考虑是限制性通气功能障碍，FVC 降低越明显这种可能性越大。然而，当仅有肺量测定结果时，其他组合具有不确定性。FEV_1/FVC 比例较小，FVC 较低可能反映了阻塞性疾病的空气潴留，或同时存在阻塞性和限制性通气功能障碍。当 FEV_1/FVC 降低至 0.55（55%）或更低，因为肺容积测定显示在 90% 的患者中 TLC 正常，FVC 减低更可能是由于空气潴留所致。相反，当 FEV_1/FVC 比例轻度降低，但 FVC 降低相当明显，则混合性通气功能障碍的可能性增加。当 FEV_1/FVC 和 FVC 都低，且不能测定肺容量时，相比于单独评价各个成分，关注 FEV_1 下降所提示的总体“通气损伤”可能更加有意义。

肺容积

肺容量测定法仅仅能够测量 VC 范围内的肺容积部分（见第 3 章，图 3-4）。测量 TLC 或 FRC 要求能测定残气量肺内空气容积的方法。典型情况下，功能残气量时肺内包含的空气容积是通过加上或减去适当的增量进行测算。这些广泛使用于测量肺容积的方法包括氦稀释法、氮气冲洗法和体积描记法。此外，还可利用后前位和侧位胸部 X 线片或者 CT 扫描，通过使用一种几何模型计算得出面积，从而准确测定 TLC。

氦稀释测量法

准备一个肺量计，内含已知体积和浓度的惰性气体，通常为 10% 的氦气（图 9-3）。当受试者鼻子被夹住并通过含嘴进行呼吸，在潮气呼吸呼气末时，呼气阀将被打开，使气道和这个闭合系统连接起来。当再次正常潮气呼吸并持续数分钟后，受试者肺部的气体与肺量计中的气体将达到平衡，此时一直处于监测下的氦气浓度将降至一个新的较低的稳定水

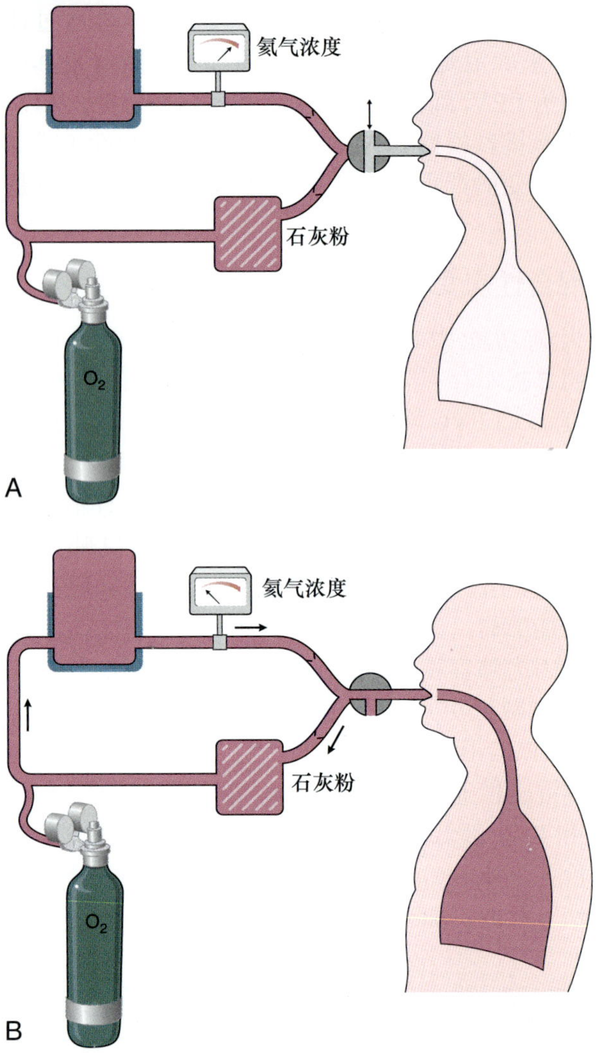

图 9-3 通过氦气稀释法测定肺容积。**A**，肺量计和循环中准备好已知体积和浓度的氦气；**B**，受试者通过该循环系统进行呼吸，CO_2 被吸收，O_2 耗损被补足，直到建立新的、较低的稳态氦气浓度。当阀门被打开，未知的肺容积加入到循环中，并可通过初始氦气浓度的稀释情况计算得到：$[He]_{初始} \times Vol_1 = [He]_{最终} \times (Vol_1 + FRC)$

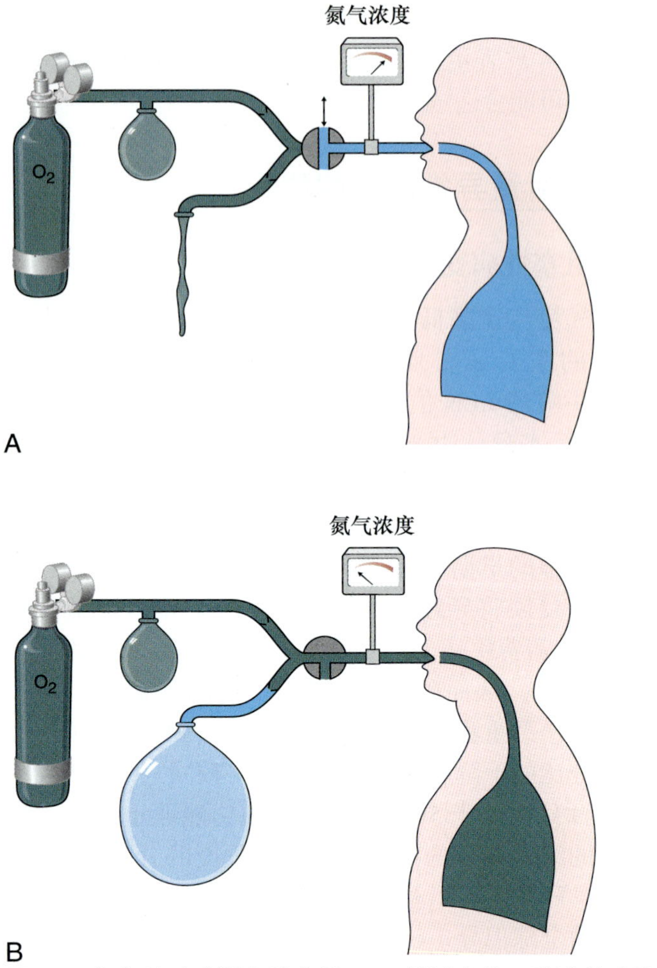

图 9-4 氮气清洗法测定肺容量。**A**，测试之前，受试者呼吸空气，肺中氮气浓度为 80%，收集系统中没有氮气；**B**，受试者吸入 100%O_2，呼出气进入收集袋中，直到呼出的 N_2 浓度接近 0。测定收集袋的总容积和其中最终的氮气浓度，从而计算未知初始的肺容积（包括阀门和咬嘴的死腔）：$[N_2]_{袋中} \times Vol_{袋中} = 0.80 \times FRC$

平。通过碱石灰从密闭系统中吸收二氧化碳，加入低流量的氧气以补偿受试者进行性的氧耗，从而使混合性腔室或肺量计容积恒定。通过初始的氦气浓度与最终氦气浓度之比可以计算增加到该系统的未知容积（FRC）。利用持续性追踪肺量计，包括最大吸气和用力呼气，在阀门打开开始测试的时候，可以计算肺容积各个亚组分的容量和纠正来自平静呼吸末 FRC 的任何偏移量。

氮气冲洗测量

氮气冲洗技术也是建立在惰性气体质量守恒的基础上，在这种情况下氮气正常残留在肺内。受试者通过咬嘴呼吸，在平静潮气呼气末时连接到 100% 氧气吸气源（图 9-4），将随后呼出的气体引导至只有单向阀门的收集袋（事前用氧气来冲洗直至它不含有氮气）。残留的氮气被逐步从肺内洗出且在咬嘴处连续监测分析。当呼出的氮气浓度降到低于 2% 时，测试终止，测定所收集氮气容积。在这基础上可以计算出 FRC，即该氮气容积等于测试开始时肺内气体容积的 80%。不同于收集袋，目前微处理器可实时测量每次呼吸的氮气浓度与呼出容积并计算其乘积。正常人中冲洗可能需要在 3 ～ 4 min 内完成才能保证测出缓慢交换的气体容积，而严重阻塞性呼吸道疾病的患者可能需要 15 min 以上。

体积描记法

根据波义尔定律（Boyle 定律所描述的空气压缩规律，无论是否与气道相通，胸腔内气体的体积均能通过体描箱技术测定出来。受试者坐在一个完全密封的硬质箱子里，通过一个含嘴与箱子内气体相连接（图 9-5）。敏感压力计检测气道和箱子内的压力。仪器是在受试者保持不动的情况下校准的，因此箱子中需要用于提高箱子内压力 1 cmH_2O 所需的额外容积便是已知的。在潮气量呼气末，气道夹子被关闭，受试者进行声门开放，浅促呼吸，尝试扩展胸腔使胸腔内气体扩散，相应使箱子中气体被压缩；在呼气过程中会发生与此相反的过程。

通过肺组织的高速血流有助于维持恒温。气道压力和肺部气体容积的乘积是个恒量。可连续计算或在示波器上连续绘制气道压力变化值和胸腔压力的变化值之间的斜率，并与胸腔内压力呈负相关。因为这种技术对不能与气道自由相通的气体（例如肺大疱中的气体或者甚至气胸时的气体）容积很敏感，所以这个测量方法的结果经常被称为"胸腔内气体容积"，该值可能高于通过气体稀释技术测量的 FRC。这个方法的优点除了它包括"潴留的"气体外，还可能被反复多次快速测量，当持续浅快呼吸，且阀门打开时，可用相同仪器能测量出气道阻力。

肺容积异常的解释

当肺扩张到更大容积时，胸部肌肉和膈产生的最大吸气力被肺组织增加的反弹力所拮抗，吸气

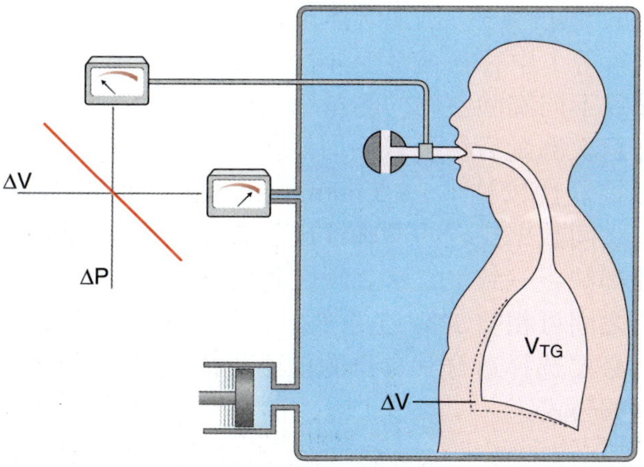

图 9-5　通过身体体积描记术测量肺容积。请参阅文本有关程序的说明。受试者被要求对一个封闭的气道百叶阀门喘气，压力和胸腔气体容量（Vtg）的乘积保持不变（Boyle 定律）。因此，PB×Vtg =（PB − ΔP）×（Vtg + ΔV）。求解 Vtg：Vtg = PB（ΔV/ΔP）− ΔV。因为 ΔV 相对于 Vtg 非常小，所以 Vtg = PB（ΔV/ΔP）。从气道压力传感器直接获得 ΔP，并且通过用活塞泵循环已知体积校准后，从体积描记图中的压力变化获得 ΔV。Vtg 是从喘气机动过程中画出的这种关系的斜率得到的

因此受到限制。因为在肌肉无力变得相当明显之前，肌肉力量的变化对胸廓的扩展只有较小的影响，因此 TLC 受限程度主要取决于肺组织的弹性。肺实质限制性疾病使肺顺应性降低，在改变任何容积时，均需要更大的扩张压力，能获得的最大容量（TLC）也会降低。积液、水肿、血管内容积和炎症细胞能代替胸腔中气体容积，从而使肺气体容积降低。除了胸腔积液，这些取代物质的量相对较小，具产生的影响通常能够被肺弹性性能相关的不断变化所抵消。

最小肺容积（或者 RV）由两个因素共同决定。到中年时，呼气肌在收缩胸壁、抬高膈时所能达到的最小容积是主要因素。而中年人，随着肺组织弹性回缩力的正常减弱，肺组织中小气道开始关闭，潴留其后的残留气体；由此肺容量增加，并变成决定 RV 的主要因素。

限制性肺疾病

TLC 低于正常值的定义为称为限制性肺病。在大多数肺实质浸润过程中，伴随有 FRC、RV 以及 VC 的平行性减少。FRC 的降低反映了肺和胸壁回缩力之间的平衡发生偏移（第 3 章图 3-7），当肺组织反弹力增加，延迟了气道陷闭，则 RV 会降低。然而，部分通过影像学或活检明确有肺间质病的患者其肺容积可维持在正常范围。只有在极度肥胖时能引起真正的限制性通气障碍，但它对肺容积的影响模式不同于肺实质性疾病。由于腹部臃肿和胸壁肥厚使胸廓的外向回缩力降低，使得肺实质的内向回缩力增加从而减少了功能残气量。因此肥胖主要影响的是平静呼气末容积，即功能残气量。然而残气量决定于气道关闭，因此较少受到影响。只有极度肥胖（体重指数 BMI ＞ 40），否则使用最大吸气力所获得的 TLC 仅仅轻度受损。因此，甚至在中度肥胖者的典型肺功能图中，平静呼气末容积（功能残气量）接近残气量（即补呼气量显著降低），但深吸气量相对较大，TLC 和 VC 接近正常。

阻塞性疾病

由于气道炎症和组织弹性丧失对管腔内径的联合作用，气流阻塞过程会导致气道在肺容积较大时关闭，从而限制呼气。由于气道闭陷会导致潴留在气道中的气体容积增加，这些改变会导致 RV 进行性增多（图 9-6）。由于肺气肿时肺回缩力下降并且需要增加管腔内径以减小气流阻力，因此受累者的功能残气量会增加。TLC 正常或增高，这进一步反映

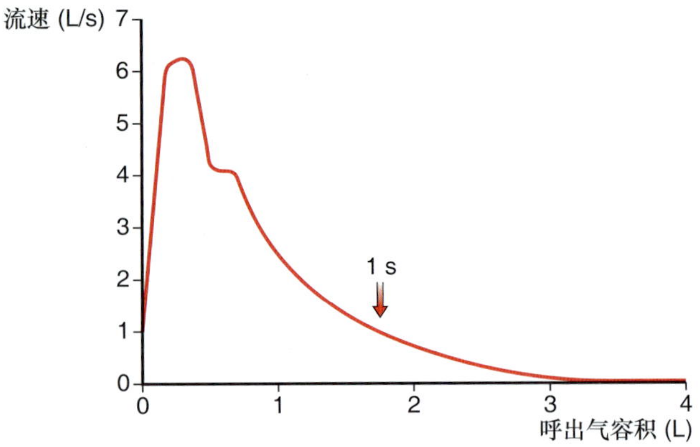

图 9-6 残气量增加与严重的气道阻塞有关。延长的呼气气流可能会持续到下一次吸气，而且肺泡气体也会被潴留在狭窄和关闭的气道后。潮式呼吸时功能残气量也增加，肺总量可能也较高（改编自 Culver BH：Pulmonary function testing. In Kelly WN，editor：Textbook of internal medicine，Philadelphia，1988，JB Lippincott.）

了肺回缩力的丢失。由于 RV 增加量较 TLC 更加明显，在严重气道阻塞时 VC 会降低。

混合性（阻塞性和限制性）疾病

得到肺容积测量结果有助于进一步研究 FEV_1/FVC 和 FVC 皆降低的患者的潜在问题。若 TLC 小于 LLN，患者除阻塞性病变外，还存在限制性疾病，或者称之为混合性通气功能障碍。在这些病例中，FEV_1 的降低反映了两种异常同时存在，而不是完全归因于阻塞性障碍。例如一个 FEV_1/FVC 为 0.65、TLC 占预测值的 60%、FEV_1 占预测值的 45% 的患者当然有"重度通气障碍"，但很可能未患有重度气流阻塞。最近认为若能算出 FEV_1 占其预测值的百分比与 TLC 占其预测值的百分比这两者的商，将能更好地对阻塞性成分的严重程度进行评估。分开对各种组分进行定量分析通常较为困难，然而，因为影响患者的是整体严重性，因此，临床分析综合损伤的整体严重性可能更加重要。

非特异性模式

部分患者 FVC 和 FEV_1 都减小，FEV_1/FVC 正常，他们在测肺容量时 TLC 处于正常范围。因此，他们既不符合阻塞性通气功能障碍的定义，也不符合限制性通气功能障碍的定义，但 FEV_1 的降低提示某种程度的损伤。RV 相关的增加可能反映了不明原因的气道过早陷闭。在肥胖患者中可能会见到这种非特异性模式。数年的反复研究显示大部分这类患者一直维持相同的模式，很少发现其演化成阻塞性或限制性模式。FEV_1 的下降可归为一种原因不明的轻度通气功能障碍。

弥散功能

原理与技术

弥散功能（DL）也称为转移因素，是指气体从肺泡进入肺泡毛细血管血液的能力。这一过程是被动弥散，受以下因素影响：驱动气体运动的压力差、交换面积和决定气体通过膜并与血液发生化学组合的气体运动抵抗特性。单位用每分钟每毫升每毫米汞柱驱动压（ml/min/mmHg）表示。（SI，1 mol/min/kPa = 2.896 ml/min/mmHg）。由于 CO 和血红蛋白具有极强的亲和力，使得其对弥散的回压可以忽略不计，因此用 CO 进行临床测试弥散能力（DLCO）。

在广泛使用的一口气呼吸法中，受试者呼气到 VC，然后吸入 VC 容积的测试气体，测试气体包括低水平的 CO（0.3%）和不结合血液的惰性气体（比如：10% 氦）。充分吸气后屏气 8 ～ 10 s，受试者快速呼气。去除呼气的起始部分（包括解剖学死腔），通过快速感应器收集或测量随后的肺泡内气体。因此通过肺泡样本中氦浓度下降值便可计算 TLC 中肺泡体积（其中分布有 CO）。也可在 CO 被静态 RV 稀释后测定初始 CO 浓度。在呼出肺泡样本中测定的 CO 的最终浓度用于计算转移出肺泡的 CO 容量，也可以计算屏气时平均 CO 驱动压力（计算时假定呈指数级下降）。有效的潴留时间为屏气时间加上一部分吸气时间和样本收集时间。

测定弥散能力面临的一个重要问题是，在处理小的校正因子（例如气体条件、仪器死腔、定时测量等等）中存在很多变异性，这些变化集中在一起导致不同实验室间的测量结果相差很大。常规做法是两次测量后结果取平均值。虽然一个实验室内的可重复性较佳（±2.5 ml/min/mmHg），但不同实验室之间数据比较的准确性或与参考数据比较的准确性都缺乏一致性，这表现在各实验室已发表的预测值之间可相差 20% 或更多。因此，每个实验室非常有必要选择适合其自身的仪器和技术的细微差别的预测公式。

扩散异常的解释

虽然弥散经常被认为与肺泡膜厚度有关，但明显的作用因子经常是毛细血管血容积，因为其影响了用于交换的表面积和可以接受 CO 的血及血红蛋白的体积。理论或者实证的校正因子能补偿血红蛋白浓度［Hb］的影响。血流的速度被认为是不重要的，因为甚至静止的血流（或肺出血患者的血凝块）

都能结合 CO，因此血流速度在 CO 摄取时并不重要，但在高流速的情况下（例如运动或充血性左-右分流）额外的毛细血管聚集将增加弥散能力。

许多实验室也用弥散量与肺泡容积的比例（DL/VA）来反映弥散能力。这也称为转移系数（KCO）。这也意味着继发于机械异常的肺容积下降伴随相应的弥散能力丢失。然而，在自主吸气受限时及肺切除手术后则并非如此，前者毛细血管保持灌注而 DL/VA 升高；后者毛细血管会聚集到残余的肺组织中造成 DL/VA 再次升高。在实质炎症疾病中由于有用的毛细血管减少，弥散能力通常会降低。在结节病和间质纤维化中，最常见的模式是肺容量也丢失，弥散能力 DL 下降，DL/VA 也轻度降低或“正常”。在肺气肿和肺血管疾病（例如血管炎、复发性栓塞和肺动脉高压）中，随着毛细血管表面积和血容量下降，DL 和 DL/VA 会同时降低。临床解释弥散功能异常时应主要是基于 DL 而非 DL/VA，还应考虑到［Hb］有关的小的校正因素以及高海拔时较低的氧气水平。

气体分布测试

肺功能以及气流速度异常反映了气道普遍狭窄，但是大部分肺病以不同的方式影响气道，从而导致气体分布异常，这可更加敏感地提示早期气道疾病。

闭合容积

随着肺容积的减少，肺实质内较小气道的管径会逐渐减小直到在低肺容积时完全关闭，此时经由这些气道的进出肺泡的通气过程也会停止。因为肺周的胸膜压有个垂直梯度，所以肺组织在低垂区域比在胸腔内高水平位较少扩张。在呼气末，低垂部位的气道关闭（即这些区域达到 RV），然而空气不停地从肺上部流出直到它们也闭合且达到总 RV。从气道开始闭合时继续呼出的气体量能通过生理测试测出，称之为闭合容积。闭合容积通常表达为 VC 的百分比。也就是说，20% 闭合容积意味着缓慢呼气时在达到 RV 之前保持 20%VC 时可测到气道关闭（图 9-7）。

另外一种做法是，当检测出 RV 后与闭合容积相加之和称为闭合容量，闭合容量的大小可用其占 TLC 的百分比值来表示。

这些参数可用于发现 COPD 自然病程中的早期气道异常。吸烟者中有很大一部分都能够检测到这

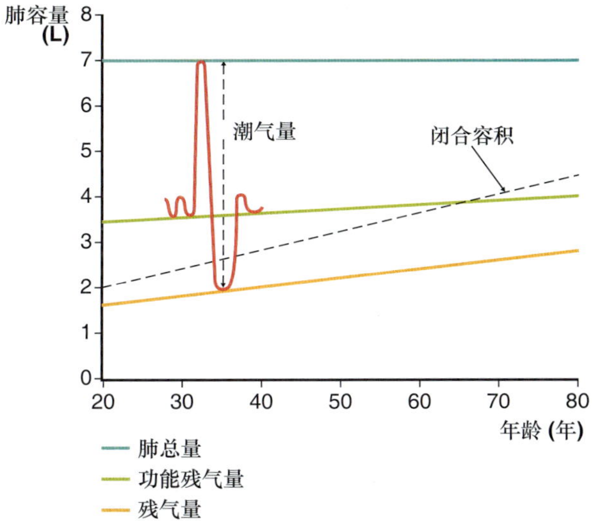

图 9-7　年龄对正常肺量图的影响。残气量随着肺活量的少量减少而进行性增加。在老年时，功能残气量（FRC）会轻度增加，但低垂气道停止通气时的闭合容积增速更快，超过了正常 FRC（改编自 Culver BH，Butler J：Alterations in pulmonary function. In Andres R，Bierman E，Hazzard W，editors：Principles of geriatric medicine，New York，1985，McGraw-Hill.）

种异常，但是这类人群中很多并不会继续出现进展性气道受限，因此这些参数在判断预后时价值有限。对个体患者而言，潮式呼吸时闭合容积在它与肺容积的关系中非常有意义。当气道在小于 FRC（功能残气量）的容积时关闭，肺内的气道在潮式呼吸整个过程中是开放的，但是当气道在大于 FRC 的容积时关闭，受累肺泡通气量将降低。因为肺低垂部位的灌注良好，气道过早关闭可引起该区域通气-灌注降低，出现低氧血症。而当老年或出现 COPD 时，以及左心衰引起气管旁水肿时，闭合容积会增加，从而也会出现以上异常。卧位或者肥胖导致 FRC 减少时也能观察到同样的结果。

动脉血气分析

怀疑有重大肺疾病的患者在进行完整的肺功能评估时通常包括测定动脉血中的 pH、PCO_2 和 PO_2。pH 和 PCO_2 能够直接测量，而伴随的碳酸氢盐浓度可通过 Henderson-Hasselbalch 公式计算得到（该血液气体成分的“计算所得”值应同样给予重视，它是通过测定 pH 与 PCO_2 计算得出，其准确程度几乎与后两者相当）。

动脉中 PCO_2 增加意味着相对于 CO_2 的产生，肺泡通气水平较低。这可能是由于总通气水平低，或者由于过多浪费的通气减少了有效的肺泡通气，

或者由于 CO_2 生成增加却没有伴随通气增加。通气与代谢需求相匹配是机械能力和通气驱动的共同作用。大部分有 CO_2 潴留的患者有重度机械功能受损，如果同时驱动力也相对较低，则患者更可能会发生 CO_2 潴留。除非主要病因是缺乏驱动力，否则 FEV_1 大于 1 L 的患者几乎不会出现二氧化碳潴留。尽管哮喘急性发作时存在气流阻塞，但多种刺激倾向于增加驱动和通气。但是，当阻塞变得非常严重，同时成人 FEV_1 约为 1 L 或更少时，有可能出现急性高碳酸血症。可能是机械刺激使呼吸中枢兴奋，大部分肺实质限制性疾病患者倾向于伴有轻度的过度通气，直到功能异常非常严重才会出现高碳酸血症。

正常二氧化碳分压会终身维持在一个狭小的范围，大约为 40 mmHg，但正常氧分压随着年龄增加而进行性减少。但受试者处于仰卧位时测量氧分压则下降更加明显。两种情况反映出闭合容积随着年龄而进行性增加（图 9-7）。PO_2 异常减少是由过低通气所致，可通过 PCO_2 增加反映出来（但不是由其所致），或者是肺组织中血液流至通气差的区域（低通气-血流比例 $\dot{V}/\dot{Q}$）和右向左分流所产生的组合效应所致。除非弥散功能严重异常，否则几乎不会引起静息状态下患者的 PO_2 降低。弥散异常患者中经常见到的低 PO_2 反映了其疾病导致通气和灌注均出现了异常。弥散功能受损对运动中出现的 PO_2 降低可能有一小部分作用，但主要是由通气-灌注异常所致。

特殊检测

上呼吸道阻塞

相比更为常见的 COPD 外周气道阻塞，中央气道阻塞（如气道肿瘤或狭窄）对呼气流速-容积的影响更大。COPD 在呼气终末效应明显，表现为流速减慢，因此峰流速能相对维持正常，但剩下的流速-容积曲线变得进行性凸向水平轴（图 9-8）。中央气道的阻塞在早期即发挥其主要作用，导致削平的、平顶的流速-容积曲线（图 9-9），反映了对抗恒定阻力的稳定做功情况。在呼气后期，肺容积和气道管径降低将主要的阻力地点移至更加外周的部分，因此流速-容积曲线的后半部分是正常的。

当中央气道阻塞发生在胸腔外气道并有一定的弹性（例如声带麻痹）时，它对吸气流速的影响远远大于呼气流速。在吸气时胸腔产生的负压使气道变得狭窄，从而加重了气道阻塞，然而，呼气时在阻塞部位后面的气道正压倾向于扩张气道，从而

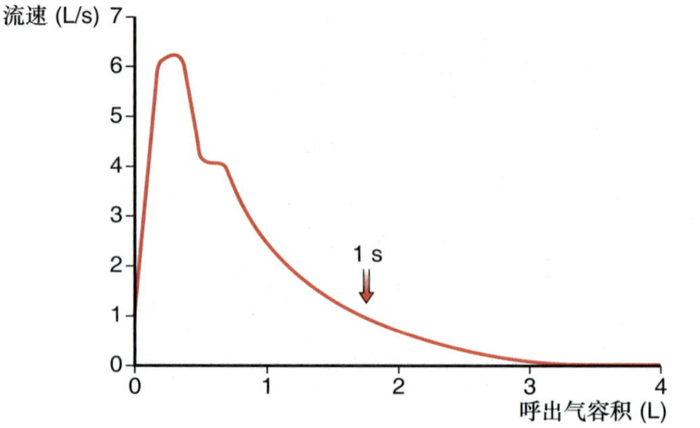

图 9-8 慢性气流阻塞的呼气流速-容积曲线。在中-低肺容积时气流速度显著降低，曲线凸向水平轴。此例中，在 1 s 内呼出的潮气量少于 50%（改编自 Culver BH：Pulmonary function testing. In Kelly WN，editor：Textbook of internal medicine，Philadelphia，1988，JB Lippincott.）

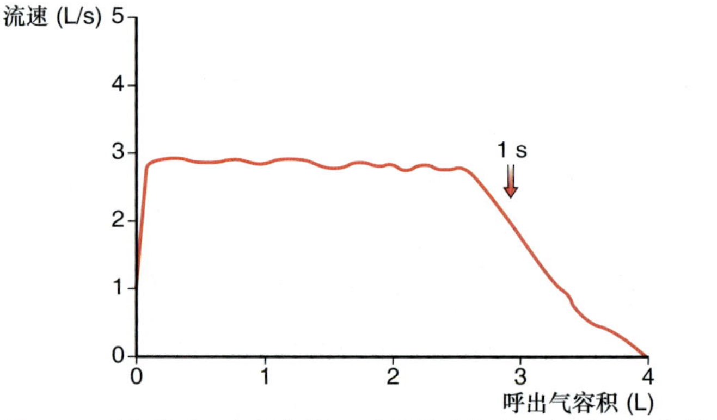

图 9-9 呼气流速-容积曲线显示了典型的中央气道阻塞的模式。峰流速被显著地削减了，但低肺容积时的流速未受影响。虽然对流速-容积曲线产生了显著的影响，但对 FEV_1/FVC 的影响轻微（此图中为 0.71）（改编自 Culver BH：Pulmonary function testing. In Kelly WN，editor：Textbook of internal medicine，Philadelphia，1988，JB Lippincott.）

减轻了异常。这些损伤可通过分别记录吸气相和呼气相的流速-容积曲线上的最大做功以形成一个流速-容积“环”来进行评估。正常吸气流速模式是半圆形的，在容积的一半时达到吸气峰值流速，并且该吸气峰值流速大于容积一半时的呼气流速（图 9-10）。

支气管激发试验

疑诊有气道高反应性的患者当无症状时肺功能检查经常正常。但诊断不明确时，可进行激发试验以尝试解释症状或预测未来的风险。常用的哮喘临床激发方法是运动性过度通气或吸入冷空气使气道黏膜变冷和变干。运动激发试验能运用自由跑步、跑步机跑步或踏车，这三种激发方式出现异常结果的可能性递增。为提供足够的通气刺激，运动水平在

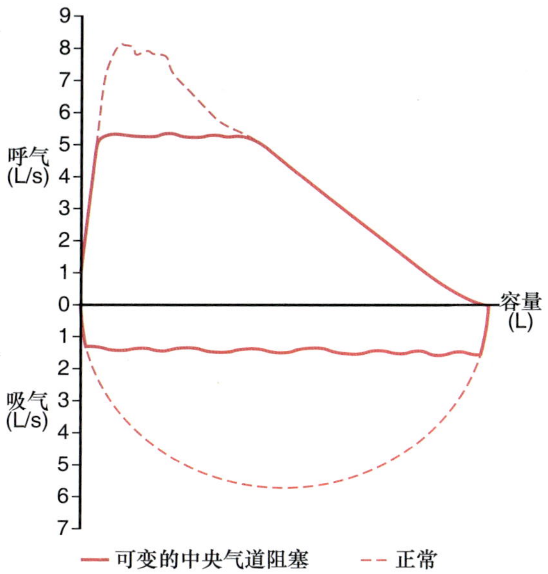

图 9-10　流速-容积环同时显示了用力呼气和吸气气流。呼气峰流速某种程度上被削平，与轻度中央气道阻塞呼气时的特点吻合；吸气流量与正常曲线相比明显减少，这种情况是典型的有弹性的胸腔外阻塞（例如继发于声带麻痹）的图型（改编自 Culver BH：Pulmonary function testing. In Kelly WN，editor：Textbook of internal medicine，Philadelphia，1988，JB Lippincott.）

2 ～ 3 min 内应达到最大能力的 70% ～ 90%，通过心率进行评估，并另外维持 4 ～ 6 min。在运动前后分别进行一次肺功能检查。在运动之后的 5 ～ 10 min 可以检测到流速发生了显著降低。若 FEV_1 降低 10%，则认为结果有显著意义，因为正常人运动后不久通常 FEV_1 会出现小幅增长。在冷空气作为刺激的激发试验中，将空气干燥并冷却至 4℃，并在等 CO_2 过度通气（isocapneic hyperventilation）之前和之后进行肺功能检测。冷空气激发较少作为激发试验。

对乙酰甲胆碱的反应是气道反应性的一个非特异性指标。患者最开始单次吸入非常低浓度的乙酰甲胆碱，然后逐步增加其浓度，直到达到预设的最大剂量，或者观察到 FEV_1 降低了 20% 便停止检测。正常人在最大剂量时也不会出现反应，然而哮喘患者经常会对极低剂量到中度剂量产生反应。一个疑诊为哮喘、最近有症状的患者如果对最大剂量没有反应，则哮喘诊断的可能性非常小。但是阳性反应的特异性相对较差，有哮喘家族史或枯草热的患者可能有中度反应，COPD、囊性纤维化患者和一些病毒呼吸道感染的正常人在康复期时也可能有中度反应。

乙酰甲胆碱是通过直接刺激平滑肌收缩发挥作用，相比之下，间接刺激（包括运动或者最近进行的甘露醇激发试验）是通过改变黏膜渗透压而释放内源性介质发挥作用。这些刺激对哮喘更加特异，对气道炎症的变化反应性更高，但它们不如乙酰甲胆碱刺激敏感。

在有选择的情况下，可用疑似特异性过敏原或职业暴露来进行激发试验。需要非常仔细地准备剂量，以避免引起过度和危险的反应。可设计试验条件来模拟患者的临床或职业暴露的场景。试验可能需要持续数小时来确定是否为迟发性反应。

推荐读物

美国胸科协会-欧洲呼吸学会专责小组肺功能测试指南

Brusasco V, Crapo R, Viegi G, series editors: ATS/ERS task force: standardisation of lung function testing, *Eur Respir J* 26, 2005.

MacIntyre N, Crapo RO, Viegi G, et al: Standardisation of the single-breath determination of carbon monoxide uptake in the lung, *Eur Respir J* 26:720–735, 2005.

Miller MR, Crapo R, Hankinson J, et al: General considerations for lung function testing, *Eur Respir J* 26:153–161, 2005.

Miller MR, Hankinson J, Brusasco F, et al: Standardisation of spirometry, *Eur Respir J* 26:319–338, 2005.

Pellegrino R, Viegi G, Brusasco F, et al: Interpretative strategies for lung function tests, *Eur Respir J* 26:948–968, 2005.

Wanger J, Clausen JL, Coates A, et al: Standardisation of the measurement of lung volumes, *Eur Respir J* 26:511–522, 2005.

一般读物

American Thoracic Society: Guidelines for methacholine and exercise challenge testing—1999, *Am J Resp Crit Care Med* 161:309–329, 2001.

Anderson SD: Indirect challenge tests: airway hyperresponsiveness in asthma: its measurement and clinical significance, *Chest* 138:25S–30S, 2010.

Crapo RO, Jensen RL, Wanger JS: Single-breath carbon monoxide diffusing capacity, *Clin Chest Med* 22:637–649, 2001.

Ferguson GT, Enright PL, Buist AS, Higgins MW: Office spirometry for lung health assessment in adults, *Chest* 117:1146–1161, 2000.

Gardner ZS, Ruppel GL, Kaminsky DA: Grading the severity of obstruction in mixed obstructive-restrictive lung disease, *Chest* 140:598–603, 2011.

Hankinson JL, Odencratz JR, Fedan KB: Spirometric reference values from a sample of the general US population, *Am J Resp Crit Care Med* 159:179–187, 1999.

Hayes D Jr, Kraman SS: The physiologic basis of spirometry, *Respir Care* 54:1717–1726, 2009.

Hughes JMB, Pride NB: *Lung function tests: physiologic principles and clinical applications*, London, 1999, WB Saunders.

Iyer VN, Schroeder DR, Parker KO, et al: The "non-specific" pulmonary function test: longitudinal follow up and outcomes, *Chest* 2010.

Jones RL, Nzekwu MM: The effects of body mass index on lung volumes, *Chest* 130:827–833, 2006.

Stanojevic S, Wade A, Stocks J, et al: Reference ranges for spirometry across all ages, *Am J Respir Crit Care Med* 177:253–260, 2008.

Vandevoorde J, Verbanck S, Schuermans D, et al: Forced vital capacity and forced expiratory volume in six seconds as predictors of reduced total lung capacity, *Eur Respir J* 31:391–395, 2008.

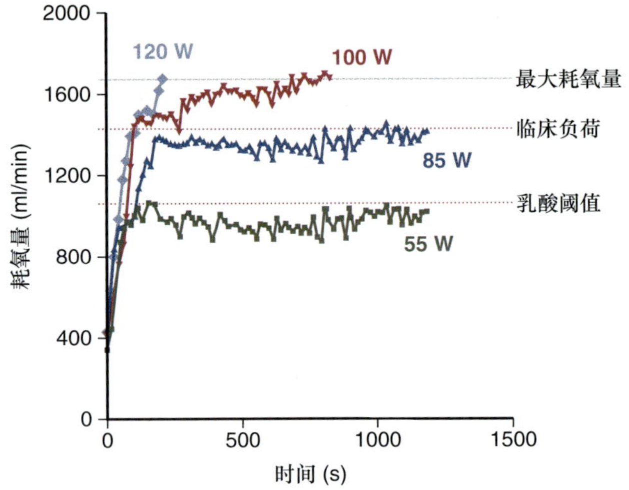

图 10-2 一名健康者用踏车测力计以四种不同的稳定做功率进行运动试验时的氧气摄取反应。从中度运动到剧烈运动：绿色，55 W，对应的工作率中度大于乳酸阈值（LT），大约是最大耗氧量的 58%，说明从中度到剧烈运动的转变；深蓝色，85 W，提示临界负荷（大约是最大耗氧量的 88%），对应可耐受运动的最高水平；红色，100 W，提示位于临界负荷以上的不可耐受的运动；浅蓝色，120 W，次最大量不可耐受的运动强度。值得注意的是，后两种运动强度 100 W 和 120 W 产生的氧耗完全相同，且根据定义等于最大摄氧量

需要最大 O_2 输送或最大氧化能力的水平时，即出现*峰值运动*（峰值耗氧量）。在这些条件下，不能达到耗氧量的平台（最大耗氧量），合适的命名与其说是最大耗氧量，不如说是峰值耗氧量。受症状限制的运动试验在临床上较为常见，且这个方法的检查结果可以获得充分解释。

因为肌球蛋白 ATP 酶分解代谢能力远远超过呼吸系统通过有氧代谢输送能量的能力，因此运动耐受性（最大 $\dot{V}O_2$）是由氧气运输-氧气利用系统的能力所决定的，而不是由肌肉收缩结构所决定（图 10-1）。

骨骼肌两个生理特性——肌力和肌疲劳，可调节患者日常生活以及临床运动试验的功能表现。肌力是指一块肌肉产生的力量。它由募集的运动单位的数量和类型所决定。肌疲劳是指由长时间运动所致且经过休息可恢复的肌肉收缩功能（力量、速度、做功率或者做功量）丧失。导致肌疲劳的因素是复杂的，主要包括机械收缩、肌肉呼吸能力和肌肉氧化还原状态。

健康者和患者的运动反应

如同正常人，当肺部疾病患者进行较大强度的运动时，其 O_2 消耗、CO_2 产生、通气和心输出量都会增加，以满足其增加的肌肉生物能需求，但患者次极量运动反应异常，所能达到的峰值水平较低，并且会随着疾病的不断加重而不断下降。

健康人肺对运动的反应

运动时为了满足细胞内 O_2 需求增强时的 O_2 运输，通气和心输出量显著增加。因为与肺血流相比，通气会增加到一个相对较高的程度，因此总肺泡通气量与血流的比例（总 $\dot{V}A/\dot{Q}$）会出现相当明显的升高。在中等强度的运动水平，$\dot{V}A/\dot{Q}$ 分布没有改变，但是由于总 $\dot{V}A/\dot{Q}$ 比例上升，作为周围通气和灌注分布的平均值的 $\dot{V}A/\dot{Q}$ 比率也显著增加。结果，在这些运动水平，作为 O_2 和 CO_2 交换器的肺组织效率提高了。因为耗氧量的相对增加大大超过心输出量的增加，运动中混合静脉血中氧分压急剧下降，且混合性静脉血中的 PCO_2 水平的增加同样明显。只有在进行极高水平的运动时，动脉血 PO_2 水平才会发生改变。动脉血 PCO_2 也保持相对比较稳定，除非血中乳酸水平增高导致酸中毒发生，从而引起更多通气，PCO_2 也相应下降。肺泡-动脉 O_2 梯度即 PO_2（A-a）随着运动水平逐步增加，在普通人中接近极量运动时会达到 20 mmHg 甚至更高，一些优秀运动员能达到 40 mmHg 或者更多。PO_2（A-a）这样增加显示在剧烈运动中肺内气体交换的效率降低，这种现象在其他动物物种中更明显。目前已经表明运动时 PO_2（A-a）增加的部分原因是通气-灌注失调，但主要原因是肺泡-毛细血管末端氧扩散受限。实验研究表明亚临床肺水肿的出现可能是优秀运动员在重体力运动时肺气体交换受到破坏的原因。

肺疾病时肺对运动的反应

在 COPD 患者中，静息状态下的分钟通气量（$\dot{V}E$）高于正常范围，但运动时，$\dot{V}E$ 与做功率之间的斜率是正常的。对于运动中一个给定水平的 $\dot{V}E$，与健康人相比，患者潮气量（VT）更低且呼吸频率（f）更快。此外，与健康者相比，COPD 患者每次通气呼吸的氧耗要更高。受损的呼吸力学需要做更多的功来转移给定体积的气体。这些患者中峰值运动的 VT 与潮气量强烈相关，他们采用两种机制来增加 $\dot{V}E$：第一，呼气末肺容积（EELV）增加，从而允许出现更高水平的最大呼气流速。正常人中不会发生这种动态的过度充气，正常人运动中显示 EELV 出现下降（图 10-3）。第二，吸气流速增加，因此吸

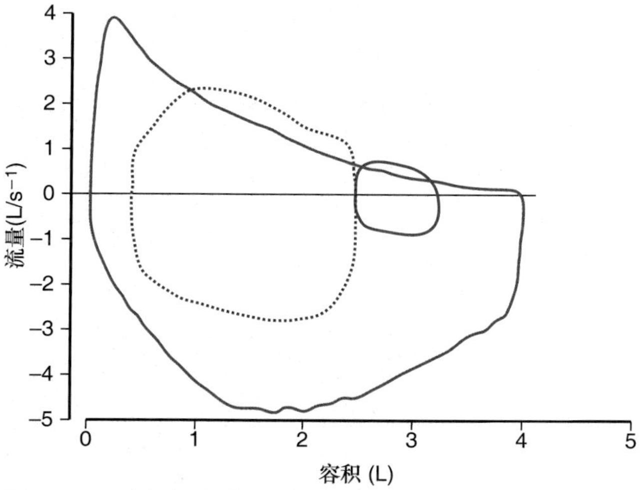

图 10-3　一个慢性阻塞性肺病患者的静息最大流量-容积曲线，用蓝色实线表示。最小的绿色实线环对应着静息状态下的潮气量，红色虚线描绘的是在最大量运动时的潮气量。在运动中，吸气末和呼气末肺容积增加（动态过度充气），且呼气流速限制可见于大部分呼气过程（改编自 *Roca J*，*Rabinovich R*：*Clinical exercise testing. In Gosselink R*，*Stam H*，*editors*：*Lung function testing*，Eur Resp Mon *31*：*146-165*，*2005.*）

气时间下降，更多的时间用于呼气。

这些患者受损的呼吸力学（例如动态的过度充气）似乎在运动耐量受限方面起主要作用。COPD 患者运动时，通气需求和呼吸功的高花费之间会形成一个平衡。最常见的结局是动脉 PCO_2 小幅度上升，PaO_2 发生类似的下降。然而，如果肺 CO 转移能力（DLCO）没有被严重破坏（< 50% 的预计值），PaO_2 在运动中不会降低，某些患者中甚至可能会增加。对 COPD 患者使用"多种惰性气体清除技术"进行研究，结果显示通气-灌注不匹配与静息时相比未发生改变，没有出现分流，灌注限制也没有发生，甚至当 COPD 为重度时也是如此。在较轻度的疾病中，有证据表明运动中 $\dot{V}A/\dot{Q}$ 会发生小幅改善，这是导致动脉 PO_2 出现改善的部分原因。然而一个较为常见的发现是，当鼓励 COPD 患者尽全力进行运动，在患者刚停止锻炼时会突发低氧血症和高碳酸血症。

在各种慢性呼吸疾病例如间质性肺病（ILD）以及肺血管疾病（PVD）中，通常能观察到休息时的分钟通气量（$\dot{V}E$）高于正常范围，分钟通气量（$\dot{V}E$）与做功率之间的斜率正常，但不能观察到 COPD 患者中的动态过度充气。这些患者中，运动时呼气末肺容积没有明显地改变。ILD 患者每单位通气的氧耗量之所以增加是因为弹性回缩力的升高要求吸气肌做更多的功。ILD 患者峰值运动潮气量与肺活量之间存在强线性关系，提示峰值潮气量间的差别主要是异常的呼吸力学所致。在运动时，即使是中等强度，ILD 病人也会通常显示出典型和明显的血气变化。虽然动脉 PCO_2 通常不受影响，但几乎所有的患者 PO_2 均会下降，甚至会重度下降，混合静脉 PO_2 也下降。正是这种严重的动脉低氧血症（而不是呼吸力学）主要限制了 ILD 患者的运动耐力。通气-灌注不匹配和分流的恶化在这些患者的运动诱发性低氧血症中不发挥作用。因此，运动中血气变化主要是以下这些因素的结果：①相对于 VO_2 和 VCO_2 的升高，肺泡通气增加不足；②混合性静脉血 PO_2 下降导致动脉 PO_2 下降并引起继发性效应。同时，大部分 ILD 患者运动中可见 O_2 弥散限制，进一步加重了低氧血症。虽然这些病人心输出量在峰值运动中相对低（低于 10 L/min），但 O_2 弥散受限很可能与以下因素的综合有关：①混合静脉血 PO_2 异常低；②毛细血管转运时间短；③由于大量胶原沉积，间质对 O_2 从肺泡弥散到毛细血管的阻力增加。

由于 $\dot{V}A/\dot{Q}$ 没有全面的变化，也没有出现弥散限制，在 ILD 患者中运动诱导的低氧血症很大程度上是由于静脉血 PO_2 降低。

健康者与患者在运动时的血流动力学反应

在健康人中，运动时心输出量（$\dot{Q}T$）与氧摄入呈线性增加关系。同样，每搏输出量和心率也随着摄氧量（$\dot{V}O_2$）增加而增加。对于受过良好训练的人，其峰值运动时心输出量（$\dot{Q}T$）可以增加 5 倍（大约 25 L/min）。虽然在运动时肺循环收缩压增加，但肺血管床未灌注的区域血管的募集仍然导致肺血管阻力降低。而在体循环中，收缩压增加但舒张压不增加。然而值得注意的是，峰值运动时优秀运动员会显示出强烈的交感神经引起的血管收缩，导致心输出量大规模地重新分布，从而在保证血流和 O_2 输送到重要器官（例如大脑）的时候，也保证激活的骨骼肌优先得到灌注（由于运动诱导的局部血管效应）。在 COPD 患者进行高强度运动时，为保证四头肌的血流，肋间肌灌注受限，伴随心输出量达到一个平台，说明心血管系统不能同时满足运动和呼吸肌的能量需求。在受累患者中，动态过度充气导致胸腹腔压力增加，这一点加上腹部呼气肌的活动似乎阻碍了高强度运动中心输出量的充分增加。

在慢性呼吸系统疾病中，在明显的心衰发生之前肺血管已明显异常。经常在运动时出现明显的肺动脉高压，甚至休息时也能出现。慢性肺病患者心输出量每增加一单位时，所产生的肺动脉压增加量有时是正常人的 3 倍。

通常情况下，由于肺中血管的募集和扩张，正常人在运动时肺血管阻力会下降。与之相比，相同情况下，COPD 患者血管阻力会维持恒定或甚至增加。在这些疾病中，血管被破坏和阻塞，加上一些血管扭曲和低氧血症所致血管收缩都是生理异常的潜在原因。结果随着疾病进展，会出现右心肥厚，最终导致心衰，出现临床表现显著的肺心病。虽然血管阻力增加为原来的 2 ～ 3 倍，肺动脉压升高，但令人吃惊的是，由于充盈压的作用，心脏泵血基本正常，甚至在晚期肺病中也是如此。

峰值运动中，全身 O_2 输送很明显低于正常预计水平。虽然受损的肺功能是明显的原因，但全身 O_2 输送下降并非总是通过 SaO_2 下降造成的。虽然通气-灌注失平衡，有效肺泡通气降低，但低氧血症并非总会引起动脉 O_2 含量明显下降。人们已经认识到峰值运动中心输出量常较正常水平低很多。然而，COPD 患者同健康人一样，心输出量与氧摄取量呈线性增加的关系，由于在增量运动中做功率也会不断增加，因此在一个给定的次最大量 O_2 摄取时的心输出量与预测的正常值是接近的。然而，重要的是，与正常人相比，COPD 患者运动中心输出量增加通常是通过较高的心率和较低的每搏输出量取得的。

因为 COPD 患者和正常人一样，总通气量、心输出量以及运动强度紧密关联，不能增加通气看来是 O_2 运输过程的主要决定因素：通气的低峰值意味着心输出量及全身 O_2 输送的低峰值。然而，运动中通气与心输出相关联的机制仍然没有得到很好的阐述。可能是在运动中胸膜压大幅度的波动在限制左室功能中起到关键作用，因此限制了 COPD 患者心输出量峰值和运动耐受性。另外一个已获认可的观点是，运动时腹部呼气肌在限制心输出量增加时起作用。运动过程中全身氧摄入量和心输出量偶联的现象提示在动脉血和混合静脉血的 O_2 分压和 O_2 摄取分数为正常或接近正常。ILD 患者对运动产生的心脏反应与 COPD 患者的特征类似，而 PVD 患者心脏对运动的反应则不同。当然，在峰值运动中，心输出量较低。然而更重要的是，$\dot{V}O_2$ 与心输出量关系的斜率也不同。这种现象提示对于任何程度的运动（即 $\dot{V}O_2$）而言，PVD 患者的心输出量增加值不会像对照组或 COPD/ILD 组患者一样多。这种异常行为可能与右心后负荷增加有关。正如预期的那样，静息时 PVD 患者存在肺动脉高压以及肺血管阻力增加。与 COPD 以及 ILD 患者相比，PVD 患者表现出更严重的血流动力学障碍。运动时肺动脉压增加与心输出量增加成正比并达到极端高值。这种结果提示肺血管储备不足。事实上，静息时观察到的病理性肺血管阻力升高在运动过程中不发生实质性的变化。

健康者和患者肌肉的氧气利用率

据报道，训练有素的男性氧供量依赖于最大氧摄取量，说明线粒体能力没有构成极量运动表现的限速因素。相反，来自那些健康的有久坐习惯的人的数据强烈提示，在久坐习惯的人中肌肉线粒体的功能是其最大氧摄取量的限速环节。最近的一项研究设计在运动过程中给予不同的 FiO_2，然后直接测定细胞 PO_2 饱和度，结果进一步提示久坐的人 O_2 供应不依赖于最大耗氧量。在高强度体育训练活动中，骨骼肌的可塑性充分解释了运动员和喜欢久坐的人之间的区别。在 COPD 患者中这种情况更复杂。对中到重度气流受限患者的测量显示：与心输出量一样，股骨血流（$\dot{Q}leg$）峰值明显下降。然而，在处于特定亚极量全身氧摄取时，小腿部血流（以及小腿部氧气输送）高于正常值，这表明外周肌肉对氧需求增加。此外这些患者肌肉毛细血管网结构不良似乎提示：即使不出现动脉低氧血症，外周 O_2 弥散低可能也加重运动诱发的低氧血症。乳酸水平增高可致肌肉中 pH 降低，而后者对决定这些患者的运动耐受性有一定的作用。COPD 患者运动时过早的乳酸酸中毒与下肢肌肉中氧化还原酶浓度有关，至少能通过体育锻炼得到部分纠正。

一些研究在 COPD 患者的数个异质群体里对其不同肌群的运动进行了观察，结果一致显示与健康久坐型对照人群相比，在相同的运动水平，COPD 患者细胞内生物能状态（^{31}P- 磁共振光谱学）和 pH 都较低。一些证据表明在 COPD 患者中肌肉去适应在骨骼肌生物能紊乱中起到了根本性作用。最近的证据提示 COPD 患者和其他慢性疾病（例如充血性心衰）都存在内在骨骼肌功能紊乱。异常的氧化还原状态在促进肌肉萎缩时起核心作用，特别是 COPD 患者的易感亚群中。

目前普遍认为 O_2 转运 -O_2 利用系统中各个功能的完整性和前述各生理反应恰当地相互作用，决定了运动耐受性的水平。复杂的整合路径已经在全身水平和细胞水平得到阐明。因为研究显示不仅细胞内 pH 能调节线粒体功能，细胞内 PO_2 也可以，因此 O_2 转运（细胞 PO_2）和 O_2 利用（线粒体能力）不能作为孤立的系统来进行分析。

围绕摄氧量峰值或最大摄氧量事件以及患者摄氧量峰值或最大摄氧量几乎总是降低的生理学基础是很令人感兴趣的话题。这一方面值得注意的是，一个特定患者的摄氧量不只决定于其机体自身的特征，同时也依赖于其他几个调节整体生理反应的因素：例如①环境条件（例如高出海平面的高度，FIo_2）；②运动肌肉的总量（例如踏车、步行或局部的四头肌运动）；③运动方案的类型（例如增量耐力实验、6 分钟步行试验、穿梭试验）。

临床运动方案

CPET 方案的目的是以一种可控的方式对涉及运动反应的器官系统施加压力。因为这个因素，测试通常会调动大肌肉群，通常是远端肌肉。一个重要的要求是运动刺激必须可以用术语外功（external work）和功率（power performed）进行定量，临床运动方案分为在实验室进行的测试和简易运动试验。正如前面提及的，第一步是确认希望通过 CPET 回答的临床问题，以便选择合适的方案和相应的测量方法。

实验室的增量运动

以斜坡式递增或做功率每次持续较短时间之后少量递增的方法进行增量运动检测可非常好地研究整体系统反应的合适性。这个方法为患者提供了稳定递增的运动负荷，因此在短时期内可以测完运动强度的整个范围。

经典的 CPET 是建立在快速斜坡递增运动试验上的（在踏车测力器或者机动跑步机上进行），监测每次呼吸时的心肺变量（例如摄氧量、二氧化碳呼出量、通气量以及心率），从而制订反应曲线的图形集群。该反应曲线可优化对关键参数（例如 $\dot{V}O_2$ 峰值和乳酸阈值）以及相关反应特征（例如心率 -$\dot{V}O_2$，氧脉冲 -$\dot{V}O_2$，$\dot{V}E$-$\dot{V}CO_2$）的估计。这种方法提供了一个方便的方法：①在其他变量或工作率方面，确定某个特定的变量大小和反应模式是否正常；②确定受试者相关生理学变量可获得的限值或最大值；③建立运动强度范围，例如中到高强度运动的过渡区域。

对于增量运动试验，推荐电子制动脚踏车使用 60 转 / 分钟作为恒定的蹬踏频率。运动频率或持续增加（斜坡测试）或者通过每分钟相同的增量递增（1 min 增量试验）直到患者因出现症状而活动受限（例如受试者踏车速度不能快于 40 rpm）或不能安全进行测试时停止，用这两种方法可获得相同的结果。为保证能进行大约 10 min 的运动，递增量应该根据患者的临床特征设定，对于一个健康的惯于久坐的受试者，递增率可能为每分钟 10 ～ 20 W，在 COPD 患者中则要低一些。从开始到结束持续不到 20 min 试验所获得数据包括：①静息时测量；② 3 min 无负荷运动；③增量运动（大约 10 min）；④至少 2 min 恢复。标准无创 CPET 要求受试者呼吸室内空气（$FIO_2 = 0.21$），要求将逐次呼吸呼出的 O_2 和 CO_2 浓度（分别是 FEO_2 和 $FECO_2$），工作频率、呼气流速、心率以及全身动脉压作为主要变量。在试验中须连续监测心电图以及跟踪脉搏血氧测量值。在运动试验中和运动停止点上建立患者运动相关感知是非常有用的。这种感知包括劳累、呼吸苦难、胸痛以及骨骼肌肉效应，通过量化实现标准化的评级程序（例如博格视觉模拟评分）。

正确评估肺病患者肺部气体交换需要进行动脉血气分析（图 10-4）。在这种情况下，需要动脉插管（最好是桡动脉或者肱动脉）以得到呼吸气体分压（PaO_2 和 PCO_2），并确定 PO_2（A-a）。血气还提供酸碱状态（pH、$PaCO_2$ 和碱剩余），并在试验中连续监测动脉血压。然而，虽然"动脉化的静脉血"（例如热手背部或血管扩张的耳垂）适合测定 PCO_2 和 pH，但不适合测定 PO_2。此外，根据呼出气氧气和二氧化碳值或者经皮电极和脉搏血氧计估计的各动脉血气参数不能表示运动中的动脉氧分压和二氧化碳分压。需要认识到运动后立即采血气样本不能充分评估在峰值运动时的血气值。然而，虽然脉搏血氧计不能显示动脉 PO_2，但它的确提供了运动时有价值的氧合血红蛋白的饱和度信息。

如果 CPET 中使用的测力器是一个马达驱动的跑步机，那么 Balke 方案因为其简易性而被认为是最合适的方案。方案中跑步机的速度保持恒定（3 ～ 3.5 英里每小时），而斜率进行性增加（每分钟增加 1% ～ 2%）。值得注意的是，由于跑步机需要运动更多的肌肉群，通过它评估的峰值 $\dot{V}O_2$ 通常较踏车测力器所测值高 10% ～ 15%。此外，在评估摄氧量和外部做功率之间关系时，踏车测力器的准确性高于跑步机。

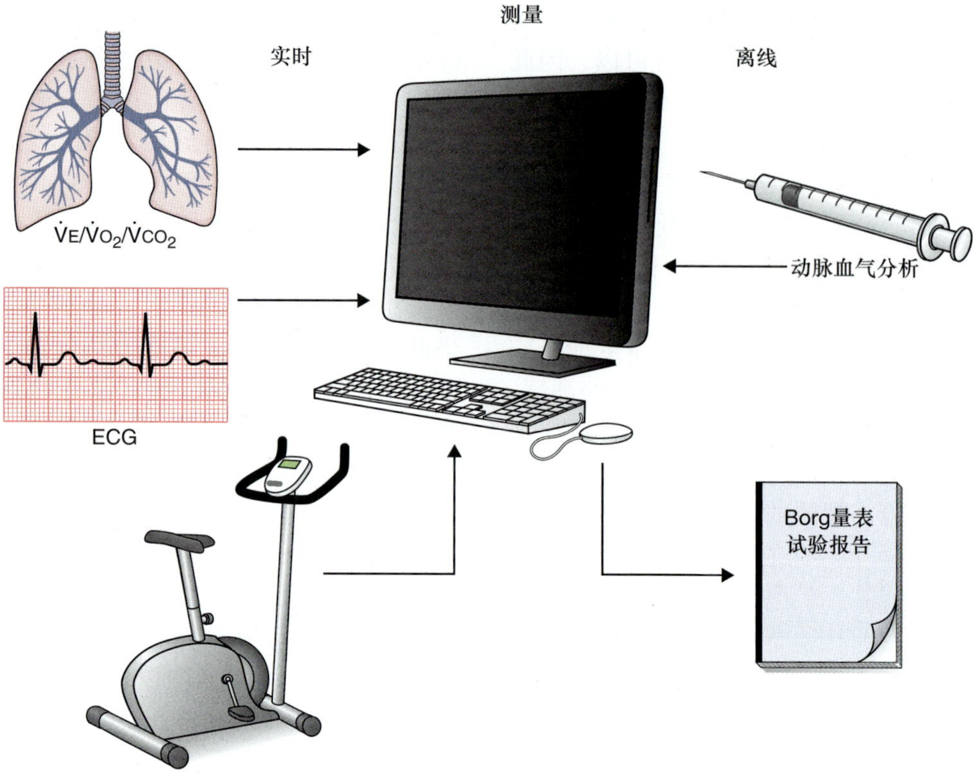

图 10-4 在实验室标准增量心肺运动方案中所做的检测；进一步的解释见正文。ECG，心电图；$\dot{V}CO_2$，CO_2 生成量；Ve，每分通气量；$\dot{V}O_2$，O_2 摄取量

实验室中的恒定功率运动

当功率低于临界功率（通常达到最大值的 60%）时，恒定功率方案可导致稳态反应。相反，高强度（针对个人）的恒定做功率通常会导致大部分相关变量产生不断变化的数值。因此，在一项恒定负荷试验中是否获得稳态 $\dot{V}O_2$ 可用于判定患者可否坚持完成一项特定的任务。

在临床上，高强度恒定功率运动（约占峰值 $\dot{V}O_2$ 的 75%）到疲乏是一项具有高度可重复性的检查，可用于评估干预措施的效果（例如支气管扩张药、血管扩张药和修复剂）。更进一步的是，耐受时间（到疲乏的时间）正确地反映了氧化潜力。另外，使用高强度恒定功率来评估运动诱发性哮喘已是常规临床做法，但它可能会逐渐被甘露醇支气管激发试验所代替。

在恒定功率方案中，动态调节到恒定功率的时间（时间常数）可提供有关肺功能的动态变化、血流动力学和组织 O_2 利用率的信息。然而，到目前为止，有关患病人群的置信限、可重复性和衍生参数预测值等信息几乎为零。总之，踏车递增运动是实验室用于评价有氧代谢能力和分析限制因素的标准运动方案。若需要检测某特定病例的干预措施的效果，使用踏车测力器进行高强度、可耐受的和恒定功率的运动试验是首选方案。值得注意的是，实验室外的简易运动方案不可替代实验室内运动试验；而应该被视为临床运动试验的各种潜在扩展应用中的一个选择。

实验室外简易运动试验

虽然增量踏车运动方案的设计使得 O_2 摄取量和做功率之间的关系易于评估，但限时步行试验在这方面有很大的局限性。限时步行试验中决定能量需求的三个重要因素是步行速度、步行的人体工程学以及体重。因为体重保持不变，所以其他两个因素调节着同一患者在测试中能量供应的变化。$\dot{V}O_2$ 与步行速度的比例支持这一观点，即步行速度和体重是做功率的关键因素。图 10-5 中描述的研究证明了在中到重度 COPD 患者中进行 6 分钟步行试验（6 MWT）时，生理反应与那些以临界功率［为获得临界步行速度（CWS）］步行者的的值相等，大约占受试者最大耗氧量的 90%。这项研究似乎表明中到重度 COPD 患者在测试中设定的步行速度使其达到了临界氧摄取量。在 CWS 中所得 $\dot{V}O_2$ 水平可能是 O_2 运输 -O_2 利用系统中所涉及的各子系统的整体反应情况的指标，而后者最终决定了可承受的最高运动水平。这可能是为什么 6 MWT 对预后评估具有高价

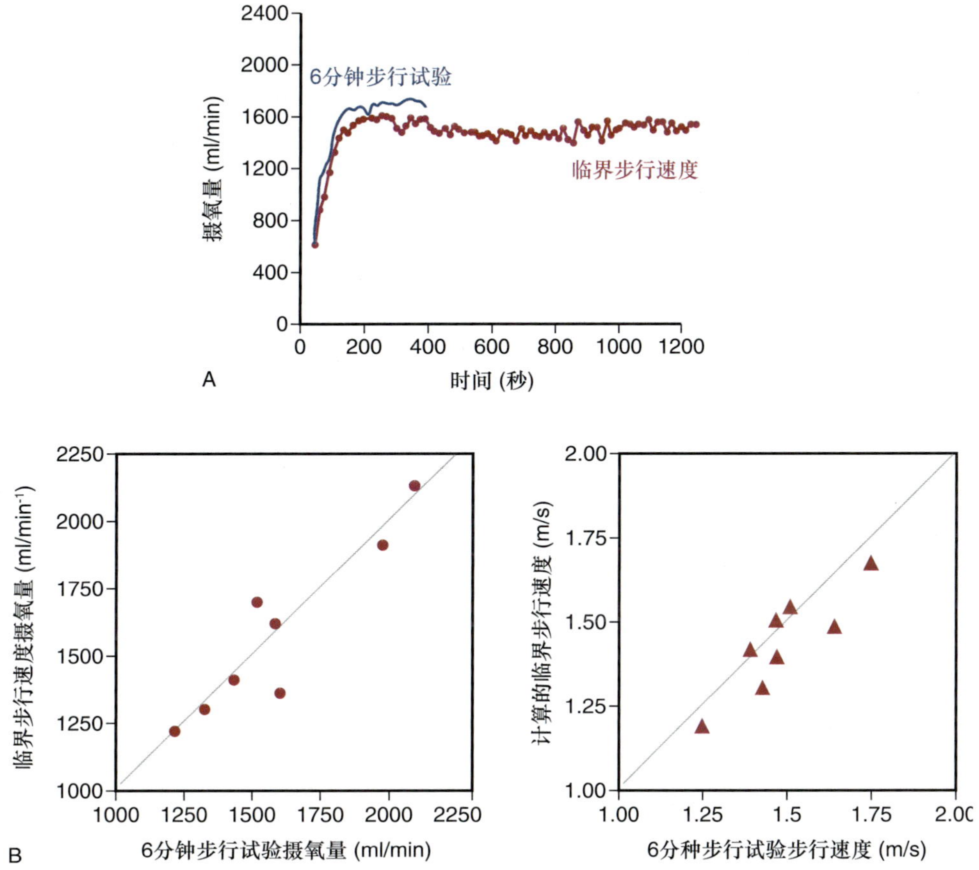

图 10-5　COPD 患者 6 分钟步行试验和临界功率下的摄氧量反应相等。**A**，上面的图提示一名典型患者在 6 分钟步行试验中（蓝色）和在临界功率时的定时步行速度［临界步行速度（CWS）］（红色）下的摄氧量反应；**B**，临界步行速度（Y 轴）和 6 分钟步行试验（X 轴）之间的个体化关系（$r = 0.93$，$P < 0.001$）（左图），临界步行速度和 6 分钟步行试验中的步行速度之间的个体化关系（$r = 0.90$，$P < 0.01$）（右图），在心率和分钟通气中可以观察到类似的关系。（改编自 Casas A，Vilaro J，Rabinovich R，et al：Encouraged 6-min walking test indicates maximum sustainable exercise in COPD patients，Chest 128：55-61，2005.）

值的根本原因。此外，6 MWT 还具有简易性、实用性和可接受的可重复性，因此 6 MWT 被推荐作为最合适的 COPD 常规临床评估，成为对病情严重性进行多维评估的一部分。目前认为 6 MWT 对 COPD、原发性肺动脉高压、充血性心力衰竭患者的分级可提供有用的信息。定时步行试验（如 6 MWT）结果在接受干预（例如吸入支气管扩张药、减容手术以及肺康复）后会变得易于变化。

图 10-6 和表 10-1 比较了三种简易运动测试（爬楼梯测试、增量穿梭试验、6 MWT）后的生理反应，这些测试是在中到重度 COPD 患者中进行的。它清晰地显示爬楼梯测试第一分钟内可取得 V_{O_2} 峰值的大约 80%。

增量踏车运动和增量穿梭试验显示了相似的耗氧量（图 10-6 和表 10-1）。然而在峰值运动时，与增量穿梭试验相比，增量踏车显示出了更高的 CO_2 生成量和更高的呼吸交换率。同样，踏车运动所获

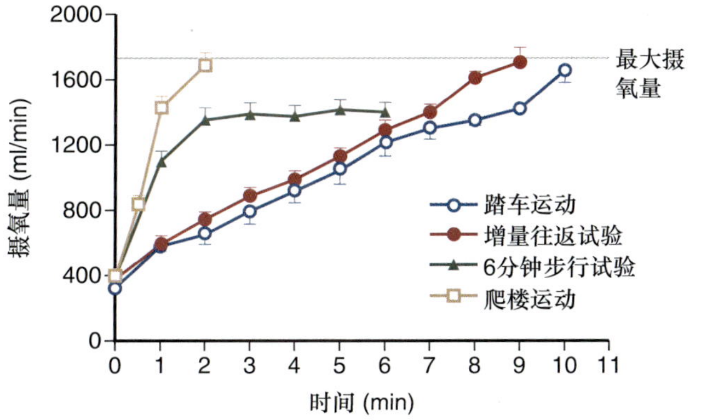

图 10-6　在四种不同临床运动方案中，8 位中至重度慢性阻塞性肺病（COPD）患者平均摄氧量的比较（平均值±SEM）：增量踏车运动（空心圆），增量穿梭试验（实心圆），90 米路程的 6 分钟步行试验（实心三角形）和爬楼梯运动（空心四边形）。详细解释如文中所述。（摘自 *Casas A，Vilaro J，Rabinovich R，et al：Encouraged 6-min walking test indicates maximum sustainable exercise in COPD patients*，Chest *128：55-61，2005.*）

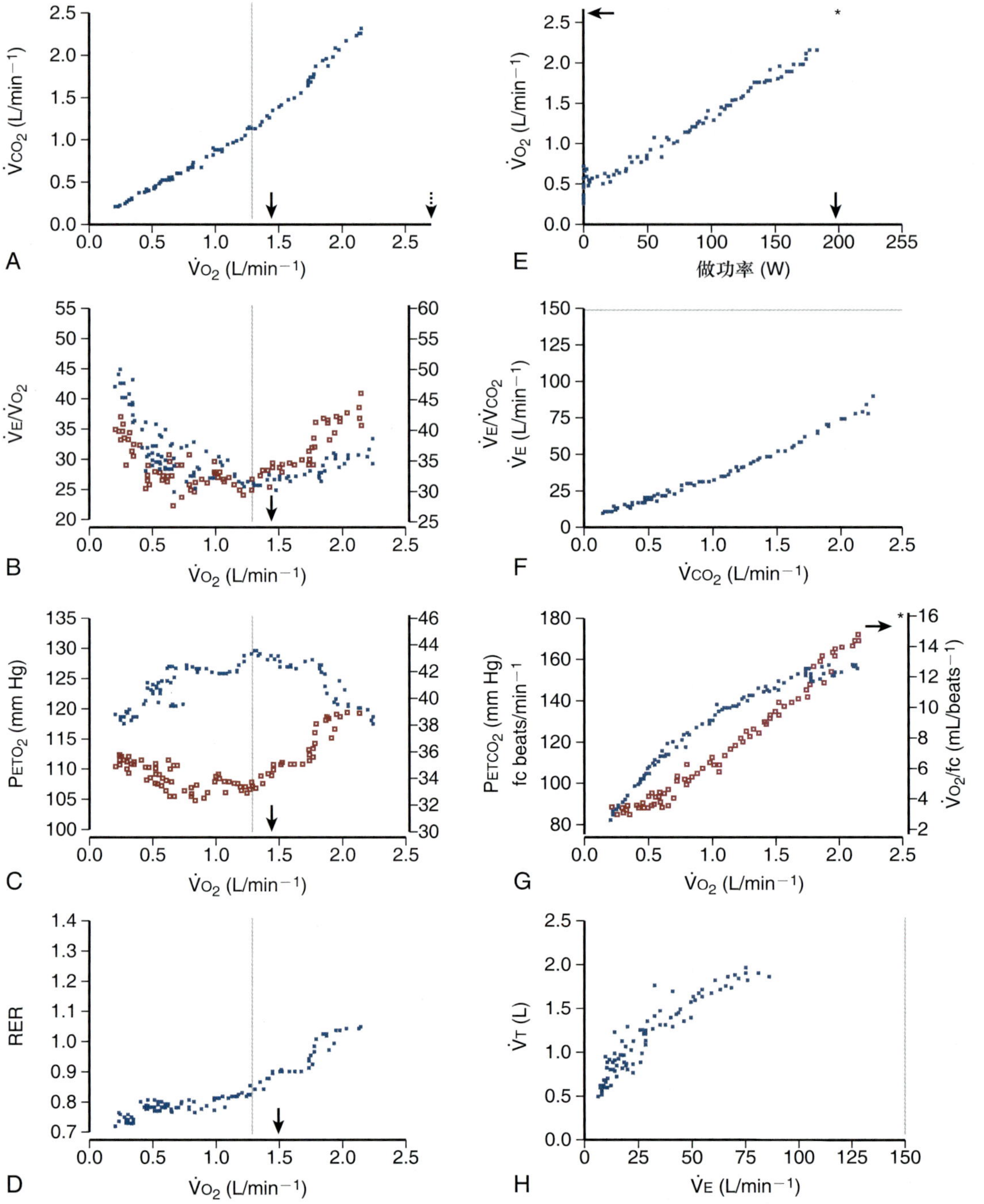

图 10-7 一个健康的、惯于久坐的男性的运动试验表现。这些基本的散点图可用于解读其心肺运动试验结果。在 **A** 到 **D** 中，除了最大摄氧量（$\dot{V}O_2$），还有常用于估计乳酸阈值（LT）的变量。从中等强度运动转变为高强度运动时需要的最大耗氧量（$\dot{V}O_2$）已经明确（垂直的虚线）。图 **A** 到 **D** 中用带实线的小箭头指出了预期的 LT（峰值耗氧量的 55%），**A** 中预期的耗氧量峰值使用一个带虚线轴的小箭头表示出来。在 **E** 中，$\dot{V}O_2$ 与做功率的比值反映了该受试者的运动效率和运动耐受性的限制，而预期的运动峰值表现则用星号标记。**F** 和 **H** 分别提示分钟通气量（$\dot{V}E$）与 CO_2 摄取量之比，及潮气量（$\dot{V}T$）与分钟通气量（$\dot{V}E$）之比；这两幅图描述了在次极量和峰值运动时通气反应的特点。最后，**G** 表示运动的血流动力学反应特征。星号表示估计的心率峰值，箭头代表预期的 O_2 脉峰值。PETO₂，呼气末氧分压；PETCO₂，呼气末 CO_2 分压；RER，呼吸交换频率 .（改编自 Roca J，Rabinovich R：Clinical exercise testing. In Gosselink R，Stam H，editors：Lung function testing，Eur Resp Mon 31：146-165，2005）

推荐阅读

American Thoracic Society; American College of Chest Physicians: ATS/ACCP statement on cardiopulmonary exercise testing, *Am J Respir Crit Care Med* 167:211–277, 2003.

Casas A, Vilaro J, Rabinovich R, et al: Encouraged six minute walking test indicates maximum sustainable exercise in COPD patients, *Chest* 128:55–61, 2005.

Celli BR, Cote CG, Marin JM, et al: The body-mass index, airflow obstruction, dyspnea, and exercise capacity index in chronic obstructive pulmonary disease, *N Engl J Med* 350:1005–1012, 2004.

Fletcher GF, Balady GJ, Amsterdam EA, et al: Exercise standards for testing and training. AHA Statement, *Circulation* 104:1694–1740, 2001.

Nici L, Donner CL, Wouters E, et al: ATS/ERS statement on pulmonary rehabilitation, *Am J Respir Crit Care Med* 173:1390–1413, 2006.

Palange P, Ward S, Carlsen KH, et al: Recommendations on the use of exercise testing in the clinical practice, *Eur Respir J* 29:185–209, 2007.

Palange P, Ward S, Whipp BJ: Clinical exercise testing, *Breathe* 3:159–163, 2006.

Roca J, Rabinovich R: Clinical exercise testing. In Gosselink R, Stam H, editors: Lung function testing, *Eur Resp Mon* 31:146–165, 2005.

Ward S, Palange P, editors: *Clinical exercise testing*, European Respiratory Society Monograph 40, vol 12, Sheffield, UK, 2007, European Respiratory Society Journals Ltd, pp viii–ix.

Wasserman K, Hansen JE, Sue DY, et al. *Principles of exercise testing and interpretation*, ed 4, Philadelphia, 2005, Lippincott Williams & Wilkins.

第二部分　诊断技术

第 11 章　支气管镜检查

Anil Vachani • Andrew R. Haas • Daniel H. Sterman　著

（陈旭东　王凌伟　邱　晨　译）

古斯塔夫·基里安于 1897 年进行了第一次支气管镜检查，20 世纪的技术发展促使支气管镜成为肺部医学中举足轻重的诊断和治疗工具。在 20 世纪 80 年代末期，电子支气管镜的发展显著改善了成像质量和数据储存。随后，许多其他用于诊断和治疗目的的支气管镜应用被不断开发出来。

本章概述了支气管镜检查及相关技术。在对支气管镜和相关仪器进行了一般讨论之后，考虑了技术的应用和患者准备，然后回顾了安全因素、禁忌证和支气管镜并发症；最后，讨论了支气管镜诊断和治疗的具体适应证。

支气管镜的类型和常用设备

硬质支气管镜

最初的支气管镜由基里安发明并且被薛瓦利埃·杰克逊更进一步优化，这种支气管镜是允许自发或机械通气的硬质金属管。在过去几十年里，各种适合儿童和成人的不同长度和规格的硬质支气管镜已得到应用。虽然对大多数诊断和一些治疗适应证来说，可弯曲支气管镜在很大程度上取代了硬质支气管镜，但硬质支气管镜仍然具有重要治疗作用。

硬质和可弯曲支气管镜这两种现代系统都配备独立观察气道的可视化能力。在各种类型的伸缩杆和环形照明灯的辅助下，硬质支气管镜允许直接和放大的可视化（图 11-1）。特殊设计的望远镜不仅允许直接向前，也能在倾斜和横向的角度观察。在患者保持通气状态时，各种诊断和治疗仪器可通过硬质支气管镜插入。硬质支气管镜可进行许多治疗，例如激光光切除、支气管支架、球囊扩张术、电灼、氩束凝固以及安全有效地进行冷冻治疗。或许最重要的是，硬质支气管镜也能被用于取出体积大的气道肿瘤的中心部分和非常有效且高效地扩张中央气道狭窄及压缩区域。此外，硬质支气管镜也能被用作可弯曲支气管镜的通道，以利于处理弯曲气道或远端病变。

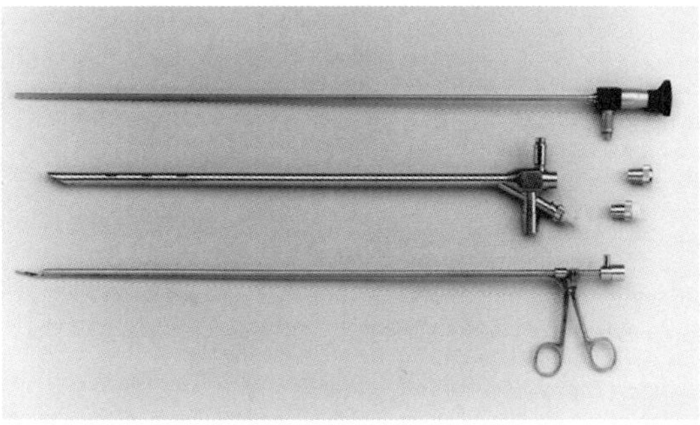

图 11-1　A，经典硬质支气管镜（中）、带 Hopkins 杆的硬镜（上）和光学活检钳（下）。（John Beamis，MD 友情提供）

可弯曲支气管镜

大多数支气管镜检查用的是可弯曲支气管镜。虽然最初的可弯曲支气管镜使用光纤系统，但是现在大多数这样的工具尖端处使用电荷偶联装置（CCD）摄像头，这种摄像头允许数字图像传输到显示屏。可弯曲支气管镜的主要优点包括便于操作和更大的灵活性，从而可实现比硬质支气管镜更完整的气管支气管树评估范围，同时使用这些设备不难达到专业水平，允许更快地获得技能（有利的学习曲线）（图 11-2）。

可弯曲支气管镜规格多样，范围从适用于新生儿和婴儿的超薄内镜到更大的成人尺寸的治疗性支气管镜。支气管镜的工作通道能被用于吸引分泌物以及承载不同的诊断或治疗配件。以下四种主要的诊断方法的开发用途便是在支气管镜检中取得诊断性材料：肺泡灌洗（BAL）、刷检、钳取活检和细针抽吸（图 11-3）。支气管镜检查自开始应用到如今已

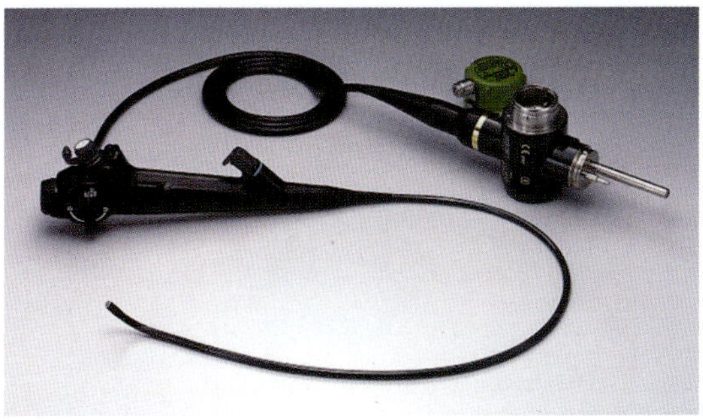

图 11-2　可弯曲支气管镜。支气管镜远端可弯曲，便于在所有肺叶和肺段支气管中操纵。（位于宾夕法尼亚中心谷的 Olympus Corporation of the Americas 友情提供）

有 100 余年的历史，但这些诊断方式在确保直接定位肺结节、肿块、浸润或淋巴结肿大方面的能力一直有限，从而阻碍了其应用。然而，最近在引导技术和超声内镜成像技术上的发展增加了其对病灶的定位、获得诊断组织以及预防不必要的手术干预的能力。支气管内超声探头的使用将在第 12 章讨论。

活检钳有各种规格并可能有光滑或锯齿状边缘。在某些型号中，锚定杯和固定环之间会存在一枚小中央针。光滑的环边缘可降低组织损伤和伴随的出血风险。对直接钳取活检接触不到的病灶可以进行支气管刷检。这种设备由刚性中央金属丝和周围各种大小和形状的刷毛组成。反复的擦刷运动对邻近组织产生轻微创伤，但是能收集细胞标本进行细胞学和微生物分析。下呼吸道未被污染的样本可用有额外的壳和头端保护的刷子进行收集。各种规格的针可以用于从支气管病灶（例如淋巴结、纵隔）或从气管内和黏膜下病变中获得细胞学和组织学物质。

支气管镜检查时患者的准备和监测

所有接受支气管镜检查的患者应接受完整的支气管镜检查前评估，包括病史、体格检查以及胸部 X 线片（框 11-1）。尽管没有要求进行常规实验室检查，但都应该基于患者的基础病变和计划好的诊断及治疗程序进行个体化评估。

大多数可弯曲的支气管镜检查程序须在患者用药物制剂进行镇静之后施行。短效苯二氮䓬类（例如咪达唑仑）和麻醉药（例如芬太尼）联合是最常用的支气管镜检查镇静方法。上气道、喉以及气管支气管树局部麻醉用吸入或支气管镜注入利多卡因。虽然硬质支气管镜检查开始使用最小量麻醉，之后对患者进行全身麻醉，但是近期已经趋向于在患者自主呼吸或机械通气时执行这个检查程序，这往往在使用丙泊酚或芬太尼达到完全静脉麻醉（TIVA）时进行。适当的监测可以确保良好的氧合和充足的

框 11–1　**支气管镜检查前需明确的事宜**

1. 是否存在恰当的支气管镜检查适应证？
2. 以前是否进行过支气管镜检查？
3. 如果对上述问题的回答为是，是否出现了任何问题或并发症？
4. 患者（和近亲属，如果患者无法交流）是否完全理解支气管镜检查的目的、风险和并发症？
5. 患者的病史（对药物或局部麻醉过敏）和当前临床疾病是否会引起特殊问题或诱发并发症？
6. 所有相应检查是否都已完成，是否已得出结果？
7. 检查前用药是否得当，用量是否正确？
8. 在行支气管镜检查之前（例如用糖皮质激素治疗哮喘，用胰岛素治疗糖尿病，或心内膜炎预防用药）或在支气管镜检查期间（例如吸氧、额外镇静）是否需要针对患者做特别考虑？
9. 支气管镜检查后护理计划是否适当？
10. 所有仪器是否准备妥当、相关人员是否都能在操作过程中予以协助，是否能处理潜在并发症？

改编自：Prakash UBS，Cortese DA，Stubbs SE：Technical solutions to common problems in bronchoscopy. In Prakash UBS，editor：Bronchoscopy，New York，Raven，1994.

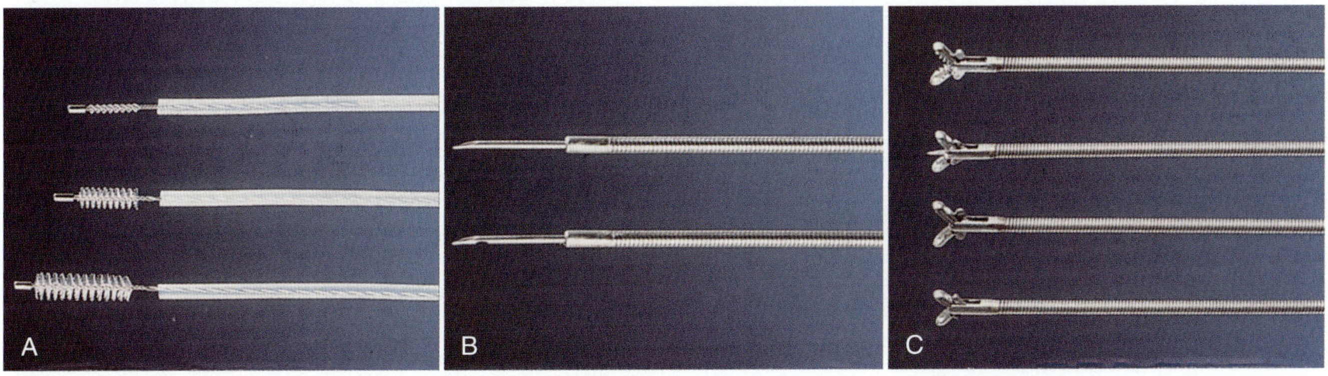

图 11-3　各种尺寸和类型的支气管镜检查刷（**A**）、活检针（**B**）和活检钳（**C**）。**B**，图中所示的活检针为标准的 21 号穿刺活检针（上）和带侧孔的活检针（下），从而可从活检针侧面和尖端采集细胞；**C**，图中所示的活检钳（由上至下）依次为鳄口型活检钳、带活检针的鳄口型活检钳、延长型和标准杯状活检钳。（位于宾夕法尼亚中心谷的 Olympus Corporation of the Americas 友情提供）

通气。不管是诊断还是治疗性支气管镜检查，其成功与否主要取决于患者准备的适当性，包括缓解焦虑、肌肉放松、咳嗽抑制以及足够的麻醉。花在这些目标上的时间可减少并发症发生的风险以及增加易操作性，因而是必要的。

技术

可弯曲支气管镜通常从鼻腔、口腔或者通过气管插管或气管切开造口插入。必要时，它也能通过硬质支气管镜插入。经鼻途径通常是首选，因为鼻道通常可对支气管镜产生一些阻力，因而在气道检查时可实现更好的控制。当通过口腔途径时，应插入"牙垫"以防止患者咬坏支气管镜。应补给氧气，以防止低氧血症，因为低氧血症在支气管镜检查时很常见，特别是在有基础肺部疾病的患者中。

支气管镜检查评估应该首先彻底检查上呼吸道，同时评估喉部的完整性和功能。任何声带异常都应该检查，例如息肉或肿瘤，并且在发声时评估麻痹。

一旦上呼吸道检查完成，应该对所有下呼吸道的支气管进行系统评估。应评估气道完整性，包括彻底评估黏膜和描述隆突的形状和大小以排除任何异常，在放松呼吸或用力呼气和咳嗽时应特别注意动态气道管径的变化。

应注意区分正常的解剖、无临床意义的解剖变异以及明显的病理变化。考虑这些因素对潜在的诊断和治疗方法具有重要的意义。例如，支气管的异常分支可能无临床意义。另一方面，这样的异常能解释由通气受损和患处引流所导致的频繁感染。支气管镜检查在记录外伤后或手术后气道完整性变化方面特别有用，例如支气管破裂、气管或支气管胸膜瘘或重建或肺移植手术后吻合口并发症。同样，支气管镜能用于记录经过长时间插管或气管切开危重患者的气管损伤情况。虽然气管损伤发病率在过去十年有所下降，但气管狭窄、气管塌陷以及气管无名动脉瘘仍然是临床上必须被考虑和确定的重要并发症。经皮气管切开术的特异性并发症包括破裂软骨突入气管腔内和腔外气管切开术插管的放置。

全面评估黏膜表面是支气管镜检查的重要部分。最常见的异常是黏膜着色变化，在慢性支气管炎患者中可以看到突出的高血运区域。肉芽组织存在可能是因为对异物的反应。炎症黏膜反应虽然不是非常有特征性，但可提示分枝杆菌感染、非特异性病毒和非

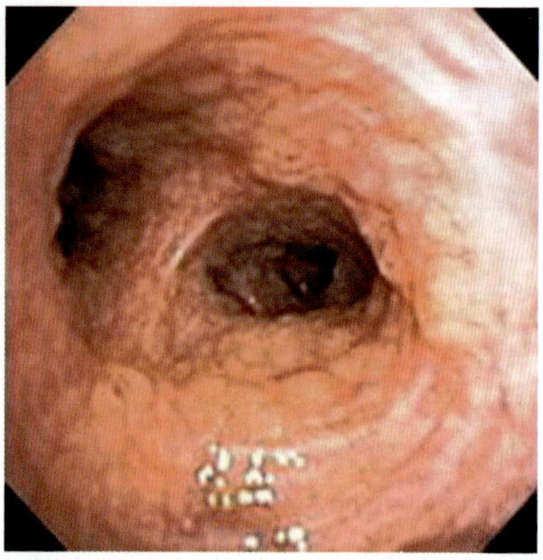

图 11-4 支气管内结节病。支气管镜检查显示气道水肿，呈"鹅卵石"外观，常见于支气管内结节病。（Meeta Prasad，MD 友情提供）

病毒感染以及其他肉芽肿性疾病（例如结节病）的可能性（图 11-4）。黏膜溃疡更常见于韦格纳肉芽肿或恶性病变。通常黏膜表面失去光泽以及存在粗糙表面可能是浸润性病变或肿瘤发生的早期征象。

气管和支气管被纵隔和实质结构所包绕。在支气管检查过程中可能发现这些器官存在发育性或者病理性改变。肿大的甲状腺或胸腺会压迫上气道，导致气流阻塞。淋巴结病可能产生结构改变，包括由于次隆突受累导致主要隆突增宽以及其他细支气管压迫，右中叶综合征的症状便是例证。支气管周边淋巴结钙化可能通过支气管壁侵蚀从而导致支气管石形成。这种病变是阻塞、感染或咯血的潜在来源。

在对气道和周围结构进行支气管镜检查后，应该从鉴定出异常组织中采集合适的样本。可以将吸气分泌物送至微生物培养处来确定在感染或疑似感染情况下致病的生物体。支气管病变可用细胞刷、活检钳或者针头采样。对局部病灶或弥漫性肺疾病都可以进行支气管镜肺活检（图 11-5）。对于小的或局灶性病变，透视检查有助于指引钳取外周组织并改善局灶损害活检的诊断阳性率。使用透视也可避免在支气管镜肺活检后行常规胸部 X 线片的需要。在弥漫性肺病情况下，例如结节病，使用透视已被证明不能提高支气管镜活检的诊断阳性率。然而透视在提供有关钳子与胸膜之间距离的信息和更迅速地诊断并发症（例如气胸）方面仍是有用的。支气管镜针吸活检（TBNA）和活检（TBNB）可以从支气管周围淋巴结取样。这些支气管诊断方法具有高成本效益，因为和纵隔镜检查相比，其风险和并发症发生率较低。

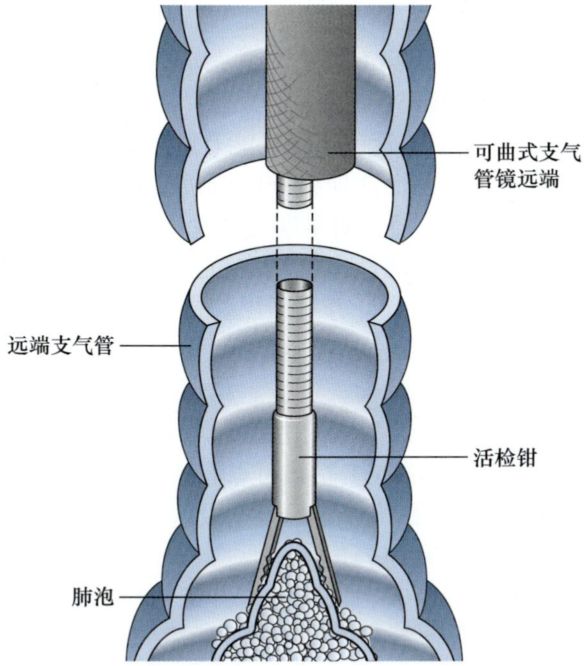

图 11-5　支气管镜肺活检的机制已确定。用活检钳夹断终末支气管分支之间的肺组织

支气管肺泡灌洗（BAL）是一种有用且一般耐受良好的支气管镜取样技术（图 11-6）。BAL 即使在危重患者中也是安全的，相比之下患者此时使用活检或刷检法因为有出血风险而不推荐。灭菌生理盐水溶液通过“楔形”可弯曲通道逐渐输入到末梢气腔，然后通过支气管镜的抽吸通道或从无菌管抽吸。肉眼分析收集的灌洗液可以检测出可能的肺泡出血。灌洗液也可进行各种检测，取决于临床情况：微生物学检测、具体细胞学分析和细胞计数、免疫学检查、病理过程相关的各种生化介质的存在与否、组织标记物、聚合酶链反应（PCR）测定、电子显微镜、流式细胞仪和 DNA 探针。BAL 诊断结果的阳性率很大程度上依赖于具体患者的特点、基础病理过程和技术因素。

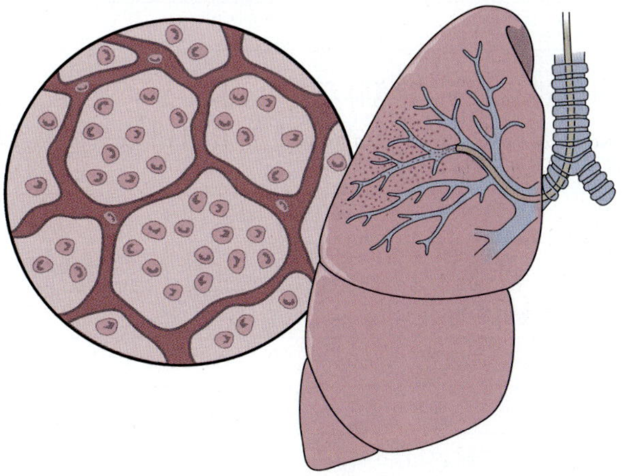

图 11-6　进行支气管肺泡灌洗（BAL）时，将可曲式支气管镜头端插入肺段支气管，从而可通过成像技术检出实质性异常。通过支气管镜通道逐渐灌注生理盐水，每次灌注 10 ～ 50 ml，共灌输 100 ～ 150 ml，并回抽到容器中以供分析

诊断性支气管镜检查的适应证

诊断性和治疗性支气管镜检查的许多潜在适应证已经得到确认，其中许多在框 11-2 和框 11-3 中列出。支气管镜检查最常见的原因仍然是评估肺部肿

框 11-2　诊断性支气管镜检查的适应证

咳嗽
咯血
喘息和喘鸣
胸部 X 线片显示异常
肺部感染
弥漫性间质性肺病
胸内淋巴结病或肿块
支气管癌
转移性癌
食道和纵隔肿瘤
气管支气管树内异物
气管支气管缩窄和狭窄
呼吸道烧伤
胸外伤
声带麻痹
支气管胸膜瘘
气管食管瘘
气管内导管放置或并发症评价
气道吻合术评价

框 11-3　治疗性支气管镜检查的适应证

咯血
肺膨胀不全
取异物
气管支气管树肿瘤
- 支气管镜下取出
- 激光治疗
- 氩等离子凝固治疗
- 近距离放疗
- 支架置入

缩窄和狭窄
支气管镜下扩张
激光治疗
- 球囊扩张
- 支架置入

肺灌洗（肺泡蛋白沉积症）
支气管镜下引流
- 肺脓肿
- 纵隔或支气管性囊肿

胸外伤
气管内导管放置

块或结节。其他主要适应证包括肺部浸润物的检查、评估免疫功能低下患者的机会性感染、评定疑似异物以及治疗与支气管树肿瘤相关的气道并发症。接下来将讨论其中一些适应证。

慢性咳嗽

慢性咳嗽仍然是患者求医最常见的原因之一。可弯曲支气管镜虽然频繁用于慢性咳嗽评估，但是它的作用还没有完全明确，特别在患者没有这项检查操作的其他适应证时。常规使用支气管镜检查慢性咳嗽的诊断阳性率小于 5%。当慢性咳嗽伴随局部症状和体征，例如咯血、局限性哮鸣音或有影像学异常时，则支气管镜检查获得明确诊断的可能性更高。对于胸部 X 线片正常的不吸烟者，最可能引起咳嗽的原因是哮喘、胃反流食管病和鼻炎。如果这些病因实体已经通过结合经验性治疗和诊断试验（包括肺功能、支气管激发试验、窦成像和食管 pH 探头）而被有效排除，此时可考虑进行支气管镜检查。

咯血

咯血是最常见的临床症状，同时也是支气管镜检查最频繁的适应证之一。少量咯血的最常见原因是慢性支气管炎、肺结核和支气管扩张，然而大咯血通常被定义为 24 h 内出血量大于 200 ml，最常见原因是结核空洞、肺癌、足分枝杆菌病或者肺脓肿（第 24 章）。支气管镜检查也能有助于确定出血部位和原因。虽然进行这项检查的时机应该取决于临床情况，但研究已经表明早期支气管镜检查（48 h 内）更有可能显示活动性出血和定位出血部位。可以使用胸部 X 线片或者计算机断层扫描（CT）胸部影像学检查辅助定位出血点，且在稳定无大咯血患者中应该先于支气管镜检查进行。胸部 X 线片看起来正常的患者中，恶性肿瘤的患病率大约为 5%，而这些大多数情况下通过 CT 扫描可以看到。支气管镜检查的阳性率在 CT 扫描正常患者中极低，因此应该考虑一种包括观察和序列成像的保守方法。支气管镜检查除了作为诊断工具之外，往往还可以对有过咳血的患者进行各种治疗过程（详见后述）。

肺部感染

支气管镜检查在诊断肺部感染方面是非常有用的技术，用于通过特殊染色和培养对收集的呼吸样本进行评估。呼吸样本可以通过一种或者更多技术来收集，包括支气管冲洗、BAL、保护性样本刷检（PBS）、支气管镜肺活检以及 TBNA（表 11-1）。

表 11-1 支气管镜检查技术及在呼吸系统感染中的应用

技术	临床应用
支气管镜检查—可视化	检查黏膜、腔内和腔外病理
	检查支气管结核、真菌病、病毒囊泡（见于 AIDS）
	检查气管与支气管侵袭性曲霉病、念珠菌病及其他疾病
	随访评价支气管疾病（例如结核）
支气管灌洗	培养鉴定分枝杆菌、真菌和病毒，以及肺孢子虫涂片
支气管肺泡灌洗	培养鉴定所有微生物，尤其是分枝杆菌、真菌、巨细胞病毒及其他病毒和肺孢子虫涂片
保护性标本刷取	培养需氧细菌和厌氧细菌
非保护性支气管刷取	染色并培养鉴定分枝杆菌、真菌、肺孢子虫和病毒
气管内活检	分枝杆菌、真菌、原虫引起的黏膜病变
	消除对感染有影响的阻塞性病变（例如肿瘤、异物）
	肺脓肿引流；逐渐消除足菌肿（曲霉肿，其他真菌肿）
支气管镜针吸	染色并培养支气管外淋巴结标本，鉴定分枝杆菌和真菌
	支气管源性囊肿引流和灌注硬化剂
支气管镜肺活检	染色和培养鉴定所有微生物，尤其是肺孢子虫、分枝杆菌和真菌
	检测肺部寄生虫感染
硬式或软式支气管镜检查—治疗性干预	置入气管支气管假体（支架），用于治疗内源性狭窄引起的呼吸道阻塞（结核病后或真菌感染）或组织胞浆菌病致纵隔纤维变性引起的外源性压迫

支气管镜检查不适用于诊断社区获得性肺炎，该病目前用适当的抗生素进行经验性治疗。支气管镜检查在不吸收肺炎、呼吸机相关性肺炎（VAP）或在免疫功能低下患者出现新的浸润灶情况下可能较为有用。不吸收肺炎定义为：尽管通过至少 10 d 的抗生素治疗仍缺乏症状改善或症状恶化或 2 ～ 3 个月后影像学异常未能消除。不吸收肺炎的原因很多，包括抗生素治疗不足、抵抗或高致病性微生物、宿主免疫受损、支气管病灶阻塞或非感染原因。虽然有争议性，但是应该考虑对这些患者进行支气管镜检查。

呼吸机相关性肺炎

呼吸机相关性肺炎定义为在插管和机械通气开始后发生的超过 48 h 的肺炎。气管插管患者肺炎风险增加是因为气管内导管损伤了黏液纤毛清除能力。这些患者也往往进行广谱抗生素治疗且因此对耐药菌感染有更大风险。最近指南支持使用定量或半定量策略（例如气管吸出物诊断）诊断 VAP。特别有用的两种定量支气管镜检查方法是 BAL 和 PSB。用 PSB 诊断 VAP 的阈值是每毫升 10^3 个菌落形成单位（CFU）。PSB 对于 VAP 诊断的特异性高于敏感性——因此阳性结果大大地增加了肺炎存在的可能性。对于定量 BAL，VAP 诊断阈值为 10^4 CFU/m 或 10^5 CFU/ml。通过定量 BAL 培养检测 VAP 的敏感性达到 40% ～ 90%，且特异性达到 45% ～ 100%。由于 BAL 可以对肺实质进行更大比例的取样，因此可能是比 PSB 更好的用以诊断 VAP 的方法。除了微生物培养外，整合了分子测试的技术目前正在进行评估。

分枝杆菌感染

在怀疑肺结核的情况下，初步诊断评估应该包括系列痰液检查，以确定染色涂片中是否存在抗酸杆菌（AFB）。在理想情况下，应该获得诱导痰标本。如果痰结果是阴性且仍怀疑肺结核，那么应通过支气管镜检查进行 BAL 和活检。诱导痰收集和支气管镜检查都应该在采取了适当感染控制措施后进行，从而使院内感染播散风险降到最低。支气管镜检查可能导致患者在之后几天产生痰，这些标本也应该被收集和分析。支气管镜检查的有效性在不同文献中差异很大，已报道的诊断阳性率为 50% ～ 95%。粟粒性肺结核患者的痰涂片通常为阴性，但支气管镜检查的诊断阳性率大约为 70%。支气管镜检查也可用于表现为支气管病变或纵隔和肺门淋巴结肿大的肺结核，在这些情况下应该通过 TBNA 获得诊断组织（图 11-7）。当干扰素释放试验和核酸扩增技术纳入日常实践（第 31 章）时，包括支气管镜检查在内的诊断程序的效能将会得到提高。

免疫功能低下患者的感染

肺部感染是免疫功能低下患者常见的并发症，是病病率的重要决定因素。这类感染越来越普遍，反映了激进化疗的扩大使用以及固体器官和造血干细胞移植数目的不断增加。肺浸润鉴别诊断的范围很广，然而，大部分情况是由感染源引起，包括细菌、真菌、病毒和分枝杆菌病原体。支气管镜检查是这些患者最常用的诊断程序且应该尽早进行，因为延迟诊断超过 5 d 已经被证明可显著增加这些患者的病死率。

支气管镜检查的敏感性不同，这取决于研究的免疫功能低下人群以及具体病因。在非人类免疫缺陷病毒（HIV）感染患者中，耶氏肺孢子菌感染的 BAL 阳性率大约是 80%，而在 HIV 血清反应阳性患者中观察到阳性率可高达 95%。这种差异是因为非 HIV 血清阳性的受试者的病原体负荷低得多。虽然往往对疑诊有耶氏肺孢子菌感染的患者进行经验性治疗，但大多数情况下应该用支气管镜肺活检进行确诊。支气管镜肺活检可提高通过 BAL 诊断耶氏肺孢子菌感染的阳性率，特别是在非 HIV 感染人群中。支气管镜对巨细胞病毒（CMV）也具有较高的诊断阳性率；然而，因为 BAL 中 CMV 培养不具有特异性，所以 CMV 肺炎诊断应该限于具有 CMV 感染病理学证据的患者，即在 BAL 或活检中发现了 CMV 包涵体。虽然支气管镜对曲霉菌病的诊断也有用，且敏感性大约是 50%，但曲霉菌病经常为外周性和片状，因此不容易通过 BAL 或支气管镜活检进行诊断。总体而言，在有浸润的免疫功能低下患者中，支气管镜在多达 80% 病例中成功确立了诊断。

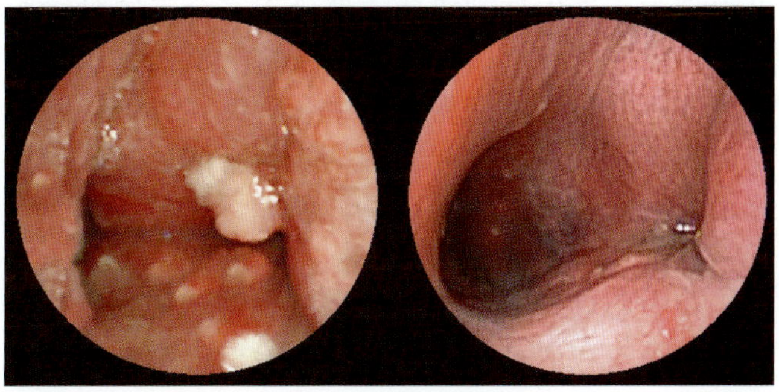

图 11-7 累及远端气管和主支气管的支气管结核。左图为化疗前的图像；右图为化疗后的图像。支气管结核常被误诊为支气管癌

人类免疫缺陷病毒综合征

高效抗反转录病毒疗法（HAART）的引入导致在 HIV 感染患者中机会性感染发病率急剧下降。然而，在这一人群中，感染并发症仍然是进行支气管镜检查最常见的适应证之一。肺孢子菌肺炎仍是在 HIV 阳性患者最常见的严重机会性感染。通过支气管镜检查进行 BAL 仍然是本病的首选诊断方法，虽然在选择的医疗中心，使用痰诱导已经有较高诊断阳性率因而有时可避免进行支气管镜检查。正如前面提到的，支气管镜肺活检有时可增加 BAL 的诊断效能。对怀疑肺孢子菌感染患者往往一开始就启动经验性治疗，如果支气管镜检查没有在 24 h 内进行，则这种治疗会降低 BAL 的诊断阳性率。如果患者接受了预防性戊烷脒治疗，除非对上叶进行采样，否则诊断阳性率会下降。已在 BAL 液、诱导痰以及口腔清洗标本中进行了许多 PCR 试验；和传统微生物方法相比，这些方法具有较高的敏感性，特异性相对较低。

支气管镜检查对有分枝杆菌感染的 HIV 阳性患者也有重要的诊断作用，这些感染包括肺结核、非典型肺炎细菌以及各种真菌感染。卡波西肉瘤由人类疱疹病毒 8 型（HHV8）引起，表现为紫罗兰色支气管内斑块，这些斑块通常发生在气道分叉处，肺实质受累的特征是肿瘤浸润淋巴管而导致出现结节和包块。

支气管癌

诊断

支气管镜检查最常在疑似肺癌患者中进行。它仍然是诊断支气管癌最常用的形式且对疾病分期也有重要作用。中心位置的病灶通常可使用可弯曲支气管镜进行观察，且风险极小。中央气道支气管癌可表现为：外生性肿块伴随部分或完全支气管管腔闭塞；支气管外周肿瘤外生性压迫气道；黏膜下肿瘤浸润；或这些病变的各种组合。支气管周围肿瘤或黏膜下浸润的黏膜异常通常表现不明显——应该仔细检查气道的特征性改变，例如红斑、支气管标记消失以及黏膜表面结节。

对中心病灶通常联合使用支气管清洗、支气管刷检以及支气管活检。支气管活检检出率对外生性病灶是最高的，诊断阳性率大约达 80%。应该尽量从病灶的活性区域获得活检标本。应该考虑通过支气管针吸（EBNA）从中心位置肿瘤获得“核心”活检标本，特别在这个病灶出现坏死时。对于黏膜下病变，EBNA 可以通过针头以斜角角度插入到黏膜下病变处进行，在有支气管外周疾病导致外源性压迫的患者，针头应该通过支气管壁到达病灶。经验证，对于这些所有的适应证，EBNA 均可增加传统采样方法的诊断阳性率。

外周病灶通常通过联合使用支气管冲洗、刷检、支气管活检和 TBNA 进行取样。外周病灶支气管镜诊断阳性率取决于许多因素，包括病灶大小、从中央气道到病灶的距离和病灶与支气管的关系。对小于 3 cm 的病灶支气管镜诊断阳性率为 14% ～ 50%，而对于大于 3 cm 的病灶诊断阳性率可达 46% ～ 80%。对周围型肺癌，胸部 CT 上若出现支气管征，则预测支气管镜的诊断阳性率会高很多。在这些情况下，应使用 X 线透视引导以确保诊断器械到达正确位置（图 11-8）。

已出现许多新的方法可用于评估肺周围病灶，包括支气管超声（EBUS）成像（第 12 章）以及导航支气管镜。作为美国食品药品监督管理局（FDA）首次批准的引导系统，电磁导航支气管镜检查（EMN）系统（InReach 系统，SuperDimension 公司，明尼阿波利斯，明尼苏达州）包括一块电磁定位板（在患者周围产生磁场）、一个磁传感器探头、一个延伸的工作通道，并将 CT 扫描重建和可弯曲支气管镜定位功能进行了三维整合（图 11-9）。本质上，该导航系统的工作原理类似于全球定位系统的三角测量原理，允许可弯曲支气管镜检查直接从气道到达靶点。许多研究已经证实 EMN 诊断敏感性为 67% ～ 74%，取决于病灶大小。研究也表明联合用

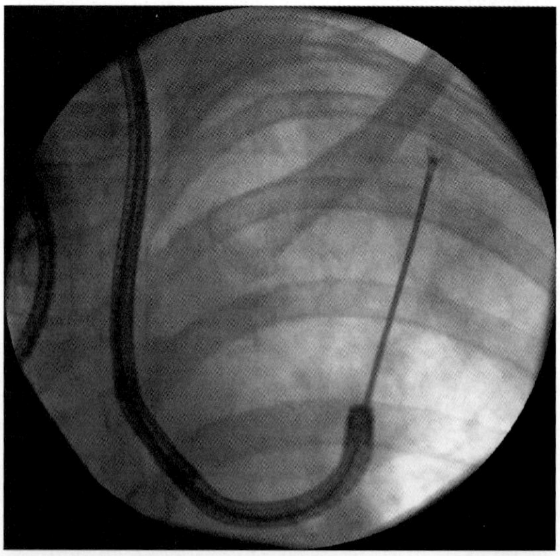

图 11-8 X 线透视引导下支气管镜肺活检。X 线透视可引导用于诊断小病灶或局部病变的附件的放置，可提高诊断率

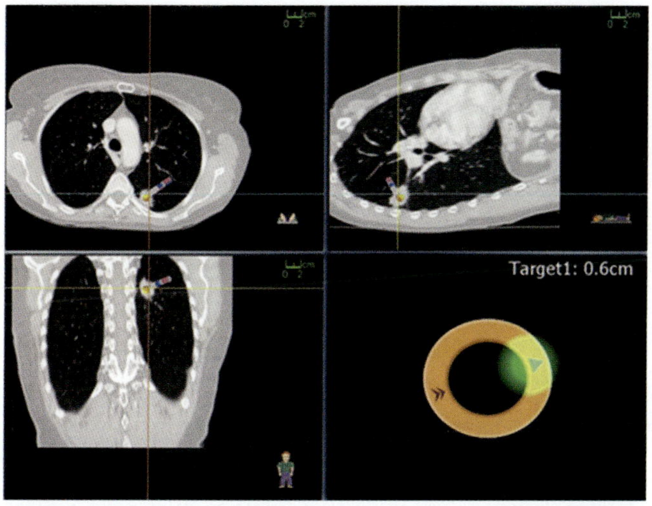

图 11-9　电磁导航支气管镜（ENB）系统：X 线透视引导下支气管镜检查的典型图像。矢状位、冠状位和轴位的实质性病变。（位于明尼苏达明尼阿波利斯的 SuperDimension，Inc. 友情提供）

EMN 和微型超声探头可为周围小病灶采样提高诊断阳性率。除了标准的诊断用途之外，新的导航应用已经用于靶向治疗性输送，例如 EMN 引导的立体定向放射手术金标的放置或放疗监测设备的置入。

最近又有了一些新的导航支气管镜系统（LungPoint 系统，BroncusTechnologies 公司，山景城，加州；SPiN 驱动系统，Veran Medical Technologies 公司，圣路易斯，密苏里州；Bf-NAVI，Cybernet Systems 公司，东京，日本）问世。LungPoint 和 Bf-NAVI 可让仿真支气管镜图像显示在相邻的实际程序视频上，使得电子通路覆盖内镜图像。靶向病变的图像可以重叠到仿真支气管镜和实际视频图像上，从而为活检定位。

由于资金投入高，且为达到最佳利用而需要培训，这限制了导航支气管镜系统的普遍应用。这些新型导航技术虽尚未经过严格的评估，但可以看出，与标准方法相比，其可提高诊断阳性率。由于缺乏随机对照研究，因此这项技术与传统或超声引导的方法相比其作用究竟有多大已引起关注。

分期

支气管镜是确定肺癌分期的一种重要方法。对于肿瘤可能可以切除的患者，仔细检查气道有助于确认伴发的、X 线不可见的病变。对累及中央气道的病灶，记录病变范围和“主”支气管及气管隆突受累程度非常重要。

TBNA 正逐渐成为评估增大或代谢活跃的纵隔淋巴结的有价值的工具（图 11-10）。这一程序对评估几乎不能接受外科手术的患者特别有用；对这些患者，或应避免更具侵入性的方法，如纵隔镜或纵隔切开

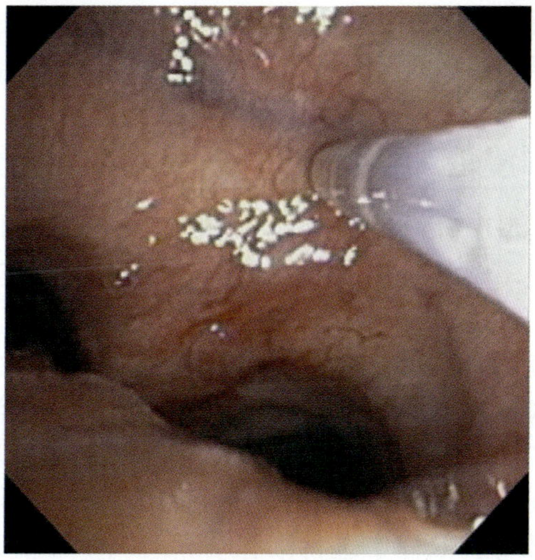

图 11-10　隆凸上淋巴结经支气管针吸活检（TBNA）

术。已证实 TBNA 借助现场快速评估（ROSE）特别有用，据此细胞病理学家可在支气管镜检查室内或附近工作实时评估获得的标本（第 14 章）。

在进行 TBNA 操作时应注意采取一些措施，从而最大限度地减少假阳性结果。支气管镜在进入支气管树之前应避免抽吸，而 TBNA 应先于远端气道检查和任何其他采样过程。N3 淋巴结应首先取样，继之是 N2 和 N1。

由于相对较高的假阴性率（约为 25%），对标准 TBNA 的阴性结果应立即考虑更具侵入性的分期方法（如纵隔镜检查）。TBNA 的阳性结果更有可能见于 CT 扫描显示明显肿大的淋巴结、内镜下可见的肿瘤以及隆突下直径超过 2 cm 的淋巴结或外形异常的隆突。使用图像引导的 TBNA 前景诱人，可提供更高的诊断阳性率，如 ENB 或 EBUS，尤其是 EBUS-TBNA。

分子和免疫组化评估

在过去几年，靶向药物的问世已经提高了复发性和转移性非小细胞肺癌（NSCLC）患者的生存率。组织学分析和分子分型对决定 NSCLC 患者治疗方案的不可或缺性日益显现。例如，内皮细胞生长因子受体（EGFR）基因活化突变的患者更有可能对 EGFR 抑制药敏感，而最近已证实 *EML4-ALK* 易位的肿瘤可以通过克里唑蒂尼（Crizotinib）治疗得以改善。因为大多数 NSLCL 患者的诊断是通过支气管镜检查、经支气管镜活检或细胞学检查，而突变检测通常受限于样本不足。除了分子学分型，进一步的组织学分析正日益变得重要，因为目前特定的细胞毒性药物的选择依赖于区分 NSCLC 的各种组织学亚型。例如，较之于鳞状细胞癌或大细胞癌，培美曲塞对腺癌有更好的活性。基于这些考虑，需要特

别注意采样技术：诊断性的可弯曲支气管镜检查必须获得足够多的组织进行亚型分类和分子学检测。

弥漫性肺病

可引起弥漫性间质性肺病的急性和慢性肺部疾病有很多，超过 150 种疾病实体。这些过程包括感染、肿瘤、肺水肿、肺泡出血、肺泡蛋白沉积症、职业性肺病、药源性疾病和各种类型间质性肺病。一般来说，弥漫性肺疾病的患者应进行高分辨率 CT（HRCT）扫描，这有助于缩小鉴别诊断范围，在某些情况下实际上可以确诊某些疾病。多数时候，仍然有必要获取样本进行细胞学和组织学评估，以证实诊断，并有助于排除其他可能的疾病。

用以诊断弥漫性肺病最常见的支气管镜检查程序是 BAL 和支气管镜肺活检。HRCT 的检测结果可用于确定 BAL 或肺穿刺活检的最佳部位。对于真性弥漫性病变，右肺中叶和舌叶是进行 BAL 的最佳部位，因为它们通常均易于到达并且液体回抽情况良好。应使用总共 100 ～ 200 ml 的生理盐水进行 BAL，并分成多个等份缓慢输注。重要的是取得肺泡腔内适当的样本进行必要的细胞学分析。

BAL 的某些结果可以提示或实际诊断许多间质性肺病（表 11-2）。重要的是 BAL 结果须与临床和 HRCT 结果具有相关性。例如，新鲜回收的肺泡灌洗液的特殊性质可支持肺泡出血、肺泡蛋白沉积症、微石症或脂质吸入的诊断。疑似嗜酸性粒细胞肺炎的患者，高嗜酸性粒细胞计数具有诊断性，而对于肺朗格汉斯细胞组织细胞增生症的病例，应进行 BAL 流式细胞仪以评估细胞中的 CD1 分子。

表 11-2 弥漫性间质性肺病支气管肺泡灌洗（BAL）

疾病	BAL 液的结果
肺出血	等份灌洗时 RBCs 进行性增加；血铁质沉积的巨噬细胞
肺泡蛋白沉积症（PAP）	乳白色外观；
	PAS 染色阳性
嗜酸细胞性肺炎	嗜酸性粒细胞增多＞ 25%
结节病	$CD4^+/CD8^+$＞ 3.5
肺朗格汉斯细胞组织细胞增多症	CD1a 阳性细胞＞ 5%
过敏性肺炎	淋巴细胞增多症；$CD4^+/CD8^+$降低
脂质性肺炎	铺在水相上的油性物质
RBILD/DIP	棕色巨噬细胞

DIP，弥漫性间质性肺炎；PAS，过碘酸-雪夫染色；RBCs，红细胞；RBILD，呼吸性细支气管炎相关间质性肺病

对于许多疾病，BAL 的结果虽然可能具有提示性，但仍需要进行另外的诊断程序。这些疾病包括结节病、过敏性肺炎和机化性肺炎。若 HRCT 和 BAL 仍未确诊，应考虑经支气管镜肺活检。在许多情况下，支气管镜肺活检可确诊且避免外科肺活检的必要性（框 11-4）。例如，确立肺结节病的诊断通常须联合 BAL 和活检结果。BAL 可用以排除肺结核和真菌感染，并证明结节病特征性的高 $CD4^+/CD8^+$比值，而支气管镜活检标本可显示非干酪性肉芽肿的典型表现。通常，支气管镜活检应在多个受累区域进行，并应至少采样五个或六个。结节病的诊断敏感性只有 60% ～ 70%，许多患者需要更多侵入性的检查，如外科肺活检。最近，EBUS-TBNA 的使用已扩展到结节病的诊断，尤其是在纵隔及肺门淋巴结肿大的患者中。支气管镜活检联合 TBNA 可诊断出超过 85% 的结节病病例。

支气管镜检查对诊断特发性肺纤维化（IPF）的作用有限。据记载，BAL 液中嗜中性粒细胞和嗜酸性粒细胞会出现非特异性增加，较少见的是淋巴细胞增加。支气管镜活检受限于获取的样本较小及由于组织的机械性破碎而引起的组织学结构不完整。基于临床和 HRCT 可高度疑诊为或确诊为 IPF 的病例并不需要支气管镜检查（以及外科肺活检）。在 HRCT 结果“不具诊断性”的情况下，应考虑支气管镜检查以评估是否存在其他潜在的病因学疾病。若无法依据 BAL 和支气管镜活检结果确诊，应考虑外科肺活检。

支气管镜检查的安全因素

支气管镜是一种专业检查，需要多方面的培训。熟悉呼吸道的生理学和解剖学及其他胸腔结构是非

框 11-4 支气管镜肺活检可提高诊断率的肺病

- 结节病
- 过敏性肺炎
- 肺朗格汉斯细胞组织细胞增多症
- 肺泡蛋白沉积症
- 淋巴管转移
- 弥漫性肺淋巴瘤
- 弥漫性肺泡细胞癌
- 肺孢子菌感染
- 分枝杆菌感染
- 真菌病
- 巨细胞病毒感染
- 尘肺病
- 肺移植术后排斥反应

常重要的。与任何其他检查一样，分析每名患者的风险-获益比将有助于降低并发症的发生率。轻度镇静、肌肉松弛以及顺行性遗忘可增加患者的配合度，利于检查过程更快完成且造成更少损伤。在检查过程中及检查后的一小段时间内，正确监测患者的血流动力学参数（心率、节律和血压）、氧合和通气都有助于增加支气管镜检查的安全性。同样重要的是，知晓并恰当地应用安全标准和维护性程序将会降低支气管镜检查费用。

总的来说，支气管镜检查安全且耐受性好，几乎没有绝对的禁忌证。值得注意的是，对患有重度顽固性低氧血症、不稳定的心脏疾病或危及生命的心律失常的患者不应进行支气管镜检查。对患有中至重度肺动脉高压或难治性凝血功能障碍的患者应谨慎进行支气管镜肺活检。

支气管镜检查的并发症

并发症通常是由支气管镜检查前患者准备不充分、局部或全身麻醉效果不好和各种仪器的操作不当引起的。支气管镜操作者适当的培训、操作者的经验以及辅助团队对减少并发症发生率至关重要。

麻醉及其相关的血气异常

诊断性支气管镜检查的主要并发症包括呼吸抑制、通气不足、低血压和晕厥。老年人和伴有严重伴随疾病的患者的风险显著更高，这些疾病包括心血管疾病、慢性肺疾病、肝肾功能障碍、癫痫发作及精神状态改变。对于伴有相关器官功能障碍的患者，镇静药和局部麻醉药的剂量应适当调整。基于短效苯二氮䓬类药物（如咪达唑仑）的清醒镇静技术可产生明显的顺行性遗忘但较小的肌松作用，并可降低低血压和呼吸抑制的潜在风险。

局部麻醉不充分会增加支气管镜检查过程中咳嗽、呕吐、患者不适及损伤的风险。然而，局部麻醉药（如最常使用的药物利多卡因）可通过呼吸道黏膜被全身吸收，从而增加心脏或中枢神经系统毒性的风险。这些并发症更有可能发生在患有低心输出量、肝功能障碍和口咽念珠菌病这些基础病症的患者中。另外一种不太常见的因过量使用利多卡因而出现的并发症是高铁血红蛋白血症和组织缺氧。

插入支气管镜通常会导致氧合下降、通气不足伴 $PaCO_2$ 明显增高。有基础慢性肺病的患者可发生严重的低氧血症，引发危及生命的心律失常。因此，从局部麻醉开始到从意识恢复需对所有患者连续监测（心电图、血压、血氧饱和度，必要时可加测呼出气 CO_2 浓度）。在操作过程中应常规使用辅助供氧。

发热和感染

据报道，有多种肺部检查，包括支气管镜检查，可导致一过性菌血症。然而，尚缺乏数据证明支气管镜检查与感染性心内膜炎风险增加有关系。对于感染性心内膜炎的高危患者（例如，有人工心脏瓣膜、既往心内膜炎病史或先天性心脏病的患者），美国心脏协会不建议在支气管镜检查前预防性使用抗生素，除非该过程涉及切开呼吸道黏膜。然而，对正在接受活动性感染治疗（如脓肿引流）的高危患者，应考虑预防性使用抗生素。

支气管镜检查后一过性发热相当普遍，一般不需要任何治疗。然而，伴胸部 X 线片显示的进展性浸润的持续发热则需要抗生素治疗。老年人、基础慢性肺病、明确支气管阻塞以及接受支气管镜介入治疗恶性肿瘤的患者，发热的发生率更高。发热发生率和肺浸润的范围随支气管肺泡灌洗液（BALF）的体积和灌洗肺段的总数增加而增加。对于免疫功能低下和慢性化脓性肺疾病（如囊性纤维化）患者，支气管镜检查后感染的发生率更高。

气胸

即使操作在透视引导下完成，经支气管活检后气胸发生率仍约为 4%（图 11-11）。透视对气胸发生率的影响仍有争议。无对照的研究尚未发现在有和无透视情况下经支气管活检时气胸的发生率有差别。

然而气胸在免疫功能低下患者中的发生率更高。

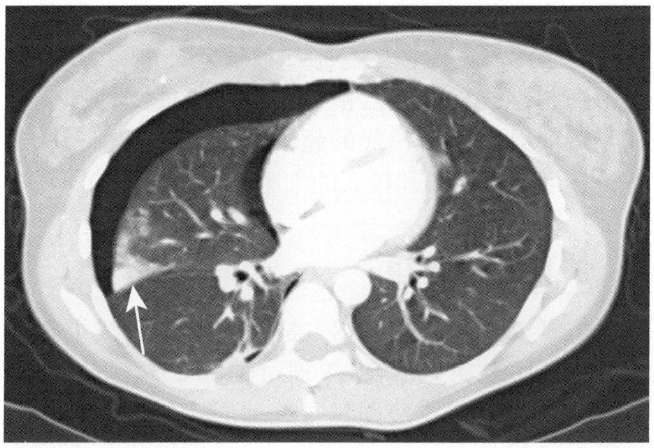

图 11-11 计算机断层（CT）扫描图像显示经支气管肺活检后出现了右侧气胸。还可见活检导致的右上叶外侧局部出血区（白色箭头所指处）

这很可能与肺孢子菌感染导致气胸风险增加有关。机械通气患者、行外周肺活检患者以及存在肺大疱患者发生气胸的风险更高。发生气胸的风险与支气管镜活检钳的大小似乎并无关系。在明显气胸的情况下，应立即插入胸导管以避免血氧饱和度下降和（或）氧张力的病理生理改变。

出血

最常报道的支气管镜检查相关并发症之一是出血。尿毒症或有基础出血性疾病患者（特别是由血小板功能障碍或血小板减少所致的患者）在支气管镜检查过程中出血的风险更高。如果血小板计数小于 50 000 个 / 微升不应进行支气管镜肺活检，只有血小板计数大于 75 000 个 / 微升时，积极介入操作（激光疗法、支气管成形术或支架置入术）才可能是安全的。支气管镜操作、机械创伤、剧烈吸引、支气管内刷检和活检均可导致支气管镜检查过程中出血。在一项大型系列研究项目中，经支气管活检后总体的出血率为 4.7%，虽然重度出血的风险（定义为需要支气管阻滞药、应用纤维蛋白、入住重症监护病房或输血）小于 1%。在经支气管针吸或活检时不慎刺穿肺血管也可发生出血。

特殊支气管镜技术

超细支气管镜

小外径（小于 3 mm）支气管镜（另称为超细支气管镜）可用于处理特殊临床情况，如对儿科患者进行支气管镜检查、研究周围性肺病灶以及评估气管狭窄。传统气管镜的外径通常是 5 ～ 6 mm，而这些设备不能很容易地检查成人超过四级到五级的支气管。超薄支气管镜的小工作通道允许进行 BAL 和使用细胞学刷检，这已被证明对诊断周围性肺病灶有应用前景。最新一代的超细支气管镜有较大的通道，其可容纳镊子和较大的细胞学刷子。

仿真支气管镜

仿真支气管镜（VBS）是一种新型射线重建技术，它利用多功能螺旋 CT 通过轴位 CT 数据转化成模拟气道的三维空腔图像。这种形式的透视表现受益于计算机技术的不断进步，目前它提供的图像在很多方面均可比拟那些通过传统支气管镜检查获得的图像（图 11-12）。虽然 VBS 还没有在常规临床实践中得到应有的应用，但在评估和干预许多不同肺疾病以及这些疾病累及气管支气管树的情况时仍证明了它的有用性，其中的疾病包括支气管癌、良性气道狭窄、气管支气管软化、肺移植术和支气管扩张。这种技术可在患者的气管支气管树内为支气管镜检查提供一个“虚拟摄像头”，因而可以在开始传统的支气管镜检查之前便获得图像和透视并设计操作程序。具体优势包括：检查气道远端以及完全闭塞支气管、后屈支气管镜和正面视图。VBS 目前的局限性包括它无法充分表现黏膜异常、无法识别微小的黏膜下病变以及无法显示小型支气管内病灶。然而，很显然，VBS 永远不能完全代替常规支气管镜检查，因为它不允许活检或治疗性干预。

自体荧光和窄带成像

自体荧光支气管镜（AFB）的发展促进了不典型增生、原位癌和中央气道浸润癌的探测。AFB 系统所依赖的原理是浸润性肿瘤干扰正常组织的荧光特性。荧光素即负责产生荧光的物质，它能在不同的器官内聚集并根据当时的情况发生改变。当对支气管树进行蓝光（波长为 442 nm）照射时，上皮下正常组织中的荧光素发出更高强度的荧光，而在肿瘤前或肿瘤性病变处所观察到的光则较弱，特别是在绿光光谱。在不典型增生、原位癌及微小癌肿处绿色荧光较弱的原因包括上皮增厚、肿瘤充血和荧光浓度降低。因此，发射光的强度变弱，并且观察到绿光向红色光谱转移。

最近几项研究对比评估了 AFB 和白光支气管镜（WLB）作为中央气道增生或癌变筛查工具的实用性。这些研究纳入了这些病理改变的高危患者（例

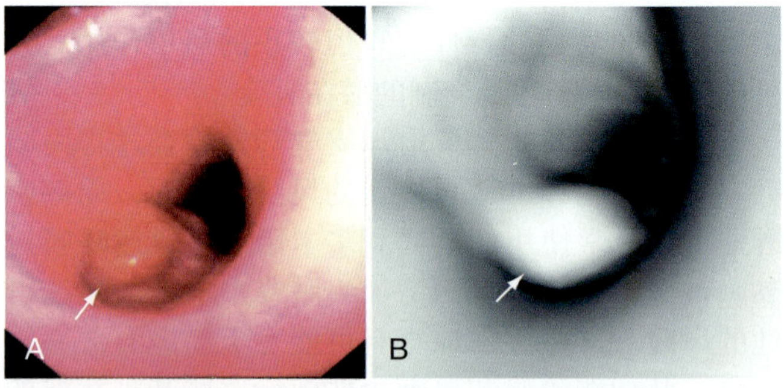

图 11-12 转移性黑色素瘤患者的腔内病变阻塞左下叶上段。可曲式支气管镜检查（箭头所指处）时拍摄的病变图像（**左上，A**）和仿真支气管镜检查（**中上，B**）时拍摄的病变图像。（出处：Finkelstein SE，Schrump DS，Nguyen DM：Comparative evaluation of super high-resolution CT scan and virtual bronchoscopy for the detection of tracheobronchial malignancies，Chest 124:1834–1840，2003.）

如那些与石棉有接触史以及吸烟者）、已知或疑似肺癌患者以及肺部肿瘤手术切除术后的患者。虽然发现高度异型增生或原位癌的灵敏度平均增加至 2 ～ 6 倍，但是 AFB 的特异性有限。此外，尚没有公认的算法来干预通过 AFB 确定的病灶，而且支气管镜筛查是否能提高癌症生存率的问题仍然没有答案。另外需要考虑的是，记载的数据显示 AFB 内镜医师和组织病理学家均存在显著的观察者间变异性。

窄带成像（NBI）采用独特的过滤器来选择可优先被血红蛋白吸收的光的波长，从而允许对微血管系统进行优先检测。因为血管生成优先发生于不典型增生和肿瘤性病变，因此 NBI 在识别早期不典型增生病变方面优于 WLB 或 AFB。虽然研究表明 AFB 和 NBI 之间具有相似灵敏度，但改良后 NBI 用于检测异常病变的特异性得到增强。虽然目前临床上 AFB 和 NBI 在一般肺病患者人群中的应用有限，但是它们可能会在未来危险分层、预测以及在高危患者肿瘤预防和筛查试验中发挥重要作用。

光学相干断层成像术

光学相干断层成像（OCT）类似于超声波检查，不同的是 OCT 利用的是近红外光的传送时间和反射，而不是声波。OCT 可提供空腔脏器的宏观光学横断面图。通过使用光取代声波，OCT 克服了两个主要肺部超声波的局限性：①无法通过空气成像；②空间分辨率差。OCT 分辨率在 4 ～ 20 nm，这约是其他仪器的 25 倍。在气道，不典型增生、浸润性癌或炎症改变似乎有独特的 OCT 图像（图 11-13）。OCT 可实现“光觉活检”，从而提供有关微小气道病变的演变、阻塞性肺病患者的气道重塑或特发性间质性肺炎（IIP）患者间质改变的信息，并且 OCT 没有组织活检的风险，因此它是一个有价值的支气管镜检查工具。这些数据虽然也能提供诊断信息，但更重要的是，其所提供的纵向评估功能可能会在将来实现个体化治疗。

纤维共聚焦荧光显微镜

纤维共聚焦荧光显微镜（FCFM）是共聚焦显微镜的改型，它用灵活的光纤微探头替换显微镜的物镜并通过可弯曲支气管镜导入，从而使薄层生物标本成像。如同 OCT，该技术不依赖于光反射，而是基于激光激发而引起的细胞和组织的自体荧光。气道壁的自体荧光主要来源于上皮下的弹性纤维，因此 OCT 可检出气道近端微浸润性和浸润性病灶中弹性蛋白网的改变。FCFM 可以对吸烟患者肺泡和腺泡的弹性纤维变化和肺泡巨噬细胞聚集（相对于不吸烟患者）进行成像。因此，尽管现有的数据是有限的，但是这种技术可能在对各种肺实质疾病的诊断和监测治疗干预方面有所应用，这些疾病包括阻塞性肺病、结节病、IIP 和微浸润性恶性病变。

支气管镜治疗技术

自从支气管镜问世以来，该项技术已不仅用于观察和诊断，也用于治疗呼吸道疾病。

硬质支气管镜肿瘤细胞减灭术或球囊扩张术

在腔内阻塞时快速恢复气道开放的理想工具是

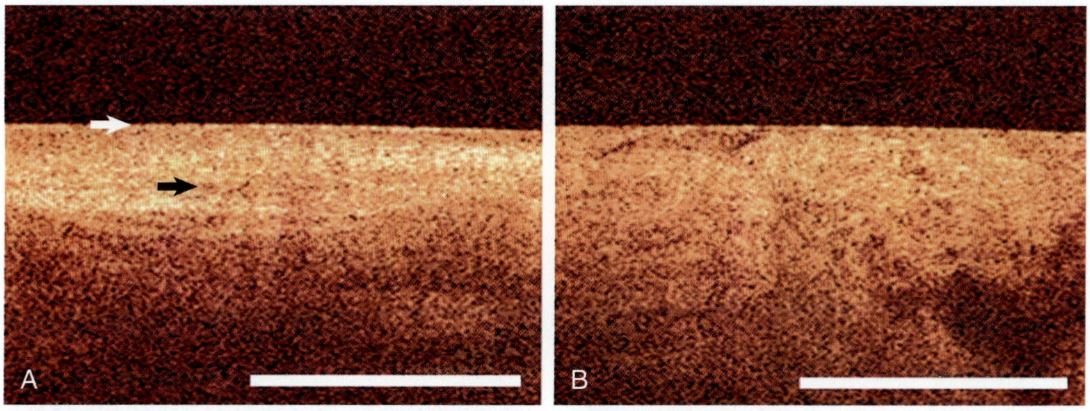

图 11-13 小细胞癌患者的支气管黏膜光学相干断层扫描图像。**A**，肺未受累区的正常支气管黏膜。可见上皮细胞层（白色箭头所指处）和固有层（黑色箭头所指处）；**B**，在肿瘤区内，上述可识别的微观结构明显缺失。定标线为 1 mm。（出处：Ross RG，Kinawewitz GT，Fung KM，et al：Optical coherence tomography as an adjunct to flexible bronchoscopy in the diagnosis of lung cancer：a pilot study，Chest 138:984–988，2010.）

硬质支气管镜。硬质气管镜的尖端有斜面，对大型气管肿瘤进行“穿心”操作以及扩张狭窄处均较为理想，并且硬质气管镜有较大内径，因而有利于肿瘤清创、血块清除，以及同时插入多种仪器进行通气。尽管其他辅助内镜技术也取得了进展，但对于危及生命的气管阻塞来说，硬质支气管镜再通术仍然是首选治疗。

在恶性肿瘤和良性狭窄引起梗阻的非紧急情况下，用钝边的硬质支气管镜行球囊扩张术已成为切开术一个引人注目的替代性选择。过去常用各种长度和直径的高压球囊。现在有专供气管支气管使用的球囊，它们通过施加指定的正压可张开到特定的直径。这些球囊在直视或透视引导下通过支气管镜的工作通道插入。对装满生理盐水或不透射线造影剂的球囊充气，可使其在感兴趣的部位膨胀直到所需的直径。此技术通常联合支气管镜热治疗（激光、氩离子凝固术、电灼）以及联合气管支架置入术用于治疗气道狭窄（图 11-14）。

球囊扩张气道成形术也已成功用于治疗其他疾病，包括支气管内膜结核、纤维化纵隔炎以及肺移植或长期插管相关的狭窄。但它单独用于治疗伴随外源性气道受压的气道狭窄的成功率相对较低，并且它一般不利于气管软化症患者。

球囊扩张气道病变的并发症包括支气管痉挛、胸痛、黏膜裂伤、气道穿孔、出血、术后气道水肿、气胸以及纵隔气肿。

支气管内激光治疗

关于治疗性支气管镜，也许最广为人知的技术是激光光凝或光切除。激光器产生一束单色相干光，可诱导组织气化、凝固、止血和坏死。虽然主要用于切除腔内恶性肿瘤，但是支气管镜激光治疗也有利于治疗其他气管支气管疾病，包括炎症性狭窄、阻塞性肉芽组织、淀粉样变性以及良性肿瘤如错构瘤和脂肪瘤。

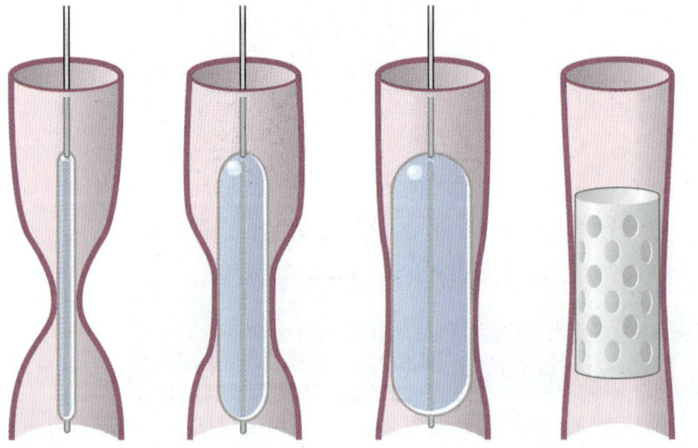

图 11-14 支气管镜球囊扩张气管狭窄图示。操作时在软式或硬式支气管镜下用球囊逐渐扩张。实现最佳扩张后，在硬式支气管镜下放置硅胶支架（最右侧），从而缓解呼吸道阻塞

自从在 1976 年 Laforet 初次报告支气管内激光消融肿瘤阻塞以来，现在已有几种类型的激光用于治疗气道阻塞。二氧化碳（CO_2）激光主要用于耳鼻喉科，允许表浅组织渗透（深度为 0.1 ～ 0.5 mm）和高精度切割，但它的止血作用很小并且传统上通过硬质支气管镜或悬吊喉镜来实施。最近开发的技术通过独特的反射光纤探头促进了 CO_2 激光能量的传递，该探头可应用可弯曲的喉镜和支气管镜进行操作。CO_2 激光因其可精细地控制组织消融，对处理喉部病变（如蹼样病变、声带小结）较为理想。对于治疗性支气管镜来说，钕：钇-铝-石榴石（Nd：YAG）激光消融是最常用的并具有更深的组织穿透（深达 3 ～ 5 mm）的方法，该方法可实现良好的凝固并且可有效地止血，但切割的精确较低。Nd：YAG 激光可以通过一个硬质或可弯曲支气管镜进行操作。当患者全身麻醉时通过硬质支气管镜进行操作，或使用局部麻醉和清醒镇静术下通过可弯曲支气管镜进行操作，这两种情况下，成功率及与激光治疗直接相关的并发症没有差异。

对于中央大气道支气管内阻塞，已证明 Nd：YAG 激光光切除治疗的单疗法再通率大于 90%，但它对干预外周病灶或相关的外源性气道受压的成功率不是很高。激光治疗可提高晚期腔内肺癌患者因出现呼吸衰竭而进行机械通气后的撤机成功率。此外，Nd：YAG 激光光凝对良性腔内肿瘤引起的气道阻塞患者是一个很有价值的治疗方法。

虽然支气管内激光治疗一般是安全的并且耐受性好，但是它也可能并发心律失常、气道穿孔、气胸、出血、低氧血症或支气管内烧灼（灼烧支气管或气管插管）。在气管支气管树使用激光需要慎重考虑病灶的解剖部位和结构。如果病变是在靠近食道或肺动脉，则支气管内的激光治疗有瘘管形成的危险。激光治疗在由外源性压迫引起气管狭窄的患者中可能会导致气道穿孔。据报道，在极少数情况下会出现肺水肿或致命性肺静脉气体栓塞。使用标准硅树脂气管内套管或硅树脂气管导管的患者以及需要高浓度供氧的患者有较高的支气管内烧灼的风险。幸运的是整体的风险小于 0.1%。内镜下激光治疗相关总体病死率相当低，在许多疾病中不超过 0.3% ～ 0.5%。

支气管内冷冻治疗和电灼术

为干预支气管阻塞，冷冻疗法和电灼术相对激光治疗而言是一种成本效益较高的替代选择，但其穿透的深度和造成的伤害更难以控制。正如 Nd：YAG 激光，电灼术和冷冻治疗都可以通过硬质或可弯曲支气管镜进行。电灼术对组织的作用类似于 Nd：YAG 激光，通过凝固性坏死而引起组织破坏。氩等离子体凝固术（APC）类似于电灼术，只是它使用氩气传导电流，而不是接触式探头。APC 穿透深度只有 1 ～ 3 mm，因此更适合用于治疗浅层和播散性病灶。相比烧灼或 APC，冷冻疗法探针通过低温结晶和微血栓形成导致组织坏死。通过支气管镜插入特别设计的冷冻探针，直至接触到靶组织。通过支气管镜的工作通道探头，液态一氧化二氮或液态氮在压力作用下通过一个小孔被注入，引起快速冷却并在探头尖端形成一个“冰球”（大约在－ 20℃的温度）。冻结维持约 20 s，然后这个区域解冻。冷冻疗法治疗支气管病变需要多次冻融循环。

已成功使用冷冻治疗和电灼治疗来缓解由良性支气管肿瘤、息肉和肉芽组织引起的气道阻塞。因为发生气道穿孔的风险较低，这些技术特别是冷冻在治疗远端病灶方面可能优于激光。同样，原位癌和黏膜异型增生可能需要充分进行单独冷冻或电灼治疗，而且为达到最佳的效果可能需要多次治疗。冷冻治疗对去除某些异物有效，异物可以被探头紧紧吸住并取出。值得一提的是，冷冻治疗可以非常有效地冻结支气管内的血块和黏液栓且吸到探头上，这样就可以很容易地从气道中取出。

通常支气管内冷冻疗法对干预少细胞性病灶是无效的，相对而言，这些病灶如纤维化狭窄、软骨或骨性病变及脂肪瘤对冷冻不敏感。此外，支气管内冷冻疗法不同于激光治疗或电灼治疗，它在快速缓解气道阻塞症状方面表现不佳。电灼治疗和冷冻治疗最常见的严重并发症是出血，出血原因是在远端组织和肿瘤血管没有完全凝固时便对支气管内肿瘤进行破坏。电灼治疗患者临床上明显出血的发生率估计为 2.5%。

腔内放射治疗

近距离放射治疗是对肿瘤的局部治疗，它通过置入放射性种子或以环缝焊接的方式嵌入电线而从内部传递射线。这种技术可保证将最大的治疗用放射线剂量传送到肿瘤而对周围正常组织的影响最小。支气管内近距离放射治疗的过程为：在透视引导下从支气管镜插入一个薄的、中空的“后装”导管穿过或平行于恶性梗阻，然后将放射性的置入物插入到导管中并在原位停留一段预定的时间（2 ～ 40 h，这取决于放射量率）。

Yankauer 在 1922 年描述了硬质支气管镜近距离放疗在缓解由恶性肿瘤引起的气道梗阻方面的应用。现代技术，包括使用可弯曲支气管镜、聚乙烯后装导管以及铱 192 置入物，于 1983 年首次面世。在 20 世纪 80 年代由于涉及高剂量率传送技术的出现，支气管内近距离放射治疗已成为门诊治疗支气管周围肿瘤的一种选择。

缓解气道阻塞是支气管内近距离放射治疗的首要目标，但个别患者的根治性治疗可能仍要联合体外照射才能实现。在对恶性气道阻塞进行快速和持久气道再通时，近距离放射治疗通常是用来作为肿瘤热消融、支气管内支架置入术或传统的体外照射的一种辅助治疗。近距离放射治疗对于干预中央气道病灶是最安全和最有效的方法，虽然一项研究证明小型周围肿瘤比巨大中央肿瘤更敏感。在恶性气道阻塞患者中，气管再通率为 60% ～ 90%，同时可减少呼吸困难、止住咯血并且在大多数情况下还可缓解咳嗽。支气管近距离放射治疗可能需要多次治疗才有效。

近距离放射治疗的严重并发症包括大咯血和瘘管形成，这些并发症继发于气道壁和邻近血管结构坏死。由于存在致命性出血的危险，在近距离放射治疗前应尽力排除累及中央血管的肿瘤。已报道的数据显示，严重并发症的发生率差别很大，在一些最大规模的研究中发生率低至 0 ～ 10%，而在较小规模研究中则可高达 30% 至 40%。

光动力疗法

目前光动力疗法（PDT）是经 FDA 批准用以缓解恶性气道梗阻且作为选定的微小型中央型肺癌患者的替代外科手术。PDT 的工作原理是某些化合物如血卟啉衍生物（光敏素）或氨基乙酰丙酸（ALA）可发挥光敏剂作用，使恶性细胞容易受单色光破坏。氧自由基的产生会导致细胞破坏，而通过血栓素 A_2 释放造成的血管闭塞可引起缺血性坏死，这些都可致使肿瘤坏死。除了网状内皮组织的细胞（特别是皮肤），肿瘤细胞比正常细胞对光敏化剂有更大的吸收和保留，人们认为这是 PDT 对恶性细胞有选择性作用的原因。这种相对的肿瘤选择性效果似乎在光敏剂输液后 24 ～ 48 h 内最明显。出于这个原因，通常在光敏剂给药后 1 d 或 2 d 后进行支气管镜治疗靶病变。由于 PDT 起效较慢，它对恶性气道阻塞引起的急性呼吸窘迫患者没有用处。随后要进行“抽水马桶式”支气管镜检查清除坏死组织。

PDT 的理想人选包括患有由恶性支气管包块引起的气道阻塞同时几乎无外源性气道压迫的患者以及中央气道微小肿瘤患者。虽然对于早期肺癌，手术切除仍是治疗的首选，但是有些患者拒绝手术或由于手术风险高而认为无法手术。在这种情况下，PDT 可能是一种合适的替代治疗。小肿瘤且浸润深度浅的患者敏感性最高。巨大肿瘤患者，支气管内的 PDT 可能会明显降低阻塞，同时客观增加肺功能值以及在呼吸困难和生活质量上也会主观好转。转移性肿瘤也可用 PDT 成功治疗。PDT 并发症包括增加皮肤的光敏性和由于广泛的肿瘤坏死导致的咯血。皮肤光敏性类似于晒伤时的情况，在各种系列报道中患者发生率高达 20%，但可通过采取充分的避光措施而加以避免。光敏剂给药后对光的敏感性可能会维持 6 个星期或更长的时间。

气管支架

医学术语支架是指设计用于维持中空的管状结构（如冠状动脉和食道）完整性的任何装置。尝试在支气管树中置入支架的相关报道可以追溯到 1915 年。在 20 世纪 60 年代设计的蒙哥马利 T 管是第一个可靠的专用于气道的支架。但是，直到 Dumon 于 1990 年报道放置一个硅酮制成的专用气道支架的安全性和易用性之前，下气道和细支气管支架置入术才成为标准的医疗实践。

目前使用的支气管支架主要有两种类型：硅酮类管支架和自膨式金属支架（SEMSs）。硅酮类支架在患者全身麻醉下通过硬质支气管镜进行放置。硅酮支架（400 ～ 500 美元）比 SEMSs（1800 ～ 2000 美元）相对便宜。分叉的硅酮支架也可用于缓解远端气管和隆突病灶。这些支架被有效地用于干预隆突受压，这些外源性压迫来源于恶性肿瘤、气管食管瘘以及气管软化症。可以通过设计定制的硅酮支架并借助治疗性支气管镜来处理特定的解剖学问题，例如肺切除后残端相关的支气管胸膜瘘。在一项大型单中心系列研究中，硅酮支架的并发症包括迁移（发生率为 5%）、肉芽组织形成（发生率为 10%）以及凝固的分泌物阻塞支架部分（发生率为 27%）。

不同于硅酮支架，SEMSs 可以通过可弯曲支气管镜放置，其不太可能发生迁移，且更容易保持正常的黏液纤毛清除功能。但是，如果金属支架在气道放错位置，往往要求通过硬质支气管镜移除它们。此外，在暴露的 SEMSs 处和被覆盖的 SEMSs 的近端和远端处发生黏膜炎症和肉芽组织形成很常见，可能需要反复内镜干预来恢复气道通畅。出于所有这些原因，SEMSs 具有 FDA 警示：它不应用于良性气道狭窄，除非所有其他的治疗方案包括硅酮支架置入术都已排除。这个规定的一个例外是肺移植术中支气管吻合口开裂。在这种情况下，穿过裂隙暂时插入暴露的 SEMS 用以诱导局部肉芽组织的形成，这样可以促进裂隙的闭合。

气管支架在良性和恶性气道阻塞的多疗法组合型内镜治疗方案中均有着至关重要的作用。对局部晚期支气管肺癌引起的气道阻塞，可以联合肿瘤热消融术及支架置入术治疗，通过防止肿瘤长入以恢复和维持气道管腔直径（图 11-15）。支气管内短距离放射治疗后也可置入支架，从而保持气道通畅，或在用内镜干预良性纤维化狭窄时联合激光治疗和球囊扩张术。许多对支气管支架置入术的大型研究已经显示其具有显著的疗效。Dumon 和他的同事报道了在恶性气道阻塞患者中使用硅酮类支架具有优良的临床疗效和较少的并发症，但对由其他疾病引起的气管狭窄的患者成功率较低。成功率，如果“成功”广义地定义为症状缓解的话，在一些研究中，其波动于 78% ～ 98%，虽然这些早期试验均没有采用客观指标如肺癌症状评分（LCSS）来确定疗效。对由于继发于无法切除的气管和纵隔疾病而发生呼吸衰竭的患者，两项小型试验表明支架置入术对大多数患而言可促进其拔管。

支架置入的好处似乎是可存留至患者支架置入术后数月或数年。然而，长期随访数据来自良性病变患者，因为恶性气道阻塞患者的平均随访期通常不会超过 3 ～ 4 个月，因为其基础疾病的生存期有限。对由非恶性病变引起的纤维化炎症性狭窄（fibroinflammatory stenosis）的患者，一些研究者报道对其使用金属支架的长期结果不良。

治疗性支气管镜的适应证

治疗性支气管镜最常用于吸取气道内黏液分泌物和黏液栓，以及治疗气道阻塞。支气管镜治疗的适应证列举在框 11-3 上；其中大部分将在后文进行讨论。

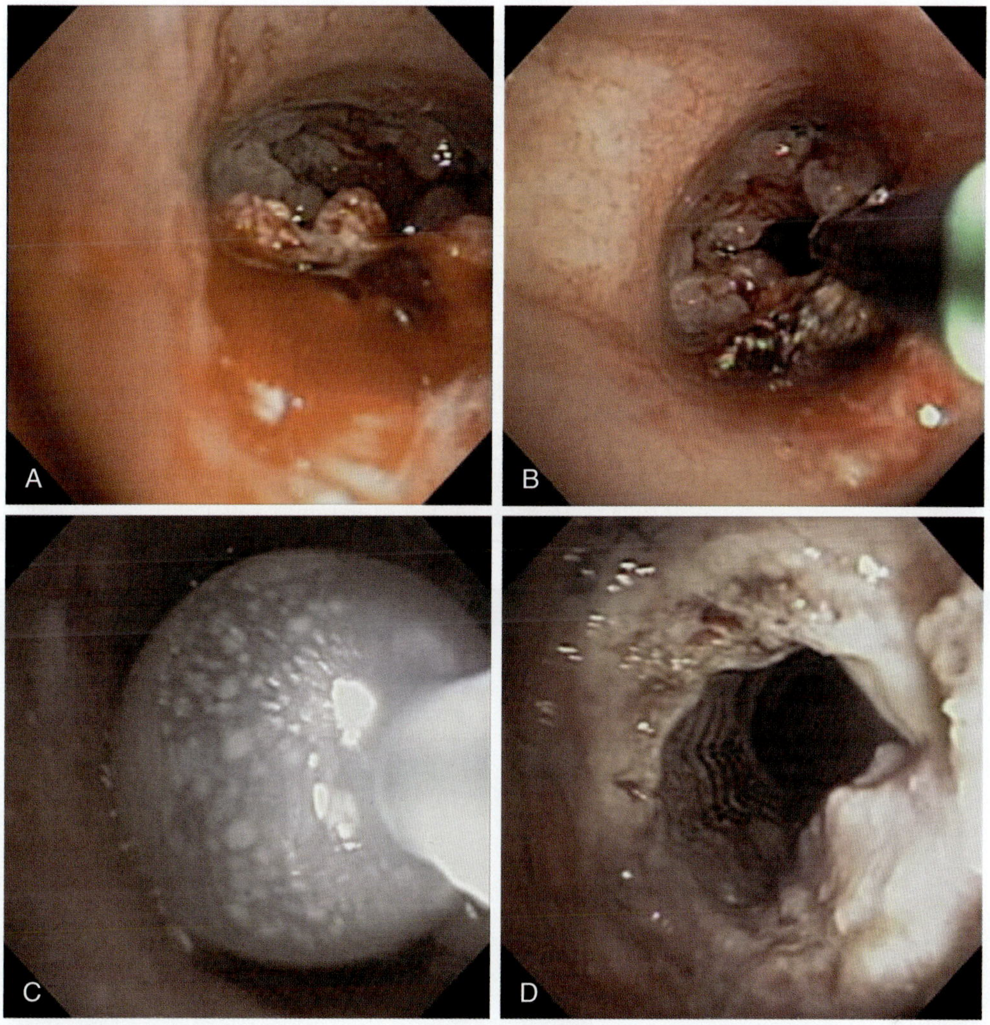

图 11-15 A，多法联合治疗腔内肿瘤伴外源性压迫：支气管镜激光治疗（**B**）、球囊扩张支气管成形术（**C**）和支架置入术（**D**）

腔内气道梗阻

气管支气管树的腔内梗阻可能起因于各种良性和恶性病变。支气管梗阻最常见的原因是晚期肺癌。对于不能手术的中央型肺癌，恢复气道通畅可缓解症状，甚至可能延长患者寿命，特别是避免呼吸衰竭或阻塞性肺炎

恶性中央气道阻塞症状和体征各异，常有进行性呼吸困难和功能限制、喘息、咳嗽、喘鸣、声嘶、咯血和胸痛。治疗前应进行仔细评估，区分局灶性气管、支气管病变与那些潜在的阻塞性肺疾病或肺实质疾病，或两者并存。例如，轻度的阻塞症状可能无法很好地解释一个患有严重的慢性阻塞性肺疾病（COPD）患者的呼吸困难。虽然肺功能检查和胸部影像技术如胸部 CT 可以用于对疑似恶性气道阻塞病人的评估，但支气管镜检查（无论是刚性的或柔性的）仍然是诊断和治疗的“金标准”。然而，三维重建 CT 成像即所谓虚拟支气管镜越来越多地被用作一个可靠的无创性检查方法，用于评估恶性气道阻塞的性质和程度，利于术前干预方案的设计。

对恶性气道阻塞的支气管镜检查的方法取决于病变的位置、是否存在相应的外部压迫，以及临床紧迫程度（表 11-3）。硬质支气管镜肿瘤切除手术与辅助热消融推荐用于紧急情况下的气道再通。如果支气管阻塞伴有明显的外部压迫，支架可能是有益的（图 11-16）。

病变的复杂性对于确定最佳的切除方案是同样重要的。良性气管网往往采用激光或电灼的切除方案，而复杂的纤维化狭窄可能需要硬支气管镜或球囊扩张、热切割以及支架置入的联合使用。对于较低并发症风险的局灶性气管狭窄患者，手术切除同时进行再吻合术仍是治疗的首选。

外源性气道受压

外源性气道受压原因通常是恶性疾病侵犯相邻的中央气道，如纵隔淋巴结或食道，但也可以是良性病变过程，如纤维化纵隔炎、结核、主动脉扩张

表 11-3 纤支镜下治疗

治疗	治疗损害类型	气管镜类型	阳性结果	可重复性
机械清理	腔内的或黏膜下层的	硬质或软质（最好硬质）	++++	+
激光	腔内的	硬质或软质（最好硬质）	++++	++++
氩等离子	腔内的	硬质或软质	++++	++++
近距离放疗	腔内的或黏膜下层的	软质	+	+
冷冻疗法	腔内的	硬质或软质	++	+++
球囊扩张	腔内的或黏膜下层合并外部压迫	硬质或软质（最好硬质）	++++	++++
光力学治疗	腔内的	软质	++	+++
电烙法	腔内的	硬质或软质	+++	++++
支架	腔内病变合并外部压迫的	硬质或软质（杜蒙支架要求硬质支气管镜，詹图尔科要求荧光透视法）	++++	+++

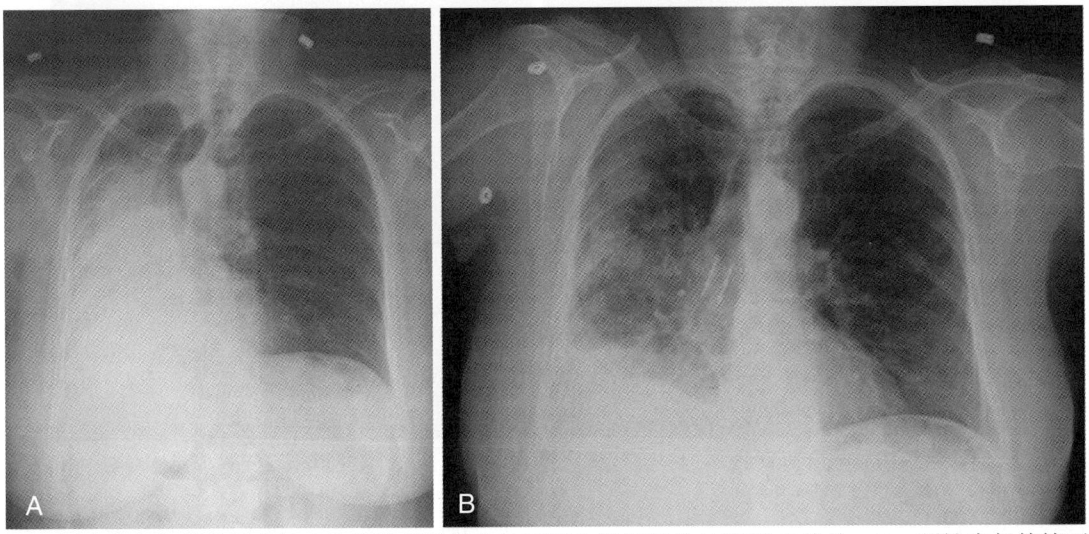

图 11-16 **A**，一例右主支气管的阻塞性小细胞肺癌导致右肺不张和纵隔移位的胸部 X 线片；**B**，硬性支气管镜下进行肿瘤切除及杜蒙硅酮支架放置术后的 X 线表现。（A and B，Courtesy Colin Gillespie，MD.）

的动脉瘤或结节病。外源性气道受压的临床症状和体征常常表现为支气管阻塞。确立诊断的依据是在没有腔内肿块的情况下经支气管镜检查发现明显的气道狭窄。

外源性气道受压的治疗方法是有限的。内镜烧蚀术如激光疗法、PDT、冷冻疗法和电灼法是禁忌的，因为缺乏可论证的好处和存在气道穿孔的危险。虽然一些恶性疾病患者可能会受益于支气管内近距离放射治疗，但是对于有症状的外源性气道受压患者，气管支架置入术是姑息治疗的首选。

气管软化症

弥漫性或局灶性气管软化症可能是支气管镜治疗学家所面临的最具挑战性的疾病。气管软骨软化见于复发性多软骨炎患者，反映了继发于气管软骨环破坏后气管和（或）主支气管结构完整性的缺失。膜状或新月形的气管软化也被称为过度呼吸道塌陷（EDAC），其表现为呼气时后膜向气管前壁移位，结果气管和主支气管后膜松弛，并且通常见于长期 COPD 患者。局灶气管软化症可能是肺移植术后长期插管的并发症或吻合口并发症。

虽然动态 CT 扫描在吸气和呼气时所获得的图像往往也是有帮助的，但在患者自主呼吸时进行可弯曲支气管镜检查是诊断气管软化症的最佳方法（图 11-17）。气管软化症应区别于刀鞘样气管，后者特征是气管胸廓内部分横径固定减少，而出现矢状位直径增加（图 11-17B）。

对于弥漫性气管软化症患者，内镜治疗的首选是插入标准或分叉的硅酮类气管支架。此干预在软骨型比在膜型气管软化症患者更有可能成功。硅酮

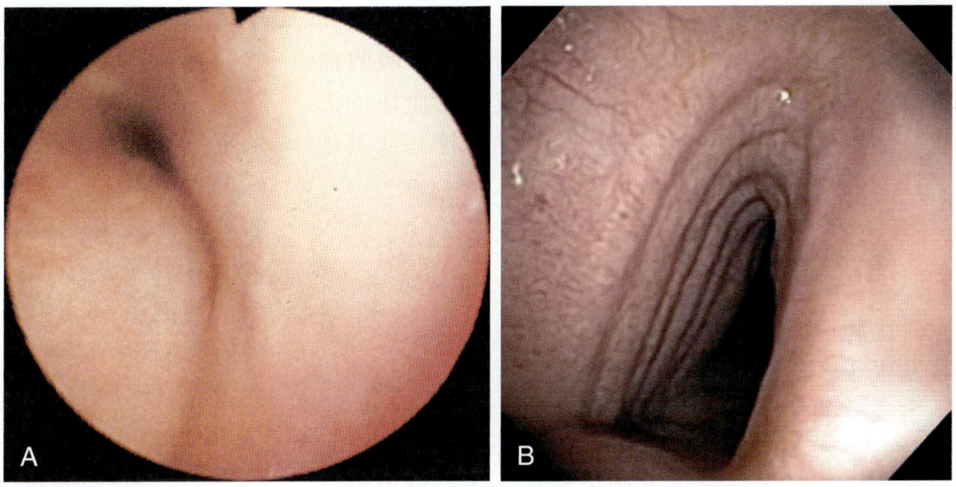

图 11-17　A，气管迂曲。一名患者出现呼吸困难、咳嗽和喘鸣，支气管镜检查可见气管上部局部迂曲，颈部屈曲过度。切除 3 个气管软骨环后症状消除。组织病理分析显示局部气管软骨软化；**B**，“剑鞘样气管”。冠状位直径恒定缩小而气管矢状位直径同时增大导致该病变出现经典的支气管镜下外观

类支架置入术可能会对膜型气管软化症患者有益。对于呼吸道症状减少和肺功能改善的患者，可以进行手术膜折叠术或加固后膜或两者兼施，这样往往具有良好的效果并有利于支架移除。对于许多有局部性气管软化症患者，特别是由于气管插管后损伤所致者，手术切除并同时进行再吻合术是最好的治疗选择。对特定的弥漫性气管软化症患者的替代治疗是“气源支架”，由非侵入性通气技术（例如持续气道正压通气）提供。

控制咯血

在咯血的情况下，支气管镜不仅用于诊断，而且通常用于急诊干预支气管出血（框 11-5）。由于可视化的困难，应使用吸力大和最有效的抽吸通道。硬质支气管镜在大量出血和当预期需要去除大量的血块时通常是首选。

当连续抽吸血液无法清理气道时，可以使用其他方法。可用冰冷的盐溶液与血管活性药物（如肾上腺素）缓缓滴入，引起血管收缩。支气管镜本身就可以堵塞支气管管腔而止血。支气管镜球囊导管可以有同样的效果，或许可以更好地进行局部控制（图 11-18）。已经开发出特别设计的导管，可通过可弯曲支气管镜工作通道进入，其中一些导管可以在不移动填塞球囊的情况下撤镜，还可以越过球囊吸引和清除气道远端的血液。另一个用以控制明显出血来源（特别是从支气管内肿瘤）的有效方法是 Nd：YAG 激光光凝术。

最近的报道证明了支气管内填塞的好处，填塞可使用可弯曲或硬质支气管镜完成，还需要使用氧

框 11–5　支气管镜下控制咯血的措施与制剂

- 反复吸引（保持呼吸道通畅）
- 冰生理盐水灌注
- 血管活性药物（肾上腺素，血管加压素类似物）
- 支气管镜填塞
- 气囊填塞
- 用纱布或外科凝胶（Gelfoam）填塞
- 灌注凝血酶或纤维蛋白原
- 激光凝固
- 氩等离子体电凝器
- 电烙术
- 冷冻疗法 *
- 支气管镜近距离放疗 †
- 分离支气管树（例如双腔气管内导管）

* 不适用于处理大咯血。
† 不适用于处理大咯血，不适用于急性控制咯血

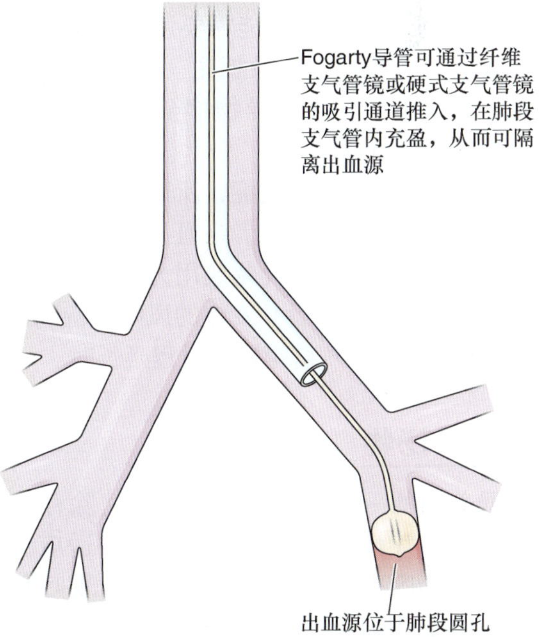

图 11-18　在支气管镜引导下放置一根 Fogarty 球囊导管，用于控制肺段支气管或肺叶支气管大出血。（出处：Lordan JL，Gascoigne A，Corris PA：The pulmonary physician in critical care：illustrative case 7：assessment and management of massive hemoptysis，Thorax 58:814-819，2003.）

化再生纤维素（Surgicel），其有多种功能，包括局部填塞和对段或亚段的出血部位进行隔离、吸收血液以及通过诱导纤维蛋白聚合促进支气管血块的形成。这个程序可能会减少对支气管动脉栓塞或其他更具侵入性操作的需要。

清除异物

比起成人，异物吸入更容易发生于儿童，大多数发生于3岁以下的儿童。儿童最常见的阻塞部位是主支气管，而在成人中大多数异物末端呈楔形，最常见于右下肺叶。在支气管镜检查问世之前，大部分异物吸入会导致高发病率和病死率，最常导致阻塞后肺炎。在可弯曲支气管镜出现之前，所有异物清除均是通过硬质支气管镜来完成。即使在目前，硬质气管镜仍然是清除异物的首选工具，尤其在儿童中。硬质工具的优势在于其较大的接入通道，允许使用更大和更合适的取出工具而且能够同时提供和保持通气。在成人中，可弯曲支气管镜是异物吸入最常见的初始诊断工具，并且在大多数情况下可成功取出异物。

目前已有各种类型的工具可与支气管镜一起使用来清除异物，包括抓钳、球囊导管、取出筐、勒除器和磁选机。仪器的选择取决于异物的类型和它在气管支气管树的位置。抓钳在需要取出坚硬表面不规则物体时可能较为有用。光滑物体或有机物（例如坚果、食物颗粒）可能需要使用可膨胀的筐或联合球囊导管、吸痰器以及抓钳。Fogarty球囊导管经常用于移动异物，可将异物移至气管近端以便之后用其他仪器进行移除。

因为会发生严重的并发症，所以异物取出后仍需要特别注意。应密切观察患者咯血、皮下气肿或声门下水肿的任何征象。取出异物或用力操作仪器时所造成的创伤会大大提高术后并发症的风险，特别是在使用了超大仪器或者支气管镜检查过程延长时。

吸出分泌物

根据美国的一项支气管镜调查，清除存留的分泌物被列为治疗性支气管镜检查的首要适应证。支气管镜分泌物吸引术的适应证是患者出现呼吸肌无力（例如由于基础的神经肌肉疾病或术后状态）或导致反复吸入食物或上呼吸道分泌物多的疾病。对于危重或机械通气患者，可以通过可弯曲支气管镜迅速去除分泌物和黏液栓。在此过程中，应选择具有大直径抽吸通道的可弯曲支气管镜。潴留物质如果具有一定的密度和黏度，则可能需要频繁使用支气管镜治疗来缓解由于凝固的黏液栓导致的肺段或肺叶不张。基础的肺疾病（如支气管扩张）可能会加重气道分泌物的潴留。术后或在其他情况下（良好的肺部物理治疗和充分的肺部清理可能会更有效），支气管镜分泌物吸引术不应“常规”使用。

对治疗性支气管镜而言，两种特定疾病值得强调：肺泡蛋白沉积症（PAP）和过敏性支气管肺曲菌病（ABPA）。对于PAP，虽然标准的方法是采用双腔气管内插管全肺灌洗，但BAL也已用于对肺泡物质进行治疗性清除。对于ABPA，用生理盐水灌洗可能不足以清除顽固物（形容为“塑型性支气管炎”）。在这种情况下，使用支气管镜钳或勒除器可能有效。

闭合支气管瘘管

长时间漏气是一个与原发性或继发性气胸有关的常见问题，并且也是肺切除术后最常见的并发症，在肺减容手术（LVRS）后的发病率最高。目前干预长时间漏气的处理方法通常包括用Heimlich阀延长胸管引流、手术修复和（或）血块填补和胸膜固定术。

无论是可弯曲还是硬质支气管镜，它们对确认疑似支气管瘘或肺泡胸膜瘘并指出它们精确位置均是有用的。当观察胸腔引流管漏气率或体积时，最常用的方法是用球囊导管进行选择性气道闭塞。根据瘘口的位置和大小，支气管镜检查过程可以以闭塞和封闭支气管胸膜瘘为目标。该方法对胸部手术后除开口外无其他异常的支气管效果更好，支气管镜封闭的成功率也更高。如果是被感染或者是因为基础的恶性肿瘤，则较难实现良好的瘘口闭塞。已使用了许多不同的技术来永久性关闭瘘道，包括引入支气管黏膜刺激物（如硝酸银）来刺激反应性肉芽组织形成。文献中已经描述了一些潜在的有效制剂，包括手术胶（明胶海绵）、自体血块填补、冷沉淀和注射凝血酶来形成纤维蛋白凝块。此外据报道，激光光凝术对小型近端支气管胸膜瘘有益。最近的病例分析表明不同原因造成长期漏气的大部分患者放置单向支气管阀可完全或部分地消除漏气。

常见“良性”肺疾病的支气管镜治疗

在过去十年中，使用支气管镜治疗的重大进展之一是实验性支气管镜干预在高患病率肺疾病（如哮喘和肺气肿）中的应用。

肺气肿的支气管镜治疗

LVRS（即通过胸骨正中切开术或使用可视胸腔镜切除肺气肿肺的病变部分）相关的危险包括围术期病死率为 5% 或更高以及大量的围术期病变，促使了微创方法的出现来缓解肺气肿患者的呼吸困难。所评估的支气管镜肺减容（BLVR）方法已采用了一系列不同的技术，包括在软骨气道和肺气肿实质之间用硅胶塞阻塞气道［即支气管内 Watanabe 塞子（EWS）］、插入单向支气管阀以及建立人工的不可压缩的通道（“旁路通道”）。支气管阀被设计用以在最严重的肺气肿肺区域限制通气并且减少动态膨胀。当阀门正确放置时，它允许分泌物单向流动并且从闭塞的肺段排出。用支气管阀缓解肺气肿的主要优点是其潜在的可逆性——阀门一般可以最小的风险从患者身上去除。肺科专家在用支气管阀治疗肺气肿时的一个麻烦是侧支通气，其会妨碍肺不张的诱导，从而使得肺减容术无法顺利进行。来自支气管阀的第一项随机对照研究（即一项关于 Zephyr 支气管阀的双盲阴性对照多中心临床试验）的结果显示，Zephyr 支气管阀可在治疗 6 个月后少量增加 1 秒用力呼气量（FEV_1）及 6 分钟步行距离，但遗憾的是，并发症包括慢性阻塞性肺病急性加重和咯血的发生率有所增加。

根据随机对照研究的结果，气道旁路也并不能在用力肺活量（FVC）和呼吸困难评分这两个主要终点方面产生统计学上的显著改善。目前有研究正在评估其他新型支气管内方法。这些方法包括放置气道置入物（例如镍钛合金线圈）；支气管内注入蒸汽引起组织坏死导致肺组织、容积以及通气缺失；肺气肿性肺实质的生物学重建导致组织纤维化、肺不张和收缩，从而实现肺减容。后一种方法的灵感来自于许多“医学”肺减容病例报道。使用这种方法时，会对肺上叶非小细胞肺癌进行外照射治疗，会诱导肺上叶大疱出现感染或炎症，从而在感染或炎症消退后导致大疱肺组织纤维化和收缩，这两种情况均会使得异质性肺气肿患者的肺功能在临床和生理上得到显著好转。肺减容生物学方法的主要缺点之一是肺组织的永久性破坏，如果肺功能不断恶化也没有办法逆转。

支气管热成形术

慢性哮喘是发病和死亡的一个主要原因，并且导致医疗保健费用迅速上涨。支气管热成形（BT）是一种新型支气管镜治疗程序，可向待治疗的气道支气管壁提供可控的热能，目的是抑制气道平滑肌的收缩功能。这也可在哮喘发作时降低支气管痉挛的发生率。BT 是通过使用一次性的射频设备进行的，这种设备可在门诊患者支气管镜检查过程中提供热能到支气管壁。需要进行三个独立的程序才能治疗所有可进入的上叶和下叶气道，管径为 3 ～ 10 mm。对于中度至重度的患者，最初的随机、多中心气道干预与射频（AIR）试验证明，与只接受标准药物治疗的患者相比，接受 BT 治疗组的哮喘发作减少。随后一项随机、阴性对照的多中心临床试验（AIR2）证明主要终点和哮喘相关的生活质量显著改善。虽然注意到治疗后早期哮喘急性发作并需要急诊和住院治疗的情况有所加剧，但长期随访数据显示，与阴性对照组相反，进行 BT 治疗的患者可降低哮喘相关医疗保健的使用。在这些数据的基础上，BT 应被认为适用于重度哮喘且药物治疗控制不佳的患者。目前有研究正在收集额外的安全数据和评估 BT 治疗效果的持久性。

支气管镜治疗技术的并发症

支气管镜介入治疗的出现导致未见于诊断性支气管镜检查的并发症发生。不当使用激光也能导致支气管内烧伤或支气管穿孔（可引发大出血）、纵隔气肿或气胸。由于激光的热效应，也可能会发生支气管水肿和黏膜脱落。正如前文所述，使用气道支架可引起一些并发症。支架可能不会正好适合气道的管径，从而导致支架展开不完全或支架移位，从而可能引起危及生命的气道阻塞。气道内存在的支架可能使患者很难清除分泌物并且使得凝固的黏液聚集。放置 SEMSs 会引起严重的局部气道反应，结果会形成肉芽组织、出血或支气管穿孔。

总结

支气管镜检查技术的进步在不断提高肺科专家用微创方法准确评估气管支气管树的能力，以及实施种类不断增加的诊断、治疗和姑息治疗的能力。随着气管镜、辅助设备以及成像技术的进一步改善，诊断和治疗性支气管镜的作用将继续发展。之前需要外科手术的情况，治疗支气管镜可能很快就能提供治疗。将许多新的支气管镜技术应用到常规临床实践的主要挑战是需要精心设计研究来描述这些干预的适当应用范围，并更好地确定它们的局限性。

TBNA 也未得到广泛应用。最主要的原因在于缺乏进针监测以及操作困难，因此反对者认为 TBNA 的作用并不大。

经气管超声技术

超声技术与可弯曲支气管镜相结合可以显示位于气管支气管黏膜以外的淋巴结、病变组织和血管等结构。自从 2002 年诞生以后，经气管超声（EBUS）看上去虽然类似于正常的可弯曲支气管镜，但它宽 6.9 mm、内部有两条通道和 30° 侧视光镜。此外，在其顶端有一个凸阵超声探头，可以直接放在气管黏膜上，也可以放在顶部的球囊内。这种设置既可以进行传统的支气管镜成像，又可以进行超声成像。超声探头频率为 7.5 ～ 12 MHz，穿透力为 20 ～ 50 mm。一个超声处理器专门产生超声图像。

EBUS 可以让支气管镜医生观察气管及其周围的结构，它对进展期癌症的分期，特别是气管壁浸润和淋巴道转移意义重大。EBUS 能够鉴别 N1、N2 和 N3 期淋巴结，因而可以减少不必要的外科手术。

操作过程

实际的 TBNA 是将超声探头直接放在气管或支气管壁上来操作的。当病变显示后，一根 21 G 或 22 G 的穿刺针就能在实时超声引导下经穿刺通道对淋巴结进行穿刺。为了防止感染，穿刺针包在鞘内。同时，彩色多普勒可以用于鉴别病变周围有无血管。一旦 EBUS 清晰地显示出目标淋巴结或病变组织时，就可以在实时超声监测下进针穿刺（图 12-3 和图 12-4）。EBUS 同时也配有一个注射器式吸引器，穿刺针还可以前后移动进行多针穿刺。首次穿刺时，为了尽可能减少气管细胞的污染，针鞘应保持原位不动，一旦针尖进入目标组织后，便将针鞘移走。在开始 10 ～ 15 次穿刺时并不抽吸，而只在最后二、三次穿刺时进行抽吸。撤回穿刺针时，必须停止抽吸，以防止样本被吸入吸引器而损失。然后将取样标本用空气冲刷到载玻片上，穿刺针用肝素生理盐水冲洗，以免结块。对每个淋巴结站重复三次上述过程。

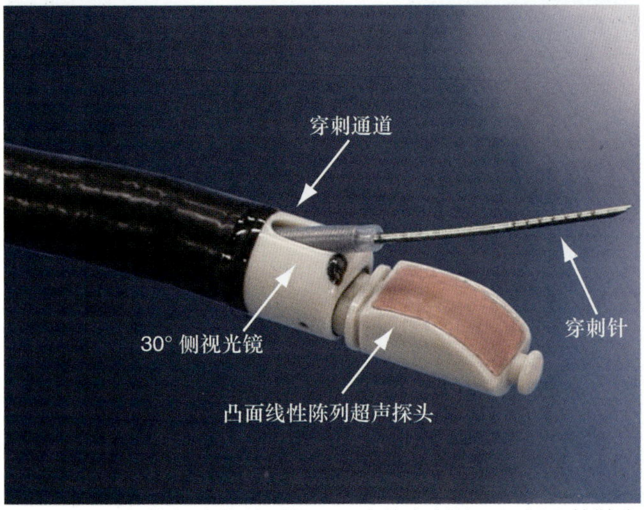

图 12-2 经气管超声仪的顶部。经食管穿刺针已经插入管鞘内

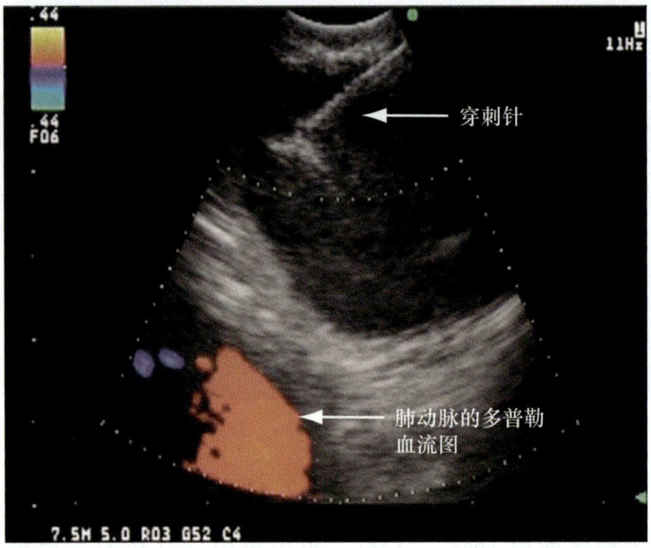

图 12-3 淋巴结 4R 位经气管超声引导细针抽吸（EBUS-TBNA）

使用 EBUS 可以探及的淋巴结分站包括上纵隔（分站 1）、气管上方（2L 和 2R）、气管下方（4R 和 4L）、背叶下方（分站 7）、肺门（分站 10）以及肺叶之间（分站 11）和肺叶（分站 12）的淋巴结。对分级最高的淋巴结应该首先进行穿刺活检（例如对侧 N3 的淋巴结穿刺应在 N2 淋巴结之前，而同侧的淋巴结穿刺应在肺门淋巴结之前），否则每次对淋巴结穿刺时都要更换穿刺针。

5 mm 以上的淋巴结能成功地进行穿刺活检，并且穿刺野也很好，而纵隔淋巴结穿刺活检的数量则取决于检查的目的。

即使淋巴结的大小及超声表现正常，对这些位置的淋巴结都应取样。在我们机构，我们常规对短径≥ 5 mm 的纵隔淋巴结进行穿刺活检。

对 EBUS-TBNA 技术的学习曲线的研究表明：至少需要进行 10 次以上本检查才能获得最佳的诊断准确率和敏感性，当然也有些医生需要更多次，这取决于操作者的技术水平。

结果

在最近发表的一篇 meta 研究中，EBUS-TBNA

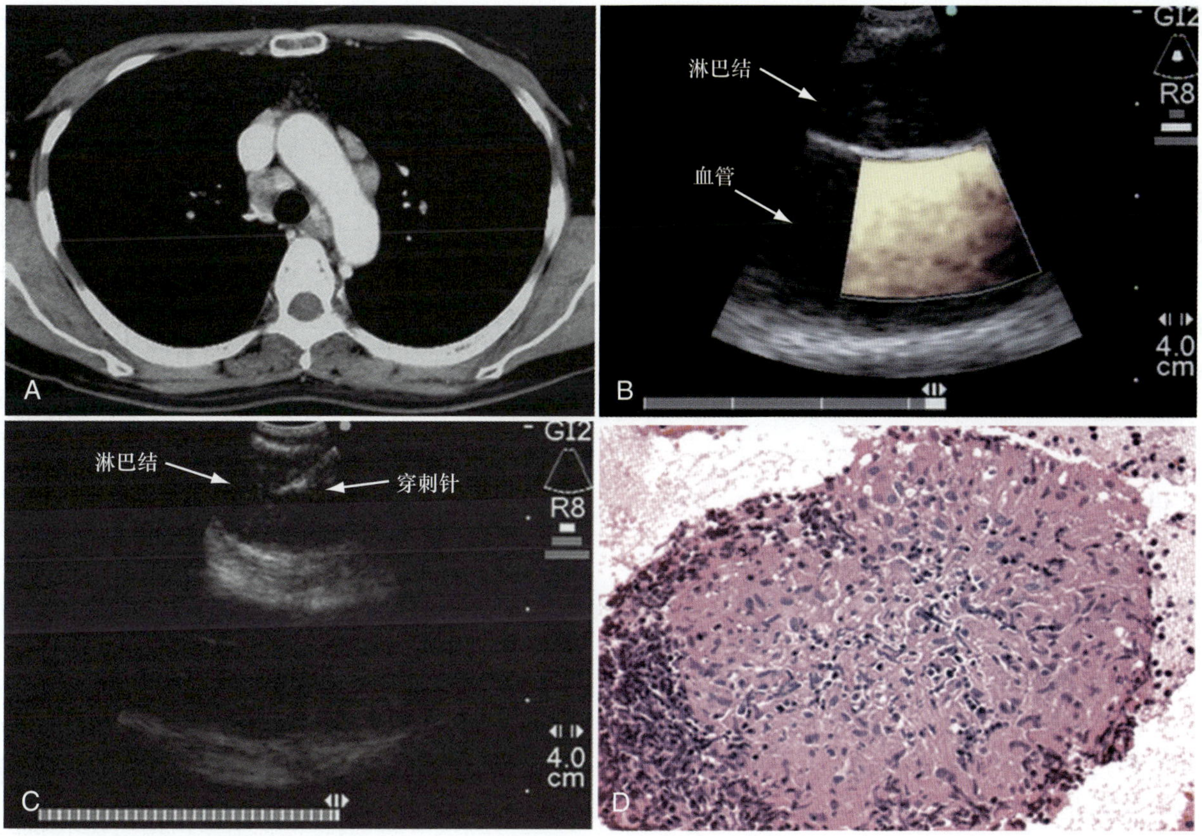

图 12-4　A，上纵隔 4R 位置增大的淋巴结；**B**，能量多普勒能帮助显示周围的血管；**C**，实时超声显示穿刺活检的过程；**D**，病理组织学显示此病例为结节病。LN，淋巴结

的敏感性高达 93%，特异性 100%。许多文献都显示，甚至对于一些小于 1 cm 的淋巴结，应用 EBUS-TBNA 都可以证实这些淋巴结是 N2 或 N3 病变，而这些淋巴结用 CT 标准来衡量的话都是 N0 病变，其中甚至还有一些淋巴结用 PET-CT 都表现不出来。

大量研究都关注 EBUS-TBNA 在肺癌生化标记物和肿瘤遗传学方面的应用。最近发表的一项试验表明，对 EBUS-TBNA 样本内膜生长因子受体（EGFR）基因进行分析，72.2%（26/36）的淋巴结转移癌可以被检测出来。有 10%（2/20）的转移性肺腺癌 EGFR 基因的体细胞突变可以从 EBUS-TBNA 取样标本中检出。EBUS-TBNA 的并发症（出血或感染）罕见，仅见个别病例报道。

EBUS-TBNA 也显示出了对肺癌以外的其他肺病的诊断能力。在临床怀疑淋巴瘤的病例中，其诊断敏感性达 70% ～ 80%。当需要更多的样本做病因检查时，EBUS-TBNA 甚至可以在 EBUS 镜中插入一根 1.15 mm 的微钳，在实时超声的引导下经穿刺针道穿过气管壁来钳取纵隔淋巴结组织。

一些不同的前瞻性研究评价了 EBUS-TBNA 在诊断结节病中的价值，这些文献报道 EBUS-TBNA 的诊断阳性率为 85% ～ 93%，且随着重复检查次数的增加有明显提高。在一项细胞病理学家的研究中，五次重复检查的诊断阳性率大于 80%，但七次以后诊断阳性率就没有明显增加。在最近发表的一项随机对照试验中，EBUS-TBNA 的诊断阳性率高于传统 TBNA（分别为 83% 和 54%）。在临床疑诊结节病的患者中，EBUS-TBNA 的诊断阳性率变化不大（82% ～ 86%）。因此，在两种不同诊断方法中具体选择哪种方法进行诊断，主要取决于肿大的淋巴结病变的位置和操作者的技术水平。

经食管超声技术

胃肠病专家在许多年前就已经开始使用经食管超声（EUS）技术研究食管和胰腺恶性肿瘤。食管超声引导下的细针穿刺抽吸术（EUS-FNA）早在 20 世纪 90 年代就开始使用，并随后成为诊断腹腔和胸腔肿瘤（包括纵隔病变）的常用手段。EUS-FNA 对纵隔病变的穿刺活检有重要的作用，相对于经典技术来说，它在非小细胞肺癌分期方面的性价比更高。

操作过程

线性经食管支气管镜具有与经气管超声仪相同的结构，探头频率为 5 ～ 10 MHz，穿透深度高达 8 cm。使用的穿刺针为 19 G ～ 21 G，装在针鞘内。穿刺通常作为门诊的一部分，时间大约 30 min。像 EBUS 一样，淋巴结的穿刺在实时超声监控下进行（图 12-5）。然而，EUS-FNA 也有它的局限性，因为只有位于 2L、4L、7、8 和 9 号站的淋巴结可以使用 EUS-FNA 进行穿刺。位于 5 号站的淋巴结无法使用经食管超声引导穿刺，但它可以应用经血管内超声进行取样。

结果

EUS 对后纵隔病变的分期尤为有用。约有 97% 的左侧肾上腺可以被显示，它在超声图像上有特征性的“海鸥”征，因此在有转移性癌时很容易就显示出来。此外，肝左叶旁的淋巴结也能被显示出来。但肺门处和隆突前方的淋巴结不能显示。

EUS 的过程仅有一些小的风险，例如纵隔炎症或出血。除非是进行纵隔囊肿的穿刺，否则并不需要常规应用抗生素。EUS 在评价后纵隔淋巴结方面甚至比 PET 和 CT 更敏感。

许多文献和关于 EUS-FNA 的一项 meta 研究表明，EUS-FNA 具有高度的敏感性和特异性。甚至在那些纵隔淋巴结肿大在 CT 上还不可见的肺癌患者中，EUS-FNA 也能够显示其中 25% 患者的转移情况。

然而，对两种技术而言，必须认识到它们对阴性结果的预测价值均有限。因此，如果穿刺活检未检出肿瘤细胞，需要进一步进行纵隔镜穿刺活检或胸腔镜检查。

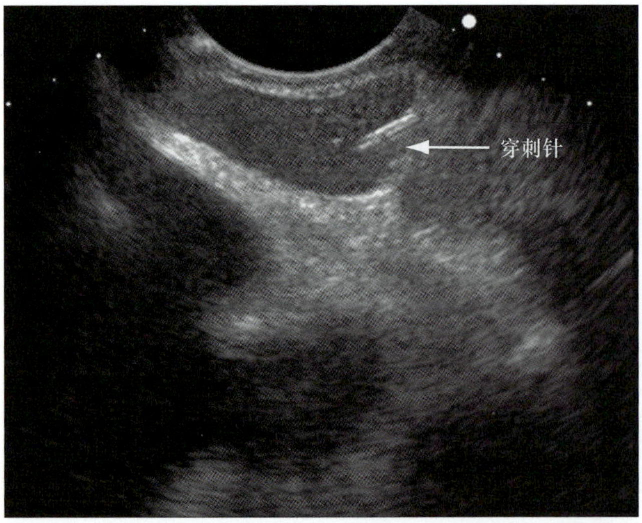

图 12-5　7 号站增大淋巴结的经食管超声引导的细针抽吸术（EUS-FNA）

联合应用经气管超声和经食管超声技术

在常规 TBNA 检查后，对纵隔淋巴结进行穿刺活检，首选创伤性小的 EBUA-TBNA 和 EUS-FNA 技术，然后才是创伤性较大的纵隔镜和胸腔镜。EUS-FNA 和 EBUS-TBNA 的应用已经很大程度上减小了纵隔镜的应用范围（图 12-6）。EBUS-TBNA 和 EUS-FNA 在分析纵隔淋巴结的性质方面起着重要的补充作用：EBUS 可以检测气管旁、气管上和肺门的淋巴结，而 EUS 可以检测下纵隔和主肺动脉窗的淋巴结。

EUS-FNA 和 EBUS-TBNA 已经越来越多地被认为是两种互补的检测手段，而不是替代的方法。原则上，充分检测纵隔、肺门和气管旁的淋巴结对肺癌分期是至关重要的。

综上所述，EUS 和 EBUS 可以帮助检测不同区域的纵隔淋巴结。联合应用多种技术，大多数纵隔淋巴结，包括左侧肾上腺都可以被检测到（除了 5 站和 6 站的纵隔淋巴结）。在最近发表的六项研究中，EUS-FNA 和 EBUS-TBNA 两者联合用于检测纵隔淋巴结转移的阳性率达 95%。随着 EBUS 的应用，可以同时进行气管内和食管内取样，它对肺癌淋巴结转移的敏感性高达 96%（单用 EUS 的敏感性

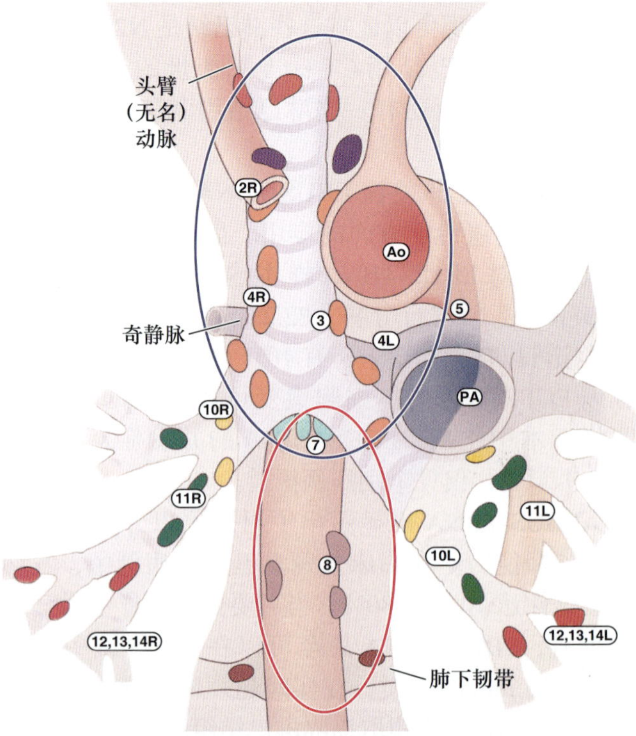

图 12-6　支气管内活检针穿刺（蓝色椭圆形）与食管内活检针穿刺（红色椭圆形）时的进入区域。Ao，主动脉；PA，肺动脉

为 89%，单用 EBUS 的敏感性为 91%），特异性为 100%，阴性预测值为 96%（单用 EUS 为 82%，单用 EBUS 为 92%）。

最近发表的一项随机试验研究证实，于目前指南所推荐的侵入性腔内超声后再进行外科分期（在没有淋巴结转移的前提下）可以作为迅速外科分期的替代方法。在这项研究中，患者被随机分为两组：单独外科分期组（目前的标准分组方法）、腔内超声组（联合应用 EUS-FNA 和 EBUS-TBNA，如果腔内超声未检出纵隔淋巴结转移，则行外科分期，这是一种新型分期策略）。在这项研究中，共有 241 例患者，其中外科分期组有 41 例患者发现有淋巴结转移，腔内超声检出了 56 例淋巴结转移，腔内超声加外科分期检出了 62 例。这些发现对应的敏感性为 79%（*vs*. 85%）和 94%。在纵隔镜组中，有 21 例患者并不需要进行纵隔切开术，而在腔内超声组仅有 9 例（$P = 0.02$）。两组病例的并发症无明显差异，但需要指出的是，大多数腔内超声组的并发症是由于进行了另外的外科手术所导致的。因此，该研究者的研究结论是，对非小细胞肺癌淋巴结转移的分期策略而言，先进行腔内超声检查再进行外科分期要比只进行外科分期具有更高的敏感性，并可以减少不必要的胸腔手术。

因此，合理的方法是，首先应用 EBUS 和 EUS 进行分期，如果是阳性结果，那么分期就可以确定了。如果结果为阴性，那就应该进行外科分期。

肺癌化疗后的再分期

不能进行手术切除的 N2 期患者（Ⅲ A 期）如果经过化疗或放疗治疗后能够得到控制且肿瘤的分期能够下降的话，也可考虑进行外科手术切除。详细记录肿瘤分期的下调过程（N2 淋巴结完整的组织病理学反应）对这些具有潜在疗效的手术切除来说至关重要。影像学检查（CT 和 PET-CT）的评价有一定的作用，但假阴性率和假阳性率都比较高，因而还需要组织学诊断来指导治疗。EUS-FNA 和（或）EBUS-TBNA 都能被用于评价治疗前受侵犯的淋巴结。对纵隔 N2 淋巴结而言，治疗前如果确诊是阳性，那么在治疗后都应该用原方法重新进行穿刺活检。由于放疗或化疗后，常常会导致组织纤维化，因而纵隔镜在技术上用于评估治疗后的淋巴结是相当困难的，尤其是对放射治疗后，它仅仅作为使用腔内超声穿刺活检未能获得恶性结果时的备用手段。与第一次的纵隔镜检查相比，第二次的纵隔镜敏感性和诊断准确率都比较低。对所有的诊断技术而言，治疗后再分期评估的敏感性和准确性都低于治疗前，这主要与化疗或放疗后会导致组织纤维化、肿瘤缩小、坏死以及囊性变有关。在一项 124 例非小细胞肺癌化疗的病例研究中，用 EBUS-TBNA 进行再分期评估能检出 72%（89 例）的淋巴结转移，而在 35 例 EBUS 阴性病例中，却有 28 例外科证实有 N2 淋巴结。因此，EBUS-FNA 再分期的阴性预测值仅为 20%。

在最近发表的一篇文献中，总共有 61 例患者进行了 EBUS-TBNA 的再分期评估。EBUS-TBNA 检测出了 30% 的淋巴结转移。而在 43 例阴性病例或不确定病例中，仍有 9 例转移性淋巴结，而其中 7 例位于 EBUS-TBNA 可以到达的区域，2 例是 EBUS-TBNA 无法到达的区域。穿刺活检的假阴性只发生在小的淋巴结。而且，所有外科诊断阳性的 N2 淋巴结中仅包含少量转移性沉淀物。据文献报道，应用 EBUS-TBNA 进行再分期评估的敏感性、特异性、准确性、阳性预测值和阴性预测值分别为 67%、86%、80%、91% 和 78%。

也有文献对 EUS-FNA 对纵隔淋巴结再分期的价值进行了研究。但这些文献所包括的病例数相对 EBUS 的研究而言非常有限，但所有研究的阴性预测值都高于 90%。

如上所述，能用于肺癌治疗后再分期评估的技术方法仍有争议，因为这些方法都存在各自的缺点。腔内超声技术与外科方法相比较，具有安全、创伤性小和结果准确等优点。但是，如果使用腔内超声细针穿刺技术结果是阴性的话，仍有必要使用外科方法对纵隔淋巴结进行再分期评估。

结论和展望

总而言之，EBUS 和 EUB 是纵隔疾病分期的安全而有效的技术手段。应用经气管超声引导下的和经食管超声引导下的穿刺活检技术可以对纵隔病变进行穿刺活检，并且具有创伤性小和无明显并发症等优势。

目前，经气管细管抽吸术的主要局限是目前它只能与 EBUS 和 EUS 联用，且主要在大型医学中心开展，因而只能应用于选定的病例。因此对内、外科医师的培训仍需要加强，并且每年需要做足够的病例数来维持操作熟练度。

应用这两项技术在一些国家仍有争议，而且目前也很难将这两项技术纳入医院癌症指南中。但这两种技术已经越来越多地被世界各地的医院用于改善诊断质量。作为第一批用于检测纵隔转移性病变的超声技术，EUS 和 EBUS 的联合应用被称为“完整腔内超声分期技术”。

毫无疑问，这些技术预期在不久的将来将极大地改变肺癌的分期方案。由于这些技术具有微创、安全、准确性高和易于达到诊断部位等优势，应用腔内超声技术对肺癌进行完整的可变动分期很可能是未来的发展方向。

推荐读物

Annema JT, van Meerbeeck JP, Rintoul RC, et al: Mediastinoscopy vs endosonography for mediastinal nodal staging of lung cancer: a randomized trial, *JAMA* 304:2245–2252, 2010.

Gu P, Zhao YZ, Jiang LY, et al: Endobronchial ultrasound-guided transbronchial needle aspiration for staging of lung cancer: a systematic review and meta-analysis, *Eur J Cancer* 45:1389–1396, 2009.

Herth FJ: Mediastinal staging—the role of endobronchial and endo-oesophageal sonographic guided needle aspiration, *Lung Cancer* 45(Suppl 2):S63–S67, 2004.

Herth FJ, Eberhardt R, Krasnik M, Ernst A: Endobronchial ultrasound-guided transbronchial needle aspiration of lymph nodes in the radiologically and positron emission tomography-normal mediastinum in patients with lung cancer, *Chest* 133:887–891, 2008.

Herth FJ, Krasnik M, Kahn N, et al: Combined endoesophageal-endobronchial ultrasound-guided, fine-needle aspiration of mediastinal lymph nodes through a single bronchoscope in 150 patients with suspected lung cancer, *Chest* 138:790–794, 2010.

Holty JE, Kuschner WG, Gould MK: Accuracy of transbronchial needle aspiration for mediastinal staging of non-small cell lung cancer: a meta-analysis, *Thorax* 60:949–955, 2005.

Hwangbo B, Lee GK, Lee HS, et al: Transbronchial and transesophageal fine-needle aspiration using an ultrasound bronchoscope in mediastinal staging of potentially operable lung cancer, *Chest* 138: 795–802, 2010.

Micames CG, McCrory DC, Pavey DA, et al: Endoscopic ultrasound-guided fine-needle aspiration for non-small cell lung cancer staging: a systematic review and metaanalysis, *Chest* 131:539–548, 2007.

Silvestri GA, Gould MK, Margolis ML, et al: Noninvasive staging of non-small cell lung cancer: ACCP evidence-based clinical practice guidelines (2nd edition), *Chest* 132:178S–201S, 2007.

Varadarajulu S, Eloubeidi M: Can endoscopic ultrasonography-guided fine-needle aspiration predict response to chemoradiation in non-small cell lung cancer? A pilot study, *Respiration* 73:213–220, 2006.

Vilmann P, Herth F, Krasnik M: State of the art lecture: mediastinal EUS, *Endoscopy* 38(Suppl 1):S84–S87, 2006.

Wang KP, Terry P, Marsh B: Bronchoscopic needle aspiration biopsy of paratracheal tumors, *Am Rev Respir Dis* 118:17–21, 1978.

Yasufuku K, Chiyo M, Sekine Y, et al: Real-time endobronchial ultrasound-guided transbronchial needle aspiration of mediastinal and hilar lymph nodes, *Chest* 126:122–128, 2004.

第二部分　诊断技术

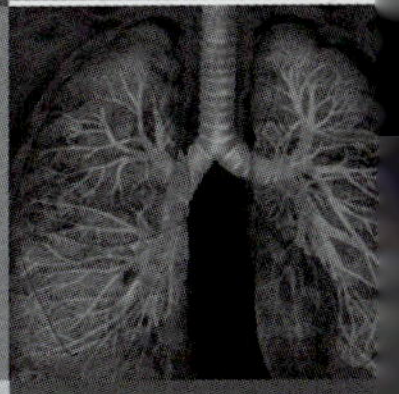

第 13 章　经皮穿刺活检术：技术和适应证

Asia A. Ahmed • Magali N. Taylor • Penny J. Shaw　著

（陈旭东　王凌伟　邱　晨　译）

本章讲述经皮穿刺途径获得胸腔内和部分胸腔外病理诊断样本的技术及其用到的器械，常见的病变样本和位置可见图 13-1，根据胸腔内病灶位置最常用的取样方法总结可见图 13-2。这些部位的诊断方法和适应证不同于肺内弥漫性病变；后者包括如合并特发性肺纤维化等症状，需要通过经纤维支气管镜肺活检或者通过微创胸腔手术或电视辅助的胸腔镜进行开胸肺活检。

影像学检查在确定病灶的位置、大小以及与周围组织的关系方面具有重要的作用，也用来评估病变的程度和其他并发的疾病，放射科医生通常通过影像检查结果（通常用 PET/CT 来辅助）来确定病灶是否适合进行穿刺活检术，哪个病灶适合行该手术，确定哪个图像最适合用来引导介入。选用的穿刺针尺寸取决于病灶的位置、大小、坚固程度及术者的习惯。穿刺活检术经常需要取到病灶芯，这是为了行免疫组化检查的需求，也渐渐用于评估肺癌的变异程度。

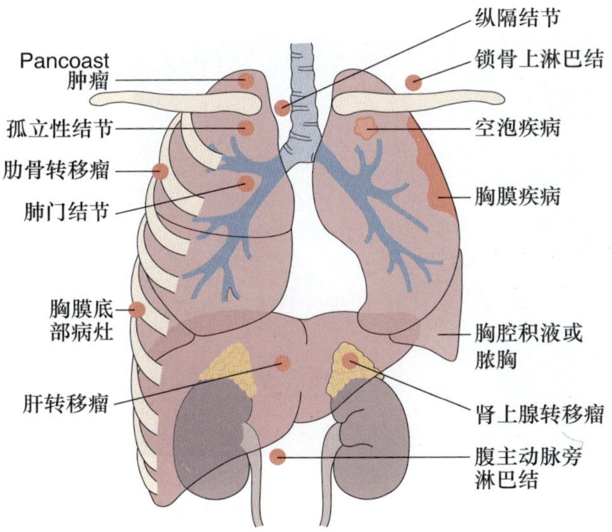

图 13-1　常见的活检部位

组织取样方法

影像技术

选择最合适的引导经皮穿刺的影像检查方法需要考虑多个因素，如病灶的位置、大小、深度、与血管和神经的关系以及患者的一般情况。

超声

超声适合对距离体表较近的浅表病灶进行影像学检查，如淋巴结、胸膜、胸壁和肝的病变，某些如淋巴结的脂肪门等的特殊情况更适合行超声检查。超声还有容易操作、可实时监测穿刺针的位置及无辐射等优点。高分辨率的探头可以用来检查复杂位置的病灶，比如锁骨上窝，患者也可以被置于不同的体位以方便进行检查。容易活动的病灶可以用探针进行固定，如果病灶靠近主要的血管，可以在病灶周围注入麻醉药，使病灶与周围组织之间距离增大，彩色多普勒成像适用于检查病变血管及其周围结构。

超声检查也有其局限性。如果病灶位置较深，其图像分辨率降低，可见度较差。如果成像路径上有空气（比如肺）或者骨头，成像效果也会不足。

CT

如果组织的密度不同，CT 检查能提供更好的分辨率，肺和纵隔病变周围经常充满空气，用 CT 检查更加合适；无论是否通过对比增强，CT 都可以清晰地显示组织和血管等较深部位的结构；CT 多维重建可以显示病灶的三维结构，特别是病灶与周围包括心脏及大血管等重要组织的关系；CT 可以准确定位肺内的小病灶和追踪胸膜上容易活动的病灶。

与超声不同的是，CT 检查时会使患者暴露于射线中，它在介导中央型肺病变及淋巴结病变的活检

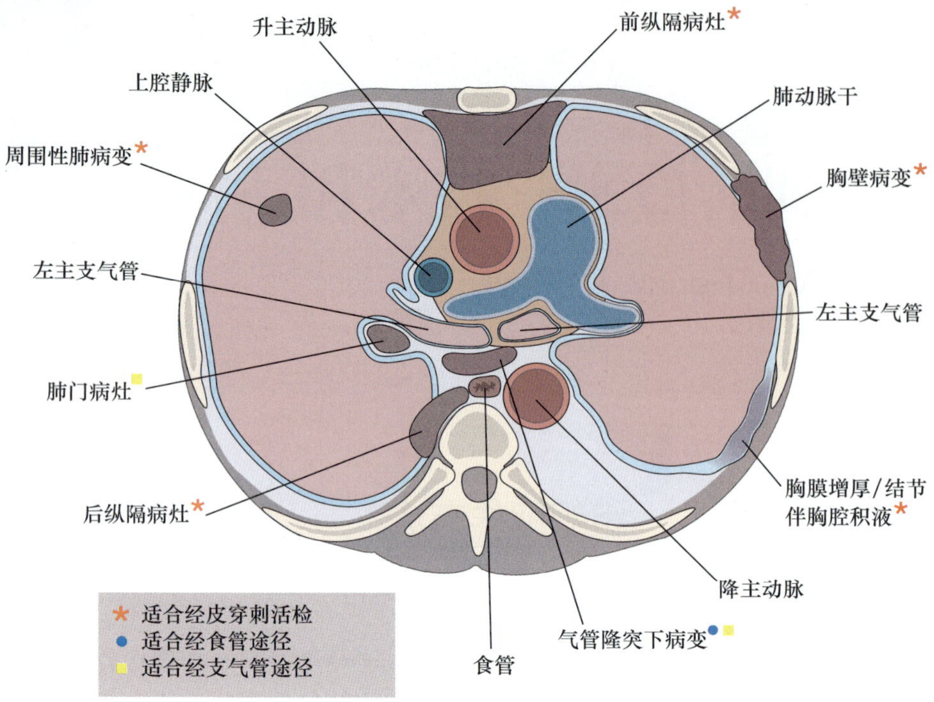

图 13-2 根据病灶位置常选用的穿刺路径

中有一定局限性，用 CT 介导这些部位的活检有更大的风险和并发症，但在对肺及纵隔病变的穿刺活检中，CT 有其特殊的作用。

正电子发射计算机断层显像

正电子发射断层扫描（PET）在肿瘤的检查及其分期中具有重要的作用，在肺癌诊断中，它能显示肺癌原发灶的情况，早期发现淋巴结是否受累，是否有远处转移。最常用的正电子发射显像剂是 ^{18}F-氟代脱氧葡萄糖（FDG），这种显像剂会聚集于糖酵解活跃的部位（如肿瘤细胞），聚集部位可以用 PET 成像，该部位用彩色表示，通过测量标准摄取值进行定量评估。

CT 联合 PET 可以对病灶的解剖位置进行准确定位，这项技术特别适用于病灶周围被良性改变包绕的情况，比如胸膜增厚或从破碎的组织中分离出肿瘤病灶，可以使活检针更加准确地定位病灶（图 13-3）。

PET 的灵敏度受病灶大小的限制，小病灶（通常小于 1 cm），可能因未积累足够的 FDG，导致无法为 PET 所检测，产生假阴性结果，这种情况也可见于代谢程度较低的病灶，如类癌和肺泡细胞癌等。

炎症性病变，如细菌性肺炎、肺脓肿、肺结核和活跃的结节性病变均与粒细胞增加的代谢活动相关，可促进 FDG 的摄取，产生假阳性结果。

穿刺针

两种主要的活检技术分别是细针穿刺抽吸

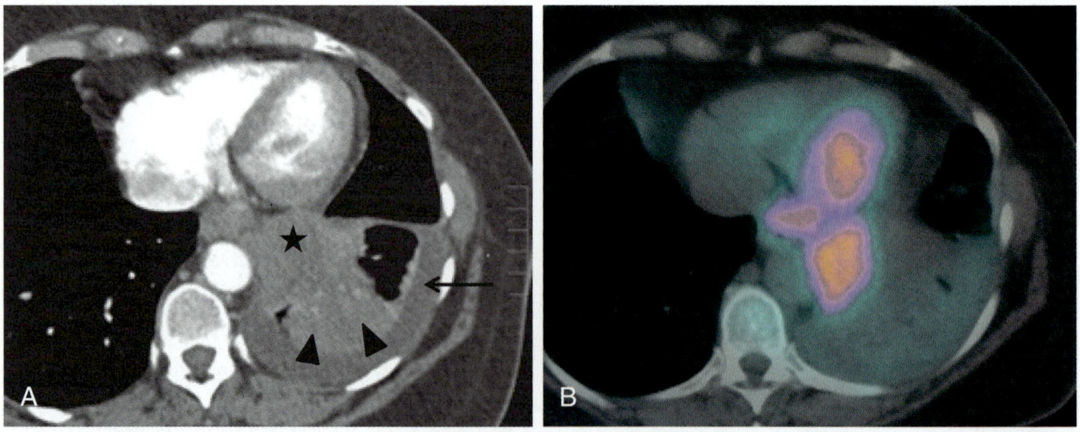

图 13-3 中央型肿瘤与远端肺不张相鉴别。**A**，CT 扫描显示左下叶中心低密度肿瘤（星号标记）与远端肺不张（箭头状指示），但区别很微小，可明显见到少量胸腔积液（箭头）；**B**，正电子成像术（PET）研究将远端萎陷的肺组织与 FDG- 活性的肿瘤区分开来。注意正常的左心室生理活性。FDG，^{18}F-2- 氟脱氧葡萄糖

（FNA）细胞学检查和组织芯活检组织病理学检查，通过这两种获取的样本都适合培养。尽管细针穿刺抽吸细胞学检查的敏感性逐渐提升，但其对良性病变的诊断率仍然较低（20%～50%）；组织芯活检病理学检查的诊断率为 70%（Greif 等，1999）；对恶性病变，两者的敏感度类似，为 90%～95%（Klein et al.，1996）。进行免疫组化分析时，临床要求取组织芯，因此 FNA 应用减少；条件允许时，多选用组织芯活检。

FNA 是用细针穿刺病灶，小心地令针尖在病灶内来回移动，抽吸病灶的细胞，可以用一个 5 ml 注射器放在穿刺针的尾部轻轻抽吸。FNA 适用多种穿刺针，比如 Westcott、Chiba、Franseen and Rotex 针，这些针的尺寸在 20～23 G，G 前的数字越大，针的口径就越小，针就越软。Westcott 针的优点是靠近针尖的地方有个槽，有大约 50% 的可能取到小病灶芯，FNA 主要作用是获得节点抽吸。

组织芯活检的标本是用切割针进行获取，其直径较长，为 14～18 G，长度不等，其中长度为 6 cm、9 cm 和 15 cm 的最为常用，切割针更加坚固，在布针时更容易控制。切割针通常装有一个弹簧装置，老式的设计，比如巴德活检针系统，当按下启动装置时，内部的一个有缺口的切割探针和外面的切割套管会同时运动，巴德系统的手柄较大，但可以重复使用（图 13-4）。新的设计更加轻便，比如 Cook Quickcore 和 Bauer Temno 装置，切割套管在激活之前，内缺口针可进入并固定在病灶内部，切割的长度可以是 1 cm 或 2 cm，如图 13-5，Cook 的装置有一个锋利的针尖，可以用于坚硬组织的活检。

过去认为，用较大的针进行活检，其并发症发生率高于细针。2002 年，英国的一项研究分析了 5444 例肺活检和细胞学检查，发现两种活检方法的并发症发生率无差别，其他的研究也支持了这个观点。

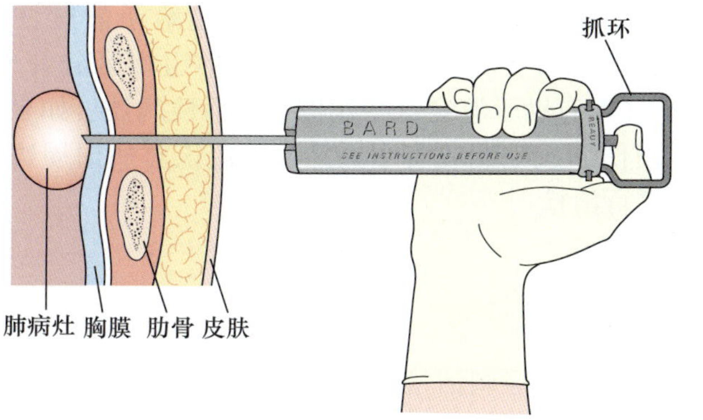

图 13-4　巴德活检系统：穿刺针经胸部穿入，针尖在需要活检的病灶内部

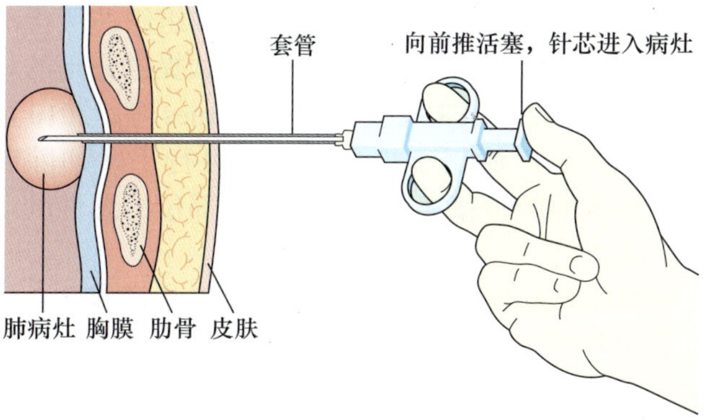

图 13-5　Bauer Temno 活检仪器：通过按下启动装置，使切割针进入活检病灶内部切取组织，这个仪器的优点为重量轻，可以单手操作，可在 B 超及 CT 介导下使用

肺活检时，气胸的发生率与针穿过胸腔的次数密切相关。一种同轴系统的应用使肺活检发生了重大改变，它用一个薄壁套管针建立一个单一的穿刺通路（这种针通常是 16 G），用一个更小的切割针（通常是 18 G，切割长度 1 cm 或 2 cm）经套针插入，切割多个组织芯，同时避免多次穿刺胸腔。这个操作较多次穿刺胸腔更快，更简单，更安全，减少了并发症的发生，提高了诊断率（图 13-6）。

经皮肺内病灶穿刺活检

适应证

经皮肺穿刺活检在诊断恶性肿瘤中的作用是明确的，其敏感率为 90%～95%，它主要用于无法手术的肺癌患者，在其痰细胞学检查及纤支镜检查不具备诊断意义时于放疗前明确病理类型。在过去，诊断小细胞肺癌（SCLC）和非小细胞肺癌（NSCLC）时，FNA 和组织芯活检效果是类似的，这为肿瘤科医生在选择化疗方案时提供充足的信息，新的有针对性的化疗和生物制剂［例如表皮生长因子受体（EGFR）抑制药］已被证实对特定的病理分型的预后有利，这意味着，在明确具体的病理分型中，组织芯活检是必不可少的。FNA 足以区分非

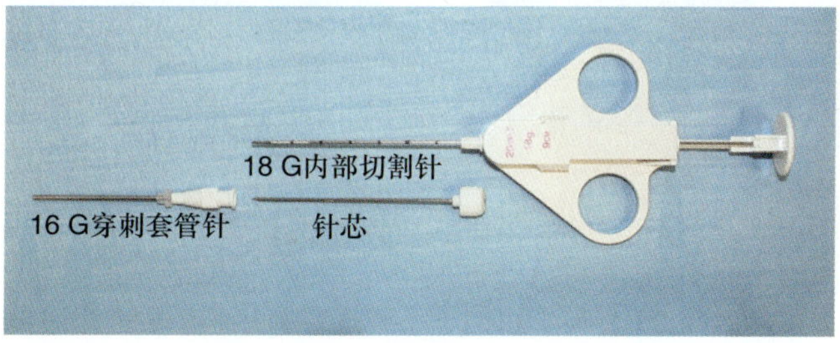

图 13-6　Cook 同轴系统，图示为 16 G 的穿刺套管针和 18 G 内部切割针

小细胞肺癌的类型，但是总体上不如组织芯活检准确，后者可以为病理分型及分子测试提供充足的材料（例如确定 EGFR 突变状态）（Barnes 等，2010）。

活检也广泛用于排除潜在的可行手术切除肺肿瘤患者的肺转移瘤及胸腔外其他部位的恶性肿瘤（图 13-7）。

对于孤立性肿瘤，组织芯活检仍然是确认良性疾病的稳妥方法，将 CT 及同轴系统共同用于肺活检，可以安全地取出多条组织芯，提高该技术支持下良性及恶性病变诊断的准确率。如果强烈怀疑是恶性肿瘤，最好避免活检，直接进行外科手术。

胸腔穿刺活检和细针穿刺细胞学检查也用于非肿瘤性疾病的诊断，两种方法越来越多地被用来进行微生物取样，特别应用在免疫功能低下的患者肺内有实变和肿块时，所有样本常规送病理（或细胞学）或微生物检查。与临床医生交流必不可少，如果怀疑有感染，第一个样本应该做微生物学检查，但这一步往往被忽略；如果高度怀疑是恶性病变，第一个样本应该送组织学检查。不同的工作诊断也可能影响对穿刺针尺寸的选择。

禁忌证

经皮肺穿刺活检的禁忌证很大程度上是相对的，其总结见表 13-1。一般来说，患者应该能配合，包括保持需要的姿势、忍住过度的咳嗽以及控制呼吸。对于肺功能很差的患者，如果其病变是周围型，且仔细考虑穿刺路径（通常参考 CT 片）后不经过肺实质，仍然可以对其行肺穿刺活检。在进行操作时，

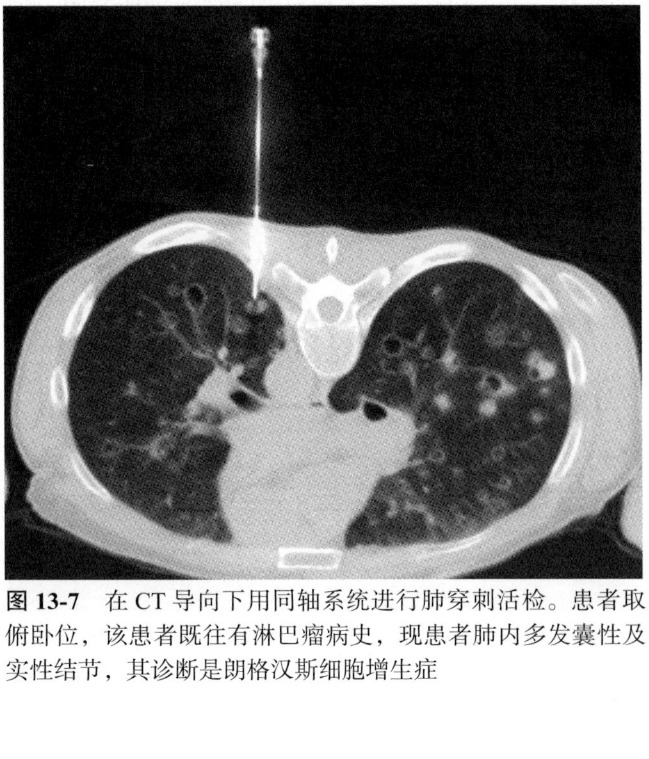

图 13-7 在 CT 导向下用同轴系统进行肺穿刺活检。患者取俯卧位，该患者既往有淋巴瘤病史，现患者肺内多发囊性及实性结节，其诊断是朗格汉斯细胞增生症

表 13-1 针活检的禁忌证

禁忌证类型	说明
相对禁忌证	不合作的病人：无法控制的咳嗽，无法仰卧或俯卧
	肺功能差 / 慢性阻塞性肺疾病（FEV_1 < 40% 正常预测值，或多发肺大泡）
	全肺切除术
	凝血功能障碍
	肺动脉高压
	肺纤维化
	小结节（直径 < 5 mm）
	包虫病（有过敏反应的风险）
绝对禁忌证	肺动脉畸形合并肺动脉高压

FEV_1，1 秒用力呼气容积

应小心避免导致气胸，这可能对患者生命造成威胁。在进行该项操作之前需根据局部治疗方案检查凝血功能，在适当情况下纠正出血倾向，保证操作的安全。肝包虫病不可行穿刺活检，如果合并过敏反应，更加不可进行穿刺活检。

方法

肺穿刺活检一般在 CT 引导下进行，选用切割针而不是细针，一般用同轴系统，因为用它可以连续不断地取多个组织芯，提高诊断准确率，并降低风险。样本一般取 2 ～ 5 条（如果患者并发症风险较高时尽量少取），目标是在保证患者安全的情况下进行诊断。

远离裂隙和大血管的周围型病灶是使气胸和出血并发症最小化的理想穿刺活检部位。如果可能的话，选择从皮肤表面到病灶处的穿刺路径要尽量短，尽量能让患者选择一个至少可保持 30 min 的舒服姿势，这一点非常重要，因为患者一般年纪较大或者体质较差，休息时有呼吸困难。

在肺不张掩盖的病灶中，通过给予静脉注射造影剂能将异常的组织与萎陷的肺组织区分开来。PET-CT 有助于鉴定这些病例中的活性病灶。如果这些损伤形成空洞或有中央坏死，应该对病损周边组织进行活检。

步骤

准备

经皮肺穿刺活检一般是一个小操作，一般患者在术后观察一段时间后就可回家。

在进行该项操作之前，须完善血常规（CBC）

和 INR 检查，如果 INR 不正常，须适时纠正，以降低术中出血风险。患者血小板计数应高于 150×10^9/L，INR 应该低于 1.4，在术前多天暂停应用抗血小板药物（例如阿司匹林要提前 5 d 停用，氯吡格雷提前 7 ～ 10 d 停用）。

行肺穿刺活检患者术前需要禁食。在手术当日，患者术前需要入住 PIU，并记录多项指标，比如心率、血压和血氧饱和度。

放射科医生在进行肺穿刺活检之前要解释操作步骤，说明可能有相关的过敏情况发生，回答患者的询问，签手术知情同意书，知情同意书上应该写有发生率超过 1% 的潜在的并发症，并告知患者需要取多个样本。除非患者焦虑，否则极少需要使用镇静药物。这类患者还需要建立静脉通道和心肺监护，听音设备（如 iPods）对年纪较小的和成年患者是有用的。

实践方面

根据病灶的位置，让患者取仰卧位或俯卧位，必要时可以用枕头将患者一边胸部垫高，将进针一侧的胳膊固定，尽量避免将胳膊举过头顶，这样会使年长患者的肩部不适。

将定位标放在拟行活检的部位之上，在患者轻轻呼吸的情况下扫描 CT（图 13-8），确定需要取活检的病灶后，需要在轴位和矢状位标出穿刺路径，根据定位标和 CT 层面选定穿刺的进针点及其周围的无菌区，用 1% 利多卡因（10 ～ 15 ml）或 2% 利多卡因（5 ml）从皮肤到胸膜逐层麻醉，尽量不要碰到脏胸膜和肺，须告知患者不一定要完全麻醉胸膜，因为麻醉针可能会造成气胸。

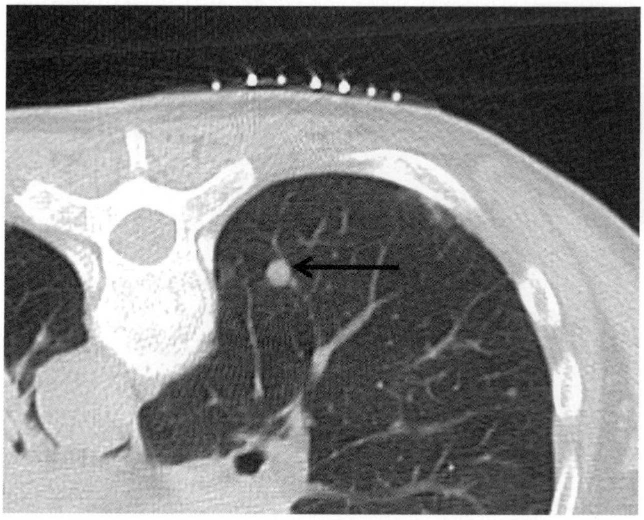

图 13-8　CT 介导右下肺叶结节的活检（箭头），根据表面网格标记和扫面层数共同确定穿刺针进针点

用同轴系统时，先用导引针经皮穿入。由于呼吸指令可能会让患者混淆，所以需要根据胸壁的运动来判断呼吸的阶段，穿透胸膜时会有轻微的突破感，推动时须顺利坚定向前，以避免划破胸膜，增加气胸发生的可能。用针向病灶穿刺的过程中，须多次扫描 CT，以保证针位置正确。引导针上每隔 1 cm 有一个可见的标记，在进针时可以以此来确定针的深度，保证针尖的位置准确很重要，对于小病灶和容易活动的病灶可能需要长一点时间才能准确穿到。

穿刺针到了最佳位置，拔出针芯，用手堵住针尾部，预防气体栓塞，将切割针插入引导针，切取多条组织，这个过程需要将活检针和针芯来回交换。可以通过改变活检针尖的角度来获取有代表性的组织，当肿瘤显示组织上的异质性时，这项技术很实用。微生物检查的样本可以通过从引导针中注射 2 ～ 3 ml 生理盐水获取。

当取完足够的样本后，迅速拔出引导针，再次扫描 CT 看是否有气胸发生。

标本处理

标本应妥善处理，并及时送到化验室。将混有乙醇和空气干燥剂的干燥材料涂抹到切片上，送细胞学检查，生理盐水清洗针做微生物学检查，组织芯放在福尔马林里做病理学检查，放在生理盐水中做微生物学检查，其他的检查如淋巴细胞流式分析、乳腺癌肺转移的雌激素受体分析、恶性肿瘤的免疫组化分析也是有用的。

患者的术后处理

肺活检术后，患者需要留院观察 4 ～ 5 h，只要条件允许，患者应偏向穿刺一侧躺下，避免过多说话，大笑和咳嗽，以减少气胸的发生，每个小时应该观察一次，活检后 1 ～ 4 h 复查胸部 X 线片，看有无气胸以及气胸的大小，如果发现气胸，需要高流量吸氧（10 L/min），这可以使氧气吸收率达平时的 4 倍；如果患者气胸较小较稳定，无明显临床症状，且患者在症状加重时可以迅速返回医院，此时也可以让患者返回家中。

并发症

在进行肺活检之前对该项操作的利弊进行评估，特别是对高危组患者（表 13-2）。

肺活检术后最常见的并发症是气胸（图 13-9），大多数气胸较小（胸部 X 线片中体积小于 2 cm），可以行非手术治疗。需要干预的气胸往往早期就可发现，88% 的气胸在活检之后马上就能发现，剩

表 13–2 针穿刺活检的并发症

类别	并发症 / 原因
早期并发症	气胸：5% ～ 50% 咯血：5% ～ 10% 出血：10% ～ 40% 空气栓塞：极少
晚期并发症	肿瘤中指转移：极罕见 脓胸 支气管胸膜瘘
增加气胸的风险	常见与之相关的疾病 • 慢性阻塞性肺疾病或肺大泡 • 活检时无法控制的咳嗽 • 小的中央型病灶 不常见的与之相关的疾病 • 活检时多次穿刺胸膜 • 活检时器械通过裂痕 • 延长操作时间

下的在术后 1 h 能发现，迟发型的报道很少见。治疗气胸可用一个三通和单向（海姆利希）引流阀以 0 ～ 17% 的频率引流；将患者置位偏向穿刺部位可以减少气胸的发生，对高危人群要考虑这种方法。奇怪的是，相比于用细针，用切割针并不增加患者气胸的发生率，其气胸发生率在 3% ～ 42%。张力性气胸很少见，但可见于合并肺气肿的患者，该症状几分钟就可发生，需要紧急处理。

轻微的病灶周围出血是常见的（图 13-9），但实际咯血在肺穿刺活检的发生率只有 4% ～ 5%（Richardson 等，2002），咯血更多见于肺动脉高压的患者，往往发生于咳嗽之后，会令患者感到恐惧，对其的支持疗法是让患者保持活检一侧向下的姿势。活检引起的咯血很少进行特殊治疗，因为自行恢复很快，大量的咯血会危及生命，但是很少发生。

尽管发生率很低，但全身肺动脉气体栓塞也是严重的症状，并越来越多地被认为是肺穿刺活检的并发症之一，其影响在临床上多种多样。当空气进入肺静脉时，栓子被从左心泵出，然后进入脑或冠状动脉，引起栓塞。空气可通过两种途径进入肺静脉：当引导针暂时性地将空气与病灶连通，或在一次深呼吸中，空气可能进入肺静脉，这种情况可以通过每次撤出针芯和活检针时用手堵住引导针尾部来避免，也可在术中要求患者屏息以避免空气进入。另外，如果患者咳嗽，空气可以从穿刺针道进入肺静脉，为了避免这种情况发生，如果患者出现无法控制的咳嗽时，应迅速撤出穿刺针。快速诊断肺静脉空气栓塞非常重要，一旦发生，患者应取右侧卧位，在送高压氧之前，应立即吸纯氧，并需要 CT 扫描头和胸来确定诊断。

据报道肺穿刺活检的病死亡率为 0.07% ～ 0.15%（Richardson 等，2002；Tomiyama 等，2006），死因主要是心搏骤停、系统性空气栓塞、广泛的气胸或出血。

局限性和争议

在恶性肿瘤中，用同轴系统进行肺穿刺活检有较高的敏感性，即使对较小结节也是如此，这减少了召回患者行重复活检的可能，因为它在诊断恶性肿瘤的敏感度达到了 90% ～ 95%。

在良性病变中，FNA 诊断率较低，用同轴系统和切割针可以提高诊断率，这项技术同样被用于诊断隐源性肺炎、韦格纳肉芽肿和其他感染。

如果病灶表现出高度的纤维化，诊断困难仍然较高，比如乳腺癌肺转移和霍奇金病。如支气管内有过量的黏液产生，也会影响诊断。

对孤立性病灶怀疑是恶性肿瘤时是否进行肺穿

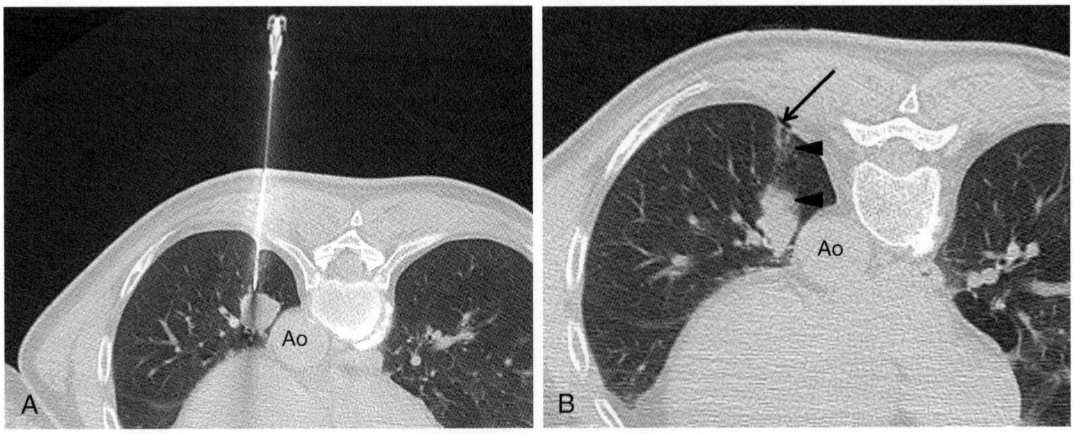

图 13-9 **A**，CT 介导下用同轴针对患者左下肺孤立性结节行活检，该患者有结肠癌病史，针倾斜远离主动脉（Ao）；**B**，活检结束后可见一个小的气胸（箭头），穿刺针道周围有出血（箭头状指示）。最终诊断为类癌

刺活检还存在争议，因为病灶可能需要被手术切除，在任何情况下，肺穿刺活检对患者和外科医生有提示作用，可通过避免做冰冻切片来缩短手术时间。

对于非钙化的孤立的结节进行肺穿刺活检有四条适应证：①如果怀疑是良性病变，可以避免手术；②如果患者一般情况较差不能耐受手术，肺穿刺活检可获得组织来指导优化的非手术治疗（以根治为目的放射治疗）；③考虑为癌组织转移的肺外恶性肿瘤患者；④手术之前，患者想要充分明确自己肺内是否是恶性肿瘤（尽管高度怀疑是恶性肿瘤）。

超声导向下活检一般原则

准备

超声导向下对浅表病灶取样通常不需要禁食和到医院办理正式的住院手续，患者仅需要在有其他病史时记录观察指标。患者事先要查血液方面的指标并将其优化，暂停用抗血小板药物，其他方面同 CT 导向下肺穿刺活检。

实践方面

病灶的位置决定患者应采取的最佳体位，比如患者胸膜活检要求患者坐直，背对医生，双臂抱紧以分开肩胛骨；锁骨上结节取样时，需要患者取仰卧位，用枕头将肩部垫高，使颈部过伸，这可以让医生和患者都舒服，减少操作时间，进而保证手术快速完成，避免不必要的移动。

对于有针对性的病灶活检，需要调整探头（无论是曲线还是直线），直到病灶可以在最佳距离内被看到。随后，保持探头的位置，在患者的皮肤上画一条线标出探头的方向，移走探头，准备好皮肤进入部位，并用乙基氯喷雾低温麻醉皮肤，这特别适用于年轻的患者。

在无菌条件下，根据标记的位置，再次将探头置于患者皮肤上，用 21 G（绿色）针逐层局部麻醉（使用 1% 利卡多因，最多 10 ml）深入皮肤，通过调整传感器，使针一直保持在视野内，并根据病灶的深度，调整针与皮肤的角度。局麻可以在穿刺病灶时减少患者的不适感，为活检针进针提供通道，还可为放射科医师选择活检针进针角度提供参考。

根据病灶的大小，切割针切取的长度调整为 1 ～ 2 cm。还可以对邻近的淋巴结取样，此时 2 cm 的距离更常用，因为可以取到更好的样本（图 13-10）。在皮肤上做一个小的切口，在 B 超引导下用引导针穿刺病灶，当针尖穿到病灶（通常需要穿透病灶的囊或壁）时，整个装置可以停止向前，此时内切割针可向前穿过但不穿出病灶。切割针被固定到最佳位置后，将针芯撤出，在提醒患者可能会听到"咔哒"声响后，通过推切割针上的启动器取组织，当听到"咔嗒"一声后可以将针拔出，然后局部压迫止血。第一个样品取出后，重复以上操作，多取几个样品。

术后处理

如果没有并发症的浅表病灶活检后患者生命体征平稳，在观察一小段时间后就可返回家中，但需要告知患者如果出现不适，马上返回医院。高危组患者（年龄较大或者凝血功能障碍的患者）和高危操作（如肝活检）需要密切观察或整晚住在医院。

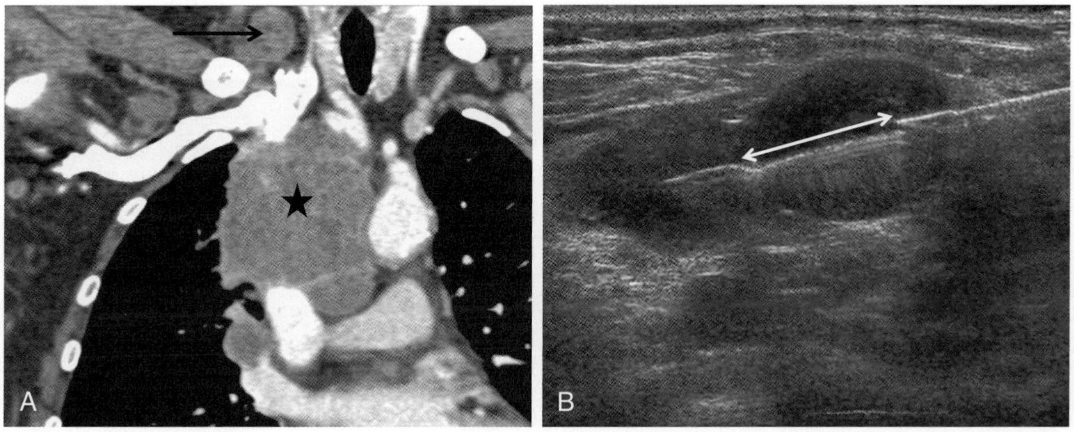

图 13-10　**A**，冠状位 CT 扫描示右侧气管旁肿大淋巴结病灶（星号），右锁骨上淋巴结病灶（箭头）；**B**，超声介导该病号锁骨上淋巴结活检，对两个相邻结节进行取样，取得 2 cm 长组织，按动启动装置之前可以看到切割针的凹槽（双箭头处）。诊断为小细胞肺癌。

肺以外的经皮胸腔内活检

纵隔淋巴结和肿块

方法

根据病灶的位置，纵隔病灶可以用内镜（经支气管或食管）行电视胸腔镜手术，或行经前路纵隔切开术来取样本。如果有可以不经过肺的路径，可以在显像引导下经皮穿刺活检。

在纵隔穿刺活检中，用CT引导优于用超声引导，因为CT在不损伤肺及血管（特别是乳内血管）的情况下可以标出从胸壁到病灶的穿刺路径。增强CT和彩色多普勒超声技术是检查血管必不可少的技术。

大的纵隔病灶紧贴胸壁，在选择穿刺路径时要避免损伤肺（图13-11）。对于小的病灶，可以通过利用已有的液气胸经胸膜选择一个安全的穿刺路径。如果没有胸腔积液，可以向胸膜腔内注射生理盐水创造胸腔积液，或者将生理盐水直接注入纵隔，创造一个不经过胸膜的穿刺路径。将患者置于侧卧位，使纵隔位置发生变化也可以创造一个不经过胸膜的穿刺路径，使用这两种方法可以降低并发症的发生率。

组织芯活检在诊断原发性纵隔肿瘤中是必要的（如淋巴瘤和胸腺瘤），可以用同轴针获得多条组织做免疫组化，以鉴别淋巴瘤和其他肿瘤。

局限性和并发症

呼吸可以使小的病灶移动到活检平面以外，如用不经过胸膜的路径穿刺，可能导致引导针意外穿透肺或胸膜。活检前纵隔病变时，如损伤乳内血管，可导致严重的出血，如果可行，应行胸骨旁切开入路，同时用CT介导，以减少出血的风险。对于后纵隔的病灶，经椎旁通路偶尔可损伤椎旁及肋间神经、血管和奇静脉等。

纵隔积液

纵隔脓肿继发于食管破裂，它会危及生命，病死率较高，经皮穿刺引流是一个有用的替代治疗，特别适用于不适合全麻的患者。

方法

纵隔穿刺引流在CT导向下用Seldinger技术进行，局麻后用17 G或18 G长针穿刺积液，用注射器轻轻抽吸，用这种技术可以吸出部分积液，还可以用来帮助判断针尖的位置。撤走注射器后，经针引入导丝并在进针点固定，撤出穿刺针，用扩张器在导丝周围扩张，随后撤走扩张器，引入引流管，拔出导丝。根据积液黏度的大小，一般选用10～12 F的引流管。

肝门病变

目前，已有CT导向下的经皮穿刺肺门淋巴结及肿块活检术开展，但该技术受若干因素的限制，包括病灶的深度、接近重要的血管和相关风险，如气胸和出血。因此，经支气管超声（EBUS）已经基本取代了CT，它可以更好地提供胸部中间的图像和对肺门部和纵隔组织活检的路径。

胸膜和胸壁的疾病

非针对性的胸膜活检常用来诊断良性病变，如结核性胸膜炎。有针对性的胸膜和胸壁活检常用来排除细针穿刺细胞学检查及PET/CT检查提示恶性的病变。组织芯活检在鉴别间皮瘤和转移性腺癌中必不可少。

非针对性胸膜活检的方法

如果没有离散性的胸膜肿块或者仅有弥漫性胸

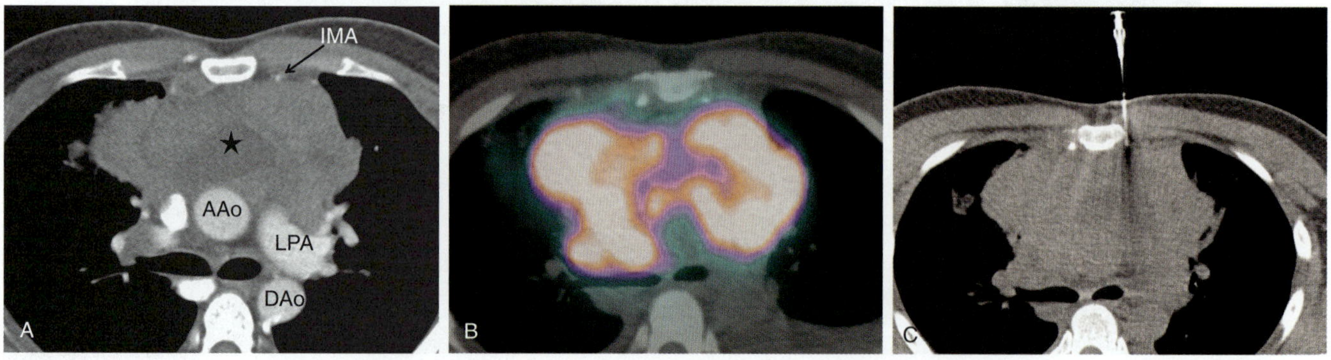

图13-11 **A**，增强CT扫描显示巨大的前纵隔肿块，中间有低密度坏死区（星号）；**B**，PET/CT显示FDG在肿块中聚集，中间区域有FDG摄取缺损区；**C**，CT介导穿刺活检，经左乳内动脉内侧穿刺肿块中间非坏死部位。AAo，升主动脉；DAo，降主动脉；FDG，^{18}F-氟代脱氧葡萄糖；IMA，乳内动脉；LPA，左肺动脉干

膜增厚，可以行非针对性的超声介导下活检，这项操作仅在有足够胸腔积液的情况下可以进行。在超声图像中，可以确定合适的活检部位，并可测量皮肤到壁胸膜的深度。从皮肤到胸膜逐层局部麻醉，直到可以抽到液体为止，该点局麻针的深度也可估计从皮肤到壁胸膜的距离。根据这些测量结果，将活检针尖放置到接近胸膜壁层，保证将活检针向前推时凹槽穿过胸膜，进入胸膜腔。因此，获取的组织芯应包含整层胸膜和部分胸膜腔积液。

针对胸膜及胸壁活检的方法

通常用超声介导对胸膜和胸壁分散肿块进行针对性活检（图 13-12），如果超声图像欠清晰，或病灶较小且胸腔积液少，则可用 CT 进行介导。最佳路线是经过病灶的长轴（即斜束），这样做可以取得更多的组织，同时减少气胸的发生（图 13-13）。

行该术需要取多条组织（最少 3 条），如果胸膜不是特别厚，需要多次穿刺，放射科医生喜欢用 18 G 的 Cook Quickcore 或 Temno 切割装置，在 CT 导向下行胸膜活检可用同轴系统。样本做微生物学和组织学检查，如果胸膜病灶较大且患者活检无症状，患者回家之前不需查胸部 X 线片。

诊断率

用切割针进行影像介导下的胸膜活检在检测恶性肿瘤方面敏感度 88%，特异性 100%，总体上有 91% 的准确率。

胸外病灶的经皮穿刺活检

胸部恶性肿瘤的分级中，病灶可见于肝、肾上腺、淋巴结和骨。如果有表现提示肿瘤转移（如 PET 显像中 FDG 聚集增加），应该行活检以明确是否适合进行手术（图 13-14）。如果涉及多个位置，在选择对哪个病灶取活检时需要考虑多个因素，如病灶广泛程度、获得样本的安全性以及能否以最小的创伤获得病灶。

肝

方法

肝病灶活检常用超声引导，因为它更容易成像，取组织更快（图 13-15），但由于有出血的风险，而大量出血可能需要干预，患者在活检前需要禁食 6 h。

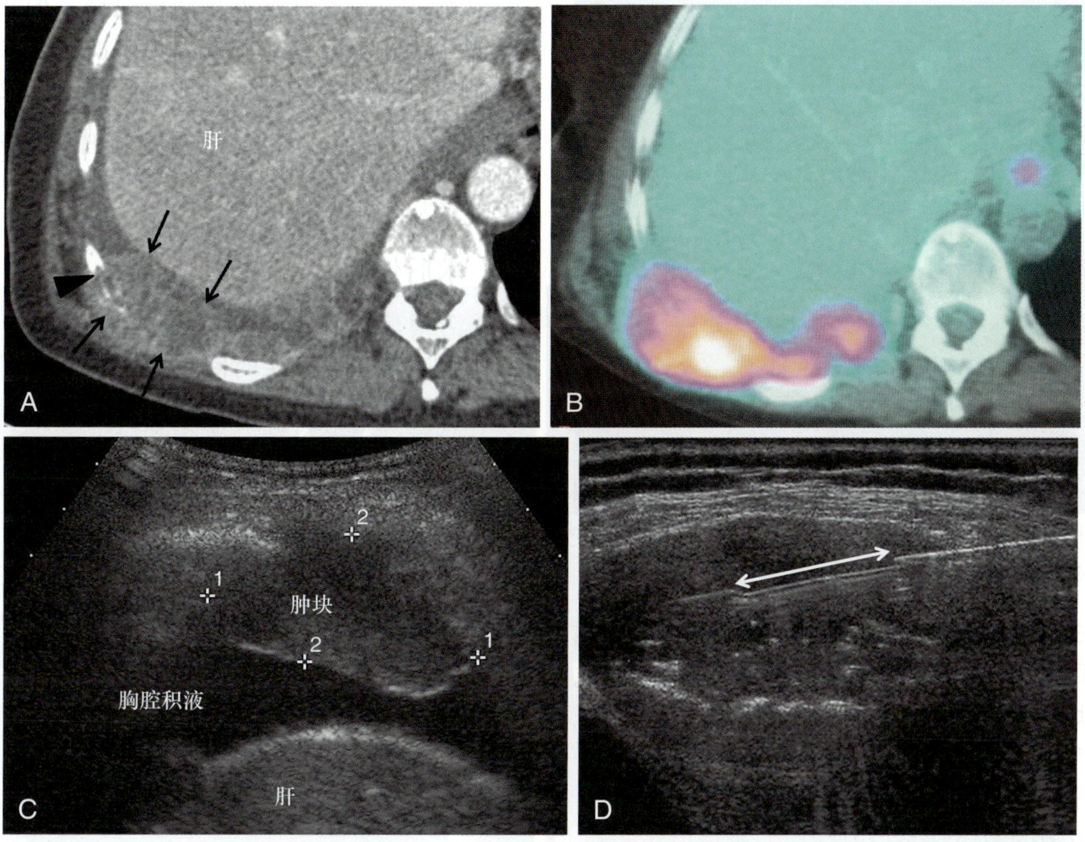

图 13-12　**A**，增强 CT 扫描显示异构胸膜肿块（箭头）侵犯胸壁并破坏邻近肋骨（箭头状指示），可见少量胸腔积液；**B**，PET/CT 扫描用来对肿瘤进行分期，显示肿块 FDG 聚集；**C**，超声影像可见肿块（光标 1、2）；**D**，超声介导的穿刺活检，活检针凹槽进入肿块（双箭头处），诊断是转移性腺癌。FDG，^{18}F- 氟代脱氧葡萄糖

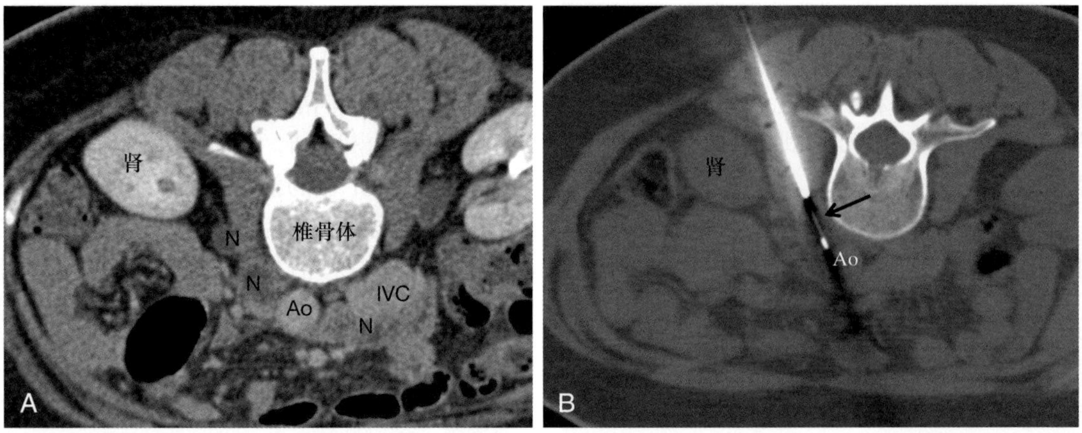

图 13-17 **A**，计算机断层（CT）增强扫描可见坏死性腹膜后淋巴结（n）。Ao，主动脉；IVC，下腔静脉；**B**，同轴 CT 引导下活检。患者取俯卧位，外针已通过左侧腰肌推入。已推入内切割针，可见淋巴结内凹窝（箭头所指处）

限制胸壁的活动。食管破裂和支气管病变在没有诱因的情况下可引起脓胸。

胸膜腔积液可以用来诊断疾病，如果有必要可以同时行胸膜活检，如果胸腔积液较多且有症状（通常合并恶性积液），或感染形成脓胸（葡萄糖含量低，pH 低于 7.2），或发现气胸（通常外伤后）可以行胸腔引流。凝血功能障碍是胸腔引流的禁忌证，会导致血肿形成。

技术

超声成像是最容易也是最快的证实胸腔积液存在及其体积的方法，还可以证实回声材料、膈膜、多个腔隙的存在，这可能需要多个引流管（图 13-18）。

CT 在评价各种潜在的肺或纵隔病理方面有优势，脓胸典型的表现是胸膜光滑、弥漫性增厚以及静脉注射对比剂后增强。

方法

大的积液引流可以不用影像导引就可进行，但是小的或者多房性的胸腔积液最好由放射科医生引流。进行胸腔引流时，患者取坐位，身体前倾，在胸前紧抱一个枕头，使胳膊向前并在背后清晰暴露肩胛骨，将一个小凳放在患者脚底，使患者感觉舒服一些，在皮肤上标记最佳位置，取肋骨上缘为穿刺点，以避免损伤肋间神经及血管，期间使用消毒技术和局部麻醉药。引流管的尺寸不同，范围从小的猪尾巴导管到大的脓胸引流管不等。

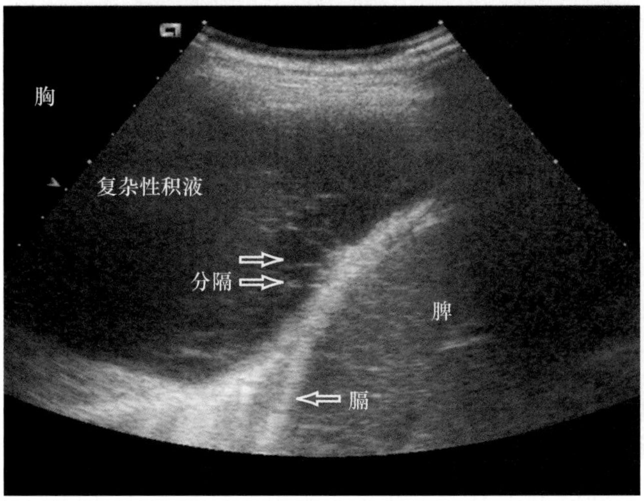

图 13-8 超声显示复杂性胸腔积液，积液有多个分隔

积液的深度可以用超声成像或局麻针测量。可以用 Seldinger 技术或一步法引入引流管，后者更加常用。可以将引流管和针芯向前引入胸膜腔，当碰到胸膜时有突破感，将导管向前引入积液，同时拔出针芯，将导管迅速与三通龙头和引流袋相连，取标本做细胞学、生化和微生物学检查。如果短时间引流（24 ～ 48 h），一般用一个引流袋就够了，如果需要长时间引流（通常合并脓胸），或者积液量较大（可能因液体不断产生），则需要用水下引流系统代替引流袋。

如果行积液抽吸，每次放液不超过 1.5 L，过量放液有发生复张性肺水肿的风险，可以用大的引流管，但通常小的引流管就足够，并且患者感觉更加舒服。引流管须牢牢固定到皮肤上，规律注入生理盐水以保证引流管通畅（每 4 ～ 6 h 注入 20 ml 生理盐水），有些患者早期给予纤维蛋白溶解药物（比如链激酶）可以使引流更加顺畅，但不常规用，因为用这类药物不能降低远期病死率和并发症发生率，还可能产生不良反应。

并发症

如果没有凝血功能障碍，并发症很少发生。患者气胸发生率低于 5%，在超声介导下，通过插入引流管可以避免其他脏器的损伤，插入时钝性分离

胸壁可避免引流管损伤。导管插入位点可能会疼痛，侧向插入导管可减轻患者痛感。使用纯链激酶时，不良反应较少，但是有记录表明大剂量尿激酶可增加胸膜腔内和系统性过敏和出血的风险。

不足和争议

常规使用胸膜腔内链激酶仍不被广泛采用，这是由于其费用高昂，且应用低纯度链激酶会引发并发症，以及偶尔发生大出血。胸腔膜内使用链激酶在脓胸整体管理中的效果还不能肯定。

推荐读物

Adams RF, Gleeson FV: Percutaneous image-guided cutting-needle biopsy of the pleura in the presence of a suspected malignant effusion, *Radiology* 219:510–514, 2001.

Arakawa H, Nakajima Y, Kurihara Y, et al: CT-guided transthoracic needle biopsy: a comparison between automated biopsy gun and fine needle aspiration, *Clin Radiol* 51:503–506, 1996.

Barnes D, Souza C, Entwisle J: The role of percutaneous biopsy in the evolving diagnosis and treatment of lung cancer, *Clin Radiol* 65:951–952, 2010.

Fultz PJ, Harrow AR, Elvey SP, et al: Sonographically guided biopsy of supraclavicular lymph nodes: a simple alternative to lung biopsy and other more invasive procedures, *AJR Am J Roentgenol* 180:1403–1409, 2003.

Gould MK, Fletcher J, Iannettoni MD, et al: Evaluation of patients with pulmonary nodules: when is it lung cancer? ACCP evidence-based clinical practice guidelines (2nd edition), *Chest* 132(3 Suppl):108S–130S, 2007.

Grant A, Neuberger J: Guidelines on the use of liver biopsy in clinical practice, *Gut* 45:IV1–IV11, 1999.

Greif J, Marmor S, Schwarz Y, et al: Percutaneous core needle biopsy versus fine needle aspiration in diagnosing benign lung lesions, *Acta Cytol* 43:756–760, 1999.

Gupta S, Seaberg K, Wallace MJ, et al: Imaging-guided percutaneous biopsy of mediastinal lesions: different approaches and anatomic considerations, *Radiographics* 25:763–786, 2005.

Hare SS, Gupta A, Goncalves AT, et al: Systemic arterial air embolism after percutaneous lung biopsy, *Clin Radiol* 66:589–596, 2011.

Henry M, Arnold T, Harvey J: BTS guidelines for management of spontaneous pneumothorax, *Thorax* 58:ii39, 2003.

Hiraki T, Fujiwara H, Sakurai J, et al: Nonfatal systemic air embolism complicating percutaneous CT-guided transthoracic needle biopsy: four cases from a single institution, *Chest* 132:684–690, 2007.

Klein JS, Salomon G, Stewart EA: Transthoracic needle biopsy with a coaxially placed 20-gauge automated cutting needle: results in 122 patients, *Radiology* 198:715–720, 1996.

Lacasse Y, Wong E, Guyatt G, Cook D: Transthoracic needle aspiration biopsy for the diagnosis of localised pulmonary lesions: a meta-analysis, *Thorax* 54:884–893, 1999.

Lucidarme O, Howarth N, Finet J-F, Grenier PA: Intrapulmonary lesions: percutaneous automated biopsy with a detachable, 18-gauge, co-axial cutting needle, *Radiology* 207:759–765, 1998.

McGill DB, Rakela J, Zinsmeister AR, et al: A 21-year experience with major haemorrhage after percutaneous liver biopsy, *Gastroenterology* 99:1396–1400, 1990.

Piccininio F, Sagnelli E, Pasquale G, et al: Complications following percutaneous liver biopsy, *J Hepatol* 2:165–173, 1986.

Richardson CM, Pointon KS, Manhire AR, Macfarlane JT: Percutaneous lung biopsies: a survey of UK practice based on 5444 biopsies, *Br J Radiol* 75:731–735, 2002.

Tokuda Y, Matsushima D, Stein GH, Miyagi S: Intrapleural fibrinolytic agents for empyema and complicated parapneumonic effusions: a meta-analysis, *Chest* 129:783–790, 2006.

Tomiyama N, Yasuhara Y, Nakajima Y, et al: CT-guided needle biopsy of lung lesions: a survey of severe complications based on 9783 biopsies in Japan, *Eur J Radiol* 59:60–64, 2006.

Westcott JL, Rao N, Colley DP: Transthoracic needle biopsy of small pulmonary nodules, *Radiology* 202:97–103, 1997.

第二部分　诊断技术

第 14 章　呼吸内科的超声心动图

Jonathan R. Spiro • Richard P. Steeds　著

（王凌伟　黄艳媚　邱晨　译）

近几十年来，由于一些原因超声心动图在临床医学中的作用已显著增加。首先，超声心动图对临床检验技能的要求比过去心肺诊断对技能的要求要低。其次，许多常见的心脏疾病（如心包积液、早期心室功能障碍及无症状瓣膜病）的临床诊断通常认为即便是对于最有经验的临床医生也是一个难题，但这些疾病却可用超声心动图获得快速诊断。第三，超声心动图的早期病因诊断功能有助于快速制订合适的治疗方案，这一点可从以下事实看出，即在过去 20 年里住院死亡患者的心肺疾病误诊率已经减半，这与超声心动图的使用逐渐增多在时间上一致。然而，高端技术、强大计算力及改良操作能力的结合已转化成大量的数据，实际上这些数据非常复杂、难以诠释。因此，超声心电图操作及判读的培训已变得更为严格。

由于心血管系统和呼吸系统的内在相互关系，急、慢性呼吸系统疾病患者的超声心动图评估可能带来重要的临床及预后信息。该技术的优势包括应用广泛、可携带、价格低廉和无须电离辐射即可提供高品质诊断成像。尽管存在许多有利的特性，但超声心动图也存在重要的局限性。其数据准确性依赖于有效的高质量声学窗，这往往会在呼吸疾病中受限，肺部过度膨胀或机械通气可能会限制超声波传输。在这种情况下，超声心动图存在技术上的挑战。本章概述了用于评估特定呼吸系统疾病的超声心动图检查的主要构成，包括技术、视图以及基于结构的测定。由此获得的信息可能会帮助或影响诊断、治疗及预后的相关决策。

超声心动图平面图和右心结构

右心室（RV）位于左心室（LV）的前方及胸骨的正后方。正面观右心室腔呈三角形，而其横截面呈星月形。这一解剖情况提示，任何一个声学窗都无法使得整个 RV 可视化，故须使用多传感器进行定位。右心的标准超声心动图包括应用胸骨旁（长轴切面、右心室流入道切面、短轴切面）、心尖部（四腔切面）和改良四腔切面以及肋下声学窗生成一个定性描述右心解剖及其功能的报道，其中至少包含右心房和右心室的大小测定以及右心室功能定量评估（表 14-1）。流入右心的静脉由冠状静脉窦、上腔静脉和下腔静脉组成。胸骨旁声学窗的右心室流入道切面可使静脉回流获得形象化表现（图 14-1A）；而肋下声学窗的肋下切面也可形成静脉回流直观可视的图像（图 14-1B）。从胸骨旁短轴（图 14-1C）与改良心尖部四腔切面图（图 14-1D）中可见到右心房、三尖瓣和 RV（入口、游离壁、心尖部和漏斗部）。三尖瓣由隔瓣、前上瓣及后瓣组成，它们可经腱索连接到位于心室隔膜与侧壁的乳头肌上。与主动脉和二尖瓣不同，三尖瓣的三个瓣膜无法在任意一个二维切面图中同时看见——在心尖部四腔切面图中可见隔瓣与前上瓣，在右心室流入道切面图中可见后瓣和前上瓣。肺动脉瓣由三个半月瓣组成而无瓣膜下结构。连同主肺动脉和邻近的肺动脉分支，肺动脉瓣在胸骨旁短轴切面图（图 14-1C）和肋下旋转切面图中最容易看到。右心室和右心房大小的正常范围来源于正常健康人群。需要注意的是，这些测量没有反映体表面积，所以当报告值处于评估这些结构大小的正态分布曲线两端时可能会失去区分价值。

右心室功能超声心动图的评估

右心室（RV）壁内心肌纤维的走向与 LV 不同，由此产生了三个明确的收缩模式。首先，右心室收缩由入口至漏斗部按顺序蠕动，导致长轴缩短，这

表 14-1　右心结构与功能推荐测量的正常范围

变量	异常值	图示：
腔室的尺寸		
RV 肋下心壁厚度	＞ 0.5 cm	图 14-1 *B*
RVOT PLAX 近端直径	＞ 3.3 cm	图 14-1 *C*
RV 基底部直径（RVD1）	＞ 4.2 cm	图 14-1 *D*
RV 较大直径	＞ 5.3 cm	图 14-1 *D*
RV 较小直径	＞ 4.4 cm	图 14-1 *D*
心脏收缩功能		
三尖瓣环平面收缩偏移（TAPSE）	＜ 1.6 cm	图 14-2 *A*
侧壁三尖瓣环位移的收缩期峰值速度，S′	＜ 10 cm/s	图 14-2 *B*
心肌活动指数		
脉冲多普勒成像	＞ 4.0	
组织多普勒成像	＞ 5.5	图 14-2 *C*
面积变化分数（FAC）	＜ 35%	图 14-2 *D*
舒张功能		
E/A	＜ 0.8 或	图 14-3 *A*
	＞ 2.1	
E/E′	＞ 6	

A，心室主动充盈速度（图 14-3A）；E，右心室被动充盈速度（图 14-3A）；E′，舒张早期侧壁三尖瓣环移位的组织多普勒测定（图 14-2B）；PLAX，胸骨旁长轴；RV，右心室；RVOT，右心室流出道；RA，右心房；TV，三尖瓣。数据来源于 Rudski L，Lai W，Afilalo J，et al：Guidelines for the echocardiographic assessment of the right heart in adults：a report from the American Society of Echocardiography，J Am Soc Echocardiogr 23：685-713，2010.

是右心室搏出量的主要驱动力。其次，右心室游离壁向内移动至室间隔（IVS），通过波纹效应促进心搏出量产生。第三，RV 的扭曲或扭转虽然没有 LV 重要，但它在 RV 进入隔膜插入点的收缩中占主导地位。虽然纵向（并非径向）缩短最为重要，但室间隔也提供了 20% ～ 40% 的右心室搏出量。右心室功能的超声心动图评估较为复杂，这是由于 RV 容量评估（使用舒张末期和收缩末期容量来计算射血分数）需要具有先进的三维技术。右心室功能的视觉评定可为右心功能提供一个初步的定性评估，然而国际研究间的变异率高达 15%；因此，一个或多个以下定量测量结果也应该被考虑在内。

三尖瓣环平面收缩偏移

三尖瓣环平面收缩偏移（TAPSE）是 M 型超声心动图对心尖四腔切面进行测量，从而生成收缩期侧壁环朝心尖部纵向移位的图像（图 14-2A）。由于三尖瓣环的间隔和连接性质相对固定，故纵向收缩运动主要在该点上发生。偏移距离越大，则右心室功能越好——小于 16 mm 提示异常。TAPSE 与放射性核素造影所得右心室射血分数（RVEF）密切相关，后者被称作评估右心室功能的“金标准”。TAPSE 操作简单、可重复性强，对最佳图像质量的依赖性小于其他测量方法。它不需要复杂的计算（需要时可将所得结果乘以 3.2，则得到 RVEF 的数值），并能预测肺动脉高压（PAH）患者发生死亡的可能性。然而，TAPSE 基于一个假定，即一个区段的功能代表整个 RV 的功能，因此并不适用于部分区域有功能障碍的情况，尤其是在隔膜受累时。TAPSE 依赖于后负荷水平，PAH 发展越严重时 TAPSE 下降越明显。

侧壁三尖瓣环位移的收缩期峰值速度

组织多普勒成像（TDI）可用于测量收缩期侧壁三尖瓣环纵向移位的速度（S′）（图 14-2 中的 B）。S′值与放射性核素造影结果密切相关，人群验证研究表明，S′值小于 10 cm/s 则提示移位速度异常。该数据与 TAPSE 存在共同的缺点，两者均假定单个室壁速度能反映复杂 RV 三维结构的整体功能。该速度采用多普勒成像进行测定，如测量时倾斜超过 20° 则可能导致心功能被低估。

心肌活动指数

右心室心肌活动指数（MPI）又称 Tei 指数，是等容舒张时间（IVRT）与等容收缩时间（IVCT）之和与左室射血时间的比值（图 14-2C）。该指数能为收缩期和舒张期右心室功能进行一个准确、全面的评估，从而避免了使用几何假设对右心功能进行容积测量。这是由于不论是血液多普勒［右心室流出道（RVOT）和三尖瓣回流］还是组织多普勒（侧壁三尖瓣环），所测 MPI 均以时间间隔为基础。血液多普勒检测大于 0.4 时为异常结果，组织多普勒检测大于 0.55 则为异常结果。这种技术的优势是可高度重现，相对而言不受心率变化的影响。在右心房压升高的情况下，IVRT 会下降，从而可能使 MPI 出现假性降低。

面积变化分数

面积变化分数（FAC）是在心尖四腔切面上，通过追踪右心室内膜收缩期与舒张期的边界而获得

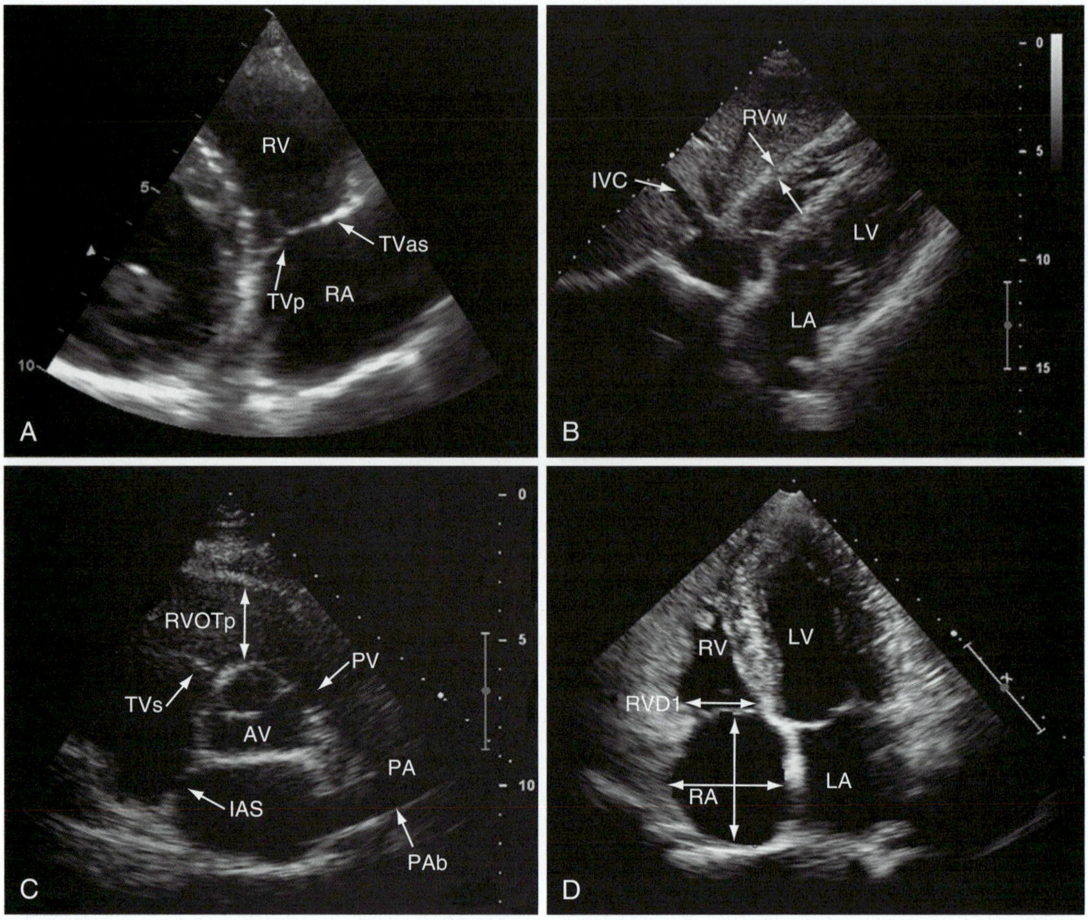

图 14-1 超声心动图切面。**A**，倾斜的右心室流入道切面；**B**，肋下切面；**C**，胸骨旁短轴切面；**D**，心尖四腔切面。AV，主动脉瓣；IAS，房间隔；IVC，下腔静脉；LA，左心房；LV，左心室；PA，肺动脉；PAB，肺动脉分叉；PV，肺动脉瓣；RA，右心房；RV，右心室；RVD1，右心室基底直径；RVOTp，右心室流出道近端直径；RVw，测量右心室壁厚度的位置；TV，三尖瓣，包括前上瓣（TVas）、后瓣（TVp）、隔瓣（TVs）

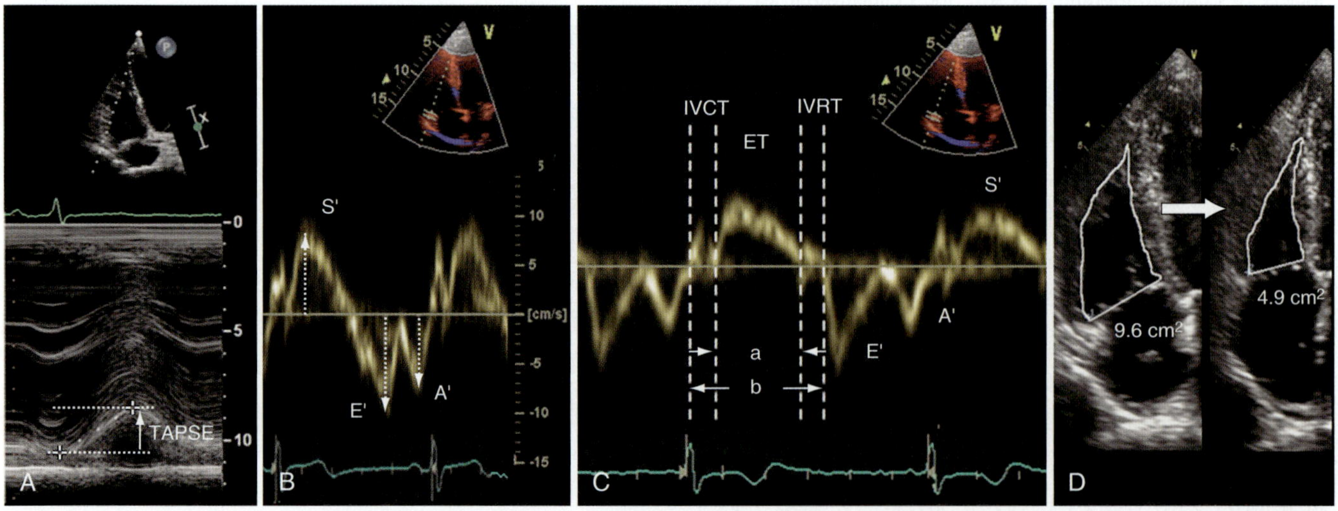

图 14-2 各种方法对右心室收缩功能的评估：**A**，三尖瓣环平面收缩偏移（TAPSE）；**B**，组织多普勒成像测量的 S′ 波；**C**，心肌活动指数（MPI），或 Tei 指数，计算方法为等容舒张时间（IVRT）与等容收缩时间（IVCT）之和除以心室射血时间（ET），或 a/b − a；**D**，面积变化分数（FAC）——此图中，面积从 9.6 cm^2 变为 4.9 cm^2，故为 49%。E/E′ 的计算方法如下：脉冲多普勒 E 波峰值速度（在三尖瓣的尖端测得；见**图 14-3A**）除以 E′ 波峰值速度（在侧壁三尖瓣环处通过组织多普勒成像测得）

（图 14-2D）。然后，使用公式（舒张末期区－收缩末期区 / 舒张末期区）×100% 来换算 FAC，低于 35% 则视为异常。此方法与磁共振成像（MRI）评估右心室功能密切相关，FAC 减少是肺栓塞预后不良的独立预测因子。实际操作的主要缺陷在于对小梁高度增多的 RV 轮廓的界定。

三维体积评估

右心室功能的三维体积评估与其放射性核素造影及 MRI 评估密切相关。三维体积评估提供了精确可重复的测量手段，但目前其方法复杂且费时，设备也未得到广泛使用。其正常值下限为 44%，低于 LV 值。

右心室舒张功能

舒张功能反映了右心室的松弛与充盈情况，可作为一个有效预测右心室功能恶化的早期标记物，可能对一些急、慢性呼吸系统疾病患者的预后具有提示作用，但尚需进一步数据来证实。在本质上，评估右心室舒张功能的参数与评估左室舒张功能的参数相同，包括脉冲多普勒提供的经三尖瓣 E/A 比值，组织多普勒提供的 E/E′ 比值、IVRT 及右心房大小（图 14-3A）。IVRT 是通过组织多普勒在基底部的右心室游离壁检测的右心室松弛时间。该松弛发生在肺动脉瓣关闭之后（S′ 波结束）与三尖瓣开放之前（E′ 波开始）（图 14-2C）。延长的 IVRT（大于 75 ms）可能代表心肌松弛受损，并高度提示有 PAH 的可能性。舒张压应在呼气末检测，对结果分析时应考虑患者的年龄因素（表 14-1）。另一个重要发现是，在肺动脉瓣叶与肺动脉分叉之间进行脉冲多普勒检测，能测量到晚期的前向血流，这是一个右心室充盈受限的信号，并与患者的不良预后相关。

超声心动图对右心血流动力学的评估

在健康人群中，右心将血液射入阻力较低、高度扩张的肺血管床。RV 壁薄且顺应性高于 LV（故它能很好地适应容积增加），但对后负荷改变具有高度敏感性（故对肺血管阻力增加的适应能力差）。在收缩过程中，LV 与 RV 间会发生相互作用，这两个心室间的相互依赖性主要是由 IVS 的运动介导。右心的容积（前负荷）或压力（后负荷）两者的变化影响着 IVS 的运动。生理情况下，LV 与 RV 相比具有较高的腔内压，有助于维持 RV 横截面成像时的圆形形状。RV 压力负荷导致收缩期出现一个“扁平”的 IVS，从而产生了一个更像 D 形的左心室心腔。RV 容积负荷导致舒张期出现一个“扁平”的 IVS（图 14-3B 和 C），这是 RV 负荷情况的一个重要的标志，可以在胸骨旁短轴切面中通过计算 LV 的“偏心指数”而获得（即左心室心腔前后尺寸与间隔横向尺寸的比值）。

大量参数可直接用于右心室和肺循环的血流动力学评估，最常见的是由三尖瓣反流喷射速度估算得到的右心室收缩压（RVSP）（图 14-4A 与 B）。采用简化伯努利方程：

$$RVSP = 4v^2 + \text{右心房压}$$

其中，v 为三尖瓣反流喷射最大的速度（m/s），右心房压则是通过检测静息时下腔静脉的半径并考

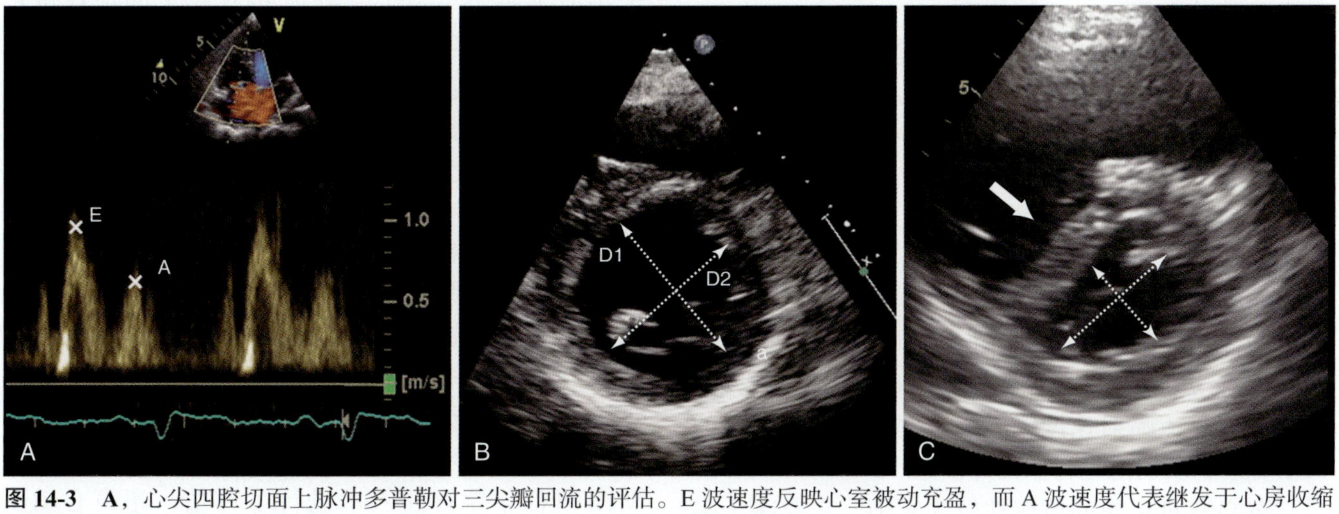

图 14-3　**A**，心尖四腔切面上脉冲多普勒对三尖瓣回流的评估。E 波速度反映心室被动充盈，而 A 波速度代表继发于心房收缩的心室充盈。**B** 和 **C**，室间隔扁平（箭头）。*D1*，垂直平分室间隔的短轴尺寸；*D2*，平行于室间隔的短轴尺寸。偏心指数（EI）的计算公式为 D2/D1。正常的 EI 值为 1.0；舒张末期 EI 大于 1.0 提示右心室容量超负荷，而收缩末期 EI 大于 1.0 则提示压力超负荷

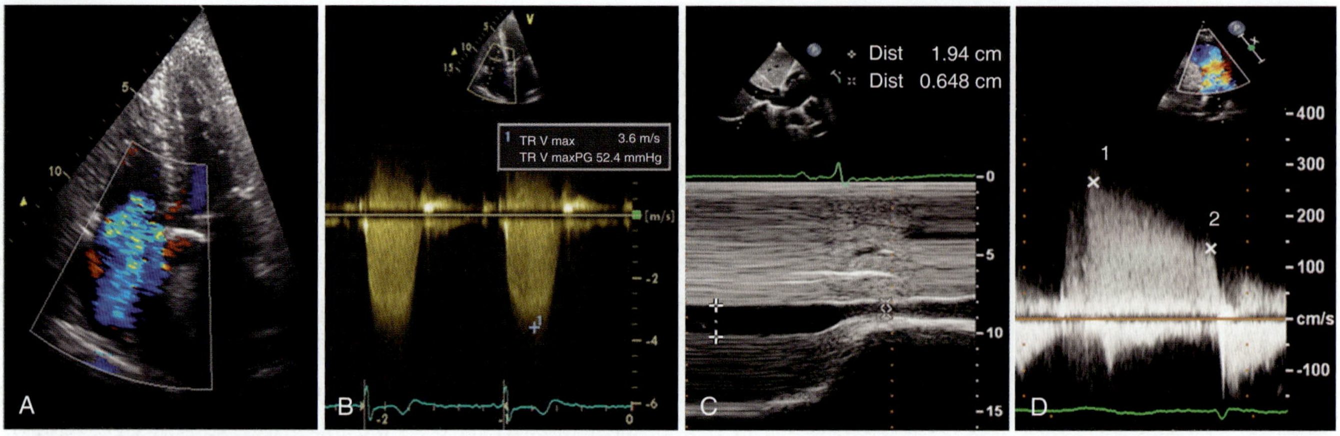

图 14-4　超声心动图血流动力学测量。**A**，多普勒血流成像的彩色血流表示三尖瓣反流（TR），血液被射回右心房；**B**，反流喷射的连续多普勒解调。点 1 表示喷射峰速，在该例子中为 3.6 m/s；**C**，用肋下声窗评估下腔静脉（IVC）的 M- 模式。快速深吸气时可见 IVC 塌陷，此例子中 IVC 大小从 1.94 cm 减少到 0.648 cm。可通过评估静息时 IVC 的直径，然后记录吸气时右心房的尺寸变化来估算右心房压力：正常直径（即小于 1.5 cm）IVC 完全塌陷时的压力为 0 ～ 5 mmHg；直径 1.5 ～ 2.5 cm IVC 塌陷大于 50% 时的压力为 5 ～ 10 mmHg；直径 1.5 ～ 2.5 cm IVC 塌陷小于 50% 时的压力为 10 ～ 15 mmHg；直径大于 2.5 cm 无塌陷时的压力大于 20 mmHg 或更高；**D**，超声心动图测定舒张压和平均肺动脉压（PAP）：通过连续波多普勒对肺动脉瓣反流（PR）产生的信号进行评估。点 1 表示舒张期开始时肺动脉瓣反流喷射的最大速度。平均 PAP 可通过公式“4×（早期肺动脉瓣反流喷射速度）^{2} ＋估计的心房压”进行计算。点 2 表示舒张期末肺动脉瓣反流喷射的速度，舒张期 PAP 可通过公式“4×（末期肺动脉瓣反流喷射速度）^{2} ＋估计的心房压”进行计算

虑吸气时下腔静脉的塌陷程度而估算出来（图 14-4C）。当肺动脉瓣或 RVOT 的梯度缺失时，RVSP 等于收缩期肺动脉压（PAP）。值得注意的是，应确保用足量多普勒信号进行测量；如信号不清，可通过注射血液、生理盐水和空气的混合物作为对比剂来改善。应进行多次测量，且在计算中应使用测得的最高速度。三尖瓣反流峰值的正常值小于 2.6 m/s（相当于 27 mmHg 的压力＋右心房压），但这个值随着年龄、体重指数的增加而增加。三尖瓣严重反流时，此方法可能会导致 RVSP 被低估。

简化伯努利方程还可通过肺动脉反流舒张末期速度来估算舒张期 PAP：舒张期 PAP ＝ $4v^2$ ＋右心房压（图 14-4D），其中，v ＝反流的终末速度（m/s）。然后，使用一个标准公式来计算 PAP 均值：PAP 均值＝ 1/3 收缩期 PAP ＋ 2/3 舒张期 PAP。PAP 均值还可直接从反流速度的早期峰值估算而来：PAP 均值＝ $4v^2$［v ＝反流早期最大速度（m/s）］＋右心室压（图 14-4D）。超声心动图可以实现肺血管阻力、肺毛细血管楔压及肺容量的测量，虽然这些并不常规使用，但可为深入了解右心室和肺血流动力学状态提供帮助。任何结论都不能仅基于单一的血流动力学参数，如三尖瓣反流喷射速度，还要对右心室和右心房的大小、形状及功能进行全面评估。

右心室对疾病的适应性较为复杂，它取决于多种因素的影响。最重要的因素是心肌应力的种类及严重程度、疾病的时间进程（急性或慢性）与发病时间（青年或成年）。在特定的疾病状态，右心重塑可出现经典的解剖学及血液动力学特征，这些特征均可帮助心脏超声波检验医师进行诊断及预后评估，下文将进行详细叙述。

特殊疾病状态的超声心动图评估

肺动脉高压

PAH 是一种血流动力学和病理生理状态，其定义为静息状态下右心导管侵入性评估所得平均 PAP 大于或等于 25 mmHg。疑似 PAH 病人的评估过程需要进行大量的检查，但均应进行超声心动图检查。这么做的目的是提供一个 PAP 的估计值，尽管超声心动图最常测量的是收缩压而并非平均压力。现已不再推荐使用此方法来筛选轻度肺动脉高压患者。

如前所述，多普勒超声可通过测量三尖瓣反流喷射最大速度来估计 PAP，其采用的主要技术包括简化伯努利方程加上估算而来的右心房压。从历史上看，多普勒超声心动图与 PAP 的直接（侵入性）测量有良好的相关性；然而，近来更多的研究对这种关系提出了质疑。事实上，一项招募了 163 名患者的研究（美国肺气肿治疗试验）用多普勒超声心动图和右心导管插入术进行了评估，超声心动图对 PAP 的评估结果与侵入性检测结果的相关性小，研究者报道多普勒成像的敏感性（60%）、特异性

（74%）、阳性预测值（68%）及阴性预测值（67%）均较低。图像质量差较为常见，并被认为是 PAP 评估相对不准确的一个主要因素。然而，这些结果在最近一项针对 65 名各种继发性 PAH 患者进行的研究中再次出现，其中多普勒成像与右心脏导管插入术“同时”进行（1 h 内）。这也再次证实，多普勒超声心动图无法持续、准确地评估 PAH。其测量的精确度受限可能不仅由于图像质量差，还可能与喷射速度或特征的极端情况（轻微、严重、偏心）有关，因为这些情况会导致反流信号不完整。通过下腔静脉的尺寸及其塌陷程度来评估右心房压也可能会导致结果不精确，这是由于 5 mmHg 范围以内的右心房压可能仅在一半病例中测定准确。由于右心房压增加与收缩期心房逆转相关的向前肝静脉血流减少相关，故这个估算精度可通过评估肝静脉血流来提高。总之，尽管三尖瓣反流喷射速度与压力梯度之间有强相关性，但多普勒超声心动图可能无法准确评估个别患者的收缩期 PAP。另一种变换方法是由多普勒衍生的压力梯度法，能简易测量三尖瓣反流喷射速度，并能将该测定值与正常人群进行比较。这种方法有一个缺陷，该测定值与广为接受的基于压力的 PAH 定义之间无直接联系；然而，单独使用速度可以避免在计算压力中所产生的累计误差。

我们应常对其他可为疑诊的 PAH 提供证据的超声心动图特征加以关注，这些特征包括 RV 与右心房的扩张、从肋下声窗测量发现右心室肥厚（横截面大于 5 mm）和收缩早期 IVS 扁平和肺动脉扩张。这些检查结果的敏感性可能较低，因为它们是 PAH 后期病变的结果。肺循环中较高的后负荷所产生的其他间接测量结果也有参考价值，包括右心室 IVRT 延长（大于 75 ms）和右心室喷射入肺动脉的加速时间缩短（小于 105 ms）。较高的后负荷也可导致 RV 纵向收缩减弱，引起它与 TDI 的 S′ 波速度（小于 12 cm/s）和 TAPSE（小于 18 mm）呈负相关。最后，PAH 的严重程度与脉冲多普勒在胸骨旁短轴切面所测肺动脉瓣反流喷射速度增加有相关性。

超声心动图不仅可以作为疑似 PAH 患者的筛查工具，还可以提供有价值的预后信息。各种超声心动图参数的多变量分析表明，它对于以下参数有预后价值：①是否存在心包积液［风险比，（HR），2.08，（95%CI = 1.12 ～ 3.86；P = .017）］；②指示的右心房面积［HR，1.33（95%CI = 1.06 ～ 1.66；P = .012）］；③大于 1.7 的左室偏心指数［HR，1.45（95%CI = 1.12 ～ 1.86；P = 0.004）］；④由面积变化分数推测的右心室收缩功能；⑤右心室组织多普勒；⑥右心室 MPI，⑦小于 15 mm 的 TAPSE［HR，2.74（95%CI = 1.11 ～ 6.77；P = 0.022）］。

此外，超声心动图还能提供 PAH 病因的相关信息——例如，重要的左心疾病，其中可能包括左心室或瓣膜功能障碍。超声心动图在排除重大先天性心脏病和鉴定体肺分流中起重要作用。通过多普勒探寻 RVOT 来检测较高的肺血流量，或通过经胸壁超声心动图（transthoracic echocardiography，TTE）对缺乏清晰分流的扩大右心腔进行二维检测，它们均应采用经食管超声心动图（transesophageal echocardiography，TEE）来进行更为精确的检查。这种方式不仅能提供更加仔细的房间隔检查，还可以确定排除静脉窦类型的间隔缺损（TTE 未能发现）及肺静脉畸形引流。后一种缺陷与房间隔缺损的区分尤为重要，这是由于它们不适于经皮闭合治疗。使用生理盐水、空气和血液搅拌后的混合物作为对比剂能提高 TTE 和 TEE 的准确度，也可以识别门静脉和肺动脉（波尔图-肺）高血压患者的肺内分流。

因此，超声心动图是研究疑似 PAH 诊断步骤中必不可少的一部分，并可为患者确诊后的预后评估提供定量资料。

急性右心衰竭

急性右心功能不全可以是不同疾病进程的结果，包括缺血性心脏病、心肌炎和肺栓塞。在疑似急性肺栓塞的患者中，无论 TTE 还是 TEE 都没有足够的敏感度来作为诊断的主要影像方法，但可以提供有用的支持数据来识别有不良结局的高风险人群。通常情况下，突发的血管阻塞会引起一系列不良的血流动力学效应，不仅会对 RV 施加压力，还可能影响左心室功能和冠状动脉灌注（图 14-5）。

虽然高达 50% 确诊肺栓塞患者的超声心动图可能是正常的，但是随着血流动力学损害的增加，超声心动图的敏感度也会上升。典型的超声心动图结果包括 RV 扩张伴游离壁增厚程度下降、收缩期 IVS 扁平、由右心室舒张末期压力升高所致的右心房扩张和右心房高压引起的心房间隔往返运动，这也被认为与下腔静脉扩张和呼吸变化消失有关。由急性肺栓塞导致的血流动力学测量变化包括三尖瓣反流喷射速度增加（大于 2.7 m/s）、TAPSE 与 S′ 减少以及 RVOT 加速时间缩短。血栓罕见于右心或肺动脉。有报道认为 McConnell 现象，即正常心尖部室壁运动时中游离壁的运动功能减退，对于急性肺栓塞具

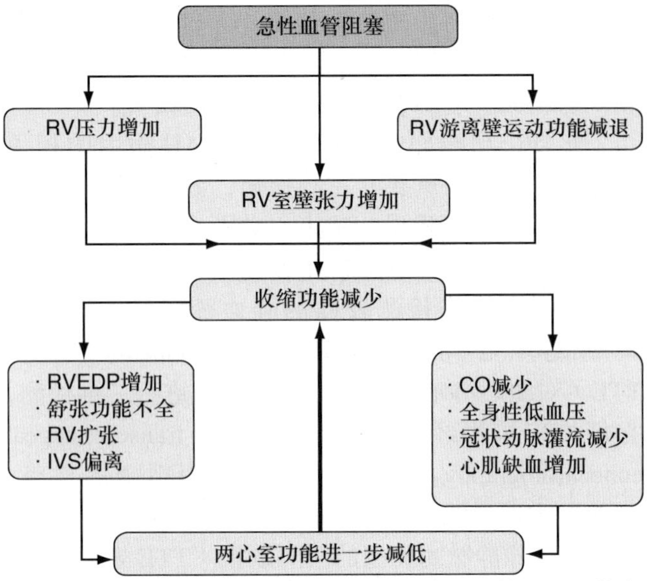

图 14-5 在急性血管阻塞（如急性肺栓塞）的情况下可能会发生有害的病理生理活动及其恶性循环。C_O，心脏输出量；IVS，室间隔；RV，右心室；RVEDP，右心室舒张末期压力

有 77% 的敏感性和 94% 的特异度。

在急性肺栓塞情况下，右心室功能不全和（或）PAP 升高可提示预后差。因此，早期应用超声心动图来评估急性血液动力学不稳定的患者，可有助于这些高危特征的快速检测，并可识别出能从更加积极的治疗（可能包括溶栓治疗）中受益的人群。重要的一点是，发生这些变化的急性肺栓塞患者并没有预先存在的血栓栓塞或 PAH（在这些情况下 RV 的长期压力超负荷作用会改变右心的外观）

慢性右心衰竭（肺心病）

慢性右心衰竭的最常见原因是慢性左心衰竭（LVF）。无论是 LVF 还是慢性肺疾病，如慢性间质性疾病、慢性阻塞性肺疾病（COPD）或慢性血栓栓塞性疾病，肺血管从低压到高压系统都会随时间推移发生重塑。这种潜移默化的改变会对 RV 的功能与结构产生影响，因为它能维持搏出量，并以右心室肥厚（RVH）为特征。这种肥厚与经过生理训练的或运动员的心脏不同，涉及其他几个过程，包括心肌纤维化、炎症、细胞凋亡与坏死。一般来说，RV 对慢性容积超负荷的反应优于对压力超负荷的反应；病理组织学检查发现，压力超负荷会使心肌结缔组织密度发生更显著的增加。虽然最初的外观检测表明右心室收缩功能看似能够维持，但右心室舒张功能受损和心肌张力改变在收缩期收缩功能减弱之前即已发生。张力是心肌形状发生增厚或缩短的一个超声心动图指标，它与心肌速度、心脏平移运动无关。然而，持续压力超负荷对右心室肥大心肌的影响会最终预示患者发生全心功能失代偿，这会通过右心室扩张、右心室游离壁变薄和右心室收缩功能下降而得以反映。

右心室功能是 LVF 病死率一个强大而独立的预测因子。右心室 FAC 逐步减少与心肌梗死后心衰患者的不良预后有关，而与左心室射血分数降低的严重程度无关。LVF 患者不良预后的其他独立右心指标包括右心室 MPI 与 TDI S′ 减少。继发于慢性肺病和无 LVF 的 RVH 预后不良也可由 TAPSE 和 TDI S′ 的减少来预测，而根据右心室舒张末期容积指数评估的右心室扩张增加是另一个死亡预测因子。

心包积液和心包压塞

心包由直接覆盖于心外膜脂肪的单细胞层（脏层）及其自身折返形成的第二层（壁层）所构成。在健康人群中，心包含有少量（15 ～ 35 ml）血浆超滤液，起着润滑剂的作用。在低张力的生理条件下，心包是有弹性的，但在更高的张力下，它有着橡胶的抗拉强度，变得僵硬，难以拉伸。这种力学性能的转变发生于正常心包容积的上限。由于超越了心包储备量，心包内压力迅速增大。这种压力增加不仅依赖于容积，还依赖于累加的速度，这就解释了蓄积缓慢的大量心包积液为何不会引起血流动力学损害，而当滤液迅速集聚时极少量的心包积液也会引起血流动力学衰竭。在心包压力升高的情况下，心包的机械性能成为了决定右心房和右心室充盈的重要因素，心脏功能可能会受到不利影响，正常心室间的相互依存也随之消失。

心包积液易被 TTE 检测到，胸骨旁长轴切面上它通常出现在降主动脉之前，这一点可与胸膜液相区别（图 14-6）。心包积液几乎不会与左心房重叠，而通常聚集在右心房后部，然后到 RV，并延伸至 LV 的侧壁。这个定位显然取决于患者的体位，但心包积液也可以是液体小范围聚集的过程——如心胸手术后。心包积液大小的评估对预测预后十分重要：集聚越多，预后越差。然而，即使存在少量心包积液也是死亡风险增加的一个标志。

尽管心脏压塞仍是一个临床诊断，但很多时候需要根据某些超声心动图特征来证实是否存在具有血流动力学显著性的心包积液。随着心包腔内压力的增加，第一个影响是心室间的相互依存性变大——这意味着脉冲多普勒成像在瓣膜尖端测得三尖瓣流入期的呼吸变化变大了，这是以牺牲二尖瓣

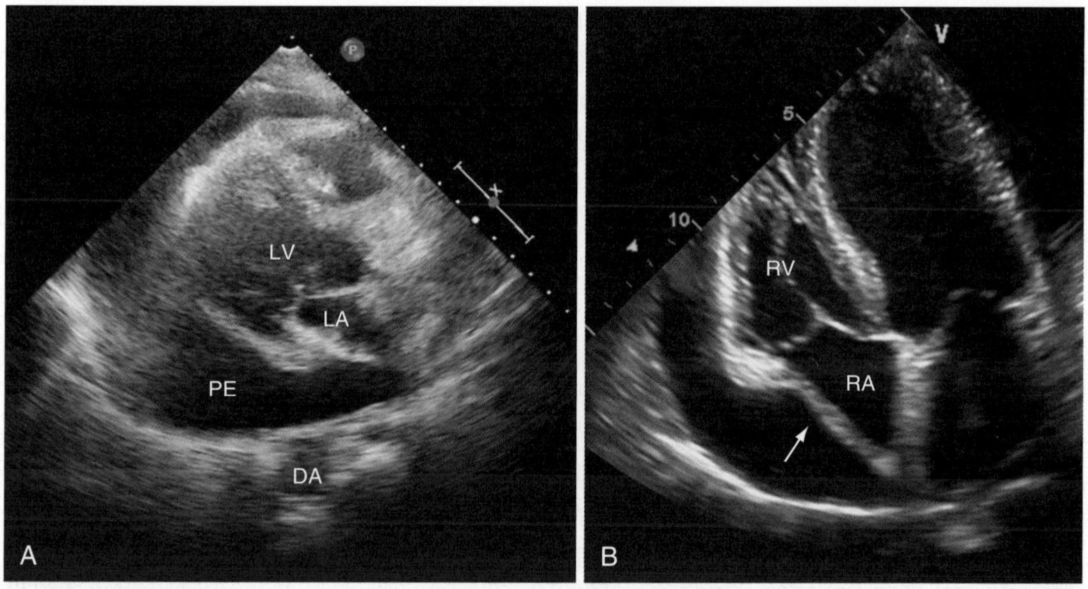

图 14-6 胸骨旁轴（parasternal long-axis，PLAX）（**A**）与心尖四腔（**B**）声学窗的大量心包积液。**A** 图中，可以看到积液位于降主动脉（descending thoracic aorta，DA）前，故与左侧胸腔积液相区分，通常可见左侧胸腔积液延伸至降主动脉的后方。本例中，积液延伸至左心房（left atrium，LA）旁，这较为罕见。**B** 图中，可见舒张期右心房（right atrium，RA）塌陷（箭头所示），这可能是心包内的压力显著增加的一个特征，并可能是心包压塞的一个早期标志

流入量为代价的。例如，吸气时三尖瓣流入速度和容积增加，而二尖瓣流入速度和容积减少。随着压力进一步升高和舒张期心脏充盈受损，心腔按腔内压力顺序开始“塌陷”——首先是右心房，然后是 RV，接着是左心房。胸骨旁长轴切面见舒张期右心室前游离壁向后异常运动，提示应紧急考虑行心包穿刺术。经皮穿刺或引流可迅速缓解症状，而 TTE 在引导经皮穿刺或引流中起至关重要的作用。超声心动图引导下穿刺手术的成功率高，其主要并发症的风险只有 1% ～ 2%。

心包缩窄

心包可受多种炎症、感染或肿瘤浸润的影响并可能会在受影响后触发一个愈合过程，而该过程以肉芽及瘢痕组织形成和促进纤维化并最终闭塞心包腔为特征。在这样的条件下，心包变成了一个坚实、顺应性差的结构，能包裹或“压缩”心脏，导致舒张期心脏充盈受损。以往，结核性心包炎是心包缩窄最常见的原因；然而，当前最常见的原因包括心脏手术后愈合、肿瘤性心包炎、纵隔辐射、慢性尿毒症、石棉肺相关炎症以及继发于结缔组织疾病的复发性心包炎。

心包缩窄与限制性心肌病难以区分，这是由于两者均呈现右心室衰竭的症状和体征，且脉冲多普勒的二尖瓣及三尖瓣尖端评估均为限制性充盈模式。由于心房内压上升（见于 E 波速率增高），心脏舒张早期会迅速充盈。然而，作为心包或心肌顺应性缺乏的后果（分别为心包缩窄和限制性心肌病），心室内压力会突然上升，导致舒张中期被动灌注快速中断，相对应的 E 波减速时间缩短（小于 150 ms）。由于心室间隔压力高，心房收缩无法像正常一样帮助心室充盈，故 A 波速度降低，导致 E/A 比值大于 2。尽管这两种疾病均可出现这些超声心动图特征，但它们的临床区分十分重要，因为心包缩窄的首选治疗方法是心包切除术，而心包切除术具有较高风险，对于限制性心肌病没有益处。

继发于慢性呼吸系统疾病的限制性心肌病

心肌病（CM）是一组以心肌异常为特征的疾病。CM 大体上分为三个主要功能类别：扩张型、肥厚型和限制型。当患者罹患某些呼吸系统疾病时，如结节病或嗜酸性细胞增多（Löffler）综合征，心肌浸润所致心脏受累可能会引起限制性心肌病。限制性心肌病的特点是心肌僵硬且顺应性差，限制心脏舒张期充盈，以致舒张末期压力升高，发生如前所述的典型回声。呼吸系统疾病的患者心脏受累的诊断通常较为困难，而 TTE 是重要的第一步。在二维超声心动图中，与可能正常或增厚的左心室壁厚度相比，左心室腔的大小通常是正常或减小的——既往无系统性高血压史却出现 LVH 时应及时进行深入检查。由于腔室的顺应性，无论左心房还是右心房

均被视为心室充盈压的“气压计”。这就意味着，作为两心室充盈压增高的结果，两心房增大常出现于限制型心肌病中。在肺动脉压增高的作用下，RV 可能会肥厚并最终扩张。作为继发于基础呼吸障碍的慢性 PAH 的后遗症，右心脏衰竭是这些疾病最终的共同通路。

支持心包缩窄诊断而并非限制性心肌病的超声心动图特征可能包括心包回声密度大或增厚（但很多时候可能显示正常）、正常的腔室大小、正常室壁厚度、正常的收缩功能。支持心包缩窄诊断的其他资料包括：TDI 发现瓣环心肌松弛早期速度正常，呼吸过程中观察到二尖瓣、三尖瓣回流的变异性变大以及 TDI 测量的各处瓣环舒张早期速度与正常情况相反（与侧壁环相比，间隔环的 E′ 速度更大）。与此相反，限制性心肌病瓣环心肌松弛早期速度可能会下降（E′ 小于 7 cm/s），三尖瓣和二尖瓣血流的变化是在正常范围内以及舒张早期侧壁环速度较间隔环的更大（侧壁环 E′ 高于间隔环 E′）。最后，IVS 的往返运动在心包缩窄中观察到，而不出现在限制性心肌病中，因为心脏被包裹在无顺应性的病变的心包内后，室间隔压会变为一致，从而正常生理性的心室间相互依存性增大，随之，吸气时右心室充盈增加（IVS 向 LV 移动）且呼气时左心室充盈增大（IVS 移向 RV）。

总结

传统上，相对于 LV，右侧心脏往往被忽略，但人们已充分认识到右心室功能在决定急、慢性呼吸系统疾病的临床预后中发挥的重要作用。超声心动图能对右侧心脏进行精细的定性和定量检查，为对心肺疾病患者进行明确诊断、指导治疗及确定预后提供了有价值的数据。超声心动图可以经济地提供信息且对患者无风险。临床医生如果对超声心动图的判读能力差，则其将无法对患者提供有效的护理。然而，在判读超声心电图报告时，临床医生应特别注意数据的质量，因为高质量图像不易获得，尤其是对于呼吸系统疾病患者而言。

致谢

感谢伯明翰新王后伊利沙伯医院、伯明翰大学附属医院心脏超声波检验医师 Jenny Green 及英国考文垂和沃里克郡大学附属医院国家医疗服务基金会的首席心脏超声波检验医师 Kam Rai。

推荐读物

Arcasoy S, Christie J, Ferrari V, et al: Echocardiographic assessment of pulmonary hypertension in patients with advanced lung disease, *Am J Respir Crit Care Med* 167:735–740, 2003.

Forfia P, Fisher M, Mathai S, et al: Tricuspid annular displacement predicts survival in pulmonary hypertension, *Am J Respir Crit Care Med* 174:1034–1041, 2006.

Guidelines for the diagnosis and treatment of pulmonary hypertension. The Task Force for the Diagnosis and Treatment of Pulmonary Hypertension of the European Society of Cardiology and the European Respiratory Society, endorsed by the International Society of Heart and Lung Transplantation, *Eur Heart J* 30:2493–2537, 2009.

Haddad F, Doyle R, Murphy D, et al: Right ventricular function in cardiovascular disease, part II: pathophysiology, clinical importance, and management of right ventricular failure, *Circulation* 117:1717–1731, 2008.

Haddad F, Hunt S, Rosenthal D, et al: Right ventricular function in cardiovascular disease, part I: anatomy, physiology, aging, and functional assessment of the right ventricle, *Circulation* 117:1436–1448, 2008.

McConnell M, Solomon S, Rayan M, et al: Regional right ventricular dysfunction detected by echocardiography in acute pulmonary embolism, *Am J Cardiol* 78:469–473, 1996.

McQuillan B, Picard M, Leavitt M, et al: Clinical correlates and reference intervals for pulmonary artery systolic pressure among echocardiographically normal subjects, *Circulation* 104:2797–2802, 2001.

Milan A, Magnino C, Veglio F: Echocardiographic indexes for the non-invasive evaluation of pulmonary hemodynamics, *J Am Soc Echocardiogr* 23:225–239, 2010.

Rudski L, Lai W, Afilalo J, et al: Guidelines for the echocardiographic assessment of the right heart in adults: a report from the American Society of Echocardiography, *J Am Soc Echocardiogr* 23:685–713, 2010.

Vieillard-Baron A, Page B, Augarde R, et al: Acute cor pulmonale in massive pulmonary embolism: incidence, echocardiographic pattern, clinical implications and recovery rate, *Intensive Care Med* 27:1481–1486, 2001.

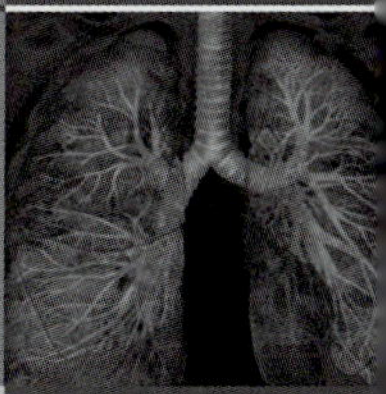

第三部分 呼吸药理学

第15章 支气管扩张药

Peter M.A. Calverley 著

（符少平 酆孟洁 林江涛 译）

支气管扩张药是使用最广泛的呼吸系统药物之一，近年来取得的重大进展，特别是在作用持续时间方面的进展增加了它们的疗效。从本质上讲，这些药物作用是增加气道直径，使肺更快和更有效地排空。支气管扩张的概念也发生演变，现在“支气管扩张药”一词主要是指能相对快速地引起气道平滑肌松弛的所有药物。

呼吸急促和喘息是许多呼吸系统疾病的主要症状。19世纪，人们认识到吸食植物颠茄叶子产生的烟雾可减轻哮喘的症状，但当肾上腺素在20世纪初被提纯出来后，这种疗法已大部分被取代。随后，肾上腺素的合成类似物问世了，如第一个合成的抗毒蕈碱药物阿托品。阿托品和肾上腺素都可以被添加到含有气道平滑肌的器官浴中，它们对缓解或防止诱导的平滑肌收缩的效力可以被测量出来。这些进展引出了目前对控制气道平滑肌机制的理解，如图15-1所示。当气道直径减小时，如慢性阻塞性肺疾病（COPD），气道平滑肌长度的变化引起气道直径的变化，这是一个特别重要的问题（图15-2）。临床实践中，是通过测定给药1秒后用力呼气量（FEV_1）的增加值来间接评估这方面的肺功能。当口服支气管扩张药时，其起效（即改善肺功能）时间较长，

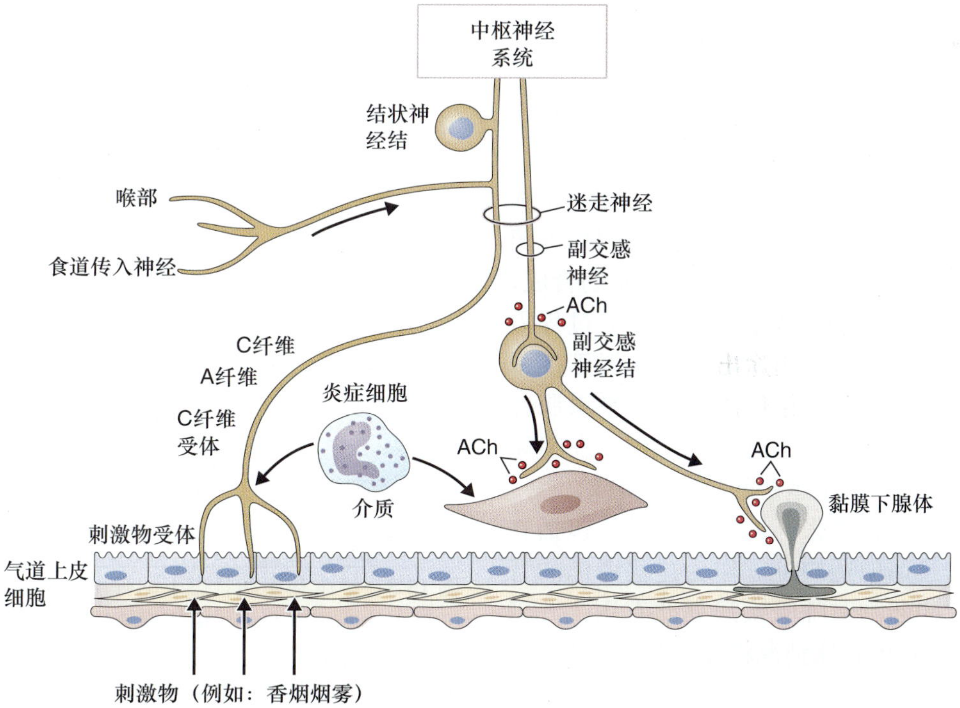

图15-1 人类气道平滑肌的控制机制。节前和节后副交感神经释放乙酰胆碱（ACh），能被气道和肺外传入神经所激活。气道不直接交感神经支配。炎症细胞释放的介质直接激活气道平滑肌细胞，同时作用于一种胆碱能反射。这可能解释为何治疗哮喘时支气管扩张药抗毒蕈碱比 β_2 激动药的效果要弱一些，因为后者能抵消所有支气管收缩药的效应。（摘自 *Barnes PJ*：β*2-Agonists*，*anticholinergics*，*and other nonsteroid drugs. In Albert RK*，*editor*：Clinical respiratory medicine，*ed 3*，*Philadelphia*，*Mosby*，*2008.*）

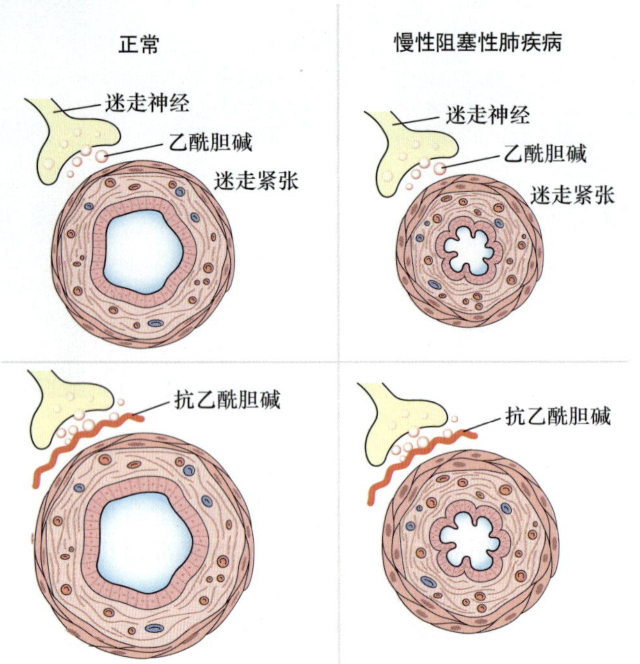

图 15-2 慢性阻塞性肺疾病患者（COPD）气道的胆碱能控制。正常气道有一定程度的迷走胆碱能张力，它是由乙酰胆碱的紧张性释放所产生的，能被毒蕈碱拮抗药所阻滞。在 COPD 患者中，作为几何因素的结果，气道固定狭窄可能会放大这种效应。给予药物后，1 秒用力呼气容积（FEV_1）的绝对增加与在那些健康吸烟者中看到的情况类似，但是相对变化要大得多，反映了初始气道直径较小（摘自 *Barnes PJ: β2-agonists, anticholinergics, and other nonsteroid drugs. In Albert RK, editor*: Clinical respiratory medicine, *ed 3, Philadelphia, Mosby, 2008.*）

反映出药物的吸收和循环过程；当吸入给药治疗时，这个时间可大大缩短。值得注意的是，不是所有增加 FEV_1 的药物都是通过改变气道平滑肌活性发挥作用的；例如，抗炎药物可以减少气道壁黏膜增厚和气道壁增厚，从而改善 FEV_1。但是皮质类固醇等药物是从细胞核或核外水平两方面影响蛋白质的合成，以减少促炎细胞信使分子的数量，因此这些过程需要一些时间。所以，从实际用途出发，支气管扩张药可被视为已经证明的可直接作用于气道平滑肌并起效相对迅速（几分钟到几小时）的药物。在临床上，测量气道阻力可以确定这些药物是否有效。

本章概述了支气管扩张药的主要分类，包括它们的作用机制和具体的适应证。作为这些考虑的背景，检查为何这些药物对呼吸疾病如此有用，并确定它们适应于什么样的临床情况将显得非常有意义。

支气管扩张动作的生理基础

当健康人处于静息状态时，呼吸肌所做的呼吸功比较小。吸气是一个主动过程，产生足够的气流以克服呼吸阻力、弹性阻力和摩擦阻力，以确保足够的肺泡通气。呼气是被动的，当肺部和胸部呼气时的弹性压力达到平衡时呼气结束。在支气管树中的呼气气流阻力非常小，仅在最大用力呼气的最后部分检测到呼气气流受限（尽管呼气驱动压力增加，但气流没有增加）（图 15-3，顶部）。在运动过程中通气增加，但没有达到气流显著受限抑制运动的程度。

支气管树口径显著影响了气道阻力（图 15-2）。在健康人中，大部分的阻力位于喉部区域，小于 20% 的阻力来自肺的周边部分。证据表明静息气道平滑肌张力在运动时会发生生理性降低，以减少当通气必须增加时的阻力。支气管扩张药可以消除健康者和患者的平滑肌张力。健康人使用 β- 受体激动药后，FEV_1 增加 50 ～ 120 ml，数值大小近似于基线 FEV_1 明显较少的 COPD 患者。相反，在哮喘患者中，由于间接反射机制，其气道平滑肌体积更大而静息肌肉张力也增强，对支气管扩张药的反应更明显，紧急给予支气管扩张药后肺功能大幅上升。使用支气管扩张治疗可使肺排空功能改善，对肺容积和呼吸功有重要的影响。

一般情况下，喘息反映气道中的局部气流限制。呼气流速受限可以发生在没有哮鸣音的情况下，引起肺排空减慢，肺容积增加，从而导致呼吸困难和胸闷等阻塞性肺疾病。虽然哮喘症状在支气管扩张药耗尽时往往会复发（见后），但在使用支气管扩张药后，哮喘中的呼气受限可能会完全消失（图 15-3）。COPD 患者肺功能的绝对变化远小于哮

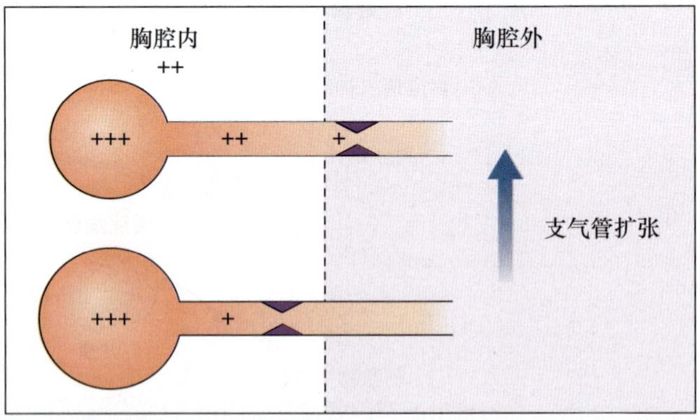

图 15-3 健康和疾病状态下的呼出气流限制。顶部：健康人气道内外的压力变化。由于摩擦阻力使生成呼出气流的腔内驱动压力降低，当存在呼气流速限制时，相对的三角形标志着在该点气道内和气道外压力是相等的（阻塞点）。这种情况出现在健康人的胸腔外（点状线），并且仅仅在最大用力呼气时发生。底部：阻力下降较大，阻塞点更靠近气道，胸腔内出现呼气流速限制，能在潮式呼吸中出现。支气管扩张药使阻塞等向远端移动，从而能取消休息状态下的气流限制，或在气流受限出现之前，允许肺组织排出更多的空气

喘患者，虽然程度不太重，但 COPD 患者往往持续存在气流受限，特别是在重症 COPD 中。然而，这些呼吸力学的微妙变化能在肺容积方面产生临床相关的改变，特别是对呼气末肺容积的影响，在许多 COPD 患者中呼气末容积显著增加，这有助于评估受累患者运动受损程度。支气管扩张药的另一个效果是提高一些症状发生的阈值。当 COPD 患者进行某项日常活动时，阈值增加在预防运动诱发的哮喘和减少可预见的由运动产生的症状方面具有重要作用。这种能力增加了基础肺功能，减少了外部刺激气道的影响，这有助于解释为什么长期服用有效剂量的支气管扩张药可减少气道疾病加重的情况出现。

继发于弥漫性肺纤维化或胸壁疾病的限制性肺功能障碍患者情况不同，这些患者吸气肌弹性负荷大幅度增加，而气道极少受累。支气管扩张药对这些患者的呼吸困难几乎无影响，它们的使用还可带来不必要的副作用，而非临床受益。因此，支气管扩张药只用于缓解因阻塞性肺疾病所造成的症状，而非限制性疾病为主因的临床问题。

支气管扩张药的药理学基础

尽管定义指明支气管扩张药物的作用靶点是气道平滑肌，但也会产生一些临床有益的继发性或偶然效应。主要的两大类支气管扩张药的这些非支气管扩张效应存在显著差别。

β-受体激动药

基于 Ahlquist 对肾上腺素受体不同亚型的经典定义，已经开发出一系列相对特异的 β-受体激动药。因为人类气道平滑肌几乎仅表达 $β_2$-受体，使用高度选择性的 β-受体激动药就具有重要意义，目前临床实践中非选择性 β-受体激动药已不再使用。主要 β-受体激动药的化学结构如图 15-4 所示。

$β_2$-受体激动药通过直接刺激气道平滑肌的 $β_2$-受体产生支气管扩张，产生舒张效应。这可通过 β-受体激动药能在体外作用于人类支气管和小气道引起舒张效应得到证明，而人类吸入药物后气道阻力迅速下降也证实了该效应。通过直接受体结合技术已经证实气道平滑肌上有 β-受体，放射自显影研究证实，β-受体的特征是广泛分布于整个肺中（包括肺泡），特别集中分布在从气管到终末细支气管的气道全程的平滑肌中。

β-受体是一个七次跨膜的 G 蛋白。$β_2$-受体激动药结合细胞外表面的二硫键，导致腺苷酸环化酶的激活，从而增加细胞内的 3′、5′-环一磷酸腺苷（cAMP）。这反过来激活特定的激酶（蛋白激酶 A），后者继续磷酸化细胞内的数个靶蛋白，产生特定的效应：

- 通过主动转运细胞 Ca^{2+} 到细胞内钙库储存，降低细胞内钙离子（Ca^{2+}）浓度
- 抑制磷酸肌醇水解
- 直接抑制肌球蛋白轻链激酶
- 打开高电导的钙激活钾通道（K_{Ca}），使平滑肌细胞复极化，并可能刺激螯合的 Ca^{2+} 进入细胞内的钙库
- $β_2$-受体激动药作为功能性拮抗药来逆转支气管收缩，而不管引起支气管收缩的收缩剂类型。因为哮喘中有多种支气管收缩介质（炎症介质和神经递质）释放，因此这是一个重要的属性

$β_2$-受体激动药在呼吸道可能有其他效应，而且 $β_2$-受体位于几种不同的气道细胞上。因此，额外的效应可能包括如下：

- 抑制肥大细胞和其他炎性细胞释放介质
- 抑制中性粒细胞的迁移和活化
- 减少和预防微血管渗漏，因此，当支气管黏膜暴露于组胺和白三烯等介质后可出现支气管黏膜水肿
- 增加黏膜下腺体分泌黏液和通过气道上皮细胞的离子转运（可提高黏液纤毛清除功能，从而改变在哮喘中发现的清除缺陷）
- 减少气道胆碱能神经递质的释放，从而降低胆碱能神经反射性的支气管收缩
- 抑制从感觉神经释放支气管收缩剂和炎症肽，如 P 物质

这些效应与临床上观察到的效果存在多大的相关性难以确定。相比直接影响气道直径，它们可能在阻止哮喘患者因其他刺激而发生气道收缩时起到更加重要的作用。如图 15-5 所示，这些不同的机制中，对呼吸道平滑肌的即刻影响仍然是最重要的。公认的 β-受体多态性显示激动药在体外可产生不同效应。虽然将这些观察现象转换为临床上显著的反应差异仍是困难的，但是这些观察结果仍然是目前主要的学术热点。

$β_2$-受体激动药的抗炎作用

$β_2$-受体激动药抑制肥大细胞释放介质和微血管渗漏的效应可被认为是抗炎作用，虽然该术语定

抗毒蕈碱药物：临床注意事项

抗毒蕈碱药物（也被不加区分地称为抗胆碱能药物，这使得此话题更加混乱）只有吸入途径给药剂型。这有限的给药途径反映了它全身给药时伴有显著副作用，如阿托品全身给药时即产生一系列药理学上可预测的不良事件，包括心动过速、口干、视物模糊、便秘和前列腺疾病。通过药理学操作在阿托品分子中加入铵基，可大大降低药物穿过脂膜的能力，从而使药物仅作用于气道，而非全身性吸收。到目前为止，过去使用最广泛的药物一直是异丙托溴铵，这是一种短效的毒蕈碱受体拮抗药（SAMA），通过 FEV_1 的变化来测量时，其持续时间与 SABA 药物类似，甚至稍长于后者（图 15-7）。噻托溴铵是开发出的一种长效的每日一次吸入的毒蕈碱受体拮抗药（LAMA），能大幅度减少使用异丙托溴铵，更新的这类型药物正在开发中。这些药物具体的剂量、作用时间以及配方见表 15-1。

吸入用的抗毒蕈碱药物是相对非特异的拮抗药，它们在所有三个临床相关的毒蕈碱受体位点阻断乙酰胆碱摄入。主要的好处来自于阻断 M_3 受体产生的结果，但在某种程度上，阻断 M_2 受体是不利的，因为这将减少突触间隙重新摄取乙酰胆碱，并拮抗药物对这些受体的阻断作用。有观点认为，这对像噻托溴铵一类的药物影响不太大，虽然噻托溴铵比异丙托溴铵作用时间长，但实际上它们的受体占用的相对动力学是相同的，所以这种 LAMA 除了作为一种支气管扩张药具有更长的作用时间外，不大可能产生其他特定的优势。与 β-受体激动药一样，抗毒蕈碱药物有一个相对较弱的剂量–反应关系。这些药物确实能避免特定的激动药（例如乙酰甲胆碱）起作用，在哮喘患者中已证明有保护效应。然而，这种受体拮抗药的效率似乎比那些激动药要弱，至少在哮喘中如此（见前文），因此抗毒蕈碱药物的主要数据来自于 COPD 患者。在这种情况下，高剂量的异丙托溴铵（雾化器给药 250 ~ 500 μg）已被证明比低剂量的异丙托溴铵（40 μg）更能有效改善肺功能（使用 FEV_1 和吸气量的变化进行评估）。虽然这些差异看起来较小，但它们可能是相关的，特别是当患者使用吸入装置存在困难或者正处于疾病急性发作时，这就解释了在治疗呼吸道疾病急性加重时雾化抗胆碱药物普遍受欢迎的情况（见后文）。

与 β-受体激动药一样，与一天一次给药的药物（如噻托溴铵）相比，SAMA 药物的持续时间是相对短暂的。与每日使用一次噻托溴铵的 COPD 患者相比，异丙托溴铵甚至在每日使用 4 次时临床效果仍远不如前者，使用噻托溴铵能够获得更好的健康状况、较少的病情加重以及更好地维持早晨肺功能。因此，LAMA 药物治疗 COPD 是目前支气管扩张药维持治疗的理想方式。正在开发其他的此类药物，例如吡咯糖和阿地溴铵，后者被认为具有完整的 24 h 作用时间，但临床试验表明，如果每日吸入两次很可能更有效。一般情况下，任何抗毒蕈碱药物都几乎没有快速耐药的证据。

副作用

吸入抗胆碱能药物相关的副作用可以参照阿托品类经全身使用药物的副作用来预测，然而这些副作用的发生率低得多，虽然常见口干，但未必会持续存在。这种改变说明此类药物都直接影响唾液腺的分泌，但很少严重到需要中断治疗。如果异丙托溴铵是通过潮湿的雾化器给药，且使用了面罩，则可能有一些药物将进入眼内，有报道显示这种方式会导致急性青光眼。然而这种情况是罕见的，如果没有直接污染的危险，通过吸入给药不会产生这种结果。正如已经提到的，在某些情况下给予高剂量的异丙托溴铵治疗可增加临床受益，但这在噻托溴铵和相关药物没有得到相应证明，因此建议使用噻托溴铵时不要超过规定的剂量（18 μg，每日一次）。

与 β-受体激动药相似，心脏事件被认为与使用吸入型抗胆碱药物有关。这种风险在 COPD 患者中是一个重要的问题，在第一次肺健康研究中首先观察的是异丙托溴铵，该研究为期 5 年，检查常规支气管扩张治疗和戒烟对早期 COPD 患者自然病史的影响。事后数据的析因分析提示接受异丙托溴铵治疗的患者心脏事件发生频率更高。虽然这一发现缺乏统计学意义，但随后对这些药物数据进行的 meta 分析提供了很大帮助。长效药物如噻托溴铵的使用也带来很多顾虑，UPLIFT 是一项为期 4 年的针对噻托溴铵对肺功能长期影响的随机对照研究，该研究的结果是非常令人放心的。使用噻托溴铵治疗的患者发生心脏事件的概率要小得多（如果有）。最近，又是基于 meta 分析，噻托溴铵给药方式可能影响死亡风险的报道引起了关注。在患者利用软雾技术吸入噻托溴铵的临床试验中，使用肺部输药器的患者的死亡风险要比那些使用吸入器的患者高 50%。然而事件的绝对数小，并且为确定病死率，随访研究一直进行到试验结束，但没有包括所有的患者。目前正在进行一项更大的前瞻性研究来解决这些问题。目前难以解答为何输送系统的变化会对病死率造成如此大的影响。然而，总的印象是，这些药物在临床上是安全和有价值的，尤其是对 COPD 患者。

茶碱

茶碱类药物用于治疗气道疾病已经很多年了。这些药物最初是在观察到含黄嘌呤制剂（如咖啡和茶）有轻度支气管扩张效应后开发出来的。由于该类药物在当前药物许可流程出台前就已投入使用，因此它们并没有接受较新药物必需的严格的安全性和有效性评估。直接比较茶碱与吸入剂药物疗效能够较为清晰地得出它们的相对疗效。虽然茶碱已改良为静脉使用的氨茶碱，但仍是这类药物的典型代表。这些药物具有复杂的药理学作用，包括抑制一系列磷酸二酯酶，从而提高细胞内 cAMP 的含量，以及腺苷拮抗作用和潜在的抗炎作用。在支气管扩张方面，这些似乎主要是与拮抗磷酸二酯酶 3（PDE3）受体的作用相关。这不一定是一种非常有效的支气管扩张方法，相对其他替代药物而言，无论是在体内和体外，这些药物均不太有效。

茶碱类仅可以通过口服或静脉途径给药，吸入给药似乎是完全无效的，其原因仍然不清楚。如表 15-3 中所列，这些药物存在非常明显的不良反应，很令人遗憾。最明显的问题是伴有难以预料的室性心动过速和癫痫大发作样抽搐。然而，此类药物有一些其他典型的副作用可能是由 PDE4 抑制所介导的，即头痛、恶心、失眠、呕吐、腹泻和食欲缺乏等。这些影响的发生经常与茶碱相关，而且是与剂量相关。不幸的是，这类药物的药代动力学是可变的，它们的吸收受食物和给药方式的影响。虽然已经开发了缓释制剂，但它们的使用增加了成本，使药物变得相对昂贵。已经有人建议开始给予低剂量的药物，然后逐渐加量以减少不良事件的发生率，但这没有最终确定。尽管如此，依然要求动态监测茶碱水平，以确保患者免于暴露于过度的毒副作用的风险中。

表 15-3　在 COPD 中影响茶碱代谢的因素 *

增加	减少
吸烟$^{++}$ 抗惊厥药物 利福平	动脉低氧血症（< 45 mmHg）$^{++}$ 呼吸性酸中毒$^{+}$ 充血性心衰$^{+}$ 肝硬化 红霉素$^{++}$ 环丙沙星（非氧氟沙星） 西咪替丁（非雷尼替丁） 病毒感染 高龄$^{+}$

* 通过上标加号表明在 COPD 患者中会带来特定问题的因素，加号的数目决定于可能带来的危害大小

最近，有趣的实验数据表明，当低剂量给予这些药物时，它们具有抗炎作用。有人提出一种机制来解释为什么这对吸烟患者可能是重要的，因为它能克服由吸入皮质类固醇的效应直接引起的抗拮作用。此实验的数据需要转化成一个临床实验，以确保获益的大小值得冒服用低剂量这些药物的相关危险。在大多数的临床指南中，茶碱现在被认为是患者使用其他疗法中未得到有效控制时可再尝试使用的药物，因此在过去十年中它们的整体使用率已明显下降。

给药途径

正如前面提到的，支气管扩张药物最有效的给药途径某些情况下是吸入途径，它能最大限度地减少给予病人的药物剂量，而同时在气道内所需的位置增加药物浓度。然而吸入疗法比口服疗法更加复杂，在仍然存在吸收障碍。如表 15-1 中指出，短效吸入型支气管扩张药以计量吸入器和干粉吸入器两种形式给药。长效吸入的 β - 受体激动药也有这两种使用形式，但目前使用最广泛的 LAMA 药物——噻托溴铵，仅可通过干粉给药。这些药物吸入装置的标准还没有出台，但吸入器有效使用的一般要求已被整理出来并列在表 15-4 中。评估患者的

表 15-4　在阻塞性肺病中使用定量吸入器的技巧

理想方法	临床使用中观察 / 报道的困难
1. 移去盖子	偶然忘记
2. 摇晃吸入器	偶然忘记
3. 直立拿着吸入器	经常忘记
4. 将头后仰 10 ～ 55°	经常忘记
5. 将吸入器放在张开的口腔前	对此步骤困惑比较常见
6. 开始吸入并激活吸入器	协调问题
7. 缓慢地深呼吸	如果肺已经过度充气，则比较困难
8. 屏住呼吸 10 ～ 15 s	屏住呼吸的时间减少
9. 通过鼻子缓慢地呼出空气	高呼吸频率时比较困难
10. 每次使用一次喷雾——每次喷雾之间等待 3 ～ 5 s	在单次吸气时频繁使用多次喷雾

吸入技术的有效性是临床随访复查的最重要组成部分之一。使用吸入装置的能力与受教育情况或年龄无关，某种程度上似乎是不可预知的。间隔器的使用可以提高给药的百分比和避免不配合带来的问题。

带有定量雾化吸入器的各种这类装置都可使用。当限制吸入的皮质激素副作用需要重点考虑时，间隔器可能有帮助，而且当药物抵达气道时有助于增加支气管扩张药输送的效率而不是被吞咽和代谢掉。呼吸激活的吸入器有助于一些觉得难以协调吸气和装置激活的患者，经常改变输送系统（例如将定量雾化器变为干粉模式）能显著改善效果。SABA 和 SAMA 都有潮湿雾化形式的装置，当它们要取得更明显的效果时需要给予更高的剂量，而不是提高这些药物的沉积。这些系统不依赖于操作者，因此非常适合症状加重的危重患者。仍需试验证明患者症状的快速改善有多少是从药物中获得的、有多少是从雾化表面的冷凝效应中获得的。

在临床实践中使用支气管扩张药

本书的其他章节讨论了支气管扩张药在特定疾病中的应用。本节将对这组药物的主要临床适应证进行简要概括。

协助诊断

支气管扩张可逆性测试仍然在许多实验室广泛开展。其原理很简单：在吸入支气管扩张药之前和之后合适地间歇测定肺功能（通常评估 FEV_1）。任何超过正常波动（即变化大于基线 12% 同时也超过 200 ml）的变化将代表一个阳性反应。此信息可有助于辅助诊断和临床评估，但遗憾的是不能依靠它来确诊特定的疾病。

对哮喘而言，虽然在肺功能受损的那天使用支气管扩张试验后肺功能恢复正常有助于哮喘的诊断，一天之中和不同天之间肺功能的变化较肺功能对药物的急性反应要重要得多。然而若测试时患者肺功能接近正常，支气管扩张试验的结果可能是阴性，但诊断仍将是哮喘。类似地，许多 COPD 患者在一些情况下对药物有反应，但另外一些情况下又没有。这种不一致性反映了反应标准的绝对性和这样一个事实：即使有 COPD，每天的肺功能发生一些生理性变化也是常见的。一般情况下，如果基线肺功能和临床气肿程度恶化，反应的可能性降低。如果使用一种以上的药物，产生阳性反应的机会可能会增加，所以测试 β - 受体激动药和抗胆碱能药的组合观察到疾病的患病率将不同于单用 β - 受体激动药的患病率。β - 受体激动药有以下优势，即只需 15 min 病人就可以进行再次检查，这也解释了其在许多实验室很受欢迎的原因。

稳定疾病的治疗

吸入短效 β - 受体激动药是一种缓解急性症状的有效方式，在哮喘和 COPD 患者中，这些药物因起效迅速而备受欢迎。然而任何一种短效支气管扩张药都不适合治疗这些疾病，长效吸入型药物才是首选对象。这些药物与其他制剂的组合方式有很重要的不同：含有固定剂量的吸入用皮质类固醇和长效 β - 受体激动药的单个吸入器已经面世多年，已经被证明在治疗哮喘和 COPD 中非常有效。在哮喘治疗中，在加入长效 β - 受体激动药改善哮喘控制情况之前，吸入皮质类固醇应该总是一线治疗方案。不应该单独使用 LABA 治疗哮喘。很显然，在 COPD 中，长效 β - 受体激动药，尤其是长效抗毒蕈碱药物在疾病治疗中是安全而且非常有效的。正如最近的指南指出，是否增加一种联合吸入药物更多是由症状的严重程度和并发症所决定的。如上所述，口服茶碱类药物在两种主要的阻塞性肺疾病中仍然是三线治疗方案。虽然支气管扩张药使用也很广泛，但它们在支气管扩张等疾病中使用的数据非常有限，它们的使用在很大程度上是基于对如哮喘和 COPD 等临床疾病药物治疗的推断，因为有关这些药物治疗的信息较多。

急性加重疾病的治疗

高剂量雾化吸入支气管扩张药（经常是 SABAs 和 SAMAs 联合）是那些必须住院治疗的急性哮喘和 COPD 加重期患者的主要治疗方法。对那些需要有创通气的患者可给予静脉注射 β - 受体激动药，也可以给予这些药物雾化吸入治疗。静脉使用抗毒蕈碱药物是不恰当的，但静脉使用氨茶碱治疗哮喘急性发作和慢性阻塞性肺疾病急性期已经很多年了。现有临床试验的 meta 分析显示两种情况都不会从茶碱治疗中获得收益，而且有相当的毒性风险，特别是患者在静脉治疗开始之前将茶碱治疗作为常规治疗的一部分时。因此，当患者可以使用雾化吸入短效支气管扩张药物时，就不再推荐其使用静脉注射氨茶碱。

支气管扩张药物的争议和误区

尽管支气管扩张药物的药理特性已被很好地阐明，关于其使用也有大量的临床试验数据，但在某些领域仍存在争议。现在普遍认为在治疗哮喘时吸入 β_2- 受体激动药产生的支气管扩张程度比抗毒蕈碱药物更大。这一观察结果可能源自这些药物的其他药理学特性（如前文所述）以及在诱导平滑肌松弛时激动药相对于拮抗药有潜在优势。但总的来说，在 COPD 的治疗中，抗毒蕈碱药物（如异丙托溴铵和噻托溴铵药物）已被认为较吸入的 β_2- 受体激动药更有效。然而如前所述，随着那些真正能维持 24 h 的药物（如茚达特罗和 oldanterol）的出现，该观点现在正面临挑战。后者在 COPD 治疗中，就肺功能方面而言，似乎与抗毒蕈碱药物一样有效。几乎所有作用于肺部疾病的支气管扩张药物的数据都来自对 COPD 和哮喘的研究，这些药物也通常用于帮助解决其他有气流阻塞的疾病，如支气管扩张和闭塞性细支气管炎。这些药物在不同的疾病状态中是否有相同的影响仍不清楚，但它们似乎不大可能因此而被禁止在这些领域使用。大部分支气管扩张药的数据来自于证明治疗是有益的疗效试验，但这些试验不一定研究这些治疗在“真实”的临床环境中的效果。在真实的临床环境中，还要考虑很多其他的因素，如治疗依从性、患者选择以及感知信息，对这些方面的优化很可能与所选药物的微小药理学差异同样重要。最后，在其他现代治疗的背景下使肺部疾病维持稳定状态，能很好地研究茶碱的使用，从而很好地审视这些急需认识的问题。对于支气管哮喘患者执行以上研究将特别困难，因为吸入皮质类固醇在哮喘中被视为一线治疗，但在 COPD 中似乎是可行的，COPD 影响了很多患者，尤其是那些发展中国家的患者，他们支付不起那么昂贵的组合治疗。

自从第一次哮喘蔓延与过度使用非特异肾上腺素刺激药物（例如异丙托溴铵）以及与使用非诺特罗的后续问题有关以来，人们关注支气管扩张药物的安全问题已经许多年了。包括制造商在内的支持者对新型支气管扩张药物过度热情的推介并不能有助于这些问题的解决。β_2- 受体激动药和哮喘的安全问题已经被提上议程，但只有在美国食品药品监督管理局（FDA）进行 6 个月安全性试验后才可能有清晰明确的解答。不可避免的是，在此背景下，一些临床医生和患者仍将对这些药物的最终受益情况产生质疑。虽然总体上可以提供良好的临床数据证实毒蕈碱的危险性已被夸大，但抗毒蕈碱药物的心血管安全性问题同样引起担忧。根据一个研究噻托溴铵软雾剂型的 meta 分析，最新的关注已经提示使用这些药物的患者死亡危险性已显著升高。正在进行的一项非常大型的前瞻性临床研究应该能很好地解决这个问题，但是，由于需要大量的人员参与研究以排除潜在风险，这类新药的开发势头会有所下降。

尽管存在上述问题，但支气管扩张药物仍相对安全且易于管理。使用中的缺陷是客观存在的，特别是不能成功发现患者是否能正确使用对于定量雾化吸入器和干粉吸入器来说都仍然是个问题。虽然已经开发出新的装置，但在“真实世界”中的坚持治疗仍可能较临床试验中的要低。在患者自我管理的许多疾病中，相比维持治疗，患者更愿意使用“缓解”治疗。这种倾向在哮喘患者中特别明显，他们额外使用缓解治疗是哮喘控制差的标志。理解这些患者行为的原因是有效使用支气管扩张药的关键。例如茶碱类药物已不再广泛使用，如果那些经常发病的 COPD 患者在静脉茶碱水平已很高的情况下，仍静脉使用氨茶碱，将存在严重并发症风险。鉴于有关这种静脉注射治疗效果的证据不足，为了患者的安全，最好避免使用这些药物。

支气管扩张药治疗的前景

虽然已经探索包括钾通道阻滞药在内的其他支气管扩张机制，但替代方法存在毒性的风险或缺乏临床疗效，意味着支气管扩张治疗突破点仍集中在肾上腺素能和胆碱能系统，后两者已经在一个世纪前被人类所认识。在实践中，比较简单的方法是改变药物的作用时间，而不是它的效价，那么新的治疗很可能是每日一次，由此产生的能维持 24 h 的支气管扩张药物对 COPD 和其他有持续性气流阻塞的患者特别有益，如噻托溴铵面世后见到的一样。茚达特罗是第一个每日一次吸入的长效 β- 受体激动药，在欧洲已批准用于治疗 COPD。它与噻托溴铵一样有改善肺功能的作用，有很多正等待开展的研究试图证明它的效果与噻托溴铵相当或更加有效。维兰特罗和 oldanterol 通过吸入给药时显示出了类似的属性。虽然这些药物尚未被许可，但临床数据已出现在摘要中。与福莫特罗一样，这两种药物起效相对迅速；当药物用于维持治疗时，这种特性的重要性仍不清楚。新的 LAMA 药物正在开发中，一种旧的药物即吡咯糖已被用作一种有效的每日一次的抗胆碱能支气管扩张药物而重新使用和包装。

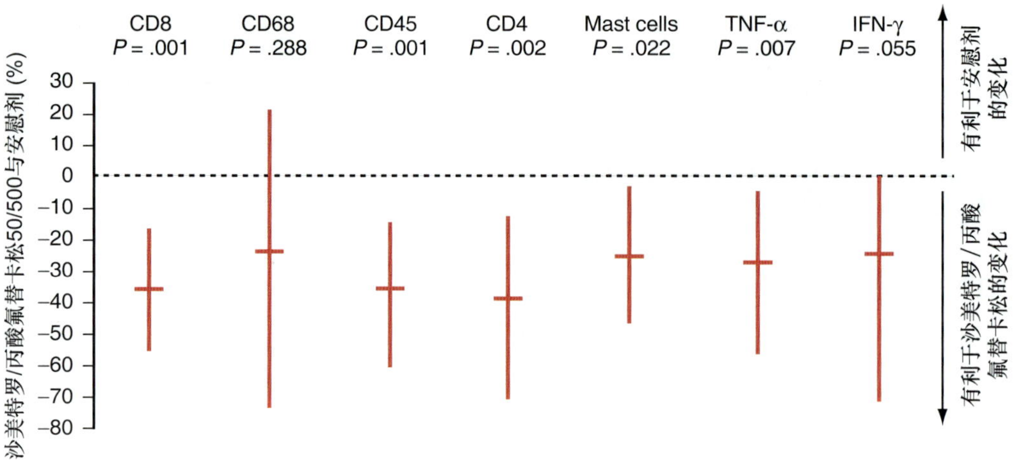

图 16-1 吸入皮质类固醇和长效 β-受体激动药可减轻慢性阻塞性肺病（COPD）的气道炎症。该图显示经 12 周的联合疗法治疗以后气管内活检标本中的炎细胞和细胞因子较安慰剂减少。*IFN-γ*，γ 干扰素；*SALM/FPP*，沙美特罗 / 丙酸氟替卡松；*TFN-α*，转化生长因 -α。（出处：*Barnes NC*，*Qiu Y*，*Pavord ID*，*et al*：*Antiinflammatory effects of salmeterol/fluticasone propionate in chronic obstructive lung disease*，am J Respir Crit Care med *173*：*736-743*，*2006.*）

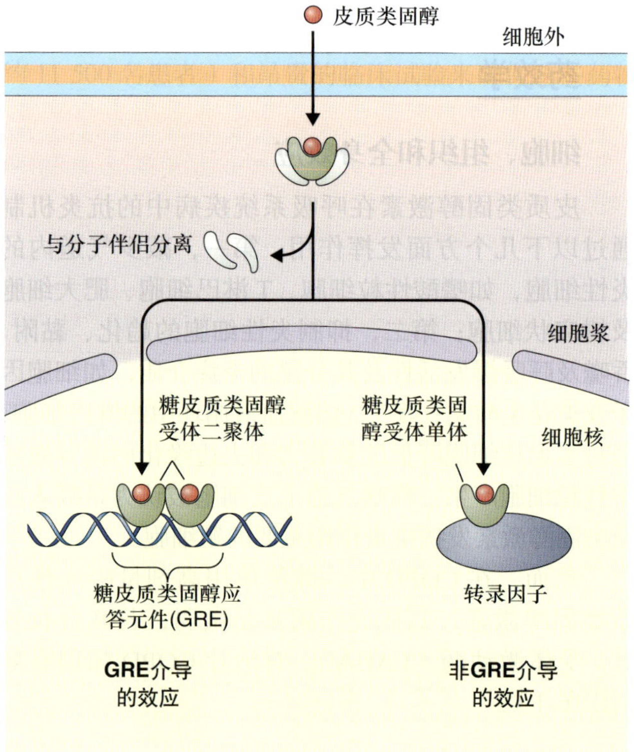

图 16-2 皮质类固醇作用的分子机制。皮质类固醇迅速扩散透过细胞膜，在此与糖皮质类固醇受体结合。皮质类固醇结合引起分子伴侣蛋白（例如热休克蛋白 90）分离，从而糖皮质类固醇受体易位到细胞核上。一旦进入细胞核，糖皮质类固醇受体即可形成二聚体并与糖皮质类固醇应答元件（gRes）结合或与其他转录因子（例如活化蛋白 1 和核转录因子 -κB）结合成单体。（出处：*McGhan RM*：*Corticosteroids. In Albert RK*，*Spiro SG*，*Jett JR*，*editors*：Clinical respiratory medicine，*ed 3*，*Philadelphia*，*Mosby*，*2008*，*p 484.*）

胞因子、黏附分子和趋化因子。核内的糖皮质激素受体单体则通过影响像（NF）-κB 这样的转录因子，抑制许多促炎基因的表达。皮质类固醇激素还可通过降低信使 RNA（mRNA）的稳定性来减少蛋白质的合成。

最近的研究侧重于皮质类固醇在通过影响组蛋白乙酰化和染色质压实调节基因表达中的作用。炎症信号通过组蛋白乙酰基转移酶活性引起染色质松展。皮质类固醇可直接抑制组蛋白乙酰转移酶，并将组蛋白去乙酰化酶（HDACs）募集到其作用位点，这似乎独立于糖皮质激素受体与 GREs 的结合。特异性 HDACs（如 HDAC2）定点作用于特定的组蛋白（如组蛋白 H_4），皮质类固醇可与这些 HDACs 相互作用，从而调节基因组某些特定区域的基因表达。最终的净效应就是减少组蛋白的乙酰化，促进染色质压实，并下调炎性基因的表达（图 16-3）。

皮质类固醇与支气管扩张药的协同效应

吸入性皮质类固醇激素与 $β_2$- 受体激动药显示出协同效应。类固醇激素可上调 $β_2$ 肾上腺素能受体的作用，防止对 $β_2$- 受体激动药产生快速耐受抵抗；而 $β_2$- 受体激动药可促进糖皮质激素受体从细胞质移位到细胞核中的作用部位。正如所预期的那样，这两类重要的药物联合使用可产生叠加效应，这或许可解释在 COPD 患者中，这两类药物固定剂量的联合使用比单一使用吸入性类固醇激素可发挥更好疗效。

类固醇激素抵抗

皮质类固醇激素抵抗是一个严重问题，因为高剂量激素与其副作用息息相关。类固醇激素抵抗的几种机制已有报道：某些罕见病例可发生糖皮质激

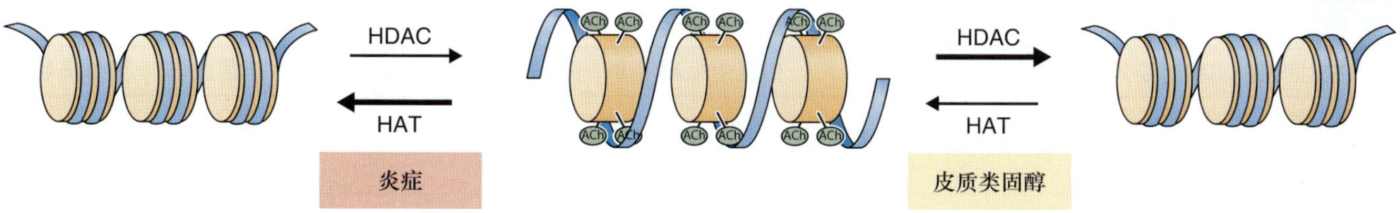

图 16-3　炎症和皮质类固醇对染色质凝聚的影响。炎症通过增强组蛋白乙酰转移酶（HAT）活性促进组蛋白乙酰化；此外，组蛋白去乙酰化酶（hDaC）活性在炎性肺病［其中包括哮喘和慢性阻塞性肺病（COPD）］中降低。皮质类固醇通过抑制 HAT 活性及增强 hDaC 活性能促进染色质凝聚和基因转录沉默。*ACh*，乙酰胆碱。（出处：*McGhan RM*：*Corticosteroids. In Albert RK*，*Spiro SG*，*Jett JR*，*editors*：Clinical respiratory medicine，*ed 3*，*Philadelphia*，*Mosby*，*2008*，*p 485.*）

素受体失活突变；这些患者典型表现是在接受皮质类固醇激素治疗的过程中不会产生副作用。更常见的机制是在炎性疾病治疗过程中获得性类固醇激素抵抗，或许更准确地说是在某些炎症组织通过炎性细胞因子选择性诱导的结果。糖皮质激素受体的交替剪切可导致 β- 糖皮质激素受体的聚集，这些受体并不能和类固醇激素结合，可能通过形成异二聚体并竞争性结合 GREs 而降低与类固醇激素结合的 α- 糖皮质激素受体的活性。其他机制可能还包括糖皮质激素受体的磷酸化，它改变了它们的药理活性以及获得性 HDAC 缺陷导致类固醇激素诱导的染色质压实减弱。

药代动力学

全身性

全身性类固醇激素的给药途径在某种程度上取决于它的适应证。急性情况下使用相当大剂量皮质类固醇激素一般是通过静脉给药。当所需要的激素剂量能通过口服达到疗效时，静脉给药是没有确切益处的（如泼尼松，每日 1 mg/kg）。类固醇激素全身性使用的药理学活性取决于它的药代动力学和药效学特征。剂量的等价换算基于给定剂量激素的生物活性，这可以通过其抗炎活性和钠潴留活性测定。

口服类固醇激素易于通过胃肠道吸收。随着从 60% 到 90% 口服生物利用度的不同，肝清除的首过效应程度也不同。可的松和泼尼松是前体药物，需要在肝经羟化作用后激活。类固醇激素在吸收后与白蛋白等蛋白结合并在全身循环。类固醇药物清除的限速步骤是其在肝中的还原和结合，尽管水溶性的代谢终产物最终经过尿液排出。静脉使用类固醇药物的代谢过程与口服途径类似，差别在于没有首过清除效应。

吸入性类固醇激素

吸入性皮质类固醇激素（ICS）剂量的 10% ～ 60% 沉积在肺部并被吸收进入血液循环，再通过肝清除。剩余激素会残存在口咽部，可引起局部副作用。任何被吞入的 ICS 剂量都会被门静脉循环吸收，如同口服类固醇激素一样，经过肝的首过清除效应。

类固醇激素的吸入性给药方式种类繁多，包括定量吸入气雾剂（metered dose inhalers，MDIs）、干粉吸入剂以及较少用的喷雾剂。过去，安装在 MDIs 中的抛射剂是由氯氟碳类制作，后来意识到该材料对环境有影响，发展出了氢氟烷材料所制抛射剂。根据所生成的药物颗粒大小及给药速度不同，所有这些吸入性给药方式随之变化，虽造成等效剂量的细微差别但有相似的给药效能。

吸入性类固醇类激素制剂的药代动力学比全身性使用类固醇激素复杂得多。这些制剂经多方面开发，可提高其在肺内的活性同时降低其全身性的药物活性。一个“理想”的吸入制剂应该满足药物颗粒小（可进入肺内小气道）、口咽部生物利用度低、肺部停留时间长［通过缓慢吸收和（或）与脂质结合］、通过在肺内激活的前药进行给药、高受体亲和力以及在血液循环中与蛋白结合的高亲和力。表 16-1 总结了 7 种 ICS 的常见特性。

直接比较不同种类的吸入制剂的药理学活性有困难，尽管如此却非常重要，因为管理气道疾病需要逐渐增加给药量以达到预期临床疗效。据美国国家哮喘教育与预防项目（The National Asthma Education and Prevention Program，NAEPP）专家小组报道，全球哮喘防治创议（GINA）和全球哮喘管理和预防策略已经整合了大量临床资料和药代动力学数据，将不同类型的 ICS 的等效剂量进行分类（表 16-2）。总体来说，在低-中剂量范围内的 ICS，存在明显的量-效关系，且不增加全身不良反应。

副作用

一般来说，全身用类固醇激素的副作用比吸入性用药更常见（表 16-3）。可能通过减少药物剂量及

表 16-1 吸入性皮质类固醇与受体的亲和力及其药代动力学特性

皮质类固醇	相对受体亲和力 *	半衰期（hr）	口服生物利用度（%）	蛋白结合率（%）	脂质结合	前体药物
倍氯米松 †	0.5/13	0.1/2.7	15/26	87/Na	是	
布地奈德	9.4	2 ～ 3	11	88	是	
氟尼缩松	1.8	1.6	21	80		
氟替卡松	18	4 ～ 14	＜ 1	90		
曲安奈德	3.6	1.5	23	71	是	
莫米松	2200	4.5	＜ 1	Na		
环索奈德 †	0.1/12	0.4/3.6 ～ 5.1	＜ 1/ ＜ 1	99/99	是	是

Na，未提供。

* 相对于地塞米松的亲和力。

† 前体药物 / 活性物质的值。

出处：McGhan RM：Corticosteroids. In Albert RK，Spiro Sg，Jett JR，editors：*Clinical respiratory medicine*，ed 3，philadelphia，mosby，2008，p 486.

表 16-2 吸入性皮质类固醇在成人中的用药剂量 *

皮质类固醇	给药器	每喷剂量（μg）	低剂量（μg）	中剂量（μg）	高剂量（μg）
倍氯米松	CFC HFA	42 或 84 40 或 80	168 ～ 504 80 ～ 240	504 ～ 840 240 ～ 480	＞ 840 ＞ 480
布地奈德	DpI	200	200 ～ 600	600 ～ 1200	＞ 1200
氟尼缩松	MDI	250	500 ～ 1000	1000 ～ 2000	＞ 2000
氟替卡松	MDI DPI	44，110，220 50，100，250	88 ～ 264 100 ～ 300	264 ～ 660 300 ～ 600	＞ 660 ＞ 600
曲安奈德	MDI	100	400 ～ 1000	1000 ～ 2000	＞ 2000
莫米松	MDI	220	220 ～ 440	440 ～ 660	＞ 660
环索奈德	MDI	80，160	80 ～ 160	160 ～ 320	＞ 320

* 对于儿童用药，请见相应药物的包装说明书。

改编自：the NAEPP Expert Panel Report and the GINA Global Strategy for Asthma Management and Prevention。来源网址：www.ginasthma.org. 访问日期：2011 年 12 月

缩短治疗疗程和改进其组分可提高患者对激素的耐受性。长期使用全身性类固醇激素可以导致下面的副作用：体重增加、继发于免疫抑制的易感性上升、儿童发育迟缓及骨质疏松。所有种类的皮质类固醇激素都可以阻碍儿童的生长发育，尽管生长发育迟缓与吸入性胆固醇激素之间的关系是一过性的，并没有长期影响。儿童哮喘管理项目研究监测了 1014 个使用布地奈德、奈多米松或安慰剂治疗的 4 ～ 6 岁儿童，结果发现，与使用安慰剂相比，布地奈德组儿童身高落后 1.1 cm，并主要出现在该研究第一年。

皮质类固醇激素对骨骼健康有负面作用，最常见的是骨质疏松症、骨质疏松性骨折和缺血性坏死，重度激素毒性与全身使用激素有关。骨质疏松症的发病率似乎与每日使用激素、延长疗程以及明显的终身累积剂量有关。在泼尼松剂用量仅有 5 ～ 7.5 mg/d 的患者，这一并发症现已被观察到。

肾上腺皮质功能不全是全身使用皮质类固醇激素的常见后果。使用吸入性类固醇制剂似乎可以将这种风险降至最低。尽管使用这些吸入制剂的确发生了清晨皮质醇水平的抑制，但是在临床上发生明显的肾上腺皮质功能不全的风险是较小的（尽管得到了已发表的个案报道的支持）。

全身性皮质类固醇激素是强效免疫抑制药，尤其在大剂量和长期使用的情况下。全身性类固醇激素治疗 COPD 急性加重 2 ～ 8 周的疗程似乎不增加机体感染的概率。长期使用皮质类固醇激素被认为可以增加机体感染假单胞菌属、肺孢子虫、肺结核以及带状疱疹感染的风险。

表 16-3 吸入和全身使用皮质类固醇的不良影响

系统 / 结构	吸入性	全身性	预防
上呼吸道	鹅口疮	鹅口疮	使用吸入性类固醇后漱口
	发音困难		使用储雾瓶
肌肉骨骼	生长延迟	成人身高降低	监测骨密度
	骨密度降低	骨质疏松	钙 / 维生素 D
	骨折的可能性升高	骨折	双膦酸盐
		无菌性股骨头坏死	负重锻炼
		肌病	hCtZ
hPA 轴	抑制皮质醇分泌	已详细描述的肾上腺功能不全	避免突然停用长期使用的类固醇
	临床肾上腺功能不全病例报告		如适当，可给予应激剂量
眼	出现后囊内性白内障的可能性升高，青光眼	后囊内性白内障，青光眼	系列眼科检查
皮肤与软组织	瘀斑	瘀斑	儿童使用喷雾药后洗脸
	萎缩	萎缩 痤疮 伤口愈合受损 条纹 水牛背 满月脸 体重增加	
免疫	肺炎增加	感染增加	如适当，可筛查并预防结核病
		机会性感染	预防肺孢子虫
中枢神经系统	精神障碍病例报告	欣快 抑郁 精神病 记忆丧失 轻躁狂 睡眠障碍	
胃肠	无	NSAIDs 相关性胃肠道出血 内脏穿孔 脂肪性肝炎	避免使用 NSAIDs
心血管	无	心血管事件增加 高血压 高脂血症 高血糖症	治疗可减轻的危险因素（高血脂、高血压、高血糖）

HCTZ，氢氯噻嗪；*HPA*，下丘脑-垂体-肾上腺；*NSAIDs*，非类固醇类抗炎药物。

出处：McGhan RM：Corticosteroids. in Albert RK，Spiro SG，Jett JR，editors：*Clinical respiratory medicine*，ed 3，Philadelphia，Mosby，2008，p 488.

吸入性类固醇激素的副作用多半与激素在口咽部沉积有关，如口腔念珠菌病（鹅口疮）和发音困难，尽管可以通过吸药后漱口减少这些副作用的发生率。在至少一个随机对照研究中发现吸入制剂与骨密度减低有关。最初认为吸入性类固醇激素不会增加肺部感染的风险，但最近 TORCH（Towards a Revolution in COPD Health）研究发现：接受吸入性类固醇激素（丙酸氟替卡松，有或无沙美特罗）治疗的患者，肺炎发生率增加，可能与肺局部免疫抑制有关。

皮质类固醇激素毒性的预防和管理

为了减少使用吸入性皮质类固醇激素的副作用，首先应该教育患者正确使用吸入装置及吸药后漱口。使用 MDIs 的患者，应该为其装置连接一个间隔器。

与使用MDIs相关的症状有时可以通过使用干粉吸入器得以减轻或消除。用喷雾器作为吸入类固醇激素装置的儿童应该在吸药后洗脸。

对接受全身使用一定药理剂量的类固醇激素患者，定期眼科检查可以发现白内障和青光眼，激素减量后可缓解。如果类固醇激素不能减量，应该考虑其他的治疗方案。对使用吸入性类固醇激素的患者进行眼科检查的作用不是很清楚，但这些患者若有眼科症状则应该进行常规的与年龄符合的检查。

长期使用全身性类固醇激素的患者应该筛查和管理心血管危险因素，如高血压、高血糖及高脂血症。

长期使用全身性或吸入性类固醇激素的患者应该常规进行骨密度检测（尤其是高危人群），鼓励他们进行举重锻炼，补充钙和维生素D（若无禁忌）。在已经确诊的骨质疏松症患者，可以考虑使用激素替代、双磷酸盐类、降钙素和氢氯噻嗪（HCTZ）。

在使用全身性类固醇激素过程中应该避免使用非甾体抗炎药（nonsteroidal antiinflammatory drugs，NSAIDs）。应警惕患者是否有精神症状。如果出现精神症状，应该将类固醇激素减量和（或）加用控制精神症状的药物。

长期使用类固醇激素治疗的患者应该警惕感染的风险，并提倡一旦出现感染症状，应迅速进行正确的评估。在治疗起始前尽可能接种合适的疫苗。如果需要长期使用中-高剂量的皮质类固醇激素，则或许应该预防肺孢子虫性肺炎。

长期使用全身性类固醇激素的患者应该警惕肾上腺皮质功能减退的现象，注意不能突然减量。

磷酸二酯酶4抑制药

PDE4是11种PDE超家族中的一种，在很多种细胞都有表达，尤其是炎症细胞如中性粒细胞及气道平滑肌细胞，它可以通过第二信使环腺苷酸（cyclic adenosine monophosphate，cAMP）调节炎症反应。许多年前就发现PDE4是潜在的抗炎治疗靶点，已开发出几种特异性的PDE4抑制药应用于呼吸系统疾病的治疗。虽然有着更广泛底物潜能及特异性的化合物可以在低剂量情况下增加效力，但是由于胃肠道副作用的发生率较高，这些制剂的大部分在药物临床试验中被淘汰（表16-4）。

茶碱是一类作用微弱和非特异性的数种PDE亚型的抑制药，通常被误认为是PDE4抑制药。由于其伴有严重的副作用，因此在治疗呼吸系统疾病中的应用变得越来越少。

表16-4 用于治疗慢性阻塞性肺病的选择性磷酸二酯酶4（PDE4）抑制药和茶碱的相对效力和建议用量

	PDE4抑制：IC_{50}（nM）*	用量
罗氟司特	0.8	0.5 mg，每日1次
西洛司特	120	15 mg，每日2次
咯利普兰	1100	—
茶碱	＞10 000	每日100～600 mg

*效力用PDE4活性半数最大抑制浓度表示。

改编自：Wang D，Cui X：Evaluation of PDE4 inhibition for COPD，*Int J COPD* 1：373-379，2006.

本部分剩余内容主要是关注罗氟司特，它是唯一被批准用于COPD治疗的PDE4抑制药（2010年被欧洲药品管理局授予批准）。

药效学

分子机制

罗氟司特及其他PDE4抑制药可直接与PDE4结合，阻断其活性而发挥抗炎作用（图16-4）。PDE4在很多参与COPD炎症反应的细胞中表达。

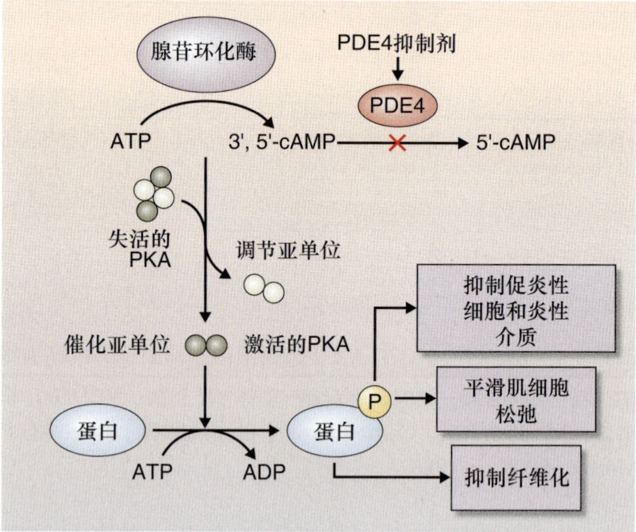

图16-4 抑制磷酸二酯酶4（PDE4）所影响的分子通路。PDE4抑制药阻滞PDE4的活性，从而导致环磷腺苷（CAMP）蓄积和蛋白激酶A（PKA）活化下游增加。反过来会引起蛋白质磷酸化（P），从而产生整体抗炎作用。虽然CAMP水平升高通常与平滑肌松弛相关，但这并不是罗氟司特的特征。*ADP*，二磷酸腺苷；*ATP*，三磷酸腺苷。（改编自：*Rabe KF*：*Roflumilast for the treatment of chronic obstructive pulmonary disease*，expert Rev Respir med〖WTBX〗*4*：*543-555*，*2010.*）

细胞、组织及全身效应

PDE4 抑制药通常需要使用超过数周才能降低 COPD 炎症反应。动物实验证明罗氟司特可以降低烟草诱导的炎症反应、气道及肺血管的重塑以及氧化应激反应。在一项为期 4 周的针对 COPD 患者的交叉研究中发现：罗氟司特能显著减少诱导痰样本中的炎症细胞和炎症介质的数量。这一结果与该药物对相同患者的肺功能改善相对应，支持其临床疗效的抗炎基础。

与支气管扩张药的协同效应

PDE4 抑制药没有直接的支气管扩张效应，但超时应用可靶向治疗慢性炎症。因为支气管扩张药作用机制不同，当联合使用时 PDE4 抑制药时可获得额外的临床获益，如可以进一步减少 COPD 急性发作的次数。事实上，罗氟司特目前只批准与支气管扩张药联用。

药代动力学

罗氟司特在人体内很快转变为罗氟司特 N- 氧化物，后者是发挥抗炎作用的主要成分。本品具有较长的半衰期，因此可以每日给药一次，最理想剂量为 500 μg 口服。在临床研究中，该药物主要作用是减少从中度到重度 COPD 急性加重的次数。

Ⅲ期临床试验显示罗氟司特对具有较高急性加重风险的 COPD 亚群是最有效的。目标亚群包括重度 COPD［如吸入支气管扩张药后 1 秒用力呼气量（FEV_1）小于 50%］、有慢性支气管炎症状（与急性加重的风险有关）和过去 1 年内有至少 1 次的急性加重病史的患者。这些患者最易遭受反复的急性加重（“频繁加重”表型），因此从罗氟司特的临床效应中获益最大，也就是说可以减少急性发作的频率。临床研究证实这一类 COPD 亚群患者最常用 COPD 维持治疗方案［包括 LABA，长效 β 毒蕈碱拮抗药（LAMA）］，或吸入性类固醇激素的基础上加用罗氟司特能显著改善肺功能，降低急性发作的频率（图 16-5）。

副作用

所有的 PDE4 抑制药都有胃肠道副作用，如恶心、腹泻。与其他 PDE4 抑制药相比，罗氟司特可在使用相对低的剂量时发挥临床疗效，因此其副作用最小。在长达 1 年的Ⅲ期临床试验中，罗氟司特的副作用发生率为 67%，而安慰剂则是 62%，虽然与罗氟司特相关的研究终止率为 14%，安慰剂仅为 11%。腹泻、头疼和体重减轻是罗氟司特有限的几种副作用，尽管这些副作用在大多数病例中会随着继续用药而消退。进一步研究发现与罗氟司特相关的体重减轻主要是由于脂肪组织减少，而不是非脂肪组织减少，该药物对机体其他代谢的影响正在研究之中。

管道产品

许多新型吸入性类固醇激素制剂正在研发中，无论是作为单药治疗 COPD 和哮喘，还是与支气管扩张药联合使用。随着罗氟司特被批准使用，几种 PDE4 抑制药已进入临床阶段，包括奥米司特（oglemilast，该药在临床试验中期未达到临床疗效终点）和替托司特（tetomilast，目前正处于临床Ⅱ期试验）。PDE4 抑制药的吸入制剂正在研发中，目前在轻度哮喘患者中显示出良好的功效，截至目前无证据显示其对 COPD 患者有效。

目前，17 种治疗 COPD 的抗炎系列药物中，没有一种是新的分子或新的种类，其中有 11 种药物正在进行临床Ⅲ期药物试验，3 种正在进行临床Ⅱ期药物试验，3 种药物在进行临床Ⅰ期药物试验。对在其他疾病中可以发挥抗炎作用的细胞内信号蛋白，目前正研究它们在 COPD 治疗中的作用，包括促分裂原活化蛋白（MAP）激酶（尤其是 p38）、磷脂酰肌醇 -3（PI3）激酶和基质金属蛋白酶（MMPs）等的抑制药。许多关于哮喘治疗的临床试验正在进行中，主要集中在增加靶蛋白的特异性以及识别一群临床受益最大的特异“应答人群”。各种细胞因子和细胞因子受体的单克隆抗体，尤其是 IL-5 和 IL-17，目前正处于哮喘Ⅱ / Ⅲ期临床试验，结果非常值得期待。

而且，干细胞治疗在呼吸系统疾病治疗中是一个新兴的研究领域。图 16-6 描述了 COPD 和哮喘药物治疗全新的分子靶点。

争议和误区

不仅仅发生于呼吸系统疾病，使用全身性类固醇激素的耐受性的问题已经广为人知。尽管公认吸入性类固醇激素对哮喘治疗非常有益，但它在 COPD 管理中的作用不甚清楚。哮喘和 COPD 炎症的机制是不同的，这可能是 COPD 患者对吸入性类固醇激素相对抵抗的基础。$CD8^+$ T 淋巴细胞和中性

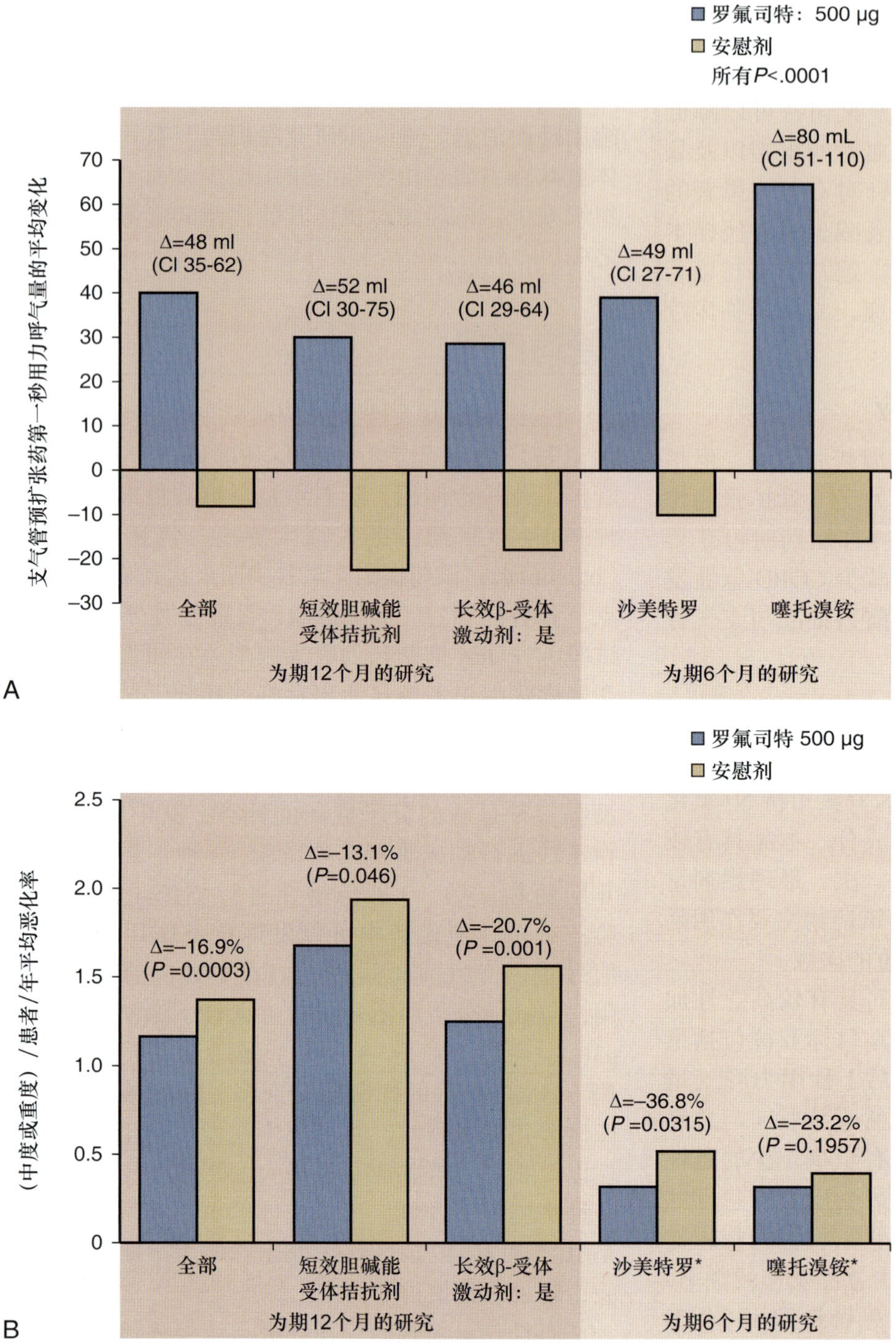

图 16-5　罗氟司特对肺功能（**A**）和恶化率（**B**）的临床影响。在慢性阻塞性肺病（COPD）、慢性支气管炎（在沙美特罗研究中不需要）且在过去 1 年中至少出现 1 次恶化的患者中进行了 12 个月和 6 个月的研究。患者在 12 个月研究中使用长效 β_2- 受体激动药（LABAs）或短效毒蕈碱拮抗剂（SAMAs）作为联合药物；所有患者在 6 个月研究中使用沙美特罗或噻托溴铵。观察罗氟司特在合用药物效应基础上的效应。6 个月研究未检出恶化率的差异。* 表示事后分析。*CI*，置信区间；*FEV_1*，第 1 秒用力呼气量。（改编自：*Rabe KF*：*Update on roflumilast*，*a phosphodiesterase 4 inhibitor for the treatment of chronic obstructive pulmonary disease*，Br J pharmacol *163*：*53-67*，*2011.*）

粒细胞可诱发 COPD- 特异性炎症；气道活组织检查发现联合吸入类固醇激素和 LABA 比单用吸入类固醇激素能更有效地减少气道 $CD8^+$ T 淋巴细胞。引起 COPD 对吸入性类固醇激素抵抗的另一种机制是由烟草烟雾和氧化应激所致的类固醇激素受体的核转位功能失活以及 HDAC2 活性减退。这两种机制均可以使吸入性皮质类固醇激素对炎性基因表达的抑制作用减弱。

在 COPD 中联合使用吸入性类固醇激素和 LABA 有协同效应，这一现象在临床研究如大规模 TORCH 得到强调：联合使用 LABA 和吸入性类固醇激素氟替卡松比任一组分单独使用对 COPD 急性加重有较好的疗效。然而，TORCH 研究没有显示 LABA- 吸入性类固醇激素的联用对长期病死率有任何显著性影响。一项对 13 000 名 COPD 患者使用吸入类固醇激素的 meta 分析报道：尽管观察到使用吸入性类固醇激素可以减少 25% 的急性发作，但对 FEV_1 下降或病死率并没有积极影响。此外，TORCH 和 INSPIRE（Investigating New Standards for Prophylaxis in Reducing Exacerbations）探讨预防

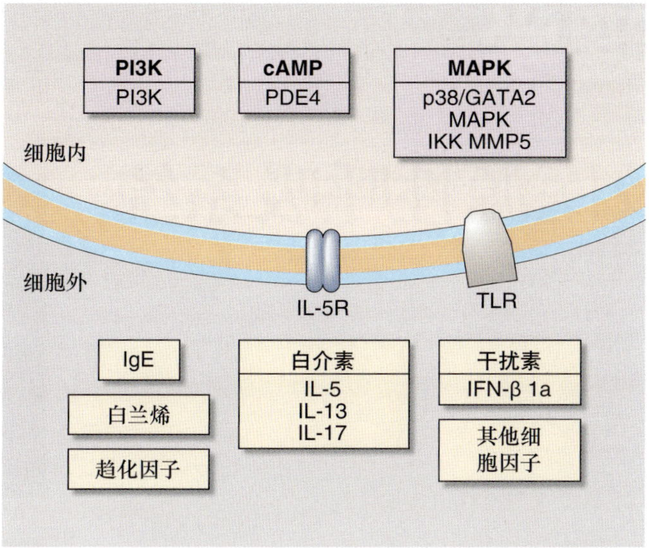

图 16-6　抗炎治疗慢性阻塞性肺病（COPD）和哮喘的新靶标。炎性细胞内信号传导通路的数个要素（其中包括 MAPK、PI3K 和 cAMP 依赖性通路）均为呼吸系统药物开发的新靶标。*IFN-β*，β 干扰素；*IgE*，免疫球蛋白 E；*IKK*，kappa B（IKK）激酶抑制药；*IL-5R*，白介素 -5 受体；*PDE4*，磷酸二酯酶 4；*PI3K*，磷脂酰肌醇 3- 激酶；*MAPK*，丝裂原活化蛋白激酶；*MMP5*，基质金属蛋白酶 5；*TLR*，toll 样受体。（数据来源：美国国立卫生研究院发起的临床试验数据库 *www.clinicaltrials.gov*；以及 *Gross NJ*：*The COPD pipeline x*，COPD *8*：*244-247*，*2011.*）

COPD 急性加重的新治疗研究发现使用氟替卡松治疗的患者非致命性肺炎发生率有轻度升高，但这种关联的确切本质有待进一步研究证实。虽然肺炎的发生风险增加可能与各种类型的吸入性类固醇激素有关，但应综合考虑吸入性类固醇激素能大幅减少急性加重的频率。

因此，其他治疗方法的开发在 COPD 的治疗中仍然处于优势地位。尽管罗氟司特有胃肠道副作用，但最近它被批准为第一个针对 COPD 特异性炎症的抗炎药物，这是一个重大的进展。这些隐忧主要源于 PDE4 抑制药的发展历史——咯利普兰胃肠道副作用的发生率高，西洛司特与恶心和呕吐有关。这些化合物比罗氟司特作用弱，但需要在相对高浓度才能发挥疗效时却有较低的耐受性。罗氟司特是一个具有强效及高度特异的 PDE4 抑制药。其最限制性的副作用是腹泻，通常在治疗后的数周后消失。对减少急性加重长期的获益超过了其耐受性的问题。

小结

由于吸入制剂配方及给药方式的创新提高了药物的疗效，降低了药物的副作用，因此吸入性皮质类固醇激素仍然是最有效的哮喘治疗的药物。吸入性皮质类固醇激素对治疗 COPD 的疗效比哮喘差，支气管扩张药仍是治疗 COPD 的主要药物。许多年来，PDE4 抑制药是治疗 COPD 的唯一的新方法。目前已批准罗氟司特用于某些特定亚群的 COPD 患者，在原治疗方案上加用该药物，最大的获益就是减少 COPD 急性加重。

致谢

本章以 Ryan McGhan 撰写的第 3 版第 37 章皮质类固醇激素的知识为基础。Sarah Nelson 为本章内容的编辑工作提供了帮助。

推荐读物

Allen DB, Bielory L, Derendorf H, et al: Inhaled corticosteroids: past lessons and future issues, *J Allergy Clin Immunol* 112:S1–40, 2003.
Barnes PJ: Glucocorticosteroids: current and future directions, *Br J Pharmacol* 163:29–43, 2011.
Calverley PM, Rabe KF, Goehring UM, et al: Roflumilast in symptomatic chronic obstructive pulmonary disease: two randomized clinical trials, *Lancet* 374:685–694, 2009.
Derendorf H, Nave R, Drollman A, et al: Relevance of pharmacokinetics and pharmacodynamics of inhaled corticosteroids to asthma, *Eur Respir J* 28:1042–1050, 2006.
Fabbri LM, Calverley PM, Izquierdo-Alonso JL, et al: Roflumilast in moderate-to-severe chronic obstructive pulmonary disease treated with longacting bronchodilators: two randomized clinical trials, *Lancet* 374:695–703, 2009.
Hatzelmann A, Morcillo EJ, Lungarella G, et al: The preclinical pharmacology of roflumilast—a selective oral phosphodiesterase 4 inhibitor in development for chronic obstructive pulmonary disease, *Pulm Pharmacol Ther* 23:235–256, 2010.
Leung DY, Bloom JW: Update on glucocorticoid action and resistance, *J Allergy Clin Immunol* 111:3–22, 2003.
Rabe KF: Roflumilast for the treatment of chronic obstructive pulmonary disease, *Expert Rev Respir Med* 4:543–555, 2010.
Rodrigo GJ: Rapid effects of inhaled corticosteroids in acute asthma: an evidence-based evaluation, *Chest* 130:1301–1311, 2006.
Sin DD, Man SF: Corticosteroids and adrenoceptor agonists: the compl[e]ments for combination therapy in chronic airways diseases, *Eur J Pharmacol* 533:28–35, 2006.

第三部分　呼吸药理学

第17章　药物诱发性及医源性呼吸系统疾病

Philippe Camus　著

（陈丹丹　王凌伟　邱　晨　译）

对于很多治疗药物而言，无论新旧，其风险获益评估的结果在肿瘤、类风湿关节炎、全身性高血压或肺动脉高压以及心律失常等不少疾病中都明显是治疗获益大于风险。患有这些疾病且服用正常剂量药物的一小部分患者会出现呼吸系统的副作用。因此，认识药物诱发性呼吸系统疾病是肿瘤科、心内科、风湿科、初级保健、急诊医学、病理学和呼吸内科医生的职责。

在临床实践中应认识到不论是服用一种药物还是联合使用多种药物均有导致呼吸道问题的先例，这一点非常重要。当患者可能可以通过去激发-激发试验获得诊断时，便没有必要进行侵袭性检查，包括肺活检和（或）针对类似疾病的经验性皮质类固醇激素治疗。如果及早停用有不良反应的药物则可避免进一步的损害。必须要采取措施，通过使用其他药物来代替治疗基础疾病但会引起肺部问题的药物，这样患者就不会过度地暴露于该元凶药物了。在每一个病例中，保证要仔细排除其他原因，鉴别诊断过程中的考虑应随着临床表现、呼吸道损伤的形式、具体的药物以及相关疾病而变化。

在成人、儿童、医疗保健专业人员以及制药业工作者或者以其他方式接触药物的人员中，以及在宠物、马、牛中，可导致严重不良呼吸道反应的治疗类药物（$n = 455$）、激素类药物以及试验性化合物的数目日益增加。由GEPPI（肺部病理学研究集团）研究者赞助的Pneumotox网站（www.pneumotox.com/）对致病药物列表进行定期更新，最近列出的一些药物见表17-1。胺碘酮、抗肿瘤化疗药、呋喃妥因或者非类固醇类抗炎药（NSAIDs）的副作用仍很常见。然而，由于它们的使用不够普遍，因此所发表的涉及这些药物的论文数量不足以体现真正的发生率。随着最近对呋喃妥因用作泌尿系统的抗感染药物研究兴趣的兴起，预期新发的呋喃妥因肺将会再起。对于镇静药沙利度胺也是一样。临床药物过量尽管可产生严重肺水肿，但不在本章中药物诱发的肺疾病的范畴之列。

一些药物诱发性呼吸系统疾病（DIRD）的表现具有临床、放射学和组织学特异性，在这些病例中证据几乎一致提示药物就是直接原因。药物诱发的过敏性反应、血管神经性水肿、支气管痉挛、非心源性肺水肿（NCPE）、弥漫性肺泡出血（DAH）、胺碘酮诱发的肺毒性、外源性类脂性肺炎以及罕见的弥漫性肺钙化都是极有可能由药物诱发的经典病症。

一些药物会导致性别特异的呼吸系统不良反应，因为它们用于治疗那些在一种或者另一种性别中更常见或者仅仅发生于该性别的疾病（比如尼鲁米特和胺碘酮易影响男性、曲妥单抗和呋喃妥因用于女性）。还有一些药物也会引起肺损伤，比如金盐类、青霉胺或者甲基多巴，它们正逐步被替代，治疗价值不断下降。此外，特定的药物——阿米雷司、苯氟雷司、苯氟拉明、右旋酚氟拉明、六甲双铵、L-色氨酸、美卡拉明——都因为有呼吸道或者其他不良反应已经从制药阵容中被撤回。这些药物引起的不良反应在极少数病例中仍偶有报道。

在疑似病例中，确定药物毒性时最大的挑战是大部分患者都在服用大量的药物来治疗复杂的基础病，并且其中有不止一种药物可导致呼吸系统损害。在这种情况下，诊断药物诱发性疾病存在问题，特别是在基础病也表现为间质性肺疾病的时候或者与机会性肺部感染相关的时候。例如，有类风湿关节

表 17–1 近期发现与呼吸系统损伤有关的药物 / 药物家族

药物家族	基础疾病	药物	呼吸系统损伤形式
TNF-α 受体抑制药	类风湿关节炎	英夫利昔单抗，依那西普，阿达木单抗	注射部位反应，过敏 加速型间质性肺病 肉芽肿性间质性肺 机会性肺部感染
		来氟米特	ILD
		他克莫司	ILD
ACE 抑制药	LVF，系统性高血压	卡托普利，依那普利，赖诺普利	血管性水肿
EGFR TKIs	非小细胞肺癌	吉非替尼，艾洛替尼，？西妥昔单抗	ILD-DAD
抗肿瘤化疗	结肠直肠癌	奥沙利铂＋ 5-FU 和亚叶酸（FOLFOX），依立替康＋ 5-FU 和亚叶酸（FOLFIRI）	ILD，DAD，BOOP
多靶标 TKIs	慢性粒细胞白血病	伊马替尼，达沙替尼	ILD 胸腔积液 富于淋巴细胞性或乳糜性胸腔积液
抗 CD20 Mo-Ab	恶性淋巴瘤	利妥昔单抗	ILD，BOOP，DAH，ARDS
血小板糖蛋白 Ⅱ B ～ Ⅲ A 受体抑制药	冠心病	阿昔单抗，氯吡格雷，依替巴肽，噻氯匹定	肺泡出血
Mo-Ab	哮喘	奥马珠单抗	过敏
白三烯受体拮抗药	哮喘	孟鲁司特，普仑司特，扎鲁司特	丘–施二氏血管炎
抗甲状腺药	甲状腺功能亢进	丙硫氧嘧啶	ANCA- 阳性系统性血管炎
mTOR 受体抑制药	移植	依维莫司，西罗莫司，替西罗莫司	ILD，DAH，BOOP，肺血管炎
HMG-CoA 还原酶抑制药	高胆固醇血症	他汀类	ILD，BOOP，ARDS
阿片类	使用违禁药物 / 滥用	可卡因及其中的掺杂物	ILD，血管炎，DAH

ACE，血管紧张素转化酶；*ANCA*，抗中性粒细胞胞浆抗体；*ARDS*，急性呼吸窘迫综合征；*BOOP*，闭塞性细支气管炎伴机化性肺炎；*DAD*，弥漫性肺泡损伤；*DAH*，弥漫性肺泡出血；*EGFR*，表皮生长因子受体；*5-FU*，5- 氟尿嘧啶；*HMG-CoA*，羟甲基戊二酸单酰辅酶 A；*ILD*，间质性肺病；*LVF*，左心室衰竭；*Mo-Ab*，单克隆抗体；*mTOR*，哺乳动物雷帕霉素靶蛋白；*TKI*，酪氨酸激酶抑制药；*TNF-α*，肿瘤坏死因子 - α

炎的患者除了一种抗肿瘤坏死因子（TNF）药物之外，可能接受甲氨蝶呤或者来氟米特治疗，心脏病患者可能接受抗凝药物、抗血小板药物和胺碘酮治疗；而且典型的肿瘤患者常暴露于几种药物中，包括化疗药物，而且所有这些药物都能引起肺部损害。

除了通常的处方药和非处方药外，大量的药物包括全血、血小板、血浆浓缩物、肠外营养液、有滥用可能性的药物（例如可卡因、海洛因、吗啡、大麻、丙泊酚、麻醉气体等），中草药制剂（例如守宫木属）、治疗药物的赋形剂（交聚维酮、滑石粉、玉米淀粉、脂类、香油）、街边药物中使用的掺杂品（例如溴鼠隆、左旋咪唑）、非法使用的化学品（如液体硅胶或百草枯）、外部或内部放射性治疗药物，这些都可能通过类似的药物–细胞病变机制损伤呼吸系统。

实际上，任何给药途径都可能会和药物诱发性肾病相关。口服、肠外（肌内、静脉）、吸入、经皮以及局部用药途径最常见于报道。胸膜、冠状动脉、肝动脉、膀胱、子宫、子宫肌层、皮下脂肪或椎体内滴注药物，或者鞘内注射药物、吸入支气管树内的药物，也可以导致呼吸道损伤。

关于呼吸系统疾病，“医源性”这个词包含因药物或手术过程引起的肺损伤，比如脂肪抽吸术、留置胸管、冠脉搭桥术、放置起搏器或中心静脉导管以及残留的异物（如外科纱布）引起的肺损伤，所有这些都可能造成潜在的严重的呼吸道受损。

间质性肺病（即 ILD）是药物累及呼吸道后最常见的临床病理表现，据统计占所有 DIRD 的 2/3。反之，药物导致的间质性肺病大约占所有间质性肺病的 3%。虽然 ILD 为主要表现形式，但一定不能忽视其他较相对不常见的 DIRD 形式，累及包括上气道或下气道、胸膜、心包、心脏、心脏瓣膜、肺循环、纵隔膜、呼吸肌及神经、中枢呼吸振荡器以及血红蛋白，这些可能会产生不良的临床结局。

DIRD可在亚临床阶段通过影像学或支气管肺泡灌洗液分析被发现，或者临床症状已较为明显且很严重，需要迅速确诊、立即停药和紧急处理以确保呼吸道通畅，恢复气体交换并且纠正血红蛋白异常。较为严重的DIRD表现（表17-2）包括药物过敏性反应、血管性水肿，以及支气管痉挛，它们将会导致急性气道阻塞、NCPE、弥漫性肺泡受损（DAD）、DAH、广泛的ILD（包括嗜酸性粒细胞性肺炎）、机会性感染（包括耶氏肺孢子菌肺炎和病毒性肺炎）、大量胸腔积液、高铁血红蛋白症、神经肌肉衰竭以及多器官功能不全。药物诱发性以及医源性事件会发生于手术中，包括药物诱发的爆发性咳嗽、箭毒或乳胶诱发的过敏反应，鸦片诱发的肺水肿，输血相关的急性肺损伤（TRALI），鱼精蛋白诱发的急性肺动脉高压或者负压相关的肺水肿，给诊断和管理带来了困难。发现并紧急管理是必要的；然而，一些DIRD的存活率为零（表17-2）。

某些类药物—箭毒和鸦片类、ACEI、β-肾上腺素受体抑制药、抗抑郁药、食欲抑制药（厌食药）、抗惊厥药物、抗肿瘤化疗药、麦角类药物和麦角灵、白三烯受体拮抗药（LTRA）、哺乳动物类雷帕霉素靶蛋白（mTOR）、NSAIDs以及他汀类——可能会造成类似的DIRD，提示其存在一种共同的的药理-细胞病变机制（表17-3）。而且，对一种药物表现出副作用的患者在应用同一家族的其他药物时存在交叉反应的风险。以抗惊厥药物为例，对于出现药疹、嗜红细胞增多症以及全身症状（DRESS）的患者，其家属在暴露于这类药物时可能有发生类似并发症的风险。

特定的抗肿瘤药物在作为单药治疗方案时可能导致急性或亚急性的肺损伤（例如咪唑硫嘌呤、博来霉素、苯丁酸氮芥、环磷酰胺、达沙替尼、伊马替尼、甲氨蝶呤、亚硝基脲）。然而，这些药物作为多药物治疗方案的一部分时，就难以确定不良反应是由哪种药物导致的，除非肺毒性是在加用某种特定的药物后才出现的。这种后面出现的毒性已经

表17-2 危及生命且须紧急处理的药物相关的呼吸系统疾病

损伤名称	存在因果关系的原型药物	至事件发生时间	危及生命的发病机制
急性呼吸道阻塞	ACE抑制药性血管性水肿 药物/生物制剂性过敏	数分钟 数分钟	咽喉闭塞，呼吸道阻塞，休克 呼吸道阻塞，休克，肺水肿
灾难性支气管痉挛	β-受体阻滞药，NSAIDs（其中包括阿司匹林）	数分钟	气道闭锁，急性高碳酸血症性呼吸衰竭，缺氧性脑损伤
非心源性肺水肿	抗肿瘤化疗药，氯噻嗪，阿司匹林	通常数分钟至几小时	ARDS，ARF，血氧不足
弥漫性肺泡损伤	抗肿瘤化疗药，胺碘酮	数小时至数周	ARDS，ARF *后期*：肺纤维化
弥漫性肺泡出血	抗凝血药，抗血小板制剂	数日	ARDS，ARF，呼吸道内弥散性血凝块
	可卡因，丙硫氧嘧啶	数周至数月	肺肾综合征，肺外受累
急性细胞性间质性肺病	氨甲蝶呤	数周至数年	ARF
胺碘酮性肺毒性	胺碘酮	数周至数年	ARF *后期*：肺纤维化
急性嗜酸细胞性肺炎	米诺环素，吸烟	数日至数月	ARF
急性放射性肺损伤	放疗	数周	ARF
机会性感染	皮质类固醇，生物制剂	数周至数月	ARF
大量胸腔积液/血胸	丹曲林，诱发狼疮的药物，抗凝血剂	数周至数月	心、肺和静脉回流受压
灾难性肺动脉高压	精蛋白	数分钟	急性RHF，血氧不足
高铁血红蛋白血症	苯佐卡因，氨苯砜，氧化性化学品	数小时至数日	组织缺氧，肺水肿，脑损伤
神经肌肉衰竭	氨基糖苷类，箭毒类，丹曲林	数小时至数日	急性肾衰竭
多器官功能障碍综合征	诱发DRESS综合征的药物	数周至数月	多器官衰竭

ACE，血管紧张素转化酶；*ARDS*，急性呼吸窘迫综合征；*ARF*，急性肾衰竭；*DAD*，弥漫性肺泡损伤；*DRESS*，药疹，嗜酸细胞增多和全身性症状；*NSAIDs*，非类固醇类抗炎药物；*RHF*，右心衰

表 17-3　与药物相关性呼吸系统疾病有关联的具体制剂 / 药物家族

药物家族	具体制剂	副作用发生频率	呼吸系统损伤形式	备注
滥用的药物	海洛因，霹雳可卡因，大麻	＋＋＋＋	呼吸道烧伤	提示可卡因暴露
			重症支气管痉挛	提示吸入用海洛因暴露
			急性 NCPE	提示海洛因过量
			DAH	提示可卡因暴露
			气胸	可在中央静脉注射药物
			系统性血管炎	提示被左旋咪唑污染的药物暴露
ACE 抑制药	卡托普利，依那普利	＋＋＋＋	咳嗽	慢性、令人烦恼的咳嗽；避免用药后可缓解
		＋＋＋	血管性水肿	药物性病因往往不明
		＋＋	罕见性 PIE	罕见
食欲抑制药	阿米雷司，芬氟拉明	＋＋＋	肺动脉高压	可为不可逆性 / 进行性 药物回忆反应
抗生素	米诺环素，柳氮磺吡啶，青霉素	＋＋＋	过敏	能引起急性肾衰竭
			PIE	能引起急性肾衰竭
抗惊厥药物	卡马西平，苯妥英，拉莫三嗪	＋＋＋＋	dress	皮疹，累及浅部器官 ±PIE
抗凝血药：口服	华法林	＋＋	柔和 DAH	风险与 INR 同时升高
		＋＋	喉部、舌头、气管血肿	可能会引起急性呼吸道阻塞
		＋	肺钙沉积	不常见
抗凝血药：静脉内给药	肝素，链激酶，尿激酶，阿替普酶	＋＋	柔和 DAH	
		＋＋	血胸	能引起压迫和循环衰竭
抗抑郁药	舍曲林，文拉法辛	＋＋	嗜酸细胞性肺炎，DRESS	可能会引起呼吸衰竭
抗甲状腺药	丙硫氧嘧啶	＋＋＋	血管炎，毛细管炎，DAH	明显的肺毛细管炎；有些病例中，在高滴度时可检出细胞核周围或胞质 ANCA 可能累及肾
β-受体激动药（肠外安胎药）	沙丁胺醇，特布他林，异克舒令	＋＋＋	NCPE	通常为短暂性且为良性
β-受体阻滞药	大部分 β-受体阻滞药物	＋＋＋	急性支气管痉挛	可致命
		＋＋	狼疮样综合征	胸腔 / 胸膜心包积液，ANA 检测结果阳性
		＋	ILD/BOOP	罕见
生物制剂	抗 TNF 药物，利妥昔单抗，奥马珠单抗	＋＋	过敏	
		＋＋	急性 ILD	使用利妥昔单抗或英夫利昔单抗时更为常见
		＋＋	肺肉芽肿	使用依那西普更为常见
		＋＋	狼疮样综合征	浆膜炎，ANA 检测结果阳性，ds-DNA
血液，血液制品	全血，血小板，FFP	＋＋＋＋	TRALI/NCPE	早期发病，有危害的利尿药
箭毒类	泮库溴铵，筒箭毒碱	＋＋＋	过敏	
		＋＋＋＋	呼吸肌麻痹	

表 17–3 与药物相关性呼吸系统疾病有关联的具体制剂 / 药物家族（续）

药物家族	具体制剂	副作用发生频率	呼吸系统损伤形式	备注
细胞毒素制剂	白消安，博来霉素，环磷酰胺	+++	短暂性肺浸润	注意，由于再次用药可能会引起完全型 NCPE/ARDS
	吉西他滨，亚硝基脲类，紫杉烷类	++++	NCPE，DAH	可能导致 ARDS 表现
			后期：胸膜肺纤维化	皮质类固醇治疗可能会改善
	奥沙利铂	++	过敏	可致命 皮试有助于诊断
缓解病情抗风湿药	NSAIDs	+++	急性哮喘，PIE	类效应
	氨甲蝶呤	++++	急性细胞性 ILD	必须与肺孢子虫肺炎进行鉴别
	来氟米特	++	细胞性 ILD	主要见于日本 RA 患者
	他克莫司	+	ILD	日本 RA 患者 参见生物制剂
	生物制剂			
麦角类	溴隐亭，卡麦角林	++++	胸腔积液	停药后可痊愈
	麦角胺，双氢麦角胺，美西麦角	++++	胸膜增厚	停药后可减轻
	尼麦角林，培高利特	+++	获得性瓣膜性心脏病	停药后改变可逆转
α / β 干扰素		+++	细胞性或肉芽肿性 ILD	临床改善方法为停药 / 皮质类固醇治疗
			BOOP	停用皮质类固醇治疗后改变可逆转
			结节病样反应	停药 / 皮质类固醇治疗后可减轻
白三烯受体拮抗药	孟鲁司特，普仑司特，扎鲁司特	++	Churg-Strauss 综合征	强烈怀疑因果关系
脂类：抽吸 / 吸入	石蜡	++++	外源性类脂性肺炎	痰内存在脂质小滴、BAL 液和肺泡
脂类：输注	肠外营养，药物辅料	++	脂肪栓塞综合征	可能还会引起 DAH
mTOR 抑制药	依维莫司，西罗莫司，替西罗莫司	+++	细胞性 ILD，BOOP，DAH	与剂量相关 减轻方法为减量或停药
NSAIDs，其中包括阿司匹林	ASA，布洛芬，吲哚美辛	+++	灾难性支气管痉挛	可致命
	萘普生，吡罗昔康	++	PIE	缓解方法是避免使用，再次用药会复发
	阿司匹林	+++	NCPE	阴离子间隙，代谢性酸中毒，血水杨酸盐升高
血小板糖蛋白Ⅱb-Ⅲa 抑制药	阿昔单抗，氯吡格雷，依替巴肽	++	DAH	在吸烟者中以及存在 LVF 时都更常见
	噻氯匹定，替罗非班			DAH 通常不引起血小板计数减少
放射治疗				
肺		++++	放射性肺损伤	沿着辐射束分布
		+++	立体定向放射治疗	螺纹样外观 PET 扫描可见对示踪物有高亲和性
纵隔治疗药物		++	纵隔纤维变性	
气管治疗药物		++	气管断裂	
支气管治疗药物		++	气道损伤	开裂，致命性咯血
乳腺治疗药物		+++	BOOP	如有指征可用皮质类固醇

表 17-3　与药物相关性呼吸系统疾病有关联的具体制剂 / 药物家族（续）

药物家族	具体制剂	副作用发生频率	呼吸系统损伤形式	备注
肝治疗药物		++	ARDS	^{131}I（放射性碘）
他汀类	氟伐他汀，普伐他汀，辛伐他汀	+++	细胞性 ILD	HRCT 扫描可见毛玻璃样阴影
			BOOP	固定性或游走性肺泡不透明 可出现他汀类药物肌病
TKI 抑制药	艾洛替尼，吉非替尼	+++	DAD/ALI	难以与疾病进展或感染区分 既往 ILD 可使风险升高
	伊马替尼	++	细胞性 ILD	
	达沙替尼	++	胸膜渗出物，乳糜性积液	
TNF-α 抗体制剂	依那西普，英夫利昔单抗，阿达木单抗	+++	加速性 ILD	可能与感染或基础疾病类风湿肺加重类似
			肺肉芽肿病	可能与结节病类似
			机会性感染，其中包括结核病	有指征时采用 TST 和 IGRA 在治疗前评价潜伏性结核

ACE，血管紧张素转化酶；*ALI*，急性肺损伤；*ANA*，抗核抗体；*ANCA*，抗中性粒细胞胞浆抗体；*ARDS*，急性呼吸窘迫综合征；*ARF*，急性肾衰竭；*ASA*，乙酰水杨酸；*BAL*，支气管肺泡灌洗；*BOOP*，闭塞性细支气管炎伴机化性肺炎；*DAD*，弥漫性肺泡损伤；*DAH*，弥漫性肺泡出血；*DMARDs*，缓解病情抗风湿药；*DRESS*，嗜酸性粒细胞增多及全身症状型药疹（综合征）；*ds-DNA*，双链 DNA；*FFP*，新鲜冷冻血浆；*HRCT*，高分辨率计算机断层扫描；*IGRA*，γ 干扰素释放试验；*ILD*，间质性肺病；*INR*，国际标准化比值；*mTOR*，哺乳动物雷帕霉素靶蛋白；*PET*，正电子放射层扫描；*RA*，类风湿关节炎；*TB*，结核病；*TKI*，酪氨酸激酶抑制药；*TNF-α*，肿瘤坏死因子 - α；*TST*，肺结核皮试

在博来霉素、吉西他滨、甲氨蝶呤、放疗以及利妥昔单抗等药物中有记录。联合特定的化疗药物比如吉西他滨和博来霉素，或药物和放疗可能毒性尤其大，明显提高了严重肺毒性的发生率。氧气也在化疗药物、氨基比林以及放疗的肺毒性中起协同作用。放疗可能与化疗药物诱发的肺损害有协同作用，在以前治疗的患者中造成毒性增强或反复的肺炎。新一代的抗肿瘤药物——厄洛替尼、吉非替尼、伊马替尼、达沙替尼、依维莫司、曲妥单抗、替莫唑胺、西罗莫司、沙利度胺、雷利度胺、Omalidomide、拓扑替康——可能造成急性肺炎、DAD、肺纤维化、迁延性肺炎（闭塞性细支气管炎伴机化性肺炎［BOOP］的名称更常用）、输液反应、支气管痉挛、过敏性反应、毛细血管渗出、血红蛋白氧化以及肺出血。除了亚急性和急性的临床表现之外，抗肿瘤药物还可能在儿童中造成隐匿性肺炎或纤维化，通常在完成治疗后数年才表现出来，形成无痛性或进展性的限制性肺功能障碍。在一部分这类患者中，肺移植是有必要的。

发病率和风险评估

DIRD 的发病率随着药物的不同而有所不同。胺碘酮、抗肿瘤药物（博来霉素、环磷酰胺、吉非替尼、甲氨蝶呤、亚硝基脲）、呋喃妥英、症状缓解性抗风湿药物（DMARD）（来氟米特、甲氨蝶呤、抗 TNF 药物）、NSAIDs、雷帕霉素靶蛋白抑制药（mTOR 抑制药）以及放疗都与 DIRD 的高发病率密切相关。真正的发病率取决于服用药物的患者数。尽管已经报道 mTOR 抑制药诱发的 ILD 的发生率高达 36%，但患这种疾病的实际患者数较少，因为这一类药物主要用于特定恶性肿瘤的患者以及接受实体器官移植的患者。与此相反，胺碘酮肺毒性的发病率为 1% ~ 2%，但是患者的数量却更多一些，因为该药物广泛应用于各种形式的心律失常。DIRD 的发病率在使用药物时随着年龄增大而增加。

DIRD 的机制和危险因素已经从动物实验、人体实验中得出结论，并且与许多药物建立了匹配关系，如下所述：

药物的药代动力学和螯合——胺碘酮和去乙基胺碘酮、博来霉素、雷帕霉素靶蛋白抑制药；

白蛋白水平——甲氨蝶呤；

药物在肺组织细胞中的代谢激活——百草枯和可能的呋喃妥因；

累积的药物剂量——胺碘酮、博来霉素、亚硝基脲；

药物的序贯暴露，当考虑再治疗时一个重要因素——博来霉素、亚硝基脲；
肺毒性药物的组合——吉西他滨加博来霉素、吉西他滨或其他化疗药物加肺部放疗；
照射肺体积
细胞色素 P-450 型变异等位基因携带者状态——口服抗凝药、可卡因和其他可能药物；
药物合成过程中形成的杂质——L- 色氨酸的 E 峰污染物；
极端的年龄——胺碘酮或博来霉素易影响老年人，亚硝基脲易影响年轻人；
吸烟史——胺碘酮、博来霉素；
性别——胺碘酮易影响男性，亚硝基脲易影响女性；
肾衰竭——博来霉素、胺碘酮；
已存在的肺部疾病——胺碘酮、DMARDs（包括甲氨蝶呤、来氟米特）、抗 TNF 药物、吉非替尼；
遗传性过敏症——米诺环素、NSAIDs、药物导致的过敏症或过敏性反应；
种族——在黑种人中 ACEI 诱发的血管神经性水肿风险增加，日本血统的人使用吉非替尼、硼替佐米、来氟米特、他克莫司后相关的 ILD 风险增加。

不幸的是，DIRD 常常在易感人群中意外发生并且在早期检测中通常不能采用连续肺功能检查，包括弥散功能，尽管这个参数在化疗还未明确显示临床毒性或影像学表现的时候通常已大幅度下降。然而，很重要的一点是那些开出这些药物处方的内科医生必须对上述风险因素有足够的认识，特别是博来霉素和亚硝基脲的剂量依赖性毒性、博来霉素联合吉西他滨的危险性、胺碘酮肺毒性 6 ～ 12 个月的发作时间窗、在接受化疗药物或胺碘酮（可能会导致亚临床肺炎的急性恶化）的患者中与应用过高浓度氧气的相关风险。

药物诱发性呼吸系统疾病的诊断

准确诊断 DIRD 对决定是停止或继续使用怀疑引起毒性的药物很重要，因为不恰当的停药可能对结果造成负面影响，而且再次给药可能造成致命的复发。有关 DIRD 诊断和相应的鉴别诊断问题随着基础疾病和特定临床背景的不同而有所不同（表 17-4）。特别困难的问题出现在实体瘤患者、恶性血液病或类风湿关节炎以及接受骨髓或造血干细胞移植的患者，因为这些患者在基础病、药物（包括皮质类固醇治疗）和用于治疗的放射线的综合影响下其免疫功能受到抑制。

尽管细菌和真菌性肺炎在影像学上的表现常常具有特点，但病毒性肺炎和耶氏肺孢子菌肺炎类似于药物诱发的 ILD，并且没有临床或影像标志物可以区分这两种疾病实体。因此需要仔细检查 BAL 和其他体液。此外，接受了造血干细胞移植的患者可能会出现与药物无关的弥漫性非特异性肺部并发症，例如急性肺水肿、DAH、环移植物呼吸窘迫综合征（periengraftment respiratory distress syndrome）和特发性肺炎综合征，让这个问题更加复杂，也给诊断带来了干扰。在类风湿关节炎患者和某些其他系统性疾病患者中，药物诱发性 ILD 的诊断也较为困难，原因如下：此类患者通常使用多种 DMARD（例如 NSAID、甲氨蝶呤、抗 TNF 药物环磷酰胺或利妥昔单抗）且其中每种药物均有可能导致肺损伤。此外，作为基础病的风湿病或系统性疾病本身就可能有进展性 ILD 的症状；再者，基础病和（或）皮质类固醇和抗 TNF 药物可造成机会性感染。同样，ILD 在正在服用胺碘酮的心脏病患者中会引起复杂的问题，因为胺碘酮诱导的肺部毒性必须要与心衰和任何偶发性 ILD 可靠地、无创地区分开来。

判定呼吸疾病是否为药源性所依据的内容非常广泛，因为关于 DIRD 的文献大多为病例报道，因而存在报道偏倚。相比之下，很少有流行病学研究可提供确切的证据证明药物暴露和肺部疾病之间存在联系。在研究一例可能的 DIRD 病例时，需要保持高度的警觉，仔细排除与 DIRD 类似的疾病（例如使用 BAL 区分耶氏肺孢子菌肺炎或病毒性肺炎），停用怀疑药物（如果基础疾病允许的话），讨论是否需要使用皮质类固醇并同时牢记皮质类固醇本身可能就会干扰对撤药在体征和症状方面的影响的评估（撤药对爆发性或重度病症患者可能没有影响）。可证明呼吸反应为药源性的证据有：①暴露于可配伍使用的药物的可能性，尤其是当单独给药时；②既往关于该药物的反应的定论性报告；③累及模式与该特定药物相符合；④暴露和发作以及症状进展在时间上一致，这尤其适用于经历了一个急性反应期比如急性支气管痉挛、过敏性反应、血管性水肿或肺水肿的患者；⑤停用药物后症状和体征消失；⑥ BAL 检查和组织病理学检查发现支持性证据；⑦在用 BAL 在特定的病例中采用肺活检仔细检查后缺乏另一种可替代的诊断；⑧再次给药症状和体征复发，这是一种有潜在风险的尝试。框 17-1 总结了这些诊断标准并且提出了一种诊断和治疗 DIRD 的有效方法。

纳兰霍量表用于证据分级是众所周知的。个

表 17-4　药物相关呼吸系统疾病的诊断与鉴别诊断

专科 / 学科	存在因果关系的原型药物	临床累及方式	主要鉴别诊断
急诊科	ACE 抑制药，AA2R	急性呼吸道阻塞	会厌炎
	可引起 NCPE、ALI、ARDS、DAH、ILD、PIE、BOOP 的药物	伴或不伴 ARF 的弥漫性肺浸润	感染，LVF
	可引起过敏的药物	休克，急性呼吸道阻塞	突发性重症哮喘
	抗凝血药，抗血小板制剂	DAH 血胸	其他原因的 DAH 自发性血胸，外伤
肿瘤学：实体瘤	化疗药物，其中包括 TKIs（吉非替尼，艾洛替尼）	NCPE，DAD，DAH，过敏，肺纤维化	其他原因的 NCPE、DAD、DAH，其中包括机会性肺部感染、其他药物导致的 ILD、TRALI、负荷过重性肺水肿
	mTOR 抑制药 G-CSF，GM-CSF 血液和碎片	ILD，BOOP，DAH 从肺浸润到 NCPE 均可出现 TRALI	其他原因的 ILD、BOOP、DAH 其他原因的 NCPE 负荷过重性肺水肿
肿瘤学：血液性恶性肿瘤	化疗药物，其中包括 TKIs 和伊马替尼	NCPE，DAD，DAH，过敏，肺纤维化	其他原因的 NCPE，DAD，ILD，DAH，其中包括机会性肺部感染
	ATRA	ATRA 综合征，ILD，胸腔积液	其他原因的 NCPE、ARDS、DAH
	伊马替尼	胸腔积液，乳糜性积液	基础疾病
	达沙替尼	胸腔积液，乳糜性积液	基础疾病
	沙利度胺，来那度胺，泊马度胺	ILD	其他原因的 ILD
风湿病学	皮质类固醇	包括肺孢子虫性肺炎在内的机会性感染	药物性 ILD
	氨甲蝶呤	急性氨甲蝶呤肺炎	机会性肺部感染
	来氟米特	亚急性 ILD	类风湿肺，其他原因的 ILD
	抗 TNF 药物	加速性 ILD，包括结核病在内的机会性感染，自身免疫现象	特发性 ILD
心脏病学	胺碘酮	隐匿性或急性 ILD	左心室衰竭，肺水肿
	β - 肾上腺素能受体阻滞药	急性支气管痉挛	“心源性哮喘”
	ACE 抑制药	咳嗽	同时出现的肺病
皮肤病学	米诺环素	肺浸润和嗜酸细胞增多	其他疾病的 PIE
	Acitretin	急性 ILD	基础疾病
内分泌学	丙硫氧嘧啶	弥漫性肺泡出血，肺肾综合征	ANCA 相关性血管炎（Wegener 粒细胞增多 / 显微镜下多血管炎）
麻醉	箭毒类 阿片类	神经肌肉衰竭—过敏	术中过敏的其他原因
	丙泊酚	NCPE 急性剧烈咳嗽	负荷过重性肺水肿，TRALI
神经学	抗惊厥药物 麦角类	DRESS 胸腔积液 / 增厚	其他原因的胸腔积液

AA2R，血管紧张素 2 受体抑制药；*ACE*，血管紧张素转化酶；*ANCA*，抗中性粒细胞胞浆抗体；*ARDS*，急性呼吸窘迫综合征；*ATRA*，全反式维甲酸；*BOOP*，闭塞性细支气管炎伴机化性肺炎；*DAD*，弥漫性肺泡损伤；*DAH*，弥漫性肺泡出血；*DRESS*，嗜酸性粒细胞增多及全身症状型药疹（综合征）；*G-CSF*，*GM-CSF*，粒细胞 / 粒细胞巨噬细胞集落刺激因子；*ILD*，间质性肺病；*LVF*，左心室衰竭；*mTOR*，哺乳动物雷帕霉素靶蛋白；*NCPE*，非心源性肺水肿；*TKIs*，酪氨酸激酶抑制药；*PIE*，肺浸润和嗜酸细胞增多；*TNF-α*，肿瘤坏死因子 - α；*TRALI*，输液相关性急性肺损伤

框 17-1 药物相关呼吸系统疾病的诊断和处理方法

诊断标准

- 已证实暴露于符合条件的药物
- 验证性文献数据
- 反应模式与药物匹配
- 呼吸系统症状的潜伏期及发生时间与使用药物的时间匹配
- 支持性 BAL 和组织病理学发现
- 停药后症状消失
- 排除包括其他药物在内的其他任何原因
- 如果再用药则会复发

微调诊断和处理的核查单

在存在一致的临床表现或存在支持性影像或组织病理学发现（总结在 Pneumotox 网站上）的患者中：

1. 取决于意识水平以及是否存在呼吸窘迫或呼吸窘迫程度、药物暴露史、职业 / 环境因素、化学品和毒物。必要时，可通过亲属、朋友或药剂师确认用药史。
2. 评价停用基础疾病治疗药物的相关风险。适当时可予以替代。
3. 准备及时评价血液和（或）尿液中的药物和代谢产物（例如阿片类、胺碘酮、阿司匹林、mTOR 抑制药）和尿液药物筛查。
4. 列出基础疾病（如果存在）所致的呼吸系统受累模式。与考虑的药物或药物所致的受累模式进行匹配。核对是否存在重叠特征。
5. 核实全血计数、$CD4^+$计数、自身免疫（ANA，ANCA）和 HIV 血清状态（适当时）。
6. 追溯早期、治疗前和基线影像检查、呼吸系统生理学报告、实验室数据和自身抗体测定结果。
7. 列出任何药物暴露（即便是很久以前的暴露）、输血、血制品、放疗、隐蔽性违禁药物暴露、物质滥用以及家中用于合成药物的化学品。
8. 列出与给药或血液水平相关的潜在危险因素（见正文）。
9. 检查暴露时机——停药 vs 肺部症状的潜伏期、发生、顶峰和消失以及影响检查体征。
10. 将 BAL 的临床表现、影像数据和发现、实验室检测、ANA 和 ANCA 测定、组织病理学分析（如有）与检查的药物进行匹配。KL-6 糖蛋白类测定和体外试验的作用有限。
11. 考虑其他诊断的可能性，其中包括肺孢子虫肺炎和病毒性肺炎和基础疾病累及肺部。
12. 核实累及肺以外的其他器官的实验室检查发现。
13. 如果患者曾暴露于一种以上的药物，则要评估与具体每种药物的因果关系。
14. 考虑不良反应是否由药物的已知药理作用所致。
15. 适当时可确定药物遗传特征。
16. 评价除撤药之外是否有指征采用皮质类固醇疗法（以临床严重程度为指征）。
17. 制订撤药后体征 / 症状及影像及实验室检查异常随访时间表，确认再用药反应是否为阳性。
18. 要与任何医疗专业人员保持适当沟通，使患者不会因疏忽而再次用药。
19. 讨论是否有指征表明需要慎重地再次用药（为无替代品的必要药物预留）。此操作要在医内 ICU 附近进行，从低剂量开始。少数药物会引起耐药。
20. 上报至国家 / 联邦药物安全性监测机构；计划公开发现。

ANA，抗核抗体；*ANCA*，抗中性粒细胞胞浆抗体；*BAL*，支气管肺泡灌洗；*HIV*，人类免疫缺陷病毒；*ICU*，重症监护病房；*mTOR*，哺乳动物雷帕霉素靶蛋白

人病史在文献中都是各不相同的，并且很少包括所有标准。患者可能会提供使用和停用药物时间的病史，且将这些时间和呼吸道症状体征的开始、消失以及复发关联起来是非常重要的。尽管药物是 ILD 鉴别诊断的一个重要考虑因素，电视胸腔镜肺活检术（VATS）却由于它相对较高的侵袭性和风险性而很少施行。经支气管的方法是有价值的替代方法，尽管这种技术可获取的标本大小有限，较开放式方法获得的标本确诊程度更低。尽管有时病理学家会在组织学典型改变的基础上提出有药物诱发性 ILD 的可能性，但肺活检常常可以避免，因为药物诱发的肺组织改变缺乏特异性。重要的例外包括胺碘酮的肺毒性，它会显示脂代谢障碍的特征；化疗肺以 DAD 和丰富的反应性上皮细胞为特征；毒品造成的肺损伤，其碳沉积和药物赋形剂在肺血管里面和周围的分布有典型特征；外源性类脂性肺炎可见到油脂浮在肺泡和组织内；以及液体硅胶栓塞，与特异性的不能染色的空泡密切相关。

在大多数其他病例中，病理组织学检查所见对药物病因仅有支持作用，而不具有诊断价值。然而，如果对标本应用恰当的染色方法和分子学技术，则肺活检在明确排除其他潜在的病因（包括感染）方面有重要诊断价值。

药物诱发的呼吸系统疾病的形式

已经发现 DIRD 有超过 60 种不连续的临床-影像-病理表现形式。最常见的表现形式是弥漫性或局灶性肺浸润，伴或者不伴低氧血症。这种形式通常被称为 ILD，尽管病理组织学证据很少能明确诊断。在世界各地文化差异的影响下，一个给定的临床影像模式可能用各种描述性的英文术语来命名。最近的趋势是将一个特定的病理学诊断与高分辨率 CT（HRCT）的一个给定影像相匹配。可是，这必须慎重地来做，因为这两个诊断模式的相关性可能未达到最佳标准。药物几乎可引起自然发生的 ILD 的各

种形式，这种病如前所述在临床上、影像学和组织病理学上与众多病变相似：非特异性细胞学或非特异性间质纤维化肺炎（NSIP）、嗜酸性粒细胞肺炎、BOOP、脱屑性间质性肺炎（DIP）、有肉芽肿成分的 ILD、肺间质纤维化或肺泡蛋白沉积症。药物可能会造成非心源性肺水肿（NCPE）、弥漫性肺泡损伤（DAD）和弥漫性肺泡出血（DAH）。

其他形式的呼吸系统损害包括血管性水肿、支气管痉挛、合并或者不合并系统性红斑狼疮的胸腔积液、合并或者不合并肺动脉高压的肺血管病变、神经肌肉衰竭、高铁血红蛋白症。尽管 DIRD 通常独立发生，但伴随发生的肝损害也在应用呋喃妥因、尼鲁米特以及胺碘酮时有报道。

DIRD 有时也可能表现为一种系统性疾病包括肺外以及肺的损害。全身性表现包括药物诱发的狼疮综合征、合并 DAH 的抗中性粒细胞胞浆抗体（ANCA）阳性的血管炎以及 Churg-Strauss 综合征。在这些疾病中，皮肤、肾、心脏以及肺的并发损害与特发的疾病表现相似。DRESS 综合征包括一种独特的皮疹以及肝、肾、中枢神经系统损害、发热和血嗜酸性粒细胞增多；在一小部分患者中会出现肺炎。丙硫氧嘧啶和抗惊厥药物是药物诱发的 ANCA 相关的血管炎和 DRESS 的元凶药物的代表（表 17-5）。

实质受累形式

ILD 是最常见的 DIRD 形式，并且有时候作为一个最终诊断，尽管很少用肺活检来证实这个诊断。严重度从无症状或轻微影像学改变到急性肺损伤（ALI）特征性的气体交换或成人呼吸窘迫综合征（ARDS）。如果实施肺活检的话，可以揭示几乎各种形式的 ILD 或肺间质性和肺泡疾病，包括 NSIP（最常见的反应）、嗜酸性粒细胞肺炎、BOOP、DAD 和 DAH。重要的是，在一个特定的肺活检标本的不同区域中这些形式可能会重叠。经支气管的检查或外科肺活检的利和弊在每一个患者个体中都需要权衡，因为活检组织可能只能显示非特异性改变。免疫抑制状态、严重的低氧血症和迅速的肺功能恶化都是采用侵袭性诊断程序的禁忌证。

非特异性间质性肺炎：细胞间质性肺炎

在病理组织学检查中，NSIP 类型包括通过轻度或中度的单核细胞浸润、偶尔有嗜酸性粒细胞和间质性水肿造成的肺泡间隔增宽的间质性炎症。在可能造成这种疾病的远超过 100 种的药物中，β-受体阻滞药、胺碘酮、氟卡尼、氟达拉滨、金盐、伊马替尼、雷利度胺、甲氨蝶呤、mMOR 抑制药、尼鲁米特、呋喃妥因、丙硫氧嘧啶、他汀类、柳氮磺嘧啶、沙利度胺以及它的同系物、妥卡尼以及文拉法辛最常被记录（见 Pneumotox 网站上的Ⅰa 和Ⅰb 类）。类风湿关节炎患者的甲氨蝶呤肺炎似乎是典型的急性药物诱发的 NSIP。可用框 17-1 中的方法来收集药物间关联性的证据。

体征和症状的出现可以是隐匿的或迅速的，伴随着干咳、呼吸困难、发热、疲劳和不适（图 17-1）。在用甲氨蝶呤出现这种合并症的患者中，尤其是还在继续使用这种药物的患者，这种疾病将会在没有预兆的情况下迅速出现，造成更多的阴影和进展性的呼吸衰竭。胸部 X 线片可显示毛玻璃影、融合或实变的病变范围，这些常常占主要成分，而且这些变化可能扩大而不是迁移。在更多的进展期病例中，检查结果包括实变区域的空气支气管征和可能较为显著的整体体积缩小。在早期或轻度的病

表 17-5　可能累及肺的全身性药物性反应

全身性疾患	原型药物或家族	表现	严重性
狼疮样综合征	引起狼疮的药物	胸腔 / 胸膜心包积液，关节痛，中性粒细胞减少	—
ANCA 阳性血管炎	丙硫氧嘧啶	DAH± 肾衰；肺肾综合征	+++
Churg-Strauss 综合征	白三烯受体拮抗药	嗜酸性粒细胞性肺浸润，多发性单神经炎	+
DRESS 或抗惊厥药综合征	抗惊厥药物（例如苯妥英），米诺环素	嗜酸细胞增多，肺炎，肝炎	+++
多发性肌炎	他汀类	弥漫性 ILD/BOOP 和肌病	+++
系统性炎症反应	阿司匹林	温度扰动、过度通气、心动过速、白细胞增多或白细胞减少、NCPE、酸碱紊乱	++

ANCA，抗中性粒细胞胞浆抗体；*BOOP*，闭塞性细支气管炎伴机化性肺炎；*DAH*，弥漫性肺泡出血；*DRESS*，嗜酸性粒细胞增多及全身症状型药疹（综合征）；*ILD*，间质性肺病；*NCPE*，非心源性肺水肿

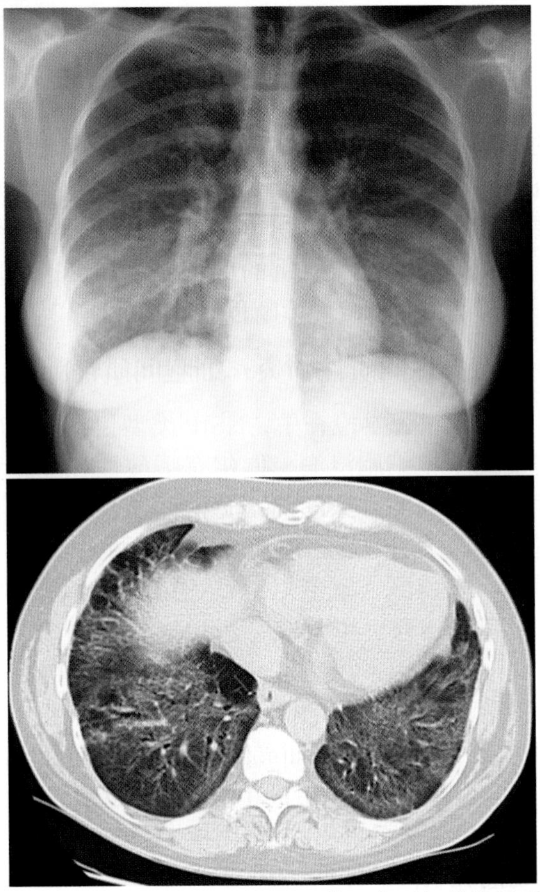

图 17-1 氨甲蝶呤肺。改变包括影像上出现细微的间质性浸润，合并呼吸困难、干咳和发热。停药后临床得以改善。虽然此例未使用皮质类固醇，但皮质类固醇可用于慎重排除感染后的重症患者。药物性细胞间质性肺炎可出现双侧阴影和短暂的急性呼吸衰竭；可能引起此表现的药物名单可登录 pneumotox 网站（www.pneumotox.com）查看分类 la 项和分类 lb 项

例中，HRCT 显示了一种不连续的和弥漫的模糊影、毛玻璃影或马赛克衰减，它可能在外观上类似于过敏性肺炎。其他影像学征象包括播散性的或弥漫性小叶间或小叶内间隔增厚或"铺路石征"；在严重的病例中，可能会存在相关的胸膜渗出物。肺泡灌洗液（BALF）典型表现为 $CD8^+$占主导的淋巴细胞增多［除了卡介苗（BCG）诱发的肺炎以外］，有时表现为相关的中性粒细胞增多和（或）嗜酸性粒细胞小幅增加。BALF 的分析结果也受疾病进程中检测时间和患者是否接受皮质醇治疗的影响。BAL 有一个重要的排除作用：它被用于排除一个同时出现的或者药物诱发的感染，这两种感染是药物诱发的 ILD 的主要混淆性诊断。特别重要的是应用最新的核酸分子靶向技术来区别诊断耶氏肺孢子菌感染、定植以及病毒感染。然而，BAL 对于检测感染来说并不是 100% 灵敏。如果进行了肺活检，标本将会显示水肿引起的间质均匀膨胀和慢性的炎性细胞单核细胞浸润，包括淋巴细胞，偶尔是浆细胞。嗜酸性粒细胞浸润和间质纤维化不明显。偶尔，稀疏而松散形成的肉芽肿以及巨细胞在甲氨蝶呤和雷帕霉素诱发的 ILD 中较为明显。必须应用特异性的染色和组织的原位杂交研究来可靠地排除感染，因为其酷似药物诱发的 ILD。

这种形式的药物诱发性 ILD 结局较佳，当药物停用后症状和体征便会消失。皮质醇治疗可用于那些停用了药物后疾病仍然进展的严重临床表现或病例。用皮质醇治疗的剂量和疗程随着临床反应而调整；疗程一般是 2 ～ 12 周，逐渐减量。与常规剂量相比，最新的趋势，即以 1 g 的剂量推注甲泼尼龙，并没有被证明有效。与使用 mTOR 抑制药相关的肺炎可能会在减量后缓解。以学术诊断为目的的再暴露并不推荐，因为风险是危及生命的复发或死亡，这从医学法律的角度来说很难判断。再暴露只有在该特定药物至关重要且没有替代药物可用的前提下才可以考虑，并且要在医院参与的情况下使用小的初始剂量。必须建立患者、初级保健者、专科医师以及药师间的充分沟通，以确保患者不会再次用药。肺纤维化的发生在解决了这种情况后就极其罕见了。

胺碘酮的肺毒性

胺碘酮是一种被广泛用于治疗室上性和室性心律失常的药。胺碘酮是一种两性分子药物，在组织中发生螯合，尤其是肺组织中，它在这里造成驻地细胞和肺巨噬细胞的粗泡沫改变——即所称的胺碘酮效应。这些改变会出现在使用这种药物进行治疗的大部分无症状无毒性患者的 BALF 中，而且并不意味或预示着肺毒性的发生。胺碘酮诱发的肺毒性是特异的，并且会潜在地破坏肺对药物及其代谢产物的反应。它可能会影响 2% ～ 5% 接受其治疗的患者，表现为新发的肺部浸润，并且能达到大约 10% 的病死率。高龄和 ILD 病史可能会增加患这种疾病的风险。胺碘酮的肺毒性会典型地发生在治疗 6 ～ 12 个月的老年患者中，这相当于累积摄入 100 ～ 150 g 的胺碘酮，一些患者可能数天就会出现，另外一些数年后才出现。即使频繁重复影像学的连续监测和肺功能测试（PFT），通常也不能足够早地发现这种合并症的发生，因为肺功能测试的变量变化可能会突然出现。然而，治疗前的胸部 X 线片和肺功能测试是可取的。胺碘酮肺毒性的大部分病例表现为咳嗽、呼吸急促、不适和中度发热，在数周或数月内缓慢或隐袭起病。在影像学研究中，存在

散在的和不均匀的实质受累，并且在一些病例中存在肺浸润。肝会表现增强的由胺碘酮中碘分子引起的高密度影。其他的支持性证据包括 15% 或更多的肺总量和肺活量的衰减，或者弥散容量从基线下降大于 20%。BALF 检查会显示出现泡沫状的巨噬细胞，伴随淋巴细胞和（或）中性粒细胞不一致地增长。胺碘酮肺毒性必须用以下方法和左心衰竭区别开来：NT-pro-BNP、恰当的影像学研究，尤其是 HRCT、心脏彩超检查、心导管检查和诱导利尿后数日影像学复查。

胺碘酮肺毒性的各种临床影像形式（图 17-2）包括靠近胸膜的不均匀性肺浸润、肺、段或肺叶实变（一种无法和肺间质纤维化区分开来的形式）、DAH、多个边界不清的结节［可能表现出对氟脱氧葡萄糖正电子的大量摄取（X 线断层摄影所需的物质），导致出现一个高密度影减弱的中心］，或白肺和 ARDS 影像，尤其是在胸外科手术后。胸科手术

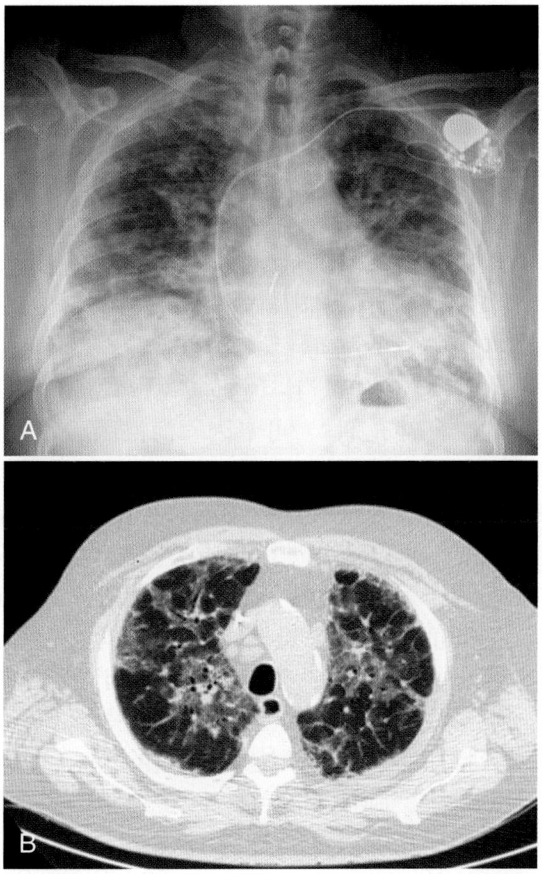

图 17-2　胺碘酮肺毒性（APT）。**A**，胸部 X 线片可见分散的浸润和容积减小。存在起搏器为诊断胺碘酮肺毒性提供了线索；**B**，高分辨率计算机断层（HRCT）扫描可见小叶填充。胺碘酮肺毒性累及肺部表现多种多样，可不对称或局限于肺尖部。另外，不太常见的胺碘酮肺毒性类型包括小叶间隔增厚、小叶实变、间隔增厚区、胺碘酮中的碘含量高所致的高衰减区、结节和肿块

应被认为是严重胺碘酮肺毒性的触发因素。如果实施组织病理学分析的话，会揭露 NSIP 的一种伴有出现泡沫或空泡状的肺泡巨噬细胞的形式（使肺呈现一个脱屑间质性肺病的外观）、泡沫在肺细胞和上皮细胞中的变化、BOOP、急性机化性间质性肺炎（AFOP）、淋巴细胞性病原化以及无菌性化脓性肿块。嗜酸性粒细胞性肺炎、DAD、DAH 以及肺纤维化是胺碘酮肺毒性的不常见的临床表现，并且泡沫细胞可能伴随这些改变，这取决于胺碘酮停药的间隔时间。因为风险-效益评估不可进行，而活检方法更具侵袭性，并有并发症风险；因而非侵袭性方法值得推荐。因此，因果关系往往是一种推测而非明证。

推荐胺碘酮肺毒性治疗最重要的方面是减少对药物的暴露。如果停用药物不能提示明确的益处就要给予皮质类固醇，它在严重病例中相当有效。考虑到当皮质类固醇逐渐减量时会爆发毒性相关症状，则缓慢减少皮质类固醇剂量是必要的，而且皮质类固醇通常至少给药 6 个月。用皮质类固醇进行长期治疗时，需要患者定期检测可能出现的皮质类固醇诱发的副作用，包括肌萎缩、骨质疏松和机会性感染。

肺浸润和嗜酸性粒细胞增多：嗜酸性粒细胞肺炎

嗜酸性粒细胞肺炎是药物暴露的常见并发症，有超过 80 种不同的药物和物质（包括有滥用可能性的物质）被认为具有潜在的致病性。嗜酸性粒细胞肺炎可以被划分为数个不同临床类型，其特征可能互有重叠：

- 服用甲氨蝶呤或呋喃妥因患者的肺可能表现为轻度到中度的外周血嗜酸性粒细胞增多，但 BALF 或者组织中没有显著或主导性的嗜酸性粒细胞增多。这些病例不能严格达到嗜酸性粒细胞肺炎的定义。
- 嗜酸性粒细胞肺炎（当肺浸润和外周血及 BALF 嗜酸性粒细胞同时存在时）在应用下列药物治疗时是一种选择性的并发症，如 ACEI、抗生素（米诺环素、磺胺类、达托霉素）、抗抑郁药（文拉法辛、舍曲林）以及 NSAIDs。偶发的病例也被报道见于服用博来霉素、可卡因、海洛因、氟达拉滨和白三烯受体拮抗药，但嗜酸性粒细胞肺炎不是这些药物引起肺反应的主要形式。发热和皮疹可以出现在疾病的起始阶段。在胸部 X 线片和 HRCT 扫描中（图 17-3），肺浸润主要在上肺野，而且主要在双肺的胸膜下区域，但

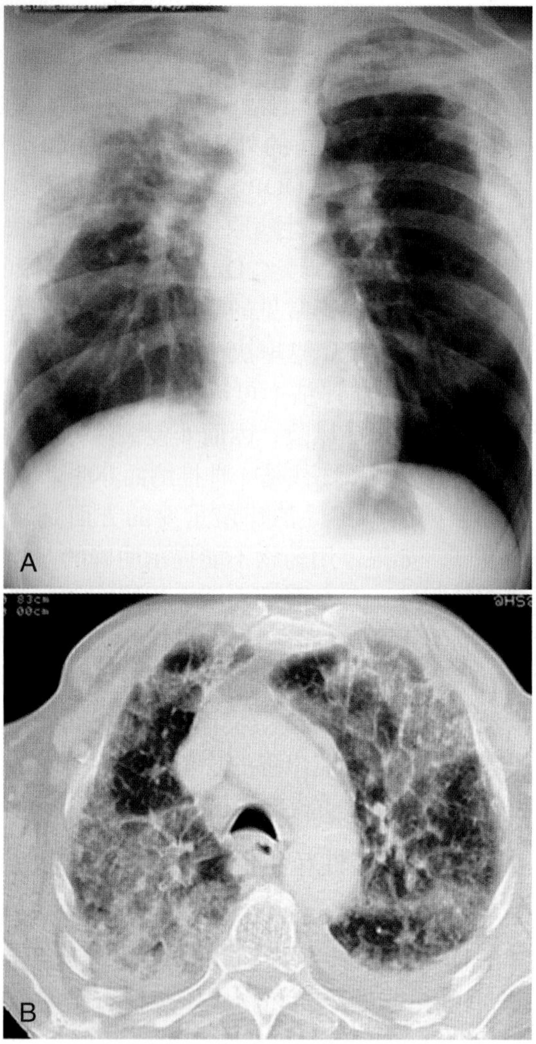

图 17-3 **A**，通过胸部 X 线片可见典型的药物性嗜酸细胞性肺炎阴影（该例由米诺环素所致）位于肺尖部胸膜下，但弥散范围可更大；**B**，高分辨率计算机断层（HRCT）扫描可见肺小叶呈毛玻璃样，可能存在小叶间隔增厚和胸腔积液。见分类图标下的 pneumotox 网站（www.pneumotox.com）中的分类 Ic 项

是这个发现并不是普遍存在。嗜酸性粒细胞肺炎可以是弥漫性的或迁移性的，有时可能难以与其他药物诱发的 ILD 在影像学上区分开来。血嗜酸性粒细胞计数可能是正常的，但 BALF 嗜酸性粒细胞会更特异地提高到总计数的 50% 或更高，从而排除了肺活检的必要。诊断药物诱发的嗜酸性粒细胞肺炎依赖以下情况的并存：暴露于药物、一致的时间关系、一致的影像学表现、药物停用后血液和（或）BALF 细胞计数下降。文献报道所有病例中大约 6% 施行了肺活检，结果包括嗜酸性粒细胞富集的间质性炎症以及在一些病例中血管周围的嗜酸性粒细胞相对增多。偶有患者表现为影像学的重叠特征，即嗜酸性粒细胞和机化性肺炎，伴有迁移斑块和管腔纤维化的组织病理学证据。当嗜酸性粒细胞患者出现肺外症状和体征时，应怀疑 Churg-Strauss 综合征（见下文）。嗜酸性粒细胞肺炎的其他原因和背景包括寄生虫感染必须被排除。如果引起病因的药物被停止，那么这种疾病的结局较佳。皮质类固醇治疗在一些病例中是必要的。再次给药可被安全地用于确定诊断，早期反应的典型结果是数小时内即出现发热和嗜酸性粒细胞增多，这足以明确诊断，但在数天内会出现更全面的征象。

- 急性嗜酸性粒细胞肺炎（AEP）是一种严重的临床表现，表现为发热、咳嗽、呼吸困难、致密肺浸润、血和（或）BALF 嗜酸性粒细胞增多以及需要机械通气的呼吸衰竭。HRCT 会显示散在的或更弥漫的、出现所谓的铺路石样改变的区域，在一些严重的病例中还可见存在实变和支气管空气征的区域。在病程的高峰期可能会出现双侧胸腔积液。极端的 BALF 的嗜酸性粒细胞增多较为常见，但是外周血嗜酸性粒细胞增多并不是在每个病例中都出现。虽然 AEP 可能会暴露于某些药物后出现，但不是所有的 AEP 病例都是药物相关的，因为再次给这种药不能导致每一位患者再次发病。导致 AFP 的药物和化学物质与造成嗜酸性粒细胞肺炎的药物有所交叉，包括氯喹、达托霉素、米诺环素、二甲胺四环素、文拉法辛、L- 色氨酸（一种现已被召回的膳食补充剂）、可卡因、海洛因、印度大麻和烟草（最近开始吸烟）。药物诱发的 AEP 可能代表着嗜酸性粒细胞肺炎的最严重程度，需要尽早停药并进行皮质类固醇治疗。
- 暴露于米诺环素、别嘌醇、美西律、三环类抗抑郁药、抗惊厥药、布洛芬以及一些其他药物可能诱发一个以显著的和广泛的皮疹、咽炎以及累及肝、肾、心脏和中枢神经系统为特征的全身多系统反应；在 15% ～ 20% 的患者中，肺浸润和嗜酸性粒细胞肺炎也是存在的。该综合征被称为 DRESS（药物疹、嗜酸性粒细胞增多以及全身症状）或抗惊厥综合征（因为病例可能伴随卡马西平、镇静安眠药、苯妥英钠或拉莫三嗪的使用而出现）。DRESS 可能发生在 1/1000 ～ 1/10 000 接受这些药物的患者中。尽管早期识别是有必要的，但 DRESS 似乎很少被认识到，并且就诊时间的延迟常常被描述为“太长”。人类疱疹病毒 6 型或 7 型（HHV6、HHV7）或者 EB 病毒感染的再活化可能可以通过针对扩大疱疹病毒序列的 CD8$^+$T 淋巴细胞池来发挥致病作用。应停药并进行皮质类固醇治疗。尽管结局被认为较佳，但心肌受累可能会对预后产生不利影响。

- 还有一些患者，大部分是哮喘患者，在药物治疗期间会出现 Churg-Strauss 综合征。大部分病例（超过 90%）的发生与白三烯受体拮抗药（LTRA）相关，少数与其他一些药物相关。最近的病例报道已经描述了变应性肉芽肿性血管炎（Churg-Strauss 综合征）的发生与奥马珠单抗的治疗有关。应用 LTRA 时，一些 Churg-Strauss 综合征在其他抗哮喘药物减量后出现，提示这种疾病被抗哮喘药物中非白三烯类所抑制，在其减量到可被忽略之前，症状常常被抑制。然而，当前的观点支持白三烯受体拮抗药应用和综合征的发生之间存在独立的有统计学意义的因果关系。

含肉芽肿成分的浸润性肺疾病

可导致肉芽肿性 ILD 的药物包括 BCG 治疗、干扰素 a 或 β、甲氨蝶呤、雷帕霉素和依那西普。在影像学研究上，这种疾病表现为弥漫性间质性小结节或线性浸润伴或者不伴肺门或纵隔淋巴结肿大。在一些患者中，在 BALF 中可以见到大量的 CD4$^+$ 或 CD8$^+$淋巴细胞，然而在其他患者中，淋巴细胞数量是正常的。用干扰素或依那西普治疗可能会诱发一个类似于结节病的临床影像学和病理图片，有时有典型的自然发生疾病的胸腔外的和实验室特征。然而不是所有的丙型肝炎中结节病样的疾病都与干扰素有关，因为大约 1/4 患者在诊断的时候并没有给予抗病毒药物。肉芽肿炎症的诊断可以靠经支气管或开胸肺活检确定，虽然肺外部位的活检（皮肤最佳）是非侵袭性确诊的理想方法。肉芽肿在甲氨蝶呤肺毒性中松散形成，与那些在干扰素中见到的截然相反。最近的证据表明，在类风湿关节炎中用抗 TNF 药物治疗，主要是依那西普，可能与淋巴组织细胞肺浸润和在微生物培养和特殊染色上显示阴性结果的非坏死性肉芽肿的发生相关。某种尚未鉴定出的微生物的迟钝应答、类风湿肺结节的顿挫型以及依那西普引起的原发肺反应均是可能原因。在一个正在用抗 TNF 药物治疗的患者中发现肺肉芽肿病变，应用痰染色和培养及干扰素 γ 释放试验以排除肺结核是至关重要的，尽管治疗前检查结果评估潜在的肺结核是阴性的也应这么做，因为使用抗 TNF 药物容易发生这种并发症。接受抗 TNF 治疗的患者测试抗核抗体和抗 dsDNA 抗体也是很重要的，因为药物诱发的红斑狼疮似乎是抗 TNF 药物治疗的常见并发症，一些用抗 TNF 药物治疗的患者同时发生肉瘤样反应和药物相关性狼疮。停用药物并进行激素治疗在几乎所有病例中都和症状改善相关。在已经发表的报道中，由 BCG 治疗引起的有症状的肉芽肿性 ILD 患者预防性地接受了抗结核药物。

机化性肺炎

机化性肺炎或 BOOP（见 Pneumotox 网站上的分类 Id）是一类对一些感染和肺感染损害包括吸入性损伤、误吸、药物和放疗有各自特点的但并非特异性的肺反应。BOOP 也可以在接受造血干细胞的移植患者和系统性疾病比如类风湿关节炎、红斑狼疮、炎性肌病、颞动脉炎和溃疡性结肠炎的患者中发生。BOOP 也可以不明原因地发生于没有暴露于药物的患者。因此，潜在原因或 BOOP 的临床背景的多样性造成很难对 BOOP 病例的药物因果关系进行评估。有合理的证据表明胺碘酮、博来霉素、β-受体阻滞药、干扰素 α 或 β、呋喃妥因、利妥昔单抗、他汀类药物、曲妥珠单抗和乳腺放疗可能导致 BOOP。不管这些刺激药物的性质为何，临床表现均包括发热、呼吸困难、爆裂音，有时候胸痛。影像学研究显示局灶区域肺泡实变，连续胸部 X 线片显示其可以迁移、漫游或漂浮（图 17-4）。少见的临床表现包括肺结节或包块，包括空气支气管气相或弥漫性阴影和急性呼吸衰竭。在病理组织学检查（尽管肺活检在典型病例中很少进行）中，可以见到新生结缔组织的芽孢填充于末梢的空腔并发生实变，而且广泛、染色鲜艳的间质性炎症也很典型。

通常来说，BOOP 对停药和皮质类固醇治疗反应良好。和特发性的 BOOP 不同，药物相关的 BOOP 可能复发，因为如果元凶药物不恰当地继续使用，则需要更高剂量的皮质类固醇才能控制病情——这是一个诊断药物诱发性 BOOP 的线索。他汀类诱发的 BOOP 可能与肌痛和伴随的肌酸激酶水平增高有关，提示他汀类肌病。在个案报道中，一些患者出现多肌炎影像学改变，被认为是应用他汀类触发的。在一些病例中，最近认识到的 AFOP 形式被认为可能是胺碘酮或他汀类的肺部不良反应。AFOP 共享 BOOP 和 DAD 的病理学特征，以影像学研究的弥漫性阴影和 ALI 的气体交换异常为特征。

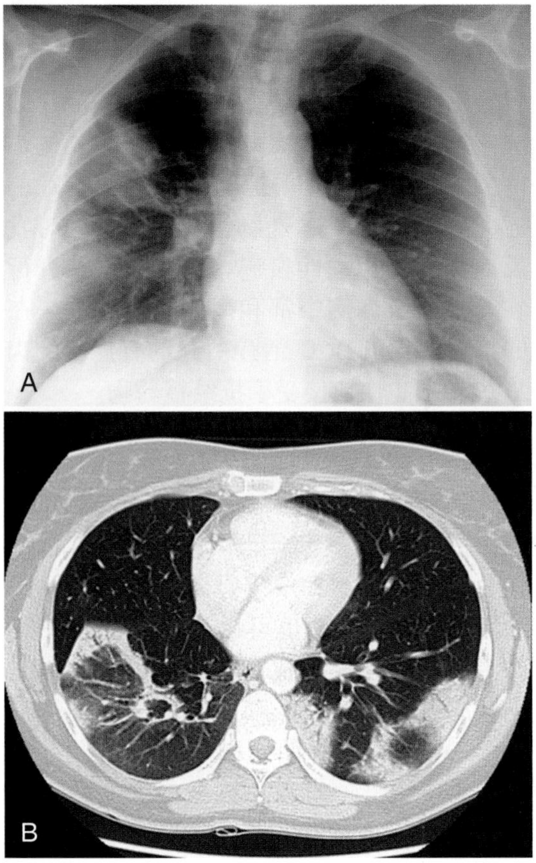

图 17-4 很可能是在他汀类药物治疗期间出现的机化性肺炎。**A** 和 **B**，系列胸部 X 线片显示肺泡实变区和支气管充气征区在肺内从一处"漂移"至另一处，直至完全撤药。见 Pneumotox 网站（www.pneumotox.com）中的分类 Id 项。重度闭塞性细支气管炎伴机化性肺炎（BOOP）可能与急性纤维素性机化性肺炎（AFOP）重叠

AFOP 在患者中的结局明显和 BOOP 不一样。一些根据组织病理学检查确诊的 BOOP 或 AFOP 病例可能处于 ALI 和 DAD 的消退阶段（见下文）。

急性肺水肿

急性肺水肿可能会伴随有意或意外摄取大量的几种药物而出现，并且是药物过量的一种非特异效应。真性药物诱发性非心源性肺水肿（NCPE）定义为在具有正常的毛细血管楔压的患者或正在接受正常剂量的药物治疗却缺乏心脏超声影像学的改变患者中，同时出现突发或速发的双侧浸润和严重的低氧血症，并且排除了其他原因导致的 NCPE。在暴露于药物后突然发生的体征和症状以及停用药物后症状体征迅速消失是这种疾病的特征，与 ILD 相反，后者表现的是更迁延的病程。组织病理学的确诊很少应用到，所以很多病例是疑诊而不是确诊。在经过阿糖胞苷、甲氨蝶呤、吉西他滨或海洛因治疗后的严重的、证据充分的、做了尸检的病例中，发现肺泡腔内充满了非细胞成分的蛋白液或纤维蛋白，或者有广泛分布的 DAD（一种有重叠特征的疾病）透明膜，这取决于诊断的时间。间质炎症是不明显的或者轻度的。小叶间隔可能被液体明显扩大（图 17-5）。

NCPE 的机制包括内皮细胞完整性丢失以及随后发生的血管外血浆渗漏，这由水肿液蛋白对血浆蛋白的比例升高得到确定。临床上，NCPE 以呼吸困难和肺实变为征兆，有时在口服、肠外的或局部应用相应药物不到 1 min 内发生，比如肾上腺素、全反式维甲酸（ATRA）、三氧化二砷（As_2O_3）、阿司匹林、氢氯噻嗪、IL-2、苯甲唑啉、麻醉药、丙泊酚、保胎药、抗肿瘤化疗药（吉西他滨、甲氨蝶呤或紫杉醇）、血液和血液制品（和在输血相关急性肺损伤中一样）或放射性对照媒介物。在一些严重的 NCPE 病例中，特别是在滥用药物者中，在患者口腔或者呼吸机管道可观察到团状粉红色泡沫痰。影像学研究揭示急性起病的弥漫性阴影或毛玻璃影伴有膈膜增厚和胸膜渗出。一般情况下，没有心脏扩大或蒂部增大。值得注意的症状和体征包括低血压

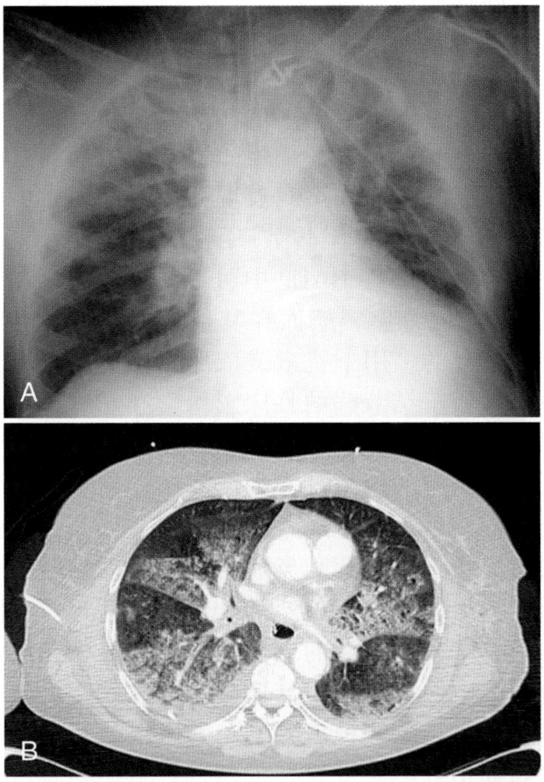

图 17-5 给予治疗恶性实体瘤的化疗药物后的急性非心源性肺水肿（NCPE）。A 和 B，影像可见重力性肺泡阴影、磨玻璃影、小叶间隔增厚、实变区和中度胸腔积液。药物性 NCPE 通常在给予化疗药物或非化疗药物后不久出现，或在输血相关急性肺损伤（TRALI）以后出现。在急性呼吸衰竭患者中须行机械通气。通过闭塞气道剧烈吸气可能会引起气压伤并诱发负压性肺水肿。见 Pneumotox 网站（www.pneumotox.com）中的分类Ⅱ项

伴随肺浸润发生，提示血管外液体丢失。对于有低血压的患者，利尿药有可能更进一步恶化血流动力学，因而是禁忌。肾上腺素诱发的肺水肿可能为血管收缩型，伴有明显的和短暂的高血压及肺水肿的发生。氢氯噻嗪可造成所称的过敏性肺水肿，特征是在仅仅给予一片药之后不久便可出现肺浸润物聚集。在氢氯噻嗪最终被认识到是致病物质之前，可能会无意使用不止一次。水杨酸盐诱发的肺水肿可发生在急性和慢性的阿司匹林使用者中，尤其是在肾功能受损因而血浆药物浓度升高的老年患者中。患者可能表现为发热和意识水平受损，造成难以得到可靠的用药史。阴离子间隙和代谢性酸中毒是水杨酸盐诱发的 NCPE 典型的生物学特征。推荐在入院早期监测血药浓度以明确诊断，30 mg/dl 被认为是阈值，高于该阈值，其不良反应就很有可能发生。治疗水杨酸诱发的肺水肿包括血浆和尿液碱化，而血液透析适用于有肺水肿和其他器官受损的患者。如果迅速停用致病药物和给予适当的包括机械通气在内的支持治疗，结局通常较佳。一些病例会进展为肺功能衰竭或 ARDS。皮质类固醇治疗的效果不清楚，但是这些药物经常经验性地给予。心功能障碍有关的肺水肿在服用阿霉素和曲妥单抗的患者中偶有报道。

弥漫性肺泡损害：化疗肺

DAD 是一种病理学诊断，它在临床上相当于急性间质性肺炎，具有 ALI 或 ARDS 的气体交换特征。这种疾病表现为一种亚急性或急性的临床过程，并且可能伴随化疗药物的治疗而出现，尤其是当这些药物以多药化疗高剂量给予的时候，或者当联合氧疗和放疗时，其中每一个都可能单独造成 DAD。患者在治疗实体瘤和恶性血液病时存在这种疾病的风险，被称为“化疗肺”（见 Pneumotox 网上的分类Ⅱ）。已报道的可造成 DAD 的药物包括抗肿瘤药物（博来霉素、丝裂霉素 C）、烷基化药物（白消安、环磷酰胺、苯丁酸氮芥、美法仑）、抗代谢药（阿糖胞苷、硫唑嘌呤、吉西他滨、氟达他滨、6- 巯基嘌呤、甲氨蝶呤）、亚硝胺类［氯化亚硝脲、环己基氯乙亚硝基脲（CCNU）和新的亚硝基脲］、奥沙利铂、足叶草毒素（依托泊苷）、硼替佐米、多烯紫杉醇、依托泊苷、紫杉醇、厄洛替尼、吉非替尼、西妥昔单抗、伊立替康、GM-CSFs 和一些非化疗药如胺碘酮、卡马西平、依维莫司、阿片类、呋喃妥因、利妥昔单抗、水杨酸类、舍曲林、雷帕霉素、他汀类、噻氯匹定片、血液以及用于输血的血制品。DAD 的特征可能与 NCPE（非心源性水肿）有重叠，都是由于一些患者不恰当地持续暴露于致病药物中而从良性的肺浸润转变而来。DAD 表现为咳嗽、呼吸困难、散在的或弥漫性的阴影、毛玻璃影并可能进展为广泛的实变、肺容积减少和低氧血症。HRCT 影像学显示线性的小叶间和（或）小叶内浑浊，毛玻璃影变薄，并且偶尔出现中等量的双侧胸腔积液。尽管没有研究特别记录 BAL 对确诊药物诱发的 DAD 的作用，一系列报道（纳入了诊断为药物诱发的 DAD 的患者）显示受试者 BAL 标本中性粒细胞计数增加；在严重的病例中，含铁血黄素巨噬细胞和形状不规则的Ⅱ型细胞也可能会出现。监测连续化疗患者在影像学中发生亚临床肺浸润是很关键的，因为这种发现可能提示早期 NCPE 并能反映出在持续暴露于药物时即将发生的 DAD。PFT 也经常连续地出现，当 CO 弥散容积下降超过 30% 或 40% 时，在无症状的患者中也需要警示。确诊性肺活检很少会需要，因为这个过程的损耗率常常被认为不能接受，且相对于其耗损率而言其确诊率也并不高。在组织病理学检查中，取决于疾病的阶段，结果可能包括间质水肿、肺泡纤维蛋白、透明膜、各个阶段缓解中的或机化中的肺泡损害、肺泡细胞的明显增加，它是上皮细胞损伤的标志。尽管 DAD 肯定是肺受累的一种特异性形式，但组织病理学分析不能区分药物诱发的和特发性的 DAD，或者是查明它的原因。DAD 已在造血干细胞移植（HSCT）或实体器官移植后出现感染的情况下被观察到，且伴随早先存在的肺纤维化的恶化；在其中约 1/5 的患者中，没有找到病因。因此，药物因果关系评估是一个困难的任务，除非感染检查的结果是阴性的，或者可见一个直接的药物暴露—症状关联。常常会经验性地给予皮质类固醇，这种方式治疗的结果不可预知。患者在 DAD 治疗的早期可以有一定效果，然而其他患者尽管用大剂量的皮质类固醇仍可能会出现 ARDS 状影像。医源性的 DAD 的总病死率是 45%。

弥漫性肺泡出血

DAH 是指从肺毛细血管弥漫性地和同步性地出血到肺泡腔中造成呼吸短促、低氧血症、贫血和肺浸润积聚的一种病症。在考虑诊断为药物诱发的 DAH 之前，吸入碳氢化合物或可卡因、摄入大隆杀鼠剂或者皮下注射液体硅胶都应该被排除，因为这些物质中的任何一种均可能造成严重的肺出血。意外的或故意的摄取大隆后的出血可能会特别难以治疗，因为这种化合物有一个特别长的半衰期。DAH

气道阻塞导致窒息发作的危险之中。药物诱发的血管神经性水肿的发生率在不断上升，并且ACEI诱发的血管神经性水肿更常见。在美国，研究表明相对于白种人，在美国黑种人或非裔加勒比人中有着不成比例的更高（四倍）的发生率。服用依那普利或赖诺普利后的发生率较服用卡托普利的更高。在黑肤色人群中，血管神经性水肿常常更频繁地发生在治疗的最初几周；而在白种人中，在治疗过程中的数月甚至几年中都可能会发生血管神经性水肿。大约1/4受累患者有发作后自发消失的病史，并且并不知道是药物诱发的。ACEI诱发的血管神经性水肿会出乎意料地发生或在气道操作后发生，它表现为咽喉疼痛、流涎、吞咽困难、皮肤瘙痒等非特异的体征和症状，随之迅速发展为唇部、口底和（或）喉头水肿。

药物诱发的血管神经性水肿可以被划分为1型，水肿局限于面部；2型，累及口底部、舌根部以及悬雍垂；3型，累及口咽部、声门、声门上区域，偶尔累及胸段气管。2型和3型水肿的患者更容易经历呼吸困难和需要进入重症加护病房（ICU），或者需要气管插管。至关重要的是，用纤维支气管镜尽早确定和保证气道的安全，因为如果水肿进展，就会出现气道的完全阻塞。这样一来，识别气道就不可能了，并且需要紧急的气管切开。总的来说，40%的血管神经性水肿的患者需要入住ICU，大约10%需要机械通气。使用支持治疗的话结局会较佳。患者须留院时间平均为2 d，因为曾报道过水肿反弹。有关ACEI血管神经性水肿窒息病例的尸检系列结果指出，对这种情况需要仔细鉴定并加以处理。

过敏反应也可能伴随发生类似的急性上气道阻塞。过敏反应是一种可能紧跟着给药后出现的爆发式反应，尤其是抗生素或显影剂媒质。症状和体征包括喘鸣、支气管痉挛、气道闭塞、痉挛、心血管系统崩溃、休克、意识丧失、癫痫以及肺水肿。尽管在大多数情况下结局较佳，但一小部分受累的患者仍可能死于这种疾病。药物和食品是大部分致死性过敏反应的原因，而麻醉药物和抗生素也构成了致病药物的一大部分。心跳或呼吸停止通常发生在摄取药物后5 min内。哮喘发作和过敏反应并不是在每一例患者中都能获得区分。尽管一部分患者最初能恢复知觉，但缺氧性脑损伤造成的第二次死亡也可能发生。尽管肾上腺素在大部分患者中会使用，但它很少在心跳停止前早期给予。

大气道阻塞的不太常见的原因包括在长期口服抗凝药物的患者中出现的喉头血肿和气管周围出血。

急性支气管痉挛

支气管痉挛可能会紧随着口服或注射药物的使用而发生，包括乙酰水杨酸、β-受体阻滞药、镇痛药、NSAIDs、抗生素以及心血管药物，占3/4的病例；包括皮质类固醇类在内的其他各种药物占剩下的部分。10%～15%需要入住ICU的急性哮喘病例可能继发于药物。哮喘、特应性变态反应和药物过敏史是危险因素。使用吸入类药物时的含药气流可能会造成支气管痉挛。

尽管急性支气管痉挛可能会在没有前期哮喘的个体中以无预兆体征或症状的方式发生，但大部分时间它发生于有哮喘和（或）慢性阻塞性肺疾病基础的患者。大部分上述药物应忌用或应该慎用于有哮喘或者慢性阻塞性肺疾病（COPD）的患者，尽管新型选择性β-受体阻滞药在确诊的COPD患者中可能有良好的风险–效益比率。

对阿司匹林的敏感性和对NSAIDs的不耐受性通常不是获得性而是先天性的，此类患者可能会出现维达尔或Samter三联征，即顽固性的鼻窦炎或鼻息肉和间歇性水样涕、难治性哮喘以及对NSAIDs的不耐受，包括阿司匹林。鼻部症状和严重的支气管痉挛会在不慎接触一种NSAID后的几分钟到几个小时内突然发生。尽管避免接触任何一种NSAID（包括阿司匹林）是值得推荐的，但增加剂量的脱敏治疗已经成功应用于需要用这些药物治疗的患者。持续的暴露是为维持耐受状态所必需的，否则，药物过敏反应将会在数日内反复。脱敏治疗也可以应用于有抗生素过敏的患者。

β-受体阻滞药引起的支气管痉挛可能是灾难性的并且难以治疗，因为β-受体阻滞药会造成患者对用于逆转支气管痉挛的β-受体激动药应答迟钝。

皮肤瘙痒症和支气管痉挛的过敏反应可能会发生在接受长春碱类、紫杉醇或新的生物制剂利妥昔单抗、英利息单抗、依那西普和西妥昔单抗药物治疗的患者中。在大多数病例中，这种反应可以通过降低灌注速度和对患者预先使用抗组胺药物和皮质醇药物来消除或减轻。

在最近一段时间，吸入或吹入海洛因已经被认识到是一种需要紧急气管插管的急性支气管痉挛的病因。对急性哮喘发作成年患者进行评估时，鉴定该病因的可能性已成为当前的医疗规范，即在入院时使用尿液药物筛检来识别出患者是否为可卡因和海洛因使用者。

孤立性咳嗽

ACE 抑制药（ACEI）可能在高达 30% 的服用 ACEI 的患者中造成一种慢性恼人的咳嗽。发病率在亚洲血统患者中更高。这种咳嗽的发生没有确切的原因，并且在女性中较男性中更易发生，通常在治疗 1 ～ 2 个月后出现但偶尔会更晚一些。所有的 ACEI 均可能会诱发慢性咳嗽，但是发病率在不同的 ACEI 中不同。直接的血管紧张素Ⅱ受体拮抗药似乎较少会诱发咳嗽。已患哮喘的患者发生咳嗽的风险并没有增加，并且据报道，ACEI 咳嗽和 ACEI 血管神经性水肿并没有相关性。重要的是，仔细的肺部评估是必要的，因为在使用 ACEI 治疗过程中发生的咳嗽可能提示存在肺癌或其他胸膜疾病。

ACEI 咳嗽的确切原因尚不清楚，但可能涉及缓激肽分解代谢途径。停用药物后会在数日或数周内改善，但接下来再次接受这种药物或其他 ACEI 治疗时会复发，甚至在罕见情况下接触血管紧张素Ⅱ拮抗药时也会复发。这种咳嗽尚缺乏有效的治疗方法。

麻醉药物比如丙泊酚、芬太尼和异氟烷可在围术期的诱导麻醉期间诱发激烈的咳嗽。

使用甲氨蝶呤长期治疗的过程中可能会发生孤立性咳嗽，但不一定是甲氨蝶呤肺炎的前兆。BALF 显示中度的淋巴细胞增加。尽管继续使用这种药物治疗，这种咳嗽也可能会减轻。

间接证据提示干扰素、帕罗西汀、雷帕霉素和托吡酯会造成慢性咳嗽。通常来说，对任何一个在用药期间主诉慢性咳嗽并且不能用其他原因进行解释的患者，需要进行药物休假。

闭塞性细支气管炎

迅速发生的闭塞性细支气管炎是用金制剂或青霉胺对风湿性关节炎患者进行治疗的罕见并发症，这种联系的证据并不充分，因为闭塞性细支气管炎是风湿性关节炎的一种公认的并发症。随着更多有效药物的出现，这些药物已经不再是首选。

这种疾病已经在接受骨髓移植或干细胞移植的患者中有报道，在他们和接受肺移植的患者中可能是一种移植物抗宿主反应。

闭塞性细支气管炎的患者会经历进行性的呼吸困难和咳嗽。体格检查的结果可能正常，也可能在听诊时于肺底位置听到过度充气导致的尖锐短促的鸣声。胸部 X 线片可能会显示过度充气，而呼气相 HRCT 扫描可能显示马赛克式图像，原因很可能是广泛性空气潴留。组织病理学检查会显示存在亚急性或慢性细支气管炎和（或）纤维闭塞性细支气管炎。

胸膜受累形式

医源性胸膜受累可能有以下形式：单侧（不倾向于任何一侧）或双侧、亚急性或慢性、自由流动的淋巴结富集型或嗜曙红细胞型渗出物（由丹曲林、麦角类药物、肼屈嗪或冠状动脉旁路移植术引起）、浆膜炎伴胸膜心包炎性渗液或收缩（由丹曲林、达沙替尼、麦角类药物或可诱发狼疮综合征的药物引起）、胸膜出血（由口服用抗凝药、肝素、抗血小板或阿替普酶引起）、气胸（见于因肺转移瘤而接受化疗或 mTOR 抑制药的患者）、乳糜性渗液（由达沙替尼引起）、胸膜增厚（由麦角类药物引起）或剂型胸痛（由博来霉素或甲氨蝶呤引起或伴药物诱发性狼疮）（图 17-6）。停药之后渗液一般便会停止。临床上，胸膜疾病单独出现，伴随心包受累或全身症

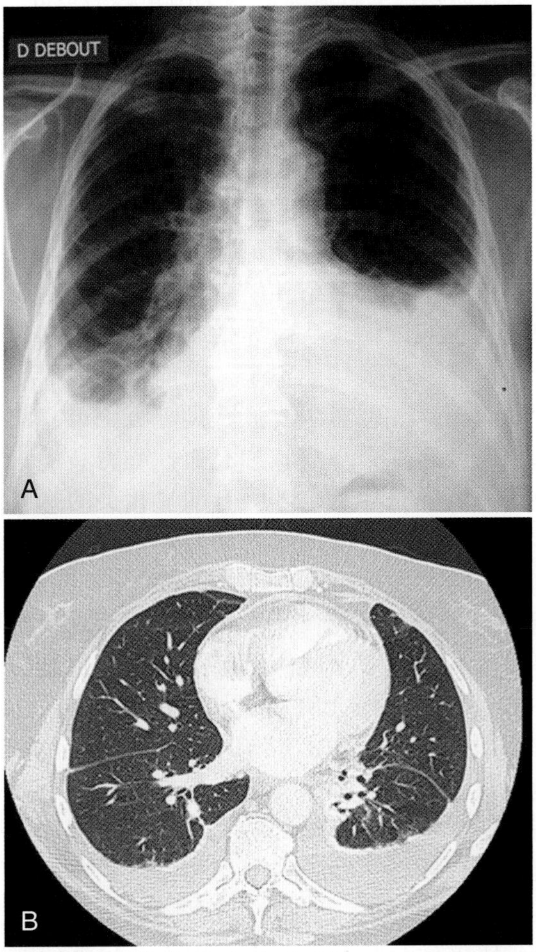

图 17-6　胸部 X 线片（**A**）和（或）HRCT（**B**）显示嗜酸性粒细胞性或淋巴细胞性胸腔积液。可自由流动的积液通常为渗出液，麦角类、丹曲林或达沙替尼治疗期间以及胸部放疗后可能会出现胸膜增厚。在少数情况下，胸腔积液和胸痛为药源性狼疮的表现，诊断依据是暴露于相符的狼疮诱导剂（包括抗 TNF 剂）的患者体内存在循环抗核抗体和（或）抗 DNA 抗体。见 Pneumotox 网站（www.pneumotox.com）中的分类 V 项

状且抗核抗体试验阳性，第二种情况则提示药物诱发性狼疮。抗 TNF 药物有较高的可能性会引起抗 ds-DNA 抗体的出现，类似于自然出现的狼疮发病时的情况。患者可能会无症状或出现呼吸困难、肺功能受限、胸痛、对侧肺压缩、呼吸窘迫、贫血、心包压塞或心包收缩。如果患者出现大量渗液，尤其是双侧或血性渗液或伴张力性气胸时，需要尽快进行医疗干预。

在胺碘酮、甲氨蝶呤和呋喃妥因诱发性肺炎的鼎盛阶段，分别有高达 30%、10% 或 16% 的患者可能会出现浆液性胸腔积液或相对少见的血清血液性胸腔积液。胸腔积液可能是白介素 -2、GM-CSF、胞嘧啶、阿糖胞苷、达沙替尼、吉西他滨、ATRA、格列酮类、促性腺素类或伊马替尼治疗期间液体潴留、毛细血管泄露、渗透性过高的结果。相比之下，胸腔积液在药物诱发性肺水肿患者中却较为罕见。

伊马替尼和达沙替尼这两种新型口服用多靶点酪氨酸激酶抑制药可在高达 1/3 的服用此药的白血病患者中产生富淋巴细胞的胸腔积液，而使用达沙替尼患者的积液呈乳糜性。乳糜胸是一种罕见的放射治疗和冠状动脉旁路移植手术的医源性并发症。

使用麦角类药物长期治疗（如溴隐亭、卡麦角林、麦角胺、美西麦角、尼麦角林）可并发双侧胸腔积液且积液浓稠，从而导致所谓的纤维胸、肺明显受限及慢性呼吸功能不全。早前接触石棉则是另一种危险因素。患者主要症状是呼吸困难、胸痛或胸闷，或者出现全身症状和充血性心力衰竭。听诊呼吸音低沉同时伴有与呼吸音明显相关的胸膜摩擦音，响声被精通航海的患者比作船索在船舷上缘滑动时发出的声音。麦角类药物隐袭地引起胸膜病变，可能需要好几个月。胸部 X 线片表现为弥漫性胸膜增厚、区域性肺皱褶或圆形肺不张以及包裹性或游离性胸腔积液，但无胸膜斑块。这些变化在 HRCT 上看得最为清晰，HRCT 同时可以提供心包增厚或心包积液的证据。呼吸受限、低氧血症和有时发生的高碳酸血症被看作是肺的生理异常的指标。ANA 分析结果为阴性。药物戒断后胸膜改变会发生缓慢和不易察觉的消退，但最终残存胸膜增厚和肺功能受限。建议行心脏彩超检查，因为麦角类药物可能导致心脏瓣膜病。

肺血管病

肺血管病是一种证据充分的由不同种类药物引起的不良反应。前文所述 DAD 和硅酮栓塞综合征也包括在此列。

一些药物与静脉血栓栓塞及肺栓塞风险发生特异性升高有关，其中，重要的例子有沙利度胺、静脉注射免疫球蛋白类药物 GM-CSF 和抗精神病药物。

几种苯丙胺类食欲抑制药（阿米雷司、苯氟雷司、芬氟拉明、右芬氟拉明）可产生肺动脉高压，而这也是为什么这些药物在过去被召回的一个原因。这些药物同时也可诱发心脏瓣膜病。苯丙胺类违禁药物滥用时也可导致肺动脉高压。

重度肺动脉高压（通常呈渐进性发展）被公认是静脉注射压碎药片滥用者的并发症。影像学检查可出现结节浸润影。肺组织检查可表现为肺小动脉周围的异物反应，药物添加剂例如滑石粉、玉蜀黍淀粉、微晶纤维素和交聚维酮可以在肉芽肿内采用偏振光和适当染色法辨别。

碘化油丙烯酸酯用于治疗脑动静脉瘘可能会溢出，结果会进入远端的肺循环，引起胸痛和胸部 X 线片的一过性高密度影。同样，在椎体成形术中使用的甲基丙烯酸甲酯接合剂也可进入肺循环，这些不透 X 线的结合剂会形成微小或大块肺栓塞，这在对比平扫计算机断层扫描（CT）上可得到清楚显示。

肺静脉闭塞性疾病以肺小静脉闭塞为特征，导致肺间质混浊、临床症状不明显的出血和肺动脉高压。通常表现为起病隐袭的明显呼吸困难。胸部 X 线检查在没有左心室增大情况下可显示克氏 B 线。静脉闭塞病已报道可发生在恶性淋巴瘤或实体肿瘤采用细胞毒性药物化疗或放射治疗后，或在骨髓、干细胞或脐带血移植后。但提示这种因果关系的证据尚不充分。

纵隔受累形式

长期应用糖皮质激素治疗可导致纵隔脂肪增多症——大多数患者在放射摄影检查中很少见到，在少数病例中，是出现咳嗽和纵隔出血的原因。

因服用干扰素类药物、依那西普，英夫利昔单抗所致药源性肉芽肿病患者，或 DRESS 或抗惊厥药综合征样患者，也可能出现纵隔淋巴结肿大。

口服抗凝血药有时可能引起纵隔血肿，这可压迫气管并引起呼吸窘迫。

药物和肠内营养剂在食道可能会变干，导致胃石形成。胃石可向前突出，造成气管狭窄及呼吸不适。食管镜分段检查与冷凝材料洗胃可以纠正这个问题。

高铁血红蛋白血症

氧化剂、氨苯砜、苯佐卡因、吸入用 popper（亚硝酸烷基酯的娱乐性使用）、硝酸盐和一氧化氮可将血红蛋白从正常的亚铁结构（Fe^{2+}）转变成氧化铁（Fe^{3+}）状态。高铁血红蛋白是一种较弱的氧载体，并且其介于浅蓝色与巧克力褐色之间的颜色使皮肤呈现一种暗蓝灰色、发绀样外观，同时还受脉冲血氧测定法的干扰，除非这种血氧计具有四波长发射功能。新生儿还原酶系统不成熟，因而具有患此病的风险。高铁血红蛋白血症患者可表现为呼吸困难、氧抵抗性发绀和正常的氧分压。脉冲血氧测定法给出了 60% ～ 80% 的氧饱和度值。动脉血氧含量的测量常低于正常。诊断须由高铁血红蛋白的实际测量值来证实，正常水平小于 1% ～ 2%，大于 50% 时有生命危险，可以出现危及生命的神经病症状和肺水肿。需要进行氧疗。亚甲蓝是首选治疗药物，停药不足以纠正该问题。

争议和缺陷

任何患者出现新的无法用其他原因解释的呼吸道症状和体征时，都必须确定其出现药物反应（无论用药途径为何）的可能性。早期识别、谨慎排除感染因素以及停药极为重要，甚至可以挽救生命。

虽然少数药物与特征性反应相关，但大多数引起的是非特异性改变。诊断的线索是将这种变化与服用、减少或撤销这种药物关联起来。如有药物滥用的情况，则必须仔细检测所滥用药物的使用情况。

药源性呼吸系统疾病的诊断往往是可疑或可能的，而不是明确的或能够证明的。甚至肺活检也能无法解释这种问题，且诊断输入和（或）排除其他病因引起的风险与效益分析往往不可用。激发试验虽然可对因果关系提供强有力的证据，但如果后面又复发，则非常危险。然而，可以通过逐渐小幅增加这类药物（如抗生素或非类固醇类药物）的剂量进行再激发，从而诱导具有过敏反应患者出现耐受状态。

药源性疾病可能与特发性自身免疫性疾病的肺内或肺外特征相似，如狼疮综合征、ANCA 相关的血管炎、Churg-Strauss 综合征、抗肾小球基底膜相关性疾病和肌炎。此时，对抗甲状腺药物、他汀类药物和抗肿瘤坏死因子抗体治疗的研究正在进行。对接受这些药物治疗的患者进行自身抗体（可能高滴定度相当高）的检测非常重要，并要找出药物停用与症状和体征、影像学异常和自身抗体的消除之间的关联。

对具有全身疾病的患者使用能累及肺的新型生物制剂进行治疗时，这些制剂可能与肺损伤产生时间联系，但这种肺损伤却难以与疾病相关的基础肺部病变的影响相分开。此外，抗 TNF 阻断药会增加感染的可能性，排除机会性感染非常重要。迄今尚不清楚的是生物制剂是造成了肺疾病的急性进展还是加重了最初由基础系统性疾病对肺的累及。

BAL 是一项功能强大的用于筛除感染的检测。支气管肺泡灌洗液内发现丰富的淋巴细胞或嗜酸性粒细胞支持，但不能证实是药源性病因。泡沫状巨噬细胞意味着是胺碘酮相关肺毒性的诊断。肺活检相对于更保守的方法在药物毒性诊断方面的价值尚未确立。胺碘酮肺毒性在某种程度上可能与心肌间质肺水肿有关，这两个疾病必须使用 NT- pro -BNP 和利尿测量进行区分。

在胺碘酮、DMARD 或化疗方案开始治疗之前均需要对呼吸生理和基线胸部 X 线片（用以比较任何一种进一步的改变）进行评估，特别是那些接受博莱霉素的患者。对暴露于胺碘酮或接受博莱霉素治疗的患者，须做连续随访（胸部 X 线片检查）。接受博莱霉素治疗的患者采用一系列呼吸生理测试，尽管一氧化碳弥散量的下降并非在所有患者都与毒性等同。

推荐以下降低风险的策略：

- 保持对药源性呼吸系统疾病各方面的认识。
- 使用所推荐的药物剂量。
- 如果存在肾衰竭，请调整剂量。
- 如有需要，请查询 Pneumotox 网站。
- 找出药物暴露与体征及症状的出现及性质之间的关联。
- 停用可疑药物，并换用另一种活性药物。
- 小剂量使用皮质类固醇，缓慢地逐渐减量。

几乎不需要采用皮质类固醇进行预防性治疗。

致谢

谨以此章纪念 Dorothy A. White 博士。

推荐读物

Afessa B, Abdulai RM, Kremers WK, et al: Risk factors and outcome of pulmonary complications after autologous hematopoietic stem cell transplant (HSCT), *Chest* 141:442–450, 2012.

Barclay JA, Ziemba SE, Ibrahim RB: Dapsone-induced methemoglobinemia: a primer for clinicians, *Ann Pharmacother* 49:1103–1115, 2011.

Beasley MB: The pathologist's approach to acute lung injury, *Arch Pathol Lab Med* 134:719–727, 2010.

Briasoulis E, Pavlidis N: Noncardiogenic pulmonary edema: an unusual and serious complication of anticancer therapy, *Oncologist* 6:153–161, 2001.

Camus P, Colby TV, Rosenow EC: Amiodarone pulmonary toxicity. In Camus P, Rosenow EC, editors: *Drug-induced and iatrogenic lung disease*, London, 2010, Oxford University Press, Chapter 23.

Camus P, Rosenow EC, editors: *Drug-induced and iatrogenic lung disease*, London, 2010, Hodder Arnold, p 344.

Erasmus JJ, McAdams HP, Rossi SE: High-resolution CT of drug-induced lung disease, *Radiol Clin North Am* 40:61–72, 2002.

Foucher P, Camus P, GEPPI (Groupe d'Etudes de la Pathologie Pulmonaire Iatrogène): Pneumotox Online: *The drug-induced lung diseases*, 1997 (website): http://www.pneumotox.com (last update May 28, 2011); accessed on June 20, 2011.

Goldblatt M, Huggins JT, Doelken P, et al: Dasatinib-induced pleural effusions: a lymphatic network disorder? *Am J Med Sci* 338:414–417, 2009.

Hagan IG, Burney K: Radiology of recreational drug abuse, *Radiographics* 27:919–940, 2007.

Hamblin MJ, Horton MR: Rheumatoid arthritis-associated interstitial lung disease: diagnostic dilemma, *Pulm Med* 2011:1–12, 2011.

Khasnis AA, Calabrese LH: Tumor necrosis factor inhibitors and lung disease: a paradox of efficacy and risk, *Semin Arthritis Rheum* 40:147–163, 2010.

Lara AR, Schwarz MI: Diffuse alveolar hemorrhage, *Chest* 137:1164–1171, 2010.

Larici AR, Del Ciello A, Maggi F, et al: Lung abnormalities at multimodality imaging after radiation therapy for non-small cell lung cancer, *Radiographics* 31:771–789, 2011.

Larsen BT, Vaszar LT, Colby TV, et al: Lymphoid hyperplasia and eosinophilic pneumonia as histologic manifestations of amiodarone-induced lung toxicity, *Am J Surg Pathol* 2012 Feb 2. [Epub ahead of print.]

Ledingham J, Wilkinson C, Deighton C: British Thoracic Society (BTS) recommendations for assessing risk and managing tuberculosis in patients due to start anti-TNF-α treatments, *Rheumatology (Oxford)* 44:1205–1206, 2005.

Leslie KO: My approach to interstitial lung disease using clinical, radiological and histopathological patterns, *J Clin Pathol* 62:387–401, 2009.

Levine M, Brooks DE, Truitt CA, et al: Toxicology in the ICU: part 1: general overview and approach to treatment, *Chest* 140:795–806, 2011.

Popovsky MA: Pulmonary consequences of transfusion: TRALI and TACO, *Transf Apheresis Sci* 34:243–244, 2006.

Restrepo CS, Carrillo JA, Martinez S, et al: Pulmonary complications from cocaine and cocaine-based substances: imaging manifestations, *Radiographics* 27:941–956, 2007.

Rossi SE, Erasmus JJ, McAdams P, et al: Pulmonary drug toxicity: radiologic and pathologic manifestations, *Radiographics* 5:1245–1259, 2000.

Ruangchira-Urai R, Colby TV, Klein J, et al: Nodular amiodarone lung disease, *Am J Surg Pathol* 32:1654–1660, 2008.

Vahid B, Marik PE: Pulmonary complications of novel antineoplastic agents for solid tumors, *Chest* 133:528–538, 2008.

Wu R, Li R: Propylthiouracil-induced autoimmune syndromes: 11 case report, *Rheumatol Int* 2010 Dec 7. [Epub ahead of print]

Yousem SA, Dacic S: Pulmonary lymphohistiocytic reactions temporally related to etanercept therapy, *Mod Pathol* 18:651–655, 2005.

第四部分　呼吸系统症状入门

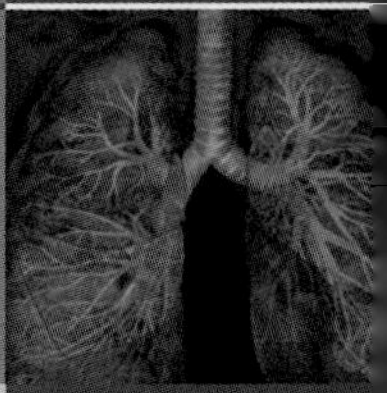

第 18 章　咳　嗽

Surinder S. Birring · Ian D. Pavord　著

（张宏美　鄚孟洁　邱　晨　译）

健康者和患者的咳嗽

咳嗽是一种重要的防御机制，可清除气道分泌物，避免异物和刺激物进入下呼吸道。咳嗽是健康人皆有的一种体验，也是大部分呼吸系统疾病和一些非呼吸系统疾病的非特异性就诊症状。急性咳嗽是全科医生遇到的患者人群中最常见的就诊症状之一。在大多数情况下，咳嗽由病毒性和细菌性上呼吸道感染所致，具有自限性，不需要进一步的评估，但是也有一小部分患者有持续性咳嗽，需要到专科医生处就诊。

咳嗽时间超过 8 周时被人为地定义为慢性咳嗽。慢性咳嗽影响 3% ～ 10% 的一般人群，占呼吸门诊就诊量的 10% ～ 20%。有明显咳痰（即每天咳痰超过一大汤匙）的慢性咳嗽可能是肺部疾病（如慢性支气管炎或者支气管扩张）所致。慢性干咳或者痰量很少的咳嗽可能与肺外因素有关；咳嗽可能是由于咳嗽反射敏感性异常增高所致，后者是由于气道局部炎症作用于感觉神经末梢或气道神经的先天性异常所致。大部分患者诉喉部感觉异常，例如喉部发痒（喉部感觉异常）。慢性咳嗽常被认为是一种微不足道的症状，但也可以是一个足以致残的问题。它降低患者的生活质量，并与很多让人困扰的症状相关，例如肌肉骨骼性胸痛、晕厥、（尿）失禁、睡眠紊乱以及社交障碍。

成功治疗的关键是明确诊断并给予患者足够长时间的有效治疗，在一个较为生理性的水平来重新设定咳嗽受体的活性。其重要不足包括不典型表现、存在多种疾病及未充分治疗基础病。更多的困难来自于这些事实：慢性咳嗽特异性治疗的有效性依据在很大程度上是基于专家意见或非对照性研究，而缺少来指导临床医生且结果经过充分验证的随机对照研究。然而，一种建立于所谓解剖诊断策略的系统性研究法似乎成功。该方法关注迷走传入神经的解剖学分布区中的疾病过程，并且已有不同的研究报道，即使是在三级转诊人群中，其治疗成功率也很高。慢性咳嗽患者若无其他呼吸道症状或体征，肺功能和胸部 X 线片正常，则基本可认为其症状是由于哮喘、嗜酸性粒细胞性支气管炎、胃食管反流或鼻炎所致，或以上原因综合所致。这些疾病临床上多数可以被识别，常无须行昂贵或有创性检查即可成功诊治。

本章着重讨论单纯性慢性咳嗽，因其为一种常见症状，故在本书其他章节未予讨论。另外，对初级和中级的保健医生来说，单纯性慢性咳嗽经常难以诊断。这种咳嗽被认为与咳嗽反射的原发性异常相关，可导致机体对已知的咳嗽刺激的反应性增高。

咳嗽反射

咳嗽是当传入神经受体受吸入性、呼出性或内源性物质刺激时发生的一种反射。激发咳嗽最敏感部位是喉、气管隆凸和支气管分叉点。咳嗽受体也存在于肺外结构，包括食管、膈和胃。在喉部、气管支气管树广泛分布一大类快速适应性刺激受体（rapidly adapting irritant receptors，RARs），该受体能被众多的刺激所激活，这些刺激包括香烟烟雾、氨气、乙醚蒸汽、酸性和碱性溶液、低渗和高渗的盐水，以及直接接触、黏液或灰尘所致的机械刺激；所有这些刺激均可引起咳嗽。另一个密切相关的纤维是慢适应牵张受体（slowly adapting stretch receptor，SAR）。当肺膨胀到足够水平时，SARs 中止吸气，始动呼气。SARs 还可能影响咳嗽。C 纤维受体有纤细的、无髓鞘的迷走神经，可传入纤维，分布在喉、支气管和肺泡壁。C 纤维感受器对机械性刺激和肺膨胀相对不敏感，但对化学刺激如缓激肽、辣椒素、前列腺素和酸性物质十分敏感。引起人类咳嗽的刺激如辣椒素、缓激肽和柠檬酸可激活C纤维传入神经，特别是那些位于支气管中者。传入神经纤维将刺激传递给位于延髓的中枢咳嗽受体，触发了对抗关闭声门的用力呼气动作，然后声门开放并快速地呼气（图 18-1）。

咳嗽的鉴别诊断

咳嗽病因可简单分为急性和慢性（框 18-1 及表 18-1）。急性咳嗽被人为定义为持续时间短于 3 周的咳嗽，目前最常见的病因是感染性和变应性疾病。大部分急性咳嗽为上呼吸道病毒感染所致，多在 3 周内缓解，但是少部分迁延不愈，这部分症状需要进一步评估。

导致慢性咳嗽的大部分肺部疾病（例如 COPD、肺癌、吸入异物、肺结核、结节病、特发性肺纤维化和心衰）在临床检查、肺功能和胸部 X 线片中将出现明显异常，这些疾病的评估和治疗将在本书其他章节讨论。因此，本章所讨论的慢性咳嗽患者大多数是指体检和胸部 X 线片正常的非吸烟者。该类患者大多数表现为干咳或咳少量痰，患者中 60% ～ 75% 是女性，其咳嗽症状最初多发生于绝经期前后。引起这些患者咳嗽加重或导致慢性咳嗽的最常见原因见表 18-1。

框 18-1 急性咳嗽的常见原因

上呼吸道感染
急性鼻窦炎
变应性鼻炎
哮喘

临床评估

初步评估慢性咳嗽患者的目标在于发现特定的病因、评估严重程度和开始试验性治疗。仔细询问病史和体格检查在评估慢性咳嗽患者时是最重要的（表 18-2）。

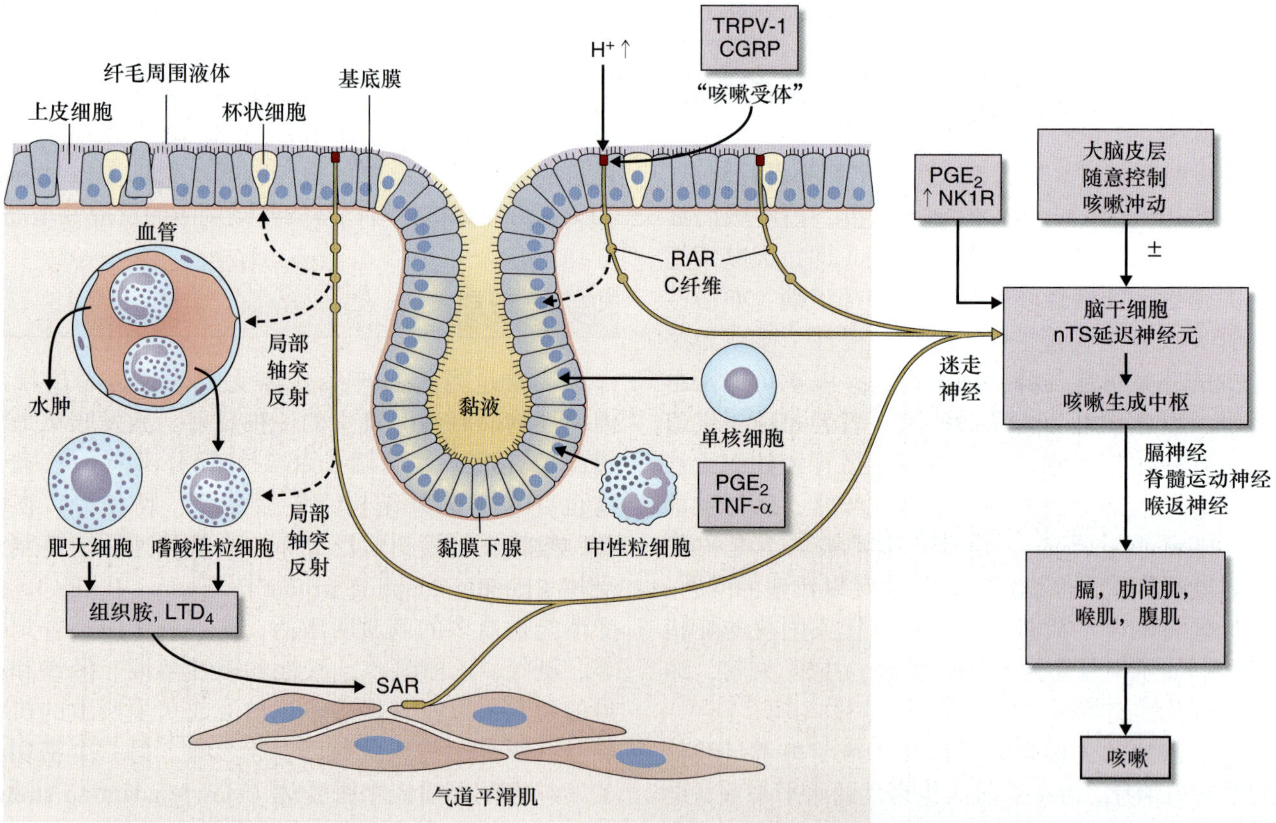

图 18-1 调节咳嗽的传入和传出通路和增强咳嗽反射的病理生理示意图。喉部和肺部受体，例如快速适应受体（rapidly adapting receptors，RARs）、C- 纤维和慢适应纤维（SARs）和推想中的咳嗽受体通过孤束核（nTS）内的接替神经元的中介，提供输入信息到脑干延髓咳嗽生成中枢，然后咳嗽生成中枢决定并调制输出信号到产生咳嗽效应的肌肉，以及气道平滑肌和黏液腺（未标出）。大脑皮质可能主观上控制咳嗽运动信号的输出或影响“咳嗽冲动”的感觉。如图所示，与咳嗽反射增强有关的可能因素既可能位于上呼吸道，也可能位于脑干水平。伴随介质、神经肽和辣椒素受体（例如 TRPV1）表达的炎性反应可能会影响咳嗽反应以及传入通路中脑干的调制。CGRP，降钙素基因相关肽；LTD_4，白细胞三烯 D_4；PGE_2，前列腺素 E_2；TNF-α，肿瘤坏死因子 -α；TRPV-1，瞬态电压感受器阳离子通道，子类 V，成员 1（即，香草醛受体 1 或辣椒素受体）

表 18-1　慢性咳嗽的常见病因

诊断	近似发病率（%）
鼻炎	25 ～ 30
哮喘 / 嗜酸性粒细胞性支气管炎	20 ～ 25
胃食管反流	15 ～ 20
病毒感染后咳嗽	5 ～ 10
慢性支气管炎	5 ～ 10
支气管扩张	5 ～ 10
ACE 抑制药诱发的咳嗽	5 ～ 10
原因不明	5 ～ 20

ACE，血管紧张素转换酶

表 18-2　慢性咳嗽患者的初步评估

评估内容	评估因素
病史	咳嗽：起病、持续时间、特征、诱因，喉部感觉异常
	痰：痰量、特征
	吸烟史、职业史
	上呼吸道感染
	用药史（ACE 抑制药）
	哮喘：呼吸急促、喘息、夜间症状、过敏体质
	胃食管反流：反流相关症状
	鼻炎：鼻后滴流、鼻窦炎、清喉咙、鼻充血
	不良的生活质量：肌肉与骨骼相关的胸痛、（尿）失禁、晕厥、社交窘迫、焦虑、睡眠紊乱
	打鼾
体格检查	杵状指（趾）
	外鼻：鼻息肉
	外耳：耳垢过多
	口咽：鼻后滴流的体征、扁桃体肥大
	胸部：气流阻塞的体征、湿啰音
辅助检查	胸部 X 线片
	肺功能 ± 支气管舒张试验
	系列最大呼气流量监测
	全血细胞计数和嗜酸性粒细胞分类计数
可选的检查	支气管激发试验、诱导痰、变应原皮肤试验
	呼出气一氧化氮测试
	鼻窦 X 线检查 / 鼻窦 CT
	24 h 食管 pH 及测压
	对部分患者行胸部 CT/ 支气管镜检查
病因明确的治疗	针对病因

ACE，血管紧张素转换酶；CT，计算机体层摄影术

了解与咳嗽和伴随症状发作有关因素的细节以及对上呼吸道和呼吸系统的详细评估尤其重要。基本的初步检查应该包括最近的胸部 X 线检查和肺功能检查，如果可能的话，再加上支气管舒张试验。进食或咀嚼过程中突发的咳嗽应该考虑吸入异物的可能性，服用 ACE 抑制药后不久出现的咳嗽提示 ACE 抑制药相关的咳嗽。大量咳痰、咯血、全身症状、明显的呼吸急促、喘鸣或者异常体征增加患者肺部本身疾病的可能性，应当给予合适的检查，包括胸部 CT 扫描和支气管镜检查，甚至在一些比较简单的检查没有提示性发现的时候，也要进行这些检查。伴有提示上呼吸道或下呼吸道感染症状的咳嗽可能是感染后咳嗽；明显的喘息、较麻烦的夜间咳嗽及伴有咳嗽的呕吐都与百日咳有关，后者在学龄儿童及成人中越来越多见。除此之外，几乎没有证据提示有关咳嗽的时间、性质、并发症和可能加重病情的因素的信息能提示咳嗽的基础病因。

病史和体格检查的结果常常不显著，这时对患者评估的重点在于识别皮质类固醇敏感性疾病（如哮喘和嗜酸性粒细胞性支气管炎）和肺外可能加重咳嗽的因素，如鼻炎和胃食管反流。图 18-2 描述了一种评估慢性咳嗽患者的方法。该方法的重点在于早期识别皮质类固醇敏感性咳嗽，大多数此类病例易通过恰当的检查或诊断性治疗被识别。相反，非哮喘性咳嗽患者的管理可能是复杂、费时和昂贵的；对特异性治疗的反应常常令人失望。然而，咳嗽发病机制的肺外因素加重已有的咳嗽倾向或代表了咳嗽的基础原因远不明确。数种因素（包括影响中年女性的慢性非哮喘性咳嗽）可提示加重已有的咳嗽倾向。常有临床观察提示，针对慢性咳嗽的可能原因进行干预可能有助于治疗咳嗽，但很少治愈咳嗽。对非哮喘性咳嗽的潜在病因最好不要先入为主，并将肺外因素（例如鼻炎和胃食管反流）视为可能的恶化因素而非病因。许多有这种疾病的患者接受治疗后，疗效并不彻底，这种模式的优点是为这种现象提供了理论基础，也将促进对基础性咳嗽反射高敏感性的病因和治疗的研究。

评估慢性非哮喘性咳嗽患者时的另一个困难是，在研究可能的恶化因素时，症状或异常的出现与针对这些恶化因素给予的检查以及对其治疗的成功之间相关性差。因此，诊断很大程度上依靠经过适当的试验性治疗后出现临床症状的改善，其表现为咳嗽的频率或严重程度下降。咳嗽常常能自发改善，且常存在多种可能的恶化因素；这些因素给

道高反应性，均建议使用皮质类固醇激素行试验性治疗。

血管紧张素转换酶抑制药相关性咳嗽

血管紧张素转换酶抑制药使患者与健康研究志愿者的咳嗽反射敏感性和咳嗽频率均增高。大约8%的患者演变为持续而令人烦恼的咳嗽。这是一种与药物剂量没有明显相关性的类型效应。咳嗽经常由病毒性上呼吸道感染或明显的环境危害触发，但在这些刺激消失后很长时间内咳嗽仍然存在。因此，在开始治疗和开始咳嗽之间可能并无密切的时间关系。ACE抑制药相关性咳嗽在女性和有东南亚血统的患者中更加常见。使用血管紧张素转换酶受体拮抗药不会增加咳嗽。ACE抑制药咳嗽患者的咳嗽反射敏感性和咳嗽增加被认为与气道中缓激肽和前列腺素类抗咳嗽介质浓度升高有关。咳嗽通常在停药后2个月内消失。如果停药后仍然持续咳嗽，提示可能存在哮喘，其发生与使用ACE抑制药有关。

上呼吸道疾病引起的咳嗽

常伴鼻窦炎和鼻后滴流的鼻炎是加重慢性咳嗽最常见的因素之一。变态反应和感染是鼻炎常见的病因，一般认为它们由鼻后滴流的机械刺激和局部炎症扩散影响到咳嗽受体最集中的咽喉部所引起的咳嗽造成。患者通常描述鼻塞、流鼻涕、面部疼痛；他们可能感觉到鼻后滴流并需要不断地清嗓子。仔细检查上气道可能会发现鼻音、鼻息肉、副鼻窦压痛和咽后壁炎症，以及引流分泌物的证据。鼻炎的检查包括鼻内镜检查和鼻窦X线或CT检查，通过上述检查可以发现鼻窦黏膜增厚和液平面。

上呼吸道炎症和咳嗽之间的因果关系还没有明确建立。没有证据证明慢性咳嗽患者中上呼吸道症状较对照组更常见，未见研究表明治疗鼻炎后可成功缓解咳嗽发展，也没有来自双盲研究的高质量的证据显示干预鼻炎可导致一般咳嗽人群的咳嗽频率降低。因此，鼻炎可能代表一种偶发症状，与咳嗽没有直接因果关系。

其他上呼吸道疾病，包括病毒性上呼吸道感染、慢性扁桃体肿大、外耳道疾病、阻塞性睡眠呼吸暂停和慢性打鼾等，均与慢性咳嗽有关，这支持上呼吸道疾病的结构性及炎症性变化可加重咳嗽的观点。因此，假设上呼吸道的结构异常和慢性炎症加重慢性咳嗽（尽管尚未证实），对有提示性症状或临床表现的患者给予恰当的治疗看来都是合理的。

胃食管反流相关性咳嗽

慢性咳嗽患者中常见提示胃食管反流和食管功能异常的体征和症状，有效治疗胃食管反流与降低咳嗽的发作频率和严重性相关，支持两者间存在因果联系。可能的机制包括气管支气管树微量误吸食管内容物和食管-气管支气管神经反射受到刺激。胃食管反流与食管下段括约肌松弛有关，常于吃饭、说话及清醒时发生；另外值得注意的是，许多慢性咳嗽患者描述其在进行这些活动时咳嗽加重。胃灼热、吞咽困难、喉咙痛、癔球症和发音困难等症状或不能成功地指导抗反流治疗，因为一些证据表明，在高达75%的患者中，咳嗽可能是胃食管反流唯一的临床表现。

前述鼻炎所致咳嗽中的很多问题也适用于胃食管反流相关性咳嗽。有可靠证据表明，咳嗽患者出现反流症状和食管功能异常者较对照组更常见，但是这种情况也见于其他气道疾病中，如哮喘和COPD。因此，在咳嗽和胃食管反流之间没有充分证据以建立特定的联系。此外，尚无法确定预测成功治疗胃食管反流的特定特点，对胃食管反流相关性咳嗽进行随机抑酸治疗试验的结果也令人失望。反流和咳嗽之间的联系可能更依赖反流量而不是酸反流，因此通过调节胃食管括约肌功能以减少反流量的治疗策略可能更有效。然而，另一种可能是咳嗽时发生过多的胃食管反流是咳嗽本身的一种功能，或是一种上呼吸消化道反射异常的表现，在彼此之间没有直接的因果关系。当前的认识是，即使对其他方面无法解释的咳嗽患者，没有证据提示有上消化道症状，其他建议给予质子泵抑制药和藻酸盐试验性治疗2～3个月，这是一个合理的治疗方法。对于疑诊为胃食管反流相关咳嗽的患者，如果只是为了缓解咳嗽，建议使用可能在反流量的控制上效果较好但比较有创的治疗方案（例如Nissen胃底折叠术）之前做更多的工作。

咳嗽的其他原因

社会调查表明大多数与上呼吸道感染有关的咳嗽可在3周内缓解。然而，在这种情况下，有少部分患者需要数月才能缓解咳嗽。大多数病例中感染类型并不明确，但是在成人患者中与呼吸道病毒、肺炎支原体、肺炎衣原体、担子菌和百日咳博德特菌感染有关。慢性支气管炎是吸烟者咳嗽的常见原因，也可发生在从事接触粉尘职业或生活在污染环境中的非吸烟者身上。这些患者的典型表现是清晨咳痰。其他已报道的与单纯慢性咳嗽有关的其他疾病包括霍-艾二氏综合征、室性早搏和家族性周围神经病。

在日本和东南亚其他地区，弥漫性泛细支气管炎已被公认是成人型激素抵抗性慢性咳痰性咳嗽的病因之一。这是一个需要考虑的重要诊断，因为使用低剂量的大环内酯类抗生素治疗时效果非常明显，而这种改善效果似乎与这些药物的抗微生物效应无关。弥漫性泛细支气管炎患者影像学检查一般可见鼻窦炎和明显的小气道改变，可以发生显著的气道阻塞和呼吸衰竭。是否一般咳嗽人群中会有一些亚临床型病例仍不清楚，但这的确有可能性。

进一步检查

纤维支气管镜和高分辨 CT 检查均有创、费用高，且诊断效能低，因此仅在以下情况下使用：评价疑诊为异物吸入的患者；有提示性症状、体征或胸部 X 线片的患者；以及无常见咳嗽原因客观依据的患者。在临床实践中，咳嗽反射敏感性测定对慢性咳嗽的价值有限，因为健康人和患有导致咳嗽的呼吸道疾病的患者的咳嗽敏感性存在较广泛的重叠。动态的咳嗽监测在提供咳嗽存在及频率的客观依据方面有着优势，但记录的自动化分析存在的困难使其常规使用受到阻碍。最近，随着监测记录装置取得新进展，装置电池寿命延长，人们重燃了发展咳嗽监测的兴趣，它在不久的将来应可应用于临床。

治疗

针对慢性咳嗽的特异病因的治疗概括在表 18-3 中。据报道，通过使用解剖学诊断程序，慢性咳嗽的治疗成功率最高可达 95%。在咳嗽专家诊所的治疗成功率降至 60% ～ 80%，这可能是由于就诊病例比较复杂。治疗后重新评估患者并排除其他的加重因素或病因，是治疗慢性咳嗽不可缺少的部分。管理这些慢性咳嗽患者的内科医生面对的一个常见困境是诊断经常依赖于成功的试验性治疗，如果治疗失败，则引出一个难题：治疗失败究竟是因为基础病对治疗没有反应，还是因其并非咳嗽的致病原因。

表 18-3 慢性咳嗽的特异治疗

病因	治疗
鼻炎	鼻局部使用皮质类固醇激素，特定的患者：局部用异丙托铵、局部用解充血药、口服抗组胺药、外科手术
哮喘	吸入型皮质激素类 抗白三烯药物
嗜酸性粒细胞性支气管炎	吸入型皮质激素类，在选定病例中口服皮质激素类
胃食管反流相关性咳嗽	自助措施：减肥、戒烟、减少乙醇摄取量、抬高床头、避免睡觉前 2 h 内吃东西 抑酸：质子泵抑制药 胃肠动力药：在选定患者中用甲氧氯普胺或多潘立酮 外科手术：在选定患者中行腹腔镜下胃底折术
慢性支气管炎	戒烟
ACE 相关性咳嗽	停药；合适患者使用替代的药物
病毒感染后咳嗽	观察
支气管扩张	胸部物理治疗和体位引流、抗生素
特发性慢性咳嗽	镇咳药（右美沙芬、可待因）；利多卡因气雾剂；语言疗法或物理疗法

ACE，血管紧张素转换酶；GER，胃食管反流

在一些情况下，应用客观检查来诊断以及仔细评价针对基础病因的治疗效果应能减少这种问题。针对慢性咳嗽的常见病因进行的治疗性干预在下面进行讨论。

咳嗽变异性哮喘 / 嗜酸性粒细胞性支气管炎

哮喘引起的咳嗽对吸入型皮质激素反应好。一般在治疗开始后 1 ～ 2 周内开始起效，8 ～ 10 周后达到最大效应。白三烯拮抗药亦有助于咳嗽变异性哮喘的治疗。哮喘治疗的持续时间仍不清楚，但是如治疗措施逐渐停止时咳嗽复发，则提示需要长期治疗。咳嗽变异性哮喘患者常合并鼻炎或鼻后滴流，可能直到处理了所有可能的恶化因素后，才能看到完全的治疗反应。嗜酸性粒细胞性支气管炎引起的咳嗽须用吸入型糖皮质激素来治疗，罕见情况下需要用口服糖皮质激素来抑制嗜酸性气道炎症和咳嗽。

鼻炎

局部鼻吸入型皮质激素类药物是鼻炎引起咳嗽

的主要治疗方法。常使用抗组胺药，尤其是第一代药物。当鼻塞明显时，初期需要额外使用局部减充血喷雾剂，如果疑有感染，应使用抗生素。如流涕显著，局部使用异丙托溴铵鼻腔喷雾常有助于治疗；如喷嚏和鼻痒明显以及合并特应性变态反应，抗组胺药有助于治疗。明显的解剖学异常可能需要外科手术予以矫正。

胃食管反流相关性咳嗽

胃食管反流性咳嗽可用自助方法（如减肥、避免穿紧身衣服、睡觉时抬高靠头之物、减少乙醇和烟草的摄取量和药物抑酸治疗）控制。质子泵抑制药是治疗胃食管反流引起的胃灼热最有效的疗法，但是这些药物在反流相关性咳嗽中的效果尚不清楚。根据无对照的病例报道，至少需要3个月大剂量的治疗方可出现症状改善。在那些可能对质子泵抑制药有反应的患者中，或可通过停药和再次给药来明确咳嗽和胃食管反流之间的关系。胃肠动力药如甲氧氯普胺和多潘立酮可能会在一些病例中起到作用。抗反流外科手术治疗的作用还不清楚。

止咳治疗

直接针对可能的恶化因素进行治疗常常不能取得很好的疗效，也需要直接针对增高的咳嗽反射进行治疗。已证明可待因和非麻醉性镇咳药右美沙芬对上呼吸道感染相关咳嗽有一些效果，但其在降低咳嗽频率方面疗效很小，且临床关联性不确定。吗啡和二醋吗啡只限于治疗恶性病患者的严重咳嗽，因为这些患者常有疼痛及痛苦。尽管缺乏利多卡因气雾剂或喷雾剂功效和安全性的可靠证据，但它们已用于治疗慢性咳嗽。

最近一项随机安慰剂对照的试验研究显示，语言治疗干预能改善慢性咳嗽患者的临床症状；对门诊患者的物理治疗也已显示了类似的益处。这些干预的关键成分尚不清楚，但后种方法的一部分重要内容是训练抑制自主咳嗽，提示过多的咳嗽可能部分由于持续恶性循环所致，即咳嗽导致气道损伤并进一步激活咳嗽反射。

目前尚无其他公认的止咳药物。由于在动物模型中进行的研究在人类中预期效应不佳，很多现有的对药物在咳嗽反射中作用的评估工作的价值均有限。此外，那些已在人类中被研究过的药物已在有可疑相关性模型研究时有需要的人群中进行检验。早期的证据认为调节神经药物（如阿米替林和加巴喷丁）可有作用，但需要进一步研究。我们需要更多相关的基础科学研究，也迫切需要更好的治疗方法和临床研究。

不明原因的慢性咳嗽

高达40%患者经过多方面的检查和诊断性治疗后咳嗽原因仍然不明。这些患者主要是中年女性，她们有气道异常的客观证据，包括咳嗽反射敏感性增高和气道炎症，常见器官特异性自身免疫性疾病，提示其气道异常有自身免疫的基础。

相当多的身体和心理疾病可导致不明原因的咳嗽。虽然几乎没有证据支持，但很多不明原因咳嗽的患者诊断为心因性咳嗽（psychogenic cough），且所有异常疾病均更可能是继发于咳嗽在生活质量中的心理方面产生的副作用。在评估不明原因咳嗽的患者时，认识到在治疗慢性咳嗽的常见误区很重要（框18-2）。对特发性慢性咳嗽的治疗令人失望，因此这些患者在更好的止咳治疗方面存在巨大的需求缺口。求助于呼吸科理疗医生或语言治疗师进行咳嗽管理训练可能对这类患者有一定的帮助。

结论

所有肺部的和许多非肺部疾病可以表现为咳嗽。大部分咳嗽通过简单的临床评估（包括详细的病史调查、体格检查、胸部X线片和肺功能）即可明确病因。经过以上评估但仍不能解释病因的咳嗽是患者就诊于专家的常见原因，其可能的病因包括哮喘、嗜酸性粒细胞性支气管炎、鼻炎和胃食管反流。通过针对性的检查和仔细的、有对照的试验性治疗，大多数患者能获得令人满意的治疗效果。然而，患者不一定总是能被彻底治愈，尤其是被认为是肺外因素引起的咳嗽患者和较少数有不明原因慢性咳嗽

框 18-2 治疗慢性哮喘的常见缺陷

- 不正确的诊断
- 没有识别出咳嗽的多种原因
- 缺乏诊断哮喘的客观证据
- 在咳嗽改善之前可能需要长期的和有创性治疗
- 治疗顺应性差
- 病毒感染后慢性咳嗽和胃食管反流相关性咳嗽可能需要数月才能缓解
- 不恰当地诊断心因性咳嗽
- 未能评价咳嗽对生活质量的影响

的中年妇女患者。尚不清楚这种情况是否反映没有确定重要的病因，或代表对已认识到的病因没有充分治疗。

网络资源

American College of Chest Physicians: http://chestjournal.chestpubs.org/content/129/1_suppl/1S.full (*cough guideline summary*).
British Thoracic Society: http://www.britthoracic.org.uk/Portals/0/Clinical%20Information/Cough/Guidelines/coughguidelinesaugust06.pdf (*cough guidelines*).
International Society for the Study of Cough: http://www.issc.info.

推荐读物

Birring SS: Controversies in the evaluation and management of chronic cough, *Am J Respir Crit Care Med* 183:708–715, 2011.
Birring SS, Berry M, Brightling CE, Pavord ID: Eosinophilic bronchitis: clinical features, management and pathogenesis, *Am J Respir Med* 2:169–173, 2003.
Birring SS, Brightling CE, Symon FA, et al: Idiopathic chronic cough: association with organ specific autoimmune disease and bronchoalveolar lymphocytosis, *Thorax* 58:1066–1071, 2003.
Birring SS, Prudon B, Carr AJ, et al: Development of symptom specific health status measure for patients with chronic cough: Leicester Cough Questionnaire (LCQ), *Thorax* 58:339–343, 2003.
Chung KF, Pavord ID: Prevalence, pathogenesis and causes of chronic cough, *Lancet* 371:1364–1374, 2008.
Irwin RS, Baumann MH, Bolser DC, et al: Diagnosis and management of cough executive summary: ACCP evidence-based clinical practice guidelines, *Chest* 129(1 Suppl):1S–23S, 2006.
Irwin RS, Madison JM: The diagnosis and treatment of cough, *N Engl J Med* 343:1715–1721, 2000.
Morice AH, Fontana GA, Belvisi MG, et al: ERS guidelines on the assessment of cough, *Eur Respir J* 29:1256–1276, 2007.
Morice AH, McGarvey L, Pavord I, for the British Thoracic Society Cough Guideline Group: Recommendations for the management of cough in adults, *Thorax* 61(Suppl 1):i1–i24, 2006.
Pavord ID, Chung KF: Management of chronic cough, *Lancet* 371:1375–1384, 2008.

第四部分　呼吸系统症状入门

第19章　呼吸困难

Alex H. Gifford · Donald A. Mahler　著

（张宏美　鄚孟洁　林江涛　译）

什么是呼吸困难？

在健康人中，呼吸是一种无意识活动，脑干神经元组群自动命令来调节控制呼吸肌的周期性收缩和舒张。当这个过程受到干扰时，患者可能出现呼吸困难或者不适。这种感觉被认为是一种症状并且通常被称为呼吸困难，字面意思是“呼吸紊乱”（dys- ＋ -pnea）。1999年，美国胸科学会将呼吸困难定义为“一种包括不同强度，不同性质的呼吸不适感的主观体验”。患者通常列举这些不适来描述他们的症状：“我感到气短”，“我不能得到足够的空气”或“很难呼吸”。

大部分关于呼吸困难的研究集中在对慢性阻塞性肺部疾病（COPD）进行研究，其原因有以下两个：① COPD是最常见的呼吸道疾病；②劳累性呼吸困难是这种疾病的主要症状。因此，对于呼吸困难临床特点知识的积累和目前对相关机制和性质的了解大部分来源于对COPD患者的研究。

有趣的是，呼吸困难和疼痛有许多共同特征。两种症状都是复杂的神经生理学过程，受生理、心理、社会和环境因素的影响。这些感觉功能是对潜在损害发出警报，通常使受累患者减少活动以将不适减到最低限度和（或）寻找医护人员的帮助。如同疼痛一样，呼吸困难仅仅能被受累者所感知，兼具感觉（情况有多严重？）和情感（感觉如何？）成分。因为呼吸困难和疼痛两者都受行为控制，任何情绪状态均可能使这些感受程度恶化，其程度可能与生理功能障碍的强度不成比例。比如，高度焦虑和恐慌与气促和疼痛的加重有关。

呼吸困难在老年人中是一个重要的问题，经常对生活质量产生重大影响。据估计，在65岁或以上的没有已知心肺疾病的老年人中，超过30%的老人在不同的日常活动中（例如在水平面行走或爬坡时）感到气促。对从一家大型家庭医学中心中随机选取的124名超过70岁的患者的分析表明，高达37%的患者有中到重度的呼吸困难，且呼吸困难与预期健康状况差、更多的焦虑和抑郁以及日常生活能力受损相关。老年人在进行包括运动在内的任何体力活动时，较相同活动量的年轻人需要更高水平的通气。然而，尚不清楚这些老年人群中通气需求增加究竟是由呼吸系统衰老（肺弹性下降、胸壁僵硬度增加、呼吸肌肌力减弱）所直接导致，还是发达国家老年人中常出现的久坐生活方式、去适应化和可能的体重增加所导致。

已证明在COPD患者中，呼吸困难的患病率和严重性存在性别差异。例如，虽然女性与男性相比吸烟的包/年明显减少，咳嗽频率相似，但女性更可能主诉严重的呼吸困难。美国全国肺气肿治疗试验研究了1053名重度COPD患者（肺气肿表型），该研究中，当控制了肺功能、年龄、吸烟的包/年数和被肺气肿累及的肺组织比例等参数之后，女性主诉的呼吸困难比男性更为严重。呼吸困难的性别差异是否与生理差异（与男性相比，女性存在与气道壁增厚不成比例的气道内腔减小）有关仍不确定。

呼吸困难的机制

神经生理学途径通过调节控制呼吸以供氧、排除CO_2和维持酸碱平衡，该途径也与呼吸困难的机制有关（图19-1）。简言之，神经纤维（感觉感受器）发送电信号（传入冲动）到脊髓，脊髓再依次将这些信号传输到大脑。

这些信号会被大脑解读为一种感觉（呼吸困难）。大脑发出的命令可能会产生适当的反应，比如受影响者可能停止引起不适的活动，也可能使用急救的吸入药物以试图减轻呼吸困难。

下文简述了呼吸困难的神经生理学，其中详述

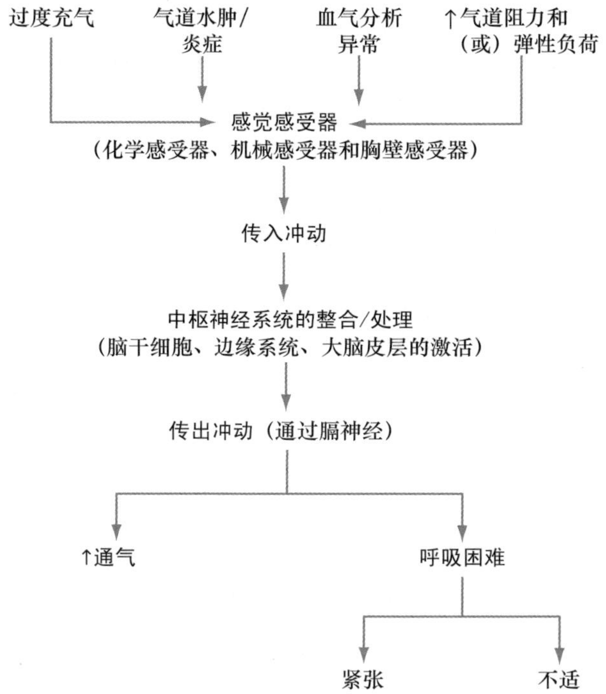

图 19-1 呼吸困难的神经生理学基础

了相关途径的重要组成部分。

感觉感受器

感觉感受器被激活后，产生传入信息到数个被认为是呼吸感觉区的脑区。血气异常（低氧血症和高碳酸血症）、机械性呼吸负荷（气道阻力和弹性增加）、气道上皮细胞损伤（如水肿、炎症）以及过度充气等，均能激活感觉感受器。例如，虽然颈动脉体（外周化学感受器）和主动脉体两者都有助于低氧血症通气性反应，但前者的神经元较后者对动脉低氧血症更加敏感，位于延髓腹侧的中枢化学感受器对血流中 H^+-CO_2 平衡的变化做出反应。

机械感受器分布在肺与胸壁。肺实质内的牵张感受器通过无髓鞘的迷走神经纤维将有关气道口径和肺容量的信息传递到躯体感觉皮层。C- 纤维中继有关气道刺激的信息可以通过不同的化学介质得以证明。间质压力的增加，特别是肺水肿，可刺激 J-纤维。胸壁肌肉受高尔基腱器官和肌梭纤维支配，再投射到脊髓前角神经元细胞。这些结构传导有关长度–张力和空间关系的信息到躯体感觉皮层。

传入冲动

来自感觉感受器的传入信息被传递到能自动调节呼吸的脑干呼吸中枢，也可能投射到更高的大脑区域以直接评估各种刺激状况。已明确的例子包括：舌咽神经传递来自外周化学感受器的冲动；迷走神经传送来自快适应、慢适应和 C- 纤维肺机械感受器的信息；颈 3 ～ 5 脊神经（C3 到 C5）传递由膈机械感受器所获得的感觉信息。

目前认为，有两种不同的途径参与了处理呼吸感觉到大脑皮质的过程。第一种途径反映了不同的处理过程，即空间、时间和强度因素的识别（例如：有多严重？）。随着呼吸肌感受器的激活，传入的信息被传递到脑干的延髓，然后投射到丘脑的腹后侧区；从这里向上投射至第一、二躯体感觉皮层。这些结构被认为是处理呼吸困难的强度部分。

第二个途径反映了情感的加工处理（比如，感觉如何？）。随着气道和肺感受器的激活，传入信息被迷走神经传递到脑干延髓，然后投射到杏仁核和丘脑背内侧区；从这里向上投射至岛叶和扣带回皮质。这些结构是边缘系统的一部分，形成（大脑）皮层的内边界，并在大脑皮质、丘脑和脑干之间含有丰富的相互连接，被认为是处理呼吸困难中情感成分的结构。

中枢神经系统

中枢神经系统将感觉信息整合处理为复合输出，随后通过膈神经输出信息到呼吸肌。神经影像学研究证明，对不同的呼吸紊乱，前扣带回皮质、杏仁核和丘脑总是被激活。皮层神经进程的活化似乎需要一个门控机制，可以接收呼吸道传入神经活动的变化，然后将这种感觉信息投射到特定的皮质区予以识别加工处理。据认为，丘脑和海马是门控呼吸感觉输入到大脑皮质的关键神经区域。

呼吸困难这种感觉被认为是由于传入信息（来自于一个或更多的活化感觉感受器）与传出的中枢呼吸驱动活性不匹配所致。

内源性阿片类物质的神经调节作用

内源性阿片类物质和它们的受体广泛表达于外周和中枢神经系统以及呼吸系统。β - 内啡呔是五组自然生成的，是调节疼痛和呼吸困难的类阿片活性肽之一。作为对有害的和应激刺激的反应，脑垂体释放 β - 内啡呔进入血液循环，而大脑释放内源性阿片类物质进入脑脊液。

纳洛酮是一种阿片类物质拮抗药，很容易穿过血脑屏障，已被用于揭示内源性阿片样物质在调节呼吸困难时的可能机制。使用乙酰甲胆碱诱导的支气管收缩、高强度的踏车试验和吸气时有阻力的呼吸激发气喘的研究表明，哮喘或 COPD 患者在接受纳洛酮治疗后比接受生理盐水治疗后气喘更加严重。

这些观察结果支持内源性阿片类物质作为感知呼吸困难的神经调节药而起作用。

呼吸困难的描述语言

为了帮助呼吸困难患者更准确地描述他们的体验，研究人员设计出调查问卷来实现呼吸困难的特异性描述。患者选择的说明词似乎有部分与引起呼吸困难的潜在机制相关。例如，胸部紧迫感对哮喘患者的支气管收缩是相对特异的，但是 COPD 患者一般没有这种描述。这种紧缩感的感觉可能是由于位于大气道的感觉感受器被激活所致；使用支气管扩张药治疗后，这种感觉能得到缓解。

包括哮喘、COPD、间质性肺病和神经肌肉疾病在内的不同疾病患者常描述有呼吸做功或呼吸费力。呼吸困难时的“做功 / 费力”可能与被某种疾病时机械负荷（气道收缩→阻力增加；肺实质水肿 / 渗出→弹性阻力增加）以及呼吸肌无力所致的呼吸肌传入激活有关。比如，COPD 患者在进行体力活动时，表现为典型的过度充气。这种动态性过度充气导致两个呼吸困难的主要后果：①弹性负荷增加；②垂直肌肉纤维缩短导致膈功能减弱（图 19-2）。尽管急性哮喘患者开始可能会有胸部紧迫感，但是由于紧接着的肺部过度膨胀导致气道狭窄，他们通常描述呼吸做功增加或呼吸更加费力。

不能吸入足够空气的感觉被描述为空气饥饿或者“未能满足的吸气”。这一感觉并不特异于特定的疾病或刺激，但一致发现不同心肺疾病患者通常描述在吸气时较呼气时呼吸困难更加明显。在没有任何心肺疾病或神经-肌肉疾病的恐慌症和特发性通气过度综合征患者中，已记录到一组报道感受（例如鼻塞、窒息和空气饥）。这些发现与通气驱动增加一致。

如前所述的三种呼吸困难的感觉不能解释所有呼吸急促的临床特征。此外，在一名具体患者身上可能有多个途径合并造成呼吸困难。比如，对于一名有心源性肺水肿、双侧胸腔积液、心源性恶病质和动脉低氧血症的患者，其呼吸困难可能是由于颈动脉体神经元（低氧）、牵张感受器（间质水肿）和高尔基腱器官及肌梭纤维（肌无力）的活化所致。

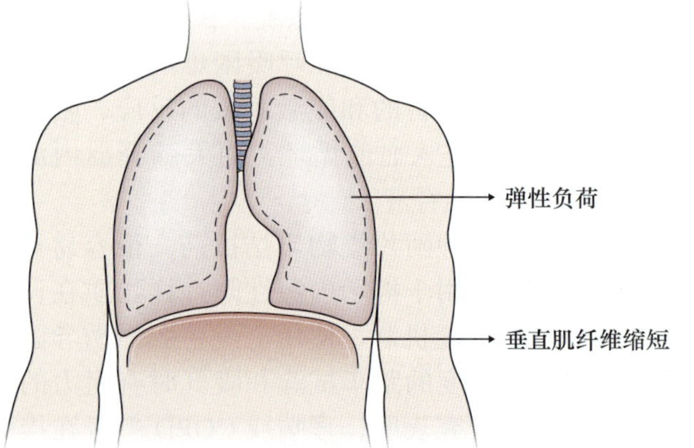

图 19-2 过度充气的机械性结果

急性呼吸困难

初步评估

呼吸困难进展的速度具有重要的临床意义。虽然尚无急性呼吸困难的标准定义，但是持续数分钟至数小时的，以前从未发生过的严重呼吸困难，可能预示着危及生命的心肺疾病。只要有可能，应尽量弄清以下相关细节：呼吸困难是在何种情况下开始发作的，发作是否合并有其他症状以及呼吸困难是如何发展的。了解用药情况和并发症也是有帮助的。仅从入院之前中出现的呼吸困难一项便可预测，患者从急诊科收住入院的可能性增高接近 7 倍。研究显示，对急性加重的哮喘、COPD 和充血性心力衰竭未及时给予临床关注与更高的住院率和更差的预后有关。

任何临床实践中，初步评估的焦点都是判断患者是否稳定（图 19-3）。如果评估提示有血流动力学受损或不稳定的证据，可能需要立即用静脉输液、血管升压类药物和（或）血管扩张药治疗低血压。意

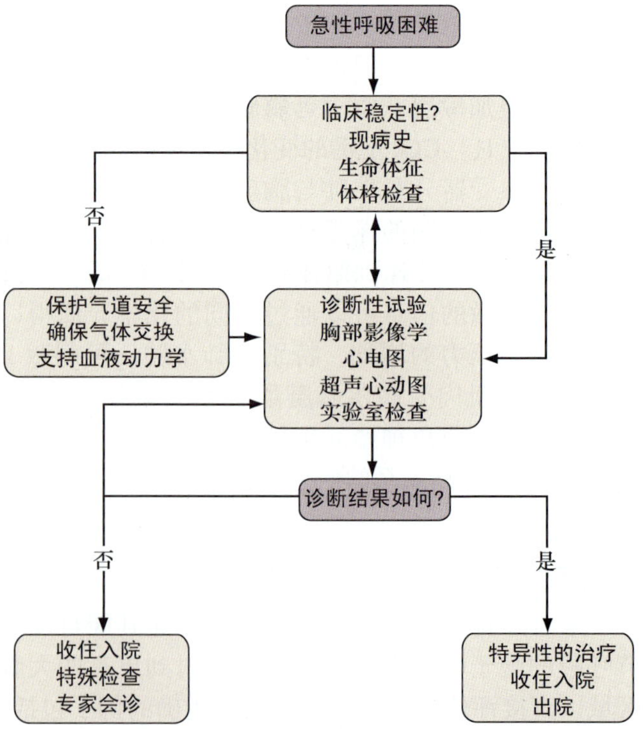

图 19-3 急性呼吸困难的初始评估

识水平和吸气水平降低或创伤可能威胁到气道通畅和气体充足。当氧疗或无创正压通气不能矫正异常气体交换时，可能有必要进行气管插管。一旦采取了这些基础支持措施，则可以安全地进行诊断检查。

鉴别诊断

一种对急性呼吸困难进行鉴别诊断的方法是考虑特定解剖区域导致这种症状过程（表 19-1）。上

表 19-1　急性呼吸困难的鉴别诊断

解剖区域 / 结构	相关的病理过程	相关的体征 / 症状	体检发现
上呼吸道	阻塞	发声受损 咳嗽 喘息	通常发生于儿童或婴儿 发绀 精神状态改变 喘鸣
	过敏反应 / 血管性水肿	瘙痒症 脸红 喉咙 / 胸部发紧 咳嗽 恶心	脸部肿胀 荨麻疹 喘鸣 低血压 听诊时可闻及喘鸣音
	会厌炎（E） 扁桃体周围脓肿（PTA） 咽后脓肿（RPA）	喉咙痛（E/PTA/RPA） 发热（E/PTA/RPA） 变音（E/PTA/RPA） 颈痛（RPA） 吞咽困难（E/PTA/RPA）	喘鸣（E） 流涎（E） 三脚架坐姿（E） 发热（E/PTA/RPA） 悬雍垂偏移（PTA） 牙关紧闭（PTA/RPA）
肺	哮喘急性发作	胸部发紧 咳嗽 气喘	听诊可闻喘鸣 呼气相延长 使用辅助肌呼吸
	COPD 急性发作	咳嗽频率增加 喘息 咳痰发生变化	听诊可闻喘鸣音 缩唇呼吸 桶状胸 发绀
	肺栓塞	侧胸部疼痛 晕厥前期 / 晕厥 心悸 咯血	低氧血症 低血压 肢体大小不对称
	肺炎	咳嗽 ± 咳痰 发热 ± 寒战 胸膜炎 咯血	精神状态改变 听诊可闻啰音 脓毒血症
	气胸	胸痛（前面 / 上部） 焦虑	心动过速 低血压 呼吸音遥远
心脏	充血性心衰	阵发性夜间呼吸困难 端坐呼吸 体重增加 喘鸣	颈静脉怒张 听诊可闻湿啰音 第三心音奔马律 肢体远端水肿
	急性冠脉综合征	胸痛 ± 手臂放射痛 出汗 恶心 ± 呕吐	血流动力学不稳定 第四心音奔马律 低氧血症
肌肉	急性特发性脱髓鞘性多神经病	肢端感觉异常 进行性全身虚弱 咽下困难	自主神经紊乱 对称的虚弱 反射消失
其他	过度换气综合征	胸部不适 主诉：“不能吸入足够空气”	检查结果经常为正常

呼吸道疾病引起呼吸困难最常见机制是阻塞。由湍气流引起的喘鸣是一种可变的、高调以及粗糙的吸气相声音，经常可在吸入气道异物、会厌以及喉软组织水肿时听到。由于气道处于危险状态，因此迅速评判和治疗上气道阻塞很重要。哮喘和COPD急性发作一般表现为支气管痉挛、气喘和咳嗽。COPD急性发作合并急性支气管炎和肺炎常有咳痰，但仅凭痰的物理性质，在预测致病菌时作用不大。胸膜炎性胸痛是一种尖锐、剧烈而惊人的不适，由沿胸腔分布的壁胸膜神经受刺激所致，这种类型的疼痛可以发生于肺栓塞，伴或不伴胸腔积液的肺炎和气胸。

在急性冠状动脉综合征（ACS）或者CHF中，呼吸困难由肺静脉高压和间质液体积聚引起。4%～14%的心肌梗死发作表现为没有胸部不适的突发性呼吸困难。在大约7%的心肌梗死患者中发生乳头肌断裂伴二尖瓣关闭不全、充血性肺水肿和休克。神经肌肉疾病引起慢性进行性呼吸困难更常见，但急性特发性脱髓鞘性多神经病（AIDP）能在数小时内出现通气功能衰竭。严重的腹胀（例如肠梗阻）常导致呼吸困难。腹压增高限制膈移动，从而减少了功能残气量。由于腹痛引起腹肌僵直，从而限制通气，也会引起肺不张。

体格检查

对呼吸窘迫的患者进行查体很可能有提示作用。常见过度警觉、出汗和心动过速等肾上腺亢进的特征。患者常呈浅快呼吸，这缩短了其对临床提问的反应时间，在严重代谢性酸中毒（典型者如糖尿病酮症酸中毒）中见到的深而（有时是）缓慢的Kussmaul呼吸例外。辅助吸气肌（例如斜角肌、肋间肌和胸锁乳突肌）参与呼吸运动，往往提示着呼吸衰竭。仅有以上发现，就提示死亡风险增高两倍，而因COPD急性加重通过急诊入院的患者中，住院后护理的需要增加近一倍。在住院时使用辅助呼吸肌的成人哮喘患者中，FEV_1占预计值的百分比比没有辅助呼吸肌参与呼吸的患者低。在气道阻塞的患者中能看到吹笛样呼吸（口唇部分闭塞进行呼气）。中重度COPD患者吹笛样呼吸有利于辅助呼吸肌的复原，减轻膈疲劳的肌电图倾向，提高潮气量和动脉血氧饱和度。神志改变、发绀与发生呼吸困难是令人担忧的，因为这些症状综合在一起，证明了存在严重的气体交换问题。

生物标志物

脑利钠肽

在急诊医学中，脑型利钠肽（BNPs）的外周血浓度通常用于鉴别慢性心力衰竭和其他原因所致的急性呼吸困难。BNP是心室被牵拉和压力过负荷时心肌细胞释放利钠肽中的一种。Breathing Not Properly研究是2002年发表的一个前瞻性的多中心研究，它通过研究1586例需要紧急评估急性呼吸困难的患者，评估了BNP测试的特点和对诊断慢性心功能衰竭的准确性。两位不知道BNP的结果的心脏病专家做出CHF的临床诊断。截断值为100 pg/ml时，CHF诊断准确性为83%。与那些BNP水平低的患者相比，BNP水平达100 pg/ml或更高的患者患CHF的概率高近30倍。CHF的其他临床特征也有助于诊断CHF，如在胸部X线片显示上肺血管等于或大于下肺血管（优势比10.7）、肺部听诊湿性啰音（优势比2.2）和颈静脉怒张（优势比1.8）。

在急诊科，一种被称为氨基端pro-BNP（NT-proBNP）相关的利钠肽也强烈提示急性呼吸困难为CHF所致。尽管如此，单独利钠肽升高不能确诊CHF。房性心律失常、心肌病、反流性瓣膜病、肺动脉高压、阻塞性睡眠呼吸暂停、肺栓塞、甚至脓毒症等均可引起BNP化验结果异常。当BNP水平回到可疑区间时，超声心动图可能有助于诊断。

肌钙蛋白异构体

呼吸困难是ACS的一种常见特征，累及35%～55%的患者。虽然心肌梗死患者更经常出现胸部不适和出汗，但仅有呼吸困难也有提示作用，在妇女中尤其如此。肌钙蛋白亚型是一种心肌蛋白，由于缺血性损伤而漏到血液循环中。现代肌钙蛋白检测相当灵敏，以至于除ACS和MI外，在许多情况下也会出现阳性结果。在以下情况中，患者可能会感觉呼吸困难：主动脉夹层、急性呼吸窘迫综合征、肺栓塞、脓毒血症和胸部钝器伤。在非大面积有症状的肺栓塞中，肌钙蛋白增加可导致短期病死率（即在发生栓塞后事件期间立即的死亡风险）增加至4倍。急诊科肌钙蛋白异构体在急诊科鉴别诊断心源性和非心源性呼吸困难时，特异性不如BNP、NT-proBNP。

D-二聚体

在三项最大的关于急性肺栓塞影像学诊断的调查中，呼吸困难作为一个单独的症状，仅仅有

22% ～ 46% 的患者主诉。肺栓塞如不治疗，其患者病死率约为 30%。呼吸困难并非肺栓塞的一个完全可靠的指标，故任何检查的目的都是为了确切地排除肺栓塞的诊断。因此，D- 二聚体在评价急性呼吸困难中有一席之地。D- 二聚体是血凝块裂解后，在静脉血中可检测到的纤维蛋白降解产物。重要的是，临床决定使用 D- 二聚体检测的结果时，需要理解给定的检测的验前概率以及测试特点可能强烈影响诊断的准确性。

预测分数可以帮助临床医师确定静脉血栓栓塞的验前概率。如临床预测发生率低并且 D- 二聚体检测结果正常（且未行抗凝治疗），在 3 个月内发生静脉血栓栓塞的概率等于或小于 1%。如强烈怀疑静脉血栓栓塞或 D- 二聚体检测结果为阳性，则应考虑使用计算机断层扫描（CT）肺血管造影进行更确切的诊断。

胸部成像

胸部 X 线片

胸部平片可能是最广泛使用的评估急性呼吸困难的成像方式。根据患者的稳定性和活动能力的不同，使用便携技术可获得足够的前后位或站立后前位的投影图。胸部 X 线片有助于气道异物的诊断，但也有一定的局限性。关于儿童异物的回顾性研究显示，胸部 X 线片对气道异物的敏感性达 73% ～ 85%，特异性仅有 9% ～ 45%，这意味着在大多数情况下直接的可视化检查是必要的。

使用胸部 X 线片诊断气胸时要注意某些技术层面的问题。气胸表现为胸壁和脏胸膜线之间透亮区。在仰卧位患者则很难看到这一界面，因为空气聚集在肺底区。这种局限性气胸导致了所谓的深沟征。胸部 X 线片不能用于估计气胸的多少，且就诊断效能而言，呼气相和吸气相并无区别。

胸部 X 线片对诊断肺栓塞不敏感。例如，在经由血管造影确诊的肺栓塞病例中，仅仅分别有 22% 和 14% 的患者能见到楔状的外周高密度影（汉普顿驼峰征）和突发性肺动脉截断（韦斯特马克征）。

计算机 X 线体层摄影术（CT）

胸部 CT 已成为评估急性呼吸困难最敏感及最特异的胸部成像技术，尤其是当呼吸困难与疼痛或外伤有关时。在本章稍后所述情况下，CT 可很好地发现气胸、肺挫伤和主动脉损伤。CT 肺动脉造影（CTPA）诊断肺栓塞的敏感性和特异性分别为 57% ～ 100%、78% ～ 100%，主要是由于技术差异而有所不同。对 589 例疑诊肺栓塞的急诊患者进行 CTPA 横断面调查后，结果证实患者发现肺部结节和淋巴结肿大的可能性是肺栓塞的 2 倍。这一发现的重要含义是，使用 CT 扫描诊断急性呼吸困难时，经常引起进一步的诊断检查。虽然如此，CTPA 可能在 COPD 急性发作期发挥更重要的诊断作用，因为一些数据表明多达 25% 的住院病例并发肺栓塞。在检测阻塞性冠状动脉疾病时，多层螺旋 CT 扫描具有高敏感性（95%）和特异性（90%），但它在诊断急性心肌梗死中的作用仍不太明确。

治疗

治疗由前面提及疾病引起的呼吸困难的更多细节将在本书其他章节进行探讨。但是氧疗和无创正压通气（NIPPV）这两种干预方法值得在此简要讨论，因其可用于数种疾病。表 19-2 列出了导致急性呼吸困难的疾病清单及其特异性治疗方法。

氧疗

不管有无低氧血症，急性呼吸困难患者通常给予氧疗，发现患者有所受益。令人惊讶的是，氧气减轻呼吸困难的机制尚未完全阐明。氧气可以以剂量依赖性方式缓解呼吸困难并提高 COPD 患者（不伴运动诱导的低氧血症的）的耐受性，其机制可能是通过降低呼吸频率和减少动态性肺过度充盈来实现。类似的生理学效应或可解释其在 COPD 急性发作时的作用。另外，氧疗也可能是通过校正 COPD 患者无力的呼吸肌的氧债，或通过减少化学感受器的信号输出来减轻呼吸困难。其他导致急性呼吸困难的原因如充血性心力衰竭、肺栓塞、肺炎、肺不张和哮喘急性发作都可导致通气-灌注不匹配，均可通过供养得到缓解。

无创正压通气（NIPPV）

NIPPV 是一种通过面罩或套管提供机械通气的方式，可避免有创气管插管。已发现它在治疗由于 COPD 和 CHF 加剧引起的急性通气失败中有特别的作用。通过回路建立起吸气时设定的气道压力要高于呼气的双水平气流模式。NIPPV 已被证明有助于纠正 COPD 急性发作时的急性呼吸性酸中毒，从而避免气管插管。无创性双水平连续气道正压可以改善心源性肺水肿和术后肺不张引起的低氧血症。NIPPV 不适用于血流动力学不稳定、无法保护其气道以及烦躁不安以至于不能耐受仪器装置的患者。

表 19-2 疾病状态下引起的急性呼吸困难的特异性治疗

疾病	干预治疗 / 药物
吸入异物	气管插管 纤支镜或硬式支气管镜取出
过敏反应 / 血管性水肿	抗组胺药物 皮下注射肾上腺素 全身激素
会厌炎（E） 扁桃体周围脓肿（PTA） 咽后脓肿（RPA）	气管插管（PTA/RPA） 广谱抗生素（PTA/RPA） 切开和引流（PTA/RPA）
哮喘急性发作	供氧 通过喷雾器或定量吸入装置（MDI）吸入 β_2- 肾上腺兴奋药 全身激素
COPD 急性发作	供氧 通过喷雾器或定量吸入装置（MDI）吸入 β_2- 肾上腺兴奋药 通过喷雾器或定量吸入装置（MDI）吸入抗胆碱能药物 全身使用激素 抗生素治疗脓痰 无创正压通气
肺栓塞	全身抗凝 通过导管行血栓栓子切除术
肺炎	供氧 抗生素 气道清洁技术 免疫
气胸	胸腔置管 供氧
充血性心衰	供氧 利尿 全身血管扩张药 正性肌力试剂
急性冠脉综合征	经皮冠状动脉腔内成形术 ± 支架 抗血小板药物 降脂药物 利尿药
急性特发性脱髓鞘多神经病	机械通气支持 静脉免疫球蛋白输注 全身激素
过度通气综合征	抗焦虑药物 精神病学评估

慢性呼吸困难

持续时间超过 1 个月的呼吸困难称为慢性呼吸困难，其患病率统计学资料因环境和人口的不同而异。在一项澳大利亚的横断面调查中，近 5500 位受访者中，8.9% 承认有劳力性呼吸困难。在 4197 名从不吸烟的瑞士人中，仅环境烟草烟雾暴露即可使得呼吸困难的患病率增加 1.45 倍。在 2009 年，呼吸困难是欧洲医院内科医生遇到的最常见症状或就诊原因，占入院患者的 19%。慢性呼吸困难患者占一般可步行至门诊患者的 3% ～ 25%，对老年人有显著的影响。

呼吸困难患者还可能伴有其他与其呼吸困难症状的严重程度不成比例的并发症。2006 年，一项电话调查的 1003 例 COPD 患者中，61% 的患者有中度或重度呼吸困难，确定的并发症有：高血压（55%）、血胆固醇过多（52%）、抑郁症（37%）、白内障（31%）和骨质疏松症（28%）。回顾性和前瞻性的数据表明，COPD 患者有持续下降的趋势。特发性肺纤维化（其绝大多数患者均有呼吸急促史）与心脏缺血、静脉血栓栓塞以及阻塞性睡眠呼吸暂停的过多风险有关。全美第三次健康和营养调查（NHANES Ⅲ）中，对哮喘和肥胖感兴趣的研究人员发现，随着受调查者肥胖的加重，描述爬山时出现呼吸困难的人员的比例也在增加。随着体重指数的增加，气流阻塞的患病率下降，但是大多数重度肥胖者更频繁地使用支气管扩张药。这些观察使研究人员推断：在严重肥胖患者中，哮喘可能被过度诊断。

鉴别诊断

慢性呼吸困难的原因列于表 19-3。COPD 和 CHF（表 19-1）可能分急性和慢性两个阶段。较少有研究试图明确门诊呼吸困难患者中最常见的疾病。一项前瞻性研究分析了一家大学肺科诊所中的 85 名患者，结果显示哮喘（29%）、COPD（14%）、间质性肺疾病（14%）和心肌病（10%）占这些病例的 2/3。虽然在研究中调查人员强调了合理的诊断方法，结合了对特定疾病的治疗反应，并对每名患者平均进行了 6.2 次试验，但参与者没有肺血管疾病或肌无力。另一项研究对连续 72 例隐藏病史的慢性呼吸困难患者进行检查，体格检查、胸部 X 线片和肺活量数据发现 36% 的患者有肺疾病，14% 有心脏病、19% 有原发性过度换气。只有 3% 的呼吸困难是因为有胸腔外原因。

呼吸困难常累及没有明显心脏或肺部疾病的患者；因此，临床医师必须考虑各种病因学情况。表 19-3 列出了呼吸困难的病因。其中部分病因值得进一步讨论，因为呼吸困难作为就诊症状可能被忽略。中重度贫血可限制组织氧传递，但是不会导致氧合血红蛋白去饱和作用。因此，血红蛋白浓度降低引起呼吸困难的机制可能与肌肉能量代谢受损以及换

表 19-3　慢性呼吸困难的鉴别诊断

解剖学	过程	危险因素
上气道	声带功能障碍	头、颈和肺癌 颈部手术 头部创伤 气管插管 病毒感染 精神疾病
	声门下狭窄	气管插管 ANCA 阳性血管炎
	部分阻塞性病变	癌症 肉芽肿性炎症
甲状腺	甲状腺毒症 甲状腺功能减退症	自身免疫性 病毒感染
血液	贫血	化疗 慢性肾病 慢性胃肠道出血
心脏	收缩性心力衰竭 舒张性心力衰竭 心包疾病 瓣膜疾病 心内分流	心肌梗死 高血压、肥胖 心包炎 二尖瓣和主动脉瓣关闭不全 卵圆孔未闭，室间隔缺损
肺 　气道	COPD	烟草滥用，α_1- 抗胰蛋白酶缺乏症
	哮喘	过敏体质、遗传易感性
	囊性纤维化	遗传基因缺陷
肺实质	间质性肺疾病	特发性间质性肺炎 肺毒性药物反应 结缔组织病
脉管系统	肺动脉高压	特发性肺动脉高压 慢性静脉血栓栓塞 血管炎 肥胖-通气不足综合征
	动静脉畸形	
胸膜	胸腔积液	收缩性心力衰竭 癌症 感染 肝源性胸水
胸部	脊柱后侧凸	先天性 骨质疏松症
呼吸肌	机械负荷	病态肥胖症 妊娠
	运动障碍 / 肌张力异常 神经变性疾病	
整体	去适应（作用）	久坐性生活方式 　营养缺乏 　肥胖症
其他	过度换气综合征	焦虑

ANCA，抗中性粒细胞胞浆抗体；COPD，慢性阻塞性肺疾病

气和心输出量的代偿性增加相关。多种晚期癌症患者的呼吸困难实际上可通过输血和造血生长因子支持治疗获得短暂而显著的缓解。呼吸肌无力已显示是甲状腺功能减退和甲状腺毒症患者慢性呼吸困难的原因，因其可对特定的内科治疗有效。在某些神经肌肉疾病中，关于患呼吸困难比率的数据有限。大约 40% 的肌萎缩性（脊髓）侧索硬化患者、23% 的脊髓灰质炎后患者和 12% 多发性硬化患者诉呼吸困难。对那些居住在发达国家的人们而言，体重增加和久坐的生活方式是劳力性呼吸困难的常见原因。

病史

在患者需要评估之前，导致慢性呼吸困难的疾病可能已经进展到一定程度。因此，对于医生来说，询问患者呼吸困难变化的方式是必需的。问题的重点可能放在呼吸困难的发生频率、每次发作的持续时间、每次发作的严重程度和确定触发和缓解呼吸困难的因素。分析出日常生活中何种活动可以激发呼吸困难有利于纵向评估。这种判断也有助于解释当呼吸困难加重时患者是否正在改变行为。如果医生没有特别询问患者由于呼吸困难已经中止的活动，呼吸困难似乎看来仅轻微地影响了患者的功能状态。配偶、亲戚和朋友对患者呼吸困难的看法常有价值，应收集这些看法。

正如前面所讨论，患者选择的有关呼吸困难的关键词可能提示正确的诊断，但它也可被有或无相关症状所证实。例如，哮喘患者一般经历喘息发作、胸部紧迫感和呼吸困难，伴或不伴发作前接触散在的触发物（如变应原或冷空气）史。然而，由于喘息也可发生在 COPD、上呼吸道阻塞或 CHF，故喘息对哮喘并无特异性。在支气管痉挛期，许多哮喘患者也咳嗽，但仅有约 25% 的时间哮喘表现为慢性咳嗽。老年哮喘患者可能描述劳力性呼吸困难，而无其他呼吸道症状，这可能与不可逆气流阻塞相关。阵发性夜间呼吸困难和端坐呼吸可能提示 CHF。一项关于急诊室 CHF 诊断的系统性回顾发现，如患者有阵发性夜间呼吸困难史，其发生 CHF 的验前概率可增至 2.6 倍。

来自心血管健康研究的数据表明，作为 CHF 的指标，端坐呼吸和夜间阵发性呼吸困难相对特异（分别为 87.5% 和 89.8%），但其敏感性欠佳（分别为 42.8% 和 37.6%）。端坐呼吸时呼吸困难也可能是由于呼吸肌乏力和腹部“负荷”，例如腹水和肥胖所致。

体格检查

有重点的体格检查常能发现足够用以找出慢性呼吸困难病因的线索。检查应从评估患者声音开始。有些带“呼吸声”呼吸困难的患者在长时间讲话时声音逐渐变弱，这部分患者可能有声带功能障碍。在慢性呼吸困难时，喘鸣最常由于良性或恶性病变或局灶性狭窄所致。使用颈静脉压力升高来检测失代偿性 CHF 的诊断功用已被广泛研究。这一发现对高肺毛细血管闭塞压力（即肺静脉高压）的敏感性和特异性分别为 70% 和 79%。体型肥胖者的颈内静脉的压力可能难以测量，因其颈静脉压力可能因为肺动脉高压、三尖瓣回流、心包缩窄或上腔静脉阻塞而升高。因为气管受压可引起呼吸困难，故其颈部检查也应包括对肿大甲状腺和淋巴结病的触诊。

脊柱和胸廓的检查可明确解释为何一个患者持续出现呼吸困难。严重脊柱后凸减少总肺活量，限制肺泡通气，并最终损害气体交换。COPD 患者的胸廓前后径可以增大，但这种对肺过度膨胀的适应性变化对诊断 COPD 缺乏敏感性。在病态肥胖患者中，向心性肥胖降低了肺功能残气量（FRC）和储备容积，从而增加气流阻力，降低肺顺应性。在肥胖患者的肺底部，外周小气道萎陷可以导致通气-灌注不匹配和呼吸困难。

肺部听诊湿性啰音可以反映一些病理过程，所有这些都应和检查的其他方面一起考虑。据报道，湿啰音对间质性肺疾病和 CHF 的阴性预测值分别为 98% 和 89%，显示大多数无湿啰音的患者不患有这些疾病。甚至当使用了超声心动图来确诊或排除左心室功能障碍时，湿啰音对诊断 CHF 的敏感性仍低至 29%。在一项对 57 例胸腔积液的患者研究中，其中 49 人有呼吸困难，叩诊呈浊音、呼吸音降低均较湿啰音对胸腔积液更有提示意义。诊断哮喘和 COPD 时，哮鸣音同样有用，但无哮喘和 COPD 症状者不能排除气流阻塞。上肺区呼吸音降低提示肺气肿，有时还会伴有心音模糊。心脏听诊第三心音奔马律对诊断左心室舒张末期压力升高具有高度特异性。

诊断试验

从病史和体格检查中获得的细节可以提示选择诊断检查以进一步优化决策。一种诊断策略是根据研究相关解剖和生理能力的不同将各种检查方法予以分类（表 19-4）。各种 COPD 管理指南均推荐在使用支气管扩张药后的第一秒用力呼气容积（FEV_1）/

用力肺活量（FVC）等于小于 70% 时可诊断 COPD。然而，FEV_1/FVC 比会随着年龄增高而下降，应用固定的比率可能导致在年龄大于 60 岁的患者中过度诊断 COPD。我们同意美国胸腔学会–欧洲呼吸学会推荐意见，即当 FEV_1/FVC 值低于特定患者正常的下限时诊断气流阻塞。

低 FVC 可能是因空气滞留在气流阻塞的患者中，或者可能由于限制性肺病所致，后者可以通过测定肺容积得到确认。分析流速–容量环可以发现上呼吸道阻塞的证据（图 19-4）。在疑诊哮喘的病例中，直接支气管激发试验测试阴性可基本排除此诊断。然而，假阳性结果可见于正常人以及结节病或声带功能障碍患者。测量最大吸气口腔压力对检测呼吸肌无力是敏感的。

许多导致慢性呼吸困难的心源性原因可通过超声心动图识别。除了定量测量左心室收缩功能外，该检查还提供了有关收缩期肺动脉峰压、心包结构和瓣膜功能的信息。超声心动图检查时静脉注射搅动的盐水溶液（即对比增强超声心动图）对检测肺动静脉畸形敏感性超过 98%。一项研究对近 18 000 例未确诊冠脉疾病的患者进行了核素心肌灌注检查，自诉呼吸困难的患者和有典型心绞痛的患者可诱导出心肌缺血的证据均类似。这使得研究人员得出如下结论：在应激试验时应该更系统地评价呼吸困难。

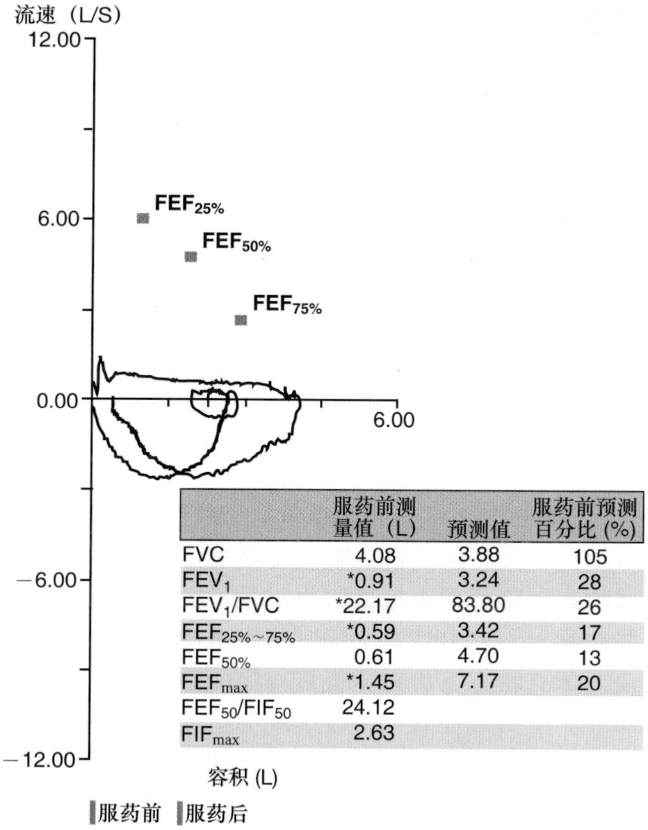

	服药前测量值（L）	预测值	服药前预测百分比 (%)
FVC	4.08	3.88	105
FEV_1	*0.91	3.24	28
FEV_1/FVC	*22.17	83.80	26
$FEF_{25\%\sim75\%}$	*0.59	3.42	17
$FEF_{50\%}$	0.61	4.70	13
FEF_{max}	*1.45	7.17	20
FEF_{50}/FIF_{50}	24.12		
FIF_{max}	2.63		

图 19-4　胸腔内上气道阻塞患者的流量–容积环和肺功能数据。须注意呼气时的平台

表 19-4　慢性呼吸困难的诊断试验

试验	诊断实用程序
肺活量测定法	诊断并量化气流阻塞和受限
流速–容量环	诊断上气道梗阻
单次呼吸一氧化碳弥散量（DLCO）	在肺气肿、间质性肺病和肺动脉高压中降低 贫血时可以减少 在肺泡出血、哮喘中可以增加
肺容积测定	确诊限制性肺疾病
支气管激发试验	诊断气道高反应性
最大吸气及呼气时口腔压力	评估神经肌肉无力
胸部 CT	间质性肺疾病 能很好地描绘出气道管径；能发现气道内病变 极好地描述胸膜腔和纵隔
超声心动图	诊断和量化心室功能 评估瓣膜功能不全及心包
运动心肺功能检查	诊断心功能不全、通气受限、氧气去饱和、去适应（作用），心理性呼吸困难
全血细胞计数	诊断贫血

有时，尽管仔细地询问了病史，做了体格检查及进行多种诊断检查，仍然难以明确慢性呼吸困难患者的病因。那么，应考虑使用心肺运动检查来诱发患者呼吸困难，在整体水平来综合评估氧气转运系统。通过无创方法可以测定肺部气体交换、心功能和代谢活动（表 19-5）。整个运动试验过程也要求患者对呼吸困难和腿部的不适做出评级。运动心肺功能检查的结果通常能够区分心脏功能障碍和通气限制，但并不总能鉴别心脏疾病和去适应（作用）。

治疗

针对性治疗一般能有效减轻慢性呼吸困难，但合并多种并发症或疾病进展时则不一定有效。呼吸困难是 CHF 的一个突出特点，然而大部分对 CHF 各种干预研究认为病死率或利用卫生保健资源率可作为疗效的衡量标准。存在高质量的证据支持运动训练能改善 CHF 患者的功能状态。在 CHF 中，利尿药、正性肌力药和血管扩张药是调节容量状态和控制 CHF 症状的主要用药。

表 19-5　心肺运动试验与慢性呼吸困难

被测参数	去适应（作用）	心脏疾病	肺部疾病
最大摄氧量（VO_2max）	↓	↓	↓
无氧阈值（AT）	正常	↓	↓或正常
氧脉（ml/beat）	正常	↓	正常
心率储备（正常≤ 15%）	正常	正常	> 15%
VO_2/ 坡度斜率（ml/min/W）	正常	↓	正常
呼吸储备（正常≥ 30%）	正常	正常	< 30%
SaO_2（静息至运动）	没有变化	没有变化	可能↓
常见的运动限制的症状	腿部不适	胸部不适	呼吸困难

COPD 患者联合吸入皮质类固醇和长效 β- 受体激动药能改善肺功能，减轻呼吸道症状，并使死亡风险略微降低。大型试验也显示了吸入长效抗胆碱能药物对与 COPD 有关的呼吸困难起积极作用。建议对休息状态下表现为低氧血症的 COPD 患者使用氧疗，虽然氧疗对那些仅表现为运动性氧合血红蛋白去氧合状态患者的病死率和症状的影响仍在研究之中。已经建立了明确的标准，用以判断选择那些可能从肺减容术中受益的肺气肿患者。肺康复治疗已被证明有很多益处，包括降低呼吸困难的严重程度、提高运动耐量、减少急性发作的频率以及改善生活质量。间质性肺病是一大类浸润性肺疾病，需要进行疾病特异性治疗和症状缓解治疗。

减轻呼吸困难

最近一项共识讨论了晚期心肺疾病所致呼吸困难的治疗。其作者强调，应定期评估和记录呼吸困难，以确定这种症状是否得到足够的关注。该共识肯定了氧气对缓解那些在静息或轻体力活动时出现低氧血症的患者的呼吸困难症状的潜在作用。共识推荐的治疗呼吸困难的非药物方法包括吹笛样呼吸、放松、引导式影像刻画和 NIPPV。

全身阿片类药物对减轻难治性呼吸困难有效；决定阿片类药物的剂量和用药频率时，应考虑由于肝病或肾病而改变了的药代动力学。共识确认，对阿片类药物成瘾性或依赖性的担忧不应阻碍其在有效缓解呼吸困难方面的应用。此外，双重效应原则为使用这类药物进行治疗提供了道德基础：只要用药的主要目的是为了解除呼吸困难带来的致残和使人痛苦的体验，可以使用引起呼吸窘迫而加速死亡的药物。

推荐读物

Davenport PW, Vovk A: Cortical and subcortical central neural pathways in respiratory sensations, *Respir Physiol Neurobiol* 167:72, 2009.

Gibson NS, Sohne M, Gerdes VE, et al: The importance of clinical probability assessment in interpreting a normal D-dimer in patients with suspected pulmonary embolism, *Chest* 134:789, 2008.

Horton R, Rocker G: Contemporary issues in refractory dyspnoea in advanced chronic obstructive pulmonary disease, *Curr Opin Support Palliat Care* 4:56, 2010.

Lansing RW, Gracely RH, Banzett RB: The multiple dimensions of dyspnea: review and hypotheses, *Respir Physiol Neurobiol* 167:53, 2009.

Mahler DA, Fierro-Carrion G, Baird JC: Evaluation of dyspnea in the elderly, *Clin Geriatr Med* 19:19, 2003.

Mahler DA, Selecky PA, Harrod CG, et al: American College of Chest Physicians consensus statement on the management of dyspnea in patients with advanced lung or heart disease, *Chest* 137:674, 2010.

Ohar JA, Sadeghnejad A, Meyers DA, et al: Do symptoms predict COPD in smokers? *Chest* 137:1345, 2010.

Pratter MR, Curley FJ, Dubois J, et al: Cause and evaluation of chronic dyspnea in a pulmonary disease clinic, *Arch Intern Med* 149:2277, 1989.

Von Leupoldt A, Dahme B: Cortical substrates for the perception of dyspnea, *Chest* 128:345, 2005.

Wang CS, FitzGerald JM, Schulzer M, et al: Does this dyspneic patient in the emergency department have congestive heart failure? *JAMA* 294:1944, 2005.

第四部分　呼吸系统症状入门

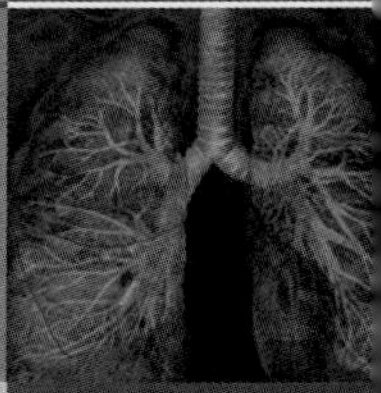

第20章　咯　血

John W. Kreit　著

（张宏美　酆孟洁　王跃春　译）

咯血是指咳出进入下呼吸道的血液。很多种疾病都可引起咯血，咯血是患者到肺科医生处就诊的常见原因。咳血量可少至血丝痰，多至大量鲜血；出血量的多少取决于出血的速度和部位，例如，肺实质或远端气道出血可能仅有少量或无咯血，然而中央气道的较少量出血却可能导致明显的咳血。

咯血本身通常不会导致严重的发病或死亡，但只有当其作为一种潜在的和经常是未认识到的疾病体征时，咯血才具有重要意义。因此，咯血是一种极为重要的症状，必须通过周密而有序评估的方式来明确其原因。

大咯血不常见，但可能危及生命，这是因为大量血液充斥气道和肺泡可能会迅速导致呼吸衰竭。大咯血需要快速评估病情以及进行紧急而特异的治疗，因而通常被认为代表了一个独特的临床实体，这将在本章稍后部分单独讨论。

鉴别诊断

据报道，大量疾病可引起咯血；框20-1列出了最重要的疾病。其中，大部分病例是由于肺癌、支气管扩张、支气管炎和细菌性肺炎所致。表20-1列出了自1980年以来发表的主要研究报道中导致咯血的各种病因的相对频率。其中支气管扩张、支气管炎和肺结核等疾病发病率的显著差异可能反映了文章在发表时间、所研究的患病人群、所使用的诊断试验和诊断标准等方面存在差异。在这些研究所汇总的数据基础上，图20-1显示了每种诊断患者的百分数。

框20-1　咯血的病因

常见（≥5%）
支气管癌
支气管扩张
支气管炎
细菌性肺炎
结核

不常见（1%～4%）
肺栓塞
左心室衰竭
足分枝菌病
非结核分枝杆菌感染
创伤性或医源性肺损伤

罕见（<1%）
其他原发性肺部肿瘤
转移癌
非细菌性肺炎
支气管结石
异物吸入
二尖瓣狭窄
淀粉样变性
肺动静脉畸形
肺动脉瘤
子宫内膜异位
肺隔离症
肺泡出血综合征
　Goodpasture综合征
　韦格纳肉芽肿病
　显微镜下多动脉炎
　系统性红斑狼疮

肿瘤

恶性肿瘤是咯血最常见的原因之一，这些病例大多数为支气管肺癌。咯血患者中，肿瘤通常累及中央气道（例如主支气管、叶支气管或段支气管），鳞状细胞癌最常见。周围性肺癌或其他原发性肺肿瘤（例如类癌或错构瘤）引起的咯血则少见得多。胸腔外恶性肿瘤（特别是黑色素瘤和乳腺癌、结肠癌和肾癌）由于具有转移到气管支气管树管腔内的特性，也可能会导致咯血。

表 20-1　发表文献中咯血病因

文献	Santiago 等	Johnston 等	Hirshberg 等	Fidan 等	Tsoumakidou 等
年份	1974—1981	1977—1985	1980—1995	2000	2001—2003
位置	洛杉矶	堪萨斯城	耶路撒冷	伊斯坦布尔	克里特岛
病例数	264	148	208	108	184
肿瘤（%）	31	19	19	34	13
支气管扩张（%）	1	37	20	25	26
支气管炎（%）	23	37	18	0	38
肺炎（%）	6	5	16	10	4
结核（%）*	6	7	1	18	4
原因不明（%）	22	3	8	0	10
其他（%）	11	26	18	13	5

数据源自 Santiago S，Tobaias J，Williams AJ：A reappraisal of the causes of hemoptysis，*Arch Intern Med* 151：2449-2451，1991；Johnston H，Reisz G：Changing spectrum of hemoptysis，*Arch Intern Med* 149：1666-1668，1989；Hirschberg B，Biran I，Glazer M，Kramer MR：Hemoptysis：etiology，evaluation，and outcome in a tertiary referral hospital，*Chest* 112：440-444，1997；Fidan A，Ozdogan S，Oruc O，et al：Hemoptysis：a retrospective analysis of 108 cases，*Respir Med* 96：677-680，2002；Tsoumakidou M，Chrysofakis G，Tsiligianni I，et al：A prospective analysis of 184 hemoptysis cases，*Respiration* 73：808-814，2006.

* 活动性和非活动性疾病。

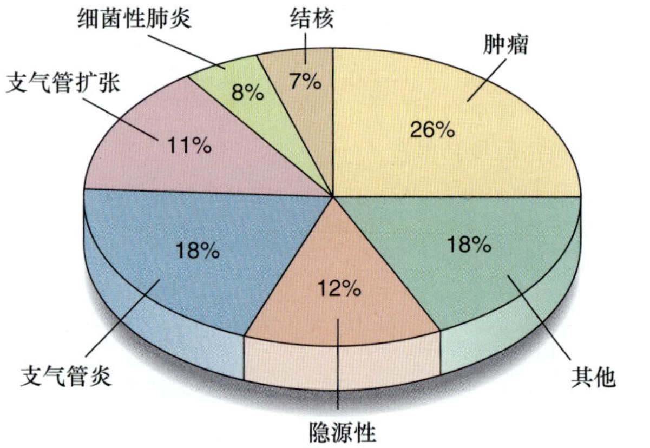

图 20-1　咯血患者的最终诊断。每种诊断的近似百分比如图所示

支气管扩张

在 20 世纪 60 年代早期之前发表的研究中，支气管扩张经常是咯血最常见的原因，常常占咯血病例的 25% ～ 35%，但在随后的数十年中，这个比例显著下降至 5% 以下。这归功于抗菌和抗结核药物的广泛应用以及药效的增强，也可能是由于支气管造影技术的使用显著减少（该技术是那个时代主要的诊断方法）。自从高分辨率 CT（HRCT）应用以来，支气管扩张症被诊断率频繁提高；最近的研究表明，支气管扩张症仍然是咯血非常重要的原因之一。

急性支气管炎

根据相应的临床表现或纤支镜检查结果，咳血经常被认为是急性感染性支气管炎所致；这是大部分研究中常见的最终诊断。虽然急性支气管炎无疑可能会导致咯血，但这种疾病的临床症状、体征及支气管镜检查结果既不敏感也不具特异性。事实上，几项研究已经证实，由其他原因导致出血的患者可能被诊断为急性支气管炎。因此，急性支气管炎必须被认为是一种排他性诊断，必须在仔细排除其他原因所致咯血后方能诊断。

肺结核

虽然在某些患者人群和地理区域中，肺结核仍然相对常见，但成功的治疗方法和预防措施已经显著降低了其发病率及其在咯血病因中的重要性。咯血通常由于活动性结核引起，但它也可能由于感染的后遗症所致，特别是支气管扩张、实质空洞和足分枝菌病。

细菌性肺炎

几乎任何类型的细菌性肺炎均可能引起咯血，但最常见的是肺炎链球菌感染。其他常见的有关病原体包括肺炎克雷伯杆菌、金黄色葡萄球菌、铜绿假单胞菌和厌氧菌。

隐源性咯血

在几乎所有已报道的研究中，均有相当比例的患者咯血原因不明。如表 20-1 所示，不明原因咯血的发生频率差异很大，这可能是由诊断标准和评价程度存在的差异所致。

病人评估

当患者描述咯血病史时，第一步必须是确定病患是否真的发生咯血，即出血必须局限于下呼吸道，其他部位（例如鼻、口、咽、喉和胃肠道）的出血必须予以排除。虽然为了引导患者报告是否有恶心和干呕，可能需要询问一些特定的问题，但只有极少数人会在鉴别呕血和咯血时存在困难。对上下呼吸道出血来源的鉴别诊断偶尔会变得更加困难，尽管这一诊断通常通过直接询问病史和体格检查就可进行。咯血患者几乎总是描述突发咳嗽后出现咯血，来源为上呼吸道时，患者一般是先感觉有口中含血或需要“清清喉咙”。鼻出血史也是上呼吸道出血的重要指标。例行检查鼻部、口腔和咽部对排除明显的出血点很重要。当不能明确排除上呼吸道来源的出血时，建议进行一次包括鼻镜和喉镜在内的彻底检查。

初始评估

患者一旦确诊为咯血，就必须找到其病因。这一过程须从初期评估开始，包括完整的病史询问、体格检查和胸部 X 线检查。

表 20-2 列出了提示一种或多种疾病的重要症状、体征和病史细节。在一些患者中（例如肺栓塞、左心衰竭、二尖瓣狭窄和外伤性或医源性肺损伤），病史和体格检查可为诊断提供最重要的线索。

如表 20-3 所示，胸部 X 线片也可能会提供与咯血潜在原因有关的重要信息。然而，只有不到 40% 的病人的胸部 X 线片可见“局灶性病变”，即显示肺部团块、空洞、浸润、肺叶不张或其他可能与咯血直接相关的病因。在其他患者中，胸部 X 线片表现可正常或有非特异性的异常发现，例如肺气肿、间质性纤维化、小的肺不张或胸膜增厚——此类异常被称为“非局灶性改变”。这种影像学分类对咯血有着重要的诊断和预后含义。在胸部 X 线片发现局部改变的咯血患者中，大约 40% 被证实为恶性疾病；另一方面，在胸部 X 线片表现正常或非局灶性改变的患者中只有 6% ～ 10% 诊断为癌症。

额外的检查

病史、体格检查和胸部平片对缩小咯血的鉴别诊断范围必不可少，这些发现经常指向特定的疾病。然而，最初的评估仅仅能在少部分患者中得出确切的诊断。大部分患者需要额外的检查，通常包括 CT 和纤支镜检查（fiberoptic bronchoscopy，FOB）。

CT

CT 在外周和中心的气道成像、纵隔和肺实质成像方面明显优于常规胸部 X 线片。CT 已被证明在评价咯血患者时非常有用。在胸部 X 线片表现正常或非局灶性改变时，CT 提示了大约 1/3 患者咯血的确

表 20-2 咯血患者的重要临床特征

类型	特点	疾病
病史	吸烟	支气管源性肺癌
	既往诊断恶性疾病	转移性恶性肿瘤
	既往诊断肺源性、心源性、肺血管性或全身性疾病	
	最近的胸部创伤和治疗	外伤性 / 医源性肺损伤
	吸入的危险因素	肺脓肿、异物吸入
症状	脓性痰	支气管扩张、支气管炎、肺炎、肺脓肿
	胸膜痛	肺炎、肺栓塞
	阵发性夜间呼吸困难，端坐呼吸	左心衰竭、二尖瓣狭窄
	发热	肺炎、肺脓肿
	体重下降	支气管肺癌、其他恶性疾病、结核、肺脓肿
体征	支气管呼吸音、支气管咩音	肺炎
	局限性呼吸音降低、局限性哮鸣音	支气管肺癌、支气管结石、异物
	粗湿啰音、干啰音	支气管扩张、支气管炎
	胸膜摩擦音	肺炎、肺栓塞
	第三心音奔马律	左心室衰竭
	舒张期杂音	二尖瓣狭窄

表 22-10 细胞因子和趋化因子及其功能

细胞因子	功能	其他临床作用
TNF-α	促炎症作用 ARDS 中激活中性粒细胞	在炎症刺激产生反应中释放最早的细胞因子
IL-1β	促炎症作用 ARDS 中激活中性粒细胞 上调白细胞、内皮细胞和气道上皮细胞中的黏附分子	对炎症刺激产生反应释放的第一批细胞因子之一
IL-6	促炎症作用 白细胞活化 促进骨髓祖代细胞的增殖 诱导发热 急性期反应物	在血液中的水平是不同原因所致 ARDS 严重程度的标志物
IL-10	抗炎症反应 抑制单核-巨噬细胞释放 TNF-α、IL-1β 和 IL-6 刺激生成 IL-1 受体拮抗药（IL-1RA）和可溶性 p75 TNF 受体	
GM-CSF	肺泡巨噬细胞功能 肺宿主防御反应 表面活性物质稳态	循环中低水平预示脓毒血症中预后差
PAF	通过血小板、白细胞和内皮细胞上受体发挥作用 白细胞趋化 始动和激活白细胞分泌	
ICAM-1	白细胞趋化和滞留	在炎症中增加
C5a	经典和替代补体级联反应的产物 强效过敏毒素和趋化物质 通过 C5aR 发挥作用 能成为促炎物质和抗炎物质	
P 物质	通过受体 NK1R 发挥作用的神经肽 促炎症作用，与肺损伤的发生有关	

ARDS，急性呼吸窘迫综合征；GM-CSF，粒-巨噬集落刺激因子；ICAM-1，细胞间黏附因子 -1；IL，白介素；NK1R，神经激肽 1 受体；TNF，肿瘤坏死因子；PAF，血小板活化因子

细胞因子通过同源受体传递信号，在特定的细胞群发挥不同的反应，刺激某些细胞群活化、增殖和分化，而同时对其他类型细胞发挥抑制作用。这样，细胞因子在调节炎症反应的强度和持续时间时发挥了重要作用。在炎症中，特别是在早期促炎症阶段，细胞因子（包括 TNF-α、IL-1β、IL-6 以及 IL-10）发挥了重要作用。在全身炎症反应阶段，特别是革兰氏阴性菌败血症中，可观察到这些细胞因子的明显上升。

趋化因子

趋化因子（表 22-11）是 8～10 kDa 的糖蛋白，虽然结构上与细胞因子有关，但通过 G 蛋白偶联受体结合和传递信号通路的能力不同于前者。对白细胞而言，趋化因子有趋化性和活化功能，根据氨基酸结构，它们被分为四组。在宿主防御中发挥重要作用的主要有两组，一是 CC 趋化因子（例如 MCP-1、MIP-1α 以及 RANTES），它们趋化单核细胞、淋巴细胞、嗜碱性粒细胞和嗜酸性粒细胞；另一组是 CXC 趋化因子［例如 IL-8、GRO-α（生长相关癌基因 α）］以及 ENA-78（上皮细胞衍生中性粒细胞活化肽 -78），它们主要作用于中性粒细胞。

趋化因子受体结构通常是 7 个跨膜蛋白，通过异源三聚体 G 蛋白传递信号。和细胞因子一样，趋化因子活化引起不同的细胞特异和刺激特异的生理反应。趋化因子与受体结合的特异性决定于其蛋白质氨基末端区域。一些受体高度特异，然而其他受

表 22-11　趋化因子家族

家族	成员	功能
CXC	IL-8 MIP-2 GRO-α ENA-78 NAP-2	趋化和刺激中性粒细胞
CC	MCP-1 MCP-2 MCP-3 RANTES MIP-1α MIP-1β	趋化和激活如下细胞： • 单核细胞 • 淋巴细胞 • 嗜酸性粒细胞 • 嗜碱性粒细胞 • 肥大细胞
C	淋巴细胞趋化因子	吸引 T 细胞
CXXXC	神经趋化蛋白	吸引 T 细胞和单核细胞，促进黏附

ENA-78，上皮细胞来源的中性粒细胞活化肽 -78；GRO-α，生长相关致癌基因；IL-8，白介素 -8；MCP，单核细胞趋化蛋白；MIP，巨噬细胞炎性蛋白；NAP-2，中性粒细胞活化蛋白 -2

体能结合多种来自 CC 和 CXC 家族的趋化因子。不同细胞类型中细胞因子受体调节和表达存在的差异在决定趋化因子活化的生物学效果中发挥重要的作用。

小结

很显然肺部存在多重防御体系来抵抗微生物病原体和有害环境因子，包括物理屏障（例如黏液）、可溶性因子（例如抗菌肽和上皮细胞合成的蛋白）及先天性和获得性免疫系统中的白细胞。正是这些多样的、冗余的防御机制的组合，使得肺在大多数情况下能抵抗感染。

推荐读物

Gurish MF, Boyce JA: Mast cells: ontogeny, homing, and recruitment of a unique innate effector cell, *J Allergy Clin Immunol* 117:1285–1291, 2006.

Hiemstra PS: The role of epithelial beta-defensins and cathelicidins in host defense of the lung, *Exp Lung Res* 33:537–542, 2007.

Kuroki Y, Takahashi M, Nishitani C: Pulmonary collectins in innate immunity of the lung, *Cell Microbiol* 9:1871–1879, 2007.

Lambrecht BN: Lung dendritic cells: targets for therapy in allergic disease, *Curr Mol Med* 8:393–400, 2008.

Moraes TJ, Zurawska JH, Downey GP: Neutrophil granule contents in the pathogenesis of lung injury, *Curr Opin Hematol* 13:21–27, 2006.

Parker D, Prince A: Innate immunity in the respiratory epithelium, *Am J Respir Cell Mol Biol* 45:189–201, 2011.

Rohmann K, Tschernig T, Pabst R, et al: Innate immunity in the human lung: pathogen recognition and lung disease, *Cell Tissue Res* 343:167–174, 2011.

第五部分 感染性疾病

第 23 章 肺部感染的诊断

Mark A. Woodhead 著

（王凌伟 吴森泉 史 菲 译）

在某种程度上，呼吸系统疾病的临床表现并不多且非特异。常见症状及体征如咳嗽、呼吸困难、胸痛、肺部湿啰音或哮鸣音可由感染性疾病引起，也可由其他多种非感染性疾病所致。因此，须做一些检查将感染性疾病（很可能引起疾病）同其他可能的病因相鉴别，随后确定可能的致病原或病原体，并进行治疗。

第 24 ～ 27 章将详细描述特殊病原体引起的肺炎，本章提供了处理可能的肺部感染患者的方法框架。可从病史采集开始评估，这些信息囊括在框 23-1 中。尽管在临床实践中这些步骤对于患者而言可能是同等重要的，但在本章中，我们将按顺序逐一解决上述问题。其中，“是否存在感染？”和“该疾病严重程度如何？”可能是最为重要的。

表 23–1　呼吸道感染和其他原因的特征

特点	感染指标	其他常见原因
咳嗽	脓痰	其他大部分肺病
体温	发热 寒战	支气管癌 肺梗死
出汗	“盗汗”和夜间症状提示结核病	败血症 绝经
胸部体征	实变特征	支气管癌 任何肺泡炎的病因 肺梗死
白细胞计数	升高	类固醇治疗 支气管癌
C- 反应蛋白	升高	结缔组织病
胸部 X 线片表现	局灶性阴影	支气管癌 任何肺泡炎病因 肺梗死

方法

是否存在感染?

详细的病史采集和体格检查是非常重要的。尽管没有普遍有效的方法，但常需要较好的临床判断（表 23-1）。通常肺部感染患者会出现发热、咳嗽并伴有脓痰。寒战更具有特异性，但仅发生于较严重的感染。急性胸膜炎性胸痛是肺炎的典型临床表现，但较少出现。喘息可发生于呼吸道感染，而局灶的肺部体征则常见于肺炎。而更具特异性的肺炎体征如支气管呼吸音、羊鸣音和耳语音则较为少见。不幸的是，在现实生活中，对于老年人和免疫受损人群而言，即使不出现上述这些症状也可能存在感染，而一些有潜在肺部疾病的患者可能会出现肺部感染的症状却并不存在感染。

框 23–1　疑似肺部感染患者的推断方法

1. 是否为感染？
2. 感染属于哪种类型？
3. 病情严重程度如何？
4. 可能是什么病原体？
5. 确定致病病原体的最佳方法是什么？
6. 否有必要确定病原体？

正是由于这些因素，使得院外难以确诊肺炎，因为在院外时胸部 X 线片上肺实变的基本表现难以获取。即使该特征可由其他原因引起，但在症状和体征均提示感染的情况下，则很可能诊断为肺炎。

很多时候，临床上最重要的是考虑是否应使用抗生素（即是否为细菌感染）和是否应将患者收入住院治疗。在临床中，如出现咳脓痰和外周血白细胞数升高，则表明存在细菌感染。炎症标志物（如 C- 反应蛋白）的敏感性及特异性高于白细胞计数，而前降钙素对于鉴别是否存在感染则可能是更为准确的标记物。然而能否能将其推荐为临床常规使用，现有数据尚无定论。患者是否应收入住院主要根据疾病的严重程度而定（见下文），但同时还应考虑其伴发疾病（如糖尿病）的不稳定性及社会因素。

鉴定到微生物是确认感染的最好方法，但该方法也有一些不足之处，其中最重要的是目前可用测试方法的敏感性问题。

存在何种类型的感染？

肺部感染的分类

肺部感染的传统解剖学分类（如上呼吸道感染、下呼吸道感染和胸膜感染）虽然有用但远非完善，我们将以该模式为基础展开讨论。尽管许多肺部感染局限于肺部的解剖界限（如大叶性肺炎），但也有一些感染并不适合这种分类方法（如流感病毒感染）。

临床上最常见的两种成人急性肺部感染包括慢性阻塞性肺疾病急性加重期（第 43 章）和肺炎（第 24 和 25 章）。胸部 X 线片是区分这两种疾病的关键，因为胸部 X 线片是发现肺组织实变最敏感的筛选方法（图 23-1A 和 B）。存在局部湿啰音是潜在肺实变的最常见特征，也可能同时存在胸膜摩擦音和胸腔积液。其他较不常见的特征包括腹泻和低血压，尤其在老年患者中还包括精神错乱、低体温和尿失禁。当临床疑似肺炎而胸部 X 线片显示正常时，可通过胸部 CT 扫描发现肺实质的变化。然而，其他疾病也可能与肺炎类似或并发于肺炎。（图 23-2、图 23-3、图 23-4）。

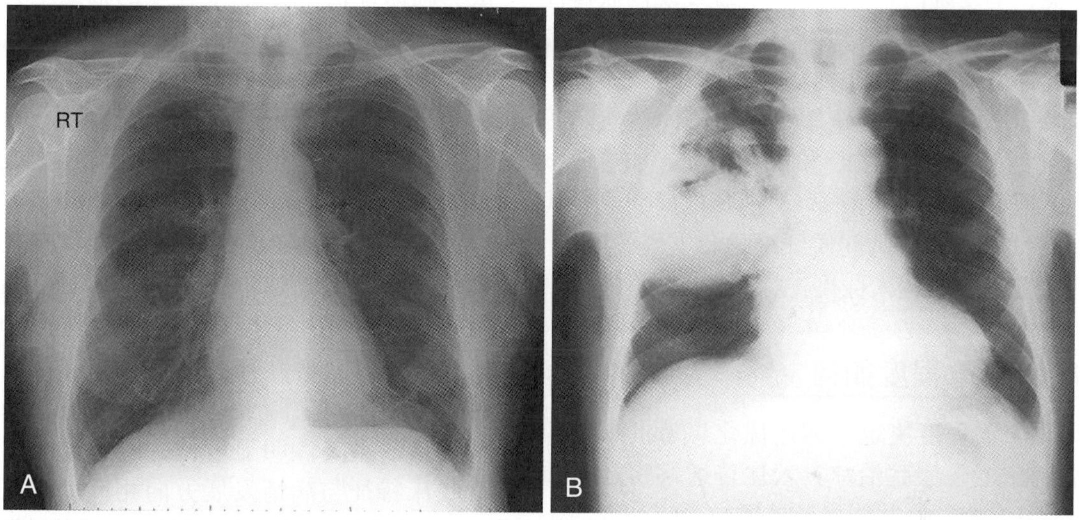

图 23-1　图中所示是表现为咳嗽、脓痰和呼吸困难且存在基础性慢性阻塞性肺病（COPD）的 2 名患者的胸部 X 线片。**A**，没有并发症的 COPD 患者病情加重，无肺实变；**B**，肺炎导致 COPD 加重伴右肺中间区域实变

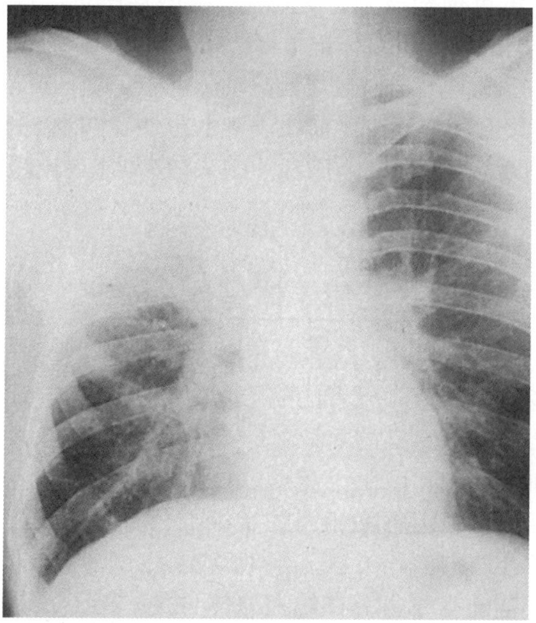

图 23-2　肺部嗜酸性粒细胞增多症。在这种情况下，右上叶实变可能误诊为肺炎

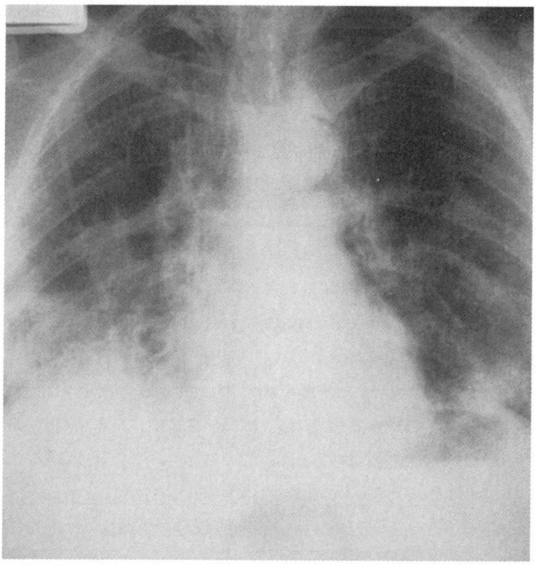

图 23-3　药物性肺病。以肺底实变为主的双侧片状实变为使用博来霉素所致

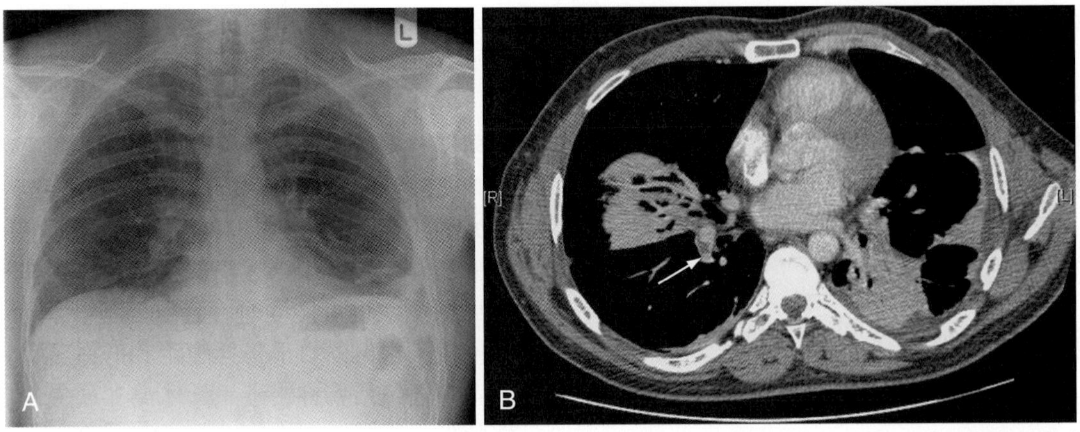

图 23-4 **A**，左肺底实变胸部 X 线片；**B**，同期计算机断层（CT）扫描可见实变更广泛，且继发于肺栓塞（箭头所指处）

根据获得感染的外部环境不同可将肺炎分为社区获得性肺炎、早发院内获得性肺炎、晚发院内获得性肺炎、免疫抑制相关性肺炎和吸入性肺炎，如表 23-2 所示，这五种类型肺炎的病原体谱有所不同。

普通胸部 X 线片的其他作用包括：评估疾病程度（胸部 X 线片特别有用）、检测并发症（如形成空洞、脓肿、气胸和胸腔积液）、识别其他病变或替代诊断（如支气管扩张、肺间质纤维化和支气管肿瘤）及在某些情况下引导侵入性检查。

疾病的严重程度如何？

疾病的严重程度决定了如何优化患者的最佳治疗，住院治疗还是家庭治疗？入住普通病房还是重症监护病房（ICU）？并能指导具体的诊疗计划。

对于慢性阻塞性肺病（COPD）急性加重期患者，呼吸窘迫（如呼吸频率）和气体交换是衡量疾病严重程度的最佳指标。

临床上，死于社区获得性肺炎（CAP）的患者其临床表现通常十分严重，对其表现出的明确其临床特征进行正确的解读尤为关键。一旦患者出现这些临床特征，就应将这些信息补充到病历中。评分系统现已成为临床评估 CAP 严重程度的辅助工具。肺炎严重程度指数（PSI）是一种评估病情严重程度的两步评分法，包含了 20 个临床及实验室特征（图 23-5），经多个研究验证可用于保证低风险患者的院外治疗。简化的 CURB-65 指数由五个临床特征构成，通过了充分验证（图 23-6）；而 CRB-65 则基于四个临床特征，可用于院外。比较这些评分系统，PSI 具有较高的准确性，而简化的 CURB-65 和 CRB-65 则更简单实用。最新 CAP 管理指南推荐使用上述评分系统。

表 23-2　按照可能的起因和免疫状态对肺炎进行分类

肺炎类别	可能的病原体
社区获得性肺炎	革兰阳性菌 支原体，衣原体，考克斯体 常见病毒（例如流感病毒）
早发医院获得性肺炎	与社区获得性肺炎相同
晚发医院获得性肺炎	革兰阴性肠道菌 金黄色葡萄球菌 抗生素耐药菌
免疫功能不全	条件致病微生物
吸入	口咽厌氧细菌，化学性肺炎

与社区获得性肺炎患者相比，医院获得性肺炎和免疫损害宿主肺炎患者的临床表现特征对患者病情评估的重要性明显较低，因为这两类肺炎可能出现临床特征与病情发展方向相反的情况。早期或不恰当的抗生素治疗、肾衰竭、长期机械通气、昏迷、休克和铜绿假单胞菌、鲍曼不动杆菌属及耐甲氧西林金黄色葡萄球菌（MRSA）感染是严重院内获得性肺炎的其他重要标记（框 23-2）。

持续高乳酸血症、肺泡-动脉氧梯度大于 30 mmHg 和支气管肺泡灌洗（BAL）液的中性粒细胞大于 5% 则表明人类免疫缺陷病毒（HIV）感染患者出现重度卡氏肺囊虫感染。

感染的可能病原体是什么？

肺部感染可由众多病原微生物引起。在临床上，大多数肺部感染患者的病原体并没有得到鉴定，即使已鉴定出感染的病原体，其培养结果也经常滞后于临床表现。而由于需要立即进行治疗，因此，一些有助于确定感染病因的指标十分有意义，可指导选择合适的治疗方法。一般情况下，临床表现的相关信息可能表明潜在的病原体种类，但不是具体的病原体，因为这些特征几乎不具有特异性。

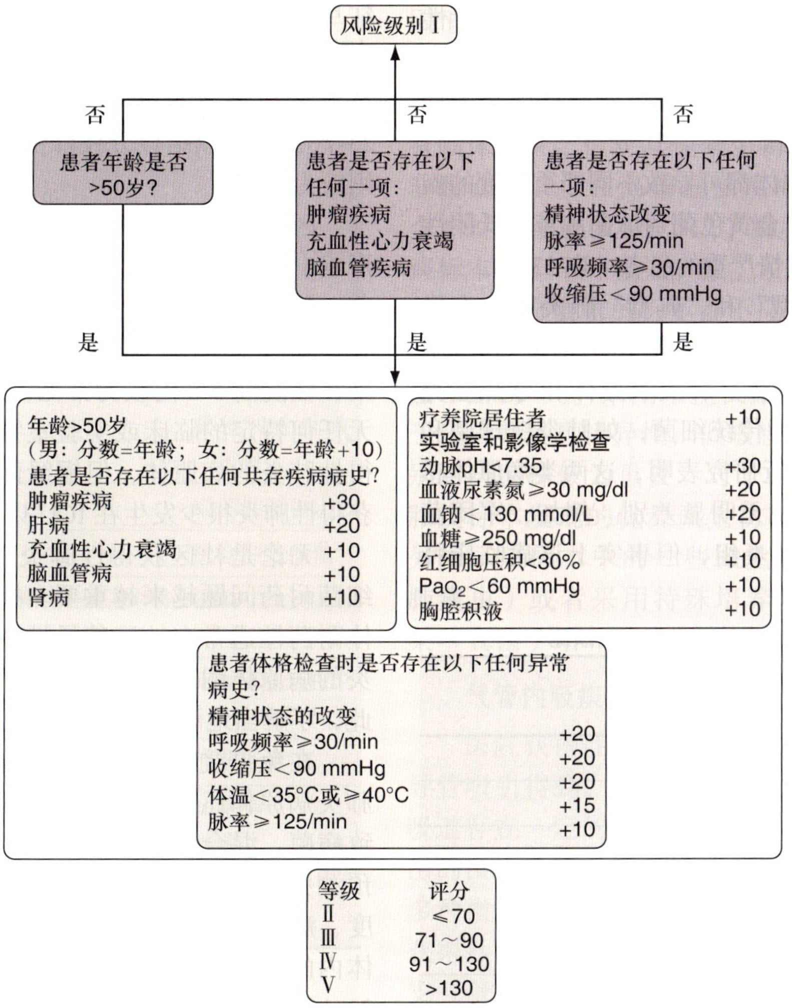

图 23-5　肺炎严重程度指数

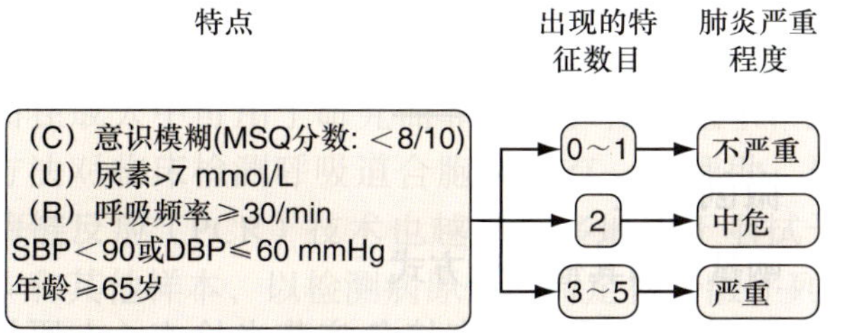

图 23-6　CURB-65 评分。DBP，舒张期血压；MSQ，精神状态问卷；SBP，收缩期血压

框 23-2　重症医院获得性肺炎的临床特征

- 有收入重症监护病房的要求
- 呼吸衰竭（机械通气或需要 35% 以上氧气才能使人工氧饱和度维持在 90% 以上）
- 影像学表现进展迅速，多叶肺炎或空洞性肺炎
- 重度脓毒症伴低血压和（或）终末器官功能障碍：
  - 休克收缩压低于 90 mmHg 或舒张压低于 60 mmHg
  - 需要用血管加压药治疗 4 个小时以上
  - 尿量少于 20 ml/h 或 4 h 内的总尿量少于 0 ml/h（无其他解释）
  - 需要透析的急性肾衰竭

呼吸道感染通常是病毒感染，但存在细菌感染时，流感嗜血杆菌、肺炎链球菌和卡他莫拉菌最为常见，这些细菌可能仅为定植菌而非致病菌。在支气管扩张症中，金黄色葡萄球菌和铜绿假单胞菌也是常见致病菌，这两种细菌对于肺囊性纤维化患者更为重要。对于支气管扩张患者，了解其既往痰培养结果可能对治疗也有帮助（第 44 和 45 章）。

引发肺炎的潜在可治疗病原体更为多样，根据患者的免疫状态和感染的可能起源（表 23-2）分类肺炎则非常有用。临床上应追问患者是否曾经暴露于特殊的危险因素（如鸟类鹦鹉热、放牧动物引起的 Q 热或当地爆发流行的 Q 热或军团病）及是否存在免疫受损（如静脉吸毒或性接触所致 HIV 感染风险）。

在社区获得性肺炎（CAP）中，同一种病原体的重要性通常与年龄段无关，而肺炎链球菌是最常见的致病菌（表 23-2），唯一例外的是老年人感染支原体的发病率较低。革兰氏阴性菌中肠杆菌科（如大肠埃希氏菌、奇异变形杆菌）引起的细菌性肺炎在养老院人群中更为多见，目前认为 MRSA 也是养

- 从呼吸道分泌物中发现的细菌可能为共生菌而并非致病菌。
- 通过调整药物剂量，呼吸道肺炎链球菌感染通常仍可采用体外药敏试验中细菌不敏感的抗生素进行治疗。

推荐文献

American Thoracic Society; Infectious Diseases Society of America: Guidelines for the management of adults with hospital-acquired, ventilator-associated, and healthcare-associated pneumonia, *Am J Respir Crit Care Med* 171:388–416, 2005.

Bartlett JG, Dowell SF, Mandell LA, et al: 2000 Practice guidelines for the management of community-acquired pneumonia in adults. Infectious Diseases Society of America, *Clin Infect Dis* 31:347–382, 2000.

Lim WS, Baudouin SV, George RC, et al: BTS guidelines for the management of community acquired pneumonia in adults: update 2009, *Thorax* 64(Suppl 3):iii1–iii55, 2009.

Mandell LA, Bartlett JG, Dowell SF, et al; Infectious Diseases Society of America: Update of practice guidelines for the management of community-acquired pneumonia in immunocompetent adults, *Clin Infect Dis* 37:1405–1433, 2003.

Niederman MS, Mandell LA, Anzueto A, et al: Guidelines for the management of adults with community-acquired pneumonia. Diagnosis, assessment of severity, antimicrobial therapy, and prevention, *Am J Respir Crit Care Med* 163:1730–1754, 2001.

Ramsdell J, Narsavage GL, Fink JB: American College of Chest Physicians' Home Care Network Working Group: Management of community-acquired pneumonia in the home: an American College of Chest Physicians clinical position statement, *Chest* 127:1752–1763, 2005. (Available at www.chestnet.org.)

Woodhead M, Blasi F, Ewig S, et al: European Respiratory Society; European Society of Clinical Microbiology and Infectious Diseases: Guidelines for the management of adult lower respiratory tract infections, *Clin Microbiol Infect* 17(Suppl 6):E1–E59, 2011. (Available at www.ersnet.org or www.escmid.org.)

第五部分　感染性疾病

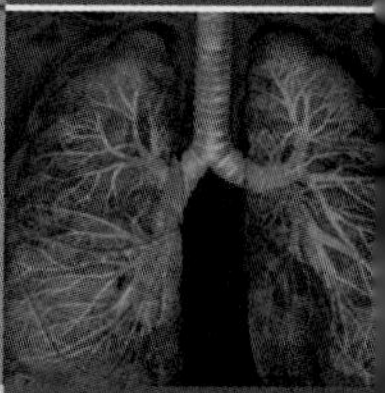

第 24 章　社区获得性肺炎

Ilya Berim · Sanjay Sethi　著

（吴森泉　史　菲　邱　晨　译）

疾病负担

肺炎及流感仍然是美国（排名第七）乃至全球（排名第六）致死的常见病因。在美国，2005 年有超过 60 000 人死于肺炎。在欧洲，2002 年下呼吸道感染的发病人数达到了 2580 万人，成为仅次于腹泻的最常见疾病之一。肺炎的平均住院天数一般超过 5 d，出院后 30 d 内的再入院率接近 20%。每年美国卫生保健系统内社区获得性肺炎（CAP）相关的整体经济负担约为 400 亿美元，而在欧洲则高达 100 亿欧元。据英国胸科协会指南报道，1997—2004 年因社区获得性肺炎引起的年龄标准化住院率升高了 34%。社区获得性肺炎也是引起严重败血症的最常见病因。社区获得性肺炎患者需要入住 ICU 的比例高达 20%。由于肺炎实质上更常见于老年人，鉴于人口老龄化，预期肺炎的发病率及其带来的卫生保健负担将会增加。在美国，2006 年因肺炎在门诊就诊的患者约 420 万人次，此后患病人数也在逐年增加。与此同时，即便引进了新型的抗菌药物、成像仪器和生物标志物检测，但社区获得性肺炎相关病死率在引进青霉素治疗之后就没再发生明显的改变。

临床表现

社区获得性肺炎的临床表现和诊断比较复杂。典型症状如发热、全身乏力、咳嗽、咳痰、呼吸困难、胸痛和咯血等的发生概率差别较大，从咳嗽到咯血，其发生率由近 90% 到不足 15%。社区获得性肺炎的临床表现受较多因素影响，包括患者的年龄、合并症、生活方式及其致病微生物。某些症状的存在将有助于鉴别致病微生物，这个内容我们将接下来展开讨论。然而，由于社区获得性肺炎的临床表现多变，如果单从临床表现出发，根本不能诊断疾病，也无法鉴别病原体，故常需要进行进一步的诊断测试。

肺炎非典型表现（缺乏典型的临床症状）的发生概率随着患者年龄增大和合并症增多而增加。通常，患者免疫系统受损会导致潜在感染迅速进展，而其临床症状不明显。老年肺炎患者通常不会出现发烧和咳嗽；而精神状态改变、全身不适、呼吸急促和心动过速往往是这类人群仅有的表现。这种非典型临床表现会延误正确诊断和治疗，进而有可能导致病死率增加。

引起肺炎的主要病原微生物被分为典型病原体和非典型病原体，其中，典型病原体包括肺炎链球菌、流感嗜血杆菌和肺炎克雷伯杆菌；非典型病原体包括肺炎支原体、衣原体、贝氏柯克斯体和病毒。一直以来，普遍认为这两类病原体感染所致的临床表现存在差异，且十分重要。典型病原体所致社区获得性肺炎起病较急，临床表现包括发热和寒战症状，并伴有咳嗽，通常咳脓性或血性痰，偶尔伴有胸膜炎性胸痛。提示有肺实变的体检结果（如浊音界叩诊、罗音、支气管呼吸音）也被认为是典型病原体感染的表现。此外，其典型表现还包括以中性粒细胞升高为主的白细胞增多及血循环中偶尔出现的幼稚白细胞（带状中性粒细胞）。

相比之下，由“非典型”病原体引起的肺炎常表现为起病较缓、低体温、干咳、白细胞数正常或正常高值等特征。全身不适、肌肉酸痛等全身表现可能是其主要的临床表现。

然而，研究尚未能证明这些临床表现差异用于区别典型与非典型病原体所致社区获得性肺炎的准确性。因此，不能依靠这种临床表现上的差别来进行病因诊断或决定是否使用抗生素。

危险因素

某些危险因素与特定病原体的较高感染率间存在一定相关性。

年龄 随着年龄的增长，感染肺炎链球菌、B组链球菌、卡他莫拉菌、流感嗜血杆菌、革兰氏阴性杆菌及肺炎衣原体的概率也相应增加。此外，年龄增长也是吸入性肺炎及多重病原体肺炎的危险因素，但也有研究发现80岁以上人群感染军团菌的概率明显下降。年龄超过65岁感染肺炎的风险就会逐年增加。非住院老人罹患社区获得性肺炎的年发病率为25‰～44‰，而一般人群的年发病率仅为4.7‰～11.6‰。随着年龄的增长，感染严重到住院治疗的风险也明显增加，从1.6‰（年龄在55～64岁）增至11.6‰（年龄大于75岁）。年龄是社区获得性肺炎发生死亡的主要预测因素之一。老年人因肺炎和流感的致死率约为9/100 000，当存在一个危险因素时病死率增加至217/100 000，而存在一个以上危险因素时病死率则高达979/100 000。

酗酒 饮酒可引起患者意识水平受损，使其吞咽和黏液纤毛清除功能发生改变，导致其咳嗽反射受损，从而诱发吸入性肺炎。由于高浓度乙醇摄入会引起机体免疫力及肺部内在防御功能下降，故重度饮酒导致革兰氏阴性菌感染的危险性增加。乙醇还可损害淋巴细胞、中性粒细胞、单核细胞和肺泡巨噬细胞的功能。上述每种因素均会降低患者气道清除细菌的能力，而酗酒能否增加肺炎的严重程度仍存在争议。然而，肺炎链球菌感染往往在酗酒人群中更为严重。此外，革兰氏阴性杆菌和嗜肺军团菌感染更易发生于重度饮酒者。

气道定植 呼吸道定植常见于慢性阻塞性肺疾病（COPD）患者，因为COPD患者的先天性肺防御功能受损。COPD患者社区获得性肺炎感染的风险增加，病原体如流感嗜血杆菌和卡他莫拉菌则更为普遍。一秒钟用力呼气量（FEV_1）明显下降加上支气管扩张，使得该类患者更易感染铜绿假单胞菌。对于使用大剂量皮质激素的肺功能重度损害的COPD加重期患者而言，侵袭性曲霉病往往是致命的并发症。所有能引起意识水平改变（如麻醉药使用、饮酒、脑血管疾病、老年痴呆症）、口腔卫生差、影响吞咽功能的头颈部手术史及上消化道疾病均是吸入性肺炎的易感因素。常见病原菌是厌氧菌、口腔及肠道正常菌群。

诸如肺炎链球菌、金黄色葡萄球菌、B组链球菌和流感嗜血杆菌等微生物通常会导致病毒性疾病（如流感和呼吸道合胞病毒感染）的二重感染。

免疫改变 免疫系统受损患者社区获得性肺炎感染的风险将会增加。随着患者免疫缺陷恶化，导致其感染的病原体长期存在，其病原谱也将增加。药物所致免疫抑制使患者易于感染一些罕见病原体，如卡氏肺囊虫、鸟胞内分枝杆菌、组织胞浆菌、球孢子菌、新型隐球菌、毛霉科属及弓形虫等。一些合并症如慢性肝病、心脏衰竭、癌症、糖尿病、淋巴组织增生性疾病、人类免疫缺陷病毒（HIV）感染、获得性免疫缺陷综合征（艾滋病）和免疫球蛋白缺陷均可导致免疫功能低下。此类病症通常伴随的营养不良也可引起细胞免疫功能改变和免疫球蛋白A（IgA）分泌减少，从而增加气道定植和（或）感染革兰氏阴性杆菌的概率。

环境因素 地区和职业史也会增加社区获得性肺炎的易感性。通常情况下，一些接触粉剂、烟雾及各种化学试剂的职业（如建筑工程、油漆和采矿等）会增加感染社区获得性肺炎的风险，其中肺炎链球菌是最常见的病原体。接触被污染的供水和空调机组的冷却塔将会增加感染军团菌的概率。军团菌属可在温水中增殖，再以水雾形式传播。接触动物可能导致鼠疫耶尔森菌（鼠疫，啮齿动物为携带者）、兔热病杆菌（兔、野鼠、麝鼠为携带者）、贝氏柯克斯体（Q热，由羊、狗和猫传播）、红球菌属（存在于马）或鹦鹉热衣原体（鹦鹉热，由鸟类传播）等病原体引起的肺炎。

在特定环境中，我们还须考虑生物恐怖主义的可能。潜在的病原体包括各种引起炭疽、兔热病和瘟疫等的微生物。

住院 对于住院患者，其肺炎易感性及严重程度均会增加。口腔内定植的革兰氏阴性杆菌和金黄色葡萄球菌是主要致病菌。病毒感染也常在这类患者群中流行。医疗机构环境下罹患肺炎的主要致病菌依次为肺炎链球菌、金黄色葡萄球菌、革兰氏阴性杆菌和流感嗜血杆菌。

营养 感染的易感性增加与很多营养相关现象有关，如IgA分泌减少、巨噬细胞募集障碍和细胞免疫功能改变。这些变化导致营养不良者呼吸道内革兰氏阴性杆菌的定殖概率增加，呼吸道感染的发病率及其严重程度也随之增加。肺炎患者营养不良常并存其他疾病，如饮酒、慢性阻塞性肺疾病（COPD）、慢性呼吸衰竭和神经系统疾病。

吸烟 吸烟会改变黏膜纤毛转运、体液免疫、细胞防御和上皮细胞功能，并增加肺炎链球菌和流感嗜血杆菌对口咽部上皮细胞的黏附力。此外，吸烟者更易感染流感病毒、嗜肺军团菌和肺炎链球菌，但吸烟本身并不是肺炎严重程度的危险因素。

患者评价 / 诊断

社区获得性肺炎（CAP）的临床表现可呈非特异性，尤其是老年人群和体弱者。特定病原体的危险因素（如近期到肺炎流行病区的旅游史）是疑诊 CAP 患者病史的重要组成部分。由于单纯临床诊断存在不准确性，需要进行辅助检查以明确诊断，鉴定病原体及采取适当的治疗措施。这些均已在第 23 章进行了讨论。表 24-1 总结了美国胸科协会 / 美国传染病学会（ATS/IDSA）对 CAP 检测的建议，这些测试被证明适用于不同环境下 CAP 的诊断及治疗。

特定病原体

链球菌属

肺炎链球菌是社区获得性肺炎的最常见致病菌，它是呼吸道内腐生菌，在机体自身防御能力下降（如年龄增加、酗酒、糖尿病、吸烟或免疫抑制）时易发生增殖。在典型病例中，肺炎球菌性肺炎急性起病，伴有剧烈和持续性寒战及显著胸膜炎性疼痛。症状和体征迅速进展，伴高热［体温接近 40℃（104℉）］、心动过速和呼吸急促；咳嗽和少尿、发绀也较为常见。在本阶段中，鼻唇沟可见单纯疱疹病变，听诊可闻及湿啰音，胸部 X 线片见均匀大叶性肺炎或节段性实变。在不使用抗生素治疗的情况下，咳嗽持续存在并终将产生铁锈色痰。白细胞升高常见，在开始抗生素治疗前获取标本的血培养阳性率在 10% ～ 20%。动脉血气分析显示 PaO_2 和 $PaCO_2$ 下降。几天后可能出现症状反复，随后发热消退，尿量增多；影像学征象及体征迅速且明显消退。当肺炎链球菌迅速倍增且有并发症（如脓胸、脑膜炎、败血症）等高危因素时，会导致肺部感染发展为危急病症。

除肺炎链球菌之外，其他链球菌属很少会引起肺炎。在这些链球菌中，化脓性链球菌感染最为常见，青年人的患病率高于老年人。化脓性链球菌感染所致肺炎常继发于病毒感染，比如婴幼儿常继发于麻疹、水痘和风疹感染，成人常继发于流感、麻疹或水痘感染。其临床表现多为典型肺炎表现，胸腔积液和脓胸常有发生，并伴有其他并发症，如气胸、心包炎、纵隔炎和支气管胸膜瘘。

表 24-1 社区获得性肺炎诊断性检查的适应证

适应证	血培养	痰培养	军团菌尿抗原检查	肺炎球菌尿抗原检查	其他
收入重症监护室	×	×	×	×	×*
门诊抗菌治疗失败		×	×	×	
空洞浸润	×	×			×†
白细胞减少	×			×	
酗酒	×	×	×	×	
慢性重症肝病	×			×	
重度阻塞性 / 结构性肺病		×			
无脾（在解剖上或在功能上）	×			×	
近期旅行（在过去 2 周内）			×		×
军团杆菌尿抗原检测结果阳性		×‡	NA		
肺炎链球菌尿抗原结果阳性	×	×		NA	
胸腔积液	×	×	×	×	×¶

* 若患者气管插管，吸取气道内分泌物，可能通过支气管镜或非支气管镜条件下肺泡灌洗。

† 真菌或结核培养。

‡ 军团菌培养的特殊介质。

¶ 胸腔穿刺术和胸腔积液培养。

NA，不适应；UAT，尿抗原检测。

摘自 Mandell LA，Wunderink RG，Anzueto A，et al：Infectious Diseases Society of America/American thoracic Society consensus guidelines on the management of community-acquired pneumonia in adults，*Clin Infect Dis* 44（Suppl 2）：S27-S72，2007.

抗菌治疗

清除下呼吸道致病菌是社区获得性肺炎的抗菌治疗目标。在理想情况下，应在治疗开始前了解致病菌及其药敏资料，从而选用抗菌谱最窄、副作用最小以及成本最低的抗生素。然而，目前仍缺乏快速鉴定致病微生物的诊断测试，故难以在抗菌治疗开始前就知道病原菌。当前的诊断测试缺乏灵敏度和特异性也是一个问题。生物标志物及分子检测最终可能为靶向抗菌治疗提供诊断工具，但尚未得到临床充分验证。有证据表明，早期适当抗生素治疗（即体外药敏试验对病原菌敏感的一种或多种抗生素足量治疗）能改善社区获得性肺炎的预后。若因等待微生物检测结果或甚至因等待检测（例如等待患者产生足够的痰标本）而导致初始抗菌治疗延误，这将对患者的预后产生有害影响。

这些考虑因素鼓励初始进行广谱抗生素经验性治疗，一旦获得诊断测试结果，再进行后续的抗生素调整。抗菌药的经验性选择取决于以下因素，如疾病严重程度、了解患者病情相关的最常见病原菌、地区细菌耐药模式以及 CAP 可能多见的多重微生物感染。多重微生物感染最常见于一种病毒或非典型病原体合并一种典型细菌。由于目前的诊断方法缺乏灵敏度，即使诊断数据支持较窄的抗菌谱，但如当前治疗对患者有效，我们仍会犹豫是否应该调整抗生素方案。既往的指南建议在特定时间间隔使用抗生素，而现行指南则强调对于 CAP 采取迅速的抗生素治疗。因此，现行指南并未规定 CAP 进行抗生素治疗的具体时间点，但如果患者入住的是急诊科，则需要在急诊科即开始抗生素治疗。

现行 ATS/IDSA 指南确定经验性抗生素选择应主要考虑治疗场所，其场所选择可以看作疾病严重程度的替代指标（门诊部、住院部、ICU）（框 24-2 和表 24-2）。在门诊，抗生素选择主要受合并症和近期所用抗生素的影响。这两种危险因素预示预后不良及感染耐药病原体。近期（3 个月内）使用抗生素者应选择未曾使用的抗生素。经验性抗菌治疗在选择抗生素时需要注意当地的细菌耐药模式。例如，若该地区大环内酯类抗生素耐药［最小抑制浓度（MIC）≥ 16 μg/ml］的发生率超过 25%，则不推荐大环内酯类单药治疗。在众多潜在致病菌中，有五到六种病原体是导致社区获得性肺炎的主要原因，但我们仍需要注意不常见病原体感染的可能性。当了解患者最近曾到特殊病原体流行病区旅行或相关暴露史时，需要考虑这些不常见病原体引起社区获得性肺炎的可能。

住院（非 ICU）的社区获得性肺炎患者与具有相同危险因素的门诊患者在治疗方面十分相似。除了军团菌和误吸所致肺炎常见于住院患者外，这两类患者的病原菌谱很类似。静脉给药是住院患者的首选模式。

对于病情严重需要入住 ICU 的 CAP 患者，应扩大其可能的病原菌谱范围。尽管肺炎链球菌仍是最常见的致病菌，但军团菌、金黄色葡萄球菌和革兰氏阴性杆菌（包括铜绿假单胞菌）的检出率也越来

表 24-2 ATS/IDSA 社区获得性肺炎经验性抗生素治疗建议

院内环境	抗生素治疗方案	
	门诊患者	住院患者
非 ICU 环境		
无危险因素	大环内酯类（首选）或多西环素	呼吸氟喹诺酮类（莫西沙星、吉米沙星或左氧氟沙星 750 mg）或 β-内酰胺类＋大环内酯类
有危险因素：慢性心脏病、肺病、肝病或肾病；糖尿病；酒精中毒；恶性肿瘤；无脾；免疫抑制疾病/药物；在 3 个月内使用过抗微生物制剂	呼吸氟喹诺酮类（莫西沙星、吉米沙星或左氧氟沙星 750 mg）或 β-内酰胺类＋大环内酯类	
ICU 环境		β-内酰胺类＋阿奇毒素或呼吸氟喹诺酮类（在青霉素过敏患者中，氨曲南＋呼吸氟喹诺酮类）

ATS/IDSA，美国胸科协会/美国传染病协会；ICU，重症监护病房。

数据源自：Mandell LA，Wunderink RG，Anzueto A，et al：Infectious Diseases Society of America/American thoracic Society consensus guidelines on the management of community-acquired pneumonia in adults，*Clin Infect Dis* 44（Suppl 2）：S27-S72，2007.

框 24-2　社区获得性肺炎的最常见病原 *

门诊患者
肺炎链球菌
肺炎支原体
流感嗜血杆菌
肺炎衣原体
呼吸道病毒：甲型和乙型流感病毒，腺病毒，呼吸道合胞病毒，副流感病毒

非 ICU 住院患者
肺炎链球菌
肺炎支原体
肺炎衣原体
流感嗜血杆菌
军团杆菌
吸入菌群
呼吸道病毒（见上）

ICU 住院患者
肺炎链球菌
金黄色葡萄球菌
军团杆菌
革兰氏阴性菌
流感嗜血杆菌

* 由美国胸科协会和美国传染病协会选定；ICU，重症监护病房。
改编自：Mandell LA. Wunderink RC，Anzueto A，et al：Infectious Diseases Society of America/American Thoracic Society consensus guidelines on the management of community-acquired pneumonia in adults. *Clin Infect Dis* 44（Suppl 2）：S27-S72，2007.

越高，故经验性抗生素治疗的覆盖范围值得我们考量（表 24-3）。入住 ICU 的 CAP 患者病情严重，而现有数据表明，这类患者使用抗生素联合治疗可改善预后，故不推荐单用氟喹诺酮类或 β- 内酰胺抗生素。而这些危重患者均需要使用抗生素联合治疗以有效抵抗可疑致病菌。铜绿假单胞菌感染率增加与以下因素有关：存在合并症（如支气管扩张、严重慢性阻塞性肺疾病）以及诸如频繁使用抗生素及全身糖皮质激素等其他因素。在这种情况下，必须采用对该病菌有效的经验性治疗方案。如疑有金黄色葡萄球菌感染，需要使用覆盖社区获得性 MRSA 的抗生素（如万古霉素或利奈唑胺）。如为坏死性肺炎，须加用克林霉素治疗。

治疗途径及疗程
出院

大多数病情严重需要住院的 CAP 患者均使用

表 24-3　引起社区获得性肺炎的不常见病原体的经验性范围

可疑病原体	特别考虑
假单胞菌属	哌拉西林-他唑巴坦，头孢吡肟，亚胺培南，或美罗培南＋环丙沙星 或美罗培南＋左氧氟沙星（750 mg） 或 氨基糖苷类和阿奇毒素 或 氨基糖苷类和抗肺炎球菌的氟喹诺酮类 或 在青霉素过敏患者中，用氨曲南代替 β- 内酰胺类（哌拉西林-他唑巴坦、头孢吡肟、亚胺培南或美罗培南）
社区获得性耐甲氧西林金黄色葡萄球菌	万古霉素（在坏死性肺炎患者中，加克林霉素） 或利奈唑胺

数据源自：Mandell LA. Wunderink RC. Anzueto A. et al：Infectious Diseases Society of America/American Thoracic Society consensus guidelines on the management of community-acquired pneumonia in adults，*Clin Infect Dis* 44（Suppl 2）：S27-S72. 2007.

静脉抗生素治疗。当患者病情到达临床稳定（框 24-3）、能耐受口服药物和胃肠功能正常时，应考虑转为口服治疗。一般情况下，转为口服的抗生素可以为同种或同类药物。早期转为口服治疗可较早出院，减少整体不良事件发生数。患者转为口服治疗后，如至少满足五条稳定标准中的四条（框 24-3），不具有临床合并症，并且院外有足够社会支持，那么出院前就无须进行在院观察。

为了减少抗生素治疗的不良事件发生率，需要考虑优化成本和缩短抗生素治疗时间。现行 ATS/IDSA 指南建议最少进行为期 5 d 的治疗。一旦临床稳定达到 48 ～ 72 h，则可以停止使用抗生素。曾有学者尝试使用生物标志物来确定疗程，建议 3 d 疗法也是一个可行的选择，但仍需要进一步研究来验证。

框 24-3　处理社区获得性肺炎的临床稳定性标准

- 体温≤ 37.8℃
- 心率≤ 100 搏 / 分钟
- 收缩压≥ 90 mmHg
- 呼吸频率≤ 24 次 / 分钟
- 在入院前补氧水平相同的基础上，氧合血红蛋白饱和度≥ 90%，或 Po_2 ≥ 60 mmHg

改编自：Mandell LA，Wunderink RG，Anzueto A，et al：Infectious Diseases Society of America/American thoracic Society consensus guidelines on the management of community-acquired pneumonia in adults，*Clin Infect Dis* 44（Suppl 2）：S27-S72，2007.

染，但仍有10%左右发展为肺炎。中心疾病控制与预防中心（CDC）的监测数据表明，居住在社区的老年患者每年约有10 000人死于呼吸道合胞病毒感染。一项针对老年人的前瞻性报道表明，冬季肺炎住院患者中由呼吸道合胞病毒感染引起的占11%。胸部X线片常显示有双侧絮状浸润影。

人类偏肺病毒

2001年人类偏肺病毒曾被认为是一种引起儿童呼吸道疾病的病原体，目前已证实还可导致成人肺炎，尤其是患有心肺疾病的老年患者。一项前瞻性研究采用反转录聚合酶链反应（PCR）检测鼻咽样本，结果发现，流感季节期间因肺炎住院的193名成人中存在人类偏肺病毒感染证据的占4%。在加拿大因肺炎和慢性阻塞性肺疾病急性加重而就诊急诊科的成人患者中，经鼻咽分泌物和（或）配对血清样本的PCR分析证实，约4%的患者确诊为人类偏肺病毒感染。

副流感病毒1、2、3型

副流感病毒1、2、3型能在老年人（特别是养老院居民）中引起上呼吸道感染及肺炎。瑞典的一项研究发现，在老年人社区获得性肺炎患者中，约10%发现有副流感病毒近期感染的血清学证据。

冠状病毒

在冬季，多种冠状病毒可导致普通感冒，在老年人和免疫功能低下的患者中可引起肺炎。这类感染的患病率目前尚不清楚。在2002年，一个新变异种SARS冠状病毒在全球范围内传播，引起急性肺炎和急性呼吸窘迫综合征。

鼻病毒

既往认为，鼻病毒是普通感冒最常见的病原体，而并非下呼吸道病原体。然而，随着分子学方法（如实时PCR分析）的问世，已证明在多数患者，尤其是有慢性呼吸疾病如慢性阻塞性肺疾病或免疫抑制患者中，肺炎期间鼻病毒可见于下呼吸道。鼻病毒是否能作为独立的病原体引起肺炎，目前仍值得讨论和研究。

水痘带状疱疹病毒

众所周知，在美国，肺炎是成人水痘的一种并发症，每年都有发生。当成人发生水痘时，其并发肺炎的可能性约为儿童的25倍。除了极少数情况，这类并发的肺炎大都伴有典型皮疹。一项关于新兵的研究显示，这类肺炎发生肺部影像学异常较肺炎的症状和体征更为常见，也就是说，大多数肺受累的患者其临床症状并不明显。在过去的几十年里，由于通气支持改进和阿昔洛韦及时治疗，重症肺炎所致呼吸衰竭的病死率已有所降低。

临床特征

通常情况下，病毒性肺炎与细菌性肺炎具有相同的临床症状（如咳嗽、气短、痰增加及胸痛）和体征（影像学显示实变、发热、心动过速、呼吸急促及动脉血氧饱和度降低）。与细菌性肺炎相比，有些临床特征更常见于病毒性肺炎，尽管如此，除非在个别特殊情况下，如果没有进一步的检测，并不能根据这些差别做出临床评价和诊断。病毒性肺炎患者往往趋向于老年人和（或）体质虚弱者，常合并心脏衰竭和慢性阻塞性肺疾病等其他疾病；胸痛、心动过速及发热较为少见。相较于细菌性肺炎，其白细胞升高水平较低。如出现鼻炎、结膜炎、咽炎、典型水痘皮疹或麻疹等特征，则表明为病毒性肺炎。流感相关感染常伴随胃肠道不适。呼吸道合胞病毒感染较流感病毒感染更易引起喘息。胸部X线片显示肺叶浸润或基底部肺不张样改变，且浸润影多为双侧。然而，这些特征的特异性不高，临床上不足以区分病毒与细菌性肺炎。水痘肺炎的胸部X线片通常会出现肺结节性病变，但也可出现间质性浸润。一项儿童社区获得性肺炎胸部X线片特征对比研究表明，单纯依靠临床特点难以区分病毒性与细菌性肺炎。在有肺泡浸润的儿童中，约71%由细菌引起。72%确诊为细菌性肺炎的患者有肺泡浸润。而在仅有间质浸润的患者中，约50%由细菌感染引起。CT扫描有多种表现，如磨玻璃影、结节、小叶性及节段性浸润。

血清降钙素原水平检测越来越多地用于指导是否需要抗菌治疗，如果其水平非常低则意味着下呼吸道细菌感染的可能性小。然而，这并不意味着就是病毒感染。病毒的诊断建立还需要进行其他的诊断措施（培养和PCR测定）。

诊断

临床特征预测病毒感染的准确度取决于病毒性

呼吸道感染特定人群的验前概率。在一项流感季节内因急性呼吸道症状急诊就诊或需要紧急护理的 258 例病患系列研究中，临床诊断流行性感冒的灵敏度和特异性分别为 29% 和 92%。但如果这个诊断是在患者症状发作后 48 h 内提出的，其诊断的灵敏度及特异性将分别提高至 67% 和 96%。然而，病毒性肺炎患者通常不伴有上呼吸道症状，其症状和体征多与细菌性肺炎相重叠。

医疗工作者曾尝试对病毒感染在肺炎中的作用及其患病率进行精确定义，但因病毒培养困难而受到阻挠，也因为缺乏有效的抗病毒方法采取了无视的态度。精确地诊断病毒感染所致肺炎有多个好处：①更好地调整公共卫生措施来应对高传染性病毒的传播，如流感病毒和呼吸道合胞病毒；②增强对这些病毒病原学作用的认识，可以努力开发有效药物治疗；③减少不必要的抗生素治疗；④在医院和养老院执行感染控制和预防措施。

现有多种临床标本适合用于病毒性肺炎的诊断。这些标本按照优先顺序分别为肺组织、支气管肺泡灌洗液、鼻咽冲洗样品、鼻咽拭子及痰液。由于支气管肺泡灌洗具有侵入性，因而常常避免使用，但在免疫功能低下和危重患者中仍较为理想，因为这些患者常为混合感染，需要特异性诊断。可通过四种方法（表 25-2）中的一种或多种尝试对肺炎患者的病毒感染进行诊断。

使用组织培养细胞法对临床标本进行病毒培养仍是诊断的标准方法。然而，这个方法为密集劳动型，需要专业培养技术及对病毒感染细胞效应的识别能力，除了大型实验室外并不常用。将标本送往实验室也存在问题，因为许多病毒对运送的耐受性较差。此外，一些病毒如鼻病毒、人类偏肺病毒及某些冠状病毒，在组织培养中生长不良，而且病毒培养一般需要数天才可知道结果。综合考虑这些因素，如果可以获得合适标本，对于疑有病毒性肺炎的患者须尝试进行标本培养。小瓶培养较试管培养具有更高的灵敏度，特别是在结合细胞免疫荧光抗体染色时。

血清学检测曾是回顾性诊断病毒感染的主要依据，目前也还是流行病学检测的一个重要工具。然而，由于需要 4 周才能分离出配对样本，以证实其有无 IgG 滴度的显著增高，故血清学研究现已很少用于病毒性肺炎的临床诊断。

直接荧光抗体（DFA）和酶免疫分析法（EIA）测试可用于大多数呼吸道分泌物的抗原检测。直接荧光抗体测试，即使用具有荧光团标记的病毒特异性抗体来处理样本并在荧光显微镜下观察，该测试经常与小瓶培养结合用于检测呼吸道分泌物中的病毒。酶免疫分析法采用试剂盒［流感快速诊断测试（RIDT）］检测甲型流感病毒。虽然这些快速检测方法具有高度特异性（90% ~ 95%），但与病毒培养及分子生物学方法相比，灵敏度（约 70%）较低，特别是在病毒负荷较低的时候。快速抗原检测试验也可用于呼吸道合胞病毒，其灵敏度低于病毒培养——仅约为 10%。

分子生物学方法依赖于病毒特异性遗传物质的检测。现有检测方法包括反转录 PCR（RT-PCR）、核酸序列扩增（NASBA）和实时 RT-PCR。这些方法的灵敏度（97% ~ 99%）和特异性（90% ~ 95%）通常接近或优于病毒培养。实时 PCR 可在当天获得检测结果，并能区分出毒株，如 H1N1 和 H3N2。市场上销售的试剂使用多个引物，允许对多种病毒同时检测，越来越多地用于大型实验室。由美国食品药品监督管理局（FDA）批准的 X-TAG RVP 试剂可检测出 12 种呼吸道疾病中的常见病毒。检测范围更

表 25-2 用于诊断下呼吸道病毒感染的常用方法

方法	检测	标本	评价
培养	快速病毒培养	鼻咽冲洗，鼻咽部刷片，痰，肺泡灌洗液，肺组织	“金标准”，劳动密集型，一些病毒生长缓慢
血浆学检测	IgG 和 IgM 检测；配对（急性和恢复期）IgG 滴度	血	在临床诊断急性感染时配对滴度没有作用
抗原检测	直接荧光抗体检测，酶联免疫吸附试验	鼻咽冲洗，鼻咽刷片，肺泡灌洗液，痰，直接荧光抗体检测和快速病毒培养	除直接荧光抗体检测外，敏感度为弱到中度
分子学方法	聚合酶链反应分析，反转录-聚合酶链反应，实时荧光定量聚合酶链分析，核酸序列扩增	鼻咽冲洗，鼻咽刷片，痰，肺泡灌洗液，肺组织	敏感度高于培养，高特异度

IgG，IgM，免疫球蛋白 G 和 M

广的测试如全病毒基因芯片测试，现正用作研究工具，并可能很快用于临床。

临床疑有流感肺炎的患者应使用流感快速诊断测试进行流感检测。如果该测试结果为阴性，应对呼吸道分泌物（鼻咽拭子或鼻冲洗液样本，支气管肺泡灌洗液及气管吸出物）进行病毒培养。如果结果为阳性，需要对这些样本进行核酸扩增测试，如PCR检测。如果怀疑患者有其他（或未知）病毒性肺炎，应进行病毒培养，在条件允许的情况下还可进行多重病毒PCR检测。

治疗

在上述病毒引起的肺炎中，甲型和乙型流感病毒、水痘带状疱疹病毒和呼吸道合胞病毒感染具有有效的治疗方法。可用的抗病毒药物包括：①金刚烷（金刚烷胺和金刚乙胺）；②神经氨酸酶抑制药（奥司他韦、扎那米韦、疾病控制中心基于个案研究提供的帕拉米韦）；③利巴韦林；以及④阿昔洛韦及其衍生物更昔洛韦和泛昔洛韦。

金刚烷（金刚烷胺和金刚乙胺）由于具有广泛的病毒耐药性，已不再建议用于流感和病毒性肺炎的治疗。在神经氨酸酶抑制药中，奥司他韦仅有口服制剂，扎那米韦是一种吸入性粉末，帕拉米韦是一种静脉制剂。利巴韦林可作为口服制剂和液体气溶胶，小部分患者还可采用静脉内给药。

在症状发作后48 h内开始使用神经氨酸酶抑制药，能有效缩短门诊流感相关性上呼吸道感染的病程。该药预防流感性肺炎的疗效目前尚不清楚。加拿大一项成人住院患者季节性流感相关性感染的大型研究显示，即使在48 h后开始使用奥司他韦，仍可减低患者的病死率和住院时间。目前，疾病控制中心建议所有罹患严重流感相关疾病的成人患者均应使用神经氨酸酶抑制药治疗。因此，无论症状是否持续，在病因检查过程中对任何疑有流感相关性肺炎的患者使用这类药物都是合理的。这种方法也意味着在季节性流感流行季节或流感大流行期间，任何疑有病毒性肺炎的患者在进行肺炎病原体鉴别的同时均应接受奥司他韦治疗。

扎那米韦是奥司他韦的替代疗法，仅有吸入制剂。扎那米韦可引起喘息和雾化器阻塞（疾病控制中心建议不要在雾化器中使用该药物），可能需要避免用于呼吸窘迫患者。最近有报道指出，甲型流感病毒对奥司他韦的耐药性日益增高，但这些菌株对扎那米韦和帕拉米韦仍具有敏感性。奥司他韦抗乙型流感病毒的活性低于甲型流感病毒。扎那米韦是治疗乙型流感病毒感染的首选药物，在无禁忌证情况下可以使用。据疾病控制中心2011年4月所报道（H1N1和H3N2的耐药率少于1%）（http：//www.cdc.gov/flu/weekly/），在美国，奥司他韦的耐药率仍然较低。

奥司他韦治疗无效或经治疗后病情恶化的患者，如果疑有耐药，可使用疾病控制中心提供的静脉用帕拉米韦。最近一项非对照病例研究显示，这类患者静脉使用帕拉米韦可达到良好效果。可在标准实验室和疾病控制中心采用培养的病毒株进行药敏试验。

利巴韦林能有效治疗呼吸道合胞病毒感染。然而，它对成人下呼吸道合胞病毒感染的疗效尚未得到证实。证实其疗效的数据来源于小部分免疫功能低下的患者，如接受造血干细胞移植和白血病化疗的患者。成人危重肺炎可使用该药，确诊呼吸道合胞病毒感染者应慎重考虑，在上述情况下医师需要对利巴韦林的使用有一定经验。对于免疫功能低下患者，常使用利巴韦林气雾剂与静脉用免疫球蛋白联合治疗严重的呼吸道合胞病毒感染。此外，在进行诊断检测及等待病原体结果期间，即应开始加用细菌性肺炎治疗药物。利巴韦林可引起溶血性贫血。气雾剂的使用可造成医务人员的安全问题，因为这种药物在动物实验中具有致畸性，育龄妇女应避免意外接触。对于水痘带状疱疹病毒相关性肺炎，应静脉注射阿昔洛韦进行抗病毒治疗。

对于每个疑有流感相关性下呼吸道感染的患者，肺炎链球菌、流感嗜血杆菌、金黄色葡萄球菌包括MRSA所致细菌性肺炎都应重点考虑。需要进行细菌培养，并使用这些病原体敏感的抗生素治疗。

争议及误区

病毒性肺炎漏诊的可能原因是临床意识不足和缺乏相应的实验室检测手段。在流感季节或大流行爆发期间，每个肺炎患者临床管理计划均应将病毒性肺炎考虑在内。同样，任何免疫抑制患者或养老院居民一旦发生肺炎就需要考虑病毒引起的可能性。对于疑似流感相关性感染肺炎的患者，细菌感染特别是肺炎链球菌、流感嗜血杆菌或金黄色葡萄球菌（包括MRSA）感染，需要考虑进行相关实验室检测及初始治疗，因为仅靠临床检查不能明确区分病毒性和细菌性肺炎。

使用上呼吸道样本（如鼻咽洗液）会引发一个不可避免的问题，即鉴定出的病毒是否与下呼吸道感染有关，这仍然值得我们探讨。对于从上呼吸道样本中检测出的病毒，需要进一步临床判断是否为引起肺炎的病原体。当在肺炎患者检测到严重病原体如流感病毒时，谨慎做法是假定患者有病毒感染或可能是继发细菌性肺炎，并给予相应的治疗。这种情况几乎不能确定下呼吸道病原体的病毒，如人类偏肺病毒、博卡病毒和鼻病毒。最近有证据表明，患者鼻咽样本病毒载量高（由定量 PCR 检测得到）与其下呼吸道疾病由病毒感染引起的概率增高相关，但这些检测方法并不常用。

虽然有充分的证据支持流感相关性肺炎抗病毒的治疗效果，但使用利巴韦林治疗成人呼吸道合胞病毒感染仍有争议。目前并无利巴韦林治疗成人病毒感染的高质量对照试验数据。基于小量非病例对照数据，在造血干细胞移植患者合并呼吸道合胞病毒相关性下呼吸道感染时，专家意见倾向于使用利巴韦林和静脉注射丙种球蛋白。尽管在其他严重免疫抑制（如实体器官移植和长期类固醇治疗）的患者中使用该方法可能是合理的，但无免疫抑制的老年患者使用利巴韦林仅基于个案报道，必须听取有 RSV 治疗经验的医生根据病例的具体情况所给出的药物使用建议。

结论

分子生物学诊断方法的发展增进了人们对病毒感染引起成人（包括免疫功能正常及免疫功能抑制患者）肺炎的认知。引发这种肺炎感染的病毒谱日益增多。虽然目前的治疗方案大多仅限于流感感染，但随着对病毒性肺炎及其发病机制认识的增加，将研发出更为有效和多样化的治疗方法。

推荐读物

Centers for Disease Control and Prevention (CDC): Bacterial coinfections in lung tissue specimens from fatal cases of 2009 pandemic influenza A (H1N1)—United States, May-August 2009, *MMWR Morb Mortal Wkly Rep* 58:1071–1074, 2009.

Bautista E, Chotpitayasunondh T, Gao Z, et al: Clinical aspects of pandemic 2009 influenza A (H1N1) virus infection, *N Engl J Med* 362:1708–1719, 2010.

Falsey AR, Walsh EE: Viral pneumonia in older adults, *Clin Infect Dis* 42:518–524, 2006.

Falsey AR, Hennessey PA, Formica MA, et al: Respiratory syncytial virus infection in elderly and high-risk adults, *N Engl J Med* 352:1749–1759, 2005.

Hall CB: Respiratory syncytial virus and parainfluenza virus, *N Engl J Med* 344:1917–1928, 2001.

Johansson N, Kalin M, Tiveljung-Lindell A, et al: Etiology of community-acquired pneumonia: increased microbiological yield with new diagnostic methods, *Clin Infect Dis* 50:202–209, 2010.

Louria DB, Blumenfeld HL, Ellis JT, et al: Studies on influenza in the pandemic of 1957–1958. II. Pulmonary complications of influenza, *J Clin Invest* 38:213–265, 1959.

Mahony JB: Detection of respiratory viruses by molecular methods, *Clin Microbiol Rev* 21:716–747, 2008.

McGeer A, Green KA, Plevneshi A, et al: Antiviral therapy and outcomes of influenza requiring hospitalization in Ontario, Canada, *Clin Infect Dis* 45:1568–1575, 2007.

Perez-Padilla R, de la Rosa-Zamboni D, Ponce de Leon S, et al: Pneumonia and respiratory failure from swine-origin influenza A (H1N1) in Mexico, *N Engl J Med* 361:680–689, 2009.

Rello J, Pop-Vicas A: Clinical review: primary influenza viral pneumonia, *Crit Care* 13:235, 2009.

Shah JN, Chemaly RF: Management of RSV infections in adult recipients of hematopoietic stem cell transplantation, *Blood* 117:2755–2763, 2011.

第五部分 感染性疾病

第 26 章 非细菌性肺炎

William Graham Carlos Ⅲ • Chadi A. Hage 著

（鄷孟洁 吴森泉 邱 晨 译）

感染性肺炎的非细菌性病因是评价免疫功能低下患者的重要诊断因素，这些患者通常存在结构性肺病或其抗菌治疗对假定的细菌性肺炎无效。详细的临床病史能帮助有经验的临床医生在这些情况下做出非细菌性感染肺炎的诊断。需要收集的重要信息包括旅游史、地理位置、职业史及娱乐活动。本章介绍了常见真菌和寄生虫引起的肺炎，包括临床表现、诊断考虑因素和治疗方案。

真菌性肺炎

曲霉菌

曲霉生物是无处不在的腐生菌。它们在土里以及腐烂的植被中生长良好。这些真菌也存在于医院、空气、水以及建筑活动相关的尘土中。疾病的临床表现取决于免疫状态及个体肺结构。临床表现包括过敏反应、呼吸道定植、曲菌球形成、支气管疾病、慢性坏死性肺炎及侵入性传播疾病。过敏性疾病常见于免疫功能正常的患者，其中可能包括气道高反应性、过敏性支气管肺曲菌病（ABPA）和过敏性肺炎。气道定植发生在黏液纤毛清除功能受损或肺结构扭曲的患者，例如支气管扩张症。曲霉菌或者“真菌球”在肺空洞性病变（如肺结核）所致空洞中生长繁殖。支气管曲霉病以及慢性坏死性肺炎（局部侵袭性曲霉病）主要发生在获得性免疫缺陷综合征（AIDS）患者、接受器官移植者（尤其肺部）以及使用吸入或全身激素治疗慢性阻塞性肺病的患者。最后，侵袭性或播散性曲霉病多发生于慢性粒细胞减少症的患者（图 26-1）。

真菌培养和病理组织学检查是诊断曲霉菌病的“金标准”。半乳糖定量检测的出现使得该病的诊断变得更为简单，并具有较高的特异性和灵敏度。曲霉病的治疗主要依据疾病的临床表现。过敏反应需要采用日常哮喘护理措施进行管理，即避免接触过敏原以及使用支气管扩张药，严重的病例可使用类固醇激素。ABPA 要求早期使用糖皮质激素，并可能需要加用伊曲康唑治疗。曲霉菌在临床上可进行密切关注并通常处于休眠状态，但可能表现为大咯血，需要进行栓塞或手术切除。伏立康唑是治疗侵袭性曲霉病的首选药物。脂质性两性霉素 B、伯沙康唑和棘球白素类主要用作挽救治疗。

组织胞浆菌病

组织胞浆菌病是北美最常见的一种地方性流行霉菌病。荚膜组织胞浆菌是一种作为霉菌存在于自然界中的二态真菌。其孢子随空气播散，易于吸入。荚膜组织胞浆菌吸入后以酵母菌的形式生长于宿主内。

组织胞浆菌病的临床表现多种多样，具体取决于暴露强度、宿主免疫状态及肺的自身结构。密西西比河和俄亥河谷是高发地区。组织胞浆病也是美国中部、南美、非洲及亚洲的地方性流行病。潮湿土壤是组织胞浆菌良好的温床，尤其是存在鸟或蝙蝠粪便时。一些行为也能导致感染，如洞穴探险（挖洞）、挖掘、爆破、清理鸡笼或老建筑。组织胞浆菌吸入后，孢子转化为酵母菌，后者被吞噬细胞吞噬，然后在巨噬细胞内生存、增殖并扩散。通常会在 2 周内出现保护性细胞免疫反应，包括真菌形成肉芽肿（通常在胸部 X 线片上可见肉芽肿钙化）。然而，大部分健康人感染低浓度菌时可无症状（如这种感染是亚临床的）或仅有极其轻微的症状。免疫缺陷患者能引起进展性的播散性组织胞浆病，甚至渗透到骨髓、肝、脾、肾上腺、胃肠道及中枢神经系统（CNS）。这种典型表现可见于 AIDS 患者及

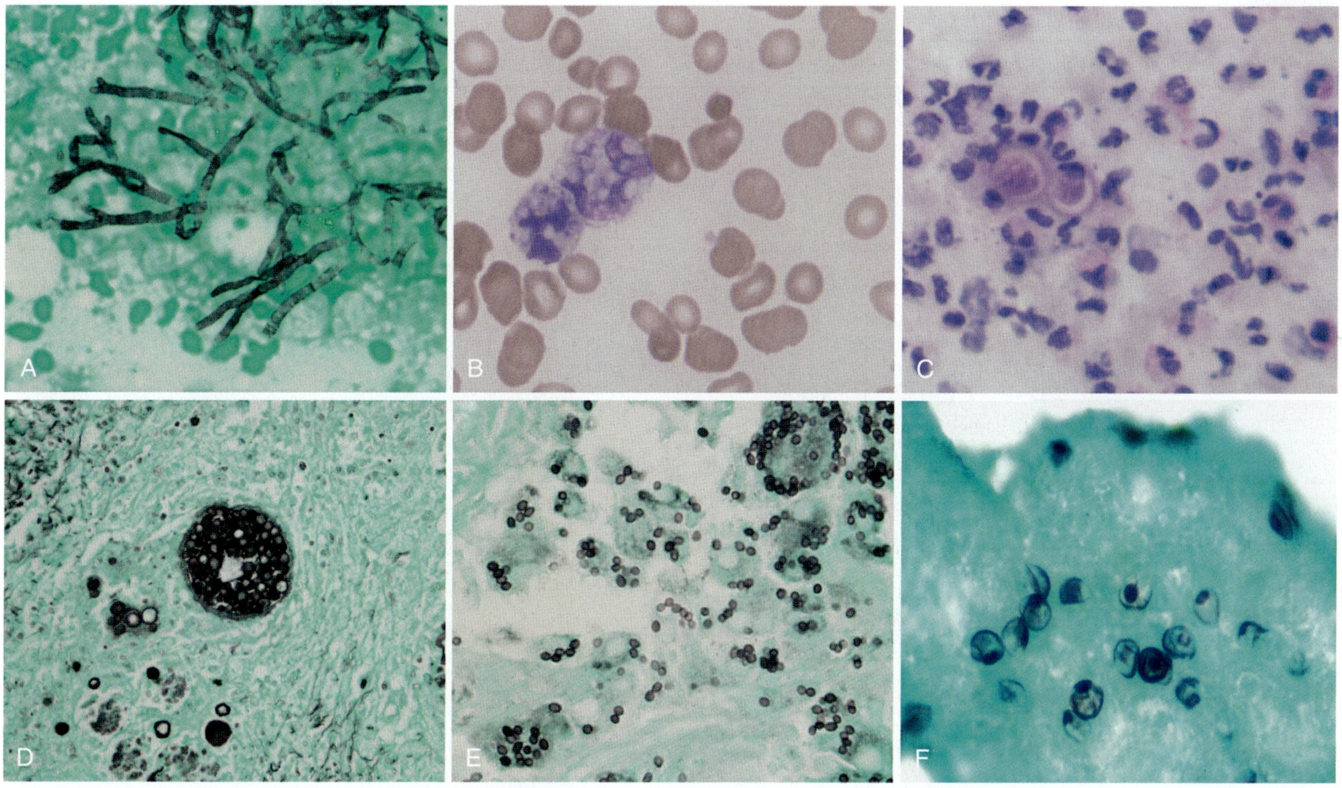

图 26-1 肺部真菌病原学标本。**A**，一例发生侵袭性曲霉菌病的粒细胞减少患者肺泡灌洗液中的烟曲霉（六胺银染色法）；**B**，从一名并发播散性组织胞浆菌病的艾滋病患者外周血涂片上，可见到吞噬细胞内有组织胞浆菌（吉姆萨染色）；**C**，在一例肺芽生菌感染患者的肺泡灌洗液中可见到大基盘的皮炎芽生菌（吉姆萨染色）；**D**，在一例急性肺球孢子菌病患者的肺活检标本中，可见到包含无数小孢子的粗球孢子菌内孢囊；**E**，在一个并发播散性隐球菌病艾滋病患者的肺泡灌洗液中，簇状窄基底的小新型隐球菌位于细胞外（六胺银染色法）；**F**，一个表现为呼吸衰竭的艾滋病患者肺泡灌洗液中，可见到位于细胞外耶氏肺孢子虫（六胺银染色法）

服用免疫抑制药（如泼尼松、甲氨蝶呤和抗 TNF-α 药物）的患者。播散性疾病的临床表现包括发热、消瘦、肝脾大、全血细胞减少、脑膜炎、局灶性脑损害、口腔黏膜溃疡、胃肠溃疡及肾上腺功能不全。播散性组织胞浆病如未得到快速诊断和早期治疗，则具有较高的病死率（表 26-1）。

吸入大量组织胞浆菌分生孢子的患者在暴发期或封闭环境中可进展为严重的肺部疾病，表现出流感样症状并导致呼吸衰竭。当这种感染发生在肺结构性疾病（肺大疱肺气肿）患者中时，如无有效治疗，患者可进展成慢性空洞型组织胞浆病，并伴有肺上叶浸润、空洞及胸膜增厚。组织胞浆病的其他晚期表现包括纤维化纵隔炎（晚期并发症，具有高病死率）、纵隔淋巴结钙化以及支气管结石病。

荚膜组织胞浆菌的鉴定需要通过一个测试组合来完成。真菌培养仍然是“金标准”。然而，荚膜组织胞浆菌可能需要在培养基中生长 4 周，这限制了该方法在重症病例中的应用。血清或尿液的抗原快速诊断测试对于中度至重度患者十分有用。肺泡灌洗液（BAL）抗原检测则对肺组织胞浆病的诊断有一定帮助。尽管细胞病理学检查与培养或抗原检测相比具有较低的灵敏度，但它也可用于快速诊断。组织胞浆菌血清学检查（免疫扩散和补体结合）在慢性（空洞）和亚急性疾病的诊断中特别有用，这是由于感染 4 周后抗体足以达到可检测水平。

慢性肺组织胞浆菌病、播散性组织胞浆菌病或中度至重度急性组织胞浆菌病均需要进行治疗。严重病例可优先采用脂质体两性霉素 B 并加用伊曲康唑的治疗方案。轻度至中度病例可单用伊曲康唑治疗。对于严重和危及生命的急性肺组织胞浆菌病使用类固醇激素也是有效的。急性肺组织胞浆菌病的疗程需要维持 6 ～ 12 周，而播散性和慢性肺组织胞浆菌病则需要 12 ～ 18 个月的疗程。

纤维化纵隔炎以及支气管结石是对既往感染的慢性反应，抗真菌治疗无效。其治疗包括经使用内镜或外科手术切除部分或整个被侵蚀的支气管。当进展性纤维化纵隔炎阻塞主要纵隔血管时则需要放置血管内支架。中心气道或者食管也可能发生阻塞，可能需要进行球囊扩张或支架置入术。

表 26-1 真菌性肺炎的类型

真菌病	肺部表现	危险 / 宿主因素	诊断试验	治疗
组织胞浆菌病	急性和亚急性肺组织胞浆菌病	正常宿主，职业或休闲时有暴露史	血清学检查，抗原检测，肺泡灌洗液细胞学分析	伊曲康唑 两性霉素 B
	慢性空洞型肺组织胞浆菌病	肺气肿	血清学研究，痰或肺泡灌洗液培养	伊曲康唑
	进展性组织胞浆菌病	免疫抑制（AIDS，抗 TNF，器官移植患者）	抗原检测，血和肺泡灌洗液培养，肺泡灌洗液细胞学分析	两性霉素 B 伊曲康唑
	纵隔组织胞浆菌病（肉芽肿和纤维化纵隔炎和支气管结石病）	正常宿主	血清学检查	没有抗真菌治疗，抗炎性药物
芽生菌病	急性肺芽生菌病	休闲时接触，正常宿主	抗原检测，痰、细胞病理学分析和培养	伊曲康唑 两性霉素 B
	慢性肺芽生菌病		肺活检	伊曲康唑
球孢子菌病	急性肺球孢子菌病	正常宿主、职业性或休闲时有暴露史	血清学检查，抗原检查，痰和支气管肺泡灌洗液培养，细胞病理学分析	氟康唑 两性霉素 B 伊曲康唑
	慢性空洞型肺球孢子菌病		血清学检查、痰和支气管肺泡灌洗液培养	氟康唑
	播散性球孢子菌症	免疫抑制（AIDS）	抗原测试，血清学研究，支气管肺泡灌洗液培养，细胞病理学分析	两性霉素 B 氟康唑?
曲霉菌病	侵袭性肺曲霉菌病	中性粒细胞减少，白血病，造血干细胞移植受体	GM 试验，肺泡灌洗液细胞病理学分析和培养	伏立康唑 两性霉素 B 棘白菌素
	慢性坏死性肺炎	艾滋病，COPD，长期使用激素，实体器官移植受体	GM 试验，肺泡灌洗液细胞病理学分析和培养	伏立康唑 两性霉素 B 棘白菌素
	气管支气管曲霉菌病	COPD，吸入激素	纤支镜，支气管活检	伏立康唑 两性霉素 B
	变应性气管肺曲霉菌病	正常宿主	血清学检查，外周嗜酸性粒细胞血症	伊曲康唑和全身激素
	真菌球	上叶空洞 肺部疾病	影像学诊断	无抗真菌治疗
肺囊虫感染	肺囊虫肺炎	免疫抑制（艾滋病）	肺泡灌洗液细胞病理学分析	甲氧苄胺密啶 / 磺胺甲噁唑，克林霉素-伯喹，戊烷脒，氨苯砜，阿托伐醌

AIDS，获得性免疫缺陷综合征；BAL，支气管肺泡灌洗液；COPD，慢性阻塞性肺病；TNF，肿瘤坏死因子

芽生菌病

皮炎芽生菌病是一种二态真菌，可导致肺部及全身性疾病。据报道，大部分芽生菌病常见于北美，主要发生在美国中西部各州以及北美五大湖邻近的加拿大各省。在美国，芽生菌与荚膜病在密西西比河和俄亥俄河河谷有分布区域重叠，而在非洲及印度也有相同的病例报道。当战争爆发时，它们通常与户外娱乐活动或水道周围的工作有关。与组织胞浆菌病一样，其感染机制涉及孢子吸入，然后在肺内转化为酵母菌。然而，芽生菌病变区有大量的多形核细胞，类似于化脓性感染。

芽生菌病的临床表现多种多样，最常见的为肺部感染，可同时浸润皮肤、骨、关节及中枢神经系统。急性肺芽生菌病类似于社区获得性肺炎，确诊前常被误诊为细菌性肺炎。其症状和体征包括发热、寒战、咳嗽、咳痰及胸痛。影像学表现包括实变、空洞、结节及粟粒样病变。纵隔病变及胸腔积液不常见。急性芽生菌病可进展为急性呼吸窘迫综合征（ARDS），甚至可发生于免疫功能正常的患者。芽生菌病严重感染的危险因素包括糖尿病和弥漫性肺受累。慢性肺芽生菌病类似于肺癌或肺结核，起病和进展较为隐蔽，仅有极其轻微的症状。皮肤损害常被误诊为鳞状细胞癌或坏疽性脓皮病。

确诊需要从痰、肺泡灌洗液或活检组织中培养出芽生菌，快速鉴定需要临床样本中存在广泛可见的特征性芽殖酵母。通常是在疑为社区获得性肺炎但抗菌效果不佳，或是检测到疑为恶性肿块的情况下，会考虑芽生菌病的诊断。当临床表现有皮肤损害时，诊断可以通过皮肤活检来明确。芽生菌抗原存在于尿、血清或肺泡灌洗液中，为快速诊断提供了可靠的方法，尤其是对于病情严重的患者。目前，抗原检测不能区分组织胞浆菌病与芽生菌病，只能作为交叉反应的结果。组织病理学以及细胞病理学分析有利于两者的区分，但也需要常规进行侵入性检测流程。

尽管抗原检测存在交叉反应，所幸严重危及生命的芽生菌病治疗与组织胞浆菌病相类似。治疗上可选择经静脉给予两性霉素 B，ARDS 病例可加用糖皮质激素治疗。无生命危险的病例可给予伊曲康唑。当患者不能耐受伊曲康唑或存在中枢神经系统症状时可使用氟康唑治疗。尽管自限性疾病患者可能不需要治疗，但几乎所有的芽生菌病患者都需要进行药物治疗（图 26-2）。

环孢子菌病

环孢子菌病也称为“溪谷热”，是由土壤中二态真菌环孢子菌属所引起。它也是美国西南部及墨西哥北部的地方性流行病。据报道，最近在美国亚利桑那州的发病数激增，有 60% 的病例发生在该处。其感染机制类似于组织胞浆菌病及芽生菌病，涉及孢子吸入而导致嗜中性粒细胞性炎症反应。病例聚集现象发生于挖掘、采矿或风暴期间暴露于灰尘 2 周后的流行地区患者。

大部分感染环孢子菌病的患者为无症状或自限性病程。有症状的患者通常表现为流感样症状，包括发热、寒战、关节痛、肌痛及头痛。另外，也可出现咳嗽、胸膜痛及呼吸窘迫，咯血很少见。皮肤表现通常见于急性肺部环孢子菌病，包括斑状丘疹、结节性红斑及多形性红斑。病变起始时胸部 X 线片表现为一个或多个区域的融合灶，伴有肺门或纵隔淋巴结肿大。病情进展可形成纤维化空洞。肺炎区域可形成所谓“环孢子球”的硬币样病变而痊愈，并可能终身存在。

原发性进展性环孢子菌病伴弥漫性肺炎多发生于高度环境暴露或免疫抑制的患者，常伴真菌血症以及呼吸系统受损。在发生感染数月后，播散性环孢子菌病可能会进展，累及皮肤、骨、关节、泌尿生殖系统及脑膜。肺外传播的危险因素包括非洲裔或菲律宾血统、中晚期妊娠以及细胞内免疫被抑制。

环孢子病诊断的金标准是培养或直接在组织 / 呼吸道分泌物中看到真菌。血清学检查对于环孢子病诊断特别重要，主要是由于该方法快速而简易。对于播散性或慢性病患者，其血清学研究更有可能出现阳性结果。与组织胞浆菌及芽生菌不同，环孢子菌培养只需 3 ～ 7 d。

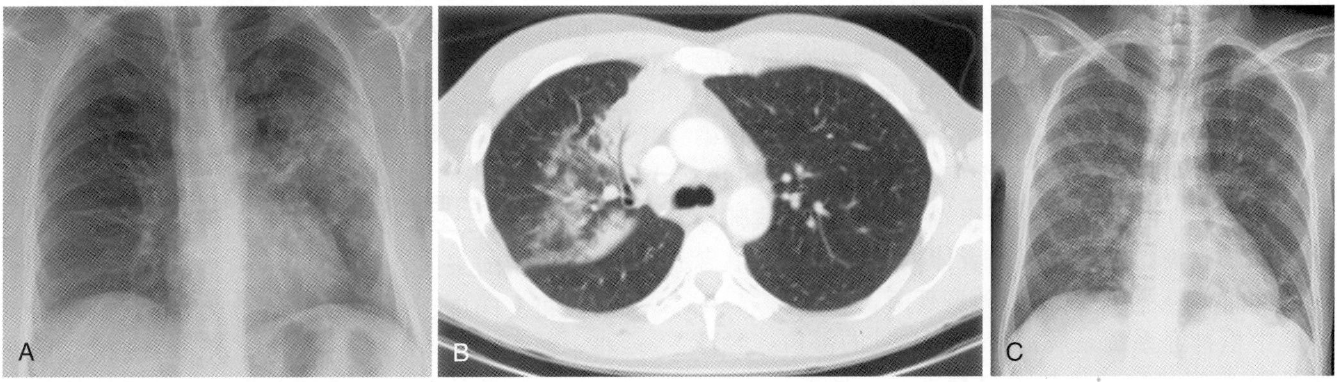

图 26-2　**A**，一名 51 岁急性肺芽生菌老年女性患者胸部 X 线片显示左上肺浸润；**B**，一名其他方面健康男性患者的急性肺部球孢子菌病，CT 显示右上叶和中叶发生实变；**C**，一名 35 岁艾滋病患者进展性弥散性组织胞浆菌病，胸部 X 线片显示双侧网状间质性肺浸润

播散性肺环孢子菌病的治疗类似于组织胞浆菌病及芽生菌病，弥漫性肺病或非脑膜播散性疾病常使用三唑类（伊曲康唑或者氟康唑）治疗。两性霉素 B 则常用于患有严重或播散性疾病且使用三唑类药物无效的免疫功能低下患者，也可用于孕妇。对有单纯性原发肺炎而免疫功能正常的患者，密切观察即可。

副球孢子菌病

副球孢子菌病原名“南美芽生菌病”，是由美国南部及中部巴西副球孢子菌所引起的地方性真菌病。副球孢子菌病在巴西、哥伦比亚、委内瑞拉以厄瓜多尔广泛流行，据报道，这些地区的感染率高达 50% ～ 70%。与其他热二态真菌相似，巴西副球孢子菌吸入后可在肺泡内发生转化，大部分为亚临床表现，仅有一小部分宿主在吸入数周后发生症状。病变复发可在病菌侵入后隔数年出现，并可经血液播散到肾上腺、胃肠道及其他脏器。

肺部疾病多见于慢性副球孢子菌病，其胸部 X 线片典型表现为肺实变影，可形成空洞。病变累及双内侧肺野，形似“蝴蝶翅膀”。病理组织学方法检查见临床标本有特征性酵母细胞伴多芽孢即可诊断副球孢子菌病。该病的确诊依赖于组织培养。血清学检查能提示诊断并对治疗反应进行监测。对于严重或播散性副球孢子菌病，推荐使用两性霉素 B 治疗，伊曲康唑则用于轻型病例。

隐球菌病

新型隐球菌是一种具有厚荚膜的酵母菌。两种隐球菌可使人类患病：加特隐球菌和新型隐球菌。新型隐球菌已成为艾滋病患者中枢神经系统感染的首要原因。最近，美国西北部及其邻国加拿大温哥华已有加特隐球菌感染免疫正常人体，并引起肺部疾病的报道。这两种隐球菌存在着地理和临床差异。加特隐球菌常与桉树开花有关，而新生隐球菌在全球范围内多见于鸟粪周围。总而言之，隐球菌感染相对较罕见，在免疫功能正常患者体内通常无症状，呈自限性。在细胞免疫受损患者体内，可导致肺部感染和脑膜炎。在器官移植者体内，隐球菌是继念珠菌和曲霉菌之后的第三大致病真菌。

中枢神经系统是病情活动最常见的部位。隐球菌性肺炎症状包括发热、全身乏力、咳嗽及胸痛。胸部 X 线片可显示为大片状非特异性结节或浸润影，有时可伴有全身淋巴细胞肿大。肺部感染往往可自行缓解，通常无症状。病变血源性播散至大脑可导致大脑灰质及基底节损伤。中枢神经系统疾病可表现为脑膜炎伴视乳头水肿及颅内压增高。若艾滋病患者出现发热和头痛症状，应及时考虑隐球菌性脑膜炎的可能性。腰椎穿刺提示颅内压升高，且脑脊液离心后墨汁涂片会有助于该病的诊断。非艾滋病患者的脑脊液中葡萄糖水平低、蛋白水平高，并有淋巴细胞数增多。脑脊液或血清的乳酸凝集试验通常可测得隐球菌荚膜抗原，其灵敏度和特异性接近 90%。

隐球菌治疗主要取决于受累部位和严重程度。严重肺部疾病和中枢神经系统受累需要使用两性霉素 B 和氟胞嘧啶治疗。轻度至中度疾病可使用氟康唑进行有效治疗。

肺囊虫病

卡氏肺囊虫是一种能在免疫功能低下患者体内引起肺炎的真菌，普遍存在于自然界中，常见于人类免疫缺陷病毒（HIV）感染者或艾滋病患者，很少感染正常宿主。任何免疫功能低下患者胸部 X 线片表现为双侧肺浸润影均应考虑肺囊虫感染的可能性。CT 一般显示感染区呈磨玻璃样影，而胸膜表面常常未见受累。肺囊虫病诊断依赖于受检组织的真菌染色。其诊断标本通常从肺泡灌洗液中获取。播散较为罕见，可引起肾病、皮肤普遍损害、脉络膜炎及肠道斑块。

一旦病原体确定为卡氏肺囊虫，其治疗就需根据低氧血症的严重程度来进行。呼吸室内空气时患者氧分压（PaO_2）低于 70 mmHg，除静注甲氧苄啶-磺胺甲噁唑或戊烷脒外，还需要使用类固醇治疗。轻症患者可用复方新诺明、氨苯砜、喷他脒、阿托奎酮或克林霉素加氨喹治疗。严重免疫抑制患者（如 $CD4^+$ 细胞数小于 200 个 / 微升的艾滋病患者、长期使用免疫抑制药的患者）可使用多种不同的预防疗法，包括复方新诺明、氨苯砜和雾化喷他脒。

寄生虫性肺炎

阿米巴虫病

溶组织阿米巴在热带发展中国家流行，尤其见于墨西哥、印度、中美洲、南美洲及非洲国家。该疾病主要在摄入受污染的食物或水之后获得。肠道感染后，滋养体可侵入肠道血管，通过门静脉系统到达肝。感染还可从肝播散到肺部或脑部。肝脓肿是侵袭性病变的标志。外周型肝脓肿可侵蚀膈，导致胸膜病变。

有症状的阿米巴病主要由肠道感染引起腹泻和腹部绞痛而导致阿米巴痢疾，甚至会因黏膜溃疡导致肠穿孔。肺胸膜的症状和体征包括咳嗽、呼吸困难、胸痛（通常为右侧），伴有发热、寒战以及体重下降。胸部 X 线片可出现右侧膈抬高、胸腔积液、肺不张、肺实变（常影响右下肺）或肺脓肿。据报道，肝支气管瘘可为阿米巴病患者的胸膜并发症，伴随出现大量巧克力色痰。这类患者还可观察到心包受累。通过粪便、胸腔积液或支气管分泌物找到阿米巴囊孢或滋养体即可建立诊断。血清学检查在诊断侵袭性疾病时具有高灵敏度和特异性。甲硝唑是治疗侵袭性阿米巴病的首选药物。

疟疾肺

严重的恶性疟疾常并发非心源性肺水肿，尽管进行了有效的抗疟疾治疗，但病情仍能进展。疟疾肺综合征有很高的病死率。肺受累是严重感染和红细胞破坏之后细胞因子暴发的一个临床表现，常导致急性窘迫呼吸综合征、毛细血管充血、肺水肿及肺泡出血。胸部 X 线片可见双肺浸润影和胸腔积液。该病常与脑部疾病和高寄生虫血症有关。外周血涂片经姬姆萨或瑞氏染色见红细胞内寄生虫无性生殖即可确诊疟疾。除了奎宁抗疟疾的基础治疗外，血液置换、氧气支持治疗及机械通气均可用于重症病例。

肺蛔虫病

蛔虫是世界上最大的人类肠道线虫寄生虫。蛔虫广泛分布于热带和亚热带地区。大多数感染者无症状，食入虫卵后，幼虫经空肠孵化后侵入黏膜，随后迁移到肺部，可在食入后的 1 ～ 2 周引起肺炎。其临床表现与嗜酸性粒细胞性肺炎（洛夫勒样综合征）相似，伴有咳嗽、偶发咯血、气喘、呼吸困难及高热。该病通常具有自限性，也可存在腹部症状及皮肤反应。胸部 X 线片显示单侧或双侧斑片影、迁移和支气管周围浸润影。粪便见特征性蛔虫卵即可确诊。肺内迁移阶段（嗜酸性粒细胞性肺炎），在粪便中出现虫卵之前幼虫可见于痰或胃液。肺蛔虫病通常不需要进行驱虫治疗，因为它通常是自限性的。对症治疗包括使用支气管舒张药、氧疗及糖皮质激素治疗。

类圆线虫病

类圆线虫通常见于热带地区，尤其是东南亚、撒哈拉以南的非洲及巴西。美国东南部也是流行地区。类圆线虫是唯一能在人类宿主中繁殖的寄生虫。这个特征允许蠕虫自体感染宿主，可在体内存活数十年。感染开始于污染土壤中的丝状蚴虫穿透宿主裸露的皮肤，幼虫经由淋巴管和静脉循环迁移，并最后定居于毛细血管和肺泡。最终，幼虫沿支气管树上升至喉部，随后被吞下，在肠道发育成熟后为产卵雌虫。黏膜上的卵被孵化并通过粪便进入土壤。虫卵能在肠道中转变成丝状蚴，其可穿透肠壁并重新进入循环中。这些幼虫在穿透胃肠壁时可携带细菌，在免疫抑制患者体内可导致多种细菌感染、败血症或重症感染。

类圆线虫病可有多种临床表现。虽然简单病变可维持亚临床状态长达数年，但有些患者还是会出现轻微肺部疾病表现，如咳嗽和支气管痉挛，部分人甚至会发展为急性呼吸窘迫综合征（ARDS）。反复发生的荨麻疹、幼虫流或“运行幼虫”会导致皮肤损害。非特异性腹痛和结肠炎可进展为肠梗阻。寄生虫血症期间常有嗜酸性粒细胞增多。影像学异常涉及弥漫性肺炎发展至慢性迁延性肺实变等改变。免疫抑制者（如 AIDS 患者、糖皮质激素使用者）易于发生重症感染，伴革兰氏阴性菌脓毒症、肺炎或脑膜炎。大量感染类圆线虫的患者可广泛累及肺组织，导致呼吸衰竭及肺出血，也有病例证实存在胸腔积液、肺空洞及脓肿，这些病变通常与患者存在高负荷病原体有关。

在粪便、血清、肺泡灌洗液或活检标本（见于播散性疾病患者）中找到杆状蚴即可诊断类圆线虫病。血清学检查可有助于慢性病例的诊断。由于该病存在潜在自体感染和致命性重症感染综合征的倾向，即使是对于无症状患者，一旦确诊类圆虫病即需要进行治疗。伊维菌素是首选治疗药物，日常给药 1 ～ 2 d，播散性病例则需多达 7 d 的疗程。

内脏幼虫移行症（弓蛔虫病）

内脏幼虫移行症由弓蛔虫属引起。这些线虫寄生于非人类宿主中，不在人体内成熟。因此，人类大多数感染保持在亚临床状态。然而，幼虫偶尔可能穿过宿主组织，引起广泛的嗜酸性粒细胞炎症，导致内脏幼虫移行症综合征。所有的猫科动物和犬科动物均可能携带弓蛔虫。哺乳期母犬可将幼虫传递给未断奶的狗崽，而孕犬也能通过胎盘感染幼崽。在小狗体内，幼虫能发育为成虫并产卵，并经由它们的排泄物释放虫卵。人类（通常是学龄前儿童）

第五部分　感染性疾病

第27章　院内呼吸道感染

Gianluigi Li Bassi • Miquel Ferrer • Antoni Torres　著

（吴森泉　史　菲　邱　晨　译）

定义

院内呼吸道感染特指入院至少48 h后由医院常见病原体所引起的支气管炎及肺炎。医院获得性气管支气管炎的主要特征是具有呼吸道感染征象，包括呼吸道分泌物增多、发热、白细胞增多，而且胸部X线片无浸润性实变影。医院获得性肺炎包含非气管插管患者所继发的肺炎、呼吸机相关性肺炎（VAP）及卫生保健相关性肺炎（HCAP）。呼吸机相关性肺炎（VAP）通常发生在接受有创机械通气的患者。卫生保健相关性肺炎（HCAP）是近期由美国胸科协会医院获得性肺炎诊断及治疗最新指南所定义的一个临床实体。卫生保健相关性肺炎发生于并未住院但存在医院环境常见病原体（包括多药耐药微生物）定植风险的患者。

流行病学

发病率

医院获得性气管支气管炎在气管插管患者中的发生率为3%～10%，常进展为呼吸机相关性肺炎。医院获得性肺炎是院内感染的第二大常见病因，也是危重患者院内感染的首要致死原因。最近的研究报道表明，呼吸机相关性肺炎的发病率为（9～10）/1000机械通气日。然而，随着研究人群的特征有所不同，其发病率也存在较大差异。机械通气患者每个机械通气日罹患呼吸机相关性肺炎的风险约为1%，并随时间而发生变化，机械通气前5 d的发病率为每天3%，第5～10 d的发病率为每天2%，接下来的时间为每天1%。

影响预后的相关因素

住院患者发生医院获得性气管支气管炎与较长时间的机械通气及入住ICU有关。事实上，气管支气管炎会伴有痰量增加，常导致脱机困难和拔管失败。然而，气管支气管炎与生存率低无相关性。

尽管病死率受多种辅助因素影响，使得我们非常难以确定真正由医院获得性肺炎所导致的病死率，但其致死率经粗略估计为30%～70%。事实上，患者群体、微生物模式、抗生素治疗及诊断措施的异质性都为精确估算病死率带来挑战。据多个病例匹配研究估计，在所有与呼吸机相关性肺炎（VAP）有关的死亡患者中，有1/3至1/2的病例直接死于感染，其中，铜绿假单胞菌或不动杆菌感染的病死率较高，并与菌血症有关。迟发型VAP与较高病死率相关，尤其是在初始经验性抗菌治疗方案不充分的情况下。

发病机制

气管插管的作用

肺部经由气管插管抽吸定植于口咽的分泌物是引起气管支气管炎及呼吸机相关性肺炎（VAP）的主要发病机制。气管插管（ETT）常用于ICU长期机械通气的患者，含一个高容低压（HVLP）套囊，其表面积为气管的2～3倍。因此，当套囊在气管内膨胀时，气囊表面会形成褶皱，从而导致口咽分泌物被误吸。多种呼吸道防御机制会在气管插管后受到严重损伤：① ETT绕过喉结构所提供的解剖屏障，创建了细菌可被吸入并到达下气道的直接通道；② ETT的存在阻碍了咳嗽反应；③气管内的ETT套囊膨胀可大幅降低黏膜纤毛的摆动速度。

此外，ETT通常由聚氯乙烯（PVC）制成。使用这种材料时，细菌易于在管腔内壁附着，并形成一个称作生物膜的复杂结构。生物膜内的细菌具有生存优势，可成为持续感染的来源。

定植来源

外源性与内源性定植的对比

患者发生外源性定植主要由接触污染的呼吸设备、医院环境和医务人员的手部所引起。因此，医护人员应充分了解感染控制及预防措施；必须执行严格的消毒条例并使用含乙醇的洗手液清洗手部；最后，较低的患-护比可有望提高护理水平，从而降低定植率。

然而，内源性定植被认为是院内呼吸道感染发生的主要发病机制。在住院患者中，口腔菌群可变为以需氧革兰氏阴性菌、铜绿假单胞菌及耐甲氧西林金黄色葡萄球菌（MRSA）为主。在吸入带有负荷量细菌的口咽分泌物及气道定植菌之后，呼吸道感染的发生率取决于细菌数目的大小、患者的功能状态及宿主防御能力。

胃

根据定植的胃肺感染假说，ICU 患者的胃常因肠内营养和药物作用而导致胃内容物碱化，引起病原菌定植。连续胃食管反流有利于微生物易位进入口咽，随后经由气管插管套囊而被吸入。早期研究已表明，气管插管患者的胃液 pH 高于 4 时与胃内病原体持续定植相关，但仍缺乏确凿证据来证实胃定植菌与肺炎风险增加之间的相关性。而且，研究者也未能证实引起肺部感染的细菌首先起源于胃部。

病原体

院内呼吸道感染可以由多种病原体引起，通常可分离出一种以上病原体。引起感染的微生物可随研究人群、住院时间及具体诊断方法的不同而有所差异。院内呼吸道感染通常由需氧的革兰氏阴性菌引起，如铜绿假单胞菌、大肠埃希氏菌、肺炎克雷伯杆菌及鲍曼不动杆菌，而链球菌和金黄色葡萄球菌是临床分离到最主要的革兰氏阳性菌。近期在 Esperatti 及其同事的一份报道中，对有创和无创通气的 ICU 患者罹患医院获得性肺炎的病因进行了比较，有趣的是，除了肺炎链球菌在无创通气患者中的比例较高外，并未发现任何其他显著区别。这些结果意味着在气管插管和非气管插管患者中院内感染病原体的患病率是相似的，要保证使用对这些病原体可能有效的经验性治疗。

基础疾病可使患者易于感染某些特殊病原体。例如，慢性阻塞性肺疾病（COPD）患者易于感染流感嗜血杆菌、黏膜炎莫拉菌、铜绿假单胞菌及肺炎链球菌；急性呼吸窘迫综合征（ARDS）患者存在金黄色葡萄球菌、铜绿假单胞菌及鲍曼不动杆菌感染而导致呼吸机相关性肺炎的高风险。此外，外伤和神经系统疾病患者感染金黄色葡萄球菌、流感嗜血杆菌及肺炎链球菌的风险也有所增加。

鉴别多药耐药病原体对于指导正确抗生素治疗异常重要。潜在的多药耐药病原体包括葡萄球菌、铜绿假单胞菌、鲍曼不动杆菌、嗜麦芽窄食单胞菌、洋葱伯克霍尔德菌及产超广谱 β-内酰胺酶（ESBL 阳性）的肺炎克雷伯杆菌。相反地，甲氧西林敏感的金黄色葡萄球菌、肺炎链球菌、流感嗜血杆菌和对抗生素敏感的肠杆菌科细菌则不是多药耐药病原体。多药耐药病原体的发病率与地区性因素密切相关，且在不同医院之间存在很大差异。因此，医务人员必须知道自己所处的医疗环境及地理区域内最常见的微生物，以避免初始经验性抗菌治疗用药不当。

嗜肺军团菌是医院获得性肺炎的一种致病菌，尤其见于免疫功能低下患者。厌氧菌也是医院获得性肺炎的一种潜在致病菌，但通常经确定与需氧病原体感染有关，故其在引起院内感染中的作用仍存在争议。院内感染一般很少由真菌引起。念珠菌和烟曲霉是临床分离到的最常见真菌，主要发生于免疫功能低下的患者。最后，单纯疱疹病毒Ⅰ型和巨细胞病毒（CMV）是导致住院患者呼吸道感染的最常见病毒。需要注意的是，巨细胞病毒性肺炎与 ICU 患者的预后较差始终具有相关性。

预防

院内呼吸道感染因其高发病率及病死率而成为了卫生保健系统的重要负担。因此，需要执行适当的预防措施（总结见框 27-1）以减少这些疾病的总体发病率。将一些能有效减少院内呼吸道感染的方法进行分组并按组整体实施，这比进行单项实施具有更好的预后。

一般预防措施

临床卫生保健人员应对当前院内感染的病理生理学及预防措施保持高度认知，从而有效减少这些疾病的发病率。呼吸系统保健医生和护士应该是这些继续教育项目的主要接收者，并应经常进行绩效

框 27-1 院内获得性肺炎的预防措施

- 实施，采取一系列已被证明能有效降低发病率和病死率的预防措施
- 对看护者进行教育培训，对其表现进行反馈，对顺应性进行评估
- 严格执行医用乙醇消毒为基础措施以保证手卫生
- 当有指征时，避免气管插管和使用无创辅助通气
- 每日唤醒计划和执行撤机策略
- 若呼吸通路没有弄脏或损伤，不需要更换呼吸通路管道
- 使用新原料制成的新形状带球囊的气管插管
- 使用覆盖银的气管插管
- 在气管插管过程中使用低水平的 PEEP
- 吸出声门下分泌物
- 内囊压力维持在推荐的范围内，在 ICU 外转运患者时需要仔细控制压力
- 用洗必泰进行口腔护理
- 在胃肠道出血风险非常低的患者中避免使用预防压力性溃疡的方法，当需要使用时则使用硫糖铝
- 患者处于半卧位的体位
- 持续侧身翻转治疗
- 在胃排空障碍患者中幽门后置管
- 对机械通气时间超过 48 h 的患者进行选择性消化道脱污染治疗（SDD）

ICU，重症监护室；PEEP，呼气末正压；SDD，选择性消化道脱污染

反馈和依从性评估。

世界卫生组织（WHO）赞同手部卫生是预防医疗相关感染策略中的一项最重要的独立因素。总之，大多数在 ICU 病房中进行的研究均显示通过采用含乙醇的洗手液进行手部卫生处理可持续降低院内感染率。

作为预防呼吸道防御功能持续减退的一项策略，强烈建议每日中断或减少镇静药物并避免使用麻醉药。

无创通气

气管插管和机械通气是院内呼吸道感染的主要危险因素，应尽量避免。无创通气是治疗慢性阻塞性肺疾病急性发作或急性缺氧性呼吸衰竭患者，以及伴有肺浸润及呼吸衰竭的免疫功能低下患者的一个重要替代方法。

气管插管套囊

新型气管插管（ETT）套囊由聚氨基甲酸乙酯、聚硅酮和胶乳制成，已在实验室和临床试验中进行了开发及测试。特别是聚氨基甲酸乙酯套囊膨胀时可形成更小的褶皱，从而减少了分泌物经由套囊吸入的危险。套囊的形状对防止误吸也起着重要作用。无论套囊使用什么材料，光滑锥形套囊较标准的圆筒状套囊更能消除气管-套囊接触带全断面的褶皱。然而，目前尚缺乏评价这些新型锥形套囊功效的临床证据。

为了预防污染的分泌物大量渗漏到下呼吸道以及损伤气管，气管插管气囊的内压应维持在 25 ～ 30 cmH_2O，尤其是给予低水平呼气末正压（PEEP）通气时也应如此。

外涂抗菌剂的气管插管

在气管插管（ETT）表面包被一层抗菌剂（如银）是防止插管内形成生物膜进而减少 VAP 的一种有前景的策略。在北美 2003 例涂银气管插管（NASCENT）患者的随机试验研究中，对于预计机械通气时间超过 24 h 的患者，随机进行涂银气管插管或常规气管插管，结果发现涂银 ETT 患者发生明确微生物感染而导致呼吸机相关性肺炎的概率较低，其相对风险可降低 35.9%。

声门下分泌物吸入

通过专用气管插管来减少套囊表面静水压可防止附着于声门下的分泌物误吸，可预防潜在致病菌通过套囊进入下呼吸道。声门下分泌物引流可减少接近一半的呼吸机相关性肺炎（VAP）发病率，主要是减少早发性及晚发性肺炎。

体位

气管插管患者处于仰卧位（0°）而并非半卧位，尤其是患者在接受肠内喂养时，存在更高胃食管反流误吸入肺的风险。美国和欧洲指南强烈建议插管患者应优先保持半卧位（30° ～ 45°）而不是仰卧位（0°），以防止误吸，尤其这些患者正在接受肠内营养治疗时更应如此。

气管插管患者应激性溃疡的预防

在重症监护室（ICU）通常使用硫糖铝、H_2 受体阻滞药或者质子泵抑制药来预防应激性溃疡。硫糖铝是预防潜在性应激性溃疡药物中唯一一种不能提高胃内 pH 的药物。临床医生须在使用硫糖铝的潜在收益（较少的潜在 VAP 及更多消化道出血的可能）和使用 H_2 受体阻滞药和质子泵抑制药的潜在收益（将有更多的潜在 VAP 和更少的消化道出血）之间进行权衡，对高危患者很可能需要限制预防应激性溃疡的措施。

调节口腔及胃肠道菌群定植

临床上曾进行大量工作以调节住院患者的口咽

菌群、减少吸入病原体的风险。使用洗必泰消毒口咽可有效减少患者呼吸机相关性肺炎的发生，心胸外科 ICU 住院患者尤其明显。非心内 ICU 患者的结果则存在较多的不确定性，目前确定的是仅在使用浓度为 2% 的洗必泰时可显著减少呼吸机相关性肺炎的概率。

作为预防院内获得性肺炎的策略，选择性消化道去污（SDD）已被使用近三十年。SDD 方案包括使用对革兰氏阴性病原体敏感的不可吸收的抗生素组合（例如妥布霉素、多黏菌素 E）加上两性霉素 B 或制霉菌素。通过胃肠道给药，以防止需氧革兰氏阴性杆菌和念珠菌在口腔和胃肠道的定植，但保留厌氧菌群。有些方案除了使用不可吸收的胃肠道抗生素外，还包括使用一个短程的全身抗生素（通常使用头孢噻肟）治疗。选择性消化道去污减少了呼吸机相关性肺炎的发生率，是唯一经证明能预防 ICU 患者发生呼吸机相关性肺炎的策略，并能提高生存率。长期使用选择性消化道去污方案是否会出现细菌耐药和二重感染的风险仍存在争议。

诊断

患者胸部影像学检查提示新出现或进展性浸润灶合并以下至少两项临床特征时须怀疑医院获得性肺炎的可能：

- 发热
- 白细胞增多或白细胞减少
- 脓性气道分泌物

当存在以上临床特征，而胸部 X 线片未见新的浸润灶时，则表明存在医院获得性气管支气管炎的可能。对于入住 ICU 的患者，其肺炎临床征象通常缺乏特异性而不具有诊断价值。并且这些患者的病情难以用胸部 X 线片来解释。事实上，当胸部 X 线片存在显著浸润灶时，区分心源性与非心源性肺水肿、肺挫伤、肺不张及肺炎时具有一定的挑战性。这些临床变量通常进行分组评价，以提高临床诊断的特异性。临床肺部感染评分（CPIS）主要基于临床评估、肺部 X 线表现及气管吸出物的半定量培养结果而定，每个值为 0 ～ 2 分（表 27-1）。6 分为鉴定肺炎的阈值。然而，临床肺部感染评分的价值仍需要大型前瞻性研究来验证，尤其是具有双肺浸润灶的患者。

气管插管患者的下呼吸道存在细菌仍不足以诊断肺部感染，这是由于机械通气患者的气管和支气管树内常有肠道革兰氏阴性杆菌定植。取样方式有很多种，如痰液收集、气管内吸出物、支气管肺泡灌洗（BAL）和防污染样本毛刷取样。此外，还有几种微生物技术可用于标本检测，包括革兰氏染色、气管吸出物及支气管肺泡灌洗液的细胞内微生物计数。每种诊断技术各有其优缺点，并具有不同程度的特异性和灵敏性。

由于近端呼吸道常有细菌定植，故气管吸出物定性培养存在较高比例的假阳性率。相反，气管吸出物定量培养技术的诊断准确度在总体上则可被接受。当患者发生肺炎时，其下呼吸道分泌物病原体的浓度至少为 10^5 ～ 10^6 菌落形成单位（CFU）/ml，而污染物通常小于 10^4 菌落形成单位（CFU）/ml。目前呼吸机相关性肺炎的诊断阈值建议为：气管吸出物、支气管肺泡灌洗液及防污染样本毛刷所取样本的浓度分别为 10^6、10^4 和 10^3 菌落形成单位 /ml。

表 27-1　临床肺部感染评分（CPIS）*

标准	评分因素		
	0	1	2
气道分泌物	缺乏	非脓性	大量脓性
胸部 X 线片渗出	无	弥漫	局灶
温度（℃）	≥ 36.5 和≤ 38.5	≥ 38.5 和≤ 38.9	≥ 39 和≤ 36
白细胞（细胞 /μl）	≥ 4000 和≤ 11 000	＜ 4000 或＞ 11 000	＜ 4000 或＞ 11 000 ＋条带＞ 50% 或＞ 500
PaO_2/FiO_2	＞ 240 或 ARDS		≤ 240，没有 ARDS
微生物学	阴性		阳性

* CPIS 评分达 6 分或更高被认为是支持感染的诊断；
ARDS，急性呼吸窘迫综合征。
改编自 Pugin J，Auckenthaler R，Mili N，et al：Diagnosis of ventilator-associated pneumonia by bacteriologic analysis of bronchoscopic and nonbronchoscopic “blind” bronchoalveolar lavage fluid，Am Rev Respir Dis 143：1121-1129，1991.

同样，对于影像学显示无肺部浸润灶的患者，其气管吸出物浓度高于 10^6 菌落形成单位 /ml 可能提示有气管支气管炎。

院内呼吸道感染的诊断策略

临床上对于疑有院内呼吸道感染的患者，其较理想的诊断策略需要达到以下目标：

- 准确识别患者是否存在真正的肺部感染，分离出致病微生物，从而迅速启动适当的抗菌药物治疗，并根据病原体药敏研究优化治疗方案
- 识别患者是否存在肺外感染
- 对于不存在感染的患者不使用和（或）停止抗生素治疗

医院获得性肺炎的诊断由提示性发现触发临床疑诊开始。新出现的或进行性恶化的影像学浸润灶加上临床标准为进一步检查提供了坚实的基础。以下任何一种诊断方法均可使用：临床方法和细菌学方法。临床方法建议对每一个疑有肺部感染的患者，即便在感染可能性非常低的情况下均使用新的抗生素治疗（图 27-1）。然而，呼吸道分泌物样本如气管吸出物或痰液应在抗生素治疗开始前送检。在这一策略中，应根据风险因素及当地的耐药模式来选择适当的经验性治疗。肺炎病因学主要由气管吸出物和痰液半定量培养来确定，常附加显微镜下革兰氏染色观察。根据培养结果或临床治疗反应来调整抗菌治疗方案。支气管吸出物半定量培养的优点是无须特殊的微生物学技术，而且灵敏度高。这个临床策略对大多数疑有肺炎的患者提供抗菌药物治疗，产生假阴性结果的概率较低。尽管如此，如气管吸出物培养并未发现病原体生长且患者在 72 h 内未接受新的抗生素治疗，则肺炎诊断的可能性小。这一策略的主要缺点是，气管吸出物半定量培养的高灵敏度会导致过度治疗，使得假阳性结果的患者使用不必要的抗生素治疗。

细菌学策略主要依据下呼吸道分泌物定量培养的结果（图 27-2），收集样本（气管内抽出物，支气管肺泡灌洗液和防污染样本毛刷）的方法有侵入性取样（支气管镜）和非侵入性取样（盲目程序）。这个策略减少了过度使用抗生素的风险，因为与半定量培养相比，定量培养较少出现高于阈值的微生物培养结果。细菌学策略的缺点是存在假阴性结果的可能性，从而延迟肺炎患者的抗生素治疗。此外，采用微生物学策略所得的结果可能缺乏可重复性，而且在初始经验性抗生素治疗时通常没有微生物学信息。

疑似院内呼吸道感染诊断策略的实际执行情况

在临床实践中，当地临床指南的制订可以将临床与细菌学策略进行综合运用。在机械通气患者中，胸部 X 线片浸润灶可以区分肺炎及气管支气管炎。尽管不应延迟抗生素治疗，特别是脓毒症患者，但要强调下一步是在初始抗生素治疗或更改方案前获取下呼吸道样本。在怀疑脓毒血症时，应收集更多的样本，如血和胸腔积液，以进行微生物学分析。一旦怀疑嗜肺军团菌和肺炎链球菌感染，则需要收集尿液标本。当临床调查结果提示肺炎时，需要计算临床肺部感染评分，以增进对临床指标的客观评估（表 27-1）。

治疗

一旦做出了院内呼吸道感染抗菌治疗的临床决

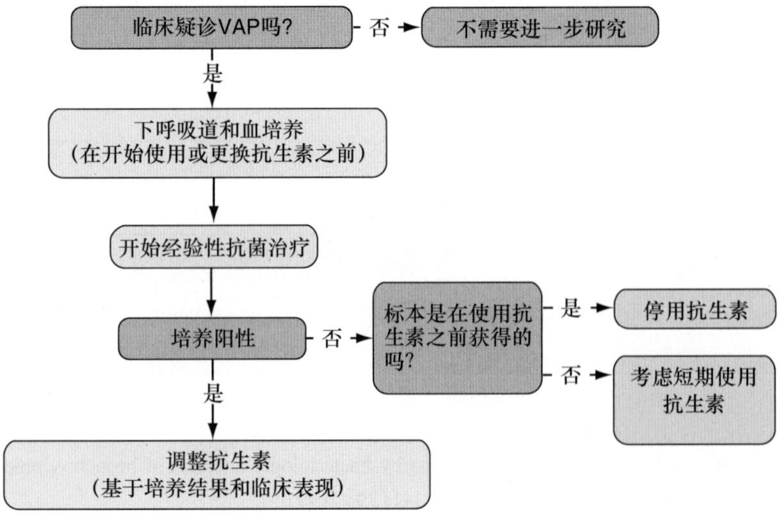

图 27-1 诊断和治疗呼吸机相关肺炎（VAP）的临床无创性策略。（改自 American Thoracic Society：Guidelines for the management of adults with hospital-acquired，ventilator-associated，and healthcare-associated pneumonia，Am J Respir Crit Care Med 171：388-416，2005.）

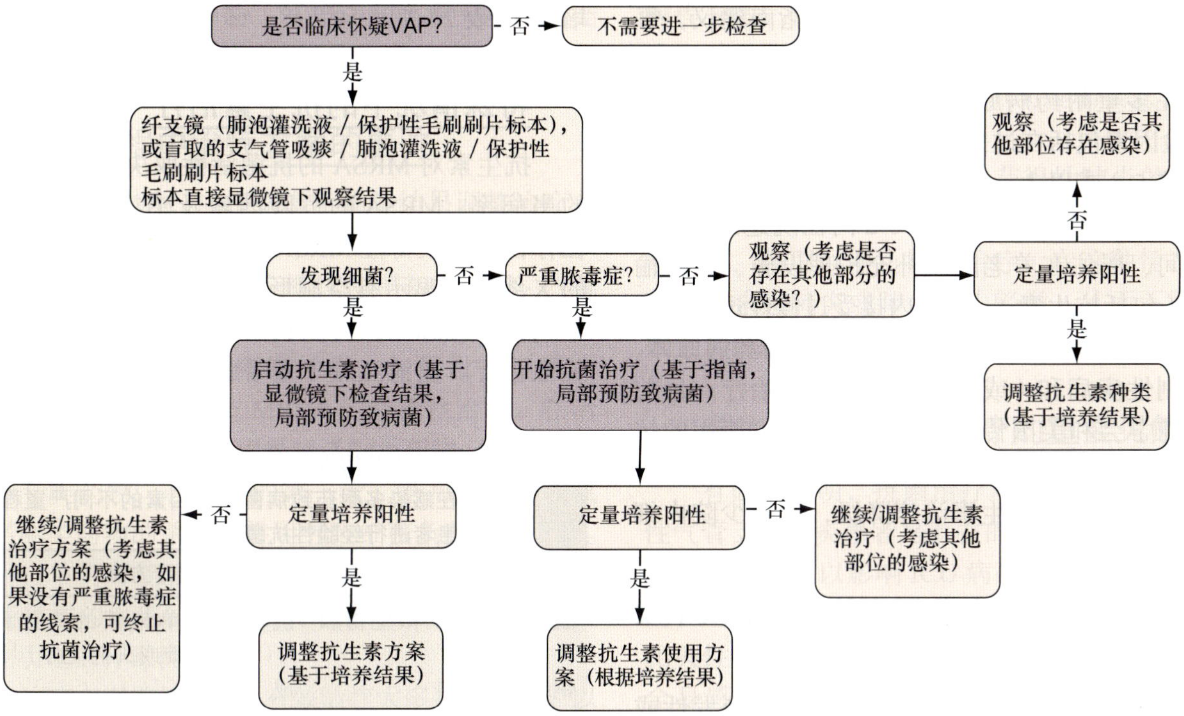

图 27-2　诊断和治疗呼吸机相关肺炎（VAP）的有创定量培养策略。（修改自 American Thoracic Society：Guidelines for the management of adults with hospital-acquired，ventilator-associated，and healthcare-associated pneumonia，Am J Respir Crit Care Med 171：388-416，2005.）

定，就需要考虑以下几个问题，以达到最佳抗菌效力并减少抗生素过度使用：

- 最有可能的致病微生物
- 经验性抗生素治疗对这些微生物是否有效
- 微生物学结果出来后需要在治疗过程中调整抗生素治疗

管理抗菌药物滥用非常重要，因其可能会导致多重耐药致病菌及严重的二重感染，从而增加发病率和病死率，并会使患者发生抗生素相关不良反应以及增加医疗费用。另一方面，及时、正确地治疗院内呼吸道感染可提高患者的生存率。

可能的病原微生物

初始抗菌药物治疗需要根据当地流行的病原体和该机构的细菌耐药模式来进行制订。住院期间口咽菌群的动态变化在图 27-3 进行了描述。口咽部菌群一般会逐渐发生改变，以至于一个阶段中的微生物种类通常会与下一阶段中的微生物种类重叠。

可能对致病微生物敏感的抗菌药物的经验性选择

最新的美国胸腔学会和美国传染病学会（ATS/

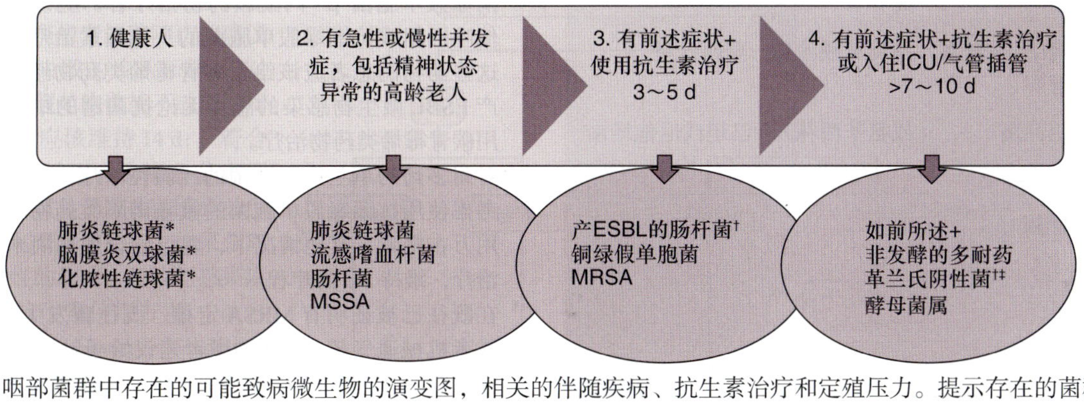

图 27-3　口咽部菌群中存在的可能致病微生物的演变图，相关的伴随疾病、抗生素治疗和定殖压力。提示存在的菌群包括流感嗜血杆菌、脑膜炎双球菌、铜绿假单胞菌、肺炎链球菌和化脓性链球菌以及耐药 / 敏感的葡萄球菌。ESBL，超广谱 β-内酰胺酶；ICU，重症监护病房；MRSA，耐甲氧西林金黄色葡萄球菌；MSSA，对甲氧西林敏感的金黄色葡萄球菌。* 健康携带者中一过性存在；† 可生成广谱 β-内酰胺酶或染色体介导的 ampC β-内酰胺酶；‡ 铜绿假单胞菌属，窄食单胞菌属，不动杆菌属，伯克霍德菌属

南应在特定的临床环境中实施；②抗生素方案应根据多重耐药病原体的具体危险因素做出调整。虽然指南执行起来较为困难，但现有的证据表明依据指南而行能改善疾病的管理及预后。

推荐读物

American Thoracic Society: Guidelines for the management of adults with hospital-acquired, ventilator-associated, and healthcare-associated pneumonia, *Am J Respir Crit Care Med* 171:388–416, 2005.

The Canadian Critical Care Trials Group: A randomized trial of diagnostic techniques for ventilator-associated pneumonia, *N Engl J Med* 355:2619–2630, 2006.

Craven DE, Hjalmarson KI: Ventilator-associated tracheobronchitis and pneumonia: thinking outside the box, *Clin Infect Dis* 51(Suppl 1):S59–S66, 2010.

Esperatti M, Ferrer M, Theessen A, et al: Nosocomial pneumonia in the intensive care unit acquired by mechanically ventilated versus nonventilated patients, *Am J Respir Crit Care Med* 182:1533–1539, 2010.

Kollef MH, Afessa B, Anzueto A, et al: Silver-coated endotracheal tubes and incidence of ventilator-associated pneumonia: the NASCENT randomized trial, *JAMA* 300:805–813, 2008.

Lacherade JC, De Jonghe B, Guezennec P, et al: Intermittent subglottic secretion drainage and ventilator-associated pneumonia: a multicenter trial, *Am J Respir Crit Care Med* 182:910–917, 2010.

Rello J, Sa-Borges M, Correa H, et al: Variations in etiology of ventilator-associated pneumonia across four treatment sites: implications for antimicrobial prescribing practices, *Am J Respir Crit Care Med* 160:608–613, 1999.

Schweickert WD, Gehlbach BK, Pohlman AS, et al: Daily interruption of sedative infusions and complications of critical illness in mechanically ventilated patients, *Crit Care Med* 32:1272–1276, 2004.

Torres A, Ewig S, Lode H, Carlet J, European HAP Working Group: Defining, treating and preventing hospital acquired pneumonia: European perspective, *Intensive Care Med* 35:9–29, 2009.

Vincent JL, Rello J, Marshall J, et al: International study of the prevalence and outcomes of infection in intensive care units, *JAMA* 302:2323–2329, 2009.

第五部分 感染性疾病

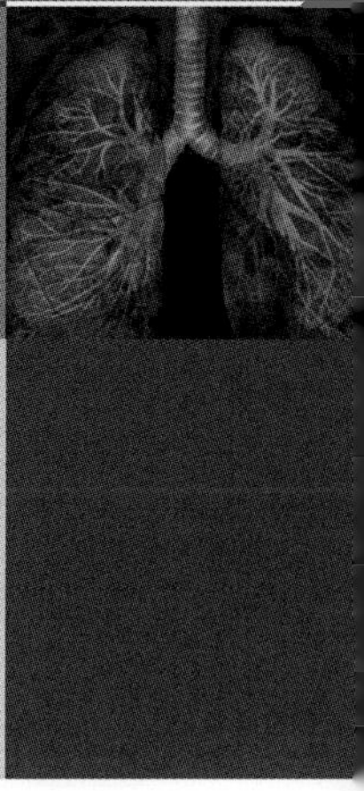

第28章 非HIV感染的免疫受损患者肺炎

Jennifer Quint • Jeremy S. Brown 著

（李 娜 王凌伟 邱 晨 译）

概述

呼吸道持续暴露于各种不同的微生物中，而机体正常的免疫反应一般可阻止这些微生物感染，因此，免疫系统明显受损的患者通常会罹患肺部感染。免疫缺陷的患者亦常存在其他导致罹患肺炎风险增加的危险因素，包括低水平的口咽微生物、细胞毒性药物治疗导致的黏膜损伤、潜在的肺损害及营养不良。因此，肺部感染成为免疫系统明显受损患者常见的及频发的严重并发症。化疗后出现白细胞减少的患者中有25%可见肺部浸润影，高达5%的造血干细胞移植患者会死于肺炎。与社区获得性肺炎的常见病原体相比，免疫受损患者中导致肺部感染的潜在病原体范围更为广泛，包括诸如烟曲霉菌及人巨细胞病毒（CMV）等病原体。这些微生物感染的诊断相对较为困难，并且治疗用药不良反应较大，大量潜在病原体及基础疾病使得免疫受损患者肺部感染的治疗更为复杂，通常需要一些侵入性诊断测试，如气管镜检查。本章将重点讨论由于化疗、器官移植或血液病（框28-1）导致的严重免疫受损患者肺部感染的常见病原体和临床诊疗方法，但不包括HIV感染（将在第29章中讨论）。对于因骨髓瘤、低剂量细胞毒性药物治疗或缓解疾病的抗风湿药物治疗所致免疫受损患者肺炎，由于其免疫受损的程度较轻，通常可按照社区获得性或医院获得性肺炎处理，但需要注意的是，这些疾病可能是由多种条件致病菌引起，具体如本章所述。

临床诊疗方法的一般原则

引起免疫受损患者肺部感染的常见病原体见表28-1。经验性治疗并不适合所有可能的病原体，尤其是考虑到一些治疗的潜在毒性，因此，处理这些患者需要做到：①缩小鉴别诊断的范围以涵盖最具可能性的诊断，以便给予相对有针对性的经验性治疗；②确定何时进行何种侵入性诊断方法，以提供最有价值的资料。通过明确以下问题便可确定最可能的病原体：

- 临床及影像学表现
- 感染起病的速度
- 免疫缺陷患者的类型、持续时间及严重程度
- 微生物学阳性结果
- 其他重要的相关因素，例如最近当地传染病的流行情况及患者的预防措施、患者种族背景及旅游史

结合患者的疾病及所接受的治疗确定其免疫缺陷的准确类型，值得庆幸的是，这一般可以进行预测（表28-2）。免疫缺陷有三种主要类型：中性粒细胞绝对缺乏或功能缺陷、细胞介导的免疫缺陷和抗体应答缺陷（临床上影响相对轻微的类型）。每种免疫缺陷都对应一系列特定病原体（表28-2）。中性粒细胞减少症患者是感染细胞外病原体的主要高危人群，例如化脓性细菌及丝状真菌。细胞介导的免疫缺陷患者易于感染细胞内病原体，如病毒及

框28-1 严重免疫受损相关的疾病和状况 *

淋巴瘤/白血病
造血干细胞移植（HSCT）
再生障碍性贫血
实体器官移植
其他原因的中性粒细胞减少（少于1500个/毫升）
遗传性免疫功能障碍（如慢性肉芽肿病、近期接受过化疗）
使用大剂量皮质类固醇治疗（波尼松龙给药剂量大于30 mg，为期21 d或更长时间）
免疫抑制疗法（如他克莫司、环孢素A）
细胞毒性药物疗法治疗（如环磷酰胺、霉酚酸酯）

* 如本章所述

表 28-1 非 HIV 感染免疫受损患者中肺炎相关的常见病原体范围

病原体	病例（%）
革兰氏阴性化脓性细菌	
大肠埃希氏菌	6
变形杆菌、肠杆菌、沙雷菌和柠檬酸杆菌	2
流感嗜血杆菌	＜1
肺炎克雷伯菌	＜1
铜绿假单胞菌	8
不动杆菌属某些种	2
嗜麦芽寡养单胞菌	＜1
革兰氏阳性化脓性细菌	
肺炎链球菌	2
草绿色链球菌	＜1
金黄色葡萄球菌	12
肠球菌属	4
其他细菌	
厌氧菌	＜1
嗜肺军团菌	2
衣原体	2
肺炎支原体	＜1
结核分枝杆菌	4
非结核性分枝杆菌	＜1
诺卡菌	2
真菌	
肺孢子菌	3
白色假丝酵母菌	9
曲霉菌	24
罕见霉菌（如毛霉菌属、青霉菌属、镰刀菌属）	2
地方性真菌（如组织胞浆菌属、球孢子菌属）	＜1
原生动物	
弓形虫	＜1
寄生虫	
粪类圆线虫	＜1
病毒	
巨细胞病毒	6
单纯孢疹病毒	2
呼吸道病毒（呼吸道合胞病毒、腺病毒、流感病毒、副流感病毒、人类偏肺病毒）	8

改自：Rañó A，Agustí C，Jimenez P，et al：Pulmonary infiltrates in non-HIV immunocompromised patients：a diagnostic approach using noninvasive and bronchoscopic procedures，*Thorax* 56：379-387，2001。

分枝杆菌，同时也容易感染一些罕见的细胞外感染，如卡氏肺囊虫肺炎（PCP）。而抗体应答缺陷则易导致荚膜细菌（如肺炎链球菌）及疱疹病毒感染，并且感染率相对较高。个别患者可能同时存在不同类型的免疫缺陷，例如，淋巴瘤可引起细胞介导的免疫缺陷，若患者接受化疗可合并中性粒细胞减少。

表 28-2 依据疾病 / 治疗的免疫缺陷类型以及此类免疫缺陷患者感染相关的常见病原体范围

免疫缺陷	病因	相关病原体
中性粒细胞减少 / 中性粒细胞功能缺陷	化疗 早期的 HSCT* 急性白血病 慢性粒细胞性白血病 再生障碍性贫血 骨髓浸润 咪唑硫嘌呤 / 霉酚酸酯† 大剂量皮质类固醇† 慢性肉芽肿病† 其他遗传性吞噬细胞缺陷†	化脓性细菌和厌氧菌 丝状真菌（曲霉菌、罕见霉菌） 白色假丝酵母菌
细胞介导的免疫缺陷	HSCT 慢性淋巴细胞白血病 淋巴瘤 器官移植受者使用他克莫司 / 雷帕霉素 器官移植受者使用环孢素 A 咪唑硫嘌呤 / 霉酚酸酯 大剂量皮质类固醇 移植物抗宿主病 遗传性淋巴细胞功能障碍	肺孢子菌 疱疹病毒 呼吸道病毒 嗜肺军团菌 分枝杆菌和诺卡菌 地方性真菌 弓形虫 粪类圆线虫
抗体缺乏	HSCT 慢性淋巴细胞白血病 淋巴瘤 骨髓瘤	荚膜细菌（如肺炎链球菌、流感嗜血杆菌），疱疹病毒

* 异体移植长达 1 个月，自体移植通常不到 14 d。
† 患者的中性粒细胞计数通常显示正常，但却存在中性粒细胞功能缺陷和（或）对感染反应欠佳。
HSCT，造血干细胞移植

造血干细胞移植（HSCT），尤其是同种异体移植受体，极易导致一系列凶险的病原体所致肺部并发症。HSCT 相关的免疫缺陷视预处理方案和移植类型的情况而有所不同，并随时间加重。在第一阶段，预先植入期（即移植后的 15 ～ 45 d），长时间的中性粒细胞减少及黏膜屏障的破坏会增加细菌及霉菌感染风险，单纯疱疹病毒感染复发亦容易发生在此阶段。第二阶段，移植后早期，即移植后 30 ～ 100 d，除非患者接受了预防性治疗，否则感染的病原体主要与细胞介导的免疫受损有关，包括疱疹病毒（特别是巨细胞病毒）感染和卡氏肺孢子虫肺炎所致的免疫受损。在第三阶段，移植晚期（移植 100 d 之后），常见病原体包括疱疹病毒、荚膜细菌（如肺炎链球菌）感染的发生率显著增加，可能与体液免疫受损有关。移植物抗宿主病也与第二及第三阶段中持续存在的曲霉易感性有关，对于非髓性造血干细胞受体来说，可在第一阶段观察到实质性差别，而第二及第三阶段对感染的易感性大致相同。在上述所有三个阶段，社区获得性呼吸道病毒感染的风险均有所增加。

因此，通过结合患者的临床表现和免疫缺陷状况，即可对可能的病原体做出鉴别诊断。例如，若感染在 1 ～ 3 d 内进展迅速，伴血清炎性标志物明显升高，如 C 反应蛋白（CRP）、持续发热、病灶影像学改变，则很可能是化脓菌感染。但是，对于细胞介导免疫缺陷的患者，数天内双肺普遍存在毛玻璃样浸润影可能意味着巨细胞病毒性肺炎或肺孢子虫肺炎。一般而言，免疫缺陷的程度越严重并且持续时间越长，可能的致病病原体范围就越广，针对特定病原体的临床表现就越不明显，因此，若初始治疗无效应尽早行有创性检查。此外，疾病的特征可根据免疫受损严重程度的不同而有所差异。例如，丝状真菌（如曲霉菌）感染随着中性粒细胞减少程度的增加而进展得更快。而当中性粒细胞计数恢复时感染则进展缓慢或变得局限。表 28-3 列出了在处理免疫受损患者肺部感染并发症的不同临床表现时需要考虑的一般情况。许多患者存在双重病理过程，即存在两种独立的病原体，抑或同时存在非感染性（液体负荷过重最常见）及感染性因素，它们各自呈现出不同的临床特征。

追溯患者既往阳性的微生物检查结果也非常重要，因为这可以提供患者目前肺部感染相关病原体的强有力证据。例如，留置的血管内导管及尿管感染可形成感染灶，其可能转移至肺部，机体新发的免疫抑制可造成曲霉菌病灶复发。根据患者既往及目前的巨细胞病毒感染状态可以确定其发展为巨细胞病毒性肺炎的风险，痰液培养出耐甲氧西林葡萄球菌（MRSA）或铜绿假单胞菌提示可能是新发肺

表 28–3　计算机断层扫描（CT）图像的鉴别诊断和临床问题的进展速度

主要 CT 表现	进展的速度		
	急性（数天）	亚急性（数天至数周）	慢性（数周）
实变影 / 局灶性磨玻璃样浸润影	细菌性肺炎 误吸 弥漫性肺泡出血 急性呼吸窘迫综合征（ARDS）*	隐源性机化性肺炎 误吸 分枝杆菌 † 诺卡菌 † 侵袭性丝状真菌 †	隐源性机化性肺炎 淋巴瘤 分枝杆菌 † 诺卡菌 †
弥漫性磨玻璃样浸润影	CMV 肺炎 病毒性肺炎 弥漫性肺泡出血 ARDS*	CMV 肺炎 PCP 特发性肺炎综合征（IPS） 药物反应	药物反应
结节	转移性感染 侵袭性丝状真菌	转移性感染 侵袭性丝状真菌 诺卡菌 分枝杆菌	淋巴瘤 淋巴组织增生性疾病 诺卡菌 分枝杆菌
多发性结节（＞ 10）	转移性感染 分枝杆菌	转移性感染	淋巴瘤 淋巴组织增生性疾病 分枝杆菌
细支气管炎 / 树芽征样改变	病毒性细支气管炎 肺炎衣原体 肺炎支原体 细菌性支气管扩张加重期	病毒性细支气管炎 肺炎衣原体 肺炎支原体 非结核性分枝杆菌 曲霉菌性气管支气管炎 细菌性支气管扩张加重期	支气管扩张症 非结核性分枝杆菌

* 广泛性、斑片状，主要分布于肺后段。

† 通常为局灶性斑片影

炎。此外，其他患者的阳性结果也是有用的，因为医院内呼吸道病毒的局部流行并非罕见。更少见的是发生院内曲霉菌、奴卡菌（两者都可能与院内基建有关）或军团菌感染。

其他需要考虑的重要因素包括：患者目前预防性使用抗生素的方案、旅游史及种族背景等。预防性使用复方新诺明的患者很少会发生 PCP，而预防性使用氟康唑易发生非白色假丝酵母菌感染。具有特殊种族背景或存在相关旅游史的患者，肺结核、地方性真菌病（如组织胞浆菌病）、寄生虫病（如播散性管圆线虫）的发病风险较高。最后应考虑患者肺部的基础结构及功能，因为肺部的结构异常更容易导致特定的病原体感染。例如，支气管扩张患者易发生铜绿假单胞菌肺炎（图 28-1），既往肺部空洞易导致曲霉菌感染。

临床评估和诊断方案

新发的呼吸系统症状和（或）新发的影像学改变并伴有发热则提示肺部感染，然而某些无症状的患者可通过偶然的影像学及微生物学结果确定活动性的肺部感染。应对患者进行仔细的临床评估，包括回顾之前的实验室及影像学检查结果，免疫受损患者肺部感染死亡率高，需要立即评估。通过氧合水平可鉴定出患者的即时风险并可提示可能的病原体，如严重缺氧则很可能存在细菌性大叶性肺炎、广泛的卡氏肺孢子虫肺炎或病毒感染。胸部 X 线片是非常重要的一线检查，同时有助于监测疾病进程。然而，除肺实变外，胸部 X 线片可能不足以对其他肺部阴影的类型进行准确评估。最终，通常还需要依赖胸部 CT 扫描。在确定肺部是否受累、胸部 X 线片新发现的改变的性质，如为实变、结节、毛玻璃样浸润影、树芽征等这些问题上，胸部 CT 扫描比胸部 X 线片的灵敏度高大约 20%。

所有疑诊肺部感染的患者都需要进行血培养、痰培养以及血常规检查。对于多数病例，还需要做鼻咽部分泌物检查以鉴定病毒、CMV 状态评估以及真菌抗原的血清学检测（半乳甘露聚糖及 β-D-葡聚糖）。对于呼吸科医生来说，一个很重要的问题就是何时使用相对更具侵入性的检查手段，无论是通过支气管镜进行支气管肺泡灌洗，经支气管肺活检、影像学引导下经皮活检，还是必要时进行手术活检，一般是通过电视辅助胸腔镜手术（VATS）。使用何种检查手段以及何时使用在很大程度上取决于影像学表现的类型：实变影、弥散性磨玻璃样浸润影、树芽征样改变和结节灶，可分别依据图 28-2、图 28-4、图 28-6 和图 28-7 中的各个演示流程进行确定。这些检查方案是在权衡利弊之后才提出的，即需要考量取得阳性结果的可能性、检查的必要性与检查的并发症。当然，这些方案为一般指南，临床上不典型的表现及双重病理过程并不少见，具体的方法因人而异，可做适当调整。免疫受损患者发生各种非感染性肺部疾病的风险同样较高，包括肺水肿、特发性肺炎综合征（IPS）及弥漫性肺泡出血（第 59 章）。在新发肺部疾病的鉴别诊断时务必应考虑到上述情况。下面将对这些检查方案进行详述。

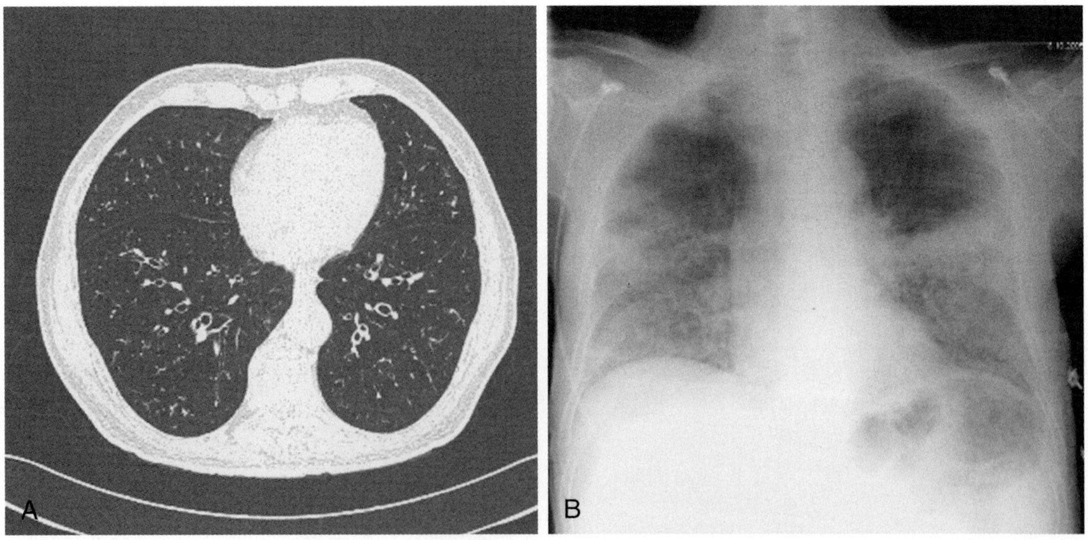

图 28-1 **A**，胸部计算机断层（CT）扫描显示支气管壁扩张和增厚以及支气管扩张症的特征。具有长期慢性淋巴细胞白血病和免疫球蛋白缺乏的患者每日咳脓性痰，培养其痰液可产生铜绿假单胞菌。**B**，对于临床表现包括高热、排痰性咳嗽和明显缺氧的同一患者，其胸部 X 线片可见铜绿假单胞菌性肺炎所致的实变影（以左中区域最为显著）

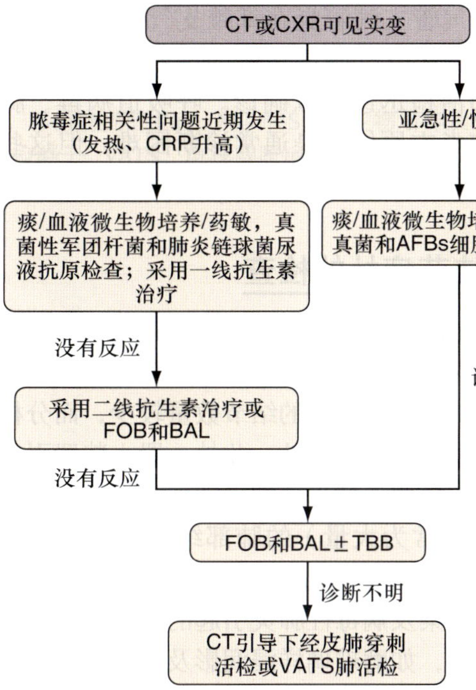

图 28-2　免疫受损患者中的实变检查。*AFBs*，抗酸杆菌；BAL，支气管肺泡灌洗；CRP，C- 反应蛋白；CT，计算机断层扫描；FOB，纤维支气管镜检查；TBB，经气管肺活检；VATS，电视辅助胸腔镜手术

实变检查

快速进展的局灶性实变一般由细菌性肺炎引起，初始经验性治疗可使用广谱抗生素（图 28-2）。若患者的病情在 48 ～ 96 h 内无改善，最可能的原因是细菌对一线抗生素耐药。此时，应开始使用对耐药菌有效的二线抗生素，同时还应考虑开始使用可对 MRSA 及厌氧菌有效的抗生素（如还未进行过治疗）。具有侵袭性真菌感染高风险的患者，尤其是 CT 扫描提示存在结节病变、斑片状或梗死样实变影，且一线药物治疗无效的患者，都应进行真菌抗原检测（半乳甘露聚糖或 β-D- 葡聚糖）以及经纤维支气管镜（FOB）行支气管肺泡灌洗，或 CT 引导下经皮肺穿刺活检（主要评估邻近胸膜的高密度实变）。这些检查同样适用于二线药物治疗无效和痰液微生物学及细胞学检查不能明确诊断的肺部亚急性及慢性实变患者。如果疾病进展迅速，并且行上述检查后仍不能明确诊断者，应认真考虑手术活检。

弥漫性磨玻璃样浸润影的检查

磨玻璃样浸润影及小叶中央结节的鉴别诊断（图 28-3、图 28-4）范围广泛，包括巨细胞病毒感染、病毒性肺炎、PCP、广泛细菌感染以及非感染性因素，如急性呼吸窘迫综合征（ARDS）、药物毒

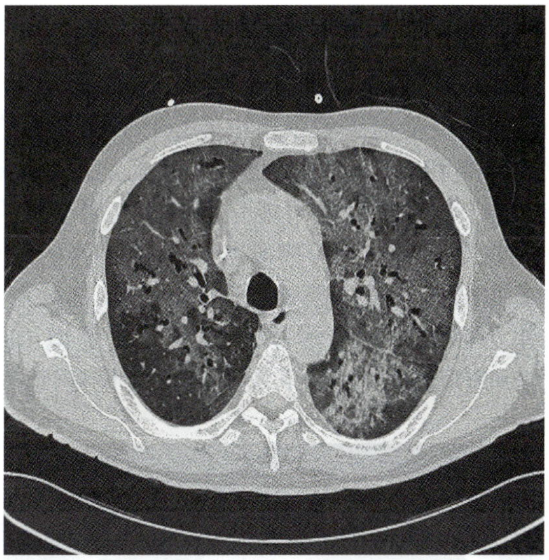

图 28-3　造血干细胞移植受者的胸部计算机断层（CT）扫描，可见广泛分布的双侧磨玻璃样浸润。该影像学表现的鉴别诊断范围宽泛，包括巨细胞病毒性肺炎、肺孢子菌肺炎、药物反应以及特发性肺炎综合征，通常需要进行早期有创检查，患者很可能存在严重缺氧

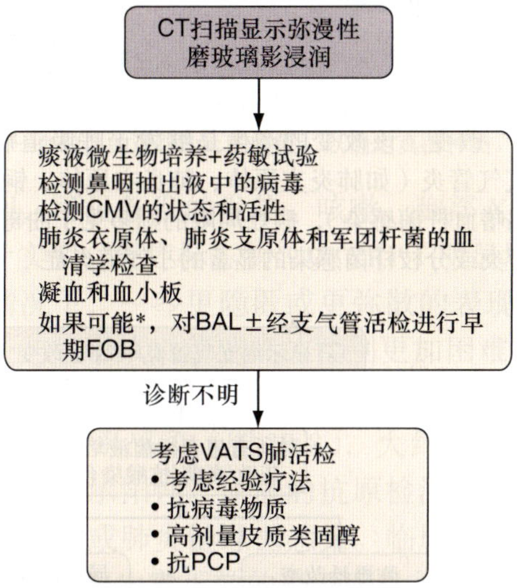

*严重低氧患者通常不能使用FOB

图 28-4　检查免疫功能不全患者中的磨玻璃影浸润。BAL，支气管肺泡灌洗；CMV，巨细胞病毒；FOB，纤维支气管镜检查；PCP，肺孢子菌肺炎；VATS，电视胸腔镜手术

性及造血干细胞移植相关的特发性肺炎综合征（第 77 章）。因此，除非鼻咽部分泌物检查已经确定了呼吸道病毒感染，否则应进行经纤维支气管镜（FOB）支气管肺泡灌洗和经气管肺活检（如可行）。但是，这些患者常合并明显的低氧血症，增加了操作的相关风险。纤维支气管镜检查得到阴性结果并不能排除感染性因素，因此下一步需要决定的是经验性治疗还是 VATS 肺活检。而 CT 引导下的肺穿刺活检对于弥散性肺疾病患者而言出现并发症的风险较高，且诊断阳性率较低，不提倡使用。

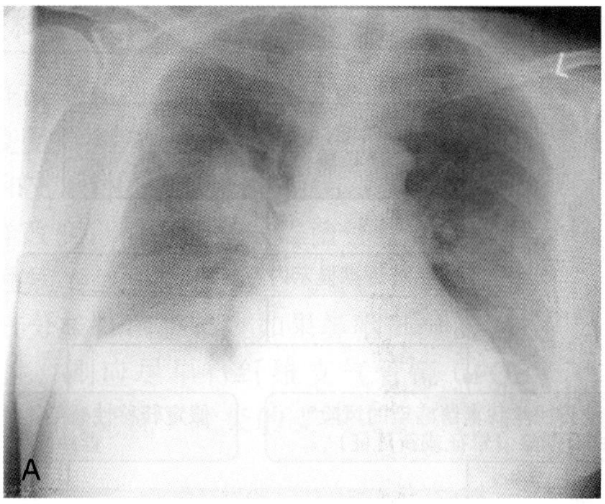

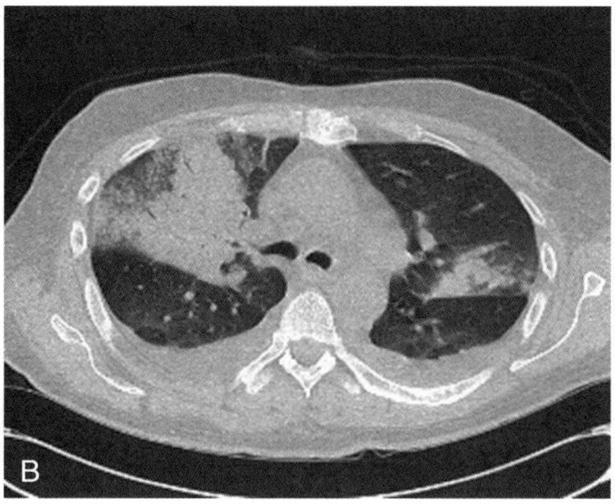

图 28-8 **A**，近期化疗过的某急性髓性白血病患者的胸部 X 线片，该患者在中性粒细胞减少 9 d 后出现高温但无呼吸道症状，胸部 X 线片显示在其右肺中部区域有块状实变影；**B**，同一患者的胸部 CT 扫描，显示阴影区是由右上肺叶的致密实变影和较小的左上肺叶的实变影所致。血液培养可见大肠埃希菌，患者在使用了合适的抗生素后症状迅速改善，说明实变影代表大肠埃希菌所致的医院获得性肺炎

物耐药，72 ～ 96 h 内无效则应迅速更换为另一种广谱静脉抗生素（如碳青霉烯类）。同时还应考虑针对 MRSA 及其他革兰氏阳性菌感染的治疗。碳青霉烯类及广谱 β- 内酰胺酶类药物对厌氧菌通常也疗效较好。

预防

在造血干细胞移植后的中性粒细胞减少阶段常使用氟喹诺酮类（如左氧氟沙星）预防细菌感染。对于疾病或治疗所致功能性无脾的患者，有必要长时间使用青霉素 V 预防荚膜类微生物感染。预防性抗生素使用同时也适用于慢性移植物抗宿主病、免疫球蛋白缺乏及支气管扩张患者。推荐所有造血干细胞移植患者使用肺炎链球菌疫苗或使用联合疫苗，因其具有更强的免疫原性。目前，造血干细胞移植患者罹患百日咳的风险正逐渐受到关注，这些患者可能应该接种百日咳博德特菌疫苗，若暴露于感染患者应预防性使用阿奇霉素。

分枝杆菌感染

分枝杆菌感染通常与细胞介导的免疫缺陷有关，呈亚急性病程。结核分枝杆菌感染风险主要取决于种族背景及患者的出生地。当高危患者存在细胞介导免疫缺陷或存在肺部结节影、斑片状阴影，应考虑肺结核的诊断。免疫受损患者中并发非结核分枝杆菌［如堪萨斯分枝杆菌、鸟–胞内分枝杆菌复合体（MAC）］感染的相对少见。除外这些感染需要阴性的培养结果，在进展性疾病患者中，由于培养所需时间太长，临床应用价值不大。因此，一旦高度怀疑分枝杆菌感染，为了快速诊断，有必要采用侵入性检查获取样本，以明确有无抗酸杆菌或特殊的组织病理学改变，或者对从无菌部位分离到的样本进行 PCR 检测等。治疗遵循标准的化疗方案。

奴卡菌感染

奴卡菌为革兰氏阳性厌氧菌，存在于土壤及静止的水中。生长相对缓慢，伴有丝状分枝。免疫受损患者应避免从事庭院维护或暴露于土壤及植被的工作。吸入可发生感染，若患者希望继续从事庭院维护工作，则需要穿防护服（如配戴 N-95 口罩及手套），将暴露程度降至最低。引起人类感染最常见的是星形奴卡菌复合体，其他的奴卡菌属亦可致病。约 2% 的免疫受损患者的肺部感染由奴卡菌所致，与分枝杆菌感染相似，它通常影响细胞介导免疫受损的患者。在造血干细胞移植患者中，发病的中位时间大约在移植后 200 d。危险因素包括使用类固醇激素的、活动性的移植物抗宿主病及并发机会感染，特别是巨细胞病毒感染。

奴卡菌感染表现为相对急性的肺炎或更为慢性的疾病，与结核杆菌或曲霉菌感染类似。影像学改变包括实变影、大结节，常伴空洞，近 1/3 病例累及胸膜。高达 50% 的患者可以通过血源播散至其他器官，如脑、关节和软组织。显微镜检查或组织学检查可发现特征性串珠样结构、有分枝、革兰氏染色阳性和弱抗酸性丝状体而进行迅速确诊。呼吸道标本培养以及偶尔有血培养可获得阳性结果，但是需要较长时间的需氧培养。大多数奴卡菌对复方新诺明、碳青霉烯类、阿米卡星、三代头孢、四环素及阿莫西林克拉维酸有效，但疗程非常长，在免疫受损的患者中应维持治疗 12 个月。病死率较高，据报道高达 70%。

巨细胞病毒感染

概述

巨细胞病毒感染是细胞介导免疫受损患者最重要的并发症之一，如移植受体及使用强效免疫抑制的患者，如氟达拉滨或阿伦珠单抗。巨细胞病毒是人类双链 DNA 病毒、疱疹病毒家族中最大的成员，该病毒具有 230 kb 基因组，可编码超过 200 种产物，并表达于超过 24 h 的三个重叠的复制阶段，这三个阶段命名为极早期、早期和晚期。

原发性巨细胞病毒感染在普通人群中很普遍，多发生于儿童和年轻人，但一般并无症状或症状轻微，血清学检测可明确是否存在既往感染，既往感染会导致无症状的潜伏感染，可在免疫受损患者被再次激活。肿瘤坏死因子及应激儿茶酚胺类可以激活病毒，因此，移植受体感染 3 ～ 4 周后经常可检测到病毒。在 CMV 血清学检测为阴性的免疫受损患者，接受阳性捐赠者的移植物或含有白细胞的血液制品后，约 60% 发展为 CMV 感染，这种感染比 CMV 再次激活所致的疾病更为严重。CMV 阴性的免疫受损患者暴露于活动性 CMV 感染的人群，也很少会引起原发性 CMV 感染。

临床特征及诊断

免疫受损患者 CMV 再次激活的潜在效应表现形式多样，包括：①临床无症状感染，即使在免疫受损患者中也很常见；② CMV 综合征，定义为发热、白细胞计数减低 50% 和转氨酶升高 2.5 倍；③器官特异性感染，包括肝、中枢神经系统（CNS）、胃肠道及肺部，移植的器官受累更为严重；④严重排斥伴发靶器官损害（如肺移植患者的闭塞性细支气管炎）；⑤宿主免疫受损增加了机会感染发生率，如曲霉菌、肺囊虫、革兰氏阴性菌和奴卡菌导致的肺炎；以及⑥增加 EB 病毒相关淋巴组织增生病的发病率。

CMV 肺炎通常表现为缓慢起病的发热、乏力、咳嗽及伴有缺氧的呼吸困难。胸部 X 线片可能表现正常或双肺非特异性的弥散浸润影。CT 扫描对于肺部浸润影更为敏感，典型的表现是两侧基底部对称性的磨玻璃影、小叶间隔增厚及大量小叶中央型结节（图 28-9），但是非对称改变、实变及渗出性病灶并不少见。主要鉴别诊断包括特发性肺炎综合征（IPS）、药物诱导的肺炎和未接受有效预防患者中的

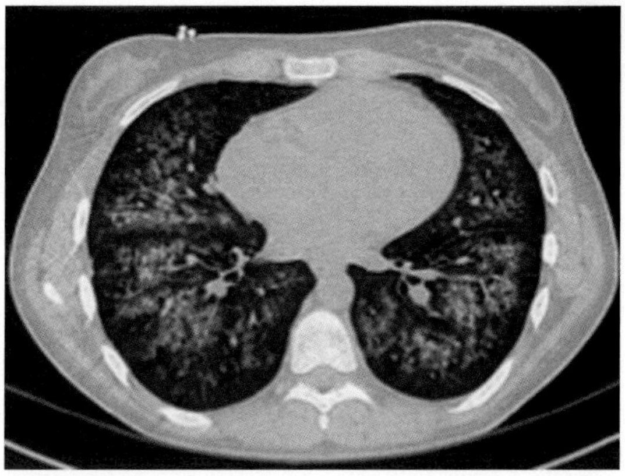

图 28-9　3 个月前因患淋巴瘤而进行了造血干细胞移植的某患者的胸部 CT 扫描，显示因巨细胞病毒性肺炎而出现改变

卡氏肺孢子虫病（PCP）。血清学 IgG 或 IgM 检测对于 CMV 诊断并无意义，因为这些抗体仅仅反应的是既往暴露的情况。但是，目前通过检测 pp65 抗原水平或 PCR 检测血液中 CMV DNA 明确是否存在病毒血症，便很容易诊断 CMV 再次激活。CMV 病毒血症通常可在无任何临床症状前 2 ～ 5 d 检测到。遗憾的是，CMV 病毒血症并不总是存在于 CMV 肺炎患者中；相反，存在病毒再激活并不一定意味着新发的肺部浸润是因 CMV 感染所致。肺部新发浸润影由 CMV 感染所致的概率在某种程度上与血液中 CMV 水平成正比，尤其是在病毒量负荷快速增长的情况下。确诊 CMV 肺炎需要通过纤支镜支气管肺泡灌洗，最好是经支气管肺活检或胸腔镜肺活检（VATS，如可行）确定呼吸道中存在 CMV。CMV 感染细胞学检查特征性表现是存在“鹰眼征”——细胞核内包涵体，虽然这种方法比较快速，但相对不够灵敏。可通过呼吸道样本行成纤维细胞 CMV 培养，寻找特征性细胞病变，但是这种方法需要至少 1 周的时间，故临床获益不大。CMV 肺炎主要的确诊手段是相对既灵敏又快速的 CMV 抗原检测，可直接检测支气管肺泡灌洗液，也可间接检测与样本共同孵育 24 ～ 48 h 后的细胞培养液（快速鉴定或早期抗原检测）。支气管肺泡灌洗液的定量 PCR 检测可以提高 CMV 肺炎诊断的预测值，但仍需要进一步的研究。尽管诊断技术多样，但除 VATS 肺活检外，目前仍缺乏可用于确诊 CMV 肺炎的、经充分验证的标准。

治疗

目前治疗 CMV 感染的抗病毒药物有阿昔洛韦、伐昔洛韦、更昔洛韦、缬更昔洛韦、磷甲酸及西多福韦（表 28-4）。治疗应首选嘌呤类似物更昔洛韦，该药物一旦在被感染细胞中被磷酸化，即可竞争性地抑制病毒 DNA 聚合酶。更昔洛韦具有显著的骨髓

表 28-4 病毒性肺部感染的治疗方案

治疗	剂量	作用模式	病毒	作用 / 一般备注
更昔洛韦	2.5 ～ 5 mg/kg，静脉注射，每日 2 ～ 3 次	病毒脱氧核糖核酸抑制药	CMV、HSV、HHV6	一线治疗药物；骨髓抑制；疗效良好
缬更昔洛韦	900 mg，口服，每日 1 ～ 2 次	更昔洛韦的前体	CMV、HSV、HHV6	口服利用度比更昔洛韦好
膦甲酸钠	60 mg/kg，静脉注射，每日 3 次	病毒脱氧核糖核酸抑制药	CMV	二线治疗药物；疗效良好；肾损害
阿昔洛韦	10 ～ 15 mg/kg，静脉注射，每日 3 次	病毒脱氧核糖核酸抑制药	HSV、VZV、HHV6	毒性相对少见
西多福韦	1 ～ 5 mg/kg，静脉注射，每周 1 次	病毒脱氧核糖核酸抑制药	腺病毒 可能还有 CMV	治疗 CMV 感染的三线药物；抗腺病毒的疗效尚不清楚；肾损害
三氮唑核苷	0.8 mg/kg，吸入	核苷类似物	RSV、PIV、流感病毒、腺病毒、人类偏肺病毒	受益尚不确定；由于潜在毒性，喷雾器需要一个罩；给药 12 ～ 18 h 以上
IVIG	例如 500 mg，每日 1 次	被动接种疫苗	CMV、RSV	与抗病毒药联合治疗
帕利珠单抗	15 mg/kg 静脉注射	人源化抗 RSV 单克隆抗体	RSV	疗效尚不清楚；与三氮唑核苷联用
金刚烷胺	100 mg，口服，每日 2 次	M2 抑制药	甲型流感病毒	疗效尚不清楚；降低了进展为肺炎的发生率
扎那米韦	10 mg，吸入，每日 2 次	神经氨酸酶抑制药	流感病毒	可能合理有效
奥司他韦	75 mg，口服，每日 2 次	神经氨酸酶抑制药	流感病毒	可能合理有效

CMV，巨细胞病毒；HHV-6，人类疱疹病毒 -6；HSV，单纯疱疹病毒；PIV，副流感病毒；RSV，呼吸道合胞体病毒；VZV，水痘带状疱疹病毒

抑制作用，对造血干细胞移植受体或已存在全血细胞减少的患者毒性较大。口服吸收不佳，但是口服缬氨酸酯-缬更昔洛韦有良好的生物利用度。二线药物膦甲酸也可抑制病毒 DNA 聚合酶（通过结合焦磷酸盐结合位点），但该药物有明显的肾毒性。另外，西多福韦对包括 CMV 在内的 DNA 病毒有广泛活性，可竞争性抑制病毒 DNA 聚合酶，可导致骨髓抑制及肾损害。因此，患者治疗前应预先水化并共同给予丙磺舒。CMV 感染患者也可经常通过静脉注射免疫球蛋白（IVIG）进行被动免疫治疗。几乎没有研究对比这些药物治疗 CMV 肺炎的有效性。治疗须维持 14 ～ 21 d，并且应检测 CMV 病毒血症水平来调整治疗。通常应给予高危患者预防性抗病毒治疗，如使用缬更昔洛韦。造血干细胞移植患者中确诊的 CMV 肺炎的病死率高达 50%，但在其他类型免疫受损患者中病死率有所下降。检测到 CMV 病毒血症即需要先发治疗，即出现 CMV 感染症状前就给予治疗，这虽然增加了需要治疗的患者数量，但提高了整体获益。

由其他疱疹病毒所致肺部感染

单纯疱疹病毒（HSV）及水痘带状疱疹病毒（VZV）在免疫受损患者中极少引起肺部感染，它们与 CMV 肺炎临床表现相似，但前者可能合并特征性皮损。微生物诊断依赖于从皮损或支气管肺泡灌洗液中分离到病毒，可使用高剂量的阿昔洛韦治疗。人类疱疹病毒 6（HHV6）是引起造血干细胞移植后感染的重要病原体。HHV6 病毒血症阳性患者相比阴性者，CMV 激活、不明原因发热和疱疹感染的概率显著增多。高水平 HHV6 病毒血症（高达 25 000 copies/ml）与培养阴性肺炎有关。

呼吸道病毒感染

概述

在免疫受损的患者中，下呼吸道感染呼吸道病毒相对较为常见。常见病毒包括呼吸道合胞病毒（RSV）、腺病毒（PIV）（90% 血清Ⅲ型）、流感病

毒 A、腺病毒、人类偏肺病毒、冠状病毒和可能的鼻病毒。通过吸入其他感染患者的传染性呼吸道飞沫或在免疫健全人群中接触受感染。因此，免疫受损患者应避免社交活动或接触有明确上呼吸道感染的医院工作人员。呼吸道病毒易于发生院内流行，因此，应有效隔离受感染的患者。呼吸道病毒感染与细胞介导的免疫缺陷有关，通常是造血干细胞移植的晚期并发症之一。

临床特征及诊断

呼吸道病毒的肺部感染常导致细支气管炎，表现为咳嗽、发热、喘息和吸气性喘鸣。通常在出现鼻部卡他症状数天后起病。胸部 X 线片表现可能正常，但 CT 扫描显示小气道病变伴广泛分布的树芽征样改变（图 28-10）。临床上主要的鉴别诊断包括支原体或衣原体感染、广泛的细菌性支气管炎（常伴有支气管扩张）及曲霉菌气管支气管炎。对于更严重疾病并发的肺炎，CT 征象包括小的、边界不清的小叶中心型结节及双侧支气管周边的磨玻璃影及实变影。这类病例的鉴别诊断范围更广，包括细菌性肺炎、CMV 肺炎、PCP 和非感染性原因所致的肺部炎症。通过非侵入性检查如鼻咽部分泌物的免疫荧光法检测病毒抗原，PCR 检测病毒核酸而迅速确诊呼吸道病毒感染。鼻咽部分泌物检查阴性者应行纤维支气管镜检查，因支气管肺泡灌洗液比鼻咽部分泌物样本的灵敏性更高。免疫受损患者的呼吸道病毒感染通常病程较长但并不严重，鼻咽部的症状及分泌物培养的阳性结果持续数周。

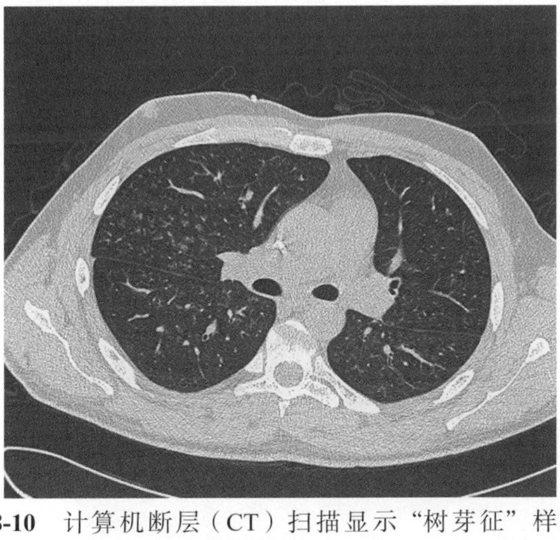

图 28-10　计算机断层（CT）扫描显示“树芽征”样改变（以右侧肺上叶为著），其在复发性的急性髓性白血病患者中由 PIV 血清型 3 细支气管炎所致，患者之前接受过为期 25 d 的化疗且临床表现为卡他性鼻炎症状、咳嗽和轻度发热。PIV，副流感病毒

特殊病毒的治疗及特殊处理

除流行性感冒外，呼吸道病毒的治疗手段有限，并取决于潜在病毒的类型（表 28-4）。如未合并肺炎，呼吸道病毒感染在免疫受损患者中的病死率相对较低，只需给予支持治疗即可。但造血干细胞移植后的呼吸道病毒引起的肺炎死亡率较高（高达 40%）。继发性感染很常见，患者常需要同时使用抗生素。

流感病毒　让人意想不到的是，造血干细胞移植后流感病毒感染较 RSV 和 PIV 相对少见。神经氨酸酶抑制药（扎那米韦或奥司他韦）是一线治疗药物，这些药物似乎的确可以有效控制疾病的严重程度和持续时间。替代药物是金刚烷胺，但疗效尚不清楚。移植受者（以及他们的家庭成员或家庭接触者）应该终身接种季节性三价灭活流感疫苗。如果爆发了非接种的流感毒株疫情，应考虑使用预防性药物扎那米韦和奥司他韦。

副流感病毒　尽管副流感病毒是造血干细胞移植后呼吸道病毒感染最常见的病原体之一，但目前关于有效治疗的数据资料相对缺乏。利巴韦林及静脉注射用免疫球蛋白可能对副流感病毒感染有效，但尚未显示有临床获益。迄今为止，尚无有效疫苗。

呼吸道合胞病毒　造血干细胞移植受者，尤其是预先置入患者，合并淋巴细胞减少或既往有阻塞性气道疾病，感染严重呼吸道合胞病毒（RSV）肺炎的风险最高。RSV 感染治疗包括全身及局部雾化利巴韦林，使用高 RSV 滴度的免疫球蛋白被动免疫，及直接针对 RSV F 抗原的单克隆抗体（帕利珠单抗）。关于这些治疗手段有效性的随机试验尚未完成，相关的有效数据有限。某些中心在 RSV 流行的季节，按月为造血干细胞移植者提供帕利珠单抗预防性治疗（北半球 11 月至次年 4 月），尤其是儿科患者。早期利巴韦林吸入预防性治疗对存在淋巴细胞减少及既往有肺功能受损的移植受者可能有效，这类患者在出现感染播散至肺部的征象前，即已进展为 RSV 上呼吸道感染。

人偏肺病毒　人偏肺病毒（hMPV）是近期发现的一类 RNA 副黏病毒，某些特征与呼吸道合胞病毒类似。它在造血干细胞移植受体的下呼吸道感染及肺炎中的发病率逐渐增加，病死率高达 50%。在体外实验中，静脉注射免疫球蛋白及利巴韦林对 hMPV 有效。由于目前缺乏相关数据，故尚无关于治疗的推荐意见。

腺病毒　腺病毒感染发生在因激活或新发而导致细胞介导免疫受损的患者。腺病毒有多种亚型，故移植前其血清学检测作用不大。在造血干细胞移植中，T细胞去除或使用抗胸腺细胞球蛋白（阿伦珠单抗）治疗后的同种自体移植受者以及使用全身性糖皮质激素的移植物抗宿主病患者，感染腺病毒的风险均有所增加。腺病毒的清除与其特异性的T细胞免疫恢复有关。极少有体内抗腺病毒活性的药物，同时也缺乏抗腺病毒药物治疗的随机、安慰剂对照的研究。现有数据表明，西多韦福或利巴韦林可能有一定效果。

呼吸道病毒及同种异体肺移植综合征

造血干细胞移植后早期的呼吸道病毒感染是发生肺部同种免疫综合征的预测因子，如闭塞性细支气管炎引发的进展性气道阻塞，这可能与移植物抗宿主病造成呼吸道上皮敏感性增高进而导致肺部受累有关。临床上，活动性呼吸道病毒感染情况下，患者表现为快速进展性气道阻塞，因此需要使用强效的免疫抑制以防止其进展为呼吸衰竭。

侵袭性肺曲霉菌

概述

侵袭性曲霉菌是免疫缺陷患者肺部感染常见且重要的病原体。曲霉菌属于腐生型丝状真菌，广泛存在于自然界。通过空气传播孢子繁殖，孢子直径仅2～3 μm，故可到达远端气道。虽然人类基本上持续暴露于空气中的孢子，但除非宿主的免疫应答受损，一般很少会导致临床感染。然而，在巨噬细胞或中性粒细胞功能受损的患者，孢子可以出芽并形成有分枝的多细胞菌丝的菌落，逐渐扩散并渗透到宿主组织中，引起侵袭性肺曲霉病（IPA）。常见的感染部位为呼吸道，包括鼻窦，但若随血液传播则常可到达内脏（尤其是中枢神经系统）、骨、皮肤。最常见分离到的引起感染的是烟曲霉菌（占66%）、黄曲霉菌（14%）、黑曲霉菌（7%）和土曲霉菌（4%）。

临床特征

侵袭性肺曲霉菌（IPA）是接受血液系统恶性肿瘤化疗患者、再生障碍性贫血和造血干细胞移植后早期移植受者的一种常见疾病。持续存在的严重的中性粒细胞减少是发生IPA最强的预测因子，其中，IPA发病率与中性粒细胞减少的时间及程度成正比，因此，超过50%的中性粒细胞减少超过4周的患者易发展为IPA。其他的高危人群还包括：接受大剂量全身性糖皮质激素治疗和（或）移植物抗宿主病患者（造血干细胞移植后晚期阶段引起IPA）、肺和肝移植受体、遗传性吞噬细胞功能紊乱患者如慢性肉芽肿病（CGD），它是编码NADPH氧化酶系统的基因发生了突变，破坏了吞噬细胞氧化迸发所致。影响Toll样受体（TLRs）和细胞因子的各种基因多态性似乎可以改变上述IPA高危人群的风险。

IPA的进展速度与免疫抑制的程度成正比，但通常进展相对缓慢，需要几天或几周的时间。发热可能是其唯一的症状，但咳嗽、胸膜炎性胸痛和咯血也较为常见。胸部X线片表现出范围扩大的不规则斑片状实变影（常为梗死样）或结节，可形成空洞。CT扫描意义重大，因为可以确定结节样浸润影的性质，显示IPA相关的特异性征象，并且可确定胸部X线片正常的发热患者是否存在肺部感染。IPA的特异性CT征象包括晕轮征，为结节或实变周围的低密度影，据报道50%的IPA患者会出现晕轮征，且多出现在感染的第一周（图28-11）；空气半

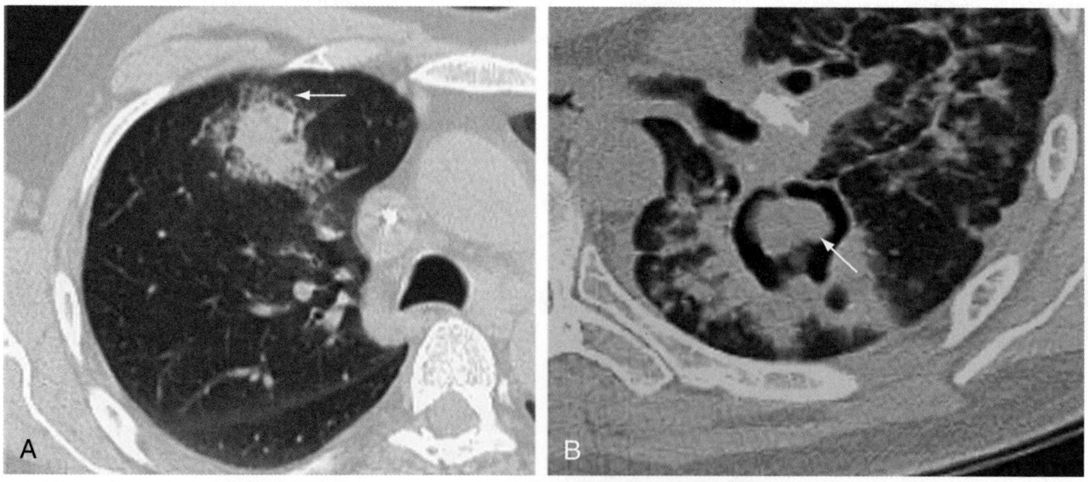

图28-11 **A**，计算机断层（CT）扫描显示结节周围的低密度度磨玻璃样浸润影（晕轮征，如白色箭头所示），提示侵袭性曲霉病；**B**，CT扫描显示侵袭性曲霉病部位有空洞形成。在空洞内部，可见足分枝杆菌病（白色箭头）

月征，指由于梗死肺组织的收缩形成局部空洞，极具特异性但迟发，多出现在感染的第三周左右；含真菌球的肺内空洞，多与患者中性粒细胞计数恢复有关（图 28-11）。晕轮征也可见于其他感染、肿瘤（腺癌、支气管肺泡癌、卡波西肉瘤和转移瘤）及脉管炎。曲霉菌易侵犯血管，患者可能出现致命性大出血。肺部侵袭性曲霉菌感染包括曲霉菌支气管炎、慢性坏死性肺曲霉菌病（CNPA）及慢性空洞性肺曲霉菌病（CCPA）。

至于曲霉菌支气管炎，感染多局限在气管、支气管内，患者出现严重的持续性咳嗽及发热。CT 扫描表现为局限性支气管壁增厚和伴树芽征的小气道病变（图 28-12）。纤维支气管镜检查常可诊断，镜下表现具有特征性：黏膜严重发炎伴白色坏死脱落呈斑片状。支气管培养物和（或）支气管刷检的细胞学检查中可发现曲霉菌，支气管活检的标本也可以作为真菌侵袭呼吸道黏膜的依据。

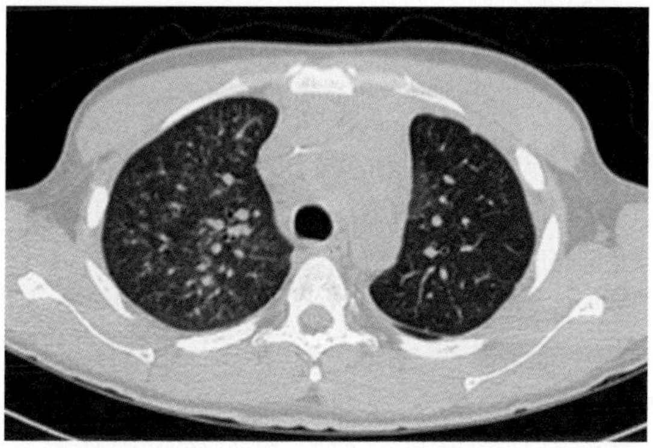

图 28-12　急性淋巴细胞白血病患者（经化疗治疗）的胸部计算机断层（CT）扫描，该患者表现为持续性咳嗽和发热。扫描显示不对称的“树芽征”样和结节状改变，主要累及右肺上叶，由曲霉菌气管支气管炎所致

诸如 CNPA 或 CCPA 等更为慢性的侵袭性肺曲霉病，其发病率正逐渐增高，通常与轻度免疫抑制有关，包括类固醇激素和细胞毒药物治疗，慢性肺疾病或囊性纤维化。患者表现为慢性咳嗽及明显的全身性症状，如不适、疲乏和体重减轻。CNPA 胸部 X 线片表现为慢性斑片状实变影，伴或不伴空洞，在数周或数月内进展（图 28-13），而 CCPA 则表现为不断扩大的肺上叶干性空洞，这些空洞有着不规则的厚壁，可能与胸膜增厚有关。曲霉菌感染同样可导致上叶进展性肺纤维化。

微生物学诊断

对 IPA 诊断有用的检查方法详见表 28-5。对有相应临床症状的高危患者，CT 高度怀疑 IPA（晕轮征及半月征）即可做出临床诊断，并不需要侵入性检查确诊。然而，一些曲霉菌种类（如土曲霉）对两性霉素 B 耐药，并且一些罕见的丝状真菌的临床表现可能与 IPA 相似，但药物敏感性与曲霉菌不同。因此，必须进行微生物诊断，以确保给予患者正确的治疗。可通过如下方法检查建立 IPA 的微生物诊断：支气管肺泡灌洗液或肺活检标本的培养，细胞学或组织学检查；血液或支气管肺泡灌洗液中的真菌细胞壁抗原（半乳甘露聚糖或 β-D- 葡聚糖）或 DNA（通过 PCR）检测。在高风险的免疫缺陷患者中，支气管肺泡灌洗液中分离到曲霉菌则高度提示 IPA，但灵敏度相对不足，仅能确定 50% 的 IPA 病

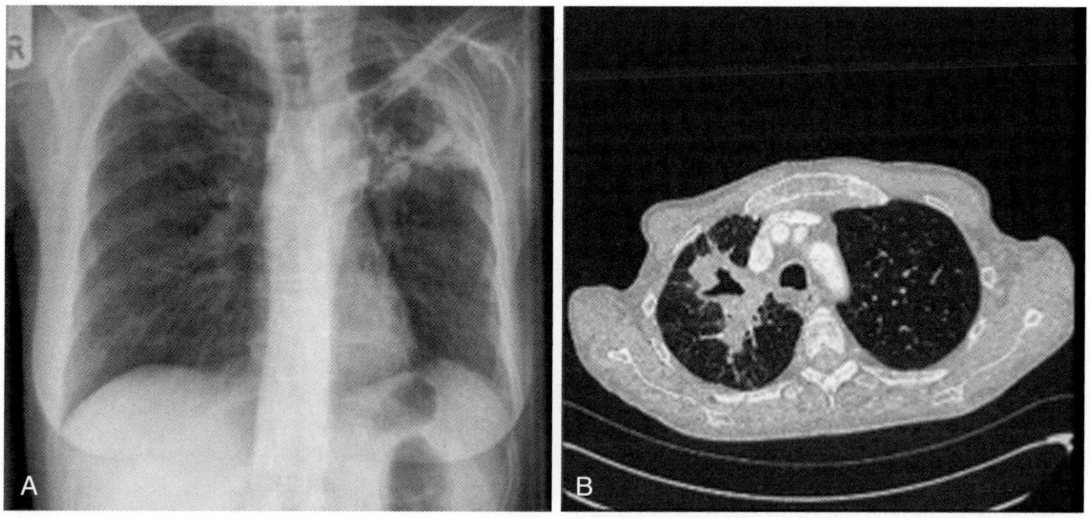

图 28-13　非严重性免疫受损患者中进展缓慢的侵袭性曲霉病。**A**，胸部 X 线片可见左侧肺上叶有不规则的大空洞，在患有慢性阻塞性肺疾病的情况下胸膜增厚明显；经手术切除确诊为慢性空洞性肺曲霉病（CCPA）；**B**，计算机断层（CT）扫描显示厚壁干性空洞，在长期存在类风湿关节炎的患者（采用多种免疫抑制疗法进行了治疗）中因慢性坏死性肺曲霉病（CNPA）所致。可通过组织学活检样本（经电视辅助胸腔镜手术获取）发现侵入肺组织的曲霉菌菌丝予以确诊

表 28-5 侵袭性曲霉病诊断测试的类型和作用

测试	样本	所需时间	方法	作用和推荐
培养	痰液、BAL 液、CSF、活检标本	2～4 d	在真菌培养基上培养	灵敏度低（BAL，50%）并且不一定会改善侵袭性疾病（可定植于呼吸道）
细胞学检查	BAL 液、活检标本	6 h	使用显微镜检查真菌元素	可能无法区别真菌种类
组织学检查	活检标本	24～48 h	显现有两个分支、有隔膜的菌丝	需要真菌染色剂；可能无法区别真菌种类
抗原检测	血清、BAL 液	6 h	半乳糖甘露聚糖	曲霉菌和青霉菌的细胞壁抗原；灵敏；出现假阳性结果
抗原检测	血清、BAL 液	6 h	β-D-葡萄糖检测	白色假丝酵母菌、曲霉菌、青霉菌和肺孢子菌的细胞壁抗原；灵敏；出现假阳性结果
PCR 测试	血液、BAL 液	24 h	扩增靶标 DNA	尚未确定作用，可能高度灵敏
CT 表现	—	即刻	鉴别晕征及新月征，腔内足分支菌病	对侵袭性丝状真菌感染具有特异性，但无法识别真菌种类

BAL，支气管肺泡灌洗；*CSF*，脑脊液；*CT*，计算机断层扫描；*PCR*，聚合酶链反应

例。痰培养的灵敏度甚至更低，血培养则很少出现阳性。而 CT 引导下的经皮肺穿活检或电视辅助胸腔镜（VATS）肺活检具有较高灵敏度，因为通过真菌染色，组织病理学检查很容易发现真菌菌丝有无侵犯肺组织。因此，当患者的肺部结节对传统抗生素治疗无反应，尤其是支气管肺泡灌洗无法诊断时，应强烈考虑肺活检。为了在真菌数量增长前快速确诊 IPA 以降低病死率，现已发展了一些非侵袭性的诊断方法，包括血液（或支气管肺泡灌洗液，如已进行纤维支气管镜检查）中半乳甘露聚糖或 β-D-葡聚糖细胞壁抗原检测，或血液中及支气管肺泡灌洗液中曲霉菌 DNA 的 PCR 检测。这些检测灵敏度高，用于监测高危人群时，在出现明显临床症状之前即可进行先发抗真菌治疗，从而降低病死率。但是，单个外周血样本的真菌 DNA 检测对预测早期侵袭性真菌感染意义不大，半乳甘露聚糖抗原并非曲霉菌属特异性，经常出现假阳性（尤其对于使用过哌拉西林-他唑巴坦的患者或儿童）。尽管如此，半乳甘露聚糖检测阴性则提示活动性 IPA 感染可能性不大。对于罹患 IPA 的免疫受损患者，曲霉菌抗体血清学检测常为阴性。

由于培养的灵敏度不足且抗原检测预测值相关数据的缺乏，诊断轻度免疫受损患者的慢性 IPA 较为困难。通常需要行 CT 引导或胸腔镜肺活检，以排除恶性疾病并确定真菌是否侵犯肺组织。CCPA 患者曲霉 IgG 水平常有所增高，但是 CNPA 患者未必如此。

治疗

侵袭性曲霉病的治疗因新药的出现取得了很大进展，如新的唑类药物伏立康唑和近期的泊沙康唑，以及新型的抗真菌药物棘白菌素，其中第一个使用的药物为卡泊芬净。不同治疗药物的剂量、作用方式和药物毒性见表 28-6。对于治疗 IPA 方面，伏立康唑可能比两性霉素 B 更有效，但是使用哪种药物取决于患者的耐药性及既往存在的疾病状况（如肾功能受损患者避免使用两性霉素 B，肝病避免使用唑类）。伊曲康唑作用稍差，应用于两性霉素 B、卡泊芬净或伏立康唑诱导治疗后 IPA 患者恢复期的口服治疗，或者用于慢性侵袭性曲霉菌病的长期治疗。对于使用伊曲康唑、伏立康唑和卡泊芬净的患者，可能需要监测其药物浓度，至少应对长期治疗的患者进行监测。联合治疗作用至今尚不清楚，但就这三种有效药物的不同作用机制而言，药物联合具有潜在价值。由于致命性出血并不少见，对于严重咯血的患者，需要采取紧急外科手术切除。选择性切除是 IPA 单个病变的首选治疗方法，尤其是含足分枝杆菌的空洞，其可能在随后发生免疫抑制时导致 IPA 的复发。IPA 的治疗通常需要持续数周，对持续存在影像学改变的患者，应继之预防性治疗。CNPA 和 CCPA 的治疗需要持续数月或数年（甚至终身）。由于感染未控制及基础疾病，IPA 的病死率约为 50%，而至于慢性曲霉菌病，其感染率也高达 33%。唑类药物可用于高危人群的预防治疗，包括造血干细胞移植患者。氟康唑不能有效预防诸如 IPA 的霉

表 28–6　侵袭性曲霉病的治疗方案

治疗	剂量	作用模式	作用和推荐	毒性
两性霉素 B	1～1.5 mg/kg，静脉注射，每日 1 次	与真菌性细胞膜上的麦角固醇结合	有效；便宜；1/3 的患者因其毒性而停药	发热和寒战；静脉炎；低血钾症；低镁血症；尿毒症；支气管痉挛；胃肠道功能紊乱；肌肉痛
两性霉素 B 含脂制剂	1～5 mg/kg，静脉注射，每日 1 次	同上	昂贵；毒性程度得到很大改善	同上（发生率较低）
伊曲康唑	200 mg，每日 1 次（静脉注射）或每日 2～3 次（口服）	抑制麦角固醇的生物合成	对于急性 IPA 效果不佳；吸收差（检查浓度）	胃肠道功能紊乱；肝转氨酶升高；液体潴留；神经病变
伏立康唑	6 mg/kg，第一天 2 次；之后 4 mg/kg，静脉注射，每日 1 次 200 mg，口服每日 2 次	抑制麦角固醇的生物合成	有效；昂贵；吸收性好	肝转氨酶升高；视力和 CNS 障碍
泊沙康唑	200 mg，口服，每日 3 次（无静脉注射配方）	抑制麦角固醇的生物合成	有效；昂贵；吸收性好	肝转氨酶升高；感觉异常；震颤；视力障碍与高脂食物同时服用利用度最高
卡泊芬净	70 mg 负荷剂量；50 mg，静脉注射，每日 1 次	抑制真菌性细胞壁综合征	昂贵；有效	一般耐受良好；脸发红；胃肠道功能紊乱
手术	—	—	危及生命的咳血或切除单个病灶	胸膜腔曲霉菌感染以及常见术后并发症

CNS，中枢神经系统；*IPA*，侵袭性肺曲霉病。

菌感染，尽管伏立康唑对曲霉菌有效，但用于预防时，其临床获益似乎没有优于氟康唑。但是，预防性使用较新的广谱三唑类药物泊沙康唑可以降低持续存在中性粒细胞减少患者侵袭性曲霉病的发生率（从 7% 降至 1%）。在治疗过程中已经出现了烟曲霉菌对泊沙康唑存在获得性耐药，这很可能会限制其预防性使用。

其他真菌感染

非曲霉丝状真菌感染

虽然曲霉属是最重要的真菌感染，但其他丝状真菌亦可引起免疫受损患者侵袭性肺部感染，包括镰刀菌、接合菌、丝孢菌及青霉菌。这些感染与侵袭性曲霉病临床表现相似，但对抗真菌药物敏感性不同。因此，当临床诊断 IPA 的患者对抗曲霉治疗无效时需要考虑非曲霉菌感染。通过呼吸道样本培养或肺活检确诊，病死率非常高。在接合菌感染患者中，半乳甘露聚糖和 β-D- 葡聚糖细胞壁抗原检测呈阴性。治疗采用外科手术联合两性霉素。对镰刀菌及丝孢菌感染而非接合菌感染者，则可使用伏立康唑或泊沙康唑。

白色假丝酵母菌感染

白色假丝酵母菌感染极少发生在肺部，但念珠菌血症迁徙至肺部感染引起发热，影像学表现为靠近外周的肺部结节，有时结节较大。中性粒细胞减少的患者合并黏膜炎或留置导管易于发生侵袭性念珠菌血症，多由内源性念珠菌播散所致。频繁预防性使用氟康唑会导致非白色念珠菌分离率增加，如光滑念珠菌和近平滑念珠菌。使用卡泊芬净、两性霉素、伏立康唑或泊沙康唑治疗。

隐球菌和地方性真菌感染

新型隐球菌感染是吸入真菌孢子所致。虽然呼吸道感染常无症状，但隐球菌病可引起细胞介导免疫缺陷患者的多发实变及严重肺炎，病死率达 30%。新型隐球菌感染通过显微镜观察鉴别或呼吸道样本培养即可确诊。使用静脉注射两性霉素 B 联合氟胞嘧啶治疗，序贯口服氟康唑。对于生活在相应地理区域的细胞介导的免疫缺陷的患者，出现多病灶的肺部阴影，尤其合并肺外表现时，应考虑地方性真菌的潜伏感染被激活，如组织胞浆菌属和球孢子菌属。诊断一般需要明确组织样本中存在真菌。

卡氏肺囊虫感染

PCP 除了与 HIV 感染密切相关外，对于存在细胞介导免疫缺陷或者接受全身性糖皮质激素治疗（相当于泼尼松龙剂量＞ 20 mg/d）的非 HIV 感染免疫受损患者，也是一种重要的肺炎类型。起病时临床表现通常比较隐匿，在数周内发展为咳嗽和进展性呼吸困难，但也可能呈爆发性起病。常见气体传输障碍及活动性缺氧，进而发展为呼吸衰竭。胸部 X 线片通常可见双侧浸润影，但也有可能表现正常。CT 扫描一般显示磨玻璃样浸润影，临床上主要累及肺上叶，肺外周影响较小（图 28-14）。然而，极少数情况下，即使 CT 扫描的异常改变也很轻微。可通过识别高危人群的临床特征做出诊断；在支气管肺泡灌洗液的细胞学检查中发现特征性卡氏肺孢子虫即可确诊，亦可通过免疫组化检测肺孢子虫抗原或 PCR 检测提高诊断率，然而后者由于肺孢子虫的无疾病定植会造成较高的假阳性率。

依照 HIV 感染者 PCP 治疗指南，一线治疗是使用大剂量的复方新诺明联合类固醇。复方新诺明导致的骨髓抑制意味着很多血液系统疾病的患者须转为二线药物治疗，如克林霉素和伯氨喹。在非 HIV 免疫受损患者中，PCP 需要气管插管，病死率约为 30%。在自体造血干细胞移植或器官移植后，PCP 预防性治疗通常需要持续数月，而在接受免疫抑制药治疗的患者则可能时间更长。PCP 恢复期患者需要坚持预防用药物，直至他们的免疫抑制状态得以改善，而目前尚无明确的参数来定义这个终点。对于自体造血干细胞移植后及严重非移植相关免疫抑制的患者，关于是否需要 PCP 的预防治疗尚未达成共识。复方新诺明每天 1 次或每周 3 次给药，对于预防 PCP 疗效显著（有效率超过 90%），并对其他病原体感染也有作用，如弓形虫、奴卡菌和细菌。

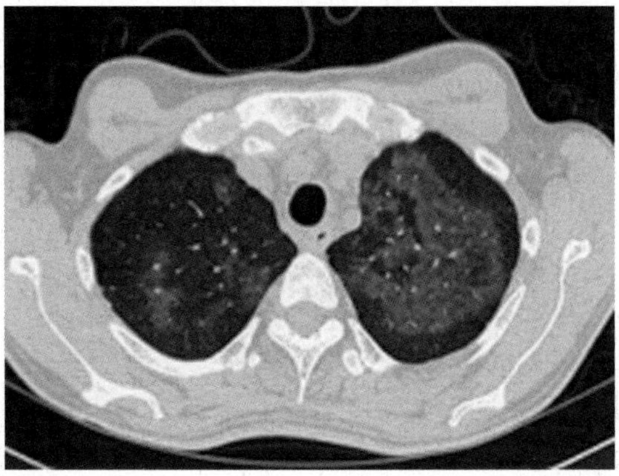

图 28-14 计算机断层（CT）扫描图，显示肺上叶有磨玻璃样浸润影（肺外周累及较少）。该图高度提示细胞介导的免疫缺陷患者中存在肺孢子菌肺炎

争议和误区

- 关于在免疫受损患者中究竟何时行支气管镜检查来诊断呼吸道感染目前尚有争议，对早期或晚期使用支气管镜检查仍未达成共识。本章中所述的基于肺阴影类型的方法旨在甄别从支气管镜检查中获益最大的患者。
- 巨细胞病毒性肺炎确认尤为困难；特异性诊断测试尚无定论，临床医生仅可通过结合肺炎及血液检测结果（指示病毒激活）推断是否存在巨细胞病毒感染。
- 对于非 HIV 感染的免疫功能低下患者，应重视呼吸系统非感染性的问题，鉴别诊断通常应包括肺水肿、肺泡出血、急性呼吸窘迫综合征、药品相关或特发性肺炎、肺移植物抗宿主病（常由呼吸道病毒感染促发）导致的快速进展性气道阻塞。
- 虽然大部分非 HIV 感染免疫功能低下患者的感染性肺部疾病通常都具有特征性并且影响特定的高危人群，但很典型的情况是特异性感染原所致疾病的临床表现间多有重叠。尤其是较严重的免疫抑制患者，他们的常见临床表现更缺少特征性。
- 最后，临床医生需要谨记，非 HIV 感染免疫功能低下患者往往同时存在两种病理状况（例如细菌性肺炎并发急性呼吸窘迫综合征或呼吸道病毒感染伴肺移植物抗宿主病）。

推荐读物

Boeckh M: The challenge of respiratory virus infections in hematopoietic cell transplant recipients, *Br J Haematol* 143:455–467, 2008.
Denning DW, Riniotis K, Dobrashian R, et al: Chronic cavitary and fibrosing pulmonary and pleural aspergillosis: case series, proposed nomenclature change, and review, *Clin Infect Dis* 1(Suppl 3):S265–S280, 2003.
Freemantle N, Tharmanathan P, Herbrecht R: Systematic review and mixed treatment comparison of randomized evidence for empirical, pre-emptive and directed treatment strategies for invasive mould disease, *J Antimicrob Chemother* 66(Suppl 1):i25–i35, 2011.
Hope WW, Walsh TJ, Denning DW: Laboratory diagnosis of invasive aspergillosis, *Lancet Infect Dis* 5:609–622, 2005.
Kanne JP, Godwin JD, Franquet T, et al: Viral pneumonia after hematopoietic stem cell transplantation: high-resolution CT findings, *J Thorac Imaging* 22:292–299, 2007.

Maertens J, Meersseman W, Van Bleyenbergh P: New therapies for fungal pneumonia, *Curr Opin Infect Dis* 22:183–190, 2009.

Maschmeyer G, Beinert T, Buchheidt D, et al: Diagnosis and antimicrobial therapy of pulmonary infiltrates in febrile neutropenic patients, *Ann Hematol* 82(Suppl 2):S118–S126, 2003.

Rañó A, Agustí C, Jimenez P, et al: Pulmonary infiltrates in non-HIV immunocompromised patients: a diagnostic approach using non-invasive and bronchoscopic procedures, *Thorax* 56:379–387, 2001.

Rubin RH: The pathogenesis and clinical management of cytomegalovirus infection in the organ transplant recipient: the end of the 'silo hypothesis,' *Curr Opin Infect Dis* 20:399–407, 2007.

Tomblyn M, Chiller T, Hermann E, et al: Guidelines for preventing infectious complications among hematopoietic cell transplantation recipients: a global perspective, *Biol Blood Marrow Transplant* 15:1143–1238, 2009.

第五部分　感染性疾病

第 29 章　人类免疫缺陷病毒感染患者的肺部感染

Robert F. Miller · Marc C.L. Lipman · Alison Morris　著

（杨　超　王凌伟　邱　晨　译）

流行病学、危险因素与病理生理学

人类免疫缺陷病毒感染：背景

自美国洛杉矶男同性恋者中“爆发”肺孢子菌肺炎（PCP）的第一份报道发布以来，至今已超过30年，此报道预示着全球人类免疫缺陷病毒（HIV）的大流行。自20世纪80年代初以来，HIV感染逐渐在世界各地蔓延，已造成大约2500万人死亡。2009年底，据联合国艾滋病联合规划署（UNAIDS）报道显示，全世界有3330万人感染HIV，其中大多数人生活在资源贫乏的国家。2008年，美国疾病控制和预防中心（CDC）报道显示，美国13岁及以上人群的HIV感染者有1 178 350人，且每年新增感染病例超过40 000人。据英国健康保护局估计，2009年有86 500例HIV感染者和6630例新增感染患者。在过去10年中，英国50岁以上居民中HIV感染存活者的比例从1/20增加到了1/5。

目前的抗反转录病毒治疗（ART）方案有可能抑制HIV复制的时间长达几十年。2011年，在可以提供艾滋病治疗和护理的国家，如美国和英国，对新确诊的HIV感染患者进行ART后，他们的预期寿命可以达到未感染HIV的同龄人的寿命。现在英美国家的医生在对HIV感染患者进行治疗管理时，主要针对的是与年龄相关的合并症。然而，世界上的绝大多数HIV感染患者的情况并非如此，他们生活在贫穷的国家，无法获得全面的卫生保健预防和治疗。

呼吸系统疾病仍然是HIV感染者发病和死亡的重要原因，并且超过2/3的HIV感染者在整个病程中至少发生一次呼吸系统疾病。因为HIV感染者仍有一定的免疫力，所以虽然发生的感染率较高，但其感染的致病菌仍与一般人群类似。但随着病情的进展，其机会性感染的风险也逐渐增加。例如，北美针对不同免疫抑制阶段HIV高危人群进行的一项关于HIV感染者肺部并发症的前瞻性、多中心队列研究表明，在总共约1000例未行ART的患者中，发生过一次上呼吸道感染、急性鼻窦炎、急性支气管炎、细菌性肺炎及肺孢子菌肺炎的比例分别为33%、16%、5%、5%及4%。

HIV感染所致的免疫失调意味着严重感染患者可能发生严重的细菌、分枝杆菌、真菌、病毒和原虫感染。HIV肺部感染的常见致病菌如框29-1所示。其中，最重要的是细菌性感染、肺结核和肺孢子菌肺炎。在西方国家，40%的AIDS病例是由于发生肺孢子菌肺炎而得以确诊。本章将对HIV感染的流行病学及发病机制作一简要概述，其后再对HIV感染的其他重要方面和肺部感染并发症予以详述。

据报道，截至2009年年底，世界范围内约有3330万人感染HIV。其中，超过40%的感染者已发展到AIDS阶段（AIDS的定义见表29-1和表29-2及框29-2）。2009年全球约有260万人感染HIV，180万人死于AIDS，以发展中国家受到的影响最大。撒哈拉以南的非洲地区是目前疾病流行的中心（占所有感染病例的2/3）；在这里，近6%的成年人感染HIV。南亚及东南亚感染者估计占全球感染的1/5。在中东欧和中亚地区，目前有140万HIV感染患者。在发达国家，北美和西欧分别约有150万和82万感染者。虽然垂直传播（母亲传播给孩子）和血液传播是常见的传播方式，但绝大多数患者是通

框 29-1　人类免疫缺陷病毒（HIV）相关性肺部感染的病原体

细菌
肺炎链球菌
流感嗜血杆菌
金黄色葡萄球菌
铜绿假单胞菌
星形诺卡菌
亨氏罗卡利马体菌
结核分枝杆菌
鸟-胞内分枝杆菌
堪萨斯分枝杆菌

真菌
肺孢子菌
新型隐球菌
荚膜组织胞浆菌
曲霉菌
马尔尼菲青霉菌

寄生虫
弓形虫
利什曼原虫
粪类圆线虫

病毒
巨细胞病毒
甲型流感病毒

过性接触传播的。在发展中国家，异性性传播成为主要的传播途径。而在北美和欧洲，男-男性行为者构成了 HIV 感染患者中最大的群体。

人类免疫缺陷病毒的病毒学和免疫学

1983 年首次从有免疫缺陷症状和体征的患者体内分离出 HIV 病毒。随后确定存在 HIV-1 和 HIV-2 两种亚型。其中，绝大多数的感染是由 HIV-1 型病毒所致（以下简称 HIV），这种病毒有着更具侵袭性的临床过程，是本章的重点。

表 29-1　HIV 感染的 CDC 分类

分组	感染类型
Ⅰ	急性原发性
Ⅱ	无症状型
Ⅲ	持续性全身淋巴结肿大
Ⅳ	其他疾病
亚组 A	全身性疾病（例如，体重下降＞总体重的 10% 或＞ 4.5 kg；发热，体温＞ 38.5℃超过 1 个月；腹泻持续超过 1 个月）
亚组 B	神经系统疾病（例如 HIV 脑病、脊髓病、周围神经病变）
亚组 C	继发性感染性疾病
亚组 C1	AIDS 诱发的继发性疾病（例如肺孢子菌肺炎、脑弓形虫病、巨细胞病毒性视网膜炎）
亚组 C2	其他特定的继发性感染性疾病（例如口腔念珠菌病、水痘带状疱疹）
亚组 D	继发性肿瘤（例如卡波西肉瘤、非霍奇金淋巴瘤）
亚组 E	其他情况（例如淋巴细胞间质性肺炎）

AIDS，获得性免疫缺陷综合症；HIV，人类免疫缺陷病毒

HIV 是一种人类反转录病毒，属于慢病毒家族。游离或与细胞结合的 HIV 通过其病毒包膜蛋白（gp120）与宿主细胞上的 CD4 抗原复合物相结合而导致感染。虽然 CD4 受体存在于多种细胞中，但辅助性 T 淋巴细胞是人类 HIV 感染的主要靶细胞。此外，HIV 病毒的 gp120 根据宿主细胞的不同类型与细胞表面蛋白辅助受体趋化因子 5（CCR5）结合，或与其他辅助受体（如 CXCR4）结合。CCR5 基因编码的多态性可以减弱 HIV 进入并感染细胞的能力，从而影响疾病的进程。但在种群层面上，这种影响较小。

一旦 HIV 进入细胞内，就会利用反转录酶（RNA 依赖性 DNA 聚合酶）首先将其自身的 RNA 反转录为 DNA 拷贝，然后进入细胞核中并利用病

表 29-2　人类免疫缺陷病毒（HIV）感染的 CDC 分类系统：临床分类 *

$CD4^+$计数（个 /μl）	A：急性（原发性）HIV 感染，无临床症状或伴随持续性全身淋巴结肿大	B：有临床症状（不属于 A 类或 C 类）	C：AIDS 标志性疾病
≥ 500	A1	B1	C1
200 ～ 499	A2	B2	C2
＜ 200	A3	B3	C3

* 通过临床诊断将患者分为 A ～ C 类，通过免疫学方法分为 1 ～ 3 类。B 类包含了 AIDS 标志性疾病（C 类）中未包含的，但可以归因于 HIV 感染或是 HIV 感染并发症的某些有症状病症，例如持续存在念珠菌病、血小板减少症和周围神经病变
AIDS，获得性免疫缺陷综合征；CDC，疾病预防控制中心

框 29-2 成人 AIDS 标志性疾病 *

食管、气管、支气管或肺部念珠菌病
侵袭性宫颈癌
弥散性或肺外球孢子菌病
肺外隐球菌病
隐孢子虫病，腹泻时间超过 1 个月
巨细胞病毒病（不在肝、脾、淋巴结内）
巨细胞病毒性视网膜炎
HIV 引起的脑病（AIDS 痴呆综合征）
单纯疱疹：溃疡＞ 1 个月，或支气管炎、肺炎、食管炎
弥散性或肺外组织胞浆菌病
等孢球虫病，腹泻超过 1 个月
卡波西肉瘤
霍奇金淋巴瘤或免疫母细胞性淋巴瘤或原发性 CNS 淋巴瘤
弥漫性或肺外鸟分枝杆菌复合体或堪萨斯分枝杆菌感染
任何部位（肺内或肺外）的结核分枝杆菌感染
由于其他物种或未知物种引起的弥漫性或肺外分枝杆菌感染
肺孢子菌肺炎
12 个月内肺炎复发
进行性多灶性脑白质病
反复的沙门菌（非伤寒）败血症
脑弓形体病
HIV 消瘦综合征

* 1993 年数据

AIDS，获得性免疫缺陷综合征；CNS，中枢神经系统；HIV，人类免疫缺陷病毒

疾病控制中心：1993 年修订了 HIV 感染分类系统，并为青少年和成年人中的艾滋病病例定义扩展了内容，《发病与死亡周报》41（No.RR-17），1992。

毒整合酶与宿主细胞 DNA 整合。病毒（以前病毒 DNA 形式）潜伏在许多细胞内，直到细胞自身被激活。而细胞激活可能源于受到细胞因子或抗原的刺激。最后病毒的遗传物质被转录成新的 RNA，以病毒颗粒的形式从细胞表面芽生，进而再感染宿主的其他 CD4 细胞。

HIV 感染直接攻击免疫系统，特别是支撑协调免疫反应的辅助性 T 细胞，这导致机体进行性免疫功能障碍，表现为对机会性致病菌无应答、持续的无调节的免疫激活。HIV 原发感染中，病毒主要波及区域淋巴结、循环中的免疫细胞及胸腺，但对病原体的致病过程尚不完全明确。尽管宿主具有一定的有效免疫应答，但仍无法阻止大量的病毒感染细胞，且以负责维持长期免疫保护的特异记忆性 T 细胞为目标。如果没有治疗干预，则进行性免疫功能衰竭在所难免。一方面 HIV 在细胞内复制对细胞有直接杀伤作用，另一方面慢性免疫激活所产生的负面影响，共同导致免疫功能逐渐衰退。最终，在大多数情况下，HIV 感染引起免疫系统的破坏和功能障碍，表现为循环血中 $CD4^+$ 细胞绝对计数减少、CD4 标记的 T 细胞比例下降、$CD4^+/CD8^+$ T 细胞比例的下降。患者出现重度免疫缺陷的临床疾病。

人类免疫缺陷病毒感染的自然史

在一些可以干预治疗的国家，由于进行抗反转录病毒治疗以及进行特异性预防治疗机会性感染，HIV 疾病的临床表现发生了变化。HIV 感染人群的病死率已急剧下降。据估计，如不进行抗反转录病毒治疗，在发达国家，HIV 抗体血清转化到进展为艾滋病的时间间隔中位数为 10 年，而在贫困国家这个时间则更短。在未经治疗的情况下，几乎所有的 HIV 感染者都会发展成为艾滋病；未接受抗反转录病毒治疗的情况下，95% 的感染患者将在 5 年内死亡。2011 年全球 HIV 感染者（大多数人没有接受抗反转录病毒治疗）死亡的主要原因包括肺结核、肠道细菌感染、细菌性肺炎和肺孢子菌肺炎。

未经治疗的 HIV 感染者的临床进程可以清楚地分为几个不同的阶段。首先是病毒的感染，然后是血清转换，该阶段少数人可能出现临床疾病（原发性 HIV 感染），接下来是持续数个月至数年的临床无症状期（潜伏期），该阶段 HIV 诱导的免疫缺陷会逐渐进展并出现临床症状和体征，最终发展为艾滋病（例如肺孢子菌肺炎）。

急性原发性人类免疫缺陷病毒感染

从感染 HIV 发展到能检测出抗体的时间（“窗口期”）通常是 6 ～ 8 周。30% ～ 70% 的感染患者表现出典型的血清转换。一旦出现症状，通常在 2 ～ 3 周内就可以检测到 HIV 抗体，但也可能需要更长的时间。HIV RNA 在抗体出现前就可在外周血中检测到，因此常常被用来确认感染。

HIV 感染过程的原发性“血清转换”的特征并无特异性，且具有自限性，感染过程类似流感疾病或传染性单核白细胞增多症。无论急性症状如何，几乎所有原发性 HIV 感染者都可在 4 周内自行恢复。其中一小部分患者发展为持续的（对称性）全身淋巴结肿大，但这类人群的预后和无症状的 HIV 感染者并无区别。

慢性人类免疫缺陷病毒感染

虽然一部分（约 20%）未接受抗反转录病毒治疗的 HIV 阳性者在较长时间内（约 10 年）可以保持健康状态，但许多感染者还是存在轻微的症状和

体征提示免疫功能障碍。口腔念珠菌病和全身症状（例如萎靡不振、特发性发热、盗汗、腹泻、体重下降）是艾滋病进展的最强临床预测因子。

艾滋病这一术语最初运用在 HIV 流行早期的流行病学研究，用来描述特定的临床表现，这些表现提示机体存在显著的免疫缺陷。在过去的 30 年中，对艾滋病的定义进行了修改，增加了更多影响 HIV 感染者的疾病谱，这些疾病包括宫颈癌和复发性细菌性肺炎（框 29-2）。1993 年 CDC 分类中纳入了一项不依赖患者临床症状而确定艾滋病的免疫标准（$CD4^+$细胞计数低于 200 个 /μl 或者 $CD4^+$细胞百分比低于淋巴细胞总数的 14%）（表 29-2）。这些数据用来确定严重机会性感染急剧升高的风险点。

除了宫颈癌外，艾滋病标志性疾病在男性和女性之间几乎没有不同。在美国和英国注射吸毒者中，复发性细菌性肺炎和肺结核的发病率很高。地理差异是因为机会性病原体存在于当地的环境中（如组织胞浆菌病或内脏利什曼病通常仅存在于疫区的患者中）。在发达国家，诊断为艾滋病后的生存差异主要取决于是否能获取便利的医疗服务。很显然，由具有丰富的 HIV 感染患者管理经验的治疗中心提供专科治疗，能取得更好的治疗效果。

在进行抗反转录病毒治疗的国家，HIV 相关的疾病谱在过去 30 年里正悄悄发生改变。在 HIV 门诊研究（HOPS）中，美国的一项前瞻性、多中心观察性研究显示，在 1994 年和 2007 年之间，$CD4^+$细胞计数非常低的机会性感染［如巨细胞病毒性视网膜炎、复杂性结核分枝杆菌感染（MAC）］在 ART 后迅速下降，在 2003—2007 年稳定在较低水平。EuroSIDA 队列研究（一项泛欧洲的 HIV 感染的前瞻性研究）显示，1994 年和 2004 年之间，随着时间的推移观察到的机会性感染越来越少，而作为艾滋病标志疾病的恶性疾病（如非霍奇金淋巴瘤）则逐渐增加。

虽然在接受抗反转录病毒治疗的人群中 HIV 的病死率有所下降，但非艾滋病相关性死亡的比例则呈上升趋势。在某些情况下，非艾滋病相关性死亡占据了死亡事件的大部分。死因包括肝病（通常是由于病毒性肝炎）和癌症、心血管疾病和药物中毒。在这种情况下，艾滋病相关性死亡通常发生在不定期接受治疗以及患有晚期 HIV 疾病的患者中。

在接受抗反转录病毒治疗的患者中已经出现了一种新的机会性感染。随着患者免疫功能的恢复，免疫重建炎症综合征（IRIS）（其发病机制在结核病的治疗中将予以讨论）可能暂时性地加重病情。患者的原发疾病（往往是未彻底治愈的）将出现复发。IRIS 常见于鸟-胞内分枝杆菌（MAC）感染、肺结核、乙型肝炎、巨细胞病毒性视网膜炎和疱疹病毒感染。在发达国家，提供抗反转录病毒疗法的临床医生遇到越来越多的 ART 代谢并发症，如缺血性心脏病、高血压、糖尿病和脑血管病。同时也有一定数量的患者在接受抗反转录病毒治疗后出现药物中毒。越来越多的患者还表现出慢性乙型和丙型肝炎病毒感染相关的症状。HIV 相关性肾病（以及慢性肾病）在非洲黑种人中很常见，是远期发病的重要原因之一。

预后标志物

实验室标志物和临床症状（如口腔念珠菌感染或鹅口疮）可独立反映导致严重疾病的免疫变化。分期系统则可预测进展为严重机会性感染（艾滋病）的风险。血 $CD4^+$ T 淋巴细胞的绝对数下降是应用最广泛的预后标志物，然而其可能受除 HIV 以外的多种因素的影响，包括并发感染、吸烟、锻炼、一天中的不同时间段和实验室变化等。若 $CD4^+$细胞绝对数在常规临床评估中变异较大，则可以使用 $CD4^+$细胞的百分比和 $CD4^+$细胞与 $CD8^+$细胞的比值这两项指标，因其稳定性更强。

血浆 HIV RNA“病毒载量”这一指标则提供了重要的预后信息，不仅可以指导治疗，还可以提示患者的长期预后。其在 $CD4^+$细胞计数高且临床表现健康的患者中应用价值较大，因其能提示临床进展的预期速度。

人类免疫缺陷病毒感染肺部的免疫应答

显然，从 HIV 相关性呼吸道疾病发生的频率可以看出，HIV 感染者的肺部免疫功能严重受损。来自猴免疫缺陷病毒（SIV）感染的灵长类动物的证据表明，在肺部急性反转录病毒感染后，SIV RNA 快速增加，随后下降。肺内与血液中病毒复制呈现“分离”现象，即血浆 SIV 水平与支气管肺泡灌洗液（BAL）中的 SIV 水平并不太相关。比较人类血液和肺泡内衬液的 HIV 复制情况时发现，患者无症状时肺内 HIV 很少复制，而随着肺部疾病进展，肺内 HIV 复制显著增加，在某些情况下，肺内 HIV 复制比血浆更多。然而，其他研究表明，患者的支气管肺泡灌洗液中的 HIV 水平与临床状况改变没有一致的变化。肺内的记忆 $CD4^+$细胞并不像胃肠道受到HIV广泛感染，肺泡巨噬细胞携带的HIV“病毒载量”显然比其他部位的巨噬细胞低得多。

HIV影响固有免疫中的体液免疫和细胞免疫。即使患者的CD4⁺细胞计数（近乎）正常，且检测不到HIV载量，但这些改变仍然可以明显，包括支气管肺泡灌洗液CD8⁺淋巴细胞增多。HIV可引起固有免疫功能受损，特别是当有额外的CD4⁺细胞耗竭时，就可能导致肺部机会性感染，例如增加结核杆菌感染与细菌性肺炎的发病风险。

人类肺泡巨噬细胞对细菌的吞噬功能似乎不太受HIV感染的影响，这表明存在其他更为重要的致病机制。在普通人群中，Toll样受体（TLRs）信号通路缺陷会导致感染风险增加，或导致不利的结果。与未受感染的巨噬细胞相比，HIV感染患者的巨噬细胞被TLR4激活后可引起肿瘤坏死因子-α的释放受损，但这种影响具有特异性，如白细胞介素（IL）-10的释放就不受影响。

抗反转录病毒治疗后的HIV感染者的肺内免疫反应较之未经治疗者，研究数据尚不充分。进行抗反转录病毒治疗的患者其支气管肺泡灌洗液中较难检测到HIV。这些患者，其肺泡CD8⁺淋巴细胞的绝对数和比例的减少虽然会延迟，但却非常显著。成功的病毒控制可使得肺内活化的CD8⁺细胞数目减少，并出现幼稚CD8⁺细胞和中枢记忆性CD8⁺细胞的增加，这意味着肺内的CD8⁺淋巴细胞池已经从外周循环重新得到补充。

抗反转录病毒疗法还可以诱导支气管肺泡灌洗液中的炎性细胞因子和趋化因子的浓度显著降低。尽管如此，仍然可以检测到IFN-γ和IFN-γ诱导的趋化因子［诱导蛋白（IP）-10，即IFN-γ诱导的单核因子（MIG）］，其有助于记忆细胞募集到肺部。

基于上述研究结果，假设未进行抗反转录病毒治疗的患者肺内HIV的复制不受控制，则可导致非特异性细胞激活以及细胞因子和趋化因子的表达增强。这些变化促使大量的炎症细胞进入肺泡。随着抗反转录病毒治疗的进行，肺内HIV滴度和细胞活化减少，非特异性细胞因子分泌物降解。这种情况虽然可持续存在，但贮存的记忆性细胞产生的低水平的IFN-γ仍可保持IFN-γ诱导的趋化因子的水平稳定。因此，这些细胞在肺内得以正常运输，进而也提供了更明确的自然免疫和获得性免疫调控的证据。前者包括抗反转录病毒治疗引起的单核细胞趋化因子产生减少，以及影响TLR2介导的信号通路。

呼吸疾病的危险因素

每个患者罹患呼吸系统疾病的风险是由病史（例如接受有效的预防治疗或ART）、居住地和旅行史（例如结核分枝杆菌和霉菌病地理上的影响）以及免疫状态决定的。血液中CD4⁺细胞计数下降或血浆HIV RNA“病毒载量”增加会导致潜在的致病微生物增多以及更严重的免疫抑制，从而增加呼吸道感染的概率。例如，CD4⁺细胞计数低于200个/μl的HIV感染患者每年罹患一次细菌性肺炎的风险是CD4⁺细胞计数较高者的4倍。在CD4⁺细胞计数很低的受试者身上发现了更多的外来微生物。这些外来微生物包括细菌（如马红球菌和星状诺卡氏菌）以及真菌（如曲霉属和马尔尼菲青霉菌）。正如患肺孢子菌肺炎，这种疾病易感性的增加反映了T细胞耗竭和巨噬细胞功能障碍在宿主免疫损害过程中的重要性（这一过程已被动物实验所证实）。

在HIV感染患者中，注射吸毒者患者罹患细菌性肺炎和结核病的风险最大。曾患过呼吸系统疾病（肺孢子菌肺炎或细菌性肺炎）的人群日后再次感染这类疾病的风险则有所增加。这种疾病的易感性是否与宿主或环境因素有关暂不明确，但是结构性肺损伤和肺生理异常很可能是其促成因素。支持这个观点的证据是，与不吸烟的患者相比，吸烟的HIV感染患者出现肺炎的比例更高。最近的研究表明，与一般人群相比，HIV感染患者的慢性阻塞性肺疾病（COPD）和肺癌的发病率升高，并呈年轻化趋势。大量的HIV感染患者都存在过度吸烟，督促这类人群戒烟显然迫在眉睫。由于吸烟会使患细菌性肺炎的风险升高，以及加速疾病发展到艾滋病阶段甚至死亡，所以戒烟尤为重要。

临床特征

细菌性感染

支气管炎

支气管炎的临床表现和慢性阻塞性肺疾病细菌性感染加重时相似，大多数患者都有咳嗽、咳痰和发热症状。其病原体通常与一般人群中的类似（例如肺炎链球菌和流感嗜血杆菌）。然而，晚期患者可能会感染铜绿假单胞菌或金黄色葡萄球菌。常规抗生素疗效良好，但常会复发。

支气管扩张症

在晚期艾滋病和 CD4$^+$淋巴细胞计数较低的 HIV 感染患者中，发现越来越多的人患有支气管扩张症。它可能继发于复发性的细菌、分枝杆菌或肺孢子菌感染后。高分辨率（薄层）计算机断层扫描（CT）可以确诊（图 29-1）。尽管合并机会性感染的 AIDS 患者生存期改善，临床实践中支气管扩张症预计将越来越普遍，但这些支气管扩张症的患病率缺乏精确的统计。从这些患者体内分离出的病原体和支气管炎类似。此外，洋葱伯克霍尔德菌和黏膜炎莫拉菌感染也有报道。

肺炎

HIV 感染者比一般人群更容易罹患社区获得性细菌性肺炎，尤其是注射吸毒的 HIV 感染者。其致病菌与非 HIV 感染患者类似（框 29-1）。肺炎链球菌最常见，其次是流感嗜血杆菌。HIV 感染者罹患肺炎链球菌相关性肺炎的同时常常会伴有菌血症。研究显示，HIV 感染者出现肺炎链球菌菌血症的概率是 HIV 阴性人群的 100 倍。最近，许多研究已经证实了导致 HIV 相关细菌性肺炎的各种原因。通常情况下，HIV 阳性者血培养的阳性检出率是正常人的 40 倍。抗反转录病毒疗法的广泛应用使得细菌性肺炎和菌血症的患病率有所下降，但仍远高于非 HIV 感染人群。

HIV 感染者和非感染者的细菌性肺炎临床表现类似。胸部 X 线片表现常不典型，近半数情况下和肺孢子菌肺炎的表现相似（图 29-2）。相反，以大叶性或节段性实变为表现的亦可见于多种细菌性感染（图 29-3），如肺炎链球菌、铜绿假单胞菌、流感嗜血杆菌和结核分枝杆菌。肺孢子菌肺炎也可以表现为大叶性或节段性实变。在更晚期的 HIV 疾病和 CD4$^+$淋巴细胞计数较低的患者中，铜绿假单胞菌和金黄色葡萄球菌也可引起肺炎。

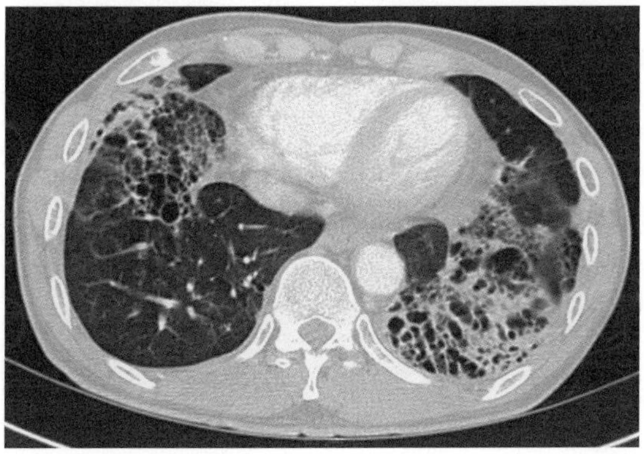

图 29-1　多次发作细菌性肺炎的某患者其胸部 CT 扫描，显示其分布广泛的支气管扩张现象

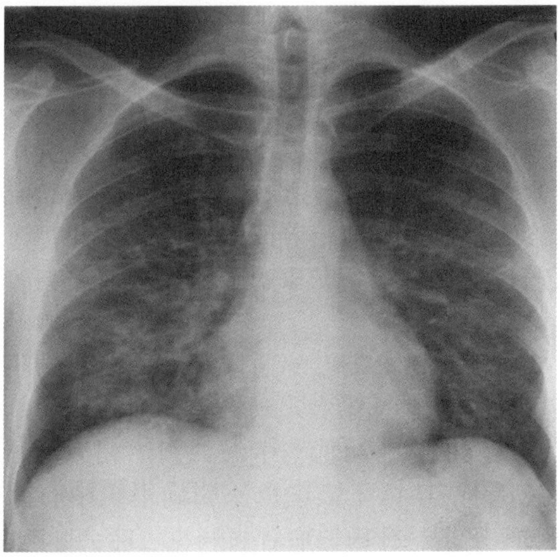

图 29-2　胸部 X 线片，显示类似于肺孢子菌肺炎的双侧弥漫性间质浸润改变。其病原体为肺炎链球菌

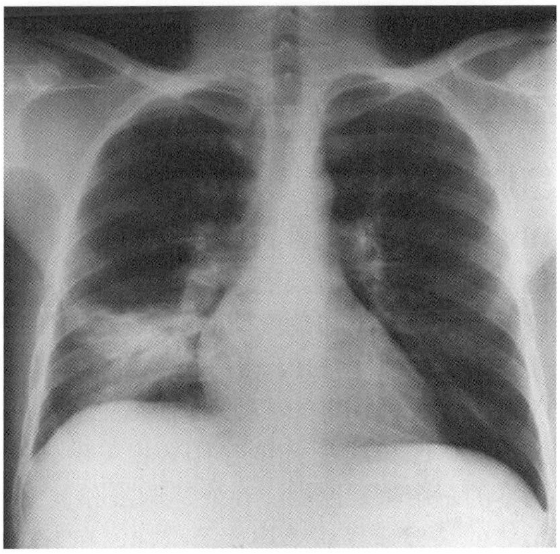

图 29-3　胸部 X 线片，显示肺叶实变。其病原体为猪霍乱沙门菌

HIV 感染者在感染细菌性肺炎时（通常是金黄色葡萄球菌感染引起的）常见多种并发症，出现胸腔积液的概率是非感染者的两倍；多达 10% 的患者出现脓胸和肺内脓肿，病死率较高（约达 10%）。

其他细菌性感染

星状诺卡菌感染　已有报道显示，在晚期 HIV 疾病和 CD4$^+$淋巴细胞计数较低的患者中，星状诺卡菌是感染原因之一。广泛应用复方新诺明（TMP-SMX）预防肺孢子菌肺炎感染可能也会降低星状诺卡菌感染的发病率。其临床表现与其他细菌性感染往往难以区分。胸部 X 线片表现可能与肺结核表现类似（见下文）。主要是通过痰液、支气管肺泡灌洗液或肺组织分离的致病微生物来确诊。

马红球菌感染 当晚期 HIV 感染者在接触农场动物或动物饲养场所的土壤时，马红球菌通常可引起肺炎。其临床表现呈亚急性，伴有持续 2 ～ 3 周的咳嗽、呼吸困难、发热和胸痛。胸部 X 线片的典型表现为实变，伴空洞形成。胸腔积液较为常见。其确诊通常通过痰液培养或血培养，在某些情况下必须通过支气管镜下获取的肺泡灌洗液或胸腔穿刺来确诊。

巴尔通体感染 巴尔通体是一种革兰氏阴性杆菌，可导致 HIV 感染者出现杆菌性血管瘤病。在临床上，其皮肤损害可能与卡波西肉瘤相似，两者主要通过沃辛-斯塔里银染色法明确组织中有无病原微生物来鉴别。杆菌性血管瘤病也可能会影响肺部，在支气管内产生红色或紫色息肉状血管瘤样病变，这点也与卡波西肉瘤相似。必要时，须通过活检来确诊。

分枝杆菌感染

结核病

HIV 感染者由潜伏性结核感染（LTBI）发展到活动性结核病的风险是非感染者的 20 ～ 40 倍。由于结核感染可以发生在免疫功能低下和正常的人群，因此是一个最重要的 HIV 感染相关疾病。据估计，在 HIV 感染者中每年有 110 万的活动性结核的新发病例。因此，结核病是引起与 HIV 相关疾病发病率和病死率的一个重要原因。在发达国家和贫困国家，目前整体的结核病发病率均逐渐增加。在 HIV 感染流行地区，如果不同时提供这两种感染的治疗，在群体水平控制结核病几乎是不可能的。

在英国，无论结核病患者是否有 HIV 感染的危险因素，许多疾控中心定期向其提供 HIV 抗体检测。在美国，疾病预防控制中心（CDC）建议将 HIV 检测作为所有到医疗机构就诊的 13 ～ 64 岁患者常规体检的一部分。治疗 HIV 合并感染的益处毋庸置疑。此外，还可以采用减少高危行为以及切断 HIV 传播途径的策略。遗憾的是，在许多国家，结核病诊所为患者提供 HIV 检测并未成为常规，而且对 HIV 感染相关疾病的一体化治疗极度匮乏。这种脱节导致了 HIV 感染的诊断延误以及缺乏有效的治疗，可能会导致灾难性的后果。

活动性结核可发生在 HIV 感染的任何阶段。与其他 HIV 相关性感染不同，即使对患者进行了有效的抗反转录病毒治疗，仍会发生结核病。在美国、英国和欧洲大多数国家，不管是 HIV 感染者还是非 HIV 感染者，都强制要求上报结核感染。

HIV 感染者的临床疾病可能会表现为以下几种不同的方式：潜伏性结核病的再次激活、肺部感染的快速进展以及外源性的再次感染。

肺部疾病是最常见的表现，临床表现主要取决于患者的免疫水平。例如，$CD4^+$细胞计数相对维持较好的 HIV 感染患者的临床特征和正常成人患病时相似（表 29-3）。患者的典型临床体征和症状包括体重下降、发热伴盗汗、咳嗽、咳痰、呼吸困难、咯血及胸痛。某些患者甚至缺乏 HIV 感染相关的临床特征。胸部 X 线片通常可见肺上叶实变，空洞样改变也很常见（图 29-4）。使用纯化蛋白衍生物（PPD）进行结核菌素皮肤试验（TST），通常呈阳性；患者自发性咳痰或支气管肺泡灌洗液抗酸杆菌涂片的阳性率很高。

晚期 HIV 患者（即 $CD4^+$淋巴细胞计数较低且

表 29-3 肺结核及人类免疫缺陷病毒（HIV）感染

诊断特征	HIV 疾病的阶段	
	免疫功能尚正常	免疫功能低下
胸部 X 线片表现	肺上部浸润影及空洞（参考原发后感染）	淋巴结肿大、积液、粟粒状或弥漫性浸润影（参考原发感染） 正常
痰液或支气管肺泡灌洗液“涂片阳性”	常见	不太常见
发病部位	局限	广泛弥散
结核菌素试验阳性	常见	不太常见

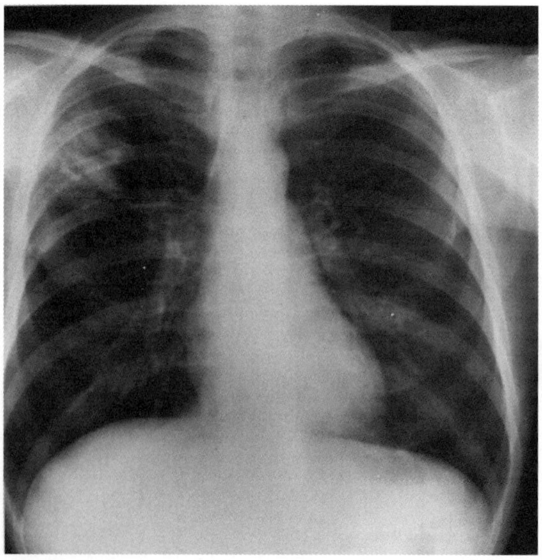

图 29-4 胸部 X 线片，显示人类免疫缺陷病毒感染初期肺结核的病理改变。肺上叶可见浸润影和空洞

临床上有明显的免疫抑制表现）临床表现通常非特异，因此结核病的诊断较为棘手。发热、体重下降和疲劳等表现可能会被错误地归因于 HIV 疾病本身而非结核病。在这种情况下，肺结核的表现类似于原发感染：胸部 X 线片通常可见弥漫性或粟粒样阴影（图 29-5）、肺门或纵隔淋巴结肿大或胸腔积液；空洞不常见，肺上叶并无明显异常。多达 10% 的患者胸部 X 线片显示可以正常；其他患者肺部浸润可为双侧弥散性、间质性改变，类似肺孢子菌肺炎表现。肺门淋巴结肿大及胸腔积液也可能是肺卡波西肉瘤及淋巴瘤的表现，亦可以合并结核分枝杆菌感染。其结核菌素皮肤试验结果通常呈阴性，自发性咳痰和支气管肺泡灌洗液的抗酸杆菌涂片结果常为阴性（尽管分枝杆菌培养的结果呈阳性）。

除了肺结核以外，$CD4^+$淋巴细胞计数较低（低于 150 个 /μl）的 HIV 感染者发生肺外疾病的比例也很高。结核菌血症和广泛的淋巴结感染（图 29-6）很常见，累及骨髓、肝、心包、脑膜和大脑的病例也已有报道。

对任何疑似或确诊有肺结核的 HIV 感染者都应积极寻找肺外结核的证据，其方法包括粪便、尿液、血液或骨髓培养。传统的固相培养和形态学鉴定技术可能需要 6 ～ 10 周。而液体培养的方法（例如马里兰州陶森 Becton Dickinson 公司的 BACTEC 试验）可以通过检测早期分枝杆菌的生长从而提供更快速的诊断（通常需要 2 ～ 3 周）。检测结核分枝杆菌基因组的分子诊断学测试［如采用聚合酶链反应（PCR）］提供了更快速诊断的可能性（数小时内）。最初认为的“高科技”检测方法缺乏临床实际应用价值的观点现正面临挑战。作为一种便携、简单易用的痰标本检测方法，Xpert TBRIF 已得到世界卫生组织（WHO）的认可。虽然这种试剂盒价格昂贵，但它可以在结核病 /HIV 感染高发环境中发挥积极作用，可以及时开始治疗，这对控制疾病发展至关重要。目前的数据表明，这类测试虽然对 HIV 感染者（一般痰标本的细菌含量较低）的灵敏度较差，但仍有使用价值。而显微镜下观察药物敏感性（MODS）法既简单且灵敏度和特异性都较高，是将大量的样本（如痰液）接种到显微观测板上，随后在数天时间内快速检测分枝杆菌生长和耐药模式，具有巨大的潜在意义。

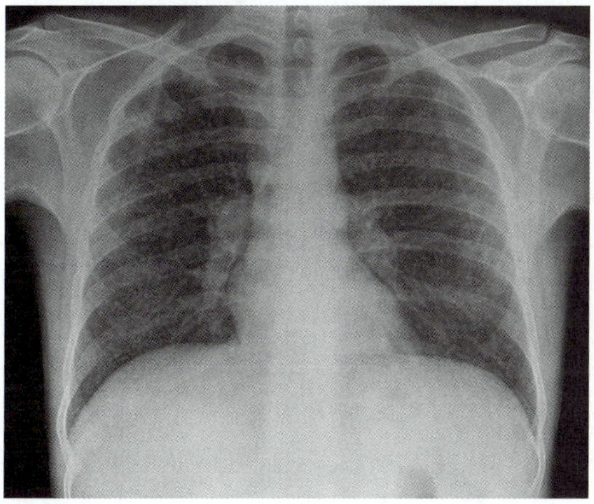

图 29-5 胸部 X 线片，显示粟粒性肺结核的病变。患者的 $CD4^+$细胞计数为 80 个 /μl

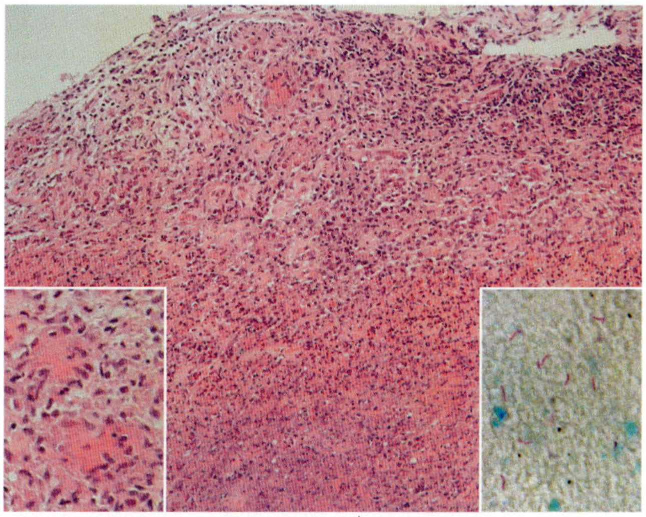

图 29-6 纵隔淋巴结的显微照片，显示坏死组织被不成熟的肉芽肿性炎症所包围（左插图）。抗酸染色显示大量的抗酸杆菌（右插图）。（来源：*Miller RF*，*Shahmanesh M*，*Talbot MD*，*et al*：*Progressive symptoms and signs following institution of highly active antiretroviral therapy and subsequent antituberculosis therapy*：*immune reconstitution syndrome or infection*？ Sex Transm Infect *82*：*111-116*，*2006.*）

在细菌培养和形态学鉴定得出结果之前，无论其 $CD4^+$淋巴细胞计数如何，若 HIV 感染者的呼吸道标本、活检组织、吸出物或血液中鉴定出的抗酸杆菌都应被视为是结核分枝杆菌感染，应立即开始常规抗结核治疗。如果细菌培养未能证实是结核分枝杆菌，而是另一种分枝杆菌（详见下文），则可以修改治疗方案。

耐药结核病

多药耐药（MDR）结核病是指由耐异烟肼和利福平及其他抗结核药物的结核分枝杆菌导致的疾病，约占美国 HIV 合并结核感染的 3%，目前已成为一个重要的临床问题。在美国的监狱、旅馆及医院，无论是 HIV 感染者还是非感染者中都曾出现 MDR 结核病的爆发流行。在欧洲的 HIV 感染者中也有类似情况。不恰当的肺结核治疗（包括病例管理和药物治疗监督）及治疗过程中患者依从性差是多药耐药结核病得以发展最重要的危险因素。其他则是重度免疫抑制 HIV 感染者接受对药物敏感结核病的治疗后通过外源性途径再次感染导致。

尽管接受了抗结核治疗，但多药耐药结核病的 HIV 感染者生存期中位数仅为 2 ～ 3 个月。最近这种情况有所改善，主要是因为人们越来越多地意识到尽早根据药物敏感试验进行合适治疗的重要性。

分子诊断学的进步不仅体现在对分枝杆菌进行快速的形态学鉴定，还包括使用较高灵敏度的市售试剂盒检测出对利福平和异烟肼耐药的最常见变异株。这对结核病流行地区的感染控制具有巨大的潜在价值。因其不仅可以指导初始治疗，还可以发现治疗效果不好的病例的耐药性因素，显著改善疗效。新一代的检测方法也将包含对其他重要抗结核药物耐药性的检测，如氟喹诺酮类药物。

广泛耐药结核病

泛耐药（XDR）结核病是指结核分枝杆菌除对异烟肼和利福平耐药外，还对所有氟喹诺酮类药物和三种注射用二线药物（卷曲霉素、卡那霉素及丁胺卡那霉素）中的一种或多种耐药的结核病，这同样也是一个日益严重的临床问题。泛耐药结核病合并 HIV 感染最初出现在南非，而目前全球均有发现。先前报道的 HIV 感染者多药耐药结核病的病死率是非常高的：在南非夸祖鲁纳塔尔省最初的研究中显示，从收到第一份痰标本开始计算，生存期还不到 3 周。尽管预后不良，治疗费用也极其昂贵，但更早发现和及早治疗还可以提高生存率。

非结核分枝杆菌感染

鸟分枝杆菌复合体感染 抗反转录病毒疗法在世界范围内广泛应用之前，高达 50% 的 HIV 感染者出现过鸟分枝杆菌复合体感染。在没有接受上述治疗且 $CD4^+$细胞计数低于 50 个 /μl 的晚期 HIV 感染者中，这个问题仍然存在。其临床表现呈非特异性，可能会与 HIV 感染本身的表现混淆。发热、夜间盗汗、消瘦、厌食及全身乏力都很常见。贫血、肝脾大、腹痛和慢性腹泻也是常见的临床表现。传播性鸟分枝杆菌复合体感染主要通过血液、骨髓、淋巴结或肝活检标本的微生物培养结果得以确诊。此外，鸟分枝杆菌复合体也常见于患者的支气管肺泡灌洗液、痰液、粪便及尿液等标本中，但在这些机体标本中检测到病原体并不能作为播散性感染的诊断依据。肺部鸟分枝杆菌复合体感染的证据通常无法经胸部 X 线检查获得，因其胸部 X 线片常表现为阴性或非特异性浸润。在极少数情况下，胸部 X 线片会表现为局部实变、结节状浸润影和肺尖空洞样改变（类似结核分枝杆菌感染的胸部 X 线片改变）。

堪萨斯分枝杆菌感染 堪萨斯分枝杆菌是 HIV 感染者第二位常见的非结核机会性分枝杆菌感染，通常出现在 HIV 感染后期且 $CD4^+$细胞计数低于 100 个 /μl 的患者。最常见的表现是发热、咳嗽及呼吸困难。在大约 2/3 的感染者中，发病部位主要局限在肺部，其他 1/3 的患者为全身播散性疾病，可以影响骨髓、淋巴结、皮肤和肺部。诊断依靠患者呼吸道分泌物或骨髓、淋巴结穿刺提取物或皮肤活检组织培养结果。局部上叶浸润及弥漫性间质浸润是最常见的影像学表现，也有不少表现为薄壁空洞性病灶和肺门淋巴结肿大。

蟾分枝杆菌感染 蟾分枝杆菌偶尔可从痰液或支气管肺泡灌洗液标本中分离到，但其意义暂未确定。患者 $CD4^+$细胞计数较低时，蟾分枝杆菌常与其他致病原合并感染，如肺孢子菌。对肺孢子菌肺炎进行治疗在大多数情况下能缓解症状。一些证据表明，若患者还保留有足够的免疫反应，启动抗反转录病毒治疗能够防止该疾病复发。

肺孢子菌肺炎

肺孢子菌肺炎的进展在很大程度上与恶性肿瘤或其治疗、器官移植或 HIV 感染引起的免疫抑制的基本状态有关。2011 年在美国、英国、欧洲及澳大利亚，肺孢子菌肺炎主要见于不清楚自身 HIV 血清状况的 HIV 感染者、不能耐受或不遵医嘱进行肺孢子菌预防及抗反转录病毒治疗的 HIV 感染者。

最初，肺孢子菌被看作是一种原虫，主要是依据其形态学特征及对抗真菌药物（如两性霉素 B）缺乏敏感性。现在认为它是一种真菌。在大多数健康儿童和成人的血清中存在肺孢子菌抗体表明，肺孢子菌感染发生在童年时期并潜伏在肺部。当日后出现免疫抑制时（如 HIV 感染时），该真菌才在肺中增殖扩散，从而引起临床疾病。然而，现在的一些临床观察结果对这种“潜伏期假说”提出了质疑：在免疫功能正常的人体内不能鉴定出肺孢子菌；卫生保健机构中的“病例聚集现象”提示肺孢子菌肺炎为近期传播；反复发作的 HIV 感染者每次罹患肺孢子菌肺炎的病原体的基因型并不相同；肺孢子菌肺炎患者的肺孢子菌基因型与确诊时的所在地有关，而与他们的出生地无关，这提示为近期感染。综上所述，这些数据均表明肺孢子菌肺炎为外源性再次感染。

肺孢子菌肺炎的临床表现呈非特异性，以呼吸困难起病，在数天至数周进行性发展，伴干咳，伴或不伴咳少量黏液痰。报道显示患者常表现为无法进行深呼吸，且并非是由胸膜炎所致（表 29-4）。发烧是常见症状，但患者却很少主诉有与发热有关的症状，包括盗汗。HIV 感染者的临床表现比那些接受免疫抑制治疗的患者更加隐匿。HIV 感染者从出现症状到得以诊断的平均时间需要 3 周以上，而非 HIV 感染患者只需要不到 1 周。一小部分 HIV 阳性患者的肺孢子菌肺炎病程呈暴发性，从开始出现症状到进展为呼吸衰竭的时间仅需 5 ～ 7 d。而在其他患者，疾病的进展要缓和得多，呼吸道症状的恶化常在不知不觉中历时数月。在极少数情况下，肺孢子菌肺炎可表现为无呼吸道症状的不明原因的发热。

通常只有在缺乏临床体征的情况下，临床检查才有显著的结果；偶尔可闻及肺底部吸气末细湿啰音。某些临床特征可作为诊断依据，包括咳脓性痰或咯血、胸痛（特别是胸膜疼痛），合并有局部实变或胸腔积液的征象（表 29-4）。值得注意的是，几乎 1/5 的患者同时存在一种以上的病原体感染，所以其症状可能与其中任何一种感染有关。

肺孢子菌肺炎的胸部 X 线片早期通常无特殊表现。随着疾病发展，尤其是在肺门周围区域，可看到弥漫性网状阴影，并且有可能进展为广泛的肺泡实变，这种影像学改变类似于未经治疗的肺水肿或疾病后期的表现。在此阶段，肺部可能广泛实变，几乎丧失通气功能（图 29-7）。高达 20% 的胸部 X 线片表现呈非典型性，可见肺叶实变、蜂窝肺、多发薄壁囊性空洞形成（肺囊肿）、肺内结节灶、空洞性病灶、气胸和肺门及纵隔淋巴结肿大。主要的表现为肺尖改变，与肺结核类似，可能出现在采用喷他脒雾化进行抗肺孢子菌预防治疗的患者（图 29-8）。所有这些影像学改变都具有非特异性，与其他肺部病原体感染类似，包括化脓性细菌、结核分枝杆菌和真菌感染，以及卡波西肉瘤和非特异性间质性肺炎。免疫抑制的 HIV 感染者会出现呼吸道症状，但胸部 X 线片显示正常不能作为依据，因为影像学异常可能会滞后 2 ～ 3 d 出现。

肺孢子菌肺炎需要采用组织化学或免疫荧光技术诊断，通过痰液、支气管肺泡灌洗液或肺活检组织中鉴定出肺孢子菌即可做出诊断。

对支气管肺泡灌洗液、诱导痰和口咽部灌洗液（OPW）标本中的肺孢子菌进行多种引物分子检测的技术已有报道。总体而言，PCR 检测的灵敏度已得到提高，但和使用组织化学染色来观察病原体的技术相比，其特异性有所降低。之所以会出现这种特异性的降低，是由于某些 HIV 感染者（如患有肺结核或细菌性肺炎者）并未患有肺孢子菌肺炎，但其呼吸道存在肺孢子菌定植，对此类呼吸道样本可能会检测到肺孢子菌 DNA。一项研究比较了两种基于 PCR 的检测技术，其灵敏度分别为 97% 和 98%，但特异性分别只有 68% 和 66%。如果使用口咽灌洗液而不是支气管肺泡灌洗液进行分子检测，其灵敏度会更低。

真菌感染

多数肺部真菌感染都局限在特定的地区，然而

表 29–4 肺孢子菌肺炎的临床表现

检查	典型表现	非典型表现
症状	数天或数周内出现进展性劳力性呼吸困难	数小时或数天内突发呼吸困难
	干咳 ± 黏液样痰	咳嗽伴咳脓性痰 咯血
	与胸膜痛不相关的深呼吸困难	胸痛（胸膜炎性或“压榨性”）
	发热 ± 发汗 呼吸急促	
体征	正常呼吸音或肺底部吸气末细湿啰音	喘息、局灶性实变或胸腔积液体征
胸部 X 线片表现	早期：肺门阴影或双侧间质阴影	胸腔积液，肺叶或肺段实变
	晚期：肺泡间质性改变或“白变”（显著的肺泡实变，肺尖及肋膈角不明显）	
动脉血气	PaO_2：早期：正常；晚期：降低	
	$PaCO_2$：早期：正常或降低；晚期：正常或升高	

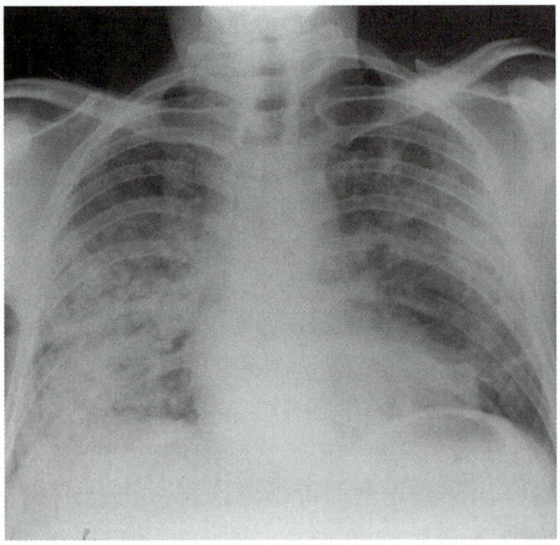

图 29-7 重度肺孢子菌肺炎患者的胸部 X 线片，显示双侧弥漫性间质浸润

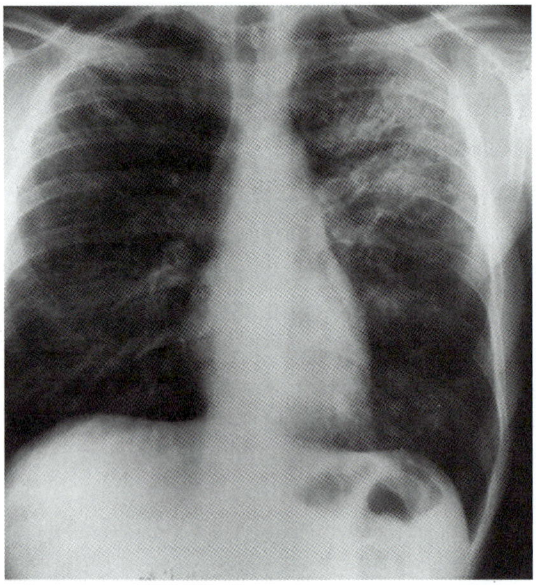

图 29-8 肺孢子菌肺炎患者的胸部 X 线片，显示肺上叶浸润。该患者接受了喷他脒雾化吸入治疗

经常也会在其他地区的患者中发生。念珠菌属、曲霉菌属及隐球菌属分布广泛，在世界各地均有发现。

念珠菌感染

与口咽部和食管感染相比，HIV 感染者的气管、支气管和肺部的念珠菌感染十分罕见，同样罕见的还有念珠菌血症、播散性念珠菌病以及深部局灶性念珠菌感染。肺部念珠菌感染的临床表现没有特异性。胸部 X 线片表现同样不具有特异性，表现为正常影像或斑片状浸润影。从痰液中分离出念珠菌可能仅代表念珠菌定植，并不意味着念珠菌性肺炎。通过念珠菌培养阳性或抗体滴度上升可作为感染的间接证据。然而，HIV 感染者仅仅抗体滴度升高并不是可靠的诊断指标，而且在被证实有侵袭性念珠菌感染的患者中抗体可能并不存在。从支气管肺泡灌洗液中鉴定出大量念珠菌，这与念珠菌属肺炎的病因有一定的联系。但肺部念珠菌感染最终需通过肺活检确诊。

曲霉菌感染

与全身化疗导致免疫抑制且中性粒细胞减少的患者不同，HIV 阳性患者出现曲霉菌感染相对比较罕见。曲霉病的危险因素是中性粒细胞减少，这通常是由药物（如化疗）及使用糖皮质激素所致。发烧、咳嗽及呼吸困难是目前最常见的表现，但也有约 1/3 的患者会出现胸痛和咯血。

肺部曲霉菌感染的改变包括肺上叶空洞样改变、类似细菌性肺炎的局部混浊样影、双侧弥漫性斑片状阴影（结节状或网状结节状影像）、伪膜性曲霉病（可能会堵塞气道管腔）及气管支气管炎。肺曲菌病通过从痰液、痰痂或支气管肺泡灌洗液中鉴定出曲霉菌以及存在呼吸道组织侵袭即可做出诊断（图 29-9）。患者血清（1，3）-β-D- 葡聚糖的水平可能会升高（详见下文）。

隐球菌感染

隐球菌感染可表现为以下两种方式之一：一是原发性隐球菌病，二是隐球菌播散性感染，合并隐球菌性脑膜炎是其中一种表现，还包括隐球菌血症、肺炎及皮肤疾病（如类似传染性软疣的脐形丘疹）（图 29-10）。原发性肺隐球菌病表现缺乏特异性，往往与其他肺部感染难以区别。而播散性感染表现往往被脑膜炎引起的头痛、发热、全身乏力等症状所掩盖。发病时间可以从短短几天到几个星期。通过检查可能会发现皮肤病灶、淋巴结肿大及假性脑膜炎。在肺部，可能表现为无症状，亦可闻及湿啰音。动脉血气分析可能显示正常结果或显示低氧血症。胸部 X 线

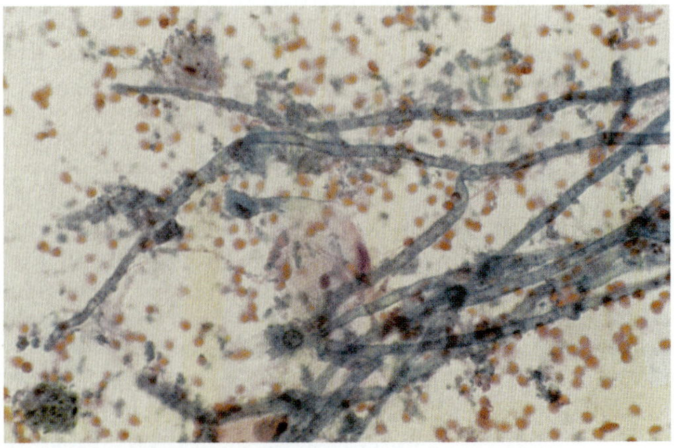

图 29-9 含烟曲霉菌的支气管肺泡灌洗液

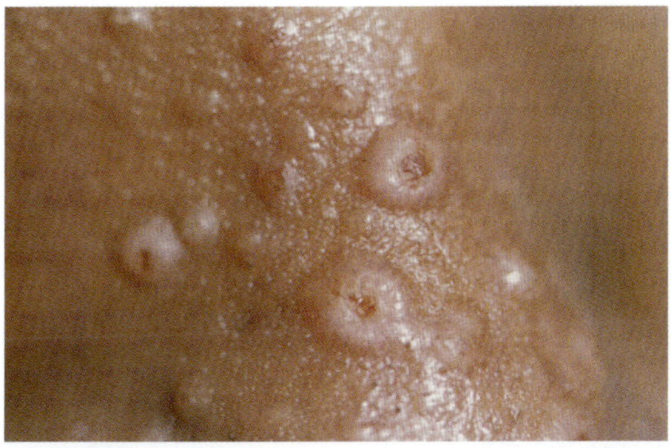

图 29-10　播散性隐球菌病的皮肤病变。其多发的脐状病灶类似于传染性软疣

片最常见的异常改变是局灶性或弥漫性间质浸润。另外可见肿块、纵隔或肺门淋巴结肿大、结节及渗液。

肺隐球菌感染通过从痰液、支气管肺泡灌洗液、胸腔积液或肺活检组织中鉴定出新型隐球菌（通过墨汁染色或黏蛋白胭脂红染色及培养）即可做出诊断（图 29-11）。运用隐球菌乳胶凝集（CrAg）实验可在血清中检测到隐球菌抗原。支气管肺泡灌洗液的隐球菌乳胶凝集试验呈阳性的原发性肺隐球菌病，其血清滴度通常较高，但也可呈阴性。播散性感染的患者其血液和脑脊液中也可以培养出新型隐球菌。

地方性真菌病

由荚膜组织胞浆菌、粗球孢子菌及皮炎芽生菌引起的地方性真菌病存在于北美（特别是密西西比河和俄亥俄河流域）的 HIV 感染者中。组织胞浆菌病也出现在东南亚、加勒比群岛及南美洲，球孢子菌病则流行于美国西南部（南加州）、墨西哥北部地区以及在阿根廷和巴西的部分地区。芽生菌病的分布区域也与之类似，并一直延伸到加拿大北部。

组织胞浆菌病

HIV 感染者患进展性播散性组织胞浆菌病的典型表现为发热和体重下降，起病呈亚急性；约 50%

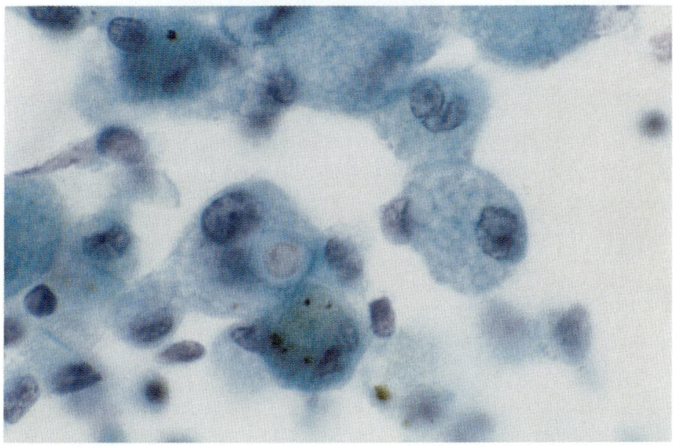

图 29-11　含有新型隐球菌的支气管肺泡灌洗液

的患者存在呼吸道症状，如轻度干咳和呼吸困难。检查时常可发现肝脾大，并可能会出现类似隐球菌属引起的皮疹样改变。在极少数情况下，病程可能会呈暴发性迅速进展，临床特征表现为脓毒病综合征，包括贫血或播散性血管内凝血。虽然胸部 X 线片通常可见广泛分布的 2 ～ 4 mm 大小的双侧结节样特异性改变（图 29-12），但还是有多达 1/3 的患者胸部 X 线片表现正常。其他影像学特征呈非特异性，包括间质浸润影、网状结节样阴影和肺泡实变。主要通过对外周血进行瑞氏染色，或对骨髓、淋巴结、皮肤、痰液、支气管肺泡灌洗液或肺组织进行吉姆萨染色鉴定病原体加以诊断。重要的是，对病原体的识别需要通过放射免疫分析法检测出组织胞浆菌荚膜多糖抗原来证实，此项检测灵敏度高。芽生菌属和球孢子菌属感染的患者有可能会出现假阳性。通过补体结合或免疫扩散技术检测组织胞浆菌属抗体，在免疫抑制的 HIV 阳性者中结果可能为阴性。患者血清（1,3）- β -D- 葡聚糖的水平可能会升高（详见下文）。

球孢子菌病

球孢子菌病的临床表现多种多样。胸部 X 线片可见局灶性病灶，伴有肺泡浸润影、淋巴结肿大、肺内空洞或其他弥漫性网状阴影。通过从痰液或支气管肺泡灌洗液中分离出病原体即可做出诊断。播散性疾病可通过在血液、尿液、脑脊液中分离出真菌确诊。血清学检测也可用于诊断。

芽生菌病

芽生菌病常见于 $CD4^+$ 淋巴细胞计数低于 200

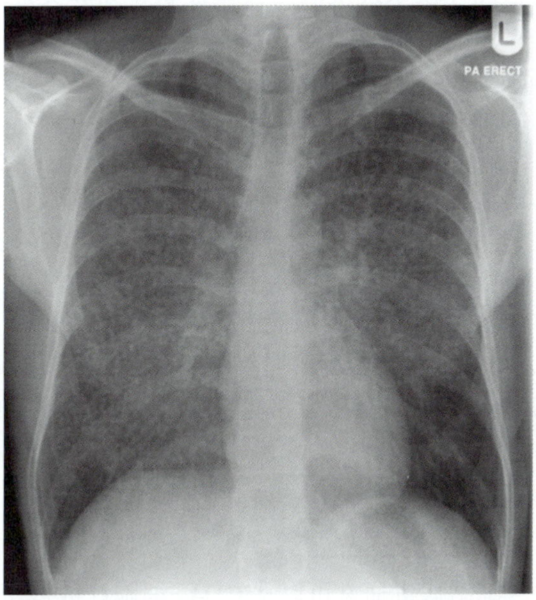

图 29-12　胸部 X 线片显示组织胞浆菌病的病理改变

个 /μl 的晚期 HIV 感染者中。临床症状包括咳嗽、发热、呼吸困难及体重减轻。晚期患者可能出现呼吸衰竭。播散性疾病可同时出现肺内及肺外症状。疾病常累及全身多个系统，如皮肤、肝、脑组织及脑膜。胸部影像学异常包括局灶性肺炎样变化、粟粒样阴影或弥漫性间质浸润影。通过从支气管肺泡灌洗液、皮肤和血液中培养出真菌即可做出诊断。在芽生菌感染中，早期细胞学或组织学诊断相当重要，因为真菌培养可能需要 2 ～ 4 周，而播散性感染的病死率很高。

马尔尼菲青霉菌感染

马尔尼菲青霉菌感染在东南亚特别常见。大多数 HIV 感染者常表现为播散性感染及单独的皮肤或口腔黏膜病变，或出现肝、脾、骨髓的多处浸润（导致全血细胞减少）。肺部感染无特异性，胸部 X 线片可能表现正常，抑或显示弥漫性小结节状浸润影。通过从骨髓、皮肤活检标本、血涂片或支气管肺泡灌洗液中鉴定出真菌即可做出诊断。需要鉴别的疾病包括肺孢子菌肺炎及肺结核。

病毒感染

社区获得性呼吸道病毒感染

甲型流感

HIV 感染者甲型流感的发病率并不会更高，但其引起重症疾病的风险可能有所增加。这种敏感性与相应的医疗合并症有关。

HIV 感染者患季节性流感或甲型 H1N1 流感表现为急性呼吸系统疾病的典型症状（如鼻炎症状），包括发热、头痛及肌肉疼痛。甲型 H1N1 流感与季节性流感相比，更容易发生呕吐和腹泻。一部分季节性流感患者或甲型 H1N1 流感患者并不出现发热症状。仔细的临床评估以及了解当地流行的流感病毒和其他社区流行的呼吸道病原体的监测数据至关重要，可以帮助鉴别流感样症状患者。在一部分 HIV 感染者，尤其是那些 $CD4^+$ 细胞计数较低（低于 100 个 /μl）的患者，疾病进展可能十分迅速（图 29-13），并可能继发细菌性肺炎。通过检测病毒抗原或 RNA，或对鼻咽分泌物及鼻拭子进行培养可做出诊断。

巨细胞病毒感染

巨细胞病毒通常可以从 $CD4^+$ 细胞计数低于 100 个 /μl 的患者的支气管肺泡灌洗液中分离到，然而目前还不清楚巨细胞病毒在这种情况下的致病作用（详见下文）。

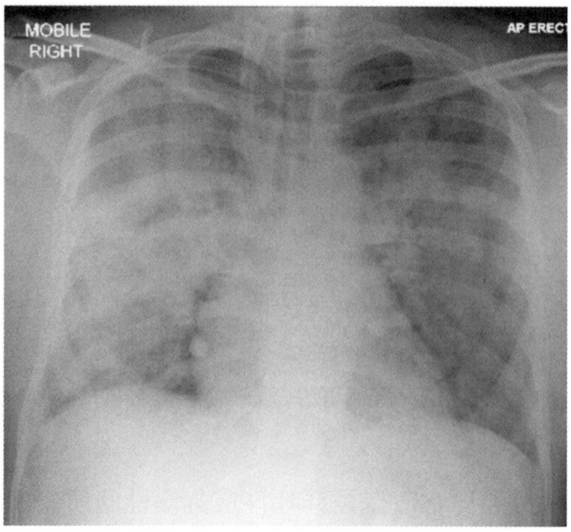

图 29-13 胸部 X 线片显示重症甲型 H1N1 流感的病变

巨细胞病毒是唯一病原体的患者，其临床表现和胸部影像学异常（通常为弥漫性间质浸润）均为非特异性。支气管肺泡灌洗液及肺活检标本细胞核内及胞质内发现特征性巨细胞病毒包涵体，即可做出巨细胞病毒性肺炎的诊断（图 29-14）。

原虫感染

利什曼病

利什曼原虫属肺部感染，作为内脏利什曼病的一部分症状在 HIV 感染者中很少发生。这类患者通常为晚期 HIV 感染且 $CD4^+$ 细胞计数低于 300 个 /μl，

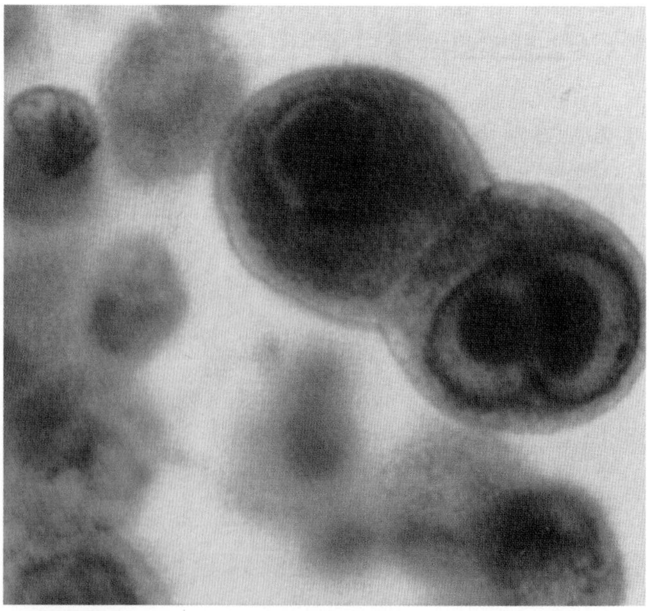

图 29-14 含有巨细胞病毒包涵体的支气管肺泡灌洗液

其临床表现有发热、脾大和白细胞减少。患者往往没有呼吸道症状。最常见的诊断方法是对脾或骨髓抽取物进行染色和培养。有时会因为其他原因在皮肤、直肠活检标本或支气管肺泡灌洗液中偶然发现寄生虫。胸部 X 线片可能表现正常，抑或显示网状结节状浸润影。

弓形虫病

HIV 感染者出现弓形虫感染通常是由于原发感染后潜伏在细胞内的原虫激活所致。弓形虫肺炎常常表现为干咳及呼吸困难。胸部影像学异常包括有弥漫性间质浸润（与肺孢子菌肺炎无法区别）（图 29-15），以及小结节浸润、粗结节状浸润、空洞样改变和肺叶实变。通过从进行苏木精-伊红或姬姆萨染色的支气管肺泡灌洗液中鉴定出弓形虫的包囊和滋养体即可确诊，但支气管肺泡灌洗液的染色结果并不总是阳性的，通过对支气管活检组织染色或对支气管肺泡灌洗液进行 PCR 法检测弓形虫 DNA 可以提高诊断率。

类圆线虫病

粪类圆线虫主要流行于气候温暖的国家，但全球各地都有分布。在免疫抑制患者的胃肠道中，类圆线虫具有较强的单性增殖能力，而不需要患者反复暴露于新的病原体，这就是所谓的自体传染。这种增强的增殖能力可以导致体内的类圆线虫大量增加，继而发生重度感染；在肺部、肾、胰腺和大脑可发生严重的粪类圆线虫急性播散性感染。虽然粪类圆线虫感染在免疫功能低下患者中更为严重，但是这种感染在 HIV 感染者中并不常见。重度感染的临床表现可伴随有发热、细菌性脓毒血症导致的继发性低血压及播散性血管内凝血。粪类圆线虫呼吸道感染的临床特征呈非特异性。HIV 阳性患者的痰液或支气管肺泡灌洗液中可鉴定出粪类圆线虫，而缺乏其他部位感染的症状（图 29-16），这可能会加速播散性感染，因此需要立即治疗。

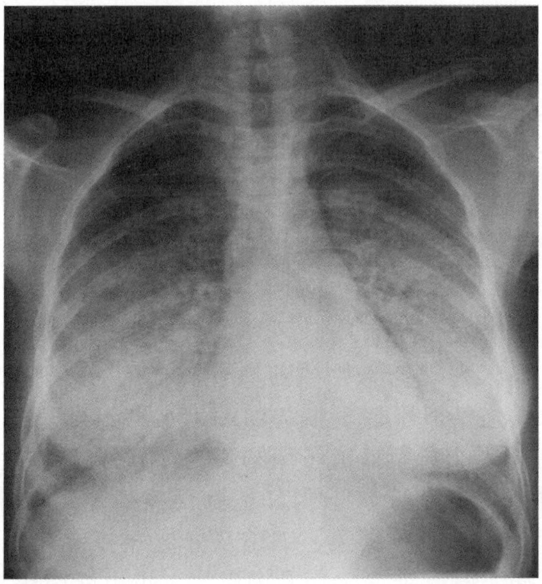

图 29-15 胸部 X 线片显示刚地弓形虫肺炎的病变。其双侧弥漫性间质浸润类似于肺孢子菌肺炎。（来源：*Miller RF*, *Lucas SB*, *Bateman NT*: *Disseminated* Toxoplasma gondii *infection presenting with a fulminant pneumonia*, Genitourin Med *72*: *139-143*, *1996*.）

诊断

如前所述，任何原因导致的 HIV 相关肺炎的临床表现可能极为相似，而全面的检查则有助于明确诊断。这些检查如框 29-3 所示。如果患者有咳痰，那么获取痰标本用于检测细菌和分枝杆菌非常重要。在多达 1/3 的病例中，这些措施将有助于诊断。连续三天获取痰样本（最好是夜间或清晨排出的痰）在肺结核的诊断中是关键的第一步，相对于通过高渗盐水诱导痰或支气管肺泡灌洗液来说，这对医护人员更加便捷和安全。据报道在细菌和分枝杆菌感染者中，出现菌血症的概率非常高（详见前述），故血培养也很重要。

对症状和体征符合肺炎表现的患者，第一次就诊时须行胸部 X 线检查和动脉血氧评估。通常在该阶段需要明确的问题是肺炎究竟由细菌、结核还是肺孢子菌所致。在一般情况下，肺泡及间质浸润影可作为诊断肺孢子菌肺炎的依据，但需要除外其他可能。

在排除肺结核之前，无论是在医院还是社区环境中，都应该将该患者与其他人隔离，同时应对个

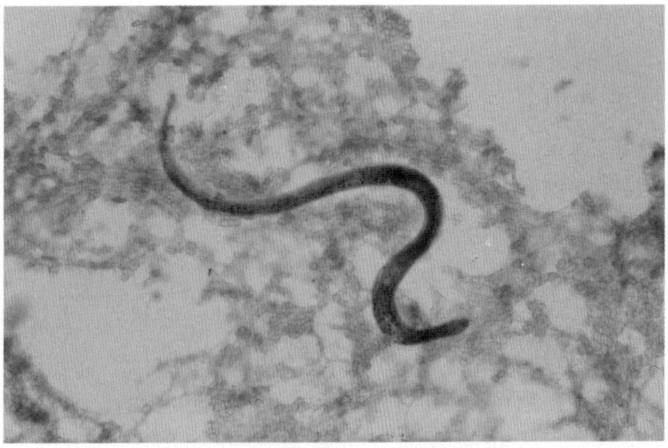

图 29-16 含有成人粪类圆线虫的支气管肺泡灌洗液样本

框 29-3 协助诊断人类免疫缺陷病毒（HIV）感染相关性肺炎的测试

生理学检测
经皮脉搏血氧饱和度监测
动脉血气分析
肺功能测试

影像学检测
胸部 X 线片
胸部 CT 扫描

组织病理学检测
血清学研究（抗原或抗体检测）
血清乳酸脱氢酶测定
体液或组织的镜检及培养（例如痰液、血液、支气管肺泡灌洗液、肺组织）
体液或组织的获取方式有：
痰液诱导
支气管镜检查及支气管肺泡灌洗
支气管镜检查及经支气管肺活检
VATS 肺活检
特定生物体的核酸检测（例如，对支气管肺泡灌洗液或诱导痰液中的肺孢子菌进行聚合酶链反应检测）

VATS，电视辅助胸腔镜手术

体感染采取控制措施，如“咳嗽卫生”。

动脉血氧评估

经皮脉搏血氧饱和度监测和动脉血气分析对低氧血症的鉴别非常有用，可用以区分肺泡疾病（即肺孢子菌肺炎）和细菌性肺炎。肺泡炎会导致氧气运输受损更为严重（尤其是在运动时），肺孢子菌肺炎患者更易出现严重的低氧血症和更大的肺泡-动脉氧梯度差［即 PO_2（A-a）］。通过脉搏血氧饱和度监测可以发现，静息状态下的低血氧饱和度在运动时会更严重。通常，虽然需要进行直接动脉穿刺，但动脉血气分析可以提供更多有用信息。

在肺孢子菌肺炎患者中，只有不到 10% 具有正常的 PaO_2 和 PO_2（A-a）。尽管这些测量都非常灵敏，但是对肺孢子菌肺炎并没有特异性，在细菌性肺炎、肺卡波西肉瘤及结核分枝杆菌感染中均可呈现类似的结果。HIV 感染者罹患肺孢子菌肺炎而胸部 X 线片表现正常或接近正常时，经皮血氧饱和度检测发现运动诱发的血氧饱和度下降才有价值。而对于肺孢子菌或其他病原体引起影像学异常的肺炎患者，该测试的诊断价值尚不明确。在肺孢子菌肺炎经治疗康复后，即使没有活动性肺部疾病，运动诱发血氧饱和度降低的情况也可能会持续数周。

肺功能测试

HIV 感染者出现肺功能异常的情况已有详细报道。最常见是气体交换检测结果的异常，而非传导性气道直径大小异常。一般情况下，在 HIV 感染的任何阶段均可出现一氧化碳弥散总量（DLCO）的减少，变化最大的是患肺孢子菌肺炎的 HIV 感染者。有临床症状而一氧化碳弥散量正常，胸部 X 线片看似正常或无变化的患者，诊断为肺孢子菌肺炎的可能性微乎其微。来自北美的 HIV 感染并发症研究（PCHIS）的数据表明，出现一氧化碳弥散量迅速下降的患者，其患肺孢子菌肺炎的风险将增加。最近的一项横断面调查研究显示，47% 的 HIV 感染者有呼吸道症状。近 2/3 的患者有弥散功能障碍，与是否存在既往或近期吸烟史（“曾吸烟”）及是否接受过肺孢子菌肺炎的预防治疗有关。近 21% 的患者有不可逆的气道阻塞，这一发现与患者吸烟包-年、注射毒品以及是否接受了抗反转录病毒治疗有关。

计算机断层扫描

在胸部 X 线片表现正常、无变化或可疑的情况下，高分辨率（薄层）胸部 CT 扫描可能会有所帮助。肺泡炎的典型改变（即可见清晰可辨的肺血管的磨玻璃样影区域）表明存在活动性肺疾病（图 29-17）。然而，这种特征对肺孢子菌肺炎而言，既不灵敏也不具有特异性，但是加上网状或细小囊性病变的证据，可以提高疾病诊断的灵敏度。因此，阴性的检查结果可能提示存在另一种诊断。

生化检查

乳酸脱氢酶

临床表现为急性或亚急性肺炎的 HIV 感染者，如果其血清乳酸脱氢酶（LDH）水平明显升高，则高度提示该病为肺孢子菌肺炎。在解释这些检查结果时，需要充分认识到其他肺部疾病（如肺栓塞、非特异性肺炎、真菌、细菌及分枝杆菌肺炎）和肺外疾病（淋巴结增生症及淋巴瘤）也可能引起 LDH 升高，需要结合临床加以分析。

血浆或血清 S- 腺苷甲硫氨酸

血浆或血清中的 S- 腺苷甲硫氨酸（SAM 或 AdoMet）

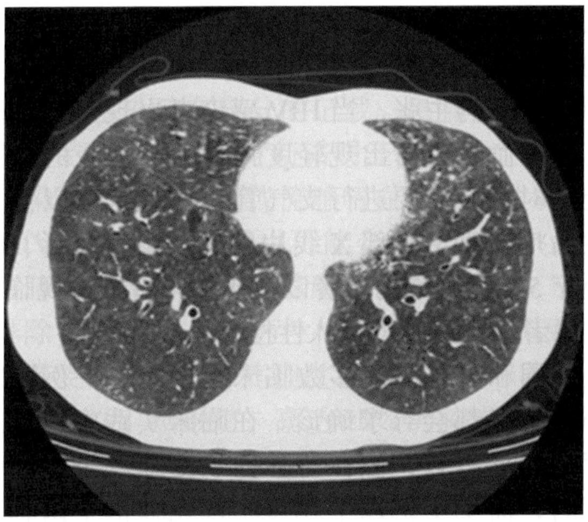

图 29-17　胸部 CT 扫描显示肺孢子菌肺炎典型的双侧弥漫性磨玻璃样阴影

检测是基于这样的基本原理：一般认为肺孢子菌无法代谢 SAM，因其缺乏 SAM 合成酶，因此，需要通过宿主来清理这类物质。根据这一假说，肺孢子菌肺炎患者的 SAM 水平预期较低。一些研究表明，血浆 AdoMet 水平可以用来区分 HIV 感染者是患有肺孢子菌肺炎还是其他原因引起的肺炎（如细菌性肺炎或肺结核），且发现肺孢子菌肺炎患者与非肺孢子菌肺炎患者的 AdoMet 水平不存在重叠部分。而另一项研究却显示，HIV 感染者的肺孢子菌肺炎和其他原因引起的肺炎，血清 AdoMet 水平测量值存在重叠。故目前血清或血浆 AdoMet 测量尚未用于肺孢子菌肺炎的诊断。

血清（1,3）-β-D- 葡聚糖

在所有的真菌中，包括肺孢子菌，（1,3）-β-D- 葡聚糖是一种细胞壁的组分。肺孢子菌肺炎（合并或不合并潜在的 HIV 感染）患者的血清（1,3）-β-D- 葡聚糖水平相较于未患肺孢子菌肺炎者更高。当测量临界值为 100 pg/ml 时，这种检验方法的灵敏度和特异性最大（诊断肺孢子菌肺炎时）。因为血清（1,3）-β-D- 葡聚糖水平在数种真菌病原体引起的肺炎中都可能会升高，该测试无法区分潜在的病原学疾病（如肺孢子菌肺炎、曲霉菌感染及组织胞浆菌病）。此外，铜绿假单胞菌肺部感染患者出现假阳性结果的报道进一步限制了该检测的诊断价值。在确诊肺孢子菌肺炎的患者中，应用血清（1,3）-β-D- 葡聚糖水平监测治疗的反应还需要进一步的评估。

如前所述，显然非侵入性的测试并不能准确区分不同感染的病原体，但对排除急性机会性感染疾病可能有用。因此，临床医生可通过肺部体液或组织取样（诱导痰、支气管镜检查以及支气管肺泡灌洗液，或经支气管肺活组织检查）（表 29-5）进行诊断，或是对未知的情况进行经验性治疗。抗反转录病毒治疗也已经改变了呼吸系统疾病的研究。进行侵入性检查的数量正在下降，一般用于未服用抗反转录病毒药物进行治疗的患者（通常是为了排除肺孢子菌肺炎），或对经验性抗生素治疗无反应（不论 $CD4^+$ 计数如何）的患者。

诱导痰

患者自行咳出的痰并不适用于诊断肺孢子菌肺炎。可通过高渗盐水超声雾化诱导痰以提供合适的样本（表 29-5）。这种方法需要非常注意细节，而当样本为脓性痰时其价值将大大降低。诱导痰必须在远离其他免疫抑制患者和医护人员的情况下进行，最理想的环境是在一个独立的负压通风房间中，以减少院内结核传播的风险。虽然诱导痰检测的特异性很高（大于 95%），但其灵敏度的变异也很大（55% ～ 90%），因此检测肺孢子菌时出现阴性结果提示需要进一步研究诊断。相对于标准的细胞化学染色，使用免疫荧光染色将提高诱导痰的检测率。

支气管镜检查

纤维支气管镜检查及支气管肺泡灌洗液常被运用于 HIV 相关肺部疾病的诊断，当获取到一个理想的"楔形"样本时，该检查检测到肺孢子菌的灵敏度高达 90% 以上（图 29-18）。正如诱导痰检测一

表 29-5　痰液诱导、支气管肺泡灌洗及手术活检在肺孢子菌肺炎诊断中的价值

诊断技术	操作的难易程度	诊断灵敏度（%）	费用	备注
诱导痰液	简单—该技术一旦建立	50 ～ 90	低	需要专用的医护人员及设施
支气管肺泡灌洗	中等	90 ～ > 95	中等	操作后有病情恶化的风险 咳出的分泌物对医护人员存在风险 双肺叶灌洗可提高诊断灵敏度
手术活检	复杂	> 95	高	需要有手术经验的医护人员

种单药给药会导致其耐药，这可能反映了此类患者体内分枝杆菌浓度较低。然而，出于对亚临床疾病处理不足的顾虑，某些临床医生现在提倡在开始治疗潜伏性结核感染之前，应使用分子诊断方法初筛。

在结核流行地区，最近的研究显示，使用利福喷丁加异烟肼（每周一次），或利福平加异烟肼（每周两次），疗程均为3个月，以及单独使用异烟肼6个月或更长时间，这些治疗均有效且疗效相当。在博茨瓦纳进行的一项研究显示，36个月的异烟肼单药治疗优于6个月的治疗方案。值得注意的是，疗效（预防成为活动性疾病）只有在接受LTBI治疗之前TST阳性的患者中较为明显，这表明长疗程的治疗并非仅仅预防了外源性及新近感染。

不建议在活动性结核治疗后再进行LTBI的二级预防，因为3个月的抗反转录病毒治疗会降低50%～80%的结核病风险，所以应当鼓励进行抗反转录病毒治疗。在一级预防期间，抗反转录病毒治疗似乎对特定的抗结核治疗也有辅助作用（相同程度），可降低进展为肺结核的风险。

鸟分枝杆菌复合体的预防

来自北美的数据表明，预防播散性MAC感染可影响生存率（受试者服用克拉霉素可减少25%的病死率）。美国的诊疗指南建议对所有血液$CD4^+$计数大于50个/μl的HIV感染者给予大环内酯类药物进行预防（口服克拉霉素500 mg，每日两次或口服阿奇霉素1250 mg，每周一次）。在欧洲，播散性MAC感染的患病率可能较低，也许是因为之前接种过卡介苗，但这种相关性可能不大。在这里，对$CD4^+$细胞计数较低的HIV高危人群监测血培养可能更经济有效。粪便常规及痰培养对此诊疗策略或许帮助不大，因为播散性MAC比孤立的单器官疾病更为常见。

单药预防治疗可能会导致抗生素耐药。这种耐药性似乎并不会因为在预防性治疗方案中加入第二种药物（利福布丁）而减少。后者（利福布丁）目前是一种二线预防药物，主要是由于其保护作用稍差，以及其与蛋白酶抑制药物的不良相互作用。如前所述，如果患者的$CD4^+$细胞计数持续上升至100个/μl以上超过6个月，则终止预防治疗是安全的。

预后

肺孢子菌肺炎

一些临床和实验室特征对HIV感染者肺孢子菌肺炎的预后有意义（框29-5）。根据患者的年龄、注射药物的使用、血清白蛋白、血清胆红素和PO_2（A-a）进行严重程度评分，或根据患者的年龄、血红蛋白、动脉血氧分压、第二次或第三次罹患肺孢子菌肺炎的情况，以及并发症和肺卡波西肉瘤等情况得出的疾病严重程度分值，可以合理且准确地预测患者的生存情况，分值越高表明转归越差。在抗反转录病毒治疗的时代，肺孢子菌肺炎的病死率约为10%。

细菌感染

一般情况下，HIV感染者细菌性呼吸道感染的结局与HIV阴性人群类似。那些已明确能反映一般成年人群疾病严重程度的临床和实验室标志物（例如ATS或BTS指南中关于成人社区获得性肺炎的标志物）同样也适用于HIV感染者。这些标志物都是

框29-5 肺孢子菌肺炎转归不良的相关预后因素

住院期间
年龄较大
身体质量指数下降
不了解之前的HIV血清学状态
呼吸急促（呼吸频率大于30次/分钟）
肺孢子菌肺炎二次或随后发作
缺氧：PaO_2＜53 mmHg或PO_2（A-a）＞30 mmHg
低血清白蛋白（＜35 g/dl）
低血红蛋白（＜12.0 g/dl）
外周血白细胞升高（＞10.8×10^9/L）
血清乳酸脱氢酶水平升高（＞300 U/L）
血清胆红素升高
C-反应蛋白水平升高
$CD4^+$细胞计数低于50个/μl
胸部X线片显著异常：双侧弥漫性间质浸润，伴或不伴肺泡实变
临床合并症或其他伴随的情况（如怀孕）

出院后
在支气管镜检查中：
1. 在支气管肺泡灌洗液中检测到：
病原体：CMV、细菌
中性粒细胞增多（中性粒细胞分类计数＞5%）
2. 肺卡波西肉瘤检测
血清乳酸脱氢酶水平持续升高
出现气胸
在ICU住院期间APACHE Ⅱ评分高
需机械通气

APACHE Ⅱ，急性生理学和慢性健康状况评分［研究］系统Ⅱ；CMV，巨细胞病毒；HIV，人类免疫缺陷病毒；ICU，重症监护病房

通用的，包括呼吸频率加快、肾功能异常以及低血压。复发性肺炎很常见（在高达 55% 的病例中都有报道），并可能导致肺部慢性疾病（详见上文）。

结核分枝杆菌感染

虽然标准的多药物治疗通常对结核均有效，但是来自非洲的研究显示，HIV 感染者肺结核病死率相较于非 HIV 感染者明显增加。关于患者的死亡风险和血液中 $CD4^+$细胞计数之间的关系已有描述：HIV 感染者的 $CD4^+$低于 200 个 /μl 时及计数在 200 ～ 499 个 /μl 的患者，其病死率分别为 10% 和 4%。如前所述，对于血液中 $CD4^+$细胞计数较低的患者，目前推荐早期进行抗反转录病毒治疗（即在治疗的最初 4 周内）。

鸟分枝杆菌感染

多个病例对照研究表明，在缺乏有效的治疗方法之前，与 $CD4^+$计数相匹配的对照组相比，MAC 感染者的生存率相对更低（分别约为 4 个月和 9 个月）。目前可用的治疗方案可以减少这种差异，但严重贫血似乎可作为这类感染患者独立的死亡预测因子。

争议和误区

抗反转录病毒治疗和机会性感染

抗反转录病毒治疗的引入及准确检测血浆 RNA 病毒载量的广泛应用，使 HIV 疾病的临床实践和疾病转归都发生了重大改变。尽管抗反转录病毒疗法疗效显著，然而相较于 HIV 血清反应阴性的患者，呼吸系统疾病仍更常见于 HIV 感染者中，特别是细菌性肺炎和肺结核。总体而言，对于能够严格遵守至少 95% 抗反转录病毒药物疗法的患者，出现临床进展的情况则较为罕见。在大多数情况下，病死率已经下降了 80%，并且现在看来，遭到破坏的免疫系统在一段时间内（至少为数年）可获得具有临床意义的免疫重建。因此，临床医生不仅需要考虑机会性感染或恶性肿瘤的诊断后的处理，还需要考虑药物治疗本身的影响。抗反转录病毒治疗的不良反应（如代谢毒性和线粒体毒性、肝功能损害及神经精神障碍）以及大量药物的相互作用，使其临床管理成为一个非常复杂的领域。这一问题最具有特征性的例子是 HIV 相关性肺结核。对于这种疾病，不仅药物毒性和药物作用之间相互重叠，而且免疫重建炎性综合征也很常见。目前迫切需要对这一领域进行研究。这类研究应该对正在接受抗结核药物治疗的患者何时开始抗反转录病毒治疗做出指导：例如，是否应该在血液中 $CD4^+$细胞计数更高时才开始抗反转录病毒治疗？对于患者出现免疫重建炎性综合征的风险，简单且有效的预测因子是什么？其他研究则应致力于阐明抗反转录病毒治疗不能完全恢复肺部免疫力的原因。

疾病的预测因子

尽管有抗反转录病毒治疗的作用，但是 HIV 感染经过较长时间后仍有可能会进展为重症疾病。目前，这方面的研究极少。重要的是，应当重点研究在结核病高发和低发地区性价比高且切实可行的发展策略，因为在结核低发地区，即使是在 HIV 血清状态已知的患者中，呼吸系统疾病（如结核病）仍然是一个常见的问题。例如最近的英国诊疗指南中对 HIV 感染中潜伏性结核感染的情况筛查还没有上升到国家层面。

如前所述，基于免疫方法的测试有望预测免疫功能正常患者的潜伏性结核感染。如果这些测试可优化以合理的费用持续用在 HIV 感染病程中，就可以预测高危人群未来出现结核病的概率，或预测开始抗反转录病毒治疗后出现肺结核的概率。因此，近期描述的全基因组测序和微阵列方法可以区分潜伏性与活动性感染疾病宿主免疫特征，这显得尤为重要。

目前，临床上迫切需要成本不高且简单方便的快速诊断方法。由于患者的临床表现呈非特异性，需要与很多疾病进行鉴别诊断。一般而言，最优治疗方案是多层面的和经验性的，例如，对于一个来自结核病高发地区的患者，其血液中的 $CD4^+$计数较低且同时患有肺部和中枢神经系统疾病，需要鉴别出其究竟是肺结核、弓形体病、隐球菌病，还是病毒或细菌感染。对肺结核的测试也要求能够区分肺结核的不同状态，包括已治疗的陈旧性肺结核、无活动性的陈旧性肺结核、潜伏性的陈旧性肺结核以及活动性肺结核。遗憾的是，目前还做不到这样的区分。在尿脂质阿拉伯甘露聚糖（LAM）检测中发现了一些令人振奋的数据，其在 HIV 阴性者中的数值较 HIV 感染者更低。这种差异是由于尿脂质阿拉伯甘露聚糖大量经肾清除与 HIV 相关结核病患者中细菌载量的整体增加有关。利用这些肺结核或 HIV 病理学的特征，可能会促进一些新颖且具有特异性的检测方法的研发。

评估微生物生存力的快速诊断检测方法同样也很重要。如果临床医生能够接收到早期反馈，了解到治疗是否产生了足够的杀伤作用，那么就可以针对患者个体调整治疗方案。这种反馈使得治疗方案可以按需调整剂量，当患者对治疗的反应延迟时，这种反馈就可以消除对药物无效的顾虑。且这种治疗反应的延迟在治疗肺孢子菌肺炎或其他真菌及分枝杆菌疾病时是公认存在的。

细菌感染

细菌感染的频发（常反复发作）及随之而来的后遗症，使有效疫苗接种的策略成为一种重要的优选方案。疫苗接种后观察到不同反应的原因暂不明确——即使同样在美国，非裔美国人似乎并没有得到与白种人同样的益处。这种差异值得进一步研究，同时需要更加注重识别此类患者肺部的局部免疫反应。

细菌感染在临床上可能很难和其他的病原体区分，在所有呼吸道感染中，只有 2/3 可以正式确诊。为解决这一问题，需要改进诊断方法。使用快速抗原测试可能是研究方向之一。鉴于目前受感染患者群体中菌血症（有潜在的致命性）的发病率很高，快速得出有用的结果显得非常重要。为了获益最大化，这种筛查需要一个操作简单且价格实惠的系统，从而对资源丰富或贫乏的国家都适用。

分枝杆菌病

结核分枝杆菌是目前世界上与 HIV 相关的最重要的病原体。其控制和预防策略对确保数以百万计的人避免受到联合感染以及发展为临床疾病至关重要。因此，快速诊断非常重要。令人振奋的是，操作简单且价格实惠的 MODS 检测以及用户反映良好的分子生物学技术都可以诊断结核病，并且能够提供该地区的耐药性数据（详见上文），赞成对其大规模使用和评价。

除了公共卫生措施如控制感染、迅速发现病例、督导短程化疗（DOTs）、使用固定剂量组合的药物、病案管理以及教育，还需要进行科研以改善目前的药物治疗。长效制剂，如利福喷丁开始显露头角，但它与利福平一样存在耐药性的问题，仍有待大量研究。目前多种抗结核分枝杆菌的药物正处于临床试验阶段。初步数据很令人鼓舞，并且一些药物具有新的作用机制。全球联盟和世界卫生组织的“消灭结核病”运动在这方面至关重要。氟喹诺酮类药物莫西沙星和加替沙星目前可广泛使用。这些药物具有相当不错的药效，既可杀灭分枝杆菌，又可以“消毒”感染部位。世界各地正在进行缩短疗程治疗方案的临床试验。这些药物作为治疗方案和策略的一部分同样相当重要，将有效解决约 50 万耐多药结核的新发病例，此外还可以使 50 000 例几乎无法治愈的泛耐药结核患者受益。

现在已经尝试在免疫抑制的 HIV 感染人群中谨慎地使用卡介苗进行结核分枝杆菌的预防接种。无论如何，安全的疫苗可能是目前唯一经济实惠且能保护世界上大部分人远离肺结核的方法。迄今为止，已经出现了更多成功的疫苗，可以增强或取代卡介苗的主要保护作用。

肺孢子菌病相关问题

新的诊断方法（如口腔冲洗标本的 PCR 检测）对快速且简单的疾病确诊意义非同凡响，不过其对于常规标本的适用性还需要进一步评价。

虽然复方新诺明作为肺孢子菌的预防药物非常有效，但是其依从性仍是一个问题。令人忧虑的是，广泛使用复方新诺明作为预防药将导致耐药性的出现。报道表明，肺孢子菌的二氢叶酸合成酶基因的某些突变导致了耐药性的产生。这些突变似乎随着时间的推移而增加，不过它们在许多应用复方新诺明治疗肺孢子菌肺炎时疗效不足的患者中并不存在。这种观察结果的意义尚且无法确定，但可能提示治疗无效的概率增加以及全球细菌耐药恶化的概率增大。

推荐读物

Crothers K, Thompson BW, Burkhardt K, et al: Lung HIV Study: HIV-associated lung infections and complications in the era of combination antiretroviral therapy, *Proc Am Thorac Soc* 8:275–281, 2011.

Huang L, Cattamanchi A, Davis JL, et al: International HIV-Associated Opportunistic Pneumonias (IHOP) Study; Lung HIV Study: HIV-associated *Pneumocystis* pneumonia, *Proc Am Thorac Soc* 8:294–300, 2011.

Kaplan JE, Benson C, Holmes KH, et al: Centers for Disease Control and Prevention (CDC); National Institutes of Health; HIV Medicine Association of the Infectious Diseases Society of America: Guidelines for prevention and treatment of opportunistic infections in HIV-infected adults and adolescents: recommendations from CDC, the National Institutes of Health, and the HIV Medicine Association of the Infectious Diseases Society of America, *MMWR Recomm Rep* 58(RR-4):1–207, 2009.

Morris A, Crothers K, Beck JM, Huang L: American Thoracic Society Committee on HIV Pulmonary Disease: An official ATS workshop report: emerging issues and current controversies in HIV-associated pulmonary diseases, *Proc Am Thorac Soc* 8:17–26, 2011.

Pozniak AL, Coyne KM, Miller RF, et al: BHIVA Guidelines Subcommittee: British HIV Association guidelines for the treatment of TB/HIV coinfection 2011, *HIV Med* 12:517–524, 2011.

第五部分 感染性疾病

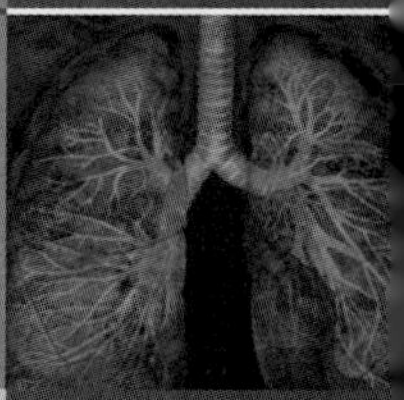

第 30 章 人类免疫缺陷病毒感染患者的非感染性病症

Thomas Benfield 著

（杨 超 王凌伟 林江涛 译）

据报道，HIV 感染过程中肺部感染的大多数并发症由病毒本身引起，尤其是流行的早期，但是 HIV 感染患者也可能出现或随后进展为免疫调节改变有关的并发症。在有症状和无症状的感染患者中，HIV 均可引起肺部显著的 $CD8^+$ T 细胞浸润。病毒的效应可使肺部微环境的局部免疫活性进展性下降，从而导致机体对肺部机会性感染的保护性免疫应答失效。与 HIV 感染相关的非感染性并发症范围还包含其他特发性病症和肺部恶性肿瘤，其中包括卡波西肉瘤、霍奇金淋巴瘤和非霍奇金淋巴瘤以及实体瘤（表 30-1 和表 30-2）。

呼吸道症状和肺功能

与 HIV 感染有关的呼吸道症状、弥散性功能受损、肺气肿、气道阻塞和小气道疾病都是常见的临床表现。在最近一项 167 例 HIV-1 感染患者的研究中，有约 2/3 的患者存在弥散性功能障碍，并且约 1/5 的患者存在不可逆气道阻塞。最常见的症状和体征是呼吸困难和咳嗽。重度症状如休息时气短并不太常见。出现呼吸道症状的患者，绝大多数现在或

表 30-1 与 1 型人类免疫缺陷病毒感染相关的非感染性肺病

疾病分类	特殊疾病
肿瘤性疾病	卡波西肉瘤 Castleman 病 非霍奇金淋巴瘤 原发性渗出性淋巴瘤 肺癌
炎症性疾病	非特异性间质性肺炎 淋巴细胞性间质性肺炎 肺纤维化
气道疾病	慢性阻塞性肺病 肺气肿
肺血管疾病	肺动脉高压
其他	抗反转录病毒治疗诱导性呼吸道疾病

表 30-2 非感染性肺病与免疫缺陷程度之间的联系

免疫缺陷程度	非感染性肺病
重度（$CD4^+$细胞计数少于 50 个 /μl）	卡波西肉瘤 Castleman 病 非霍奇金淋巴瘤 原发性渗出性淋巴瘤 肺癌 非特异性间质性肺炎 淋巴细胞性间质性肺炎 慢性阻塞性肺病 肺动脉高压 抗反转录病毒治疗诱导性呼吸道疾病
中度至重度（$CD4^+$细胞计数为 50 ～ 200 个 /μl）	卡波西肉瘤 非霍奇金淋巴瘤 肺癌 非特异性间质性肺炎 淋巴细胞性间质性肺炎 慢性阻塞性肺病 肺动脉高压 抗反转录病毒治疗诱导性呼吸道疾病
中度（$CD4^+$细胞计数为 200 ～ 350 个 /μl）	非霍奇金淋巴瘤 肺癌 慢性阻塞性肺病 肺动脉高压 抗反转录病毒治疗诱导性呼吸道疾病
正常（$CD4^+$细胞计数大于 350 个 /μl）	肺癌 慢性阻塞性肺病 肺动脉高压

者既往有注射吸毒史和吸烟史。大约 1/4 的患者报道称使用呼吸道吸入药物。吸烟史和年吸烟量增加了弥散性功能障碍和气道阻塞的风险。对肺孢子菌肺炎的预防治疗以及 $CD4^+$细胞计数偏低增加了弥散性功能受损的风险；抗反转录病毒治疗增加了气道阻塞的风险。这些可能与 HIV-1 感染持续的时间和潜在免疫缺陷的严重程度相关。与 $CD4^+$细胞计数偏低的相关性支持了这种可能性。总体而言，HIV 感染的人群由于一系列原因似乎更易于罹患非感染性疾病。戒烟辅导无疑可降低易感的可能性。

肿瘤

在各种原因导致的免疫缺陷患者中，肿瘤发病率较高。对于普通人群中并不常见的肿瘤，在 HIV-1 感染患者中占绝大多数，主要包括淋巴瘤和卡波西肉瘤。此外，目前发现常见的肿瘤发生率越来越高。但是，由于抗反转录病毒药物的使用，HIV-1 感染已成为可控感染。

卡波西肉瘤

流行病学、危险因素及发病机制

在正常人群中，卡波西肉瘤是一种罕见的良性皮肤肿瘤，多发于地中海地区的老年男性下肢皮肤。卡波西肉瘤于 1872 年由匈牙利医生 Moricz Kaposi 首次报道，其在 HIV-1 感染人群中的发病率是正常人群的 100 ～ 1000 倍，主要与其侵袭性病程有关。然而，在过去的 20 年间，艾滋病相关的卡波西肉瘤发病率明显下降。在抗反转录病毒疗法出现之前，随访的年发病率为每 1000 人出现 25 ～ 50 例不等，但在接受抗反转录病毒治疗的人群中，其随访的年发病率一直在稳步下降，1000 人中出现不到 5 例。5% ～ 10% 的艾滋病确诊患者是在发现卡波西肉瘤后继而得以诊断。存在男-男性行为的 HIV-1 感染者出现这种肿瘤的风险是其他传染途径人群的 20 倍。随着 $CD4^+$T 细胞计数的下降其发病率增加，但该病可发生于各种水平的免疫缺陷患者。因此，当卡波西肉瘤成为艾滋病界定性疾病时，相较于其他此类疾病，可能更多见于 $CD4^+$T 细胞计数相对较高的情况。

卡波西肉瘤是一种与人类疱疹病毒 8 型（HHV-8）感染有关的血管增生性炎症。基因表达谱显示，其病变包括异常内皮细胞和淋巴源性炎症细胞。人类疱疹病毒 8 型是一种 Rhadino 病毒属的 γ-2 疱疹病毒，已被证实存在于所有形式的卡波西肉瘤中，原位杂交技术表明肿瘤的纺锤体、内皮细胞和单核细胞中存在 HHV-8 的 RNA 和 DNA。HHV-8 在发展为肿瘤前可在外周血液中检测到 HHV-8 DNA，并在症状出现之前病毒复制显著增加。80% 以上的艾滋病相关性卡波西肉瘤患者存在 HHV-8 抗体。HHV-8 可通过多种方式发挥其致瘤潜力。HHV-8 基因组包含与人类基因组同源的多种基因。其中包括潜伏期核抗原，可与 p53 结合并且在有丝分裂过程中使病毒 DNA 与人类 DNA 相结合；病毒细胞周期蛋白，可激活细胞周期依赖性激酶以阻止人体细胞停留在 G_1 期；基础表达的受体（病毒白细胞介素 8 受体）可参与血管形成；Bcl-2 样蛋白可阻止细胞凋亡；病毒同源的细胞因子［病毒巨噬细胞炎症蛋白（MIP）和病毒白细胞介素 -6］，可引起一些与卡波西肉瘤相关的基础症状。细胞因子是 HHV-8 感染内皮细胞获得其表型以及肿瘤继续生长的必备因素。HIV-1 Tat 蛋白可上调细胞因子和金属蛋白酶，进一步提升卡波西肉瘤细胞的致癌性。

遗传学

FC-γ 受体Ⅲ A、白细胞介素 6 和白细胞介素 8 启动子区的遗传多态性增加了发展成卡波西肉瘤的风险。某些人类白细胞抗原（HLA）的类型也与此疾病相关。

临床特征

艾滋病相关卡波西肉瘤的临床表现多见于皮肤和皮肤黏膜，通常出现在内脏病变之前的数月乃至数年。皮肤和内脏病变表现为红色或紫色斑疹、丘疹或可融合成斑块样病变的结节。病变可影响任何部位的皮肤并累及任何器官系统。常见淋巴结肿大。

肺部卡波西肉瘤可能会导致干咳、咯血、呼吸短促、胸痛及发热。在极少数情况下，喉或气管受累可能会引起气道阻塞。肺外病变比较常见，但 15% 的卡波西肉瘤病例无皮损发生。诊断时 $CD4^+$细胞计数较低（0 ～ 100/μl）。肺部检查通常未见异常。胸部 X 线片可能表现正常，但支气管血管周围通常可见单个或多个结节（图 30-1A 和图 30-1B）。也可能存在弥漫性浸润和气腔实变。常见胸腔积液。胸部 X 线片可见肺门及纵隔淋巴结肿大，计算机断层扫描（CT）的可见性更佳。对于肺部疾病，CT 扫描通常可显示支气管血管周围直径大于 1 cm 的结节。磁共振成像（MRI）或正电子发射断层扫描（PET）对于肺部卡波西肉瘤的诊断和管理作用尚不清楚。

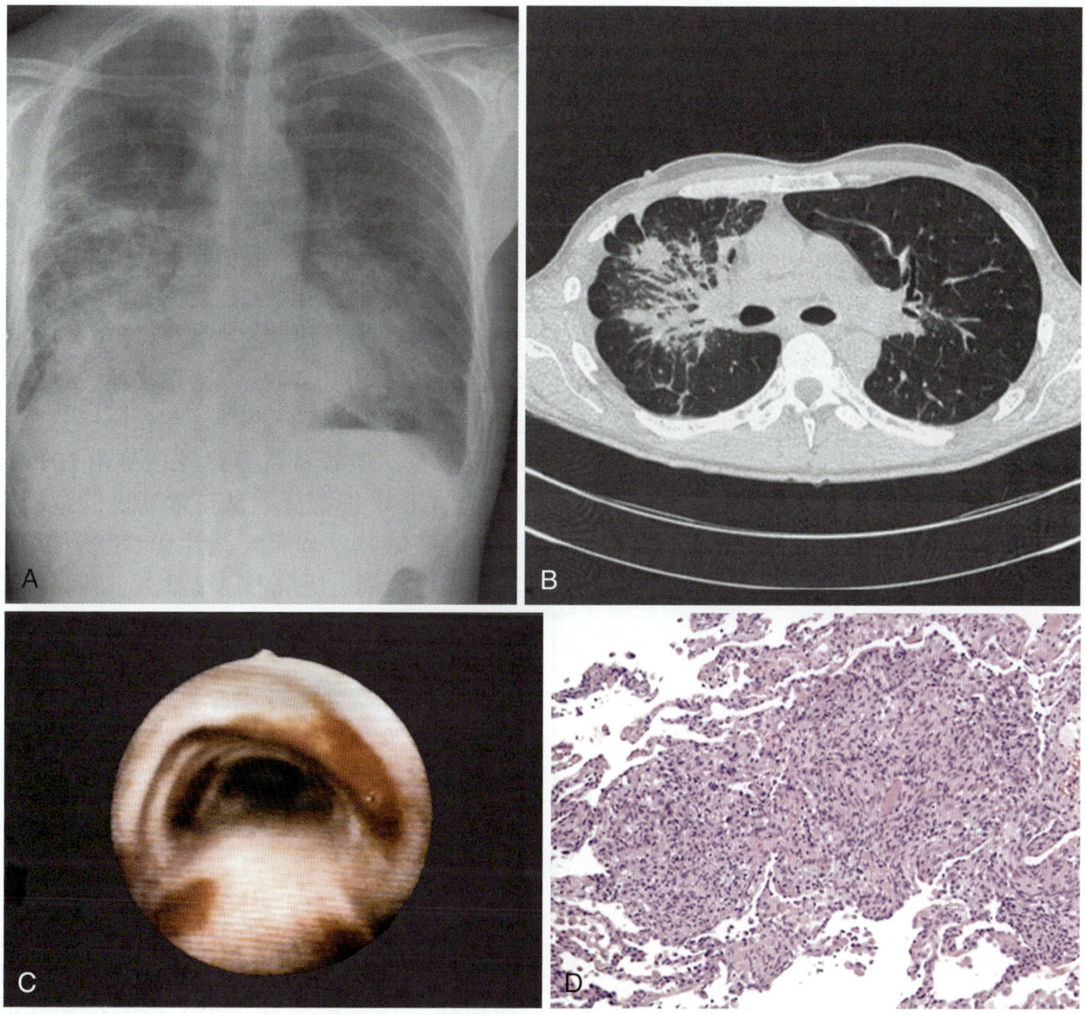

图 30-1　肺部卡波西肉瘤。**A** 和 **B**，胸部 X 线片显示多发支气管血管周围结节；**C**，支气管纤维内镜可见典型的紫红色支气管内结节；**D**，肺部卡波西肉瘤病灶经支气管活组织检查样本。（C，Courtesy Dr. L Huang. D，Courtesy Dr. J. Junge.）

诊断

肺部卡波西肉瘤更易发生于 $CD4^+$ 细胞计数小于 100/μl 的 HIV-1 感染者，伴有特征性皮肤或皮肤黏膜病变以及肺部症状。对于典型的支气管内部病变的检查，支气管镜的作用比较显著（图 30-1C）。支气管内部病变为扁平样或略微隆起，可见于整个气管支气管树，在气管分叉处最为常见。胸腔积液通常为渗出性，也可能是浆液性或浆液血性。血清乳酸脱氢酶可能会升高。卡波西肉瘤的诊断通常不需要组织学验证。支气管活检存在大出血的重大风险，但对于那些没有侵犯支气管的患者，活检则很有必要。在这种情况下，经支气管或经皮穿刺活检非常有用。对于累及胸膜的卡波西肉瘤，电视胸腔镜辅助检查可更好地观察胸膜病灶并进行活检。开胸活检由于其严重的并发症现已很少应用。肺活检标本可显示卡波西肉瘤的典型特征，包括支气管血管周围分布的梭形细胞肿瘤样浸润。无内皮细胞的狭缝状间隙有红细胞渗出（图 30-1D）。原位杂交和免疫染色通常可显示 HHV-8 阳性。在支气管肺泡灌洗液（BAL）细胞中可检测到 HHV-8 DNA。

治疗

所有卡波西肉瘤患者均应进行抗反转录病毒治疗，但免疫重建可能会引起炎症反应，并在开始治疗的 2 ～ 8 周内疾病可能会加重。艾滋病相关卡波西肉瘤所致皮肤及皮肤黏膜病变在不合并化疗情况下进行抗反转录病毒治疗通常可以复原，但偶尔可能需要另外的局部放疗。然而，内脏的卡波西肉瘤则需要进行化疗治疗，同时进行抗反转录病毒治疗可增加对化疗的反应。所有患者不论其 $CD4^+$ 细胞计数如何，都应对肺孢子菌进行预防治疗。除了进行抗反转录病毒治疗外，聚乙二醇化多柔比星脂质体和柔红霉素脂质体也常用于卡波西肉瘤的一线治疗。随机多中心试验证实，两种药物作为单药治疗的反应率和不良反应均优于传统的化疗。

总体上，蒽环类脂质体药物耐受性良好。骨髓抑制是最主要的剂量限制性毒性反应。蒽环类与抗反转录病毒药物相互作用的风险低。紫杉烷紫杉醇与粒细胞集落刺激因子（G-CSF）已经过批准，可联合用于卡波西肉瘤的二线治疗。然而，紫杉醇用于治疗肺部卡波西肉瘤的记录较少，与蒽环类药物相比，使用紫杉醇有更多的严重不良反应。紫杉醇与抗反转录病毒药物合用存在潜在的重度药物相互作用。

由于蒽环类和紫杉烷类的使用成本较高，它们在资源贫乏地区的使用可能受到限制。另外，肺部卡波西肉瘤使用最多的治疗方案可能是联合应用多柔比星（阿霉素）、博来霉素和长春新碱（ABV）。合并多发性神经病的卡波西肉瘤患者可使用长春花碱替换长春新碱。该组合每两周给药一次。每4～6个化疗疗程后评价一次药物反应。反应率为30%～50%。不良的副作用包括贫血、中性粒细胞减少、血小板减少、神经病变、黏膜炎和脱发。长春新碱或长春碱与抗反转录病毒药物之间存在潜在的药物相互作用。

试验药物包括沙利度胺、伊马替尼、mTOR抑制药、IL-12和烟曲霉素。

临床病程及预防

未经治疗的肺部卡波西肉瘤中位生存期不超过6个月。患有肺部卡波西肉瘤的HIV-1感染者，如接受化疗并联合抗反转录病毒治疗可使其生存率提高50%及以上。严重的免疫缺陷（$CD4^+$细胞计数低于100/μl）、胸腔积液和（或）缺氧可明显加快该疾病的病程。通过使用抗反转录病毒疗法治疗潜在的HIV-1相关性免疫缺陷是进行预防的最佳方式。

多中心型CASTLEMAN病

流行病学、危险因素及发病机制

Castleman病是一种罕见的以血管滤泡增生为特点的淋巴组织增生性疾病。已报道有三种组织学分型和两种临床类型，其中组织学分型包括浆细胞型、透明血管型以及两种混合类型，临床类型包括局灶型及多中心型。Castleman病的发病率在HIV-1感染患者中呈增加趋势。多中心型Castleman病（MCD）常伴发于艾滋病相关的卡波西肉瘤。一项研究表明，在14例HIV-1相关的MCD中发现14例均存在HHV-8 DNA，但17例非HIV-1感染病例中只有7例检测到HHV-8 DNA。来自未感染HIV-1的局灶型患者的34例淋巴结活检标本中，只有1例检测到HHV-8 DNA。MCD经常转变为非霍奇金淋巴瘤。在HIV-1感染的MCD患者中很少出现累及肺的情况，但也有可能被漏诊。

临床特征

局灶型Castleman病通常表现为纵隔淋巴结增生，但无全身症状。多中心型疾病的症状和体征包括发热、全身淋巴结肿大、乏力、肝脾大和全血细胞减少。一般认为，症状在一定程度上与HHV-8基因组编码的IL-6和IL-10病毒同系物所致细胞因子混乱有关。肺部受累的症状和体征包括呼吸急促、咳嗽和双侧湿啰音。症状日益恶化往往是由HHV-8病毒血症引起。$CD4^+$细胞计数从正常到极低范围变化表示严重的免疫缺陷。胸部X线片和CT扫描可显示结节网状间质性浸润、纵隔淋巴结肿大、胸腔积液。

诊断

支气管镜检查结果通常均表现正常。支气管肺泡灌洗液细胞分析可能显示细胞过多和淋巴细胞增多。需要进行肺活检以明确诊断。通过免疫染色或原位杂交技术通常可在活检标本中检测到HHV-8 DNA。

治疗

局灶型Castleman病可通过手术切除治愈。而MCD的治疗相对比较困难，可使用糖皮质激素、化学疗法、免疫疗法和（或）放射疗法。使用更昔洛韦或膦甲酸钠进行特异性抗疱疹病毒治疗可减少HHV-8的复制，此疗法经证明有一定的作用。目前认为利妥昔单抗（抗CD20单克隆抗体）是治疗HIV相关性MCD的“金标准”。最严重的不良反应可能会伴随卡波西肉瘤而进展，还可能会发生轻度至中度感染。

临床病程及预防

Castleman病生存率很低，但在抗反转录病毒治疗时代有所改善，5年的整体生存率约为50%。MCD的患者常发展为非霍奇金淋巴瘤，详述如下文所示。

非霍奇金淋巴瘤

流行病学、危险因素及发病机制

在抗反转录病毒疗法出现之前，非霍奇金淋巴瘤（NHL）是继卡波西肉瘤之后的第二大最常见HIV-1感染相关性肿瘤。随着抗反转录病毒疗法的出现，非霍奇金淋巴瘤大部分组织亚型的发病率已经下降了 40% ～ 70%。尽管发病率有所下降，但非霍奇金淋巴瘤现在仍是最常见的初始艾滋病界定疾病之一：与非 HIV-1 感染者相比，HIV-1 感染者患低度恶性淋巴瘤的风险（虽然不是艾滋病定义）是其 4 倍，患高度恶性淋巴瘤的风险是其 600 倍，而患原发性脑淋巴瘤风险达到其 3600 倍。公认的 NHL 的危险因素包括：EB 病毒和（或）HHV-8 病毒的共同感染、男性、高龄和免疫缺陷。艾滋病的诊断通常在原发性肺淋巴瘤之前。

大多数艾滋病相关的 NHL 属于三类高度恶性 B 细胞淋巴瘤之一：Burkitt 淋巴瘤、中心母细胞性淋巴瘤和免疫母细胞性淋巴瘤。Burkitt 和 Burkitt 样淋巴瘤常见于 $CD4^+$ 细胞计数相对较高的患者，而大中心母细胞和免疫母细胞性淋巴瘤多发于 $CD4^+$ 细胞计数相对较低的患者。在抗反转录病毒治疗时代，Burkitt 淋巴瘤的发病率并未得到改善。肺部 NHL 的临床表现可以是原发性损害，亦可为继发性损害。播散性非霍奇金淋巴瘤很常见，但原发性肺淋巴瘤相对较为罕见，不到 HIV-1 相关淋巴瘤的 0.5%。

非霍奇金淋巴瘤的发病机制较为复杂，涉及免疫功能障碍以及细胞因子反应失调、慢性抗原刺激、EBV 和 HHV-8 的共同感染。

遗传学

免疫球蛋白、c-Myc 基因、Bcl-6 蛋白和 p53 基因体细胞突变与转化成淋巴瘤有关。Bcl-2 的过度表达与化疗耐药和预后较差有关。有 CCR-5 趋化因子 Δ32 突变杂合子的人患非霍奇金淋巴瘤的风险可能降低，而间质细胞衍生因子 1（SDF-1）-3′ A 趋化因子变异则可能会增加非霍奇金淋巴瘤的发病率。

临床特征

患者可出现淋巴结或淋巴结以外病变及全身症状。累及肺部的晚期非霍奇金淋巴瘤的临床症状包括发热、盗汗和体重减轻（B 症状）。累及肺部的主要临床表现包括呼吸急促、咳嗽和胸痛。原发性肺淋巴瘤伴与 $CD4^+$ 细胞计数小于 50/μl 密切相关。贫血、血小板减少和白细胞减少较为常见。继发性（而非原发性）肺受累常表现为血清乳酸脱氢酶升高。胸部 X 线片和 CT 扫描通常显示孤立或多个中央性或外周性结节（图 30-2A）。纵隔淋巴结肿大以及胸腔积液不太常见。

诊断

纤维支气管镜检查通常为标准诊断方法。支气管肺泡灌洗液细胞学检查可发现淋巴瘤细胞，但要确立组织学诊断则需要进行活检。经支气管活组织检查适用于继发性肺淋巴瘤的诊断，对于原发性肺淋巴瘤则不适用。经皮胸腔穿刺活检以获得组织诊断是最常用的方法。在极少数情况下，可能需要进行电视辅助胸腔镜手术或开胸肺活检。组织学上，淋巴瘤会侵犯肺泡间隔和血管壁（图 30-2B）。坏死常见。大多数肿瘤是高度恶性中心母细胞或免疫母细胞性大 B 细胞淋巴瘤，其 EB 病毒呈阳性且 Bcl-2 过度表达。

治疗

目前没有证据表明原发性或继发性肺非霍奇金淋巴瘤的治疗需要与一般非霍奇金淋巴瘤区别对待。联合使用化疗方案与抗反转录病毒疗法进行治疗，其中化疗方案包括环磷酰胺、阿霉素、长春新碱（安可平）以及泼尼松的 CHOP 方案，CHOP 联

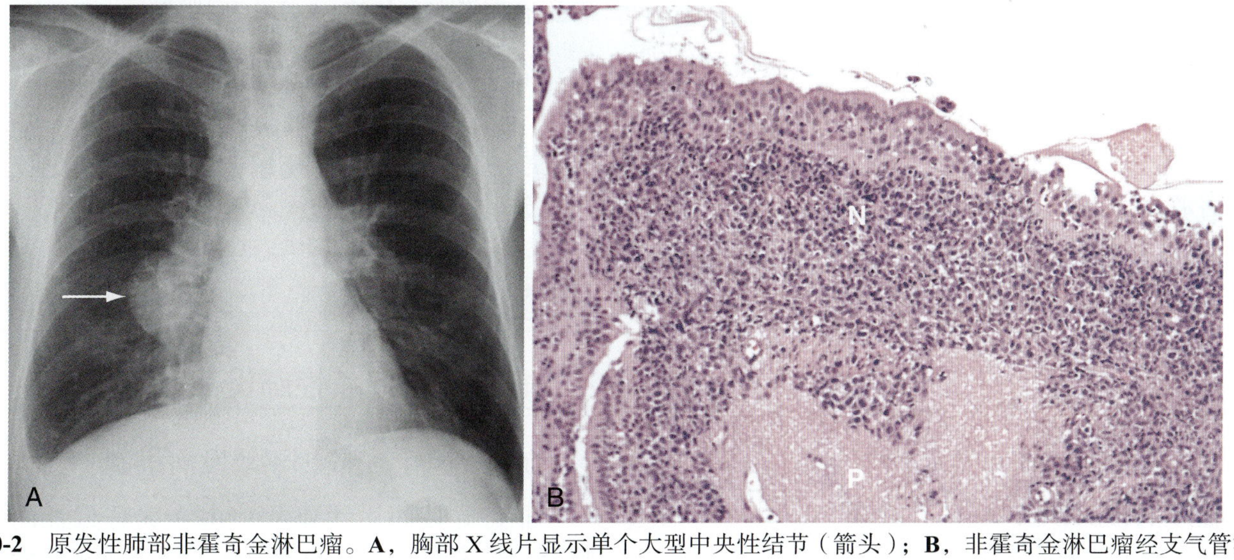

图 30-2　原发性肺部非霍奇金淋巴瘤。**A**，胸部 X 线片显示单个大型中央性结节（箭头）；**B**，非霍奇金淋巴瘤经支气管活组织检查样本（*N*）。患者亦患有肺孢子虫肺炎（*P*）。（Courtesy Dr. J. Junge.）

合利妥昔单抗的CHOP-R方案或依托泊苷、泼尼松、长春新碱、环磷酰胺、阿霉素的EPOCH方案。CHOP-R方案对原发性肺淋巴瘤可能有用，因为这些肿瘤往往过度表达Bcl-2基因。常用的抗反转录病毒治疗方案和CHOP之间无明显的药物相互作用。抗反转录病毒治疗与贫血和血小板减少等化疗不利影响的相关性不大。

临床病程及预防

单纯化疗原发性肺淋巴瘤的中位生存期不到4个月。抗反转录病毒疗法的使用已使淋巴瘤的生存期得到大大改善。

原发性渗出性淋巴瘤

流行病学、危险因素及发病机制

原发性渗出性淋巴瘤（PEL）或体腔相关淋巴瘤是一种罕见的非霍奇金淋巴瘤，几乎完全与HIV-1感染相关。PEL以淋巴瘤积液的方式主要生长在体腔内（胸膜、心包和腹腔），没有可辨认的连续肿块病灶。PEL多发于存在男-男性行为的男性，其HHV-8血清呈阳性。不同于非霍奇金淋巴瘤，PEL缺乏c-myc基因重排。PEL是HHV-8和EB病毒阳性，表达CD45，表现克隆免疫球蛋白基因重排，且缺乏*BCL2*、*BCL6*、*RAS*和*TP53*基因改变。

临床特征

PEL与进展性免疫缺陷有关，因而$CD4^+$细胞计数较低。患者通常之前已诊断有卡波西肉瘤。临床表现包括发热、全身淋巴结肿大和乏力。胸膜受累的症状和体征包括呼吸急促和咳嗽。胸部X线片显示单侧或双侧积液。CT扫描可有效排除局灶型肿块性疾病，如非霍奇金淋巴瘤、卡波西肉瘤或其他肿瘤疾病。PEL通常仅局限在发病体腔。

诊断

原发性渗出性淋巴瘤的诊断依据胸腔积液的形态学表现、免疫表型、免疫遗传表型以及病毒和分子特点。检测出HHV-8分子对诊断至关重要。

治疗

治疗方案依据非霍奇金淋巴瘤的治疗指南，化疗同时需要进行抗反转录病毒治疗。

临床病程及预防

PEL具有侵袭性临床病程，病死率高。1年的总体生存率为40%。

肺癌

流行病学、危险因素及发病机制

HIV-1感染者患小细胞癌、非小细胞肺癌和支气管癌的风险是普通人群的2～5倍，并且这种癌症有年轻化趋势。肺腺癌占肺癌的绝大多数。更常见于男性。$CD4^+$细胞计数小于500/μl时风险增加。60%～80% HIV-1感染者是吸烟者，这是引起高风险的重要因素。然而，流行病学模型显示单独吸烟本身不能引起过高风险，这表明还有其他辅助因素起作用。可能吸烟与HIV-1感染对肺的影响有相加或协同作用，使得对肺的影响较正常人更为严重。HIV-1可增加肺损伤，导致氧化应激增强。

临床特征

临床特征与一般的肺癌并没有什么不同，但是受HIV-1感染的肺癌患者更趋于年轻化。局灶性疾病的症状和体征可能比较轻微，但是当病情发展变化时可能会出现持续的咳嗽、呼吸急促、胸痛和体重减轻。胸部X线片和CT扫描可显示结节性或弥漫性浸润影、肺门或纵隔淋巴结肿大或胸腔积液。

诊断

纤维支气管镜检查可以显示受侵犯的支气管。需要进行活检以确定病理诊断，可以通过经支气管、经皮胸部、开胸或电视辅助胸腔镜技术获取标本。

治疗

HIV-1相关性肺癌的治疗依据非HIV-1相关性肺癌的治疗指南，如第67章中所描述。

临床病程及预防

HIV-1感染患者往往出现更严重的疾病。研究表明，受HIV-1感染的肺癌患者的整体生存期比普通人群更短。

炎症性肺部疾病

非特异性间质性肺炎

流行病学、危险因素及发病机制

非特异性间质性肺炎（NIP）又称慢性间质性肺炎，是未经治疗的晚期HIV-1感染成年患者发生肺部疾病的常见原因。一半的 HIV-1 感染成年人没有肺部症状，其 $CD4^+$ T 淋巴细胞计数低于 200/μl，可出现 NIP 组织病理学变化特征。不同 $CD4^+$ 细胞计数的 NIP 发病率尚不清楚。NIP 很少发生于儿童。

NIP 的病因不明。有证据表明肺部 $CD4^+$ T 淋巴细胞和巨噬细胞表达 HIV-1 RNA。细胞毒性 $CD8^+$ T 细胞是主要的淋巴细胞类型，据推测，是这些细胞诱导肺部炎症。肺损害的其他机制包括炎症介质（例如细胞因子和白三烯）水平增加和活化的肺泡巨噬细胞释放超氧阴离子。

临床特征

NIP 的症状和体征具有非特异性，与 HIV-1 感染的临床表现相似，如咳嗽、呼吸急促和发热。肺外很少累及。肺功能检查通常显示正常结果。运动增加可能会加重轻微缺氧。胸部 X 线片和 CT 扫描可能表现正常，或者可见弥漫性肺泡、结节或间质性浸润影，通常与其他常见 HIV-1 相关感染中的典型表现无法区分（图 30-3A）。胸腔积液比较少见。

诊断

当标准的组织细胞学研究、微生物学染色及培养和分子生物学技术未发现病原体时应该考虑 NIP。因此，NIP 是一种排除性诊断。需要通过支气管镜、细针穿刺或者开胸活检的技术获取组织标本，从而确立诊断。经支气管活检标本特征性地显示血管周围、支气管周围及胸膜不同程度的淋巴细胞和浆细胞浸润。水肿、纤维蛋白沉积、肺泡增生和肺泡间隔增厚较为常见；而肺泡间隔浸润则很少见（图 30-3B）。通常可见淋巴细胞聚集。支气管肺泡灌洗液（BALF）分析显示淋巴细胞增多和肺泡巨噬细胞的相对和绝对数量减少。由于活检存在一定风险，一些临床医生在排除了引起肺部症状的感染病因后才会做出假设性诊断。

治疗

症状无须治疗即可缓解。然而，鉴于 NIP 与严重的免疫缺陷相关，几乎对所有患者均建议进行抗反转录病毒治疗。多个病例的系列研究数据表明，抗反转录病毒治疗可缓解症状和病理变化。

临床病程及预防

未进行抗反转录病毒治疗的 NIP 自然病程缓慢，很少会导致呼吸衰竭。有些人可能无症状。NIP 最好的预防措施就是在发展到中度到重度免疫缺陷之前进行抗反转录病毒治疗。

淋巴细胞间质性肺炎

流行病学、危险因素及发病机制

淋巴细胞间质性肺炎（LIP）是一种与 HIV-1 感染和自身免疫性疾病相关的病因不明的疾病。LIP 主要发生在未经治疗的婴幼儿和儿童，但并不常见，对这些群体而言，LIP 是一种艾滋病界定疾病。LIP 很少发生于成年人。据观测，LIP 和晚期 HIV-1 疾病之间存在关联。如同 NIP，在肺部 $CD4^+$ T 淋巴细胞和巨噬细胞中也报道有 HIV-1 RNA 的表达。

临床特征

与 NIP 一样，LIP 的症状也具有非特异性，包

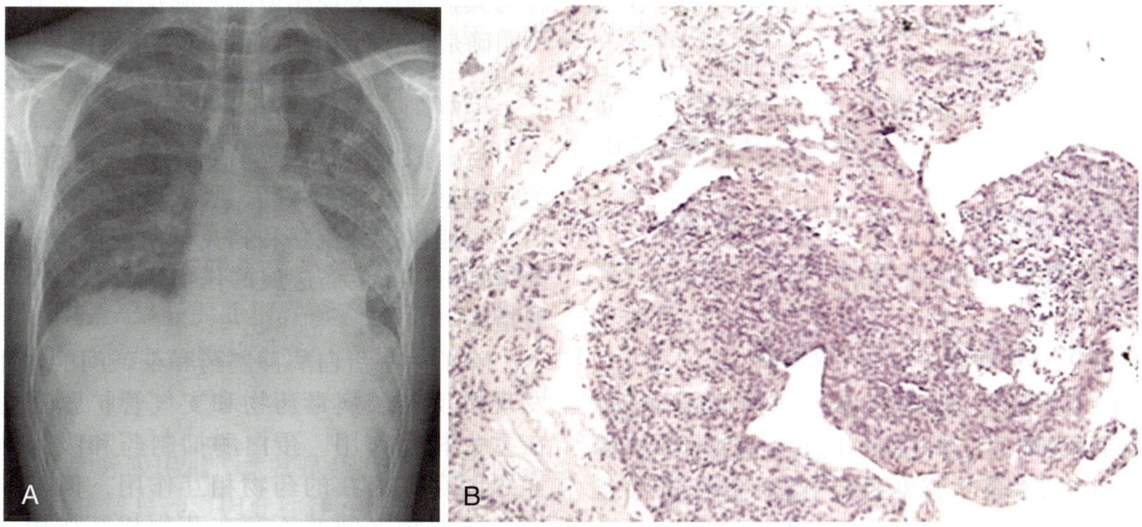

图 30-3　非特异性间质性肺炎；**A**，胸部 X 线片显示开始联合抗反转录病毒治疗前的非感染性双侧弥漫性浸润；**B**，经支气管活组织检查样本。（Courtesy Dr. J. Junge.）

另一个核苷 RTI- 阿巴卡韦可产生过敏反应，伴有发热、皮疹和肌痛。呼吸系统症状和体征包括咳嗽、呼吸困难和咽炎，经常伴有过敏反应。超敏反应与 HLA-B5701 组织类型相关。

非核苷的 RTI 类似物（依非韦伦和奈韦拉平）也可能会导致过敏反应，包括肺部超敏反应。

免疫重建炎性综合征（IRIS）可能在开始抗反转录病毒治疗后数周至数月后出现。IRIS 是一种对无症状或残留的机会性病原体的炎症反应，可能会导致严重的临床病症或症状加重。这样的肺部病原体包括 HIV-1 病毒、鸟分枝杆菌复合体、结核分枝杆菌和肺孢子菌。相关联的非感染性疾病包括结节病、血管炎和其他自身免疫性疾病。对任何炎性症状应予以评价，必要时开始治疗。最佳治疗方案尚未确定。抗炎治疗可以减轻症状，但大多数情况下可以自行缓解。

老年性肺部疾病

HIV 感染的老年患者患一些慢性疾病的风险显著增加，例如非感染性肺疾病。最近的观察发现，除了慢性阻塞性肺病、肺癌和肺动脉高压之外，HIV 感染患者进展为肺纤维化的风险也有所增加。控制吸烟后发现，50 岁以上人群的患病风险最高。目前，尚不清楚肺纤维化是否由 HIV、特定的间质性疾病、既往感染灶结疤，或者抗反转录病毒治疗的不良反应引起。

争议和误区

HIV-1 感染的非感染性肺部并发症常常进行排除性诊断，因为肺部感染性并发症是肺部非感染性并发症的数倍之多。因此，往往需要通过广泛的微生物学和病理组织学检查来排除 HIV 相关性感染，如肺孢子菌肺炎（PCP）。

鉴于抗反转录病毒治疗能使预期寿命延长和高吸烟率，非艾滋病相关的肺部恶性肿瘤发病率预计将有所增加。许多临床医生已经不愿将 HIV-1 感染患者送至肿瘤科治疗，因为与 HIV-1 感染、肺肿瘤和积极化疗不良反应相关的预后极差。然而，最近的研究表明，合并抗反转录病毒治疗进行化疗的耐受性更好且反应率较高。

另一些争议的焦点是：是否对非特异性肺部炎症性疾病、COPD、肺高压和其他非艾滋病相关的肺部疾病进行抗反转录病毒治疗。在有免疫缺陷（$CD4^+$细胞计数低于 350 ～ 500/μl）或有全身症状时，依据国家和国际指南均应进行抗反转录病毒治疗。在其他情况下，如果 HIV-1 感染被认为是导致肺部炎症性疾病、慢性阻塞性肺病、肺动脉高压或另一种病症的潜在原因，进行抗反转录病毒治疗就需要很审慎。如今，随着低毒性药物及每日一次给药方案的引进，大部分抗反转录病毒治疗的不良反应、药物相互作用以及依从性问题已易于管理。

网络资源

AIDS Malignancy Program of the National Cancer Institute: www.cancer.gov/dctd/aids
Antiretroviral treatment guidelines: www.aidsinfo.nih.gov
HIV drug interactions: www.hiv-druginteractions.org

推荐读物

Aboulafia DM: The epidemiologic, pathologic, and clinical features of AIDS-associated pulmonary Kaposi's sarcoma, *Chest* 117:1128–1145, 2000.

Bower M, Collins S, Cottrill C, et al: British HIV Association guidelines for HIV-associated malignancies 2008, *HIV Med* 9:336–388, 2008.

Crothers K, Huang L, Goulet JL, et al: HIV infection and risk for incident pulmonary diseases in the combination antiretroviral therapy era, *Am J Respir Crit Care Med* 183:388–395, 2011.

Gingo MR, George MP, Kessinger CJ, et al: Pulmonary function abnormalities in HIV-infected patients during the current antiretroviral therapy era, *Am J Respir Crit Care Med* 182:790–796, 2010.

Grubb JR, Moorman AC, Baker RK, Masur H: The changing spectrum of pulmonary disease in patients with HIV infection on antiretroviral therapy, *AIDS* 20:1095–1107, 2006.

Guiguet M, Boué F, Cadranel J, et al; Clinical Epidemiology Group of the FHDH-ANRS CO4 cohort: Effect of immunodeficiency, HIV viral load, and antiretroviral therapy on the risk of individual malignancies (FHDH-ANRS CO4): a prospective cohort study, *Lancet Oncol* 10:1152–1159, 2009.

Guihot A, Couderc LJ, Rivaud E, et al: Thoracic radiographic and CT findings of multicentric Castleman disease in HIV-infected patients, *J Thorac Imaging* 22:207–211, 2007.

Rosen MJ, Beck JM: *Human immunodeficiency virus and the lung*, New York, 1998, Marcel Dekker.

Nador RG, Cesarman E, Chadburn A, et al: Primary effusion lymphoma: a distinct clinicopathologic entity associated with the Kaposi's sarcoma-associated herpes virus, *Blood* 88:645–656, 1996.

Ray P, Antoine M, Mary-Krause M, et al: AIDS-related primary pulmonary lymphoma, *Am J Respir Crit Care Med* 158:1221–1229, 1998.

Sitbon O, Lascoux-Combe C, Delfraissy JF, et al: Prevalence of HIV-related pulmonary arterial hypertension in the current antiretroviral therapy era, *Am J Respir Crit Care Med* 177:108–113, 2008.

第五部分　感染性疾病

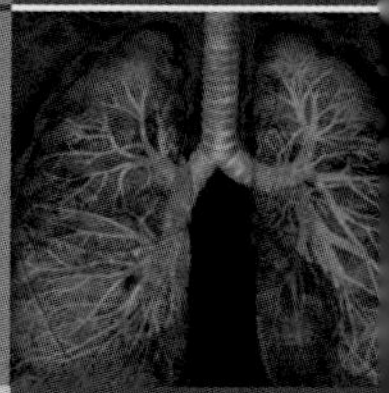

第 31 章　结核及非结核分枝杆菌感染

Nicholas Walter • Charles L. Daley　著

（李　娜　王凌伟　邱　晨　译）

分枝杆菌属由许多生长缓慢的微生物组成，广泛分布于世界各地，既包括一些不引起人类疾病的种类，也包括许多导致发病率和病死率都很高的种类，如结核杆菌和麻风杆菌。分枝杆菌属需氧杆菌，细胞壁富含脂质，可妨碍大多数普通染料的渗入。然而，以石炭酸复红染色后，即使采用酸性乙醇亦无法使其脱色，故称为抗酸杆菌。尽管分枝杆菌可侵犯全身各组织器官，但引起肺部感染的主要有两种菌群：某些结核杆菌复合体及非结核分枝杆菌（NTM）。

结核病（TB）的病原菌是结核分枝杆菌复合体，包括与临床相关的人型、牛型和非洲型。虽然人型结核分枝杆菌是世界范围内结核病最常见的原因，但牛型及非洲型均可导致相似的疾病类型，且临床上难以区分。结核杆菌的存在已有数千年之久，人类感染的历史可以追溯至新石器时代、前哥伦布时期及埃及时代早期。但直到工业革命时期，结核病才成为人类疾病及死亡的主要原因。据估计，在 17 世纪至 18 世纪的欧洲，大约 25% 的成年人死于肺结核。在这个时期，关于结核病的病因学一直争论不休，这些早期研究者中既有人认为是遗传性的，也有人认为是传染性的。最后在 1882 年，Robert Koch 揭示了具有划时代意义的重要发现：结核杆菌才是导致结核病的元凶。早期尝试的治疗包括疗养、外科手术和肺萎陷疗法，均疗效甚微，直至 20 世纪 40 年代氨基水杨酸和链霉素的发现才开启了抗结核化疗的新纪元。自此，陆续有抗结核药问世，为期 6 个月的四联药物治疗是世界上大多数国家公认的抗结核方案。然而最近，结核合并人类免疫缺陷病毒（HIV）感染和结核分枝杆菌耐药菌株的出现使结核病的临床管理更加错综复杂，也对全球结核病的控制提出了挑战。

非结核分枝杆菌（NTM）是指结核分枝杆菌复合体和麻风分枝杆菌以外的一大类分枝杆菌。NTM 原称为“结核以外的分枝杆菌”（MOTT）、非典型分枝杆菌和环境分枝杆菌。环境分枝杆菌因其在环境中广泛存在而命名。NTM 不同于结核分枝杆菌，其特征如下：致病性广泛但并不总是致病，不具备人传人的能力。然而，值得注意的是世界上很多地区 NTM 的发病率正逐渐增高，且原因不明。不幸的是，与结核分枝杆菌相比，致病性 NTM 相对耐药，故其治疗通常较为棘手。由于目前对这些感染的传染性和致病性知之甚少，故缺乏相关的预防知识，从而并未制订针对这些无处不在的病原体所致疾病的公共卫生战略。

结核病

流行病学、危险因素和发病机制

流行病学

据世界卫生组织（WHO）估计，全球 30% 的成年人感染结核分枝杆菌复合体。考虑到如此庞大的感染人群，估计 2009 年有 900 万例的新发结核病，导致约 130 万人死亡。据估计，结核病是 2008 年全球人口死亡的第七大原因，也是 HIV 感染患者的头号杀手。

结核病造成的疾病负担在世界各地差异很大，90% 以上的病例发生在人口密集的发展中国家。结核病发病率最高的是撒哈拉沙漠以南的非洲地区，特别是其南部地区。不出意料，这也是合并 HIV 感染最高的地区。全世界约 23% 的结核病患者合并 HIV 感染；然而，在撒哈拉以南的非洲地区，这一数据估计高达 50%。

最近，有关多重耐药结核病（MDRTB）和泛耐药结核病（XDRTB）爆发的报道强调了有效抗结核治疗对患者的重要性。多重耐药结核病是指至少对异烟肼和利福平耐药的结核分枝杆菌分离株所致的疾病，而泛耐药结核病指的是那些对喹诺酮类药物及至少一种二线注射剂抗结核药物（阿米卡星、卷曲霉素或卡那霉素）耐药的 MDR TB 分离株所致的疾病。调查显示，全球约 4.6% 的结核病是多重耐药结核，5.4% 是泛耐药结核病。目前，耐药结核病多于以往任何时期，除非在全球范围内采取更有效的结核控制措施，否则这种趋势很可能还会延续下去。

1953—1984 年，美国结核患病率以每年 3% ～ 5% 的速度下降，但 1986—1992 年，结核病例数约增加了 20%。导致结核病例增多的主要因素至少有三个：①缺乏足够的公共健康措施；②来自结核流行国家的移民；以及③合并 HIV 感染。幸运的是，病例数自 1992 年开始下降，目前正处于一个历史性的低点。2010 年，美国共计报道了 11 181 例结核病，发病率为 3.6/100 000 人。2000—2010 年，结核病患病率以平均每年 4.5% 的速度下降。国外出生人群的结核发病率是美国本土出生人群的 11 倍。在美国出生的人群中，黑种人的结核患病率可能是白种人的 7 倍。美国大约 1% 的新发病例是多重耐药结核病，其中大约 90% 的患者出生于国外，而这些多重耐药结核病例中，有 1% ～ 2% 为泛耐药结核病。

表 31-1　结核菌素皮肤试验阳性反应标准

硬结大小	风险组
≥ 5 mm	HIV 感染者 与传染性肺结核病例密切接触 与既往肺结核相一致的胸部 X 线片异常表现 * 接受相当于≥ 15 mg/d 泼尼松的激素治疗至少 1 个月的免疫抑制患者
≥ 10 mm	最近从高患病率国家回国的、在国外出生的人员（＜ 5 岁） 可使患肺结核风险增高的医学状况 † 注射吸毒者 医疗服务水平低下、低收入者（如流浪者） 护理机构长期的居住者及员工（例如养老院、管教所、流浪者收容所） 医护人员 年龄＜ 4 岁的儿童 结核菌素皮肤试验转变者（皮肤硬结在 2 年内增大≥ 10 mm）
≥ 15 mm	所有其他人员；不应在缺少指征的情况下对这些人员进行筛查

* 与既往肺结核表现一致的主要胸部 X 线片发现为纤维化病灶；其他变化例如胸膜增厚或孤立性钙化性肉芽肿与此无关。

† 在潜伏性肺结核感染患者中，与发生活动性疾病风险增高相关的医学疾病及因素包括矽肺、终末期肾病、营养不良、糖尿病、头颈部和肺部癌症、免疫抑制治疗、淋巴瘤、白血病、体重减轻程度超过理想体重的 10%、胃切除术和空肠回肠旁路术

风险因素

某些人群的结核病发病风险更高，仅仅是因为他们暴露于结核分枝杆菌的可能性更大，从而受到感染（表 31-1）。例如，美国报道的结核病约 60% 发生在出生于国外的人群中，他们都来自结核流行地区。其他结核患病率增加的人群包括某些特定的种族或族群、低收入人群、无家可归者及注射吸毒者。

任何感染了结核分枝杆菌的人都可能发展为结核病，但某些特定人群发展为活动性结核病的风险高于正常人（表 31-1）。特别是近期受到结核分枝杆菌感染的患者以及具有严重免疫抑制相关医学疾病的患者，其发生结核病的风险尤其高。合并 HIV 感染是结核发病风险中已知的最强的危险因素，预估可使结核发病风险增加到 50 ～ 100 倍。肿瘤坏死因子 -α（TNF-α）抑制药可使结核发病风险达到原来的 10 倍，并且服用 TNF-α 阻滞药的患者经常出现播散性疾病。相较于依那西普，英夫利西单抗和阿达木单抗的这种关联似乎更强。其他医学疾病对于结核发病风险的增加相对不大。

机制

结核病几乎都是通过空气飞沫核在人与人之间进行传播，其中，飞沫核是指包含活的结核杆菌的颗粒，直径为 1 ～ 5 μm。当感染了结核病的患者说话、咳嗽或唱歌时，飞沫核排到空气中并形成气溶胶。结核病的传播取决于三个因素：排到空气中结核杆菌的数量、空气中微生物的浓度以及与受污染空气接触（例如呼吸）的持续时间。吸入的结核杆菌在受暴露人群的肺部能否发生感染取决于细菌的毒力和宿主的免疫防御。

结核杆菌生长缓慢，每 18 ～ 24 h 分裂一次。结核杆菌通过淋巴管移行至肺门淋巴结或血液进行传播。少数结核杆菌驻留在其他器官，可能会发展为肺外结核。2 ～ 8 周出现适应性免疫反应。

一旦出现细胞介导的免疫应答，活化 T 细胞和巨噬细胞聚集即形成肉芽肿，隔离分枝杆菌（图 31-1）。对于大多免疫功能正常的人群，一旦发生细胞介导的免疫应答，即可遏制结核分枝杆菌感染，不过肉芽肿内仍残留有少量存活的结核杆菌。尽管

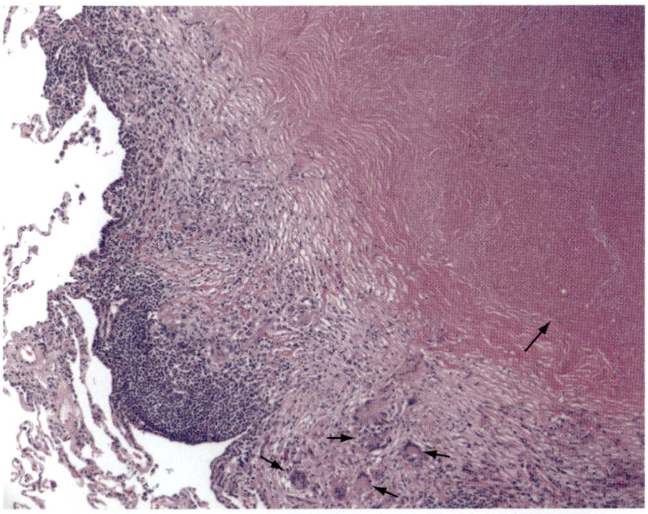

图 31-1　肺组织中的干酪性肉芽肿。此肺部活检样本中含有干酪性肉芽肿。大箭头所指为干酪化中心，小箭头所指为存在肉芽肿性炎症的典型表现——巨细胞

有时胸部 X 线片可见原发综合征，但大多数结核感染并无症状，只能通过结核菌素皮肤试验（TST）或 γ- 干扰素释放试验（IGRA）间接检测到。“被包裹的”非活动性结核感染者不具有传染性，因此不会传染给其他人。

若细胞介导免疫应答不能遏制结核杆菌，初次感染就会发展为活动性结核病。如不进行治疗，感染者在感染后的 1 ～ 2 年内大约有 5% 的概率发展为结核病，另有 5% 的可能在其余生发展为结核病（图 31-2）。相比而言，合并 HIV 感染者每年有 5% ～ 10% 的风险发展为活动性结核。感染后不久即发展为活动性结核病，则称为原发性结核。而当初次感染后几年甚至几十年才发展为结核的，称之为继发性结核或再活动性结核。外源性再感染，是感染另一株外源性结核分枝杆菌而致病，在 HIV 感染者中似乎更常见。

遗传学

长期以来，无论是对结核具有易感性还是抵抗力，都被认为有遗传因素的作用。动物及人体模型的流行病学和遗传学研究都支持这一假说。最近，针对特定候选基因和全基因组扫描的研究已经确定了结核病的高风险人群。虽然超过 10 个基因的多态性与活动性结核病有关，但与结核分枝杆菌易感性增加有关的基因多态性只包括：人类白细胞抗原（HLA）-DR 分子、维生素 D_3 受体、SCL11A-1、IFN-γ 启动子和甘露糖结合凝集素。由于在个体层面每个基因多态性与结核病的关联性相对不大，因此遗传易感性很可能是多基因参与的结果。最终，个体结核感染是否会发病取决于宿主、感染病原体和环境之间的相互作用。

临床特征

结核病的临床表现形式多变。疾病的模式不一，具体取决于疾病本质上是原发性结核还是再活动性结

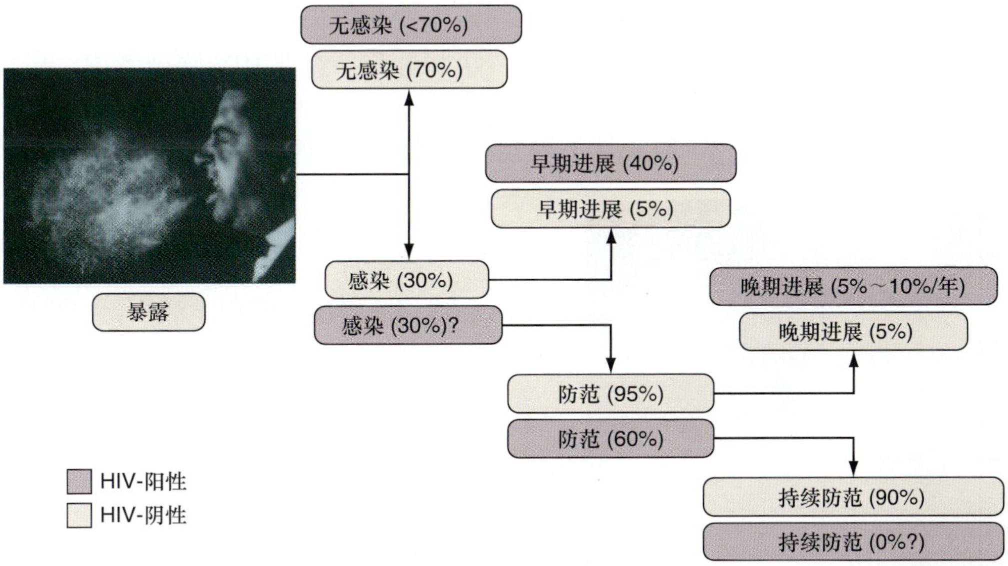

图 31-2　肺结核发病机制。在暴露于传染性肺结核病例之后，大约有 30% 的密切接触者会感染结核分枝杆菌。在受到感染的接触者中，大约有 5% 将于感染后头一年内发展为活动性肺结核，另外有 5% 将在余生中发展为活动性肺结核。因此，大约 90% 的受感染者不会发展为肺结核。当肺结核被引入 HIV 感染人群中时，其发病机制有所变化。虽然难以最终确定易感性，但 HIV 感染者似乎比 HIV 阴性接触者对初次感染更敏感。在肺结核爆发的情况下，大约 40% 的 HIV 感染接触者于暴露后头一年内发展为肺结核。在感染肺结核之后，HIV 感染者发展为活动性肺结核的比率为每年 5% ～ 10%。HIV，人类免疫缺陷病毒

核、宿主的免疫状态以及可能感染的结核菌株。值得注意的是，活动性结核病的临床特征是宿主防御和细菌毒力之间平衡的结果；因此，疾病可能存在动态连续性，且对于严重免疫功能低下的患者而言，其结核的临床表现可能会改变。多数患者最早出现肺部疾病，传统上可分为原发性结核和继发性结核。

肺结核

肺部的初始感染称为原发性感染，会引起胸部X线片上可见于中下肺野的炎症浸润。引流淋巴结可增大并压迫邻近支气管，尤其是在婴幼儿。随着细胞介导免疫的建立，实质性病变通常可以消除，倾向比淋巴结转移更快的清除。如果细胞介导的免疫应答对于实质性疾病无效，就可能出现肺部空洞，然而这并不常见。胸腔积液是原发性结核病常见的一种临床表现，可能因外周干酪病灶破溃至胸膜腔所致（图 31-3）。结核性胸膜炎可表现为咳嗽、发热及胸膜炎性胸痛的急性疾病。

在多数结核分枝杆菌初次感染时，少量结核菌通过血源性播散，某些种植于肺尖。结核菌更偏好富氧的环境，并在初次感染后数月或数年进展为活动性肺结核。这可以解释再活动性肺结核在胸部X线片上的特征性定位，即大多数肺结核好发于上叶尖段或后段（图 31-4）。慢性感染或干酪病灶可能会发生纤维化。分枝杆菌可在纤维干酪性病变内存活多年，这些病灶日后可能造成结核复发。

肺外结核

结核杆菌在初次感染时会造成全身播散，可寄居在任何器官并产生结核病灶。约 17% 的非 HIV 感染结核病患者仅有一种形式的肺外结核。相较于非HIV 感染者，HIV 感染者更易出现肺外结核，并且发生肺外结核的风险随着 $CD4^+$淋巴细胞计数的减少而增加。外周淋巴结和胸膜是肺外结核最常累及的两个器官，但也可累及任何部位或器官。其他常见的肺外结核部位是血管丰富的区域，如肾、骨髓、脊柱及长骨的生长端。

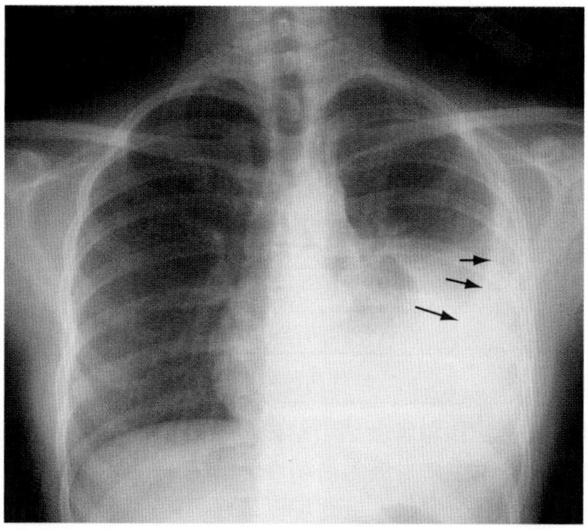

图 31-3 一名年轻成人的原发性肺结核。胸部 X 线片显示存在大范围的左侧胸腔积液（箭头所指处）

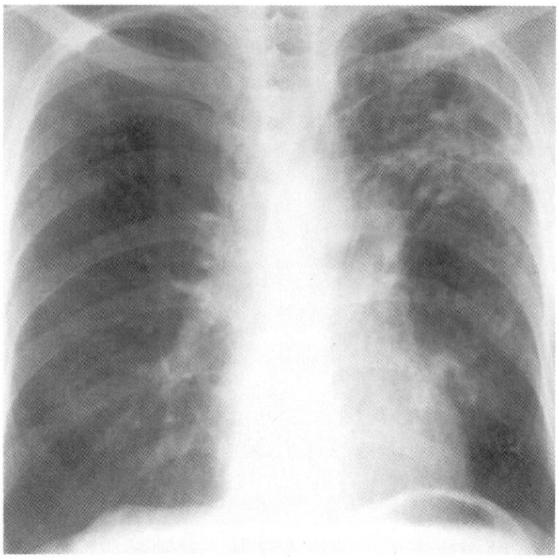

图 31-4 继发性肺结核。胸部 X 线片显示肺上叶网格状结节影伴空腔形成。肺下部可见感染沿支气管扩散表现

结核性淋巴结炎（淋巴结结核）

淋巴结炎是肺外结核最常见的形式，约占肺外结核的 25%。结核性淋巴结炎最常累及颈前、颈后或锁骨上窝淋巴结，常表现为无痛性红斑样的硬团块状肿物。在非 HIV 感染者中，病灶通常位于单侧，不累及其他器官，亦缺乏全身症状。然而，对于 HIV 感染者，其结核性淋巴结炎往往表现出多灶病变和全身症状。若不采取治疗，肿块将会变大并可能形成瘘道。

结核性淋巴结炎的诊断方法通常包括细针穿刺或切除组织的病理学活检、抗酸杆菌检测及分枝杆菌培养。几乎所有的病例均可找到分枝杆菌感染（包括合并干酪性肉芽肿）的组织病理学证据，但涂片阳性率仅为 25% ～ 50%，培养阳性率接近70% ～ 80%。

胸膜结核

胸膜炎是原发性结核病的常见表现之一，是胸膜下干酪样病灶溃破入胸膜腔所致，导致迟发型超敏反应并产生蛋白浓度较高的胸腔积液。大多数患者最初表现为胸痛、发热和干咳。如果不采取治疗，胸水会在 2 ～ 4 个月内自行吸收。但 5 年内的复发率高达约 65%。

诊断结核性胸膜炎首先需要采样胸腔积液。在疾病早期，胸腔积液中以多形核白细胞为主，但绝大多数情况下，以单个核细胞居多。细胞计数的范围通常为 100 ～ 5000 个 / 微升，这些细胞几乎全为淋巴细胞，若出现间皮细胞和（或）嗜酸性粒细胞则不支持结核病诊断。

结核性胸膜炎患者胸水的抗酸杆菌（AFB）涂片阳性率很低，培养阳性率也仅有 20% ～ 40%，但诱导痰标本结核分枝杆菌分离率可达 30% ～ 50%，因此，推荐所有患者应接受诱导痰的结核分枝杆菌培养。胸膜活检标本的诊断阳性率最高，如可获得至少三个标本，阳性率可高达 80% ～ 90%。经胸腔镜胸膜活检基本都可确诊，但其为侵入性检查，费用昂贵且许多医院并不具备开展此项检查的条件。

其他可能对结核性胸膜炎诊断有帮助的检测是腺苷脱氨酶和 γ- 干扰素（IFN-γ）测定。腺苷脱氨酶的标志物显示出较高的灵敏度，但特异性变化较大。最近的一项 meta 分析显示，在非 HIV 感染的结核性胸膜炎患者中，胸水 IFN-γ 检测的灵敏度和特异性分别为 89% 和 97%。在 HIV 感染患者中也同样具有高灵敏度和特异性。

若渗出性胸膜炎患者 TST 或 IGRA 结果均呈阳性，临床医生应认真考虑结核性胸膜炎的诊断。是立即给予经验性治疗抑或进行胸膜活检，将取决于诊断的确定性及患者是否存在耐药结核的风险，对于后者，应获取胸膜组织用以制作涂片和培养，进而进行药敏试验。

泌尿生殖系统结核

泌尿生殖系统结核约占肺外结核的 15%，可影响肾或生殖器。肾结核可表现为局部症状，如排尿困难、血尿、尿频和腰部不适。然而多数情况下，患者可能并无症状。尿常规检查可显示无菌性脓尿、血尿或兼而有之。若患者进行三次晨尿标本培养，分离出结核分枝杆菌的阳性率高达 80% ～ 95%，而肺结核患者尿培养阳性率约 5%。静脉肾盂造影可显示肾或输尿管狭窄和肾积水等破坏性改变。计算机断层扫描（CT）通常可显示肾肿大合并脓肿形成。

生殖系统受累在肾结核患者中很常见。男性通常表现为精囊、前列腺或附睾的缓慢扩大。一般可通过细针穿刺或尿培养予以诊断。女性患者输卵管是主要受累的部位，往往表现为盆腔疼痛、子宫异常出血、月经不调、闭经或不孕等。尿培养及子宫内膜活检或刮宫术常用于诊断女性生殖器结核。不幸的是，即使治疗成功，不孕不育也很常见。

骨关节结核

一般认为，骨结核由初次感染时种植的病灶复发所致。感染自骨的软骨下区域开始，然后蔓延到软骨、滑膜和关节间隙。虽然承重骨最有可能受累，但实际上任何骨骼或关节均可累及。多数情况下，超过 50% 的病例是脊柱结核或波特病。儿童最常见的受累部位是上胸椎，而成人累及的则为下胸部和上腰椎。除脊柱外，臀部和膝盖是骨结核最常见的发病部位。

大多数患者最初表现为受累关节疼痛，而通常并无全身症状，因此经常被误诊。如 X 线检查可见提示诊断的病变，通常首先疑诊为骨关节结核。典型的表现包括干骺端糜烂和囊肿、软骨病损以及关节间隙变窄。波特病通常累及两个椎体和关节间隙。应该行 CT 和（或）磁共振成像（MRI）以充分明确疾病类型及受累程度。确诊需要抽吸关节液或关节周围脓肿，或对受累骨或滑膜进行活检。关节液的快速抗酸涂片阳性率为 20% ～ 25%，分枝杆菌分离率可高达 60% ～ 80%。骨和关节滑膜活检标本中几乎均存在肉芽肿性炎症的组织病理学证据。

中枢神经系统结核

脑膜炎是最常见的中枢神经系统（CNS）结核，而结核瘤则较为少见。结核性脑膜炎虽然比过去更少见，但在所有结核病中，其发病率和病死率仍为最高，病死率将近 20%。患者起病通常表现为头痛、行为异常、神志不清、发烧和颅神经异常等，偶尔发生癫痫。

CT 和 MRI 可为基底部脑膜炎提供证据，或可显示脑积水或结核性脓肿。但是脑膜炎的确诊则必须行脑脊液（CSF）检查和培养。脑脊液中蛋白通常升高，葡萄糖浓度下降。脑脊液蛋白浓度过高则预后较差。白细胞计数升高，达到 100 ～ 1000 个 / 微升，其中大部分是淋巴细胞。与结核性胸膜炎的胸腔积液类似，脑脊液多形核细胞优势可能会出现在疾病早期。抗酸杆菌涂片阳性率仅为 10% ～ 25%，而培养阳性率则将近 55% ～ 80%。据报道，单 RD-1 抗原特异性酶联免疫斑点法（ELISPOT）联合其他快速测试（革兰氏染色和隐球菌抗原检测）是结核性脑膜炎的“纳入诊断”检测，其灵敏度和特异性分别为 82% 和 100%。

胃肠道结核

虽然胃肠道结核在 HIV 感染者中更为常见，但其仍是一种较为少见的肺外结核。最常见回盲部结核和结核性腹膜炎。回盲部结核表现为类似于阑尾炎或肠梗阻的腹痛，诊断比较困难，往往在手术时才会发现。

结核性腹膜炎常表现为腹痛和腹胀。发热、体重减轻和厌食也很常见。腹水的蛋白浓度通常较高，白细胞计数一般超过 150 个 / 毫升，并以淋巴细胞为主。其抗酸杆菌涂片阳性率很低，培养阳性率为 50% ～ 80%。据报道，使用 1 L 腹水进行培养会提高阳性率。通常可通过腹腔镜活检确诊腹膜结核。

心包结核

结核性心包炎是一种相对少见的肺外结核，其临床表现多变，在疾病不同阶段表现亦不同。疾病早期的表现以发热和胸痛为主。一些患者表现为大量心包积液以及心包填塞的症状和体征，另一些则表现为缩窄性心包炎。心包积液通常呈浆液血性，偶尔也呈明显血性，以淋巴细胞渗出液为主；尽管也有报道称白细胞计数超过 50 000 个 / 微升，但一般为 5000 ～ 7000 个 / 微升。其抗酸杆菌涂片阳性率很低，培养阳性率不到 1/3。心包活检的病理标本可找到与分枝杆菌感染一致的组织病理学证据，但有时也呈非特异性炎症。

粟粒性肺结核

发生粟粒性或播散性结核病时，结核杆菌通过血液传遍全身，导致微小（1 ～ 2 mm）肉芽肿性病变。粟粒性结核多见于婴儿、小于 4 岁的幼儿及免疫功能低下的人群。疾病多源自早期感染后播散或复发后播散。播散性结核病通常发展隐秘，伴有全身症状，如发热、乏力、消瘦、疲劳及食欲缺乏。咳嗽和呼吸困难也可能是主要症状。症状持续时间平均约为 16 周，但部分患者可能延迟诊断达 2 年以上。胸部 X 线片常显示经典“粟粒”样的弥漫性小结节病变（图 31-5）。患者的痰抗酸杆菌涂片阳性率为 20% ～ 25%，痰结核分枝杆菌培养的阳性率高达 65%。对于无法咳痰或痰涂片阴性的患者，应考虑行支气管镜检查。其他潜在病原学来源包括尿液（培养阳性率可达到 25%）以及肝和骨髓（培养阳性率可达到 25% ～ 40%）。

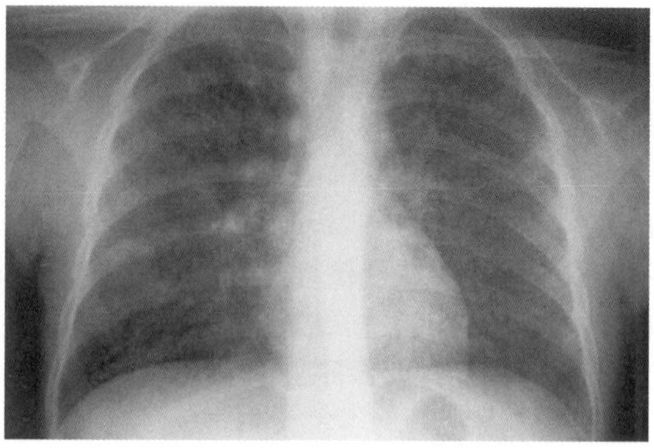

图 31-5 一年龄较大儿童的粟粒性结核。胸部 X 线片显示存在直径为 2 ～ 3 mm 的弥漫性小结节。患者被诊断为播散性结核伴脑膜炎

诊断

至于结核病的诊断，首先必须怀疑存在该病。在前述特定的高危人群（表 31-1）中，如临床和（或）影像学的表现支持结核病，则应疑诊结核病。根据病史应可得出疑诊患者是否曾经暴露于结核分枝杆菌或既往有过结核感染或疾病史。如前所述，患者的临床症状表现不一，具体取决于受累的部位及疾病的程度。指南建议，所有不明原因咳嗽持续 2 ～ 3 周及以上的人都应进行结核评估。值得注意的是，高达 20% 的肺部疾病患者无症状。体格检查结果并无特异性，且根据受累部位的不同而存在差异。在 HIV 感染者中，出现结核病的潜在风险显著升高，而该疾病的症状和体征往往呈非典型性，故任何不明原因的呼吸道感染或发热均应考虑结核病。

结核菌素皮试及 γ- 干扰素释放试验

结核菌素皮试（TST）使用纯化蛋白衍生物（PPD），是确定潜伏性结核感染（LTBI）人群最常用的方法，后文继续讨论，但 TST 不应用于活动性结核的诊断。一般而言，TST 检测活动性结核的灵敏度为 65% ～ 94%，但对于播散性疾病的危重患者，其灵敏度有所下降，仅为 50%。因此，TST 反应阴性从来不能排除结核诊断。

γ- 干扰素释放试验（IGRAs）检测全血中由结核分枝杆菌抗原刺激产生的 IFN-γ 的释放量。全血与早期分泌抗原靶 6（ESAT-6）、培养滤液蛋白 10（CFP10）、TB7.7 和对照抗原孵育过夜，此前暴露于结核分枝杆菌的致敏淋巴细胞会释放出 IFN-γ。目前可用的 IGRAs 包括 QuantiFERON-TB（QFT-TB）

Gold 和 QFT-TB Gold。In-Tube（QFT-GIT）采用酶联免疫吸附试验（ELISA）（Cellestis Limited，Carnegie，Victoria，Australia）测试血清中的 IFN-γ，T-SPOT.TB 测试采用酶联免疫（酶联免疫斑点法）（ELISPOT）（Oxford Immunotec，Oxford，United Kingdom）确定 IFN-γ 生成细胞。

报道称在活动性肺结核患者中 QFT-GIT 的灵敏度不同，从 62% ～ 94% 不等，合并灵敏度约为 80%，而 T-SPOT.TB 测试的灵敏度在 35% ～ 100%，合并灵敏度为 81%。相比之下，在结核患者中 TST 的合并灵敏度为 65%。虽然与 TST 相比，IGRAs 的灵敏度有所提高，但其排除活动性结核病的可信度仍过低，两种测试均无法区分潜伏性结核与活动性结核。

放射学检查

胸部平片是发现肺结核的灵敏但非特异性的方法。肺结核影像学表现不尽相同，具体取决于患者是原发性还是继发性结核以及是否合并 HIV 感染。原发性肺结核患者最初的影像学评估可发现下肺斑片影和胸腔积液（图 31-3）。结核复发常累及上叶尖后段或下叶背段（图 31-4），常见空洞和肺萎缩，而原发性结核较少见上述征象。合并 HIV 感染的患者，其胸部 X 线片表现取决于免疫抑制的严重程度。在 HIV 疾病的早期，胸部 X 线片可能表现为典型的复发模式，伴有空洞（图 31-6）；但随着 $CD4^+$细胞计数下降，胸部 X 线片表现更类似原发性肺结核（图 31-7）。尽管合并 HIV 感染的肺结核患者的痰抗酸杆菌涂片呈阳性，但有时候其胸部 X 线片可能表现正常。

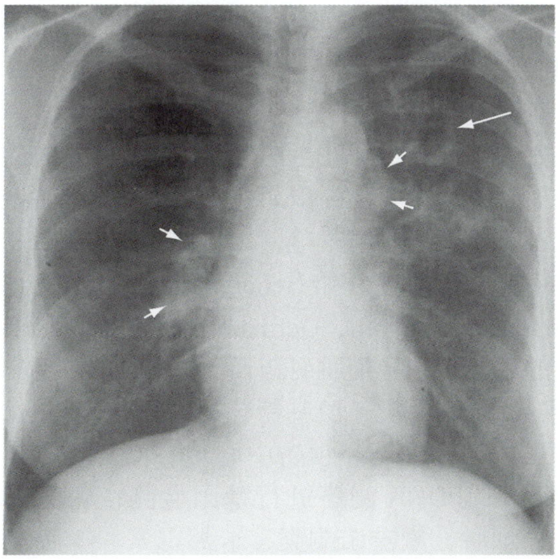

图 31-6　一例人类免疫缺陷病毒（HIV）感染者的肺结核。胸部 X 线片显示左上叶空洞形成（大箭头所指处）。此外还存在双侧肺门腺病和主动脉肺动脉窗腺病（小箭头所指处）的证据

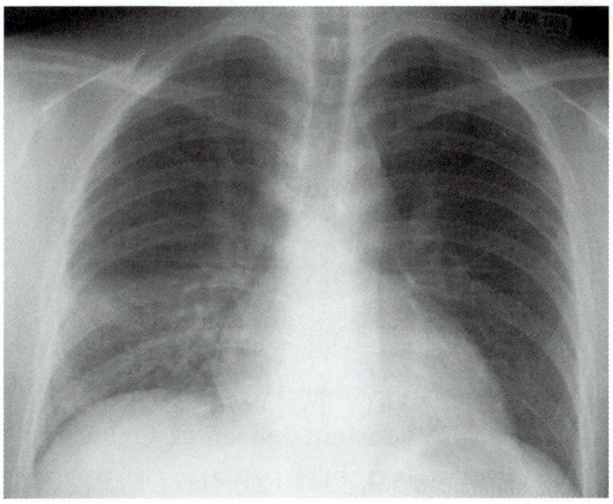

图 31-7　一例人类免疫缺陷病毒（HIV）感染者的初发型肺结核表现。胸部 X 线片显示右下叶和右中叶气腔实变伴右肺门和气管旁可疑腺病

细菌学检查

痰涂片镜检

诊断肺结核应首先收集患者 8 ～ 24 h 内的两个或三个自发咳出的痰标本，至少有一个晨痰。通常用两种方法进行抗酸染色：石炭酸复红液染色法（Ziehl-Neelsen 和 Kinyoun 法）和使用金胺 O 或金胺罗丹明染料的荧光法（图 31-8）。

通过染色涂片法检测抗酸杆菌，其浓度必要达到 5000 ～ 10 000 条菌株 / 毫升。痰结核杆菌涂片的灵敏度为 50% ～ 80%，具体取决于疾病的严重程度；与没有空洞的患者相比，合并空洞的患者更易在痰液中找到结核杆菌。以发光二极管（LED）为基础的荧光显微镜比常规光镜灵敏度稍高，可用于快速检测。如果患者无法咳痰或痰涂片阴性，可以使用其他诊断手段。在这种情况下，无论是诱导痰还是经纤维支气管镜（FOB）活检均可提供足够的标本。研究显示，高渗盐水诱导痰和经纤维支气管镜行支

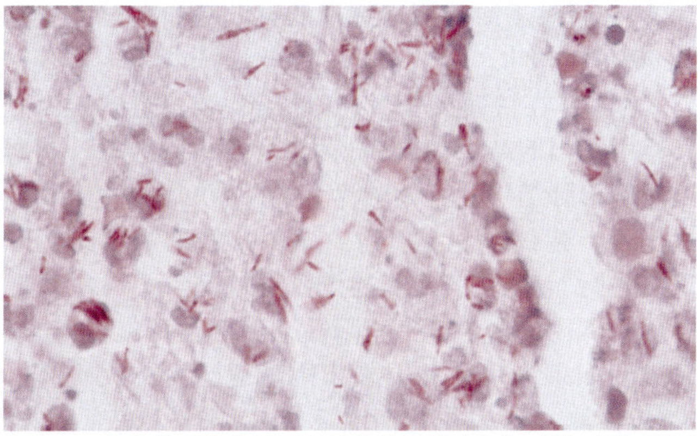

图 31-8　组织抗酸染色显示结核分枝杆菌（齐尔-尼尔森染色法）

气管肺泡灌洗所得到的涂片阴性率大致相似。纤维支气管镜最初用于怀疑结核而涂片阴性的 HIV 感染者，这一技术还可帮助确定这些患者的其他病因。

分枝杆菌培养及鉴定

结核分枝杆菌培养仍然是诊断结核病的“金标准”，分离菌株对于药敏试验和基因分型必不可少。因此，应将所有可能含有分枝杆菌的临床标本接种到培养基上。有三种不同类型的传统培养基：鸡蛋培养基（Lowenstein-Jensen 或 Ogawa）、琼脂培养基（Middlebrook 7H10 或 7H11）和液体培养基（Middlebrook7H12）。分枝杆菌在液体培养基中的生长速度比在固体培养基更快。与固体培养基相比，自动化商业肉汤系统检测出分枝杆菌只需 1 ～ 3 周，而前者则需要 3 ～ 8 周。然而，固体培养基更有利于观察菌落形态及检测混合感染。由于只需要 10 ～ 100 个菌落即可检测出结核分枝杆菌，故培养法比涂片检查更加灵敏，灵敏度范围在 80% ～ 93%。可通过培养鉴定结核菌，并使用化学法或分子生物学方法与非结核分枝杆菌相鉴别。

分子检测

核酸扩增检测法（NAAs）可在 24 ～ 48 h 内对临床标本中结核分枝杆菌的特异性核酸序列进行扩增和检测。经美国食品药品监督管理局（FDA）批准可在美国使用的 NAA 有两种：AMPLICOR 结核分枝杆菌试剂盒（Roche Diagnostic Systems，Inc.，Branchburg，New Jersey）和结核分枝杆菌复合群核酸检测试剂盒（TMA 杂交法）（Gen-Probe，Inc.，San Diego，California）。增强型 MTD（E-MTD）试剂经批准可用于检测涂片阴性及涂片阳性的标本，但 AMPLICOR 试剂仅可用于痰涂片阳性标本。大多数研究显示，检测的灵敏度至少为 80% ～ 90%，涂片阳性标本特异性高达 98% ～ 99%。对于涂片阳性标本，已证实 E-MTD 检测法的灵敏度和特异性接近 100%，而对于涂片阴性标本的灵敏度和特异性分别为 90% 和 99%。

NAAs 在快速区分 NTM 感染和结核感染方面尤其有用。当 NAA 和抗酸杆菌涂片均为阳性时，基本可以确诊肺结核并开始治疗。如果 NAA 阴性而痰涂片阳性，建议检测是否存在 NAAs 的抑制因素，并重复进行 NAA。若没有检测到抑制剂且第二次痰标本仍为 NAA 阴性和涂片阳性，患者很可能是 NTM 感染。如果涂片阴性但临床中高度疑诊结核，应行 NAA 检测，因为在此情况下 NAA 阳性则表明很可能患有结核病。但涂片阴性患者的 NAA 结果显示阴性并不能排除结核。NAA 测试不应用于结核感染低风险的患者。经证实，NAA 可缩短诊断时间、加速接触者调查并减少非必要的结核治疗，是结核诊断设备不可或缺的一部分。

已有文献系统回顾了使用 NAA 检测肺外标本的价值。市售试剂用于检测脑脊液和胸腔积液中结核分枝杆菌的灵敏度将近 60%，特异性为 98%。因此，NAA 有助于确诊 CNS 或胸膜结核，但由于灵敏度低，不能用于排除疾病。

Xpert MTB/RIF（Cepheid，Sunnyvale，California）是一种自动化诊断系统，其采用实时聚合酶链反应（PCR）方法来扩增 MTB—特异性序列 *rpoB* 基因，并可通过分子信标探针对该基因进行探测，以确定是否存在利福平耐药性。该设备在两个小时内提供结果，即是否存在结核分枝杆菌和利福平耐药性。在一项大型的多国研究中，Xpert MTB/RIF 能正确识别 98% 的涂片及培养阳性结核患者。对于涂片阴性而培养阳性的患者，其灵敏度是 72%。

药敏试验

应对所有初步分离的菌株进行药敏研究，但只有在分枝杆菌培养经验丰富的实验室方可进行。对治疗无效或复发患者也应进行药敏试验。在美国，最常使用的方法有琼脂比例法和液体辐射或化学发光法。自动化辐射测量法可更快速提供药敏试验结果，但往往需要固体培养基法来确认。

目前已出现更快速的耐药性检测方法。WHO 建议，对于异烟肼和利福平或利福平单药的耐药检测，相较于常规试验法，应优先采用快速药敏试验法。先前描述的 Xpert MTB/RIF 可正确识别 98% 的利福平耐药。由于利福平耐药很少单独发生，一般与异烟肼耐药同时出现，故利福平耐药常提示耐多药结核病。Xpert MTB/RIF 可在 2 h 内初步诊断耐多药结核病。与 Xpert MTB/RIF 不同，其他分子法能够识别结核分枝杆菌基因组突变造成的多药耐药。线探针试验，如 Genotype MTBDR*plus*（Hain Lifesciences，Nehren，Germany）可以检测基因突变所致的利福平和异烟肼耐药，而 MTBDRsi 检测还可识别对氟喹诺酮类、氨基糖苷类和乙胺丁醇的耐药。在美国，疾病控制和预防中心（CDC）耐药分子检测项目采用 DNA 测序进行基因检测，确定对利福平、异烟肼、氟喹诺酮类、卡那霉素、丁胺卡那霉素和卷曲霉素耐药的基因突变。这项服务之前已经获得批准，接受并检测来自耐多药或泛耐药结核高风险患者的菌株。

治疗

发现和治疗结核患者是防止结核在社区内传播最有效的方法。为防止出现耐药结核，必须使用至少两种敏感药物。常用的一线和二线抗结核药物的剂量如表 31-2 和表 31-3 所示。在美国，标准短程化疗方案包括使用 6 个月异烟肼和利福平，最初 2 个月加用吡嗪酰胺和乙胺丁醇，而一旦确定是药物敏感菌株，即可停用乙胺丁醇（表 31-4）。前 2 个月的疗程结束后，延续期可以选择其他的治疗方案。对于 HIV 阴性且 2 个月疗程结束后涂片阴性的患者，如初始胸部 X 线片无空洞，则可采用利福喷丁和

表 31–2　针对成人及儿童的一线抗结核药物治疗方案

药物	剂型	剂量			
		每日	1×/wk	2×/wk	3×/wk
异烟肼	片剂（50 mg、100 mg、300 mg）；酏剂（50 mg/5 ml）；静脉注射或肌内注射水溶液（100 mg/ml）	成人（最大量）：			
		5 mg/kg（300 mg）	15 mg/kg（900 mg）	15 mg/kg（900 mg）	15 mg/kg（900 mg）
		儿童（最大）：			
		10 ～ 15 mg/kg（300 mg）	—	20 ～ 30 mg/kg（900 mg）	—
利福平	胶囊（150 mg，300 mg）；可将药粉制作成混悬剂以口服给药；静脉注射水溶液	成人（最大）：			
		10 mg/kg（600 mg）	—	10 mg/kg（600 mg）	10 mg/kg（600 mg）
		儿童（最大）：			
		10 ～ 20 mg/kg（600 mg）	—	10 ～ 20 mg/kg（600 mg）	—
利福布汀	胶囊（150 mg）	成人（最大）：			
		5 mg/kg（300 mg）	—	5 mg/kg（300 mg）	5 mg/kg（300 mg）
		儿童（最大）：			
		儿童合适用量不详	儿童合适用量不详	儿童合适用量不详	儿童合适用量不详
利福喷汀	片剂（150 薄膜衣片）	成人：			
		—	10 mg/kg（继续期）（600 ～ 900 mg）	—	—
		儿童：			
		药物未被批准用于儿童	药物已被批准用于儿童	药物未被批准用于儿童	药物未被批准用于儿童
吡嗪酰胺	片剂（500 mg，带刻痕）	成人：			
		20 ～ 25 mg/kg（2 g）	—	35 ～ 50 mg/kg（4 g）	30 ～ 40 mg/kg（3 g）
		儿童：			
		15 ～ 30 mg/kg（2 g）	—	50 mg/kg（4 g）	—
乙胺丁醇	片剂（100 mg，400 mg）	成人：			
		15 ～ 20 mg/kg（1.6 g）	—	35 ～ 50 mg/kg（4 g）	20 ～ 35 mg/kg（2.5）
		儿童：			
		15 ～ 20 mg/kg（1 g）	—	50 mg/kg（4 g）	—

为了防止获得性耐药的出现，临床医生必须为患者开具足够的药物并确保其坚持治疗，应尽可能使用直接督导治疗（DOT）。如果 DOT 不可行，应该使用组合制剂，包括异烟肼及利福平，或者异烟肼、利福平和吡嗪酰胺。

未经治疗的活动性肺结核患者具有传染性，尤其是痰标本中存在结核杆菌的患者，结核治疗可迅速消除其传染性。依照 CDC 的意见，如果患者已经接受 2 周或更长时间的恰当治疗，临床治疗反应良好，并在连续三次（不在同一天）痰涂片结果呈阴性，则可认为其不具有传染性。

特殊情况

人类免疫缺陷病毒合并感染

尽管免疫功能低下，但合并 HIV 感染的结核患者对异烟肼和利福平的治疗反应良好。因此，目前建议这类患者和 HIV 血清学阴性患者使用同样的初始抗结核方案。最近旧金山的一项研究指出，HIV 感染者的结核年复发率是 9.3/100 人，而未感染 HIV 或 HIV 血清学状态未知患者的年复发率仅为 1.0/100 人。此外，若 HIV 感染患者仅使用 6 个月的治疗方案，其复发率是延长疗程患者的四倍。研究表明，间歇疗法的复发率及利福平获得性耐药率均更高。因此，HIV 感染者，尤其是进展期 HIV 患者，不应使用高度间歇疗法。

合并 HIV 感染的结核患者的治疗更为复杂，其原因如下：利福霉素类和抗反转录病毒制剂可能存在相互作用，诸如蛋白酶抑制药和非核苷反转录酶抑制药（NNRTIs）；免疫重建综合征的风险；发生获得性耐药的倾向。利福霉素是细胞色素 P-450 通路的诱导物（利福平＞利福喷丁＞利福布丁），因此会促进某些抗反转录病毒药物的代谢。这些药物的某些组合是禁忌的，另一些组合也必须调整药物剂量。因此有必要相关领域的专家会商，以便为这类患者确定最佳的治疗方案。

对于所有合并 HIV 感染的结核患者，无论 $CD4^+$ 计数多少，均应开始抗反转录病毒治疗。对于首次接受抗反转录病毒治疗的患者，由于抗反转录病毒药物与抗结核药物的相互作用和免疫重建综合征，抗反转录病毒治疗的启动时机一直备受争议。最近南非的一项试验表明，“一体化”治疗（结核病治疗期间即开始抗反转录病毒治疗）相对于“序贯”疗法（在结核病治疗完成开始抗反转录病毒治疗），其病死率下降了 56%。柬埔寨的一项试验针对 $CD4^+$ 计数低于 200 个 / 微升的 HIV 患者，比较了抗结核治疗 2 周或 8 周后启动抗反转录病毒治疗的差异，结果表明，较早启动抗反转录病毒治疗使病死率下降了 34%。

肺外结核

一般而言，肺外结核的治疗与肺结核遵循相同的原则。但肺外结核可能更常采用外科手术和皮质类固醇激素治疗。确诊为中枢神经系统结核或心包结核后应考虑使用皮质类固醇激素。经证实，皮质类固醇激素可改善急性期和较晚期结核性心包炎的预后，但并不会显著降低其心包缩窄的进展及心包切除术的需求。对于中枢神经系统结核，据证实，皮质类固醇激素可降低儿童神经系统后遗症的发病率。而骨关节结核和中枢神经系统结核，治疗时间应分别延长至 6 ～ 9 个月和 9 ～ 12 个月。

儿童

儿童的治疗方案同成人，但应适当调整剂量。虽然一些专家不建议儿童使用乙胺丁醇，但一旦怀疑有潜在的耐药时应使用该药，并且似乎是安全的。此外，一些专家建议儿童播散性疾病或脑膜结核疗程应增加至 9 ～ 12 个月。HIV 感染的儿童应至少接受 9 个月的治疗。

怀孕和哺乳

孕妇和哺乳期妇女的活动性肺结核必须得到及时治疗，因为相较于药物治疗带来的较小风险而言，未经治疗的结核对于胎儿或婴儿的潜在危害常常更为严重。由于缺乏有关致畸性数据，在美国目前不建议孕妇使用吡嗪酰胺，但世界卫生组织（WHO）和国际防痨协会（IUATLD）则建议使用该药。

耐药结核病

最近世界卫生组织发布了耐药结核规范管理的新指南。有关推荐方案依据世界卫生组织委托开展的若干个大型系统性回顾的结果而制订。对于多耐药结核患者，四个二线药物以及吡嗪酰胺都可能有效，并应使用强化治疗。治疗方案应包括吡嗪酰胺、新氟喹诺酮类药物、一种注射剂、乙硫异烟胺或丙硫异烟胺以及环丝氨酸（环丝氨酸不能使用的情况下，可选择 PAS）。未发现任何一种二线非口服药物优于另一种。虽然可以用阿米卡星代替卡那霉素，但由于卡那霉素成本较低，因而使用更多。不推荐使用链霉素。在至少 20 个月的总疗程中，推荐强化期（注射期）不应少于 8 个月。耐多药结核病的治愈率平均为 60% ～ 70%（范围在 30% ～ 95%）。泛耐药结核病病死率高，治愈率从 30% 到 60% 不等。从耐药结核治疗的复杂性和有可能需要手术治疗这两点来看，应在耐药结核治疗的早期阶段就咨询相关专家。

临床病程及预防

不良反应的监测以及对治疗的反应

所有接受抗结核治疗的患者都必须接受有关药物不良反应的健康教育。除了应告知患者药物潜在的严重副作用外，也应提醒他们某些轻微的副作用，如利福平使尿液变为橙色。开始药物治疗前应完善相关检查，如肝酶、胆红素、血清肌酐和尿素氮以及包括血小板在内的全血细胞计数。如果治疗方案中含有吡嗪酰胺，则治疗前应检测血清尿酸水平。对于接受乙胺丁醇的患者，应监测其视力及红绿辨色能力。虽然例行实验室检查监测药物毒性可能并没有必要，但多数治疗中心会选择在治疗 1 个月后复查肝功能，之后若出现肝功能损害的症状或肝功能检查相关水平显著升高则也需要复查。

每月定期一次痰液检查对监测治疗反应至关重要。治疗 2 ～ 3 个月后痰涂片和培养都应转阴性。若治疗 3 个月后痰涂片仍呈阳性，则必须重新对患者进行评估；特别需要监测其依从性并排除获得性耐药。同时，应重复药敏试验，并重新评估治疗方案的适宜性。

预防

预防结核病最好的方法就是识别出活动性肺结核病例，并对其进行治疗直至治愈，以防止结核传播。不幸的是，大多数传播其实是发生在诊断和开始治疗之前，所以需要用其他的方法来预防结核病的发生。目前有两种方法可做到这一点。一是给患者接种唯一可用的结核疫苗—卡介苗（BCG）。虽然卡介苗是世界上最广泛使用的疫苗，但人们现在已经意识到这种方法存在严重缺陷（后文将予以详述）。二是诊断潜伏性结核感染并采用抗结核药物对其进行治疗，以防止发展为活动性结核。

潜伏性结核感染的诊断

大多数感染结核分枝杆菌的患者可通过自身充分的细胞介导免疫来阻止其发展为活动性结核。尽管如此，如前所述，仍约有 10% 的受感染人群会发展为结核病。在结核发病率较低的国家（如美国），治疗潜伏性结核感染（LTBI）是预防结核病的主要手段，因为治疗可降低高达 92% 的感染发展为结核病的风险。应针对临床和流行病学中具有高风险的人群，检测其是否存在潜伏性结核感染（图 31-10）。迄今为止，唯一检测潜伏性结核感染的方法是 TST。最近，血清学检测方法取得了进一步发展，提供了一种新的 TST 替代方法。

结核菌素皮肤试验

TST 作为诊断 LTBI 的传统手段已有超过 100 年的历史。皮内注射结核菌的反应是典型的迟发型超敏反应，其特征是在 48 ～ 72 h 反应达顶点，出现硬结，偶有水泡和坏死。标准的结核菌素试验通常在前臂掌面皮内注射 0.1 ml（5 个结核菌素单位）的 PPD。通过感染结核分枝杆菌或与其有交叉反应的其他分枝杆菌抗原诱发致敏。TST 反应结果应在注射后 48 ～ 72 h 由受过培训的专业人员进行判读，判读一般依据的是硬结大小，而非红斑。

随着时间的推移，某些患者由分枝杆菌感染引

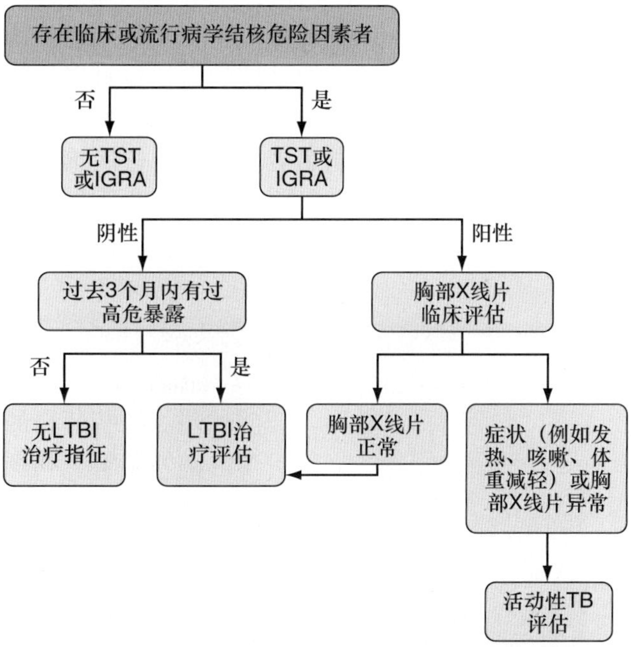

图 31-10 潜伏性结核（LTBI）感染筛查流程图。对于存在临床或流行病学结核（TB）危险因素者，应进行结核菌素皮肤试验（TST）或 γ- 干扰素释放试验（IGRA）。对于结果阳性者，有理由进行临床评估和胸部 X 线检查。如果两者均有异常发现，则应对患者进行活动性 TB 可能性评估。如果胸部 X 线片表现正常，则患者属于 LTBI 治疗候选者。如果初步 TST 反应或 IGRA 结果为阴性，但患者曾与传染性 TB 病例进行过接触，则仍有治疗指征

起的迟发型超敏反应可能有所减弱，导致这些实际既往感染人群的 TST 反而呈阴性。但若在这些患者中进行二次注射，可能会“增大”或增加二次反应的硬结面积，导致 TST 反应呈阳性并错误提示结核菌素阳转。TST 可使减弱的反应恢复强度，这种现象也称为增强现象。

由于很难区分结核菌素阳转（意味着近期感染）和反应增强（意味着既往感染），故建议在需要每年进行 TST 和年龄超过 55 岁的人群中进行两步测试。

TST 对诊断结核分枝杆菌感染并非完全特异，NTM 感染或接种卡介苗均可导致假阳性。对于已经接种卡介苗的患者，卡介苗本身（而不是潜伏性结核感染）导致 TST 阳性反应为假阳性结果的可能性取决于接种的年龄。在 24 项研究中，囊括了近 250 000 名婴儿期接种卡介苗的研究受试者，10 年后由于此原因而导致 TST 阳性的仅有 1%。婴儿期接种卡介苗对 TST 反应的影响更为显著和持久。实际上，如果接种卡介苗是至少好几年前的事，大多数临床医生判读 TST 结果时会忽略患者的卡介苗接种史。

根据受检个体或人群（表 31-1），设置了三个不同的阈值—5 mm、10 mm 和 15 mm 作为界定结核菌素阳性反应的指标。对于结核病风险最高的人群，推荐硬结直径≥ 5 mm 为阳性。这组人群包括已确诊或疑诊 HIV 感染者、活动性结核的密切接触者、可见陈旧性 TB 伴纤维化的胸部 X 线片表现异常者（图 31-11）以及其他免疫抑制患者。对于结核病感染中度风险的人群，推荐硬结直径≥ 10 mm 为阳性。其余则是没有危险因素的低风险患者，推荐硬结直径≥ 15 mm 为阳性，原则上这类患者不需要进行筛查。

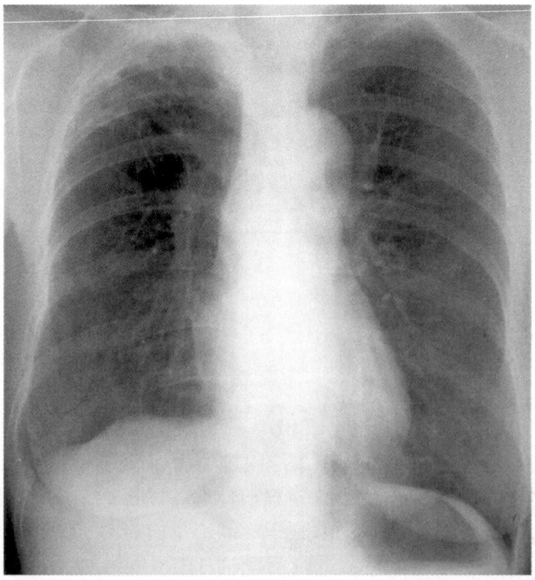

图 31-11 一名有肺结核病史患者的胸部 X 线片。病变包括右上叶的线状及结节状模糊影伴胸膜增厚。此外可见继发于右偏侧膈抬高和右肺门向上回缩

近期 TST 阳转的人群发展为结核病的风险较高，因此，确定其为潜伏性结核感染的优先治疗对象。在美国，TST 阳转是指硬结直径在 2 年间内至少增加 10 mm。

γ - 干扰素释放试验

如前所述，有三种新的基于 T 细胞的 LTBI 诊断方法：QFT-TB Gold、QFT-GIT 和 T-SPOT.TB 测试。QFT-TB Gold 检测采用 ELISA 法测量 IFN- γ 抗原特异性产物，而 T-SPOT.TB 采用 ELISPOT 测量产生 IFN- γ 的细胞数。CDC 建议，这些检测手段在已使用 TST 的任何情况下均可采用，而英国国家临床优化研究所则建议将 IGRAs 作为 TST 的验证试验。

大量研究通过采用不同的测试版本，在各类受试人群及不同的实验室条件下对上述三种方法进行了评估。总体而言，QFT-GIT、T-SPOT.TB 和 TST 的特异性大约分别为 99.8%、97.8% 和 88.7%。但值得注意的是，由于缺乏检测 LTBI 的“金标准”，这些检测方法真实的特性尚不明确。在评估与暴露程度相关性的研究中，两种 IGRA 与结核暴露的相关性均优于 TST，也不受既往接种卡介苗的影响。

与标准 TST 相比，IGRAs 的优点在于：这些血液检测与卡介苗（BCG）和 NTM 预防接种存在极少的交叉反应性；就判读方面而言，比 TST 更少受到判读者人为因素的影响；患者仅需就诊一次即可获得结果；可更特异性地识别结核分枝杆菌感染。此外，相较于 TST，IGRAs 对于发展为活动性结核的预测性更强。在 LTBI 检测呈阳性并拒绝预防性治疗的患者中，TST、QFT-GIT 和 T-Spot.TB 针对发展为活动性结核的预测率分别为 2.3% ～ 3.3%、2.8% ～ 14.3% 和 3.3% ～ 10.0%。

治疗潜伏性结核杆菌感染

不推荐对所有的 LTBI 患者都进行治疗。然而，TB 感染和（或）结核病的高危人群则需要治疗。对于 TB 发病风险增加的人群，无论年龄大小，都建议进行 LTBI 的治疗。需要对拟治疗的 LTBI 患者进行临床和影像学评估，以排除活动性疾病的可能，这点至关重要。LTBI 治疗最常用的两种药物是异烟肼和利福平（表 31-5）。

美国公共卫生服务部在一项超过 70 000 名受试者（涵盖各类人群）的随机对照试验中，对异烟肼进行了评估。在这些研究中，与安慰剂相比，异烟

表 31–5　用于治疗成人潜伏性结核感染的推荐药物方案

药物	疗程（月）	给药间隔	最小剂量	说明
异烟肼	9	每日	270	首选：9 个月的异烟肼 可接受的备选药物：6 个月的异烟肼或 4 个月的利福平
		每周两次	76	
异烟肼	6	每日	180	不适用于 HIV 感染者、胸部 X 线片显示存在纤维化病灶者或儿童
		每周两次	52	
利福平	4	每日	120	适用于与异烟肼耐药、利福平敏感性肺结核患者有所接触者
利福喷汀 / 异烟肼	3	每周一次	12	新推荐的使用直接观察治疗的方案

HIV，人类免疫缺陷病毒

肼对降低活动性结核发病率的有效率为 25% ～ 92%，平均约为 60%，患者依从性越好则数值越高。基于这些研究，美国胸科学会（ATS）和 CDC 建议，INH 的给药采取每日 1 次或每周两次。治疗是否完成需要依据总的给药剂量判断，而非治疗持续时间。

肝炎是与 INH 有关的最重要的不良反应。虽然服用 INH 期间肝功能异常相对常见，但有症状的肝炎则较为少见。据估计，INH 相关肝炎发生率约为 1/1000 人，且随年龄增大发病率更高。INH 相关肝炎最重要的诱发因素是饮酒，故应建议患者在服药期间不要饮酒。此外，应告知所有服用 INH 的患者有关肝炎的体征和症状，包括恶心、呕吐、极度疲劳、腹痛、尿黄和黄疸，以使他们能够及时获得评估，防止肝炎进一步加重。

INH 其他潜在的副作用是由于干扰了 $VitB_6$ 的代谢而导致的周围神经病变。对易患神经病变（如糖尿病、尿毒症、营养不良和 HIV 感染）的患者、孕妇和癫痫症者，给予异烟肼治疗的同时应补充 $VitB_6$（剂量为 25 mg/d 或 50 mg/d）。

尽管只有一项大型随机试验评估了利福平单药治疗 LTBI 的有效性，但为期 4 个月的利福平单药治疗仍是 LTBI 治疗的替代选择。这项试验以 LTBI 风险特别高的矽肺患者作为受试对象，结果发现为期 3 个月的每日利福平治疗与为期 6 个月的每日异烟肼治疗具有同样的有效性。但每个治疗组中都有近 10% 的患者会发展为活动性结核。后续非药效试验表明，每日利福平单药治疗 4 个月副作用更少，并且比 9 个月异烟肼疗程的依从性更好。利福平单用的肝毒性极低，主要用于不能耐受异烟肼或可能受到耐 INH 的结核分枝杆菌感染者。

利福喷汀联合异烟肼（每周 1 次，为期 3 个月）是治疗结核发病率较低地区 LTBI 的第三种方案。2011 年，CDC 公布了结核预防试验（PREVENT TB trial）的结果。在这项为期 10 年的国际多中心研究中，纳入了超过 8000 名具有高风险活动性结核的 LTBI 患者，并随机将患者分成两组：接受利福喷汀＋异烟肼（每周一次，为期 3 个月）的直接督导组和接收标准剂量 INH（每日 1 次，为期 9 个月）的自我管理组。每周给药一次的利福喷汀＋异烟肼组安全性和耐受性良好，相较于单给 INH 组，其疗效相当（结核病例为 7 例与 15 例），依从性更佳（完成率为 82% 与 69%）。必须强调的关键一点是，PREVENT TB 试验比较了利福喷汀联合异烟肼直接督导及自我管理两种给药方式的有效性，结果尚不明确。

临床监测

虽然治疗前的肝功能检查并非常规，但建议在下列患者中使用：HIV 感染者、孕妇及产后 3 个月的产妇、肝病史者和酗酒者。如果治疗前肝功能检查显示已有异常或出现肝炎症状时，则需要定期复查。如果患者的血清转氨酶水平大于正常值的 3 倍并有肝炎症状，或虽无症状但血清转氨酶是正常值的五倍，均须立即停药。

特殊情况

合并感染人类免疫缺陷病毒

所有 HIV 感染者都必须进行结核和 LTBI 筛查。LTBI 合并 HIV 感染者一旦排除了活动性肺结核，都应接受 9 个月的异烟肼治疗。由于先前所述的药物间相互作用，正在服用蛋白酶抑制药（PI）或非核苷类反转录酶抑制药（NNRTI）的患者应谨慎使用利福平。服用这些抗反转录病毒药物的 LTBI 合并 HIV 感染者，在某些情况下可以使用利福布汀（常需调整剂量）替代利福平。

胸部X线片表现异常

对于存在结核潜伏性感染迹象、胸部X线片异常可见实质性纤维病变（图31-11）且未经治疗的患者，应收集其痰液以排除活动性结核。一旦排除活动性结核，即可选择9个月异烟肼和4个月利福平的方案对潜伏性结核予以治疗。

妊娠及哺乳期妇女

虽然妊娠期可安全使用INH，但在未感染HIV或未接触过传染性结核患者的情况下，多数临床医生常等到分娩后才开始治疗LTBI。

婴儿和儿童

5岁以下婴幼儿一旦感染，就具有发展为活动性结核的高风险，应该接受9个月的INH治疗。

耐药病例接触者

对于异烟肼耐药、利福平敏感的结核患者接触者，应使用利福平治疗4个月。然而，对于近期接触多耐药结核患者人群的治疗则比较困难，需要综合结核病源患者病原菌的敏感性、发生感染的概率和发展为活动性结核的风险等因素进行个体化治疗。多药耐药结核患者接触者的治疗往往需要两种药物（对病源病例的分离菌株敏感）联合给药9～12个月。

接种卡介苗

卡介苗是一种源于变异牛分枝杆菌的减毒活疫苗，用于儿童接种，在世界范围内的大多数国家，某些情况下也可用于青少年和成人接种。虽然疫苗可保护儿童，但对成人的保护有限，尤其是那些具有传染性的患者。数据表明，为幼童接种卡介苗可降低播散性疾病的风险，这是其使用至今的主要原因。在停止接种卡介苗的国家，结核发病率没有显著增加。

如前所述，由于与PPD存在交叉反应，接种卡介苗可影响结核菌素皮试结果。接种卡介苗对结核菌素反应的影响不尽相同，具体取决于特殊疫苗的使用、接种疫苗时的年龄、接种疫苗与皮试的时间间隔。尽管卡介苗使用广泛，但很难证明它对全球结核病防控有显著作用。研发新疫苗迫在眉睫。

非结核分枝杆菌引起的疾病

非结核分枝杆菌（NTM）多达135种以上，在环境中分布广泛。由于DNA测序技术的普及，只要与所有已知的种类有1%或以上不同的序列即可定义新的种类，故近年来分枝杆菌的种类增长显著。

直到20世纪50年代后期，医学界才认识到NTM是引起人类疾病的病因。1959年，Runyon报道了一种新的分类系统，根据NTM的微生物学特征（包括色素形成和生长速度）将其分为四组。然而随着分子诊断技术的快速发展，该系统的作用逐渐变小，但根据生长速度区分非NTM的不同种别却沿用至今。NTM通常分为快速生长型和缓慢生长型（表31-6）。

流行病学、危险因素及发病机制

流行病学

NTM可从土壤和水中分离到，包括全世界天然和处理过的水。由于这些有机体似乎并未通过人-人传播，故认为人类是通过环境暴露而感染。20世纪60年代，美国在海军新兵的皮试调查中证明，来自美国东南部的士兵比北方各州士兵的反应率更高，提示其感染率更高。评估LAM（lipoarabinomannin）抗体的研究表明，抗LAM抗体在生命早期开始形成，12岁以后迅速上升。

与结核不同，由于并不需要常规向公共卫生当局报告NTM感染，故造成其流行病学数据非常匮乏。据估计，肺部分离到NTM的中位分离率，在北美洲、欧洲、亚洲和澳大利亚分别约为6.2/10万人、8.3/10万人、15/10万人和7.2/10万人。来自俄勒冈州的研究报道指出，NTM感染的女性患病率明显高

表31-6 按生长速度总结的具有临床意义的非结核性分枝杆菌例子

缓慢生长（成熟生长需要的孵育时间＞7 d）	快速生长（成熟生长需要的孵育时间≤7 d）
鸟分枝杆菌	偶发分枝杆菌
细胞内分枝杆菌	外来分枝杆菌
堪萨斯分枝杆菌	脓肿分枝杆菌
蟾分枝杆菌	马赛分枝杆菌
猿分枝杆菌	bolletii分枝杆菌
尚尔介分枝杆菌	龟亚科分枝杆菌
淋巴结核分枝杆菌	产黏液分枝杆菌
玛尔摩分枝杆菌	
嗜血分枝杆菌	
胃分枝杆菌	
海氏分枝杆菌*	

*此细菌通常于7～10 d内生长

于男性（6.4/10 万人与 4.7/10 万人），50 岁以上的人群患病率最高（15.5/10 万人）。在美国四位一体的卫生保健系统中，报道 NTM 的年化患病率为 1.4/10 万～6.6/10 万人；60 岁以上人群的年化患病率是 26.7/10 万人。

数据显示，NTM 感染的发病率与日俱增。来自加拿大、澳大利亚、中国台湾、荷兰和美国的研究表明，NTM 的发病率或患病率都有所增加。加拿大安大略省的一项回顾性队列研究显示，从 1997—2003 年在 10 231 名患者的肺部分离到 222 247 株 NTM。患病率从 1997 年的 9.1/10 万人增加至 2003 年的 14.1/10 万人（$P < 0.0001$），平均年增长率达 8.4%。主要的增长来自鸟分枝杆菌复合体（MAC）、蟾分枝杆菌、快速生长型分枝杆菌和堪萨斯分枝杆菌。然而值得注意的是，在研究期间结核发病率却下降了 4.0%。该研究对其中 200 例患者进行了更为详细的评价，33% 符合 ATS 临床放射学和细菌学诊断标准。在美国，1998—2005 年，男性及女性由于 NTM 肺部感染而住院的人数均显著增加。

最常见的致病性 NTM 因地域不同而不同。几乎所有的研究均表明，MAC 是 NTM 相关性肺病最常见的病因。其他最常见的 NTM 种类取决于研究报道的数据来源。例如，在美国，堪萨斯分枝杆菌是肺病中位居第二的常见病因，紧随其次的是龟分枝杆菌。在加拿大和欧洲的某些地区，非洲蟾蜍分枝杆菌是第二位的常见病因，而在北欧和斯堪的纳维亚半岛，则是玛尔摩分枝杆菌。

危险因素

美国分枝杆菌抗原皮肤试验的阳性率为 11%～33%。皮试反应的预测因素包括居住在美国东南地区、男性、黑种人、在美国以外出生及土壤暴露程度。然而值得注意的是，NTM 相关肺病的许多患者并不具备这些特性。例如，结节性支气管扩张的肺病患者（参见后文的“肺疾病”）通常是出生在美国的绝经后白种人妇女。

NTM 导致的肺部感染患者常存在结构性肺病，如慢性阻塞性肺疾病、支气管扩张症、囊性纤维化、尘肺病、陈旧性肺结核、肺泡蛋白沉积症和慢性吸入性肺炎。法国的一项研究指出，符合 ATS 诊断标准（除堪萨斯分枝杆菌外）的患者 50% 以上存在基础诱因，如既往有肺病或免疫缺陷。HIV 感染者和 γ- 干扰素或白介素 12（IL-12）通路异常的患者易出现重度 NTM 感染。

发病机制

虽然对 NTM 感染的发病机制知之甚少，但仍有一些研究为我们了解这种疾病提供了帮助。首先，在 HIV 感染者中，播散性 NTM 感染通常仅发生在 $CD4^+$ 淋巴细胞计数低于 50 个 / 微升的情况下，提示对分枝杆菌抵抗力需要特异性的 T 细胞产物或活性。其次，在未感染 HIV 的患者中，已经确定与播散性 NTM 感染有关的遗传综合征。同时，可以追溯这些综合征存在 IFN- γ 和 IL-12 合成及反应途径的突变。第三，主要在绝经后的妇女中，发现支气管扩张、结节性肺 NTM 感染以及特殊体型之间存在惊人的关联。对于第三种情况中，这些妇女是否有某种重要的免疫缺陷，造成其易患 NTM 肺部感染？或其黏膜纤毛的清除功能无效或支气管引流欠佳？所有这些都有待明确。研究者猜测瘦素降低、脂联素增加和（或）雌激素降低可能是导致这些妇女对 NTM 易感性增加的原因。此外，据推测，在这些具有特殊体型的妇女中，可能通过异常的原纤蛋白表达免疫抑制细胞因子 TGF- β，从而进一步增加 NTM 感染的易感性。

与结核不同，NTM 似乎并不会像结核分枝杆菌那样会处于休眠状态。此外，仅仅从呼吸道标本分离到 NTM 分离株并不意味着患者存在 NTM 相关疾病。多年以来，在一次或极少数情况下培养显示阳性但却无法证明存在进展性疾病的患者中，“定植”一词一直被用以描述其受感染状态。然而，经过长时间的随访，的确有许多此类患者出现临床和（或）影像学疾病进展，因此，用惰性感染来描述这些患者可能更为合适。

遗传学

NTM 感染的遗传学尚不清楚。日本和韩国的研究尚未发现这类感染与编码 IFN- γ、IL-12 或 HLA 基因突变有关。然而，有报道称 NTM 肺病与主要组织相容性复合体 I 类分子链相关基因 A（MICA）和自然抗性相关巨噬细胞蛋白 1 基因（*Nramp1*）的基因突变有关。而关于 Toll 样受体 2 的作用仍有争议。

临床特征

NTM 感染最常见的临床表现是慢性肺部疾病。然而，除播散性疾病外，淋巴、皮肤或软组织、骨或关节的受累也是重要表现。具体的临床表现与不同的 NTM 种类和特定的宿主因素有关。例如，

HIV 感染者常见鸟结核分枝杆菌引起的播散性疾病，而老年白种人妇女常合并胞内分枝杆菌所致肺病。

肺部疾病

慢性肺病是 NTM 疾病最常见的临床表现，通常表现为慢性咳嗽、疲劳、乏力、呼吸困难、发热、咯血、胸痛及体重减轻。应评估患者是否存在胃食管功能紊乱导致的疾病，包括误吸、脂质性肺炎、囊性纤维化及 α_1- 抗胰蛋白酶异常。体检可发现绝经后妇女的特殊体型（偶尔也可见于男性），包括瘦弱体型、脊柱侧弯、漏斗胸和二尖瓣脱垂。

NTM 肺部感染表现为两种典型的影像学特征：纤维性空洞，包括肺上叶空洞影及肺萎缩；结节性支气管扩张，包括结节和支气管扩张。

典型的纤维空洞性疾病可见于有潜在肺病的老年男性（图 31-12）。这种影像学表现与 TB 相仿，往往在诊断结核过程中获得确诊。相比之下，结节性支气管扩张常见于无已知结构性肺病的女性。胸部 X 线片显示中下肺野可见块状影。高分辨率 CT 扫描显示，支气管扩张多见于中叶和舌叶，病变位置伴非空洞性小结节、小叶中心性结节（图 31-13）。非常重要的是必须认识到，两种典型的影像学表现以及各种 NTM 引起的疾病之间存在大量重叠。

堪萨斯分枝杆菌感染的患者常表现为上叶空洞影，常为薄壁空洞（图 31-14）。快速生长型分枝杆菌感染多见以上叶为主的多肺叶受累，表现为网状结节性或混合间质性斑片状肺泡阴影（图 31-15）。据报道，空洞发生率为 15% ～ 40%。高分辨率 CT 扫描显示支气管扩张和小结节，与 MAC 感染类似。

淋巴结炎

儿童中最常见的 NTM 感染是颈淋巴结炎。鸟分枝杆菌是最常见的病原体，占经培养确认病例的 80%。在美国和澳大利亚，瘰疬分枝杆菌是淋巴结炎的第二大常见的病因，而在斯堪的纳维亚、英国和北欧地区，则是玛尔摩分枝杆菌和嗜血结核分枝杆菌。在美国，经培养证实存在分枝杆菌淋巴结炎的儿童患者中，仅 10% 可分离到结核分枝杆菌，而成人中则有 90% 为结核所致。

1 ～ 5 岁儿童中，感染常累及下颌下、上颌下、颈部和耳前淋巴结。本病起病隐匿，很少有全身症状。通常仅累及单侧淋巴结，且受累组织无触痛感。和结核性淋巴结炎一样，受累淋巴结可能不断增加并最终破溃，产生窦道。通常通过细针穿刺或手术切除受累淋巴结予以确诊。只有 50% ～ 82% 的切除结节培养呈阳性。多数情况下，通过外科手术切除治疗 NTM 相关的颈淋巴结炎。

软组织、皮肤和骨感染

虽然实际上几乎所有的 NTM 均可引起皮肤、软组织和骨骼感染，但最常见的是快速生长型分枝杆菌和溃疡分枝杆菌。快生长型菌群通常感染穿刺或手术部位。关节和骨骼感染发生在手术和外伤后。组织活检是诊断这类感染最敏感的方法。

播散性感染

播散性感染最常见于 HIV 感染和其他形式的严

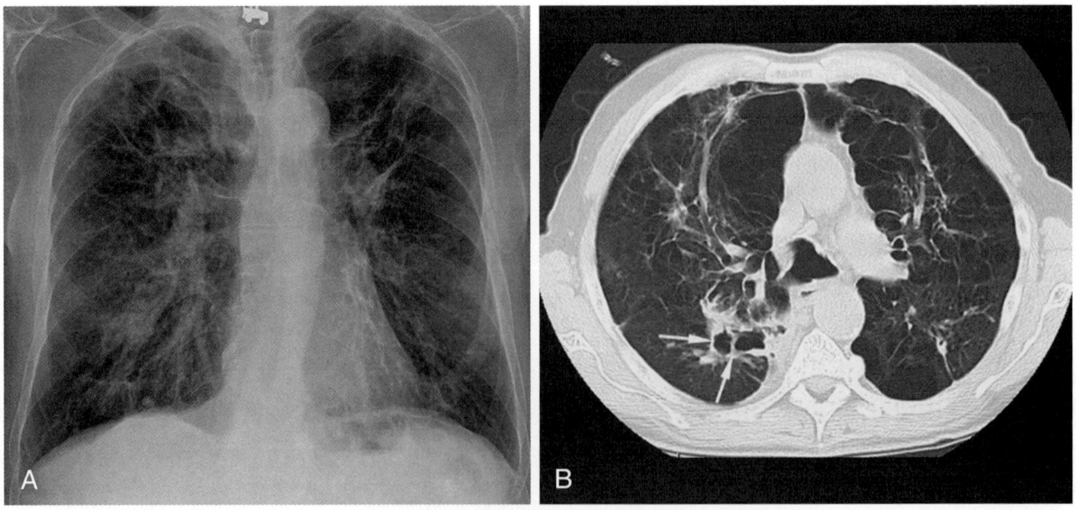

图 31-12 A，鸟分枝杆菌复合体所致上叶肺气肿和重度肺病患者的胸部 X 线片；**B**，同一患者的胸部计算机断层扫描显示重度肺气肿伴右下叶后侧空洞（箭头）

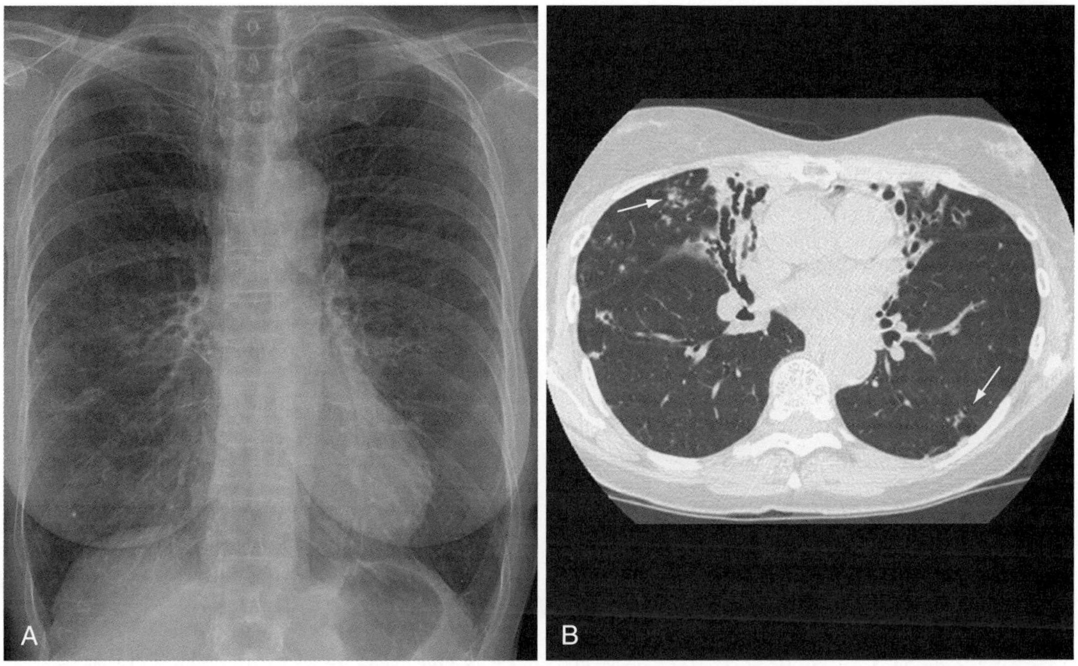

图 31-13　A，一名鸟分枝杆菌复合体和猿分枝杆菌感染患者的胸部 X 线片显示右中叶和舌段支气管扩张；**B**，同一患者的胸部计算机断层扫描显示右中叶和舌段支气管扩张。亦可见结节性阴影和树芽征（箭头）

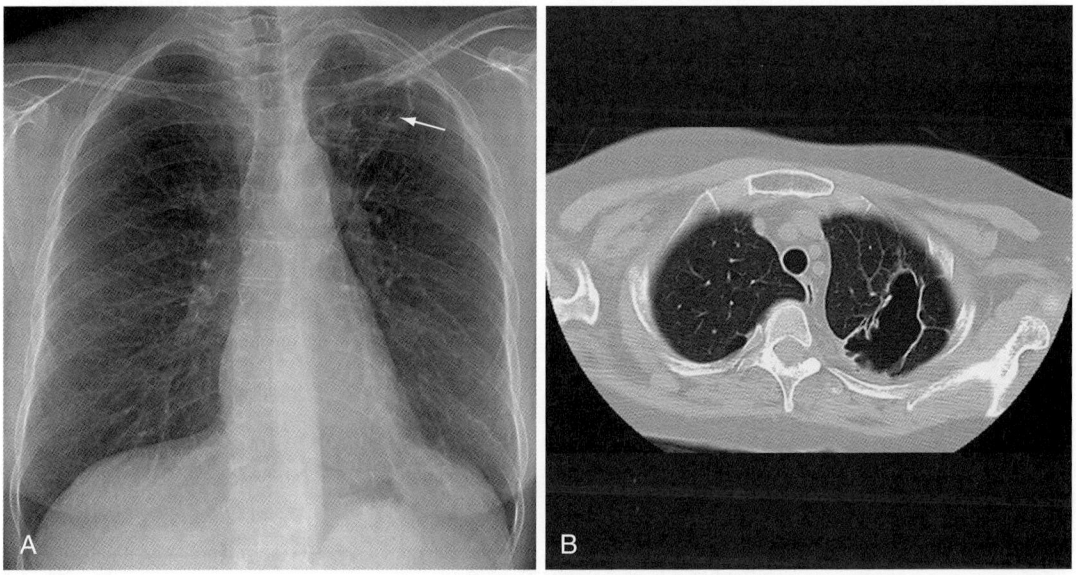

图 31-14　A，胸部 X 线片显示堪萨斯分枝杆菌感染所致左上叶薄壁空洞（箭头）；**B**，同一患者的胸部计算机断层扫描显示左上叶薄壁空洞

重免疫抑制状态。据报道，在 HIV 感染者中，90% 以上的播散性感染由 MAC（鸟-胞内分枝杆菌复合体）引起，几乎均为鸟分枝杆菌所致。这些患者罹患播散性 NTM 感染的第二大常见病因是堪萨斯分枝杆菌，当然也涉及许多其他种类。多数患者存在进展期 HIV 疾病的临床表现，主诉有发热、盗汗、体重减轻，也常见腹痛和腹泻。非 HIV 感染者中播散性 NTM 感染的常见表现是不明原因发热。常通过检测血液中的致病菌进行诊断。90% 以上的 HIV 感染者可以分离到鸟分枝杆菌。

诊断

结合临床、微生物学和影像学资料

怀疑 NTM 感染，尤其是当胸部 X 线片缺乏空洞表现时，应通过胸部 X 线片和（或）高分辨率 CT 进行评估。如果影像学表现支持 NTM 感染，则至少留取三个痰标本进行抗酸杆菌检查和分枝杆菌培养，并应排除结核及其他疾病。

诊断 NTM 感染时，临床医生必须综合临床、细

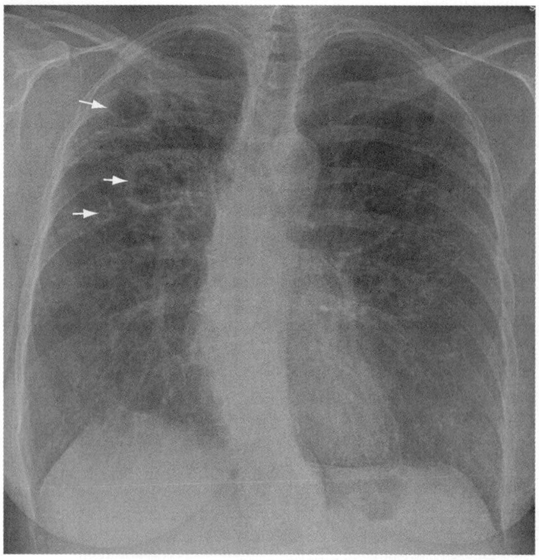

图 31-15 一名脓肿分枝杆菌所致感染患者的胸部 X 线片。可见多发空洞（箭头）、弥漫性结节影和脊柱后侧凸

菌学和影像学资料（框 31-1）。在患者有相应的临床表现，胸部 X 线片可见结节或空洞阴影，或高分辨率 CT 显示多个小结节伴多灶性支气管扩张的情况下，应怀疑 NTM 肺部感染。除了这些临床标准，患者还应具备：至少两次独立的痰培养呈阳性或至少一次支气管冲洗液或灌洗液培养呈阳性。其他诊断标准包括：经

框 31-1 非结核性分枝杆菌所致肺病的临床及微生物学诊断标准

临床 *

1. 肺部症状、胸部 X 线片显示的结节影或空洞、高分辨率计算机断层扫描显示的多灶性支气管扩张伴多发小结节，以及
2. 适当排除其他诊断

微生物学

1. 至少两份不同痰样本的培养结果呈阳性。如果无法通过结果进行诊断，则考虑再次进行痰液抗酸杆菌（AFB）涂片和培养。
   或者
2. 至少 1 份支气管冲洗或灌洗液的培养结果呈阳性。
   或者
3. 经支气管针吸活检或其他肺部活检显示分枝杆菌组织病理学特征（肉芽肿性炎症或 AFB）以及非结核性分枝杆菌（NTM）培养结果呈阳性或者活检显示分枝杆菌组织病理学特征（肉芽肿性炎症或 AFB）以及 1 份或多份痰液或支气管冲洗液的 NTM 培养结果呈阳性。

* 需要有两项临床标准。

修改源自 Griffith DE，aksamit T，Brown-elliott Ba，et al；atS Mycobacterial Diseases Subcommittee，american thoracic Society；Infectious Diseases Society of america：an official ATS/IDSA statement：diagnosis，treatment，and prevention of nontuberculous mycobacterial diseases，*Am J Respir Crit Care Med* 175：367-416，2007.

支气管或其他肺活检标本符合分枝杆菌组织病理学特征，且 NTM 分枝杆菌培养阳性，或符合分枝杆菌的病理学特征，且一次以上痰或支气管灌洗液培养呈阳性。不符合上述诊断标准的患者，应密切随访，因为许多患者可能会随着时间的推移而进展为 NTM 感染。

实验室诊断

NTM 的染色和培养方法与结核分枝杆菌相同。推荐临床实验室使用固体和液体培养基，因其都有利于 NTM 生长。虽然肉汤培养基的优点是产量更大、结果更快，但无法像固体培养基那样观察菌落形态、生长速度及分辨混杂培养物。多数分枝杆菌的最适生长温度为 28 ℃～ 37 ℃，而多数临床上常见 NTM 的生长温度达到 35 ℃～ 37 ℃。然而，某些 NTM 则需要更低的最佳生长温度，如海氏分枝杆菌、龟分枝杆菌、溃疡分枝杆菌、嗜血分枝杆菌。而其他种类如蟾蜍分枝杆菌，在较高的温度下生长最好。有些种类需要特殊介质，如日内瓦分枝杆菌属的嗜血分枝杆菌和分枝菌素 J 需要铁和血红素。大多数 NTM 传代培养需要 2 ～ 3 周，但溃疡分枝杆菌和日内瓦分枝杆菌可能需要 8 ～ 12 周。快速生长型分枝杆菌传代培养通常不超过 7 d。

可采用生化法鉴定种类，而更常见是用高效液相色谱法（HPLC）、基因探针和（或）16S 核糖体 DNA 测序。目前仅结核分枝杆菌、堪萨斯分枝杆菌、鸟分枝杆菌、胞内分枝杆菌和戈登分枝杆菌有商业化的基因组探针。这些探针的灵敏度为 85%～100%，特异性为 100%。HPLC 法实用、快速，可检测出不同种 NTM 所含分枝菌酸的差异，但它不能区分某些种类的 NTM。DNA 序列分析基于两个高变序列，可区别不同的菌株。

日本学者研发了另一种技术，可快速鉴别 TB 和肺 MAC 感染以及 MAC 发病和定植，即 MAC 特异性糖肽脂的酶免疫分析法（EIA）。它识别 MAC 肺病的灵敏度和特异性分别高达 84% 和 100%。这一方法虽然前景广阔，但目前尚未得到广泛应用，还需要更多的临床队列研究加以验证。

药敏试验

体外药敏试验对指导治疗 NTM 患者的作用存有争议，因除了后文提及的例外情况，体外药敏试验结果与临床治疗反应并不一致。这显然与结核分枝杆菌不同，后者药敏结果有明确的临床意义。

MAC 感染对大环内酯类耐药是一个重要的情况，药敏结果对预后和治疗具有意义。发生大环内酯类耐药与阿奇霉素或克拉霉素单药治疗有关，并提示预后不良。大环内酯类耐药是需要采取积极治疗手段的指征，包括使用氨基糖苷类以及手术切除（如条件允许）。现行 ATS 指南建议，对于新发的未经治疗的 MAC 菌株，即大环内酯类治疗或预防治疗无效的人群，可使用克拉霉素治疗。

既往未经治疗的堪萨斯分枝杆菌菌株对利福平耐药代表了体外药敏试验指导治疗的第二种情况，因为利福平耐药与不良预后相关。利福平耐药者也应测试其对其他药物的耐药情况，包括利福布汀、乙胺丁醇、异烟肼、克拉霉素、氟喹诺酮类、丁胺卡那霉素及磺胺等。

脓肿分枝杆菌对大环内酯类药敏结果的意义尚不清楚。脓肿分枝杆菌菌株常对大环内酯类体外药敏试验敏感，但临床上患者对这类药物反应较差。这种不一致可归咎于脓肿分枝杆菌 *erm*（*41*）基因，它赋予脓肿分枝杆菌可诱导的大环内酯类耐药。用常规方法归为脓肿分枝杆菌亚群的一组菌株通过分子生物学方法鉴定实为马西里亚分枝杆菌。马西里亚分枝杆菌存在 *erm*（*41*）基因缺失，使这一基因丧失相应功能，故感染了马西里亚分枝杆菌的患者比感染脓肿分枝杆菌的患者对大环内酯类治疗的临床疗效更好。

总之，由于 NTM 药敏结果与临床反应可能并不一致，加之不同种类的 NTM 药敏结果的解释也有所不同，故应慎重判读药敏结果，如有可能，应咨询 NTM 治疗方面的临床专家。

治疗

当患者的标本培养出结核分枝杆菌，如果排除了实验室交叉污染所致，毋庸置疑是需要治疗的。而对于 NTM 感染，分离到菌株并不意味着一定需要治疗。治疗应基于对患者的潜在风险和获益个体化的权衡分析。因此，处理 NTM 感染患者非常复杂，需要一系列个体化的治疗。另外，由于多种 NTM 体外药敏结果与抗菌治疗的临床反应并不一致，临床医生应该清楚地认识到这一局限性。

肺部感染

鸟分枝杆菌复合体

新一代大环内酯类药物问世前，对于采用抗结核方案治疗的患者，其长期治愈率约为 50%。小样本非对照研究表明，包含阿奇霉素和克拉霉素的治疗方案具有更高的细菌学反应率，但往往缺乏长期随访数据。ATS 目前推荐应根据是否存在空洞性疾病及先前是否已经治疗来选择治疗方案（表 31-7）。对于非空洞结节性支气管扩张的患者，可以考虑每周给药三次的治疗方案。对于存在空洞性或进展期疾病及先前治疗过的患者，则推荐每天治疗。如果有空洞性疾病或先前治疗无效，则至少在前 2 ～ 3 个月考虑使用氨基糖苷类治疗。对于耐大环内酯类 MAC 感染、治疗无效以及存在局灶性空洞且有可能切除的患者，应考虑给予手术治疗。

堪萨斯分枝杆菌

堪萨斯分枝杆菌引起的肺病患者，应使用异烟肼、利福平和乙胺丁醇治疗（表 31-7）。克拉霉素替代异烟肼具有良好的短期效果，在一项研究中，46 个月后的随访评估无复发病例。与其他 NTM 感染相似，疗程应持续至少 12 个月痰培养阴性。若患者对利福霉素耐药，则推荐三药联合，药物的选择基于体外实验对克拉霉素或阿奇霉素、莫西沙星、乙胺丁醇、磺胺甲噁唑或链霉素的敏感性结果。对于堪萨斯分枝杆菌感染的患者，几乎不需要进行手术切除。

玛尔摩分枝杆菌

玛尔摩分枝杆菌是欧洲北部地区 NTM 肺病的第二大致病原因。玛尔摩分枝杆菌的临床相关性似乎有所不同，因为 70% ～ 80% 的欧洲患者分离出的玛尔摩分枝杆菌满足 ATS 诊断标准，而在美国，这种微生物却很少引起肺病。

目前治疗玛尔摩分枝杆菌建议使用两到四种药物，并且应包括乙胺丁醇和利福平。英国胸科协会进行的一项随机临床试验表明，克拉霉素、乙胺丁醇和利福平三药联合的方案比环丙沙星替代大环内酯类方案更有效。然而，不同方案之间患者的整体病死率并没有差别。

蟾蜍分枝杆菌

在加拿大、英国和部分欧洲地区，蟾蜍分枝杆菌是引起 NTM 肺病最常见的原因之一。通常多见于有基础肺病的患者，并在出现临床症状时已有空洞存在。最佳治疗方案尚不明确。在前述的英国胸科协会临床试验中，评估了上述两种治疗方案对蟾蜍分枝杆菌肺病的疗效，发现两者在治疗的成功率、失败率或复发率上并无显著差异，全因死亡率均较高，并且含环丙沙星的方案较之另一组则更高。来自荷兰的一份报道显示，使用各种治疗方案可治愈

表 31–7 非结核性分枝杆菌和推荐治疗

常见病原	推荐抗菌治疗	其他致病分枝杆菌
鸟分枝杆菌复合体		猿分枝杆菌 尚尔介分枝杆菌 隐藏分支杆菌 亚洲分枝杆菌 嗜血分枝杆菌 耻垢分枝杆菌 龟亚科分枝杆菌 偶发分枝杆菌 淋巴结核分枝杆菌
结节性支气管扩张	克拉霉素 1000 mg 3×/wk 或阿奇霉素 500 ～ 600 mg 3×/wk；利福平 600 mg 3×/wk；乙胺丁醇 25 mg/kg 3×/wk	
空洞性疾病	克拉霉素 1000 mg 每日 1 次或阿奇霉素 250 mg 每日 1 次；利福平 450 ～ 600 mg 每日 1 次；乙胺丁醇 15 mg/kg 每日 1 次，亦考虑阿米卡星 15 mg/kg（前 2 ～ 3 个月）3×/wk	
既往接受过治疗	克拉霉素 1000 mg 每日 1 次或阿奇霉素 250 mg 每日 1 次；利福平 450 ～ 600 mg 每日 1 次或利福布汀 150 ～ 300 mg 每日 1 次；阿米卡星 15 mg/kg(前 2 ～ 3 个月）3×/wk	
堪萨斯分枝杆菌	异烟肼 300 mg/d；利福平 600 mg/d；乙胺丁醇 15 mg/kg/d，在重度病患中可增加氨基糖苷类	
脓肿分枝杆菌	克拉霉素 1000 mg 每日 1 次或阿奇霉素 250 mg 每日 1 次；头孢西丁最多 12 g/d，分为 3 ～ 4 剂 / 天或亚胺培南 500 ～ 1000 mg q8 ～ 12 h 加阿米卡星 15 mg/kg 3×/wk。	
蟾分枝杆菌	克拉霉素 1000 mg 每日 1 次或阿奇霉素 250 mg 每日 1 次；利福平 450 ～ 600 mg 每日 1 次；乙胺丁醇 15 mg/kg 每日 1 次，亦考虑异烟肼和（或）阿米卡星 15 mg/kg（前 2 ～ 3 个月）3×/wk	
玛尔摩分枝杆菌	克拉霉素 1000 mg 每日 1 次或阿奇霉素 250 mg 每日 1 次；利福平 450 ～ 600 mg 每日 1 次；乙胺丁醇 15 mg/kg 每日 1 次	

58% 的蟾蜍分枝杆菌肺病。目前推荐使用乙胺丁醇、利福平和大环内酯类，严重病例可加用异烟肼和氨基糖苷类。

快速生长型分枝杆菌

在美国，脓肿分枝杆菌是第三大最常见的 NTM 呼吸道病原体，约 80% 的肺病由快速生长分枝杆菌引起。脓肿分枝杆菌的疗效一般较差，因为其仅对少数抗生素敏感，包括大环内酯类、亚胺培南、头孢西丁、阿米卡星、替加环素、氯法齐明，少数情况下还包括利奈唑胺。推荐根据体外药敏试验结果选择治疗方案。如前所述，虽然脓肿分枝杆菌在体外实验中对大环内酯类敏感，但诱导 *erm*（*41*）基因可能导致临床耐药。这种耐药对治疗方案有效性的影响尚不明确，所以仍推荐使用大环内酯类。遗憾的是，没有抗生素方案可预测肺病患者痰菌的长期转阴。近期韩国和美国的研究报道指出，培养转阴率至少持续 12 个月的患者占 50% ～ 60%。目前推荐定期给药的多药治疗方案，包括一种大环内酯类和一种或多种肠外制剂，如丁胺卡那霉素、头孢西丁或亚胺培南，疗程 2 ～ 6 个月，以帮助控制症状，防止恶化（表 31-7）。对于合适的患者，经过一段时间的强化抗菌治疗，可考虑由经验丰富的外科医生进行手术切除。在两项研究中，抗菌治疗加手术切除的患者预后更好。

龟分枝杆菌通常对妥布霉素、大环内酯类、利奈唑胺、亚胺培南和丁胺卡那霉素敏感，可能对氟喹诺酮类、强力霉素敏感；分离株通常对头孢西丁耐药，需要至少两种体外药敏证实敏感的药物治疗，疗程应达到至少持续 12 个月培养阴性。

偶发分枝杆菌分离株通常对新型大环内酯类、氟喹诺酮类、强力霉素、米诺环素、磺胺类、头孢西丁和亚胺培南敏感。然而，与脓肿分枝杆菌类似，偶发分枝杆菌藏匿有 *erm* 基因，因此大环内酯类对其临床疗效尚不确定。治疗需要至少两种体外有活性的药物，并且疗程应持续至少 12 个月分枝杆菌培养阴性。

淋巴结炎

颈淋巴结炎通常由 MAC 或瘰疬分枝杆菌感染引起。手术切除累及淋巴结无须化疗即可治愈，成功率达 95%。对于手术切除失败的患者，可使用含大环内酯类的治疗方案，加或不加二次手术亦可成功。

皮肤、软组织、骨 / 关节感染

对于大多数感染 MAC 的患者，外科手术切除联合多药化疗方案可取得成功。最佳疗程尚不清楚，应为 6 ～ 12 个月。对于快速生长型分枝杆菌引起的严重感染，可使用新型大环内酯类联合肠外用药（丁胺卡那霉素、头孢西丁、亚胺培南）或另一种口服剂（如为偶发分枝杆菌感染）。皮肤感染的疗程应持续至少 4 个月，骨感染则至少 6 个月。手术一般适用于广泛性病变，对于如乳房置入物、经皮导管和关节假体等异物则有必要进行清除。

播散性感染

治疗 HIV 感染者的播散性 MAC 感染，应包括克拉霉素（500 mg，每天两次）和乙胺丁醇（15 mg/kg/d），加或不加利福布汀（300 mg，每天一次）。阿奇霉素（500 mg/d）可作为克拉霉素的替代疗法。除非通过抗反转录病毒治疗达到免疫重建，否则应终身治疗。对于无症状，并且 $CD4^+$淋巴细胞计数持续至少 12 个月超过 100 个 / 微升的患者，则可以停止抗 MAC 治疗，如果计数低于 100 个 / 微升，应恢复预防治疗。

堪萨斯分枝杆菌引起的播散性疾病的治疗与肺病相同。与 MAC 感染不同，前者没有有效的预防方案。

临床病程和预防

临床病程将取决于特定的 NTM 种类、疾病的严重程度和范围及所用的治疗方案。与结核类似，未经治疗的堪萨斯分枝杆菌感染通常具有进展性。但经过适当的治疗，几乎所有的患者反应良好，治疗失败和复发罕见。未治疗的 MAC 肺病的病程存在可变性。某些患者在数月内即可进展，而另一些患者可能需要几年时间才成为进展性疾病。MAC 感染的治疗反应不一，治愈率从 60% 到 85% 不等。基因分型数据表明，复发常见于女性结节性支气管扩张的患者。故即使已达到治愈的患者，仍可能会再次感染。未经治疗的脓肿分枝杆菌感染临床病程通常进展缓慢，但也有迅速进展的报道，尤其是囊性纤维化或食管疾病相关的误吸患者。脓肿分枝杆菌病的治疗复杂，难以治愈。已报道蟾蜍分枝杆菌感染的病死率高达 57%，但这可能反映该病原菌易于感染本身就有潜在严重结构性肺病的患者。

预防

由于目前缺乏对 NTM 感染的传播途径和发病机制的了解，故难以制订预防策略。在至少两种或三种的情况下，预防 NTM 的方法获得公认。首先是进展期 HIV 的患者。预防性治疗播散性 MAC 感染，需要患者 $CD4^+$淋巴细胞数低于 50 个 / 微升。首选药物为阿奇霉素（1200 mg，每周一次）。替代方案是克拉霉素（500 mg，每天两次）或利福布汀（300 mg/d）。当患者使用高效抗反转录病毒疗法（HAART）后，$CD4^+$淋巴细胞计数超过 100 个 / 微升达 3 个月以上，应停止初级预防；而该细胞计数下降到低于 50 ～ 100 个 / 微升时，则应恢复预防措施。

防止 NTM 感染的第二种途径是在水源、生物制剂和多次剂量瓶污染导致的术后感染中做好临床卫生保健措施。这些情况下，自来水不应该用来冲洗伤口或设备，多次剂量瓶应避免用于注射。

社区获得性肺部感染的预防仍然难以把握。自来水和配水系统中分离的有机体在 45℃水中生长良好且耐受标准去污法。因此，尚不清楚如何最有效地减少环境的暴露。

争议和误区

结核仍然是全世界最重要的公共健康问题之一。尽管已有有效的治疗和预防方案，但结核仍在继续蔓延，特别是在资源匮乏的国家，HIV 合并结核感染以及耐药结核分枝杆菌均成为控制结核的障碍。诊断和抗结核化疗的延迟是导致其高发病率和病死率并继续传染他人的原因。防止上述情况发生的第一步是及时的诊断和治疗，一开始就认识到结核是引起患者疾病的潜在病因。由于耐药结核的增加，尤其是在合并 HIV 感染较常见的地区，迫切需要更快速的诊断方法。目前的治疗方案需要多种药物长期使用，治疗依从性差，导致包括耐药性疾病发生的不良后果，这仍然是完成治疗的一个障碍。可缩短治疗时间，最好可以间歇给药的新药物将能够提高我们治愈患者的能力。

由于美国和其他工业化国家致力于消除结核，因此需要提高诊断水平，甄别潜伏期感染及进展为活动性疾病高风险的人群。新 IGRAs 是否为我们提供了这样的工具还有待观察。12 周利福喷丁＋异烟肼的结核预防方案是期待已久的治疗潜伏期感染的短程方案，但需要在直接督导下完成。临床实践中常规实施这一方案需要仔细考虑提供治疗的能力及花费。最后，卡介苗接种并不能作为 TB 防控的有效手段，因为它不能防止感染的发生，亦无法阻止成人活动性结核的发展，从而使传播周期不断延续。如果要在全球范围内消除结核，新疫苗的研发迫在眉睫。

虽然许多国家结核的发病率下降，但NTM感染却持续增加。因为缺乏流行病学和监测数据，NTM的原因及数量尚不明确。大量的研究工作应着眼于NTM感染的自然史，人类是如何及在何处受到感染。由于难以区分是定植菌还是致病菌，所以针对耐药和难治性感染，研发更好的诊断手段和新药以及制订更好的治疗方案则更为重要。目前有关治疗方面的知识仍然非常匮乏。哪一种大环内酯类最好？哪一种利福霉素类药物最好？添加氨基糖苷类是否能改善预后？荧光喹诺酮类的作用是什么？同样重要的是，如何预防这些感染？唯有拭目以待更好的流行病学和临床试验数据可以解答这些问题。

网络资源

American Thoracic Society: www.thoracic.org
Centers for Disease Control and Prevention: www.cdc.org
Francis J. Curry National Tuberculosis Center: www.nationaltbcenter.org
Heartland National Tuberculosis Center: www.heartlandntbc.org
International Union Against Tuberculosis and Lung Disease: www.iuatld.org
Northeastern Regional Training and Medical Consultation Consortium: www.umdnj.edu/globaltb/home.htm
Southeastern National Tuberculosis Center: sntc.medicine.ufl.edu
World Health Organization, Stop TB Partnership: www.stoptb.org

推荐读物

American Thoracic Society: Diagnostic standards and classification of tuberculosis in adults and children, *Am J Respir Crit Care Med* 161:1376–1395, 2000.

American Thoracic Society: Targeted tuberculin testing and treatment of latent tuberculosis infection, *Am J Respir Crit Care Med* 161: S221–S247, 2000.

American Thoracic Society; CDC; Infectious Diseases Society of America: Treatment of tuberculosis, *MMWR Recomm Rep* 52(RR-11):1–80, 2003.

American Thoracic Society; Centers for Disease Control and Prevention; Infectious Diseases Society of America: American Thoracic Society/Centers for Disease Control and Prevention/Infectious Diseases Society of America: controlling tuberculosis in the United States, *Am J Respir Crit Care Med* 172:1169–1227, 2005.

Centers for Disease Control and Prevention (CDC): Updated guidelines for the use of nucleic acid amplification tests in the diagnosis of tuberculosis, *MMWR Morb Mortal Wkly Rep* 58:7–10, 2009.

Griffith DE, Aksamit T, Brown-Elliott BA, et al; ATS Mycobacterial Diseases Subcommittee, American Thoracic Society; Infectious Diseases Society of America: An official ATS/IDSA statement: diagnosis, treatment, and prevention of nontuberculous mycobacterial diseases, *Am J Respir Crit Care Med* 175:367–416, 2007.

Jensen PA, Lambert LA, Iademarco MF, Ridzon R; Centers for Disease Control and Prevention: Guidelines for preventing the transmission of *Mycobacterium tuberculosis* in health-care settings, 2005, *MMWR Recomm Rep* 54(RR-17):1–141, 2005.

Mazurek GH, Jereb J, Vernon A, et al; Centers for Disease Control and Prevention (CDC): Updated guidelines for using interferon gamma release assays to detect *Mycobacterium tuberculosis* infection—United States, 2010, *MMWR Recomm Rep* 59(RR-5):1–25, 2010.

World Health Organization: *Guidelines for the programmatic management of drug-resistant tuberculosis, 2011 update*, ed 3, Geneva, 2011, World Health Organization.

World Health Organization: *Treatment of tuberculosis, guidelines*, ed 4, Geneva, 2010, World Health Organization.

第六部分　呼吸内科急重症抢救

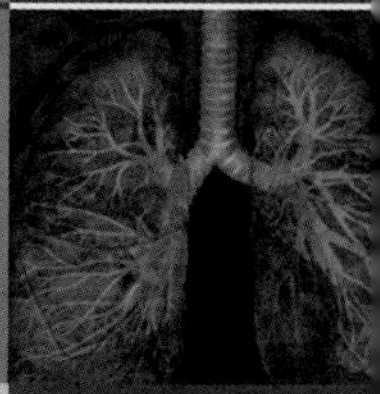

第 32 章　有创机械通气

Lukas Brander • Arthur S. Slutsky　著

（胡安美　王凌伟　邱　晨　译）

古希腊医学家和哲学家 Claudius Galen（公元 129—210 年）首次描述了动物的人工通气。除了少数几个历史典型事件外，机械通气作为一种治疗干预措施，直到 20 世纪四五十年代才广泛应用于临床。当时的欧洲和美国爆发了脊髓灰质炎疫情，脊髓灰质炎可引起呼吸障碍，而负压呼吸机便用于治疗许多此类患者。从那时起，呼吸机技术取得了许多进展，目前机械通气已成为一种普遍用于挽救呼吸衰竭患者生命的方法。

呼吸机最早与神经肌肉阻滞药联合用于患者，为其提供可控性通气。打断自主呼吸能迅速导致呼吸肌肉功能失调，对这一点的认识促进了通气策略的发展，该通气策略旨在协助呼吸机和患者自主呼吸同步。20 世纪 80 年代早期，出现了首个可由患者触发或终止预先设定的压力支持水平的模式，这使人们逐渐意识到人-机相互作用的复杂性及其意义，也更大地促进了最近的通气模式的发展，使之能够提供个体化的呼吸支持。

本章主要阐述有创机械通气的适应证和禁忌证；详细介绍各种通气模式的操作；描述阻塞性和限制性肺通气功能障碍患者使用机械通气的要点；概述机械通气的潜在并发症。

适应证和禁忌证

机械通气的目标在于减少呼吸肌做功以降低氧耗以及维持充分的气体交换，同时将通气相关的潜在并发症降至最少，包括机械通气相关肺损伤（VILI）、人机不同步、血流动力学受损以及其他与肺外器官有关的负面效应。机械通气的适应证：由于肺部基础疾病、呼吸肌肉麻痹、胸壁失稳、代谢增强及需要深度镇静或神经肌肉阻滞而不能维持呼吸系统功能的情况，以及无创通气应用失败或有禁忌的情况（如患者无意识、手术期和呼吸衰竭快速进展等）。

机械通气的监测方法有很多，包括临床评估（如呼吸模式、听诊和人机相互作用等）和气体交换评估（如动脉血气分析、脉搏血氧测定和呼出气二氧化碳浓度等）。对气道压力波形和流速的监测可计算出呼吸力学的各种变量。胸部 X 线片或 CT 有助于评估某些基础疾病过程或机械通气并发症（如气管插管移位和气胸）；监测肺外器官的功能（如心功能、中枢神经系统和尿量）可以显示全身和局部氧气交换是否充分。基于安全性的考量，事实上所有的呼吸机都有各种功能成分的可调节报警限，如呼吸机使用压力的上下限［如压力波形（PVENT）］、通气频率、潮气量（VT）、每分通气量和其他变量。

技术

有创机械通气的模式

大部分机械呼吸机都能以完全控制的方式进行通气，辅助自主呼吸或促进非辅助自主呼吸（图 32-1）。正常情况下根据吸气终止（终结）的方式划分通气模式。吸气终结的常规机制包括容量、压力、流量和时间。吸气的启动（例如触发）可基于预设的时间间隔，也可基于患者的吸气努力超过特定的阈值即可触发的系统。更常见的是呼吸机使用气动系统触发吸气的启动，这需要在呼吸机回路中预设可调控的压力和气流变化。其他能触发和中止吸气的方法目前正在进行临床实践，如胸腔压力变化（PPL，通过测定食道压力进行测评）和膈电位（Edi）振幅的变化。

容量转换型呼吸机按预定频率或患者吸气努力的设定频率提供预设的潮气量，输送潮气量的压力取决于呼吸系统的两个主要成分的机械特性（参见后文）：

		控制模式		控制/辅助结合模式				辅助模式			非辅助自主呼吸模式
		VCV	PCV	SIMV	PRVC	VS	BiPAP, APRV	PSV	PAV	NAVA	CPAP
中止呼吸取决于	容量	✓	x	✓	✓	✓	x	x	x	x	x
	压力	x	✓	✓	x	x	✓/x	x	x	x	x
	流量	x	x	x	x	x	x	✓	x	x	x
	时间	x	(✓)/x	x	x	x	✓	x	x	x	x
启动呼吸依靠时间/患者努力		✓/✓	✓/✓	✓/✓	✓/✓	x/✓	✓/(✓)	x/✓	x/✓	x/✓	x/✓
神经触发/循环		x	x	x	x	x	x	x	x	✓	x
预设辅助水平		x	x	✓	x	x	x	✓	x	x	x
辅助与患者的呼吸努力成比例		x	x	x	x	x	x	x	✓	✓	x

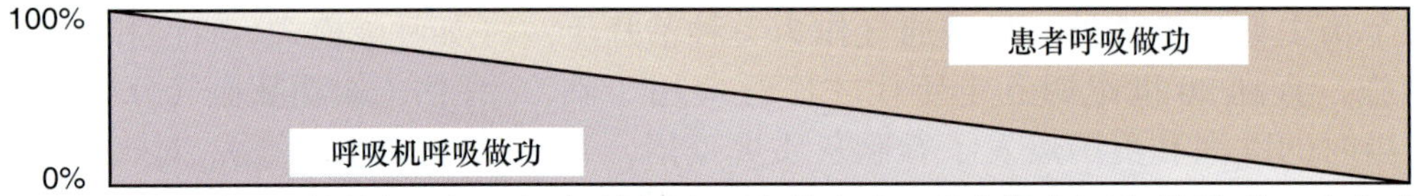

图 32-1　各种机械通气模式的特点，包括终止（终结）吸气和启动（触发）吸气的方法。现有模式包括时间切换、定容或定压型通气（或容量/压力控制通气）模式［“定容型”或“容量控制”通气（VCV），“定压型”或“压力控制”通气（PCV）］、控制-辅助自主呼吸模式［同步间歇指令通气（SIMV）、压力调节容量控制（PRVC）、容量支持（VS）、气道压力释放通气（APRV）、双水平气道正压（BiPAP）］、辅助自主呼吸通气模式［压力支持（PSV）、成比例辅助通气（PAV）、神经调节通气辅助（NAVA）］；最后，不给患者提供辅助，但提供恒定压力时允许非限制性呼吸的模式［持续气道正压通气（CPAP）］。在控制通气模式中呼吸做功完全或大部分由呼吸机提供，在辅助自主通气模式中，患者和呼吸机共同承担呼吸肌负荷

①通气环路吸气端（包括气管插管）和中央气道的阻力，以及②呼吸系统（包括肺和胸壁）的顺应性。

压力转换型呼吸机在达到预设的压力水平时即停止送压。在该体系中，输送的潮气量取决于呼吸系统力学，但无法保证每分通气量。

流量转换型呼吸机在气流降至其峰值的某个预设水平时即停止输送压力。例如压力支持通气，一旦患者的努力超过触发阈值，呼吸机则立即供给一个预设的压力。当呼吸气流降至峰值的某个预设百分比后，呼吸机将停止输送压力。

时间转换型呼吸机在一个预设的时间段输送一个预设水平的压力。

定容或定压型通气模式

控制通气模式（即定容或定压型通气或者容量/压力控制通气）一般用于：患者需要深度镇静或肌肉松弛的情况（例如术中）；患者无呼吸努力的情况（例如药物过量），作为无法获得充分的人机同步时的最后一个手段；或者希望最大限度降低呼吸氧耗和完全解除呼吸肌做功的情况（例如呼吸肌疲劳、严重的呼吸系统动力学改变或氧合严重受损）。使患者适应控制机械通气可能需要深度镇静，偶尔需要肌肉松弛。

定容型（或容量控制）通气

在时间切换、定容型（即容量控制）通气（VCV）中，潮气量是预设的，呼吸机根据通气频率确保供给每分通气量。当患者的呼吸努力超过医护人员设定的触发阈值时，将触发呼吸机输送预设潮气量的额外呼吸。容量辅助/控制（A/C）通气是指 VCV 的一种变化形式，由患者启动呼吸机输送一个固定的潮气量，但 VCV 的备用频率确保患者接受最小的每分通气量。大部分呼吸机中可调节的参数包括呼吸频率、吸呼比（I/E 比值）、吸气上升时间和吸气末停顿时间；某些呼吸机还包括吸气的气流模式（图 32-2）。这些参数的变化对压力和流量波形的影响见图 32-2B 和图 32-2C。

定压型（或压力控制）通气

在压力控制通气（PCV）中，医护人员设定最大吸气压力。呼吸机在每次呼吸时增加压力至该水平。气流模式是减速型。气流开始时很高，当达到呼吸机提供的压力（P_{VENT}）限制时下降。当达到预设的时间或流量水平时吸气停止。实际的潮气量（VT）取决于呼吸系统的相对硬度（弹性）（例如，发生肺水肿或患者腹部或胸壁的肌肉收缩时潮

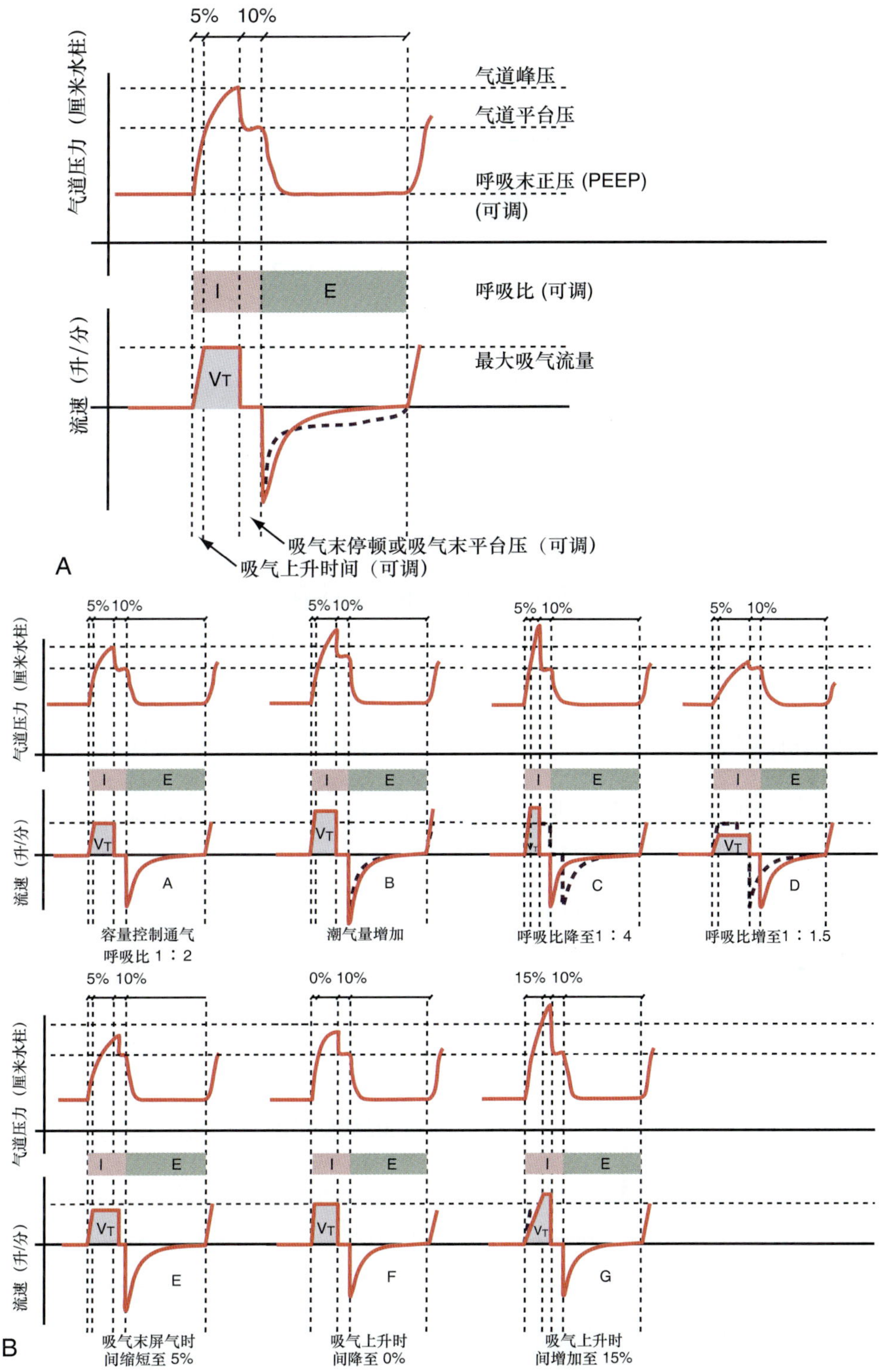

图 32-2　**A**，具有方波流量形态的定容（或容量控制）通气（VCV）。输送的潮气量（VT）以整个流量曲线下面积计算，如图中蓝色阴影区域所示。在吸气末屏气时，呼吸机吸气和呼气阀都关闭一段预设的时间（用整个呼吸周期的百分比表示）。理想状况下，呼气结束时吸气过程中所给予的全部潮气量（减去气体交换中损耗部分）已呼出肺部，气流降低至零。而在呼气过程中气道出现动态塌陷的患者情况并非如此（如慢性阻塞性肺病），在这种情况下，可能由于输送的潮气量不能完全呼出导致肺动态的过度膨胀，可以检测到持续的呼气末气流（虚线）。许多现代呼吸机的吸气气流模式多种多样，如恒速波（方波）、递减波（斜波）或正弦波；**B**，容量控制通气（VCV）可调参数的变化导致压力和容量波形的特征性变化。曲线图表明假设在其他所有通气参数和呼吸系统的力学特征保持不变的条件下，单独改变某参数带来的变化。吸气流量曲线下的面积代表潮气量（VT）。A，基础状态下；B，潮气量增加导致最大吸气流量增加，从而气道峰压和吸气末平台压增加；C，吸呼比降低导致呼气相延长，最大吸气流量和气道峰压都增加；D，吸呼比增加有完全相反的效应；E，吸气末屏气的减低导致最大吸气流量和气道峰压的降低，但是气道平台压及吸气和呼气时间保持不变；F，当达到最大吸气流量的时间（吸气上升时间）缩短时，最大吸气流量和气道峰压将均有所降低，但吸气上升时间将延长；G，有相反的效应。在上述两种条件下，吸气末平台压及吸气和呼气时间均没有改变

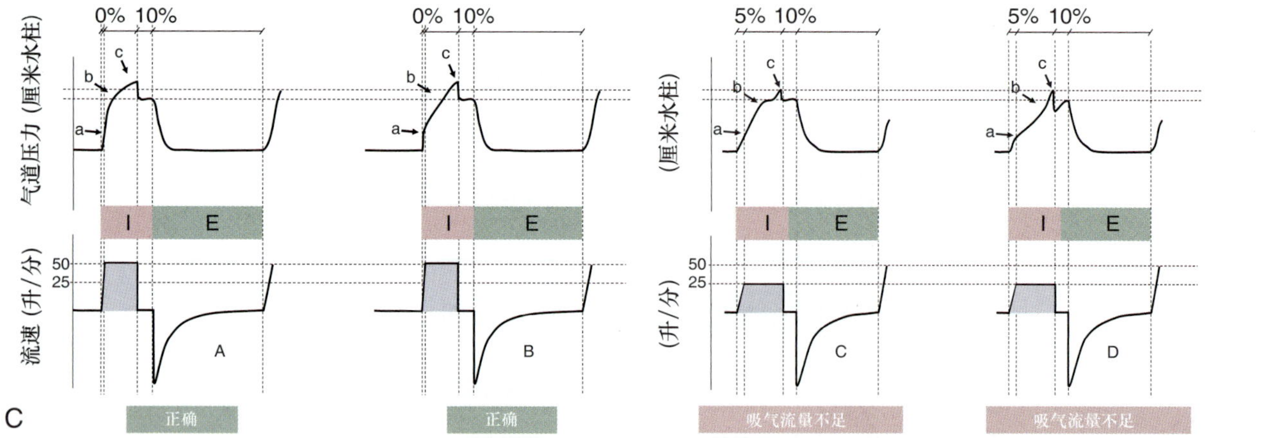

图 32-2（续） C，容量控制通气过程中的气道压力轨迹图。气道压力波形可提供吸气流量是否充足的指示。**A** 和 **B** 为常规波形：a，压力快速增长期；b，凸线或直线式压力增长渐缓期；c，峰压。压力波形 a 和 b 段不规则（**C**）或甚至出现凹形（**D**）表示最大吸气流量达不到患者的实际需求。具有高呼吸驱动的患者可能存在这种情况，诸如代谢亢进、脓毒症和谵妄患者

气量更低）和气流阻力（例如，分泌物可显著增加气道阻力致潮气量更低）。可调控的参数包括预设的 P_{VENT}、吸气上升时间、在某些呼吸机中还包括吸气时间（图 32-3）。

辅助自主呼吸的通气模式

在疾病的早期阶段常给予患者定容或定压型通气模式（即控制通气），但稍后期常用辅助自主呼吸的模式。基于“整合而不是废用或许有利于最小化 VILI”的假说，辅助自主呼吸用于预防呼吸肌萎缩、维持生理反馈和内源性防御机制（如黑伯反射）。对于重症患者，这种模式更优于医护人员控制的机械通气模式，原因在于其适应这类患者肺动力学和代谢需求发生的典型快速变化。在急性肺损伤（ALI）的病程早期，患者可自主呼吸的通气模式相较于控制通气模式可能具有一定的优势，例如改善肺通气–灌注匹配（V/Q）（图 32-4）、增加氧合、保护心功能、减少过度镇静的需求、预防通气相关的呼吸肌功能障碍、在更低的气道平均压力水平通气。其潜在的劣势是继发于呼吸做功增加而诱导的呼吸肌疲劳或衰竭，但使用恰当水平的呼气末正压（PEEP）和调整吸气流速通常可使上述影响降低到最低水平。值得关注的是，最近的数据显示 ALI 患者早期使用神经肌肉阻滞 48 h，可能会降低病死率（详见后文）。

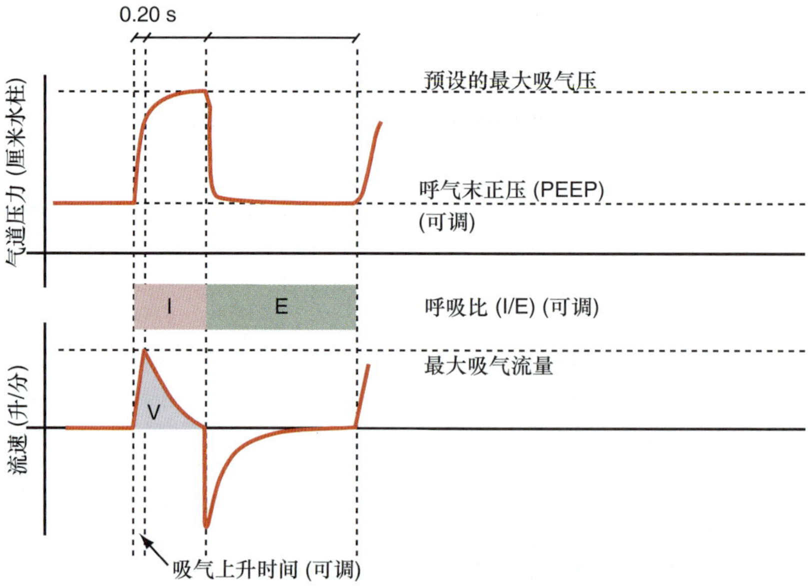

图 32-3　定压型（或压力控制）通气（PCV）。预设的压力水平按预设的轨道开始输送，该轨道决定于预设的通气频率。当患者的努力超过预设的触发阈值时也可能有额外的触发。根据流速曲线的时间积分计算输送的潮气量（VT）。吸气上升时间决定多快能达到最大流量。当达到医护设定的时间间隔时将中止吸气，该时间间隔通过选择吸呼比（I/E 比）和通气频率来确定，或者可选择绝对的吸气时间来决定

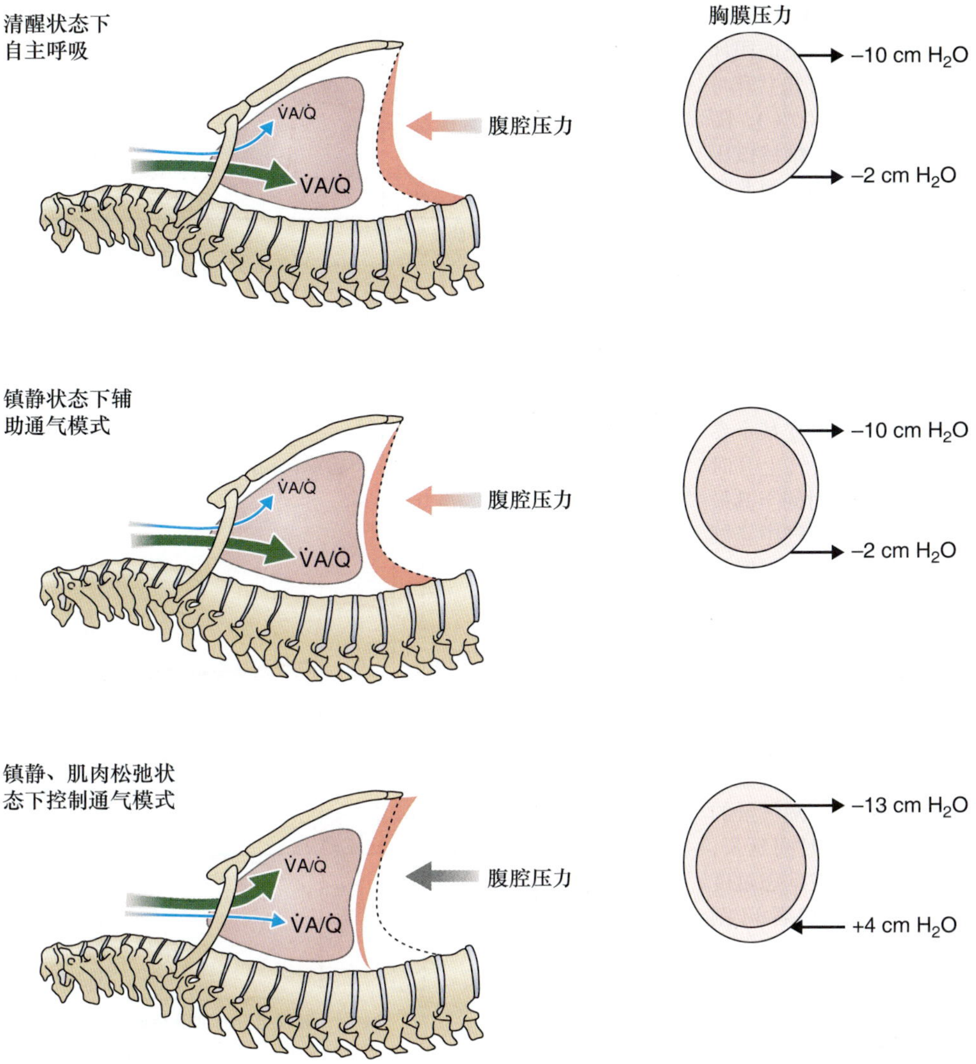

图 32-4　自主呼吸和机械通气时的通气−灌注（$\dot{V}_A/\dot{Q}$）分布。在一篇经典文献中，Froese 和 Bryan 证实了自主呼吸时（清醒或镇静状态下的患者）膈背侧移动较腹侧更为明显。活跃的膈在背侧胸膜腔产生了一个更大的负压，因此增加了中央气道和胸膜腔的压力梯度（跨肺压）；这促进了肺泡复张和低垂区肺组织的通气。这些低垂区肺组织（通常是灌注较好的肺组织）的通气以及之前微灌注或无灌注区域的血流增加，将有助于使分流单位转变为有着正常通气 / 灌注分布的单位，进而增加动脉血的氧含量，并降低肺血管的阻力。在吸气肌处于不活动或仅轻微活动的状态下应用正压通气时（例如神经肌肉阻滞或过度通气），气体倾向于分布于肺组织的腹侧区域，此处对气流的阻抗低于局部肺不张的低垂肺组织区域。生成的背侧胸膜正压加速了背侧肺泡的萎陷，通气 / 灌注不匹配的情况变得更加严重。（数据摘自：Froese AB，Bryan AC：Effects of anesthesia and paralysis on diaphragmatic mechanics in man，Anesthesiology 41：242-255，1974；Warner DO，Warner MA，Ritman EL：Atelectasis and chest wall shape during halothane anesthesia，Anesthesiology 85：49-59，1996；Hedenstierna G，Lichtwarck-Aschoff M：Interfacing spontaneous breathing and mechanical ventilation. New insights，Minerva Anestesiol 72：183-198，2006；Oczenski W，editor：Atmen-Atemhifen，Stuttgart，Georg Thieme Verlag，2006.）

压力支持通气

压力支持通气由患者触发，通常采用流量切换方式，并且允许患者自主控制每次呼吸的开始。一旦患者的吸气努力超过触发阈值，医护人员设定的通气压力（P_{VENT}）即可被输送到气道中（图 32-5A）。需要起始气体流速较高以迅速达到预设压力水平，之后气流逐渐下降。一旦达到最大吸气流量的预设百分比，呼吸机中止吸气并打开呼气阀。压力支持通气能调节的参数包括触发阈值、吸气上升时间和压力水平（图 32-5B）。为了更好地匹配吸气中止及患者个体的需求，某些呼吸机可能具有多种气流切换阈值。类似于所有压力靶向通气模式，压力支持通气并不能确保特定的潮气量或每分通气量。可通过调整压力支持水平和（或）切换标准来调整潮气量和每分通气量。

传统辅助自主呼吸模式的不足

有时推测辅助自主呼吸会减少呼吸努力，然而，

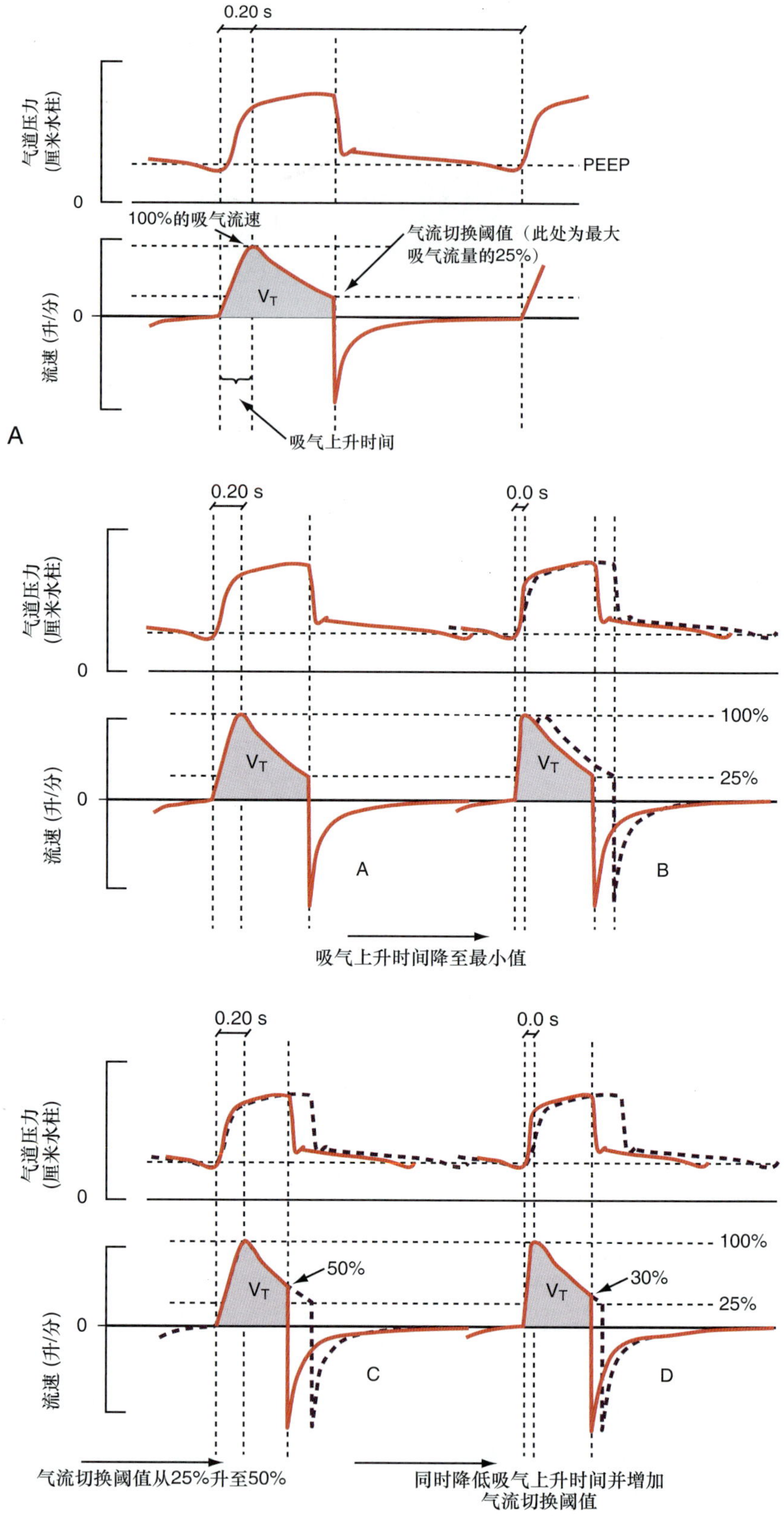

图 32-5 **A**，压力支持通气（PSV）。输送的潮气量（VT）可通过流量曲线下面积计算所得，如图蓝色阴影所示。吸气上升时间决定了多快达到最大气流（100%）。随后，由于达到预设压力水平后，维持该压力所需的肺部气体流速逐渐减小，因此吸气气流持续降低。一旦达到气流切换阈值（即最大气流的预设百分数），呼吸机停止输送吸气气流，呼气阀打开允许被动呼气；**B**，压力支持通气的参数变化导致压力和流量曲线特征性的变化。小图 A 至 D 表示在假设其他通气参数和呼吸系统动力学参数保持不变的条件下单独改变某个参数时所发生的变化。A，PSV 吸气上升时间为 0.20 s；B，降低吸气上升时间至其最小值，更早达到吸气峰流速和吸气中止气流阈值。吸气上升时间缩短导致吸气时间缩短，然而潮气量仍保持不变。应注意的是，虽然吸气上升时间降至 0 s，但达到吸气峰流速有略微的延迟；C，气流切换阈值从 30% 提高到 50%，同样缩短了吸气时间，然而，潮气量下降；D，同时最大限度减少吸气时间并中等程度地增加气流切换阈值缩短了吸气时间，然而，潮气量的损耗轻微。这一方法能使呼气时间延长，故适用于因呼气气流受限而存在动态过度充气风险的患者（例如 COPD 患者）（图 32-19）。COPD，慢性阻塞性肺部疾病

除非呼吸机的设置符合患者的需求，否则这种模式实际上会导致反作用。理想的是，辅助通气应该与患者实际的呼吸需求协调和成比例（即呼吸机辅助通气的时机和强度与患者吸气努力同步）。

虽然已经在呼吸机的触发和切换性能上取得了重大进展，但大多数通气模式仍然没有实现理想的人机同步，人机不同步很常见（图 32-6）。在呼吸肌已经面临压力的患者中，这可能导致吸气和呼气肌肉活动增加及启动非必需的负荷—呼吸做功。直到最近才开发出允许输送的辅助通气与患者每次呼吸

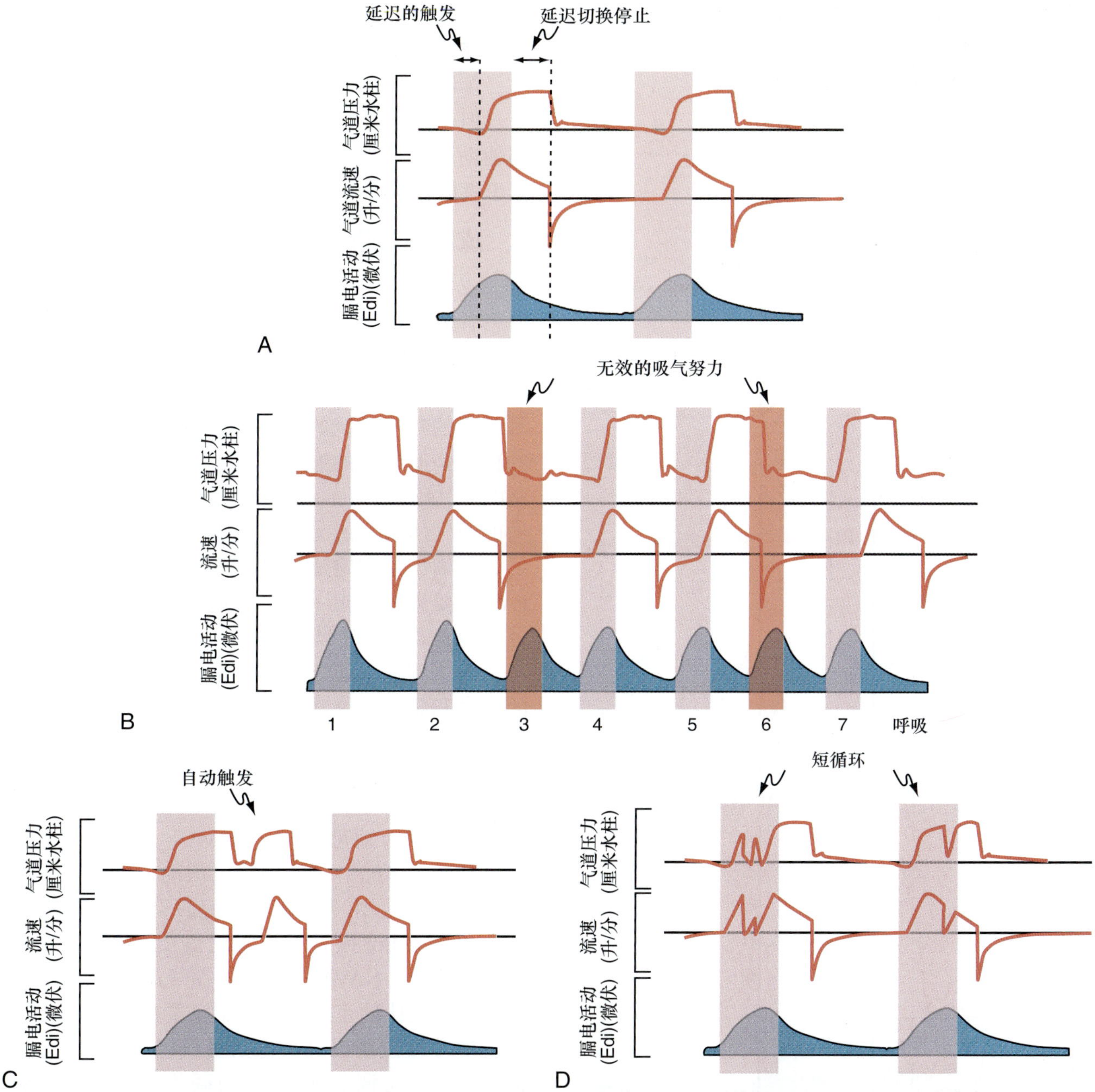

图 32-6　人机不同步示例。**A**，呼吸机辅助通气的起止时间较患者的吸气需求都存在相对延迟，如膈电活动（Edi）所反应。请注意：一般在 Edi 达到最大值的 70% ～ 80% 时启动神经呼气；**B**，针对呼吸努力 1 和 2 呼吸机提供辅助，但呼吸努力 3 未能触发呼吸机。造成吸气努力浪费的情况包括：设定触发阈值不足；由于内源性 -PEEP 而需要过多的吸气努力；终止吸气延迟时间过长；或呼吸肌太虚弱以致无法将神经性的吸气努力转化为有效呼吸；**C**，自动触发可发生于气流产生或通气环路的呼气端的负压与吸气努力不相关的情况（例如由于心脏活动传递压力振荡、呼吸环路漏气）。自动触发常发生于触发阈值设置得过于灵敏的情况；**D**，短循环。呼吸机辅助通气过早被中止，而当患者有吸气努力时又迅速地重启。例如，短循环常发生在气流被呼吸机环路内的阻力所阻止（即气管插管或气管中有分泌物）或患者主动阻断了超出患者需要的吸气气流

需求成比例的技术［例如后文提到的成比例辅助通气（PAV）和神经调节辅助通气（NAVA）］。

改善人机同步可调节下列参数：触发阈值、吸气上升时间或流速和气流切换阈值。启动（触发）呼吸的机制是检测到通气环路中气流和压力的变化。因此，当患者的努力触发了一次呼吸时，在气道压力和（或）流量图中，可能检测到短时的负偏差（空气触发机制）。当一个预设的时间结束（时间切换）或当达到一个预设的流量切换阈值时辅助送气即终止（图 32-5）。上升时间是指呼吸机将吸气气流由零增加到峰值所需的时间。如图 32-7 所示，上升时间改变了吸气早期压力上升的斜率。一般情况下，应设置上升时间（或吸气流速模式）以确保呼吸开始后空气被快速输送（气道压力快速上升）。通过设

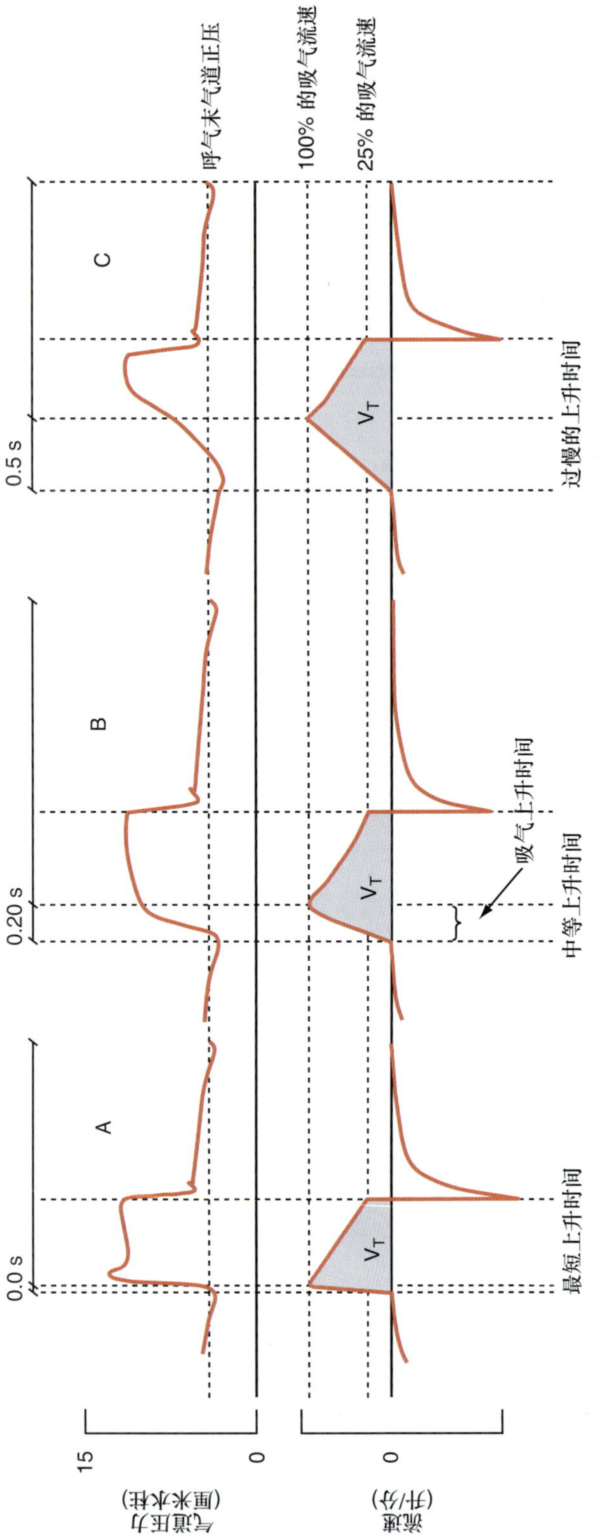

图 32-7 目前大多数呼吸机吸气流量的上升时间均可调控。**A**，吸气早期的压力峰说明吸气流量超出患者的需要或包括气管插管在内的中央气道存在阻塞；**B**，中等的吸气上升时间可看到吸气压力波形没有变形；**C**，由于患者的需求高于呼吸机提供的气流，在吸气压力波形出现凹面变形，说明患者在尝试吸气。（改自 *Branson RD*，*Campell RS*：*Pressure support ventilation*，*patient ventilator synchrony and ventilator algorithms*，Respir Care *43*：*1045-1047*，*1998.*）

置最佳吸气上升时间，能优化与患者呼吸需求的同步并降低呼吸功。

传统通气模式始终输送均一的预设辅助压力水平，但不考虑呼吸模式的生理变化。这促进了成比例辅助通气和神经调节辅助通气的开发，后两者根据患者的需求按比例地提供压力支持。

成比例辅助通气

成比例通气（PAV）于 1987 年面世，这种模式由患者触发，呼吸机辅助的水平与患者吸气努力相适应，即呼吸机在整个吸气过程中按照患者产生的吸气气流和容量成比例地输送正压（图 32-8）。根据测量到的呼吸系统的弹性和阻力确定呼吸肌去负荷的程度。而传统的通气模式，每次呼吸潮气量或输送的通气压力 Pvent 都相对恒定。至于 PAV，只有输送的通气压力和患者的吸气努力之间的关系是恒定的，而潮气量和输送的通气压力皆为因变量。虽然 PAV 需要患者承担一部分呼吸功，但这种模式已被证明能有效降低呼吸肌负荷。

成比例辅助通气的缺陷包括必须确定呼吸系统的弹性和阻力（这项工作在自主呼吸患者中不易实现）以及在高水平辅助通气中出现逃逸现象。

神经调节的通气辅助

神经调节辅助通气（NAVA）是一种相对新型的机械通气策略，其使用膈电活动（Edi）控制呼吸机（图 32-9）。由于呼吸信号起源于脑并通过膈神经到达膈，故 Edi 代表了呼吸时机及强度相关的神经性呼吸努力。NAVA 过程中，在气道开口运用与 Edi 的幅度成正比的正压，因此不需要确定定压或定容。患者的呼吸控制机制（包括机械感受器和化学感受器的反馈）可调节 Edi，进而调节压力和输送容量。动物数据和一些临床研究建议 NAVA 可用于 ICU，同步受试者的需求有效地给予辅助、减少呼吸机负荷、维持气体交换，在有创通气和无创通气（甚至在使用有过度漏气的接口时）中保护心功能。同步测定 Edi（Edi 反应患者神经产生的努力）和输送的辅助通气可监测患者将神经努力转换为通气的能力，即神经通气效率。NAVA 并不需要测定呼吸系统力学，脱逸现象发生的可能性不大。

成比例辅助通气和神经调节通气辅助都依赖于存在一个完整的呼吸驱动。尽管输送的辅助通气与患者需求成比例的概念很吸引人，并且实验和临床研究的数据令人鼓舞，但这些模式仍需要通过临床试验进行测试，以更好地明确其适应证和局限性。

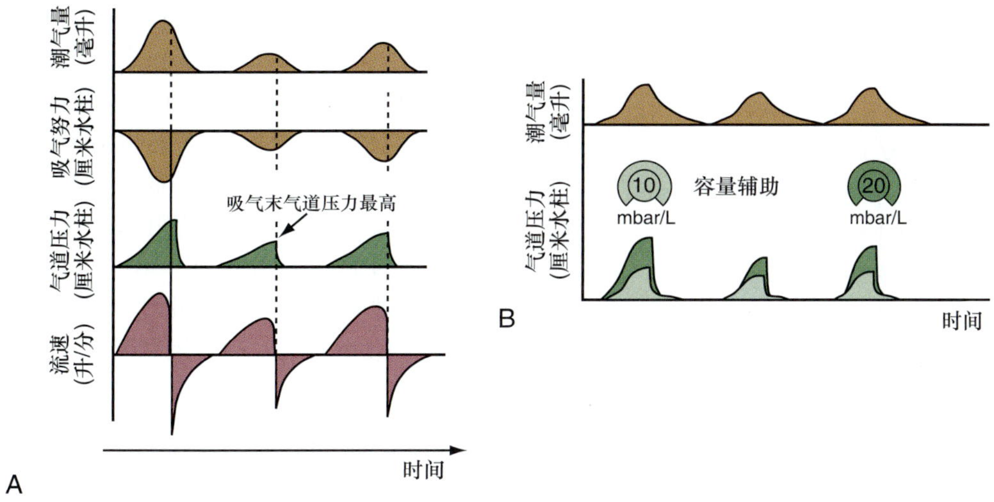

图 32-8 作为容量辅助的成比例辅助通气（PAV）。**A**，PAV 以与吸气努力成比例地方式提供辅助。气道输送压力的增加一直持续到吸气末。**B**，容量辅助的增加导致输送同样的潮气量需要更高的压力。请注意，作为流量辅助的 PAV 与作为容量辅助的 PAV 尽管基本原理非常相似，但波形不同。（改自：*Oczenski W*，*editor*：Atmen-Atemhilfen，*Georg Thieme Verlag*，*2006.*）

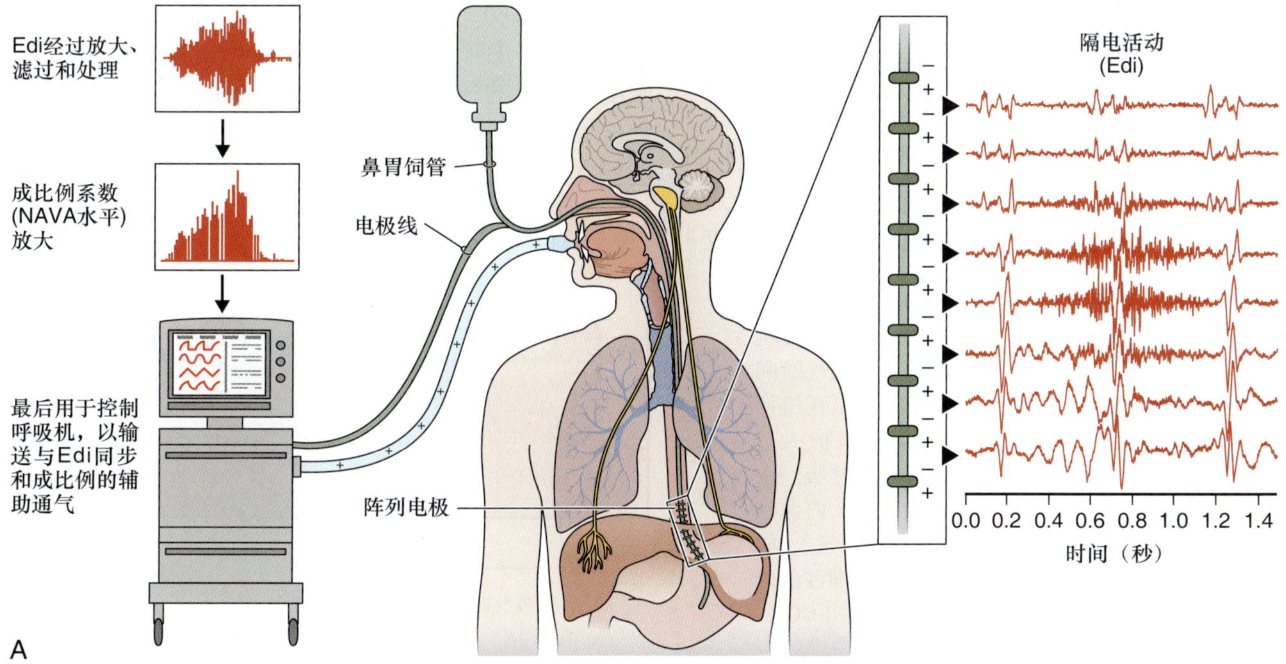

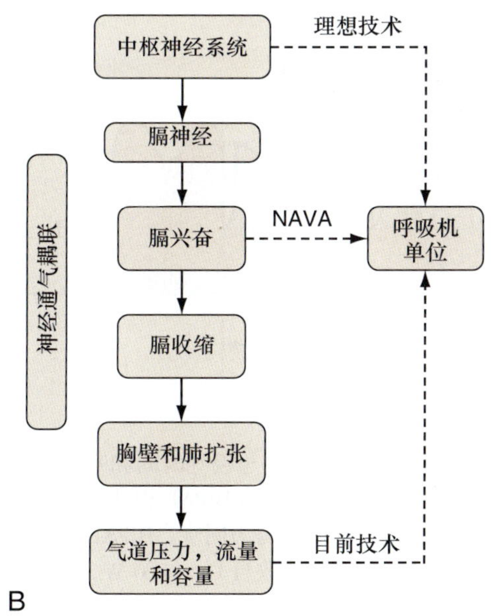

图 32-9 **A**，在神经调节通气辅助（NAVA）中，通过使用固定在鼻胃饲食管上的电极阵列输送膈电活动（Edi）。在信号用于控制呼吸机产生压力之前，阵列上每个电极对的信号被不同程度地扩大和滤过，并按照一定的比例系数（NAVA 水平）增加。因此，NAVA 输送到患者的压力与患者的 Edi 同步，并事实上瞬间即与 Edi 成比例；**B**，神经机械耦合及呼吸机的控制。将中枢呼吸冲动转化为吸气（神经机械耦合），最终产生呼吸机输送辅助的必要步骤链（神经耦合）。目前的技术需要将电兴奋传输至呼吸肌（如膈），随之发生收缩并生成气动信号（在气道开口处的压力或气流），气动信号的强度应足以超过呼吸机内传感器的触发阈值。在 NAVA 中，Edi 用于控制呼吸机。因此，NAVA 对呼吸机的调控不受呼吸肌产生的力和呼吸机环路泄漏的影响。（**A** 和 **B**，改自 *Sinderby C*，*Navalesi P*，*Beck J*，*et al*：*Neural control of mechanical ventilation in respiratory failure*，Nat Med 5：*1433-1436*，*1999.*）

组合通气模式

气道压力释放通气

在气道压力释放通气（APRV）中（图 32-10），呼吸机环路的压力在高低两个水平变化（通常高水平压力的时间长于低水平压力时间），在整个机械通气周期的任何时相均允许自主呼吸。高低压力水平、两个水平之间的变化频率、呼吸系统的顺应性和针对气流的气道阻力是 APRV“机械通气”部分的主要决定因素。但互补的“自主呼吸”部分主要决定于患者的呼吸驱动。与持续正压通气（CPAP）相反，APRV 短暂地中断通气压力（PVENT）以增加自主性的每分通气量，从而增加肺泡通气和 CO_2 排出，却不增加呼吸做功。在 APRV 中，除了恰好发生在由低水平向高水平转变时产生的自主呼吸，呼吸机并不主动辅助自主呼吸。APRV 的每分通气量是机械性压力控制通气和补充的自主呼吸的总和。无自主呼吸的 APRV 本质上与压力控制通气（PCV）相同。

APRV 具有一些值得关注的特点。第一，通过简单避免呼吸机回路中的吸气阀和呼气阀，APRV 克服了许多辅助自主呼吸模式中与呼吸机触发和切换有关的固有缺陷。然而，时间切换和高气道压力的恢复与患者的呼吸努力不同步，因此可能导致人-机不同步。第二，应用 CPAP 可复张某些肺不张的区域、增加肺容量并允许在压力-容积曲线的某一部分存在自主呼吸，这部分具有低气道阻力，仅需较小的跨肺压改变以产生潮气量等特点。第三，APRV 维持 Pvent 处于高水平的时间较长。由于肺泡在压力-容量曲线吸气段持续复张，APRV 较短时间运用正压（例如压力支持通气）复张肺泡可能更有效。

双水平气道正压通气

如同 APRV、BiPAP 通气使用了两个水平的持续气道正压，两个压力水平都允许不受限的自主呼吸（图 32-11A）。作为一种额外的选择，BiPAP 在低压水平对自主呼吸努力提供辅助（图 32-11B），在高压配合患者的呼吸努力。呼吸机制造厂家命名的 Bi-Vent、DuoPAP 和 Bi-level，与 BiPAP 具有相同的含义。虽然 APRV 和 BiPAP 存在理论上的这些优点，但目前试验显示其缺乏有价值的临床优势。如想将这些

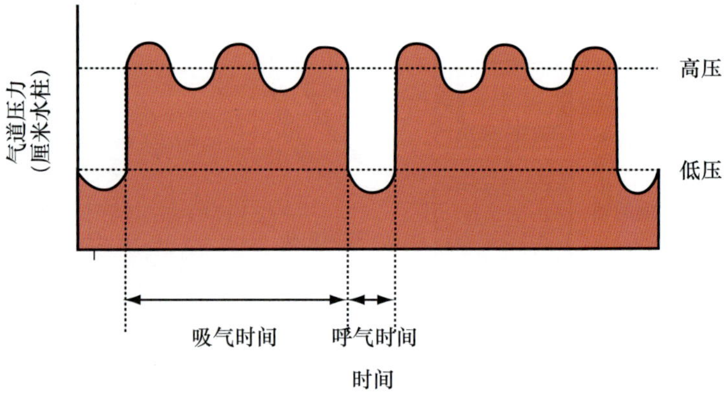

图 32-10 在气道压力释放通气（APRV）中，呼吸机输送两个水平的持续气道正压。高压维持直到吸气时间（TI）结束，然后降至低压直到重新开始高压，低压维持时间较短（TE 常为 0.5 ～ 1.5 s）。TI 和 TE 由医护人员进行确定。在呼吸周期的任何时相都允许自主呼吸。由于压力释放时间较短，剩余的呼气末气道正压（内源性 PEEP）将在肺室中维持较长时间（缓慢的被动呼气），阻止这些肺组织在呼气末萎陷，同时增加了通气-灌注的匹配进而改善氧合，周期性释放气道正压有助于排出 CO_2

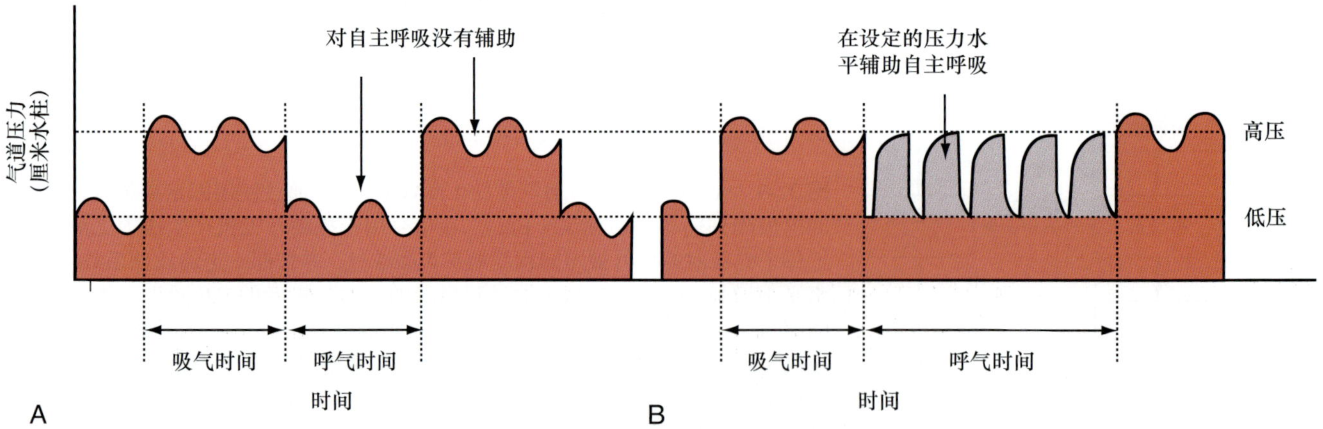

图 32-11 **A**，在双水平气道正压通气（BiPAP）中，呼吸机提供两个水平的持续气道正压。压力水平与吸气时间和呼气时间（TI 和 TE）的关系均由医护人员进行确定；**B**，可随意为个体的自主呼吸提供辅助通气。这种形式能与 BiPAP 相结合，以代偿因气管插管的流量阻力而强加的额外吸气功。值得注意的是，低压和高压水平间的变化应与患者的努力同步。BiPAP 和气道压力释放通气（APRV）之间的主要区别是前者在低压水平的持续时间较长，更可能导致肺部萎陷。（改自 Oczenski W，editor：Atmen-Atemhifen，Stuttgart，Georg Thieme Verlag，2006.）

模式推荐用于特定的患者或机械通气的某个阶段，还需要更进一步的研究。

同步间歇指令通气

同步间歇指令通气（SIMV）将定容或定压型呼吸和非辅助的自主呼吸相结合，前者由医护人员确定呼吸频率（指令通气）（图 32-12）。由于指令通气理想状态下应与患者的自主呼吸努力同步，故 SIMV 要求呼吸机设置的触发阈值足以满足此需要。

SIMV 和 BiPAP 的主要区别在于：SIMV 在指令通气时不允许自主呼吸，而 BiPAP 在呼吸周期的所有时相中都允许自主呼吸；SIMV 中所有的指令通气均为定容型或定压型，而 BiPAP 仅提供定压型通气。虽然名为同步间歇指令通气，但就呼吸机同步以及与患者需求成比例辅助输送而言，考虑到与机械通气的所有气动触发模式相一致，同样也适用于 SIMV。

压力调节容量控制通气和容量支持通气

压力调节容量控制（PRVC）通气和容量支持（VS）通气使用定压型通气（用于 PRVC）或压力支持通气（用于 VS）来达到预设的潮气量。基本上两种模式首先在低压力水平输送一次测试呼吸，随后测定可达到的潮气量，并计算吸气压力的必需调整值以在下一次呼吸中达到目标潮气量。每次呼吸都重复相同的步骤。呼吸肌越强壮（例如患者吸气努力所产生的潮气量比例越高），需要呼吸机提供辅助的水平就越低，曾有人根据此原理提出，这些模式可能在患者脱机时有用。对 PRVC 和 VS 的主要担心是患者因呼吸需求增加（如低氧血症、发热和代谢增加）而造成的呼吸努力增加，而辅助水平将反而下降。同样，在重症患者中自主呼吸模式经常充满变数，每次呼吸需要的潮气量可能都不同。而 PRVC 和 VS 这样的设计造成辅助水平在高需求的时候反而会下降，反之亦然。

促进自主呼吸的模式

持续气道正压

在 CPAP 中，当患者自主呼吸时，呼吸机维持在医护人员设定好的正压水平（图 32-13）。值得注意的是，由于 CPAP 并不辅助患者的吸气努力，患者必须具备足够的呼吸驱动和足够的呼吸肌功能。CPAP 帮助增加和维持功能残气量，进而增加可用于气体交换的肺单位（减少肺内右向左分流），阻止呼气末气道萎陷，拮抗自身 PEEP（或内源性 PEEP）的作用。

呼气末正压

呼气末正压（PEEP）是指呼吸末的气道压力（相对于大气压）。大部分通气模式都能应用 PEEP。由于哮喘或慢性阻塞性肺疾病（COPD）发生呼吸衰竭而需要进行机械通气的患者，功能残气量（FRC）增加、呼气末肺泡压力超出了大气压（即自动 PEEP 或内源性 PEEP），因此增加了呼吸中的吸气做功。运用 PEEP 可抵抗内源性 PEEP 对呼吸做功的影响。对于急性呼吸窘迫综合征（ARDS）、急性肺损伤（ALI）或由于肥胖所致低氧性呼吸衰竭的患者，其 FRC 降低会导致肺泡和（或）气道萎陷。在这些患者中，PEEP 可用于恢复 FRC、复张萎陷的肺泡和气道、防止已开放的肺泡去复张、使肺内的液体重新分布以及肺低垂区域能够通气。所有这些效应都能改善通气 / 灌注、增加氧合及降低对吸入氧气浓度的需求。PEEP 也可用于连枷胸患者以稳定胸壁。

若所使用的 PEEP 水平过高，则所有上述 PEEP 的有益作用将消失，取而代之的是反作用甚至是有害的效应。例如，过高的 PEEP 可使肺泡过度扩张

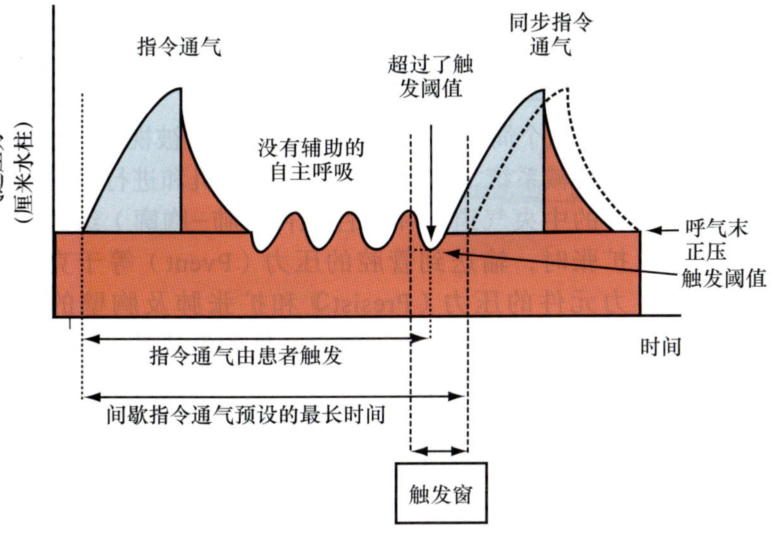

图 32-12　在两次定容型通气之间同步间歇指令通气（SIMV）和非辅助的自主呼吸。在下一次指令通气开始前的一小段时间内，触发窗允许指令通气和患者的呼吸努力同步。当触发窗内患者的呼吸努力未达到触发阈值，在间歇指令通气（IMV）的最大时间间隔之后，呼吸机将输送一次指令通气（定容型或定压型通气，由医护人员确定）。这个时间间隔由预设的 IMV 的频率决定。（改自 Oczenski W，editor：Atmen-Atemhifen，Stuttgart，Georg Thieme Verlag，2006.）

后者支气管运动张力迫使呼气。疾病过程的加重可能使动力学过度充气更加恶化，如哮喘的支气管痉挛或 COPD 的黏膜增厚的支气管炎。值得注意的是，自动 -PEEP 也可见于诸如 ARDS 的限制性疾病患者，在这种情况下，肺内时间常数非常不均一，或是使用了低潮气量高通气频率的设置。气管插管管径过小或扭曲、分泌物黏稠、呼吸机环路呼气端的阻塞性滤器、高度变化的呼吸频率或呼吸急促将进一步导致呼吸系统易于产生自动 -PEEP。

呼气末的持续气流，特别是伴有吸气努力触发呼吸机持续失败，临床应该高度怀疑存在动力学过度充气。测定内源性 PEEP 需要在呼气末呼气阀关闭时平衡整个肺部的压力（图 32-18），理想的是在呼吸肌麻痹状态下测定（但一般不应该单纯为了这项测定而使肌肉松弛）。在自主呼吸状态下测定内源性 PEEP 相对较为困难，通常也不可信，因为吸气和呼气努力干扰了检测过程，且研究表明会发生呼气肌收缩，而这些收缩在临床上难以检测。

动力学过度充气能显著增加自主呼吸患者的呼吸氧耗（图 32-19）。因为高肺容量中呼吸系统的顺应性更低，需要更多的能量扩张肺部。此外，存在动力学过度充气的患者，当呼吸机回路压力降至所应用的 PEEP 水平以下之前且在呼吸机的气动触发系统被激活之前，患者需要生成大的胸膜压波动以克服内源性 PEEP 的动力。由于在过度充气过程中（静息膈长度缩短需要高于正常的呼吸驱动以降低胸膜压）吸气肌产生的力量受损，故 COPD 患者，尤其是呼吸肌虚弱或疲劳的患者，触发呼吸机变得困难，就肺容积接近肺总容量呼吸时尝试吸气的作用而言，这两种情况很难予以区分。

动力学过度充气增加了下腔静脉的阻力和近心压力，因此阻止了静脉血回流到右心房，从而导致心输出量下降。这种情况下心功能下降的主要原因是自动 -PEEP 而非心功能不全，认识到这点非常重要，因为两者的治疗策略相去甚远。

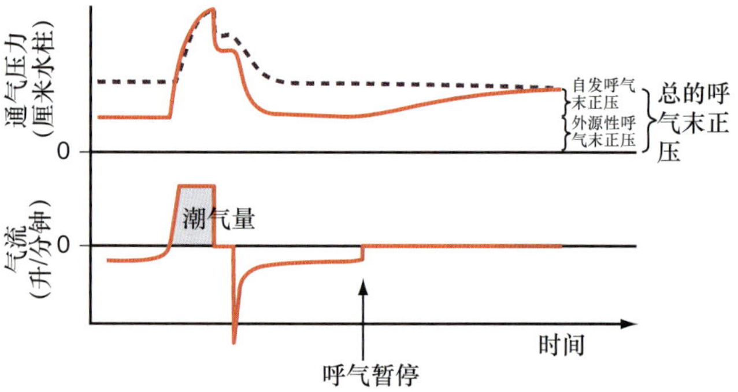

图 32-18 用来估计自动 -PEEP 的呼气屏气技术。在呼气屏气过程中呼气阀关闭。当呼气气流等于零，气道压力升至自动 -PEEP 水平。当重新打开呼气阀后，气流持续，额外的呼气量等于陷闭气体量。值得注意的是，吸气和呼气肌肉活动会干扰内源性 PEEP 的测定。*PEEP*，呼气末正压（改自 *MacIntyre NR*：*Intrinsic PEEP*，Prob Respir Care *4*：*45*，*1991.*）

在机械通气时参数设置不当将使动力学过度充气恶化，特别是当高通气频率和（或）高潮气量设置造成每分通气量过高时，当人-机不同步时（图 32-20）或使用了超过拮抗自身 -PEEP 所需要的 PEEP 水平时。

使阻塞性气道疾病患者动力学过度充气最小化的第一种方法是降低气道的呼气阻力，包括去除任何机械阻塞、治疗支气管痉挛和气道炎症。最有效和直接的方法是降低自身 -PEEP 以减少每分通气量，虽然这可能导致已经增加的动脉 CO_2 分压（$PaCO_2$）升高。或者，增加外源性 PEEP（图 32-21）将降低呼吸做功，因此减少 CO_2 生成和降低 $PaCO_2$——即使肺泡通气不变。由于 COPD 患者存在慢性 $PaCO_2$ 升高，故其保留有足够的碳酸氢盐以维持正常动脉 pH，不应该调节每分通气量以维持正常的 $PaCO_2$。此外，如图 32-19 和图 32-20 所示，应缩短吸气相（因此允许呼气时间最大化）。值得注意的是，当将通气模式由控制转为辅助自主呼吸时，呼气相时间及因此而导致的每次呼吸呼气容积的变化增加，这可能促使在每次呼吸时动力学过度充气的程度能够得到修正；这也能诱导由于浪费吸气努力而导致的人机不同步，尤其是使用高水平辅助的情况（图 32-6）。

急性哮喘中的通气策略原理与 COPD 非常类似—即低通气频率和低潮气量、允许性高碳酸血症。这些患者对低至 7.2 的 pH 一般都能很好地耐受，这些方法有助于使肺过度充气最小化。

限制性肺病患者的通气策略

限制性肺病包括肺纤维化、间质性肺炎、结节病、闭塞性细支气管炎机化性肺炎、急性肺损伤（ALI）和急性呼吸窘迫综合征（ARDS）。其主要的病理生理学异常是肺顺应性和功能残气量降低。

限制性肺病患者中机械通气的挑战是既要提供充分的氧合，而又不能引起进一步肺损伤。虽然机械通气能明确改善 ALI 或 ARDS 患者的生存率，但它改善其他间质性肺病（尤其是特发性肺纤维化）患者生存率的能力非常有限。要求的方法是要能维持充分的氧合却不至于在吸气末使肺过度膨胀（参见后文）。

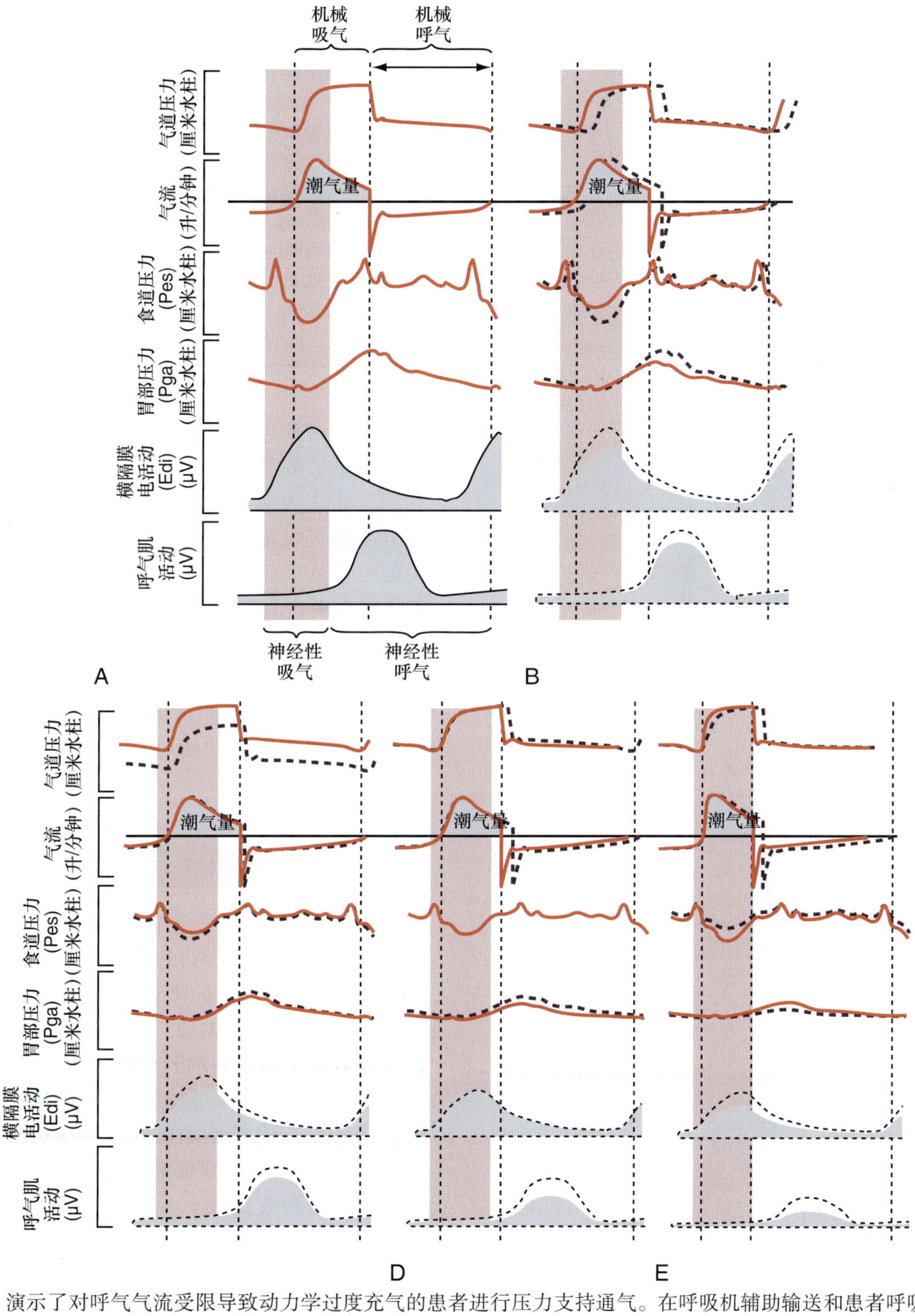

图 32-19 **A**，演示了对呼气气流受限导致动力学过度充气的患者进行压力支持通气。在呼吸机辅助输送和患者呼吸需求（神经源性的，可用膈电活动 Edi 来反映）之间存在严重不同步（触发和终止延迟）。在呼吸机输送压力的过程中，Edi 和食道压力（Pes）的高振幅偏移提示吸气肌被高度激活，然而呼气肌活性和胃压力（Pga）的高振幅偏移则提示患者在神经源性呼气过程中呼气肌拮抗呼吸机输送的压力；**B**，优化触发阈值之后，呼吸机输送辅助更早开始（需要更少的吸气努力）也更早结束（需要呼气肌更少地被激活）；**C**，调整外源性 PEEP 水平以补偿内源性 PEEP，使呼吸机更早检测吸气努力（图 32-21）并进一步帮助减少吸入气负荷；**D**，增加切换气流阈值导致辅助更早中止，因此，可降低呼气肌活性。值得注意的是，当切换气流阈值增加时，呼吸机吸气时间和输送的潮气量（Vt）降低，但呼气时间增加（假设呼吸频率保持不变）；**E**，当吸气上升时间减少，吸气峰流速和切换气流阈值可更早达到，吸气时间被进一步缩短。在完成所有步骤之后（**B** 到 **E**），呼吸机按照患者神经性呼吸需求同步输送辅助，吸气肌负荷减小，反映在 Edi 和 Pes 偏移的振幅达到最小化。正如反映在呼吸肌活性和 Pga 偏移的振幅达到最小化，呼气仅依由肺组织和胸壁的弹性回缩力驱动。PEEP，呼气末正压

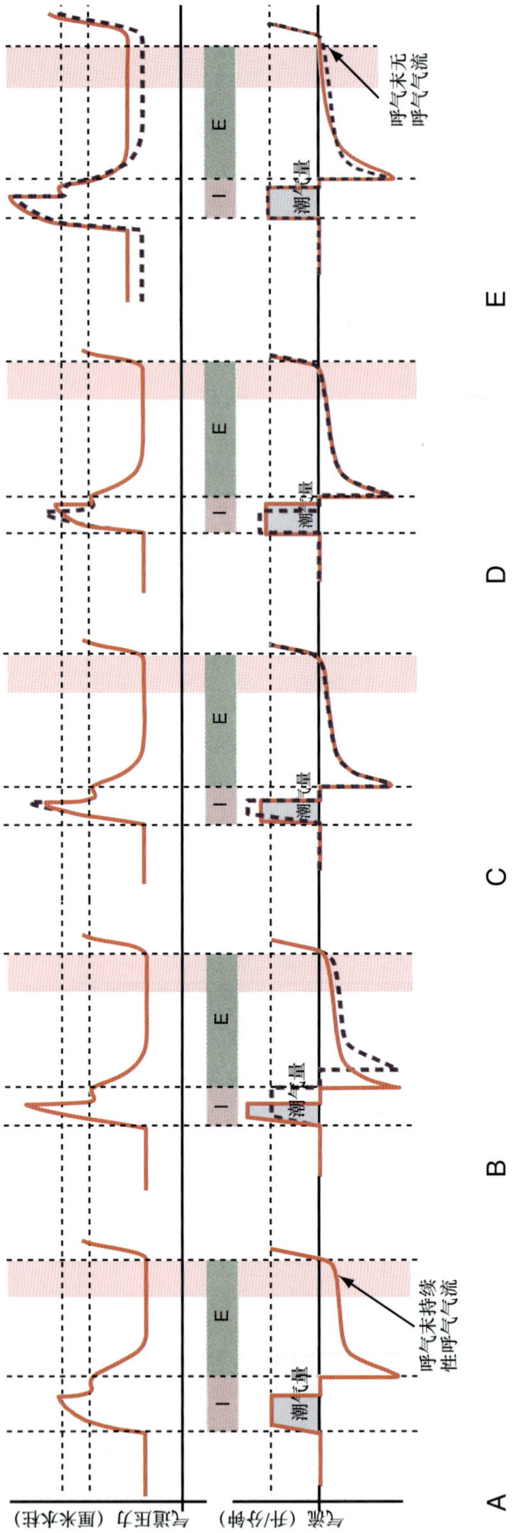

图 32-20　呼气末气流受限和动力学过度充气患者使用定容型通气的参数调整。**A**，基础情况是在呼气末持续气流；**B**，通过减少吸呼比缩短吸气相，从而使呼气相延长（假设呼吸机频率不变）。因此在更短的时间里输送相同的潮气量需要更高最大吸气流量和吸气峰压。值得注意的是，较高的吸气流量可能导致吸气频率的中度升高，需要仔细监测呼气持续期间的净效应；**C** 和 **D**，降低吸气上升时间（此处是从占呼吸周期的 5% 降至 0%），同时减少吸气末的吸气停顿时间（此处是从占呼吸周期的 10% 降至 5%），允许更多的时间输送潮气量，因此导致最大吸气流量和峰压下降；**E**，在呼气相，逐渐增加的外源性 PEEP 部分拮抗了呼气相气道的动态萎陷，减少了呼气气流的阻力。PEEP，呼气末正压

机械通气的并发症

气管插管或有创机械通气的并发症和副作用包括上气道损伤（例如声带损伤）、胃内容物吸入、气压伤（如气胸或纵隔气肿）、正常宿主防御机制受损、加温和加湿吸入气体的能力下降、气管插管气囊导致的气管局部缺血、交流和吞咽功能受损以及护理人员对使用镇静药物和神经肌肉阻滞药物（少数情况下）的需求。虽然使用带有球囊的气管插管有助于防止大多数的误吸，但聚集在球囊上方的咽喉分泌物仍可能渗入肺中，增加发生院内获得性肺炎的可能性。气管插管通过阻止声门关闭，严重地破坏了患者自身咳嗽机制。

机械通气本身能导致或加重肺损伤，后者与急性肺损伤（ALI）或急性呼吸窘迫综合征（ARDS）在临床表现、功能和组织学上有明显区别。同样，使用正压通气对心功能可能有不利作用，导致血流动力学障碍。

呼吸机相关肺损伤

病变的肺比健康的肺更易发生呼吸机相关肺损伤（VILI），VILI 可以触发和传递各种级联反应（如系统性炎症反应的上调），最终引起多系统器官衰竭（MSOF）（图 32-22）。使用低潮气量和限定 Pvent 的通气策略不仅可以保护肺组织，也能潜在减少 MSOF 的发生率。暴露于过多的机械应力可造成肺组织和细胞完整性的破坏，主要源自下述两个主要因素：①肺的过度膨胀（即容量伤）；和②反复的气腔复张和去复张（不张伤）。确定继发于容量伤的 VILI 的关键因素似乎是区域性肺膨胀的程度，而非 Pvent 达到的绝对值。呼吸系统本身的高压并不一定导致 VILI。例如，小号表演者即使反复产生很高的气道压力（超过 150 cmH_2O）却并不引起肺损伤，这是因为没有发生肺的过度膨胀。

肺泡的过度膨胀和剪切力可刺激肺和免疫细胞产生并释放炎性细胞因子和趋化因子—即生物伤。生物伤包括释放大量生物（包括炎性的）介质进入肺间质和肺泡。随之而来的是肺组织和细胞完整性的破坏以及肺上皮和内皮屏障的破坏，这些均促进

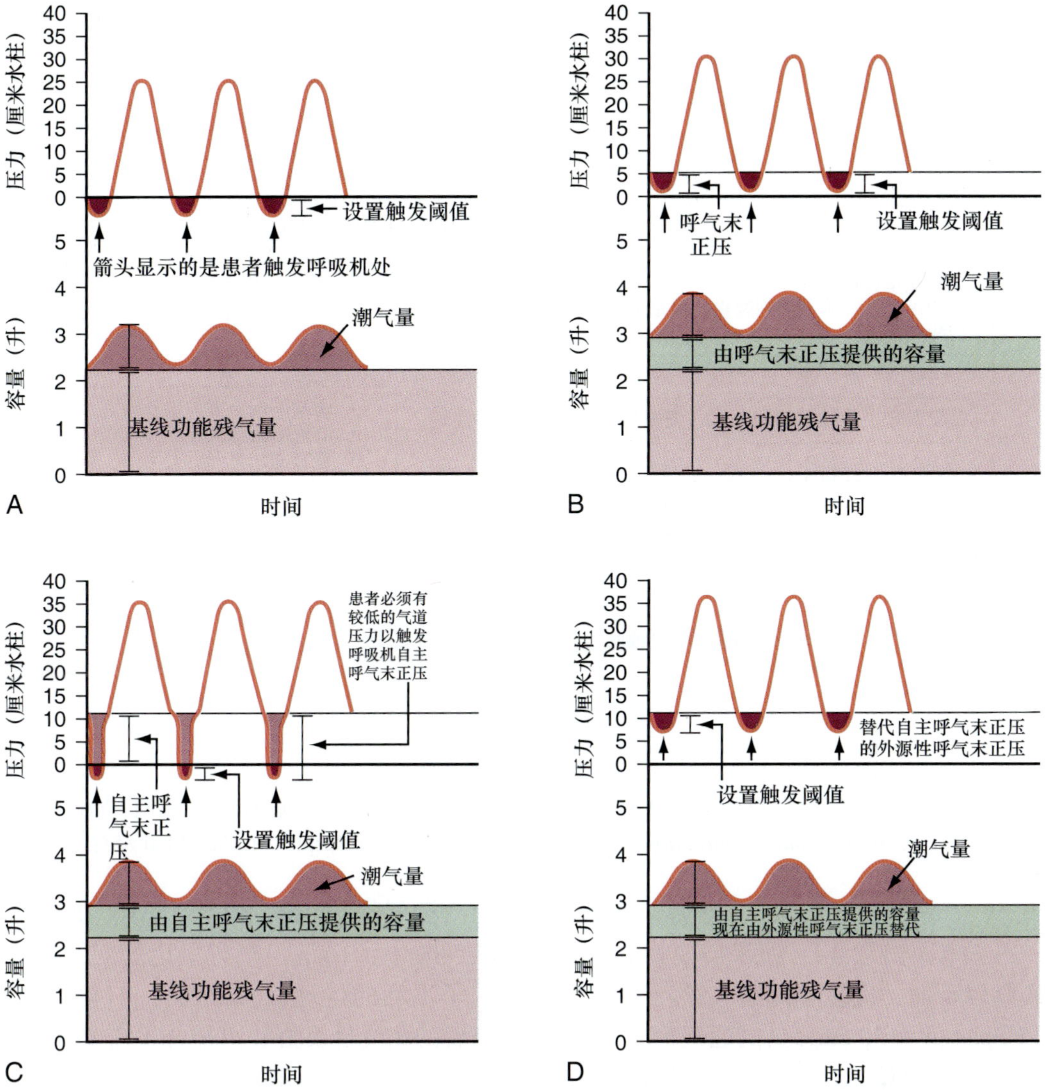

图 32-21　**A** 和 **B**，在无自动 PEEP 的情况下，患者需要一个小的吸气努力来超过预设的触发阈值（此处低于外源性 PEEP1 ～ 2 cmH_2O）；**C**，存在自动 -PEEP 时，在呼吸机环路的压力能降至足以触发低于外源性 PEEP 的触发阈值前，患者首先需要降低肺泡压力来克服自动 -PEEP；**D**，应用外源性 PEEP 使触发阈值更接近呼气末的肺泡压。现在仅仅需要一个小的吸气努力以超过触发阈值。PEEP，呼气末压力。（改自 *Howman SF*：*Mechanical ventilation*：*a review and update for clinicians*，Hosp Physician *35*：*26-36*，*1999.*）

了肺源性炎性介质、内毒素，甚至是细菌进入血液，导致系统性炎症反应的触发、加重或扩散。考虑到充气的肺表面积之巨大，可想而知，即使每个细胞仅释放少量的炎性介质，也可以产生大量的介质并有可能进入血循环。

对于 ALI 或 ARDS 患者，典型的疾病分布的不均一性使其发生 VILI 的风险较高，因为实变的肺区域易发生肺不张伤，而较好的或正常的肺区域易发生容量伤。当原计划进入整个肺的容积和压力（如约 10 ml/kg 的 VT）被迫进入仅一小部分有功能的肺（“婴儿肺”）时，就很可能发生气压伤和容量伤。此外，当使用的 PEEP 水平不足以防止呼气末肺泡萎陷时，开放和关闭肺单位交界处的剪切力可导致肺不张伤。因此，ALI 或 ARDS 患者理想的通气策略是不仅能在肺扩张时防止肺泡过度膨胀，而且可在呼气末防止肺泡萎陷。

临床实践中预防呼吸机相关肺损伤的策略

虽然机械通气只是引发多器官功能障碍综合征（MODS）的众多因素之一，但临床试验已清楚地表明，肺保护性机械通气可降低 ARDS 患者的病死率。

大型的 ARDS Net 研究证明，较之 12 ml/kg，6 ml/kg 预测体重（PBW）的潮气量与 ALI 患者病死率的降低有关。基于预测体重而不是实际体重计算潮气量非常重要。对于男性患者，PBW ＝ 50 ＋

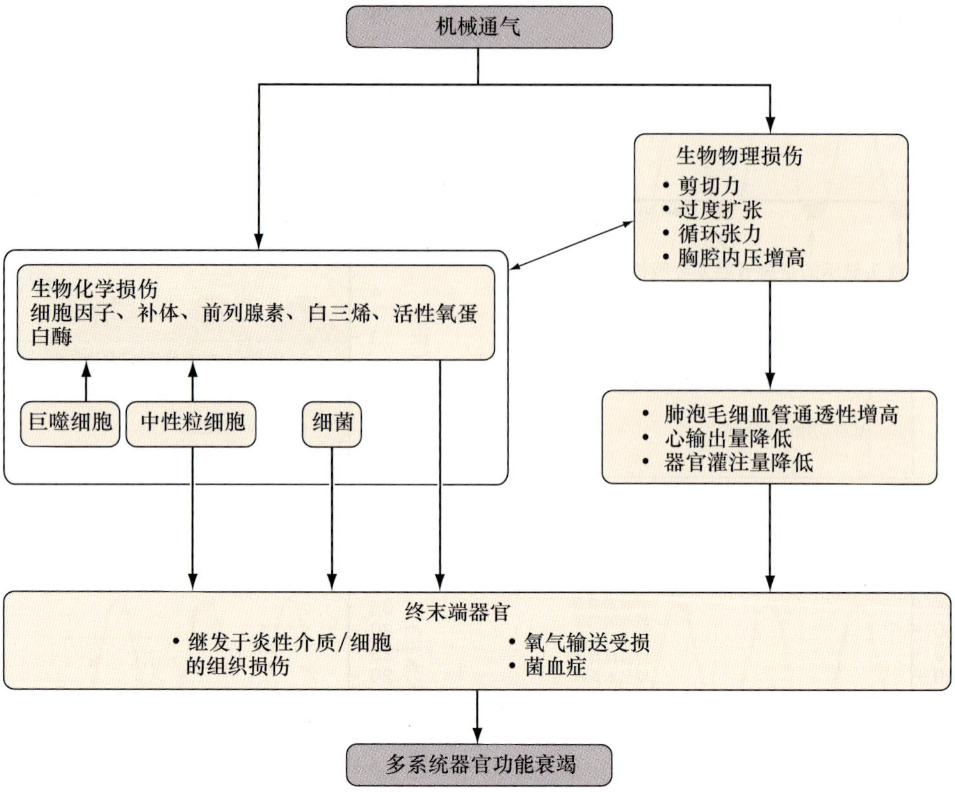

图 32-22 机械通气引起多系统器官功能衰竭（MSOF）的可能机制。*mΦ*：巨噬细胞。(改自 *Slutsky AS*，*Tremblay LN*：*Multiple system organ failure. Is mechanical ventilation a contributing factor*？ Am J Respir Crit Care Med *157*：*1721-1725*，*1998.*)

0.91×（身高－152.4），对于女性患者，PBW＝45.5＋0.91×（身高－152.4）。如果需要将 Pplat 减少至 30 cmH_2O 以下时，应该降低潮气量。一些研究者建议，保持 Pplat 低于 30 cmH_2O 的通气策略足以达到肺保护的目的。然而，ALI 或 ARDS 患者 Pplat 的安全上限仍然未知。最近的一项析因分析证明，进一步降低 Pplat 值至低于 30 cmH_2O 可能降低病死率。

如许多临床前和较小型的临床研究所建议，使用相对较低的潮气量和更高 PEEP 水平（如果可能）的益处可能与两个主要因素相关—降低 VILI 和预防非肺部器官功能障碍。最近一项大型的临床研究也支持这一观点，该研究由 Mascia 及其同事负责，证明了使用 6～8 ml/kg PBW 的潮气量联合较高水平的 PEEP 的肺保护通气策略可防止脑死亡器官捐赠者肺功能的下降，同时使可用于移植的肺的数量加倍。另外一项大型临床研究证明，与使用安慰剂相比，在 ARDS 早期使用神经肌肉阻滞药物 48 h，其生存率更高，使用呼吸肌时间更短，图 32-23 总结了神经肌肉阻滞或可改善患者结局的可能机制。

在大量研究中，研究者在患者无任何特定的禁忌证（如颅内压增加）时，使用了可允许性高碳酸血症（即若有必要维持足够低的潮气量时可允许 $PaCO_2$ 增加）。该理念关键在于急性高碳酸血症比使用高潮气量造成的不利影响小。如何治疗伴随的呼吸性酸中毒仍是一个有争论的问题，除非酸中毒发生了不利的生理后果，通常 pH 降至 7.20～7.25 时患者的耐受性良好，可能并不需要处理。

如何调整 ARDS 患者的 PEEP 仍饱受争议。最近有三项关于 ALI 和 ARDS 患者使用高或低水平 PEEP 的大型研究及两项 meta 分析，均发现在未经选择的人群中随机使用较高或较低水平的 PEEP 并不能显著改善预后。然而，两项 meta 分析表明，对于亚组中重度低氧的 ARDS 患者（相对于没有 ARDS 的患者），较高水平的 PEEP 可能与病死率的下降有关。一些研究者提出，在上述临床研究中，使用较高 PEEP 带给某些（“肺-可复张”）患者的潜在获益可能被发生在其他患者（“肺-不可复张”）身上的危害所掩盖。事实上，最近的一项队列研究证明 PEEP 对肺复张的作用与 CT 所发现的潜在可复张肺的百分比密切相关。

在尚未进一步明确如何确定患者个体最佳 PEEP 之前，临床上实用的方法是贯彻大型 ARDSNet 试验中使用的运算法则（表 32-1）。确定 ALI 或 ARDS 患者的最佳通气设置常常是一个连续和反复的“评估-干预-再评估”过程，必须考虑到疾病过程随时间的动态改变。

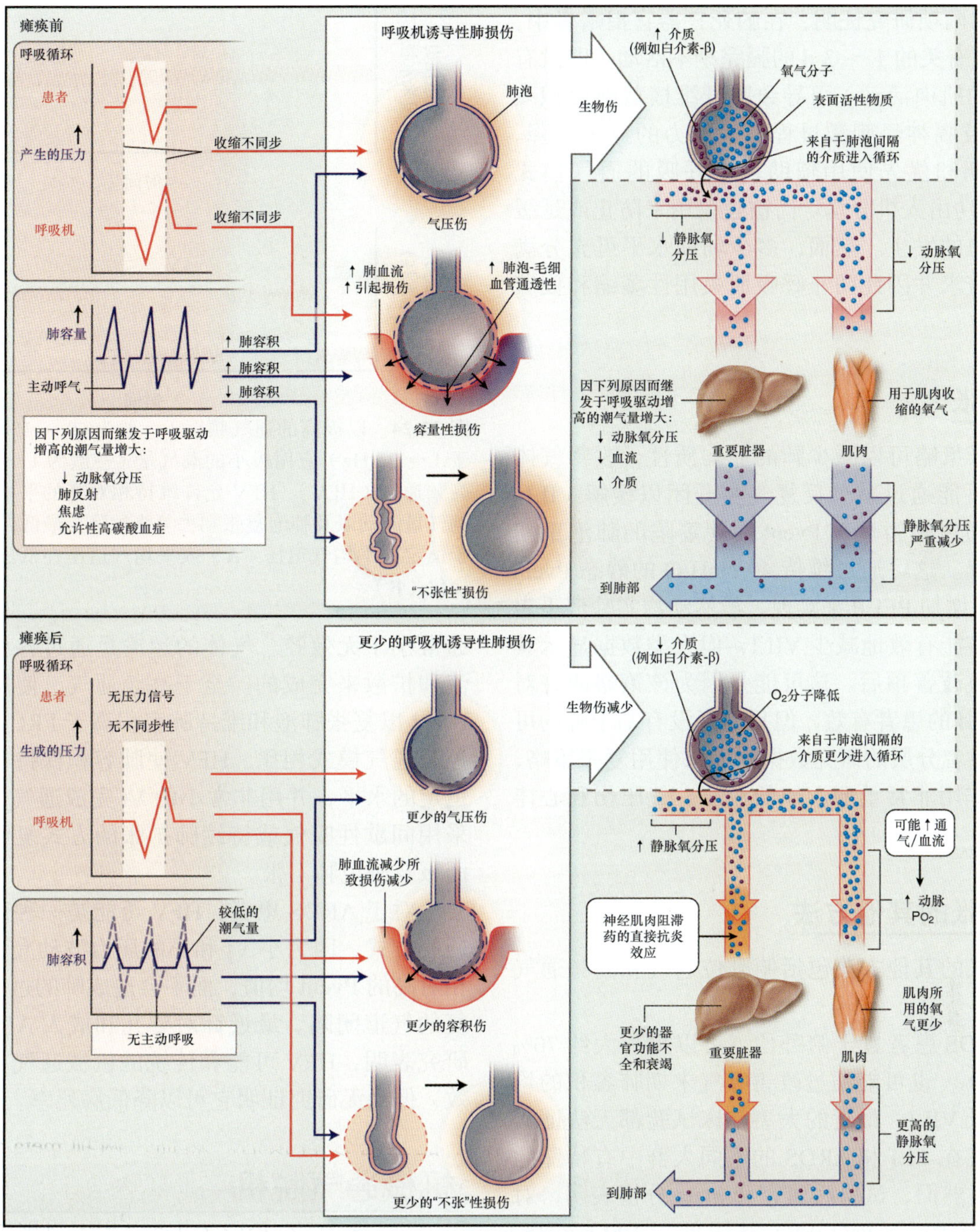

图 32-23　神经肌肉阻滞药（NMBAs）可能改善 ARDS 患者生存率的可能机制。在诱导肌松前（**上图**），多种原因导致的呼吸驱动增加，造成潮气量（Vt）增加和人机不同步，均会潜在加重各种形式的呼吸机相关肺损伤（VILI）。VILI 合并心功能受损及继发的输送到重要器官的氧气减少，可导致器官功能紊乱和最终的死亡。在肌松后（**下图**），较低的潮气量和改善了的人机同步可更好地肺保护性通气、出现更少的 VILI 及心功能受损。也可能通过降低器官氧耗以减少肺血流，从而降低 VILI。NMBAs 也可以通过降低肌肉氧耗和改善通气 / 灌注（$\dot{V}/\dot{Q}$）的分布，从而间接改善动脉氧合。最后，NMBAs 可能还具有直接抗炎作用。（改自 *Slutsky AS*：*Neuromuscular blocking agents in ARDS*，NEngl J Med *363*：*1176-1180*，*2010.*）

呼吸机相关膈功能障碍

获得性神经肌肉功能失调即所谓的危重病性多发性神经肌病（CIPM），常见于危重症患者。由于呼吸肌肌力和耐力降低导致患者无法恢复完整的呼吸做功，继之出现脱机困难，是该综合征的标志也可能是其首发症状，提醒临床医生应引起注意。实际上，许多脱机失败的患者出现膈功能下降，表现为超强磁刺激膈神经后膈产生的压力下降。

除了已知的 CIPM 发生的危险因素（如皮质类固醇激素、神经肌肉阻断药、重度脓毒症、多器官功能障碍综合征和严重肺疾病）外，使用控制模式机械通气可能是另一个造成呼吸肌无力的因素。例如，最近的两项研究证明，在脑死亡器官捐赠者中，与机械通气有关的 1 ～ 3 d 的膈完全不活动（即没有任何自发的肌肉活动）可导致膈纤维横截面面积减少近 50% 及膈神经刺激过程中膈肌力的显著下降。相反，早期和优先使用辅助自主呼吸的通气模式（即呼吸做功由人机分享）已被建议用来防止或延缓呼吸肌无力的发生。然而，多少辅助水平可充分满足患者的需求并因此防止呼吸肌失用性萎缩和疲劳尚不明确。

肺复张

肺复张策略可以减少肺的非均质性，改善气体交换并有可能通过减少反复气腔开闭以缓解 VILI。复张是指通过短暂增加 Pvent 而使萎陷的肺泡重新开放的过程。这可通过维持 40 cmH_2O 的静态 Pvent 40 s 或短暂增加 PEEP 来实现。虽然动物实验似乎表明这一策略能有效地减少 VILI，但人类数据显示其并不能有效改善预后。这可能是因为该策略或许对“可复张”肺的患者有效，但目前尚没有基于肺的可复张性对患者分层的研究数据。如果使用复张策略，监测其副作用非常重要，如低血压、气压伤和心律失常等。

肺复张的其他方法

肺复张的其他方法包括俯卧位通气和高频通气（HFV）。

将 ARDS 患者置于俯卧位，可以提高大约 70% 患者的 PaO_2，也可能通过改善呼气末期肺容积的均质性来降低 VILI。最近的大型临床试验都无法证实俯卧位通气在 ALI 和 ARDS 的不同人群中有特殊的生存获益。然而，试验后研究和 meta 分析表明，对于重度低氧血症（PaO_2/FIO_2 基线低于 100 mmHg）的亚组患者，其可能确实获益于俯卧位，但对于低氧血症较不严重的患者并非如此。最佳俯卧位的持续时间尚未确定。在临床中，当常规措施包括镇静、复张策略和高 PEEP 对严重氧合障碍患者都无效时，或可经验性尝试这种体位。在这样的试验中，应尽一切可能防止与体位变化有关的不良后果（如血管内导管或气管插管移位）。

HFV 包含了一系列的通气模式，包括高频正压通气（HFPPV）、高频喷射通气（HFJV）、高频流中断模式（HFFI）和高频振荡通气（HFOV），它们本质上都是采用更高的通气频率（即 1 ～ 25 Hz）和比传统模式低得多的 Vt（图 32-24）。高频通气时，Vt 通常小于无效腔。气体的运输是通过各种不同的对流和扩散来完成的。至于高频通气，使用高平均值 Pvent 以复张肺泡和维持肺容积高于 FRC。因此，与控制通气模式相比，HFV 使肺容积保持在一个相对恒定的水平，并用非常小的 Vt 完成通气。可视情况采用间歇性叹气或持续肺扩张的方式复张肺的萎陷区域及避免肺不张。

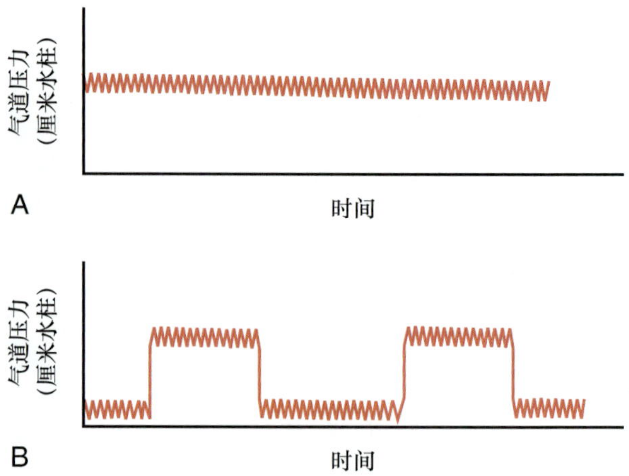

图 32-24 以极高的通气频率（一般为 60 ～ 1500/min，相当于 1 ～ 25 Hz）应用极小的潮气量（一般为 1 ～ 3 ml/kg）行高频通气（HFV）。HFV 允许维持相对高的平均气道压，而潮气量波动以及肺泡复张和去复张被降至最低。HFV 可运用于恒定的平均气道压（**A**）或平均气道压在低压和高压之间变化（**B**）

对于 ARDS 患者，HFV 可能是一种值得关注的通气方式，因为小 Vt 和小的压力波动允许使用一个相对高的 Pvent 均值，而不会造成肺的过度膨胀或反复的气道闭陷。最近针对婴儿和成人 ARDS 的临床研究表明，HFV 可能和传统的机械通气支持同样有效，但尚无研究证明它可以降低病死率。

机械通气脱机

“脱机”和“撤离”机械通气这两个术语通常可互换使用，是指患者从完全的通气支持过渡到恢复非辅助的自主呼吸。

所有使用呼吸机的患者都应该尽早进行自主呼吸，因为不必要的延长通气与其不良反应的风险增加有关，如呼吸机相关肺炎、VILI 或可能导致呼吸肌萎缩等。另一方面，在患者尚未准备好承担完整的呼吸做功前过早停用通气支持也会造成潜在的危害，包括再插管相关的并发症。传统的脱机预测因素只评估患者在没有辅助时的呼吸能力，却没有评估其清除呼吸道分泌物的能力或保护下气道免受误吸的能力。

开始脱机的先决条件是需要患者可以并将要触发呼吸机，这往往只有在镇静的水平降低或通过减少每分通气量而使 $PaCO_2$ 增加的情况下实现。因此，每日"定时"中断镇静可以减少总的机械通气时间不足为奇。

就这一点而言，良好的临床判断至关重要：只有可能自主呼吸的患者才是可尝试脱机的合适人选。虽然测量各种生理参数可能有助于得出该决策，但对于这一过程而言，"试验与犯错"通常必不可少。在自主呼吸试验过程中，必须密切监测患者的舒适度、气体交换、呼吸力学和血液动力学。推荐使用自主呼吸试验（SBT）方案以确定在没有辅助时能够自主呼吸的患者（图 32-25）。框 32-1 总结了最近会议共识推荐的开始进行 SBT 的标准（有关详细信息请参阅 MacIntyre 和同事引用的原始论文），但必须针对每名患者的特定因素进行评价，这些因素可能需要对上述推荐进行修改或必须采用一个替代方案。

框 32-1　开始进行自主呼吸试验的条件 *

- 有证据显示呼吸衰竭的基础病因得到逆转
- 氧合充分：$PaO_2/FiO_2 \geqslant 150 \sim 200$，需要的 $PEEP \leqslant 5 \sim 8\ cmH_2O$，$FiO_2 \leqslant 0.4 \sim 0.5$ 和 $pH \geqslant 7.25$
- 血流动力学稳定，即无活动性心肌缺血，无明显的临床低血压—不需要升压药或仅需要小剂量升压药治疗（例如多巴胺或多巴酚丁胺剂量小于 5 μg/kg/min）
- 患者能够始动用力吸气。

利用上述标准开始自主呼吸实验的决定必须个体化。

* 某些并不满足所有标准的患者（例如那些低于阈值的慢性低氧血症患者）可准备尝试中止机械通气。

PaO_2/FIO_2：动脉血氧分压与吸氧浓度的比值；PEEP：呼气末气道正压。

改自 MacIntyre NR，Cook DJ，Ely EW Jr，et al：Evidence-based guidelines for weaning and discontinuing ventilatory support：a collective task force facilitated by the American College of Chest Physicians；the American Association for Respiratory Care；and the American College of Critical Care Medicine，*Chest* 120（suppl）：375-395，2001。

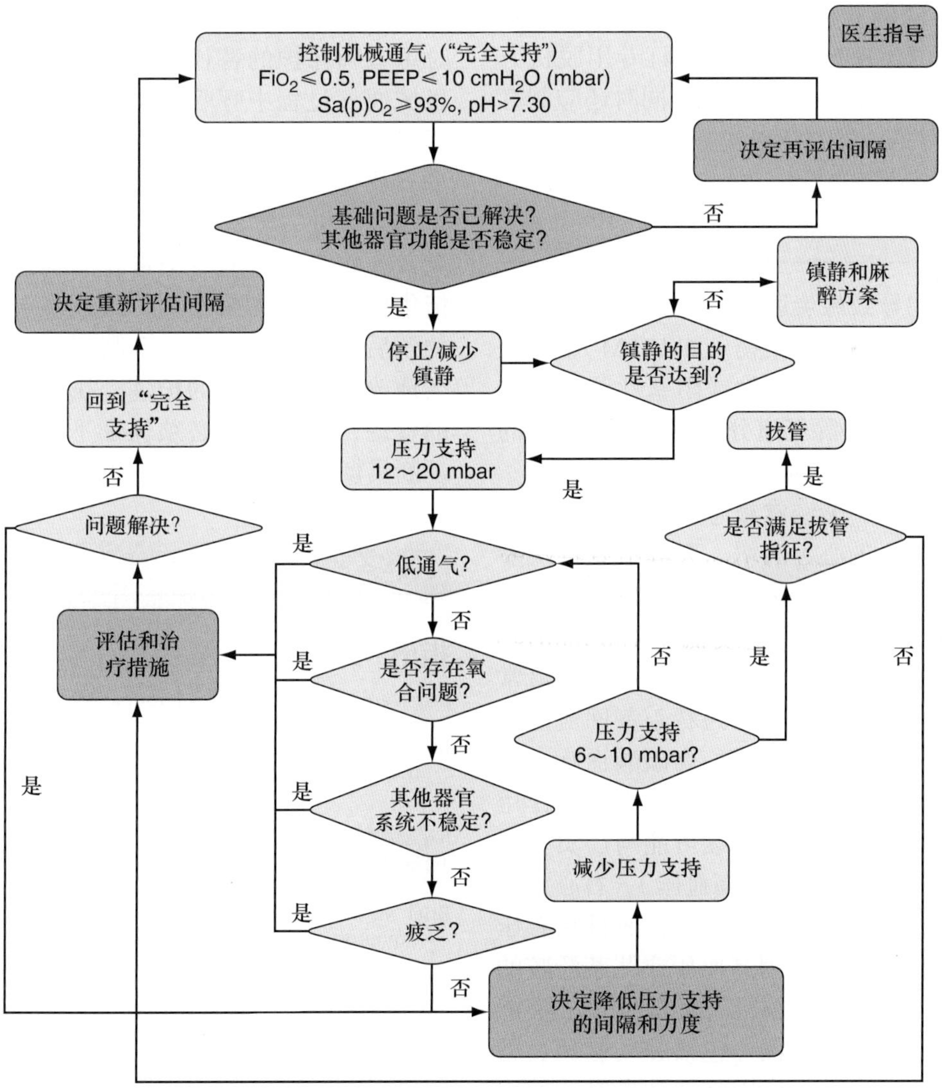

图 32-25　逐步降低辅助水平的脱机方案（改自 Jakob SM，Lubszky S，Friolet R，et al：Sedation and weaning from mechanical ventilation：effects of process optimization outside a clinical trial，J Crit Care 22：219-228，2007.）

短期通气后通常不需要使用正式的 SBT（即通气不到 24 h 的患者，如术后患者），而满足一定标准（框 32-1）且每日中断镇静的患者应每天行 SBT。一般来说，SBT 应该配合以最小限度的呼吸支持（即 0 ～ 7 cmH_2O，最好是 0 cmH_2O）、$FiO_2$0.5 和 PEEP 5 ～ 7.5 cmH_2O 一起使用。最初短暂的自主呼吸可用以评估是否应该继续使用正式的 SBT。SBT 期间评估患者是否能够继续耐受的标准是呼吸模式、充分的气体交换、血流动力学稳定及主观舒适度。能耐受 SBT30 ～ 120 min 确保可以脱机，去除人工气道需要单独考虑，应基于患者气道开放和保护气道能力的评估结果。

当 SBT 失败时应该明确其原因，一旦导致其失败的可逆性原因得以纠正，如果患者仍然满足框 32-1 的标准，就应该至少每 24 h 执行后续的 SBT。SBT 失败的患者应该接受一个稳定的、不让人疲劳的以及舒适的通气支持。应该对术后患者实施以早期拔管为目标的麻醉和镇静策略以及呼吸机管理。应针对非医生的卫生保健专业人员制订专用脱机方案并通过重症监护病房（ICU）实施，同时还应制订专门用于优化镇静的方案并予以实施。

脱机失败

许多因素可能导致患者脱机失败，其中包括呼吸肌力、耐力和呼吸负荷的失衡（如 CIPM）、呼吸系统力学性能的改变（如限制性或阻塞性肺疾病或肥胖）、患者无法完全清除气道分泌物和保持气道的通畅或存在神经心理障碍（如谵妄、焦虑）。

导致脱机失败的一个经常被忽视的诱因是撤除机械通气正压后发生的心力衰竭。多种机制可能参与其中并导致右心或左心衰竭或两者兼有，并可以导致易感患者发生心肌缺血、低血压、心源性肺水肿、呼吸做功增加与全身供氧的失衡。右心衰最常见于右心室负荷增加，无论是因为右心室回流的静脉血增加，还是继发于低氧血症、高碳酸血症、肺水肿、内源性 PEEP 升高等因素的单独或共同作用导致的肺血管阻力的增加。左心衰可能与后负荷增加（如由于胸廓内正压的解除或高血压）、右心室扩张引起充盈受损或舒张功能不全有关，而且在有压力的 SBT 期或拔管期还可能因高血压或儿茶酚胺的释放而恶化。对于机械通气脱机时怀疑存在心功能障碍的患者，应进行密切监测（包括肺动脉压、肺毛细血管楔压、心搏出量、使用肺动脉导管或回声心动描记法测混合静脉氧饱和度），这可能有助于区分有关机制并且密切监测干预治疗的效果。

在初始稳定使用呼吸机的一段时间后，如发现患者明显需要长期使用呼吸机辅助，应考虑行气管切开术。除非有证据显示患者有明显的不可逆的疾病（如高位脊髓损伤或先天性肌萎缩性脊髓侧索硬化症）。除非 3 个月脱机尝试都失败，否则因呼吸衰竭而需要长期机械通气支持的患者不应该被视为永久呼吸机依赖。需要长期使用呼吸机患者的脱机应缓慢进行且要逐渐延长 SBTs。

争议和误区

对机械通气的潜在危害、人机相互作用以及优化与机械通气相关（例如睡眠和脱机手册）治疗过程的重要性更好的理解，促进了近年来许多技术和概念的改进。然而，许多领域还需要进一步发展，包括在特定的时间点给特殊患者个体化的通气的策略、最小化 VILI 及其全身不良作用、改善机械通气时患者肺保护的替代方法、改善人机配合以及预防机械通气过程中呼吸肌去适应。目前的争议包括肺复张策略的确切作用、如何决定个体化的 PEEP 水平以及有创与无创通气的适应证。

虽然进一步的研究可能提供新的见解，但对研究者和临床医生的一个重要的挑战是将目前知识点精华融入日常临床管理，以改善需要辅助通气患者的预后。一般来说，一个制订好的方案更有可能持久地改善通气患者的护理。执行这些程序需要充足的资源，医疗机构必须保证不仅制订手册，而且要不断贯彻执行、重新评估和改进该手册。

网络资源

指南 / 方案

http://ardsnet.org—provides information on completed and on future research projects related to various aspects of ARDS

http://www.ccmtutorials.com/rs/mv/index.htm—provides an illustrative tutorial on mechanical ventilation

推荐读物

Briel M, Meade M, Mercat A, et al: Higher vs lower positive end-expiratory pressure in patients with acute lung injury and acute respiratory distress syndrome: systematic review and meta-analysis, *JAMA* 303:865–873, 2010.

dos Santos CC, Slutsky AS: The contribution of biophysical lung injury to the development of biotrauma, *Annu Rev Physiol* 68:585–618, 2006.

Fan E, Needham DM, Stewart TE: Ventilatory management of acute lung injury and acute respiratory distress syndrome, *JAMA* 294:2889–2896, 2005.

Gattinoni L, Caironi P: Refining ventilatory treatment for acute lung injury and acute respiratory distress syndrome, *JAMA* 299:691–693, 2008.

Gattinoni L, Caironi P, Cressoni M, et al: Lung recruitment in patients with the acute respiratory distress syndrome, *N Engl J Med* 354:1775–1786, 2006.

Jaber S, Petrof BJ, Jung B, et al: Rapidly progressive diaphragmatic weakness and injury during mechanical ventilation in humans, *Am J Respir Crit Care Med* 183:364–371, 2011.

Levine S, Nguyen T, Taylor N, et al: Rapid disuse atrophy of diaphragm fibers in mechanically ventilated humans, *N Engl J Med* 358:1327–1335, 2008.

MacIntyre NR, Cook DJ, Ely EW Jr, et al: Evidence-based guidelines for weaning and discontinuing ventilatory support: a collective task force facilitated by the American College of Chest Physicians; the American Association for Respiratory Care; and the American College of Critical Care Medicine, *Chest* 120(suppl):375–395, 2001.

Mascia L, Pasero D, Slutsky AS, et al: Effect of a lung protective strategy for organ donors on eligibility and availability of lungs for transplantation: a randomized controlled trial, *JAMA* 304:2620–2627, 2010.

Papazian L, Forel JM, Gacouin A, et al: Neuromuscular blockers in early acute respiratory distress syndrome, *N Engl J Med* 363:1107–1116, 2010.

Sud S, Friedrich JO, Taccone P, et al: Prone ventilation reduces mortality in patients with acute respiratory failure and severe hypoxemia: systematic review and meta-analysis, *Intensive Care Med* 36:585–599, 2010.

Tobin MJ, Laghi F, Jubran A: Ventilator-induced respiratory muscle weakness, *Ann Intern Med* 153:240–245, 2010.

Tremblay LN, Slutsky AS: Ventilator induced lung injury: from the bench to the bedside, *Intensive Care Med* 32:24–33, 2006.

Ventilation with lower tidal volumes as compared with traditional tidal volumes for acute lung injury and the acute respiratory distress syndrome. Acute Respiratory Distress Syndrome Network, *N Engl J Med* 342:1301–1308, 2000.

血流失调和气体交换功能下降，产生低氧性呼吸衰竭（以 PaO_2/FiO_2 小于 300 为特征）。众所周知，与常规药物治疗加氧疗相比，CPAP 治疗能提高心源性肺水肿患者的生存率并减少气管插管。

CPAP 具有实用、相对简易的优点；多数情况下 CPAP 治疗直接在急诊室完成。

尽管 NIV 可有效治疗心源性肺水肿合并高碳酸血症患者，但对于低氧患者，应用传统的 NIV 并不比 CPAP 更显著改善病情。但近期一项多中心试验比较了单独氧疗、CPAP 和 NIV，对上述结果提出了质疑。研究者总结得出，NIV 在生理方面的改善明显优于单独氧疗，但对于气管插管率和病死亡率没有任何作用。但是，这项研究中极低的气管插管率（低于 30%）让人质疑该研究的患者人群较其他研究是否具有可比性。

免疫功能受损患者的呼吸衰竭

对于免疫功能低下状态，不管其具体原因如何（血液系统肿瘤、使用免疫抑制药、AIDS）都会导致严重的肺部感染而引起重度低氧性呼吸衰竭。特别是免疫受损患者存在气管插管和有创机械通气相关感染并发症的高风险，NIV 治疗可使其显著获益。事实上，研究表明 NIV，尤其是早期应用能显著改善这类患者的呼吸系统症状，减少气管插管及总体病死率。根据 Principi 及其同事报道，专业人员可以在 ICU 以外的病房对这类患者使用 NIV，从而避免了暴露于与 ICU 环境有关的危险因素。这些资料为及时应用 NIV 作为治疗这类患者呼吸衰竭的有效方法提供了依据。

无创机械通气对低氧患者的作用

这些研究的主要混杂因素之一是病例混杂的显著可变性；纳入了不同基础疾病和病理生理途径的低氧患者。Confalonieri 和同事评估了 NIV 在社区获得性肺炎合并急性呼吸衰竭（ARF，$PaO_2/FiO_2 < 250$）患者中的作用，包括伴和不伴 COPD 的患者。与仅给予标准治疗相比，NIV 能显著降低呼吸频率、减少气管插管及缩短 ICU 住院时间。但是，一项亚组分析显示 NIV 的这些益处仅仅出现于伴发 COPD 的患者中。

Antonelli 及其同事比较了 NIV 和传统的经气管插管机械通气在指定急性呼吸衰竭患者中的应用。该研究连续纳入了 64 例患者，经过 1 h 的机械通气，两组患者氧合指数均有所改善，NIV 组的 10 例患者需要进行气管插管。随机入选传统的经气管插管机械通气组的患者更常出现各种严重并发症，特别是继发于气管插管的各种感染。在存活者中，随机纳入 NIV 组的患者机械通气时间和 ICU 住院时间更短。但应当注意的是，这项单一研究是在一个非常有经验的中心针对所选定的研究对象进行的。

在 NIV 专业知识相当丰富的欧洲三家 ICU 进行的一项研究，澄清了 ICU 条件下 NIV 在“真实世界”的使用情况。该研究显示，收住的 ARDS 患者中仅有 16.5% 可经 NIV 成功治疗。在两年内，共收入院 479 例 ARDS 患者，绝大多数患者（69%）入院时已接受气管插管，故仅有 147 例患者符合入选标准。NIV 改善了气体交换，并避免了该亚组的 54% 患者行气管插管，NIV 总体成功率约低于 20%。接受 NIV 的患者更少发生呼吸机相关性肺炎及 ICU 病死率更低（6% 和 53%）。但需要注意的是，这项研究在三家运用 NIV 经验相当丰富的 ICU 里进行。总之，对于严重低氧血症患者，一般不推荐 NIV 替代有创通气；仅限于 ICU 严密监测条件下，血流动力学稳定的患者才考虑 NIV。

大手术有时会并发肺不张和肺炎，这可导致手术后早期出现低氧血症和呼吸窘迫。

一项随机研究显示，上腹部手术后并发轻度呼吸衰竭时，通过头罩的经鼻持续气道正压（CPAP）相较于仅给予常规治疗，可以更有效减少肺不张并预防肺部感染。在另一项研究中，NIV 显著改善了肥胖患者胃成形术后的气体交换和肺功能异常。

肺切除术后继发的 ARF 是一种致命性并发症，发生率高达 80%，NIV 或可用于该病的早期治疗。Auriant 及其同事指出 NIV 安全有效，能减少气管插管并提高生存率。

NIV 在严重急性呼吸综合征（SARS）和其他空气传播疾病的应用则有争议。来自中国的两项观察性研究未发现病毒传给配备有正确防护措施的护理人员的证据。禽流感大流行期间，呼吸机资源可能严重紧缺，NIV 可为某些患者提供呼吸支持，主要是在初期有呼吸衰竭的患者。但一些研究者认为，NIV 应禁用于呼吸道空气传播性疾病并发呼吸衰竭的患者，除非在负压隔离病房并采取严格预防措施以防止病原体传播。

总之，对于并非需要强制进行气管插管的低氧性 ARF 患者，NIV 的预后主要取决于基础疾病的类型和演变。NIV 治疗社区获得性肺炎和急性呼吸窘迫综合征的高失败率表明，对于这类疾病患者，应建议进行审慎的治疗，包括早期治疗及避免延误必要的插管，并在 ICU 中监测患者的病情进展，以评估有创通气的必要性。

无创通气在避免拔管失败中的作用

拔管失败发生在 2% ～ 20% 的患者。重新插管常发生在拔管后 48 ～ 72 h，与高病死率和下呼吸道感染高风险有关。已将 NIV 作为预防拔管失败的一种方法，但成功率变异较大，主要取决于基础疾病的性质和严重程度。最近一项 RCT 针对 106 例慢性肺疾病和高碳酸血症呼吸衰竭患者，拔管后分别给予 NIV24 h 或单纯氧疗，结果表明 NIV 在降低拔管后呼吸衰竭发生率、重新插管率和 90 d 总体病死率等方面有显著作用。这项研究似乎能证实早期 NIV 在预防和治疗拔管失败中的潜在作用—至少是在慢性肺疾病患者中的作用。

无创通气和撤机

第一项关于 NIV 策略的随机对照研究针对气管插管进行机械通气的严重 COPD 患者。T- 管试验撤机失败的患者随机拔管后立即给予 NIV 或继续使用原位气管插管撤机。研究显示应用 NIV 作为撤机方法时，有可能增加撤机成功率、减少机械通气时间和 ICU 住院时间。

第二项随机对照研究针对慢性呼吸系统疾病合并 ARF 的气管插管患者。研究发现虽然使用无创方法撤机组患者与对照组相比，他们住 ICU 或整个在医院停留时间，或 3 个月内的生存率并无差别，但前者机械通气的时间较后者短。

第三项随机对照试验针对连续三天自主呼吸试验失败的患者，随机分为拔管加 NIV 治疗组或继续气管插管再继之常规方法撤机组。大多数患者存在高碳酸血症性呼吸衰竭。NIV 组常规机械通气时间以及住 ICU 时间和住院时间明显缩短；医院获得性肺炎和感染性休克发生率更低；90 d 存活率更高。

在最近的一篇报道中，针对未经选择的自主呼吸 T 型管试验失败的有创通气患者，随机给予拔管加 NIV 或尝试传统撤机。前组并发症率、肺炎发生率和气管切开率均更低。住 ICU 时间和病死率两组并无显著性差异。显然，评价 NIV 在其他类型呼吸衰竭如急性呼吸窘迫综合征、术后并发症或心脏损害中的作用无疑还有待进一步研究。

总之，与最近的 meta 分析结果一致，NIV 或许可在 ICU 病房中安全、成功地使用，以缩短先前撤机试验失败而临床稳定的高碳酸血症 ARF 患者的机械通气时间。

无创通气的生理学作用

无论是 NIV 哪种通气模式（PSV 或 PAV），已证实其对 ARF 患者可产生一系列的作用。特别是对高碳酸血症患者，NIV 能恢复其肺泡通气可接受的水平，明显降低 $PaCO_2$ 及减少呼吸性酸中毒。肺泡气体交换也得到显著改善—PaO_2 上升，而心源性肺水肿患者 PaO_2 上升更快更明显。气体交换的改善似乎包括了多种机制：沿肺压力-容积曲线的线性部分配置肺容积使功能残气量（FRC）增加，利于肺实质扩张，使肺不张或扩张不良区域更接近通气；随着通气血流比例的改善，肺部整体通气更为均匀；同时更高的肺泡压力可阻止毛细血管床液体外渗。

尽管 NIV 几乎从未使整个膈获得休息，因为这需要的吸气压力会过高，可导致漏气和过度胃膨胀，但吸气肌却常获得不同程度休息。呼吸做功也几乎不断减少，这以食道压振幅（ΔPes）的显著降低为标志。无创通气过程中膈休息可通过压力-时间乘积及肌电图测量的膈电活动减少来显示。

膈疲劳和肺泡通气的改善可表现在高碳酸血症水平的下降，与呼吸模式趋于正常及呼吸频率降低有关。对于 COPD 患者，NIV 可增加肺的顺应性（肺顺应性降低常是通气不均匀和摆动式反复充气的结果），从而使通气更均匀。

而且，NIV 能有效地预防 COPD 急性加重合并 ARF 因氧疗而经常诱发的 $PaCO_2$ 升高。

除了 NIV 对呼吸动力学和气体交换的这些有利作用，同样需要考量其对血流动力学潜在的不利影响。特别是整个通气周期中使用的正压可减少静脉回心血量，导致心输出量下降，即使是在正常人中也会发生。这种影响在“稳定期”和急性加重期 COPD 患者中都已被证实。

未来方向

回顾本章，大量证据似乎表明 NIV 可应用于一系列更加明确的适应证。几项 RCTs 研究赞成使用这种通气模式。较小规模的观察性和试点研究发现 NIV 仅对特定疾病状况有益，但仍需大规模临床试验以进一步证实上述发现。在某些地区，高龄被认为是收住 ICU 的障碍。在 75 岁以上的患者中应用

NIV 而非常规治疗可显著降低病死率。

一些观察研究已证明 NIV 可成功地用于治疗（而不是预防）因神经肌肉疾病加重导致的显著呼吸衰竭、囊性纤维化、外伤、肥胖低通气综合征和胰腺炎，最终可作为肺移植术的过渡。

事实上，其他研究建议 NIV 或可帮助低氧患者撤机和治疗部分拔管失败的高碳酸血症患者。

争议和误区

尽管越来越多的证据表明 NIV 在治疗 ARF 中的作用，但在临床实践中其优化应用仍有若干问题尚未解决。最受争议的是关于 NIV 在 ICU 以外病房的使用，尤其是在急诊室和普通病房。尽管有证据表明普通呼吸科病房能很好地应用 NIV，但有无经特殊训练的专业人员（医生、护士和呼吸治疗师）是其成功使用的限制因素。此类人员的配备情况在不同医院和国家存在很大差异，故难以比较和总结不同群组的经验。拥有熟练和有经验的专业人员至关重要，因其可以选择合适的患者并实施监测，正确使用仪器设备并及时发现病情恶化征兆以便逐渐升级到有创通气。

NIV 在急诊室的使用也是如此，大多数可能在早期 NIV 治疗中受益的 ARF 患者在急诊室接受评价。事实上，很多这些患者因组织因素（如 ICU 床位短缺）而首先在急诊室接受 NIV，该种情况下监测对于确保治疗成功至关重要，因为当有必要从 NIV 转为有创通气时的延误会增加病死率。因此，专业知识和正确评估 NIV 预后的预测因素极为重要。

如前所述，NIV 的有效性严格取决于在哪应用、何时应用和人员培训。因此，其成败的关键依赖于仔细、个体化的判断，而这是由可获取资源的真实性决定的。

结论

总之，过去的 20 年见证了 NIV 使用的急剧增加，它已成为 COPD、心源性肺水肿和许多免疫功能低下患者合并 ARF 的一线治疗方法。而且，NIV 不再仅限于 ICU 使用，在专家手中，它已更常用在普通病房，从而拓展了呼吸衰竭治疗的可选择范围。当前研究重点集中在提高设备质量和安全性、建立新的通气模式以进一步拓宽 NIV 的适应证，提高其使用成功率。

推荐读物

Ambrosino N, Nava S, Torbiki A, et al: Haemodynamic effect of pressure support and PEEP ventilation by nasal route in patients with stable chronic obstructive pulmonary disease, *Thorax* 48:523–528, 1993.

Antonelli A, Conti G, Esquinas A, et al: A multiple-center survey of the use in clinical practice of non invasive ventilation as a first line intervention for acute respiratory distress syndrome, *Crit Care Med* 35:18–25, 2007.

Antonelli M, Conti G, Rocco M, et al: A comparison of non-invasive positive pressure ventilation and conventional mechanical ventilation in patients with acute respiratory failure, *N Engl J Med* 339:429–435, 1998.

Auriant I, Jallot A, Hervé P, et al: Noninvasive ventilation reduces mortality in acute respiratory failure following lung resection, *Am J Respir Crit Care Med* 164:1231–1235, 2002.

Beltrame F, Lucangelo U, Gregori D, Gregoretti C: Noninvasive positive pressure ventilation in trauma patients with acute respiratory failure, *Monaldi Arch Chest Dis* 54:109–114, 1999.

Bott J, Carrol MP, Conway JH, et al: Randomised controlled trial of nasal ventilation in acute ventilatory failure due to chronic obstructive airways disease, *Lancet* 341:1555–1557, 1993.

Brochard L, Isabey D, Piquet J, et al: Reversal of acute exacerbations of chronic obstructive lung disease by inspiratory assistance with a face mask, *N Engl J Med* 323:1523–1530, 1990.

Burns KE, Adhikari NK, Keenan SP, Meade M: Use of non-invasive ventilation to wean critically ill adults off invasive ventilation: meta-analysis and systematic review, *BMJ* 338:b1574, 2009.

Celikel T, Sungur M, Cayhan B, Karakurt S: Comparison of noninvasive positive pressure ventilation with standard medical therapy in hypercapnic acute respiratory failure, *Chest* 114:1636–1642, 1998.

Cheung TM, Yam LY, So LK, et al: Effectiveness of non-invasive positive pressure ventilation in the treatment of acute respiratory failure in severe acute respiratory syndrome, *Chest* 126:670–674, 2004.

Collins SP, Mielniczuk LM, Whittingham HA, et al: The use of noninvasive ventilation in emergency department patients with acute cardiogenic pulmonary edema: a systematic review, *Ann Emerg Med* 48:260–269, 2006.

Confalonieri M, Potena A, Carbone G, et al: Acute respiratory failure in patients with severe community-acquired pneumonia. A prospective randomized evaluation of non invasive ventilation, *Am J Respir Crit Care Med* 160:1585–1591, 1999.

Crimi C, Noto A, Princi P, et al: A European survey of non-invasive ventilation practice, *Eur Respir J* 36:362–369, 2010.

Diaz O, Iglesia R, Ferrer M, et al: Effects of noninvasive ventilation on pulmonary gas exchange and hemodynamics during acute hypercapnic exacerbations of chronic obstructive pulmonary disease, *Am J Respir Crit Care Med* 156:1840–1845, 1997.

Dikensoy O, Ikidag B, Filiiz A, Bayram N: Comparison of non-invasive ventilation and standard medical therapy in acute hypercapnic respiratory failure: a randomised controlled trial at a tertiary health centre in SE Turkey, *Int J Clin Pract* 56:85–88, 2002.

Elliott MW: *European Respiratory Society Interactive course on non-invasive positive pressure ventilation: consensus, controversies and new horizons*, Hanover, Germany, February 12–14, 2009.

Fauroux B, Burgel PR, Boelle PY, et al: Chronic Respiratory Insufficiency Group of the French National Cystic Fibrosis Federation: Practice of noninvasive ventilation for cystic fibrosis: a nationwide survey in France, *Respir Care* 53:1482–1489, 2008.

Fernandez R, Blanch LP, Valles J, et al: Pressure support ventilation via face mask in acute respiratory failure in hypercapnic COPD patients, *Intensive Care Med* 19:456–461, 1993.

Ferrer M, Esquinas A, Arancibia F, et al: Noninvasive ventilation during persistent weaning failure: a randomized controlled trial, *Am J Respir Crit Care Med* 168:70–76, 2003.

Ferrer M, Valencia M, Carrillo A, et al: Non-invasive ventilation after extubation in hypercapnic patients with chronic respiratory disorders: randomized controlled trial, *Lancet* 374:1082–1088, 2009.

Ferrer M, Valencia M, Nicolas JM, et al: Early non-invasive ventilation averts extubation failure in patients at risk. A randomized trial, *Am J Respir Crit Care Med* 173:164–170, 2006.

Fraticelli AT, Lellouche F, L'her E, et al: Physiological effects of different interfaces during noninvasive mechanical ventilation for acute respiratory failure, *Crit Care Med* 37:939–945, 2009.

Girault C, Daudenthun I, Chevron V, et al: Noninvasive ventilation as a systematic extubation and weaning technique in acute-on-chronic respiratory failure: a prospective, randomized controlled study, *Am J Respir Crit Care Med* 160:86–92, 1999.

Gray A, Goodacre S, Newby DE, et al: Noninvasive ventilation in acute cardiogenic pulmonary edema, *N Engl J Med* 359:142–151, 2008.

Han F, Jiang YY, Zheng JH, et al: Noninvasive positive pressure ventilation treatment for acute respiratory failure in SARS, *Sleep Breath* 8:94–106, 2004.

Hess DR, Pang JM, Camargo CA Jr: A survey of the use of noninvasive ventilation in academic emergency departments in the United States, *Respir Care* 54:1306–1312, 2009.

Hilbert G, Gruson D, Vargas F, et al: Noninvasive ventilation in immunosuppressed patients with pulmonary infiltrates, fever and acute respiratory failure, *N Engl J Med* 344:481–487, 2001.

Jaber S, Chanques G, Sebbane M, et al: Noninvasive positive pressure ventilation in patients with respiratory failure due to severe acute pancreatitis, *Respiration* 73:166–172, 2006.

Joris JL, Sottiaux TM, Chiche JD, et al: Effect of bi-level positive airway pressure (BiPAP) nasal ventilation on the postoperative pulmonary restrictive syndrome in obese patients undergoing gastroplasty, *Chest* 111:665–670, 1997.

Kallet RH, Diaz JV: The physiologic effects of noninvasive ventilation, *Respir Care* 54:102–114, 2009.

Kroschinsky F, Weise M, Illmer T, et al: Outcome and prognostic features of intensive care unit treatment in patients with hematological malignancies, *Intensive Care Med* 28:1294–1300, 2002.

Masip J, Rocha M, Sanchez B, et al: Non invasive ventilation in acute pulmonary edema. Systematic review and meta-analysis, *JAMA* 294:3124–3130, 2005.

Meduri GU, Conoscenti CC, Menashe P, Nair S: Noninvasive face mask ventilation in patients with acute respiratory failure, *Chest* 95:865–870, 1989.

Nava S, Ambrosino N, Clini E, et al: Noninvasive mechanical ventilation in the weaning of patients with respiratory failure due to chronic obstructive pulmonary disease. A randomized, controlled trial, *Ann Intern Med* 128:721–728, 1998.

Nava S, Carbone G, Dibattista N, et al: Noninvasive ventilation in cardiogenic pulmonary edema: a multicenter, randomized trial, *Am J Respir Crit Care Med* 168:1432–1437, 2003.

Nava S, Grassi M, Fanfulla F, et al: Non-invasive ventilation in elderly patients with acute hypercapnic respiratory failure: a randomised controlled trial, *Age Ageing* 40:444–450, 2011.

Nava S, Gregoretti C, Fanfulla F, et al: Noninvasive ventilation to prevent respiratory failure after extubation in high risk patients, *Crit Care Med* 33:2465–2470, 2005.

Navalesi P, Fanfulla F, Frigerio P, et al: Physiologic evaluation of noninvasive mechanical ventilation delivered with three types of masks in patients with hypercapnic respiratory failure, *Crit Care Med* 28:1785–1790, 2000.

O'Brien G, Criner GJ: Mechanical ventilation as a bridge to lung transplantation, *J Heart Lung Transplant* 18:255–265, 1999.

Park M, Sangean MC, Volpe MS, et al: Randomized, prospective trial of oxygen, continuous positive airway pressure, and bilevel positive airway pressure by face mask in acute cardiogenic pulmonary edema, *Crit Care Med* 32:2407–2415, 2004.

Pérez de Llano LA, Golpe R, Ortiz Piquer M, et al: Short-term and long-term effects of nasal intermittent positive pressure ventilation in patients with obesity-hypoventilation syndrome, *Chest* 128:587–594, 2005.

Peter JV, Moran JL, Phillips-Hughes J, et al: Effect of non-invasive positive pressure ventilation on mortality in patients with acute cardiogenic pulmonary oedema: a meta-analysis, *Lancet* 367:1155–1163, 2006.

Philip-Joet FF, Paganelli FF, Dutau HL, Saadjan AY: Hemodynamic effect of bilevel nasal positive airway pressure ventilation in patients with heart failure, *Respiration* 66:136–143, 1999.

Plant PK, Owen JL, Elliot MW: A multicentre randomised controlled trial of the early use of non-invasive ventilation in acute exacerbation of chronic obstructive pulmonary disease on general respiratory wards, *Lancet* 335:1931–1935, 2000.

Plant PK, Owen JL, Elliott MW: Early use of non-invasive ventilation for acute exacerbations of chronic obstructive pulmonary disease on general respiratory wards: a multicentre randomised controlled trial, *Lancet* 355:1931–1935, 2000.

Principi T, Pantanetti S, Catani F, et al: Noninvasive continuous positive airway pressure delivered by helmet in hematological malignancy patients with hypoxemic acute respiratory failure, *Intensive Care Med* 30:147–150, 2004.

Roberts CM, Stone RA, Buckingham RJ, et al; National COPD Resources and Outcome Project implementation group: Acidosis, non-invasive ventilation and mortality in hospitalised COPD exacerbations, *Thorax* 66:43–48, 2011.

Rothaar RC, Epstein SK: Extubation failure: magnitude of the problem, impact on outcomes, and prevention, *Curr Opin Crit Care* 9:59–66, 2003.

Squadrone V, Coha M, Cerutti E, et al: Continuous positive airway pressure for treatment of postoperative hypoxemia, *JAMA* 293:589–595, 2005.

Thys F, Roeseler J, Reynaert M, et al: Noninvasive ventilation for acute respiratory failure: a prospective randomised placebo-controlled trial, *Eur Respir J* 20:545–555, 2002.

Trevisan CE, Vieira SR; Research Group in Mechanical Ventilation Weaning: Noninvasive mechanical ventilation may be useful in treating patients who fail weaning from invasive mechanical ventilation: a randomized clinical trial, *Crit Care* 12:R51, 2008.

Valipour A, Schneider F, Kossler W, et al: Heart rate variability and spontaneous baroflex sequences in supine healthy volunteers subjected to nasal positive airway pressure, *J Appl Physiol* 99:2137–2143, 2005.

Vianello A, Bevilacqua M, Arcaro G, et al: Non-invasive ventilatory approach to treatment of acute respiratory failure in neuromuscular disorders. A comparison with endotracheal intubation, *Intensive Care Med* 26:384–390, 2000.

Vignaux L, Vargas F, Roeseler J, et al: Patient-ventilator asynchrony during non-invasive ventilation for acute respiratory failure: a multicenter study, *Intensive Care Med* 35:840–846, 2009.

Winck JC, Azevedo LF, Costa-Pereira A, et al: Efficacy and safety of non-invasive ventilation in the treatment of acute cardiogenic pulmonary edema—a systematic review and meta-analysis, *Crit Care* 10:R69, 2006.

Wood KA, Lewis L, Von Harz B, Kollef MH: The use of non-invasive positive pressure ventilation in the emergency department: results of a randomized clinical trial, *Chest* 113:1339–1346, 1998.

第六部分　呼吸内科急重症抢救

第 34 章　ICU 气道管理

Michael Spiro・Alan McGlennan　著

（胡安美　翁选雯　邱　晨　译）

决定在患者气管内置入器械是临床最重要的治疗方法之一，通常发生在紧急情况下，但作为气道管理的方法之一，要求操作者具备相当熟练的技能、丰富的经验及熟悉各种程序。气管内置入器械的主要原因是：①氧合较差；②通气失败；③气道保护。

各种内、外科疾病患者可能需要辅助通气或改良的气道管理，其中包括原发性呼吸衰竭或其他病理改变所致呼吸功能不全的患者，可在半择期或急诊情况下实施呼吸支持。

置入气道器械应该仅由熟练的医生操作，且要在其充分评估对患者利弊的基础上进行。评估中至关重要的一步是预测使用哪种插管更为舒适，并确定气管插管出现问题时可使用的替代方法。需要牢记的要点是造成患者死亡的原因不是插管失败而是缺氧，故应避免反复插管。通气失败会快速导致严重缺氧、脑损伤或死亡。

气道支持适应证

重症监护病房最常见的通气支持适应证是急性呼吸衰竭，它常导致低氧、高碳酸血症或呼吸功增加，需要给予压力支持通气，可通过无创或有创通气（气管插管）完成。气管插管还可用于因意识丧失引起气道反应性降低的患者，意识丧失即意味着患者自己无法保护气道。咳嗽无力而气道污物或分泌物过多的患者也需要予以气道保护。ICU 的神经外科患者可能需要通气治疗，以调整 $PaCO_2$ 来控制颅内压。当上呼吸道肿胀或创伤引起急性气道损伤时同样需要行气管内插管。

无创通气

无创通气对于存在气道反射的呼吸衰竭患者可能有效，常见于慢性阻塞性肺疾病急性加重期患者。无创通气能减少呼吸做功、纠正高碳酸血症性或低氧性呼吸衰竭。但无创通气禁用于心血管或呼吸不稳定的患者，无法自行清除分泌物、有误吸风险及不能耐受紧贴面罩的患者（见第 33 章无创通气）。

气道评估

在气管插管前，应该对患者进行仔细评估，以确定是否存在气道控制困难的可能性。具体评估包括以下几个方面。

面罩通气困难的预测因素

约 8% 的患者难以进行面罩通气。其危险因素包括：既往存在气道局部阻塞、鼾症、面部不对称、肥胖、Mallampati 分级Ⅳ类气道解剖（会厌完全不可视）以及缺齿。胡须通常会掩盖后缩的下颌骨，且胡须本身会造成面罩通气困难，这类患者的管理可能出现严重问题。

困难插管的预测因素

插管困难常见于 ICU 人群，据报道其发生率为 6.6% ～ 22%。插管前应了解以下气道病史：如鼾症、睡眠呼吸暂停、先天性疾病（如唐氏综合征或 Pierre-Robin 综合征）以及既往的麻醉问题。

对患者的检查应明确如下问题：下颌骨前伸能力、颈部活动度、寰椎的屈和伸、上下门齿间距（小于 3 cm 提示发生困难插管的可能性高）以及改良的 Mallampati 分级（图 34-1）。其他困难插管的预测因素包括甲颏距离小于 7 cm（Patil’s 试验）以及肥胖。必要时可做进一步检查，包括鼻内镜检视喉部，可预测喉镜的视野；胸部 X 线片检查，可显示

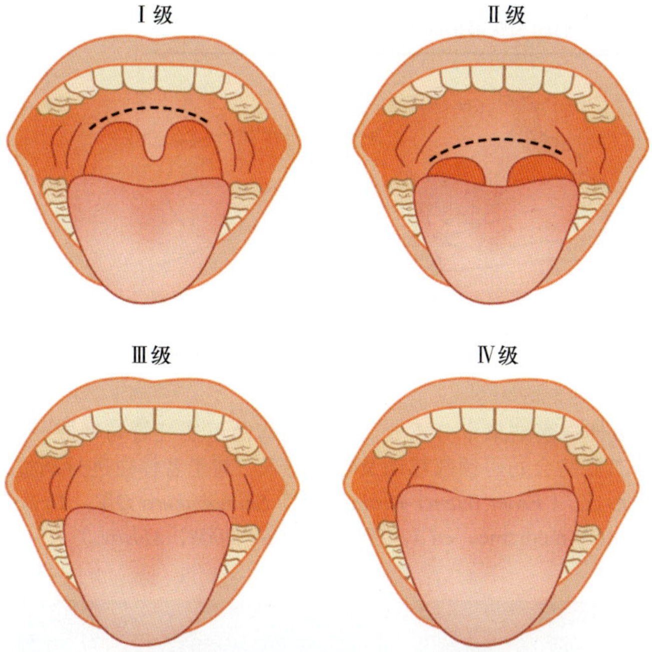

图 34-1　Mallampati 试验可对咽部所见进行分类。在这一试验中，患者被要求最大限度地张开嘴巴并完全伸出舌头，同时头部维持正中位。Ⅰ级，咽柱、软腭和悬壅垂可见；Ⅱ级，仅软腭和悬壅垂可见；Ⅲ级，仅软腭可见；Ⅳ级，仅硬腭可见。Mallampati 分级与喉镜检查的 Cormack and Lehane 评分相关（图 34-5）。分级较高提示喉镜检查难度更大

气管移位或纵隔肿块；CT 扫描，在疑有解剖结构异常（如气道狭窄相关异常）时可能有用。

误吸风险

胃内容物误吸可导致发病率和病死率显著增加。有证据表明减少胃容量及增加胃 pH 能降低胃内容物误吸的风险。酸性吸入物可引起化学性肺炎，食物颗粒误吸可导致支气管树阻塞继发细菌性肺炎（框 34-1 和表 34-1）。

基本的气道操作和气道辅助设施

气道完全或部分阻塞的患者可从开放气道的操作中获益。具体获益取决于气道受损的原因，如吸痰有利于清除异物。颈部寰枕关节处屈伸及提颏可

框 34-1　插管时发生误吸的危险因素

- 餐后 6 h 内进行操作
- 肥胖
- 妊娠
- 食管裂孔疝
- 腹内病变
- 呕吐
- 症状性反流

表 34-1　可减少误吸风险的药物

药物分类	特定药物	作用机制
组胺 H_2 受体拮抗药	雷尼替丁 50 mg IV	提高 pH 和减少胃内容量
质子泵抑制药	奥美拉唑 40 mg IV	与 H^+/K^+-ATP 酶不可逆性结合；提高 pH、减少胃内容量
非微粒化制酸剂	0.3 M 枸橼酸钠，10 ml	中和胃部 pH，但增加胃内容量 如果在 30 min 之内给予，则可非常有效地提高胃部 pH
促胃肠动力药	甲氧氯普胺（胃复安）10 mg	减少胃内容量

减少上呼吸道阻力；当疑有颈椎损伤时推动下颌使其保持线性稳定。对于意识不清的患者，插入合适大小的鼻咽或口咽通气管可能有效。

肌肉松弛后气管插管

使患者处于最佳体位是第一步也是最重要的一步。合适的体位有利于进入气道、维持有效预氧合。其他益处包括改善喉镜下视野，轻抬头部以减少胃容物误吸的风险。“头高位”还能通过提高膈活动度而增加功能残气量，从而增加氧储备。只要患者无颈椎损伤，颈部应置于枕头上，头保持后仰。肥胖患者的体位尤为重要（图 34-2）。

球囊面罩通气

在特定情况下，充分禁食的患者可施以麻醉和非去极化肌松药。在等待患者开始肌松时，气管插管前先给予球囊面罩正压通气。其他情况下，严重缺氧患者在气管插管前也需要球囊面罩通气—如心脏骤停情况下。因此实施这种通气模式非常重要，是所有医生均需要掌握的一项急救技能。成功的球囊面罩通气需要开放的气道、密闭性良好的面罩以及挤压接有高流量氧气的储氧袋时所获取的正压。

对有误吸风险的患者，可实施快速顺序诱导。该经典技术的第一步是对患者进行正式的预吸氧，继之给予快速起效的预定剂量麻醉药和肌松药，然后压迫环状软骨，一旦患者出现肌肉松弛立即给予气管插管。

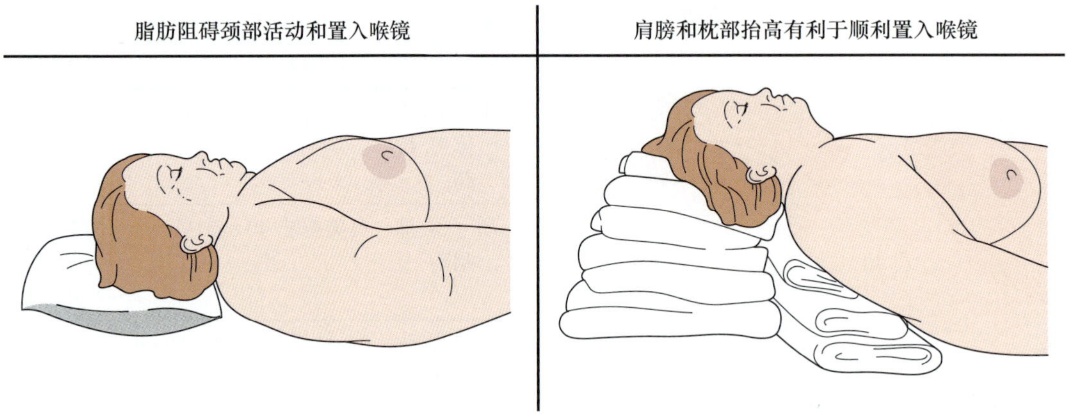

图 34-2 肥胖患者的位置调整。正确的位置调整对于喉镜下获得最佳观察结果十分重要。下颈椎弯曲可使气管与咽成一直线，环枕关节延伸使得气管与口腔成一直线。肥胖患者取仰位时，其脂肪会妨碍颈部移动及喉镜进入。对患者体位进行调整，抬高肩部并进一步抬高枕头可使头部呈“嗅物位”，便于气道入径形成。（*From Wiener-Kronish JP，Shimabukuro DW：Airway management. In Albert RK，Spiro SG，Jett JR，editors*：Clinical respiratory medicine，*ed 3，Philadelphia，2008，Mosby.*）

预氧合

在麻醉诱导前，需要对患者进行充分的预氧合。通过紧密贴合的面罩吸入 100% 的纯氧 3 min。紧急情况下，给予 5 次 100% 纯氧的肺活量呼吸，可使肺部的功能残气单位充满氧气，从而显著增加肺泡 PO_2。这一步延长了呼吸停止时的去饱和时间，保证了操作人员有充分的时间来安全处理患者气道（表 34-2）。

环状软骨压迫

紧急插管的主要风险是胃内容物的误吸。环状软骨压迫可防止胃内容物反流并污染气道。在患者达到意识丧失水平时，助手向第六颈椎方向推压环状软骨［向后的压力约 30 牛顿（N）］以压迫食管（图 34-3）。只有当患者主动呕吐（有食管破裂风险）或者特殊情况下无法氧和时（参见图 34-7 中的困难气管插管演示）时，才需要解除环状软骨压迫。

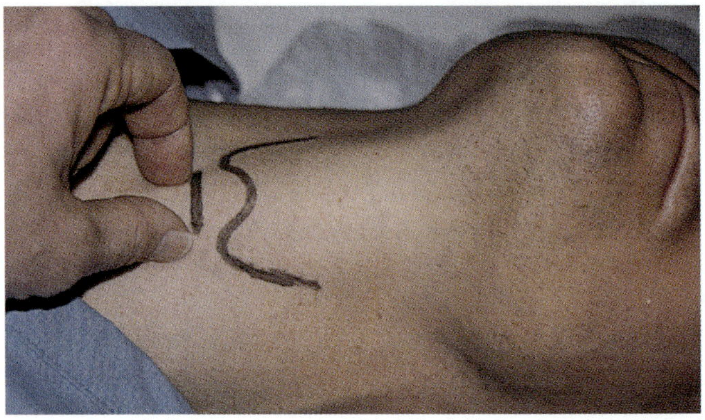

图 34-3 环状软骨压力。通过在甲状腺软骨下方进行触诊而确定环状软骨的位置。对该结构施加较大压力可使食道紧贴于第 6 颈椎。持续施加压力直至完成插管并控制气道。（*From Wiener-Kronish JP，Shimabukuro DW：Airway management. In Albert RK，Spiro SG，Jett JR，editors*：Clinical respiratory medicine，*ed 3，Philadelphia，2008，Mosby.*）

设备

成人气管插管最常使用的是 Macintosh 弯曲喉

表 34-2 重症监护室中用于气道管理的药物

药物	剂量	作用	说明
硫喷妥钠	3 ～ 5 mg/kg	全身麻醉	静脉推注给药后迅速起效并失效的巴比妥酸盐 强力抗惊厥剂
异丙酚	1.5 ～ 2.5 mg/kg	全身麻醉	快速起效，失效慢于硫喷妥钠推注；更易引起低血压 注射时疼痛
琥珀胆碱	1 ～ 2 mg/kg	30 s 内产生松弛效果	快速失效，不良反应多 肌痛、高血钾、心律失常、过敏、“琥珀胆碱性呼吸暂停”
罗库溴铵	1 mg/kg	60 s 内松弛肌肉	作用时间长，存在过敏风险
Suggamadex	2 ～ 16 mg/kg	快速逆转罗库溴铵的作用	1 ～ 2 分钟内逆转肌肉松弛效应 有心动过缓的报道

镜（图 34-4）。从口腔的右侧进镜将舌体推向侧边。将镜片前端置于会厌隐窝并向上抬起会厌以暴露声门。McCoy 喉镜是 Macintosh 喉镜的改良版，其有一个杠杆调节镜片，可进一步抬起会厌。Miller 直喉镜可用于会厌挑起困难的患者。这种镜片置入更深，可直接抬起会厌。喉镜检查困难时可应用电子喉镜。市场上有很多不同模式的喉镜（图 34-5）。电子喉镜可减少对颈椎的操作，且能以坐姿体位进行气管插管，从而减少了误吸风险。当喉部视野受限或经口途径受阻时可进行清醒状态下纤支镜插管。

喉部解剖

直接喉镜下观察咽喉入口可采用 Cormack 和 Lehane 分类法进行分级（图 34-6）。Ⅰ和Ⅱ级意味

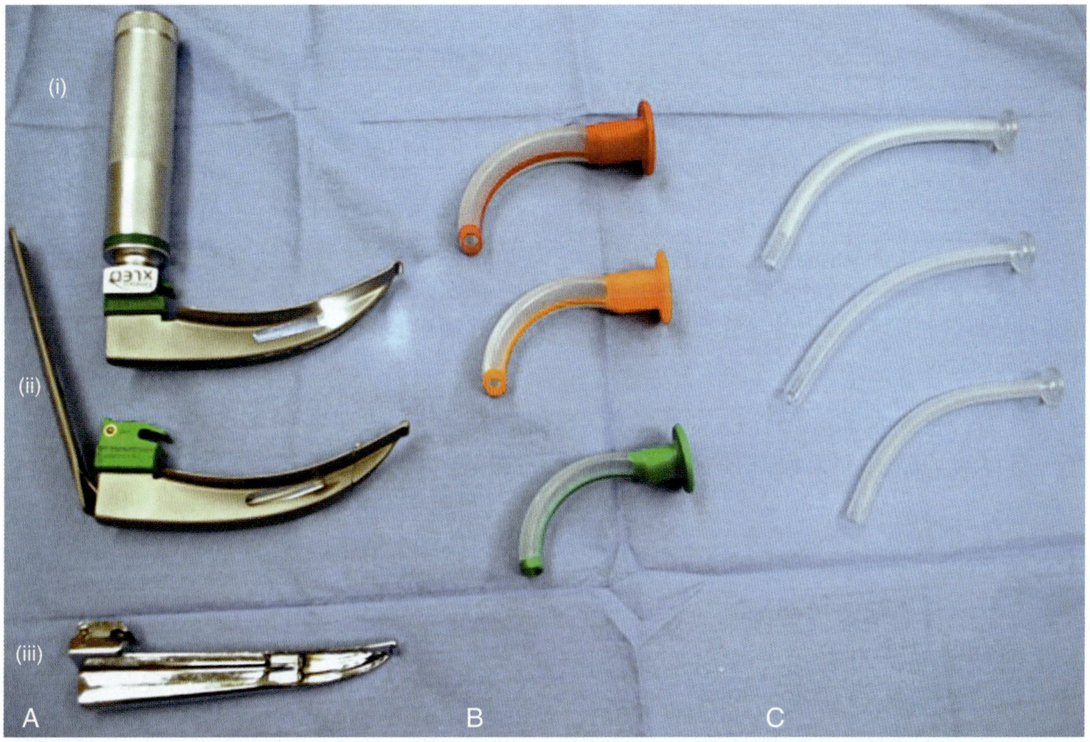

图 34-4　气道管理设备。**A**，喉镜窥视片：（ⅰ），3 号 Macintosh 窥视片，成人插管中最常用的窥视片。（ⅱ），3 号 McCoy 窥视片。注意铰链端，可通过按压杠杆而激活；喉口被阻挡时可用此装置抬高会厌。（ⅲ），3 号 Miller 窥视片，属于一种直窥视片，可用其尖端抬高会厌以观察喉部；**B**，成年患者最常用的口咽气道尺寸为：4 号（红色）、3 号（橙色）和 2 号（绿色）；**C**，不同尺寸的鼻咽气道自上而下分别为：8.5 F、7.5 F 和 6.5 F。尺寸选择取决于患者的体型及适当长度

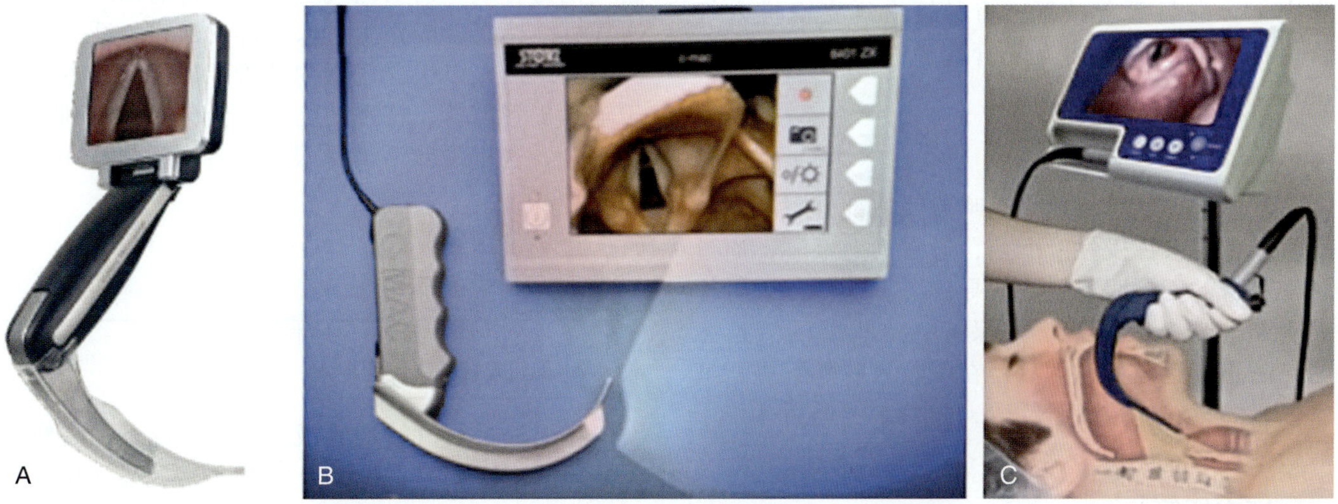

图 34-5　电子喉镜；使用电子喉镜进行间接喉镜检查可减少插管对颈椎的操作，当直接喉镜检查存在问题时，常用于改善咽喉的视野。**A**，Venner ap advance，一种手持喉镜，把手内置一个屏幕；**B**，Storz C-Mac 评分；**C**，Glidescope。**B** 图和 **C** 图中所显示的设备均为手持喉镜，附带有单独的视频显示屏幕

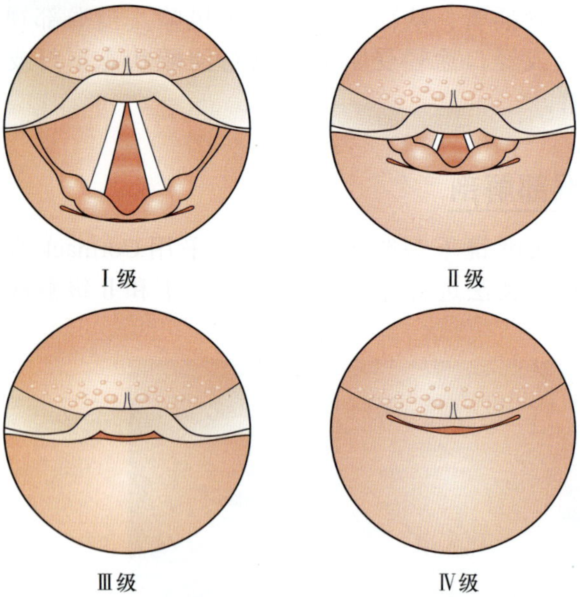

图 34-6 喉镜检查的 Cormack 和 lehane 分级：Ⅰ级：整个喉口可见。Ⅱ级：杓状软骨和后声带可见。Ⅲ级：仅会厌可见。Ⅳ级：会厌不可见。Ⅲ级和Ⅳ级提示气管导管难以通过，常须使用探条或备选的插管技术

着可直接置入喉镜，Ⅲ级常需要弹性橡胶管芯以引导气管插管，而Ⅳ级通常必须采取其他策略以成功插管。

清醒纤支镜插管

清醒插管应用于预期气道插管困难或颈椎不稳定的患者。这项技术允许患者在气管插管前保留自己的气道，从而极大减少误吸的风险，且无须处理颈椎。在插管的任何阶段出现问题，都可以安全停止。

鼻内给予局麻药和血管收缩药。将气管导管套在纤支镜上，纤支镜经过鼻、鼻咽部和喉部直至隆突上。一旦妥善放置，将导管沿纤支镜推入气管。在麻醉诱导前将支气管套囊充气并确定导管位置。

气体诱导麻醉

气体诱导麻醉可用于喘鸣或气道部分阻塞的患者。患者吸入挥发性麻醉药，通常为七氟醚，通过紧密贴合的面罩吸入直到诱导麻醉。这种方式可使患者自主吸入麻醉药。并保持一定程度的气道张力，防止气道阻塞。然后，在深吸入麻醉下进行气管插管。仅在完成气管插管，能控制气道后才给予肌松弛。

证实插管

如能看到管路通过声带并观察到气管内插管（ETT）雾视征、胸部对称运动和双侧空气进入，则可在临床上证实 ETT 已被正确放置。证实插管的“金标准”是测量通气时的呼气末 CO_2。在重症监护室，进行胸部 X 线检查以证实 ETT 位于隆凸上方。必须始终对预期外困难插管作出预案。

急救技术

每当决定插管时，医生应始终有备选计划，以防困难插管。在英国，使用由困难气道协会制定的困难插管指导原则（图 34-7）。

面罩通气

当气管插管困难或无法插管时，仍优先考虑给氧。应尝试面罩通气吸入 100% 纯氧（存在误吸风险者须按压环状软骨）。如果面罩通气困难，应插入气道辅助设施，如 Guedel 口咽通气管。这一技术需要四手操作，双手固定面罩和维持患者气道，同时助手按压气囊保证患者通气。

喉罩

喉罩是声门上通气装置，过去 25 年中在麻醉领域中的应用具有革命性意义。经口插入，此时气囊充气后置于下咽部后方，把舌底向前推，暴露声门。这种装置正在不断地改进和提高之中。现在认为喉罩（LMA）通气可用于手术室中瘫痪患者，尤其是可引流胃反流物的喉罩面世后。由于喉罩易于插入，其在某些领域的复苏过程中得到推广使用。

临床上气管插管困难或无法插管时，应用喉罩通气尤为有效。当明确气道需要保持通畅时，喉罩通气可维持氧合或作为进入喉部的通道。纤支镜可经由喉罩插入以引导气管内插管。插管喉罩专门用于辅助气管插管，特殊功能包括会厌提升以利于进入气管。这对颈部活动受限的患者同样也有用（图 34-8）。

外科气道管理

外科环甲膜切开术

在无法进行气管插管或通气的情况下，需要行紧急环甲膜切开术（图 34-9）。环甲膜是位于甲状软骨与环状软骨连接处的无血管膜。可通过环甲膜在气管中插入一个特制的抗扭结套管，进而患者可通

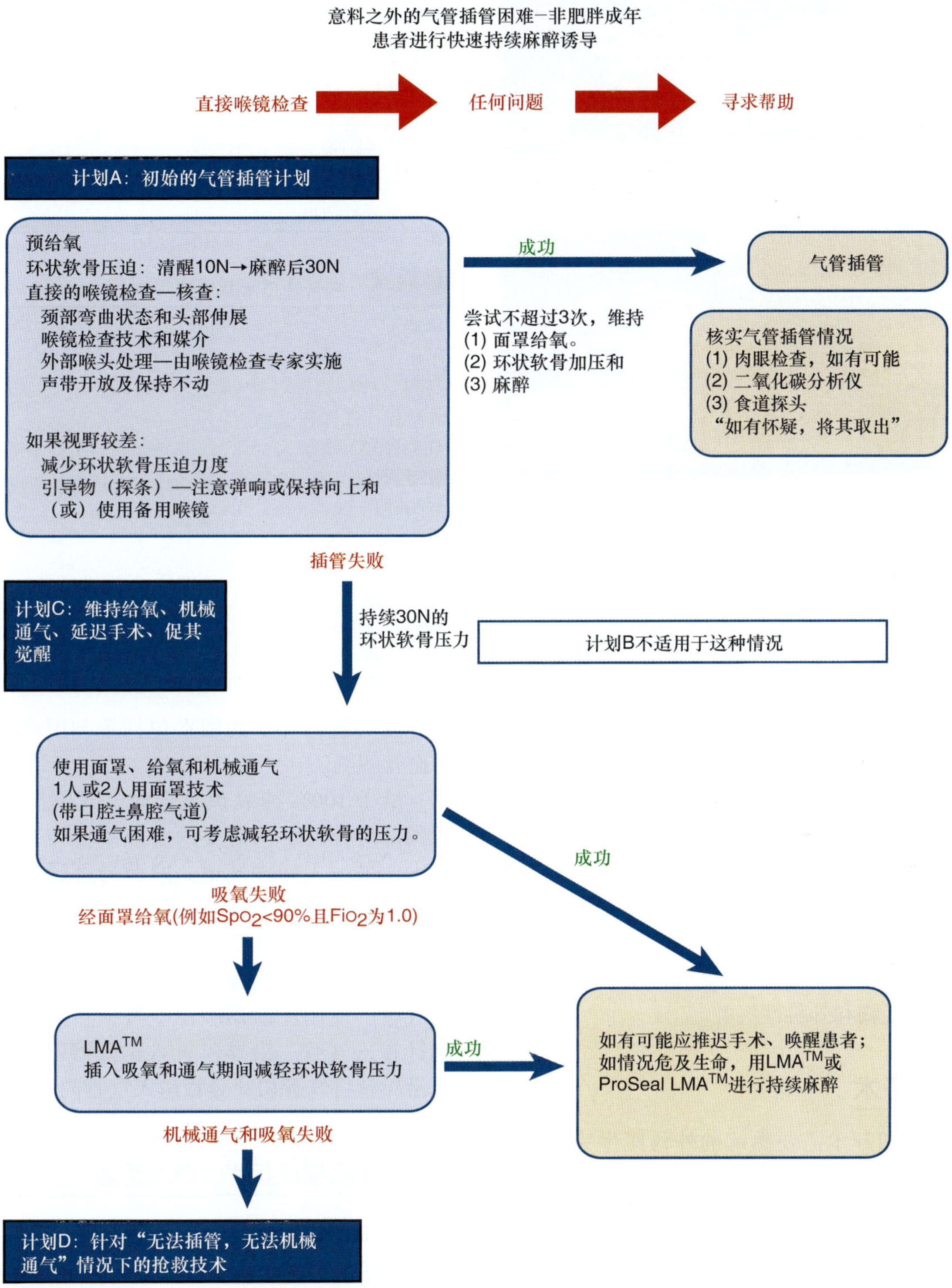

图 34-7 困难气道管理指南。如果初步插管计划（计划 A）失败，应在直接喉镜指引下进行尝试（不超过 3 次）；应用备选方法帮助气管插管并维持吸氧。如果这些技术失败，则吸氧是适当情况下唤醒患者的主要优选方法（计划 C）。如果无法使用这些方法对患者进行插管或机械通气，应紧急经气管机械通气或环甲膜切开术（计划 D）。（*Courtesy Difficult Airway Society, Association of Anaesthetists of Great Britain and Ireland, London.*）

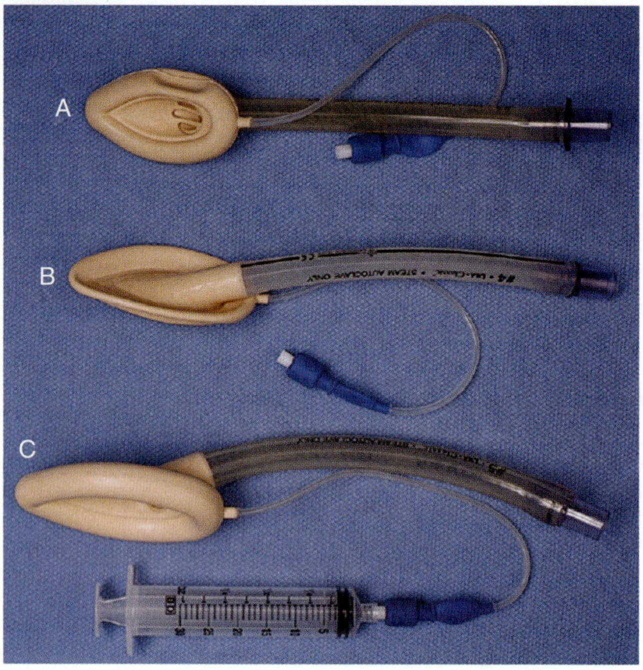

图 34-8 可用 1 号至 5 号喉罩气道（lMa）。抽气后将 lMa 完全插入，轻轻将舌头及上颚向前拉，持续向后施力直至终点。气囊充气后，判断患者能否机械通气（抬高胸廓及听诊确定）以证实位置是否妥当。多数成人能接受 4 号或 5 号气道。lMa 可在直接喉镜检查失败时，经光学纤维气管镜进行通气和气管导管放置。**A**，3 号，部分充气；**B**，4 号，完全抽气；**C**，5 号，完全充气。（*From Wiener-Kronish JP*，*Shimabukuro DW*：*Airway management. In Albert RK*，*Spiro SG*，*Jett JR*，*editors*：Clinical respiratory medicine，*ed 3*，*Philadelphia*，*2008*，*Mosby.*）

过该套管行喷射通气。使用更大型的环甲膜切开装置可允许患者接受传统的通气模式。外科环甲膜切开术需要更多技能，包括解剖至环甲膜，然后置入合适大小的气管导管（内径 6 mm）。环甲膜切开术可有许多并发症，包括气道或食道损伤、出血、假性通道形成、气胸和外科性气肿。

气管切开术

外科气管切开术需要熟练的外科医生完成，可在局部麻醉的清醒患者中进行操作，以避免上气道损伤发生。因操作费时而不适用于急救。框 34-2 和框 34-3 列出了气管切开术的适应证和可能的并发症。

经皮气管切开术

经皮气管切开术受到许多 ICU 医生的青睐，因其可在床边操作—当患者病情严重无法转送手术室时非常有用，而且该气管切开套管的插入可由内科医生完成，从而避免了安排外科医生的要求。其他优点包括组织损伤小、出血少和感染发生率低。不

框 34-2 气管造口术适应证

紧急造口
紧急气道梗阻

择期造口
帮助撤机（减少无效腔）
减少镇静需求
改善口腔护理
减少声门损伤
改善患者舒适度

框 34-3 气管造口术并发症

早期
出血
气胸
外科操作性气肿
气道丧失及缺氧
食道损伤
喉头损伤

后期
气道堵塞
气管造口管移动
气管软化

宜经皮气管切开术的因素包括解剖困难、短颈和异常血管解剖。

给予 100% 纯氧预氧合时，气管插管患者应保持颈部后伸。手术需要两个熟练操作者，一人执行手术，另一人处理气道。麻药局部浸润后，在环状软骨下做一个小切口，钝性分离直至术者能轻易触及气管。沿气管插管插入纤维支气管镜，直视状态下将带有注射器的穿刺针插入第二、三气管环之间的气管。使用注射器吸出空气，然后将导丝通过穿刺针置入气管。沿导丝置入扩张器以扩张气管，然后沿导丝将气管切开套管送入气管内。

气道管理的争议和误区

应用环状软骨压迫的快速顺序诱导是麻醉领域近期引进的技术，在许多国家（如英国）广泛用于诱导阶段存在误吸胃内容物风险的病例。但也有很多国家（如法国）并不采取环状软骨压迫来预防误吸。至于哪种方式更为安全，目前尚无定论。随着新型药物的面世，这种世界范围内的不统一将变得更为复杂。Suggamadex 是一种 γ- 环糊精，能直接结合血浆中的氨基非甾体类非去极化肌松药，从而可快速逆转罗库溴铵诱导的肌肉松弛和深度神经阻

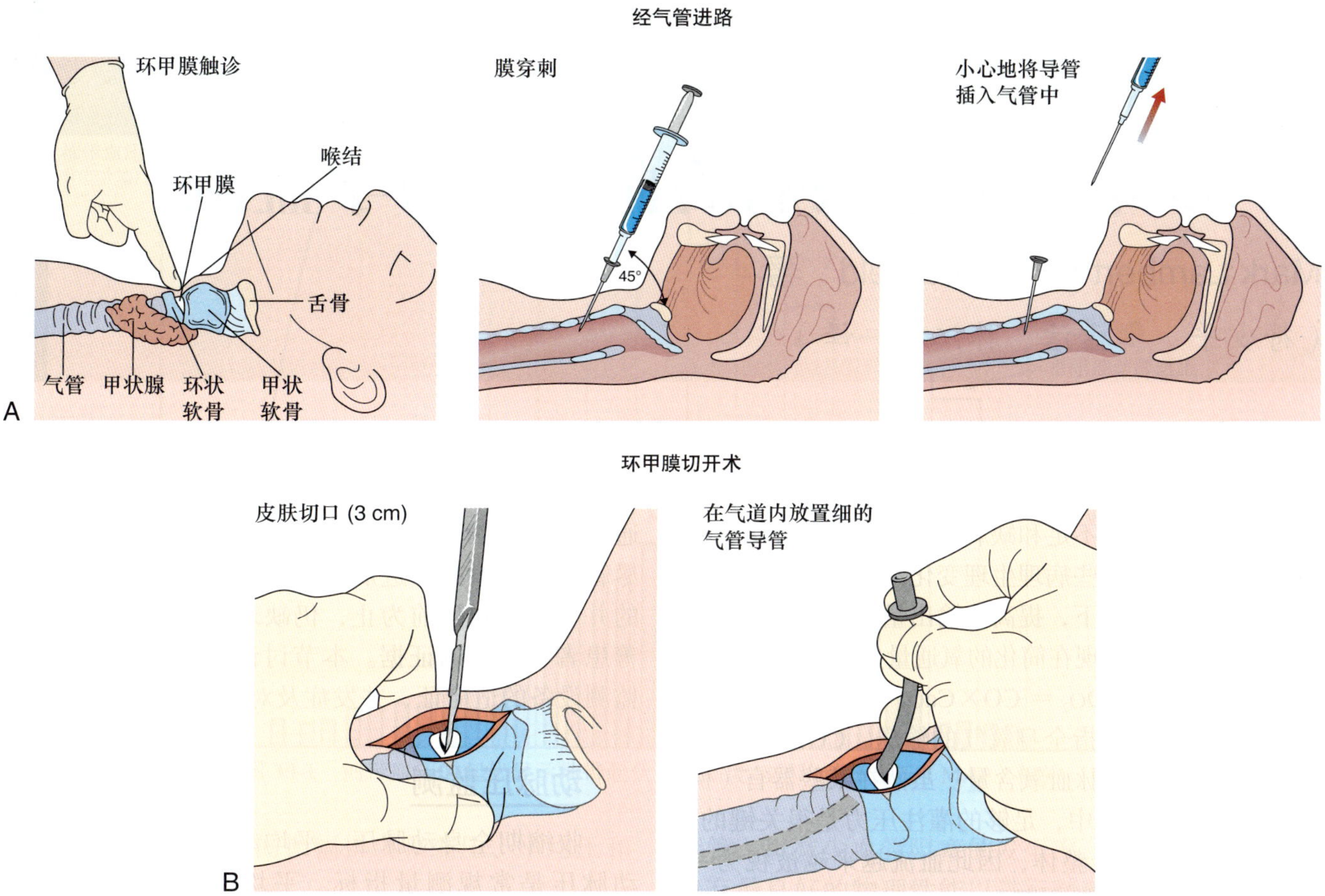

图 34-9　**A**，经气管机械通气；在喉头下甲状软骨突出处触诊环甲膜。使用抽气后导管对环甲膜进行穿刺；抽出针头后将导管小心地置入气管中。随后将导管与高压氧输送系统连接，经特定上气道被动呼气；**B**，进行环甲膜切开术，于甲状切迹下皮肤行一个 3 cm 的垂直切口；用外科手术刀切开环甲膜并扩大开口，于气道内放置一根细的气管导管（摘自 *Wiener-Kronish JP*，*Shimabukuro DW*：*Airway management. In Albert RK*，*Spiro SG*，*Jett JR*，*editors*：Clinical respiratory medicine，*ed 3*，*Philadelphia*，*2008*，*Mosby.*）

滞。由于琥珀胆碱的使用缘于其起效快，但更为重要的是该药失效也快，可能会使麻醉中的琥珀胆碱过剩。琥珀胆碱相较于罗库溴铵存在更为严重的副作用。

由于丙泊酚具有更为平稳的术后表现，很多国家已用它来取代硫喷妥钠用作麻醉诱导药，但有些麻醉师仍采用硫喷妥钠作为快速顺序诱导，不仅因其起效快、可预测、终点明确，还在于其失效也很快（一般 5 min）—插管失败的患者可从中受惠。常规的快速顺序诱导气管插管前不应使用阿片类药物，主要是由于其延长了自主呼吸的恢复时间，这对插管失败的患者存在危险。然而，对于需要大力维持心肌稳定的病例，还是提倡应用阿片类药物。

网络资源

Difficult Airway Society guidelines for airway management: http://www.das.uk.com/guidelines

推荐读物

Aitkenhead AR, Smith G, Rowbotham DJ: *Textbook of anaesthesia*, ed 5, Edinburgh, 2007, Churchill Livingstone.

Al-Shaikh B, Stacey S, editors: *Essentials of anaesthetic equipment*, ed 3, Philadelphia, 2007, Churchill Livingstone.

Cook T, Woodall N, Frerk C; Fourth National Audit Project: *Major complications of airway management in the UK: results of the Fourth National Audit Project of the Royal College of Anaesthetists and the Difficult Airway Society*, London, 2011, Oxford University Press.

Lim MS, Hunt-Smith JJ: Difficult airway management in the intensive care unit: practical guidelines, *Crit Care Resusc* 5:8–9, 2003.

Savva D: Prediction of difficult tracheal intubation, *Br J Anaesth* 73:149–153, 1994.

的血管通路。常见的插管部位包括颈内静脉、锁骨下静脉和股静脉，但也可用于肱静脉和头静脉。所选择的穿刺点取决于患者的解剖学和临床状况以及操作者的经验。许多监护室已可使用二维（2D）超声成像，在操作前结合多普勒彩色检查来明确静脉解剖情况，超声图像也可使用在提供实时指导的过程中。英国国家卫生和临床优化研究所建议使用二维超声引导中心静脉插管。特征性的中心静脉压力波形和胸部平片上观察到导管尖处于气管隆突水平，可以提示导管放置位置正确。

CVP 可通过压力换能器连续测量，其可通过图形显示 CVP 波形。一次性换能器易于获得且价格降低，淘汰了间歇压力测定。在健康人中，CVP 与右心室舒张末期压力和肺动脉楔压（PAOP）相关。因此它可以作为前负荷指标。在重大疾病中，右侧和左侧心脏的压力之间的正常关系可能不能维持，这种矛盾可能源自多种因素，包括心室顺应性的改变、肺高压或肺栓塞。单独测定 CVP 是血管容量状态的较差标志物，然而动态测定 CVP 仍然具有意义，补液试验后 CVP 持续升高提示着进一步增加前负荷可能不能增加心输出量。

中心静脉插管的并发症列于框 35-2。尽管导管技术的进步，如抗菌涂层的出现，但微生物污染的风险仍很大。尽量减少导管留置时间可能能减少导管相关脓毒血症发生的风险。更换导管必须权衡重新置管的风险（框 35-3）。

框 35-2 置入中心静脉导管的并发症

动脉破裂
心律失常
感染
出血
气胸
血胸
乳糜胸
空气栓塞
静脉血栓
导丝遗失
神经损伤

肺动脉导管

肺动脉漂浮导管（pulmonary artery flotation catheter，PAFC）是一种多腔中心静脉导管，它在血流的引导下进入肺动脉（图 35-2），可以测量和推导出列在框 35-4 中的各种血流动力学变量，其使用的指征包括以下内容：

- 确定血流动力不足的原因
- 鉴别心源性和非心源性肺水肿
- 测量心输出量和肺动脉压力（例如在肺高血压或肝肺综合征）
- 在重大疾病中或大手术后指导强心药、升压药或血管扩张药物的治疗

近年来，由于对 PAFC 潜在并发症的关注，它的使用已经减少。最近的系统分析表明，虽然一些数据支持最危重症患者使用 PAFC 后，其与 PAFC 相关的病死率下降，但使用 PAFC 与患者生存率或病死率的升高无关。PAFC 在现代重症监护的作用尚需要进一步的研究来精确界定；在一些中心中，PAFC 仍被用作重大疾病和重大手术过程的监测工具。

置入物

导引鞘可使用 Seldinger 技术置入中央静脉，其

框 35-3 中心静脉导管置换的指征

蜂窝织炎
在插管部位可见到脓性分泌物
在血流动力学不稳定的患者中疑诊导管相关的脓毒血症
临床高度怀疑导管相关感染
血培养真菌阳性
在没有确保无菌操作的条件下进行的紧急插管

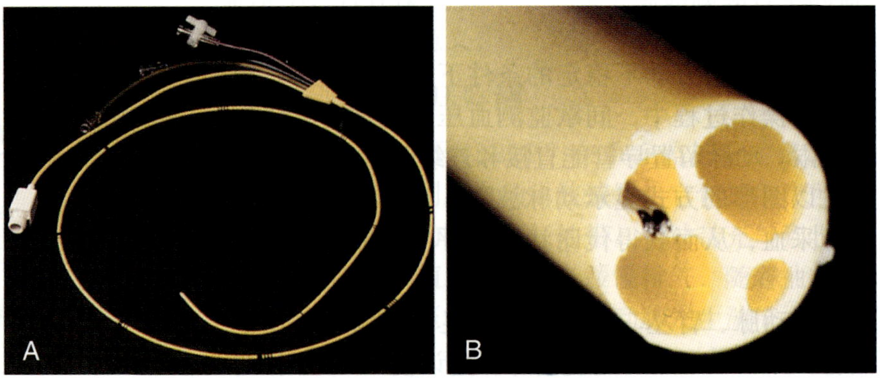

图 35-2 肺动脉漂浮导管。**A**，红色管道允许球囊扩张，绿色管道到近端开口（用于右心房测压和注射），黄色管道到远端开口（测量肺动脉高压和肺毛细血管楔压）；明黄色连接电热调节器；**B**，肺动脉导管的横截面。从左顺时针方向：电热调节器、远端导管、球囊管道和近端管道

框 35-4　从肺动脉漂浮导管获得的数据

可测定的
压力（右心房、右心室、肺动脉、肺阻断压力）
心输出量
混合静脉氧饱和度，深部体温

可推导的
全身血管阻力
肺血管阻力
右室和左室每搏作功指数
平均肺动脉压，平均右心室压
左室和右室冠脉灌注压
心脏指数
心搏量指数
全身血管阻力指数，外周血管阻力指数

中，颈内静脉和锁骨下静脉是最常用的血管，置管前，应检测 PAFC 的内腔和气囊。PAFC 通过引导鞘进入右心房，从内腔的远端持续反馈回检测的压力波。进入右心房后，需要给气囊充入 1.5 ml 的空气，这种调整有助于引导球囊沿血流方向通过心脏，同时也对心肌提供了保护作用。随着导管小心前进，右心室、肺动脉和肺动脉阻塞特有的压力波形依次出现。在置入导管过程中观察到的波形示于图 35-3。

测量肺动脉阻塞压力

精确测量 PAOP 需要在呼气末和舒张末期读数。在 PAFC 尖端气囊充气后，能有效地“楔”在一个肺动脉的分支。这将形成一个从导管尖端到肺静脉系统的持续性柱状血流，它靠近左心房，因此观察到的压力可能与左心房压力相关。左心房压力接近左心室舒张末压（LVEDP），因此可以认为是一个代表了前负荷的参数。许多因素（包括胸腔和腹腔的压力、西 3 区外的导管位置、二尖瓣病变和左室顺应性的变化）可能会影响 PAOP 在预测前负荷时的价值（表 35-1）。

肺动脉漂浮导管法测定心输出量

在 PAFC 上添加一个热敏电阻，即可通过改良的 Stewart-Hamilton 方程计算心输出量：

$$M = Q\int Ct \cdot dt$$

快速静脉推注冷生理盐水至右心房可导致肺动脉内血液温度发生改变，血液温度随着时间而变化（Ct）。由于所有的冷水（M）必须通过肺动脉，M 等于在每个时间点（t）温度变化的总和乘以血流量（Q）。重新排列该方程，则可以计算通过肺动脉的血流量（即心输出量）。

$$Q=\frac{\dot{V}\,(Tb-Ti)\cdot K_1\cdot K_2}{Tb\,(t)\,dt}$$

其中，Q 是心输出量，V 是注射液体的体积，Tb 是血流温度，Ti 是注射生理盐水的温度，K_1 和 K_2 是与注射液特定热容量和设备无效腔相关的常数，

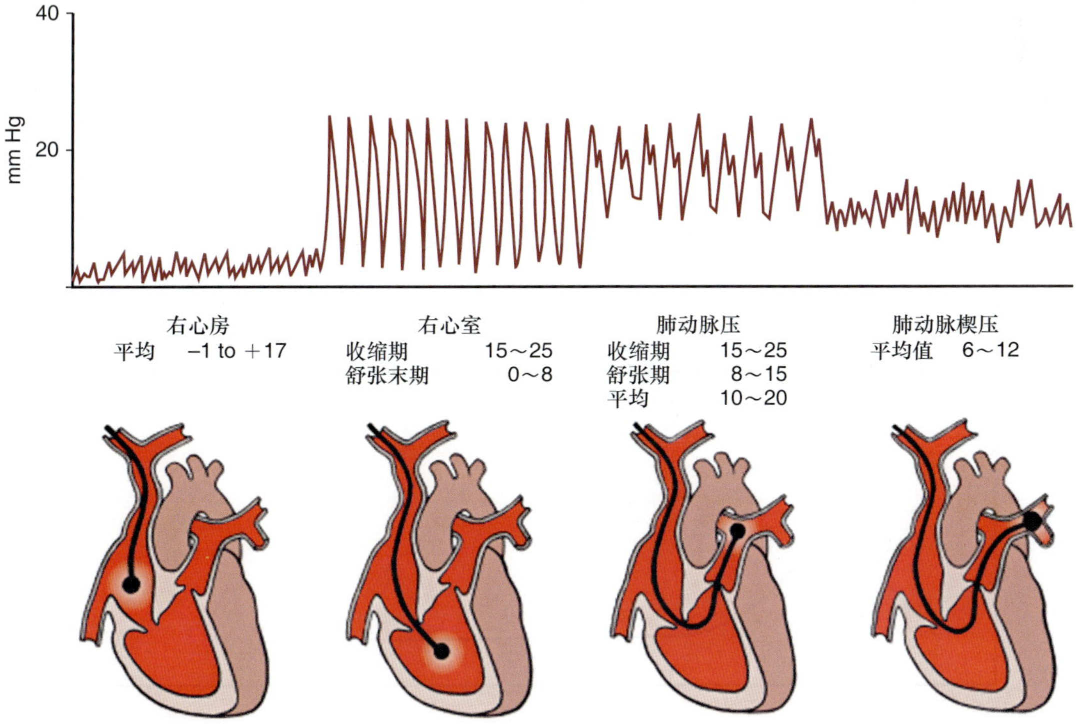

图 35-3　插入肺动脉漂浮导管后观察到的压力波形变化（来自 *Gabbe SG*，*Niebyl JR*，*Simpson JL*，*editors*：Obstetrics：normal and problem pregnancies，*ed 5*，*Philadelphia*，*Churchill Livingstone*，*2007.*）

表 35-1　置入肺动脉漂浮导管（PAFC）的并发症

并发症	危险因素	预防
心律失常	右心室内导管卷曲 导管从肺动脉重新进入右心室	确保球囊从右心房进入肺动脉时充气 除颤 / 经皮安装起搏器 缩短操作时间
完全性质阻滞	左束支传导阻滞	避免在左束支传导阻滞患者身上安装 考虑置入起搏器电极
导管打结	右心室扩张，导管长度过长	在置管时监测压力波形，在前进 15 cm 后如果没有变化撤掉导管 避免用力置管
瓣膜损伤	围绕乳头肌导管打结，在撤管时球囊充气	在向前置管时给球囊充气，确保在撤管时球囊放气
肺栓塞	球囊阻塞时间延长，远端导管移位，肺动脉高压，抗凝，置管时间延长	减少楔压步骤，在测定 PAOP 时球囊扩张时间＜ 15 s 如果自发性楔压或用＜ 1.25 ml 空气即可获得楔压时撤掉导管
肺动脉破裂	见肺栓塞	见肺栓塞
空气栓塞	球囊破裂	避免反复给球囊充气
感染	置入时间延长	无菌操作 当不再需要测量时取出 PAFC

Tb（t）dt 是血液温度的变化对时间的函数。

肺动脉中温度降低值与时间关系可做函数图表示，如图 35-4 所示。如前面提到的方程所述，心输出量与这条曲线下的面积成反比。

使用静脉注射热稀释法测量心输出量时，需要重复三次，并计算测量值的平均数（框 35-5 和表 35-2）。

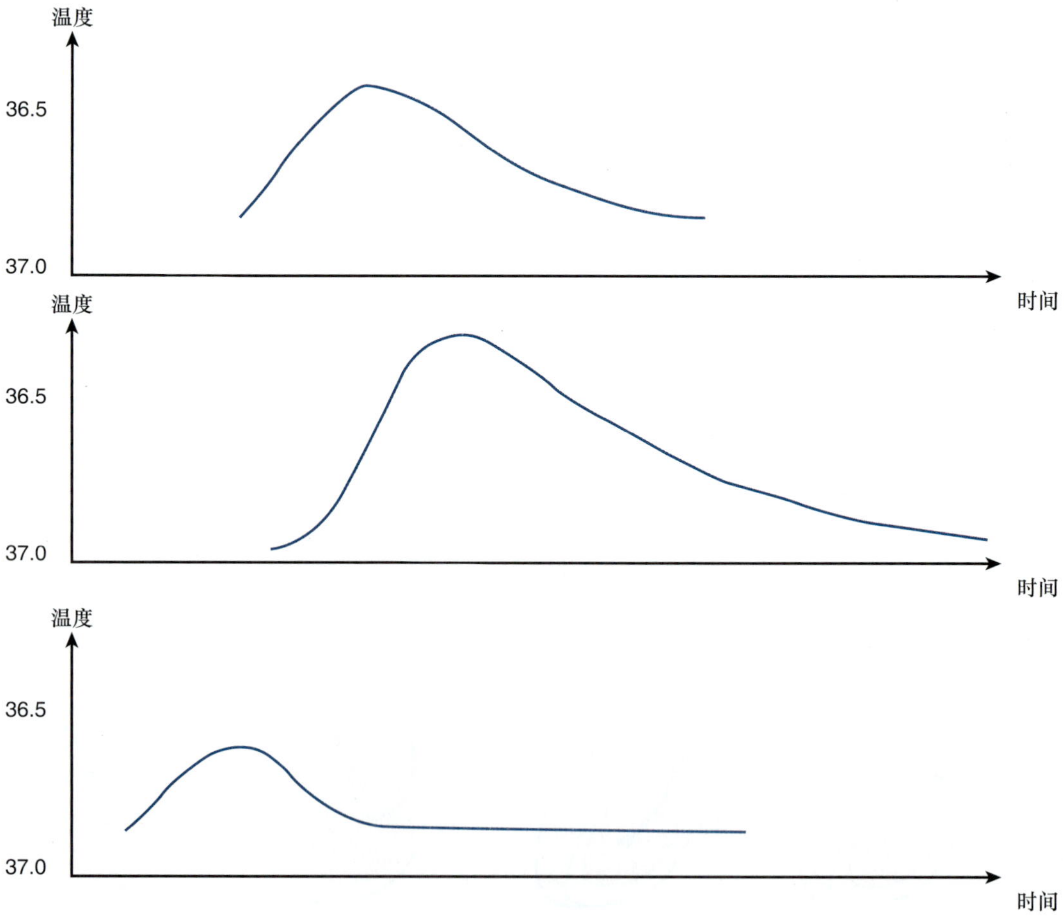

图 35-4　在正常、低心输出量和高心输出量三种状态下的热稀释法曲线（从上到下分别表示）：热稀释法波形随着心输出量变化而发生变化。曲线下面积与心输出量呈负相关

框 35-5 Bolus 静脉注射热稀释法测定心输出量不正确的原因

位置不正确
呼吸模式
心脏分流
三尖瓣反流
心律失常
注射液温度记录错误
快速静脉输液
注射口在引导鞘中
心输出量达到极端值
缓慢注射
注射液容积不正确

表 35-2 肺动脉漂浮导管测定参数的典型血流动力学异常

循环状况	血流动力学参数		
	CI	PAOP	SVRi
低容量性休克	低	低	高
心源性休克	低	高	高
分布性休克（脓毒血症和过敏反应）	高	正常	低
阻塞性休克（肺栓塞、张力性气胸和心包填塞）	低	高	高

CI，心脏指数，PAOP，肺动脉闭塞压，SVRi，全身血管阻力指数

热指示剂法与染料稀释法相比，有以下优点：指示剂无毒，且不会聚集或进入再循环。然而，冷生理盐水会导致短暂心率下降，从而在测定时间段导致心输出量下降。

在某些 PAFC 设计中，热灯丝缠绕的 PAFC 可以半连续地测量心脏输出。灯丝以脉动的方式加热血液，导致温度波动，并可在热敏电阻的下游被检测到，比较灯丝的加热时间和热敏电阻输出值即可计算心输出量。这种方法已被证明可与静脉注射热稀释法测量的准确度相比，且该法可避免一些与冷生理盐水静脉注射相关的人为错误。

动脉波形分析

脉搏波形分析

如果已知 SVR 和平均动脉血压，即可计算出心输出量：

$$\mathrm{CO} = \frac{MAP}{SVR} \cdot k$$

动脉波形的各种构成要素包括脉搏波传导速度、脉冲压力和舒张压衰变，对它们进行分析后可估测 SVR。这些规律被认识已经一个多世纪，并在过去的几十年里日益完善。然而，必需的数学算法十分复杂，只有随着微处理器的发展，才能使这些规律发展为临床上有用的床边仪器。

在现代，人们对动脉波形的理解是两个波形发生叠加：一个波形是与左心室射血相关的入射波，而另一个是从外周动脉树反射回来的波形，二者叠加所得到的波形为动脉波，其特点是随每搏输出量、动脉顺应性、测量地点以及被测试者的生理状态而变化。此外，主动脉的阻抗（它倾向于对抗搏动的动脉血流）不仅随着动脉顺应性改变，而且随着心输出量而改变。所有这些因素结合起来，造成的后果是目前临床实践中的不同设备使用不同的专有算法，需要定期的校正以得到准确使用，不校准时也可用于评估干预措施对血流动力学变量的效果。

脉冲功率分析

通过动脉波形分析估计每搏输出量时，可利用质量和能量守恒定律，这种方法基于如下假设：每次左心室射血分数、功率变化与血液进入（每搏量）和离开主动脉（消散于外周）的两个质量之间的平衡有关。同时，假设功率是血流的函数，则在每个动脉波动波过程中血压的变化值能用于确定每搏量。描述血压和数学技术之间关系变化的比例常数称之为自动校正。

$$\frac{\Delta V}{\Delta BP} = calibration \times 250 \times e^{-k \cdot BP}$$

这种技术优于脉搏波形分析技术，其潜在优势包括：影响准确性的阻尼倾向于减少，以及易于在任何解剖部位进行波形分析。

使用脉搏波形和脉冲功率分析的设备可以展示每次心跳的每搏输出量和脉冲压力的变化。每搏输出量变化（SVV）和脉搏压力变化（PPV）是呼吸周期中静脉回流到心脏中周期性变化的特征。机械通气时应用胸部正压可有效地固定右心室，从而放大这种左室射血分数变化的倾向。在完全机械通气患者中，高 SVV 和 PPV 已被证明是预测患者液体反应性时的有用指标。

肺间指示剂稀释

动脉波形分析系统的标定依赖于指示剂稀释技术和 Stewart-Hamilton 方程的应用。这些指示剂通过静脉给药，在四个心腔和肺循环后，可在全身动脉导管中检测到。进一步分析指示剂稀释曲线可以提

供额外的心血管指数，如胸腔内的血液量和血管外肺水。

经肺热稀释动脉波形分析

经肺热稀释动脉波形分析技术在中心静脉推注冷盐水，并在股动脉、腋动脉或肱动脉中检测血液温度的变化，从而建立温度变化与时间关系的曲线，可使用 Stewart-Hamilton 方程，从中计算出心脏输出量。热稀释曲线与 PAFC 曲线相比较长且较平坦，可反映较大血容量时的热平衡。进一步分析经半对数转化后的热稀释波形图，可进一步计算胸廓内热容积（ITTV）和肺热容积（PTV）。总舒张末期体积（GEDV）是心脏前负荷的标志，可通过计算 ITTV 和 PTV 之间的差异得到。此技术还可计算血管外肺水，提供了有关肺水肿程度的信息，且与疾病的严重程度相关（框 35-6）。从热稀释曲线计算得来的心输出量可用于校正通过脉搏波形分析中得到的持续心输出量的检测（图 35-5）。由于热敏电阻在校准中是必需的，因此需要一个专用的动脉导管。冷盐水也必须通过中央静脉注射，因此有必要建立中央静脉通路。

框 35-6 使用经肺热稀释方法测定的血流动力学参数

心输出量

全身血管阻力

肺血管阻力

胸腔内血容量

整体舒张末期容积

血管外肺积水

每搏量变化值

整体射血分数

误差的来源

- 心内分流
- 大的腹主动脉瘤
- 肺栓塞
- 各分区容积的急性变化

经肺锂指示剂稀释动脉波形分析

经肺锂指示剂稀释技术和动脉波形分析可通过用锂指示剂稀释校准的脉冲功率动脉波形分析监测连续心排血量：静脉注射锂，利用连接到动脉插管的外部锂离子敏感电极对其进行检测，得到血浆锂离子浓度-时间曲线，由此通过 Stewart-Hamilton 方法可以计算出心输出量。由于锂电极是外置的，血样须在校准过程中通过一条标准动脉导管持续收集。值得注意的是，血浆中的钠也影响电极上的电位，所以必须给予校正。锂只分布在血浆中，因此，也必须对血细胞比容进行校正。

校准要每 24 h 执行一次，如果动脉顺应性发生显著变化或波形衰减时，可能需要更频繁地校准。有些型号还包括一个决策算法来指导输液或治疗过程。

这些设备可以应用于使用“标准”桡动脉导管的情况，其中，无论是中央或外周血管都可以注射锂剂。持续的锂治疗和非去极化肌松药的使用可能会在校准时导致错误。由于在外部电极进行测量，在校准过程中采样的血液也必须丢弃。

食管多普勒监测和超声成像

多普勒效应是指当声源相对观察者移动时在波函数观察到的频率变化，其大小与声源移动的速度成正比。这个规律应用到超声波后可以利用以下公式测定降主动脉中红细胞的速度。

$$v = \frac{c \cdot f_D}{2 \cdot f_T \cdot \cos\theta}$$

其中 v 是红细胞的速度，c 是通过身体组织超声波的速度，f_D 是观察到的反射超声波的频率偏移，

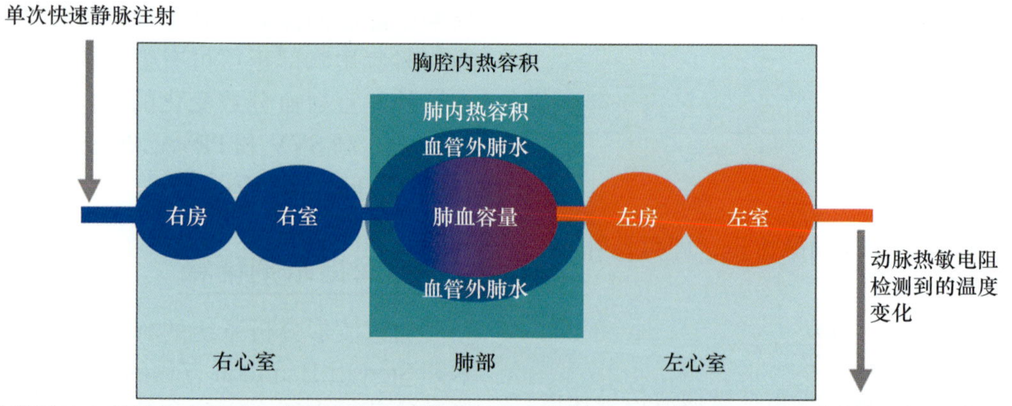

图 35-5 经肺热稀释法中的胸腔内分区。胸腔内热容积是注射点和检测点之间的容积。肺内热容积是肺血容量＋血管外肺水。（由 Pulsion Medical Systems AG，Munich，Germany 馈赠）

fT 是所发送的超声波频率，cos θ 是在声束轴和血流方向之间受声波作用角度的余弦。

一个包含超声波收发器的弹性探头被送入下段食管，此处胸主动脉和食管紧密邻接；由探头发射超声波，将超声波聚焦于主动脉以获得最大峰值流速。观察得到的红细胞反射超声波频率有助于计算降主动脉的血流速度。绘制红细胞速度对时间的频谱图，如图 35-6 所示。食管多普勒监测器追踪最大速度波形，从而可以计算收缩期时曲线下面积，此面积即是行程距离或指心收缩期间一股血液在主动脉中的移动距离。主动脉红细胞流速是在远离左锁骨下动脉起点的胸降主动脉中进行测量的。通过该测定来估计左心室每搏输出量，必须知晓两个因素或以其他方式解释：首先，需要知道主动脉横截面面积，将射血行程间距转换成体积，目前已经研制出带有 M 模式超声转换器的探头来方便地测定横截面面积。其次，需要知道已经离开主动脉到转换器的心输出量比例；在休息状态的健康成人中，该比例大约为 30%，必须给予补偿：有一家制造商（Cardio-Q ODM，Deltex Medical，Chichester，United Kingdom）使用一种根据患者的年龄、身高和体重制作的列线图，其可用于直接校正相对于总心输出量的降主动脉血流速度，该过程基于在 ICU 患者中的体内测量，包括食管多普勒监视器和热稀释肺动脉导管，且不需要单独解释分配到上半身的心输出量分布情况。

速度波形的底部宽度表示收缩期射血时间，并被显示为校正后的流动时间（FTc）。流动时间校正为 60 次 / 分的心率，从而在心率增快、收缩时间比与舒张时间之比增加时进行流动时间的比较。FTc 的变化可能反映了前后负荷的变化，FTc 降低可反映低血容量，因为随着左心室舒张末期容积（LVEDV）的降低，心室射血时间缩短。SVR（后负荷）的变化也

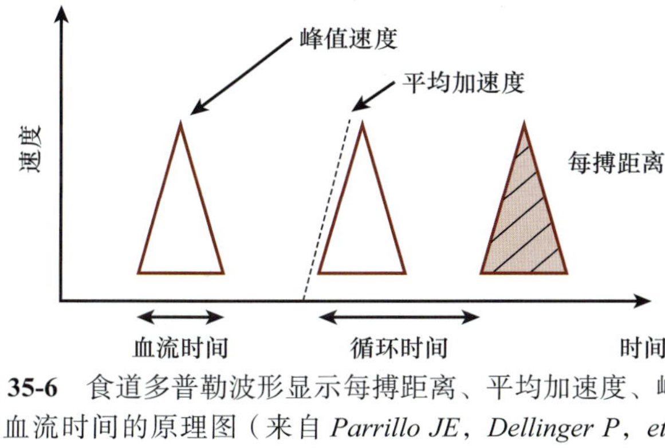

图 35-6　食道多普勒波形显示每搏距离、平均加速度、峰速和血流时间的原理图（来自 *Parrillo JE*，*Dellinger P*，*et al*，*editors*：Critical care medicine，*ed 3*，*Philadelphia*，*Mosby*，*2007.*）

将改变 FTc，因为前者决定了动脉系统中的血流阻力，FTc 与 SVR 二者呈负相关。峰值速度和平均加速度的波形可能会提供有关心肌的收缩状态的信息。

食管多普勒仪可以通过给予液体静脉注射后每搏输出量的变化来评估液体反应。容量负荷试验后，每搏输出量的变化大于 10% 就表示进一步的大量快速补充液体可能会导致每搏输出量的额外增加，这意味着心室位于 Starling 曲线的陡峭部分。

多普勒探头小、无创、易于插入并可快速采集数据，设备操作也易于掌握。探头插入的禁忌包括食管病变（如静脉曲张）和面部外伤，主动脉和食管解剖异常可能抑制探头聚焦并进而限制该装置的实用性。食管多普勒仪不能在有主动脉球囊反搏的患者中使用。

食管多普勒仪计算心输出量的原理依赖于数个在危重疾病中可能不存在的假设。只有降主动脉中的血流被测量（大约占心输出量的 70%），且校正可被应用时，才可计算每搏输出量。在危重疾病时，循环系统中局部血流灌注的改变可能会限制计算值的准确性。主动脉的湍流（如伴有贫血或高动力循环）也可能会改变速度测量，导致不准确的测量结果。一些列线图假定主动脉区是不变且循环的，然而在低血压患者中，降主动脉直径已经出现改变。食道和主动脉不可能平行走行，导致其偏离假定为 45° 的受声波影响角。探头位置可以很容易遗失，难以达到一致趋势的测量。也可以使用鼻腔和口腔探头，但这类探头可能会导致未服镇静药患者感到不舒服，这限制了它的使用。然而，食管多普勒仪在使用适当时可评估治疗方法的直接影响，是一种精确安全且比较容易使用的设备。

经皮多普勒监测

使用原理类似于食管多普勒监测器，可以将超声波探头定位在胸骨上切迹，从而获得升主动脉的血流速度，加之知道主动脉流出道面积数据，可以计算升主动脉的血流，从而可测量每搏输出量和心输出量。此方法是无创的，且允许在主动脉根部进行测量，因此在上半或下半躯体之间不会因为心输出量的分布不同而不同，但由于难以确定主动脉根部，难以保持超声探头与升主动脉成一直线以及未镇静患者会感到不适等因素，经皮多普勒监测在主动脉根部使用受到限制，这些限制导致该系统在不同观察者之间存在较大差异，因此在重症监护室里不常用作监测工具。

超声心动图

经胸和经食管超声心动图技术都可以测量舒张末期和收缩末期心室容积用来计算左室心搏量。由于可用设备有限，训练有素的操作人员不足，使用这些技术对血流动力学监测受到限制。这些技术测量只能间歇性进行，因此不用于常规重症监护室的监控。

推荐读物

Bland JM, Altman DG: Statistical methods for assessing agreement between two methods of clinical measurement, *Lancet* 1:307–310, 1986.

Connors AF Jr, Speroff T, Dawson NV, et al: The effectiveness of right heart catheterisation in the initial care of critically ill patients. SUPPORT Investigators, *JAMA* 276:889–897, 1996.

Dellinger RP, Levy MM, Carlet JM, et al: Surviving Sepsis Campaign: International guidelines for management of severe sepsis and septic shock 2008, *Crit Care Med* 36:296–327, 2008.

Erlanger J, Hooker DR: An experimental study of blood-pressure and of pulse-pressure in man, *Bull Johns Hopkins Hosp* 12:145–378, 1904.

Gattinoni L, Brazzi L, Pelosi P, et al: A trial of goal-oriented hemodynamic therapy in critically ill patients, *N Engl J Med* 333:1025–1032, 1995.

Harvey S, Harrison DA, Singer M, et al: Assessment of the clinical effectiveness of pulmonary artery catheters in management of patients in intensive care (PAC-Man): a randomised controlled trial, *Lancet* 366:472–477, 2005.

Morris CG, Pearse RM: Pro-con debate: we should not measure cardiac output in critical care, *JICS* 10:10–12, 2009.

Mythen MG, Webb AR: Perioperative plasma volume expansion reduces the incidence of gut mucosal hypoperfusion during cardiac surgery, *Arch Surg* 30:423–429, 1995.

Pearse RM, Ikram K, Barry J: Equipment review: an appraisal of the LiDCO plus method of measuring cardiac output, *Crit Care* 8:190–195, 2004.

Remington JW, Noback CR, Hamilton WF, Gold JJ: Volume elasticity characteristics of the human aorta and prediction of the stroke volume from the pressure pulse, *Am J Physiol* 153:298–308, 1948.

Pearse R, Dawson D, Fawcett J, et al: Early goal-directed therapy after major surgery reduces complications and duration of hospital stay. A randomised, controlled trial, *Crit Care* 9:687–693, 2005.

Singer M, Clarke J, Bennett ED: Continuous hemodynamic monitoring by esophageal Doppler, *Crit Care Med* 17:447–452, 1989.

Swan HJ, Ganz W, Forrester J, et al: Catheterisation of the heart in man with use of a flow-directed balloon-tipped catheter, *N Engl J Med* 283:447–451, 1970.

第六部分 呼吸内科急重症抢救

第36章 急性呼吸窘迫综合征

Jesús Villar • Demet S. Sulemanji • Robert M. Kacmarek 著

（刁振华 杨 超 邱 晨 译）

急性呼吸窘迫综合征（ARDS）是肺针对直接及间接损伤的一种炎症反应过程，其临床特征为重度低氧血症、肺顺应性降低和影像学上的双侧肺浸润。尽管目前关于其发病机制和影响患者转归的因素有了比较多的认识，但对ARDS仍然缺乏特异性的治疗手段。

1967年Ashbaugh及其同事在一篇发表于《柳叶刀》杂志的文章中首次描述了一种临床综合征，因为其与已公认的婴儿呼吸窘迫综合征很相似，他们称之为"成人呼吸窘迫综合征"。在272例接受呼吸支持治疗的一组患者中，他们发现12例患者具有一系列特异性肺部表现：在没有心源性肺水肿的情况下，这些患者的呼吸窘迫是突发而致命性的，常常与多器官系统的损伤导致的呼吸急促、低氧血症、肺顺应性降低和胸部X线片显示双侧肺浸润有关。在该研究中，呼吸支持治疗包括使用鼻塞或面罩与机械通气设备相连而进行的氧气输送治疗。患者病死率为58%，组织病理学检查发现死者肺的重量大于正常人，且表现为伴有肺间质和肺泡水肿及透明膜样变的肺不张。此后，这种现在称之为ARDS的综合征被认为包括以下特征：①具备诱发急性呼吸窘迫的危险因素（如败血症、创伤、肺炎、误吸和胰腺炎）；②吸入相对较高浓度氧后依然存在重度低氧血症；③肺顺应性降低；④双侧肺浸润；以及⑤缺乏心源性肺水肿的临床证据。急性肺损伤（ALI）导致的ARDS也可以发生在左心室衰竭时，但这种情况极难诊断，通常需要对肺动脉压和毛细血管（楔）压进行细致的系列检测。早在一个世纪前已发现ALI/ARDS并且自第二次世界大战后也有文献对其进行过报道，但直到Ashbaugh团队发表了该里程碑性的论文，临床上才开始显现出对ARDS的广泛兴趣。此后数年内，重症医学领域中几乎很少有其他缩略词能像ARDS一样受到如此多的关注。

ARDS通常发生在既往健康的人群中。ARDS从发病到进展成为典型临床综合征前有一个特征性的潜伏期，通常为18～24 h。潜伏期后可出现呼吸急促、呼吸困难和发绀，动脉血气分析可证实存在低氧血症。在患者接受气管插管和机械通气后，即可进行呼吸力学和氧合异常的评估。典型的胸部X线片表现为双侧弥散性间质性肺泡浸润（图36-1）。这些浸润影的消散（如确实发生）要远慢于心源性肺水肿引起的浸润影消散。

病理生理学、组织病理学和病因学

ARDS的主要病理过程是致病因素作用于肺泡-毛细血管膜，导致其通透性增加，随后出现间质性和肺泡性水肿。然而各种致病因素引发ARDS的机制仍不清楚。急性肺损伤包括肺毛细血管内皮细胞和肺泡上皮细胞的双重损伤。在ARDS肺中，由于肺泡-毛细血管屏障的通透性增加，富含蛋白的水肿液体流入

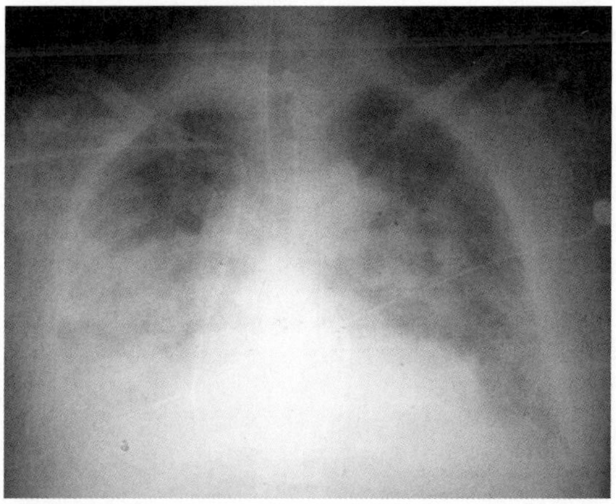

图36-1 一例ARDS患者胸部X线片，显示弥漫性、双侧间质性和肺泡性浸润影。该患者为一例54岁的男性，由于严重的双侧细菌性肺炎引发ARDS，需要进行气管插管和机械通气。当呼吸机吸氧浓度为60%，PEEP为10 cmH_2O时，患者的起始PaO_2/FIO_2比为113 mmHg。PEEP，呼气末气道正压

肺泡腔。肺泡上皮损伤的程度是影响转归的一个重要决定因素和预测因素。正常的肺泡上皮有两类细胞，Ⅰ型细胞占肺泡表面的 90%，而且比较容易受到损伤；Ⅱ型细胞组成了剩余 10% 的肺泡表面，对损伤的抵抗性较强，功能包括生成表面活性物质、离子转运，损伤后增殖并分化为Ⅰ型细胞。

ARDS 患者上皮完整性的丧失可产生多种后果。首先，在正常情况下上皮屏障的通透性要比内皮屏障低得多；因此上皮细胞损伤可导致肺泡积液。其次，上皮完整性丧失和Ⅱ型细胞受损干扰正常的上皮细胞液体转运，减少水肿渗液从肺泡腔中清除。再次，Ⅱ型细胞受损使表面活性物质生成和更新减少。然后，上皮屏障的丧失可以导致细菌性肺炎患者出现脓毒症。最后，肺泡上皮严重受损可发展为肺纤维化。不管与 ARDS 相关的临床病症如何（框 36-1），将 ARDS 的发病机制归结为以下两种不同的途径很有用：针对肺细胞的直接损伤和急性全身性炎症反应导致的间接损伤。机体对初始直接损伤（肺组织）或间接损伤（非肺组织）产生的炎症反应情况是决定急性肺损伤发生和进展的关键因素。尽管细胞和体液成分在肺部炎症反应中的作用不断得到阐释，但它们导致肺部损伤的精确过程仍不清楚。和任何形式的炎症反应一样，ARDS 中的 ALI 表现为一个复杂的过程，其中多种细胞信号通路能促进或抑制肺的损伤。

ARDS 典型的组织病理学特征统称为弥散性肺泡损伤。ALI 的早期—渗出期—特征为肺部渗漏了富含蛋白的水肿液和炎性细胞浸润到肺泡。在此阶段，大量细胞因子和一系列的炎症介质释放进入间质和肺泡腔，延迟了炎症的消散，促使肺不张的产生和肺的结构性破坏。此外，受损的肺泡-毛细血管屏障增加了清除肺间质中多余液体的难度。这些炎症介质的一个重要来源就是中性粒细胞，其在 ALI 的发病和进展中起到了关键作用。人和动物试验已经证明中性粒细胞可在肺中进行迁移和活化，它们通过产生自由基、炎性细胞因子和蛋白酶引起细胞损伤。然而，人们普遍认为单一的介质并不能起主导作用，可能存在多个平行且同时发生的相互作用机制。临床上，这个初始阶段表现为明显的低氧血症和肺顺应性降低；这些变化最终发展成纤维增生期，出现毛细血管血栓形成、肺纤维化和新生血管形成。尽管使用了包括高浓度氧供和呼气末正压通气等有力的机械通气手段，大多数 ARDS 患者还是无法幸免于此阶段。但只有一小部分 ARDS 患者死于低氧血症。另外，肺损伤似乎使患者易于出现全身性炎症反应并最终导致多系统器官功能障碍。大量证据表明，肺外的多器官功能障碍是由于肺泡上皮-内皮屏障损伤以及肺内产生的细胞因子进入体循环所致。

目前认为超过 50 种的特异性病症与 ARDS 进展有关。进展为 ARDS 的风险不但取决于临床疾病易患性（即一些疾病较其他疾病更容易进展为 ARDS），同时也随着易患因素的种类增加而增高。脓毒症、细菌性肺炎、多发性创伤和吸入性肺炎是最常见的发病诱因，超过 70% 的病例与上述因素相关；其中感染是最常发生的原因。许多侵袭性微生物能够触发宿主的先天性和获得性免疫系统来启动炎症级联反应。是否发展成 ARDS 还取决于患者体质。例如，酗酒就是一种发病诱因，新的数据表明，ARDS 还可能与遗传有关。从 1967 年相关报道发表以来，ARDS 的总体病死率并没有显著降低，所有的主要流行病学调查显示目前 ARDS 的生存率大约为 45%。相较于非脓毒症相关性 ARDS，脓毒症相关 ARDS 的特征是整体疾病更严重，肺损伤更难恢复，病死率更高。对于那些合并有肺部和肺外感染的 ARDS 患者，病死率甚至更高。所有 ARDS 死亡患者中大约 80% 死于综合征发作后的 2 ～ 3 周内，死因通常归为基础疾病、是否存在脓毒症和肺外重要器官功能衰竭。

框 36-1 与急性呼吸窘迫综合征（ARDS）相关的最常见临床疾病

直接肺损伤

常见病因

- 肺炎
- 吸入胃内容物

次常见病因

- 肺挫伤
- 接近溺死
- 吸入性损伤
- 脂肪栓塞
- 再灌注肺水肿

间接肺损伤

常见原因

- 脓毒症
- 多发性创伤

次常见原因

- 急性胰腺炎
- 药物过量
- 心肺分流术
- 输注血液制品

定义、发病率和严重度

因为很难在病床旁监测毛细血管和肺泡通透性

的变化，ARDS 的诊断需要结合临床、氧合、血流动力学和影像学标准来确定。由于不同类型的肺损伤可导致类似的肺部反应，这些诊断标准允许纳入高度异质性的危重患者。尽管临床医生和科学家对定义 ARDS 的总体标准（即重度低氧血症、肺顺应性的显著降低）认识较为一致，但对这些变量的特定价值和优选的测量条件仍存在很大的争议。从而，ARDS 的最初描述已证明不能确定一种特定类型的患者。Ashbaugh 及其同事最初报道的病例中有数个患者现在就无法被诊断为 ARDS，因为这些病例中液体过剩是一种重要的病因。

有些研究者质疑 ARDS 是否能被归为一种独立的疾病；另一些研究者认为 ARDS 不应该被视为一种单独的综合征，而应该被视为多系统器官功能衰竭综合征的一部分。因为目前的治疗都是支持性治疗，从临床角度来看，可能不需要对 ARDS 进行严格的定义。然而从治疗的角度而言，由于特定的通气和辅助技术对最终结局的效应可能随肺损伤程度不同而存在差异，故有必要对 ARDS 进行精确的定义。就预后而言，许多研究者已经研究过是否不同的氧合和呼吸力学参数在预测预后时具有意义。从对 ARDS 进行的研究而言，非常有必要给出一个通用的定义：它将有助于对实验和临床研究进行标准化，以用来评价 ARDS 的自然病史、发病率、病理生理学、治疗和转归；它也有助于对来自不同临床研究中心的数据进行比较。

在 ARDS 定义的形成过程中相伴随问题的一个典型例子就是不同文献中报道的发病率差异巨大。美国报道的发病率数据远远大于目前在欧洲临床实验中获得的数据。ARDS 的年发病率最常用的数据是每 100 000 人中有 75 例。这个数据是由美国国家心脏和肺研究所肺项目任务组（American Lung Program Task Force of the National Heart and Lung Institute）于 1972 年公布。这份内部报道显示，在美国每年有 150 000 例 ARDS，接近于癌症的每年新发病例数。1988 年英国的 Webster 及其同事估计年发病率为每 100 000 个人群中有 4.5 例，1989 年西班牙的 Villar 及其同事计算的年发病率为每 100 000 个人群中有 3.5 例。多数的流行病学研究报道 ARDS 的年发病率为每 100 000 个人群中有 4 ~ 8 例。

为了部分地克服这些问题，Murray 及同事提出了一个广义的 ARDS 定义，其中包含了该综合征的各种病理生理特征。他们采用“肺损伤评分（LIS）”通过考虑四个方面因素来定义急性肺损伤：胸部 X 线片的评估、低氧血症的程度（由动脉血氧分压与吸入氧分数的比值，即 PaO_2/FiO_2 来确定）、PEEP 水平和肺顺应性值（如有）（表 36-1）。最终的损伤评分为总分数除以所使用的因素数目。0 分表示没有肺损伤；1 ~ 2.5 分表示有轻到中度的肺损伤；大于 2.5 分表示有重度肺损伤或者是 ARDS。但对 ARDS 来说，LIS 是非特异性的，也并未得到确认，因为尚不清楚相同 LIS 的患者是否存在相似程度的肺损伤。另外，主要为心源性水肿的患者可能被误诊为 ARDS，而术后中度肺不张和轻度液体潴留的患者也符合 ARDS 的 LIS 标准。

因为重度低氧血症是 ARDS 的标志，因此低氧血症在 ARDS 的严重度评估、进展的预测及对治疗应答的评估中至关重要。为了更好地描述肺损伤的严重程度，美国欧洲共识会议（AECC）在 1994 年将 ALI 和 ARDS 定义如下：

> （1）急性起病的重症呼吸窘迫；（2）正位 X 线片显示双肺均有斑片状阴影；（3）缺乏左心房压力增高的临床证据（肺动脉嵌顿压＜ 18 mmHg 或没有左心室衰竭的临床体征），和（4）严重的低氧血症（氧合指数 PaO_2/FiO_2 进行评估）。

表 36-1　肺损伤评分系统

胸部 X 线片渗出		PEEP（cmH_2O）	
无	0	≤ 5	0
四分之一象限	1	6 ~ 8	1
四分之二象限	2	9 ~ 11	2
四分之三象限	3	12 ~ 14	3
四分之四象限	4	≥ 15	4
低氧血症：PaO_2/FiO_2（mmHg）		**顺应性 *（cmH_2O）**	
≥ 300	0	≥ 80	0
225 ~ 299	1	60 ~ 79	1
175 ~ 224	2	40 ~ 49	2
100 ~ 174	3	20 ~ 39	3
＜ 100	4	≤ 19	4
最终的损伤评分：总分数除以所使用的因素数目			
没有肺损伤		0	
轻-中度肺损伤		0.1 ~ 2.5	
重度肺损伤（ARDS）		＞ 2.5	

摘自 Murray JE，Matthay MA，luce JM，Flick MR：An expanded definition of the adult respiratory distress syndrome，Am Rev Respir Dis 138：720-723，1988.

* 如果测量

ARDS，急性呼吸窘迫综合征；PEEP，呼气末正压根据这些指南，无论 PEEP 和 FIO_2 的水平如何，当 PaO_2/FIO_2 比值 ≤ 300 mmHg 时即为 ALI，PaO_2/FIO_2 比值≤ 200 mmHg，即为 ARDS（框 36-2）。尽管这个定义使得 ARDS 的诊断标准正规化，而且在临床上使用起来很简便，但这些年来多个研究均对此还是提出了挑战。这些定义存在以下局限：生理阈值不需要标准化的通气支持，使用 PEEP 能充分改善氧合指数，从而使患者的状态由符合 ARDS 定义变为不符合 ARDS 定义，还可以将患者的肺生理功能变为不符合 ARDS 标准。如此一来，在 PEEP 为零时测定的 PaO_2 符合 ARDS 标准，但在 PEEP 为 5 cmH_2O 或 10 cmH_2O 时测定的 PaO_2 就不符合 ARDS 标准，以至于在患者间难以进行对比。另外，大多数的随机对照试验没有使用相同的 ARDS 定义，也没有评估相同的通气方法。在大量的研究中所采用的 ARDS 定义明显不一致（表 36-2）。

框 36-2 美国欧洲共识会议定义的急性肺损伤（ALI）和急性呼吸窘迫综合征（ARDS）

- 急性发作
- 重度低氧血症（PaO_2/FIO_2 < 300 mmHg：ALI；PaO_2/FIO_2 ≤ 200 mmHg：ARDS）
- 正位胸部 X 线片显示弥漫性双侧肺浸润
- 如经检测，无左心房高压或肺动脉楔压< 18 mmHg

遗传学

重症监护医师很早前就认识到，某些患者尽管经过治疗病情依然会进展，而另一些患者预后又会比预期更佳。目前已经广泛认识到这些区别可能与基因组的差异有关。然而目前对决定 ARDS 易感性和转归的基因认识非常少。因而针对决定易感性和转归判断的基因变量的研究仍是一个正在发展的领域。明确基因分型和临床转归之间的重要关联，有助于对 ALI 或 ARDS 患者进行更为有效的基因型或表型指导治疗。基本炎性成分目前一般被认为参与了 ARDS 的发病机制，其引起的反应类似于针对任何病原体的反应。另外，具有适度效应的常见遗传危险因素可能与疾病易感性有关。许多研究已经在寻找 ARDS 易感性相关的遗传学变异。由于无法在 ARDS 中找到典型的遗传相似性，检测这些基因位点的研究设计常采用流行的关联性研究方式，比较无关联的 ARDS 病例和正常对照在人类基因组中特定位置出现的遗传变异。通常采用单碱基突变寻找 ARDS 的基因变异，即单核苷酸多态性（SNPs），因

表 36-2 数篇已发表论文中关于急性呼吸窘迫综合征的定义

发表的研究	标准
Montgomery et al：Am Rev Respir Dis 132：485-489，1985	PaO_2/FIO_2 < 150 mm Hg PCP < 18 mmHg
Villar et al：Am Rev Respir Dis 140：814-816，1989	当 FIO_2 ≥ 0.5，PaO_2 ≤ 75 mmHg PCP < 18 mmHg
Bone et al：Chest 96：849-851，1989	PaO_2/FIO_2 ≤ 150 mmHg（ZEEP） 或 PaO_2/FIO_2 ≤ 250 mmHg（PEEP）， PCP ≤ 18 mmHg
Amato et al：N Engl J Med 338：347-354，1998	肺损伤评分≥ 2.5 和 PCP < 16 mmHg
Stewart et al：N Engl J Med 338：355-361，1998	PEEP 为 5 cmH_2O 时，PaO_2/FIO_2 < 250 mmHg
Brochard et al：Am J Respir Crit Care Med 158：1831-1838，1998	肺损伤评分> 2.5
Villar et al：Intensive Care Med 25：930-935，1999	PEEP ≥ 5 cmH_2O 时，PaO_2/FIO_2 ≤ 150 mmHg
ARDSNet：N Engl J Med 342：1301-1308，2000	AECC
Gattinoni et al：N Engl J Med 345：568-573，2001	PEEP ≥ 5 cmH_2O 时 PaO_2/FIO_2 ≤ 200 mmHg PCP ≤ 18 mmHg
Villar et al：Crit Care Med 34：1311-1318，2006	PEEP ≥ 5 cmH_2O 和 FIO_2 ≥ 0.5 时，PAO_2/FIO_2 ≤ 200 mmHg
Meade et al：JAMA 299：637-645，2008	PaO_2/FIO_2 < 250 mmHg
Mercat et al：JAMA 299：646-655，2008	PaO_2/FIO_2 ≤ 200 mmHg PCP ≤ 18 mmHg

AECC，美国欧洲共识会议；PCP，肺毛细血管压；PEEP，呼气末气道正压；ZEEP，呼气末零压

为它们是基因组中最常见的变异。ARDS 的遗传研究主要集中在寻找涉及应对外部刺激和细胞信号传导通路有关的候选基因，因为这些基因被认为在免疫反应中有重要作用。

采用 ALI/ARDS 试验模型对不同物种间基因表达方式进行大量比较研究显示，IL-6 这种具有多种效应的急性期反应细胞因子水平被显著上调。该发现与那些显示 ARDS 患者肺部 IL-6 和其他细胞因子释放增加的临床研究相吻合，这些患者的支气管肺泡灌洗液和血浆 IL-6 浓度升高。IL-6 水平与临床转归及是否发生多系统器官衰竭有关。体外实验显示，位于 IL-6 基因启动子区域 174 位点的一个 G/C SNP 可影响 IL-6 基因启动子的功能。目前为止，评估 IL-6 基因事实上存在的全部常见变异体的 SNP 变化，有助于后续研究以揭示 IL-6 基因与 ALI 和 ARDS 之间的相互关系。

在重度脓毒症和 ARDS 患者的病例对照研究中，几位研究者研究了编码脂多糖结合蛋白（LBP）基因的变异，并对血清中 LBP 进行了一系列测定以研究它们与危险基因变异之间的关系。据报道，①在疾病开始的第一周内，LBP 基因的一个 4-SNP 危险单倍型与血清 LBP 平均浓度有关；② ARDS 患者在 48 h 的 LBP 水平要高于 ALI 患者；③在 48 h LBP 水平持续上升引起病死率上升至原来 4 倍。其他一些基因也被报道与 ARDS 易感性和（或）转归具有正相关，包括肺表面活性剂相关蛋白 B（*SFTPB*）、血管紧张素转换酶（*ACE*）、肿瘤坏死因子（*TNF*）、血管内皮生长因子（*VEGF*）、*IL-10*、前 B 细胞促进因子（*PBEF*）、趋化因子 CXC 基配体 2（*CXCL2*）、甘露糖结合凝集素 -2（*MBL2*）、肌球蛋白轻链激酶（*MLCK*）、B 细胞 κ 轻肽基因增强子核因子（*NFKB1*）、凝血因子 V（*F5*）和 2 型脱碘酶（*DIO2*）（表 36-3）。这些基因主要参与对外部刺激的反应和细胞信号传导。

总而言之，ARDS 相关的基因研究已经取得了较大进展。因为所有研究的候选基因仍需要进行较大量样本的重复验证以便确定基因分型和临床转归之间的关系，所以需要进一步寻找决定 ARDS 易感性和转归有关的遗传变异，明确遗传危险因素可能有助于开发一种新的患者分类方法，并更准确地预测患者转归。

呼吸机诱导的肺损伤

来自试验和临床研究的确切证据显示机械通气可损伤肺，并启动炎症反应，还可能导致肺外器官

表 36–3　急性呼吸窘迫综合征（ARDS）* 易感性和（或）转归的阳性遗传关联研究 *

基因	变异因子	样本量（病例 / 对照）或队列	人群	发表年度
SFTPB	T/C － 1580	52/46	欧洲	2000
IL-6	G/C － 174	96	欧洲	2002
ACE	I/D intron 16	96/2168	欧洲	2002
SFTPB	Intron 4 TR	189 at risk for ARDS	多种族	2004
TNF	G/A － 308	212/441	欧洲	2005
VEGF	C/T ＋ 936	117/240	欧洲	2005
IL-10	A/G － 1082	211/429	欧洲	2006
ACE	I/D intron 16	101/348	中国	2006
PBEF	T/G － 1001	375/787	欧洲	2007
CXCL2	－ 665 TR	183	欧洲	2007
MBL2	Gly54Asp	212/442	欧洲	2007
NFKB1	Ins/del ATTG － 94	103	欧洲	2007
VEGF	C/T ＋ 936	394	欧洲	2007
F5	Arg506Gln	106	欧洲	2008
LBP	Haplotype － 1978 to － 763	175	欧洲	2009
DIO2	Thr92Ala		欧洲	2011

*基因缩写的全称见正文

功能障碍。这种类型的损伤与 ALI 和 ARDS 综合征很相似，被称为呼吸机诱导的肺损伤（VILI）。VILI 能触发一系列复杂的炎症介质，导致局部和全身性炎症反应。肺内生成的物质通过受损的肺上皮细胞和血管内皮细胞被转运到全身循环。因而，ALI 或 ARDS 患者在使用机械通气时需要使用低潮气量（4 ～ 8 ml/kg 预计体重）。随着对 VILI 认识的深入，很多研究者认为 ALI 和 ARDS 可能部分地由机械通气导致，而非源于其基础疾病。另一方面，目前的科学证据支持 VILI 和肺外器官功能障碍之间存在联系，这种肺外器官功能障碍多伴随有重度脓毒症的临床表现。此外，功能基因组学使用基因芯片方法来测定肺部基因表达情况，结果表明 VILI 动物模型中差异表达的基因模式与在实验和临床脓毒症中被激活的基因途径相似。

设定好后，呼吸机旨在通过足够的潮气量和频率向患者传输空气或氧气，以提供足够的肺泡通气、减少呼吸作功，并增加氧合度（第 32 章）。但是，机械通气是一个非生理性过程，使用时可能伴随并发症，增加肺炎、心脏功能受损及肺损伤的风险。在机械通气过程中，压力、气体容积、通气频率和吸入氧浓度常常高于健康肺自主呼吸时的正常水平。VILI 不是一个新概念，过去曾用于定义在高吸气压下肺泡过度膨胀导致破裂的一种宏观损伤，其临床表现包括间质性肺气肿、气胸、纵隔积气和气腹。现在，VILI 的概念已经从压力诱导的损伤（实际上是容积诱导的）转化为机械通气诱导的血管通透性上升、肺液增加、“肺萎陷伤”和炎症。

1998 年，Tremblay 和 Slutsky 首次使用“生物创伤”这一术语来描述在机械通气后，由肺细胞膨胀、肺泡破裂和（或）坏死触发的肺及全身性炎症反应。尽管 1994 年的共识会议建议平台压通常应限制于 35 cmH_2O，且在呼吸机应用上一直使用该标准，直到 ARDS 网络研究报道采用 6 ml/kg 预计体重的潮气量和中等水平 PEEP 的肺保护性通气策略可降低 ALI 患者的病死率。这个研究证实，VILI 不仅仅是一个有趣的试验现象，还是一个非常重要的临床现象。这种认识导致了在 ALI 患者中广泛使用肺保护策略（即使不是全部）。试验和临床的确切数据证明，机械通气能引起或加重 ALI。VILI 的许多病理生理与 ARDS 相似。已明确许多由机械通气创伤引起的特定损伤形式：气压伤、容积伤、肺萎陷伤和生物伤。目前的试验和临床证据支持 VILI 和肺外器官功能障碍之间存在联系，二者之间关联的机制类似于大部分重度脓毒症病例的临床发病机制（图 36-2）。

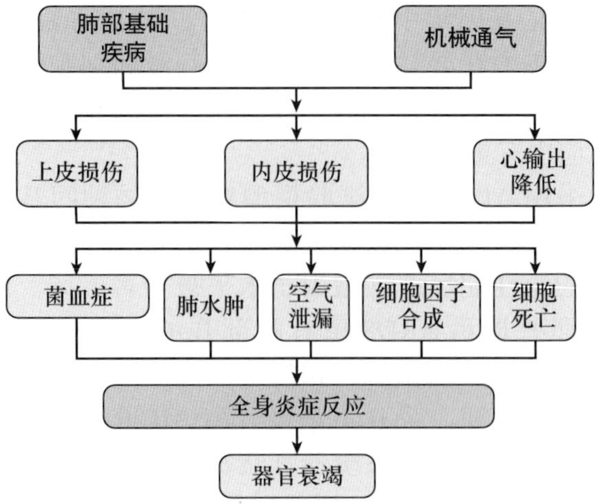

图 36-2　机械通气和多系统器官衰竭：伴有或不伴有脓毒症的机械通气导致多系统器官衰竭的可能机制

呼吸机诱导肺损伤的病理生理学

所有哺乳动物的肺容积可采用基于体重的通用函数来计算。哺乳动物在自然呼吸时的潮气量为 6 ～ 7 ml/kg 体重（图 36-3），但 12 ～ 15 ml/kg 的潮气量曾被使用于急性呼吸衰竭患者的机械通气，肺泡压力峰值允许超过 40 cmH_2O。这种“一个适合所有人的潮气量”方法形成于 20 世纪 60 年代，因为麻醉医师和重症治疗的先驱已经证明，使用小的潮气量会导致肺容积的逐步丢失（即肺不张）和低氧血症，而大潮气量通气有助于避免这种不良生理效应。从 20 世纪 70 年代中期，实验研究已经描述了大鼠和较大哺乳动物在使用高肺泡峰压通气后可发生肺水肿。

实验证据、肺部影像学技术的进展及病床旁呼吸机波形分析支持以下观点：潮气量不管多小都有破坏受损肺的可能。将潮气量限制在 6 ～ 7 ml/kg，且平台压最高为 30 cmH_2O 是 ALI 或 ARDS 患者的机械通气标准，但尽管如此，部分患者还是会发生潮气充气过度。目前的证据显示，肺保护性通气策略（不考虑肺的原发性损伤）可引起肺部基因的大量表达，这在机械通气 90 min 后就能检测得到。肺细胞因子和 CT 检测发现在某些情况下进一步降低 ARDS 患者潮气量至 6 ml/kg 以下时，可以减少潮气充气过度并减轻肺部炎症。

VILI 是一个动态的过程，很难在某个具体时间点发现。在 VILI 中观察到的损伤反映了最初的有害刺激及后来炎症介质对肺泡上皮和毛细血管内皮细胞的复杂相互作用。肺泡过度膨胀可引起一种有助于细胞增殖和炎症的协调反应。因为上皮被逐渐牵拉，肺泡细胞间会出现水通道不可逆地开放，导致小分子和白蛋白穿过上皮屏障自由扩散。肺的内皮

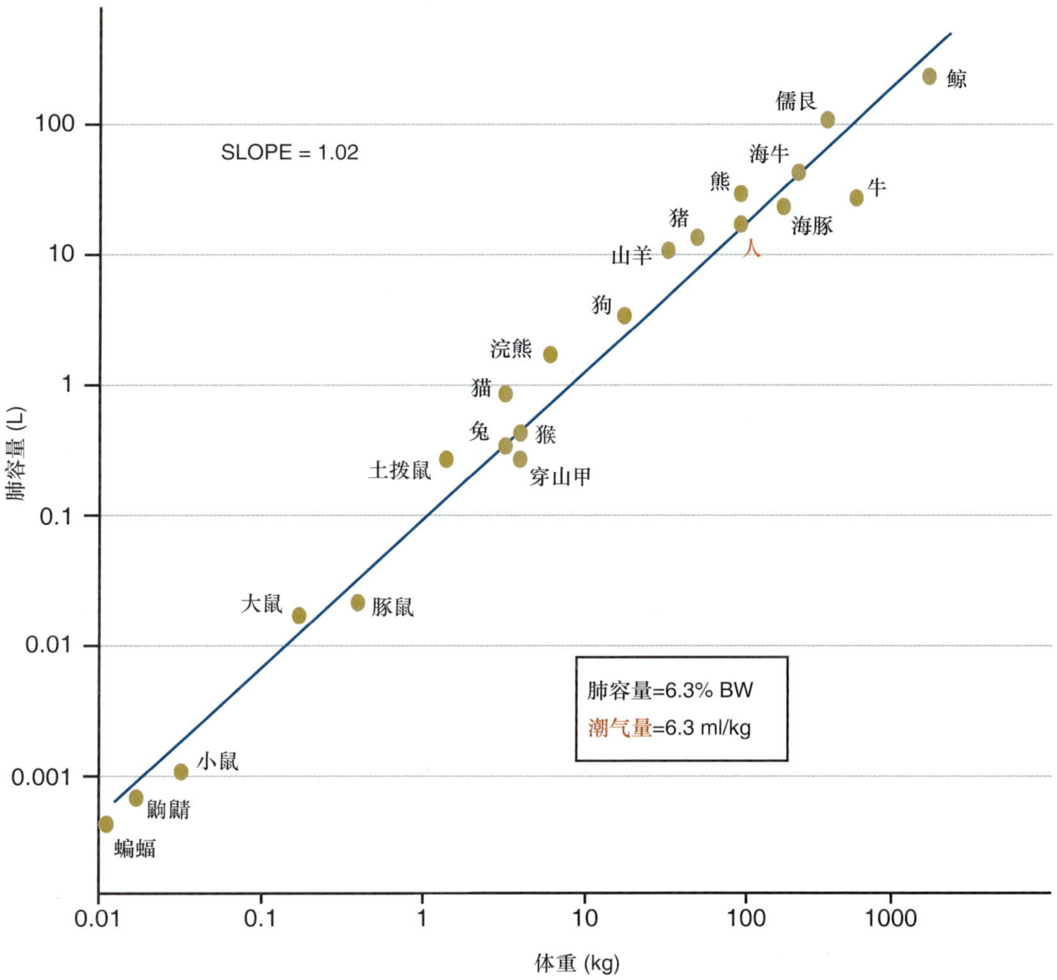

图 36-3 哺乳动物肺容量与体重的关系。BW，体重。（摘自：Villar J，Kacmarek RM，Hedenstierna G：From ventilator-induced lung injury to physician-induced lung injury：why the reluctance to use small tidal volumes？ Acta Anaesth Scand 48：267-271，2004.）

是一层具有生理活性的表面，是血源性血管活性分子连续加工的调控界面；它在内环境平衡、免疫及炎症中起到积极的作用，调节血管紧张度，并与炎症细胞及邻近的血管细胞相互作用。来自于肺泡内的机械力甚至能在没有炎症的情况下引起内皮的断裂和出血性损伤。机械力导致的细胞变形直接导致细胞膜上的分子构象发生变化，从而激活了下游信号系统。机械通气能触发一系列复杂的促炎症介质和抗炎症介质，这样可能会导致更大的损伤或促使肺愈合及肺功能更快恢复。但有些通气策略能在这种正常压力反应中引起急性失衡，改变肺细胞功能并产生局部和全身反应。这种机械通气诱导的细胞因子的释放（生物伤）有两种机制。一种是膜断裂的细胞直接创伤，导致肺泡腔和循环系统间细胞因子的相互转移。另一种机制为力学传导。体外试验显示，多数肺细胞能对周期性的牵拉刺激产生细胞因子。VILI 动物模型的体内实验表明，机械通气可引起肺内大量基因表达出现变化，包括参与免疫和炎症、压力反应、代谢和转录的基因。但是，这些物理力是如何转变为细胞内信号的传感机制很大程度上尚不清楚。

大潮气量机械通气导致患者细胞外基质重塑，提示机械通气可引起的肺纤维化（图 36-4）。在选择

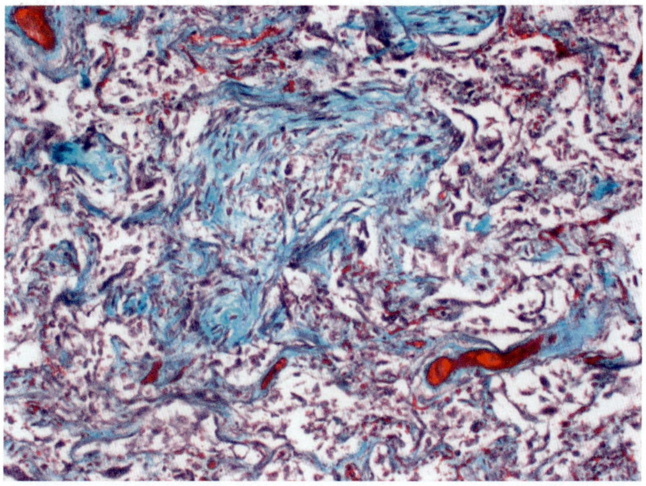

图 36-4 一例 ARDS 患者机械通气 10 d 后发生的肺纤维化。[Gomori 三色染色法：蓝色表示纤维，紫色表示细胞核（多数是成纤维细胞），染成红色的为红细胞] 100 × 放大率

性手术患者中，用 12 ml/kg 的潮气量且无 PEEP 的机械通气能引起促凝血的变化，导致气道内的纤维素沉积；但低 VT 及高水平 PEEP 可预防上述变化。

机械通气诱导的败血症

肺源性及肺外感染所致的脓毒症是 ARDS 最常见的原因和并发症。尽管公元前 400 年 Hippocrates 首先描述了脓毒症，但脓毒症仍是一个存有争议的话题，对其免疫病理生理学就有多种假设。关于脓毒症的争论源于对它如何进行定义，因为它的病因学和发病机制还不清楚，而且不管来源如何都定义为炎症。

脓毒症描述了一个对活细菌或细菌产物产生全身炎症反应的复杂临床综合征。当机体对感染起始的和适当的宿主反应被放大并失去控制后，就发展成脓毒症。根据目前的定义，脓毒症代表了一种疾病序列，从感染到系统炎症反应综合征到最终的重度脓毒症。因为患者人群的不均一性，且该类患者在临床上很难进行精细分类，因而脓毒症的临床治疗仍然极其复杂，但无论脓毒症治疗与否，其潜在的结果均包括多系统器官功能障碍、休克和死亡。

因为很难用包罗万象的单一机制来解释脓毒症，机械通气诱导的炎症可能是脓毒症的根本原因之一，因为它可以放大微生物或非微生物所致脓毒症级联反应。在生物机械力和细菌感染调节的转录控制下，多数肺细胞表达了丰富的基因。高度整合的肺防御系统能对入侵的细菌或细胞残片发动迅速而有力的免疫反应，导致复杂的局部和全身炎症。小、中、大潮气量通气可在健康试验动物和人的肺部诱发早期炎症反应，类似于内毒素引起的早期反应或在感染时见到的情况［核因子 κB（NFκB）的活化和细胞因子的释放］。来自于不同 VILI 实验动物模型的反应基因表达的生物芯片显示，由肺泡过度膨胀触发的反应类似于对抗病原体的先天免疫炎症反应。机械通气上调了脂多糖（LPS）诱导的 TNF-α 的表达。当采用中等的潮气量时，机械通气能提高肺部对细菌产物的先天免疫反应，可能在脓毒症的持续状态中起一定作用。通气相关的肺炎是机械通气的一种常见并发症，也是重症患者发病和死亡的一个重要因素。气管内插管可能是导致肺炎的最重要因素，因为气管内导管通过阻止声门的关闭直接干扰了口咽和下呼吸道之间的屏障，导致咳嗽机制无效。考虑到肺有身体最大面积的上皮表面，且反复暴露于空气微粒和微生物，因而肺部细菌的定植和感染会增加 ARDS 的风险则不足为奇。

正如细菌及其产物从肠腔移位导致脓毒症之间的关系一样，导致损伤的机械通气可能引起肺泡中的细菌及其产物转移进入血流中，并可能是导致发生全身感染和多器官功能障碍的一个重要因素。然而，不同于细菌或内毒素，在没有肺部感染时，机械通气诱导的上皮和内皮损伤导致病原体或组织来源的可溶性介质移位。在一些情况下，这些病原体相关的分子可能来自定植的病原体，而非呼吸道的感染。

VILI 和脓毒症涉及的介质远多于先前所认识。先天性免疫的主要成分是 Toll 样受体，它不仅可以识别微生物产物，还能识别由受损的组织释放出来的降解产物，提供启动炎症反应的信号。Toll 样受体激动药以两种模式在血液中循环，包括与微生物结合的状态，或单独的状态。因为在 ALI 时肺上皮和内皮屏障是受损的，肺内细胞因子和细菌产物能从肺泡和间质中进入全身循环系统，导致在细胞群体功能代谢活性中细胞间或细胞内信号受损。在不存在感染的情况下，已经发现机械通气能诱导 Toll 样受体 4 信号通路（与内毒素信号传导有关的受体）的上调，导致肺部和循环系统中致炎细胞因子的增加。

多系统器官功能障碍：呼吸机诱导的肺损伤和脓毒症的常见结果

ARDS 患者大约有 80% 的死亡发生于发病后的 2～3 周内；没有尸检研究揭示为什么 ARDS 患者会死亡，因而 ARDS 死亡的确切原因仍不明确。死亡通常归因于基础疾病、脓毒症和（或）除肺以外的重要器官系统衰竭。ARDS 与多系统器官功能障碍之间并非存在必然联系，但却很常见。

ARDS 与多系统器官功能障碍之间的关系较为复杂，至少有 3 种可能的病理生理模式：①尽管脓毒症可能引起类似的局部损伤（如毛细血管渗漏增加），但由于肺的气体交换装置对水肿高度敏感，因此这种损伤的功能意义更大；②肺的局部损伤（创伤、误吸和有毒气体吸入）可能建立起了继发性弥漫性炎症反应，导致其他器官受损；或③感染和脓毒症引发一系列事件，导致 ARDS 和多系统器官功能障碍。在这 3 种模式中，典型的情况是 ARDS 并发脓毒症，导致多系统器官功能障碍。因为有了最新的 VILI 证据而提出第 4 种可能：呼吸机诱导的炎症反应可能改变对组织和器官的正常功能来说有重要作用的细胞通路。

多系统器官功能障碍是类似疾病患者一系列器官功能障碍的累积结果，其中 ARDS 患者多见。在多数的脓毒症研究中为何至少有 1/3 的患者无法真正确定脓毒症的来源？这个问题需要得到解决。在几个可能的原因中，早期给予抗生素抑制了细菌的生长是最经常提及的一个原因，也为血液培养的结果所证实。这似乎可以合理解释以下情况，甚至在血培养是阴性的情况下，机械通气可能在脓毒症或脓毒症样综合征的重症患者中发挥部分作用。一些研究者认为，机械通气诱导的炎症反应可能是它通过引发或促进恶性的全身性免疫反应从而导致出现多系统器官功能障碍（图 36-2）。ARDS 和急性肾损伤是多系统器官功能障碍危重患者的常见并发症。尽管在脓毒症患者中肺、心血管系统和肾是主要的受累器官，而肠道很久以来被视为一种重要的免疫屏障，肠道菌群是脓毒症的致病原在学术界逐渐达成共识。肠道是病原体和病原体相关分子的贮存地，除内毒素外，这些分子和其他毒素的移位也可以引起全身炎症反应（可能通过 Toll 样受体和 NF κ B 信号途径），导致危重患者出现全身感染和多器官功能障碍。

脓毒症–呼吸机诱导的肺损伤相关联的意义

我们从上述关于 VILI 的报道中能得出什么结论呢？第一，现有证据明确提示，ARDS 患者必须使用 4 ～ 8 ml/kg 预计体重的潮气量进行通气。第二，尽管没有足够证据支持所有重症患者都采用 4 ～ 8 ml/kg 预计体重的潮气量通气，但如果能维持足够的 PEEP 并解决可能出现的呼吸酸中毒等相关临床问题，在无 ARDS 的患者中使用小潮气量通气仍不失为一个危险性很小的合理策略。第三，鉴于机械通气与肺损伤的相关性，日渐切题的观点是，ARDS 可能是临床上努力维持患者通气的一个后果，而不是基础疾病的进展。经证实，损伤性的通气策略会增加肺泡–毛细血管渗漏、使氧合恶化、造成肺浸润、降低肺顺应性并引起分泌物和系统细胞因子上升—这些都是 ALI 和 ARDS 的标志。在肺泡–毛细血管渗漏增加的情况下，静脉补充过量的液体—通常用于治疗伴随有 ALI 风险的患者休克—能引起肺水含量增加，从而损坏呼吸力学和气体交换功能，使临床结果恶化。20 世纪 60 年代后期对于 ARDS 的首次报道也许并不是一个偶然，那是在越战时期，在战场中进行积极的复苏术的情况下，ARDS 被称为“岘港肺”或“休克肺”。最后，气管内插管影响机体的防御功能，可导致细菌定植或肺炎，这也是 ALI 和 ARDS 的一个易感因素。从而，ALI-ARDS 可能很大程度上是一个“人造”的综合征，因采用侵袭性方法治疗严重疾病患者所致。如果确实如此，则有必要更新以往的认识，ALI-ARDS 不再是必须要治疗的综合征，而是一种需要预防的医源性疾病。

急性呼吸窘迫综合征的通气管理

通气是生命的基本功能，也是首先通过人工手段复制的生命功能之一。机械通气是 ICU 中继心律失常治疗后的第二位最常见的干预治疗措施，是呼吸衰竭患者最重要的支持治疗手段。作为基础疾病治疗的一部分，ARDS 患者都需要进行气管内插管和机械通气，以减少呼吸功并改善氧气的输送。许多 ARDS 患者均可通过增加 PEEP 来改善氧合。到目前为止，唯一经证明且得到广泛接受的 ARDS 机械通气方法就是保护性肺通气策略，即采用低潮气量（4 ～ 8 ml/kg 预计体重）和中到高度的 PEEP，以保证肺泡在整个通气（呼吸）周期处于开张状态。

对低潮气量通气的早期兴趣是由 20 世纪 70 年代的动物实验引起的，这些实验显示，用大潮气量和高峰值肺泡压的机械通气可导致以透明膜形成和炎性浸润为特征的 ALI。尽管大部分呼吸衰竭患者曾传统地使用过 10 ～ 15 ml/kg 的潮气量，但直到 20 世纪 80 年代中期，人们才认识到 ARDS 导致正常通气的肺组织显著减少，ARDS 的“婴儿肺”的概念，即仅仅只有一小部分肺组织实际参与了通气，其描述了高潮气量通气导致肺组织显著的过度扩张。

一些随机对照试验研究了对 ALI 或 ARDS 患者采用不同肺保护性通气策略的效果。在 20 世纪 90 年代后期进行了四项此类研究，用以评价与传统的潮气量通气相比，对 ARDS 患者进行低潮气量通气时的优势（表 36-4）。其中只有一项由 Amato 及其同事在巴西开展的试验显示，试验组的病死率显著降低。在 28 d 的试验期间，对于随机接受 6 ml/kg 实际体重或更低的潮气量和小于 20 cmH_2O 驱动压通气治疗的患者，病死率明显少于随机接受传统 12 ml/kg 实际体重的潮气量和不限制驱动压治疗的患者。由于所有 4 项试验的样本量不够大，都不具有统计学说服力，因此需要开展一项大样本量的试验来进一步明确 ARDS 患者采用低潮气量通气的效果。

为了应对这种需要，国家心肺血液研究所 ARDS 网络于 1996—1999 年在 10 个中心招募了 861

表 36-4 评价 ARDS 患者压力和容积限制（PVL）通气的随机对照试验

研究 *	纳入标准 †	策略（患者数目）		病死率（%）	p 值
		PVL 通气	对照策略	PVL vs. 对照	
Amato 等人，1998	肺损伤评分（LIS）≥ 2.5	< 6 ml/kg 实际体重，PEEP 高于 LIP（N = 29）	12 ml/kg 实际体重（N = 24）	37.9 *vs*. 70.8	.026
Brochard 等人，1998	肺损伤评分（LIS）> 2.5 的时间 < 72 h，单器官衰竭	6 ～ 10 ml/kg 实际体重，平台压 ≤ 30 cmH_2O（N = 58）	10 ～ 15 ml/kg 实际体重（N = 58）	46.5 *vs*. 37.9	.452
Stewart 等人，1998	当 PEEP 为 5 cm H_2O，PaO_2/FIO_2 < 250 mmHg	≤ 8 ml/kg 理想体重，PIP ≤ 30 mmH_2O（N = 60）	10 ～ 15 ml/kg 理想体重 PIP ≤ 50 mm H_2O（N = 60）	50 *vs*. 46.7	.855
Brower 等人：*Crit Care Med* 27：1492-1498，1999	PaO_2/FIO_2 ≤ 200 mmHg	5 ～ 8 ml/kg 理想体重，平台压 < 30 cmH_2O（N = 26）	10 ～ 12 ml/kg 理想体重平台压 < 55 mm H_2O（N = 26）	50 *vs*. 46.1	1
Ranieri 等人：*JAMA*，282：54-61，1999	PaO_2/FIO_2 ≤ 200 mmHg	6 ～ 9 ml/kg 实际体重，PEEP 设置高于 LIP（N = 18）	10 ～ 12 ml/kg 实际体重 PEEP ≤ 10 mm H_2O（N = 19）	38.9 *vs*. 57.9	.330
ARDSNet，2000（ARMA study）	PaO_2/FIO_2 ≤ 300 mmHg	4 ～ 8 ml/kg 理想体重平台压 ≤ 30 cmH_2O（N = 432）	12 ml/kg 理想体重平台压 ≤ 50 mmH_2O（N = 429）	31 *vs*. 39.8	.007
Brower 等人：*N Engl J Med* 351：327-336，2004（ALVEOLI trial）	PaO_2/FIO_2 ≤ 300 mmHg	4 ～ 8 ml/kg 理想体重，按比例设置 PEEP（N = 273）	4 ～ 8 ml/kg 理想体重，按比例设置 PEEP（N = 276）	27.5 *vs*. 25	.560
Villar 等人，2006（ARIES study）	当 PEEP ≥ 5 cmH_2O，FIO_2 ≥ 0.5，PaO_2/FIO_2 ≤ 200 mmHg	5 ～ 8 ml/kg 理想体重 PEEP 高于 LIP（N = 50）	9 ～ 11 ml/kg 理想体重 PEEP ≥ 5 cmH_2O（N = 45）	32 *vs*. 53.3	.040
Meade 等人，2008（LOV study）	PaO_2/FIO_2 < 250 mmHg	6 ml/kg 理想体重按比例设置 PEEP（N = 508）	6 ml/kg 理想体重 PEEP 按比例（N = 475）	40.3 *vs*. 36.4	.213
Mercat 等人，2008（ExPress trial）	PaO_2/FIO_2 ≤ 200 mmHg	6 ml/kg 理想体重对平台压 = 28 cmH_2O 给予 PEEP（N = 382）	6 ml/kg 理想体重基于 PaO_2 设置 PEEP（N = 385）	39 *vs*. 35.3	.296
Talmor 等人：*N Engl J Med* 359：2095-2104，2008	PaO_2/FIO_2 ≤ 300 mmHg	6 ml/kg 理想体重对于跨肺压 0 ～ 10 cmH_2O 设置 PEEP（N = 30）	6 ml/kg 理想体重按比例设置 PEEP（N = 31）	17 *vs*. 39	.05

* 本列中未正式引用的已发表信息请参见表 36-2。

† 另外，还有 ARDS 和双侧肺浸润风险因素。

LIP，下拐点；*PEEP*，呼气末正压；*PIP*，最大吸气压

例患者，开展了一项被称为急性肺损伤 /ARDS 的呼吸管理（ARMA）的随机对照试验。这个研究比较了采用 4 ～ 8 ml/kg 预计体重潮气量和 30 cmH_2O 或更低的维持平台压的通气方案与采用 12 ml/kg 预计体重潮气量的传统机械通气方案。ARMA 研究的低潮气量方案在干预组与对照组的（潮气量设置为 6.2 ml/kg *vs*. 11.8 ml/kg 预计体重；平台压设置为 25 cmH_2O *vs*. 33 cmH_2O）比较中获得了比以前研究更明显的差异。与对照组相比，低潮气量组的住院病死率显著降低，病死率的绝对值减少将近 9%（31% *vs*. 39.8%；P = .007）。尽管有说法认为，ARMA 研究的病死率下降是由于对照组采用了比标准治疗方案高的潮气量，从而导致更高病死率，但后来开展的几个观察性研究显示在 ARMA 试验期间没有统一治

疗标准。

因此，推荐重症医师使用急性呼吸窘迫综合征临床网（ARDSNet）研究者列举的通气方案。该方案的原则如下：

1. 避免高潮气量和高平台压。

2. 潮气量的大小需要根据预计体重而定，预计体重根据性别和身高来计算——男性为 50 + 0.91×（以厘米为单位的身高－152.4），女性为 45.5 + 0.91×（以厘米为单位的身高－152.4），而不是实际体重。

3. 潮气量要有根据 4 ～ 8 ml/kg 理想体重的比例有条不紊地进行调整，以维持平台压为 30 cmH_2O 或更低。

4. 呼吸频率应该按需要进行调定（范围为 10 ～ 35 次 / 分），使 pH 维持在 7.3 ～ 7.45。

5. 应采用 FiO_2 和 PEEP 的合适组合，以获得充足的氧合度（PaO_2 为 55 ～ 85 mmHg，SpO_2 为 90% 或更大）。

然而，自从 ARMA 发表论文表明这种治疗可显著减少病死率以来，此方案并未得到广泛使用。影响运用小潮气量机械通气的最大障碍包括不愿接受已发表数据或缺乏对这些数据的认识、不能识别有 ARDS 的患者、发现低潮气量通气的禁忌证、考虑到患者的不适以及存在高碳酸血症或酸中毒。

呼气末正压（PEEP）在急性呼吸窘迫综合征（ARDS）中的应用

PEEP 已经是许多需要通气支持的重症患者治疗方案的基本组成部分。ALI 使用 PEEP 的原理与 ARDS 患者的肺容积和顺应性丢失的理论基础相一致。随着 PEEP 的使用，机械通气患者的终末呼气压基线被提升到高于大气压。PEEP 的使用有望改善肺的力学和气体交换，因为它能维持受累肺容积保持开放。ARDS 患者应该使用 PEEP 以减少未充气肺的比例，从而提高氧合。PEEP 阻止了肺泡的完全坍塌并通过增加功能残气量提高氧合，这有可能是通过阻止气道的关闭并使先前复张的不通气肺泡维持开放状态来实现的。相反，功能残气量的增加可能也增加了肺的顺应性。一般而言，PEEP 被用于改善氧合，除非功能残气量也同时增加，否则它不容易被观察到。因为使用 PEEP 可以复张更大的肺容积，它有望增加 PaO_2 并降低肺内分流、肺泡-动脉 O_2 压力差和动静脉 O_2 容量差。4 种机制可以解释 PEEP 为何能改善肺功能和气体交换：①增加功能残气量；②肺泡复张；③血管外肺液的重新分布；④改善了通气-灌注比例。肺容积的增加是 3 个独立效应的结果。第一，PEEP 可通过以依据系统顺应性而定的量膨胀已经开放的气道和肺泡来增加肺容积。因此，系统越硬，容积的变化越小。第二，PEEP 的应用阻止了肺泡在呼气时的塌陷。独立的小气道在低肺容积时有塌陷的趋势。第三，PEEP 水平高于 10 cmH_2O 时，可复张急性受损肺中塌陷的肺泡。肺泡的重新复张描述了先前萎陷肺泡的重新膨胀过程。PEEP 的运用能复张液体渗出的肺泡并可在不减少肺内容液体的情况下改善氧合，这支持了 PEEP 将肺水从肺泡再分配到血管周围间隙的结论。总之，通过提高肺泡内压，PEEP 将液体从肺泡血管的间质转移到肺泡外血管周围的间质。此外，PEEP 提高了跨边角区（支气管周边区域）和肺泡外血管的跨壁压，从而便增加了细胞间隙的流入量（图 36-5）。

尽管在特定患者中 PEEP 被认为可很好地改善氧合，但 PEEP 在发病率和病死率上的优势仍未得到确认。由于早期观察到 PEEP 可极大改善 ARDS 患者的氧合，因此对 ARDS 患者广泛使用 PEEP 技术，但何种水平的 PEEP 可取得最大的疗效且副作用最小仍未明确。传统上，ARDS 患者机械通气使用 5 ～ 12 cmH_2O 的 PEEP。在 ARMA 的试验中，试验组和对照组的 PEEP 水平都是根据所需要的 FIO_2 来调整的，当 FIO_2 为 0.3 时，PEEP 波动在 5 ～ 18 cmH_2O，若 FIO_2 达到 1.0，PEEP 则波动在 5 ～ 24 cmH_2O（表 36-5）。通常低潮气量通气组的患者与高潮气量通气组患者相比，在治疗中所采用的 PEEP 水平并无差别。然而由于随机对照试验不能明确证实是否较高 PEEP 水平可以降低病死率，因此这些 PEEP 水平是否理想仍不清楚。

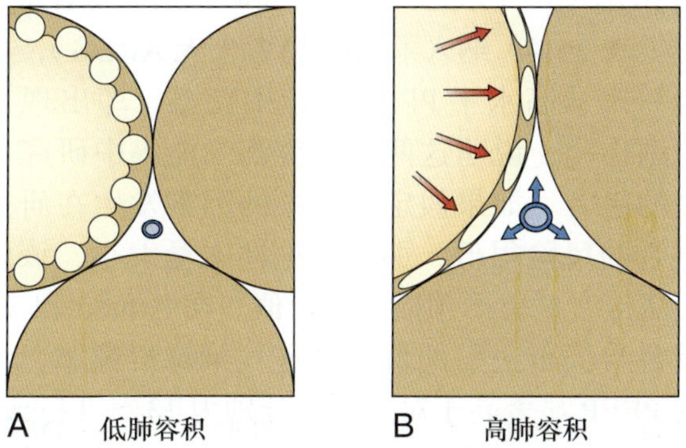

图 36-5　作为 PEEP 增加肺容量的结果（**B**），肺泡微血管被牵拉和压缩（箭头）。肺泡外和肺泡间的边角区血管扩张，增加间隙的液体流入量。无 PEEP 时（**A**），这些变化发生逆转。PEEP，呼气末正压。（摘自：KacmarekRM：Positive end-expiratory pressure. In Pierson DJ，Kacmarek RM，editors：Fundamentals of respiratory care，New York，1992，Churchill Livingstone，pp 891-920.）

表 36-5 使用呼气末正压（PEEP）* 的氧合比例

低水平 PEEP														
FiO_2	0.3	0.4	0.4	0.5	0.5	0.6	0.7	0.7	0.7	0.8	0.9	0.9	0.9	1.0
PEEP（cmH_2O）	5	5	8	8	10	10	10	12	14	14	14	16	18	18 ～ 24
高水平 PEEP														
FiO_2	0.3	0.3	0.3	0.3	0.3	0.4	0.4	0.5	0.5	0.5 ～ 0.8	0.8	0.9	1.0	
PEEP（cmH_2O）	5	8	10	12	14	14	16	16	18	20	22	22	22 ～ 24	

* 注：这些表格首次使用于 ALVEOLI 研究，由于这些数据基于临床医生的实践，因此缺乏生理学基础。ALVEOLI：低潮气量和呼气末压力升高对明显肺损伤的评估；FiO_2：吸入氧分数。数据源自 Brower RG，lanken PN，MacIntyre N，et al；National Heart，lung，and Blood Institute ARDS Clinical Trials Network：Higher versus lower positive end-expiratory pressures in patients with the acute respiratory distress syndrome，N Engl J Med 351：327，2004。

数个随机对照试验评估了高水平 PEEP 治疗 ARDS 的有效性。迄今有 7 个随机对照研究发表了高水平 PEEP 对急性肺损伤和（或）ARDS 患者的效应。这些研究对低潮气量通气时较高水平 PEEP 和较低水平 PEEP 策略进行了比较，此外还对较低潮气量和 PEEP 逐步提高直至高于该患者的压力容积曲线的下拐点和较高潮气量通气合并低 PEEP 时的情况进行了分析（表 36-4）。初看之下，这些试验 meta 分析的合并结果显示，使用低或高 PEEP 不会影响 ALI 或 ARDS 患者的转归。但是，这并非数据所显示。第一，因为在所有的试验中，ALI-ARDS 人群并不均一，高水平 PEEP 的效果未能得到恰当评估。其次，在有些试验中，在较高 PEEP 组，PEEP 可设置在 5 cmH_2O 水平。因此，患者的吸氧浓度为 0.3，PEEP 水平为 5 cmH_2O、PaO_2 为 60 mmHg，则满足 AECC 入选标准。但难以接受的是，在这些患者中需要测试高水平 PEEP 的作用。最后，一些研究［如评估低潮气量和高终末呼气压对避免肺损伤的作用（ALVEOLI 研究）和呼气压（ExPress 研究）］（表 36-4）纳入了 ALI 患者（无 ARDS），这些患者并未从高水平 PEEP 治疗中获益，却出现了更多的副作用，说明这两个研究都未能集中研究风险最高的患者。如果假定要干预的因素发生在研究中受试者的风险很低，那么无论样本量大小，该研究均无法证实试验干预措施的价值。在 Amato 和 Villar 及其各自同事进行的保护性通气策略研究中，干预组的 PEEP 显著高于对照组（分别为 13 ～ 14 cmH_2O 和 9 cmH_2O）。尽管两个研究都报道了干预组的病死率显著降低，但这些发现并不能单独归因于高水平 PEEP，因为在这些试验中的干预策略既有低潮气量又有高水平 PEEP。

为了确定高水平 PEEP 对 ARDS 患者的单独的效应，ARDSNet 开展了一个大型随机对照试验（称为 ALVEOLI）。低潮气量（4 ～ 8 ml/kg 预计体重）通气的患者被随机分到高水平 PEEP 组（12 ～ 24 cmH_2O）或低水平 PEEP 组（5 ～ 24 cmH_2O）。在开始呼吸机支持治疗后的最初 7 d 中，高水平 PEEP 组的患者接受 13 ～ 15 cmH_2O 的 PEEP，低水平 PEEP 组的患者接受 8 ～ 9 cmH_2O 的 PEEP。尽管高水平 PEEP 组患者的氧合度获得了更好的改善，但两组的机械通气的持续时间和住院病死率相似。

许多研究者认为在 ALVEOLI、Lung Open Ventilation（LOV）和 ExPress 试验（表 36-4）中，未见到高 PEEP 的预期疗效的原因是这些研究中有很大一部分患者的肺损伤为中度。在另外两个试验中，Amato 及其同事和 Villar 及其助手只招募了已确诊的重度 ARDS 患者，两个团队都发现，使用高水平 PEEP 带来较好的转归。相反，在其他研究中，研究者研究的是未经选择的 ALI 和 ARDS 混合人群，因此，失去了在持续性 ARDS 患者中检验高水平 PEEP 是否有益的机会。在 ALVEOLI、Lung Open Ventilation（LOV）和 ExPress 试验中，患者入组时具有相似的 PaO_2/FIO_2 比（140±50 mmHg）。然而可以想象的是，在对照组肯定有相当数目的患者符合 ALI 标准且采用了标准通气设置，这就抵消了治疗效果，因为其病死率较低（在多数情况下达 20% 或略少）。在对最近发表的两个评价 ARDS 的 PEEP 效果的试验进行严格的审视后，出现了另外一种解读。在两个试验中（LOV 研究和 ExPress 试验），接受高水平 PEEP 的患者需要进行急救治疗的可能性似乎更小。另外，低水平 PEEP 的无呼吸机和无器官衰竭的天数显著更少，这可能是与高水平 PEEP 组存在 4% 病死率差别的原因（$P = .10$）。

值得注意的是，目前发表的 meta 分析包括一些或全部的现有试验，它们报道的结果由于没有对潮气量和 PEEP 进行比较，因此存在冲突和偏倚（表

36-6)。Oba 和同事们的首次 meta 分析包含了 5 个试验（源自 Amato、Brower、Meade、Mercat 和 Villar 及其同事的报道），显示较高 PEEP 可降低住院病死率（P = .03），28 d 病死率降低的趋势更明显（P = .06），且气压伤没有增加。Phoenix 和同事进行的第二次 meta 分析增加了另外一个研究（源自 Ranieri 和同事所进行的研究），显示出高 PEEP 的病死率降低（将住院病死率和 28 d 病死率混合在一起，P = .007）。在一个随后的 meta 分析中，Putensen 和同事们再次分析了 Oba 的 meta 分析中的 5 个试验。这些试验中的 3 个试验的数据—那些由 Brower、Meade 和 Mercat 及其同事报道的试验—被合并用于比较在低潮气量通气时使用低 PEEP 或高 PEEP 的不同。其他两个试验（Amato 和 Villar 及其同事）被用于比较高潮气量＋低 PEEP 与低潮气量＋高 PEEP 之间的不同。尽管前面的两个 meta 分析的结果相反，但低潮气量下的低水平 PEEP 和高水平 PEEP 之间的比较显示，二者的住院病死率相似（P = .08）。但是，与高潮气量＋低 PEEP 相比，住院死亡的风险降低只出现在低潮气量＋高 PEEP 的组合中（P = .005）。因此，同时减少潮气量并提高 PEEP 水平可能会使 PEEP 的效果更佳。最后，Briel 及其同事完成的第 4 个 meta 分析（表 36-6）对 1136 例患者（高水平 PEEP）和 1163 例患者（低水平 PEEP）的个体数据进行了研究，他们比较了低潮气量通气下较低 PEEP 和高 PEEP 之间效应的区别。对个体数据的分析显示，高水平 PEEP 组和低水平 PEEP 组的住院病死率之间无显著差异（32.9% *vs*. 35.2%；P = .25）。总之，这些患者个体数据的 meta 分析提示，符合 ARDS 标准的患者采用高水平 PEEP 的病死率较低，但这种益处未必会出现在肺损伤较轻的患者中。

顽固性低氧血症的抢救策略

对于伴有顽固性低氧血症的急性肺损伤或者

表 36-6　比较急性肺损伤（ALI）或急性呼吸窘迫综合征（ARDS）患者较低和较高水平呼气末正压（PEEP）随机对照试验数据的 meta 分析

研究特征	Oba et al：Respir Med 103：1171，2009	Phoenix et al：Anesthesiology 110：1098，2009	Putensen et al：Ann Intern Med 151：566，2009	Briel et al：JAMA 303：865，2010
meta 分析中包括的试验 *	Amato et al，1998 Brower et al，2004 Villar et al，2006 Meade et al，2008 Mercat et al，2008	Amato et al，1998 Ranieri et al，1999 Brower et al，2004 Villar et al，2006 Meade et al，2008 Mercat et al，2008	Amato et al，1998 Brower et al，2004 Villar et al，2006 Meade et al，2008 Mercat et al，2008	Brower et al，2004 Meade et al，2008 Mercat et al，2008
高水平 PEEP，死亡人数 / 患者人数（%）	408/1215（33.6）	415/1233（33.6）	429/1163（36.9），低 VT （Brower et al ＋ Meade et al ＋ Mercat et al） 30/79（38） （Amato et al ＋ Villar et al）	374/1136（32.9） 324/951（34），ARDS 50/184（27.2），ALI
低水平 PEEP，死亡人数 / 患者人数（%）	464/1232（37.6）	482/1251（38.5）	378/1136（33.3），低 VT （Brower et al ＋ Meade et al ＋ Mercat et al） 42/69（60.9） （Amato et al ＋ Villar et al）	409/1163（35.2） 368/941（39），ARDS 44/220（19.4），ALI
总体效应	P = .038	P = .007	P = .08 高 *vs*. 低 PEEP，低 VT P = .005 高 PEEP ＋低 VT *vs*. 低 PEEP ＋高 VT	P = .25 （住院病死率） P = .01 （ICU 病死率） P = .049（只对 ARDS 有利） P = .07（对非 ADRS 有害）

* 关于引用研究的出版物信息，请见表 36-2 和表 36-4。

ICU，重症监护病房；VT，潮气量

急性呼吸窘迫综合征患者，可以使用一些替代技术（目前在全球使用或者正在评估的）来改善患者氧合和通气。如今顽固性低氧血症很少见，不是死亡的常见原因（占 ARDS 相关死亡的比例不到 15%）。尚不能用一个特定的氧浓度（FIO_2）下预设的 PaO_2 值和特定时间段内应用的 PEEP 水平来对顽固性低氧血症进行标准定义。在大多数报道中，一般将吸氧浓度达到 0.8 ～ 1.0，PEEP 达到 10 ～ 20 cmH_2O 超过 12 ～ 24 h 后，PaO_2 仍然低于 60 mmHg 的情况，定义为顽固性低氧血症。

肺复张通气策略

如前所述，ARDS 的特征是肺泡的塌陷和实变。肺复张通气策略就是为了重新复张这些肺泡，并减轻肺泡反复复张和塌陷过程中的损伤效应。一般情况下，肺复张通气策略被定义为间隙性（每 2 ～ 3 min）使用高于正常吸气水平的通气压力，或者持续性使用一小段时间（最高持续 40 s）。肺复张通气策略通常可以改善氧合，并可能通过降低 $PaCO_2$ 影响通气。肺复张在整个吸气过程中持续存在，复张肺组织的数量与给予的吸气压相关。可能复张的肺组织数量似乎与 ARDS 严重度具有相关性。至于血流动力学方面，胸腔内压力的急性和实质性增加往往导致心输出量和组织氧合的降低。因此，有必要在使用肺复张通气策略之前稳定患者的血流动力学。虽然在肺复张策略中可能存在气压伤，当肺复张压力保持在或低于 50 cmH_2O 的肺泡峰压时，很少有气压伤的报道。

对于随机接受高水平 PEEP 的前 80 例患者，还采用 ALVEOLI 试验评价了其肺复张通气策略的安全性和有效性，对患者施加长达 30 s 的持续气道正压通气（CPAP），压力为 35 ～ 40 cmH_2O。将结果与没有进行肺复张通气的对照组进行比较。由于干预措施仅造成小而短暂的氧合增加，因此他们没有继续研究下去。这些治疗措施与短暂性的高血压和低氧血症相关，但长期效果还未得到证实。在一个纳入 1170 例 ALI/ARDS 患者的 7 项临床试验的 meta 分析中，接受“开放肺”通气策略（含有肺复张通气策略）组与标准通气治疗组之间的生存率无显著差异。然而，该系统性回顾的主要局限在于其试验设计没有将肺复张通气策略与其他变量分开，或只评估了短期转归，只有少数试验在复张通气策略后确定了患者特异性 PEEP 水平（用减量法），而这是成功使用这种策略的关键。多数近期的数据显示，在 ARDS 早期使用肺复张通气策略可能要比在 ARDS 晚期使用更加有效。

体外膜肺氧合

体外膜肺氧合（ECMO）最初是一种应用于治疗传统机械通气无法提供充分氧合的严重急性呼吸衰竭患者的技术。为了补充气体交换，心输出量的一部分必须通过 ECMO 环路。在 ECMO 过程中，CO_2 采用体外回路进行清除，但这个技术通常辅以传统机械通气，后者通气频率低、PEEP 水平高并且潮气量足够维持小于 30 cmH_2O 的平台压。多数长期的成人 ECMO 通过静脉-静脉通路来实行。血液的引出与回流都是通过股静脉、隐静脉或颈静脉实现的。尽管早期成功的报道令人兴奋，但 ECMO 的试验结果却使人们失去了将其用在急性呼吸衰竭中的热情。然而，有些研究者相信，对于那些只有单个器官系统衰竭，且呼吸功能障碍被认为有逆转可能的年轻成人患者，在所有其他传统方法无效后，ECMO 将会有用武之地。

最近完成的一项大型多中心成人 EMCO 试验简称为 CESAR 试验（常规通气支持与体外膜肺氧合治疗成人重度呼吸衰竭），该随机对照试验评估了 180 例严重 ARDS 患者体外膜肺支持的治疗效果。该研究第一次报道了 ECMO 在成人严重呼吸衰竭治疗中的积极疗效。研究显示，使用 ECMO 的患者，6 个月时的生存率或无严重致残率达到了 63%，而对照组只有 47%（P = .03）。然而，该试验存在以下几个主要问题和局限：第一，分配到常规治疗组（对照组）的患者用常规机械通气或高频率通气进行治疗。第二，对照组的患者使用的是非标准通气方案；为了保证参与中心的相互合作，允许医生选择任何通气策略。第三，对照组中 30% 的患者未用肺保护性通气策略。第四，缺失入组时和机械通气期间的通气参数数据。第五，接受 ECMO 的所有患者在同一个中心接受治疗。第六，ECMO 中心没有对随机分配到常规治疗组的患者进行治疗。第七，许多随机分配应接受 EMCO 治疗的患者并没有接受 ECMO 治疗。实际上，因为 ECMO 的病床不够，103 例被筛选出的适合患者被排除在 ECMO 之外，22 例（25%）被指定应转院到 ECMO 中心的患者未曾接受 ECMO（16 例这样的患者采用常规治疗得到了改善）。最后，需要对实际接受 ECMO（68/90）患者的结果数据与能获得病死率信息的接受机械通气患者（87 + 22）的数据进行更严格的分析，比较的结果显示两组的病死率很相似（ECMO 为 48.5% *vs.* 机械通气为 43.1%）（$P = .64$，我们自己计算所得）。另外，后者入住 ICU 的时间和住院时间是 ECMO 组的 2 倍。

ECMO 治疗需要高度专业化的设备和知识，这使得该技术只有专科医疗中心才能提供。

高频振荡通气

一些临床医生认为高频振荡通气（HFOV）是 ARDS 患者的一个理想通气模式，因为它是低潮气量通气的自然高点。目前对于呼吸机诱导肺损伤的机制和重要性的认识已经在过去 30 多年中有了长足的进步。从理论上看，HFOV 应该是严重肺损伤患者通气的一个理想模式，因为它主要通过采用频率为 3 ～ 10 Hz 的 1 ～ 3 ml/kg 低潮气量（通常小于解剖无效腔）实现气体交换，这种情况下产生的平均气道压相对比较稳定。HFOV 不是一个很难的技术。实际上，比传统机械通气技术更易于操作：它所包含的控制元件更少、更简单，且各控件间如传统机械呼吸机一样互不关联。据最近的前瞻性、观察性研究报道，HFOV 是一种有效可行的通气模式，可迅速而持久地改善严重 ARDS 患者的氧合状态。然而，一项比较 HFOV 和传统通气的关键性随机对照试验分析发现，传统通气与 HFOV 具有相同效果。而且并没有证据表明，采用低潮气量、高水平 PEEP 和限制性平台压的传统机械通气的危害性比 HFOV 更大。目前，所有的随机对照试验只是将 HFOV 与未进行优化的传统通气进行比较，然而多项试验正在对 HFOV 和低潮气量通气进行比较。

俯卧位

体位改变对严重呼吸衰竭患者的肺功能有重大的影响。大多数与体位相关的肺生理学变化均是重力和胸壁形状对肺力学性质影响的结果。传统上，呼吸衰竭患者采用仰卧位。在重症患者中，仰卧位可造成功能残气量的降低，当低于闭合容量时，导致通气血流灌注比值失调及 PaO_2 的下降。不管年龄大小，急性呼吸衰竭时功能残气量的减少均会导致仰卧位低氧血症。因为大部分 ARDS 患者的肺浸润出现在重力依赖区，因此患者采取俯卧位可将血流和通气重新分配到重力影响最小的肺部区域，促进分泌物的清除并将纵隔的重量移到前部，帮助肺不张区域的复张。俯卧位改善氧合的机制可能包括功能残气量的增加、局部膈运动的改变、通气良好的肺单位的灌注再分布、灌注良好的肺单位的通气再分布和分泌物清除的改善。

从 1974 年起，俯卧位就被建议作为一种改善氧合的方法。除了可能会增加反流或意外脱管的风险外，改为俯卧的操作似乎是便宜而安全的。但是，翻身的动作是很耗体力的；在翻身时，至少需要 4 个有经验的人员操作才能避免血管通路或气管插管的脱落。在安置患者时必须要小心操作。患者俯卧位的推荐方法包括在颈部放置项圈或在患者的肩下放置枕头及将头转向一侧。另外，俯卧位可能需要增加镇静药的使用。自动的俯卧位特殊设备可由一名护士操作，而且可以根据患者的需要和反应来进行个性化治疗。人工翻身时常发生多种并发症，如皮损、面部水肿、导管移位或压迫、低血压、心律失常和意外气管脱管。当患者不能运动以及骨突起部位长久受压时，经常存在产生褥疮的风险。如果患者的舌头被牙齿咬过后产生了水肿，就需要使用牙垫来防止损伤。面部水肿尽管只是暂时的，但在患者家属看到时会非常不安，可以使用冰袋消肿。

尽管有充足的数据可以得出如下结论：当 ARDS 患者翻身为俯卧位时，氧合常常会改善（约 70% 的患者），但俯卧位还未得到广泛的应用。近来 3 个对 ALI 或 ARDS 患者的系统性回顾和 meta 分析显示，大体上来说，俯卧位虽然可以改善氧合和降低肺炎发生的风险，但是并未降低总体病死率或机械通气的持续时间。然而，最近的 meta 分析发现，对于严重 ARDS 患者，即 PaO_2/FIO_2 比值小于 100 mmHg 的患者，俯卧位能显著降低其全因死亡率（相对风险降低 16%）。

因此，俯卧位应该被看作是一种复苏措施，只有在严重急性低氧血症的早期阶段运用。在这种情况下，俯卧位的那些可能危及生命的并发症，包括气管内插管的意外脱出或中心静脉导管和气管插管的堵塞，需要与氧合改善的短期益处进行权衡。不幸的是，在重度低氧血症患者的大型随机对照试验提供更多的信息前，还无法就俯卧位的最佳时间或持续时间给出任何建议。每天维持 18 ～ 20 h 的延长性俯卧位似乎最有益处。

吸入性血管扩张药

抗炎药和血管扩张药一直以来被实验性地用于动物和人体 ARDS 的预防和治疗。前列腺素、布洛芬、己酮可可碱、吸入性一氧化氮（iNO）、吸入性前列环素、都可喜（阿米三嗪）和可的松都曾尝试使用过。虽然可观察到其中有些药物能明显改善氧合，但没有一种能在大型随机临床研究中显示出突出的转归优势。

一氧化氮（NO）对肺血管平滑肌张力的调节很重要。NO似乎在急性和慢性缺氧性肺血管收缩当中起关键作用。肺动脉高压是ARDS的一个典型特征，也是呼吸衰竭预后不良的预示因子。吸入性NO能选择性扩张肺血管而不出现全身性影响。在过去的20多年里，发表的临床研究结果日益增多，这些研究旨在评估吸入性NO在治疗ARDS患者中的不同作用及阐述NO缓解ALI的能力。尽管很多临床医生认为吸入性NO在ARDS患者的复苏治疗中很有作用，但尚无随机对照试验证明其有助于转归。一项对12项随机对照试验（包含1237例严重ALI或ARDS患者）的系统性回顾和meta分析发现，总体而言，NO在24 h治疗中改善氧合的作用有限，对通气持续时间无影响，对改善病死率无益处，而且还可能造成损害。

复苏治疗对临床实践的潜在意义

复苏治疗对临床实践颇有意义。首先，从完成的随机对照试验中未找到充足的证据支持在严重ARDS成人患者的复苏治疗中常规使用ECMO。第二，无特定的通气方式（包括高频振荡通气）被证明优于限制性吸气末平台压和潮气量及适当的PEEP设置。第三，尽管改变体位是多数呼吸衰竭患者常规临床治疗的一部分，而俯卧通气似乎可降低严重急性低氧呼吸衰竭患者的病死率，但是支持常规使用俯卧位的证据很少。第四，与安慰剂或传统治疗相比时，ALI或ARDS患者的各种药物治疗（包括吸入性血管扩张药）均未提示能降低发病率或病死率。好消息是这些显著改善氧合的治疗都不会增加发病率或病死率。因此，当常规治疗无效时，所有的这些干预措施都值得一试。然而，临床医生唯一应该考虑的是伴随这些治疗的成本的递增。

支持性治疗

镇静药

低潮气量通气的ARDS患者应该与其他所有需要机械通气治疗的重症患者一样采用镇静方案。使用标准化镇静剂量和镇静目标的镇静方案经证明能缩短机械通气时间。每天应该适当中断使用镇静药，即当能耐受时，镇静药最好间歇性使用，而非持续滴注。

肌肉麻痹

神经肌肉阻滞药可普遍用于有明显呼吸不同步的患者和很大一部分ARDS患者（但具体比率变化较大）。现行指南指出，在单独使用镇静药不能充分起作用时，神经肌肉阻滞药可确保机械通气顺利进行，对于严重气体交换受损的患者效果尤为明显。这些药物可能有利于ARDS患者的机制尚未得到完全明确，但可能与提高患者-呼吸机的同步和限制过度的气道压有关，能预防气压伤可能是神经肌肉阻滞药改善转归的另外一个机制。

以前有报道称使用神经肌肉阻滞药可能会增加ICU获得性虚弱或其他并发症的发病率，这引起了人们对ARDS患者常规使用麻痹药的长期副作用的关注。但最新信息显示，在重症ARDS患者的治疗中使用神经肌肉阻滞药的效果较为乐观。在法国进行的一项多中心、双盲试验中，340例重症ARDS患者在前48 h内，被随机分配到接受48 h的神经肌肉阻滞药苯磺顺阿曲库胺组（178例患者）或安慰剂组（162例患者）。PEEP为5 cm H_2O或更小且潮气量为6～8 ml/kg预计体重时，PaO_2/FIO_2比值小于150 mmHg，即可定义为严重ARDS。主要研究终点为出院前或者入组研究后90 d内死亡，反映的是90 d的住院病死率。与安慰剂组相比，调整基线PaO_2/FIO_2和平台压后，苯磺顺阿曲库胺组的90 d死亡危险比为0.68（$P = .04$）。苯磺顺阿曲库胺组的90 d病死率约为31.6%，安慰剂组为40.7%（$P = .08$）；苯磺顺阿曲库胺组的28 d病死率为23.7%，安慰剂组为33.3%（$P = .05$）。另外，在严重ARDS病程的早期使用神经肌肉阻滞药苯磺顺阿曲库胺治疗48 h，可减少呼吸机的使用天数和ICU滞留天数，降低前90 d内气压伤的发生率。两组ICU获得性神经肌肉无力的发生率无显著差异。需要进一步的研究，以确定只使用48 h的神经肌肉阻滞药是否对所选患者有益。神经肌肉阻滞药仅对2/3 PaO_2/FIO_2低于120 mmHg的患者的生存率表现出有益影响。

急性呼吸窘迫综合征的液体管理

直到最近，ARDS患者的最优液体管理策略仍不清楚。动物和人体数据表明，相较于通常较低的肺动脉嵌压，肺毛细血管通透性上升可导致肺水更大程度地蓄积。人体试验显示，使用不同的利尿方法减少肺水含量可改善生理功能，包括不测量血管压力的利尿、测量血管内压力的利尿、直接测量肺水含量的利尿。大量数据显示，对血液动力学不稳定的患者迅速复苏可以改善转归，但延迟使用相同的复苏措施可能毫无益处，甚至还有害。

ARDSNet 在 2006 年发表了一项大型随机试验的结果，试验比较了 1000 例 ALI 或 ARDS 患者的两种液体管理策略。患者被随机分到保守液体管理组（-136 ± 491 ml）或自由液体管理组（6992 ± 502 ml）。也就是说，保守液体管理组在试验的最初 7 d 中，净液体平衡为 0，但自由液体管理组平均每天的液体净增量约为 1 L。液体和利尿药的管理严格按照方案实行，所有接受呼吸支持治疗的患者均采用低潮气量、限制性平台压的通气策略。尽管未发现两组 60 d 病死率的主要终点存在任何显著差异，但保守方法改善了肺功能并缩短了机械通气辅助时间和 ICU 滞留时间，并且没有增加肺外器官功能衰竭的发生率。这些数据再次支持了在 ARDS 患者中采用保守的液体管理策略。

糖皮质激素

鉴于糖皮质激素强大的抗炎和抗纤维化性质，它似乎是 ALI 的一种理想治疗手段。多个临床试验已对使用糖皮质激素防止 ARDS 和治疗早期（炎症期）或晚期（纤维化期）ARDS 进行了评价，但均未证明其可以改善生存率。尽管用糖皮质激素预防或早期治疗 ARDS 的研究不成功，但人们还是感兴趣于糖皮质激素是否可以作为治疗持久性 ALI 患者的所谓挽救治疗措施。ARDSNet 开展了一项最大的随机双盲试验，用甲泼尼龙与安慰剂对 ARDS 患者进行持续至少 7 d 的治疗。虽然在皮质激素组未观察到生存率优势（29.2% *vs*. 28.6%）；但是，甲泼尼龙在第一个月里增加了无呼吸机辅助的天数、不发生休克的天数和不需要 ICU 的天数；另外，它显著地增加了 ARDS 发病 13 d 后入组患者 60 d 和 180 d 的病死率，因而这个研究的结果反对应用糖皮质激素治疗 ARDS 患者。但是，一项选择性试验的 meta 分析显示，在 ARDS 发病后的 14 d 内应用皮质激素长期静脉给药可能改善转归并提高生存率。当按照治疗的开始时间对来自 ARDSNet 的亚组数据进行重新分析时，后者得到了完全肯定。然而，虽然使用皮质激素治疗 ARDS 患者的效用尚不确定，但这并不能阻碍对急性脓毒症患者及合并 ARDS 患者使用皮质激素低剂量方案。

预后与长期生存率

ARDS 的预后主要取决于导致肺损伤的根本原因。在 ARDSNet 数据库分析中，有关患者能生存并出院回家的概率，脓毒症患者最低，肺炎患者居中，创伤合并 ARDS 患者最高。

很少有研究对 ARDS 患者的预后进行长期评价。在这种情况下，患者常常要面对因为长期住院所致身体和心理的并发症。有研究已经考虑了 ARDS 患者在呼吸功能、运动耐量、肌肉萎缩和认知功能方面的长期预后。美国研究人员在 2001 年对 ARDS 患者进行了一项为期 1 年的随访研究，结果发现 ARDS 患者在 28 d 和 4 个月之间出现相当高的病死率，提示在评价新干预或治疗措施时可能需要进行长期监测。1 年死亡预测因子包括高龄和病前机体功能状态。在该研究中发现患者经常有焦虑、抑郁和创伤后应激障碍。

ARDS 患者在住院期间有显著的体重下降。多数患者会逐步恢复体重，但在 12 个月后体重仍然会低于入院前体重。另外，多数患者主诉近端肌肉无力，因而在 6 min 行走测试中行走距离缩短。来自加拿大的一项长期的前瞻性研究发现，患者肺功能受损，表现为轻度限制性的方式，在 1 年的病程中，临床表现会有所改善，并恢复到接近正常水平。12 个月后，患者静息时不需要吸氧，而且只有 6% 的患者在步行时需要吸氧。同样，运动耐量的显著受损也很典型；但随着肌肉的恢复，到 1 年末时，这种受损水平不会加剧，但在第 2 年中，并无进一步的显著改善。在 12 个月时，80% 的病例呈现影像学异常。但值得注意的是，所有 ARDS 患者中，有一半患者在 1 年的时候返回工作，多数回到他们原来的工作岗位。

根据这些积累证据，在住院中能存活下来的 ARDS 患者有望在 1 年内恢复到与以前相近的生活状态，只是有一些延迟性的身体和精神障碍。因此，在没有明显的其他疾病共同存在的情况下，长期预后数据足以保证对 ARDS 可进行积极的治疗。

争议和误区

对急性冠状动脉综合征患者而言，有效的诊断主要依据是否出现伴随有 ECG 和肌钙蛋白异常的急性胸痛。肌钙蛋白是检测心脏受损的生物标记，肌钙蛋白的水平是冠状动脉疾病患者风险分级和治疗干预的基础。相比之下，ARDS 患者缺乏特异病征性实验室检查或临床表现。没有数据显示特定的 PaO_2/FIO_2 比值与肺泡-毛细血管膜的可预测结构性改变存在联系，这很可能是因为ARDS是各种事件和疾病的一个共同通路。另外，与冠状动脉疾病患者的分层治疗不同，目前ARDS治疗指南没有遵循严格的分层。ARDS发病时的呼吸和通气变量的分层可能是临床试验中确定和选择不同死亡风险水平患者的一个有用策略。应用在ARDS发病时收集的人口统计学、肺部和通气相关数据，可根据分层变量（分为低、中、高风险）建立一个帮助预测患者转归的简单预测模型。在ARDS发病时将年龄、气道平台压和 PaO_2/FIO_2 比按三分位划分即可发现病死率明显不同的亚组。

对ARDS分子机制了解的匮乏成了正确诊断和治疗ARDS患者的极大障碍。将急性胸痛的管理与ARDS管理相比，前者基于一种对危及生命状态有认知的急救医学模式以及遵守预先确定决策原则的重要性。在ARDS患者的治疗中，没有可比较的意识和急救判定原则。据推测，一个依据特定的肺部炎症的生化标准，而不是依据临床参数的新定义，可能会给临床医生提供一个将同源的ALI和ARDS患者人群鉴别和分层的更佳方法。因此，ARDS患者的分层应该与两种严重度指标相联系起来：一种专门用于量化ALI和ARDS的严重度，另外一种用来量化伴随疾病和发病前健康状态的总体生理反应。通过添加客观测量指标（如生物标志物的水平）能促进对ALI和ARDS的认识。

用简单的阈值对普通人群中越来越流行的疾病进行诊断较为常见。其中的典型例子就是用血糖诊断糖尿病以及用血红蛋白诊断贫血。仅用某一种生物标志物来诊断ARDS似乎不大可能。相反，一个临床预测模型或这种预测模型与一种生物标志物联合将会为ALI和ARDS提供一个更好的定义（图36-6）。这种理想的生物标志物应：①具有100%的灵敏度；②具有100%的特异性；③易于在血、呼出气或任何其他的生物样本中检测；④会受到治疗的影响；以及⑤价格低廉。最近有人试图在有和无ARDS的患者的肺水肿液和血中寻找生物标志物。假设的情况是，由于肺泡-毛细血管屏障的通透性上升，蛋白质能渗漏到血液循环中。存在ARDS风险的患者，如果其支气管肺泡灌洗液中的IL-8水平比较高，则随后更容易发展成ARDS。系列LBP测定可提供一种具有临床意义的生物标志物，用于识别有可能出现最坏结果和最可能发展成脓毒症诱发ARDS的患者。对于预测病死率或对ALI或ARDS

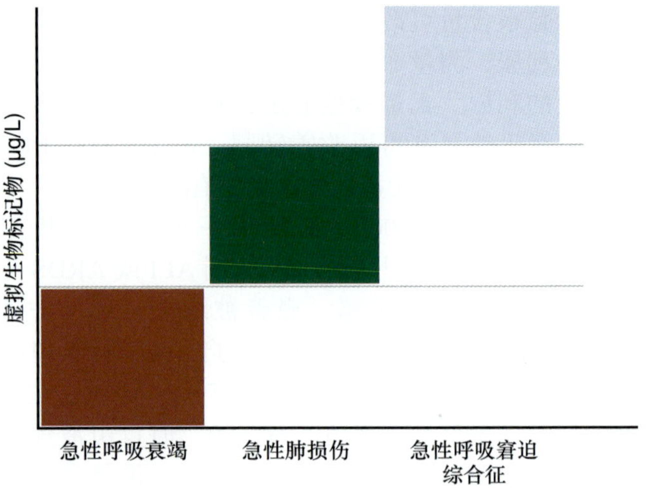

图 36-6 采用虚拟生物标记物诊断ARDS。ALI，急性肺损伤；ARDS，急性呼吸窘迫综合征；ARF，急性呼吸衰竭

患者分层而言，反映内皮和上皮性肺损伤、炎症和凝血的生物标志物的联合使用比单独使用临床预测因子或生物标志物效果更佳。最后，血浆中功能相关细胞蛋白水平的一系列上升（高于阈值）可用于ALI和ARDS的鉴别诊断。这些生物标志物的测定可能会提示临床医生患者有发展成ALI或ARDS的可能。

一个有趣的研究方向是寻找非感染性、VILI脓毒症样综合征可靠的特异性生物标志物。随着科学技术的快速发展，有望使用基因组学、蛋白组学和计算生物学来模拟VILI并调整机械通气策略，从而创造出引起最小损伤、促进组织修复、细胞再生和器官发挥功能的理想炎症环境。这种策略不仅能减轻VILI，还能降低其他呼吸机诱导并发症的发生率。

推荐读物

Ashbaugh DG, Bigelow DB, Petty TL, Levine BE: Acute respiratory distress in adults, *Lancet* 2:319–323, 1967.
Bernard GR, Artigas A, Brigham KL, et al: Consensus Committee: The American-European Consensus Conference on ARDS, *Am J Respir Crit Care Med* 149:818–824, 1994.
Briel M, Meade M, Mercat A, et al: Higher vs lower positive end-expiratory pressure in patients with acute lung injury and acute respiratory distress syndrome: systematic review and meta-analysis, *JAMA* 303:865–873, 2010.
Murray JE, Matthay MA, Luce JM, Flick MR: An expanded definition of the adult respiratory distress syndrome, *Am Rev Respir Dis* 138:720–723, 1988.
Sud S, Friedrich JO, Taccone P, et al: Prone ventilation reduces mortality in patients with acute respiratory failure and severe hypoxemia: systematic review and meta-analysis, *Intensive Care Med* 36:585–599, 2010.
Tomashefski JF Jr: Pulmonary pathology of acute respiratory distress syndrome, *Clin Chest Med* 21:435–466, 2000.
Ventilation with lower tidal volumes as compared with traditional tidal volumes for acute lung injury and the acute respiratory distress syndrome. The Acute Respiratory Distress Syndrome Network, *N Engl J Med* 342:1301–1308, 2000.

Villar J, Kacmarek RM, Pérez-Méndez L, Aguirre-Jaime A: A high positive end-expiratory pressure, low tidal volume ventilatory strategy improves outcome in persistent acute respiratory distress syndrome: a randomized, controlled trial, *Crit Care Med* 34:1311–1318, 2006.

Villar J, Pérez-Méndez L, Basaldúa S, et al: HELP network: Age, plateau pressure and PaO_2/FIO_2 at ARDS onset predict outcome, *Respir Care* 56, 2011.

Villar J, Pérez-Méndez L, Kacmarek RM: Current definitions of acute lung injury and the acute respiratory distress syndrome do not reflect their true severity and outcome, *Intensive Care Med* 25:930–935, 1999.

Villar J, Pérez-Méndez L, López J, et al: HELP Network: An early $PEEP/FIO_2$ trial identifies different degrees of lung injury in patients with acute respiratory distress syndrome, *Am J Respir Crit Care Med* 176:795–804, 2007.

Ware LB, Matthay MA: The acute respiratory distress syndrome, *N Engl J Med* 342:1334–1349, 2000.

第七部分　气道疾病

第 37 章　上气道疾病：鼻炎与鼻窦炎

Glenis K. Scadding • Harsha H. Kariyawasam　著

（刁振华　鄞孟洁　邱　晨　译）

上气道

上气道是从鼻前庭到肺泡的一个连续延伸的结构。尽管气道传统上以声带为界人为地分为上气道和下气道，但是气道疾病并不受本身解剖结构限制。事实上，上下气道疾病经常是共存的，有上呼吸道症状的疾病往往可以导致下呼吸道疾病。基于此种认识，就有了“整体气道”这个概念，该概念强调从整体上评估上下气道疾病。

鼻炎

鼻炎是指存在两个或两个以上鼻部症状的疾病，主要包括流鼻涕（向前或向后）、鼻塞伴喷嚏或鼻痒等症状，症状发作大多数每天累计超过 1 h。鼻炎一词是包括了不同免疫病理机制并具有相应诊断及治疗策略的多种疾病的总称（图 37-1）。虽然鼻炎分为由过敏原引起的变应性鼻炎和非变应性鼻炎两大类，但两者之间常相互重叠。因此，仔细采集病史及针对性的检查是正确诊断的必要条件。实际上，

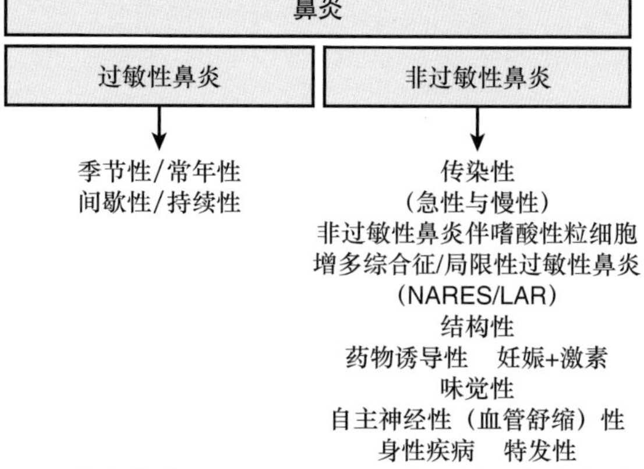

图 37-1　鼻炎分类；NARES/LAR，非过敏性鼻炎伴嗜酸性粒细胞增多综合征 / 局限性过敏性鼻炎

从鼻腔到鼻窦的黏膜通常呈连续性的炎症改变（图 37-1），因此称为鼻-鼻窦炎更为恰当，尽管这样的命名可能引起鼻炎和曾经归类于鼻窦炎的一些疾病相互混淆。除了病毒性感冒外，变应性鼻炎（AR）是出现鼻部症状最常见的疾病。

流行病学、危险因素和病理生理学

变应性鼻炎

高达 30% 的成年人和 40% 的儿童受到变应性鼻炎影响，世界各地变应性鼻炎的患病率不断增加。鼻炎可严重影响生活质量，可引起学校和工作单位 3% ～ 4% 的人员缺勤，可使人工作效率下降 30% ～ 40%，造成巨大的经济损失。鼻炎和相关变应性鼻炎非常常见。据估计，全世界有近 5 亿变应性鼻炎患者，它是就诊于初级保健医生最常见的原因之一。

变应性鼻炎是环境和遗传学因素共同作用导致的疾病。同卵双胞胎表现出 40% ～ 50% 的共同发病率，而异卵双胞胎只有 25% 的共同发病率。尽管在父母或兄弟姐妹患有鼻炎的人中出现鼻炎的风险显著升高，目前还是认为变应性鼻炎是由不确定的环境因素和遗传易感因素共同作用所致。西方生活方式似乎与过敏性疾病（包括哮喘和湿疹）发病率增加有关。识别变应性鼻炎确切的相关基因的研究仍然有限，因为缺乏不同人群队列的重复性研究，已有的研究结果也很难评估。与哮喘相同，变应性鼻炎与多种基因有关，许多编码上皮细胞分子的基因与先天性免疫相关，这表明黏膜屏障损害与变应性鼻炎的发生有关，这在湿疹中现已得到证实。

引起变应性鼻炎发生的关键性免疫事件是过敏原和鼻腔黏膜上肥大细胞特异性 IgE 相结合。过敏原结合后引起两个或两个以上的高亲和力 IgE 分子

的交联导致肥大细胞活化、脱粒和介质释放，进而启动免疫级联反应（图 37-2），此过程即称为速发型过敏反应。释放的介质如组胺、白三烯、前列腺素、缓激肽和其他介质（血小板活化因子、P 物质、速激肽）引起速发型过敏症状，如打喷嚏、鼻痒和流涕，这种反应通常为间歇性过敏原接触引起，例如花粉症。另外一种免疫反应影响高达 70% 的人群，表现为嗜酸性粒细胞、嗜碱性粒细胞和 T 细胞产生的 Th2 细胞因子大量产生，如白细胞介素（IL）-4（与 B 细胞 IgE 抗体类别转换有关）和 IL-13（与黏液分泌过多有关）。这种反应在临床上表现为鼻塞、嗅觉减退以及鼻黏膜易激惹性，类似于慢性哮喘的免疫病理学的变化（图 37-2）。现在已证实鼻部黏膜 B 细胞产生的过敏原特异性 IgE 可导致局灶性（皮肤点刺试验阴性）鼻炎。新证据也表明活化的鼻上皮衍生的细胞因子如胸腺基质淋巴细胞生成素（TSLP）、IL-25（即 IL-17E）和 IL-33 可以在过敏原沉积黏膜表面通过引发、增强和维持 Th2 细胞炎症以促进鼻炎发生。此外，黏膜的先天免疫机制启动或改变 Th2 细胞反应的潜能日益得到认可，诸如 Toll 样受体（TLR）信号系统。

可引起变应性鼻炎的常见气源性致敏原包括植物花粉、真菌孢子、屋尘螨、蟑螂变应原以及家养宠物的皮屑。变应性鼻炎以前被分为季节性、常年性和职业性，但是，世界卫生组织最近出版的《变应性鼻炎及其对哮喘的影响》（ARIA）建议分为间歇性和持续性更为合适，因为这样可以在全球范围内适用，即使是缺乏特定季节的地理区域也同样适用。

在英国和其他北欧国家，春天出现的症状多是对树木的花粉过敏所致。桤木花粉高峰时期是从二月中旬到四月初。白桦树、橡树、白蜡树、榛树、榆树、柳树和白杨树的花粉期从三月底或四月初到五月中旬。松树花粉时期从四月底到七月初。晚春和初夏是常见的花粉症季节，变应性鼻炎由对草过敏所致，例如黑麦、梯牧草和鸭茅。在夏末，杂草花粉是引起症状的主要原因，例如荨麻草和艾绒，而秋季症状则由分枝孢子菌、链格孢菌和曲霉菌等真菌所致。在美国，通常从八月中旬至九月中旬，对豚草花粉过敏是一种引起鼻炎症状的常见原因。在英国，对花粉过敏可能是引起鼻炎症状的最常见原因，这与空气中的花粉含量高有关。

在英国，对于一年四季出现症状的常年性鼻炎，最常见原因是对屋尘螨的粪粒过敏，这种尘螨在温暖潮湿的环境容易大量滋生，主要生活于被褥及其他柔软的家庭用品中。目前主要屋尘螨变应原 Der p 2 的分子模拟显示为哺乳动物的脂质结合蛋白（LBP）MD-2。这种结构的 Der p 2 可以与细菌脂多糖（LPS）一样结合到气道 TLR-4 的信号复合体上，这种复合体在上皮细胞高度表达并可激活 TLR 信号系统。这种信号对变应原驱动的 Th2 细胞信号转导途径的产生是非常重要的。对家养宠物（如猫、狗、兔子、仓鼠）的毛发皮屑过敏也是引起常年性鼻炎的原因。而工作场所的过敏原引起的鼻炎则称为职业性鼻炎，例如乳液、面粉和谷物引起的面包师过敏、小型哺乳动物引起的实验室工作人员过敏、木屑和生物制品（如抗生素粉末和酶强化的洗涤剂）引起的工作人员过敏以及松香引起的焊接工人过敏。

持续接触过敏原或高浓度的过敏原接触可产生慢性鼻塞，伴有嗅觉减退及鼻高反应性等症状，但后者的过敏性质可能尚未取得共识，因为接触非特异性刺激原（如吸入烟雾、粉尘和冷空气）后引起的高反应性可能会误诊为血管舒缩性鼻炎。真正的食物过敏很少引起孤立性鼻炎，但可能与幼儿多系统过敏性疾病有关。

感染性鼻炎

鼻腔和鼻窦黏膜可被所有类型的微生物感染：病毒、细菌、真菌和原生动物。其中，病毒感染最为常见。

普通感冒（急性卡他性鼻炎）

大多数人每年约感冒三次，而幼儿感冒可达到六到八次。人们大约有两年生活时间与感冒联系在一起，其中 50% 的感冒由鼻病毒引起，20% 的感冒由冠状病毒引起，另外 20% 的感冒由流感、副流感病毒、腺病毒和呼吸道合胞病毒引起，其余部分的感冒由其他病毒引起，包括肠道病毒。病毒感染通常侵入后鼻咽部，引起短暂的黏膜血管收缩，随后即出现黏膜血管扩张、水肿和黏液分泌。随着白细胞性炎性浸润的发展，出现黏膜上皮细胞脱落。起初，主要流清水鼻涕，随后紧接着出现黏膜上皮细胞脱落的浑浊鼻涕，这并不一定表明细菌感染，大约只有 2% 的感冒合并有细菌感染。无并发症的病毒性感冒在几天内可以消退，但是与无过敏体质的人相比，过敏体质的患者感冒症状要严重得多。对于鼻病毒感染的哮喘儿童，其接触到过敏原后引发哮喘而需要住院治疗的优势比约为 20。

非变应性鼻炎

非变应性非感染性鼻炎

根据定义，非变应性鼻炎（NAR）患者对普通过

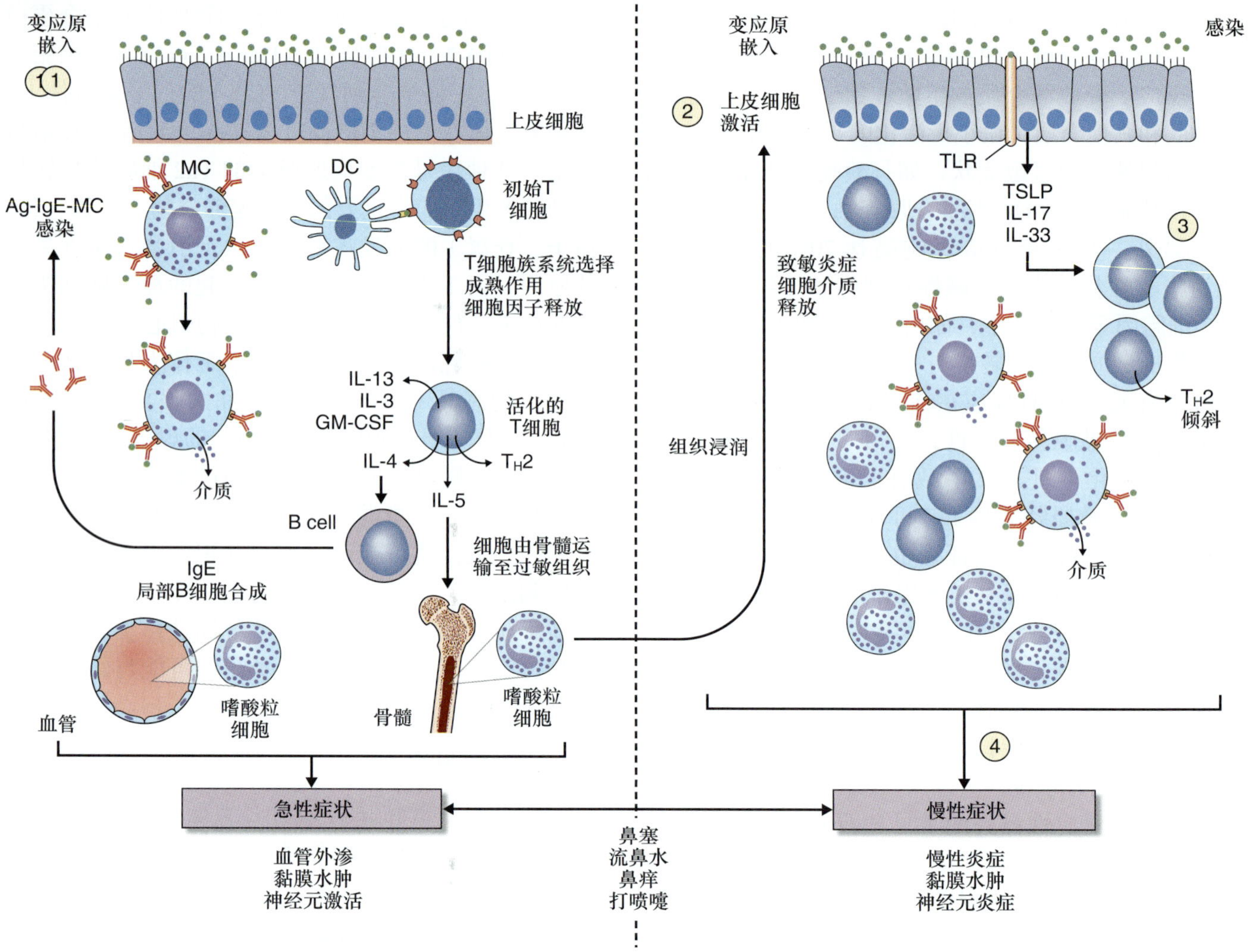

图 37-2 过敏性鼻炎的免疫发病机制；1，变应原嵌入黏膜表面而导致其溶解并弥散至肥大细胞（MC）所在部位，在该处有两种或更多高亲和力（Fc ε ri）IgE 受体产生交联，导致 MC 活化及后继的脱颗粒及介质例如组胺和白三烯释放，而这些介质则立即引发鼻炎症状（急性炎症）。树突状细胞（DC）亦摄取变应原并将处理后的变应原肽以 MHC Ⅱ类分子的形式递呈给初始 T 细胞，后者随之活化，导致（2）释放 T_H2 细胞因子。IL-5 对于来自骨髓的嗜酸性粒细胞的成熟、释放及运输特别重要。3，后期鼻部反应的特征为强烈的细胞浸润，导致（4）上皮和黏膜下慢性炎症伴结构性细胞活化、水肿和神经高反应性。TLR 信号传递和上皮活化，加上 TSLP、IL-17 和 IL-33 传递将进一步促进 T_H2 信号传递。出现鼻炎的慢性症状。Ag，抗原；GM-CSF，粒细胞-巨噬细胞集落刺激因子；IgE，免疫球蛋白 E；IL，白介素；MHC，主要组织相容性复合物；TLR，Toll 样受体；TSLP，胸腺基质淋巴细胞生成素

敏原的皮肤点刺试验呈阴性，大约 25% 有鼻炎症状的患者是非变应性鼻炎。然而，高达 44% ～ 87% 的患者表现为变应性及非变应性均有的混合性鼻炎。非变应性鼻炎女性发病率更高。非变应性鼻炎是一组由多种原因引起鼻炎的疾病总称，并且可以据病原学进一步细分成亚型：一组是病因明确的，另一组是病因还不明确的，称为特发性鼻炎。特发性鼻炎是一种排他性诊断，大约 60% 非变应性鼻炎都属于这一类型。非变应性鼻炎的鉴别诊断总结见框 37-1。非变应性鼻炎根据上气道是否有嗜酸性粒细胞炎症进行分类。

非变应性鼻炎伴嗜酸性粒细胞增多综合征

非变应性鼻炎伴嗜酸性粒细胞增多综合征（NARES）于 1981 年首次报道。NARES 的特点是鼻涂片显示嗜酸性粒细胞增多（根据不同机构的标准，增多 5% ～ 25%），与内源性哮喘相似，NARES 可能会引发鼻息肉和阿司匹林过敏。通常鼻腔局部类固醇治疗效果良好。最近发现局部气道黏膜产生过敏原特异性 IgE 抗体的研究影响到未来对非变应性鼻炎的疾病分类，近来出现了局部过敏性鼻炎（LAR）这个病名。NARES 与 LAR 存在哪些重叠尚未明确，但是很有可能的是，随着对这两种 NAR 亚型的进一步研究，将会发现其共同的疾病机制和进一步改变 NAR 的分类术语。

患有鼻炎（通常是 NARES）的成年人更易出

框 37-1　鼻炎的鉴别诊断

息肉
机械性因素
　鼻中隔偏曲
　腺样体肥大
　异物
　鼻后孔闭锁
肿瘤
　良性
　恶性
肉芽肿
　韦氏肉芽肿病
　结节病
　感染
　恶性中线破坏性肉芽肿
纤毛缺陷
脑脊液鼻漏

现对阿司匹林过敏或因阿司匹林而恶化的呼吸疾病（AERD），随之而来的是鼻息肉和哮喘。来自葡萄球菌的超抗原可引起局部的多克隆 IgE 抗体产生，在活检组织中可发现肥大细胞和嗜酸性粒细胞脱颗粒。阿司匹林或非甾体抗炎可抑制环氧合酶 I，促进白三烯产生而减少前列腺素产生，包括前列腺素 E2（一种支气管扩张药）。白三烯类介质可引起支气管痉挛、黏膜肿胀并产生大量的黏液，阿司匹林高敏者对白三烯类效应也高敏感，可能是与特异性受体数量增多有关。临床常表现为侵袭性鼻息肉或重症哮喘伴有对阿司匹林或非甾体类抗炎药物产生危及生命的反应，常需要口服皮质类固醇治疗。一些 E 编号（即添加剂和防腐剂，如葡萄酒中的亚硫酸盐）和含高水杨酸的食物（如某些草药、香料、干果和果酱）产生的一组反应也属此类。

不伴嗜酸性粒细胞增多的非变应性鼻炎

自主性鼻炎　鼻腔黏膜受交感神经和副交感神经系统丰富的传出神经支配。副交感神经纤维是介导的鼻腺体分泌主要神经，主要的节后神经递质乙酰胆碱（ACh）通过毒蕈碱受体（主要是 M_3 型）发挥作用。交感神经纤维可调节血管张力并能通过对静脉勃起组织强有力的影响而调节鼻腔气流。主要的神经递质为去甲肾上腺素。无证据表明自主性鼻炎由炎症引起，而是自主神经功能紊乱或失衡造成。患者鼻反射异常，部分患者心血管反射异常，这可能和慢性疲劳综合征有关。局部使用异丙托溴铵可减轻流清鼻涕症状。经几个星期的辣椒素应用治疗也可以减轻数个月的鼻部症状。肾上腺素与其他肾上腺素受体激动药导致鼻腔黏膜血管收缩，增加鼻腔通畅。α 和 β 肾上腺素能受体阻滞药均可增加鼻腔阻力和引起鼻塞症状（框 37-2）。副交感神经系统兴奋可导致鼻腔分泌物增加。患有自主性鼻炎的患者对组胺和乙酰胆碱反应增强，从而导致鼻塞和流鼻涕。此类患者有时会出现下鼻甲肥大和鼻息肉。冷空气、运动、力学或温湿度的变化等刺激可导致流鼻涕和其他鼻炎症状，一段时间的鼻气道高反应往往发生在病毒感染后。这与在一定的环境暴露下出现的神经功能失调可引起神经高敏性和失衡的现象相一致。

药物性鼻炎

引起药物性鼻炎的主要药物可见框 37-2。药物性鼻炎多为非炎症性，例如降压药，尤其是 β- 受体阻滞药，通过阻断使鼻腔保持通畅的交感神经兴

框 37-2　鼻炎常用药物 *

已知机制
炎症：
阿司匹林和非甾体抗炎药物（NSAID）
神经元
外周作用性抗交感神经药物：
多沙唑嗪
哌唑嗪
吲哚拉明
酚妥拉明
胍乙啶
中枢作用性抗交感神经药物：
甲基多巴
可乐定
利血平
神经节阻滞性抗交感神经药物：
曲美芬
血管扩张药（磷酸二酯酶抑制药）：
西地那非

机制不详 / 特发性
精神药物：
氯氮䓬
利培酮
阿米替林
降压药 / 其他：
β 受体阻滞药（包括眼用制剂）
血管紧张素转换酶抑制药
钙离子通道阻滞药
阿米洛利
肼苯哒嗪
激素：
雌激素 / 口服避孕药

* 虽然有可能解释某些药物的诱导性鼻炎机制，但其他数类药物的机制至今尚无法解释

奋作用而出现鼻塞。一些口服避孕药或激素替代疗法中的外源性雌激素也可导致部分患者出现鼻炎。过度使用 α-受体激动药可引起药物性鼻炎：α-受体对外来或内源性刺激产生快速耐受。这些药物的使用可使鼻腔黏膜变得红肿。阿司匹林高敏性是炎症性药物性鼻炎一种类型（详见后文）。

激素性鼻炎

激素性鼻炎多见于妊娠期妇女，少数情况下也可见于经期妇女和青春期青少年。鼻炎多见于晚孕期妇女，其中，抽烟妇女可能会更为常见。激素性鼻炎确切的发病机制尚不清楚，雌激素对鼻腔黏膜动态平衡的影响与鼻腔内血管张力及腺体分泌有关，其还可影响鼻黏膜组织重塑。受影响的妇女生下小孩后，这些鼻炎症状很快就会消失。慢性鼻塞是甲状腺功能减退症和肢端肥大症的特征之一。

食物性鼻炎

味觉性鼻炎

进食，尤其是进食刺激性食物时可迅速引起鼻腔腺体分泌亢进，这种鼻炎被称为味觉性鼻炎。虽然确切的机制尚未明确，但传入神经纤维兴奋（例如由辣椒素引起）可导致鼻腔副交感神经的神经通路过度兴奋。因此，进食前在鼻部使用异丙托溴铵喷剂阻断乙酰胆碱往往有效。

食品过敏性鼻炎

比通常想象的要少得多，食物过敏很少引起孤立性鼻炎。但牛奶或鸡蛋过敏可引起婴幼儿食物性鼻炎，这可能属于特应性皮炎、消化道症状、哮喘、发育迟滞等食物过敏引起的症候群的一部分。变应性鼻炎有时会伴有口腔过敏综合征，因为引起鼻部过敏的花粉与引起口腔过敏的新鲜水果和蔬菜有相同的成分。在北欧，食物引起的过敏反应通常比较轻微，一般表现为嘴唇、口腔和喉咙瘙痒，熟食不会引起过敏反应，因为所涉及的主要过敏原均不耐热。然而，南欧人的免疫系统可识别脂质转运蛋白，食物可引起非常严重的过敏反应，包括过敏性休克。食物过敏容易和食物耐受不良相混淆，食物耐受不良不涉及 IgE 介导的机制。富含组胺的食物（如奶酪、某些种类的鱼、一些葡萄酒）可能会导致面部潮红，头痛和过敏性鼻炎，富含酪胺的食物（香蕉）也可引起同样的症状。食品添加剂和着色剂（如亚硫酸盐、苯甲酸盐酒石黄）也可引发此类反应，特别是对阿司匹林敏感的患者。最后，乙醇或含有辣椒素的热性辛辣食物会刺激 C 纤维，进而非特异性地引起鼻炎症状。

萎缩性鼻炎

萎缩性鼻炎是以鼻黏膜和黏膜下骨质萎缩为特点的一种鼻炎。鼻腔是增大的，但易形成结痂并带有臭味。许多萎缩性鼻炎患者中发现克雷伯臭鼻杆菌，常予以长疗程的环丙沙星治疗。然而，这种鼻炎是否主要由感染引起的还不能确定。萎缩性鼻炎也可能继发于鼻腔广泛手术、放射线辐射、慢性肉芽肿病或鼻部外伤。萎缩性鼻炎的主要原因可能是鼻腔正常的黏液纤毛清除功能机制失效。

肉芽肿 / 血管炎

一些全身性肉芽肿性疾病可累及鼻和鼻窦，鼻部症状可为疾病的首发表现。这些全身疾病包括韦格纳肉芽肿、Churg-Strauss 综合征和结节病，特别是非洲裔加勒比人更为多见。可有黏膜层肉芽肿浸润和增厚，可累及鼻中隔和下鼻甲，偶可累及鼻窦。主要是出现鼻塞，有时出现鼻衄和明显的结痂。患者感觉全身疲乏不适。感染性肉芽肿病都有可能累及鼻和鼻窦，例如结核病、麻风病、梅毒、芽生菌病、组织胞浆菌病和曲霉病。

职业性鼻炎

职业性鼻炎可为过敏性或非过敏性，过敏性职业性鼻炎通常会发展成职业性哮喘。

特发性或内源性鼻炎

特发性或内源性鼻炎是一种排除性诊断，在排除任何上文所述原因引起的鼻炎以后，可诊断特发性或内源性鼻炎。这种鼻炎症状往往是常年都存在的，此类患者切除鼻甲的组织学研究可发现肥大细胞和嗜酸性粒细胞，而鼻腔局部过敏原刺激可引起阳性症状，据此认为局部过敏是引起这种鼻炎的一个原因。肥大细胞直接释放的介质或神经源性机制可能参与其中。最后，从轻度紧张到性兴奋，不同程度情绪的患者可能出现从鼻塞流涕到极其严重鼻炎不等的症状，而对这些患者检查并未有异常的发现，故情绪因素可能起着一定的作用。出现这种情况可能与患者自主神经功能失调有关。胃食管反流至声门以上水平被认为是鼻炎的一个病因，尤其是在幼儿中。长期暴露在干燥空气或职业性刺激（例如造船行业）可导致鼻腔黏膜的改变，常表现为鳞状上皮细胞异常。

鼻炎的鉴别诊断

对鼻炎进行鉴别诊断的概要可见框 37-1。鼻部肿瘤、异物和外伤均可引起鼻塞、疼痛、脓性分泌物和鼻衄等症状。在成人中，对于症状持续者，特别是单侧症状者，须考虑肿瘤的可能。在儿童中，对于单侧鼻孔流涕或有恶臭的患者，须考虑鼻部异物的可能。咽喉部局部疾病有可能对鼻和鼻窦产生影响（例如腺样体肥大），而牙科疾病（如上颌牙根感染）可能蔓延至上颌窦。

鼻-鼻窦炎

人类的进化发展使得头部保持直立，这样最下面鼻窦处于上颌水平，可以克服重力在鼻梁的水平引流。这个过程依赖于有效的黏液纤毛清除功能和窦口鼻道（鼻窦引流点）复合体的通畅，任何原因引起黏膜肿胀或黏膜纤毛的功能失调均可影响正常的引流功能。鼻窦的引流通道如图 37-4 所示。

鼻-鼻窦炎一词指鼻腔和鼻窦内出现炎症的一种疾病，它是一个包含有许多不同原因上气道疾病的概括性术语。鼻-鼻窦炎是一种常见病，具有很高的发病率，累及西方国家 15% 的人口，造成巨大的社会经济负担并花费大量的医疗保健费用。

在 2007 版《欧洲鼻-鼻窦炎鼻息肉诊疗意见书》中，鼻-鼻窦炎是指鼻和鼻窦的炎症反应，特点是具有下列 2 个或 2 个以上症状：其中，必须有鼻塞或（向前或向后）流涕两者之一，外加面部疼痛或胀满，或者嗅觉减退或丧失。在诊断鼻-鼻窦炎中，鼻内镜检查和鼻窦 CT 扫描非常重要。鼻窦炎可以分为急性和慢性鼻窦炎。慢性鼻窦炎指症状持续 12 周以上的鼻窦炎。慢性鼻-鼻窦炎（CRS）可以进一步分为不伴鼻息肉的慢性鼻-鼻窦炎（CRS_SNP）和伴鼻息肉的慢性鼻-鼻窦炎（CRS_WNP）。

急性鼻-鼻窦炎

急性鼻-鼻窦炎（ARS）比较常见，可分为轻度、中度和重度。普通上呼吸道病毒感染多在 5 d 后好转，急性鼻-鼻窦炎症状更重，持续时间常在 10 d 以上。如果没有混杂因素，如过敏性炎症和解剖结构异常，急性鼻-鼻窦炎多在 1 个月内完全治愈。

虽然鼻腔有细菌定植，但鼻窦通常是无菌的，这可能是由于鼻窦中存在一定浓度一氧化氮（NO）和持续的黏膜黏液纤毛清除。急性鼻窦炎很少因为外伤、牙齿感染和浸入污水而发生，通常会因感冒继发的细菌感染引起。感冒使得鼻腔和鼻窦腔黏膜肿胀，继而导致窦口鼻道复合体区域阻塞，并出现细菌感染，特别是流感嗜血杆菌和肺炎链球菌的感染，其他的致病细菌包括金黄色葡萄球菌、卡他莫拉菌、化脓性链球菌以及革兰氏阴性菌（如克雷伯菌属和假单胞菌属），还可能包括厌氧微生物。

慢性鼻-鼻窦炎

由于无法对慢性鼻-鼻窦炎进行准确分类，以至于无法统计各亚型的确切发病率和患病率。但是不伴鼻息肉的慢性鼻-鼻窦炎是该疾病的主要类型。

虽然慢性鼻-鼻窦炎可能在急性鼻窦炎治疗无效后因同种致病菌而引发，但也通常存在其他致病因素，如嗜酸性粒细胞炎症（变应性或非变应性鼻-鼻窦炎）、免疫缺陷（先天性或获得性）或结构异常；目前致病菌的作用仍有争论，一种可能性是持续存在的微生物作为生物不断地刺激受损的免疫反应。

免疫缺陷

全丙种球蛋白低下血症是一种所有类别免疫球蛋白都缺乏的严重疾病，可出现多部位的细菌及其他病原体感染。早期患者会因急性或慢性鼻-鼻窦炎到耳鼻喉科就诊。在其他器官（肺）出现不可逆转的损害之前做出诊断至关重要，以便尽早采取适当的免疫球蛋白治疗。

全部或相对 IgA 缺乏时，可能没有任何明显的临床疾病。然而，现在了解到一些 IgA 缺乏症患者常伴有 IgG2 亚型缺乏症，更容易出现荚膜细菌（如流感嗜血杆菌和肺炎链球菌）引起的鼻窦炎发作。

HIV 感染患者常见急性、慢性和复发性鼻窦炎，最常见的致病菌是肺炎链球菌和流感嗜血杆菌。免疫缺陷的患者易出现慢性和复发性鼻炎，也可能会出现真菌性（隐球菌属、链格孢菌、曲霉菌）和病毒性（巨细胞病毒）鼻窦炎。

黏液清除缺陷

鼻及鼻窦内膜具有纤毛上皮细胞，纤毛协同将覆盖内膜表面的黏液移动到鼻咽部。黏液对于包被和清除颗粒物质及有毒物质非常重要，其中包括细菌和过敏原。黏膜纤毛清除途径的完整性对于保持鼻窦的引流和鼻的通气功能正常至关重要（图 37-3）。原发性纤毛运动障碍是常染色体隐性遗传病，特征为鼻窦炎、支气管扩张和内脏反位三联征（卡塔格内综合征，见于约 50% 的患者），还有由于精子运动障碍造成的男性不孕不育。各种纤毛结构上的缺陷已有报道［例如，内和（或）外动力蛋

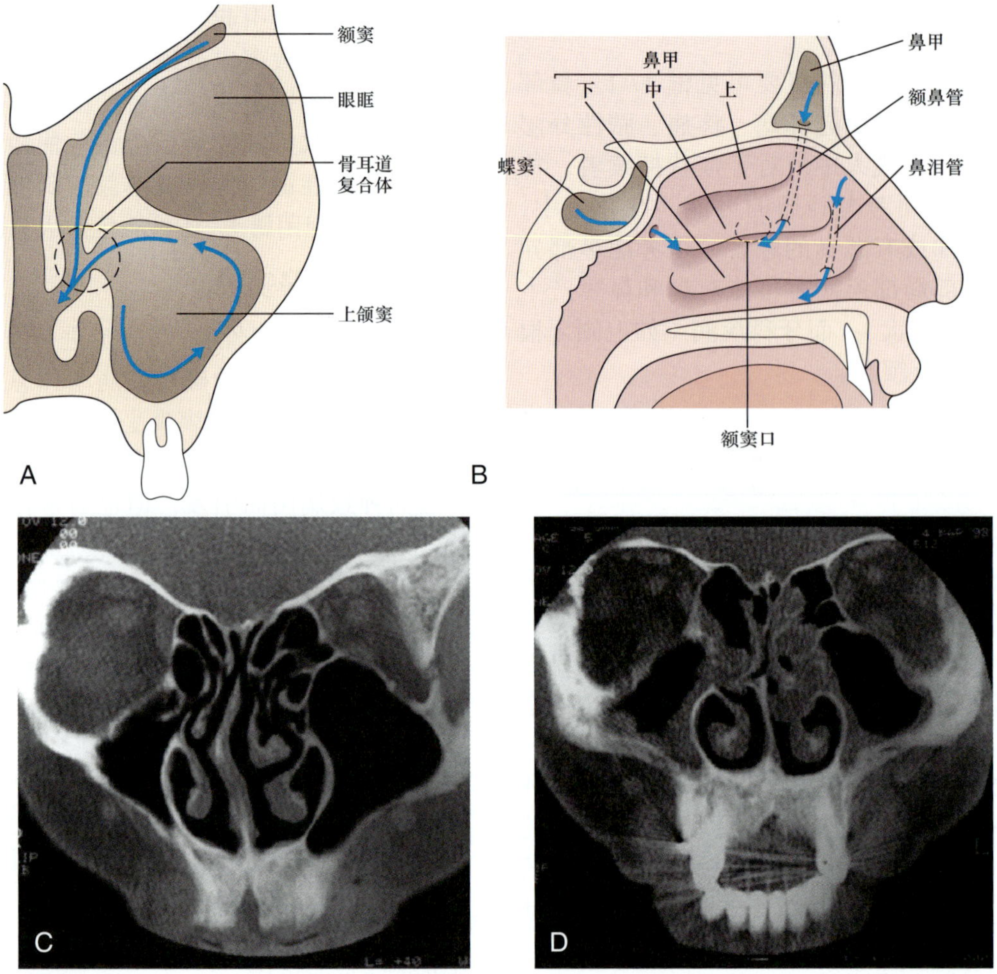

图 37-3 鼻窦引流通路；**A** 和 **B**，在这些图中，窦口鼻道复合体似乎引流额窦、前筛窦和上颌窦。**A**，冠状面；**B**，侧位；**C** 和 **D**，计算机断层扫描（CT）；**C**，在冠状图上，一例鼻中隔偏曲患者显示清楚的鼻旁窦；**D**，在侧位片上，可见被覆黏膜显著增厚证据。CT 变化与鼻部症状并无明显关联，但确实与血液及痰中的嗜酸性粒细胞计数以及伴发哮喘中的肺功能相关。（C 和 D，*Courtesy Ian Mackay.*）

白臂缺失]，但也有一些纤毛正常（Young 综合征）。最近的研究表明，诱导型一氧化氮合酶（iNOS）的缺乏可能是引起功能异常的共同原因。通常表现为慢性鼻窦炎、支气管扩张症或支气管炎和阻塞性无精症。

继发性纤毛功能障碍可能出现在病毒或细菌感染之后，其机制如下：

- 鼻窦黏膜肿胀和发炎，可导致鼻窦窦口堵塞，进而影响黏液的清除（在窦口鼻道复合体特别重要）。
- 如果病毒或细菌感染损伤了上皮细胞层，纤毛的黏液清除功能的完整性将受到破坏。
- 有些细菌产生的毒素可以直接抑制纤毛黏液清除功能。
- 感染时黏液变得黏稠而难以清除。

伴有鼻息肉的慢性鼻-鼻窦炎

伴有鼻息肉的慢性鼻-鼻窦炎（CRS_WNP）是一种具有显著特征性免疫表型的疾病。鼻息肉（图 37-4）由鼻腔黏膜脱垂引起，大部分在中鼻道，呈苍白葡萄样肿胀。鼻息肉很少引起疼痛，但可引起鼻塞和嗅觉减退，通常与阿司匹林过敏症和哮喘有关。鼻息肉也可能与感染相关，在囊性纤维化患者中比较常见。鼻息肉分类与鼻炎类似（框 37-3）。

鼻息肉病也与遗传有显著的相关性，父亲或母亲患有鼻息肉病的子女发病率通常分别是正常对照者的 18 倍和 6 倍，而正常发病率只有 4%。伴有鼻息肉的慢性鼻-鼻窦炎通常与阿司匹林促发的呼吸系统疾病（AERD）密切相关。已发现有许多基因与阿司匹林促发的呼吸系统疾病（AERD）有关，如白三烯 C4 合成酶启动区基因，不同人群中的基因可能有所不同。HLA-DQB1 基因与真菌过敏性鼻窦炎有关。囊性纤维化病的遗传学将在第 46 章予以描述。在慢性鼻-鼻窦炎人群中，囊性纤维化病的杂合子基因过度表达。原发性纤毛运动障碍亦与遗传有关，发病

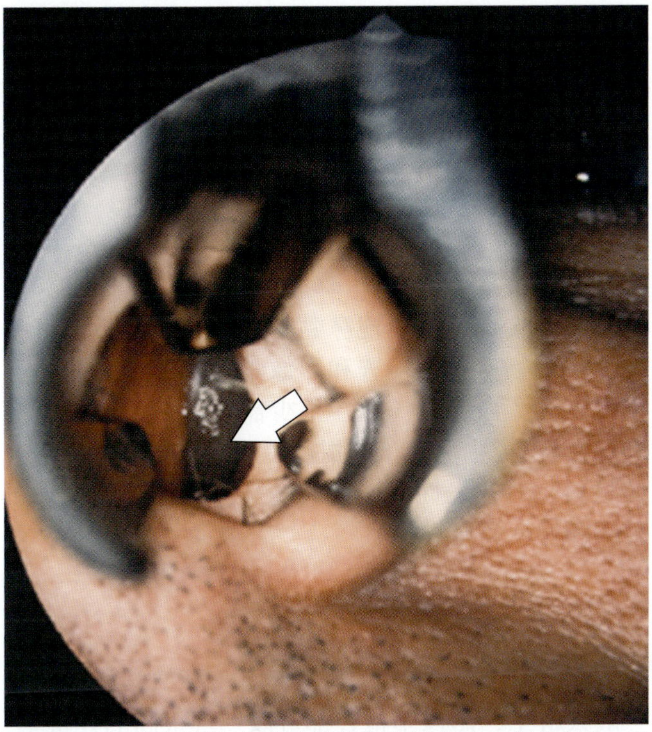

图 37-4　鼻孔窥器检查显示苍白的水样息肉（箭头处）。息肉无感觉且呈浅灰色，与鼻甲不同，后者较为敏感并呈蓝粉色。（*Courtesy St. Mary's Hospital Audio-Visual Department.*）

框 37-3　鼻息肉分类

过敏
（富含嗜酸性粒细胞；皮肤单刺试验的结果可能为阴性）
过敏性真菌
鼻窦炎
阿司匹林敏感性
Churg-Strauss 综合征

感染
（富含中性粒细胞）
囊性纤维化
免疫缺陷

结构性
上颌窦后鼻孔

其他
恶性肿瘤

率约为 1/20 000。各种纤毛结构的异常均有报道，最近发现了一个常见的缺陷，即鼻黏膜 iNOS 缺乏。

临床特征

变应性鼻炎

变应性鼻炎有两种主要形式：①流清涕、喷嚏和鼻痒；②鼻塞。患者分别被称为“流涕者”（或“打喷嚏者”或“鼻痒者”）和“鼻塞者”。

流涕 / 喷嚏 / 瘙痒

变应性鼻炎的“流涕 / 喷嚏 / 瘙痒”症状往往具有间歇性和多变性，而且通常与白天的过敏原暴露密切相关。症状可能轻微，也可能极其严重。另外，还可能出现结膜的瘙痒和充血，从而导致流泪和结膜水肿，口腔、口咽部和耳朵也会出现瘙痒。这种形式的变应性鼻炎常常困扰儿童和年轻成人，其中多达 1/3 与哮喘有关联。

鼻塞

鼻塞常常是一个慢性症状，较少伴随急性变应性症状，其他症状包括面部疼痛、头痛、鼻高反应性和嗅觉障碍。鼻腔检查可以发现鼻腔黏膜潮湿和肿胀，呈苍白或青色，有时有流清涕。仔细的临床检查非常重要，可以排除有无伴随的鼻息肉、鼻中隔偏曲和鼻甲肥大等，以及其他全身性疾病和肿瘤的证据。

变应性鼻炎的继发症状包括睡眠障碍、咽炎、注意力不集中、咳嗽和下呼吸道症状加重。

鼻炎的致病因素之间相互重叠并不少见，从而加重了常见鼻部症状，例如，变应性鼻炎的特点是打喷嚏、鼻痒和流涕，可出现大部分鼻腔黏膜肿胀，可导致鼻窦引流减少，引起继发性感染。像鼻中隔偏曲或鼻甲肥大等这类解剖结构或机械性异常均可加重变应性或感染性鼻-鼻窦炎的病情。考虑患有严重基础性疾病同样也很重要，早期发现可能防止随后的损害（如免疫缺陷、纤毛运动功能障碍、血管炎性或肉芽肿性疾病）。

鼻-鼻窦炎经常与下呼吸道的疾病相关，例如，大约 1/3 的支气管扩张患者同时患有慢性鼻窦炎；有囊性纤维化的患者总是患有鼻窦炎并常有鼻息肉；哮喘患者普遍患有鼻炎，10% 的迟发型哮喘成人患者常常同时伴有阿司匹林高反应及鼻息肉（Samer 三联征）。绝大部分哮喘发作都始于感染性和（或）变应性鼻炎发作。

非变应性鼻炎

感染

急性卡他性鼻炎（普通感冒）的前驱症状表现为鼻腔干燥、瘙痒和灼热感，可能持续几个小时，随后即出现咽喉干燥肿痛、打喷嚏、流涕以及发热和不适等全身症状。此阶段大约持续 1 d，随后开始鼻塞、流黏脓涕、持续发热和全身不舒服，该阶段持续 5 ～ 10 d 直到病情好转。变应性鼻炎和感冒的初始症状可能难以区分。

非感染性鼻炎

非感染性鼻炎症状与之前所提到变应性鼻炎的症状类似，如鼻塞等。其与变应性鼻炎的鉴别取决于皮肤点刺试验或其他过敏性测试。

需要转诊的临床表现

单侧鼻部症状、鼻腔血性分泌物、第一次发现鼻息肉和全身疾病患者应到耳鼻喉外科就诊。伴有剧烈头痛和呕吐的眼眶蜂窝织炎和鼻窦炎患者需要紧急转诊。

急性鼻-鼻窦炎

急性上颌窦鼻-鼻窦炎常以脸颊部疼痛为主要特点，也有表现为额部或牙齿疼痛，特别是在弯腰或劳累后更加严重。疼痛可能为单侧或双侧，鼻窦区有压痛。急性额筛窦炎可能会导致眼睛周围疼痛以及额部皮肤出现红斑和压痛。常见发热，也可能出现毒血症。面部疼痛的鉴别诊断很多，包括牙齿疾病和引起头痛的多种疾病。最近，所有这里提到的临床症状和体征经证实均不足以作为急性鼻窦炎的诊断依据，需要与红细胞结合沉降率（ESR）和C-反应蛋白（CRP）相结合才能做出最好的诊断。

慢性鼻-鼻窦炎

慢性鼻-鼻窦炎通常无痛，临床表现有鼻塞、注意力不集中、疲劳和萎靡不振。还可出现其他症状，包括流脓鼻涕（经常为鼻后）、喉咙痛和咳痰，尤其在儿童中，往往误诊为哮喘。还有一些患者有嗅觉缺失和口臭等症状。

诊断、评价和检查

检查

根据详细采集的病史常可正确诊断鼻炎及鼻-鼻窦炎。体格检查绝不能忽略，对于症状为慢性的患者，恰当的检查非常重要。观察患者的面部可以发现患者的过敏征象、鼻偏曲或更严重的鼻梁塌陷。

医生做前鼻镜检查时需要有明亮的光线或额镜，使用Thudicum氏窥器进行简单检查前鼻腔，可以看到鼻腔黏膜和鼻息肉，也可以看到鼻中隔前部疾病。

使用刚性或光纤柔性内镜行鼻内镜检查可以更详细地检查和评估鼻腔。先天性缺陷（如腭裂或闭锁）、鼻中隔偏曲和穿孔、鼻甲异常、鼻黏膜状态、脓性分泌物、息肉、肿瘤以及异物均可通过该检查发现。

卡他性鼻炎

卡他性鼻炎多是通过病史来诊断，很少需要进一步检查。病毒培养或免疫荧光检查可以检出特异性病毒。

急性鼻-鼻窦炎

通过检查可以发现鼻黏膜红肿，在中鼻道可见脓性分泌物。内镜检查和影像学技术可评估病情严重程度和累及范围（现在很少需要进行诊断性窦穿刺和灌洗）。中鼻道拭子提供了用来进行细菌学培养的材料。对复发性或慢性鼻窦炎需要进行免疫球蛋白种类和亚型类检查。

影像学技术

除非疑有肿瘤，否则很少用及影像学技术。在一般人群中，影像学检查都可以发现很高的异常率：大约1/3的成年人和45%的儿童均有此类异常改变。普通感冒后，在至少6个星期内，CT扫描均可以发现有异常。影像学技术的作用主要是在内科治疗失败后为外科医生提供一个详细的手术路线图。

自CT问世以来，现在鼻窦普通X线片只有非常有限的作用，相对慢性鼻窦炎，对于急性鼻窦炎发挥的作用更大，因为在鼻窦X线片中可以看到鼻窦混浊或液平，严重软组织肿胀的表现也显而易见。鼻窦影像学检查首选CT，因为CT是发现鼻黏膜异常及基础性解剖异常最好的技术手段（图37-3）。CT可提供轴位和冠状位图像，可详细了解骨和软组织解剖结构。CT冠状位图像可观察窦口鼻道复合体，而这对急性和慢性鼻窦炎的手术计划非常重要（图37-5）。手术前，3～4 mm冠状面图像可以得到最详尽的解剖结构细节，而轴位图像可以详细了解后组筛窦、蝶窦与视神经的重要解剖关系。磁共振成像的价值极为有限，因为骨无法得到很好的成像，但它在鉴别软组织中有着重要作用，另外，磁共振有避免辐射的优势。

黏膜纤毛功能测试

最简单的测试是糖精清除试验，该试验主要是放置一粒糖精的1/4于鼻腔外侧壁，下鼻甲前端1 cm后。如果纤毛功能正常，20 min内就会感受到甜味，也就是说黏液纤毛机制能够把微粒传送到有味觉的鼻咽和咽部。如果纤毛功能异常，需要进行更为先进的技术检测纤毛的活性，主要通过相差显微镜研究鼻甲

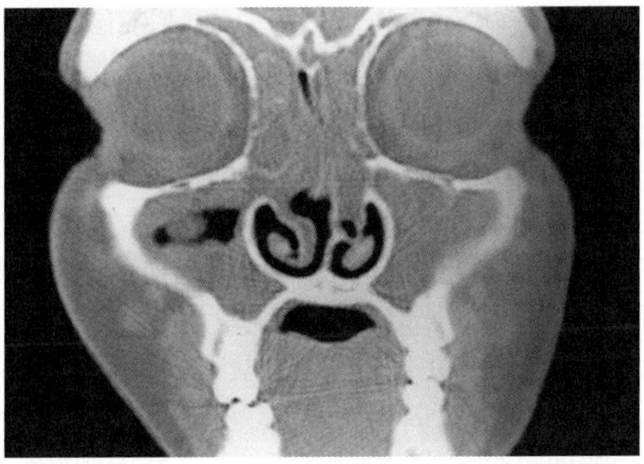

图 37-5　鼻旁窦的计算机断层扫描；此冠状图显示上颌窦和筛骨窦几乎完全被息肉充盈，其阻塞了窦口鼻道复合体。（*Courtesy Ian Mackay.*）

上冲刷下来并分离的细胞。如果本试验发现了明显的异常，还可利用电子显微镜检查纤毛。经证实原发性纤毛运动障碍的鼻腔内观测的一氧化氮水平很低，如果鼻腔内一氧化氮的浓度大于 250 ppb，就可以排除原发性纤毛运动障碍的可能，灵敏度达到 95%。

鼻气道测试

动力试验包括鼻吸气峰流速测试（通过使用面罩连接到一个峰值流量计，患者闭嘴用鼻用力吸气）和鼻腔测压。鼻腔测压技术是通过使用呼吸流量计和面罩测量气流压力差来评估鼻气道阻力。声反射鼻测量采用了声脉冲测量鼻腔横截面面积。

鼻腔阻力可以在几分钟内发生非常显著的改变。鼻腔内静脉勃起组织充血可引起鼻塞；黏膜有丰富的自主神经支配。使用肾上腺素和其他拟交感作用药可使鼻腔阻力下降，运动、反复呼吸以及采用直立姿势也可使鼻腔阻力下降。鼻炎可使鼻腔阻力增加，在一些患者中，使用乙醇、阿司匹林、其他药物以及采用仰卧姿势也可使鼻腔阻力增加。

疑诊变应性鼻炎的检查

通过采集详细的病史和体格检查，很容易确诊变应性鼻炎，但慢性鼻塞患者容易漏诊，因此，所有临床上有鼻炎的患者均需进行皮肤点刺试验。皮肤试验用过敏原提取物激发 IgE 介导速发型超敏反应，可用于证实或排除特应性变态反应。虽然所有的皮肤试验均呈阴性，但是患者病史仍有可能提示为局部鼻腔 IgE 介导的疾病。然而，皮肤试验呈阳性并不能确诊变应性鼻炎，因为许多无症状正常人以常见的过敏原进行皮肤测试也有阳性结果。诊断变应性鼻炎应该将临床病史和皮肤点刺试验联系在一起，皮肤点刺试验偶可有助于确认能避免接触的致病过敏原。总体 IgE 水平的测定毫无意义，但是，通过免疫学试验检测常见空气传播过敏原的特异性 IgE 水平可能是有用的，其结果与皮肤试验结果显示良好的相关性。少数情况下，特别是疑有职业性鼻炎的情况，需要以过敏原、组胺、阿司匹林或乙酰甲胆碱等刺激剂进行鼻激发试验。

鼻细胞学

对于非过敏体质和皮肤试验阴性的常年性鼻炎患者，明确鼻腔中是否有嗜酸性粒细胞可能具有重要意义。这类患者的鼻分泌物可发现嗜酸性粒细胞增多，也容易有过敏性的症状，如打喷嚏和鼻塞，局部皮质类固醇对他们有较好的疗效。

治疗

变应性鼻炎

变应性鼻炎的治疗主要有以下五方面：

- 避免过敏原
- 药物治疗
- 免疫治疗
- 手术治疗（罕见）
- 患者教育（关键）。

识别和避免过敏原

在临床实践中，识别和避免过敏原极为困难。屋尘螨是许多常年性过敏性鼻炎的病因。许多有中央暖气的家庭都具有约 15℃的室温和 60% ～ 70% 相对湿度的环境，在此环境中螨虫迅猛生长繁殖。螨虫特别是在软家具、床垫、枕头、床罩以及地毯中迅速地生长繁殖。使用木地板而不是地毯、定时空气吸尘、使用床垫和枕头保护罩等措施可以减少过敏原，从而有效地减少鼻炎症状。杀螨药可以杀死螨虫，但不可以去除存在于粪粒中的抗原。移除宠物并不能消除症状，因为过敏原可能存在房间中几个月甚至几年。避免花粉比较困难，但可以在空气中花粉浓度高时去无花粉的地方度假，如果不能去度假，可以待在家中关闭窗户，外出时关闭车窗玻璃以及避免到开放的草地环境，这些可能会有所帮助。

内科抑制治疗

根据 ARIA 制订的变应性鼻炎的分类及治疗方案如图 37-6 和图 37-7 所示。间发性鼻炎指症状每周少于 4 d 或整个病程少于 4 周；持续性鼻炎指症状每周超过 4 d 或整个病程超过 4 周。依据患者每天是否出现睡眠异常，日间活动、学习和工作是否受限，将症状严重程度分为轻度、中度和重度。因此，该疾病的诊断应考虑到疾病严重程度（以对生活质量的影响而言）以及持续的时间，其反过来可以指导疾病的药物及免疫治疗。结合一大部分呼吸系统疾病均有鼻炎症状及可能需要过敏原特异性免疫治疗，季节性鼻炎重要概念的提出在疾病的诊断策略中是非常有用的，在一些指南及治疗规范中均得以保留，如英国过敏与临床免疫学学会（BSACI）。

局部皮质类固醇治疗

Meta 分析已经表明，局部使用皮质类固醇是治疗过敏性鼻炎最有效的方法。定期局部使用皮质类固醇很必要，发病季节前使用可以有效减少季节性鼻炎的症状。对于鼻息肉或有明显鼻塞症状的患者，可能会需要先进行倍他米松滴鼻或口服皮质类固醇治疗 2 周，然后使用不吸收的丙酸氟替卡松滴剂治疗（辅舒良鼻喷雾剂），尤其是需要长期疗程的鼻息肉（图 32-8）。局部使用皮质类固醇的副作用包括局部刺激和轻微流鼻血等症状。除了倍他米松和地塞米松外，皮质类固醇的全身吸收比较少，故前者仅短期应用。

色甘酸钠在鼻部使用时作用很小，但对于幼儿可能非常有用，而对于严重的结膜症状的患者，则最好使用色甘酸钠和奈多罗米钠，需避免使用皮质类固醇滴眼。

抗组胺药

抗组胺药可以有效缓解打喷嚏、鼻痒和流鼻涕等症状，但对鼻塞作用不大，口服抗组胺药具有同时有效

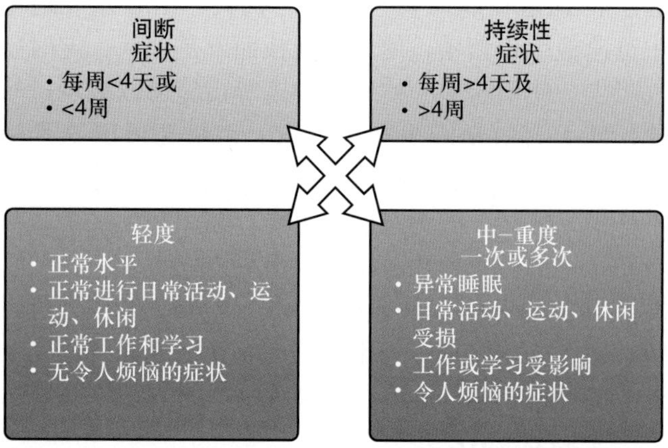

图 37-6　按频率及严重程度进行的鼻炎分类。[*From Bousquet J, Van Cauwenberge P, Khaltaev N, et al: Allergic rhinitis and its impact on asthma*, J Allergy Clin immunol *108（suppl）: S147-S334, 2001.*]

缓解口腔和眼睛不适症状的特点。氯苯那敏（扑尔敏）有镇静作用，可影响驾驶和工作学习，最好避免使用。新一代 H_1- 受体拮抗药大部分无镇静性。某些药物（如特非那定、阿司咪唑，特别是苯海拉明）可以产生 QT 间期延长和致命性的心律失常，因服用过量或与其他肝代谢药物同时服用而引起血药浓度高的情况下尤甚。非索非那定、西替利嗪、左西替利嗪和地氯雷他定在这方面似乎比较安全并具有一些缓解鼻塞症状的活性。氮卓斯汀和左卡巴斯汀是有用的局部抗组胺药物。卢帕他定对组胺和血小板活化因子均有阻断作用。

其他药物

短期内使用血管收缩药可以减轻明显的鼻塞症状，但长期使用可有引起药物性鼻炎的风险，必须避免长期使用。如果流涕是主要症状时，使用抗胆碱能药物可能有用，如异丙托溴铵。变应性鼻炎治疗中抗白三烯类药物和抗组胺药物疗效相似，但联合使用未见有更多的疗效。然而，在一些鼻息肉患者中，局部使用皮质类固醇药物时，这些制剂可以减轻症状和息肉的大小。用等渗盐水冲洗鼻子可以减轻变应性鼻炎的症状，改善慢性鼻窦炎患者鼻内镜的表现并提高其生活质量。

免疫治疗

经证明，免疫治疗是唯一影响疾病过程的治疗方法。三年治疗可以减轻此后几年的症状。对变应性鼻炎的儿童进行皮下免疫治疗，在 3 年、5 年和 10 年后随访评价，发现可以减少进展为哮喘的发生率，同时可减少产生新的变应性致敏概率。

脱敏治疗是指以逐渐增加剂量的方式皮下注射相关过敏原提取物，为期数月以上，该治疗经证明能有效减少对野草、豚草及桦树花粉过敏的季节性鼻炎的症状。一些研究还表明，对屋尘螨和一些动物皮屑进行脱敏治疗有效。脱敏治疗已经在很大程度上被成功有效地抑制过敏性炎症的药物治疗所取代，但在对药物无反应的重症患者中仍具有重要意义。皮下注射脱敏治疗并不总是有效，考虑到存在引起严重的过敏性反应甚至是死亡可能，所以脱敏治疗必须在医院里由训练有素的人员进行，旁边同时备用心肺复苏设备。

更安全的舌下免疫治疗方法经证明具有有效性，目前可以舌下含服草花粉片。房尘螨舌下免疫治疗的实验目前正在进行中。首次剂量舌下含服需要在医生监督下进行，在这之后，每天剂量的舌下含服可以在家中进行。鼻炎发展季节前治疗八周，继续在整个花粉季节舌下含服治疗，随后 3 年继续维持

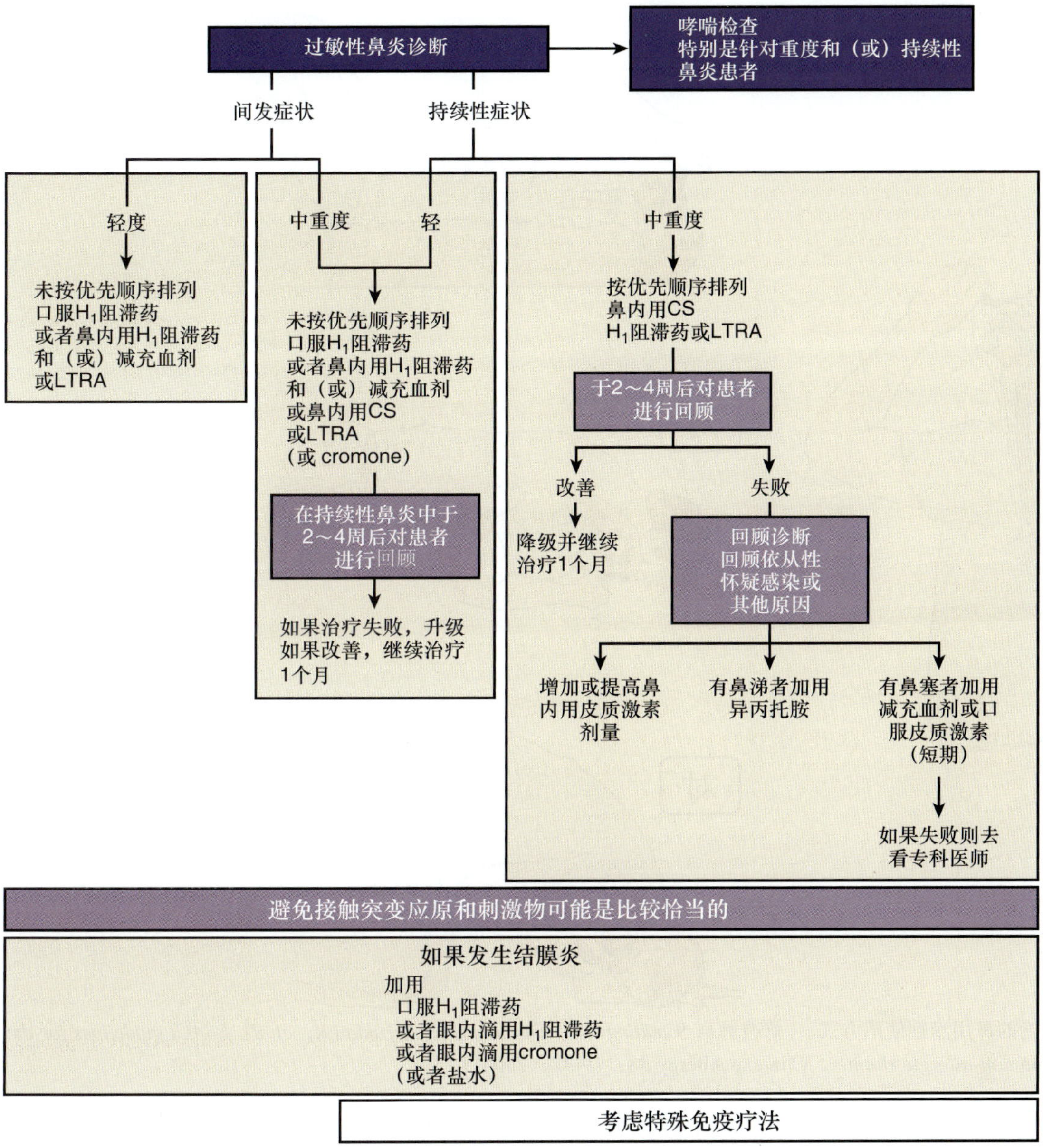

图 37-7 基于图 37-6 中所示分类的鼻炎治疗方法。CS，糖皮质激素；H_1，H_1 型组胺受体；LTRA，白三烯受体拮抗药。[*From Bousquet J，Khaltaev N，Cruz AA，et al：Allergic Rhinitis and Its Impact on Asthma（ARIA.）2008 update [in collaboration with the World Health Organization，GA（2）LEN and AllerGen），*Allergy *63（Suppl 86）.：8-160，2008.*]

这种治疗。然而，季节前及季节时的治疗必须满足重复超过 3 年的要求。舌下含服草花粉片剂的免疫治疗结束后疗效至少持续 2 年。

手术治疗

修正鼻中隔偏曲或切除部分增生黏膜可改善症状，但手术治疗仅部分有效，故而术前需要进行一个完整的耳鼻喉科专科评估。对于并发慢性鼻窦感染，功能性内镜下鼻窦外科技术（FESS）治疗可能很有必要，以方便鼻窦引流、通气以及局部药物治疗，但最近的一项研究显示，皮质类固醇联合大环内酯类药物长期治疗可以达到同样的效果，两种方法都可以改善并发的哮喘症状。

感染

卡他性鼻炎（普通感冒）

普通感冒本质上是对症治疗，主要采用镇痛药、退烧药和休息，如果有继发感染，则使用广谱抗生素。口服或鼻腔局部使用药物治疗可能会减轻症状及其持续时间。

非感染性致病因素

内源性鼻炎

抗胆碱能药物（异丙托溴铵）对改善内源性鼻

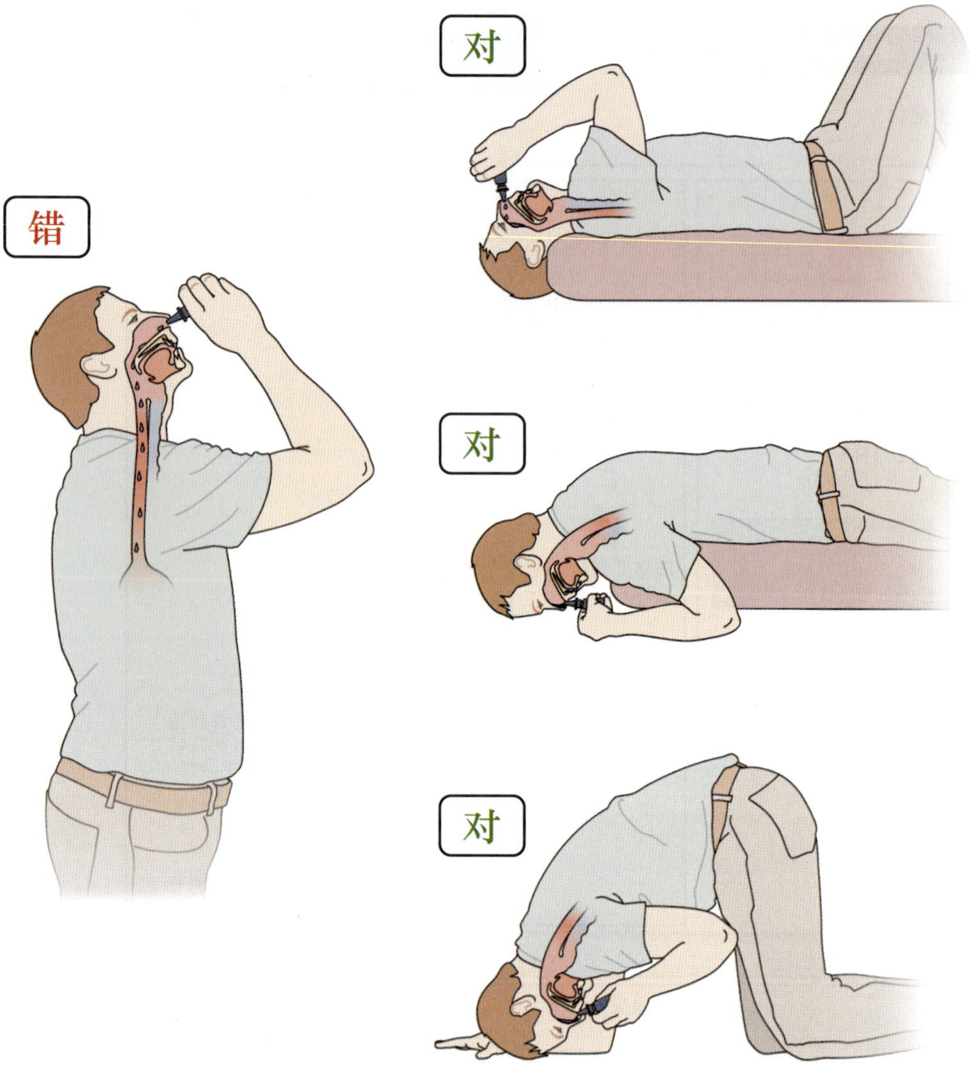

图 37-8 正确的鼻用滴剂使用方式。（修改源自 *Scadding GK，Durham SR，Mirakian R，et al：BSACI guidelines for the management of allergic and non-allergic rhinitis*，Clin exp Allergy *38：19-42，2008.*）

炎的流鼻涕症状非常有效，特别是对于鼻腔分泌物嗜酸性粒细胞缺乏的鼻炎（内源性鼻炎）（图 37-9）。当鼻腔分泌物嗜酸性粒细胞增多时，通常局部使用皮质类固醇治疗。α-受体激动药减充血剂需要谨慎使用，如伪麻黄碱和赛洛唑啉。如果主要症状为鼻塞，则须行手术治疗。

结构性缺陷

局部皮质类固醇治疗有时可改善结构性缺陷，但一般需要手术治疗。

免疫缺陷

免疫相关的鼻炎治疗需要对潜在的免疫性缺陷进行。

黏液清除缺陷

修正黏液清除缺陷是不可能的，所以治疗上主要是通过常规冲洗来改善鼻腔及鼻窦的引流及通气，防止继发性感染。

肉芽肿

对于感染引起的肉芽肿性疾病，需要予以适当的特异性抗菌治疗。鼻部的结节病对局部或全身激素治疗均反应良好。每个病例都需要特异的靶向治疗。

药源性疾病

必须仔细地询问服药史，以明确引起疾病的药物。

急性鼻-鼻窦炎

大多数急性鼻-鼻窦炎患者病情可自然缓解。使用镇痛药和退热药可以缓解症状，但必须避免使用阿司匹林，因为有可能引起过敏。对乙酰氨基酚（扑热息痛）和可待因同样可以取得满意疗效。减充血剂（如羟甲唑啉和赛洛唑啉）可减轻黏膜水肿，但有可能危害鼻腔纤毛黏液功能，故不作为推荐用

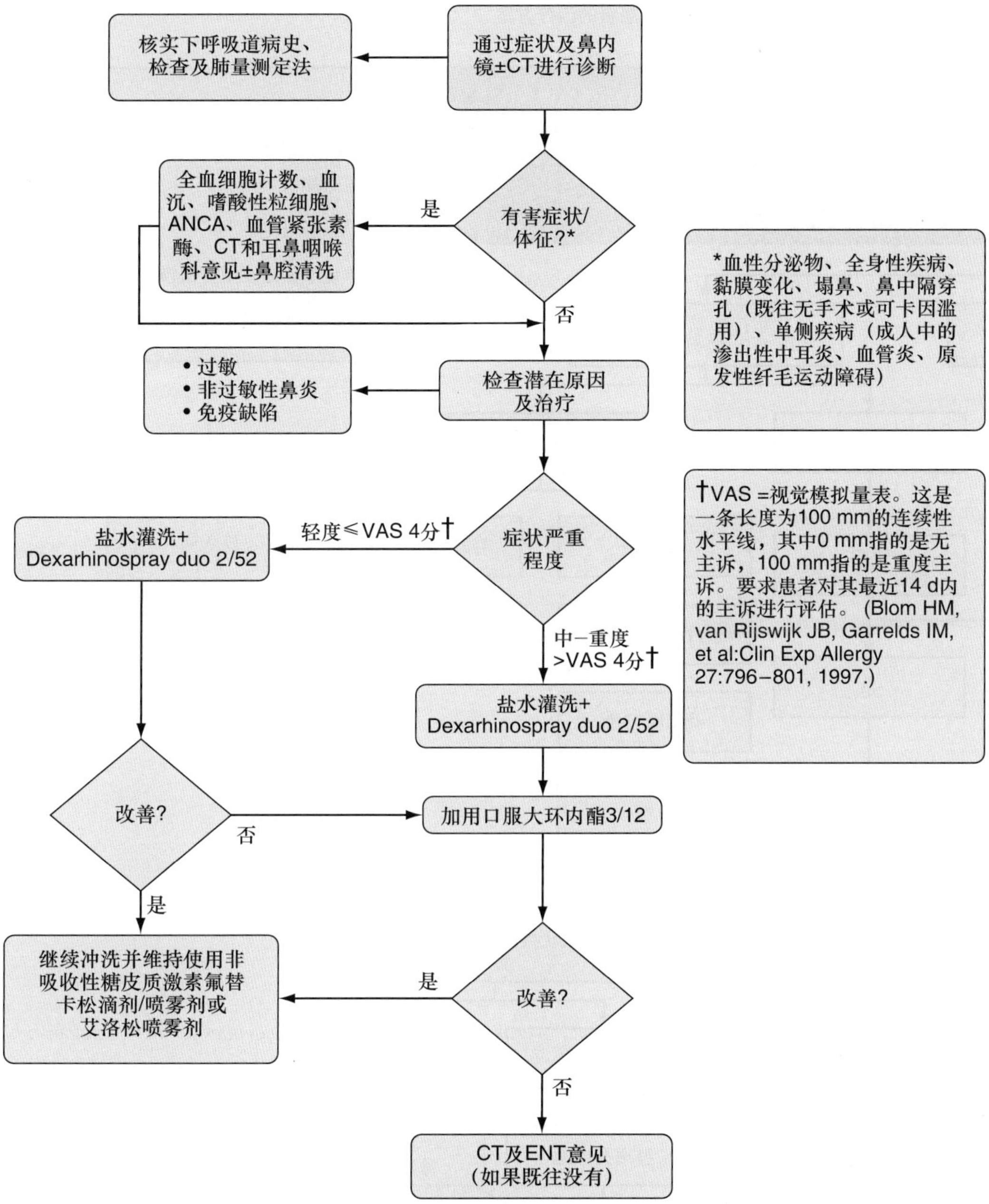

图 37-9　慢性鼻–鼻窦炎不伴鼻息肉的管理（CrSsNP）。ACE，血管紧张素转换酶；ANCA，抗中性粒细胞胞浆抗体；CBC，全血细胞计数；CT，计算机断层扫描；ENT，耳鼻咽喉；ESR，红细胞沉降率；LRT，下呼吸道；OME，分泌性中耳炎；PCD，原发性纤毛运动障碍。（*Modified from Scadding GK，Durham SR，Mirakian R，et al：BSACI guidelines for the management of allergic and non-allergic rhinitis*，Clin exp Allergy *38：19-42，2008.*）

药。可适当使用广谱抗生素治疗严重的疾病，但使用的抗生素必须针对最常见的病原体，即对肺炎链球菌、流感嗜血杆菌和卡他莫拉菌有效的抗生素。阿莫西林、甲氧苄氨嘧啶–磺胺甲基异恶唑（复方新诺明）或大环内酯类（如克拉霉素）均适用。阿莫西林–克拉维酸对金黄色葡萄球菌和耐青霉素的流感嗜血杆菌亦有效。如果怀疑有厌氧菌感染，可选用阿莫西林–克拉维酸联合甲硝唑或克林霉素进行治疗。

最近有证据显示不管是鼻腔局部单用皮质类固醇还是联合抗生素均可减轻症状并缩短病程，没有证据表明这样治疗会引起更高的复发率和更多的副作用。EPOS 指南指出还有很多急性鼻–鼻窦炎需要立即治疗（图 37-10 A 和 B）。

慢性鼻–鼻窦炎

对于慢性鼻–鼻窦炎的治疗，目的在于医治任何潜在病因（如免疫缺陷和影响鼻窦引流的解剖结构异常）以及恢复黏膜的完整性以使鼻窦可以正常通气及引流。用生理盐水鼻腔冲洗可改善症状和内镜下表现。局部使用皮质类固醇有助于减轻鼻腔黏膜肿胀和改善鼻窦引流。最初，可以采取头向下使用倍他米松滴鼻（图 37-7），方法比较简单，但长期使用不吸收的氟替卡松滴鼻更为安全。使用长期疗程大环内酯类抗生素治疗的疗效相当于鼻内镜手术，可能与它们的抗炎活性有关。使用两性霉素鼻腔冲洗没有任何效果。

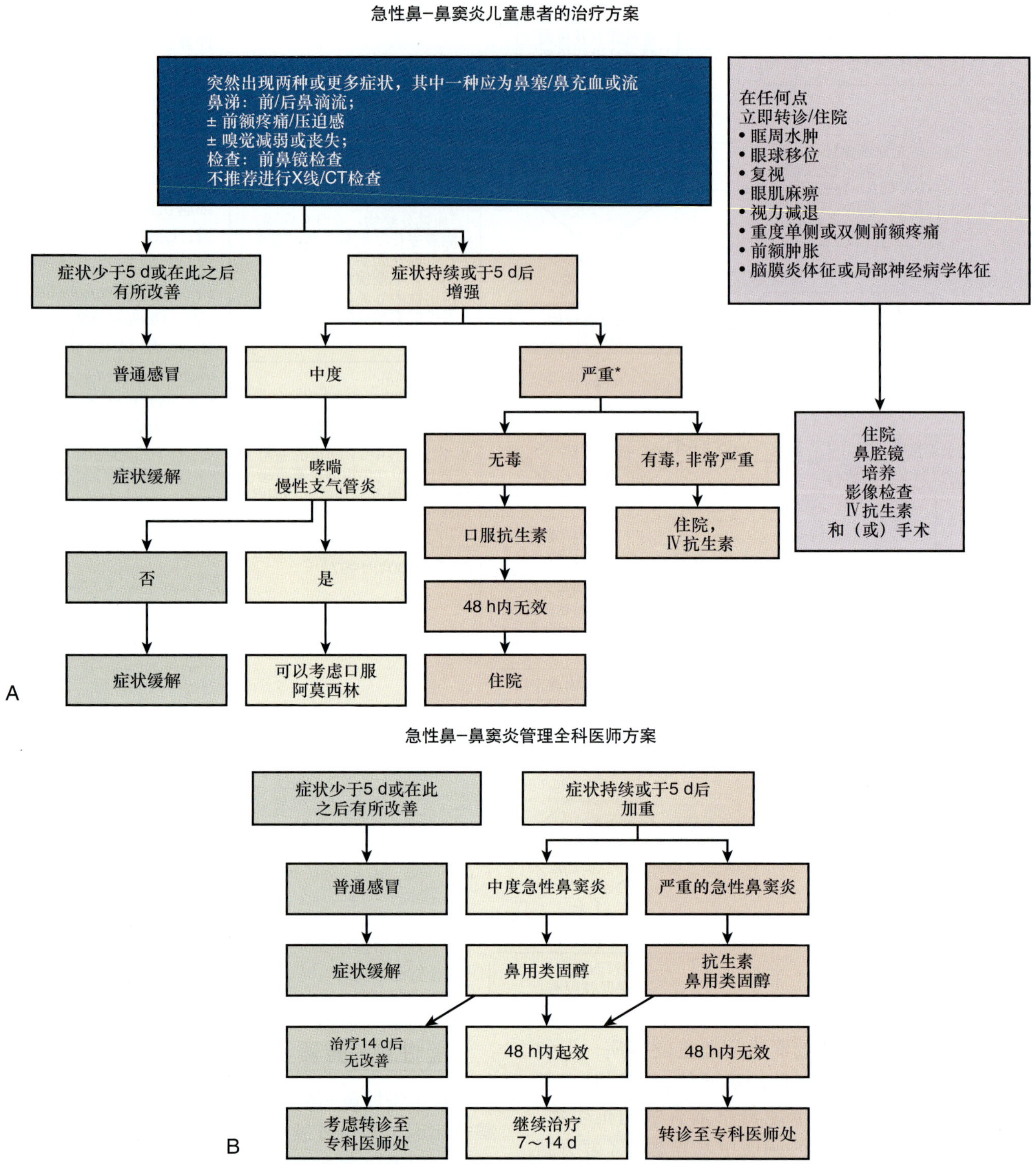

图 37-10 急性鼻-鼻窦炎（ArS）治疗方案：**A**，儿童；**B**，一般方法。CT，计算机断层扫描；IV，静脉注射。[*From Fokkens W, Lund V, Mullol J, et al: European position paper on nasal polyps 2007*, rhinology *45*（*Suppl 20*）: *1-136, 2007.*]

急慢性鼻窦炎的手术治疗

在最近几年，由于高分辨率 CT 扫描及功能性鼻内镜的运用，手术治疗取得了重大进展。CT 扫描可以更好地显示鼻腔和鼻窦解剖以及与黏液纤毛清除及鼻窦引流相关的窦口鼻道复合体。此区域出现堵塞是慢性鼻窦疾病非常重要的致病原因。功能性鼻内镜鼻窦手术的主要目标是修复额窦、上颌窦及筛窦的引流系统（图 37-3）。如果这类手术失败，可能需要更进一步的鼻窦手术，但首先需要进行全面检查以明确潜在的致病因素（如免疫缺陷）。

鼻息肉

单侧鼻息肉（图 37-11）的诊断需要进行适当

检查以排除移行性细胞乳头状瘤、鳞状细胞癌、脑疝或其他病理情况后才可明确。对于没有禁忌证和临床已确诊的鼻息肉，可以用泼尼松龙肠溶片（0.5 mg/kg）口服，同时使用倍他米松滴剂于头倒置位每个鼻孔滴两滴，每天 3 次，连续 5 d，根据临床需要最多 14 d，可以与手术一样达到药物性切除鼻息肉，其伴随的哮喘症状也可明显得到改善。接着继续需要长期皮质类固醇滴鼻治疗，最初使用倍他米松滴鼻 2 周，然后使用几乎不被吸收的丙酸氟替卡松滴鼻治疗。随后，可用白三烯受体拮抗药试验性治疗 2～4 周，如果有效则继续使用。经评估的其他治疗措施包括定期生理盐水鼻腔冲洗，对阿司匹林敏感患者使用赖氨酸阿司匹林可进行鼻内脱敏治疗。如内科治疗失败，则需要采取手术治疗。

对因阿司匹林促发呼吸系统疾病的患者，应告知其避免使用所有的 COX-1 抑制药，注意避免类似的物质，如“E 编号”食品、防腐剂和含高水杨酸的食物。大多数患者可以耐受 500 mg 对乙酰氨基酚或 COX-2 抑制药。

临床病程和预防

鼻炎

变应性鼻炎

变应性鼻炎的临床病程多种多样。患者如能具

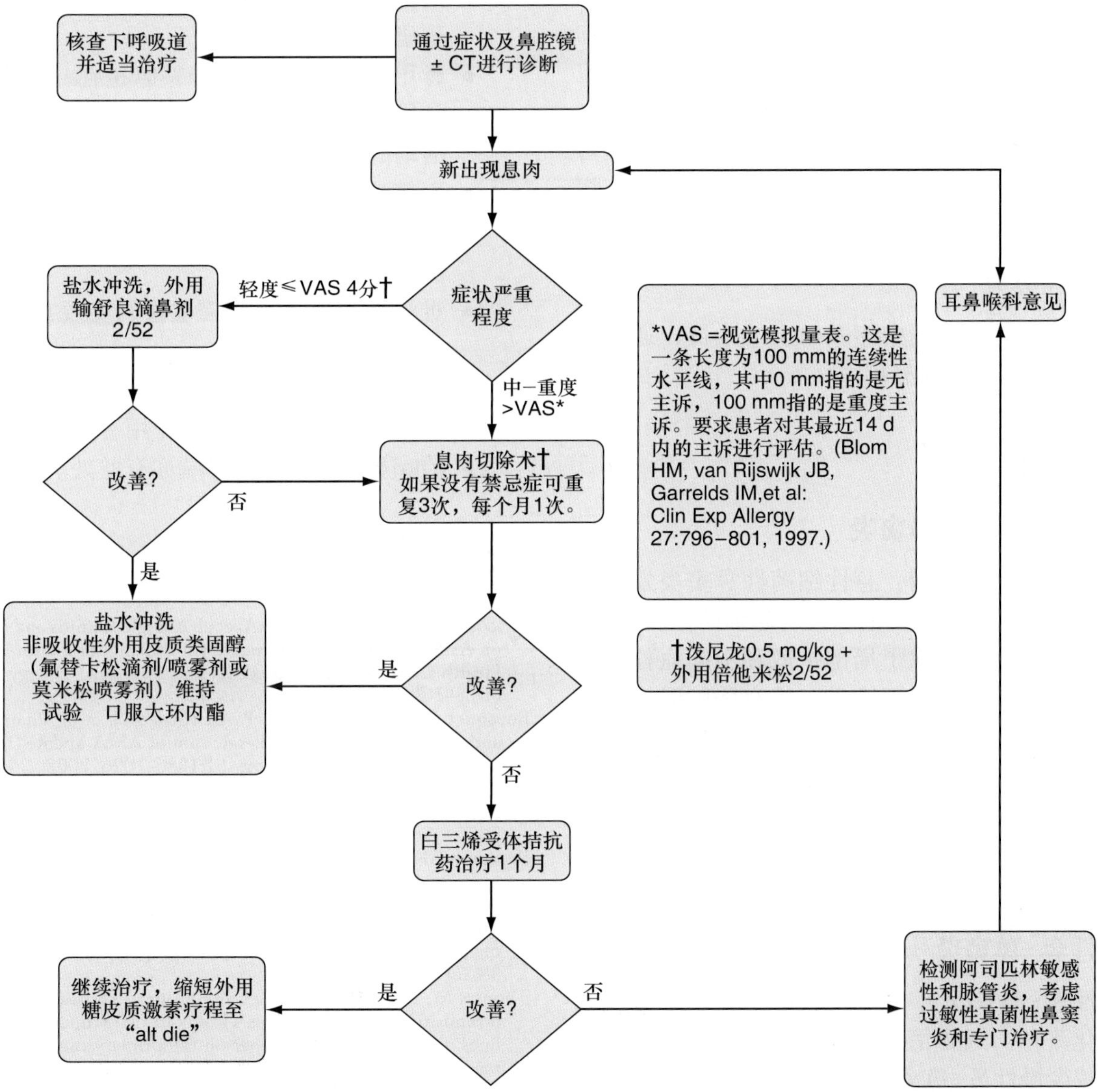

图 37-11　慢性鼻–鼻窦炎伴鼻息肉（CrSwNP）治疗。使用视觉模拟量表对症状和体征进行评分。参见图 37-10。CT，计算机断层扫描；ENT，耳–鼻–喉；LRT，下呼吸道；LTRA，白三烯受体拮抗剂。（*Modified from Scadding GK*，*Durham SR*，*Mirakian R*，*et al*：*BSACI guidelines for the management of rhinosinusitis and nasal polyposis*，Clin exp Allergy *38*：*260-275*，*2008.*）

有良好的依从性，避免接触过敏原，进行规律的药物治疗，临床症状通常很轻微。可以理解的是，患者希望治愈。免疫治疗目前价值仍然非常有限，但随着对 IgE 生成机制及其调控途径的进一步认识，免疫治疗会越来越有价值。

感染

卡他性鼻炎：普通感冒

不幸的是，避免患感冒事实上是不可能的，目前为止，通过免疫学仍无法预防感冒。但是，感冒具有自限性，通常持续 5 d 左右。如果在出现感冒症状的 24 h 内给药，临床试验数据证实锌可减少普通感冒的持续时间和严重程度。

大多数哮喘（80% 的儿童和 60% 的成年人）发作都是由上呼吸道病毒性感染诱发。过敏原接触致敏和鼻病毒感染的协同作用可导致儿童哮喘发病约达到 20 倍，并需要住院治疗。感冒的其他并发症包括急性鼻窦炎、咽炎、中耳炎、乳突炎和扁桃体炎。普通感冒往往会导致下呼吸道感染，包括喉-气管炎、支气管炎，偶尔可引起肺炎。有心肺基础疾病的患者常因感冒引起病情加重。

内源性鼻炎

内源性鼻炎常见于中年及以上的人群，通常难以治疗。联合疗法可能有用。

鼻-鼻窦炎

急性细菌性鼻-鼻窦炎

在抗生素时代以前，急性细菌性鼻窦炎发病率很高，并且常超出了鼻窦范围，引起细菌性脓毒症，从而引起高病死率。除了局部扩散和引起血栓性静脉炎外，鼻窦壁骨溶解很常见，伴有脓肿形成并可直接蔓延到邻近的结构。局部并发症包括伴有或不伴有脓肿的眶蜂窝组织炎、海绵窦血栓形成、矢状窦血栓形成、颅内脓肿形成、脑膜炎和脑炎、骨髓炎和脓毒症。并发症罕见，因为病情严重的患者常常使用广谱抗生素进行治疗。

慢性鼻-鼻窦炎

慢性鼻-鼻窦炎存在不同亚型，故而其临床病程也变化不一。通常情况下通过处理潜在或加重因素可以减少慢性鼻-鼻窦炎急性发作的频率和严重程度，但完全治愈该病的情况很少见。

争议和误区

- 并非所有存在鼻部症状的患者均为变应性鼻炎，肿瘤或异物也可能引起鼻部症状。
- 儿童单侧的鼻孔出血可能有异物存在，但对于成人则可能是癌的一种征象。
- 单侧病变则需要进行活检以排除恶性肿瘤。
- 如果确实需要使用鼻减充血剂，应谨慎使用。
- 大多数医疗失败的原因是依从性差，如有可能，每日一次治疗最佳。
- 可引起很多疾病发病的普通感冒仍然是一个重大的研究挑战。
- 内源性鼻炎治疗可能会很困难，仍需要进一步研究。
- 鼻甲和息肉难以区分，但是在一般情况下，鼻甲质地坚硬且对疼痛敏感，而息肉是可以活动的，对外来刺激或疼痛刺激不敏感。
- 面部疼痛很少由鼻窦疾病引起，因此，应考虑其他原因，如偏头痛、牙齿问题以及颞下颌关节综合征。
- 难治性慢性鼻窦炎需要进行免疫或其他相关缺陷的调查研究。
- CT 扫描在鼻窦疾病诊断中具有重要意义，而 X 光片和磁共振成像的作用有限。
- 治疗鼻窦炎对控制哮喘亦有益处。

推荐读物

Bousquet J, Khaltaev N, Cruz AA, et al: Allergic Rhinitis and Its Impact on Asthma (ARIA) 2008 update (in collaboration with the World Health Organization, GA(2)LEN and AllerGen), *Allergy* 63(Suppl 86):8–160, 2008.

Bousquet J, van Cauwenberge P, Aït Khaled N, et al: Pharmacologic and anti-IgE treatment of allergic rhinitis ARIA update (in collaboration with GA2LEN), *Allergy* 61:1086–1096, 2006.

Ragab S, Scadding GK, Lund VJ, Saleh H: Treatment of chronic rhinosinusitis and its effects on asthma, *Eur Respir J* 28:68–74, 2006.

Scadding GK, Durham SR, Mirakian R, et al: BSACI guidelines for the management of allergic and non-allergic rhinitis, *Clin Exp Allergy* 38:19–42, 2008.

Scadding GK, Durham SR, Mirakian R, et al: BSACI guidelines for the management of rhinosinusitis and nasal polyposis, *Clin Exp Allergy* 38:260–275, 2008.

Thomas M, Yawn BP, Price D, et al; European Position Paper on Rhinosinusitis and Nasal Polyps Group EPOS Primary Care Guidelines: European position paper on the primary care, diagnosis, and management of rhinosinusitis and nasal polyps 2007—a summary, *Prim Care Respir J* 17:79–89, 2008.

第七部分　气道疾病

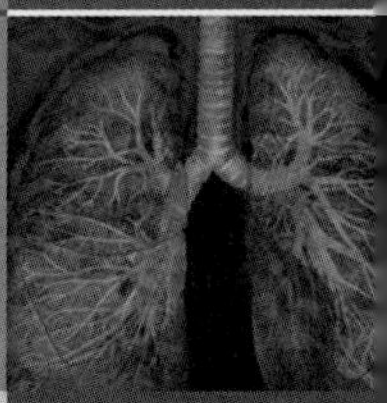

第 38 章　哮喘：流行病学、病理生理学与危险因素

Borja G. Cosio • Jaime Rodríguez Rosado • Federico Fiorentino Rossi　著
（何　旗　邱　晨　王跃春　译）

从古埃及时期起便有对哮喘的描述。19 世纪 70 年代在埃及发现的乔治・埃博斯莎草纸手稿中，以象形文字记载了多达 700 多个治疗该疾病的处方，治疗方法之一便是加热块状草药并吸入从中发散出来的烟雾。哮喘（asthma）一词来源于希腊语 aazein，意为“喘息或张口呼吸”。自 20 世纪 30 年代到 20 世纪 50 年代的一段时期内，哮喘被认为是一种心身疾病。20 世纪 60 年代期间，炎症理论的出现驳斥了哮喘是心理源性疾病的理论，并证明了它是一种内科疾病。尽管如此，心理状态（例如焦虑和抑郁）与难治性哮喘之间的联系自那时起就开始被承认。

目前，哮喘被定义为一种慢性炎症过程，其特征是由于遗传因素与环境因素发生相互作用，各种外界刺激继发的气道高反应所导致的可逆的和可变的气流阻塞。全球哮喘防治协议（Global Initiative for Asthma，GINA）给出了哮喘的如下可操作的描述：

> ……多种细胞及细胞组分参与的慢性气道炎症性疾病。这种慢性炎症与气道高反应性相关，引起反复发作的喘息、气急、胸闷和咳嗽，常在夜间或清晨发生。发作往往与肺内广泛但易变的气流阻塞相关，通常可自行缓解或经治疗后缓解。

如今很多研究都致力于阐明哮喘的潜在病因，这些病因目前仍然未知。有证据表明遗传因素、环境因素以及生活方式共同作用构成了哮喘发作的危险因素。哮喘不分年龄和性别，从幼儿园和小学的儿童到工作及退休的成年人均可发生。该疾病目前无法治愈，因此在社区层面有效运用预防策略，用以预防疾病发作和控制未来哮喘症状的恶化。虽然如此，由于各种原因（例如获取信息的渠道有限、个人信仰、宗教活动和移民群体中的种族特点），这些方法中仍有部分无法覆盖到社区的全部人群。此外，临床实践指南及其发布是急性哮喘诊断、治疗和控制的基础。

流行病学

据世界卫生组织（WHO）估计，世界范围内有约 3 亿人患有哮喘，哮喘发病率极高，且对患者日常活动及生活质量造成影响。在 2009 年这一年内，中低收入国家约有 250 000 人死于该疾病。不仅如此，哮喘也是全球儿童最常见的慢性呼吸道疾病，且患病率仍在不断增加。据疾病控制预防中心（CDC）估计，自 2001 年以来，美国的哮喘病人数量显著升高，上升约 12.3%。与 2000 年初的 20 300 000 人相比，2009 年的统计数据显示大约有 24 600 000 人患有哮喘。患病人数上升导致的结果是医疗保健费用支出达 560 亿美元以及劳动力丧失。然而，患病率增高的原因尚无明确解释，尤其是在当前禁烟法令的实施导致总体吸烟人数及二手烟暴露减少的情况下更是如此。美国以外的地区也有同样的情况。Anderson 和他的同事对从常规统计和人口调查获得的数据进行 meta 分析，他们总结得出，1955—2004 年英国的哮喘患病率增加。

尽管有关哮喘的研究为数众多，但为何有人发病，有人不发病，以及相较其他人群而言，哮喘为何在有些人群中更早成为公共健康问题，这些原因都尚未完全明确。哮喘流行病学的主要焦点问题是试图统一世界不同地区为数众多的流行病学调查所得出的大量结论，以制订一种合适的可操作的定义。为了获得实用且明确的哮喘定义以用于大规模的流行病学问卷调查研究，这种需要导致对作为研究结果一部分的哮喘症状和患者高度主观的表达的关注。在问卷调查中，哮喘的存在通常基于对相关问题的回答来确定，包括是否在过去几周或几个月中出现喘息症状、“持续喘息”以及医生诊断过的哮喘。此方法显示出较好的短期可重复性，但可能缺乏特异性，尤其对于儿童来说可能会被误诊为哮喘，其原因是其他病因例如病毒感染等也可能会引起喘息。提及对症状的关注，最常出现的临床表现可以是气促、喘息、胸闷和咳嗽症状其中的一种，症状尤其容易于夜间发生，可以同时存在无症状期。由于不同人对呼吸困难的感觉具有与生俱来的非特异性和差异性，因此可能会延误关键性的患者教育和哮喘药物治疗的实施。由于每个患者的临床症状各不相同，因而可能出现需要紧急就医的急性哮喘加重患者在最初时未被识别，因此导致延迟获得所需治疗，导致出现不良预后。

报道的哮喘患病率变化很大。尽管在流行病学数据上难以达成统一，但一些研究已经证实了世界范围内哮喘患病率的增加，所受影响的人口至少达7% ～ 10%。确定哮喘患病率的方法是将大多数流行病学研究中使用非标准化方法（问卷调查对定义认同）所获取的数据资料共同纳入并由此确定患病率，这是发表在当代文献中的全球患病率有显著差异的原因。这项特殊的发现在哮喘地理分布方面没有意义，因发病率在许多农村地区仍保持较低，与所报道的西方人群数据相悖。工业化文明所造成的污染是易感气道的无声杀手，使得患有某些呼吸道疾病的人发生哮喘。一种“卫生学假说”被提出用于解释增高的儿童哮喘发病率，这可能反映了儿童在生命早期与微生物接触的减少。

在2006—2008年疾控中心发布的发病与病死率报道中，哮喘在美国人中的患病率估计为7.8%（表38-1）。当前，哮喘在混血人口（14.8%），波多黎各西班牙裔（14.2%）和非西班牙裔黑人（9.5%）中的患病率较非西班牙裔白种人（7.8%）高，儿童的哮喘患病率（9.3%）同样也高于成人（7.3%），女性（8.6%）比男性（6.9%）高，贫困者（11.2%）比接近贫困者（8.4%）或非贫困者（7.0%）高。

鉴于全球范围内哮喘患病率的报道存在差异，多个研究对美国和英国这两个种族多样性最丰富的国家在哮喘治疗中所受影响进行了调查。墨西哥西班牙裔的移民种群比美国出生的西班牙裔的哮喘患病率更低。不仅如此，同族群在英国出生的人与移民后定居外地的人相比，后者较少因哮喘症状而就诊。尽管如此，西化并不能解释这种差异，这种不均衡性可能仍然由基因差异、环境危险因素以及社会活动所导致。

欧洲共同体呼吸健康调查（ECRHS）的一个主要目标即评估哮喘患病率变化、哮喘样症状、变应性致敏以及支气管高反应性，它主要在西欧以及许多其他国家进行。欧洲患病率最高的国家是英国（15.2%），最低的是格鲁吉亚（0.28%）。另一个重要的正在进行中的多中心研究——国际儿童哮喘和过敏症研究（the International Study of Asthma and Allergies in Children，ISAAC）将目标定位于明确儿童哮喘患病率。一项针对加拿大2 ～ 7周岁儿童的对比观察显示：其总体患病率为9.8%，而其中男孩的患病率比女孩高4.6%。GINA在全球哮喘负担报道中采纳了这两项极具价值的研究结果，并预计到2025年，全世界范围内将有4亿人被诊断为哮喘。同样，上升的患病率与鼻炎、湿疹以及其他的变应性疾病发病率的增高是直接相关的。

哮喘相关的病死率在全球范围内估计为年死亡数250 000人。统计数据显示不同国家之间差别明显，且病死率与患病率不平行。在某些缺乏基本药物使用的国家，病死率似乎更高。据WHO表示，很多哮喘相关的死亡是可以避免的，其应归咎于低于最适用量的长期药物治疗以及在最终致命性发作期间获取治疗的延迟。世界上许多地区的哮喘患者无法获得基本的药物治疗和健康保健，病死率最高的往往是那些无法获取控制药物的国家。近年来，得益于哮喘管理的完善，一些国家的病死率已经有所下降。有大量的证据支持病死率总体趋势是下降的，其中一个例子是澳大利亚医学会所记录的病死率，其从1989年到2006年下降了大约70%。年龄大于65岁以及社会经济地位较低的人因哮喘死亡的风险更大，主要原因是冬季继发于呼吸道感染。总体而言，哮喘相关的病死率在澳大利亚仍属少见，2006年为402人，占总死亡人数的0.3%。（澳大利亚哮喘监测中心：*Asthma in Australia 2008*，AIHW Asthma Series no. 3，Cat. no. ACM 14，Canberra，Australian Institute of Health and Welfare，2008）（图38-1）。

值得强调的是，许多继发于哮喘的死亡是可预防的，且由这种疾病所造成的高经济花费是可以被缩减的。上升的患病率和病死率造成了庞大的健康保健资源的消耗，给医疗保健服务带来了额外的经

表 38–1　不同性别、种族 / 民族和经济状况——贫困程度下的儿童与成人当前的哮喘患病率 *

特征	患病率（%）†		
	儿童	成人	合计
种族 / 民族			
白种人，非西班牙裔	8.2（7.6 ~ 8.9）	7.7（7.3 ~ 8.0）	7.8（7.5 ~ 8.1）
黑种人，非西班牙裔	14.6（13.4 ~ 15.9）	7.8（7.2 ~ 8.4）	9.5（9.0 ~ 10.1）
多民族	13.6（11.1 ~ 16.6）	15.1（12.7 ~ 18.0）	14.8（12.7 ~ 17.0）
西班牙裔，波多黎各族裔	18.4（14.9 ~ 22.5）	12.8（10.9 ~ 14.9）	14.2（12.5 ~ 16.2）
性别			
男性	10.7（10.1 ~ 11.4）	5.5（5.2 ~ 5.9）	6.9（6.6 ~ 7.2）
白种人，非西班牙裔	9.5（8.6 ~ 10.5）	5.9（5.5 ~ 6.4）	6.8（6.4 ~ 7.3）
黑种人，非西班牙裔	16.5（14.9 ~ 18.2）	5.7（4.9 ~ 6.6）	8.5（7.7 ~ 9.3）
多民族	14.6（10.9 ~ 19.5）	11.2（8.0 ~ 15.3）	12.1（9.4 ~ 15.3）
西班牙裔，波多黎各族裔	23.6（18.0 ~ 30.2）	7.0（4.8 ~ 10.1）	11.3（9.0 ~ 14.0）
女性	7.8（7.2 ~ 8.4）	8.9（8.6 ~ 9.3）	8.6（8.3 ~ 9.0）
白种人，非西班牙裔	6.9（6.1 ~ 7.8）	9.3（8.8 ~ 9.8）	8.7（8.3 ~ 9.1）
黑种人，非西班牙裔	12.7（11.0 ~ 14.5）	9.5（8.7 ~ 10.3）	10.3（9.5 ~ 11.1）
多民族	12.6（9.2 ~ 16.9）	19.1（15.4 ~ 23.4）	17.4（14.5 ~ 20.8）
西班牙裔，波多黎各族裔	13.0（9.7 ~ 17.3）	18.2（15.5 ~ 21.2）	16.9（14.6 ~ 19.4）
经济状况			
贫困	11.7（10.6 ~ 12.9）	11.0（10.2 ~ 11.9）	11.2（10.5 ~ 12.0）
白种人，非西班牙裔	10.1（8.1 ~ 12.5）	13.3（11.9 ~ 14.7）	12.5（11.3 ~ 13.8）
Black，non-Hispanic	15.8（13.7 ~ 18.3）	10.9（9.6 ~ 12.4）	12.2（11.0 ~ 13.4）
多民族	21.1（15.4 ~ 28.2）	20.2（14.3 ~ 27.8）	20.5（15.6 ~ 26.4）
西班牙裔，波多黎各族裔	23.3（16.8 ~ 31.4）	22.1（17.6 ~ 27.4）	22.4（18.7 ~ 26.7）
接近贫困	9.9（8.8 ~ 11.0）	7.9（7.2 ~ 8.5）	8.4（7.8 ~ 8.9）
白种人，非西班牙裔	9.5（7.8 ~ 11.5）	9.1（8.2 ~ 10.0）	9.2（8.4 ~ 10.0）
黑种人，非西班牙裔	14.3（12.1 ~ 16.9）	8.1（6.8 ~ 9.6）	9.7（8.5 ~ 11.0）
多民族	16.1（10.5 ~ 24.0）	12.8（8.3 ~ 19.0）	13.6（9.7 ~ 18.8）
西班牙裔，波多黎各族裔	17.9（12.0 ~ 26.0）	13.9（9.4 ~ 20.1）	14.9（11.1 ~ 19.8）
非贫困	8.2（7.7 ~ 8.8）	6.6（6.3 ~ 6.9）	7.0（6.7 ~ 7.3）
白种人，非西班牙裔	7.6（7.0 ~ 8.3）	6.8（6.4 ~ 7.2）	7.0（6.7 ~ 7.4）
黑种人，非西班牙裔	13.6（11.8 ~ 15.7）	6.5（5.8 ~ 7.4）	8.4（7.6 ~ 9.2）
多民族	9.2（6.4 ~ 13.2）	14.9（11.5 ~ 19.1）	13.4（10.8 ~ 16.6）
西班牙裔，波多黎各族裔	14.0（10.0 ~ 19.3）	9.1（6.8 ~ 12.2）	10.4（8.3 ~ 13.0）
合计	9.3（8.9 ~ 9.7）	7.3（7.0 ~ 7.5）	7.8（7.6 ~ 8.0）

* 美国国家健康面谈调查，2006—2008 年

† 95% 可信区间

来自 Moorman JE，Zahran H，Truman BI，Molla MT；Centers for Disease Control and Prevention（CDC）：Current asthma prevalence—United States，2006-2008，MMWR Surveill Summ 60（suppl）：84-86，2011.

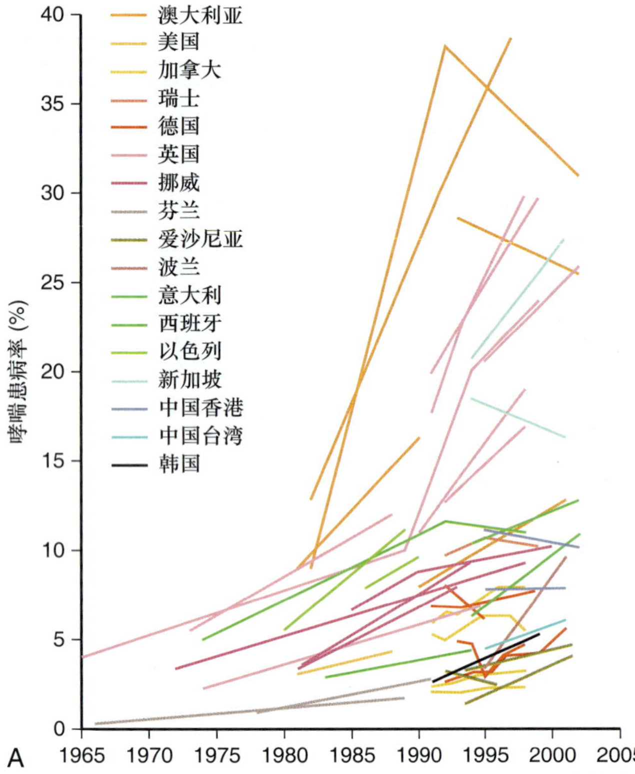

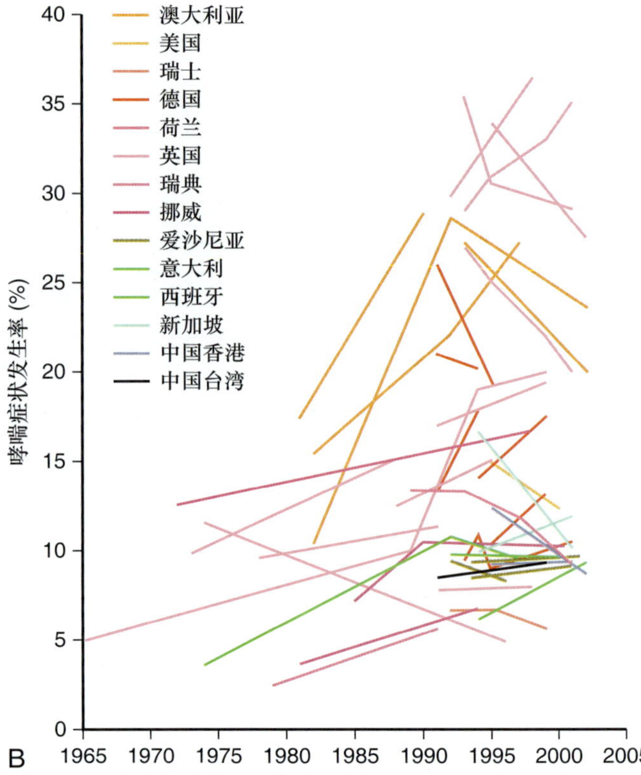

图 38-1 儿童和青年人中可诊断的哮喘（图 **A**）和哮喘样症状（图 **B**）的患病率的变化。（来自 Eder W, Ege MJ, von Mutius E: The asthma epidemic，N Engl J Med 355：2226-2235，2006.）

济负担。

发病机制

哮喘是一种气道炎症性疾病，由多种介质以及炎症细胞参与其中。此种类型的炎症与气道高反应及喘息、气急、胸闷、咳嗽等典型的哮喘症状密切相关。

针对环境过敏原产生特异性免疫球蛋白 E（IgE）抗体的遗传易感性即遗传性过敏症，是已知最强的哮喘患病的危险因素。气道平滑肌的内源性异常连同对损伤和炎症的应答所致的气道重塑加重了气道炎症所产生的临床表现（图 38-2）。

哮喘的气道炎症

尽管临床表现具有高度异质性，哮喘气道内炎症的表现却是一致的。哮喘的气道炎症持续存在而哮喘症状是间断发作的，即便如此，在哮喘严重程度同炎症的强度之间并未发现存在关联。炎症影响所有的气道，包括于大多数患者中受累的上呼吸道及鼻道，然而其病理生理学影响在中等大小的支气管中最为显著。本质上，无论是过敏性、非过敏性或阿司匹林诱导产生的，以及在任意年龄的患者中，气道感染的形式在各种临床类型的哮喘中似乎都是相同的。

炎症细胞

研究应用支气管肺泡灌洗及支气管活检，显示了多种细胞及介质参与炎症，其中 IgE 和巨噬细胞参与了急性期应答；嗜酸性粒细胞和嗜酸性粒细胞颗粒蛋白参与晚期应答；T 细胞，尤其是 Th2 细胞，通过产生细胞因子包括 IL-4、IL-5、IL-9 和 IL-13 等精密调节以上反应。间质和上皮细胞同样也参与炎症反应，这些细胞对 Th2 细胞分泌的细胞因子产生应答，生成趋化因子，启动和延续组织的炎症反应。因此，变应性哮喘（可能还有其他类型的哮喘）的发病构成被认为是① Th2 细胞在识别抗原以及启动和延续炎症中发挥核心作用；②嗜酸性粒细胞是重要的促炎症反应和促上皮损伤细胞；③各种细胞，包括肥大细胞、上皮细胞、嗜碱性粒细胞、成纤维细胞、平滑肌细胞和巨噬细胞，通过分泌细胞因子产生组织炎症或影响 Th2 淋巴细胞或嗜酸性粒细胞的功能。

哮喘的“炎症学说”内含了这样的观点：炎症对于解释哮喘复杂的特征既是必要的也充分的。虽然炎症毫无疑问是哮喘发生的基石，但如今已明确哮喘反应的发生要更加复杂。同时，病理学研究也

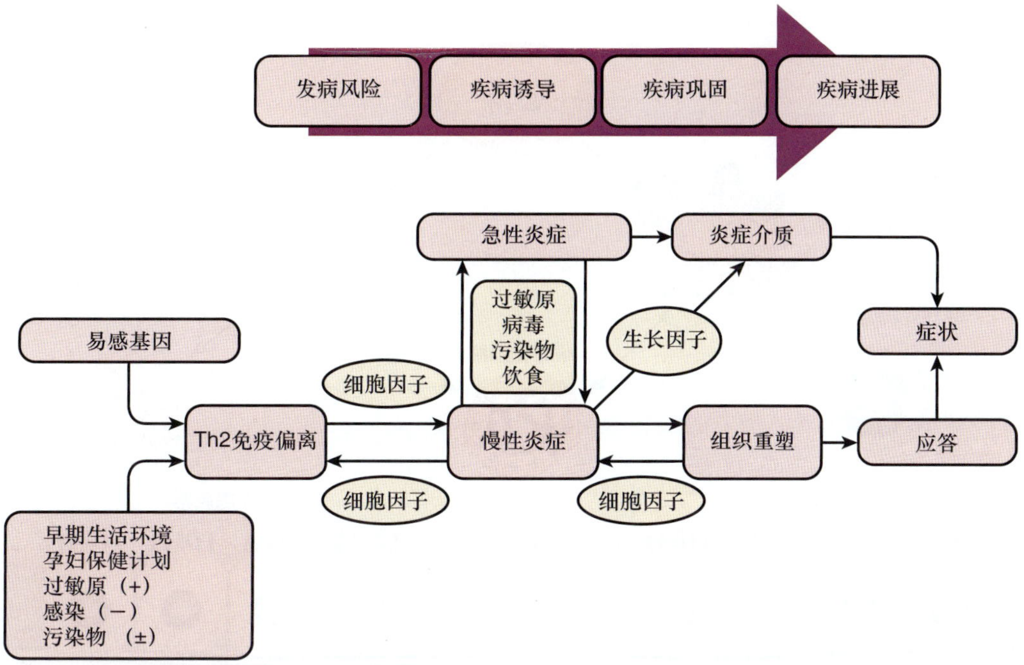

图 38-2　哮喘自然史。（来自 Szefler SJ：The natural history of asthma and early intervention，J Allergy Clin Immunol 109：S550，2002. Adapted from Holgate ST：The cellular and mediator basis of asthma in relation to natural history，Lancet 350［Suppl 2］：5-9，1997.）

已明确哮喘患者气道存在结构性改变。数学建模研究提供的证据表明这些改变加剧了哮喘的症状和生理失调。因此，现已认为哮喘气道特征性的慢性炎症导致了重塑反应，由这种反应诱导发生的结构改变在疾病表现形式的产生上起到重要作用。这种概念上的发展预示着，若在损伤、创伤愈合以及传统的炎症界面和气道生理相关范例的背景下对哮喘进行研究，对其发病机制的认识将会进一步深化。这也意味着从这个崭新的角度开展的研究将会识别出治疗导向的新靶点，并将阐明在临床实践中遇到的患者表现出个体差异性的生物学基础。

炎症介质

目前已被发现的与哮喘相关的介导复杂气道炎症反应的介质有 100 多种。趋化因子主要在气道上皮细胞表达，它在吸引炎症细胞进入气道内起重要作用。嗜酸性粒细胞趋化因子对嗜酸性粒细胞有相对选择性，而巨噬细胞源性细胞因子（MDCs）可吸引 Th2 细胞。

诸如 IL-1β 和 TNF-α 的细胞因子可放大炎症反应，而粒细胞-巨噬细胞集落刺激因子（GM-CSF）可延长嗜酸性粒细胞在气道的生存时间，二者精密调节哮喘的炎症反应并决定其严重程度。Th2 细胞源性细胞因子包括 IL-5 是嗜酸性粒细胞分化和生存所必需的；IL-4 对 Th2 细胞的分化十分重要，IL-13 为生成 Ig-E 所必需。

半胱氨酸白三烯作为促炎症反应介质，是强力的支气管收缩药，主要由肥大细胞和嗜酸性粒细胞分泌。其阻滞作用可改善肺功能和哮喘症状。

前列腺素 PGD_2 是一种主要由肥大细胞分泌的支气管收缩药，与气道内 Th2 细胞的募集有关。

组胺由肥大细胞分泌，可收缩支气管并参与炎症反应。

一氧化氮（NO）与哮喘的嗜酸性粒细胞炎症相关。它主要由气道上皮细胞内的诱生型一氧化碳合成酶（inducible nitric oxide synthase，iNOS）催化生成。呼出气一氧化氮浓度越来越多地被用于在符合临床病史的情况下诊断哮喘和哮喘治疗效果监测。

病理生理学

气道狭窄是导致哮喘症状和生理性变化的最终共同通路。如下文所讨论，几个因素可促发哮喘患者的气道狭窄（图 38-3）。

支气管收缩　支气管收缩是气道平滑肌的异常收缩，推测是由于气道肌细胞的固有异常引起。神经系统功能障碍伴随胆碱能和 / 或速激肽过量也视为重要的致病过程。给予 β- 激动剂后自主神经功能障碍减轻，但在给予 α- 激动剂后可加重。

气道水肿　气道水肿缘于对炎症介质应答过程中毛细血管渗出的增加。在急性加重期，该病理机制可能尤为重要。

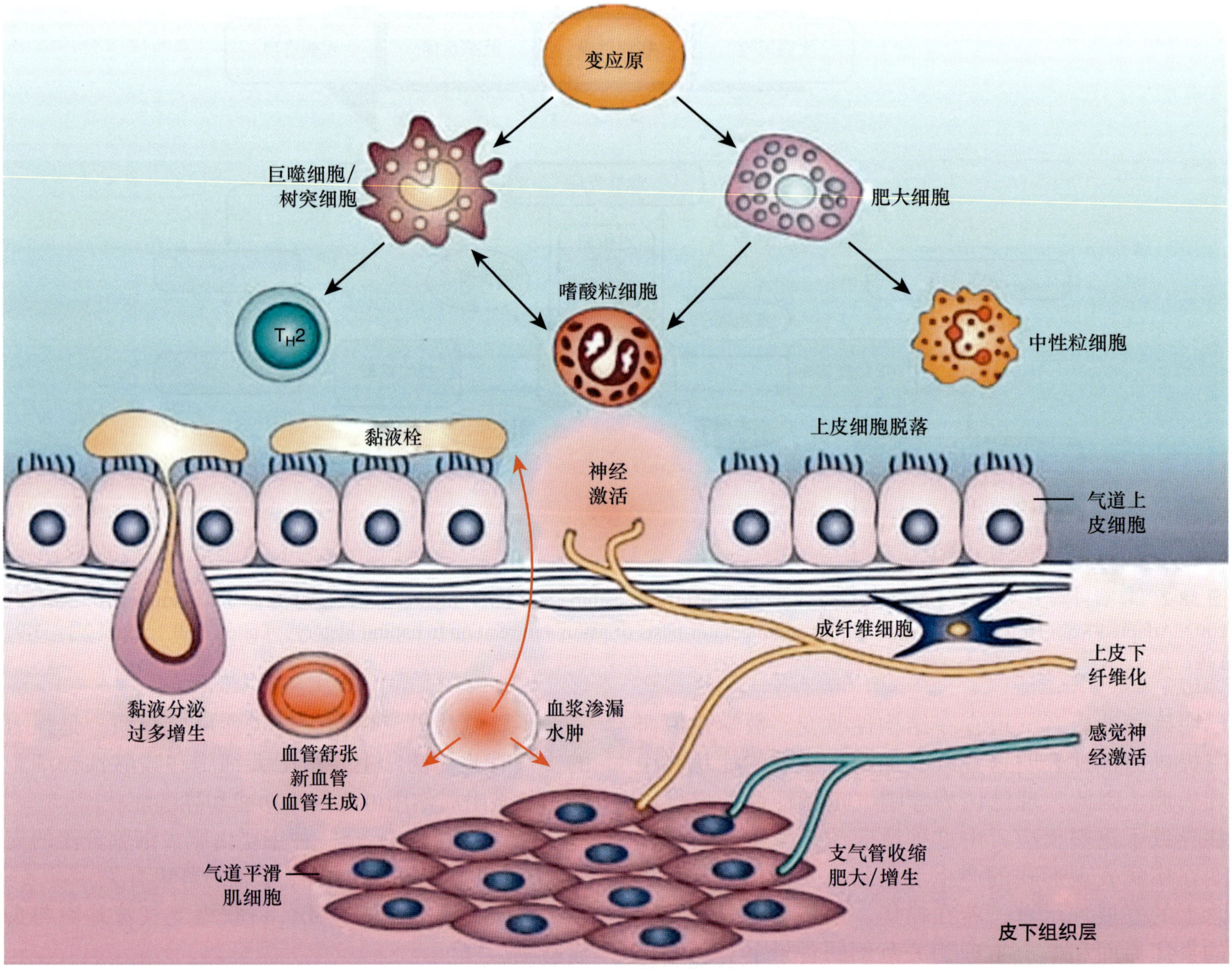

图 38-3 哮喘的病理学。(来自 Barnes PJ：New drugs for asthma，Nat Rev Drug Discov 3：831-844，2004.)

气道重塑 除了气道炎症以外，在哮喘患者的气道中亦发现存在特征性的结构改变，通常被称为气道重塑。其中一些改变与疾病的严重程度相关，并可能引起气道相对不可逆性狭窄。上述改变可能代表了对慢性炎症应答的修复作用。

气道重塑 可以被定义为：在积极的抗炎治疗（包括规律吸入皮质类固醇和全身应用皮质类固醇）下）所产生的气流阻塞。它最早出现在 75 年前 Huber 和 Koessler 对致死性哮喘的经典描述中。目前对气道重塑的自然史知之甚少，并且它似乎并非普遍发现或进行早期治疗可以逆转的因素。

支气管收缩对气道重塑的影响可通过使受试者暴露于尘螨过敏原或反复吸入乙酰甲胆碱进行激发这两种方法进行研究。上述两种物质都能引起支气管收缩，但尘螨过敏原还能导致嗜酸性粒细胞性炎症。由支气管活检所得标本发现，重复暴露可引起长达 4 d 的气道收缩，证实了过敏原和乙酰甲胆碱组都会导致气道重塑，并且由第二组结果可知气道重塑与炎症是不相关的。

组织病理学检查发现气道重塑包含了一系列特征，包括气管壁增厚、黏液腺增生、持续的炎症细胞浸润、纤维化生长因子的释放伴随胶原沉着和弹性组织离解。气道壁血管数量和直径的增加是轻度、中度及重度哮喘患者肺内重塑改变最一致的特点。气道壁增厚是网状层发生致密纤维化反应的结果。上皮下纤维化的病理学意义尚未清楚，但是该过程与疾病严重性有关，并且与 1 秒用力呼气容积（FEV_1）的下降有相关性。

哮喘中气道壁的所有组分都被报道有增厚（图 38-4），其中涉及部分气道平滑肌的增多、增加的肌细胞质量、水肿、炎性细胞浸润、腺体肥大和增生以及结缔组织沉积。最近所流行的“扰动平衡假说”也认为气道增厚可以使得控制气道口径的动力学因素变得不稳定，从而引起气道塌陷。

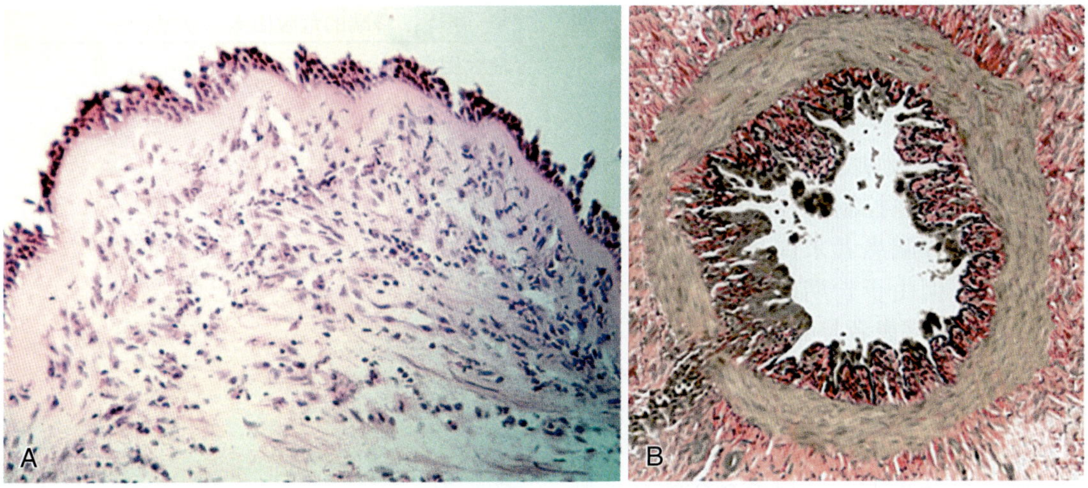

图 38-4　光镜下的气道黏膜，取自支气管活检标本。**A**，来源于变应性哮喘患者的标本，显示了气道表面上皮细胞的丢失以及网状基底膜（RBM）的早期增厚和透明样外观；**B**，取材自慢性阻塞性肺疾病患者的标本，显示了 RBM 和肌肉层增厚下的气道重塑。（A 来自 Jeffery PK：Remodeling in asthma and chronic obstructive lung disease，Am J Respir Crit Care Med 164：S28-S38，2001.）

黏液腺化生　黏液腺分泌旺盛、上皮细胞增生肥大、黏液腺化生以及黏液栓堵塞引起的气道阻塞是慢性哮喘和哮喘持续状态有充分证据的特征。上皮细胞增生和气道黏液增加也对哮喘中可见的气道阻塞起促进作用。

气道高反应性　气道高反应性是哮喘特征性的功能异常，能引起气道对已知或未知的刺激物产生应答而发生狭窄。气道狭窄转而又可以引起可变的气流受限和间歇性症状。气道高反应性与炎症和气道修复都有关联，经治疗后部分可逆。尽管其发生机制尚未完全明确，但是它已经被认为与气道平滑肌细胞增多和收缩增强、炎症引起气道的过度痉挛以及由对过度炎症刺激致敏的感觉神经做出反应时所发生的支气管过度收缩有关。

特殊情况

急性加重

短暂的哮喘症状和基础炎症的加重可能是由于暴露于哮喘的危险因素，例如运动、情绪应激、空气污染物或职业性暴露等。较长时间的哮喘加重通常是由于上气道病毒感染［尤其是鼻病毒和呼吸道合胞病毒（RSV）］或过敏性暴露导致下气道炎症（急性或慢性炎症）加重，时间可持续数天或数周。

在世界范围内，哮喘急性发作是急诊求医的主要原因之一。哮喘急性发作会导致被归类为中重度患者的健康相关生活质量的显著下降。对加拿大一项含纳了 695 名急诊就诊患者的前瞻性和多中心研究的数据进行多变量分析，结果显示既往 2 年内有过住院病史的年龄较大哮喘患者以及使用口服或吸入皮质类固醇并对 β_2 受体激动药需求增加的患者，更有可能需要住院治疗。

夜发性哮喘

哮喘常常在夜间发作恶化，造成这种情况的机制尚未完全明确，但可能通过循环激素如肾上腺素、皮质类固醇激素和褪黑素的昼夜节律变化以及神经机制例如胆碱能节律而起作用。曾有报道称夜间气道内炎症有所加重，这一发现可能反映了内源性抗炎物质减少。

难治性哮喘

在少部分患者中，哮喘可能难以控制，且患者对皮质类固醇的作用相对不敏感，其原因尚不明确。常见的相关因素包括较差的治疗依从性及心理和精神疾病。然而，遗传因素可能在一些实例中起作用。许多难治性哮喘患者自起病以来即为难治性哮喘，而不是从轻度哮喘逐步进展而成。在此类患者当中，气道闭塞导致气体陷闭和过度充气。尽管难治性哮喘组织病理学表现与其他类型的哮喘大体相似，但该病其他特点还包括中性粒细胞增多、更多的小气道受累以及更广泛的结构改变。过去 20 年的研究认为过敏性途径是哮喘发病机制的基础，其中 T 细胞亚群（称为 Th2 样细胞）起到重要作用，它通过产生细胞因子和趋化因子调控 IgE 的分泌以及肥大细胞、嗜酸性粒细胞和嗜碱性粒细胞的成熟、募集、致敏和活化。引起轻-中度哮喘气道功能失调的过敏性途径在很大程度上对皮质类固醇是敏感的。然而在更为严重的哮喘中，炎症的形式通常会发生改变，有更多的中性粒细胞浸润以及组织破坏和气道重塑的证据。

吸烟与哮喘

哮喘患者的吸烟率反映了普通人群的吸烟率；因此，吸烟的哮喘患者在控制欠佳的哮喘中占了相当一部分。对吸烟的哮喘患者来说，戒烟是一种有效的治疗干预手段，但由于长期戒烟率较低，额外或替代治疗对吸烟的哮喘患者是必要的。

类似在慢性阻塞性肺疾病（COPD）患者中所见，吸烟的哮喘患者也可能存在气道内中性粒细胞为主的炎症并表现出对皮质类固醇反应差。吸烟使哮喘更难以控制，导致患者急性加重和住院的次数增加，并加速其肺功能恶化及死亡风险。

皮质类固醇的抗炎作用部分是由组蛋白去乙酰化酶（HDAC）介导的，这是一种可以阻遏炎症活化基因的核酶。吸烟可引起 HDAC 体外活性下降，这可能解释了为何吸烟哮喘患者对皮质醇激素不敏感，在 COPD 患者中也有类似情况。

危险因素

哮喘的特征是肺气道炎症，其由异常的免疫应答、气道反应性增加以及可逆的气流受限产生，并持续发展。这些结果源于多种基因和环境影响之间复杂的相互作用。尽管不能总是得出明确的因果关系，但目前有大量的危险因素已被认知（框 38-1）。

框 38-1 哮喘的危险因素和诱发因素

危险因素
遗传学
过敏体质
气道高反应性
肥胖
性别
环境因素
过敏原
饮食
围产期因素
烟草烟雾
感染
职业接触

诱发因素
直接
呼吸道感染
非特异性刺激物
天气变化
间接
锻炼
极端情绪
食物过敏原
药物
胃食管反流病
经期
怀孕

哮喘的危险因素可以分为遗传因素和环境因素，包括下述过敏、营养因素、围产期因素以及烟草吸食（包括主动吸烟和二手烟吸入）。除此之外，一系列直接或间接的触发因素同样也可以加重哮喘症状。直接因素包括感染，非特异性刺激物如吸烟、室外空气污染、工业泄漏、篝火烟雾以及天气变化（低温、高湿度）。间接因素包括运动、极端情绪、食物变应原、药物治疗、月经、胃食管反流病（GERD）和妊娠。

遗传学

哮喘表型的某些构成似乎具有强烈的遗传性，如遗传性过敏症、气道高反应性、肥胖以及性别。事实上，家族史已经明确被认为是哮喘发病的危险因素之一。目前的数据已表明有多种基因与哮喘的发病机制有关联，但是决定这些遗传构成的基因暂时未被发现。

哮喘患者的一级亲属发病的相对危险度在 2.5% ～ 6%；在同卵双生的双胞胎中危险度为 60% 而在异卵双生双胞胎中为 25%。哮喘与其他单个基因异常（如囊性纤维化）所致疾病的病理状况不同，单个基因异常的一种遗传表现可以用单纯的孟德尔模式来解释，而哮喘是一种多种基因相互作用的异质性疾病。最终的表型取决于这些特定基因较小的相加作用，与环境因素联合并受其调控。

遗传性过敏症是被研究最多的遗传因素，它被定义为对特定过敏原产生 IgE 抗体的遗传易感性。遗传性过敏症被认为是造成哮喘患病的主要因素，其表现模式为特异性皮炎、过敏性鼻炎和哮喘。然而并非每一个的遗传性过敏症患者都会患所有上述三种疾病，一般人群中遗传性过敏症的发病率大约是 30%，与之相反，哮喘的发病率要低得多，这意味着并非所有的遗传性过敏症患者都发生哮喘，但几乎所有的哮喘患者都有遗传性过敏症。

对其他哮喘表型区域，已有集中针对其遗传因素的调查，这些表型区域包括气道高反应性、炎症应答以及 Th1-Th2 细胞免疫应答。在一些病例中，若干与哮喘易感性相关的染色体区域已被确定，如靠近 5 号染色体长臂的主要位点（5q），但是也存在不一致的结果。

肥胖是另一个与哮喘相关的因素。在肥胖人群中（身体质量指数大于 30）哮喘的患病更为常见且肥胖者的哮喘更难以控制。肥胖对呼吸力学的影响和产生的促炎状态，加上激素或神经源性作用，可能起一定的作用。肥胖者发生非过敏性哮喘的风险高于过敏性哮喘。

一个明确的遗传因素也已得以确认，即男性儿童哮喘的患病率是女性儿童的两倍。这种倾向在成年后发生逆转，女性的哮喘患病率高于男性，当关系到严重哮喘，则患病率差异可达到最大。

大约 20 个全基因组连锁筛选的研究报道了关于不同人群中与哮喘和遗传性过敏症，或与诸如 IgE 水平升高、喘息、支气管高反应性等有关表型特征相关联的染色体区域的研究。通过多次研究，已经反复确认有若干染色体区域包含了与哮喘及过敏性疾病具有生物相关性的基因，它们包括 5q 上的细胞因子基因簇（包含 IL-3、IL-5 和 GM-CSF）、11q 上的 *FCER1B*、12q 上的 *IFNG*（干扰素 γ）和 *STAT6* 以及 16p 上的 *IL4R*（IL-4R 的 α 链同样也是 IL-13 受体）。连锁研究及随后的定位克隆法发现了大量新的哮喘易感基因，包括 *CYFIP2*、*DPP10*、*HLAG*、*PHF11*、*GPRA* 和 *ADAM33*。*GPRA*（G 蛋白偶联受体）和 *ADAM33*（一种解聚素和金属蛋白酶结构域蛋白 33）已经引起了研究者的极大兴趣，因为它在支气管平滑肌细胞内的表达提示其在哮喘和肺部过敏性疾病的病理学改变中起作用。

环境因素

环境因素在哮喘的发病中起到了关键性的作用，它同患者的基因易感性相互作用，从而形成哮喘的表型。但是，环境因素常常同触发因素重叠，它能诱发哮喘症状，且其作用是可相加的。

儿童期的危险因素

哮喘的表型

尽管有 50% 的学龄前儿童出现喘息，但仅仅 10% ～ 15% 在其达到入学年龄后被诊断为“真性”哮喘。婴儿早期及儿童期通常被描述的表型有短暂性喘息、非特应性喘息、迟发性喘息以及持续性喘息。只有婴儿早期短暂性喘息的特点被完善归纳，其特点为出生时肺功能检查显示气流速率下降并在出生一年内出现喘息，但于儿童中期缓解，对肺功能无持久影响。其他的三种表现型基本上是根据队列研究中首次发病时的年龄进行描述，而其在幼儿早期的开端大多数是未知的。大多数有持续性喘息症状的儿童（随后被诊断为哮喘）在 3 岁之前首次出现该症状，3 岁后出现肺功能异常并持续到成年期，其青少年期后大多数出现遗传性过敏症。部分非特应性以及迟发性喘息的儿童症状可出现缓解，而另一部分症状持续并有遗传性过敏症表现。在儿童早期区分这些不同表型对于理解危险因素的作用及其在婴儿早期的作用时机是十分关键的。

哺乳

哺乳对于儿童期遗传性过敏症和哮喘风险的影响现仍存在争议。接下来介绍的是对迄今为止积累的观测资料的回顾：一些研究显示母乳喂养具有保护作用，与之相反，另一些研究则报道了母乳喂养的儿童过敏和哮喘的患病率更高。一项 meta 分析以及若干独立研究显示纯母乳喂养至少 3 个月的儿童在 2 ～ 5 岁时哮喘患病率较低，这种效果在父母有遗传性过敏症病史的案例中最为显著。对这些数据进行分析说明的困难之一在于难以区分儿童病毒感染相关性喘息和变应性哮喘所致喘息。在一项出生纵向队列研究中，母乳喂养与儿童晚期变应性哮喘较高的发病率相关，尤其以母方有遗传性过敏症的儿童受影响最大。母乳喂养期间避免营养性过敏原的收益同样存在争议。在某些研究中，从母亲的食谱内排除牛奶，鸡蛋和鱼可减少婴儿变应性皮炎的发生，但另一些研究则显示无此相关性。对从出生到 4 岁儿童的研究显示，母亲哺乳期间限制饮食对包括哮喘在内的变应性疾病的后续发展无任何影响。

营养因素

哮喘和遗传性过敏症在发达国家发病率的增高与营养习惯的改变（加工食品，低抗氧化剂的摄入量，高 n-6 多不饱和脂肪酸）有关。与完全牛乳或大豆蛋白喂养的婴儿相比，母乳喂养的婴儿在儿童早期患喘息性疾病的可能性低。

肺功能

婴儿气道口径的减小被报道是短暂性喘息的危险因素，这可能与产前及产后暴露于烟草烟雾有关。此外，口径的减小也与增加的支气管反应性以及增多的喘息症状相关。一些研究表明，出生数星期内肺功能的下降与其随后哮喘的患病具有一定关联。该危险因素的独立影响（除外伴发的过敏）的大小目前不甚清楚；可能是因为气道口径较小的人产生明显症状所需要的刺激（如气道炎症）更小。有喘息症状（被诊断为哮喘）并持续到成年期的儿童，最早在 7 ～ 9 岁时就会出现固定性的肺功能下降。最近对于学龄前儿童的研究记录到持续性喘息的患者最早在 3 岁即出现肺功能下降。然而，一些发生持续性喘息的婴儿在出生后短期内肺功能正常，这表明在发生持续性呼气流速异常之前，在生命最早几年内有一段暴露的关键时期。与此相反，那些表现出短暂性喘息的婴儿在出生不久后就表现出气流流速下降。母亲吸烟及宫内尼古丁暴露与此种类型的肺功能异常相关，此外，其他暴露因素的影响尚未被详尽研究。

家庭结构

家庭规模及兄弟姐妹的数量和顺序可能影响哮喘发病的风险。卫生假说假定，暴露于大量的感染和多种类型的细菌可刺激婴儿正在发育中的免疫系统，使其向非哮喘表型发展，这种假设可以通过现实世界中的大规模家族的情形来举例说明：大家族中后出生的小孩预计其患哮喘的危险度比先出生的小孩低，原因是后出生的小孩暴露于年长同胞的感染中。尽管此理论被某些过敏疾病发病率的研究所支持，但最近关于此论题的研究却部分驳斥了上述理论。研究表明，虽然大家族规模（多于 4 个小孩）与下降的哮喘危险度相关，却无关出生的先后顺序。此外，已有对该假说过简表述提出的质疑，因为感染本身不能解释一些流行病学现象（例如某些南美国家过敏和哮喘的患病率高，同时感染的暴露也高于其他哮喘患病率低的国家）。另外，不仅是过敏性疾病，自身免疫性疾病和其他慢性炎症性疾病发病也有增加，这种倾向单用卫生学假说是无法解释的，因为过敏性和自身免疫性疾病分别关联的是有竞争性的免疫表型。

社会经济地位

父母社会经济地位较低的儿童的哮喘发病率更高，但对于其哮喘患病率的调查结果尚不清楚。如此结论可能取决于经济社会地位的测量方式以及对结果的特定分析方式。一些研究报道了社会经济地位低下与高发的未诊断为哮喘的气道阻塞和气道症状有关。社会经济地位与过敏和哮喘的发病率有关，但与这些疾病的表现、严重程度及其管理是否相关暂未明确。父母的压力亦有可能同婴儿时期的喘息有相关性，而其家庭困境则与哮喘相联系。抚养者压力大的儿童以及有抚养困难家庭的小孩患哮喘的风险最高。

抗生素和感染

一些研究报道抗生素的使用与早年的喘息和哮喘有关系。研究之一认为导致这种联系的机制是通过肠道菌群变化从而产生免疫刺激，但其他研究则发现除了喘息以外，湿疹和遗传性过敏症的发生率并未随之增加，这项观察结果驳斥了上述机制。更多抗生素的使用也可能是一个代表了早年感染（可能是病毒）次数较多的替代指标。

下呼吸道病毒感染可造成儿童早期喘息。下气道感染能否提高对空气变应原的敏感性从而导致持续性哮喘尚有争议：儿童期病毒感染对部分人来说可能是致病性的，但对另一些儿童则是保护性的。母亲患有过敏或哮喘的婴儿在出生后第一年里存在相对持久的 Th1 细胞因子合成的成熟缺陷，这可能在持续性或严重病毒感染的发生中起到作用。遗传易感的婴儿本身对吸入性过敏原敏感，一些病毒引起的下呼吸道感染可能会导致他们免疫偏离向 Th2 应答促发的哮喘。尚不明确这些下呼吸道感染所产生的效应是否有病毒特异性（如 RSV、鼻病毒），或是否协同暴露于过敏原甚至可以诱发不具有遗传易感性的儿童（或成人）发生哮喘。基因与环境暴露（包括过敏原、空气污染、环境烟草烟雾以及饮食）的相互作用调节机体对感染的应答。儿童感染的发生时间对于哮喘、过敏性疾病及非过敏性喘息的发病及长期预后起致病性抑或保护性作用目前尚存争议。这种争议与小样本交叉分组分析、缺乏明确的病例界定以及不完整的微生物检测部分相关。幼年早期呼吸道感染与早年喘息是有关的，但是感染是否单独对持续性哮喘的发展起作用还不清楚。反复的下呼吸道感染对已经因为家族史或遗传性过敏症而存在哮喘风险的婴儿可能有一定的影响。某些病毒诸如 RSV 和鼻病毒可能在持续性哮喘中起作用，但是也有研究认为不起作用。托儿所照护被认为是病毒感染的途径，可增加早期喘息的发生率，降低持续性喘息的发生率。

过敏原

众所周知，过敏原能够触发哮喘症状，同时也被认为是其主要的环境风险因素。过敏原的接触可以是在户外（花粉、真菌、霉菌、酵母）或室内[屋尘螨、动物蛋白（尤其是猫狗的毛屑）、蟑螂和真菌]。与哮喘有关的大部分过敏原悬浮在空气当中，诱发气道高反应症状需要足够量的过敏原并且存在相当长的时间。一旦致敏，患者可对达到诱发显著疾病加重的最小量的抗原水平有急剧反应。

血清总 IgE 水平是过敏原敏感度的替代指标，与哮喘的发病率相关。出生时高水平的 IgE 与遗传性过敏症及空气过敏原敏感的高发生率皆有关系，而对于哮喘来说则是非必要因素。但对空气过敏原致敏（尤其是屋尘螨、猫和蟑螂变应原）与哮喘的联系是有据可查的。发育中的婴幼儿和年幼儿童的免疫反应也可能影响哮喘的发展。例如，在婴儿 3 个月大时，其 γ 干扰素产生受损与喘息发生的高风险相关。新生儿免疫应答不成熟可能会造成持续性 Th2 免疫表型以及遗传性过敏症的发生，但与持续性哮喘的关联尚未被证实。更近期的研究关注了先天免疫系统在处理和呈递抗原中的作用，并认为 Toll 样受体（TLRs）的多态性在产生与持续性哮喘有关的异常免疫应答方面可能起到比起以往认识到的更为重要的作用。

动物接触

尽管一些研究显示，若早年接触过农场动物，则遗传性过敏症和哮喘发病率较低，但上述的研究结果对接触家养猫狗造成的影响尚无一致结论。在一些研究中，接触猫类与更高的变应性致敏危险度相关，但是另一些则显示较低的危险度。接触狗类可能是保护性的，这种保护性不仅针对于狗类抗原特异性致敏作用，同样也针对其他致敏作用（如针对屋尘螨）和哮喘。另一些对于接触狗类的研究表明，防止喘息的保护作用可能是由高水平的内毒素所介导的。

围产期因素

不少产前和围产期因素被指出与哮喘的发病有关。产前期的危险因素是多因素的。婴儿或儿童期喘息症状的多变性使评估变得复杂化，仅一部分发展为典型的哮喘。暴露于母亲吸烟的环境中是首要的产前因素。孕期暴露于吸烟可提高哮喘患病的危险度，在幼儿 6 岁时提高 37%，6 岁之后提高 13%。此种暴露与胎儿生长迟缓并伴有与肺实质不相称的相对小口径气道明显相关，而这又与增加气道高反应性、低肺功能、哮喘以及增多的急性加重急诊治疗的次数相关。

经研究的围产期因素包括母亲年龄、孕期饮食、早熟、分娩方式以及宫内接触抗生素。儿童期喘息性疾病的发病率与母亲的年龄呈负相关关系。在一项研究中，以年轻母亲的年龄作为其子代患哮喘的危险因素来进行评价，年龄小于 20 岁的母亲所产的子代患哮喘的危险度最高。

饮食和营养　一些观察性研究调查了产前营养水平或饮食干预以及随后变应性疾病的发生，它们大多都集中在有抗炎特性的食物（如 ω-3 脂肪酸）以及诸如维生素 E 和锌之类的抗氧化物质。一些研究表明怀孕期间摄入较多量的鱼或鱼油，子代在 6 岁之前过敏性疾病（尤其是皮炎和变应性喘息）的发生率降低。同样，怀孕前期摄入较高水平的维生素 E 和锌，子代在 5 岁前喘息的发生率降低。但是，怀孕期间在母亲饮食中剔除某些食物（如牛奶、鸡蛋）没有显示出对婴儿发生变应性疾病具有保护作用。最近两项研究报道了母亲维生素 D 水平与子代早年喘息的发作成反比关系，但与其以后生活中发生遗传性过敏症及症状发作无关联。怀孕过程中地中海型饮食可减少遗传性过敏症和哮喘的发生率。

早熟和分娩方式也被指出与哮喘的发病相关。剖宫产相比阴道产增加了子代哮喘的发病率。可能的解释（即卫生学假说的延伸）是接触微生物及感染保护幼儿免于过敏性疾病；然而用于支撑这项外延假说的数据却是相互矛盾的。在急诊剖宫产的婴儿中遗传性过敏症发生率为 2 ～ 3 倍，择期剖宫产则无类似关联。上述发现可能的原因包括母亲压力以及与特定分娩方式相关的婴儿肠道菌群存在差异。

产前应激　一些动物模型表明，产妇产前应激可通过调节后代的下丘脑–垂体–肾上腺轴，从而降低皮质醇水平，这可能会影响过敏性表型的发展。尽管已发现婴儿早年看护人压力及婴儿高 IgE 水平同早期喘息具有相关性，但迄今为止尚无研究显示其与哮喘有关联。

抗生素使用　产前抗生素治疗的应用与之后过敏性疾病发生之间的关系现已可以通过两种方式进行检测：①将是否进行过治疗作为两分的预测因子（如使用任何抗生素）；②怀孕期间抗生素的使用剂量。调查抗生素使用的纵向队列研究显示：产妇产前抗生素治疗后其子代幼儿期持续性喘息和哮喘的发病率增高，且抗生素使用同喘息或哮喘发病率之间存在剂量–反应关系。

成人首发哮喘

成人哮喘可由儿童期迁延而来，也可为幼年期哮喘再发（无论该患者是否记得），抑或确为成人首发哮喘而早年无哮喘症状。新发的成人哮喘可能有环境诱因（尤其是职业性因素），伴或不伴变应原致敏。虽然成年人哮喘的发生可能与使用特定药物（如 β 受体阻滞药和非甾体抗炎药）的治疗或女性使用激素替代治疗相关，但职业暴露导致对化学剂或刺激物致敏更为常见。

烟草烟雾和环境烟草

烟雾接触

主动吸烟以及环境烟草暴露与支气管反应性升高、频繁的支气管黏膜刺激症状、职业性因子敏感性增加、肺功能极度下降、急性症状加重及对药物治疗反应下降相关联。

二手烟指的是香烟、烟斗、雪茄剩余部分燃烧后以及吸烟者呼出气所释放的烟雾。母亲吸烟是最重要的二手烟暴露原因，它与早年哮喘的发生有关。在成年人中，二手烟暴露会增加哮喘、喘息、支气管炎和呼吸困难的风险；若每日暴露时间超过 8 h 则这种风险显著增高。

职业暴露

职业性哮喘主要存在于成人中，工作年龄的成年人中每 10 例哮喘患者中有 1 例于工作场所致敏（第 40 章）。哮喘发病的高危职业包括务农和农业工作、绘画、塑料制造和清洁工。IgE 和细胞介导的过敏反应参与其发病。

感染

RSV 或副流感病毒早期感染具有与哮喘症状相类似的临床特征。前瞻性研究显示，生命早期感染 RSV 的婴儿中，约有 40% 在其后的儿童期出现持续性喘息或发生哮喘。

卫生假说

Strachan 于 1989 年提出的卫生假说，认为感染及与年长同胞间不健康的接触抑或其他的暴露因素为防止过敏症的发生提供了保护作用。由于生活水平提高使得家庭中最年轻的成员所接触到的上述感染减少、计划免疫以及滥用抗生素等原因被认为是问题的根源所在。

诱发因素

如前所述，一系列的因素可引起症状的加重和哮喘急性发作的发生。

直接诱因

呼吸道感染

呼吸道病毒感染是急性加重最主要的诱发因素。在年幼儿童中，RSV 和副流感病毒是最常见的病原体；而在年长儿童与成年人中鼻病毒和流感病毒占主要地位。

非特异性刺激物

非特异性刺激物的来源是烟雾和篝火暴露、工业废气和污染（例如二氧化氮、二氧化硫和一氧化氮等）。污染物对于哮喘的发病所起的作用尚不明确，但已有研究表明哮喘急性发作与空气污染水平的加重有关。

气象变化

低温、高湿及空气干燥是哮喘常见的诱发因素，可引起严重的症状。高温和潮湿空气也能诱发哮喘症状。在某些地域，高温和阳光与污染物结合所产生的地面臭氧是一种很强的哮喘诱发因子。潮湿气候（有利于霉菌生长）和多风天气（使得花粉和霉菌飘在空气中）同样也可引发症状加重。

间接因素

运动

运动可引发无其他诱发因素以及在其他任何情况下不发生哮喘的人群发作哮喘。运动诱发性哮喘的患者被认为对空气的温度和湿度变化更为敏感。肺内温暖气体与吸入的寒冷或干燥或潮湿的气体产生反差，显然可引发哮喘发作。

情绪波动

大笑、哭泣、愤怒和恐惧都能引起通气过度并诱发气道高反应，结果导致支气管收缩的风险。

食物过敏原

食物过敏原经常性地与哮喘相关，尤其是鸡蛋、花生、牛奶、大豆、贝类、鱼类、小麦、巧克力、坚果或橙子等可能诱发过敏患者哮喘发作，在儿童哮喘患者中发生率为 3% ～ 10%。

药物

阿司匹林和其他非甾体类抗炎药可加重哮喘，也可引起严重的急性发作。β 受体阻滞药不论口服或眼内给药都能诱发哮喘患者发生支气管痉挛，新型心脏选择性 β 受体阻滞药对于患哮喘的缺血性心脏病患者是安全的，然而仍然需要进一步的研究。此外，一些研究发现儿童早期经常性地服用对乙酰氨基酚与其哮喘发病有关。这种关联是由于对乙酰氨基酚可耗竭肺组织内抗氧化物还原性谷胱甘肽，结果导致发生氧化性损伤，前列腺素 E_2（PGE_2）生成增多以及可能激活 Th2 免疫反应。

胃食管反流病

胃食管反流病（gastroesophageal reflux disease，GERD）可能在约 75% 的病例中无症状，它是造成慢性咳嗽和哮喘急性加重的常见诱因。在两个系列研究中，50% ～ 80% 的哮喘患者报道有典型的 GERD 症状例，如烧心。GERD 造成哮喘加重的机制主要是酸性胃内容物误吸入气管支气管内，引发气道炎症。不同的研究已经确认对哮喘患者的 GERD 进行治疗可减少哮喘的治疗需求并减少哮喘症状，但是肺功能检查数据未显示得到改善。事实上，据一篇分析对有 GERD 症状的哮喘患者进行不同的治疗选择的系统性综述推断，任何治疗手段都不能带来气道高反应的减轻及哮喘样症状的缓解等临床改善。

妊娠

妊娠妇女的哮喘症状可保持不变、好转或恶化。作为妊娠期间主要的气道慢性疾病，哮喘存在于 4% ～ 8% 的妊娠妇女中，其哮喘的控制和管理应当在保证胎儿充分生长的前提下实施。主要的并发症更多见于控制欠佳的哮喘患者，重度哮喘的女性以及主要继发于病毒感染的急性加重。尽管引起孕妇哮喘改变的主要的病理生理学机制仍不清楚，但不同类型激素（黄体酮，皮质醇）的升高以及妊娠期间治疗依从性的缺乏似乎起重要作用。

推荐读物

Akinbami LJ, Moorman JE, Liu X: Asthma prevalence, health care use, and mortality: United States, 2005-2009, *Natl Health Stat Rep* 32:1–14, 2011.

Asher MI, Montefort S, Bjorksten B, et al: Worldwide time trends in the prevalence of symptoms of asthma, allergic rhinoconjunctivitis, and eczema in childhood: ISAAC phases one and three repeat multicountry cross-sectional surveys, *Lancet* 368:733–743, 2006.

Bara I, Ozier A, Tunon de Lara JM, et al: Pathophysiology of bronchial smooth muscle remodelling in asthma, *Eur Respir J* 36:1174–1184, 2010.

Bisgaard H, Bønnelykke K: Long-term studies of the natural history of asthma in childhood, *J Allergy Clin Immunol* 126:187–197, 2010.

Breysse PN, Diette GB, Matsui EC, et al: Indoor air pollution and asthma in children, *Proc Am Thorac Soc* 7:102–106, 2010.

Busse WW, Lemanske RF Jr, Gern JE: Role of viral respiratory infections in asthma and asthma exacerbations, *Lancet* 376:826–834, 2010.

D'Amato G, Cecchi L, D'Amato M, Liccardi G: Urban air pollution and climate change as environmental risk factors of respiratory allergy: an update, *J Investig Allergol Clin Immunol* 20:95–102, 2010.

Eder W, Ege MJ, von Mutius E: The asthma epidemic, *N Engl J Med* 355:2226–2235, 2006.

Global Initiative for Asthma: *Global strategy for asthma management and prevention. HHLBI/WHO Workshop report, updated 2011* (article online): http://www.ginasthma.org/; accessed February 2, 2012.

Grainge CL, Lau LC, Ward JA, et al: Effect of bronchoconstriction on airway remodeling in asthma, *N Engl J Med* 364:2006–2015, 2011.

Anderson HR, Gupta R, Strachan DP, Limb ES: 50 years of asthma: UK trends from 1955 to 2004, *Thorax* 62:85–90, 2007.

Lemanske RF Jr, Busse WW: Asthma: clinical expression and molecular mechanisms, *J Allergy Clin Immunol* 125(2 Suppl 2):S95–S102, 2010.

Lloyd A, Price D, Brown R: The impact of asthma exacerbations on health-related quality of life in moderate to severe asthma patients in the UK, *Prim Care Respir J* 16:22–27, 2007.

Murphy DM, O'Byrne PM: Recent advances in the pathophysiology of asthma, *Chest* 137:1417–1426, 2010.

Subbarao P, Mandhane PJ, Sears MR: Asthma: epidemiology, etiology and risk factors, *CMAJ* 181:E181–E190, 2009.

Xepapadaki P, Papadopoulos NG: Childhood asthma and infection: virus-induced exacerbations as determinants and modifiers, *Eur Respir J* 36:438–445, 2010.

第七部分　气道疾病

第 39 章　成人哮喘的诊断与管理

Ian D. Pavord • Ruth H. Green • Pranabashis Haldar　著

（邱　晨　卢春容　王跃春　译）

哮喘是一种气道疾病，其特征为气道慢性炎症与气道功能紊乱间复杂的相互作用所致的典型症状。该病在全球范围内的患病率至今仍稳步上升，这种状况使得其发病率显著升高，并导致了许多本可预防的死亡，尤其在发达国家，每 10 名儿童或 20 名成人中就有一人诊断为哮喘。哮喘管理的目标是获得准确诊断；对当前的病情进行定量分析并评估未来发病的风险；采用药物或非药物干预措施消除或减少哮喘的当前症状及将来哮喘发作和肺功能加速下降的风险。由于哮喘通常是一种终身性疾病，采用良好的患者教育及协同管理，有望增加治疗成功的机会。药物管理包括阶梯式使用 β-受体激动药、吸入型皮质类固醇及其他药物，并根据症状管理情况来调整药物剂量。非药物管理方法主要包括对哮喘患者进行教育、避免接触诱发因素和戒烟等。大多数患者的哮喘症状可得到满意的控制，然而，5% ～ 10% 的难治性哮喘仍不易控制，并严重影响了哮喘相关的发病率、医疗费用及病死率，原因在于它是一种较为复杂的多因性疾病且许多难治性哮喘患者需要转诊到哮喘专病门诊。

哮喘的定义及主要特征

哮喘一词源自古希腊文 aazein，含义为“费力呼吸”，早在公元前 450 年由希波克拉底（Hippocrates）首次使用，用以描述一种以阵发性气喘为特征的疾病。目前全球哮喘防治创议（GINA）对哮喘定义（框 39-1）进行了详细描述，包括组织病理学、病理生理及临床表现，涵盖了该病的主要特征。基本特征为气道高反应性、气道慢性炎症、气道黏膜免疫紊乱及气道结构的改变（气道重塑）。

气道高反应性

气道高反应性是哮喘的主要病理生理特征。它代表了吸入的外源性刺激剂与气道平滑肌细胞直接作用，或通过与神经通路或肥大细胞间接作用，引起支气管收缩。气道高反应性很可能是不同程度气流受阻的基础，可导致许多哮喘日常症状，包括与运动性哮喘、夜间哮喘以及烟雾或冷空气诱发的哮喘相关的症状。

气道高反应性阳性的判定标准为：吸入组胺或乙酰甲胆碱（浓度低于 8 mg/ml）后 1 秒钟用力呼气容积（FEV_1）下降 20%。这提示气道平滑肌存在异常反应，其特点为对药物敏感性增高以及对支气管收缩刺激剂反应性增强（图 39-1）。自发的气道高反

框 39-1　全球哮喘防治创议（GINA）对哮喘的定义

哮喘是一种由多种细胞（特别是肥大细胞、嗜酸性粒细胞、T 淋巴细胞、中性粒细胞和上皮细胞）和细胞组分参与的气道慢性炎症性疾病。这种炎症导致易感者反复发作性喘息、气急、胸闷和咳嗽等症状，常在夜间和清晨发作。发作时，一般伴有广泛性气流受阻，多数患者的气流受阻可自行缓解或经治疗后缓解。

摘自：《全球哮喘管理和预防的策略》（2009 版）。可登录网站 www.ginaaasthma.org 进行查询

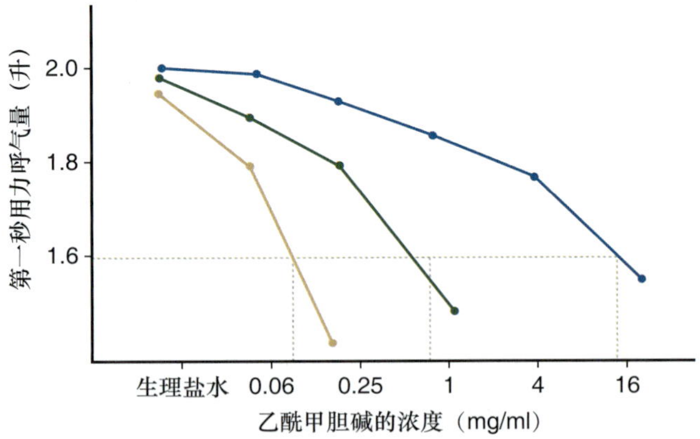

图 39-1　增加乙酰甲胆碱的吸入浓度后测定的气道反应性［表示为 1 秒用力呼气量（FEV_1）的下降程度］。气道高反应性以重度（黄色）、中度（绿色）和轻度（蓝色）表示。请注意，气道高反应性越强，引起 1 秒用力呼气量下降 20% 的激发剂浓度（PC_{20}）越低（见绿色线条）、1 秒用力呼气量下降梯度越陡峭以及下降的最大百分比越高

应性是气道神经细胞和肥大细胞对外源性刺激的异常放大反应，以及气道平滑肌的内在异常反应。这种普遍性气道高反应性的机制尚未完全明确，但炎症介质对气道神经、肥大细胞及平滑肌细胞的致敏作用，以及上皮细胞屏障功能受损、气管保护因子减少、气道平滑肌内存在异常和气道结构变化均可能在其中起作用（图 39-2）。哮喘气道高反应性的一个关键病理学特征是肥大细胞浸润支气管平滑肌层，这不同于非哮喘性的嗜酸性粒细胞性支气管炎，提示这些细胞间的相互作用在气道高反应性的发病机制中起极其重要的作用。

气道慢性炎症

致死性哮喘患者尸检标本的病理组织学结果显示，许多病例存在气道嗜酸性粒细胞增多的炎性反应特征。典型表现为嗜酸性粒细胞浸润整个气道壁，形成黏稠的黏液栓，堵塞气道腔，并常延伸至肺实质、肺泡腔甚至邻近血管内（图 39-2）。此外，还有大量嗜酸性粒细胞发生脱颗粒伴主要碱性蛋白沉积。另外，还可见大面积的气道表面上皮细胞脱落、网状基底膜增厚、气道平滑肌及黏膜下腺体增大。少数死于哮喘（尤其是突发的致死性哮喘）的患者存在嗜酸性粒细胞性炎症征象。结合远端气道及肺实质内中性粒细胞相对过剩的证据，人们普遍认为，在这些病例中，肥大细胞广泛脱颗粒是疾病的主要事件。

轻度哮喘患者的支气管镜检查及支气管活检结果显示，其气道的轻微变化与致死性哮喘相似。支气管活组织标本及支气管肺泡灌洗液（BAL）中的嗜酸性粒细胞数目增多并活化，伴主要碱性蛋白及

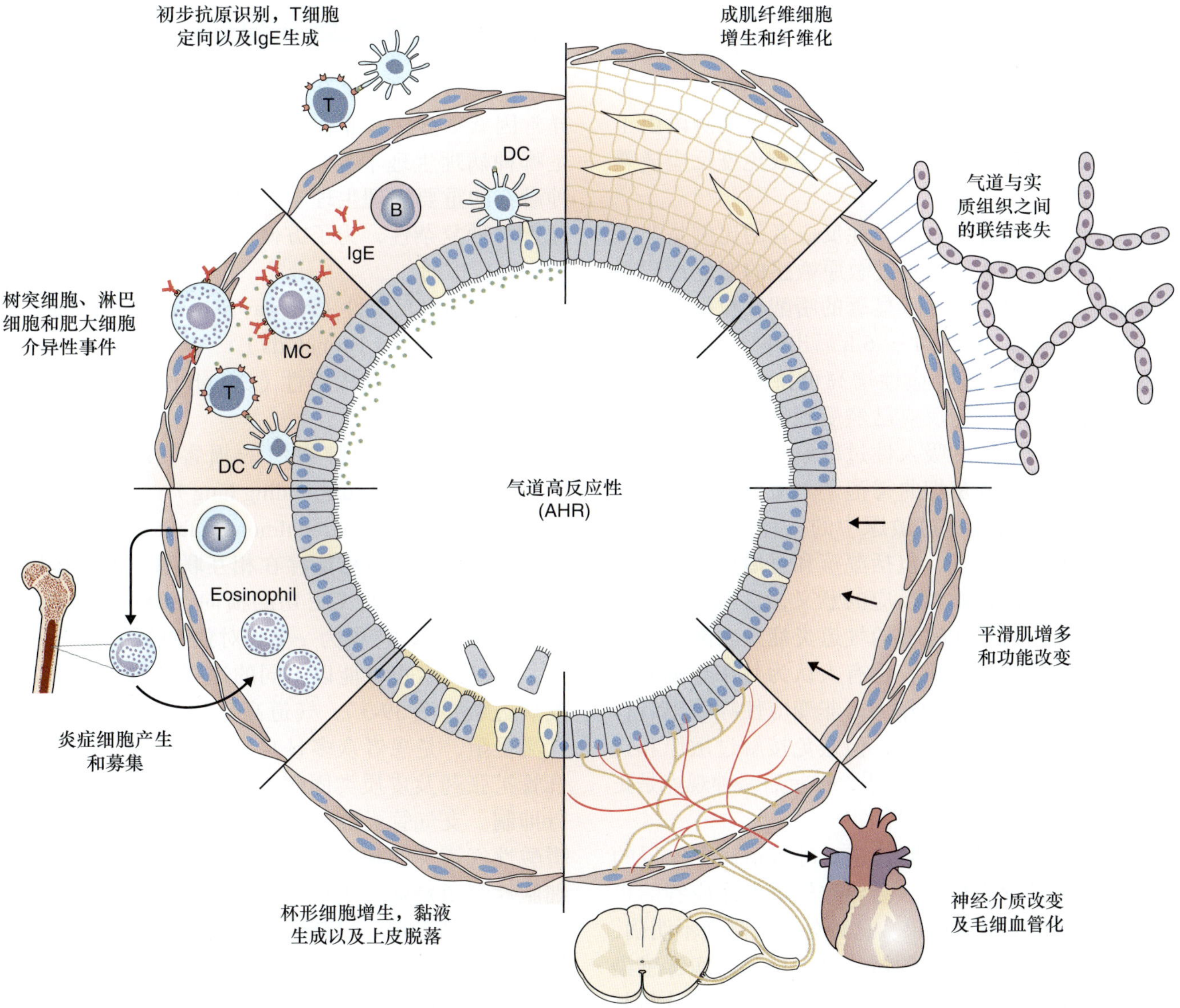

图 39-2　有可能对气道高反应性及气流梗阻有所促进的气道炎症及重塑过程图解。（*Courtesy Professor Mark Inman.*）

白三烯浓度增高。支气管活检标本还显示 Th2 型 $CD4^+$T 细胞数量增多，其可产生白介素 IL-4、IL-5 和 IL-13，这些细胞因子会促进 IgE 生成，并在维持嗜酸性粒细胞性气道炎症中起重要作用。

由于行纤维支气管镜检查的患者数量有限，故难以进行下呼吸道炎症反应的异质性研究，但采用诱导痰分析的无创气道炎症评估研究显示，相当比例的哮喘患者的稳定期及急性期诱导痰标本中的嗜酸性粒细胞数正常。这种痰液细胞特征在重症哮喘患者及未吸入皮质类固醇治疗的患者中也有报道，支气管镜检查也证实了不存在嗜酸性粒细胞性气道炎症。因此可得出，在不同严重程度的哮喘中，嗜酸性粒细胞性皮质类固醇耐药型哮喘表型也有所不同。非嗜酸性粒细胞性哮喘将在本章的后文中予以详细探讨。

气道黏膜免疫紊乱

哮喘患者的气道黏膜受各种外源性物质的刺激后可出现免疫反应异常放大，这些刺激物包括吸入性过敏原、香烟烟雾、感染原及空气污染物。所有这些或一部分异常反应可能是生命的早期阶段由于发育的关键期对病原体接触减少导致免疫反应成熟失败的后果。

由于哮喘患者中有特异性反应者的比例是非哮喘患者对照组的 2 倍，对过敏原敏感的变应性哮喘患者吸入过敏原后将导致显著的嗜酸性粒细胞性气道炎症免疫应答，吸入 4 ～ 6 h 后出现气流受阻（迟发型反应），而气道反应性增高可持续数天甚至数周，因此对过敏原的反应已经受到特别关注。在许多西方国家，常见的吸入性过敏原包括屋尘螨、猫皮毛、花粉、豚草及烟曲霉孢子。大部分幼年期发病的哮喘患者对这些过敏原中的一种或多种敏感，且多有肺外过敏表现，包括湿疹和过敏性鼻炎。关于人体过敏原的过敏性反应的意义，目前尚无一致意见，有人认为它在哮喘的气道炎症及功能障碍中起到根本性的重要作用，也有人认为其在哮喘的发生机制中仅有较次要的作用。非变应性哮喘患者存在相似的病理组织学改变，但避免接触过敏原和抗 IgE 抗体治疗的疗效令人失望，提示后一种观点是正确的，但仍然存在不确定性。

越来越多的证据表明气道对呼吸道病毒入侵的异常反应才是发病机制，会导致气道炎症应答的扩大及更加严重的临床后果。这种分子机制尚不明确，但它是目前研究的热点领域。毫无疑问，病毒感染是急性重症哮喘的一个重要诱发因素。吸烟及与其他环境污染物的接触会导致症状恶化、哮喘发作风险增加以及出现固定性气流受阻。这种关系可能反映了先天性免疫应答的异常；吸烟或暴露于环境污染物的哮喘患者往往患有非嗜酸性粒细胞性的中性粒细胞性气道炎症。

气道结构的改变

气道结构的变化（气道重塑）很可能是由于气道慢性炎症和功能障碍所致。这些变化可能是一些哮喘患者肺功能快速减退及固定性气流受阻的基础。气道重塑的主要特征包括胶原蛋白异常沉积所致的上皮下基底膜增厚、气道平滑肌体积增加、黏液分泌细胞增加及气道内血管增加（图 39-2）。对于重症哮喘患者，其特征可能包括支气管扩张、小气道间质纤维化及肺气肿。支气管扩张与曲霉菌致敏有关。

哮喘的病理生理学基础

哮喘是一种很复杂的疾病，致病的病理生理学异常因素很多，并非在每次发病时都能容易地找出是哪种病理生理学异常因素导致发病。考虑以下 5 种潜在的重要病理生理学因素素可能有助于更好地理解这种复杂性，为了方便起见将按（英文）字母顺序进行排列：

- 气道高反应性（Airway hyperresponsiveness）
- 支气管炎（Bronchitis）
- 咳嗽反射高敏感性（Cough reflex hypersensitivity）
- 气道和周围肺组织的损害（Damage to the airways and surrounding lung）
- 肺外因素（Extrapulmonary factors）

这些异常现象可能存在相互联系，但其作用机制非常复杂，且并无密切的横向及纵向对应关系，因此，每一种均应视为一个相对独立的因素。

这些因素很可能以不同的途径参与气流受阻及发病过程（图 39-3）。气道高反应性会造成药短期气流受阻，是患者众多日常症状的基础，可通过支气管扩张药及皮质类固醇（效果不如前者）治疗进行抑制。支气管炎症（包括对皮质类固醇有应答的嗜酸性气道炎症和对皮质类固醇无应答的嗜中性粒细胞性气道炎症）表现为咳嗽、咳痰，以及对支气管扩张药具有相对耐药性但对皮质类固醇具有反应性的发病过程较为平缓的气流受阻。气道炎症介导的气流受阻在哮喘发病机制中占据十分重要的地位。

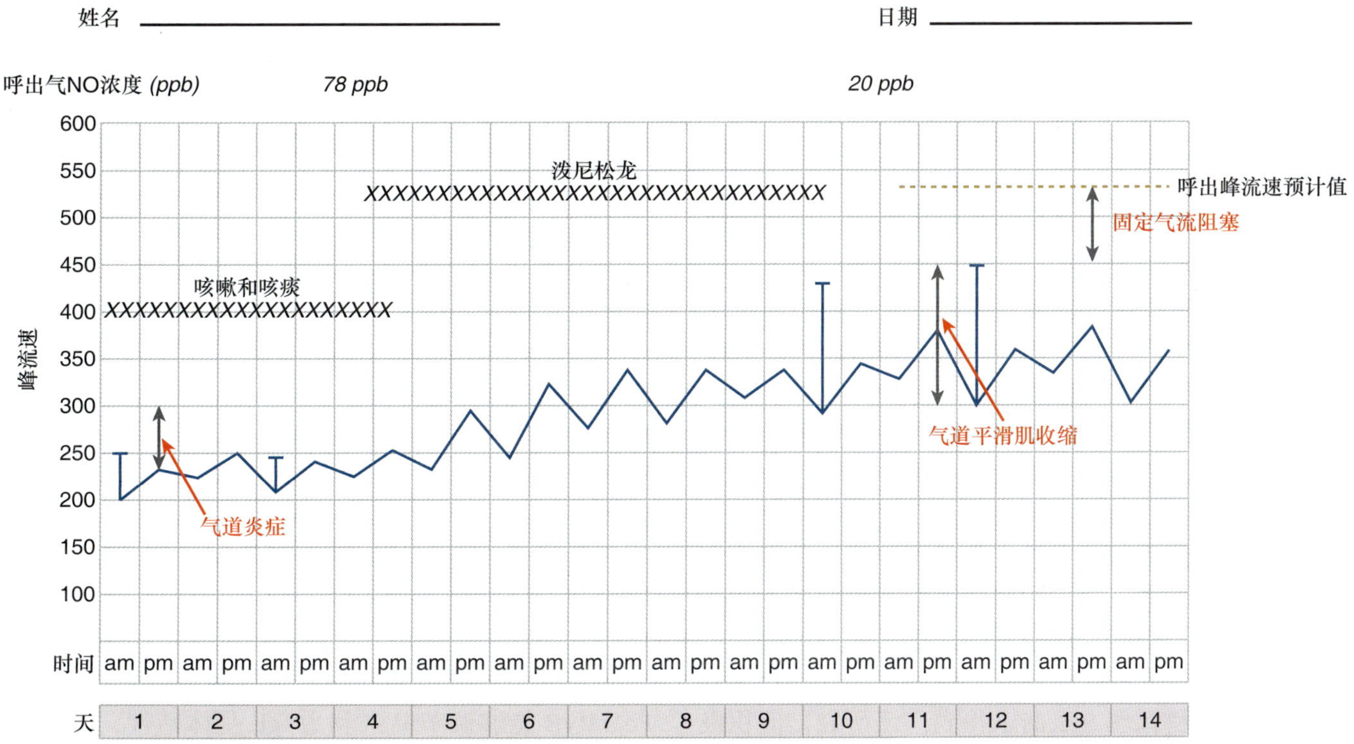

图 39-3　呼气峰值流量（PEF）图，表明气流受阻原因至少有三个独立的机制：气道平滑肌收缩（注意：对吸入沙丁胺醇快速起效，反应良好）；气道炎症（注意：口服波尼松龙治疗可引起 PEF 逐渐增加，但不会像支气管扩张药那样快速起效）；以及气道损伤（支气管扩张药和皮质类固醇均无效的气流受阻）

咳嗽及少量咳痰在哮喘中很常见，这提示很可能存在气道炎症，但也可能是由于咳嗽反射高敏感性所致，后者常见但了解不足，并且是哮喘和其他气道疾病难以治疗的一个因素。气道受损可能表现为支气管扩张药及类固醇激素耐药性气流受阻所致的功能障碍，也可能表现为由于气道及肺实质受损导致的黏液潴留及感染。与炎性气道疾病有关或无关的肺外疾病同样可能引起症状（框 39-2）。

框 39-2　伴及不伴气流受阻的成人哮喘的鉴别诊断 *

不伴气流受阻
慢性咳嗽综合征
过度换气综合征
声带功能障碍
鼻炎
胃食管反流
心力衰竭
肺纤维化

伴气流受阻
慢性阻塞性肺疾病
支气管扩张症 †
吸入异物 †
闭塞性细支气管炎
大气道狭窄
肺癌 †
结节病 †

* FEV_1 <预计值的 70%，FEV_1/FVC < 0.7。
† 也可能与非梗阻性肺总量测定值有关。
FEV1.1 秒用力呼气量；FVC. 用力肺活量

哮喘的异质性及哮喘患者的临床分组

长期以来，哮喘被认为是一种异质性疾病。早在 1918 年，Francis Rackemann 通过病史、皮试及对“临床试验（如住所的变化、限制饮食及清除一些可能致病的物质）”的应答，已做了清晰的临床分组。他针对“对一些体外物质的超敏反应所致的外源性哮喘”及“主要由于身体内部因素引起的内源性哮喘”做了区分。目前对外源性（变应性）和内源性（非变应性）哮喘的细分仍然十分流行。两者最明显的区别在于变应性哮喘发病的高峰年龄期是儿童期，而非变应性哮喘往往在成人中首发。两者的组织病理学并无差异。一般情况下，相较于非变应性哮喘患者，变应性哮喘患者更容易表现出气道高反应性并对皮质类固醇具有更好的反应性。非变应性哮喘与具有高度异质性的下呼吸道炎症反应有关，因为大多数非嗜酸性哮喘患者为非变应性。

哮喘还可根据其主要临床特征来分类，例如运动性哮喘、经前期哮喘和季节性哮喘。这些分类有助于提醒临床医生考虑主要的诱发因素，而不是根据明显的病理过程或治疗反应来对患者进行鉴别。重要的例外有阿司匹林性哮喘、耐力运动员性哮喘及职业性哮喘。这些疾病将在后文予以讨论。

通过下气道炎症类型对哮喘进行分类是目前的热点。诱导痰技术作为非侵入性评估气道炎症的方法使得对下气道炎症进行分类成为可能。横断面研究表明，20% ～ 40% 的症状性哮喘患者痰标本中没有嗜酸性气道炎症的征象。大量患者的痰检显示中性粒细胞增多，并且有证据表明存在与先天性免疫应答相关的气道细胞因子释放。这种痰液状况在未经皮质类固醇治疗及经皮质类固醇治疗的患者中均很明显，且在哮喘患者中始终可见，表明它并不总是一个与感染或治疗相关的伪像。炎症性非嗜酸性粒细胞增多性哮喘患者对皮质类固醇不如具有典型痰液特征的患者敏感。非嗜酸性粒细胞增多性哮喘患者与吸烟、肥胖、运动员的高水平耐力训练、更年期、职业内毒素暴露及复发性细菌性支气管炎有关。其治疗和管理方法尚未得到广泛研究，但积极的皮质类固醇疗法不太可能有效。初步证据表明，长期使用大环内酯类抗生素可能对其有益。

一项对痰液进行的横断面研究表明，一些咳嗽患者有嗜酸性气道炎症但其气道功能正常（嗜酸性粒细胞性支气管炎）。嗜酸性粒细胞性支气管炎与"变应性咳嗽"（日本描述的一种疾病）密切相关，以咳嗽、过敏及大气道嗜酸性粒细胞炎症为主要特征。咳嗽变异性哮喘最初被描述为以慢性咳嗽为症状且对支气管扩张药敏感的哮喘。近来，这个概念已经扩展到包括具有咳嗽及哮喘客观证据［即不同程度的气流受阻和（或）气道高反应性］的患者。所有这些疾病的临床特征均为对皮质类固醇具有应答的慢性咳嗽。

哮喘的遗传学

众所周知，哮喘具有家族性。在对环境暴露进行控制的情况下，一些对同卵和异卵双胞胎的研究表明哮喘的遗传率为 30% ～ 70%。人们投入了大量的人力和物力去探究哮喘的遗传学基础。但这些疾病相当笼统及不精确的定义不可避免地妨碍了这项工作的开展，其结果造成混淆且常常相互矛盾。对哮喘不同表型的更好理解及对该疾病某一方面（比如固定性气流受阻、气道高反应性、特应性及嗜酸性粒细胞性气道炎症）进行更深入的研究，而不仅仅局限于综合征的研究，可能会是今后的研究方向。尽管存在这些限制，一些稳定的遗传关联性已得到明确。

对不同种族人群的病例对照研究已证实，具有重要功能的前列腺素 D_2（PGD_2）受体基因的多态性与哮喘具有相关性。前列腺素 D_2 是肥大细胞的重要产物，其受体参与 T 细胞的募集反应。缺乏该基因的小鼠在过敏原刺激下未出现气道炎症。由于初步证据表明 PGD_2 受体拮抗药对哮喘的治疗有效，因此最近对该基因研究的兴趣有所增加。克隆定位研究已经确定 *ADAM33* 基因的多个单核苷酸多态性与哮喘存在一致性联系，尤其是在哮喘与气道高反应性或固定性气流受阻有关联时。该基因可能参与了对气道结构及气道平滑肌生成的调控。对于哮喘患者及吸烟者，基质金属蛋白酶 12（*MMP12*）基因启动子区域的功能变异体的次要等位基因（G）的功能变异与肺功能改善有关，提示 *MMP12* 在维持肺功能方面有一定作用，也提示吸烟和哮喘患者的气流固定受阻可能有共同的发生机制。白介素 -13 和 Fc ε R1B 能够调节高亲和力 IgE 受体活性，其基因的多态性可能与特应性、IgE、嗜酸性粒细胞性气道炎症及产生黏液有更密切的联系。其他与哮喘相关的遗传学因素，如负责编码微生物类型识别受体 CD14、Toll 样受体（TLR-1）以及 T 细胞免疫球蛋白黏蛋白样结构域 1（TIM-1）的基因的多态性，可能主要通过改变先天性免疫和免疫系统的成熟过程来发挥其作用。

基因多态性也可能会影响对治疗的反应。β_2-肾上腺素能受体（*ADRB2*）基因的变异一直受到许多关注，因为与 Arg16 纯合子相比，Gly16 纯合子或杂合子对急性支气管扩张药的反应较低。另一方面，Arg16 纯合子对 β_2 肾上腺受体下降调节更加敏感，并且可能对常规使用 β_2 受体激动药具有潜在的不良反应风险。然而，直到现在，该效应尚未稳定地出现，特别是使用长效 β_2- 受体激动药时。对皮质类固醇反应的基因多态性虽然重要但更难以确立，一部分原因是对治疗的反应更加难以量化。哮喘对白三烯拮抗药的反应性与白细胞三烯 C4 合成酶基因启动子（A-444C）的多态性的等位基因（C）有关。这种多态性也与阿司匹林性哮喘有关，后者是一种与患者气道半胱氨酰白三烯生成量增加有关的变异型哮喘。

诊断

缺乏定义和诊断哮喘的"金标准"模式是临床医生和流行病学家目前所面临的问题之一。其典型的临床特征（框 39-3）及不同程度的气流受阻的客观表现和（或）气道高反应性通常可以为诊断提供充足的证据。

病史

哮喘典型症状多种多样，反映了气流受阻及疾病其他方面的可变性。

生理性支气管舒缩张力的日间变化增大可引起夜间气流受阻及症状，凌晨 4 点最为严重。其他症状反映了大量可能的诱发因素所致的气道高反应性。据报道，症状最常发生在运动、接触过敏原及吸入有害气体（如香烟烟雾）之后。一些增加或降低哮喘发作可能性的症状见框 39-3。我们可以通过每日症状发生的频率、运动受限程度、夜间突然醒来及急性发作的发生频率（表 39-1）来评估疾病严重度。

哮喘日间症状及季节性变化模式有助于识别常见的诱发因素。对于成人期才出现症状的哮喘患者，应仔细鉴别职业性哮喘或其他诊断的可能性。对于症状在工作场所内加重而在工作场所以外得到缓解的患者，临床医生应考虑职业性哮喘的可能性。

临床检查

症状得到良好控制的哮喘患者的临床检查结果常常是正常的。症状持续的患者可能会表现出阻塞性气道疾病的特征：过度通气、胸部叩诊鼓音及弥散性多调呼气性哮鸣音。通过这些征象并无法与慢性阻塞性肺疾病（COPD）相区别。而体格检查则有助于鉴别诊断。

框 39-3　哮喘引起呼吸道症状的可能性：影响因素 *

哮喘可能性增高的相关因素

具有一个以上的下列症状：咳嗽、呼吸急促、喘息和胸闷
夜间及清晨症状加重
运动、接触过敏原及冷空气后出现症状
服用阿司匹林或 β - 受体阻滞药后出现症状
有变应性疾病的病史
有哮喘和（或）变应性疾病的家族史
胸部听诊闻及变异性喘息
变异性最大呼气流量（参见临床检查部分）
其他原因无法解释的最大呼气流量过低

哮喘可能性减小的相关因素

明显眩晕、头晕目眩、外周神经麻刺感
孤立性咳嗽
有症状时反复进行胸部体格检查，均无异常
有症状时最大呼气流量正常
发音困难
仅有感冒症状
慢性排痰性咳嗽
严重的抽烟史（比如超过 20 包 / 年）
心脏病

* 存在以上任何一个因素的证据足以支持或否定哮喘的诊断
PEF，最大呼气流量［流速］

气流受阻的测定

对具有提示哮喘病史的患者进行肺量测定，如发现气流受阻，可强烈支持哮喘诊断并且是决定开始治疗的有力的依据。由于肺量测定法相比于最大呼气流量测定对用力呼气的依赖性更低，故可作为证明气流受阻的首选方法。气流受阻定义为第一秒用力呼气量与用力肺活量的比值小于 0.7。

气流受阻可变性的测定

如哮喘患者测试时无症状，其呼吸描记图通常显示正常。此时，对气流受阻的可变性进行测定可提供有用的附加信息。可变性的测量有很多不同方法：

最大呼气流量（PEF）的昼夜变化：根据连续的 PEF 测量值计算得出（图 39-3）；一般以每日最高及最低读数差值占平均值的百分比表示（表 39-1）。

支气管舒张反应测试：方法为吸入短效支气管扩张药（支气管扩张药反应）或皮质类固醇治疗试验后（类固醇反应）测量 FEV_1 或 PEF 与其基线值的差异（改善）。

气道反应性测定：在引起支气管收缩的刺激物，包括药物（乙酰甲胆碱或组胺激发试验）、运动和过敏原激发（图 39-1）后，测定 FEV_1 的下降值。

一般用于评估变异性气流受阻及哮喘的各项测试的测量特性如表 39-1 所述。疑诊哮喘患者的评估步骤见图 39-4。

诊断流程

诊断流程取决于诊断前概率、治疗反应性及诊断为其他疾病的临床可疑度。鉴别诊断范围在伴和不伴气流受阻的患者中存在相当大的差异（框 39-2），且主要诊断问题也有所不同。对于前者，临床医师常常探寻支持哮喘诊断的临床依据并开始抗哮喘治疗；对于后者，支持其是一种气道疾病的证据更加鲜明，其问题不在于是否应该使用气雾吸入器而在于治疗中应该采用多大剂量的皮质类固醇。

哮喘病史的关键点是明确哮喘症状的多变性及与气流受阻和（或）不同程度的嗜酸性粒细胞性气道炎症的关联性。当症状与感染明确相关时，一些问题随之出现。病毒感染后长期咳嗽常见于无其他

表 39–1 用于评估哮喘的测试总结

测量	方法学	测量特性	备注
肺量测定法	能够清晰显示气流受阻情况 FEV_1 基本与用力无关，且具有高度可重复性 对于急性严重哮喘患者适用性不大 仅能评估疾病状况的某一方面	正常范围广泛通用且稳健 在短期（20 min）95% 的区间内，重复测量第一秒用力呼气量＜160 ml；用力肺活量＜330 ml，不受基线值的影响	适用于对以前有气流受阻的患者检测其气流受阻的短期及长期可恢复性，FEV_1 增加＞400 ml 时高度提示哮喘 由于天花板效应，对于治疗前测量值正常的患者帮助不大
最大呼气流量（PEF）	广泛通用且简单 在多种情况下均广泛适用，包括急性严重哮喘 大部分患者的最大呼气流量变化取决于受试者的家庭监测数值 最大呼气流量结果与用力呼吸有关，重复性不如第一秒用力呼气量 仅评估疾病的某一方面	最大呼气流量的正常范围广泛，目前可用的标准表格已经过时且不包括种族多样性 最大呼气流量的变化比最大呼气流量绝对值更加有意义，最大呼气流量增加＞60 L/min 可以作为可逆性气流受阻最佳标准 最大呼气流量变化的正常范围定义为最高振幅百分比＜8% 或＜20%，具体取决于上述读数及患者接受辅导的程度	对于既往存在的气流受阻的患者，可用于测量其短期及长期的可逆性 由于天花板效应，对于治疗前测量值正常的患者帮助不大 很少有关于将最大呼气流量可变性作为治疗反应指标的信息 对病情较严重及对支气管收缩反应较弱的哮喘患者，监测最大呼气流量或可改善其哮喘控制
哮喘控制问卷调查表	涉及 7 个问题：5 个与症状相关，1 个关于救护疗法的使用，1 个关于 1 秒用力呼气量 通常评估前一周的反应情况 仅包含 5 个相关症状问题的简化调查问卷同样有效	控制良好：≤ 0.75； 未完全控制：≥ 1.5 重复测量值的 95% 参考值范围 ±0.36 最低重要差异限度 0.5	
微型哮喘生活质量问卷调查表（AQLQ）	涉及 4 个领域内（症状、活动受限、情感功能、环境刺激物）的 15 个问题 通常评估前一周的反应 与更大的 32 个项目的哮喘生活质量问卷调查表密切相关	重复测量值的 95% 参考值范围 ±0.36 最低重要差异限度 0.5	生活质量调查表经充分证明有效 可对较长期的实验性治疗反应进行评估
气道反应性	对变化反应性（特别是间接受激发，比如吸入甘露糖醇） "天花板效应"较低 不适用于肺功能受损的患者（即 FeV_1/FVC ＜ 0.7 且＜预测值的 70%）	标准乙酰甲胆碱 PC_{20} ＞ 8 mg/ml 重复测量值的 95% 参考值范围 ±1.5 ～ 2 二倍剂量	尚未广泛用于监测疾病及评估治疗反应性
呼出气一氧化氮（FeNO）	几乎可在所有成人中进行测量 结果立即可得 FeNO 与嗜酸性气道炎症之间的联系紧密相关，后者与性别、年龄、遗传过敏症及吸入皮质类固醇无关 与哮喘发病率相关的其他测量方法关系不大	当呼出气的流量为 50 ml/s 时，其正常范围＜25 ppb，重复测量值的 95% 参考为 4 ppb ＞50 ppb 高度提示对皮质类固醇治疗有效 ＜25 ppb 则高度提示皮质类固醇疗法的低反应性或可成功撤除皮质类固醇治疗	FeNO 可用于指导皮质类固醇治疗的证据比较复杂。用于诊断和监测的方案尚不明确，还需要进行更多研究 FeNO 值减低（＜25 ppb）可能对检出能够安全撤除皮质类固醇治疗的患者特别有用
痰液嗜酸性粒细胞分类计数	80% ～ 90% 的患者可获得相关信息，但不能马上得到结果 痰液嗜酸性粒细胞计数与测量哮喘发病的其他方法之间关系不大	正常范围＜2%；重复测量值的 95% 参考值范围 ±2 ～ 3 倍	痰嗜酸性粒细胞计数增加与皮质类固醇反应性密切相关 使用痰嗜酸性粒细胞计数来指导皮质类固醇治疗，可减少较严重患者的病情恶化

FEV_1，1 秒用力呼气量；FVC，用力肺活量；PC_{20}，引起 FEV_1 下降 20% 的吸入激发剂浓度；ppb，十亿分之一

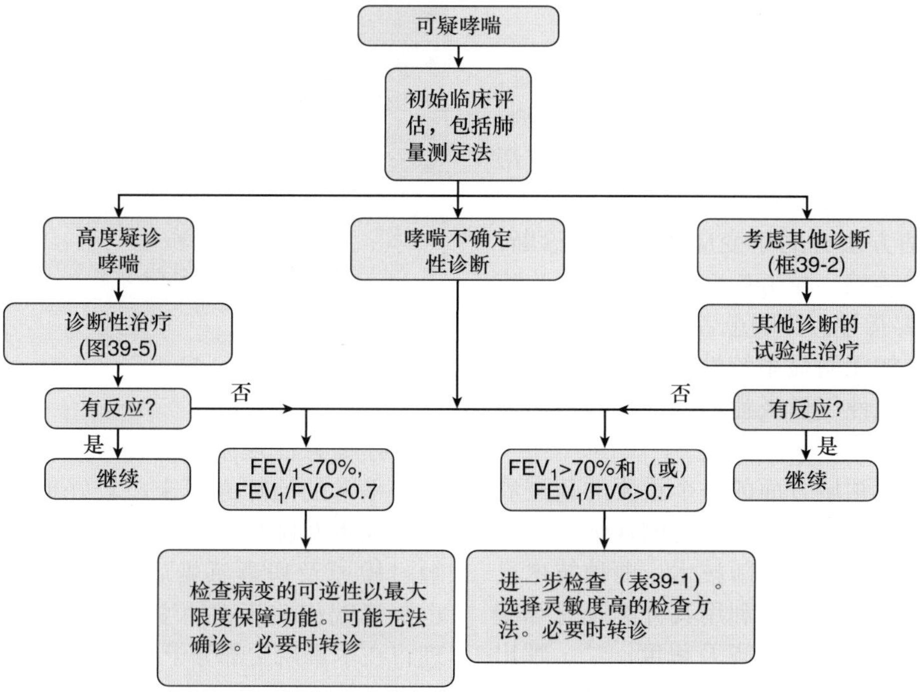

图 39-4 可疑哮喘患者的初始检查步骤。FEV_1，1 秒钟用力呼气量；FVC，用力肺活量

疾病者，但也可能是导致哮喘患者就诊的症状。长期慢性有痰的咳嗽及局灶性粗湿啰音的患者反复发作支气管炎时，应考虑支气管扩张症的可能。明显眩晕、恐慌、外周神经麻刺感、头晕目眩及胸闷高度提示呼吸功能失调。

声带或声门闭合功能失调是一种重要疾病，可在青少年和成年人中引起严重的诊断困难，如果漏诊，则可导致不必要的过度治疗。起源于声门的哮鸣音可在肺野的各个角落闻及，不用听诊器也容易闻及起于颈部的显著噪音。通过喉镜直视声门或可显示声带在吸气状态下呈现出特征性的对合。有些哮喘患者会故意发出这种声音，因为他们潜意识里觉得有必要给检查者留下自己病情严重的印象。而在有些患者身上，这种声音纯粹是心理因素导致，并没有发现哮喘的任何证据。男女均可患病，但更常见于 16 ～ 50 岁有医务辅助背景的女性。她们所患的“哮喘”似乎“抵抗”标准治疗方法，多次住院且通过大剂量皮质类固醇及其他治疗方法均无效。家庭最大呼气流量监测及肺量测定法可能变化多样，但这种变化与急性发作或治疗几乎无关。流量-容积曲线可能呈特征性的吸气曲线“扑动”样改变。由于人体体积描记仪这种测量方法所要求的喘息动作可以避免声带肌内收，因此通过人体体积描记仪来检测总气道阻力可能对诊断有价值，可显示气道阻力是否正常。由于“重度”哮喘的发作，患者的检查有时候需要机械通气，但如果实现药物麻痹，即可观察到气道阻力正常且没有必要采用较高的充气压力。

声带功能障碍很可能比预期更常见，且如果漏诊该病或其相关症状被误诊为哮喘，患者则很可能被过度治疗。正确的诊断至关重要，且如果声带功能障碍是引起喘鸣症状的唯一或主要原因，则语音治疗会有帮助。

肺量测定正常患者的诊断策略

对于肺量测定结果正常的患者，鉴别诊断的主要考虑为非支气管扩张药-非皮质类固醇反应性疾病。此时，所有可逆性气流受阻的测试均缺乏灵敏度，这意味着阴性结果不是特别有用。阳性结果常需要频繁地重复检查或在对有症状患者进行仔细评估才能得出。对气道高反应性的评估是一种更灵敏的测试，因此缺乏气道高反应性则提示需要对其他可能的诊断进行仔细考虑。

肺量测定法提示存在气流受阻患者的诊断策略

气道反应性测定对气流受阻患者的哮喘诊断的特异性较低。因此，气道高反应性测量方法对哮喘的诊断并无帮助。由于 FEV_1 变化较大（即超过 400 ml）时高度支持哮喘诊断，因此支气管扩张药激发试验和皮质类固醇试验性治疗可能有助于诊断。在很多情况下，虽然支气管扩张药和类固醇气道可逆性检查确实有助于指导药物治疗的强度，但这些检查在很多情况下可能无法给出精确的诊断。

其他检查方法

如怀疑存在另一种疾病导致哮喘症状加重时，则应采取进一步检查。上气道成像、食道 pH 监测、胸部 CT 扫描及痰培养可能对有些特定的病例有帮助。皮肤点刺测试或 IgE 监测及过敏原特异性 IgE 检测等客观性评估方法有助于变应性哮喘的诊断，并可对过敏原回避策略、抗 IgE 治疗及抗真菌治疗（见后文）提供重要指导。哮喘患者通常可见嗜酸性粒细胞计数增多；如无明显系统性解释（如湿疹），则它是嗜酸性粒细胞性气道炎症的一项特异但不灵敏的指标。

在评估气道疾病领域方面的一个重要的新进展是出现了对大多数患者来说安全可行的评估气道炎症（如炎症测定，见后文）的新技术。两种技术已普遍应用：一、诱导痰分析，利用其分类及总细胞计数判断下气道炎症应答的特点及程度；二、呼出气一氧化氮监测（FeNO），呼出气一氧化氮物浓度增高提示下气道炎症反应可能对皮质类固醇敏感。FeNO 测量方法因其价格低廉、技术简单且可以迅速得出结果，非常适用于监护，尤其适用于初级医疗保健单位。痰嗜酸性粒细胞计数增多或 FeNO 浓度增加在未经治疗的哮喘中非常常见，因而具有诊断价值，但其异常结果无特异性，因为高达 1/3 的患者最终被诊断为咳嗽及 COPD。这些技术的真正价值在于，其测得值增高与皮质类固醇治疗有效高度相关，而与异常值的出现背景无关。

稳定期哮喘的管理

目标

哮喘存在三个具有重要临床意义的主要结果，如下列管理目标所示：

1. 控制哮喘症状
2. 预防哮喘发作
3. 保护正常肺功能

药物和非药物治疗方法对实现上述目标均有其重要作用（框 39-4，图 39-5，图 39-6）。

控制哮喘症状

哮喘症状可引起身体和心理上的疾病，严重影响生活质量。可采用多个经过充分证明有效的问卷调查表来评估哮喘症状（表 39-1）。

预防哮喘急性发作

框 39-4 哮喘管理的目标

- 极少出现（最好是没有）慢性症状，包括夜间症状
- 极少出现（不常发生）急性发作
- 无急诊就诊情况
- 极少（最好是不适用）使用 β_2- 激动药作为基础必需疗法
- 无活动受限，包括锻炼
- 最大呼气流量昼夜变化小于 20%
- 最大呼气流量（接近）正常
- 极少或无不良反应

PEF，最大呼气流量

哮喘急性发作的定义为：一段时间内，哮喘患者按平常的治疗方案未能较好地控制病情，而出现症状加重及肺功能恶化。哮喘急性发作常发生在接触过敏原及病毒感染后。重症患者需要住院治疗，也是哮喘相关死亡的主要原因。哮喘急性发作的管理将在本章后文部分予以详述。

肺功能下降趋势

慢性哮喘会出现肺功能加速下降，这被认为是持续性气道炎症的作用。肺功能可能在疾病早期就已经出现有明显临床意义的下降，这对其预防是一项挑战。成人期才发病且病情严重者，吸烟者及频繁急性发作者的肺功能下降幅度更为显著。虽然尚未发现阻止肺功能下降的措施，但戒烟、远离职业性过敏原及可能的最佳剂量的皮质类固醇疗法很可能有效。

哮喘的药物治疗

吸入性药物治疗是哮喘管理的核心。这些可用药物范围或可简单地分为支气管扩张药和抗炎药。

支气管扩张药

β_2- 受体激动药

β_2- 受体激动药都是通过增加气道平滑肌细胞内环磷酸腺苷（cAMP）含量这一共同的终末通路来发挥作用，可抑制平滑肌细胞收缩，从而改善肺功能并减轻气道高反应性。支气管扩张药的主要作用是分别通过短效和长效因子来减轻及预防症状的出现。此外，定期使用长效支气管扩张药可持续改善肺功能，减少急性发作，特别是减少较低严重度哮喘的发作。

短效 β_2- 受体激动药广泛应用于抢救过程中的对症治疗。目前，长效 β_2- 受体激动药如沙美特罗和福莫特罗，被推荐作为常规使用吸入型皮质类固醇治疗但症状仍然持续的患者的首选。沙美特罗是

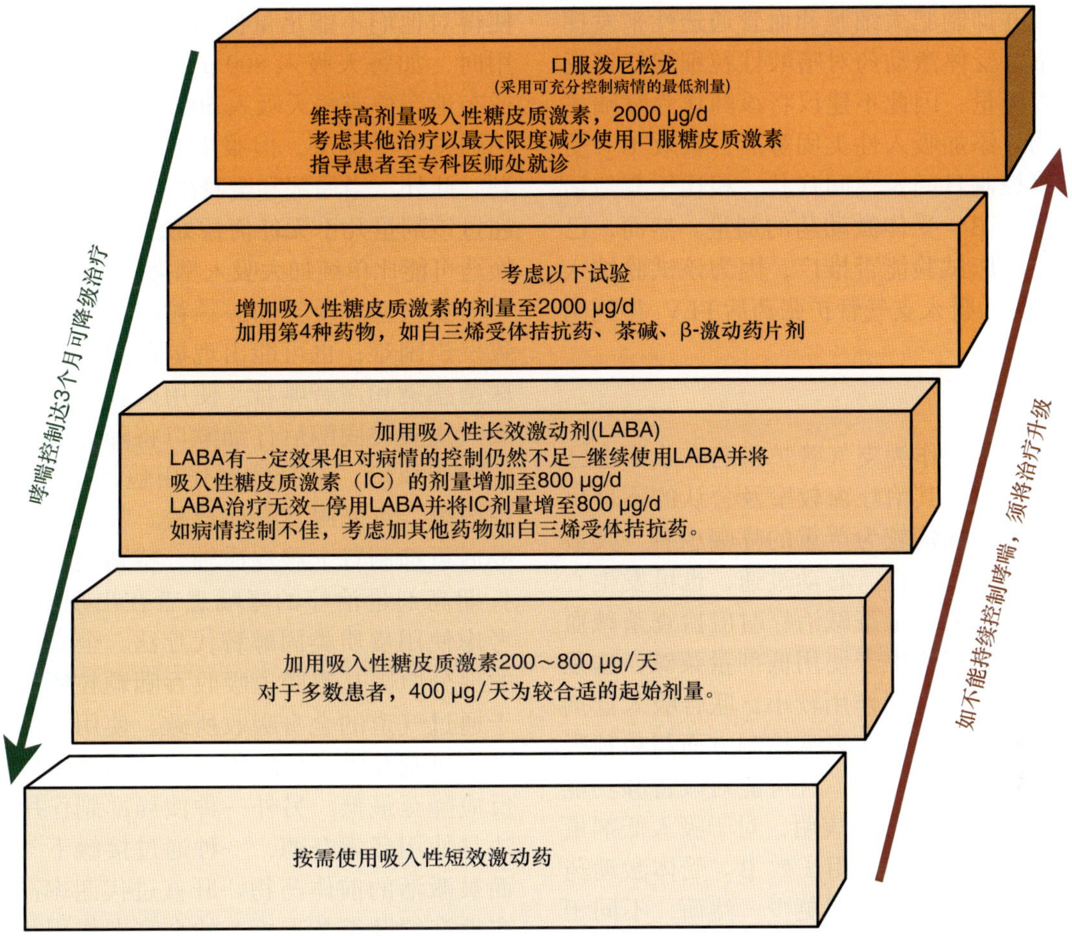

图 39-5　成人哮喘患者的阶梯式管理。(*Modified from British Thoracic Society/Scottish Intercollegiate Guidelines Network.*)

		哮喘症状的控制	急性发作的预防	肺功能的维持
药理学	吸入及口服糖皮质激素	+++	+++	?
	长效β激动药	++	+(*)	
	白三烯受体拮抗药	+	+	
	所有支气管扩张药	++		
非药理学	患者教育	++	+	
	避开触发因素	++	+	
	戒烟	+++	?	+
	呼吸再训练技术	++		

图 39-6　哮喘管理对治疗目标的影响。预防急性发作的效果必须与吸入类固醇一起使用才可实现

β_2受体的部分激动药，而福莫特罗则是一种完全激动药。这两种药物有相似的临床效应，但福莫特罗起效更加迅速。除非药物剂量过大，否则心动过速、震颤及肌肉痉挛等副作用极为少见。已经有报道提示，在后续短效及长效 β_2-受体激动药联用时，可出现长效 β_2-受体激动药耐药，从而导致支气管扩张药活性失效。但其临床意义尚不确定。

与短效 β_2-激动药一样，这些因子主要通过舒

张气道平滑肌并抑制肥大细胞和血管通透性来发挥作用。长效 β_2- 受体激动药对嗜酸性粒细胞气道炎症的效应难以衡量，因此不建议将该药作为哮喘患者的首选药物。添加吸入性类固醇后，长效 β_2- 受体激动药可以控制日间及夜间症状，相比于其他治疗措施更能减少 β_2- 受体激动药的剂量。然而，已有观点质疑该临床试验能否推广，因为该试验纳入的大部分患者均为吸入支气管扩张药后 FEV_1 得到明显改善的患者。

茶碱

较大剂量的茶碱作为支气管扩张药在临床上已经使用多年，但由于其治疗窗较窄及公认的不良反应，故仅用于治疗病情较为严重的哮喘患者。其最常见的副作用为胃肠不适、心动过速，也可发生心律不齐，一般建议大剂量茶碱治疗时应检查茶碱血清浓度。最近的研究集中于使用低剂量茶碱，这是由于使用低剂量茶碱时副作用较小，联合吸入低剂量皮质类固醇和茶碱药物在哮喘控制方面与单独吸入较高剂量皮质类固醇相当，且可能对改善肺功能的作用稍大。一项 meta 分析表明，对于吸入低剂量皮质类固醇的哮喘患者，使用长效 β_2- 受体激动药比使用茶碱更有效，且副作用更少。然而，不同于长效 β_2- 受体激动药，茶碱可能具有抗炎活性，因而可能在一些对皮质类固醇耐药型患者的管理方面发挥作用。

抗炎治疗

吸入型皮质类固醇

吸入皮质类固醇是哮喘药物治疗的主要部分。它们在大气道及中等大小的气道内与细胞广泛表达的皮质类固醇受体相结合而发挥作用。皮质类固醇的抗炎作用通过直接抑制转录因子（如核因子 κB）来进行调节。虽然长期大剂量使用强效类固醇治疗或可导致轻度肾上腺皮质功能抑制及儿童生长发育迟缓，但是吸入型皮质类固醇的全身生物利用率较差，故其全身性副作用可降到最低。皮质类固醇可以有效地抑制嗜酸性粒细胞性炎症，从而减轻症状，降低急性发作的频率及哮喘患者病死亡率。

可能由于气道炎症的部位及强度不同，吸入型皮质类固醇对重症哮喘管理的效果较差，对重症哮喘急性发作的治疗或许没有帮助。在这些情况下，口服治疗可能更加有效。

在某些地方，特别是北美，患者往往比较关注吸入皮质类固醇后出现副作用的可能性，这种担忧使得对他们不能足量使用皮质类固醇。在低剂量使用时，如每天吸入 800 μg 二丙酸倍他米松（BDP）或布地奈德或每天吸入 500 μg 的氟替卡松，其副作用通常并不显著，但服用超过以上剂量时会出现问题。此外，当局部和全身副作用变得越来越常见时，超过该剂量几乎无任何益处；对于大多数患者而言，换药可能比单纯加大吸入型类固醇的剂量更好。

吸入型皮质类固醇颗粒沉积在口咽部通常可导致发声困难；也可能出现局部副作用，比如口腔念珠菌感染和声音嘶哑。使用大容积的间隔装置并在吸入皮质类固醇后仔细漱口将降低这些局部副作用的发生风险。全身性副作用包括皮肤擦伤及萎缩、白内障、青光眼及骨质疏松。吸入大剂量皮质类固醇后可抑制肾上腺皮质轴，特别建议那些确实需要长期高剂量治疗的哮喘患者在出现并发疾病期间，考虑使用皮质类固醇替代疗法。全身性副作用出现的部分原因是胃肠道吸收吞咽颗粒所致，部分是由于通过气道的全身吸收所致。使用间隔装置、干粉吸入机制及吸入后使用口腔清洁器可以使这些不良反应降至最低。另外一种使局部副作用最小化的方法是使用环索奈德，一种通过接触下气道上皮细胞而被激活的前体药物。肝首过代谢率高的药物（如布地奈德及氟替卡松）的全身副作用相较于倍氯米松更少，但大剂量（二丙酸氯地米松 / 布地奈德每日超过 800 ～ 1000 μg，或氟替卡松每日超过 500 μg）使用后，其通过口腔和呼吸道黏膜吸收所带来的全身性副作用会变得越来越明显。

抗白三烯类药物

抗白三烯类药物通过抑制不同水平脂氧合酶途径而起作用，后者参与来源于花生四烯酸的白三烯的形成。白三烯是哮喘的重要促炎症介质，同样可促使支气管收缩。白三烯受体拮抗药（如孟鲁司特）可减少运动诱发的哮喘且对哮喘症状具有轻度的抑制作用。该类药物对未行吸入型皮质类固醇治疗的患者效果最佳；由于其安全性极佳，常被考虑用于治疗儿童哮喘患者。白三烯生物合成抑制药可能优于白三烯受体拮抗药，这是因为前者可抑制非半胱氨酰白细胞三烯 LTB_4 的产生。这是否会致使其在临床上具有明显优势尚不清楚，而目前唯一的白三烯生物合成抑制药齐留通（Zileuton）所致的肝毒性已引起关注。

口服皮质类固醇及皮质类固醇助减剂

尽管采取了上述措施，但仍有一组重症持续性哮喘患者的病情难以控制。在这种情况下，需要通过口服皮质类固醇，通常是每日口服泼尼松龙来尽量减轻症状并防止严重的哮喘急性发作。虽然口服皮质类固醇治疗无疑是哮喘急性发作管理的一个重要组成部分，但是由于长期使用时发生不良反应的风险很高，故于使用前即应谨慎考虑。当需要使用时，应使用能维持哮喘控制的最低剂量。同时还应该考虑对骨质疏松进行预防性治疗，并监测患者出现高血压、糖尿病、白内障、青光眼及肾上腺抑制的可能性。肥胖、皮肤变薄、擦伤及肌病同样需要重点考虑。应该始终坚持使用吸入型皮质类固醇，因为这些药物有可能使口服皮质类固醇的剂量减小；在这种情况下，选择吸入较高剂量的皮质类固醇可能比较合理。

皮质类固醇助减剂包括甲氨蝶呤和环孢菌素等。相关证据表明，这些药物在哮喘治疗中具有类固醇助减作用，但各自均有自身的安全性问题，这些药物的使用均限于其各自的专门用途。由于长期口服皮质类固醇存在发生不良反应的风险，且没有替代品来治疗，故需要仔细监测治疗后的反应。尽管患者对皮质类固醇治疗的依从性看上去非常好，但仍有少数严重哮喘患者对其表现出不耐受。这种抵抗的机制尚未完全明确，但可能与类固醇反应性炎症相关基因的转录调控有关。

抗 IgE 单克隆抗体

IgE 抗体在过敏患者的变应性疾病的发生中具有重要作用，因此，抑制 IgE 成为变应性哮喘管理的潜在靶标。单克隆抗体奥马珠单抗可阻止肥大细胞和嗜碱性粒细胞与 IgE 间的相互作用。其皮下注射剂量依据血清 IgE 水平和患者的体重而定。临床试验已经表明，其可以提高症状的控制水平，减少急性发作次数及减少吸入型皮质类固醇的使用剂量，且无明显副作用。但该药治疗费用昂贵，且对非选定患者的疗效 - 成本效益尚未明确。因此，奥马珠单抗对于变应性哮喘患者而言似乎是一种潜在有用的抗炎药。

哮喘的阶梯式治疗策略

指南建议哮喘的治疗应以阶梯式方式进行，以使用最低剂量皮质类固醇治疗来达到满意的哮喘控制为主要目的（图 39-5）。在治疗过程中，应每 3 个月调整一次治疗方案，直到病情稳定。该策略假设临床控制与基础性气道炎症的控制相关，故通过控制气道炎症可实现哮喘治疗的全部三项目标。

值得注意的是，英国胸科协会（BTS）的第 3 步治疗途径建议，低剂量皮质类固醇联用长效 β - 受体激动药优于单纯加大皮质类固醇剂量。分子学证据表明，这两种药物具有协同作用。在临床实践中，这种策略可以实现临床病情的明显改善，如减少症状的出现、改善肺功能和减少急性发作次数，其效果与逐步加大单纯皮质类固醇剂量相当。联合吸入长效 β - 受体激动药和吸入皮质类固醇这一疗法已经成熟并得到普遍使用，它的优点是给患者提供了便利，但不允许改变组成药物各自剂量。

哮喘控制的监测及自我管理方案

可采用多种潜在方法来评估哮喘（表 39-1）。所有这些方法均从不同的方面对哮喘进行评估，其提供的信息可能互补。客观症状评分法特别有用，这是因为患者很可能会适应其损害而对这种潜在可逆的症状问题并未质疑。这些评估能在多大程度上进行危险分层尚未确定；这是一个需要进一步研究的重要领域。一些最常用于评估哮喘的方法的特征如表 39-1 所示。

定期回访约谈（regular review appointments）可提供一个回顾患者教育、吸入技术及自我管理技巧的机会。自我管理计划是一种个体化书面方案，其在依据症状和最大呼气流量对患者进行分级及危险分层的哮喘控制基础上，指导患者采用推荐的作用方案进行自我管理（图 39-7）。这种以患者为中心的方案很有吸引力。症状和最大呼气流量的控制策略均能降低哮喘发病率，减少住院频率和计划外就诊次数。虽然几乎没有证据发现这两种策略有优劣之分，但基于最大呼气流量的计划对气流受阻感觉受损的患者可能更适合。

转诊至专科医生

初级保健常可成功管理哮喘。需要转诊至专科医生的患者一般分为以下 3 大类：

- 疑有职业性哮喘的患者
- 难治性哮喘患者是指那些尽管经过适当的高剂量治疗但仍未能获得完全控制水平（BTS 步骤 4 或 5）的患者。虽然仅占哮喘患者的 5% ～ 10%，但在英国有超过 60% 的哮喘保健资源用于该群体。其治疗反应较差的原因是多方面的（框 39-5）。
- 具有较高哮喘相关性死亡风险的患者（框 39-6）。相对危险度可叠加；因此，对于那些具有多个低危因素及具有单个高危因素的患者，需要转诊至专科医生。

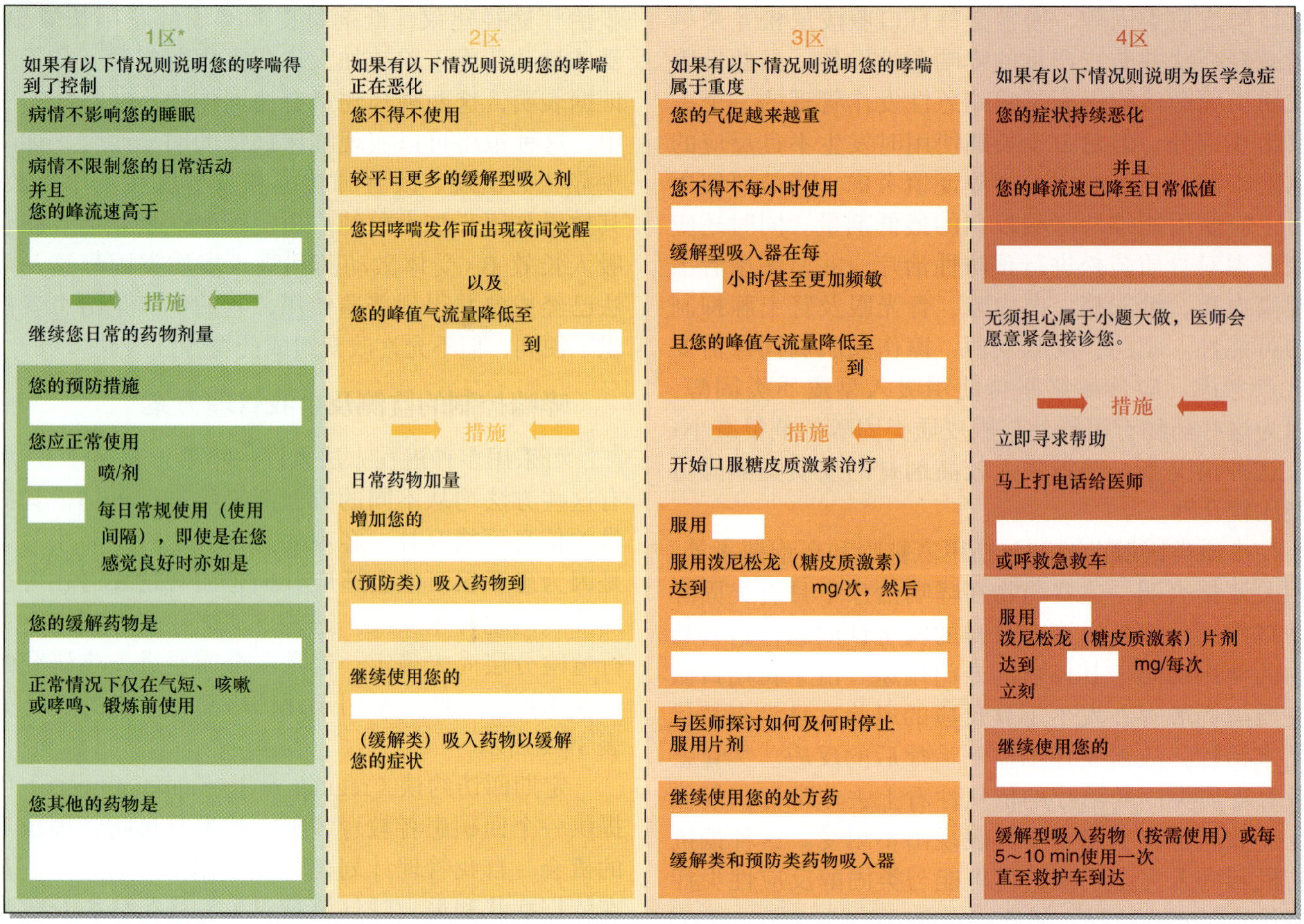

*如果您持续处于这一区，则您的医师可能会减少您的日常用药。

图 39-7 标准预印刷自我治疗计划中的页面。（*From Partridge MR*：*Asthma*：*clinical features*，*diagnosis*，*and treatment. In Albert RK*，*Spiro SG*，*Jett JR*，*editors*：Clinical respiratory medicine，*ed 3*，*Philadelphia*，*Mosby*，*2008.*）

框 39-5 重度或难治性哮喘的致病因素

患者因素

吸入技术差及不正确使用气雾吸入器

治疗依从性差
- 尤其是年轻患者及那些具有心理障碍的患者

持续暴露于过敏原
- 职业因素
- 宠物

吸烟
- 与症状加重、肺功能加速减退及类固醇反应差有关

肥胖
- 与症状加重及类固醇反应差有关

伴发心理疾病
- 焦虑及抑郁均能增加呼吸急促感，导致症状加重

疾病因素

合并可加重哮喘的疾病
- 功能紊乱性呼吸疾病
- 鼻窦炎
- GERD
- 心力衰竭

曲霉菌相关性哮喘
- 与更严重的嗜酸性气道炎症及支气管扩张相关

Churg-Strauss 综合征

真性类固醇耐药型哮喘
- 该亚群占顽固性哮喘患者的少数
- 大剂量口服或肠外应用类固醇常常能克服常规疗法的不足

缺乏嗜酸性气道炎症（非嗜酸性哮喘）的证据
- 该病患者对类固醇激素耐药，因此逐步增加类固醇激素剂量似乎并无多大用处
- 最佳管理方案尚不明确

GERD，胃食管反流病。

框 39-6 重度哮喘的危险因素

主要危险因素

曾因哮喘行机械通气

曾因哮喘入重症监护病房

最近因哮喘入院

次要危险因素

哮喘需要口服类固醇或茶碱来控制

需要使用大量 β 受体激动药

与依从性差相关的因素
- 较低的社会经济阶层
- 合并精神疾病
- 药物滥用或酗酒
- 青春期

哮喘护理的非药理学方面

患者教育

适当的患者教育对于在患者自我管理的基础上提供护理至关重要。已经确定这种管理方案包括以

下几个方面：

- 识别和避免哮喘诱发因素，其中最重要的是吸烟。
- 了解不同治疗方案的作用，即区别用于立即缓解症状的治疗（缓解措施）与预防或减少症状发作频率的治疗方案（防护措施），支持哮喘治疗的依从性，这是哮喘管理中一个相当重要的问题。
- 鼓励药物治疗的依从性
- 保证吸入技术的准确性
- 记录及监测最大呼气流量
- 遵循自我管理计划

哮喘专科护士是对哮喘患者教育及相关信息的核心供给者。哮喘专科护士定期随访可强化关键信息交流并对哮喘进行更加有效的控制。

戒烟及避免接触过敏原

大约有 25% 的哮喘患者吸烟。在这一人群中，吸烟与症状加重及肺功能加速下降相关。研究表明，戒烟可以在几周内显著改善哮喘症状控制及肺功能。

过敏原的致敏作用及暴露非常常见，常导致哮喘症状加重。因此，应该提倡一些简单的措施，如限制与家庭宠物接触，尤其是猫。目前尚无证据表明采用更加严格但通常是昂贵的措施来降低无处不在的过敏原（比如房尘螨）负荷有何益处。如过敏原暴露与哮喘控制情况恶化（例如对并发花粉热失控）之间有明确联系，则定期服用抗组胺药物可能有效。

训练新的呼吸技术

呼吸模式紊乱（如过度换气）常与哮喘共存，在临床上可能会导致哮喘样症状。因此，对于症状严重、发作不可预测或呈阵发性发作且症状严重程度与气道功能紊乱的客观证据不成比例的患者，应怀疑并存呼吸模式紊乱。依据物理疗法进行呼吸再训练有效，且可能避免不适当的增加药物剂量。

哮喘管理的最新进展

一些患者难以获得最佳的哮喘控制，这凸显了当前治疗模式及策略的缺陷。目前正在进行的四个关键领域的研究很有可能影响到未来的哮喘管理，尤其是难治性哮喘的患者。

- 基于炎症的管理（炎症测定）
- 单次吸入联合治疗与缓解及维持治疗相结合
- 开发作为靶向抗炎药物的单克隆抗体治疗
- 治疗气道功能障碍的新技术

炎症测定

有几项重要的发现导致临床对使用炎症测定来评估哮喘及其他气道疾病的兴趣增加。首先，皮质类固醇敏感性嗜酸性气道炎症与气道功能障碍或症状的模式或严重程度无密切联系。痰嗜酸性细胞计数增高见于 70% ～ 80% 未使用皮质类固醇治疗的哮喘患者、50% 使用皮质类固醇治疗的症状性哮喘患者、30% ～ 40% 具有咳嗽患者及高达 40% 的 COPD 患者。在这些诊断明确的人群中，嗜酸性粒细胞性气道炎症与症状或气道功能障碍的严重性的相关性较小。因此，很少能从标准临床评估方面推断嗜酸性气道炎症的存在与否及其严重程度。如果需要这项信息，则需要行痰嗜酸性粒细胞计数测量。

其次，相较于其他临床指标，嗜酸性粒细胞性气道炎症的存在与皮质类固醇阳性反应更加密切。此外，皮质类固醇阳性反应可见于任何嗜酸性粒细胞性气道炎症疾病患者，而与其气道疾病的模式无关。因此，如欲了解有慢性呼吸道症状的患者是否应接受皮质类固醇治疗，则痰嗜酸性粒细胞计数或 FeNO 测量值增高是比其他检查结果更佳的决策依据。

最后，与通过标准临床措施相比，根据痰嗜酸性粒细胞计数决定皮质类固醇的使用效果更佳。通过对哮喘及 COPD 进行研究发现，与通过传统临床措施来决定管理策略相比较，通过痰液嗜酸性粒细胞计数来指导激素的使用及其剂量，更能降低哮喘急性发作的频率及减少激素的使用剂量。FeNO 测试同样可以用于指导皮质类固醇的治疗，但结果较混杂。迄今的研究表明基于 FeNO 的临床管理需要通过更准确的识别低剂量激素治疗足以起效的患者，以更加节俭地使用皮质类固醇。

嗜酸性粒细胞性气道炎症和皮质类固醇反应性之间的联系，以及低廉的一氧化氮监测器的开发，为临床实践中气道疾病的管理新方法开辟了一条新道路，其重点是评估气道炎症。图 39-8 概括了通过嗜酸性粒细胞性气道炎症或者 FeNO 评估而不是通过症状或气道功能障碍的类型对新发气道疾病患者进行评估的方法，并通过这些评估来决定皮质类固醇的使用。

单吸入器疗法

布地奈德和福莫特罗联合吸入剂经批准可用于缓解症状及维持哮喘控制。由于福莫特罗是一种迅速起效的长效 β- 受体激动药，与沙丁胺醇疗效相

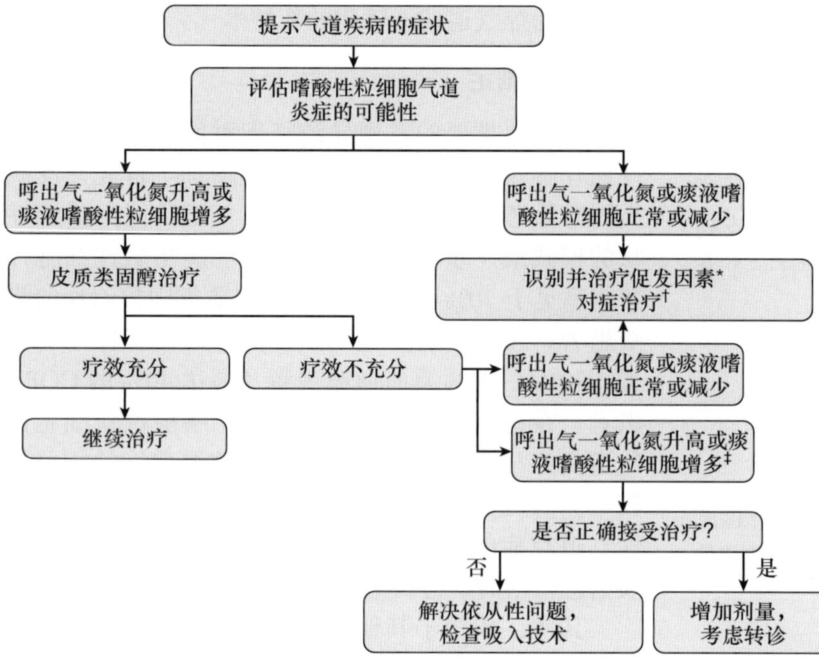

图 39-8 建议用于评估气道疾病的策略。嗜酸性粒细胞性气道炎症可使用诱导痰嗜酸性粒细胞计数或 FeNO 来评估。* 能够导致其恶化的潜在可治疗因素包括鼻炎、焦虑-过度换气综合征、声带功能障碍、支气管扩张症及胃食管反流性疾病。† 对症治疗包括短效及长效支气管扩张药疗法、口服茶碱、黏液溶解剂，除此之外还包括对恶化因素的特异性治疗。‡ 有限的证据表明，一些具有提示气道疾病症状的患者存在 FeNO 增高，而 FeNO 增高并不能反映嗜酸性粒细胞性气道炎症，也并不表示对皮质类固醇无反应。因此，对于在激素治疗后 FeNO 仍持续增高的患者，在可能的情况下，应该用诱导痰标本对气道炎症进行较彻底的检查。建议将成人 FeNO 的“高”和“低”临界值分别定为 25 ppb 和 50 ppb，但这是一个非常宽松的建议。对于 25 ～ 50 ppb 的 FeNO 值的解读因人而异；在某些情况下，可能会使用不同的临界值

当，故其具有双重作用。因此，吸入剂的使用频率取决于症状的严重程度及发作次数，以确保哮喘在未能良好控制的情况下使用高剂量皮质类固醇治疗。如果哮喘症状的恶化与其基础性气道炎症加重密切相关，那么该方法可适用。研究表明，通过这种方法可以改善肺功能、减少急性发作次数及使哮喘获得更好的控制。这种方法特别适用于不能坚持固定治疗方案的患者。

单克隆抗体疗法

目前正在开发越来越多的单克隆抗体，这些抗体以 Th2 途径的关键促炎症反应介质为靶标，而 Th2 途径则被认为是哮喘持续性气道炎症的重要通路。其中，抗 IL-5（能促使嗜酸性粒细胞成熟及聚集的关键细胞因子）的单克隆抗体美泊利单抗能够减少重症哮喘及嗜酸性粒细胞性气道炎症患者的严重急性发作次数。抗 IL-4 和 IL-13 抗体及口服前列腺素 D_2 受体 $CRTH_2$ 拮抗药正处于临床试验探索阶段。可能所有这些因子在 Th2 型嗜酸性气道炎症患者中效果最佳，其主要益处是能够减少哮喘急性发作次数。通过炎症测定来识别这些患者将会变得越来越重要。

支气管热成形术

支气管热成形术为哮喘提供了一种非药物治疗方法。该技术的靶标是气道平滑肌，后者被认为是哮喘气道功能障碍的关键；可使用带有金属丝网篮的支气管镜接触支气管壁施加热能。支气管热成形术被认为能够通过破坏气道平滑肌束来阻止支气管收缩。一项病例对照研究表明，哮喘生活质量改善及哮喘恶化次数减少可维持术后至少一年。

重要亚组患者的管理

重症哮喘

有部分中度持续性患者，尽管按照前述方法进行了恰当的治疗，其症状仍然持续存在。虽然他们只代表较小一部分群体，但是这些患者发病次数较多，消耗卫生保健资源明显较多，因此可能最好是由专科医师来处理。重症哮喘可以简单定义为尽管得到高水平抗哮喘治疗但发病率仍很高的哮喘（即 BTS 哮喘管理指南中的第 4 级治疗方案）（图 39-5）。

在考虑采取其他治疗措施前，最重要的是明确诊断，确保那些持续症状是由哮喘而不是其他诱发恶化因素或共存疾病引起，如呼吸功能失调、声带功能障碍、肥胖、支气管扩张症、慢性阻塞性肺病（COPD）、鼻炎或胃食管反流性疾病（框 39-5）。框 39-3 列举了一些提示由非哮喘相关因素导致持续性发病的可能性较高的特征。接下来非常重要的是评估治疗的依从性，最好是采取相对客观的方法，如按处方再次拿药的比率及血茶碱和（或）波尼松龙浓度监测。依从性差在重症哮喘患者非常常见，与预后不良相关，尤其是增加致命及几乎致命性发作的风险。探测并解决治疗依从性差的最好办法尚未确立，这是需要进一步研究的重要领域。

在这些问题被提出后，目前指南提倡升级治疗方案，通常需要定期口服类固醇进行治疗。然而，口服激素疗效混杂且副作用是一项重要问题。而且，往往无法确定重症哮喘患者的替代性药物的疗效。目前对重症哮喘的研究多集中于重症哮喘患者，并有越来越多人认识到新的治疗方法不可能适用于所有患者。将来的治疗可能是建立在对持续性哮喘发病机制及其调节途径的更加全面了解的基础上的个体化治疗。

最近，已经开始有使用数学方法（如析因分析和聚类分析方法）来辨别有重要临床意义的患者群体。图 39-9 显示了首次尝试对从初级保健诊所募集的哮喘患者及专科医院门诊募集的重症哮喘患者队列进行表型分析的结果。研究主要发现重症哮喘患者的临床症状表现与气道炎症有较显著的不一致性。这些难治性哮喘患者的表型不一致现象特别提示，依靠症状来指导抗炎治疗会造成相当一部分患者疗效不佳，而依据皮质类固醇敏感性炎症（如嗜酸性粒细胞性气道炎症）的反应性等客观性指标来指导可能会更好。这已经在通过炎症指导及通过症状来指导的激素使用的相互比较的临床实验中得到证实。这些实验的主要成果是减少哮喘发作次数，表明控制气道炎症的主要受益是降低哮喘发作的风险。

对这些不同群体患者的鉴别不仅有利于指导皮质类固醇的治疗，而且还有助于识别那些选择使用非激素性替代治疗方案可能获益的患者。长期使用低剂量大环内酯类抗生素治疗可能对难治性非嗜酸细胞性哮喘患者特别有效。支气管热成型术是专门针对气道平滑肌的治疗，但尚未发现其对气道炎症的疗效，可能有助于治疗以气道功能障碍为突出表现的患者。气道炎症突出患者的日常症状或气道功能障碍较少，可能对特异性抗炎治疗有效，如抗白介素 -5、奥马珠单抗；如对曲霉菌属敏感，则可采用抗真菌治疗方案。美泊利单抗，这种抗白介素 -5 的单克隆抗体，由于在抑制嗜酸性气道炎症方面的特异性及有效性非常明显，已成为一种具有独特吸引力的备选治疗方案。

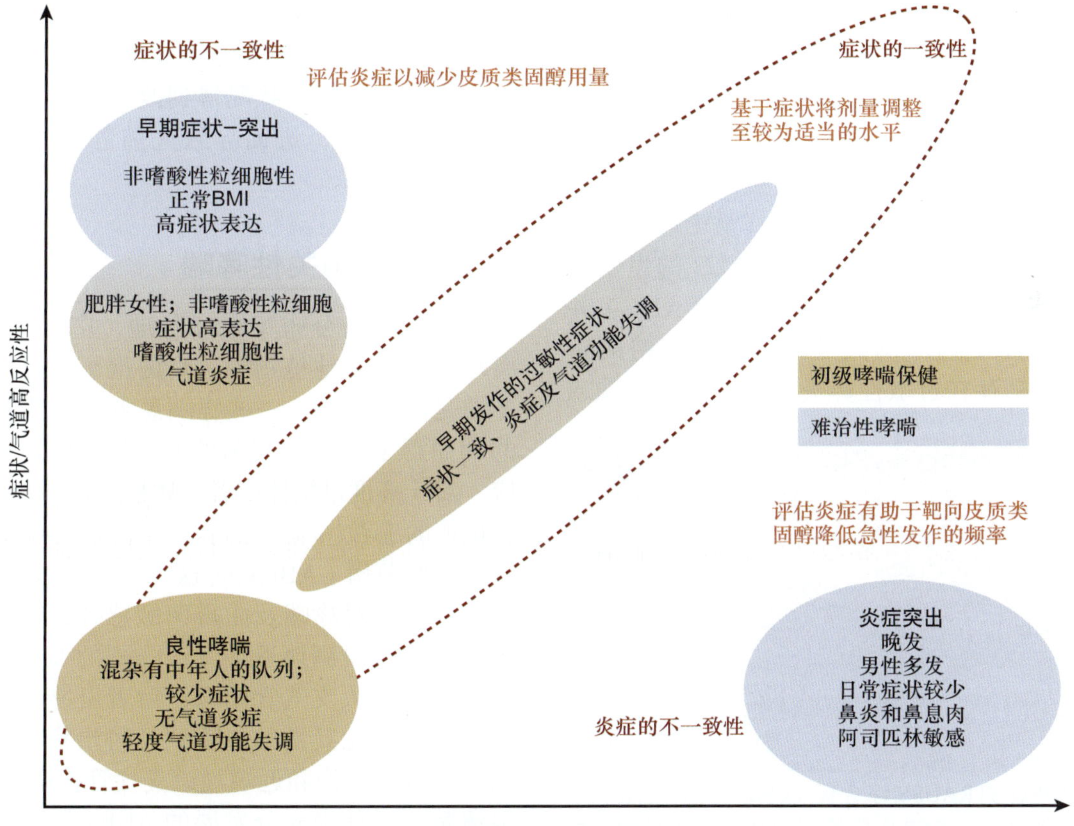

图 39-9　哮喘的临床表型：对初级及二级保健单位接诊的哮喘患者利用聚类分析方法对哮喘表型进行分类。由于症状与炎症是两项临床相关及可调节的哮喘因素，可依据其相对表达绘制聚类分析曲线。本图重点提示二级保健单位接诊的哮喘患者的不一致性更大。虽然这种不一致性的原因尚不清楚，但采用气道炎症测定来鉴别这些患者非常有益。BMI，体质指数。（经同意，转自：Haldar P，Pavord ID，Shaw DE，et al：Cluster analysis and clinical asthma phenotypes，Am J respir Crit Care Med 178：218-224，2008.）

阿司匹林性哮喘

约 5% 的成人哮喘患者往往在因流涕及荨麻疹而摄取阿司匹林和其他环氧合酶抑制药后出现显著的支气管收缩。支气管收缩是由于具有保护支气管作用的前列腺素 E_2 的产生受抑制而半胱氨酰白三烯的产生不受抑制所致。阿司匹林性哮喘常见于那些非过敏性成年期发病的哮喘患者，这些患者很多合并有鼻炎及鼻息肉（即 Samter's 三联征）。患者往往有严重嗜酸性粒细胞性气道炎症，这种炎症仅单独吸入皮质类固醇往往难以控制，相当高比例的患者需要间歇或连续口服皮质类固醇才能得到较好控制。阻断白三烯类的产生及其作用的药物可能对阿司匹林性哮喘特别有效。

CHURG-STRAUSS 综合征

CHURG-STRAUSS 综合征以哮喘和过敏性鼻炎患者出现脉管炎及血管外肉芽肿的组织学证据为特征。CHURG-STRAUSS 综合征的诊断标准总结如下：

- 存在哮喘
- 外周血嗜酸性粒细胞增多症（细胞计数超过 1.5×10^9 个 / 升）
- 系统性脉管炎，累及包括 2 个或 2 个以上肺外器官

受累组织活检有助于证实脉管炎及血管外肉芽肿的存在（图 39-10），但活检应选择易于取得的组织，不应该拖延治疗方案的实施。约 2/3 的患者存在抗中性粒细胞胞浆抗体（ANCA），但 ANCA 并无特异性。临床上诊断的关键来自于对病情的持续了解，特别是存在过敏性鼻炎、鼻窦炎、哮喘或嗜酸性粒细胞增多症（可能会很显著）和全身症状（如发热、皮疹，尤其是下肢紫癜）、体重减轻或关节痛的成人患者。其他症状包括肺部浸润、周围神经病变、颅神经及其他孤立神经麻痹、脑血管意外、腹痛、血性腹泻，偶见肠穿孔。肾病少见；但可存在心脏受累，这是可能导致心衰及猝死的严重并发症。这些疾病的表现可能在短期内出现，因此应强调迅速诊断的重要性。鉴别诊断显然应依据 CHURG-STRAUSS 综合征在个别患者上的特异表现，但肺部表现需要与变应性支气管肺曲霉菌病、其他肺嗜酸细胞增多症、肺结节病、Wegener 肉芽肿、显微镜下多血管炎及结节性多发性动脉炎进行鉴别。

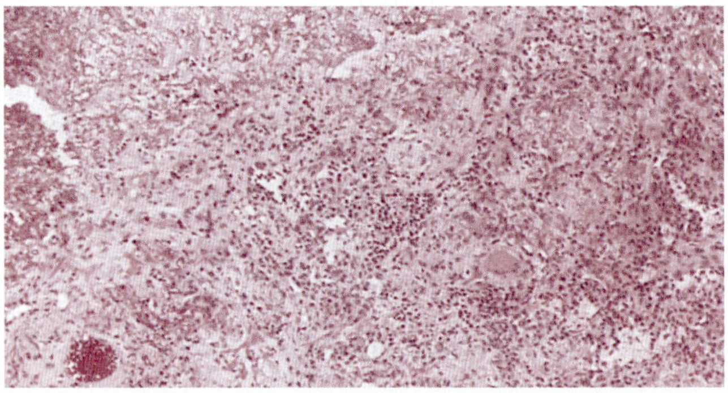

图 39-10 CHURG-STRAUSS 综合征（CSS）的病理组织学特点。该显微照片显示 CSS 中实质组织坏死及明显的局灶性嗜酸性粒细胞增多。炎性浸润包括嗜酸性粒细胞及边界不清的肉芽组织中数量不一的上皮样间质细胞。（图片来源于：Partridge MR：Asthma：clinical features，diagnosis，and treatment. In Albert RK，Spiro SG，Jett JR，editors：Clinical respiratory medicine，ed 3，Philadelphia，Mosby，2008.）

很多患者单独使用类固醇的疗效可能非常好，使用小剂量波尼松龙就有可能长期控制病情。对于病情较严重者，则有必要加用环磷酰胺进行治疗。其预后取决于疾病及其临床表现的严重程度，心功能失代偿或有脑血管受累表现的患者预后最差。CHURG-STRAUSS 综合征与使用白三烯拮抗药之间的关系目前逐渐受到人们的重视。虽然理论上任何一种药物均有可能引起过敏性血管炎，但开始使用白三烯拮抗药后出现相关问题最有可能的原因是：哮喘患者控制状况得到改善而导致口服类固醇激素剂量降低，进而导致先前静息的全身性疾病显现出来。

曲霉菌相关性哮喘

曲霉菌属分布于全球各地，广泛存在于土壤、腐烂菜叶及其他植物中。真菌孢子通过风播散，秋冬季是其高峰期。一些哮喘患者可产生对反复暴露的烟曲霉菌及其他真菌的 IgE 和 IgG 介导的应答反应。对于高度过敏体质者、病程较长者及存在气道损害证据的患者，风险尤高。一些患者会出现过敏性支气管肺曲菌病（ABPA）（这一术语不太合适），其特点为：除了对哮喘及曲霉菌敏感外，还有肺嗜酸粒细胞增多及浸润伴近端气道强烈的变态反应。这种反应可以导致支气管闭塞，后者可能会引起肺段或肺叶不张，尤其是如未得到及时治疗，可导致显著的支气管壁损伤和近端气道支气管扩张（图 39-11）。很清楚，这种未充分发展的 ABPA 形式很常见，采用曲霉菌相关性哮喘这一术语更好。高达 40% 的重症哮喘患者对曲霉菌属敏感，如专门检测，可发现很多患者痰液中有曲霉菌生长。

临床医生应该警惕以下提示可能患有曲霉菌相

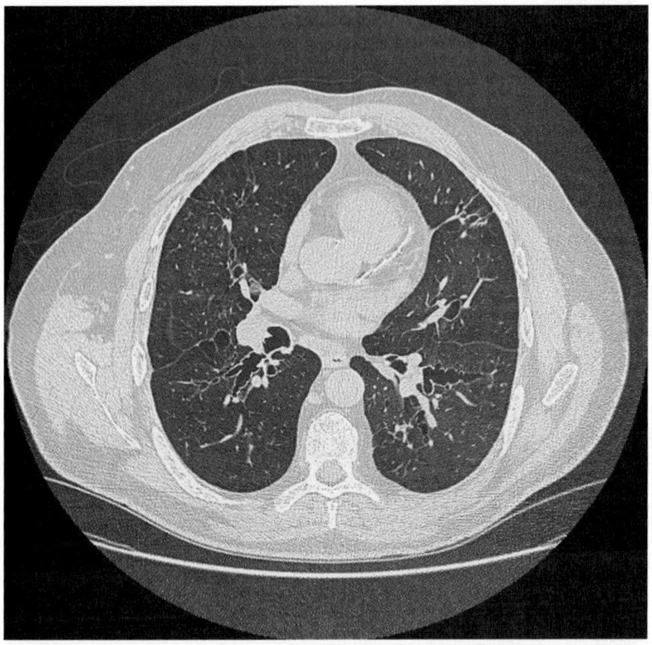

图 39-11　支气管肺曲霉菌患者的胸部计算机断层（CT）扫描图像。可见近端气道支气管扩张（*From Partridge MR*：*Asthma*：*clinical features*，*diagnosis*，*and treatment. In Albert RK*，*Spiro SG*，*Jett JR*，*editors*：Clinical respiratory medicine，*ed 3*，*Philadelphia*，*Mosby*，*2008.*）

关性哮喘的特征：

- 外周血及痰液嗜酸性粒细胞明显增高
- 针对烟曲霉菌的皮肤试验或 RAST 呈阳性
- 烟曲霉菌的沉淀素（即 IgG 抗体）呈阳性
- 痰液培养有烟曲霉菌生长
- 总 IgE 水平增高
- 肺部影像学示肺叶不张、浸润影及支气管扩张（一般以近端气道为最显著）（图 39-11）

曲霉菌属致敏作用及定植可能是导致气道受损及固定性气流受阻的重要及潜在的可调节性因素，目前在较严重哮喘患者中筛查该病已得到越来越多的重视。伴肺部浸润的急性综合征无疑需要口服皮质类固醇进行治疗，而在发作间期维持吸入类固醇或可避免疾病反复发作并可保护肺功能。有时可能需要长期口服维持剂量的激素。越来越多的证据提示抗真菌药（如伊曲康唑 200 mg，每日两次，为期 4 个月）对曲霉菌相关性哮喘有效。

职业性哮喘

大约 15% 在成年期发病的哮喘患者被认为是职业性哮喘。职业性哮喘的病因、诊断、检查及管理将会在第 40 章中予以详细介绍。本病病史的关键特征是症状在工作时加重，而在离开工作地点后得到改善，尤其是休假和长期远离工作时。工作及非工作期间的 PEF 值有可能客观地显示这种工作效应。现已有计算机分析系统可在线使用（见“WebResources”项下）。经证明，如有准确及频繁的（即工作时间里每 2 h 检测一次）PEF 检测数据，则该系统可有效诊断职业性哮喘。由于可导致患者丧失劳动力，因此职业性哮喘给患者带来巨大的损失，在英国，估计一名患者一生要损失 1300 万英镑。社会也损失类似金额，故减少职业性哮喘的发病率是一项重要的优先考虑问题。

工作期间，可能会由于暴露于刺激物（如冷空气）而使得哮喘加重或由于工作者对职业性高分子或低分子致敏原敏感而引起新发疾病。由于暴露于致敏原所致的职业性哮喘常在工作者暴露于致敏原一段时间后才出现，一般是先出现工作相关性鼻炎，然后出现哮喘。哮喘的职业性加剧则无此潜伏期。如能早期识别该病，则脱离职业性致敏原暴露后，可得到完全缓解。即使没有达到完全缓解也应优先选择停止对致敏原的暴露。职业加剧性哮喘需要通过环境控制并对哮喘的基础病给予恰当的治疗。突然暴露至高浓度毒烟亦可能导致哮喘，即所谓的反应性气道功能障碍综合征（RADS）。

运动员哮喘

据报道，相当大的一部分耐力项目运动员具有哮喘样症状，其气道功能异常情况符合哮喘。高达 50% 的符合奥运标准的游泳运动员及冬季运动员报道需要使用哮喘治疗方法。因为耐力运动发生于具有挑战性的环境中，因此哮喘的患病率在参加这些项目的运动员里最高。气道功能障碍的基础病理生理改变尚未完全明了，但大气污染及冷空气对气道黏膜的损害很可能是重要因素。患有哮喘的运动员常伴有非嗜酸性气道炎症且对吸入皮质类固醇治疗的反应较差。

妊娠期哮喘

哮喘在妊娠期可能会恶化、保持不变或者得到改善。这种模式可能会在随后的妊娠中重复出现。哮喘恶化最可能发生在中孕期和晚孕期；但在分娩时出现问题者则极为罕见。妊娠期哮喘治疗除了在怀孕期不应使用白三烯拮抗药以外，其余应与非妊娠期一样。在缺乏适当建议的情况下，哮喘患者被发现怀孕后即停止药物治疗，并且向孕妇保证常规哮喘治疗的安全性尤为重要。分娩后，应该鼓励进行母乳喂养；没有任何常用哮喘药物分泌入母乳后可达到需要改变治疗方法的程度。

哮喘发作

哮喘发作是第三常见的可避免的导致患者住院的原因，在美国每年有超过 5000 名患者死于哮喘发作，英国每年则大概有 1500 名患者死于哮喘发作。哮喘发作起病通常不急。大约一半的哮喘患者发作将经历数日或数周时间，期间有很多机会可改变治疗方法以阻止哮喘恶化至危重水平。因此，处理不充分或不恰当的治疗是哮喘发病率和病死亡率升高的重要原因。

患者因哮喘致死的原因有患者本人及其亲人或医生低估了疾病的严重程度、延误就医时间以及氧气及皮质类固醇药物使用不足。因此必须仔细评估哮喘急性发作的严重程度，评估结果决定了治疗方法及最佳治疗剂量的设定。框 39-7 及表 39-2 给出了轻、中、重及危重度哮喘急性发作的特征。除了最轻度哮喘以外，其余哮喘急性发作均需要支气管扩张药、皮质类固醇和氧疗，并仔细随访及评估对每项干预措施的反应（图 39-12）。非危及生命的哮喘急性发作的初步治疗可以给予 4 ～ 6 喷的沙丁胺醇（采用大容量的吸入器，pMDI），并加用异丙托溴铵 4 喷（采用大容量间隔装置的吸入器，pMDI），且必要时两种药物均可每 10 ～ 15 min 重复吸入 4 喷。每 4 h 规律定量吸入 β - 受体激动药直至 24 ～ 48 h、增加 4 倍吸入皮质类固醇剂量至少 7 d 及数日内谨慎管理疾病，以使哮喘症状得到缓解，最

框 39-7 医院环境中急性重度哮喘的识别和评估

急性重度哮喘的特征

峰值呼气流速为预计峰值（或患者最佳值）的 50% 或更低

无法一口气念完一个句子

呼吸速率≥ 25 次 / 分

脉率大于 110 次 / 分

危及生命的特征

PEFR 低于预计值或最佳值的 33%

寂静胸、发绀或呼吸无力

心动过缓或低血压

疲惫、意识模糊或昏迷

如动脉血氧饱和度低于 92% 或患者出现任何危及生命的特征，进行动脉血气分析

非常重度的危及生命的发作的血气指标

动脉血二氧化碳分压（$PaCO_2$）正常（36 ～ 45 mmHg）或较高

即使进行氧疗仍存在重度缺氧，PaO_2 低于 60 mmHg。

pH 较低（或 H^+较高）

紧急处理时无须进行其他检查

警告：出现重度或危及生命的患者可能不会有痛苦表现，或不会出现所有或多数异常表现。但是，所有上述因素均是重症哮喘的强烈提示信号

表 39-2 哮喘加重严重程度指引

症状急迫性	轻度	中度	重度	呼吸骤停
气促	行走 可平躺	说话 喜欢坐着	休息时：前弓	
讲话	成句	短语	词	
清醒	可能会出现激越	通常表现为易激惹	通常表现为易激惹	嗜睡或思维混乱
呼吸速率	增高	增高	通常＞ 30 次 / 分	
使用辅助呼吸肌和胸骨上凹陷	通常无	通常有	通常有	胸腹反常活动
哮鸣	中度，通常仅见于呼气末	大声	通常较大声	无哮鸣
脉率（次 / 分）	＜ 100	100-120	＞ 120	心动过缓
开始使用支气管扩张药后的呼气峰流速（% 预计值或 % 患者最佳值）	＞ 80	~60-80	＜ 60（成人＜ 100 L/min）或反应持续＜ 2 h	
动脉血氧分压（PaO_2）	正常 通常无须进行检查	＞ 60 mmHg	＜ 60 mmHg 可能有发绀	
动脉二氧化碳分压（PaO_2）	＜ 45 mmHg	＜ 45 mmHg	＞ 45 mmHg 可能存在呼吸衰竭（见正文）	
动脉血氧饱和度（%）	＞ 95	91-95	＜ 90	

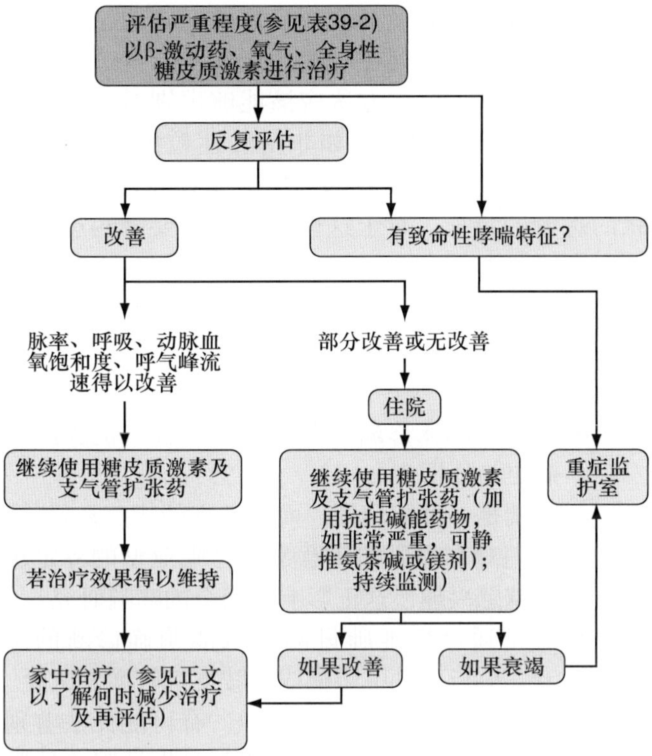

图 39-12　急诊就诊的急性重症哮喘患者的管理图解；IV，静脉注射。（*From Partridge MR*：*Asthma*：*clinical features*，*diagnosis*，*and treatment. In Albert RK*，*Spiro SG*，*Jett JR*，*editors*：Clinical respiratory medicine，*ed 3*，*Philadelphia*，*Mosby*，*2008.*）

大呼气流量提高至患者最大值 80% 以上的水平。

哮喘危及生命时，通过喷雾器吸入支气管扩张药［沙丁胺醇（舒喘灵）5 ～ 10 mg 及异丙托溴铵 0.5 mg］。所有危及生命的哮喘患者及那些疗效不完全（最大呼气流量为预测值或最大值的 50% ～ 80%）、症状持续的非危及生命的哮喘患者均需要每 2 ～ 4 h 吸入 β-受体激动药及立即加用口服皮质类固醇（泼尼松龙 30 ～ 40 mg，每日一次，为期 7 ～ 14 d）治疗。患者需要安排住院治疗或（当天或次日早晨）立即复诊。

当怀疑有其他需要采取额外治疗措施的胸腔内病变（如气胸或感染性实变）、患者对初始治疗无应答或病情反而恶化、或者哮喘急性发作危及生命安全或需要考虑使用机械通气时，应行胸部 X 线检查。当患者在室内空气条件下血氧饱和度（$Sa\ O_2$）不到 92% 或最大呼气流量（PEF）少于 100 L/min 时，应行血气分析检查。患者具备重症疾病特征（表 39-2）时应紧急转诊重症监护病房。最初的预警指标可能是血液中二氧化碳分压增高或正常。当患者病情没有得到很明确改善或出现恶化时，应重复取血样进行检测。

重症哮喘急性发作时，使用硫酸镁单倍剂量（1.2 ～ 2 g，静脉滴注时间大于 20 min）经证明有效且安全；初步证据表明，吸入镁并加用沙丁胺醇喷雾剂对治疗有帮助。如果患者没有常规口服茶碱治疗，则应缓慢静脉注射茶碱 250 mg（20 min 以上），然后以 0.5 mg/kg/h 输注，这种方法已经得到广泛应用，不过该项实践尚无高质量的证据基础。

一旦获得临床痊愈，患者出院时应符合以下的治疗成功标准：

- 患者出院时已停药超过 24 h
- 已检查吸入技术
- 最大呼气流量大于预计值的 75% 或更好，PEF 日间变化小于 25%，患者呼吸科医师证实为其他情况的除外
- 已经给患者开好了口服及吸入型皮质类固醇及支气管扩张处方药
- 患者有家用峰流速仪并有书面哮喘行动计划
- 已安排本周随访计划
- 已安排 4 星期内呼吸科门诊就诊

必须将患者哮喘病情恶化及住院原因及其细节、停药计划和可能达到的最佳 PEF 值告诉初级保健医师。医生需要明确告知患者需要继续服用皮质类固醇片剂多长时间，该药物应该予以全剂量服用直至临床病情稳定然后突然停用（如果患者前期没有服用皮质类固醇或服用时间少于 2 星期）或逐渐减量使用。

每一次重症哮喘急性发作及每次住院或急诊科就诊均必须被视为哮喘患者前期管理失败的标志。急性重症哮喘患者易复发，且预后较差，这往往是由于自我管理技能较差所致。哮喘急性发作被成功治疗后，应全面总结从中学到的经验教训，为未来制订详细的自我管理计划并传达给其初级保健医师。管理计划最重要的要素如图 39-7 所示。

争论及缺陷

越来越多的观点认为，当前的“一刀切”指导方针对于类似哮喘这种尚不太被了解的疾病的诊断及管理方法并不恰当。很多管理指南的证据源于相对同质的哮喘患者人群的临床试验，而这些人群与社区内接受哮喘治疗的人群几无相似之处。未来我们可能会看到越来越多的个体化治疗，其临床决策基于对患者病理发病机制的严格分析及对其发作风险的准确评估，而不是不顾一切及劳而无功地把不同病例纳入一个诊断类别，然后依据相关指导进行治疗。这种个体化治疗方案需要对可疑哮

喘患者进行更加详细彻底的评估，包括对气道炎症进行评估。

新药的开发一直呈现一个缓慢及令人沮丧的过程，在过去的 15 ～ 20 年很少有治疗方面的进展。在某种程度上，这种限制反映了哮喘作为一个诊断类别中的一些问题，如前所述。我们需要一个更加广泛的认识，即新的和目前现有的治疗方法可能只对某些亚群患者有效，且仅可调节哮喘这一综合征的某一方面。这些亚群及综合征可调整的部分往往是完全可以根据治疗作用的模式预知的。给药物贴上“对疾病无帮助”标签会对药物研发产生不利影响，其典型的例子是临床上抗 IL-5 抗体特别是美泊利单抗（可特异清除嗜酸性粒细胞）的研发故事。嗜酸性粒细胞性气道炎症与哮喘病情的加重有关，但与可导致大多数哮喘样症状的气道高反应性无关。然而，10 年来，美泊利单抗仅在存在变异性气流受阻和或存在气道高反应性的哮喘患者中试验其抗气道高反应性作用，因此，结果为阴性并不足为怪。在嗜酸性粒细胞性气道炎症患者中，当对该药物进行抗气道嗜酸性粒细胞增多（哮喘发作）试验时，发现该药有效。临床研究人员和监管部门需要接受这种新的认识并确保未来试验评估结果来自于正确的患者群体。使用这些药物的临床医生需要增长其专业知识以找出这些对该药物有反应的亚群患者。

一些患者治疗依从性差，故其疗效一直甚差。许多患者不太理解，当前的治疗方法只能抑制但不能治愈疾病。很多患者不了解哮喘是一种阵发性疾病，极少能够得到完全缓解。我们需要新的和富有想象力的方式来教育难以得到缓解及治疗依从性差的患者。临床医生常常首先采取“安全第一”的策略来治疗，而目前越来越多的观点认为很多轻度低风险哮喘患者曾被过度治疗。对哮喘死亡的机密性查询也始终强调高风险患者存在处理不足的状况。我们有必要对哮喘进行更好的危险分层，且迫切需要对预后不佳的哮喘患者的危险因素进行更加精确的界定和定量。更好的危险分层可使得临床医生能够更加有效地进行针对性的治疗并使得医患之间的讨论更加顺畅。对哮喘知之甚少的一个方面是不可逆性气流受阻的出现。不可逆性气流受阻时气流下降程度难以衡量，且该问题的严重程度尚未得到确定，迄今为止对其危险因素仅仅有一个初步认识，该领域迫切需要更多的研究。

临床上最大的缺陷是未识别出患者的“假哮喘”，这些患者对逐渐增强的抗哮喘治疗无反应。临床医生应该反复质疑对恢复良好的患者的诊断是否正确，并积极寻求存在气道功能异常及气道炎症的客观证据。这种评估方法应该能够识别对皮质类固醇治疗无效的哮喘亚型如非嗜酸性粒细胞性哮喘。框 39-2 列举了一些需要临床医生注意的有哮喘样症状的患者的特征，对于这些患者，需要警惕患有其他疾病的可能。

总结

- 哮喘的临床诊断主要依据变异性气流受阻的病史与证据。
- 哮喘是一种综合征，而非独立的疾病；目前，人们对有重要临床意义的哮喘亚型的界定越来越感兴趣，这正影响着当今的哮喘研究。
- 对于通过标准肺量测定未能明确诊断的患者，应行乙酰甲胆碱或组胺支气管激发试验。
- 在固定气流受阻的患者中，有可能无法鉴别哮喘及其他相关疾病，特别是慢性阻塞性肺病。评估应该更侧重于确定气流受阻的机制以达到的最佳肺功能以及最佳的症状控制。
- 哮喘治疗的目标在于控制症状、预防哮喘急性发作及保持正常肺功能。
- 哮喘治疗药物大致可分为支气管扩张药和抗炎药。目前，这些药物治疗方案以控制症状为主要目的，采用阶梯式治疗方法。
- 5% ～ 10% 的哮喘患者为难治性哮喘患者。我们应该对这些病例探究其他或额外的诊断。新疗法及不同的管理策略正在制订中，但这些药物的效应谱是有限的且可能只对某些特定亚型患者有效。评估气道炎症状况对重症哮喘患者有益，并且可能有助于识别出采用这些治疗方案有效的患者。

推荐读物

Anderson GP: Endotyping asthma: new insights into key pathogenic mechanisms in a complex, heterogeneous disease, *Lancet* 372:1107–1119, 2008.

Brightling CE, Bradding P, Symon FA, et al: Mast-cell infiltration of airway smooth muscle in asthma, *N Engl J Med* 346:1699–1705, 2002.

British Guideline on the Management of Asthma: A national clinical guideline. British Thoracic Society and Scottish Intercollegiate Guidelines Network, *Thorax* 63:iv1–iv121, 2008

Busse WW, Lemanske RF Jr, Gern JE: Role of viral respiratory infections in asthma and asthma exacerbations, *Lancet* 376:826–834, 2010.

Douwes J, Gibson P, Pekkanen J, Pearce N: Non-eosinophilic asthma: importance and possible mechanisms, *Thorax* 57:643–648, 2002.

Haldar P, Brightling CE, Hargadon B, et al: Mepolizumab and exacerbations of refractory eosinophilic asthma, *N Engl J Med* 360:973–984, 2009.

Haldar P, Pavord ID, Shaw DE, et al: Cluster analysis and clinical asthma phenotypes, *Am J Respir Crit Care Med* 178:218–224, 2008.

Reddel HK, Taylor DR, Bateman ED, et al: An official American Thoracic Society/European Respiratory Society statement: asthma control and exacerbations: standardizing endpoints for clinical asthma trials and clinical practice, *Am J Respir Crit Care Med* 180:59–99, 2009.

Taylor DR, Pijnenburg MW, Smith AD, de Jongste JC: Exhaled nitric oxide measurements: clinical application and interpretation, *Thorax* 61:817–827, 2006.

Wenzel SE: Asthma: defining of the persistent adult phenotypes, *Lancet* 368:804–813, 2006.

网络资源

British Thoracic Society/SIGN asthma guidelines: http://www.brit-thoracic.org.uk/c2/uploads/asthma_fullguideline2007.pdf

Global Strategy for Asthma Management and Prevention, Global Initiative for Asthma (GINA) 2006: http://www.ginasthma.org.

Occupational OASYS computerized occupational PEF software: http://www.occupationalasthma.com/occupational_asthma_pageview.aspx?id=4556

Video of bronchial thermoplasty: http://www.nejm.org/search?q=bronchial+thermoplasty

Asthma action plan resources: http://www.asthma.org.uk/all_about_asthma/publications/be_in_control_perso.html

第七部分　气道疾病

第40章　职业性哮喘

Olivier Vandenplas • Jean-Luc Malo　著

（酆孟洁　胡安美　邱　晨　译）

工作环境可导致不同类型的职业相关性哮喘（图40-1），包括职业性哮喘（OA）（即工作所致哮喘）和职业加重性哮喘（即工作时由非特异性刺激物所导致的原有哮喘加重或与哮喘发作恰好同时发生）。职业性哮喘是一种以可逆性气流受限为特征的疾病，伴或不伴气道支气管高反应性和气道炎症反应，其病因和病情的发展与特定工作环境中的某些致喘物质有关，而与工作场所以外的刺激物无关。OA可通过对职业性致敏原发生免疫介导的过敏反应所致（如，"过敏性"OA或"有潜伏期的OA"），也可因接触高浓度刺激物而引发［如刺激物诱发性哮喘（IrIA），最典型的是反应性气道功能障碍综合征（RADS）］。

近年来OA逐渐引起了人们的关注，有如下原因：

- 哮喘的发病率在过去二十年中逐渐增加而在近几年保持平稳，职业性暴露或许是一个主要的因素。
- 流行病学数据显示，大约18%的成人哮喘患者是由于职业暴露而发病。
- 诱发OA的致敏原稳步增加（www.asthme.csst.qc.ca）。
- OA和其他接触石棉粉尘相关的疾病已成为许多发达国家最常见的职业性肺疾病，加重了社会负担。
- OA是研究人类哮喘的流行病学、病理生理学、遗传学和其他方面的经典模型。

流行病学

致敏原

工作环境中引起免疫介导型OA的致敏原通常可分为两大类，一类是高分子量（HMW）物质，其分子量大于5000；另一类是低分子量（LMW）物质，其分子量小于5000。HMW致敏原通常是植物和动物源性的（糖）蛋白，而LMW致敏原则包括化学制品、金属和木屑等。对于决定其致敏潜能的职业性致敏原的内在特性，目前尚不完全清楚。然而值得注意的是，引起OA的LMW因子通常为具有高亲电活性的化合物，可有效结合气道蛋白上的功能性羟基、氨基和巯基。定量构–效关系模型已经确定了一系列对呼吸道过敏具有高风险的活性基团，

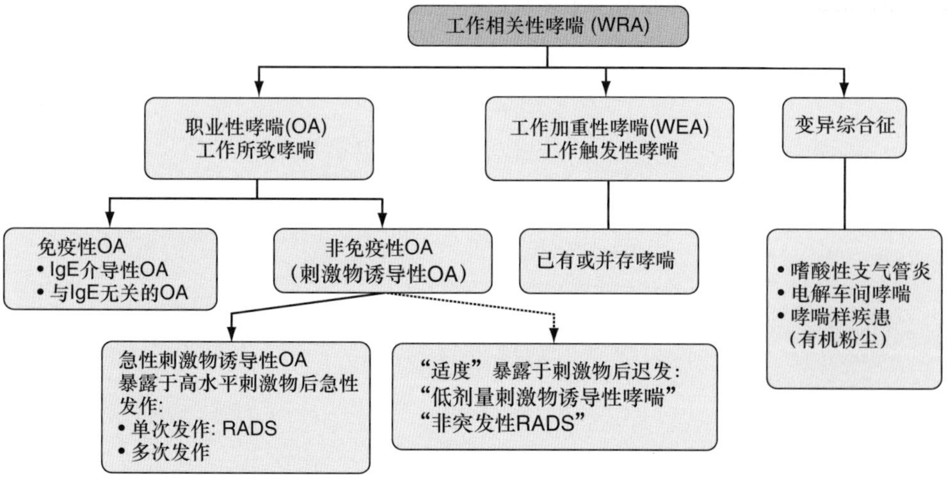

图40-1　各种类型的工作相关性哮喘。RADS，反应性气道功能障碍综合征

如异氰酸酯（N＝C＝O）、羰基（C＝O）和氨基（NH_2），尤其是同一分子内同时存在两个或两个以上基团的情况下风险更高。

大量工作中使用的物质（超过 400 种）能引起免疫介导型 OA。最常见的致敏原和职业见表 40-1。一些物质，特别是面粉、二异氰酸盐、乳胶、过硫酸盐、醛类、动物、木屑、金属和酶等，约占 OA 致敏原的 50% ～ 90%。但是，OA 致敏原的分布随地理区域变动很大，主要取决于不同区域的工业活动模式。OA 发病率最高的职业是面包师和糕点师，其次是食物加工人员、喷漆工、理发师、木工、医护人员、清洁工、农民、实验室技术人员以及焊接工。

从理论上讲，所有致敏原只要达到极高浓度，便可通过非免疫机制诱发 OA，特别是以水蒸气或气体的形式附着于干性颗粒的致敏原，诸如氯气或氨气。但是像美国世界贸易中心倒塌过程中释放的烟雾和碱性粉尘，同样能够导致持续性哮喘。

患病率与发病率

对暴露于致敏原的员工进行横断面调查发现，OA 的患病率具有高度可变性。一般来说，对于高分子量致敏原诱发的 OA，其患病率不到 5%；而低分子量致敏原诱发的 OA，其患病率为 5% ～ 10%。据队列研究报道，在接触实验动物的工人中，OA 年发病率为 2.7 ～ 3.5/100 人，接触小麦面粉的工人的年发病率为 4.1/100 人，接触天然胶乳的口腔科从业人员的年发病率为 1.8/100 人。通过自愿登记计划、法医学统计资料以及人口调查等各种不同的研究方式得到 OA 在普通人群中的发病率，具体见表 40-2。据报道，急性 IrIA 占所有 OA 病例的 10%。

危险因素

OA 是环境因素和个体易感性相互作用的复杂结果。引起 OA 的环境及个体的危险因素及医学证据等级概括如表 40-3 所示。目前认为，OA 发病过程中最确定的以及最重要的环境危险因素是暴露于致敏原的强度。通过个体抽样技术、化学物质的直接分析法以及对空气播散的蛋白致敏原的免疫定量分析方法，人们对暴露于职业性致敏原的浓度与 IgE 的致敏过程以及 OA 发病之间的关系的认识已得到明显提高。暴露的量效之间的关系可能与致敏原本身特性、个体易感性及暴露的时间有关。某些致敏原更易诱导致敏，面包店的 α- 淀粉酶与小麦过敏原相比，前者 IgE 致敏的量-效关系曲线斜率更陡。一些研究表明，暴露于某些特定致敏原的量-效关系并非呈线性，如实验动物和小麦粉等致敏原，提示高剂量的暴露可能对机体有保护作用，但其原因尚不清楚。暴露于低剂量的职业性致敏原时，遗传易感性标志物的作用更加明显，如人类白细胞抗原

表 40-1 引起免疫性职业性哮喘的主要物质

物质		职业 / 行业
大分子量物质		
谷物、面粉	小麦、黑麦、大麦、荞麦	面粉加工、面包师、糕点师
胶乳		医护人员、实验室技术员
动物（食用动物，其他）	小鼠、大鼠、奶牛、海鲜	实验室工作人员、农夫、海鲜处理员
酶类	α- 淀粉酶、maxatase、蛋白酶、木瓜酶、菠萝蛋白酶、胰酶	烘烤产品加工、面包师、洗涤剂生产、制药工业、食品工业
低分子量物质		
二异氰酸酯	二异氰酸甲苯酯（TDI）、亚甲基二苯基-二苯基（MDI）、已二异氰酸酯（HDI）	聚氨酯生产、塑料工业、模塑、喷漆工
金属	铬、镍、钴、铂	金属精炼、金属合金生产、电镀、焊接
消毒药	醛类、季胺类化合物	医护人员、清洁工人
过硫酸盐		发型师
酸酐	苯酐、偏苯三酸酐、马来酸酐、四氯酞酸	环氧树脂职工
活性染料	活性黑 5、吡唑啉酮类衍生物、乙烯基砜、卡红	纺织工人、印刷工人、食品工业工人
木材	红杉、桑科树木、非洲轻木、橡木及其他	锯木厂工人、木匠、橱柜及家具工人

表 40-2 职业性哮喘（OA）发病率估计

国家	时期	OA 发病率（每 10^6 名工人中的病例）
以医师为基础的通报方案		
英国（SWORD）	1989—1992	22
	1992—1993	37
	1992—1097	38（34～41）*
	1992—2001	87
西米德兰兹（SHIELD）	1991—2005	42（37～45）*
美国（SENSOR）		
密歇根州	1988—1994	29
	1995	27（58～204）
加利福尼亚州	1993—1996	25（23～27）*
加拿大		
英属哥伦比亚	1991	92
魁北克（PROPULSE）	1992—1993	42～79
法国（ONAP）	1996—1999	24（22～25）*
意大利（PRIOR）	1996—1997	24（18～30）*
南非（SORDSA）	1997—1999	18
澳大利亚（SABRE）	1997—2001	31（27～36）*
西班牙		
加泰罗尼亚	2002	77（66～90）*
比利时（WAB）	2000—2002	24（19～29）*
法医学统计		
芬兰	1976	36
	1989—1995	174
加拿大		
魁北克	1986—1988	25
	1989—1999	13～24
瑞典	1990—1992	80（70～90）*
德国	1995	51
比利时	1993—2002	29（28～31）*
以人群为基础的调查		
芬兰	1986—1998	男性：478† 女性：419†
欧洲共同体呼吸健康调查	1990—1995 1998—2003	250～300

* 95% 置信区间

† 来源于两个国家登记库-哮喘社保机构医疗保险和芬兰职业性哮喘登记库的工作相关性哮喘的估计。

ECRHS，欧洲共同体呼吸健康调查；ONAP，Observatoire National des Asthmes Professionnels；PROPULSE，Pulmonaire Sentinelle 项目；SABRE，澳大利亚工厂呼吸事件调查；SENSOR，职业风险前哨事件通报系统；SHIELD，中胸学会罕见呼吸道疾病登记库职业性哮喘调查方案；SORDSA，南非工作相关及职业性呼吸道疾病调查；SWORD，工作相关及职业性呼吸道疾病调查；WAB，比利时工作相关性哮喘

（HLA）Ⅱ类基因。接触职业性致敏原的时间或许也起到一定作用，因为在接触 HMW 致敏原的前 1～4 年内开始出现职业相关性哮喘症状的频率较其他时间明显增加，并且在接触致敏原的早期阶段，暴露的量-效关系梯度更为明显。

许多研究表明，暴露于烟草烟雾能增加 HMW 和 LMW 致敏原参与的 IgE 介导的致敏风险，但是支持吸烟和 OA 临床发病之间的关系的证据尚不充分。其他环境性的辅助因子，如非呼吸道途径暴露和在工作中同时暴露于内毒素和污染物，它们在 OA 中的作用仍不明确。

在 IgE 致敏及 OA 的发展过程中，特应性一直被认为是最重要的宿主危险因素，但仅限于 HMW 致敏原所致 OA。对暴露于职业性致敏原的工人进行前瞻性队列研究显示，之前即存在鼻炎和非特异性支气管高反应性的患者发生 IgE 致敏和 OA 的风险增加。

随着人类遗传学的进步，已有研究针对个体 OA 易感性的遗传基础进行了探究。研究发现，参与 T 淋巴细胞抗原提呈的 HLA- Ⅱ类分子的特定基因，如 HLA-DR、HLA-DQ 以及 HLA-DP 等位基因，它们针对 LMW 和 HMW 职业性致敏原（如异氰酸盐类、铅笔柏、酸酐、铂盐、天然橡胶胶乳和实验动物等）所致的 OA 可产生易感性 / 抗性。其他的证据表明，与 Th2 细胞活化相关的基因可能也参与 OA 的发生过程，如 IL-4 受体 α 链，IL-13、CD14（CD159T）基因的遗传多态性。抗氧化应激的基因，如谷胱甘肽 S- 转移酶（GST）和 N 乙酰转移酶（NAT），能增加异氰酸盐诱导性哮喘（如 GSTM1 空白基因型和迟缓型 N 乙酰化表型）的风险或提供保护效应（如 GSTP1*Val/Val 等位基因）。总体来说，目前基因检测技术运用于疾病诊断和预防的资料非常有限。此外，有充分证据显示，各种环境因素可与遗传性状相互作用，从而影响机体对疾病的易感性。例如，在铂金冶炼工人中，已证实存在基因-环境的相互作用，与 HLA-DR3 表型相关的致敏相对危险度在低水平暴露时更明显。

病理生理学

根据 OA 的发病机制，可将其分为免疫介导型和非免疫介导型。免疫介导型 OA 的特征是必须有引起致敏的潜伏期，而非免疫介导型 OA 则没有潜伏期。

表 40-3　职业性哮喘（OA）发病潜在危险因素总结

危险因素	证据强度	物质 / 环境
环境危险因素		
高水平暴露	+++	*HMW 物质*：面粉、α- 淀粉酶、实验动物、洗涤剂、酶类、雪蟹变应原 *LMW 物质*：铂盐、酸酐
	++	二异氰酸酯
皮肤暴露	+	二异氰酸酯
吸烟	++	*IgE* 致敏：实验动物、雪蟹、虾、鲑鱼、蚤草、生咖啡、酶类、酸酐、铂、活性染料
	+	临床 OA：实验动物、酶类
个体危险因素		
特应性	+++	*HMW 物质*：面粉、实验动物、雪蟹、蚤草、洗涤剂、酶类、α- 淀粉酶
	+	*LMW 物质*：铂盐、酸酐
遗传标记		
HLA Ⅱ类等位基因	++	*LMW 物质*：二异氰酸酯、红杉、酸酐、铂盐 *HMW 物质*：实验动物、胶乳
抗氧化酶 * 变种	++	二异氰酸酯
TLR-4/8551 G 变种	+	实验动物
IL-4RA（I50V）Ⅱ变种	+	二异氰酸酯
已有非特异性支气管高反应性	+	暴露于 HMW 物质（实验动物、面粉、胶乳）的学徒
已有鼻炎	+	针对 HMW 物质（实验动物、面粉、胶乳）的 IgE 致敏
工作相关性鼻炎	+++	一般人群中的非职业性哮喘和暴露于实验动物的职工的 OA
性别–女性	+	雪蟹处理人员

HLA，人白细胞抗原；HMW，大分子量；IgE，免疫球蛋白 e；IL-4RA，白介素 -4 受体 α 链；LMW，低分子量；TLR-4，Toll 样受体 -4。

* 谷胱甘肽 S- 转移酶（GSTM）和 *N*- 乙酰基转移酶（NAT）

免疫性的免疫球蛋白 IgE 介导型 OA

作为完全抗原，高分子量职业性致敏原可诱导特异性 IgE 抗体的产生，实验动物和面粉就是最佳的例证。某些低分子量职业性致敏原，如铂盐、偏苯三酸酐和其他酸酐，也可以诱导产生特异性 IgE 抗体和其他某些特异性 IgG 抗体，它们可作为半抗原和蛋白结合形成完全抗原，被抗原提呈细胞识别后，促进 $CD4^+$ T 细胞反应，在某些白介素刺激下使 B 细胞产生特异性 IgE 抗体。

与常见过敏原诱导的哮喘一样，特异性 IgE 抗体与抗原之间可产生一系列反应，引起炎症介质释放以及细胞向气道大量迁徙，从而导致气道炎症和气道高反应性的发生。尽管研究者推测其他类型的抗体在哮喘发病中可能也起到一定的作用，但缺乏它们参与疾病的证据。此外，推测二异氰酸盐致敏的机制，可能并不依赖 IgE 抗体介导的变应性致敏。高分子量职业性致敏原诱导的 OA 和过敏性非职业性哮喘在发病机制上并没有明显的差异。

免疫性的非免疫球蛋白 IgE 介导型 OA

目前已证实包含二异氰酸盐和大侧柏酸（与红杉哮喘相关）在内的许多 LMW 职业性致敏原可诱发 OA，但未发现或仅在少数患者中发现特异性 IgE 抗体参与。研究发现，特异性 IgG 抗体与 OA 的发生显著相关。

事实上，IgE 和 IgG 抗体在哮喘发病机制中的意义仍不清楚。诊断是在 OA 患者的支气管活检标本中发现有活化的 T 淋巴细胞，提示其在介导气道炎症反应中可能起直接作用。在某些金属镍或西部红雪松诱导的哮喘患者中，用合适的抗原进行刺激后，即可发现外周血存在淋巴细胞增殖，这一发现证实了上述假设。在异氰酸盐诱导的哮喘受试者中，由暴露试验诱发的迟发哮喘反应期间，患者外周血 $CD8^+$ 细胞的数量和嗜酸性粒细胞的百分比增加。从这些受试者支气管活检标本中经 T 细胞克隆增殖后发现，多数克隆表现为可产生 IL-5 的 $CD8^+$ 表型，只有极少数表型产生 IL-4。这些研究证明 $CD8^+$ T 细胞可能在 OA 发病中发挥直接作用，而并不需要 IgE 抗体的参与。

职业性致敏原所诱发的早发相哮喘反应可能与气道平滑肌细胞收缩以及组胺和白三烯类等炎症介质诱发的水肿有关，而与细胞浸润无关。迟发相哮喘反应与炎性细胞的聚集有关。尽管认为哮喘和 OA 是嗜酸性粒细胞炎症主导的疾病，但最近中性粒细胞的作用也逐渐得到重视。诱导痰检查是一种用于评估细胞形态的无创方法，目前该方法作为一种有意义的研究手段得到更广泛的使用。在由于 LMW 职业性致敏原尤其是二异氰酸盐导致的 OA 中，已经发现嗜酸性粒细胞和中性粒细胞的变异。某些 LMW 职业性致敏原具有引起支气管收缩的药理学特性。例如，二异氰酸盐可阻断 β_2- 肾上腺素能受体。同时，二异氰酸盐和其他职业性致敏原还可以刺激感觉神经释放 P 物质和其他肽类，这些物质可抑制灭活神经肽所必需的中性肽链内切酶的释放。神经肽可影响气道内许多细胞，并通过诱发平滑肌收缩、分泌黏液、招募和激活炎性细胞进而参与气道炎症反应。因此，像二异氰酸盐这样的 LMW 职业性致敏原可能具有多种促炎效应，可通过至少一种以上的机制诱发哮喘。对一个因再次接触二异氰酸盐后致死的哮喘患者进行肺部尸检发现，其气道上皮脱落、上皮下组织纤维化、固有层粒细胞浸润（主要是嗜酸性粒细胞）、细支气管内有弥漫性黏液栓子，与那些死于非 OA 患者的表现类似。对 18 名确诊 OA 的受试者进行支气管组织活检也发现上皮组织广泛脱落、纤毛异常、平滑肌增生、上皮下组织纤维化（图 40-2）。与正常对照组比较，细胞总数、嗜酸性粒细胞和淋巴细胞均有所增加。

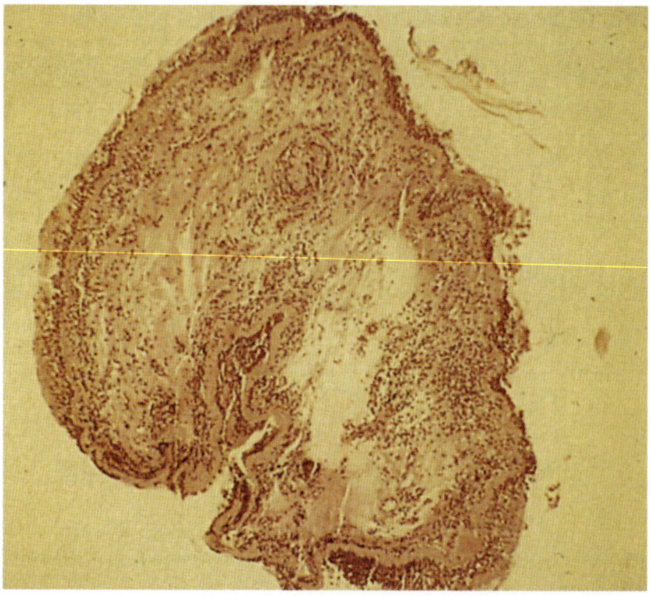

图 40-2 支气管活检样本，源于一例甲苯二异氰酸酯暴露所致职业性哮喘患者。即使在脱离暴露源后仍可观察到上皮部分脱落、基底膜增厚及某些细胞浸润的证据

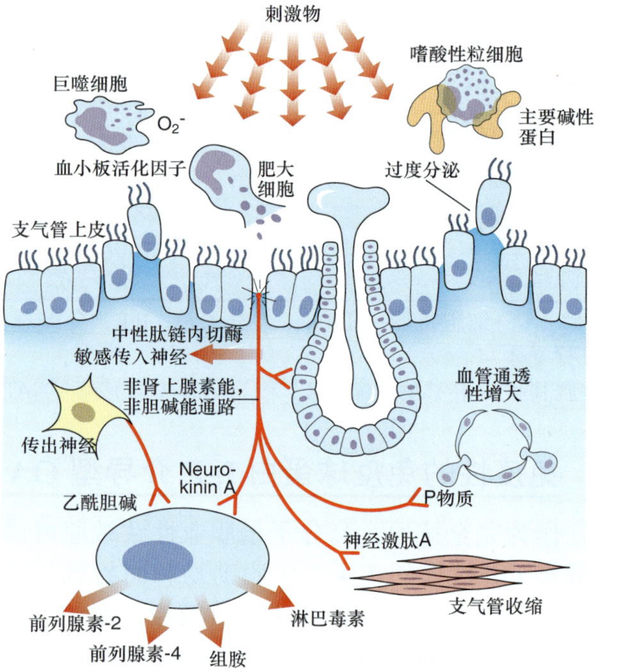

图 40-3 所提出的反应性气道功能障碍综合征（RADS）的病理生理学

非免疫型职业性哮喘

非免疫机制导致 OA 的特点是缺乏潜伏期。目前 IrIA 发病的潜在机制尚不完全清楚。上皮细胞的广泛脱落引起气道炎症和气道高反应性，可能的机制如下：上皮衍生舒张因子缺失，神经末梢的暴露引起神经源性炎症，肥大细胞非特异性激活从而释放炎性介质和细胞因子（图 40-3）。生长因子的分泌作用于上皮细胞、平滑肌细胞以及成纤维细胞，可导致气道重塑。据报道，IrIA 患者的气道内存在一系列连续的改变。在 IrIA 的急性期，出现黏膜快速脱落，伴黏膜下层的血性纤维渗出物，接着就是上皮细胞再生，伴基底细胞和基底旁细胞的增殖以及上皮下水肿（图 40-4）。在 IrIA 的慢性期，可见气道壁明显增厚（图 40-5）。在对多种刺激物引起的 IrIA 研究中发现嗜酸性粒细胞和淋巴细胞的炎性浸润以及胶原纤维的弥漫性沉积。在 IrIA 的动物模型

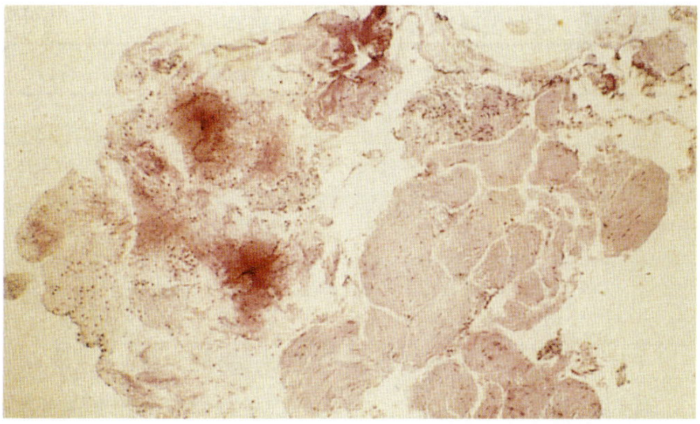

图 40-4 急性误吸高浓度氯 3 d 后采集的支气管活检样本。此样本显示支气管黏膜几乎完全脱落伴纤维出血性沉积（Weigert-Masson 染色法）

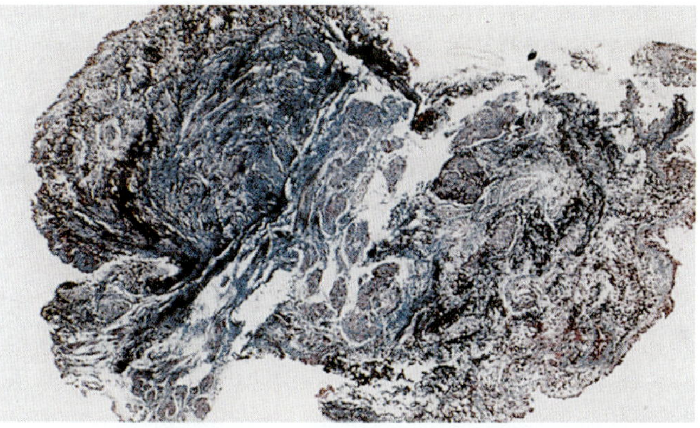

图 40-5 急性误吸高浓度氯 2 d 后采集的支气管活检样本，显示上皮细胞重度脱落。平滑肌被网状胶原蛋白纤维组织环绕（Weigert-Masson 染色法）

中同样可见类似的连续性变化。

临床特征

免疫机制诱发的 OA 是以超敏反应为特征的哮喘，临床特征如下：①职业相关性哮喘的症状仅出现在暴露的初始无症状期（即潜伏期）之后，无症状的潜伏期是免疫致敏所必需的；②一旦 OA 被激发，只要再次暴露于相同致敏原，哮喘症状就有可能复发，但接触相同浓度致敏原的其他人群则不会发病；③哮喘通常仅影响一小部分暴露于致敏原的人。

OA 典型的病史包括哮喘症状在工作时出现或加重，脱离该工作环境后症状消失或改善。但这种模式通常不易于发现，因为轮休后可能出现迟发性哮喘反应，并且哮喘症状也可能由工作环境之外的非特异性刺激物诱发；而且，如果患者持续暴露于这种致敏原，在夜间或周末本应可以缓解的症状却可能不会减轻，需要脱离工作更长的时间才能缓解。因此，医生和患者本人通常在很长时间内不能发现 OA，一般在发病后 2 ～ 4 年后才能确诊。潜伏期一般开始于暴露致敏原后的 2 年内，但是 OA 可以在接触致敏原后的很长时间内逐渐进展。

已发现 HMW 和 LMW 所致 OA 患者的临床表现存在一些差异，其中，采用 LMW 致敏原特异性吸入激发的 OA 患者，更常见孤立性的迟发性或非典型性哮喘反应。大部分 OA 工人也易患职业性鼻炎。由 HMW 致敏原所致的 OA 患者，职业相关鼻炎的发生频率更高，症状更严重。在这些患有鼻炎的 OA 患者中，职业相关性鼻炎症状的出现通常早于 OA，尤其是对于那些暴露于 HMW 致敏原的患者。

Brooks 及其同事在 1985 年首次采用“反应性气道功能障碍综合征”这一术语报道了急性 IrIA，主要是因为急性 IrIA 由意外接触高剂量刺激物引起的急性气道损伤所致。对于既往无呼吸系统疾病的患者，典型的症状主要为哮喘、气道阻塞或非特异性的气道高反应性，一般发生在急性接触致敏原的数小时内或者更长时间。IrIA 和过敏性 OA 的鉴别如下：在急性接触时，咳嗽通常是最主要的症状，然后可能出现气管阻塞，并通常对支气管扩张药的治疗效果欠佳，IrIA 患者支气管活检标本中发现显著的气道重塑，这或可用于解释这一现象。

诊断

OA 的确诊必须通过客观的检查方式，理由如下：① OA 的诊断对患者本人及其家庭具有较大的社会经济影响；② OA 的诊断一旦确立通常意味着需要换工作，可能会对经济或其他方面产生影响；③哮喘是一种常见病，据估计，有 50% 以上的工人同时或不同时接触致敏原或刺激物。已有哮喘的患者在一个具有 OA 致敏原的环境工作时，不能被诊断为 OA。对所有成人新发哮喘均因考虑有无职业性诱因，尤其是对于那些在工作环境中哮喘症状加重的患者。详细的职业史询问应包括过去和当前工作中可能诱发 OA 的致敏原、接触可能的刺激性物质后诱发哮喘情况、工作流程和具体的工作细节。此外，还需要定性地评估工作场所中暴露的强度、频率以及暴露的峰浓度等。工作场所特殊信息还包括材料安全数据表，虽然在某些情况下，产品的成分信息并不完全，尤其是那些浓度小于 1% 的成分。电脑化数据库、已公开发表的致敏原清单以及工作场所等这些信息对诊断 OA 均有作用。可能有必要去工作场所实地参观，同时应获取工业性的卫生保健和职工健康记录。开放式医学问卷调查对诊断 OA 是一种相对敏感但是非特异性的手段。短暂性的工作关系不足以诊断职业相关性哮喘。

疑似 OA 的患者最好通过相关领域的医学专家正确评估，专家的作用就是通过可能获取的客观方式确诊 OA，并评估 OA 造成的伤残程度。延误就医会影响医学专家用客观方式确诊 OA，因为受试者可能已经脱离该工作环境，身体状况已恢复或工作环境已发生变化。然而，对于部分 OA 患者，即使停止暴露 2 年或更久，其致敏原的特异性吸入激发试验结果仍呈阳性。

OA 的临床诊断流程见图 40-6，各种诊断方法的优缺点见表 40-4。个体对职业性致敏原的敏感性可以通过皮肤试验、放射过敏原吸附试验（RAST）或酶联免疫吸附法（ELISA）等技术进行测定。在具有典型的 OA 病史和支气管高反应性的患者中，皮肤试验或 RAST 试验结果阳性对 HMW 致敏的 OA

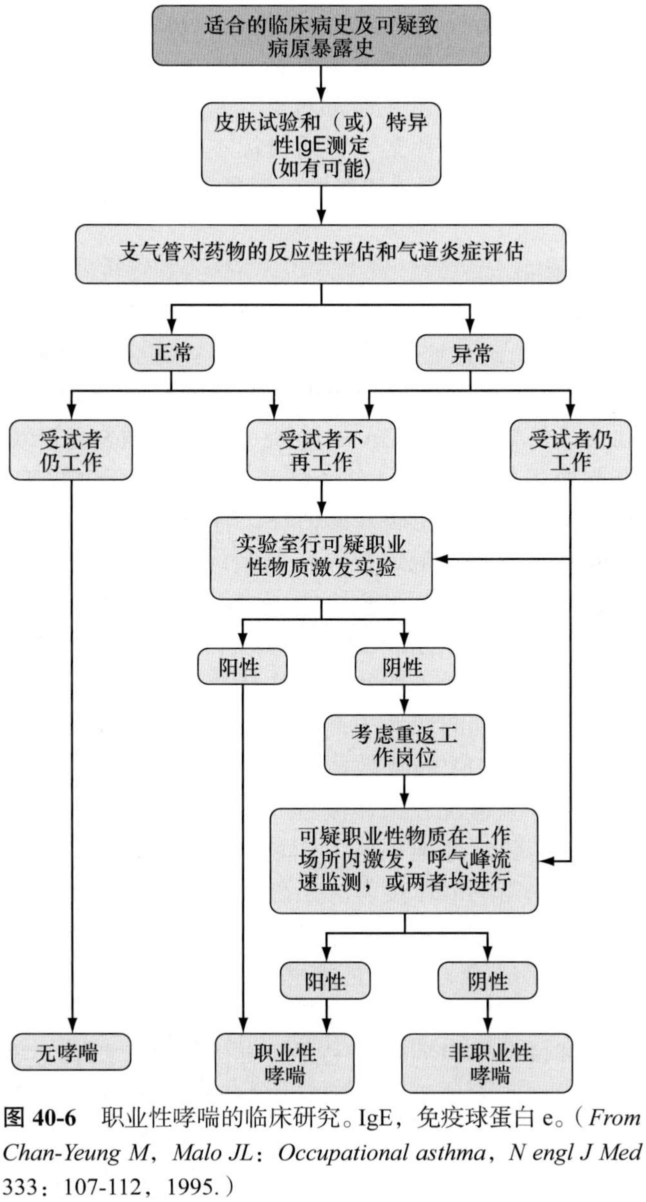

图 40-6 职业性哮喘的临床研究。IgE，免疫球蛋白 e。（*From Chan-Yeung M，Malo JL：Occupational asthma，N engl J Med* 333：107-112，1995.）

表 40-4 职业性哮喘诊断方法的优缺点

方法	优点	缺点
问卷	简单、灵敏	特异性较低
免疫试验	简单、灵敏	仅针对大分子量物质及部分小分子物质；仅识别敏感性而非疾病；无可用的“标准化”或市售制剂
支气管对乙酰胆碱/组胺的反应性	简单、灵敏	对哮喘或职业性哮喘无特异性；如果受试者未再暴露于致病原，则阴性结果不能排除职业性哮喘
一秒用力呼气量测量（上班前后 FEV_1）	简单、便宜	灵敏度和特异性较低
气道炎症评估［诱导痰、呼出气一氧化氮（NO）］	阐明哮喘的病理生理；鉴别嗜酸性粒细胞性支气管炎	职业性哮喘无特异性；仅在专科中心才能进行
呼气峰流速监测	相对简单、便宜	需要患者诚实合作；敏感性低于 FEV_1 或采用电脑方法评估气道直径
在医院实验室中进行的专门的吸入继发	阳性结果可确诊	确诊试验的阴性结果不能进行排除诊断（如使用错误试剂或停止工作暴露）；昂贵；转诊中心较少
在工作当中于监督下进行连续的 FEV_1 测量	当患者在平常工作条件下接受试验时，阴性结果可排除诊断	激发情况下可得到阳性结果；需要员工合作

摘自 Chan-yeung M，Malo JL：Occupational asthma，*N Engl J Med* 333：107-112，1995.

的诊断灵敏度接近 80%。然而，目前市场上可用于对 OA 进行皮肤试验或 RAST 的标准化试剂极少。而对于大多数 LMW 致敏原，IgE 介导型 OA 的机制尚不明确。

对 HMW 致敏原而言，行皮肤试验观察皮肤的直接反应或检测特异性 IgE 抗体是重要的检测手段。如果工人在平时的工作环境中工作 2 周后，没有发生非特异性的气道高反应性，则可排除哮喘和 OA；若出现非特异性的气道高反应性，则需要进一步完善检查。工人在换班前后测定肺活量对诊断并无帮助。根据医院自身情况，有两种客观检查手段（可控暴露及 PEF）可供选择用以确诊 OA（图 40-6）。如同 Pepys 和 Hutchcroft 于 1975 年首次报道的一样，在医院实验室可控条件下，以干性或湿性气溶胶和水蒸气的形式让受检者接受低水平且稳定的可疑致敏原暴露，从而避免非特异性的反应。但是，如果试验中使用了不合适的致敏原，或者受试者脱离工作环境过久，均可以导致试验结果的假阴性，但这种情况极为少见。如果是后者（即脱离工作环境过久），可建议患者返回原工作场所，如果条件允许，应该直接返回某特定实验室或特定工作的具体地点，过一段时间再重复上述激发试验以进一步确诊。

Burge 及其同事首次提出通过使用便携式肺功能仪连续监测最大呼吸流量（PEF）用于 OA 的诊断。图 40-7 显示了一个连续监测 PEF 的例子。尽管 PEF 连续监测与在实验室中通过使用特异性的吸入剂诊断 OA 之间存在很强的相关性，但 PEF 监测仍存在某些不足（表 40-4）。当 PEF 监测结果提示 OA，但实验室吸入特异性激发试验无条件进行或结果呈阴性，可派技术员去受检者的工作场所连续监测并记录受检者肺功能变化。计算机化的峰值流量计的使用能避免 PEF 监测的一些缺点和不足。目前已经开发了监测 PEF 的计算机程序［如 OASYS（职业性哮喘专家系统）］。PEF 监测和连续测定非过敏性的支气管反应这两种方法的联合使用可提供更客观的证据，虽然它们本身不能增加 PEF 监测的灵敏度和特异性。最近研究发现，用诱导痰评估气道炎症（嗜酸性粒细胞百分比）在 OA 诊断中有较好的灵敏度和特异性，它们可以提高 PEF 监测的灵敏度和特异性。呼出气 NO 测定可以评估工作时及离开工作环境后的气道炎症，但这种技术在 OA 诊断中的可靠性尚未得到证实。

IrIA 的主要诊断标准如下：①至少一次吸入性损害事件的报道（日期和次数）；②症状一般在 24 h 内出现；③存在气道阻塞或气道高反应性。

临床病程

OA 患者如果继续原先的工作而不采取保护措施会导致病情恶化。有因继续暴露而致死的报道。OA 进展的自然史见图 40-8。大部分 OA 患者在脱离职业暴露后病情得以改善，但并不会完全康复。即使那些临床和功能评估提示已完全治愈的患者，支气管活检仍能发现其存在气道炎症及气道重塑。对各种类型的 OA 进行随访发现，脱离职业暴露后无哮喘症状的 OA 患者在诊断时具有更好的肺功能，更低程度的非过敏性气道高反应性，其起病后的暴露持续时间也更短。上述这类患者在疾病早期即诊断出 OA。早期诊断和早期脱离职业暴露是 OA 康复必不可少的条件。尽管在脱离职业暴露后 1 年内哮喘症状缓解、肺功能有所改善，但非过敏性气道高反应性的降低主要取决于停止职业暴露的时间。雪蟹诱发的哮喘患者特异性 IgE 抗体下降更是缓慢，发病 5 年后其特异性 IgE 抗体的下降仍未进入平台期。因此，建议呼吸系统永久性损害或伤残的鉴定应该在停止职业暴露至少 2 年后进行。持续职业性暴露的 OA 患者肺功能下降速度比没有哮喘的患者更严重。而且，对职业性致敏原产生的特异性气道反应通常在脱离职业暴露后 2 年或更长时间仍然持续存在。因此，这些患者症状消失后，也不适宜再返回以前的职业环境。最后，尽管可参考的随访研究非

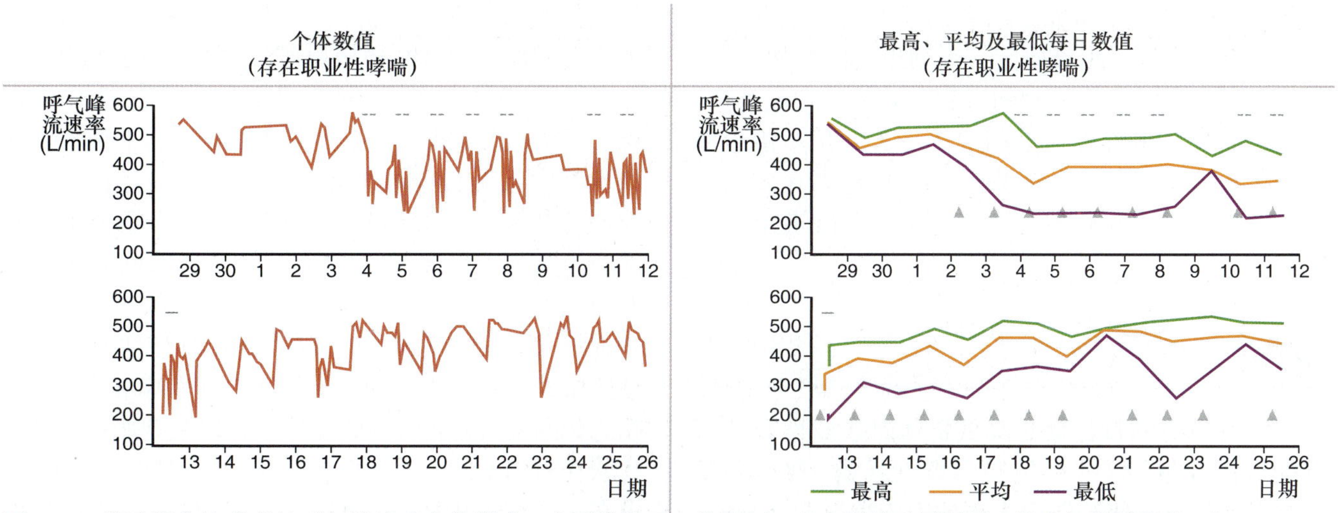

图 40-7 提示职业性哮喘的呼气峰流速变化模式。水平线显示工作期间；三角形显示需要吸入性支气管扩张药。（*From Malo JL, Cote J, Cartier A, et al: How many times per day should peak expiratory flow rates be assessed when investigating occupational asthma?* Thorax *48: 1211-1217, 1993.*）

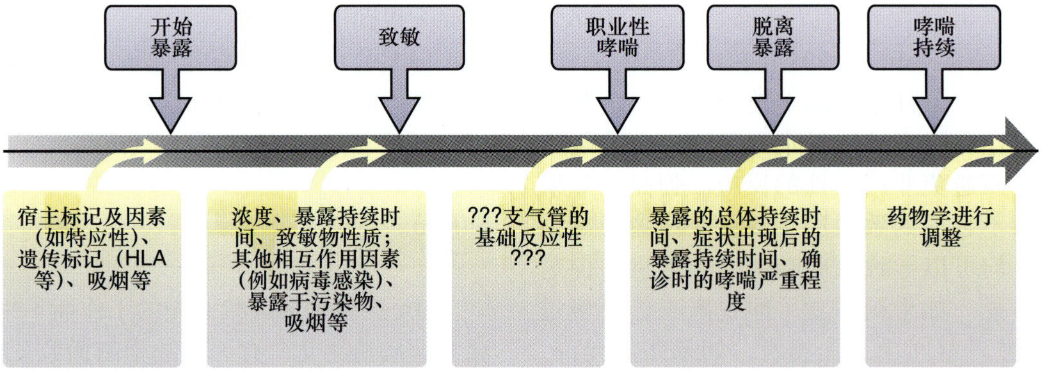

图 40-8　哮喘和职业性哮喘的自然史。方框中显示的是步骤；每个步骤前修正因子的基线下水平均已列出。HLA，人类白细胞抗原。（*From Malo JL，Ghezzo H，D'Aguino C，et al：Natural history of occupational asthma：relevance of type of agent and other factors in the rate of development of symptoms in affected subjects*，J Allergy Clin immunol *90：937-943，1992.*）

常少，但 IrIA 和免疫性 OA 的转归大致类似。

OA 患者症状和非特异性气道高反应性持续存在的组织学基础已得到证实。在西部红雪松诱发哮喘的患者中发现，脱离职业暴露后仍未完全康复的患者与已经完全康复的患者相比，前者肺泡灌洗液细胞总数和嗜酸性粒细胞计数更高。据 Saetta 及其同事在 1992 年的报道，二异氰酸甲苯酯诱发哮喘患者在脱离职业暴露后 6 个月气道重塑出现部分逆转（上皮下纤维化厚度以及上皮下成纤维细胞的数量），但是气道炎症以及非过敏性气道高反应性却没有任何降低。气道炎症和气道重塑在脱离职业暴露后 10 年或更长时间可能依然存在，即使是那些看起来已经完全治愈的患者也是如此。脱离职业暴露后哮喘症状、非过敏性气道高反应性以及气道炎症和气道重塑持续存在的原因尚不清楚。

部分研究者尝试联合使用吸入性糖皮质激素及脱离职业暴露以进一步改善临床预后。尽管患者各种临床和功能性参数较仅脱离职业暴露患者有较大改善，但是尚未有完全治愈的报道。由于大部分 IrIA 为散发病例，很难研究一系列患者的自然病程。然而，IrIA 病例改善的时间过程和致敏性 OA 类似。据报道，吸入事件发生后的前 2 ～ 3 年 IrIA 治愈率约占吸入人群的 25%，而其余 75% 的患者在发生吸入性事件后很多年仍然存在气道炎症和气道重塑的现象。

预防

一级预防的目标就是降低机体对职业性暴露的免疫致敏及继发 OA 的风险。根据暴露-效应关系的有力证据，一级预防应主要致力于控制职业暴露。有多种干预措施可用于减少职业暴露，其中包括尽可能地清除有害物质、改进致敏材料（如包装除垢剂中的酶制剂）、用低致敏性材料代替高致敏性材料（如非挥发性的二异氰酸盐的低聚物、粉末和蛋白变应原含量较低的乳胶手套）、改造工作环境（如改善通风、封闭工业加工过程等）、执行更安全的操作流程、使用个人防护设备等。经证明，上述这些一级预防策略能有效地降低洗涤剂行业中酶制剂和医疗卫生行业乳胶手套所致 OA 的发病率。

一级预防的另一方式是在就职体检时识别并避免 OA 易感人群从事相关的职业或高危职业。但是，目前已经确定的用于识别个体 OA 易感性的标志物（表 40-3）对 OA 的阳性预测值较低。相对于职业性致敏风险较低的人群而言，这些标志物在普通人群中也有较高的阳性率，因此，并不宜作为一种有效的筛查手段，并且将对不存在发生 OA 可能的许多工人造成过度排除。相应地，一级预防应该是针对所有工人，将职业暴露的剂量降至足以防止哮喘发生的水平，而不论其是否为易感个体。然而，对于哮喘和过敏性疾病的青少年患者而言，医生应该向他们提供关于职业方面的有用建议，因其过敏体质可能会增加由 HMW 致敏原所致的职业性致敏风险。

二级预防包括早期发现疾病（最好是临床前期），防止其发展为 OA，并通过恰当的干预措施将患者呼吸系统长期损害降至最低，一般是让工人脱离职业暴露。二级预防所依据的是众多研究的一致结论，即 OA 患者较好的预后与早期诊断和脱离职业暴露时哮喘症状轻微有关。通过提高工人和卫生专业人员对 OA 的认识，有助于及时评估及采取干预措施以避免延误。应该询问所有新发哮喘或原有哮喘恶化的工人是否存在哮喘症状，以发现职业暴露与症状在时间上的关系。职业病学中，早期诊断 OA 要求在高危职业中实行定期健康监测方案，如有条件，可采取问卷调查、肺活量测定及抗原特异性 IgE 检测，前提是这些结果必须可靠。监测方案应侧重于职业暴露的最初几年，此期间的机体致敏发生率最高。越来越多的循证医学证据显示，设计合理的监测方案能有效识别轻中度 OA 患者并改善其预后。

治疗

免疫性 OA 工人若继续接触职业性致敏原，则可能导致哮喘症状加重以及非特异性气道高反应性，FEV_1 随时间加速下降。吸入性糖皮质激素和长效 β_2- 受体激动药等治疗并不能改变这一不良的长期预后。因此，OA 患者最理想的治疗就是彻底脱离致敏原。然而，OA 有着较高的长期发病率。完全脱离职业性致敏原可以从大体上改善哮喘，但即使脱离致病环境后数年，大约 70% 的 OA 患者仍有哮喘症状和非特异性气道高反应性。

避免职业暴露可造成明显不利的社会经济影响，因为完全清除工作环境中的致敏原或提供没有职业暴露的工作，往往是不现实的。

减少职业暴露，而不是完全消除职业暴露，也可以起到改善哮喘症状及减少急性加重的作用，同时将 OA 的社会经济影响降至最低，在完全消除职业暴露不可行或者无法获得没有职业暴露的工作时，减少职业暴露可作为一种替代方法。应用各种工程学措施（参见上述“预防”章节）减少职业暴露，或者可以安排受影响的工人到职业暴露更少的场所或者到同一个企业内部别的岗位。然而，现有的少数证据显示，减少职业暴露受益不如脱离暴露，且需要对工人进行较为细致的医学监测，以确保早期识别哮喘加重。

除了干预环境，OA 的药物治疗主要遵从全球哮喘防治创议（GINA）指南的推荐意见。应充分告知 OA 患者获得赔偿的可能性。根据国家法规，应向公共卫生机构上报已确诊的病例。患者应被视为由于在工作中接触了职业性致敏原而导致 OA 并造成了永久的和完全的损害。评估 OA 的伤残程度应该考虑哮喘疾病本身的特性，同时还应考量气流受限的程度、非特异性气道高反应性或气道可逆性的严重程度、维持哮喘控制的最小药物剂量以及哮喘对生活质量的影响。

由于大多数 IrIA 病例为散发，因此有关 IrIA 最佳治疗方案的资料非常有限。据文献报道，虽然具体剂量和疗程尚不清楚，但 IrIA 患者通过口服和（或）吸入糖皮质激素可迅速缓解病情。与免疫性 OA 患者不同，如果工作场所进行工程改造后可以阻止突发的高剂量职业性暴露，急性 IrIA 的工人或许可以继续从事他们以往的工作。IrIA 患者若在工作环境中暴露于刺激物，继之会出现哮喘症状加重，这会严重地损害他们在污染或粉尘环境下的工作耐受力。

争议和误区

通过客观证据来判断患者的哮喘是由于职业暴露所致通常至关重要。在确诊 OA 过程中可能存在很多误区。在已发表的文献和资料中已列出了许多可能引起 OA 的致敏原，这对医生非常有用。但因为各种新型蛋白类物质和化学材料不断进入市场，没有列出的也并不能排除其不会导致 OA。当怀疑患者有 OA 后，通常应让他们离开相应的工作岗位。但是，为了确诊 OA，客观诊断手段之一就是连续监测患者的 PEF，而且，需要在工作期间和离开岗位后分别监测一段时间。除非患者症状严重，否则在首次建议患者永久离开特殊工作场所之前，最好还是获得客观证据。但是，PEF 监测也有局限性，如前所述，正确的监测需要遵循一定的流程，并使用相应的记录设备，或同时进行非过敏性气道高反应性及气道炎症的连续评估。特异性激发试验据称是诊断 OA 的“金标准”。当怀疑一种新制剂可能是致敏原时，研究者通常应采用多种方法以明确诊断。有证据表明，大部分职业性哮喘患者仍然未被识别，也未接受适当的调查与研究。提高 OA 诊断率的关键步骤是迅速将可疑病例转诊到具备专科知识与专门设备的专家处，因为他们有正确而合适的分析手段。此外，各种诊断方法的相对成本和效益还需要进一步评估。

对于在工作场所或环境中暴露于低水平的刺激性气体或烟尘是否会再次诱发哮喘尚存相当大的争议。尽管在过去几年中，有很多关于 OA 的研究，但目前在认识上还存在诸多差距。未来的研究重点应包括如何进一步提高 OA 的诊断、监测方法及暴露的控制，从而防止疾病的发展，降低其心理-社会-经济影响。

推荐读物

Becklake MR, Chan-Yeung M, Malo JL: Epidemiological approaches in occupational asthma. In Bernstein IL, Chan-Yeung M, Malo JL, Bernstein DI, editors: *Asthma in the workplace*, ed 3, New York, 2006, Taylor & Francis, pp 37–85.
Dykewicz MS: Occupational asthma: current concepts in pathogenesis, diagnosis, and management, *J Allergy Clin Immunol* 123:519–528, 2009.
Gautrin D, Bernstein IL, Brooks SM, Henneberger PK: Reactive

airways dysfunction syndrome and irritant-induced asthma. In Bernstein IL, Chan-Yeung M, Malo JL, Bernstein DI, editors: *Asthma in the workplace*, ed 3, New York, 2006, Taylor & Francis, pp 579–627.

Malo JL, Chan-Yeung M: Agents causing occupational asthma, *J Allergy Clin Immunol* 123:545–550, 2009.

Malo JL, Chan-Yeung M: Occupational asthma, *J Allergy Clin Immunol* 108:317–328, 2001.

Mapp CE, Boschetto P, Maestrelli P, Fabbri LM: Occupational asthma, *Am J Respir Crit Care Med* 172:280–305, 2005.

Newman-Taylor AJ, Yucesov B: Genetics and occupational asthma. In Bernstein IL, Chan-Yeung M, Malo JL, Bernstein DI, editors: *Asthma in the workplace*, ed 3, New York, 2006, Taylor & Francis, pp 87–108.

Nicholson PJ, Cullinan P, Taylor AJ, et al: Evidence based guidelines for the prevention, identification, and management of occupational asthma, *Occup Environ Med* 62:290–299, 2005.

Tarlo SM, Balmes J, Balkissoon R, et al: Diagnosis and management of work-related asthma: American College Of Chest Physicians Consensus Statement, *Chest* 134:1S–41S, 2008.

Vandenplas O, Cartier A, Malo JL: Occupational challenge tests. In Bernstein IL, Chan-Yeung M, Malo JL, Bernstein D, editors: *Asthma in the workplace*, ed 3, New York, 2006, Taylor & Francis, pp 227–252.

Vandenplas O, Malo JL: Definitions and types of work-related asthma: a nosological approach, *Eur Respir J* 21:706–712, 2003.

Vandenplas O, Toren K, Blanc PD: Health and socioeconomic impact of work-related asthma, *Eur Respir J* 22:689–697, 2003.

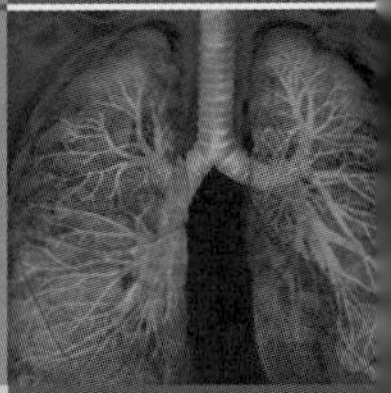

第七部分　气道疾病

第 41 章　慢性阻塞性肺疾病的流行病学、病理生理学和临床评价

William MacNee　著

（符少平　鄣孟洁　邱　晨　译）

慢性阻塞性肺疾病（COPD）是一种可以预防和治疗的慢性肺部疾病，其特征是不完全可逆的气流受限。COPD 给罹患这种疾病的患者和健康卫生资源带来沉重的负担，越来越被认为是一个重要的全球性问题。尽管近年来，我们对 COPD 的发病机制、生理、临床特点和治疗已取得重大进步，但仍有许多问题待进一步发现。

虽然 COPD 通用名称为“慢性阻塞性肺疾病”，但该名称包括多种临床表现重叠的综合征，故难以制订出广泛认同的定义。此外，与许多慢性炎症性疾病一样，COPD 相关的肺外效应和并发症可影响疾病的发病率和病死率。

人们已经接受呼吸困难、咳嗽和咳痰等症状是衰老的一部分，抑或是吸烟不可避免的结果，而与疾病并无关系，这导致本来很容易确诊的 COPD 诊断不足。COPD 是一种“不可逆性疾病”，没有能“逆转”疾病的治疗措施等定义加强了人们对这些症状的错误观点，使 COPD 漏诊更加严重，还会导致 COPD 患者缺乏相应的治疗。

现在，人们已充分认识到 COPD 治疗的确会带来显著效果，诊断和治疗 COPD 也出现了更积极的方法。然而，既往治疗多集中于疾病晚期较严重的阶段。近年来的指南认识到，在较早期诊断和治疗 COPD 能为病人带来显著的收益。COPD 虽然不能治愈，但目前的治疗能减轻患者症状、改善身体功能、延缓疾病恶化，并能降低 COPD 有关的庞大医疗费用。

定义及诊断方面的考虑

在定义 COPD 时，必须考虑以下几个问题。首先，COPD 不仅是一种疾病，更是一组疾病。第二，COPD 与哮喘较难区分，老年慢性哮喘患者存在持续性气道阻塞，与部分气流受限可逆的 COPD 经常难以鉴别，甚至不易区分。一些哮喘患者的确会发展为 COPD，或可能同时罹患这两种常见疾病。因此，问题往往不在于患者有无哮喘或 COPD，而是患者罹患的究竟是哮喘还是 COPD。

美国胸科临床协会（ATS）和英国医学研究委员会对慢性支气管炎的临床定义是“病人至少连续两年内、超过三个月的大部分时间咳嗽咳痰，并排除其他导致慢性咳嗽的原因”。这个定义不要求病人存在气流受限。慢性支气管炎主要由大气道炎症所致，伴有支气管腺体肥大和黏液细胞增生。

病理学上，肺气肿的定义为“呼吸性支气管远端气腔的异常永久性扩大，伴随气腔壁破坏，而无明显纤维化”。这与慢性支气管炎相似，其定义不需要患者存在气流受限。肺气肿进展时，肺弹性回缩力受损，进而引起 COPD 气流受限。

COPD 中也发生细支气管炎或小气道病变，即较小气道和直径小于 2 mm 气道中的慢性炎症导致气道重塑，进而引起气流受限。虽然对细支气管炎本质知之甚少，但它进展时可显著增加 COPD 的气流受限。

具体到每个 COPD 患者，很难确定大或小气道异常，或肺气肿对气道受限的相对作用大小。因此，20 世纪 60 年代提出了“慢性阻塞性肺病”这个概念，用于描述因气道疾病和肺气肿所致不完全可逆的气流受限患者，但并未明确这些病变对气道受限具体作用。

在 ATS 和欧洲呼吸学会（ERS）对 COPD 诊断和治疗标准的陈述中，COPD 被定义为“一种可防治的疾病，其特征为不完全可逆的气流受限。气流受限通常是进展的，且与有毒颗粒或气体（尤其是香烟烟雾）所致肺部异常炎症反应有关。虽然COPD影响肺部，但也会产生显著的全身效应。”该定义与世界卫生组织（WHO）阻塞性肺疾病全球倡议（GOLD）中的内容相似，后者首先将COPD定义为一种炎性疾病。

有以下症状者均应考虑COPD诊断：

- 病史有以下慢性进展性症状：咳嗽，喘息和（或）呼吸困难，且症状变化不大。
- 病史中曾暴露于以下危险因素：吸烟，职业和周围环境中接触的粉尘和气体。

诊断需要经肺量评定法评估气流受限的客观证据。吸入支气管扩张药后，第一秒用力呼气容积（FEV_1）/用力肺活量（FVC）小于0.7可证实不完全可逆的气流受限存在。

COPD定义未包括一些引起气流受限的特定原因，如囊性纤维化、支气管扩张和闭塞性细支气管炎，但应将它们作为鉴别诊断加以考虑。COPD被认为是一种肺部疾病，其患者的肺外效应和并发症也应加以考量。

病理学

COPD的病理改变是复杂的，其发生在中央传导气道、周边气道、肺实质和肺血管。

颗粒或气体暴露引起的炎症反应可引起大部分COPD相关的病理损伤，代表了机体与有毒颗粒、废气和毒气（特别是香烟烟雾）终身接触所产生的先天性和获得性免疫反应。炎症加重也会促进疾病恶化，在慢性疾病的基础上引起急性炎症。有力证据表明，所有吸烟者的肺部都存在炎症。然而，不同个体对烟草烟雾的炎症反应具有不同敏感性，发展为COPD的个体对吸入的毒性物质具有增强或异常的炎症反应。

虽然慢性哮喘的临床和生理表现可能与COPD无法鉴别，但其病理变化与大部分COPD患者存在明显区别，因为后者大部分病变因吸烟所致。15%～20%的COPD患者为非吸烟者，他们的组织学特点仍然未被仔细研究。COPD的病理较复杂，但可简化为吸烟者不同患病部位的考量。各部位发生了不同的病理学变化，最终导致气流固定受限的临床类型（框41-1）。其临床病理学表现复杂，这是因为患者个人可能存在慢性支气管炎、细支气管炎和肺气肿症状，从而导致COPD患者的临床表现和病理生理学存在异质性。

框 41-1 慢性阻塞性肺病（COPD）的病理学变化

近端气道（软骨气道直径＞2 mm）

巨噬细胞和$CD8^+$ T淋巴细胞

少量中性粒细胞和嗜酸性粒细胞（疾病进展伴随有中性粒细胞增多）

黏膜下支气管腺体扩大和杯状细胞化生（导致过多的黏液生成或慢性支气管炎）

支气管腺体细胞浸润（中性粒细胞和淋巴细胞）

气道鳞状上皮细胞化生，纤毛功能紊乱，平滑肌和结缔组织增加

外周气道（无软骨气道直径＜2 mm）

早期支气管炎

巨噬细胞和T淋巴细胞（$CD8^+ > CD4^+$）

少量中性粒细胞或嗜酸性粒细胞

杯状细胞病理性延伸和鳞状细胞化生进入外周气道

空腔化和炎症细胞渗出

B淋巴细胞、淋巴滤泡和纤维母细胞

伴随疾病进展发生外周支气管纤维化和气道狭窄

肺实质（呼吸性细支气管和肺泡）

巨噬细胞和$CD8^+$ T淋巴细胞

由于上皮细胞和内皮细胞丢失导致肺泡壁被破坏

进展为肺气肿（终末支气管远端的气腔异常扩大）

微观的肺气肿改变

 小叶中央型（呼吸性细支气管扩张和破坏，经常在吸烟者中发现，多位于上肺部）

 全腺泡型（破坏整个腺泡，通常发生在α_1-抗胰蛋白酶缺陷患者，经常位于肺的较下部）

宏观的肺气肿改变

 微观变化进展，形成肺大疱，即一个直径＞1 cm的肺气肿气腔。

肺血管

巨噬细胞和T淋巴细胞

早期变化

初始增厚

内皮细胞功能紊乱

后期变化

血管平滑肌

胶原沉积

毛细血管床被破坏

进展为肺动脉高压和肺心病

慢性支气管炎

黏液由较大气道的黏液腺和气道上皮细胞中的杯状细胞分泌。慢性支气管炎的特点是黏液腺肥大（图41-1）。杯状细胞主要分布于较大气道的表面上皮细胞中，在数量增加的同时延伸到外周分布。支气管活检研究证实了切除后的肺组织中的发现，显

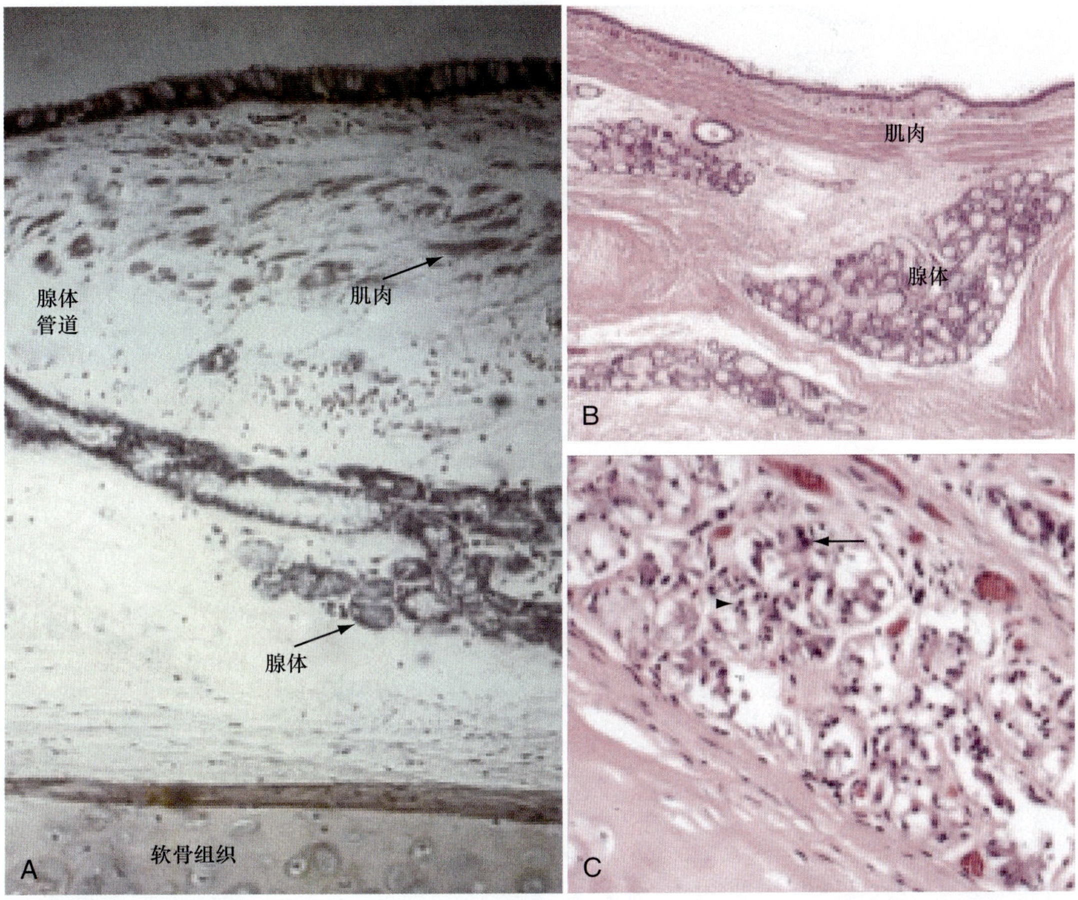

图 41-1　**A**，肺功能正常的吸烟者的中央气道。图中仅可见少量肌肉，上皮细胞腺体小。这与图 B 形成明显对比；**B**，慢性支气管炎患者的气管。此处肌肉为厚的肌束，腺体扩大；**C**，高倍镜下扩大的腺体，显示腺体的慢性炎症，包括有多型核的白细胞（左侧箭头）和单核细胞，如浆细胞（右侧箭头）。（*由 J. C. Hogg 博士馈赠*）

示在慢性支气管炎中存在支气管壁的炎症。近端支气管壁上主要为活化的 T 淋巴细胞，$CD8^+$抑制性 T 淋巴细胞亚群占优势，而非哮喘所见以 $CD4^+$T 细胞亚群为主。白细胞同样多见。痰量与气道壁的炎症程度有关。在气道壁中，尤其是支气管的黏液-分泌腺内存在中性粒细胞（图 41-1），并随病情发展而更为突出。在稳定的慢性支气管炎中，中性粒细胞存在于管腔内，其高比例与中性粒细胞趋化因子有关，包括白细胞介素 -8（IL-8）和白三烯 B4（LTB）。这些细胞释放的弹性蛋白酶是黏液分泌的强效刺激剂。巨噬细胞和 $CD8^+$T 细胞也同样在黏液腺内积聚。

有证据表明，慢性支气管炎患者的气道炎症在其戒烟后仍持续存在，咳痰症状持续存在者更是如此，但大部分吸烟者的咳嗽咳痰症状会在戒烟后改善。气道壁的改变包括气道上皮鳞状化生、纤毛和纤毛功能丧失以及平滑肌和结缔组织增生。

小气道疾病和细支气管炎

较小的细支气管（内径＜2 mm）通常对总气道阻力影响不大，这是因为体内存在大量这种大小的气道，这些气道大幅变窄出现在肺功能受损和临床症状出现之前，在无症状吸烟者中，小气道炎症是最早出现的变化之一。小气道中炎性细胞群的特征与较大气道中的细胞群类似，包括 $CD8^+$淋巴细胞占优势、CD8/CD4 比例增加以及巨噬细胞增加。可能存在黏膜溃疡、杯状细胞增生、鳞状上皮细胞化生以及间质细胞聚集和纤维化。随着病情进展，可能发生结构重塑，其特点是胶原含量增加及瘢痕组织形成，从而使气道狭窄及产生固定的气道阻塞（图 41-2）。

肺气肿

肺气肿指终末支气管远端气腔发生异常和永久扩大，伴有细支气管壁破坏。肺气肿根据扩大气腔在腺泡单位（即由一根终末细支气管供给的肺实质部分）的分布情况进行分类，具体如下所示：

- 中央小叶型（小叶中心型肺气肿），其中扩大气腔最初围绕着终末细支气管分布（图 41-3A）
- 全小叶型（或全小叶型肺气肿），扩大气腔

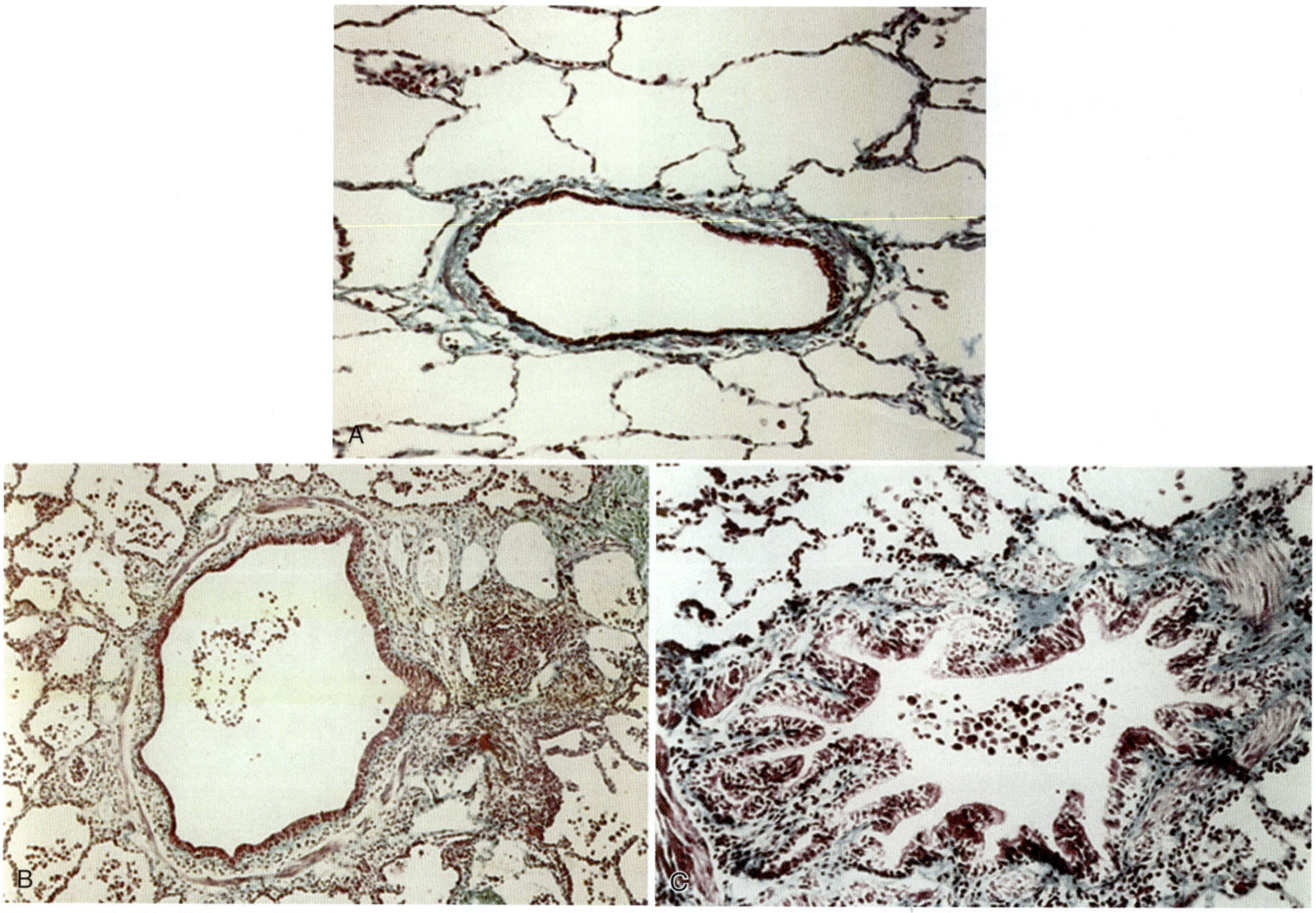

图 41-2 外周气道的组织学切片。**A**，肺功能正常的吸烟者外周气道的切片，显示接近正常的气道；**B**，小气道病变患者外周气道的切片，显示气道壁炎症和气道内炎性渗出物；**C**，更加晚期的小气道病变患者的外周气道切片，管腔变小，气道壁重新机化，平滑肌增加，气管外周结缔组织沉积。（*由 J. C. Hogg 博士馈赠*）

分布于整个腺泡单元（图 41-3B）

空腔增大达到 1 mm 时可通过肉眼观察到，通常将大小超过 1 cm 的肺气肿局灶性改变定义为肺大疱。

小叶中央型和全小叶型肺气肿可以单独或同时出现。二者都可在吸烟者中出现，但吸烟与小叶中央型肺气肿的关系较全小叶型肺气肿更加明显。小叶中央型肺气肿的小气道异常似乎较全小叶型肺气肿更为明显，而全小叶型肺气肿与小叶中央型肺气肿（多集中于上叶）相比，下叶似乎更加严重。全小叶型肺气肿与 α_1- 抗胰蛋白酶缺陷有关，但在没有明确遗传异常的患者中也可出现。

其他类型的肺气肿包括隔旁肺气肿（腺泡周围或腺泡远端），这种肺气肿是指气腔增大沿腺泡单位的边缘发生，但紧靠一个固定结构（例如胸膜或血管）。COPD 患者存在各种肺气肿的混合类型。

细支气管和小支气管由附着于邻近肺泡壁的外层结构所支持，从而维持气道的管型完整性。如果失去这种附着，肺就随之弹性回缩，可导致气道的扭曲和不规则，从而使得气流受限。肺泡壁的炎症细胞特征与气道中的类似，并在整个疾病过程中持续存在。

肺血管

肺血管改变出现于 COPD 病程早期，首先内膜增厚，随后平滑肌增多，血管壁炎症细胞（如巨噬细胞和 $CD8^+$ T 淋巴细胞）浸润。随着病情进展，更多平滑肌、蛋白聚糖和胶原蛋白累积于动脉壁，导致动脉壁增厚。COPD 患者发生慢性肺泡缺氧血症可导致低氧性血管收缩及后续肺血管结构改变、肺循环高压、右室肥厚和扩张（肺心病）。

病因学

风险因素

吸烟

吸烟是 COPD 可辨明的最重要独立病因，在过

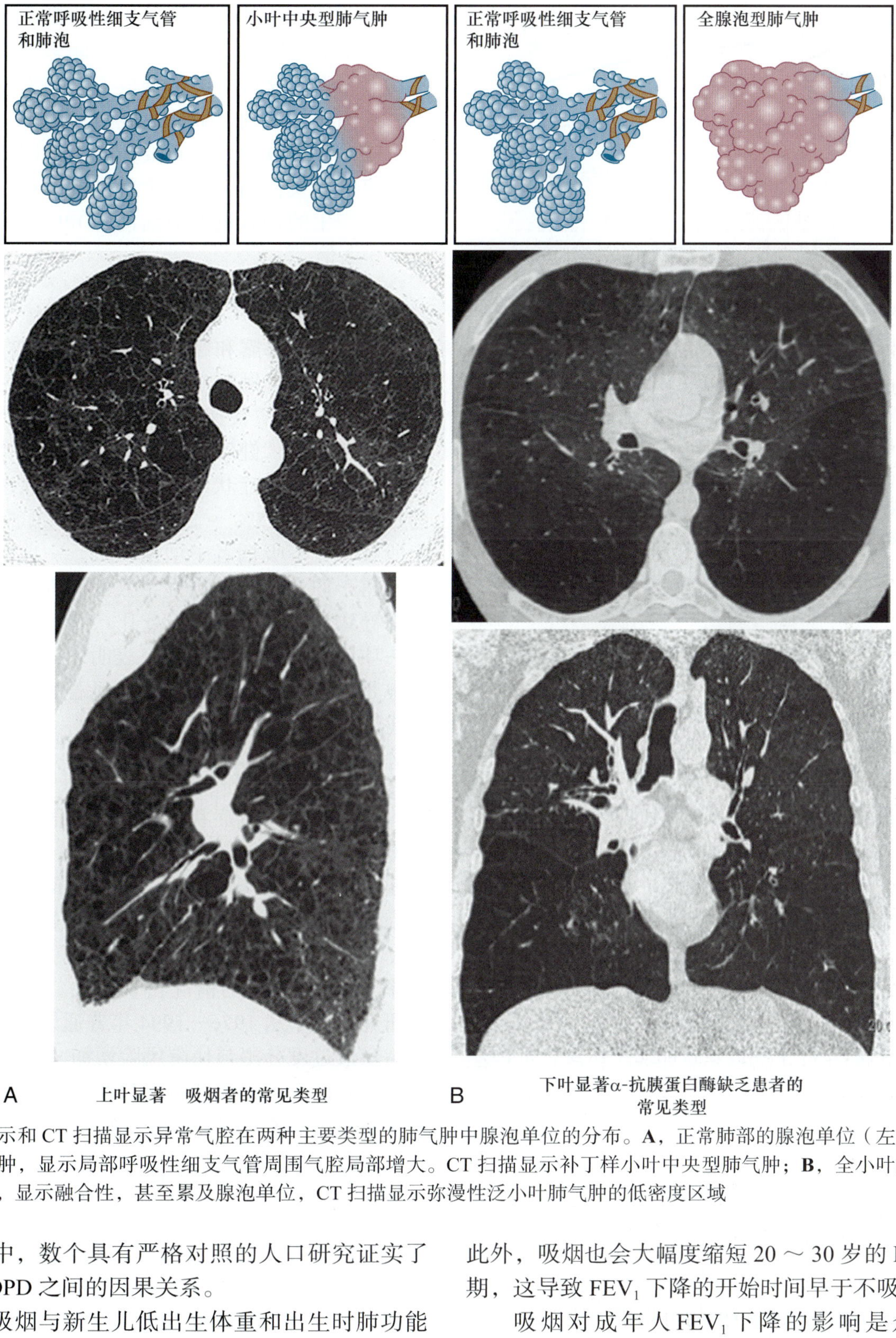

图 41-3　图示和 CT 扫描显示异常气腔在两种主要类型的肺气肿中腺泡单位的分布。**A**，正常肺部的腺泡单位（左上）和小叶中央型肺气肿，显示局部呼吸性细支气管周围气腔局部增大。CT 扫描显示补丁样小叶中央型肺气肿；**B**，全小叶型（全腺泡型）肺气肿，显示融合性，甚至累及腺泡单位，CT 扫描显示弥漫性泛小叶肺气肿的低密度区域

去四十年中，数个具有严格对照的人口研究证实了吸烟和 COPD 之间的因果关系。

母亲吸烟与新生儿低出生体重和出生时肺功能下降有关，这可能导致其在成年早期即有肺功能下降，并依据生活方式特别是吸烟史，增加其发展成 COPD 的风险。此外，父母任何一人吸烟都会导致儿童在 3 岁前呼吸道疾病增加，这也可能导致其以后生活出现气流受限。

青少年吸烟可发生轻度气流受限和肺功能降低。此外，吸烟也会大幅度缩短 20 ～ 30 岁的 FEV_1 平台期，这导致 FEV_1 下降的开始时间早于不吸烟者。

吸烟对成年人 FEV_1 下降的影响是众所周知的。一般来说，吸烟越多，时间越长，肺功能则越差，这存在一个明显的量效关系，然而也存在相当大的变异。大多数纵向研究表明，吸烟者 FEV_1 每一年的下降波动在 45 ～ 90 ml，而正常值是 30 毫升 / 年（图 41-4）。然而，变化值因人而异，有些人经历了显著下降，至少是暂时性下降，这可以解释为何

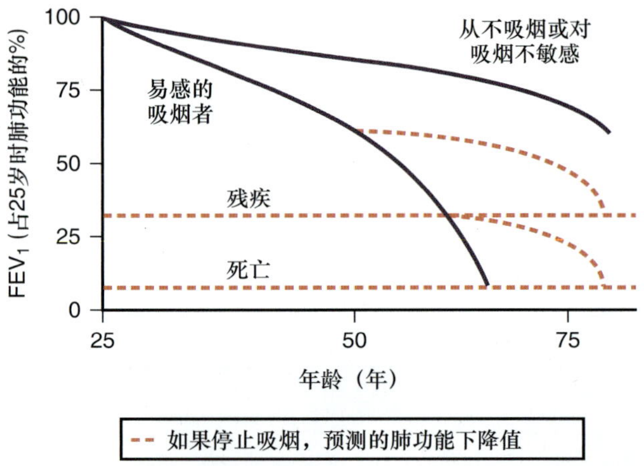

图 41-4 吸烟者和非吸烟者 1 秒用力呼气量（FEV$_1$）的下降值。水平虚线代表残疾或死亡患者 FEV$_1$ 水平，弯曲的虚线代表戒烟后 FEV$_1$ 下降值的变化

COPD 可能在 50 ～ 70 岁出现。一些非吸烟者肺功能也会受到损伤，15% ～ 20% 的 COPD 患者终身从未吸烟，而一些重度吸烟者却仍能维持正常的肺功能。相反，虽然经常引称"15% ～ 20%"的吸烟者将发展为临床上明显的 COPD，但这一数字可能低估了受累人群的比例。哥本哈根市心脏研究在 25 年的随访中发现，约 35% 的初始肺功能正常的吸烟者发展为 COPD。

吸烟斗和雪茄者 COPD 的发病率和病死率虽低于吸香烟者，但较不吸烟者明显增大。被动吸烟导致慢性气流受限的相对风险趋于增加，但其作用不足以显示有临床意义。流行病学研究已经显示戒烟与呼吸道症状的患病率减少有关，并改善并发的 FEV$_1$ 下降（图 41-4）。戒烟对肺功能的第一个影响是 FEV$_1$ 有 50 ～ 100 ml 的少量增加。虽然一般认为那些戒烟者 FEV$_1$ 下降的程度仍较那些从未吸烟者要大，但戒烟后 FEV$_1$ 下降值是否能完全恢复正常仍存在一些争论。

空气污染

空气污染是慢性呼吸道疾病的一个危险因素，这在过去与慢性呼吸道疾病有关的不同空气污染事件中得到了证实。20 世纪 50 年代和 20 世纪 60 年代引进的空气质量标准导致烟尘和二氧化硫水平下降，使得与发病率和病死率相关的可识别污染峰值也随之减少。然而，最近多项研究表明，西方国家很多城市地区颗粒空气污染水平低于 100 $\mu g/m^3$ 时，气道疾病（包括 COPD）患者的呼吸道症状、全科就诊次数与住院情况之间存在相关性。

长期暴露于室外空气污染作为罹患 COPD 的一个危险因素仍存在争论。虽然气流受限与 FEV$_1$ 下降之间关系不太清楚，但空气污染的确是黏液过度分泌的一个危险因素。空气污染可能影响儿童时期的肺功能发育，这可能会影响成人时罹患 COPD 的风险。人们还认识到，炉灶燃烧生物燃料所致室内空气污染是 COPD 的一个重要流行病学因素，对发展中国家的妇女们而言是一个特别的问题。暴露于生物染料产生的烟雾被认为能使 COPD 发生的风险增加 2 ～ 3 倍。

粉尘职业暴露

粉尘职业暴露和黏液过度分泌之间存在因果关系。此外，对接触粉尘劳动力的纵向研究显示，粉尘暴露和 FEV$_1$ 更快速下降之间存在相关性。这些关系需要考虑由"健康工人效应"所致选择偏差，因为那些有呼吸道症状或肺功能较差者在进入该职业前已被排除。15% ～ 20% 的 COPD 患者由职业粉尘所致，在不吸烟者中增至 30%。一项针对巴黎地区暴露于职业粉尘的男性工人的研究表明，粉尘暴露将导致 FEV$_1$ 以 5 ～ 15 毫升 / 年的速度持续减低。另一项针对船厂工人的研究表明，接触焊接时的粉尘也是罹患 COPD 的一个小而显著的危险因素。镉作业工人罹患肺气肿的风险也增加。

慢性黏液过度分泌

对具有呼吸道症状的人群研究表明，吸烟者的咳嗽、咳痰发生率较不吸烟者更高，大部分情况下停止吸烟可阻止痰液产生。早前对伦敦男性工人的研究显示，吸烟加速 FEV$_1$ 下降，但黏液过度分泌与 FEV$_1$ 或病死率快速下降之间没有相关性。相反，病死率与 FEV$_1$ 下降的情况密切相关。一项哥本哈根的研究分析了从 1976—1994 年普通人群数据，结果提示黏液过度分泌与住院风险增加、FEV$_1$ 过度降低 10 ～ 15 ml 有关，而且随着 FEV$_1$ 的降低，黏液过度分泌和病死率之间的关系更为密切。

慢性支气管肺部感染

"英国假说"认为慢性痰液生成（慢性支气管炎）易使患者反复发生支气管及肺部感染，随之引起气道和肺泡的生物学改变，然后进展为慢性气流受限。在 20 世纪 60 和 20 世纪 70 年代，Fletcher 和 Peto 驳斥了这一假说，显示支气管炎反复感染加重和男性慢性支气管炎患者的肺功能降低之间没有相关性。但这一观点受到了近期肺部健康研究的挑战，后者显示持续吸烟者下呼吸道感染与肺功能快速下降之间存在关系，这也得到了最近多项 COPD 患者研究结果的支持。

童年有胸部疾病史者更多报道了成年后有咳嗽、咳痰症状。儿童呼吸系统疾病和成年后通气障碍之间的关系可能由多种因素所致，经济地位低、更多地暴露于被动吸烟、饮食和住宿条件差以及居住在高污染地区均有关系。

宿主因素

肺部发育

数个研究表明，慢性呼吸系统疾病致死率和成人通气功能与出生体重和 1 岁时体重成反比。因此，宫内生长受损可能是发生慢性呼吸系统疾病（包括 COPD）的一个危险因素。任何在怀孕或童年时影响肺发育及随后获得最大肺功能的因素都可能使得发生 COPD 的风险增加。

饮食

饮食可能会影响 COPD 的发展。由于氧化应激被认为在 COPD 发病中起作用，饮食中的抗氧化剂如维生素 A、维生素 C 及维生素 E 应该对吸烟者有一定的保护作用。七国研究发现水果和鱼类的摄入量水平和后续的 COPD 病死率之间成反比关系。在美国第三次全国健康和营养调查（NHANES Ⅲ）中，饮食因素尤其是维生素 C 的低摄入量和血浆中低抗坏血酸水平与支气管炎的诊断相关。另外，两项英国研究也表明，成人饮食中摄取的维生素 C 和维生素 E 可影响肺功能。研究进一步表明 ω-3 脂肪酸高摄入可以降低 COPD 的危险。

过敏及气道高反应性

“荷兰假说”提出，慢性气流不可逆受限的吸烟患者和哮喘患者具有共同的过敏易感性、气道高反应性及嗜酸性粒细胞增多。吸烟者的免疫球蛋白 E（IgE）和嗜酸性粒细胞水平高于不吸烟者，但低于哮喘患者。一项对气流部分受限的中年吸烟者的研究发现，FEV_1 加速下降和乙酰胆碱或组胺气道反应增高之间存在正相关性。在一系列研究中，气道高反应性的存在使每年 FEV_1 下降增多了约 10 ml。

有建议将支气管扩张药的可逆性用作气道高反应性的代替指标。一些研究建议，使用可逆性作为 FEV_1 降低的预测因素，然而这些研究没有对使用支气管扩张药后 FEV_1 的实际值进行校正；校正完成后，可逆性和 FEV_1 下降之间似乎存在极小的联系。

气道高反应性是 COPD 的病因还是结果仍存在争论。虽然哮喘作为 COPD 危险因素之一令人困惑，但有充分证据表明，哮喘患者 FEV_1 下降速度较非哮喘患者更为迅速，而且更易死于 COPD。哮喘控制不佳将可能导致患者气道重塑、气流固定受限，这些症状均符合 COPD 的定义。

遗传因素

COPD 是基因与环境相互作用的一个典型例子。在重度 COPD 患者吸烟的兄弟姐妹中，可观察到其气流受限的危险性增加，提示了这种疾病中的遗传相关性。遗传连锁分析已经确定了在基因组中的几个位点可能含有易感基因（如染色体 2q）。同时，遗传相关研究表明，一些候选基因与出现 COPD 或 FEV_1 快速下降有关。然而，在不同人群中这种相关性并非持续不变（框 41-2）。

由于 COPD 是一种复杂和异质性疾病，不同遗传亚型之间的 COPD 相关表型也可能不同。一些研究表明，与肺气肿严重程度和分布相关的各基因存在多态性，并可能存在导致 COPD 恶化的遗传易感性。

许多未知功能的基因可能在 COPD 的发病机制中起作用，但迄今为止，探查整个基因组还是不切实际的。全基因组关联研究提供了一个较好的候选基因分析方法。最近的全基因组相关研究确认，在第 15 号染色体上存在一个与 COPD 显著相关的单核苷酸多态性（SNP），在这个最可能与 COPD 相关的 SNP 周围存在多个目标基因，包括烟碱样乙酰胆碱受体（CHRNA3 和 CHRNA5）和铁结合蛋白（IREB2）的亚单位。一项更深入的全基因相关性分析确认了在染色体 4q 上存在 4 个 SNPs，后者与 FEV_1/FVC 关系密切。因此，尽管全基因组关联研究尚在早期阶段，第 4 号和 15 号染色体的遗传相关性在 COPD 中似乎最为重要。

与 COPD 关系最密切的是 α_1- 抗胰蛋白酶（α_1- 蛋白酶抑制药）缺乏症。α_1- 抗胰蛋白酶是一种糖蛋白，包括中性粒细胞弹性蛋白酶在内的丝氨酸蛋

框 41-2 慢性阻塞性肺病的候选基因

环氧化物酶
谷胱甘肽 -s- 转换酶
血红素氧化酶 -1
过氧化氢酶
肿瘤坏死因子（TNF）
转换生长因子 β-1
丝氨酸蛋白酶抑制药 -2
基质金属蛋白酶（MMP-1）
白介素（IL-4RA）；IL-6，IL-8A-251T，IL-IRN
尼古丁乙酰胆碱受体（CHRNA5）

白酶主要抑制药。根据电泳性质差异，α_1-抗胰蛋白酶有超过75种生化变异种类，从而产生了蛋白酶抑制因子（Pi）的命名方法（表41-1）。所有人群中最常见的等位基因是PiM，最常见的基因分型是PiMM，可见于北欧血种群体93%的等位基因。PiMZ和PiMS是接下来的两种最常见基因型，α_1-蛋白酶抑制药的水平占PiMM型人群平均值的15%～75%。PiSS型不太常见，其α_1-蛋白酶抑制药水平与前者类似。其他类型最重要的是PiSZ，其α_1-蛋白酶抑制药的基础水平是正常值的35%～50%。肺气肿风险增加的阈值约为80 mg/fl，它是正常值的30%左右。

纯合子PiZZ型的血清水平是正常平均值的10%～20%，是肺气肿发病的最强遗传危险因素。这种隐性遗传特征最常见于北欧血统的个体。这种个体如有吸烟习惯，很可能会在年轻时发展成COPD，且病变通常为全小叶型肺气肿。发病的中位年龄在非吸烟者为50岁，而在吸烟者为40岁。

这种导致α_1-抗胰蛋白酶缺乏的缺陷与342位点的单点突变有关，该处密码子的核苷酸序列从GAG变为AAG，导致该处氨基酸由谷氨酸变为赖氨酸。在PiZZ个体中，α_1-抗胰蛋白酶蛋白蓄积在肝的内质网中。蛋白质的结构揭示遗传缺陷导致异常蛋白聚合物形成，从而阻止α_1-抗胰蛋白酶通过内质网，进而抑制了蛋白质分泌。这些聚合物也可能对炎症细胞有趋化作用，可能导致弹性蛋白酶负担增加。据推测，α_1-蛋白酶抑制药缺陷导致中性粒细胞弹性蛋白酶过量活化，引起组织破坏和肺气肿。

对美国献血者的研究发现PiZZ的患病率为1∶2700，其中大多数患者肺功能正常。据估计，英国儿童出生时具有PiZZ纯合子缺陷的比例为1∶5000，然而确诊该病的患者数目远低于根据已知缺陷患病率所预测的数目。因此，并非所有纯合子缺陷个体都不可避免患有呼吸系统疾病。

表41-1 α_1-抗胰蛋白酶表型：英国人群中的发生率、浓度和肺气肿风险

表型	频率（%）	平均浓度*（g/L）	肺气肿的危险因素
MM	86	2	无
MS	9	1.6	无
MZ	3	1.2	无
SS	0.25	1.2	无
SZ	0.2	0.8	有
ZZ	0.03	0.4	有

*血浆α_1-蛋白酶抑制药

其他因素

一项丹麦研究显示，COPD患者的社会阶层与其住院情况的相关性较小，但与其经济状况、所受的教育和肺功能与住院情况存在相关性。然而，社会风险因素可能是多方面的，可能涉及宫内暴露、童年感染、童年环境、饮食、居住条件和职业因素。

性别是COPD的一个危险因素，但其作用仍不清楚。以往研究通常显示男性COPD的病死率高于女性，但最近研究显示，现在COPD在男性和女性中的发病率几乎相同，这或许反映了在吸烟方面发生的变化。女性对烟草烟雾的敏感性可能较男性更高，但这仍存在争议。

流行病学

虽然COPD是全球发病率和病死率的主要原因，但不同的国家间COPD的患病率存在差别。COPD定义并不精确且在不断改变，还缺乏明确诊断COPD的肺功能测量方法，因此难以对其病死率及发病率进行量化。此外，由于COPD通常被临床识别时方能确诊，且多已处于中等进展阶段，因此流行病学数据低估了该病的负担。COPD所致的病死率也可能被低估，这是因为COPD多被认作病人死亡的“促成因素”而非致死原因。

患病率

在过去，COPD不准确的定义和漏诊导致了对该病的低估。根据所采取调查方法的不同，COPD的流行病学研究变化很大。COPD的调查方法包括医师对COPD诊断的自我报道、支气管扩张药使用前后的肺量测定法和呼吸症状问卷，这些方法的不同导致COPD患病率研究也随之改变，其中最低的患病率源于医生的自我报道；大多数国家的调查表明，诊断为COPD的人数占总人口的6%左右，这个数字可能低估了COPD，特别是在疾病早期症状未能被识别时更易被低估。

基于标准化肺量测定法的研究表明，超过40岁的受试者中25%存在气流受限（$FEV_1/FVC < 0.7$）。然而，患病率的数据随着用以定义COPD的肺量测定法标准的不同而不同。按照使用支气管扩张药后FEV_1/FVC固定比值（< 0.7），会导致青年人群出现漏诊和老年人群（> 50岁）过度诊断。其他患病率研究是建立在预测FEV_1百分比的基础上。在英国人口调查中，年龄在18～64岁的人群中10%的男

性和 11% 的女性 FEV_1 较其预测值减低超过 2 个标准差（SD）；该数字随着年龄而增长，在吸烟者中尤其如此。在目前 40 ～ 65 岁的吸烟者中，18% 男性和 14% 女性的 FEV_1 分别较正常值降低超过 2 个 SD，而非吸烟者分别只有 7% 男性和 6% 女性 FEV_1 分别较正常值降低超过 2 个 SD。

在美国有约 1400 万人患有 COPD，自 1982 年以来增加了 42%。能获得的最好数据来自 1988—1994 年的 NHANES- Ⅲ期研究。在 25—75 岁的人群中，轻度 COPD 的患病率（定义为 $FEV_1/FVC < 0.7$ 和 $FEV_1 > 80\%$ 预计值）为 6.9%，而中度 COPD 患病率（定义为 $FEV_1/FVC < 0.7$ 和 $FEV_1 \leq 80\%$ 预计值）为 6%。轻中度 COPD 的患病率男性高于女性，白种人高于黑种人，且发病率随着年龄急剧增加。在男性白种人中，气流受限影响着约 14.2% 的正在吸烟者、6.9% 的戒烟者和 3.3% 的从不吸烟者。而在女性白种人中，气流受限的比例依次为正在吸烟者 13.6%、戒烟者 6.8% 和不吸烟者 3.1%。根据出现气流受限的情况，不到 50% 的 COPD 患者会被医生诊断。

来自不同国家的五个拉美城市的数据表明，COPD（$FEV_1/FEC < 0.7$）的发病率随着年龄急剧增加。患病率最高的是 60 岁以上年龄组，其比例从墨西哥城的 18.4% 至乌拉圭蒙得维的亚的 31.1% 不等。而在 12 个亚太国家，年龄超过 30 岁的人群里中重度 COPD 患病率是 6.3%。但是，在整个亚太地区患病率在 3.5% ～ 6.7%。

英国国家研究报道中，年龄 60 ～ 65 岁的人群中存在异常低的 FEV_1，男性为 10%，女性为 11%。在英格兰和威尔士，估计有 90 万人诊断为 COPD，因为存在漏诊，真实的数字可能接近 150 万。在英国，病人的平均确诊年龄为 67 岁，患病率随着年龄而增加。COPD 患病率在男性较女性高，且与社会经济地位低下有关。在英国，诊断为 COPD 的女性已经从 1990 年的 0.8% 增加至 1997 年的 1.4%，但相应的男性患病率在对应的时期并没有改变。美国也有类似的趋势，这可能再次反映了吸烟习惯的差异。英国进行了全国范围的普通诊所就诊情况调查研究，结果发现有 COPD 症状的中年男性数目小幅降低，而中年女性的数量略有增加。然而，因为近年来应用在疾病诊断标准的变化，尤其是因 COPD 和哮喘诊断指标存在重叠，这些趋势变得含糊不清。

发病率和社会经济的影响

COPD 患者中的发病率数据比病死亡率数据更难获得和更不可信，但 COPD 患者在普通内科和急诊科（ED）就诊数量和病房住院的数量随着年龄增长而增加，男性多于女性，并可能随人口老龄化而增多。

ERS 白皮书提供了 19 个欧洲国家主要呼吸系统疾病问诊的平均数目。大多数情况下，COPD 的诊疗量相当于哮喘、肺炎、肺癌和肺结核的总和。美国在 2000 年有 800 万 COPD 患者到医生办公室 / 医院门诊就诊，150 万到急诊室就诊，673 000 人住院。

疾病的伤残调整寿命年（DALYs）是指包括因早死所致的寿命损失年和残疾状态下生存年数的总和，该数据的调整用于评价残疾的严重程度。1990 年时 COPD 对伤残调整寿命年的影响程度位于世界上第 12 位，占总数的 2.1% 左右；到 2020 年，世界上 COPD 对伤残调整寿命年的影响程度预计将上升至第五位。

在英国因 COPD 急性加重而急诊入院的情况在 1991 年占所有入院情况的 0.5%，而 2000 年上升至 1%。COPD 的发病率随着年龄的增加而增多，男性较女性更多见。COPD 的发病率也可能会受到并发症（如缺血性心脏疾病和糖尿病）的影响，并可能影响健康状况。在英国每年因气道疾病（慢性支气管炎和肺气肿，COPD 和哮喘）总共损失 2440 万个工作日，其中在男性病假中占 9%，在女性中为 3.5%。在英国，呼吸系统疾病是第三大常见导致丧失工作能力的因素，在男性中 COPD 导致丧失工作能力的天数占总天数的 56%，而女性中则占 24%。虽然在所有阶段都有患者住院，但大部分住院的患者是超过 65 岁和疾病处于晚期者。确诊为 COPD 的患者中约有 25% 收住入院，其中在门诊病人中，每年有 15% 的患者收住入院。2002—2003 年，在英国有 110 000 人因 COPD 急性加重收住院，占所有急诊入院患者的 8%。初级保健的负担甚至更大，提供了 86% 的 COPD 相关医疗，COPD 患者平均每年要去他们的家庭医生处就诊 6 次或 7 次。

病死率

COPD 在美国和欧洲国家是第四大死因。到 2020 年，COPD 预计将成为全球第三大死因（现为第五），这与发展中国家吸烟人数增加和他们随着人口寿命增加而发生变化的人口统计学资料有关，而诊断模式、诊断标准和吸烟习惯的不同并不能完全解释不同国家之间 COPD 病死率的显著区别。如前所述，COPD 经常作为死亡原因的促成因素，因此，死亡证明的数字低估了病死率。45 岁以下 COPD 病人的病死率很低，但病死率随着年龄而急剧增加；COPD 男性的病死率虽然已略有下降，但患病妇女的病死率有所增加。美国数据（2000—2005）显示，因 COPD 死亡的人数占所有死亡人数的 5%，按年龄标准化后的病死率稳定在约 64/10 万人；其中男性的病死率从 2000 年的 83.8/10 万人下降到 2005 年的 77.3/10 万人，而女性病死亡率从 54.4/10 万人增加至 56.0/10 万人。

在英国，2003 年估计有 26 000 人（14 000 名男人，12 000 名妇女）死于 COPD，占所有死亡人数的 4.9%，在所有男性死者中占 5.4%，在所有女性死者中占 4.2%。在过去的 25 年里，除了超过 75 岁年龄组外，英国男性 COPD 的病死率已经下降，而女性 COPD 的病死率却上升了。在美国，妇女病死率的下降记录在 1975 年发生了逆转，在 1980—2000 年大幅增加，从 20.1/10 万人升至 56.7/10 万人；而男性病死率则小量增高，从 73.0/10 万人到 82.6/10 万人。这些趋势可能与女性存在较迟的吸烟流行高峰有关（和男性相比）。在英国，不同的慢性呼吸系统疾病的年龄调整病死率在不同的地理位置有 5 倍至 10 倍差别，城市地区的病死率常常高于比农村地区。

在英国，COPD 可以平均 1.8 年（76.5 对 78.3）的速度缩短预期寿命。预期寿命的缩短速度随着年龄的增长而增长，病情较轻者减少 1.1 年，病情中度危重者减少 1.7 年，病情严重者缩短 4.1 年。

自然病程和预后

COPD 一般是进行性发展的，患者持续暴露于有害物质时尤为如此。然而，COPD 的自然病史是可变的，并非所有患者都遵循相同的过程。停止暴露于有害物质（例如香烟烟雾）可能导致肺功能发生一定程度的改善，可能延缓或阻止疾病的进展。

由于 FEV_1 加速下降持续数年，因此易感的吸烟者气道阻塞发展缓慢。如前所述，反复感染或烟草暴露可能导致儿童和青少年肺功能发育受损，从而导致其成人时获得的最大肺功能降低。如果这些青少年吸烟，这种肺功能发育不全的情况常伴有平台期缩短，增加了他们罹患 COPD 的风险（图 41-5）。从不吸烟者 FEV_1 下降的速度为 20 ～ 30 毫升 / 年（图 41-4），吸烟者下降速度更快，COPD 患者的 FEV_1 变化据报道可超过 50 毫升 / 年。然而，COPD 患者的 FEV_1 的降低变化相当大。FEV_1 的初始水平与 FEV_1 的年减少率相关，最高或最低 FEV_1 百分比的患者可在后续的数年内保持相同的百分比，这提示对于敏感的吸烟者可通过 FEV_1 的减少在中年早期鉴定。

美国肺健康研究的纵向数据表明，戒烟甚至在气流明显受限时也能引起肺功能发生一定程度的改善，能减慢甚至中止气流受限的进展。在研究起始时，戒烟的男性 FEV_1 下降 30.2 毫升 / 年，而对于那些在整个研究过程中继续吸烟者，降幅为 66.1 毫升 / 年；在妇女中也有类似的发现。

FEV_1 是一种有效的生存预测指标。FEV_1 低于预测值的 30% 时，5 年后生存率小于 50%。FEV_1 和生存之间相关性最好的是使用支气管扩张药后的 FEV_1，而不是使用支气管扩张药前的 FEV_1。其他临床参数中被证明是独立于 FEV_1 的重要预后参数包括体重减轻，这提示预后不良。其他不良预后因素包括严重的低氧血症、肺动脉高压增高及一氧化碳弥散量降低，这些在病情严重的患者身上变得明显。

发病机制

COPD 主要的发病机制是对吸入颗粒或气体的

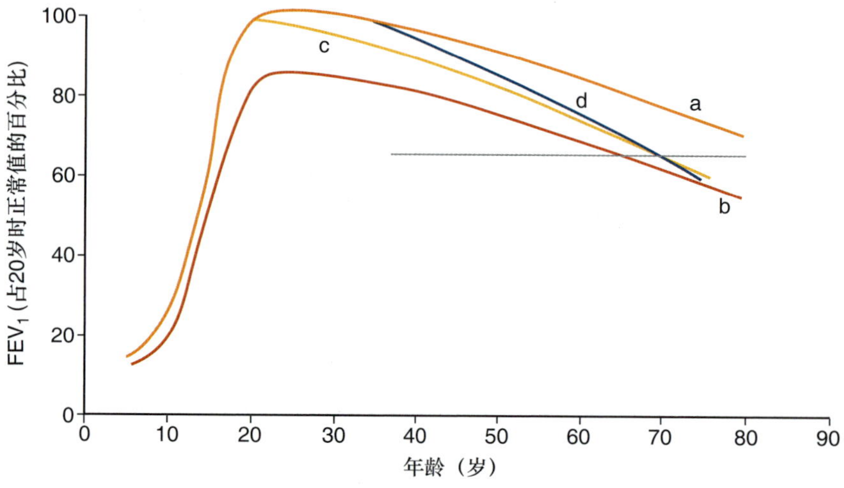

图 41-5 中年时 1 秒用力呼气容积异常低的不同模式。FEV_1 用 20 岁时 FEV_1 最大值的百分比来代表，它和年龄的关系如图所示。a 线为健康人 FEV_1 随着年龄而下降的正常趋势图；b 线为发育异常，但 FEV_1 与年龄关系正常的趋势图；c 线为过早或早期降低；d 线为肺功能快速降低。（来自 Weiss ST，Ware JH：Am J Respir Crit Care Med 154：s208-s211，1996.）

炎症反应增强。下面的致病过程涉及这些炎症反应（图 41-6）：

- 气腔炎症增加
- 蛋白酶负担增加和抗蛋白酶功能下降
- 氧化 / 抗氧化失衡和氧化应激
- 肺修复缺陷

气腔炎症

所有吸烟者的肺部（尤其是小气道）都存在炎症。这种炎症反应被认为是对吸入毒素产生的正常及保护性先天免疫反应。这种反应在 COPD 患者中增强，但其具体机制仍未完全明了。一些不吸烟患者也可发生 COPD，但这些患者中的炎症反应特点不明显。COPD 患者的异常炎症反应导致组织破坏，限制这种破坏的防御机制损伤以及修复机制缺陷。总之，气道炎症和结构变化增加了疾病的严重程度，并且在戒烟后持续存在。

先天性炎症免疫系统对吸入的毒性气体和颗粒的持续刺激提供主要的保护作用。第一道防线包括黏液纤毛清除系统和巨噬细胞，它们能清除下呼吸道异物。在 COPD 患者中，这两种机制都被破坏。先天性免疫系统的第二道防线是血浆和循环细胞渗出到大的和小的传导性气道及肺泡中，这个过程由一系列促炎症趋化因子和细胞因子控制（框 41-3）。COPD 的特点是中性粒细胞、巨噬细胞、T 淋巴细胞（CD8 > CD4）和在肺部各个部分的树突状细胞增加（表 41-2）。一般情况下，炎症的程度与气流受限程度相关。在疾病过程中，这些炎症细胞能够释放多种细胞因子和介质。这个炎性细胞模式与哮喘中的细胞存在非常大的区别。

COPD 患者肺中也存在获得性免疫应答，表现为气道中存在成熟淋巴滤泡，其随疾病严重程度的

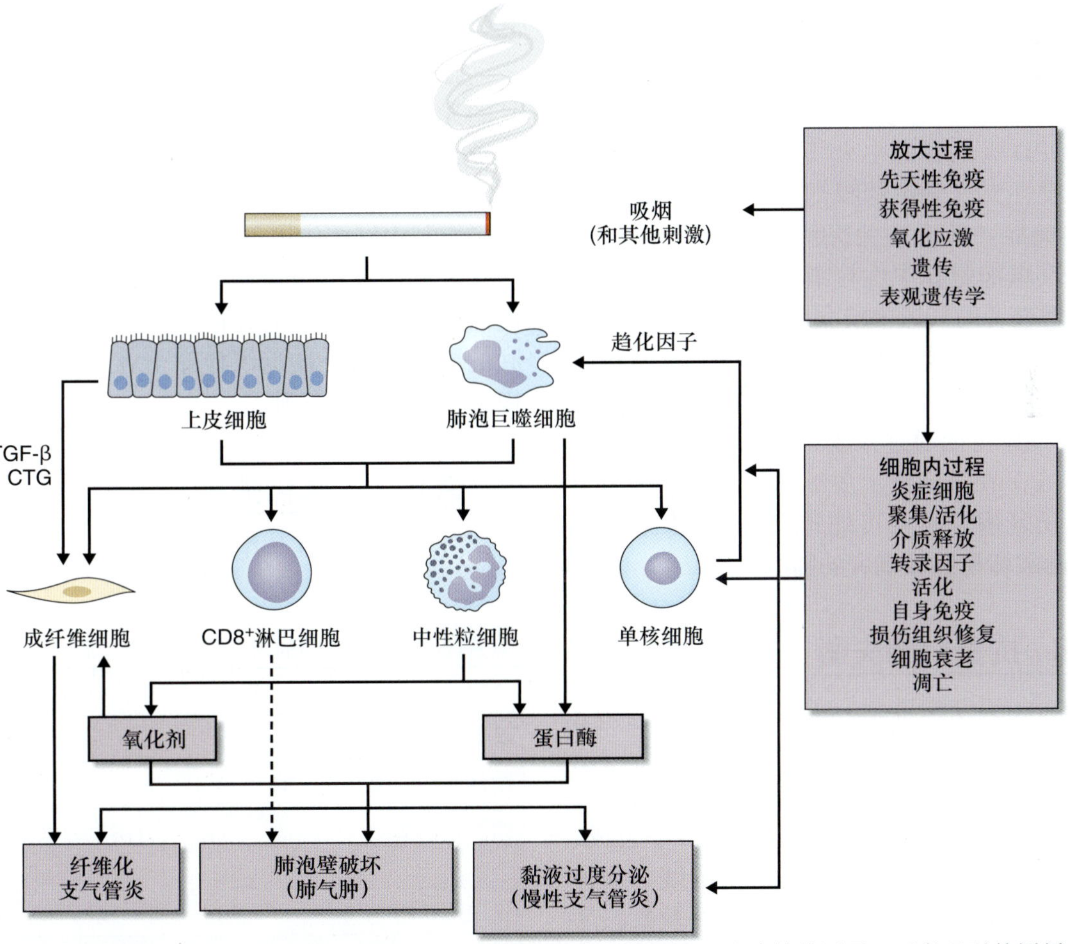

图 41-6　慢性阻塞性肺病的发病机制总结。吸烟激活上皮细胞中的巨噬细胞，生成趋化因子，后者吸引外周循环中的中性粒细胞和 CD8⁺细胞，这些细胞释放因子激活成纤维细胞，导致异常的修复过程和支气管纤维化。中性粒细胞和巨噬细胞释放的蛋白酶和抗蛋白酶的失衡导致肺泡壁破坏（肺气肿）。蛋白酶也导致黏液的释放。吸烟导致的氧化剂负荷增加或炎症白细胞释放的氧化剂导致上皮细胞和其他细胞释放趋化因子，使抗蛋白酶失活，直接损伤了肺泡壁并导致黏液分泌。在 COPD 中放大的炎症反应中包括了数个病理过程。TGF-β，转录生长因子 β；CTG，结缔组织生长因子（摘自 *MacNee W*：*Pathology and pathogenesis. In* ABC of COPD，*ed 2*，*London*，*2011*，*Blackwell.*）

框 41-3 COPD 中的炎症介质

白三烯 B_4（LTB_4）
中性粒细胞和 T 细胞趋化因子
由巨噬细胞、中性粒细胞和上皮细胞生成
趋化因子
CXC 趋化因子，白介素 -8（IL-8），生长相关的致癌基因 -α
由巨噬细胞和上皮细胞生成
吸引外周循环中的细胞，放大炎症反应
促炎症细胞因子
肿瘤坏死因子 α（TNF-α）
白介素 -1β（IL-1β）和白介素 -6
生长因子
转化生长因子 β（TGF-β）
可能直接导致气道成纤维化或通过释放其他细胞因子和结缔组织生长因子发挥作用

COPD，慢性阻塞性肺病

增加而增加。它们的存在归因于与细菌定植相关的大抗原负荷或反复的下呼吸道感染，也或者因为自身免疫反应。树突状细胞作为主要的抗原呈递细胞，在小气道上数量增加，将先天性免疫和获得性免疫反应联系起来。

罹患 COPD 吸烟者的中央气道和外周气道都存在炎症。有慢性支气管炎的吸烟者的支气管腺体上存在更重的炎症。最近有关炎症特点的研究显示：肥大细胞、巨噬细胞和中性粒细胞在合并有慢性支气管炎的吸烟患者的气道中浸润增加（表 41-1）。哮喘中 $CD4^+$ T 细胞亚群占主要优势，与之形成对比的是 COPD 中主要是 $CD8^+$ T 亚群淋巴细胞增加。$CD8^+$ T 淋巴细胞可能通过释放穿孔素和肿瘤坏死因子 α（TNF-α）在肺泡壁上皮细胞的凋亡和破坏中发挥作用。反复病毒感染可能诱发 $CD8^+$ T 细胞过度聚集，从而破坏易感吸烟者的肺组织。

蛋白酶 / 抗蛋白酶失衡

理解 COPD 的发病机制，重点是要认识到 α_1-抗胰蛋白酶缺陷与早发的肺气肿之间存在相关。α_1-抗胰蛋白酶是一种高效的丝氨酸蛋白酶抑制药，对中性粒细胞弹性蛋白酶有高亲和力。它在肝中合成，作为急性期反应的一部分而增加其血浆浓度。这种蛋白的活性严格依赖于激活位置的蛋氨酸-丝氨酸序列。表 41-1 提供了常见 α_1-抗胰蛋白酶表型的平均血浆水平。

如 α_1-抗胰蛋白酶水平存在缺陷，特别是在急性反应期该酶水平无法提高，会导致肺组织被无限制地水解破坏，引起肺气肿，这种症状比具有更常见肺气肿的 COPD 患者更早地发生。吸烟在 α_1-抗胰蛋白酶缺陷的患者发展成肺气肿的过程中起到协同作用，其机制可能由于氧化作用，即通过香烟烟雾中的氧化物灭活剩余的有功能的 α_1-抗胰蛋白酶。可以设想，在正常情况下炎症细胞在抗感染或吸入香烟后迁徙到肺部，释放蛋白酶，但并不对肺组织造成破坏，因为存在大量的抑制药可灭活这些蛋白酶。然而，在存在过度的酶负荷或抗蛋白酶有绝对或功能缺陷时，蛋白酶或抗蛋白酶之间发展成一种有利于蛋白酶的不平衡，导致蛋白酶活性失控或肺泡壁结缔组织的降解，进而导致肺气肿发生。吸烟和炎症产生氧化应激，激发数种炎症细胞释放各种蛋白酶并通过氧化作用灭活数种抗蛋白酶。

由于巨噬细胞存在其他抗蛋白酶（例如抗白细胞蛋白酶）和其他蛋白酶（例如金属蛋白酶），因此简单的蛋白酶 / 抗蛋白酶理论被复杂化了（表 41-2）。

弹性蛋白酶的合成和修复

肺气肿的发病机制可能涉及弹性蛋白合成和修复的异常。据报道严重的饥饿可导致人和动物发生 COPD，此外，饥饿可以加重动物模型中蛋白酶诱导的肺气肿，但肺气肿患者中的轻度营养不良是否在发病机制中发挥作用仍然未知。

某些结缔组织疾病，如 Ehlers-Danlos 综合征和皮肤松弛症（广义上弹性组织离解）等，都与肺气肿的发展有关。在组织代谢上存在基因缺陷的动物模型也能出现肺气肿。

氧化 / 抗氧化失衡

COPD 患者中存在氧化剂和抗氧化剂失衡，相

表 41-2 COPD 中的蛋白酶和抗蛋白酶

蛋白酶	抗蛋白酶
丝氨酸蛋白酶	α_1-抗胰蛋白酶
中性粒细胞弹性蛋白酶	α_1-抗胰蛋白酶
组织蛋白酶 G	分泌型白细胞蛋白酶抑制因子
蛋白酶 3	弹力素
半胱氨酸蛋白酶	胱蛋白
组织蛋白酶：B, K, L, S	
基质金属蛋白酶（MMP-8，MMP-9，MMP-12）	MMP 组织抑制药（TIMP-1 至 TIMP-4）

COPD，慢性阻塞性肺病

当多的证据支持 COPD 中的失衡更偏向于氧化剂（氧化应激）。香烟烟雾本身在肺泡内产生一个巨大的氧化剂负担，如前所述，激活的炎性细胞迁移到肺泡后对吸烟的刺激产生反应，释放大量氧化剂。重要的抗氧化剂如谷胱甘肽也可能受吸入的香烟烟雾影响。吸烟最初耗尽谷胱甘肽，但随后谷胱甘肽的水平发生反弹，可能是对吸烟造成影响所做出的一种保护性机制。

有研究测量了 COPD 患者体液中氧化应激标志物（例如脂质过氧反应的产物）的水平，以间接测量活性氧的活性。有证据显示，在 COPD 患者支气管肺泡灌洗（BAL）液、痰、呼出气体、呼出气冷凝物以及全身血液和骨骼肌中，氧化应激标志物水平增加，支持了氧化应激在 COPD 发病机制中的作用。氧化应激能直接破坏细胞，增加肺泡上皮细胞的通透性，灭活抗蛋白酶，并且很重要的是，通过激活氧化还原反应敏感转录因子（例如 NF-κB，AP-1）触发增强的炎症反应。此外，与没有 COPD 的吸烟者相比，COPD 患者肺中有更多氧化修饰后的靶分子。

氧化应激对 COPD 患者中的组蛋白去乙酰化酶 -2（HDAC2）进行修饰，导致其水平和活性下降。HDAC2 降低导致赖氨酸残基与 DNA 发生乙酰化，从而使 DNA 解螺旋，转录因子和 RNA 多聚酶更容易与转录装置结合，从而增加了基因转录。针对切除下来的肺组织的研究表明，作为分子氧化修饰的结果，COPD 患者的肺组织中 HDAC2 蛋白及其活性降低，导致 IL-8 启动子的组蛋白 -4- 乙酰化增加，从而增加了 IL-8 mRNA 的表达，这种机制可能与 COPD 患者持续性炎症有关。

转录因子核红细胞相关因子 2（Nrf2）控制了数种最重要抗氧化剂的表达。COPD 患者肺中 Nrf2 转录活性的表达降低，这可能导致氧化应激保护作用降低。

其他机制

自身免疫、细胞凋亡和细胞衰老也可能参与肺气肿的发病机制（图 41-6）。研究表明，在发生肺气肿的肺中存在细胞凋亡，主要包括肺泡壁的内皮细胞，这是由于血管内皮生长因子（VEGF）或 VEGF 信号转导的减少所致，还表现出与人的肺气肿相关联。这些数据导致用以维持肺部结构“肺部维修程序”概念的产生。吸烟被认为可以破坏这种维修程序而导致肺气肿。因此肺气肿中肺组织破坏或组织破坏是由于肺泡细胞凋亡、氧化应激和蛋白酶 / 抗蛋白酶失衡相互作用所致。

肺气肿与肺老化之间具有类似特点，故产生一种假说，即这两种情况机制（包括氧化应激、炎症和细胞凋亡）相同。老化在细胞中的同义词是衰老，其特征是代谢活跃和耐凋亡的细胞处于非增殖状态。与细胞衰老相关的机制包括 DNA 损伤、DNA 修复受损、核 DNA 表观修饰、蛋白质损伤、氧化应激和端粒消耗的积累。细胞内端粒长度在肺气肿肺组织中减少，抗衰老分子也是如此，表明加速的老化和细胞衰老在肺气肿的发病机制中发挥了作用。

相当多的证据支持获得性免疫应答在 COPD 中发生的作用。肺的结构细胞和弹性蛋白酶存在自身抗体，这表明自身免疫机制参与 COPD 的发病机制。

氧化剂和蛋白酶（如弹性蛋白酶）都是重要的促黏液分泌剂，因此均可能参与了慢性支气管炎中的黏液过度分泌。气道黏液的合成受呼吸道黏液表皮生长因子受体（EGFR）系统的调节。香烟烟雾上调 EGFR 表达，并激活 EGFR 酪氨酸磷酸化，最终可能通过涉及氧化应激的机制导致上皮细胞合成黏液。

病理生理

气流受限和过度充气

COPD 特有的生理异常是最大呼气流量减少，这是因为①肺弹性损失及②小气道的气道阻力增加所致。

COPD 气流受限的主要部位发生在小气道（直径小于 2 mm），是由小气道的炎症、狭窄（气道重塑）和炎症分泌物引起的，其特点是与 FEV_1 降低具有相关性。其他导致气流受限的因素包括肺弹性回缩力的丧失（肺泡壁被破坏所致）和肺泡支持被破坏（源于肺泡附件）。由此产生的气道阻塞导致呼气时进展性气体陷闭，导致静息时过度充气和运动时动态的过度充气。肺过度充气降低吸气能力，因而功能残气量（FRC）增加，特别是在运动时（图 41-7）。这些特征被认为发生在病程早期，并导致呼吸困难和运动能力受限等典型 COPD 症状。使用支气管扩张药可减少空气陷闭，从而减少肺容积，改善症状和运动能力。当 COPD 患者出现呼吸困难时，整体肺力学测试（例如 FEV_1 及气道阻力）通常都是异常的。

残气量、FRC 和（在某些情况下的）肺总量

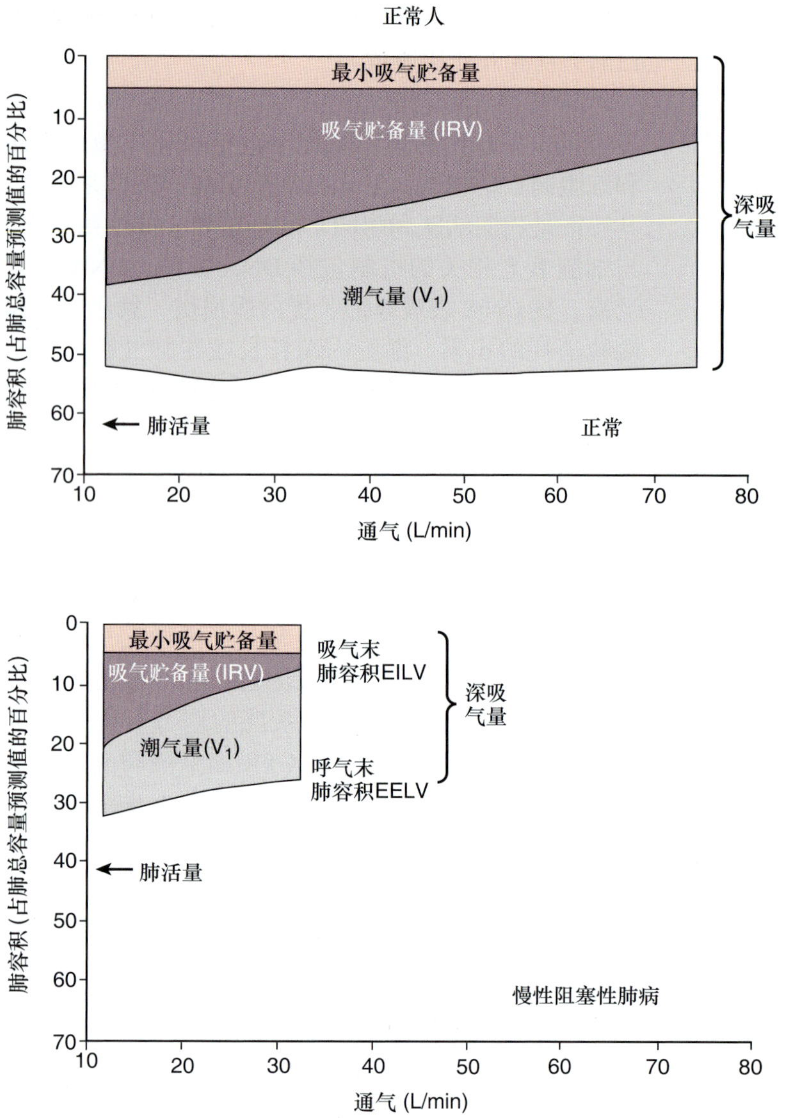

图 41-7 在健康人中，为了满足机体运动时增加的氧气需求，机体通过使用肺的吸气残气量来增加潮气量。COPD：慢性阻塞性肺病，EELV：呼气末肺容积；EILV：吸气末肺容积；IC；深吸气量；IRV：贮备吸气量，TLC：肺总容量（数据源自 O'Donnell DE et al：Am J Respir Crit Care Med 164：770，1999.）

（TLC）增加，最大呼气流速-容积曲线特征性表现为凸向容积轴，同时保存最初呼气峰流速。晚期 COPD 时通气的不均匀分布导致"通气"肺容积减少，因此，尽管虽然无肺气肿患者肺一氧化碳弥散量（DL_{CO}）经过通气肺泡容积校正（$DL_{CO}/\dot{V}A/K_{CO}$）后，可能相对保存完好，一氧化碳转移因子（TL_{CO}）却几乎总是降低的。

吸气时，通过传导气道吸入气体的能力依赖于呼吸肌的强度，而呼吸肌强度取决于其静息长度、呼吸系统的顺应性（肺和胸壁）和气道阻力。正常情况下，呼气是被动的，来自于肺的弹性回缩。COPD 患者肺组织的压力-容积曲线发生的特征性变化是静态顺应性增加，并在任何给定肺容积中静态跨肺压力减低。这些变化通常被认为提示肺气肿。

气流阻力取决于气道的长度和直径以及吸入气体的物理性质。大气压力和肺泡压力存在差值，当气道直径恒定时，吸入气流与该差值成比例。在呼气过程中，气流取决于肺泡和大气压力之间的差异。整个吸入过程和呼气过程初始阶段时这种关系是恒定的。然而，在呼气的某些特定时间点，尽管肺泡压进一步增加，气流量也不会增加。这就是气道动态压缩的结果，如流速容积环（图 41-8）所示，它

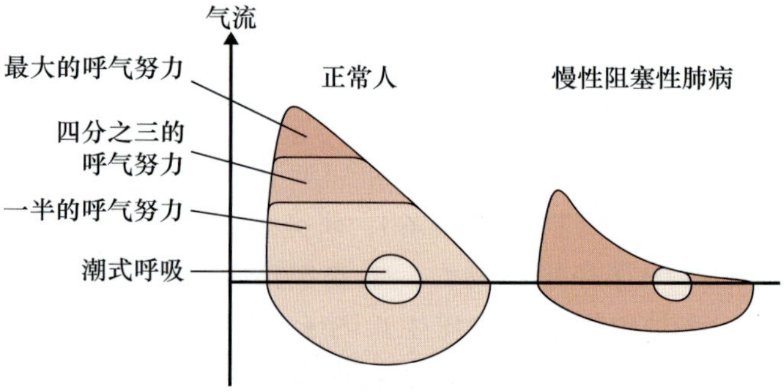

图 41-8 正常人和 COPD 患者的流量容量环。COPD 患者甚至在潮式呼吸时都可能达到气流受限（摘自 *Celli B. In Albert R，Spiro SG，Jett JR，editors*：Comprehensive respiratory medicine，*St Louis，1999，Mosby.*）

限制了气流量。在呼气期间，TLC 流量可增大至某点，该点之上的额外呼气努力没有任何效果。在潮式呼吸中，呼气流量远低于在最大呼气过程中获得的流量。然而，COPD 的流速-容量环是不同的。COPD 固定气道狭窄的主要部位是直径小于 2 mm 的外周气道。肺弹性回缩力丧失也是气道阻塞的一个重要机制，由施加到胸腔内气道的扩张力减少引起。呼气动态压缩被肺部回缩力丧失、气道萎缩改变以及失去周围肺泡壁的支撑所增强，这些因素使得气流在较低的驱动压力和流量下受限。

除呼气峰流速减少外，COPD 患者的流量-容积曲线的呼气后部分凹向容积轴线。在严重的疾病时，潮式呼吸过程中产生的气流实际上可达到最大可能流量（图 41-8）。举例来说，这些患者在遇到运动代谢需求增高时，通气不能增加。这样的患者，为响应运动带来的代谢增加的需求，将无法增加通气，这是因为增加的呼吸频率由于肺泡排空不全导致气体陷闭，即所谓的动态过度充气；这种增加的肺容积提高了弹性回缩力，并与呼气末肺泡压力的升高相关。因此，在吸气发生之前，胸腔压力必须降低到低于肺泡压力，为此必须增加呼吸功。

肺部的气体交换

通气-灌注（V/Q）失衡（肺泡通气量减少，但灌注没有相应减少的结果）是导致 COPD 患者肺部气体交换受损的最重要原因，其他原因（如肺泡毛细血管氧弥散功能下降和增加分流）处于次要地位。一般情况下，气体交换会随着病情的发展逐渐恶化。COPD 患者通气分布是不均匀的。导致血流降低的机制包括由肺气肿导致的肺泡壁上血管的局部破坏、严重肺泡低氧血症区域低氧所致的血管收缩以及由于肺泡压力增加和扩张导致的被动性血管破坏。

呼吸肌

严重的 COPD 患者中，肺过度充气联合营养不良导致肌肉无力，从而导致呼吸肌在潮式呼吸过程中产生压力的能力降低。此外，由于气道阻力增加，呼吸肌需要抵抗的负荷增加。肺部过度充气导致膈变短和变平，使膈产生用以降低胸膜腔压力的力量的能力下降。在安静的潮式呼吸中，正常人的呼气很大程度上是被动的，需要依赖肺和胸壁的弹性回缩力，而 COPD 患者逐渐需要使用他们的胸廓肌肉和吸气辅助肌（例如胸锁乳突肌）来呼吸，甚至安静呼吸时也是如此。在运动时，这种模式可能变得更加扭曲，可能导致胸腔的矛盾运动。

COPD 患者的整体呼吸肌功能受到损害，如最大吸气口腔压力（PE_{max}），但这些测量是用力依赖性的。膈功能可以通过测量吸气时跨膈压（Pdi）来评估，这种压力测量方法使用顶端为球形的导管，并在食道和胃放置小型传感器。COPD 患者的 Pdi 值减少。

肺动脉高压

COPD 合并的肺高压通常是指平均肺动脉压（Ppa）大于 20 mmHg，与特发性肺高压（Ppa ＞ 25 mmHg）存在区别。在 COPD 的自然病史中，运动过程中 Ppa 异常增高（＞ 30 mmHg）经常早于肺高压出现。

COPD 中的术语肺心病与肺高压为同义词，然而，肺心病是指那些影响肺部结构或功能的疾病所导致的右心室（RV）肥厚（扩大）。这是一种病理学定义，由于右心室肥厚的诊断难于确定，故其在临床实践中意义有限，肺高压是肺心病的病因，故最好使用肺高压而非肺心病。

关于右心导管或多普勒超声心动图的大型研究尚未开展，故 COPD 导致肺高压的流行病学相关数据极少。通过计算需要长期氧疗的显著低氧血症患者的数量，可以预测 COPD 患者的肺高压患病率。在英国，45 岁及以上人群中有 0.3% 发生显著的低氧血症（PaO_2 ＜ 55 mmHg，FEV_1 ＜ 50% 预测值），从这个数据可以推断出，在英格兰及威尔士，6 万患者可能处于肺高压的危险之下，适合行长期氧疗。将这些数据外推到美国，预计有三十万患者存在肺高压的风险。框 41-4 列出了 COPD 患者中导致肺高压的因素。

肺动脉高压在 COPD 后期出现，且并发低氧血

框 41-4　COPD 患者导致肺血管阻力增加的因素

功能因素
肺泡低氧血症
　急性低氧血症（血管收缩）
　慢性低氧血症（肺血管床重塑）
高二氧化碳血症，酸中毒
高黏血症（红细胞增多症）

结构因素
肺血管床被破坏
血栓栓塞病灶
纤维化
肺气肿
肺泡血管受压

COPD，慢性阻塞性肺病

症。COPD肺动脉高压的发展过程中，肺泡缺氧是最重要的功能因素，急性低氧血症导致肺血管收缩，而慢性缺氧引起肺血管的结构变化或重塑，并导致持续性肺动脉高压。

COPD肺高压为毛细血管前性，由于其在肺动脉压力与肺毛细血管楔压之间压力差值增加，反映了肺毛细血管阻力增加。COPD肺高压为轻到中度，在疾病稳定期时静息状态的肺动脉压力波动在20～35 mmHg。COPD患者肺动脉压力很少达到或超过40 mmHg，急性恶化病程中或运动中测量的情况除外；大约1%的患者显示有严重的肺高压（Ppa＞40 mmHg），这些患者的特点是气流受限不太严重，但低氧血症和低碳酸血症症状明显。这些患者肺动脉对低氧血症或并发的特发性肺高压的反应性可能增加，合并有严重肺高压的COPD患者预后很差。

COPD患者的肺动脉高压进展很慢，Ppa可数年保持稳定，其人均Ppa变化值很小（0.5 mmHg/年）。此外，临床症状和体征对COPD患者肺动脉高压的诊断几乎没有帮助。心电图在诊断肺动脉高压时敏感性较差。多普勒超声心动图是诊断肺动脉高压最好的无创方法，然而右心导管检查仍是诊断肺动脉高压的“金标准”。

Ppa值是提示COPD患者预后的较好指标，初始Ppa小于25 mmHg患者的五年生存率为66%，而初始Ppa大于25 mmHg者存活率仅为36%。

肺动脉的结构变化导致持续性肺高压、右心室肥厚/扩大和功能紊乱。肺心病是COPD的主要心血管并发症，预后较差。外周性水肿的原因由多因素综合所致，其中包括静脉压增加和肾激素的变化，会导致盐和水的潴留增加。

全身效应和并发症

虽然COPD主要是肺部疾病，但人们越来越认识到，COPD像许多慢性疾病一样，可产生重要的全身性特点，从而可能影响病死率和发病率。COPD病程的各个阶段经常可观察到并发症，许多患者常合并多种并发症。

不同的流行病学研究中COPD的发病率存在差异。一组包括1522例COPD患者的研究中，50%的患者有一个或两个合并症，15.8%有三个或四个合并症，6%有五个或更多合并症。合并症不仅非常普遍，而且有重要的预后提示作用。在轻至中度COPD患者肺部健康研究中，呼吸系统疾病导致死亡的人数相对少见（占总人数的7%），肺癌是最常见的死亡原因（33%）。冠状动脉疾病（CAD）占10.5%，心血管疾病（包括CAD）占22%。在一项大型药物干预研究中，独立评审小组评定的死亡原因中有27%的死亡病例与COPD有关，26%的病例数与心血管疾病有关，21%的病例数与肺癌有关。

在一项大型COPD患者的研究中，COPD合并糖尿病、高血压或心血管疾病可显著增加住院或死亡的风险。此外，COPD患者同时合并多种并发症可增加死亡风险，其全身炎症反应被认为促进了这些全身效应和合并症。

骨骼肌功能障碍/萎缩和体重减轻

周围肌肉功能障碍是活动受限的一个重要原因，它增加了医疗服务利用率，也是COPD发病率和病死率的一个独立指示指标。

消瘦在COPD患者中很常见。根据一个英国肺康复中心的报道，49%的COPD患者都存在体重下降症状。COPD患者肌肉萎缩的患病率可能被低估，正如从体重测定中推测的，因为即使体重保持不变，无脂肪组织（FFM）也可能减少。FFM指数不依赖于体重指数（BMI）和疾病的严重程度，且能预测COPD患者的病死率。如患者的FEV_1为预计值的30%～70%，且与外周肌肉强度受损有关的，其FFM消耗率约为30%。全身炎症反应引起肌肉蛋白质的合成和分解失衡，肌肉凋亡和肌肉废用导致体重减轻和肌肉萎缩，而全身炎症介质（如TNF-α、IL-6和氧自由基）的增加可调节一些全身性的影响。

骨质疏松症被确认为COPD的一种系统性反应。TORCH研究（迈向COPD健康的变革）根据对骨矿物质密度（BMD）的评估证实，18%的男性和30%的女性患有骨质疏松症，42%的男性和41%的女性有骨质缺乏。COPD中骨质疏松症的病因复杂，因为骨质疏松症的数个危险因素在COPD患者中很常见，其中包括高龄、体力活动受限、维生素D缺乏、吸烟、性腺功能减退和使用全身皮质类固醇。骨质疏松症的一个后果是COPD患者椎骨骨折的患病率为20%～30%，这可能会导致脊柱后凸增加，进而影响肺功能。

骨质疏松症与肺气肿和动脉壁硬化有关。此外，骨保护素（OPG）/受体活化核因子κB（RANK）/RANK配体（RANKL）系统已被确定是一种动脉钙化的可能介质，提示骨质疏松症和血管疾病之间存在普遍联系。

心血管病

心血管疾病是 COPD 相关最重要的合并症之一。一项包括 11 943 例 COPD 患者的研究经过 3 年的随访发现，与年龄和性别匹配的非 COPD 对照组相比，COPD 组心血管疾病死亡风险增加 2 ～ 4 倍。在一组轻度 COPD 患者的肺部健康研究中，心血管并发症在随访过程中占所有死亡人数的 22%，在第一次住院人数中占所有死亡人数的 42%。在这项研究中，在调整了相关的混杂因素（如年龄、性别、吸烟状况和治疗）后，FEV_1 每增加 10%，心血管疾病的病死率上升 28%，非致死性心血管事件增加了近 20%。存在有力的流行病学证据表明，降低的 FEV_1 是心血管疾病病死率的标志之一。一项包含超过 80 000 个患者的系统回顾和 meta 分析表明，与肺功能最高的人群相比，那些肺功能最低人群的心血管疾病病死率风险几乎是前者的两倍。COPD 是动脉粥样硬化、缺血性心脏疾病、脑血管意外（卒中）和心源性猝死的重要危险因素。导致 COPD 患者动脉粥样硬化风险增加的潜在机制尚未很好地被阐明，很可能存在多因素，包括轻度全身炎症、血管内皮功能障碍和动脉硬化。

贫血

虽然 COPD 的低氧血症可伴有继发性红细胞增多症，作为一种代偿机制可改善组织氧供，但仅有 6% 的 COPD 患者有红细胞增多症，而 13% ～ 33% 的 COPD 患者存在贫血。COPD 患者的贫血是正常色素性贫血，其红细胞正常，这可能与红细胞寿命缩短、促红细胞生成素减少和铁稳态失调有关。贫血导致氧气运送到组织的过程受损、运动耐力下降，并与 COPD 患者的病死率增加有关。

抑郁症

据报道，10% ～ 80% 的 COPD 患者患有抑郁症，高于正常年龄匹配人口的 2% ～ 5%。抑郁症与肮脏的卫生环境、独居、久坐不动的生活方式和恶化的健康状况有关，它们构成恶性循环，导致反应性抑郁症。抑郁症也可先于 COPD 发病。全身性炎症也可能促进抑郁症的发生。

肺癌

COPD 患者的肺癌发病率比一般人群高 3 ～ 4 倍，是 COPD 患者的一个重要死亡风险因素。COPD 患者肺癌患病率较高，这独立于吸烟史。COPD 与罹患小细胞癌和鳞状细胞癌有关，但其与腺癌似乎没有关系。

糖尿病

在不同的研究中，COPD 患者的糖尿病患病率为 1% ～ 16%。吸烟也是一个危险因素，戒烟可降低患糖尿病的风险。肺功能的降低也与糖尿病相关。炎症标志物如肿瘤坏死因子 -α（TNF-α）、IL-6、C-反应蛋白（CRP），也与糖尿病相关，其在 COPD 患者中也升高，并可能通过阻断胰岛素受体信号来介导胰岛素抵抗。COPD 患者也比正常人群更容易出现代谢综合征，反映了气道阻塞会伴随糖尿病和心血管疾病。

胃食管反流

在 COPD 患者中已确定胃食管反流病（GERD）发病增加，该症状在 FEV_1 低于 50% 预测值的患者中更常见，似乎也参与 COPD 急性加重。

临床特征

症状

COPD 患者主诉的典型症状是劳累性呼吸困难、胸闷、喘息、慢性咳嗽和下呼吸道感染。咳嗽经常但不总是伴有咳痰。呼吸困难的症状通常会导致患者求医，并是最易致残的临床症状。

患者经常将咳嗽咳痰急性加重的时间作为疾病发作的时间，这导致他们意识到疾病发作时已出现一定程度的慢性呼吸困难。然而细致询问病史后，通常可发现患者已经出现咳嗽和咳少量黏痰（经常 < 60 ml/d）症状数年了。超过 50% 的吸香烟者有咳痰症状，且该症状可在呼吸困难发生之前出现，许多患者可能简单地将其视为“吸烟者的咳嗽”。稳定期 COPD 患者夜间咳嗽的频率似乎并不增加。在严重气流受限时，阵发性咳嗽可产生高的胸腔内压，可导致晕厥和咳嗽相关的“肋骨骨折”。

呼吸困难通常在爬山、上楼梯或在水平地面上疾走时被首先注意到，而后进行性发展并持续存在。它通常至少提示着呼气气流的中度损伤。患者可能会调整自己的呼吸模式和他们的行为以尽量减轻呼吸困难的感觉。通气功能受损程度相同的患者对呼吸困难的主观感受有非常显著的差别。

然而，当 FEV_1 已经下降到预测值的 35% 或更少时，最小限度的运动通常也存在呼吸困难，严重的呼吸困难经常受到环境温度和粉尘职业暴露变化的影响。一些病人有严重的端坐呼吸，但可通过身体前倾缓解，而其他患者则觉得躺平时症状能获得最大缓解。英国医学研究理事会（MRC）的呼吸困难量表可被用来对呼吸困难的影响进行评估（表 41-3）。

喘鸣是 COPD 的常见症状，但并不特异，因为任何可以引起大气道中产生湍流的病因都可产生喘鸣。

COPD 患者也经常感到胸闷，这是因为疾病本身、潜在的缺血性心脏病或胃食管反流性疾病（GERD），患者在呼吸困难恶化期间，特别是在运动和病情加重时，经常主诉胸闷，该症状有时难于与心肌缺血的胸痛相鉴别。胸膜炎样胸痛可提示并发了气胸或肺栓塞。咳血可以与脓性痰相关也可能由炎症或感染引起，然而，微量的血丝痰也提示支气管肺癌。

病史的其他方面

作为 COPD 患者评估的一部分，需要从病史中确定以下因素：

- 当前用药
- 其他医疗疾病史
- 焦虑和抑郁症状
- 睡眠质量
- 急性加重的频率；前一年皮质类固醇激素和抗生素的使用数量
- 医院就诊情况
- 粉尘、化学品、气体和烟雾的职业和环境暴露情况
- 生物燃料的暴露情况
- 既往呼吸道问题（慢性哮喘或肺结核）
- 因病耽误的工作天数
- 社会和家庭的支持
- 厌食和消瘦
- 目前的吸烟状况和数量，包年数［1 包年指 1 年中每天吸 20 支香烟（1 包）］

在 COPD 患者的鉴别诊断时应考虑其他几种疾病。COPD 与哮喘的鉴别诊断特别困难，可用评分（如修改后的 Borg 量表）来评估呼吸困难的程度（表 41-4）。

表 41-3 评价呼吸困难的改良 MRC 呼吸困难量表

分级	活动相关的呼吸困难程度
1	重体力运动之外的活动没有感到呼吸困难
2	快走或爬小坡时感到气短
3	由于气短，在平地行走时较同龄人慢，或者需要停下来休息
4	在平地上行走 100 m 时或者数分钟后要停下来喘息
5	呼吸困难明显以至于不能离开家，或者穿衣和脱衣时感到呼吸困难

数据来自于英国医学研究委员会

临床体征

COPD 患者通常在 50 ~ 60 岁时出现体征，在病程早期，患者体检结果可能完全阴性，其体征是非特异性的，并且依赖于气流受限和肺过度充气的程度。由于 COPD 存在异质性，患者可能会出现一系列的临床表现。在检测或排除中重度 COPD 时，体格检查的敏感度相当差。

评估患者

一般检查

呼吸频率可能会增加。COPD 患者呼吸模式的特征是呼气相延长，伴或不伴缩唇呼吸。用力呼气时间大于 5 s 时有力提示存在气流受限。疾病晚期常见患者使用辅助吸气肌（尤其是胸锁乳突肌），这些患者经常采用以下姿势呼吸：身体前倾，用手臂支持自身以固定肩胛带，从而使用胸大肌和背阔肌，增加胸壁运动。

许多患者焦油染色的手指提示其吸烟习惯。晚

表 41-4 评价呼吸困难的改良 Borg 量表

评分	患者体验到的严重程度
0	根本没有
0.5	非常非常轻（仅仅有感觉）
1	非常轻
2	轻度
3	中度
4	某种程度上严重
5	严重
6	非常严重 非常非常严重（几乎是最大） 最大

期患者可能出现发绀，提示存在低氧血症，但发绀可能会被贫血所掩盖，或为红细胞增多症加剧，是一个相当主观性的体征。与高碳酸血症相关的“扑翼样震颤”敏感性、特异性均不高；视乳头水肿也与严重高碳酸血症有关，该症状很罕见。

如前所述，疾病晚期可能见到明显的体重减轻及肌肉萎缩，此时应该计算体重指数（BMI；体重 / 身高的平方）。杵状指不是 COPD 特有的体征，而应提示可能存在支气管肿瘤、肺纤维化或支气管扩张。

胸部检查

在 COPD 的后期，常出现桶状胸及脊柱后凸，导致胸廓的前 / 后径增加、水平肋、胸骨角明显和肋下角增宽；因为胸骨抬高，胸骨上切迹与环状软骨的距离（通常为 3 指宽）可能会减少，这些都是过度充气的体征。由于低平的膈收缩，吸气相可能检测到气管牵拉征。吸气时水平位的膈也能牵拉靠下的肋骨（Hoover 征）。由于腹腔内容物向前导致胸骨剑突下角变宽和腹部向外膨出，从而给人以体重增加的感觉。增加的胸腔内压力波动可能导致胸骨上窝、锁骨上窝和肋间的肌肉内陷。

叩诊时肝和心浊音界减少提示过度充气。过度充气的一个有用体征是下方心脏位于胸骨下端之上，导致叩诊浊音界通常消失，呼吸音呼气相可能延长，或者可能均匀地减低，特别是在晚期 COPD 阶段。吸气相和呼气相都可闻及哮鸣音，但并非固定体征。可听到爆裂音，尤其是在肺底部，但通常很少见，并会随咳嗽而改变。

心血管检查

空气潴留使静脉回流减少且使心脏受压，因此，COPD 患者常见心动过速。呼气末肺泡正压的存在（即自身呼气末正压或 auto-PEEP）导致较平常需要建立一个更负的胸膜腔压力，从而出现奇脉。过度充气使心尖搏动位置难以确定，心脏浊音界变窄。在晚期患者中可检测到特征性体征，提示肺动脉高压的存在或结果，其胸骨下段左侧缘或剑突下区可触诊到抬举的肥厚右心室，虽然在左侧第二肋间隙处第二心音中肺的成分可能会增强（提示肺高压），但心音通常是柔和的，在胸骨左缘第四肋间隙可能会检测到右室奔马律。COPD 患者颈静脉压受呼吸影响而波动较大，且难以辨别是否存在明显的辅助呼吸肌活动，因此难以估计 COPD 患者的颈静脉压力。胸骨左缘全收缩期杂音可能是功能性三尖瓣关闭不全的证据。肝可能有触痛且具有搏动性，在颈静脉波中可能可见明显的 v 波。由于肺部过度充气，在右肋下缘也可扪及肝。

周围血管扩张伴随着高碳酸血症，因高容量脉搏而使外周皮肤温暖。体液潴留可出现外周凹陷性水肿。

生理学评估

气流受限的程度无法通过临床记录的症状和体征来预测。因此，每个病人都应评估气流受限程度。在疾病早期阶段，常规的肺功能检查可能不会发现异常。小气道功能测试的结果（如顺应性的频率依赖性和闭合容积）可能不正常。然而，这些测试较难开展，变异系数（CV）高，并且仅当肺弹性回缩力正常而气道阻力不增加时有效，因此在正常临床实践中不推荐进行这些检查。

肺功能测定

肺功能测定法是检测 COPD 患者气流受限的最佳检查方法。肺功能测量有一系列定义明确的正常值范围。支气管扩张药使用后 FEV_1/VC 的比值小于 0.7 是 COPD 的诊断标准。FEV_1 下降率可以用来评估吸烟者的易感性和疾病进展。

测定 FEV_1 时达到容积平台很重要，这在重度气道阻塞患者中需要 15 s 或更多才能达到。如果呼气没有达到平台，可能会低估肺活量（VC）。FEV_1 的正常波动范围应在预测值的 ±20% 以内，因此，FEV_1 达到预测值 80% 或更多时是正常的。在通常情况下，肺部空气总体积（FVC）的 70% ～ 80% 应在第一秒呼出。当 FEV_1/FVC 比值低于 0.7 时表明存在气流受限。每次测量之间 FEV_1 的可重复性变化应小于 200 ml。

肺功能合适参考值的设定与年龄、性别、高度和种族有关，通过与上述参考值比较可判断肺功能。使用支气管扩张药后 FEV_1/FVC ＜ 0.7 证实了不完全可逆气流受限的存在。然而，在老年人中，FEV_1/FVC 值波动在 0.65 ～ 0.7 时的肺功能可能是正常的。因此，若使用 FEV_1/FVC ＜ 0.7（支气管扩张剂治疗后）这个固定比值，将对老年 COPD 患者过度诊断。FEV_6 是指测量在 6 s 内用力呼出的空气体积。FEV_6 与 FVC 近似，但在健康人中 FEV_6 和 FVC 是完全相同的，使用 FEV_6 取代 FVC 在有更严重气流受限的患者中可能有意义。为了避免在用力呼气中 COPD 患者气道萎陷，临床医生应该使用一个缓慢或放松的肺活量检测，允许患者按照他们自己的节奏呼出气体。缓慢潮气量通常较用力肺活量大 0.5 L。

FEV_1 占预测值的百分比可用于评估疾病的严重程度（表 41-5）。然而 FEV_1 不能完全反映 COPD 对患者肺功能能力的影响，因此需要呼吸量测定法以外的其他检查来评估患者肺功能能力。呼吸困难的程度可以通过 MRC 评分（表 41-3）来衡量。运动能力可通过自己步行距离的减低来客观衡量［例如 6 min 步行距离（6 MWD）］，该数据是健康状态受损和预后的有力预测参数。这些变量的组合能更详细地评价疾病的严重程度，例如 BODE 指数，该指数包括体重指数（*b*ody mass index）、气道受限程度（airways *o*bstruction）、呼吸困难（*d*yspnea）和运动能力（*e*xercise），与任何一个单独的因素相比，BODE 指数能更好地预测后续的生存率（表 41-6）。

呼气流量

鉴定 COPD 患者也可用在肺活量 75% 或 50% 时测定呼气流量的方法。这些测定值较 FEV_1 的可重复性要低，因此异常值必须较预测值降低 50%。肺容量少于肺活量的 50% 时的流量以前被认为是反映小气道功能的指标，但较测定 FEV_1 可能并未提供更多的临床有用信息。

呼气峰流速可以直接从流速容量环读取或通过手持峰流速仪测量。流量计相对容易使用，且特别适用于哮喘患者，因为哮喘患者的呼气峰流速在连续测量中存在变化。然而 COPD 患者中，许多变化值经常位于测量误差之内，因此，在评估 COPD 患者气流受限程度时，呼气流速峰值可能被低估，不能作为一个常规的评估方法。

表 41-5 COPD 严重程度的肺容量测定分级

分级	特点
Ⅰ：轻度	$FEV_1/FVC < 0.7$ $FEV_1 \geq 80\%$ 预测值
Ⅱ：中度	$FEV_1/FVC < 0.7$ $50\% \leq FEV_1 < 80\%$ 预测值
Ⅲ：重度	$FEV_1/FVC < 0.7$ $30\% \leq FEV_1 < 50\%$ 预测值
Ⅳ：非常严重	$FEV_1/FVC < 0.7$ $FEV_1 < 30\%$ 预测值或 $FEV_1 < 50\%$ 预测值加上慢性呼吸衰竭

表 41-6 计算 BODE* 指数时的变量和点值

变量	BODE 指数的点值			
	0	1	2	3
FEV_1（占预计值 %）	≥ 65	50 ～ 64	36 ～ 49	≤ 35
6 min 步行距离（m）	≥ 350	250 ～ 349	150 ～ 249	≤ 149
MMRC 呼吸困难评分†	0 ～ 1	2	3	4
身体重量指数	> 21	≤ 21	—	—

* 身体重量指数，气道阻塞和呼吸困难的程度，及运动能力

† 见表 41-3

可逆性测试

COPD 患者对支气管扩张药的可逆性进行评估，①有助于鉴别那些有潜在哮喘的、具有明显气道可逆性的患者及②可测量使用支气管扩张药后的 FEV_1，因此是预测长期预后的最好指标。

目前尚无公认的标准化方法来评估气道可逆性，但通常在 FEV_1 或呼气峰流速变化的基础上对其进行量化。然而使用支气管扩张药后，可能引起其他肺容积的变化（例如吸气能力和残气量），这可能解释了为什么一些患者使用支气管扩张药后肺功能检查没有变化，而症状却得到了改善。使用支气管扩张药后 FEV_1 的改善并不能很好地预测临床症状的反应性。

根据支气管肌紧张程度的不同，支气管扩张药的可逆性每天都能发生变化。FEV_1 的改变超过 200 ml 时，被认为超过了随机变异，因此，只有当 FEV_1 超过 200 ml 才应记录。除了 FEV_1 绝对值变化大于 200 ml 外，若其变化超过基础值的 12% 时也被 ERS/ATS 和 GOLD 指南建议为有重要意义。

约 30% 的 COPD 患者使用支气管扩张药后气道受限有明显可逆性。在进行可逆性评估时，通常建议通过定量雾化吸入器重复给药或使用雾化器吸入大剂量的支气管扩张药，因为这将导致更多的患者产生显著效应。在某些情况下，加用第二种药物，如抗胆碱能药加上 β_2- 激动药，可进一步增加 FEV_1。支气管扩张药的可逆性测试通常是仅用于诊断。虽然并非诊断 COPD 的要求，但仍建议检测吸入支气管扩张药后的肺功能，以评估慢性气流受限情况（见前面的讨论）。在大多数 COPD 评估及治疗的最新指南中不包括类固醇可逆性的正式评估。最常用的方法是在使用 30 mg 的泼尼松龙治疗 2 周前后分别测量 FEV_1。虽然既往对雾化吸入支气管扩张药有反应的患者很可能对类固醇也有反应，但个别病人的反应性无法预测。

肺容积

检测静态肺容积，如 TLC、残气量（RV）、FRC

和 RV/TLC，用于评估 COPD 患者过度充气的程度和气体陷闭的情况，COPD 患者中该数值通常会升高。这些测量值并非所有患者必需的。测量静态肺容积的标准方法是在重复呼吸过程中使用氦气稀释技术，但因为吸入的氦气可能没有足够的时间在扩大的气腔中扩散均匀，所以可能会低估患者的肺容积，特别是肺大疱患者的肺容积。身体体积描记法采用波义耳定律根据口腔压和体积描记箱内压力的变化来计算肺容积，因此产生的读数比氦稀释技术更高。

一氧化碳气体转运

许多 COPD 患者 DLCO 低。虽然 DLCO 和微观肺气肿程度之间存在关系，但不能从 DLCO 推测患者个体肺气肿的严重程度，因为低 DLCO 并非肺气肿所特有。通常的测量方法是单次呼吸方法，它使用单次呼吸期间的氦稀释技术计算肺泡体积。这种方法低估了重度 COPD 患者的肺泡体积，因此产生一个较低的 DLCO 值。因为低 DLCO 可以排除哮喘，这个测试可用于区分 COPD 和哮喘患者。

动脉血气

动脉血气（ABGs）可用来确认 COPD 患者低氧血症和高碳酸血症的程度。低氧血症和高碳酸血症通常直到 FEV_1 低于预测值的 50% 时才可观察到。报道 ABGs 时必须记录吸入的氧浓度（FIO_2）。因为 COPD 患者肺泡空气平衡时的时间参数长，FIO_2 的变化可能至少需要 30 min 才能充分反映其对动脉氧分压（PaO_2）产生的影响，COPD 病情加重时更是如此。目前脉氧计越来越多地应用于氧合程度测定，但它在测定 FEV_1 低于预测值 50% 的患者时，不能替代 ABG 检测，因为这些患者需要测定二氧化碳分压。在运动、睡眠和病情加重时，ABG 异常恶化可能更加明显。

运动测试

虽然 COPD 诊断很少需要运动试验，但以下三类运动试验中，进行任何一种都可以得到有用的功能信息。

进行性症状限制的运动试验要求病人持续在跑步机上锻炼或持续骑自行车，并不断增加运动量，直到出现的症状阻止患者继续运动时才停下来。最大量的测试通常是指心率超过预测值的 85%，或通气量超过预测值 90% 时的运动。这些结果在同时监测心电图和血压时特别有用，可以评定有无共存的心血管或心理因素促进了运动受限。

自调节奏的运动试验简单易行，为与日常活动更相关的持续不变的运动提供信息。6 MWD 大约有 8% 的 CV，然而学习效果可能影响重复试验的结果。6 MWD 测试仅仅在那些中重度 COPD（FEV_1 < 1.5 L）患者中有价值，这些患者在六分钟中运动耐力预测低于 600 m/6 min。虽然步行距离是 COPD 患者生存率的一个预测因素，但 6 MWD 和 FEV_1 关系较不明显。另一种自调节奏的运动试验是往返步行试验，病人进行距离为 10 m 的两点之间往返行走，步行速度每隔一定间隔增加，录音磁带将发出提示音进行提醒，直到病人因为呼吸困难被迫停止。这些往返步行的次数将被记录下来。

稳态运动试验是指以可以耐受的最大强度持续运动 3 ～ 6 min。在这期间测量 ABGs，可以计算无效腔 / 潮气量（VD/VT）比和分流。COPD 患者很少需要此评估。

其他测试

肺压力-容积曲线很难测量，需要通过食管气球来评估食管的压力，这不是 COPD 患者常规检查的一部分。但在特殊情况下，这些测试可能是必要的。

COPD 患者中，氮气冲刷试验测量小气道功能，氦气流量容积环或频率相关的顺应性测定的重复性较差。虽然这些测试能鉴别吸烟者与非吸烟者，但它们不能预测哪些吸烟者会发展成 COPD，因此日常实践中不被使用。

呼吸肌功能测试

COPD 患者呼吸肌功能的测量通常需要测试最大吸气和呼气时口腔的压力。当呼吸困难或高碳酸血症不能完全用其他肺功能测试来解释或怀疑周边肌肉无力的情况下，这个检查是很有用的（第 42 章）。

睡眠研究

特定的患者应该评估是否存在夜间低氧血症。然而，除非怀疑该患者同时合并睡眠呼吸暂停综合征，否则发现夜间低氧血症对 COPD 患者的预后和临床并未提供有用信息。

健康状况

生活的健康状况质量（或健康机关的）能衡量疾病对日常生活和幸福的影响。COPD 患者的呼吸困难能限制活动，降低期望，减少日常活动，限制社会活动，扰乱情绪，损害安宁的状态。医院的康复计划和研究中使用了部分问卷，用以评估患者健康状态。慢性呼吸系统疾病指数问卷对变化敏感，但费时间且需要专门培训以便正确使用。呼吸问题问卷是一种自我完成的测试，很容易完成，但对改变相对不敏感。

圣乔治呼吸问卷是患者自己完成的测试，由症状（呼吸道症状带来的困扰）、活动（日常活动的干扰）和影响（心理功能）三个部分组成，三项总计得出整体健康状况的总分，这是 COPD 验证健康状态最有效的工具。然而，圣乔治呼吸问卷和 FEV_1 之间相关性较差。不同的研究清楚地显示治疗可改善 COPD 患者健康状态，但对其 FEV_1 却无任何改善。这方面的一个例子是对肺疾病康复的反应，其临床症状改善的阈值是圣乔治呼吸问卷中的四个单位的变化，而 COPD 加重对健康状态有着明显的不利作用。

最近，COPD 评估测试（CAT）已经显示出与更详细的圣乔治呼吸问卷有更加良好的相关性，它可能在评估功能状态、健康状况以及对治疗的反应时具有临床意义。

其他检查

在 COPD 患者中确诊出红细胞增多症很重要，因为该症容易导致外周血管、心脏血管和脑血管疾病。只有在出现有重要临床意义的低氧血症（PaO_2 < 55 mmHg）时，才可能出现红细胞增多症，甚至在这个水平也可不出现。当其他引起的假性红细胞增多症的病因如血浆体积降低（脱水、利尿药）可被排除，女性中血细胞比容大于 47% 和男性中血细胞比容超过 52%，和（或）血红蛋白大于 16 g/dl 的妇女或男性血红蛋白大于 18 g/dl 时，称为红细胞增多症。完整的血细胞计数可能提示 COPD 中发生的慢性疾病相关性贫血。

对早发性肺气肿患者（< 45 岁）和那些有早发肺气肿家族史的患者，建议进行 α_1- 抗胰蛋白酶缺陷排查，测定其水平和明确其等位基因表型。由于对其他家族成员有潜在重要性，一些专家建议对所有 COPD 患者进行该筛选。

除了疑诊伴发有心血管疾病的患者外，在评估 COPD 患者时心电图不是常规必需的项目，因其在诊断肺心病时并不敏感。

胸部过度充气增加了胸骨后空气空间，导致声波传输不佳，使得 COPD 患者较难进行心超检查。因此，只有 65% ～ 85% 的 COPD 患者足以完成该项检查。二维超声心动图已用于测量右心室大小。脉冲波多普勒超声心动图用于评估肺动脉高压患者右心室射血流体动力学。三尖瓣梯度可用来计算右心室收缩压，该技术通过多普勒超声记录，估测三尖瓣瓣膜反流的压力梯度。简化的伯努利方程（$Prv-Pra = 4V^2$）可用来计算右心室和右心房之间的最大压力梯度，其中 Prv 和 Pra 代表右心室和右心房压力，v 是最大速度。右心房压力可通过临床检查颈静脉压力来估计。

影像

胸部平片

所有疑似 COPD 的患者均应行一个后前位（PA）的胸部 X 线片以供诊断。除了存在肺气肿的特征外，在胸部平片上 COPD 没有任何特征性表现。然而，甚至在重度 COPD 患者中胸部平片也可能没有异常。胸部 X 线片可用于发现其他导致呼吸道症状的病因，明确 COPD 并发症（例如形成肺大泡）。肺气肿最可靠的放射学特征为因过度充气、血管变化和肺大疱所引起的征象（见 CT）。以下放射学特征提示过度充气：

- 膈低平；PA 片上在胸骨中线上膈的边界在或低于第七肋骨的前端，若在肋角至心膈角之间画一条线，且该线到膈边缘的垂直高度少于 1.5 cm，提示膈变平。
- 在侧位胸部 X 线片的胸骨柄后 3 cm 的位置可见到胸骨后空间增加；当从主动脉后表面到胸骨的水平距离超过 4.5 cm 时，存在过度充气。
- PA 或侧位胸部 X 线片上肋膈角变钝。
- 胸骨后气腔的下缘至膈的前面距离不大于 3 cm。

肺气肿相关的血管变化源自血管壁的丢失，在胸部平片上显示如下：

- 肺血管的数量和大小降低，肺外周尤其多见。
- 血管扭曲，分支血管增多和血管过度伸直或弯曲。
- 透亮度增加的区域。

评估肺气肿血管缺失的关键是胸部 X 线片的质量，因为透射性（半透明）增加可能仅因胸部 X 线片过度曝光所致。胸部平片诊断肺气肿的准确性随疾病的严重程度而增加，中度至重度的患者达 50% ～ 80%。然而，轻度至中度 COPD 患者灵敏度低至 24%。

计算机断层扫描

计算机断层扫描（CT）已被用于检测和量化肺气肿。该技术可以分为①对 CT 扫描中的低密度区域提供半定量或定量的视觉评估；和②使用 CT 肺密度来量化 X 射线低密度区域。这些技术可被分别使用来测量宏观和微观肺气肿。肺气肿的 CT 扫描视觉评估显示以下内容：

- 没有明显的边缘或肺泡壁的低密度区域
- 血管树的衰减和修剪
- 异常血管形态

低密度区域与宏观肺气肿区域相关性很好。目测 CT 片可用于对宏观肺气肿进行定位，但其在评判肺气肿程度时并不敏感，并且因读片者自身和不同读片者间解读不同而存在很大差异。CT 扫描可用于评估不同类型的肺气肿：小叶中央型肺气肿表现为低密度的斑片状区域，上肺多见，然而全小叶型肺气肿弥漫于整个肺区（图 41-3）。

评估宏观肺气肿更为定量化的办法是在预设低密度范围内（在－910～－1000 亨斯菲尔德单位）对肺野的图像元素（像素）进行强化，即“密度掩饰”技术。虽然密度范围的选择是主观的，但病理的肺气肿评分和 CT 密度评分之间有良好的相关性。这种技术仍可能错过轻度肺气肿的区域。

测定 CT 肺密度可以用于量化微观肺气肿。CT 密度是用亨斯菲尔德单位的线性刻度进行衡量的（水＝0 H；空气＝－1000 H）。CT 肺密度是对物理密度的直接测量，因此，当出现肺气肿时，由于肺泡壁丢失，肺泡表面区域降低，远端气腔尺寸增加，从而减低了肺组织 CT 密度。正确测定肺密度需要制订吸气相或呼气相的胸部 CT 扫描标准方案。

肺大疱人为地被定义为直径大于 1 cm 的气肿性区域。平片上肺大疱表现为透亮度增加的局限性无血管区域，经常通过一层薄薄的曲线状的壁与其他肺组织隔开。肺大疱可被观察到显著地压迫周围的肺组织，还可压迫膈膜。CT 检测肺大疱比平片更敏感，并可以用来确定肺大疱的数量、大小和位置。作为肺大疱病和肺减容手术的术前评估的一部分，CT 可量化肺气肿的程度和分布。

推荐读物

Agusti A: Systemic effects of chronic obstructive pulmonary disease: what we know and what we don't know (but should), *Proc Am Thorac Soc* 4:522–525, 2007.

Calverley PMA, MacNee W, Pride NB, Rennard SI, editors: *Chronic obstructive pulmonary disease*, ed 2, London, 2003, Chapman & Hall.

Celli BR, MacNee W: Standards for the diagnosis and treatment of patients with COPD, *Eur Respir J* 23:841–845, 2004.

Cosio MG, Saetta M, Agusti A: Immunologic aspects of chronic obstructive pulmonary disease, *N Engl J Med* 360:2445–2454, 2009.

Global Initiative for Chronic Obstructive Pulmonary Disease Workshop Report: Medical Communications Resources. www.goldcopd.com, 2008.

Hogg JC, Senior RM: Chronic obstructive pulmonary disease. II. Pathology and biochemistry of emphysema, *Thorax* 57:830–834, 2002.

Hogg JC, Timens W: The pathology of chronic obstructive pulmonary disease, *Ann Rev Pathol* 4:435–459, 2009.

Hogg JC, Chu F, Utokaparch S, et al: The nature of small-airway obstruction in chronic obstructive pulmonary disease, *N Engl J Med* 350:2645–2653, 2004.

MacNee W: Pathogenesis of chronic obstructive pulmonary disease, *Proc Am Thorac Soc* 2:258–266, 2005.

MacNee W, Tuder R: New paradigms in the pathogenesis of chronic obstructive pulmonary disease. 1, *Proc Am Thorac Soc* 6:527–531, 2009.

MacNee W, Maclay J, McAllister D: Cardiovascular injury and repair in chronic obstructive pulmonary disease, *Proc Am Thorac Soc* 5:824–833, 2008.

Management of chronic obstructive pulmonary disease, *Eur Respir Monogr* www.ersnet.org, 38:2006.

Mannino DM, Watt G, Hole D, et al: The natural history of chronic obstructive pulmonary disease, *Eur Resp J* 27:627–643, 2006.

Peinado VI, Pizarro S, Barbera JA: Pulmonary vascular involvement in COPD, *Chest* 134:808–814, 2008.

Rabinovich RA, MacNee W: Chronic obstructive pulmonary disease and its comorbidities, *Br J Hosp Med* 72:137–145, 2011.

Vestbo J, Hogg JC: Convergence of the epidemiology and pathology of COPD, *Thorax* 61:86–88, 2006.

Voelkel NF, MacNee W, editors: *Chronic obstructive lung disease*, ed 2, Hamilton, Ontario, 2008, BC Decker.

Wouters EF: Local and systemic inflammation in chronic obstructive pulmonary disease, *Proc Am Thorac Soc* 2:26–33, 2005.

第七部分　气道疾病

第 42 章　稳定期慢性阻塞性肺疾病患者的治疗

Bartolome R. Celli　著

（何　旗　邱　晨　王跃春　译）

慢性阻塞性肺疾病（COPD）以第 1 秒用力呼气容积（FEV_1）进行界定，其气流阻塞被认为仅部分不可逆，该生理学事实已经存在多年，并且在很多医疗保健工作者中产生了一种理由不充足的消极治疗态度。有证据表明，COPD 的气流受限经治疗后确能逆转，且针对肺外表现进行的治疗也的确能改善疾病的预后。对这些患者采用积极的态度进行治疗，有助于缓解患者恐惧，减少他们的误解。与其他很多疾病不同，COPD 的某些干预方式例如戒烟、低氧血症患者长期家庭氧疗、非均一性上叶肺气肿患者行肺减容手术甚至药物治疗，都可提高患者生存率。确诊 COPD 后，其他干预措施，例如肺康复治疗和肺移植和支气管扩张药治疗也可改善患者症状，提高患者生活质量。

框 42-1 总结了对 COPD 患者可用的选择。本章将回顾对 COPD 的医疗管理所围绕的三个目标：①阻止肺功能恶化；②缓解症状；③出现并发症时的针对治疗。一旦确诊，需要鼓励 COPD 患者积极参与自己的管理，因为医患合作管理可提高患者的自主性和自尊心。应当鼓励每个患者健康生活和规律运动。预防保健也极其重要，所有患者都应当接受免疫接种，包括每五年接种一次肺炎球菌疫苗以及每年接种流感疫苗。图 42-1 的流程图详细展示了这种综合性的方法。

框 42-1　有症状的稳定期慢性阻塞性肺疾病患者的治疗

提高生存率
戒烟
肺减容（需要筛选患者）
无创通气（急性或慢性高碳酸性呼吸衰竭）

可能提高生存率
药物治疗
　沙美特罗和氟替卡松
　噻托溴铵
肺康复

以改善病人为中心的结果
药物治疗
　短效支气管扩张药
　长效 M 受体阻滞药
　长效 β 受体激动药
　吸入皮质类固醇
　茶碱
　α_1- 抗胰蛋白酶（需要筛选患者）
　抗生素（需筛选患者）
氧疗
手术
肺减容
肺移植
肺康复

多组分疾病

越来越多的证据显示，不依赖于气流受限的程度，肺容积对更严重的 COPD 患者症状的发生是十分重要的。有研究证明，运动过程（例如步行）中所感受到的呼吸困难与动态肺过度充气的相关性要比与 FEV_1 改变的相关性更为密切。不仅如此，一些治疗可带来患者运动情况的改善，它们包括支气管扩张药、氧疗、肺减容手术甚至肺康复。相比改变气流阻塞的程度，这些治疗与延迟动态肺过度充气的相关性更密切。以最大吸气量与肺容量的比值来表示的肺过度充气比 FEV_1 能更好地预测生存率，这

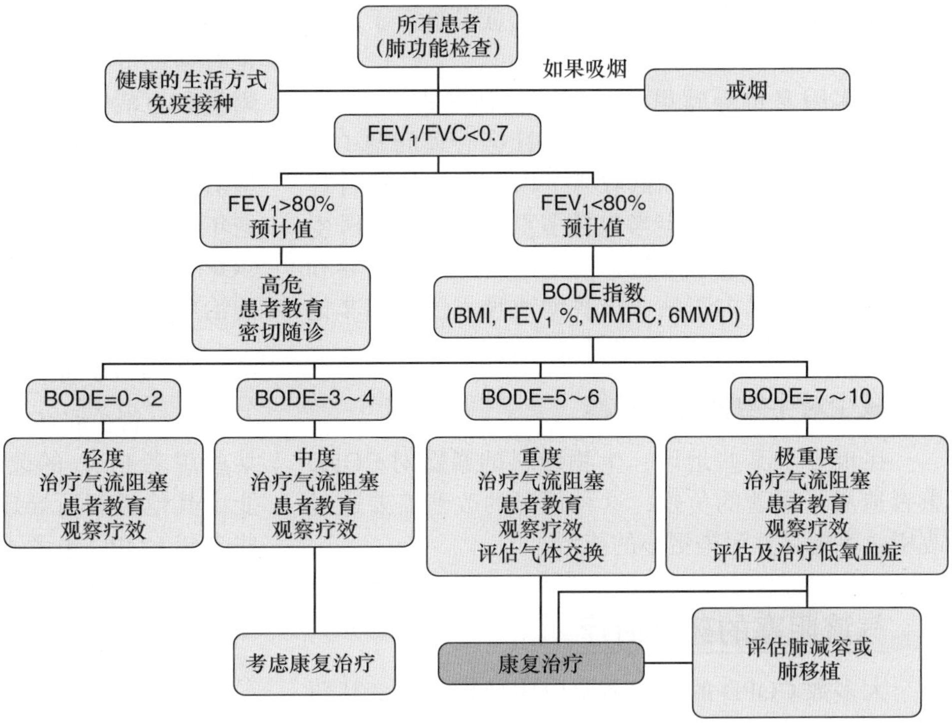

图 42-1　COPD 患者的综合治疗流程图。FEV_1，第一秒用力呼气容积；FVC，用力肺活量；BODE，身体质量指数、气流受限程度、呼吸困难及运动能力；BMI，身体质量指数；MMRC，改良的英国医学研究委员会呼吸困难量表；6 MWD，6 min 步行实验

不仅提供了对发病机制的新的认识，而且为找到逆转肺容积抑或影响 COPD 进展的新方法打开了大门。

慢性阻塞性肺疾病与患有更严重疾病患者的重要全身表现之间的相关性现已被接受。由于持续全身炎症状态或其他尚未被证实的机制的作用（如氧化应激失衡、异常的免疫或修复反应），许多 COPD 患者出现无脂肪体重（fat-free mass，FFM）下降、全身肌肉功能受损、贫血、骨质疏松、抑郁、肺动脉高压以及肺心病，以上所有症状都是重要的预后决定因素。事实上，简单的呼吸困难评估工具例如改良呼吸困难指数评分（UK Modified Medical Research Council，MMRC）、身体质量指数（BMI；kg/m_2）和六分钟步行试验（6 MWD）都是比 FEV_1 更好的病死率预测指标。将这些指标组合形成多维的 BODE 指数（BMI，气流阻塞，呼吸困难，运动耐量）对生存率的预测更佳。BODE 指数也能反映急性加重，更为重要的是，它可作为治疗后判断预后的替代标志，为临床医生确定疾病整体严重程度提供了一种有效工具。其他的多维指标［例如年龄、呼吸困难、气道阻塞（ADO）；呼吸困难、气道阻塞、吸烟、急性加重（DOSE）］也显示出重要的预测预后能力，可用于对新型治疗方法进行的检验。

基于 COPD 的多维性以及数量众多的可用的有效治疗手段，相比目前主要应用 FEV_1 占预计值比值来选择治疗，图 42-1 所示方法也许能更精确地帮助临床医师评估患者并选择治疗方案。

可治疗的疾病

目前的证据表明，除了戒烟以外，能提高患者生存率的手段还包括低氧血症患者长期家庭氧疗、急性呼吸衰竭患者进行机械通气以及上叶肺气肿和活动能力差的患者行肺减容手术。在多达 6000 名患者中进行的 TORCH 研究（Towards a Revolution in COPD Health）显示，沙美特罗与氟替卡松联合使用不仅提高了肺功能和健康状况，而且在 3 年研究时间内相关病死率下降了 17.5%。这种效果不仅限于这两种药物的组合；UPLIFT 研究（the Understanding Potential Long-Term Impacts on Function with Tiotropium）发现使用长效胆碱能受体阻滞药噻托溴铵的患者同样在 4 年时间内病死率有所下降。一旦确诊为 COPD，其他治疗手段例如肺康复和肺移植也可改善症状和生活质量（QOL）。

呼吸系统表现

一旦确诊，应当鼓励 COPD 患者参与疾病的管理，并使之相信如果 COPD 不能被完全治愈，但它确实是可以通过治疗好转的。

戒烟和烟雾污染

吸烟是 COPD 的主要病因，所以戒烟也是吸烟患者治疗中最为重要的组成部分。由于已知二手烟能损害肺功能，故应当鼓励减少无意识暴露于二手烟中，在儿童中尤应如是。

许多因素可导致患者吸烟，包括尼古丁成瘾、对周围吸烟刺激的条件性反应、社会心理问题（诸如抑郁、低教育水平和低收入）以及有力的广告宣传，因此戒烟计划也应当包括多重干预。临床医生应始终参与治疗吸烟成瘾，这是来自医生的劝导和适当的药物（尼古丁贴、口香糖或吸入器；安非他酮；伐尼克兰）有助于使患者成功戒烟。

减少对生物燃料的暴露

在世界上某些地区，生物燃料的暴露对COPD患者造成了显著的负担，这种情况的改善需要通过改用效率更高且污染更小的能源。

气流阻塞的药物治疗

大多数COPD的患者需要应用药物治疗，其药物治疗方案应当依据症状的严重程度、肺功能不全的程度和患者对特定药物的耐受程度来制订。应用类似于治疗系统性高血压所使用的阶梯式疗法可能是有帮助的，这是因为药物能减轻症状，提高运动耐量和生活质量，而且还可能降低病死率。表42-1和表42-2总结了支持单药或联合用药影响COPD患者重要结果的证据。由于大多数COPD患者为老年人，因此这类人群的用药需要额外注意。因为COPD患者常常存在伴随疾病，必须确保将伴发症的治疗考虑进来。

支气管扩张药

支气管扩张药的使用受到一些重要的观念指导：某些患者FEV_1的改变可能较小，其症状的改善可能由其他机制所导致，例如肺过度充气的减轻。一些老年COPD患者不能有效地激活定量气雾吸入器（MDIs），因此临床医师应当协助患者掌握MDI的使用。如果仍然无法掌握，使用辅助药物吸入的储物罐或喷雾器可有助于达到想要的效果。口腔黏膜沉积可引起局部副作用（例如吸入激素导致口腔念珠菌病）或引起全身吸收及相关副作用（例如使用

表42-1 单种药物对COPD患者重要指标的影响

药物	FEV_1	肺容积	呼吸困难	生活质量	不良事件	运动耐受性	第1秒用力呼气容积占用力肺活量的比例	病死率	副作用
沙丁胺醇	有（A）*	有（B）	有（B）	不适用	不适用	有（B）	不适用	不适用	一些
异丙托溴铵	有（A）	有（B）	有（B）	有（B）	有（B）	有（B）	无	不适用	极少
长效β_2受体激动药	有（A）	有（A）	有（A）	有（A）	有（A）	有（B）	可能	不适用	极少
噻托溴铵	有（A）	有（A）	有（A）	有（A）	有（A）	有（A）	可能	不适用	极少
吸入糖皮质激素	有（A）	不适用	有（B）	有（A）	有（A）	不适用	可能	无	一些
茶碱	一些（A）	有（B）	有（A）	有（B）	不适用	有（B）	不适用	不适用	重大
PDE4抑制药	有（A）	不适用	不适用	有（B）	有（A）	不适用	可能	不适用	一些

FEV_1，一秒末用力呼气容量；PDE4，磷酸二酯酶E4

*（A）表示有确凿证据支持的结论；（B）有较好的证据支持的结论

表42-2 联合用药对COPD患者重要指标的影响

药物	FEV_1	肺容积	呼吸困难	生活质量	不良事件	活动耐量	第1秒用力呼气容积占用力肺活量的比例	病死率	副作用
沙美特罗＋茶碱	有（B）*	不适用	有（B）	有（B）	不适用	不适用	不适用	不适用	一些
福莫特罗＋噻托溴铵	有（A）	有（B）	有（B）	有（B）	有（B）	不适用	不适用	不适用	极小
沙美特罗＋氟替卡松	有（A）	有（B）	有（A）	有（A）	有（A）	有（B）	有	一些	一些
福莫特罗＋布地奈德	有（A）	有（B）	有（A）	有（A）	有（A）	不适用	可能	不适用	极小
噻托溴铵＋沙美特罗＋氟替卡松	有（A）	不适用	有（B）	有（B）	有（A）	不适用	不适用	不适用	一些

*（A）表示有确凿证据支持的结论；（B）有较好的证据支持的结论

β_2 受体激动药后发生震颤)。吸入途径优于口服给药，长效的支气管扩张药比短效药物更有效。目前可用的支气管扩张药将在下文中介绍。

β_2- 受体激动药

β_2- 肾上腺素受体激动药可提高许多细胞内的环一磷酸腺苷（cAMP）水平，促进气道平滑肌松弛。其他的非支气管扩张作用也已经被发现，但其意义暂不确定。对少数仅有轻度间歇性症状的 COPD 患者，开始可按需使用短效 β_2- 受体激动药，定量雾化吸入以缓解症状。有持续症状的患者需要每天两次接受长效 β- 受体激动药治疗，如可获得新型超长效受体激动药，也可每天一次使用超长效药物。这些药物可以减少夜间支气管痉挛，提高运动耐量，并改善生活质量。沙美特罗和富马酸福莫特罗分别在 TORCH 试验及 SUN 和 SHINE 研究中表现出安全特性，长效的茚达特罗也是如此，经常给 COPD 患者使用选择性长效 β_2- 受体激动药的临床医生可以因此打消顾虑。

抗胆碱能药物

抗胆碱能药物通过阻滞已知的在慢性阻塞性肺疾病中起作用的毒蕈碱受体而起效。短效的异丙托溴铵的适宜剂量为每天 3 ～ 4 次，每次 2 ～ 4 喷，但有些患者需要并能耐受更大剂量。该药的治疗效应是运动诱发的肺过度充气或动态过度充气得到减轻。长效的噻托溴铵（思力华）对诱导 COPD 患者支气管持久的扩张和肺容积的减小有效。除此以外，与安慰剂，甚至与异丙托溴铵相比，噻托溴铵可改善呼吸困难，减少了急性加重并使与健康相关的生活质量得到提高。大型 UPLIFT 试验的结果证实了噻托溴铵作为一种改变病情药物的有效性。规律使用噻托溴铵可提高患者生活质量，减少急性加重发作和提供更强烈的扩张支气管作用。因此，噻托溴铵成为了症状持续的 COPD 患者的一线用药。其他的新型长效抗胆碱能药物例如阿地溴铵和甘吡咯溴正在研发当中，并将在全球范围的临床医生中得以应用。

磷酸二酯酶抑制药

茶碱是一种非特异性的磷酸二酯酶抑制药，它可提高气道平滑肌细胞内的 cAMP，这类试剂大剂量使用时主要用于支气管扩张，但同时也带来了毒性作用的较高风险。由于茶碱有潜在的毒性作用，其使用的普及性较低，但它对依从性欠佳或因行动能力差而无法理想地使用气雾剂的患者有特殊价值。以往所推荐的治疗血清浓度在 15 mg/dl ～ 20 mg/dl，与中毒范围太接近，常常出现副作用。因此，8 mg/dl ～ 13 mg/dl 这种更低的目标值更安全，且本质上来说仍有治疗效果。一些研究表明，COPD 患者似乎对皮质类固醇不敏感，而茶碱有助于患者恢复对激素的敏感性。

特异性磷酸二酯酶 E4（PDE4）抑制药罗氟司特具有抗炎和支气管扩张的作用，且胃肠道刺激极小。罗氟司特已被证明可以减少伴有咳嗽和排痰症状的 COPD 患者急性加重的次数。

其他抗炎治疗

抗炎药物在哮喘管理中具有价值，但是没有证据表明它们在稳定期 COPD 患者的常规治疗中也能起到显著作用。虽然色甘酸钠和奈多罗米可能对有呼吸道过敏症的患者有所帮助，但该两种药物还未被确立为有效药物。一项使用单克隆抗体抗白细胞介素 -8（IL-8）和肿瘤坏死因子 α（TNF-α）的研究并未发现反应，然而该研究中的患者是根据气流阻塞的程度而非特定靶分子的表达或水平进行筛选的。对哮喘有效的白三烯抑制药类药物在 COPD 中还未经充分测试，因此不能得出它们可能有效的结论。

皮质类固醇

皮质类固醇在炎症通路的多个节点起作用，但相对于支气管哮喘中的应用，类固醇在 COPD 中的作用似乎更加温和。如下文所将论及的，门诊病人中 COPD 急性加重须口服皮质类固醇，但重点是快速戒断；老年 COPD 患者容易引起诸如皮肤损害、白内障、糖尿病、骨质疏松及继发感染等并发症。常规量的吸入类皮质类固醇气雾剂不存在上述危险性，但有可能引起口腔念珠菌病，而白内障及骨质疏松等其他并发症的危险性则微乎其微。

几个大型多中心临床试验评估了吸入类皮质类固醇激素（ICS）在防止或减缓有症状的慢性阻塞性肺病的进展中所起的作用。这些早前的研究结果显示：在减缓肺功能的下降速度上，使用 ICS 即使有所受益，但这种受益也是非常之小的。另一方面，在一项对 ICS 进行评估的研究中，吸入氟替卡松可减少急性发作的次数以及减缓健康相关的生活质量下降的速度。最新的回顾性研究对庞大的数据库进行了分析，该项研究表明未能在 TORCH 试验中证实 ICS 可能存在的提高生存率作用：在 TORCH 试验中，单用 ICS 组受试者并没有显示出比安慰剂组更高的生存率，然而联合用药组的疗效却明显优于单用 ICS 组。TORCH 试验中联合用药组所有结果均优于其他测试组。由于接受ICS治疗的患者发生肺炎的频率也增加，这意味着ICS不应单独使用，而应该与长效 β_2-受体激动药（LABA）联合使用。

联合治疗

所有针对联合用药的研究都显示其比单独用药改善更加显著，因此临床医生如今应当考虑将联合用药作为治疗首要选择。最初的研究证明，联合吸入异丙托溴铵和沙丁胺醇被证明在哮喘的治疗中是有效的。最近的研究显示，噻托溴铵和福莫特罗即使每天只给药一次，也几乎与每天一次噻托溴铵与按推荐剂量的每天两次福莫特罗效果相当。同样，茶碱和沙美特罗联合用药的效果也明显优于任何一种单药的应用。

TORCH研究显示沙美特罗-氟替卡松联合应用对于生存率、FEV_1、急性加重次数以及生活质量的影响都优于安慰剂和单药应用，这也证实了早先评估β受体激动药和皮质类固醇联合使用的研究。最近的试验在大的患者群体中对使用噻托溴铵联合安慰剂、噻托溴铵联合沙美特罗以及噻托溴铵联合沙美特罗和氟替卡松进行了比较，其中受试者急性加重相关的住院次数、健康相关生活质量以及肺功能的指标在接受三联疗法［LABA，长效毒蕈碱受体阻滞药（LAMA），ICS］组中显然更好。因此，若患者使用较弱的治疗方案治疗失败，则COPD三联疗法是一种优质医疗方案。

祛痰药

祛痰药降低痰液黏度和黏附性，使痰易于排出。仅有的一项相关对照研究是在美国进行的一项对有机碘化合物进行评估的多中心试验，该试验显示了受试者使用祛痰药后症状上的受益，提示祛痰药对于支气管炎的慢性病管理具有价值。口服乙酰半胱氨酸因其抗氧化作用而在欧洲受欢迎，但是一项最近的大型试验未发现其产生任何可能的受益。基因工程核糖核酸酶对囊性纤维化是有用的，但对COPD患者无价值。

抗生素

在有诸如发热、白细胞增高和胸部X线片改变等呼吸道感染证据的患者中，抗生素被证明是有效的。如果感染反复发生，尤其是在冬天发生，那么不论是在持续性还是间断性上，延长抗生素治疗的疗程可能是有效的。主要需要考虑的细菌种类是肺炎链球菌、流感嗜血杆菌和卡他莫拉菌（布兰汉球菌属）。抗生素的选择应当依靠当地经验，如果患者病情中度或需要住院，可行痰培养和药敏试验来支持抗生素的选择。两个最新的针对大环内酯类抗生素克拉霉素的随机多中心试验显示，克拉霉素对于急性加重患者是有益的，这可能来源于药物的抗炎作用。

α_1-抗胰蛋白酶

虽然每周或每月给予补充 α_1-抗胰蛋白酶（可能适用于非吸烟的、年轻的、有遗传性肺气肿的患者），然而这种治疗难以在实践中展开。有证据显示使用 α_1-抗胰蛋白酶是相对安全的。尽管还未完全弄清楚，但替代治疗最可能的人选应该是轻到中度的COPD患者。

接种疫苗

理想情况下，COPD患者的呼吸道感染性并发症应当通过有效的疫苗接种来预防。因此，推荐常规接种肺炎链球菌和流感疫苗进行预防。

全身表现

COPD的全身表现包括外周肌肉功能障碍、营养不良、心血管损害、骨质疏松症、抑郁症、贫血和肺癌。肺康复和运动治疗可能对某些全身症状有好处，且可能使对传统药物反应差的患者受益。

肺康复治疗

肺康复治疗已经逐渐成为有症状COPD患者治疗的“金标准”。根据定义，康复治疗的提供对象是有症状的患者，这类患者大部分患有进展期肺部疾病。由于新型治疗策略例如手术和非手术肺减容以及肺移植都要求患者的一般状况较好，因而肺康复治疗正成为许多以往被认为无法治疗的患者的整体治疗策略中重要的组成部分。

肺康复治疗中最重要的观念是任何方案都需要尝试对病人进行个体化治疗，不同患者对治疗的个体化需求的差异是导致难以对每组需要康复治疗的患者进行客观评价的原因之一。

因为肺康复涉及多学科，并且使用不同治疗方法，因而难以将改善的整体结果分别归到某个方案各自的作用上。独立于所使用的研究设计，传统的肺功能检查在肺康复治疗后经常不发生变化。然而，经过精心设计的对照试验显示：多个指标都有显著的改善，包括运动耐量的提高、健康相关生活质量改善、呼吸困难减轻和住院次数减少。

目标和终点

肺康复治疗的定义提出了三个主要目标：

1. 控制、缓解并尽可能逆转导致呼吸功能受损的症状和病理生理过程。
2. 提高生活质量，尽可能延长患者生命。
3. 减少健康保健的使用和花费。

病人选择

任何由呼吸系统疾病产生症状并伴有某些功能受限的患者都可作为康复治疗的人选。最好选择中度到中重度疾病的患者以预防终末期呼吸衰竭致残效应的发生。病人的选择是一个很重要的问题。直觉上，似乎轻微功能受限的患者从专为提高肺功能设计的方案中受益很小；另一方面，患者的疾病“过于”进展也被认为不太可能从康复治疗中受益。然而事实并非如此；患有最严重的肺疾病的患者，比如那些等待肺移植和肺减容手术的患者，已经显示出在经肺康复治疗后显著的功能改善及运动量的增加。

轻度 COPD 的状况可能并不需要应用于病重致残患者的康复治疗的强化措施。阻碍康复治疗成功的其他障碍还包括致残性疾病（如严重心衰、关节炎）、低教育水平、危险职业、缺少支持以及缺少动机，其中缺少动机是最重要的一项障碍。尽管按惯例通常不考虑将肿瘤患者纳入肺康复治疗的人选，但是将其包括到即将进行肺移植或肺减容手术患者的术前状态调节中可拓展康复治疗适应证的范围。

改善患者状态的治疗方式

运动调理

运动调理基于三个生理学要素：训练的特殊性，即根据运动种类的不同对疾病的改善起到不同的作用；训练的强度，即只有达到其基线水平以上才能起到训练效果；训练效果的逆转，即意味着一旦停止，训练的效果将会消失。前两项已经被广泛应用于严重 COPD 患者的康复治疗中。

下肢运动

几项对照试验证明了对于有症状的 COPD 患者而言，肺康复是比常规治疗更有效的治疗手段。运动训练是肺康复方案最重要的组成部分，方案中包含了下肢运动的肺康复治疗是比其他诸如药物优化治疗、教育、呼吸再训练以及团体治疗更好的治疗手段。

所有研究都报道了运动耐量的提高、轻微但十分重要的工作效率或氧摄取率的提高抑或呼吸困难感觉的减轻。一项研究将 119 名患者随机安排到教育组（62 人）和教育联合运动训练组（57 人）。6 个月之后，相比对照组，接受训练的患者的运动持续时间以及氧气摄取率峰值显著提高，并报道可感知呼吸困难的改善和步行效率自我评价的提高。后续研究显示所得受益于 1 年后消失，并且一月一次的训练随访不足以维持所得获益。

经过训练，COPD 患者可能对负荷通气的诱导的呼吸困难不敏感。但是，随机实验已经记录到了实际训练效果的证据，经过训练的患者其肌肉活检显示各种负责肌肉氧化功能的酶显著升高，由此产生了重要的生理学效应，以上结果也被减少的运动后乳酸酸中毒和每分通气量所支持。对照组不产生以上结果。

所有愿意尝试并能够完成某些训练的有症状的患者都是康复治疗的候选人。对 50 名严重 COPD 患者在训练前后进行评估，可见 12 min 步行距离基线和氧摄取率与病情改善程度成反比关系。

上肢运动

目前大部分有关运动调理的认识都来源于强调腿部训练的方案。这是令人遗憾的，因为很多日常活动的完成都不仅依赖于手，而且也需要参与躯干和上肢的姿势调节的其他肌肉群协调运动，其中一些需要起到双重作用（呼吸运动和姿势调节），且手臂活动会降低参与通气的能力。这些观察提示，如果训练上肢使之承担更多的工作，或如前所示，如果完成相同任务对通气的需求下降，这样的训练就能提高患者完成日常活动的能力。

上肢训练改善患者状态主要是任务特异的。一项研究将两种形式的上肢训练（对抗重力训练和改良的本体感觉神经肌肉促进技术）与不进行上肢训练在 45 名 COPD 患者中进行了对比。完成了训练计划的 20 名患者在针对该训练的测试中的表现得到提高，患者也主诉在所有的测试中的疲劳度下降。

与手臂摇车训练相比，无支持手臂训练（对抗重力）对患者进行与日常活动相似的锻炼可能效果更好。囊性纤维化的患者在进行上肢训练（每天进行 1.5 h 游泳和皮划艇）6 周后显示出上肢耐力增加；最重要的是，通过上肢训练，这些患者最大持续通气量的提升与进行呼吸肌训练所获得的提升相近，这意味着上肢训练方案能够锻炼呼吸肌。

由于简单的上臂抬举动作能取得分钟通气量（VE），氧摄取率（VO_2）及二氧化碳生成量（VCO_2）的显著提高，我的团队对14名COPD患者进行了研究，他们在研究中进行每周三次、每次20 min的无支持上臂及下肢训练，并在训练8周的前后进行对比。该研究属于一个综合性康复治疗项目的一部分，项目的目的是测试上肢训练是否降低上肢活动对通气的需求。受试者上臂抬举导致VO_2和VCO_2的升高值都下降了35%，并伴有VO_2的显著降低。由于患者同样也训练了他们的下肢，因此我们不能得出改善由上肢锻炼引起的结论。为了回答这个问题，我们让25名COPD患者分别进行无支持手臂训练（11人）和抗阻力呼吸训练（14人）。在24次训练之后，只有无支持手臂训练组的耐力提高。有趣的是，最大吸气压力（maximal inspiratory pressure）在两组都有显著增高，这说明手臂训练可能会引起附着于肩胛带的胸廓肌肉产生呼吸肌运动。

通气治疗的物理疗法

物理疗法包括呼吸控制技术（膈式呼吸运动、缩唇呼吸、身体前倾），胸部物理治疗（体位排痰、胸部拍击、振动疗法）以及呼吸肌耐力和力量训练，这些方法的好处在于减少呼吸困难、减少焦虑和惊恐发作以及改善健康状况。尽管呼吸肌的力量和耐力训练可提高运动耐量，但这些作用的临床意义仍存在争议。这些治疗方式需要专业人士的详细指导，且开始时需要在密切监督下进行，直到患者能够完全掌握这些技术。这些治疗通常需要家庭成员的参与，因为其中很大一部分治疗方式需要另一个人的协助（比如胸部拍击）。

呼吸训练

呼吸训练的目的是控制呼吸频率和呼吸模式，并由此减少气体陷闭，也试图降低呼吸功，改善呼吸肌的位置和功能。缩唇呼吸是最简单的方式，患者通过鼻子吸气，然后以吹口哨样或接吻样的姿势，于4～6 s内通过缩拢的嘴唇吐出气体；该方法减少呼吸困难的确切机制尚不清楚。膈式呼吸是一种改变呼吸方式的技术，它使主要由肋间肌产生压力的方式变为更为常见的由膈产生压力的方式。膈式呼吸通常需每天练习2～3次，每次至少20 min。虽然大部分患者都报道呼吸困难和感知呼吸困难得到改善，但这项技术给氧摄取率和静息肺容量带来的变化几近于无。与缩唇呼吸类似，膈式呼吸通常也引起呼吸频率和每分通气量的下降以及潮气量的增加。

胸部物理治疗

胸部物理疗法的目标是清除气道分泌物，从而减轻气流阻力和支气管及肺的感染。这些技术包括体位排痰、胸部拍击、振动疗法及经指导的咳嗽。体位排痰利用重力协助各个肺段引流。在有骨质疏松或其他骨骼疾病的患者中实施胸部拍击时应格外小心。胸部物理治疗的唯一重要标准是存在咳痰。

呼吸肌力量和耐力训练

已经证明正常人的呼吸肌连同其附着的骨骼可以通过特别的训练提高其力量或耐力。其后，一些研究显示，在足够的刺激下会出现训练效果。呼吸肌力量（也可能包括耐力）的提高应该通过降低呼吸所需压力（PI）与呼吸系统能产生的最大压力（PI_{max}）之比导致呼吸肌功能的改善。PI/PI_{max}比值代表完成每次呼吸所需的努力，反映了储备能力，是负荷呼吸肌产生疲劳的最重要的因素。由于COPD患者存在呼吸肌力量下降，故研究者们付出了相当大的努力以明确呼吸肌训练在这些患者中所能起的作用。

研究表明，当对呼吸肌进行了针对性的力量训练后，患者PI_{max}有所上升，但通过呼吸肌力量训练使PI/PI_{max}下降在临床上意义似乎并不重要。然而，呼吸肌力量的提升通常是通过阻力负荷进行耐力训练的副产品，进行耐力训练后所观察到的一些收效可能与力量的提高有关。耐力是通过低强度和高频率的训练方案获得的；耐力训练的三种类型包括气流阻力负荷、阈值负荷以及自主过度通气。

由于很多研究都未设立对照，因而很难将研究所得的结果归因于训练。一些研究显示了耐受时间的延长，在该段时间内呼吸肌可耐受已知的负载；还有一些研究显示在进行负荷呼吸或呼吸训练期间，患者的力量显著增强且呼吸困难得到减轻。关于全身性训练结果的研究发现，患者步行距离小幅增加，或在恒定负荷下运动耐受小幅提高。已经明确通过阻力呼吸进行呼吸肌训练能够引起呼吸肌力量和耐力的提高，但尚不清楚这类训练在患者中是否降低患病率或病死率或者带来任何临床收益。很多研究中患者的依从性低，有多达50%的肺病患者未能完成训练计划。为了筛选出可能从这种劳动密集型的治疗方法中获益的患者，还需要进行更大型且有临床结果的多中心研究。目前，呼吸肌训练所推荐的适宜对象包括有症状的及有呼吸肌无力证据的患者。

呼吸肌训练可使肌肉力量以及耐受呼吸负荷的能力增强，但关于它是否也能使运动能力或日常生活能力得到提升这一点仍存在争议。认识可引起

COPD 患者呼吸困难的呼吸肌因素可能有助于做出力量和耐力的提升，有利于呼吸肌功能的预测。但是，这可能仅对 COPD 患者应对呼吸负荷时（譬如在急性加重期间）的能力有重要意义。呼吸肌训练似乎不大可能从实质上影响整体的运动表现。

呼吸肌休息

呼吸肌必须对抗足够大负荷，因此可能会发生疲劳。实验中，呼吸肌疲劳可以发生在正常志愿者和 COPD 患者身上。临床上，呼吸肌疲劳可能在 COPD 患者的急性呼吸衰竭中起重要作用。无创通气（Noninvasive ventilation，NIV）对 COPD 患者的急性和慢性呼吸衰竭以及即将发生的呼吸肌疲劳应当是有帮助的，该结论可通过几个随机试验对不同的指标，包括插管率、重症监护（ICU）时长和住院时间、呼吸困难以及病死率进行评估后得以证实。所有试验在病死率方面并未得出相同结果，但是一致认为无创正压通气能有效逆转急性呼吸衰竭。治疗最成功的患者能够配合治疗，并且动脉血 CO_2 分压增高而无其他重要伴发疾病（无败血症或重症肺炎）。由于无创正压通气存在潜在危险，故考虑行该治疗的患者应当在密切监视下由熟悉该通气技术的临床医师来进行。

稳定期重度 COPD 患者的呼吸肌可能在接近疲劳阈值的状态下进行工作，这种可能性使得众多的研究者着手于探求利用无创正压和负压通气在呼吸肌休息中所能够起到的作用。有一个例外，对使用了两种通气方式的对照试验显示在大多数研究的结果中并无受益。因此，在稳定期 COPD 患者中是否常规使用无创通气还存在争议。

营养评价

许多肺气肿患者显得消瘦而憔悴，并可能伴有贫血，这预示其预后不佳。尽管没有证据表明存在确切的对呼吸系统有益的营养方案，但是大多数的专家一致认为应当纠正任何缺乏。纠正贫血（为提高携氧能力）和电解质失衡（钠、钾、磷、镁）等因素能够使心肺功能得到改善。同样，一些简单的措施，譬如鼓励患者少量多次进食，可以减轻腹胀和餐后呼吸困难。我的团队同样也推荐对进食过程中的氧饱和度进行评估，如果存在低氧血症，可通过进食时给予吸氧得到缓解。

心理支持

大多数进展性肺疾病的患者都存在轻微的心理问题，主要是反应性抑郁和焦虑。幸运的是，这些问题很可能在患者参与可提高运动和行为能力的康复训练后得到改善。简单的措施，例如能够在指导专家的监督下进行训练，常常能使呼吸困难和恐惧等症状减轻。进行 15 ～ 20 次包含教育、运动、物理治疗、呼吸技术和放松的康复治疗对减轻焦虑比相同次数的心理治疗更有效。偶尔会有患者存在较大的心理问题且需要基本的心理测试和心理治疗。

家庭氧疗

自从低氧血症与右心衰的关系第一次被认识以及持续给氧对重症 COPD 患者的好处被证实以来，氧疗就已经开始被系统性地使用了。自那时开始，对氧气与低氧血症的作用已经有了更深的了解，机械给氧装置领域也取得了进步。夜间氧疗试验（the Nocturnal Oxygen Therapy Trial）的结果和英国医学研究会的研究证实，持续家庭氧疗可提高伴有低氧血症的 COPD 患者的生存率，并且生存率与每天吸氧的小时数相关。长期氧疗的其他好处包括减轻红细胞增多症（可能更多地来自于碳氧血红蛋白的降低而不是动脉氧饱和度的提升）、降低肺动脉压力（Ppa）、缓解呼吸困难以及快速动眼睡眠相关的低氧血症的减轻。氧疗也能改善睡眠并可能减少夜间发生的心律失常。重要的是，它同时也能改善患者的神经精神病学测试结果和运动耐量，这可归因于中枢机制在同等工作负荷下造成每分通气量降低，从而延缓通气受限。改善的动脉氧合可提高运氧量，逆转低氧血症诱发的支气管收缩并发挥氧促进呼吸肌恢复的作用。

建议家庭氧疗

患者需要通过测定动脉血氧分压来评估其是否需要进行长期氧疗，因此推荐 PaO_2 测定，尤其是静息时的 PaO_2，而不选用脉搏血氧测定法测量的 SaO_2 作为启动长期氧疗的临床标准。血氧定量法可被用于一段时间后调节氧流量。如果怀疑高碳酸血症或酸中毒，必须测定动脉血气（ABGs）。一些在发生急性加重前无低氧血症的 COPD 患者最终会恢复到不需要吸氧的状态，因此在 30 ～ 90 d 当患者临床稳定并接受充分药物治疗后，建议对其是否需要长期氧疗进行再评估。如果患者未达到动脉血气标准，则可停止氧疗。

同任何药物一样，氧气也有它的副作用，其副作用尤其见于老年患者。氧疗的有害作用可以从三大方面进行考虑：首先，物理危险包括火灾或氧气罐爆炸、导管或面罩导致的外伤以及高流量给氧和不充分的湿化所引起的黏膜上皮干燥。其次是与二氧化碳潴留和吸收性肺不张有关的功能性影响。吸氧后产生的 $PaCO_2$ 升高是一种公认的在少数患者中出现的并发症，传统上被归因于低氧呼吸驱动的减弱。然而，在很多患者中，每分通气量的下降极小。最一致的结果是肺通气 / 灌注分布恶化并伴有无效腔 / 潮气量比值增高。经推测，这可能是由于局部低氧性血管收缩导致通气不足，因而导致通气不足区域的血流灌注增加。最后，虽然存在细胞毒性作用和肺不张的可能性，但在 COPD 患者典型的长期家庭氧疗中所采用的低氧流量（1 ～ 5 L/min，吸入氧气分数为 24% ～ 36%）能否引起上述副作用尚未被证明。

氧气供应系统

长期家庭氧疗可使用三种不同的供氧系统：氧气浓缩器、液体系统以及压缩气体。每种系统都有其优点和缺点，正确的选择依赖于患者所受限制和系统在临床上的应用。近期，对供氧系统进行了以其重量、成本、便携性、重新填充的便利性和可用性为基础的对比，其中前三个因素对老年且通常是衰弱的患者可能尤其重要。

给氧装置

典型的给氧方式是使用鼻导管连续给氧，但是，由于给肺泡的供氧只发生在自主呼吸周期的一部分（约第一个 1/6 周期），而剩下的周期则被用于填充无效腔和呼出气体，因此持续供给的氧气大部分没有被患者所利用，而是被白白浪费排入大气中。为了提高给氧效率和增加患者的活动性，已经有装置专门用于吸气早期氧气的保留和输送，它们包括贮氧导管、供气量自动调节系统和经气管导管。

贮氧鼻导管和悬吊装置在呼气时储存氧气并在吸气早期输送 20 ml 的团流。由于肺泡送氧增多，因而流量可以按比例减少，使得在静息时和运动时产生 2∶1 到 4∶1 的氧气节约量。出于美观上的考虑，患者对这些装置的接受程度有所限制。

自动供气阀系统配有一个电子感应器，能够只在吸气早期时输送氧气，也可发出一个额外的脉冲作为持续氧流的辅助送气。通过限制或加强吸气时的氧气供应，使得进入无效腔或呼气时输送的耗损被最小化。通过该装置带来了 2∶1 到 7∶1 的氧气节约量。张口呼吸对疗效的影响尚不明确。

经气管氧疗通过插入一根细管进入到气管下段，给予持续性（或脉冲式）输氧。由于氧气直接输送到气管，故而减小了无效腔，而气管上段则起到了储存未稀释的氧气的作用。这比鼻导管节约了 1/2 ～ 2/3 的氧气。但是，经气管氧疗并发症发生率较高，因此其广泛应用受到限制，通常须要在专门的医疗中心进行。

急性加重、住院治疗和出院标准

虽然急性加重难以定义且对它的发病机制认识不足，但已明确的是肺功能受损可导致呼吸衰竭，从而需要插管和机械通气治疗。除此之外，反复的急性加重可导致预后不良。急性加重治疗的目的在于对失代偿和伴发疾病进行管理，以防止进一步恶化和再住院（第 43 章）。

急性加重的治疗使用和稳定期患者相同的药物，但更倾向于使用雾化药物。此外，皮质类固醇的全身给药可改善疾病的预后。如果有可疑细菌感染，应根据当地细菌的流行病学特点决定抗生素的使用。

传统上，收住入院的决定是根据对临床特征的主观解释所做出的，这些临床特征包括呼吸困难的严重度、呼吸衰竭的测定、短期对急诊（ED）管理有反应以及出现并发症（如严重的支气管炎、肺炎和伴发病）。但是这种决策方法并不理想，有高达 28% 的 COPD 急性加重的患者在急症出院后于 14 d 内出现症状反复，并且有 17% 的患者急诊治疗出院后出现再发加重并需要住院治疗。很少有临床研究对识别需要住院的 COPD 患者的临床及实验室特征进行研究。普遍认为严重急性低氧血症或急性高碳酸血症的 COPD 患者有住院需要；但是不严重的动脉血气异常无法帮助做出收住决策。

用于识别高危患者的其他因素还包括既往 7 d 内的急诊治疗、雾化用支气管扩张药的剂量、家庭氧疗的使用、既往急性加重的次数、氨茶碱的使用以及急诊治疗使用的皮质类固醇和抗生素。

一旦出现好转，就应当着手准备对修改用药方案、使用家庭氧疗或肺康复治疗的潜在受益进行评估。COPD 患者的住院长短至少部分取决于是否有一个多学科小组对疾病的管理进行指导。

由于对将要发生呼吸衰竭或已有呼吸衰竭的 COPD 病人的管理包含复杂的治疗问题，因此，对有严重基础疾病的住院患者的治疗需要有丰富 COPD 治疗经验的内科专家参与，这类患者包括需要有创或无创通气者、在 FIO_2 为 0.50 时出现低氧血症或新发的高碳酸血症者，或者需要超过 48 h 的激素使用以维持足够的呼吸功能、接受胸腹手术或需要特别手段来清除大量气道分泌物者。

住院治疗的指征根据各地的惯例和规定有所不同。专家一致认为，应从以下因素进行考虑：基础呼吸功能不全的严重度、症状的进展、门诊病人的治疗反应、伴发症、需要进行可能影响肺功能的手术治疗以及充分家庭护理的可用性。呼吸功能不全的严重度决定了是否需要入住 ICU。根据可用资源情况，严重的 COPD 急性加重患者可以收入一般或特殊呼吸监护病房，以便成功地识别和治疗急性呼吸衰竭。患者出院标准无充分的资料支持，但患者能够独立自理且无伴发疾病的能力有助于做出决定。

争议和误区

慢性阻塞性肺疾病已经由一种对治疗反应差的疾病转变为治疗对患者确实有效的普遍认识。然而，以下争议仍然存在：

1. 对通过肺功能检查诊断为气流阻塞的无症状患者，是否应当进行治疗？
2. 对轻度阻塞的有症状的患者，是否应该进行治疗？如果应该治疗，最佳的起始治疗选择是什么？
3. 对大多数有持续症状的患者，是否应当使用二联或三联疗法进行治疗？
4. 如果选用两药联合治疗，选择 β_2-受体激动药联合吸入皮质类固醇还是长效 β_2-受体激动药（LABA）联合长效 M 受体拮抗药（LAMA）？哪种选择更好？
5. 对哪些患者进行肺康复治疗更有效？
6. 是否需要制订肺康复治疗的维持方案？这样做是否有效？
7. 对 COPD 患者进行长期抗生素治疗是否有明确的作用？如果有，应采用何种药物及何种方案？

虽然这些问题仍没有被解答，但大量的研究正在不断地揭示导致 COPD 的发展机制，以开发能够逆转疾病发展的治疗方法。最近有证据证明肺内干细胞存在，这预示着再生治疗可能有助于损伤肺的修复。

总结

近年来，对慢性阻塞性肺疾病的认识已有了极大的飞跃。戒烟运动已使美国的吸烟率有了显著的下降，全球范围内类似的举措也起到了相同的作用，结果可能是未来 COPD 发病率的下降。低氧血症患者长期氧疗的广泛应用导致生存率的提高，药物治疗装置的推广有效地改善了呼吸困难和生活质量，肺康复治疗也被证明是有益的。无创通气为急慢性呼吸衰竭的患者提供了新的替代选择，肺减容手术及更先进的非手术肺减容可以作为最大药物剂量治疗后仍有症状的重症 COPD 患者肺移植术的替代治疗。上述所有的治疗选择都为慢性阻塞性肺疾病患者带来了新的希望。

推荐读物

Agustí AG, Noguera A, Sauleda J, et al: Systemic effects of chronic obstructive pulmonary disease, *Eur Respir J* 21:347–360, 2003.

Albert RK, Connett J, Bailey WC, et al: Azithromycin for prevention of exacerbations of COPD. COPD Clinical Research Network, *N Engl J Med* 365:689–698, 2011.

Anthonisen NR, Skeans MA, Wise RA, et al: The effects of a smoking cessation intervention on 14.5-year mortality: a randomized clinical trial. Lung Health Study Research Group, *Ann Intern Med* 142:233–239, 2005.

Calverley PM, Anderson JA, Celli B, et al: Salmeterol and fluticasone propionate and survival in chronic obstructive pulmonary disease. TORCH Investigators, *N Engl J Med* 356:775–789, 2007.

Calverley PM, Rabe KF, Goehring UM, et al: Roflumilast in symptomatic chronic obstructive pulmonary disease: two randomised clinical trials. M2-124 and M2-125 study groups, *Lancet* 374:685–694, 2009.

Casanova C, Cote C, de Torres JP, et al: Inspiratory-to-total lung capacity ratio predicts mortality in patients with chronic obstructive pulmonary disease, *Am J Respir Crit Care Med* 171:591–597, 2005.

Celli BR, MacNee W: Standards for the diagnosis and treatment of COPD, *Eur Respir J* 23:932–946, 2004.

Celli BR, Cote CG, Marin JM, et al: The body mass index, airflow obstruction, dyspnea and exercise capacity index in chronic obstructive pulmonary disease, *N Engl J Med* 350:1005–1012, 2004.

Global Initiative for Chronic Obstructive Lung Disease. www.GOLD.org (updated 2010).

National Emphysema Treatment Trial Research Group: A randomized trial comparing lung-volume-reduction surgery with medical therapy for severe emphysema, *N Engl J Med* 348:2059–2073, 2003.

Nici L, Donner C, Wouters E, et al: American Thoracic Society/European Respiratory Society statement on pulmonary rehabilitation. ATS/ERS Pulmonary Rehabilitation Writing Committee, *Am J Respir Crit Care Med* 173:1390–1413, 2006.

Niewoehner DE, Erbland ML, Deupree RH, et al: Effect of systemic glucocorticoids on exacerbations of chronic obstructive pulmonary disease, *N Engl J Med* 340:1941–1947, 1999.

O'Donnell D, Lam M, Webb K: Spirometric correlates of improvement in exercise performance after anticholinergic therapy in chronic obstructive pulmonary disease, *Am J Respir Crit Care Med* 160:542–549, 1999.

Ries et al. [arm exercise].

Tashkin DP, Celli B, Senn S, et al: A 4-year trial of tiotropium in chronic obstructive pulmonary disease. UPLIFT Study Investigators, *N Engl J Med* 359:1543–1554, 2008.

Welte T, Miravitlles M, Hernandez P, et al: Efficacy and tolerability of budesonide/formoterol added to tiotropium in patients with chronic obstructive pulmonary disease, *Am J Respir Crit Care Med* 180:741–750, 2009.

第七部分　气道疾病

第 43 章　慢性阻塞性肺疾病急性加重期的管理

John R. Hurst・Jadwiga A. Wedzicha　著
（邱　晨　何　旗　王跃春　译）

流行病学

对于慢性阻塞性肺疾病患者急性加重的重要性，任何夸张的强调都不为过。慢性阻塞性肺疾病（COPD）是全球范围内的第五大致死原因，其病死率和发病率往往与其症状发生恶化有关，可称之为急性加重。不仅如此，虽然其他常见病的病死率在逐步下降，但 COPD 的病死率却在持续上升。每 10 个急诊病人中，就约有 1 个是 COPD 急性加重的患者，而 COPD 住院患者的病死率为 10%。COPD 所造成的影响中，有 70% 是由急性加重所造成的。

随着基础 COPD 进展的严重程度，急性加重变得日渐频繁而严重。中到重度的 COPD 患者，尤其是那些接受二级预防的患者，每年平均会有 1 ～ 2 次急性加重，需要接受额外的治疗。然而，每年急性加重的发生率个体差异很大，对于那些容易频繁发生急性加重的患者，病情会特别严重（图 43-1）。未来急性加重最强的决定因素是既往急性加重的频率，对于严重事件，一些患者表现得更为易感，而另一些则更加耐受。

病理生理学

世界卫生组织（WHO）将 COPD 定义为一种疾病状态：以渐进性的、不完全可逆的气流受限为特征，并伴有肺对有害气体和颗粒的异常炎症反应。在急性加重期，气道炎症更加严重，从而有可能会引起呼吸困难加重和痰量增多等症状，其机制可能与气道张力、气道壁水肿以及黏液产生有关。由此产生气体陷闭，增加了呼吸做功，并导致呼吸肌功能的减退。因此，导致气道炎症加重的触发因素同时也是引发急性加重的触发因素，包括占主导地位的气管和支气管感染和起次要作用的污染物。然而，急性加重期炎症加重的作用还需要做进一步阐释，这是因为急性加重的临床严重程度与气道炎症的程度之间是否有直接关系仍尚无定论。

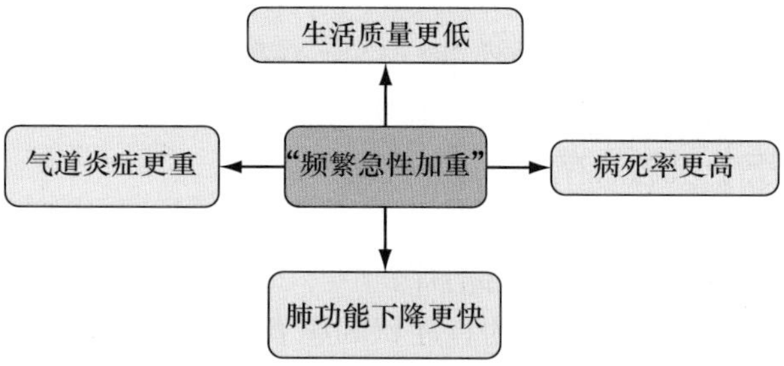

图 43-1　COPD 急性加重的后果

如何界定气道感染在诱发 COPD 急性加重中所起的作用仍值得商榷。最新前沿分子生物学已从大多数急性加重期病人的气道中分离出了呼吸道病毒以及可能的致病菌（框 43-1）。然而，对于那些罹患更严重基础疾病的病人，稳定期也往往存在细菌（细菌定植）。所以，在急性加重期，微生物的存在并不认为是导致急性加重的因素。最近的研究表明定植菌株的改变可能是 COPD 急性加重的诱发因素，然而并非所有的菌株改变都与 COPD 急性加重有关，反之亦然，由此反映，在急性加重时使用抗生素并不是万能的，这一点将在下文中进行讨论。鼻病毒是最常见的病毒病原体，所以 COPD 急性加重通常发生在病毒流通量更高的冬季，而非典型病原体如衣原体和支原体所起的作用似乎不大。

在污染物引起 COPD 的急性加重中所起的作用方面，大量流行病学研究将上升的污染物水平与增

框 43-1　COPD 急性加重期分离出的常见病原体

细菌
流感嗜血杆菌
卡他莫拉菌
肺炎双球菌
铜绿假单胞菌 *

呼吸道病毒
鼻病毒
流感病毒
副流感病毒
冠状病毒
呼吸道合胞病毒
腺病毒

* 存在于更严重的基础 COPD 患者中

加的呼吸疾病住院次数联系起来。直径小于 10 μm（PM_{10}）的微粒似乎起到尤为重要的作用。此外，污染物和微生物也有可能通过相互作用从而增加急性加重的风险。

由于部分 COPD 患者似乎更容易发生急性加重，因此它发生的频率可能存在遗传决定因素。急性加重的易感性所具有的家族倾向可支持这一观点，但至今仍没有任何报道可以解释 COPD 患者发生急性加重次数差异的遗传多态性。

目前已经认识到 COPD 与全身炎症的上调有关，且已有充分的证据证明 COPD 急性加重期间，患者全身炎症反应增强。考虑到心血管死亡事件与升高的全身炎症标志物之间的关系，同时，也因为很多 COPD 患者死于心血管疾病，全身炎症的上调可能具有重要意义，因为它被认为代表了肺的一种“溢出效应”。

了解 COPD 急性加重期的病理生理过程有助于解释所采用的各种治疗的基本原理。支气管扩张药可能对支气管收缩及过度通气有帮助；糖皮质激素可能可以减少气道炎症；而抗生素有可能适用于细菌感染导致的急性加重（图 43-2）。

临床特点

COPD 急性加重期的主要特点是呼吸道症状较患者平时有所加重。典型的症状包括呼吸困难、痰多、脓痰、咳嗽以及喘息，可能伴有流涕等上呼吸道症状。临床体征是非特异性的，但可能包括心动过速、呼吸急促、发绀、辅助呼吸肌的使用，听诊可闻及多音调的呼吸相哮鸣音或湿啰音，以及二氧化碳潴留或肺心病的相关体征。

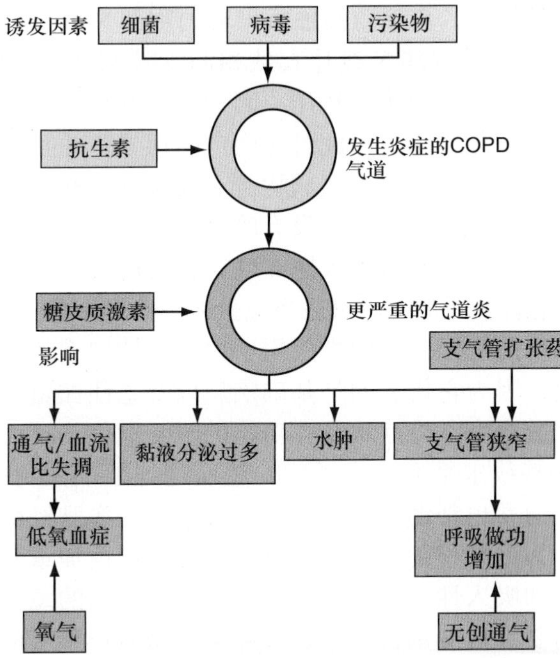

图 43-2　COPD 急性加重期的病理生理学改变有助于理解急性加重时的基本治疗原理。NIV，无创通气；V/Q，通气血流比

急性加重是异质性事件，其临床特征差异巨大。最好考虑临床表现的严重程度，因为该严重程度代表了基础 COPD 的严重程度和急性加重的严重程度的相加。轻症基础疾病患者可能仅仅会发生像症状加重这样不太严重的问题，然而更严重的 COPD 患者有很大风险会发生呼吸衰竭。此外，COPD 患者所患的其他疾病也可能会导致类似于 COPD 急性加重的发生或使急性加重复杂化。因此，适当进行如下的评估是相当重要的。

诊断

COPD 的急性加重属于一种临床综合征，它并没有确切的诊断方法。虽然围绕如何确诊急性加重仍有各种争论，而且这些不同的观点在用于解释研究结果时非常重要，但是目前被普遍被接受的是：COPD 急性加重指的是患者急性起病，症状持续恶化，超出了日常变异，并且需要更改治疗方案。

虽然相关研究对急性加重的诊断没有帮助，但诊断性检查有助于评估临床表现的严重程度并排除基础 COPD 患者所伴发的其他疾病——它可能导致类似于急性加重的发生或使急性加重复杂化。这些诊断包括肺炎、气胸、肺栓塞和心脏衰竭，而相应的检查包括胸部 X 线片、心电图、血氧饱和度（SaO_2）以及动脉血气分析（ABG）。简单的静脉血化验包括全血细胞计数、尿素、电解质以及 C- 反应蛋白的测定。典型急性加重患者的胸部X线片与稳定期患者的胸部X线片大致相同（图43-3）。肺功能检查一般来说不起作用，因为在急性加重时，其绝对值变化很小，因此可能会产生误导，并且急性呼吸困难的患者很难完成检查。痰液镜检和培养可帮助在最初治疗后病情没有改善的患者完善经验性的抗生素治疗。对吸入性支气管扩张药反应良好的轻度急性加重的患者可适当免去进一步的检查。

目前尚无公认的方法用于评估急性加重的严重程度，因为它代表的是基础疾病以及急性加重相加的严重程度。将症状及肺功能的改变量化需要对患者的基线水平有一定了解，然而这是很难做到的，并且通常也帮助不大。因此，医疗利用率已经被用来作为严重程度的替代评价：轻度的急性加重只需要增加吸入性支气管扩张药的剂量；中度的急性加重需要社区应用抗生素以及糖皮质激素；重度的急性加重则需要入院治疗。pH是对肺泡通气量的急性变化最好的预测指标，大部分合并呼吸衰竭的急性加重的患者则需要住院评估。然而，决定是否将患者收住入院不仅取决于急性加重的严重程度，还包括了诸如社会环境以及有无家庭支持等。

治疗

药物治疗

COPD急性加重期的治疗原则有两个：改变疾病过程以及支持患者呼吸功能，以使改变疾病过程的治疗起效。治疗的给予需要与事件的临床严重程度相称，如图43-4所示。如今已有很多指南可用来指导进行合适的治疗，包括来自英国医疗品质管理局［UK National Institute for Clinical Excellence（NICE）］的最新循证观点。需要注意的是，伴发症的处理同样重要。而在疾病恢复阶段，临床医生应考虑使用可降低未来急性加重的风险的干预治疗。

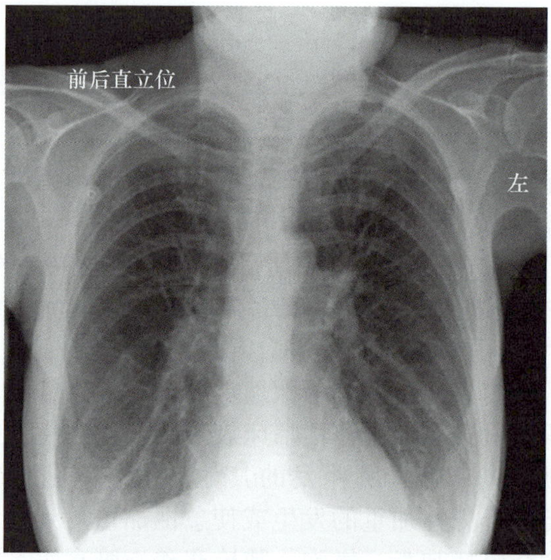

图43-3　COPD急性加重期典型的胸部影像学改变。注意基础COPD的胸部X线片特点，包括充气过度以及显著肺血管改变，提示肺动脉高压，但没有其他疾病证据可能导致类似于COPD急性加重的发生或使急性加重复杂化（例如气胸、肺炎和心衰）

吸入性支气管扩张药

增加吸入性支气管扩张药的剂量和频率是治疗COPD急性加重的主要措施。β_2-受体激动药沙丁胺醇（舒喘灵）和抗胆碱能药物异丙托溴铵具有相同的扩张支气管的作用。虽然两者常联合使用，但只有少数证据表明患者能从中额外获益。同样，没有证据能证明雾化比吸入及大容量储雾器更为有效。然而雾化治疗能更好地适用于有呼吸困难的患者并减少护理时间。COPD的雾化治疗应该由压缩空气来驱动。

使用长效支气管扩张药的病人通常继续该治疗，但极少有证据支持应用该药物治疗急性加重，而优先选择短效的药物。所以，推荐的疗法是增加短效β_2-受体激动药或者抗胆碱能药物的剂量和使用频率，在治疗反应不佳的临床案例中可两种药物联合使用。

糖皮质激素

除了某些对单独增加吸入性支气管扩张药有效的轻症患者以外，几乎所有的COPD急性加重患者均需要应用全身性糖皮质激素治疗。根据目前总结在系统性综述中的大量随机试验表明：应用糖皮质激素后可以更为迅速地改善病人的第一秒呼气末容积（FEV_1），但是其他指标诸如氧合、是否住院以及住院时间长短仍有较大变异，而其对病死率的受益

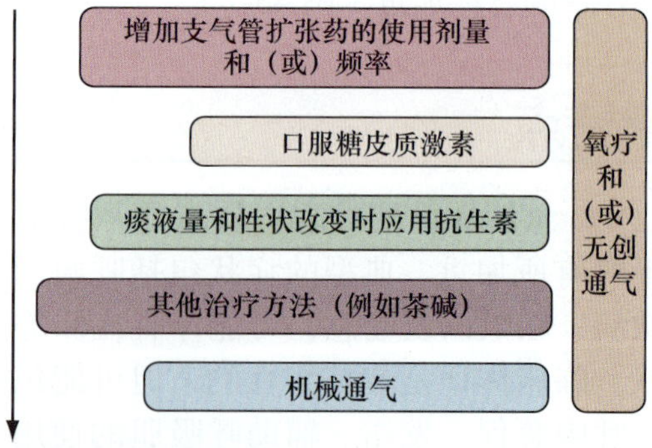

图43-4　COPD急性加重时按急性加重严重程度由低到高制订的逐步治疗方法

则无明确的证据。在具体的用药方法上，各家指南有不同的推荐，但大多建议口服泼尼松 30 ～ 40 mg，疗程为 10 ～ 14 d。延长用药疗程不能提供额外获益（且增加了副作用的风险），也没有证据表明逐渐减量的治疗方案有利。也有一些内科医生选择了静脉注射泼尼松作为首剂用药。与口服泼尼松相比，雾化吸入布地奈德在改善肺功能上有相似的作用，但价格上较贵。

有趣的是，使用全身性糖皮质激素可能会延长急性加重出现的时间。虽然启用吸入性糖皮质激素在急性加重时没有作用，但吸入性糖皮质激素对预防急性加重有重要作用，这一点将在随后进行讨论。

抗生素

Anthonisen 对 COPD 急性加重期应用抗生素的独创性研究证明，只有当患者至少有 2 ～ 3 个症状加重时，COPD 急性加重期的抗生素治疗才能获益，这些症状包括呼吸急促、痰量增加以及脓痰增加。急性加重时的脓痰增加是出现细菌感染的可靠指示。最近的一项 meta 分析证实，尽管使用抗生素的获益较小，但其具有显著的统计学意义。地区耐药性特点以及使用抗生素的相关政策指导了对抗生素的选择，但应该覆盖一些常见的致病菌，包括流感嗜血杆菌、卡他莫拉菌以及肺炎链球菌；所以，经验性口服氨基青霉素类、大环内酯类以及四环素类抗生素是恰当的选择，几乎不需要静脉注射抗生素。对不同类别药物进行比较的数据很少，关于最佳疗程时间的数据也寥寥无几。急性加重期的抗生素使用可能通过调节气道内细菌负荷从而延长发生下次急性加重的时间。

氧疗

氧疗可纠正 COPD 急性加重导致的低氧性呼吸衰竭，但并不用来治疗气促。低氧血症是在通气血流比（V/Q）失调加重以及肺泡通气不足的联合作用下导致的。氧气供给需要通过一种可控的方法进行，同时需要监测动脉血气体张力以避免在一部分患者中可能发生的二氧化碳潴留以及高碳酸性呼吸衰竭（经典理论认为这些患者依赖于低氧呼吸驱动）。有研究表明，如果用滴定法测得最大氧饱和度为 90% ～ 92%，则患者发生高碳酸血症的概率很小。若低氧血症不能被纠正，且最大氧饱和度无法大于 90% ［吸入氧浓度（FIO_2）超过 40%］时，则提示存在其他的病理改变，例如肺栓塞。仅在动脉血二氧化碳分压（$PaCO_2$）上升以及 pH 下降时，获取足够的氧气才是通气支持治疗的适应证。与鼻导管相比，文丘里面罩能提供更为可靠的吸氧浓度，但鼻导管可能比面罩更容易耐受。

无创通气

无创通气（NIV）是指在不使用气管插管时，使用鼻面罩或全脸面罩以及患者自身的上气道来提供通气支持。现有的证据支持，在 COPD 急性加重导致高碳酸性呼吸衰竭的患者中使用 NIV。NIV 能减少镇静药、气管插管以及有创通气的使用，这在很大程度上有利于提高病死率获益以及减少住院时间和并发症。此外，相对于有创通气，可早期间歇性地运用 NIV，这将有利于患者的沟通、营养支持以及物理治疗。NIV 通常使用压力循环的双气道正压模式，通过这种模式能够分别调节吸气压以及呼气压。

然而，在需要有创通气时，无创通气并不能代替有创通气。所以，如果 NIV 治疗失败，以及某些患者有 NIV 的相对禁忌证或有严重的呼吸衰竭需要立即使用有创通气时（表 43-2），制订治疗方案需要考虑适时使用有创通气。大部分适合用 NIV 的病人均能够耐受此治疗（图 43-5）。

有创通气

COPD 急性加重期使用有创通气的主要适应证为：不适合 NIV 或者 NIV 治疗失败的病人出现了严重的低氧血症或酸中毒（pH ＜ 7.26）。然而，虽然数据显示应用有创通气后的 COPD 患者与其他原因导致的呼吸衰竭患者治疗结果相似，但是否决定启动有创通气仍需要考虑到患者先前的功能状况、现有疾病和基础疾病的严重程度、目前恶化的可逆程

框 43–2　COPD 急性加重期患者应用无创通气的适应证及相对禁忌证

适应证

急性加重伴有高碳酸血症性呼吸衰竭

$PaCO_2$ ＞ 45 mmHg

pH ＜ 7.35 但＞ 7.25

相对禁忌证

严重水肿

危及生命的低氧血症

无法保护气道

血流动力学不稳定

无法清除分泌物

未引流的气胸

意识障碍或烦躁

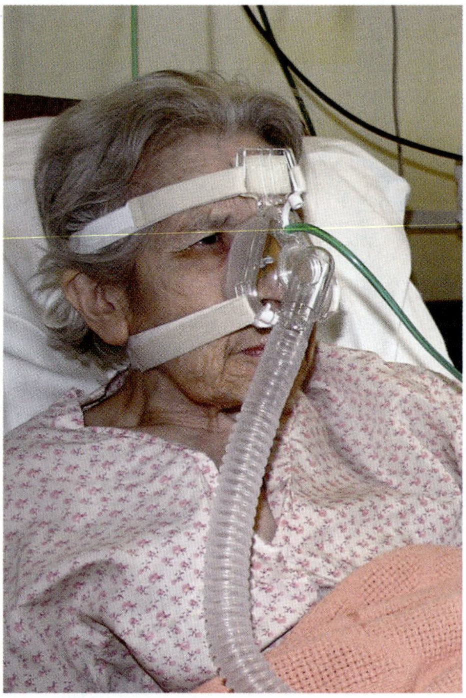

图 43-5 经鼻面罩无创通气在 COPD 急性加重期患者中的应用。注意需要额外供氧

度以及合并症的存在及其严重程度。

有创通气下患者病死率约为 20%，并且患者脱机具有挑战性。这也从另一个角度显示了 NIV 的价值。通气治疗的目的是支持气体交换和模拟呼吸肌功能，直到其他相关治疗有足够的时间发挥作用。在这种情况下，通常会给予静脉糖皮质激素以及抗生素，并通过吸入装置和储雾器将支气管扩张药加入到呼吸机管道中。

其他治疗

甲基黄嘌呤药物如茶碱有多种对呼吸及心脏功能有利的潜在的功效，但一项 meta 分析显示，COPD 急性加重患者使用茶碱并不能获得肺功能或相关症状的受益。不仅如此，已被认知的诸如药物的相互作用、副作用以及治疗剂量较窄等问题使得监测药物浓度成为必要，茶碱仍有时用于在其他最大量治疗下无法获得充分改善的患者。茶碱的另一作用是作为磷酸二酯酶（PDE）抑制药发挥作用，较新的选择性磷酸二酯酶 -4 抑制药目前正在研究中（第 42 章）。

没有数据支持在 COPD 急性加重时静脉注射沙丁胺醇（舒喘灵），此用法的副作用比吸入途径更多，不推荐常规应用。

虽然急性加重常与痰量及痰的黏性增加有关，但目前没有确凿的证据支持需要在 COPD 急性加重时使用化痰药。此外，没有证据支持需要使用物理治疗或盐水雾化等策略来辅助排痰，但是这很大程度上反映的只是证据缺乏，而非证明不能从该疗法中获益。COPD 急性加重时禁止使用止咳药。

中枢性呼吸兴奋药如静脉注射多沙普仑，现已经很大程度上被 NIV 取代，这是因为 NIV 在高碳酸血症呼吸衰竭的管理上明显更胜一筹。只有当 NIV 不适用该症时，多沙普仑才起到有限的作用。它可以用作 NIV 前的过渡治疗，或者在专家指导下与 NIV 一起使用。此外，多沙普仑的使用还常受限于它的副作用（尤其是引起躁动），并且其任何潜在收益似乎都无法持续超过 48 h。

尽管在支气管哮喘急性发作中，静脉注射镁剂可能有效地扩张支气管，但没有确凿的证据证明其也适用于 COPD，不推荐常规使用。氦氧混合气（氦气和氧气）具有比空气更低的黏度，因此可能可以减少呼吸做功，然而，同样也没有证据证明 COPD 急性加重患者能从中获益。

其他应该使用的支持治疗包括适当注意液体平衡以及预防静脉血栓栓塞。对于那些对最大量疗法反应差或者不适合升级治疗的 COPD 患者，应该考虑予以各种对症治疗来控制症状。

临床过程与预防

通过对症状及肺功能变化的分析可知，COPD 患者中急性加重的中位时间为 7 ～ 10 d，但其存在很大的变异性，且部分急性加重的时间相当长。此外，一些患者的肺功能似乎从未能恢复到其急性加重前的状态。在病死率方面，住院病人约为 10%，而对于那些存在高碳酸血症呼吸衰竭的患者，第 2 年的病死率达到 50%。此外，一些患者可能适合早期支持性出院，与标准治疗相比具有结果相似，但并不能明显减少治疗花费。

鉴于急性加重以及管理急性事件的重要性，建立一系列预防措施来减少 COPD 患者急性加重的风险是重要的。越来越多的证据支持许多类药物能够降低急性加重的发生率，包括长效 β_2- 受体激动药（LABAs）、长效抗胆碱药以及吸入性糖皮质激素（ICS），这些药物至少在患有中重度基础疾病的患者中能够获益。LABAs 以及 ICS 的联合应用显示出优于任意一种单药使用的效果。口服糖皮质激素不能有效地预防急性加重，对其他结果的测定也无影响，所以，这提示在 COPD 稳定期不需要口服糖皮质激素。此外，对于未应用 ICS 的轻症患者，黏液溶解剂可能减少急性加重的发生率。

一些正在开展的试验正在重新审视抗生素在减少急性加重发生率中的作用。其中，一些证据表明抗生素可能有效，然而也有很多实验把单纯性慢性支气管炎的患者纳入了进来；而且，实验所用的是较旧的药物，因而应该权衡获益与发生药物耐药的可能性。此外，鉴于大环内酯类药物在抗炎中所发挥的作用，其具有特别的应用前景。

推荐通过接种相关疫苗来预防流感和肺炎球菌（肺炎双球菌）感染。

对需要长期氧疗的患者未给予足够治疗量与其再入院治疗相关。尽管家庭氧疗还没有证实在减少急性加重中有具体的效果，但对于存在慢性高碳酸血症性呼吸衰竭的患者，它可能可以降低住院治疗需求。肺康复在减少 COPD 患者住院率上也显示出作用。除此之外，包含在患者的教育计划当中的早期治疗可以减少急性加重持续的时间。

COPD 患者急性加重的易感性各不相同，这一发现意味着在那些最可能发生急性加重的患者中进行以减少急性加重为目的的干预治疗尤为重要。为此，最简单的方式就是询问患者在过去的 1 年中，针对急性加重接受过多少次系统性（抗生素及糖皮质激素）治疗。接受超过 2 次系统性治疗的患者（称为“频繁发生急性加重”）可能在未来仍将频繁发生急性加重，应尽可能给予适当的干预措施来减少其急性加重发生（图 43-1）。

因此，可以制定多种方法用于减少急性加重的次数和降低其影响。对于大部分危重的 COPD 患者，可以通过询问既往急性加重的相关病史对其加以识别。因此，为了对呼吸衰竭患者进行更详尽的评估，对因急性加重住院的患者在非卧床护理的情况下进行重新评估通常是恰当的。

总结

对 COPD 急性加重的深入研究进展迅速。仅在数年前，上述这些事件被认为仅仅是症状恶化带来的“小麻烦”，不会造成长期后果。现在我们知道这并非事实，但仍有许多问题尚未得到解答。我们对于细菌及病毒等病原体如何相互作用还知之甚少，也需要开发更有效的抗炎制剂，还需要确定抗生素在防止急性加重上的最佳作用。目前，针对病毒病原体，尤其是鼻病毒，我们依然没有有效的干预措施。此外，了解某些患者更易发生急性加重的原因，有助于开发新的治疗方法。现在，我们也认识到 COPD 与全身性炎症反应有关，这可能导致相当多的心血管并发症，因此对它采取评估和管理的方法，可以减少慢性阻塞性肺疾病患者急性加重发生的次数并降低其影响。

网络资源及指南 / 草案

World Health Organization (WHO) Global Initiative for Obstructive Lung Disease (GOLD). www.goldcopd.com.

American Thoracic Society (ATS)/European Respiratory Society (ERS) standards for the diagnosis and treatment of COPD. www.ersnet.org.

United Kingdom National Institute for Clinical Excellence (NICE) COPD guidelines. www.nice.org.uk.

Cochrane Airways Group (up-to-date, accurate systematic reviews and meta-analyses). www.cochrane-airways.ac.uk.

推荐读物

Anthonisen NR, Manfreda J, Warren CP, et al: Antibiotic therapy in exacerbations of chronic obstructive pulmonary disease, *Ann Intern Med* 106:196–204, 1987.

Hurst JR, Vestbo J, Anzueto A, et al: Susceptibility to exacerbation in chronic obstructive pulmonary disease, *N Engl J Med* 363:1128–1138, 2010.

Lightowler JV, Wedzicha JA, Elliott MW, et al: Non-invasive positive pressure ventilation to treat respiratory failure resulting from exacerbations of chronic obstructive pulmonary disease: Cochrane systematic review and meta-analysis, *BMJ* 326:185–187, 2003.

Niewoehner DE, Erbland ML, Deupree RH, et al: Effect of systemic glucocorticoids on exacerbations of chronic obstructive pulmonary disease, *N Engl J Med* 340:1941–1947, 1999.

Saint S, Bent S, Vittinghoff E, Grady D: Antibiotics in chronic obstructive pulmonary disease exacerbations. A meta-analysis. *JAMA* 273:957–960, 1995.

Seemungal TAR, Donaldson GC, Bhowmik A, et al: Time course and recovery of exacerbations in chronic obstructive pulmonary disease, *Am J Respir Crit Care Med* 161:1608–1613, 2000.

Sethi S, Evans N, Grant BJB, et al: New strains of bacteria and exacerbations of chronic obstructive pulmonary disease, *N Engl J Med* 347:465–471, 2002.

Wedzicha JA, Martinez FJ, editors: *Lung biology in health and disease*, Vol 228. *Chronic obstructive pulmonary disease exacerbations*, New York, 2009, Informa Healthcare.

第七部分　气道疾病

第 44 章　囊性纤维化

Felix Ratjen • Elizabeth Tullis　著

（卢春容　史　菲　林江涛　译）

囊性纤维化（CF）是一种常见的致命性常染色体隐性遗传疾病，不同人群的发病率各异，白种人活胎的发病率约为 1/3300，非洲裔美国人为 1/15 000，亚洲人为 1/32 000。尽管早在中世纪就已有囊性纤维化的相关报道，但在 1938 年才首次由 Anderson 将其作为一种遗传性疾病进行了描述。1950 年 Saint Agnese 观察到该病可增加汗液中氯化物及钠的浓度，但直到 1983 年 Paul Quinton 才描述该现象的原因为上皮细胞内氯离子通道的调节缺陷。1989 年在上皮细胞氯离子通道中发现的一个致病编码突变基因阐明了其发病的病理生理学，也同时开辟了新的治疗途径。尽管已取得了重大进展，但囊性纤维化跨膜调节子（*CFTR*）基因突变导致 CF 的确切机制目前仍不清楚。

遗传学

CF 是由位于 7 号染色体上编码某个蛋白质的基因发生基因突变所致，此蛋白随后称为囊性纤维化跨膜调节子（*CFTR*）。迄今已报道有超过 1400 种突变型并向囊性纤维化遗传分析协会进行了报告。这些突变类型大多数较为罕见，仅 4 个突变型的发生概率超过 1%。*CFTR* 基因突变可分为以下五大类：*CFTR* 基因非编码型（Ⅰ）、合成功能部分缺陷型（Ⅱ）、无调节功能型（Ⅲ）、异常编码型（Ⅳ）和合成或加工功能部分缺陷型（Ⅴ）。Ⅰ、Ⅱ及Ⅲ型突变患者更为常见，并与胰腺功能不全相关，而较不常见的Ⅳ、Ⅴ型突变患者其胰腺功能往往正常（图 44-1）。

Ⅱ型突变是由 *CFTR* 基因上 508 位点（F508del）苯丙氨酸缺失所致，为全球最常见的突变类型，可见于大约 66% 的 CF 患者。F508del *CFTR* 为错误折叠，可陷入内质网（ER），随后被蛋白水解酶降解。然而，少量 F508del *CFTR* 可到达血浆上皮细胞质膜，并具有一些功能活动。这些发现提示，减少 F508del *CFTR* 在内质网的降解可能是一种潜在的治

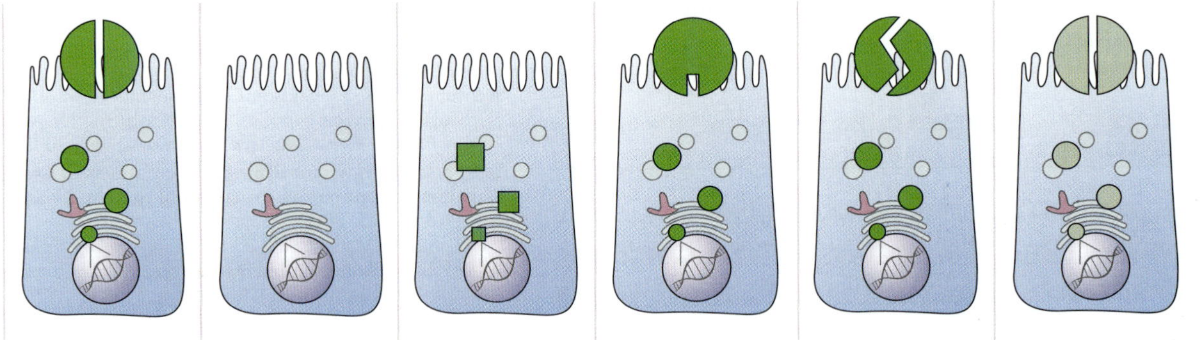

分级	正常	Ⅰ	Ⅱ	Ⅲ	Ⅳ	Ⅴ
缺陷	--	无合成	过程受阻	调节受阻	传导发生变化	合成减少
突变类型	--	无意义G542X 移码394delTT 剪接点 1717-1G →A	错义N1303K AA缺失 F508del	错义G551D	错义R117H 错义R347P	错义A455E 选择性剪接 3849+10kbC →T

图 44-1　囊性纤维化跨膜转导调节器（CFTR）基因突变的主要分类（Ⅰ～Ⅴ）及分子学后果

疗性干预。

CFTR 基因属于三磷酸腺苷（ATP）结合盒（ABC）跨膜蛋白家族的成员，可充当调节氯离子（Cl^-）转运的通道，并具有其他功能。已有研究表明，*CFTR* 可以作为其他膜通道的调节子，包括上皮钠通道（eNaC）和外向整流性氯离子通道（ORCC）。*CFTR* 可跨上皮细胞膜转运或调节碳酸氢盐（HCO_3^-），还可能同时作为其他蛋白质的运载体，如谷胱甘肽。

CFTR 基因与 CF 临床表现之间存在密切联系。携带两种“严重”突变（Ⅰ、Ⅱ、Ⅲ型）的患者会引起 *CFTR* 基因功能缺失，具有典型囊性纤维化表现，其特征包括胰腺功能不足、发病年龄小和汗液氯化物浓度升高等。相反，携带至少一种“温和”突变的患者可引起 *CFTR* 基因功能部分缺失，其发病年龄偏老，汗液氯化物浓度接近正常，胰腺功能基本正常。

典型Ⅳ型和Ⅴ型 *CFTR* 基因突变（具有表型多样性）与胰腺功能充足密切相关，并与严重性肺病的特殊突变有联系，这是 F508del 突变的纯合子患者与严重肺病相关的最好证明。这种广泛的表型变异提示环境因素及其他除 *CFTR* 基因以外的基因也会影响 CF 的发生、进展及疾病严重程度（图 44-2）。

病理生理学

虽然对 *CFTR* 基因突变如何导致疾病这一问题仍存在争论，但一些基本问题近年来已得到阐明。临床上 CF 相关组织存在 *CFTR* 基因高表达现象，如鼻窦、肺、胰腺、肝，胃肠道（GI）和生殖道，尽管其他组织脏器呈低水平表达。由于肺部疾病最具有 CF 相关临床特征，故这里重点介绍它在呼吸道疾病方面的病理生理学改变。

气道上皮细胞可分泌氯化物和吸收氯化钠（NaCl），两者之间的平衡可通过顶部质膜的氯离子通道来调节，包括 *CFTR*（图 44-3）。离子的分泌及吸收会影响水的运输，分泌与吸收之间的平衡在维持充足气道表面液体层（ASL）中起重要作用。ASL 是支撑邻近上皮细胞膜的薄层黏液层，能不断地通过纤毛运动将分泌物运出肺部。*CFTR* 功能障碍或缺乏会引起氯化物分泌减少和氯化钠吸收过多，从而导致 ASL 枯竭。缺乏充足 ASL 时，可引起呼吸道纤毛坍塌，从而导致黏膜纤毛输送故障，黏液积聚于气道下层，吸入的细菌随后陷入气道上皮细胞顶膜的黏稠黏液层中。

与 CF 相关的细菌谱十分有限。总体而言，铜绿假单胞菌最为常见，其次为金黄色葡萄球菌和流感嗜血杆菌。在疾病后期，可能会分离出多重耐药菌，如嗜麦芽寡养单胞菌、无色产碱杆菌及洋葱伯克菌复合体。与其他慢性肺部疾病相同，我们也可能分离出非结核性分枝杆菌（常为细胞内鸟型结核分枝杆菌或脓肿分枝杆菌）。这些病原体所致疾病是否需要治疗或他们是否仅定植于受损的肺部尚有争论。有关非结核性分枝杆菌（NTM）感染的更详细内容

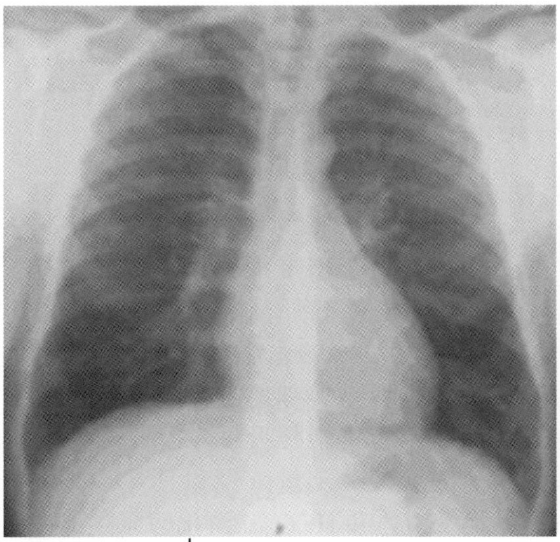

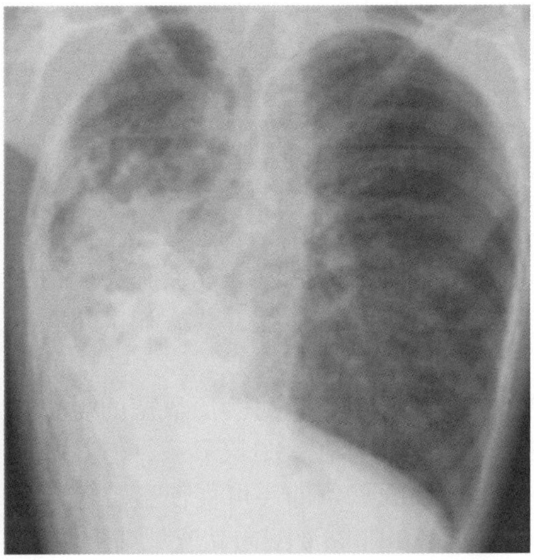

年龄	20岁	20岁
CF基因型	F508del/F508del	F508del/F508del
微生物学	假单胞菌属	假单胞菌属
FEV_1	96%预计值	20%预计值

图 44-2 肺病谱及胸部 X 线片、FEV_1 和年龄。FEV_1，一秒用力呼气量

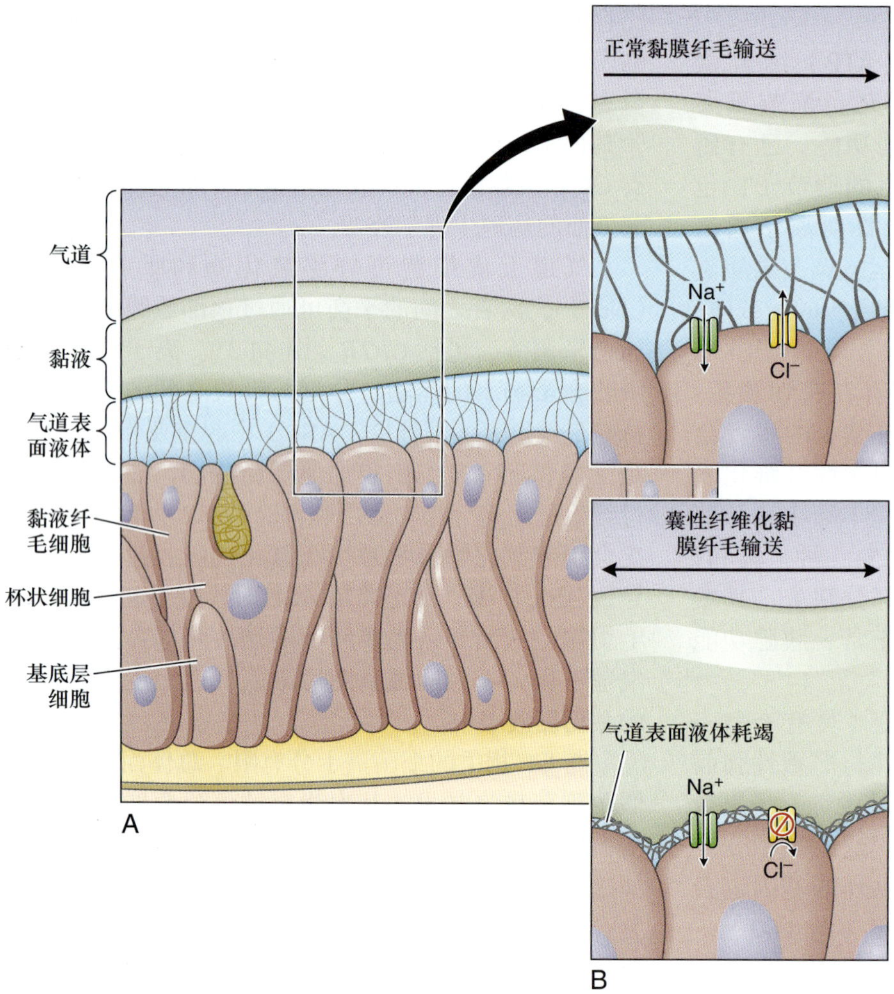

图 44-3　恢复囊性纤维化中的气道表面液体。(*From Ratjen F*: *Restoring airway surface liquid in cystic fibrosis*, N Engl J Med *354*: *291-293*, *2006*.)

请参阅第 31 章。

少于 10% 的 CF 患者可分离出嗜麦芽寡养单胞菌、木糖氧化产碱菌及洋葱伯克菌复合体。洋葱伯克菌是一种罕见的生物体，广泛存在于环境（土壤和水）中，并可引起囊性纤维化及慢性肉芽肿病的慢性感染。其本身所固有的多重耐药性难以治疗，导致 CF 患者预后显著变差。有证据表明，CF 患者存在人与人相互传播的现象。15% ～ 20% 感染洋葱伯克霍尔德菌复合体的 CF 患者病情恶化迅速，出现所谓的洋葱伯克菌综合征，并发坏死性肺炎、白细胞（WBC）数显著升高和菌血症，其病死率几乎为 100%。

CF 患者的黏液缺乏氧气，可为厌氧菌的生长提供条件。CF 患者气道内存在大量厌氧菌，但其临床意义尚未明确。这种厌氧条件还可促使金黄色葡萄球菌和铜绿假单胞菌由非黏液型向黏液型细胞转化，成为肺囊性纤维化的主要表型。这些来自 CF 患者气道生物膜的类黏蛋白菌株对宿主防御系统具有明显的抵抗力，可导致慢性感染。中性粒细胞释放的炎性产物（如弹性蛋白酶）刺激黏液分泌，导致黏液潴留、感染及炎症的周期性循环。

有证据表明，CF 存在气道炎症失调的情况。CF 婴儿在新生儿期即可检出中性粒细胞性气道炎症，同样，CF 胎儿肺组织内也可检测出该炎症。炎症是否与 *CFTR* 缺陷有直接关系尚存争议。然而，这种放大的、持久的和延迟性炎症应答是 CF 肺疾病的公认特征。持久性支气管炎症反应会损害肺部疾病的疾病进程（图 44-4）。

85% ～ 90% 的 CF 患者表现为胰腺外分泌功能不全，常见于携带Ⅰ、Ⅱ或Ⅲ型 *CFTR* 突变双份拷贝的患者。胰腺外分泌腺具有很大的功能储备，其功能的 98% ～ 99% 会在吸收障碍前损耗。胰腺功能充足的患者不具有正常的胰腺外分泌功能，但有足够功能以防止脂肪吸收障碍。先天性胰腺疾病被认为是因胰液分泌量减少和 HCO_3^- 浓度降低所致。如无足量液体和 HCO_3^-，消化酶原存留在小胰管内并被过早激活，最终导致组织破坏、纤维化或被脂肪替代。由于代谢亢进与支气管感染相关，故吸收障碍难以最终满足日益增长的能源需求。肺部感染可能会导致食欲减退及呕吐，加速营养不良。这些因素

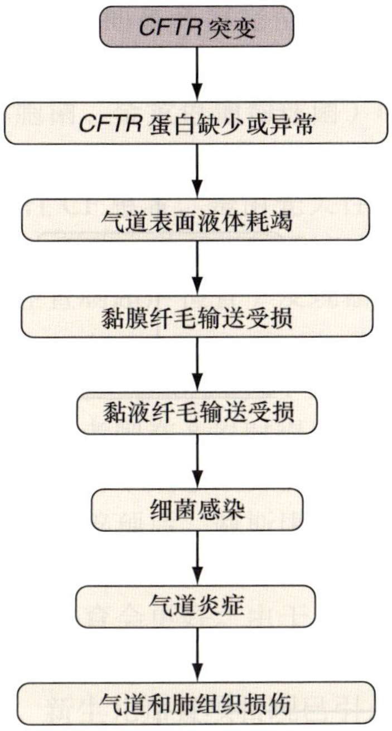

图 44-4　囊性纤维化病理生理学发展顺序

可能会使肺部感染进一步恶化，最终导致营养不良及感染的恶性循环。

临床表现

CF 的典型症状和体征见框 44-1。CF 症状可能会发生改变，单一症状的病例常常较晚得到诊断。因此，知道疾病的症状范围非常重要，这会启动充分诊断的步伐。

虽然 CF 的典型临床表现是慢性咳痰、脂肪泻、生长受限三联征，但 10% ～ 15% 的患者没有胰腺功能不全表现。CF 患者的肺在出生时是正常的，其肺部症状并不明显。10% ～ 15% 的 CF 新生婴儿可能无法排出胎粪，导致胎粪性肠梗阻，这与胰腺功能不全有关，但它与更多的临床严重病变无直接联系。

CF 的一些不常见表现，如新生儿的长期性黄疸、婴幼儿的直肠脱垂，应进行诊断性测试。偶尔，婴儿会在第 4 个月内出现严重营养不良伴贫血、低白蛋白血症及水肿。

不孕症可能是成人 CF 伴局限性肺部病变者的主要症状。98% 的男性 CF 患者存在不育，并伴有继发于输精管闭锁或缺失的无精子症；精子产生及性能力则正常。尽管女性 CF 患者会因宫颈黏液脱水而导致生育率偏低，但女性 CF 患者的生殖功能正常。

最初，咳嗽等肺部症状仅发生于病情加重期，但最后进展成慢性持续期，也会出现咳痰症状。痰液开始为白色，但当感染持续进展时会变得厚而脓稠。病情加重期患者常会出现少量咯血症状。一些患者在发病过程中会有哮喘样症状，如喘鸣、胸闷、阵发性干咳、一定程度的可逆性气流受限，需要支气管扩张药缓解。随着时间推移，肺功能逐渐减退，呼吸困难逐渐加重。低氧血症通常不会发生，直到第一秒用力呼气量（FEV_1）小于预计值的 35% 时才可能会出现，当 FEV_1 小于预计值的 25% 或 30% 时常出现高碳酸血症。肺源性心脏病多见于疾病晚期。

并非所有患者均具有复发性鼻窦炎、头痛及鼻后滴流症状，但大多数患者可通过鼻窦 X 线片发现全鼻窦炎。鼻息肉见于约 20% 的患者，甚至在手术切除术后也会复发。

诊断方法

囊性纤维化的诊断依据包括：临床表现（框 44-1）、同胞遗传病史或新生儿筛查阳性结果以及 CFTR 功能障碍的相关实验证据。*CFTR* 功能障碍可表现为汗液氯化物浓度升高或鼻电位差的特征性异常，或 CF 造成的 *CFTR* 基因突变。

图 44-5 给出了一个诊断推导法则。离子转运异常可表现为汗液 NaCl 浓度升高，毛果芸香碱离子电渗后检测汗液中氯化物浓度可用于诊断 CF。发汗试验必须采用标准化方法并由富有经验的实验室人员

框 44-1　囊性纤维化（CF）症状和体征

慢性气道疾病
慢性排痰性咳嗽
气道 CF 病原定植（金黄色葡萄球菌、黏液型铜绿假单胞菌）
持续性胸部 X 线片异常
气道梗阻
杵状指
全鼻窦炎
鼻息肉

胃肠疾病
胎粪性肠梗阻
远端肠梗阻综合征
直肠脱垂
胰功能不全，胰腺炎
胆汁性肝硬化
发育停滞
水肿伴低蛋白血症
脂溶性维生素缺乏

其他
盐耗伴代谢性碱中毒
梗阻性无精子症所致不育

CF 患者肺部病情加重常因病毒感染触发，但需要采用针对呼吸道病原体的抗生素进行治疗。识别肺部病情加重发作的早期征象对于避免肺永久性损伤十分重要（框 44-2）。总之，任何症状增加持续超过数日均与 FEV_1 下降有关，此时需要用抗生素治疗。由于大多数 CF 患者存在慢性细菌感染，故治疗的首要目标是抑菌而非除菌。治疗持续时间并非根据痰液细菌学变化，而应根据症状及肺功能的改善情况来定。

由于许多患者拥有正常的肺功能且年衰退率极小，故难以单用肺功能评估肺部疾病状况。尽管如此，FEV_1 仍是预测 CF 患者预后的最好指标，因此可用来评估肺部疾病进程并指导治疗。多数医疗中心可完成每年一次胸部 X 线片检查，但发现早期异常状况的灵敏度有限。高分辨率计算机断层扫描能发现常规 X 线检查无法察觉的异常状况，但 CT 检查与高辐射量积累有关，故暂不作为常规管理的一部分。目前人们感兴趣的是更具灵敏度的预后指标，能评估其功能、结构、感染及炎症状况以指导治疗，但当前这些测试在研究之外的作用有限。

治疗细菌感染，避免肺功能下降以及定期评估临床状况、肺功能及痰液微生物是管理 CF 患者的关键。每年四次门诊是 CF 患者访视的标准，但有些患者需要更频繁的随访。

框 44-2 囊性纤维化患者中肺病加重的症状和体征

症状
咳嗽频率、持续时间和强度增大
咳痰增多或新出现咳痰
痰液外观发生变化
新出现咳血或咳血增多
气促加重；运动耐力降低
总体健康状况变差：疲劳加重、无力、发热、纳差

体征
呼吸功增高：肋间凹陷和使用辅助呼吸肌
呼吸速率增高
新出现胸部检查湿啰音或湿啰音增多
空气潴留增多
发热
体重减轻

实验室发现
FEV_1 降低 10% 或大于既往 6 个月内的最佳数值
空气潴留增多和（或）新发细胞浸润，胸部 X 线片显示白细胞增多
氧饱和度降低（SaO_2）

FEV_1，一秒用力呼气量
数据源自 Gibson RL，Burns JL，ramsey BW：*Am J Respir Crit Care Med* 168：918-951，2003.

治疗

基因替代疗法及药物疗法

囊性纤维化由 *CFTR* 不足或缺乏所致，故基因替代疗法是其根治疗法的一种形式。目前为止，该疗法在试验中已能对呼吸道进行直接靶向治疗。人体试验还对许多载体系统进行了测试，腺病毒和阳离子脂质体是两种最常用的载体。即使 *CFTR* 在表达和功能方面已获得一些暂时性效果，但尚无研究证明其长期疗效。病毒载体似乎比阳离子脂质体更加有效，但其存在有免疫原性的缺点。虽然一直在尝试克服这些缺点，但基因替代疗法目前仍无法用作 CF 患者的治疗选择。

CFTR 药物疗法可作为治疗潜在缺陷的另外一种方法，旨在提高 *CFTR* 的转运、表达及功能。对于携带 I 型终止突变基因的患者，药物疗法可促使信使 RNA 早期出现终端密码子，从而减少蛋白质产量；现已证明氨基糖苷类或其衍化物治疗能增加 *CFTR* 基因表达。非对照研究也表明，提高鼻腔上皮细胞氯离子通道的功能也会促使肺功能正向发展。目前正在进行一项更大型的安慰剂对照试验，其将会进一步阐明该疗法的临床获益情况。

由于多数患者没有携带终止突变基因，这种方法仅能治疗少量 CF 患者。VX770 作为 *CFTR* 功能的强化因子，已在携带 G551D 突变基因的患者（其 *CFTR* 出现在细胞表面，但通道功能被减低）中得到检测。近期研究表明，CF 患者使用该治疗不仅能改善肺功能，还能将汗液中氯化物浓度降至阈值之下。随后一个更长程研究也证实了这些结果。VX770 经批准可作为第一个 *CFTR* 基因调节子用于临床应用。

对于 F508del 这种最常见的突变，错误折叠的 *CFTR* 在到达细胞膜之前会在 ER 内被降解。由于错误折叠的 *CFTR* 确实具有氯离子转运功能，那些可影响胞内运输的称之为分子伴侣的化合物可为临床治疗提供帮助。一些研究已经证实了该概念，VX809 是一种基于高通量筛选程序得到的化合物，最近在临床试验中得到了验证。由于 *CFTR* 增效剂 VX770 能在体外大大提高 *CFTR* 校正治疗的效果，故目前正在对其与 VX809 联合使用时的疗效增强情况进行检测。

CFTR 药物疗法的另一个方法是激活上皮细胞顶膜表面的 Cl^- 离子通道或抑制 Na^+ 离子过度重吸

收。这种观念似乎有用，因为 CF 小鼠缺乏 *CFTR* 基因而不会发生肺部病变，这可能由功能更强的选择性 Cl^- 通道所致。激活 Cl^- 通道和抑制 Na^+ 过度重吸收，究竟哪种治疗选择更有效？目前尚不清楚。Denufosol 是一种选择性氯化物分泌刺激剂，现已进行了全面开发方案，其功效有望改善肺功能，这已在两个Ⅱ期临床研究及一个为期 6 个月的安慰剂对照Ⅲ期试验中得到了验证。然而，第二个Ⅲ期临床试验未能证实这些发现。

对症治疗

目前尚缺乏治愈 CF 的有效方案，对症治疗仍是治疗该病的主要方法。大多数治疗方法是针对性阻断黏液潴留周期、感染及炎症。早期开始治疗对避免肺部持久性损伤具有重要作用。

气道清理

胸部物理治疗仍是气道清理的主要方法，可推荐应用于所有患者。许多技术的短期疗效也已得到证实，但长期疗效的有关数据还很有限。最常用的技术是手拍击疗法、呼气末正压通气（PEEP）面罩疗法及自体引流疗法。此外，主动或被动震荡气道技术已开始使用。究竟哪种技术能为 CF 患者提供最佳疗效尚有争论。体育活动和锻炼被认为是重要的辅助物理治疗，因为运动耐量受损与 CF 患者预后较差有关。

CF 患者的气道分泌物高度黏稠，提示可使用药物降低痰液黏稠度。传统的黏液溶解剂对 CF 肺疾病仅有轻微作用，如 N- 乙酰半胱氨酸，但由于具有抗氧化剂作用，其应用现正被重新考虑。该药作为黏液溶解剂无效，这可能是由于 CF 黏液包含少量黏蛋白及大量脓液。重组人脱氧核糖核酸（rhDNase）吸入剂可降低痰液黏稠度、改善肺功能及减少轻中度肺病患者病情加重次数。临床数据还表明，rhDNase 能降低气道炎症水平。高渗盐水也被作为另一种提高气道清除率的潜在药物。最近有研究表明，它还能提高气道表面的液体张力。高渗盐水对肺功能的影响小于 rhDNase，但两者作用机制不同，不能用作临床单一治疗。高渗盐水还能减少肺部病情加重次数，临床结果较好，这是因为肺病急性加重与肺功能下降相关。

气道感染的治疗

近几十年来，CF 患者预期寿命增加的主要原因是积极治疗气道感染。如前所述，CF 患者的细菌病原体通常局限于一个较小范围内，其中，金黄色葡萄球菌或流感嗜血杆菌最常见于年轻患者，而铜绿假单胞菌则最常见于老年患者。大多数患者经历临床稳定期后，可间歇出现肺部病情的加重。诊断肺部病情加重有一套检测标准（框 44-2），但启动抗菌治疗的阈值应该放低。基因分型结果表明，患者加重期的病原体与稳定期相同，但细菌密度较高。因此，抗生素选择应以最新痰培养结果为基础。

肺部病情加重时常采用静脉注射（IV）抗生素治疗，然而口服治疗可用于肺功能稳定或轻度下降的加重期。抗葡萄球菌的抗生素使用时间通常为 2 ～ 4 周。CF 患者的药物清除率存在差异，与非 CF 患者相比，其所需药物剂量高出将近 50%。对于合并假单胞菌属感染的患者，应采用半合成青霉素（例如哌拉西林）、第三代头孢菌素（例如头孢他啶）或碳青霉烯类（亚胺培南或美罗培南）联合一种氨基糖苷类（妥布霉素最常使用）治疗，治疗周期为 2～3 周。环丙沙星口服可用于病情不太严重的加重期。

治疗不常见的革兰阴性菌可能具有挑战性，如洋葱伯克菌复合体、木糖氧化产碱菌和嗜麦芽寡养单胞菌。这些病原体具有天然多重耐药性。虽然预后较差与洋葱伯克菌复合体感染具有显著相关性，但与其他革兰阴性菌的关联性尚不太清楚，目前洋葱伯克菌复合体是否致病尚未明确。对于轻度加重期存在洋葱伯克菌复合体慢性感染的患者而言，可有效使用甲氧苄氨嘧啶–磺胺甲异噁唑（TMP-SMX）或强力霉素；但对于更严重的感染，体外疗效最好的抗生素包括美罗培南、高剂量妥布霉素吸入剂，以及联合头孢他啶、氯霉素或甲氧苄啶–磺胺甲异噁唑中的一种。在病情加重期，治疗洋葱伯克菌复合体感染可能需要在出现临床应答效应前延长抗生素的治疗时间（数周到数月）。检查肺功能、白细胞计数和炎症标志物（CRP 或 ESR）对指导治疗可能有所帮助。嗜麦芽寡养单胞菌感染可用甲氧苄氨嘧啶–磺胺甲异噁唑（TMP-SMX）或强力霉素治疗。由于嗜麦芽寡养单胞菌菌株在治疗过程中常会产生耐药性，TMP-SMX 常需要联合第二种抗生素治疗，如替卡西林–克拉维酸或左氧氟沙星。治疗木糖氧化产碱菌感染具有挑战性，治疗选择包括亚胺培南及哌拉西林。由于体外研究发现高浓度多黏菌素能抑制大多数木糖氧化产碱菌菌株的氧化，故吸入多黏菌素也可能有效。

许多治疗 CF 的医生试图采用口服抗生素来根除气道内细菌，甚至在没有症状时也采用这种方法。一些医疗单位在初始诊断时就常用氟氯西林进行预防性抗葡萄球菌治疗。虽然据一个小型研究报道，在最初2年内发生咳嗽的概率及入院率均很低，但另两项研究证实持续抗葡萄球菌治疗（主要使用头孢菌素）会增加铜绿假单胞菌的感染率。该菌会加重肺部炎症，如感染持续存在还会加重肺功能损害。目前尚无足够证据支持CF患者需要行预防性抗葡萄球菌素治疗。

总之，铜绿假单胞菌是CF肺疾病的主要病原体。它的流行随着年龄增加而增加，大多数成年患者存在该菌慢性感染。初期在非类黏蛋白菌短暂定植后，未治疗的患者普遍存在黏液样铜绿假单胞菌慢性感染。抗生素治疗通常不能消除气道内铜绿假单胞菌的类黏蛋白。造成该结果的原因可能是生物被膜中细菌数目过高和病原体的代谢率较低、抗生素对气道分泌物的渗透力弱以及痰液中的厌氧状况。类黏蛋白菌株的慢性感染对肺部疾病进展有负面影响。尽管慢性感染几乎不可能根治，但针对铜绿假单胞菌早期感染的治疗仍然有效。抗生素治疗是改善CF病情的一个重要方法。单独吸入妥布霉素抗生素、联合吸入抗生素及口服环丙沙星均已在使用，但最近多项研究表明增加环丙沙星并不能提高临床治疗成功率。虽然铜绿假单胞菌早期感染的最佳治疗方案尚未明确，但吸入妥布霉素能成功地降低CF患者发生铜绿假单胞菌慢性感染的概率（表44-1）。

为了避免不良反应并使气道获得高浓度药物，吸入抗生素疗法可用于铜绿假单胞菌感染的维持治疗。吸入妥布霉素能改善肺功能并减少慢性感染者肺疾病的加重次数。此外，吸入多黏菌素正被作为“标签外”药物进行试验。尽管多黏菌素具有耐药菌株发生率较低的优势，但是它的短期疗效劣于吸入妥布霉素。近来，吸入氨曲南经批准可作为妥布霉素的替代药物，两项临床对照试验均证明了其疗效。与氨曲南相比，吸入妥布霉素具有类似疗效，并提示在治疗中能提高肺功能。然而，多数患者曾进行吸入妥布霉素治疗，这可能会改善患者对氨曲南的反应。妥布霉素及氨曲南都进行了用28 d停28 d的循环研究，很多医生也开始每个月交替使用这两种药物以避免在停药期出现病情恶化。

一些医疗中心在治疗CF慢性感染患者时，无论患者是否存在呼吸道症状均常规使用Ⅳ类抗生素，每3个月一个疗程，但尚无充分的证据支持这种方法。

除吸入抗生素外，阿奇霉素也可改善肺功能并减少铜绿假单胞菌阳性肺疾病的加重次数，最近更多研究证明该药同样能减少铜绿假单胞菌阴性肺部疾病的加重次数。虽然大环内酯类药物对常规培养

表 44-1 口服及吸入性抗生素疗法选项

抗生素：选择其一	儿童剂量	成人剂量
金黄色葡萄球菌		
双氯西林	6.25～12.5 mg/kg 每日4次	250～500 mg 每日4次
头孢氨苄	12.5～25 mg/kg 每日4次	500 mg 每日4次
阿莫西林/克拉维酸	12.5～22.5 mg/kg 阿莫西林*	400～875 mg 阿莫西林*
流感嗜血杆菌		
阿莫西林	25～50 mg/kg 每日2次	500～875 mg 每日2次
阿莫西林/克拉维酸	12.5～22.5 mg/kg 阿莫西林*	400～875 mg 阿莫西林*
头孢呋辛酯	15～20 mg/kg 每日2次	250～500 mg 每日2次
铜绿假单胞菌		
环丙沙星	10～15 mg/kg 每日2次	750 mg 每日2次
妥布霉素†	300 mg 通过喷雾器给药，每日2次	300 mg 通过喷雾器给药，每日2次
黏菌素†	150 mg 通过喷雾器给药，每日2次	150 mg 通过喷雾器给药，每日2次

修改自“Gibson RL，Burns JL，ramsey BW：*Am J Respir Crit Care Med* 168：918-951，2003.”

* 每日2次

† 通过吸入给药

的铜绿假单胞菌无效，但有证据表明，大环内酯类药物能影响铜绿假单胞菌生物膜的生长。这是否可说明其疗效，抑或由大环内酯类的抗炎特性所致，目前尚不清楚（表44-1）。

CF会存在患者与患者之间的细菌病原体传播，故应采取隔离措施以防止CF患者间的交叉感染。这对于洋葱伯克菌复合体感染十分重要，因为它的人-人传播已得到证实，且慢性感染与临床预后差具有相关性。目前抗铜绿假单胞菌的疫苗正处于研发之中，而其疗效尚未得到证实。

炎症

CF以显著中性粒细胞性气道炎症为特征。早期的抗炎治疗试验采用糖皮质激素进行。口服泼尼松（1～2 mg/kg，隔日一次）能降低铜绿假单胞菌阳性感染者的肺功能减退速度，但也存在严重副作用，

如葡萄糖耐受不良、生长发育迟缓及白内障。虽然吸入类固醇激素在 CF 患者中已得到了广泛应用，但仍未证明其能改善肺功能及气道炎症。因此，除非患者存在气道高反应性（出现于 25% ～ 40% 的 CF 患者），否则不推荐使用。一项单中心研究证实，高剂量布洛芬可减缓 CF 患者的肺功能减退，但它的使用仍存在争议。即使其他靶向抑制 CF 气道炎症的药物已得到研究，但尚未证实哪种药物安全有效。

肺移植

双肺或心肺移植是终末期 CF 肺疾病的一个选择方案。确定移植时间仍具有挑战性，很多试验尝试开发预测模型以方便评估。患者的病情程度应可通过移植取得生存获益，但并非患者即将死亡才进入候诊名单。FEV_1 小于预计值的 30% 是患者进行内科最大量药物治疗的最佳指标，因为它能预测患者 2 年内的生存中值。然而，移植中心候诊名单中的人数也应加以考虑。一般情况下，成人生存率优于儿童，尽管有报道提示儿童也可通过肺移植改善生存率。洋葱伯克菌复合体感染者的生存率特别差，多数医疗中心认为洋葱伯克菌感染是移植的禁忌证。然而，多伦多组织已表明即使存在这些高危因素，移植仍会提高患者生存率。目前，全球移植经验（ISHLT 数据）已表明，移植后 1 年生存率为 80%，5 年生存率为 55%，10 年生存率为 35%。

胰腺功能不全及营养不良

CF 患者营养状况较差，更易发生肺部感染，且营养状况差与预后较差相关。因此，侵袭性治疗需要保证能维持 CF 患者的正常体重，确保含有足够胰酶替代品的高脂和高热量饮食。如果患者无法经口进食，则应采取经鼻胃管肠道进食的方式来维持足够的营养状况及正常生长发育。胰酶替代治疗并不能完全纠正吸收障碍，这存在多种原因，包括近端小肠缺乏胰腺碳酸氢盐对胃酸的中和而无法完全溶解 pH 敏感性肠溶衣。使用药物降低胃液酸度，可提高部分患者胰酶替代的有效性。

不育与妊娠

虽然 98% 的 CF 男性患者不能生育（输精管缺乏为主，无精症次之），但其精子发生和性能力均正常。CF 男性患者在生殖技术（如显微附睾精子抽吸术）结合体外受精的帮助下有望成为父亲。

女性患者的生殖功能正常，但宫颈黏液脱水会导致生育率降低。一般情况下，CF 女性患者对怀孕的耐受性好，许多研究也表明，怀孕对其生存率无负面影响。如果女性患者具有合适肺功能（FEV_1 > 预计值 50%）、临床状况稳定、营养状况良好（BMI > 19），则母体和胎儿会有较好的预后。孕期监测母亲体重增加情况以及每三个月检查妊娠糖尿病均十分重要。如夫妻双方均患有 CF，在计划怀孕时应对两者的 CF 突变行基因检测。

并发症

肺部并发症

气胸

气胸多见于肺病更严重且肺功能更差的 CF 患者，通常为大龄儿童和成人。由于难以扩张纤维变性及受感染的肺组织，故其治疗具有挑战性。气胸常常反复发作，需要采取胸导管引流处理，小导管则更利于最大限度地减轻疼痛。良好的镇痛对于继续胸部理疗和预防肺部感染加重十分必要。治疗复发性气胸需要行胸膜化学固定术，并结合多西环素、滑石粉或行胸腔镜手术，但这些措施不一定对所有病例均有效。如果经上述干预后仍有气体持续渗漏，应行外科胸膜固定术。胸膜固定术被认为是肺移植的禁忌证，因为移植过程中肺组织不易切除，易发生出血并发症，但现在多数医疗中心还是会对一些已进行胸膜腔药物或手术治疗的患者施行肺移植。

咯血

慢性肺部感染会导致供应肺循环的支气管动脉扩张。咯血甚至会发生于轻度肺病患者，这通常提示有感染存在。胰腺功能不全所致维生素 K 缺乏也会引起咯血。大咯血（24 h 内出血量超过 250 ml）较为罕见，但偶尔出现便会危及生命（第 20 章）。咯血常需要抗生素治疗，也可使用维生素 K 和氨甲环酸。持续性大咯血需要行支气管动脉栓塞术。血管造影可用于定位异常支气管动脉血管，这些畸形血管起源于一侧动脉却能支配对侧肺段。由于出血点定位并非总能找到异常支气管动脉的起始点，故支气管镜检查对出血来源定位没有帮助。然而，支气管镜检查对处理危及生命的气道内咯血十分必要。栓塞术应由经验丰富的介入放射科医师完成，因为支气管动脉栓塞术有发生潜在并发症的风险，包括食道、肺实质或胸壁的梗死（引起吞咽困难或严重胸痛）以及脊髓动脉意外栓塞所致的横贯性脊髓炎。

变应性支气管肺曲菌病

虽然曲霉菌可经由痰培养检测，但很多这类患者并无真菌感染症状。大约 5% 的 CF 患者因超敏反应而产生症状。该疾病称为变应性支气管肺曲菌病（ABPA），呼吸病情加重而抗生素治疗不佳的患者应怀疑该病可能。除慢性咳嗽和咳痰外，ABPA 常有哮喘样症状（如喘息），且患者可有褐色胶冻样痰液（“浅茶色”痰液）。难以对 CF 患者的部分 ABPA 特征进行评估，因为支气管扩张症、喘息、咳痰及痰液检测到曲霉菌是 CF 肺疾病的共同特征。IgE 增高（通常＞ 1000 U/ml）、皮肤试验阳性及血清存在抗曲霉菌抗体沉淀素（见曲霉肿，第 53 章）均支持该病诊断。治疗临床症状及肺功能减退需要用皮质类固醇激素，初始治疗需要大剂量（1 ～ 2 mg/kg），随后逐渐减量。伊曲康唑辅助性抗真菌治疗可能对罹患 ABPA 的 CF 患者有效，但它对 CF 的疗效尚不明确。ABPA 的疗程应依据临床反应、FEV_1 改善及血清 IgE 水平恢复正常等进行调整。

胃肠道并发症

胰腺

多数患者自刚出生或出生后不久即有胰腺功能不全，当超过 98% 的胰腺组织受损后出现症状。脂肪吸收障碍可出现营养不良及脂溶性维生素（维生素 A、维生素 D、维生素 E、维生素 K）缺乏。10% ～ 15% 的患者有足够的胰腺功能或胰腺充足（PS），无须胰酶替代治疗。20% 的 PS 患者可发展为重症胰腺炎并可能复发，一些患者的胰腺存在进行性破坏直至胰腺功能缺乏（PI）。

末端肠梗阻综合征

胃肠道未消化的脂肪和黏液、吞入的痰液及小肠内水分减少导致肠内容物浓厚而黏稠。不完全肠梗阻多出现于回盲部，可引起右下腹（RLQ）疼痛反复发作和大便习惯偶然改变。该疾病常发于 15% ～ 20% 的患者，称为末端肠梗阻综合征（DIOS）。根据既往病史，右下腹触及柔软包块以及腹部成像见右下腹粪便聚集可进行临床诊断。DIOS 较少引起完全性肠梗阻，当出现白细胞计数增高或发热时，应考虑其他腹痛原因，如肠套叠、阑尾炎或阑尾脓肿以及难辨梭菌结肠炎。治疗需要使用大量肠道清洗剂（克来特利、聚乙二醇）冲洗肠道。少数情况下，需要用水溶性渗透灌肠剂，如泛影葡胺或泛影钠（泛影酸钠）。预防 DIOS 的重点在于足量胰酶替代治疗及使用矿物油或聚乙二醇。

肠套叠可见于 1% ～ 2% 的 CF 儿童及年轻成年人中，类似于 DIOS。肠套叠多位于回肠-回肠，但也可能为回肠疝气。肠套叠可能复发，临床表现无症状但可引起小肠梗阻，也可能与间歇性腹部疝气痛、可触及的包块及呕吐有关。

囊性纤维化肝病

婴儿可能因胆汁异常浓缩和黏度过高而出现胆汁淤积，也可出现脂肪肝，但其临床意义尚未明确。CFTR 可表达于胆道细胞内，填塞小叶胆管，发生胆管周围组织炎及纤维化。胆汁淤积性肝硬化是 CF 肝病的最常见特征，但不易觉察。尸体解剖研究表明，肝硬化可见于近 70% 的成人 CF。约 1/3 的患者存在肝功能异常，但这种异常情况与肝病发生及严重程度无关。肝细胞功能一般会得到保存。5% 的胆汁淤积性肝硬化患者可进展成结节性肝硬化及门静脉高压症。

由于肝细胞受损非常罕见，故肝病仅影响少数患者的生活质量，仅有少数研究表明患者需要肝移植。小而功能低下的“微小胆囊”是该病的典型表现，高达 10% 的 CF 患者存在胆固醇增高性胆石症，而胆总管结石较为少见。肝酶增高时熊去氧胆酸可表现正常，然而，它对肝病进展的远期影响尚未得到证实。

囊性纤维化相关性糖尿病

朗格汉斯细胞功能初期表现正常，糖尿病很少见于 CF 患者的前十年病程中。糖耐量异常普遍存在，而且糖尿病可随年龄增加而增多，25% ～ 30% 的成年 CF 及 PI 患者存在糖尿病并需要胰岛素治疗。囊性纤维化相关性糖尿病（CFRD）具有 1 型糖尿病及 2 型糖尿病的特征，伴胰岛素分泌减少及延迟，兼具胰岛素抵抗。在真正糖尿病发生前，糖耐量异常可持续多年。控制糖尿病对预防蛋白质异常分解和体重减轻起重要作用。糖尿病控制不佳会增加肺部感染机会。多数患者需要行胰岛素治疗。在肺病情恶化期间，胰岛素抵抗增加会使胰岛素需要量暂时性达到 3 ～ 4 倍。CFRD 血糖控制不佳会发生微血管病变，但很少出现大血管并发症。

恶性肿瘤

北美洲及欧洲诊所的 CF 回顾性分析发现，CF 患者发生胃肠道恶性肿瘤普遍增多。GI 的病因可能为慢性损伤及炎症。患病风险的增加多开始于 30 岁左右，恶性肿瘤可见于胃肠道所有部位（结肠、食管、小肠、胰腺、肝、胆道系统）。CF 患者发生胃肠道恶性肿瘤风险的优势比为 6.5。由于肿瘤的多发性及其较低的发生率，该病筛查较为困难，但在需要肺移植、存在 GI 肿瘤家族史以及罹患胃食管反流性疾病的患者中，可能提示存在该疾病。胃食管反流性疾病发生新的胃肠道症状应进行适当的诊断性测试。

囊性纤维化相关性骨病

有证据表明，成年 CF 患者的骨密度降低，包括骨质减少及骨质疏松症，可通过双能 X- 线吸收仪（DEXA）来测量。成年 CF 患者普遍存在骨密度降低 40% ～ 70% 的情况，高达 50% 的具有严重肺病并等候移植的成人患者会出现骨质疏松症。骨密度降低的病因多种多样，包括正常骨形成失败及骨丢失过多。营养不良、维生素 D 及维生素 K 缺乏、性腺功能减退、炎症因子增多（慢性肺部感染引起）所致骨丢失增加、使用皮质类固醇激素等均可能造成骨密度降低。DEXA 扫描是否能预测 CF 患者的骨折风险尚未完全明确。临床报道一致建议，当皮质类固醇激素治疗及等待移植的患者出现骨质疏松症时，需要补充钙及维生素 D、进行腺功能减退症（如有）治疗、加强锻炼、治疗肺部感染以及使用双磷酸盐类药物。

肥大性肺骨关节病（HPOA）是一种与杵状指相关的慢性增生性骨膜炎。它能引起严重骨痛及骨骼增大，尤其见于膝关节、踝关节及腕关节。在肺病加重期常呈喇叭样，肺部感染治疗后可有所改善。影像学检查证实，典型骨膜新骨始于骨远端而止于长骨骨干。

偶发性关节病可见于 5% ～ 10% 的 CF 患者，表现为短期急性肿胀和疼痛，单个或多个大小关节受累。这些症状发作与肺病恶化无必然联系。这是一个非侵蚀性关节病，对非甾体抗炎药物或激素均有反应。

1% ～ 2% 的 CF 患者可发展为皮肤脉管炎，活检表现为白细胞破坏性血管炎。全身受累较罕见，常见于四肢骨下段。皮疹常由无痛性紫癜组成。这种典型表现可自行消退，无须特异性治疗。

预后

当 CF 被首次诊断后，其生存期平均少于 2 年。随着治疗改善，采用高热量、高脂肪饮食（改善生长发育及营养状况）以及建立多学科 CF 保健中心，CF 患者的生存时间已得到稳定提高，国民生存中位数为 36 ～ 46 岁。CF 不再被认为是一种儿童疾病；例如，在加拿大目前的 CF 患者中有 50% 以上为成年人。

现已证明许多因素能影响 CF 患者的预后。数十年来性别差异已得到关注，男性的生存质量较好。虽然这种生存差异在逐渐减少，但它仍然存在。其病因不明确，可能与肺功能或营养状况无关。其他影响生存率的因素包括社会经济地位以及铜绿假单胞菌或洋葱伯克菌复合体的慢性感染。

争议和误区

在过去的 20 多年中，CF 治疗已取得较大进展，并能显著延长预期寿命，但也同时面临着新挑战。预后较好的患者通常肺功能减退较慢、生存期延长，使得先前研究的预后评估措施难以使用。患者的治疗负担进一步加重，并且目前的标准疗法建议进行终身多药治疗。由于安慰剂对照的单一药物治疗试验不再可行，新疗法的有效性将难以检测。创造性研究方法对于确定不同阶段 CF 患者的日常治疗药物非常必要。由于存在时间及经济负担，仅仅增加新的治疗方法将不被接受。

目前随着药物可逐渐用于治疗患者的基础缺陷，研究者需要确定修正多少 *CFTR* 功能即可阻止肺病进展。对患者进行长期随访及实行全国登记策略将有助于解决这些问题，也需要各国之间的合作以获得所需样本量。

结论

总之，由于最近几十年来 CF 预期寿命得到了显著提高，该病治疗已成为医学成功史的一段佳话。虽然对疾病潜在异常的确定促进了对疾病进程的认识，但治疗仍主要针对 *CFTR* 缺陷的“下游”结果（黏液潴留、感染及炎症）。重要的是，在不久将来，治疗将可实现 *CFTR* 功能的部分或完全修正，对症治疗也会更加有效。即使这些治疗无法完全修正潜在缺陷，也可有效预防临床病情恶化。因此，CF 仍将是一种需要长期治疗的慢性疾病，但其缩短寿命的状况将会结束。

推荐读物

Borowitz D, Baker RD, Stallings V: Consensus Report on Nutrition for Pediatric Patients with Cystic Fibrosis, *J Pediatr Gastroenterol Nutr* 35:246–259, 2002.

Boucher RC: An overview of the pathogenesis of cystic fibrosis lung disease, *Adv Drug Del Rev* 54:1359–1371, 2002.

Davis PB: CF since 1938, *Am J Respir Crit Care Med* 173:475–482, 2006.

Gibson RL, Burns JL, Ramsey BW: Pathophysiology and management of pulmonary infections in cystic fibrosis, *Am J Respir Crit Care Med* 168:918–951, 2003.

Knowles MR, Durie PR: What is cystic fibrosis? *N Engl J Med* 347:439–442, 2002.

Ratjen F, Döring G: Cystic fibrosis, *Lancet* 361:681–689, 2003.

Farrell PM, Rosenstein BJ, White TB: Guidelines for diagnosis of cystic fibrosis in newborns through older adults. Cystic Fibrosis Foundation consensus report, *J Pediatr* 153:S4–S14, 2008.

Rowe SM, Miller S, Sorscher EJ: Mechanisms of disease: cystic fibrosis, *N Engl J Med* 352:1992–2001, 2005.

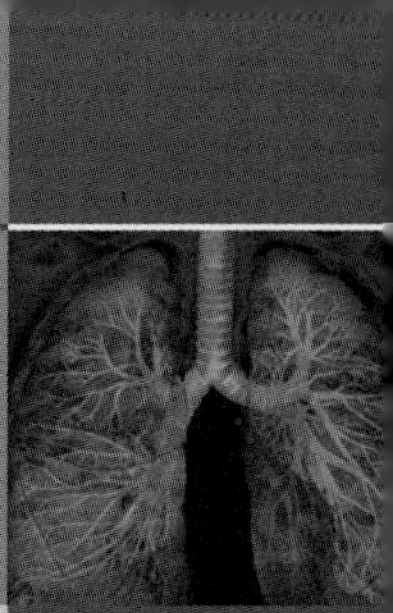

第七部分　气道疾病

第 45 章　支气管扩张症

Deborah Whitters • Robert Stockley　著

（黄艳媚　史　菲　邱　晨　译）

1819 年 Laennec 首次将支气管扩张症描述为慢性细菌感染相关的气道不可逆性扩张与破坏。其特征是气道炎症和扩张的支气管管壁增厚。支气管扩张症的临床特征包括慢性痰液生成（常为黏液痰或脓痰）、持续性细菌定植以及反复发作的下呼吸道感染。

流行病学

人们普遍认为，自 20 世纪 50 年代以来支气管扩张症的发病率已有下降，大量胸部 X 线检查数据显示，当时英国（UK）的患病率估计约为千分之一。最近的英国研究未能证实这一观点，其总体发病率仍不清楚。然而，来自欧洲其他国家的证据显示，自 20 世纪 70 年代以来支气管扩张症住院人数及新诊断患者数有所下降，这要归功于肺结核发病率的下降以及更有效的肺部感染治疗。

在发展中国家，支气管扩张症仍然是儿童发病的一个重要原因。据报道，随着北半球因纽特人口数量的增多，新西兰和澳大利亚的本土社区成为了非囊性纤维化（CF）支气管扩张症的全球最高发地区之一。贫困、医疗保健（例如抗生素治疗和接种疫苗）受阻以及教育程度低下是该病的影响因素。在中国，农村地区的呼吸系统疾病病死率（包括支气管扩张症）高于城市地区；然而，由于缺乏流行病学研究，这些人可能面临类似的医疗保健问题以及由此而来的抗生素有效性的问题。在抗生素治疗或计划免疫最近才得到普及的国家，尚无研究阐明其对发病率的影响。

病理学

1952 年，Whitwell 检查了手术切除标本的 200 个连续切片，对支气管扩张症的病理进行了最全面的病理学描述。研究发现，支气管扩张、增厚以及变形的支气管腔内常有脓痰。肉眼可见的炎症反应通常会引起较小支气管完全阻塞。据其不同病因，检查可见广泛或局限性病变。显微镜检查显示，开始愈合的支气管上皮存在溃疡伴肉芽组织增生。其他标本显示，上皮下组织有炎症细胞浸润及黏液腺增生。起支撑作用的“弹性”结缔组织也可能会受到不同程度的损害。上述特征均会不同程度地存在，并与疾病的临床症状及严重程度相符。

Whitwell 根据病理结果将支气管扩张症分为三类——囊状、肺不张及滤泡样——虽然这些术语可能早已改变，但对其描述仍保持不变。柱状支气管扩张的特点是扩张气道呈均一管形并突然终止。静脉曲张型支气管扩张的表现类似于曲张静脉，在相对收缩区域气道扩张会发生变形。这些支气管也有扭曲及球形末端。囊性（囊状）支气管扩张被认为是支气管扩张最严重的形式；其最突出特点是随着支气管向肺外周和气道走行，其气道扩张也逐渐增多，末端呈囊性团。支气管扩张症这三种基本形式的高分辨率计算机断层扫描（HRCT）如图 45-1 所示。

发病机制

非囊性纤维化（CF）支气管扩张症患者中可能仅 50% 能找到病因。然而，大家认为支气管扩张症与多种疾病及因素有关，应当对所有患者的潜在病因进行评估（框 45-1）。

遗传因素对非囊性纤维化支气管扩张症的影响是当前研究的主题，且多着重于研究囊性纤维化跨膜传导调节蛋白（*CFTR*）基因的作用。ΔF508（F508del）是该基因最常见的突变类型，与严重 CF 相关（第 44 章）。现已证实，还有许多其他突变类型与轻度临床表型相关。因此，对于之前常诊断为

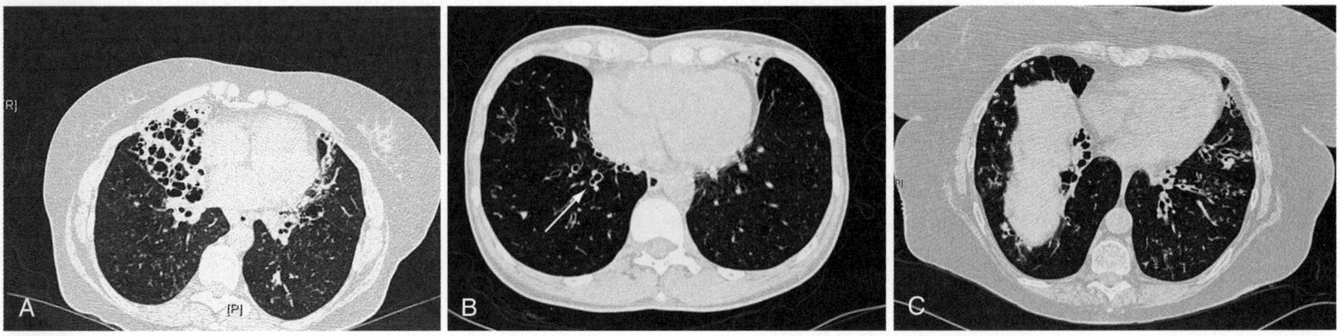

图 45-1 **A**，双侧囊状支气管扩张；**B**，右中叶中度柱状支气管扩张，特征性表现为经典的印戒征（箭头）；**C**，双侧严重的曲张支气管扩张，左侧尤为明显，伴有相关的支气管壁增厚

框 45-1 支气管扩张的潜在病因

感染后原因
病毒感染（腺病毒、麻疹病毒、人类免疫缺陷病毒）
细菌感染（肺炎球菌）
结核分枝杆菌
百日咳
变应性支气管肺曲菌病

宿主免疫缺陷
体液免疫缺陷（IgA、IgG、IgM）
选择性 IgG 亚类缺陷
特异性抗体缺陷
补体缺陷
慢性肉芽肿性疾病

黏液纤毛清除障碍
原发性纤毛运动障碍
Kartagener 综合征
Young 综合征

其他炎症疾病
风湿性关节炎
炎症性肠病
慢性阻塞性肺疾病（COPD）

其他
异物吸入
肺中叶综合征
α_1-抗胰蛋白酶缺乏
毒性物质吸入
胃食管反流疾病（GERD）
黄甲综合征

特发性非囊性纤维化支气管扩张症的患者，目前报道有晚发型新发 CF。目前认为，与普通人群相比，汗液氯化物检测正常的支气管扩张症患者更多见 *CFTR* 基因突变。研究表明，*CFTR* 基因频谱与气道 *CFTR* 功能持续障碍相关。其表型包括支气管扩张患者、汗液氯化物正常且无其他 CF 特征的患者和典型 CF 患者。另外，某些证据还表明，*CFTR* 突变与非囊性纤维化支气管扩张症及类风湿关节炎有关。因此，对于已诊断为特发性非囊性纤维化支气管扩张、但未满足 CF 诊断标准的患者，可确定 *CFTR* 功能障碍是导致罹患支气管扩张症的病因。目前尚不明确如何对这些患者进行干预治疗。

能否明确支气管扩张症的病因取决于患者回忆事件的准确性，这使得大多数患者难以确定直接的病因。尽管如此，感染性损害无疑在支气管扩张症的病理改变中起重要作用。抗生素广泛应用及儿童接种疫苗后发病率下降证明该观点。免疫缺陷能增加感染的易感性，故在它与支气管扩张的发生之间，感染的作用显得尤为重要。

支气管扩张症的“恶性循环”假说表明，宿主防御功能开始发生故障或不堪重负时，会引发宿主介导的慢性炎症反应，反过来又会导致新的或进一步的黏液纤毛清除及防御功能损伤，从而使问题进一步扩大。慢性感染和过度炎症反应（主要是中性粒细胞）之间相互作用会持续损伤气道，引起支气管扩张发生和发展。在支气管扩张气道的支气管黏膜活组织标本及分泌物中，可以发现炎症介质如中性粒细胞趋化因子白介素 -8（IL-8）和肿瘤坏死因子 -α（TNF-α），以及组织中性粒细胞增多。该炎症反应的启动造成吞噬细胞、树突细胞和淋巴细胞的聚集，从而促发了适应性反应（图 45-2）。

临床特征

支气管扩张症患者的临床病理严重程度存在较大差别。病变轻微的患者可能偶尔发作，几乎没有或根本无痰。其他患者即便处于稳定期也会频繁发作，伴慢性脓痰。症状可包括咯血（尤其在病情加重时）、以轻度到中度气道阻塞为特征的呼吸困难、嗜睡及健康状况下降。咯血可能只是一个小问题，

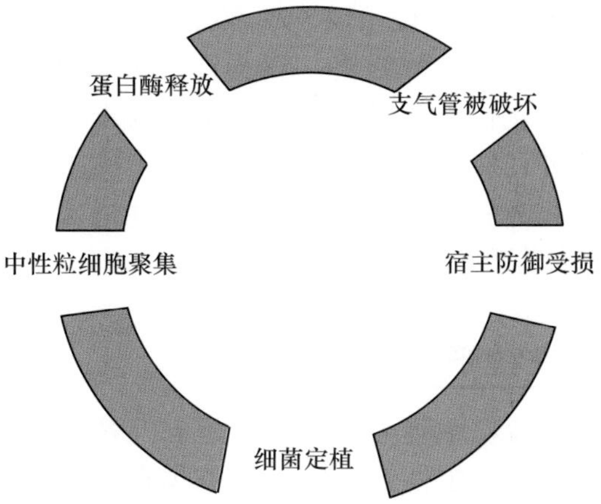

图 45-2 支气管扩张症的炎症感染循环。气道受损引起黏液纤毛清除功能损伤，导致细菌定植，其进而激活中性粒细胞炎症。这不仅引起组织破坏加重，同时还扰乱了局部免疫状态，致使细菌顺利定植。中性蛋白酶破坏免疫球蛋白，减弱抗菌活性，降低纤毛摆动频率，破坏气道上皮细胞，这些均会增加细菌的黏附及存留

尽管急性加重时新生小动脉黏膜可被侵蚀而引发大咯血。HRCT 定量分析显示，支气管扩张的气流阻塞主要与中小气道病变有关，而与大气道的异常扩张、肺气肿或管腔内分泌物无关。还有报道表明，支气管扩张症患者发生不同严重程度的非特异性胸痛的频率增加。

临床症状

长期以来，杵状指是一种公认的慢性化脓性肺疾病症状。尽管既往报道杵状指常见于支气管扩张症患者，但近期研究较为少见，这可能是由于支气管扩张症的诊断"门槛"较前降低。据研究报道，无论是成年后或儿童期出现症状的患者，其杵状指的患病率均为 1% ～ 2%。总之，这表明当前的杵状指仅发生于少数非囊性纤维化支气管扩张症患者。

支气管扩张症典型的临床体征是肺部听诊闻及粗湿啰音。最近研究一致报道，具有此体征的患者高达 73%。有趣的是，一项深入探讨支气管扩张症表型的研究发现，成年后出现慢性排痰性咳嗽症状的患者与儿童期即出现症状者相比，其湿啰音的发生率明显有所降低（20% *vs.* 64%）。这种差异还与儿童期发病组痰量更多有关。通常，支气管扩张症的湿啰音在吸气的早中期出现，吸气末期消失。湿啰音也常出现于呼气时，这可与肺泡炎或慢性阻塞性肺疾病（COPD）的细湿啰音相鉴别。尽管湿啰音很多见，但可随咳嗽和咳痰的缓解而减少。然而，体格检查时闻及的湿啰音位置及范围与 CT 扫描所示支气管扩张的区域无必然联系。

诊断与患者评估

放射学

胸部 X 线检查往往是研究疑诊支气管扩张症患者的首选影像学方法。然而，作为支气管扩张症的诊断工具，X 线片敏感性较差，一些研究提示，X 线诊断率不到 50%。另外，几乎无证据提示胸部 X 线片可用于监测症状无改变的支气管扩张症患者。

HRCT 是可选择用于明确支气管扩张症诊断的放射学方法，但在各种报道中，其敏感性及特异性不一。虽然难以全面评估全部支气管扩张症患者 HRCT 的准确性，但普遍认为它对中度到重度支气管扩张症的诊断具有高度特异性。然而，其他疾病（如 COPD、哮喘）也可出现支气管壁增厚的早期支气管扩张特征，这表明 HRCT 对症状明显的支气管扩张特异性较低。此外，薄层 CT 与支气管造影相比，虽可见到支气管壁增厚，但支气管造影显示其形成原因并非均为支气管扩张。相较于标准 HRCT（图像层面间隔仅为 10 mm），多排螺旋 CT 扫描仪允许的层面厚度误差更大，其广泛应用可提高支气管扩张症的检测率，但尚未针对早期疾病对此进行评估，另一方面，还必须与辐射增加相权衡。标准 HRCT 仍是目前推荐的支气管扩张症的诊断方法。

血液检测

炎症标志物包括白细胞（WBC）计数、中性粒细胞计数、红细胞沉降率（ESR）和 C- 反应蛋白（CRP），可作为检测疾病活动性及病情严重程度的非特异性指标。这些检测也可指导临床状态或症状无变化的支气管扩张症患者，确定其是否需要应用抗生素并了解其抗菌疗效（框 45-2）。

免疫球蛋白

大多数支气管扩张症患者的免疫球蛋白（IgA、IgG 和 IgM）多有显著升高，这提示存在慢性支气管感染。据一项针对支气管扩张症病因的大型研究报道，8% 的患者存在低丙球蛋白血症（一个公认的支气管扩张症病因），导致抗体缺乏或抗体应答不足。这证实了患者抗体（IgA、IgG 和 IgM）水平检测的必要性，因为它们可能会影响治疗。由于各抗体亚型的正常范围难以界定，而抗体亚型缺失或不足也可见于其他健康个体（如 IgA 不足），故 IgG 亚类的作用尚不清楚。尽管血清免疫球蛋白处于正常水平，

框 45-2　支气管扩张患者的诊断性检查

测定
非特异性炎症标志物（WBC 计数、ESR、中性粒细胞、CRP）
血清免疫球蛋白
血清电泳
功能性抗体
曲霉菌属相关的总 IgE 和特异性 IgG

部分患者
IgG 亚类
类风湿因子
α_1- 抗胰蛋白酶水平
囊性纤维化筛查

CRP，C 反应蛋白；*ESR*，红细胞沉降率；*IgE*，免疫球蛋白 E；*IgG*，免疫球蛋白 G；*WBC*，白细胞

但它不能对多聚体抗原产生免疫应答，这是除特异性的免疫缺陷之外的另一病因。

现行指南建议，支气管扩张症抗体缺乏的评价应包含：针对肽链和多聚糖抗原的特异性抗体反应的基准值进行普遍的或针对性的评价。通常使用的抗原为破伤风类毒素、肺炎双球菌及 B 型流感嗜血杆菌。如这些抗体水平低下，需要用合适的抗原进行免疫，约于 21 d 后复测抗体水平。免疫应答是否影响后续的临床过程尚不清楚，但应答反应在某些情况下似乎不合常理，尤其是流感嗜血杆菌肺部感染由不分型的流感嗜血杆菌，而并非 B 型流感嗜血杆菌引起的情况。

变应性支气管肺曲霉病（ABPA）是支气管扩张症的一个病因，由曲霉菌过敏所致，通常影响过敏患者。近端支气管扩张多累及肺上叶，而曲霉菌过敏常与 IgG 及 3 型免疫应答相关。临床疑诊 ABPA 时，血中嗜酸性粒细胞总数及 IgE 增高提示过敏反应。曲霉菌可诱导 IgG 及特异性 IgE 生成，这些均应检测。

部分患者的类风湿因子（RF）也会非特异性升高。然而，RF 值升高对于某些患者十分重要，它与关节炎的真实病因及小气道病变有关。非特异性关节痛也可能与细菌在气道内定植有关，这是过度炎症反应的一个特征。治疗关节炎或细菌定植可使有关特征得到改善。

临床疑诊支气管扩张症应检测 α_1- 抗胰蛋白酶水平，还应检测 CF 或其变异型的基因水平（框 45-2）。

黏液纤毛的功能

对于疑诊原发性纤毛运动障碍（PCD）的成年患者，应评估其黏液纤毛功能。此时需要考虑患者是否有慢性鼻炎、鼻窦炎、中耳炎、新生儿呼吸道综合征或内脏逆位（仅 50% 的 PCD 患者具有该特征）病史。评估 PCD 的一线最佳方法为糖精实验或鼻呼出一氧化氮含量检测。当这些初步检查结果异常时，可直接检测患者纤毛以进一步检查，但这可能会引起鼻腔和支气管组织的继发性损害，尤其是受检部位存在慢性感染的患者。

中性粒细胞的功能

以中性粒细胞为主的炎症是支气管扩张症的一个重要特征。中性粒细胞迅速聚集在感染部位。当中性粒细胞在趋化刺激作用下向细菌定植或受感染部位移动时，会产生吞噬作用。白三烯 B_4（LTB_4）和 IL-8 是已知的主要趋化因子，IL-8 在疾病的急性加重期发挥着关键作用。

中性粒细胞的颗粒蛋白激活时，会释放抗菌蛋白和细胞溶解酶。细胞溶解酶过度脱颗粒和活化（如过氧化物酶和弹性蛋白酶）与宿主组织损伤相关，因而成为导致并增强恶性循环的中心环节。中性粒细胞也产生直接杀灭细菌的活性氧自由基（ROS）。然而，中性粒细胞 ROS 释放失控也可损伤周围组织，进而加重肺损害。慢性肉芽肿性疾病伴遗传缺陷时，作为过度炎症反应的结果，会产生包括支气管扩张症在内的多种炎性并发症；患者无法产生 ROS；表现为反复发作的危及生命的细菌感染及肉芽肿形成。

中性粒细胞功能检测并非支气管扩张症患者的常规检查。然而，一些关于免疫功能的研究已表明，支气管扩张症患者的氧化迸发会下降，这种异常的意义仍有待明确。

痰液微生物

下呼吸道的微生物评估对于支气管扩张的检查及干预必不可少。表 45-1 总结了成年支气管扩张症

表 45-1　支气管扩张症的常见分离微生物

微生物	发生率
流感嗜血杆菌	14% ～ 35%
铜绿假单胞菌	9% ～ 31%
金黄色葡萄球菌	0% ～ 14%
肺炎双球菌	2% ～ 13%
卡他莫拉菌	0% ～ 20%
可能的“非致病性微生物” 棒状杆菌属、奈瑟菌属、凝固酶阴性葡萄球菌、β - 溶血性链球菌	5% ～ 60%

患者呼吸道中最常见的微生物及其发生率。

支气管扩张症与频发的气道细菌定植相关。就此而言，作为宿主防御反应的一部分，即便稳定期患者也会出现天天咳痰。痰液可能表现为黏液脓性至脓性，具体取决于中性粒细胞的含量。脓痰生成或增加常提示细菌感染恶化。脓痰颜色可直观地分为不同等级，与支气管炎症标志物（如髓过氧化物酶、IL-8 和白细胞弹性蛋白酶）的活性有关。这些因素是维持中性粒细胞性炎症的关键，当炎症过度活跃或失活时，甚至会损伤肺的防御能力。相较于持续咳黏液样痰的患者，咳脓痰患者的细菌定植更为频繁。

细菌定量培养对明确慢性咳痰患者气道炎症加重及恶化起重要作用。细菌量增加（大于 10^6 CFUs）与气道中性粒细胞增多及炎症相关，菌量减少可视为病情缓解。同样，甚至是存在 10^6 个微生物的情况下，菌量进一步增多也可确定支气管扩张症患者的临床状态发生变化，即使缺乏其他临床或生化指标，也需要进行干预治疗。

因此，定植微生物的识别对于支气管扩张症患者尤为重要，但是定量微生物学仍是明确病情恶化的重要工具，是与脓痰等级密切相关的炎症指标。虽然这对临床有帮助，但并未常规应用，并需要进一步的研究和确认。

加重期

急性加重

支气管扩张症加重期的微生物鉴定如前所述，鉴于细菌定植普遍发生于临床稳定期，仅发现细菌感染并不一定表示病情加重而需要抗生素治疗。然而，症状较基线出现恶化及急性加重期细菌量变化，均提示须采用或加强抗生素治疗。框 45-3 列出了另外几条提示急性细菌感染加重的症状。

框 45-3　提示支气管扩张症加重的临床特征

痰液变化（量、黏度或颜色）
咳嗽增加
呼吸困难加重
喘息增加
不适，疲劳
运动耐量下降
发热
肺功能下降（10%）
提示急性过程的影像学改变
肺部呼吸音基线水平的改变

回顾以往的微生物学情况以及稳定期的任何变化，这在开始使用抗生素前都是必不可少的；且在条件允许时，应进行痰培养来指导抗生素的选择，并最好在抗生素治疗开始前取样。

复发加重

患者症状频繁加重可能需要长程抗生素治疗。治疗原则是减少微生物数量，从而调控支气管扩张症的特征——持续性炎症，也就是说，试图打断前述支气管扩张症的恶性循环。目的在于减轻患者症状，改善健康状况及生活质量，并减少加重次数。现普遍认为，1 年内有 3 次以上加重可考虑长程抗生素治疗。这尤其适用于铜绿假单胞菌定植的患者，该感染与住院天数增多、生活质量降低和肺功能下降更快有关。

支气管扩张症患者初次感染铜绿假单胞菌后，该菌常持续定植于患者气道内。铜绿假单胞菌的一个特点是，能形成生物膜以增强自身在肺部定植的能力。生物膜使细菌细胞群落不可逆地附着于细胞表面或相互黏附，并嵌入胞外聚合物（EPS）的基质中。生物膜增强了细菌定植及躲避抗菌治疗的能力，故难以将这些微生物从慢性感染患者的肺部根除。生物膜形成具有多种因素，而群体感应是其中一个较重要的细菌行为，它是细胞与细胞间复杂的信号传导机制，铜绿假单胞菌的细菌调节功能就是其特征性表现，包括代谢、毒力因子表达及生物膜形成。这种调控细菌行为的功能也增强了铜绿假单胞菌侵入并定植于宿主的能力，因为该病原体多在支气管扩张症患者的肺部定植，故它在该种疾病中的意义值得进行更深入的探讨。

此外，铜绿假单胞菌会产生抗体降低机体的杀菌力，其相关临床问题可能会进一步加剧。20 世纪 70 年代和 20 世纪 80 年代，对 CF 患者感染铜绿假单胞菌的研究表明，患者血清中存在一种封闭因子，可抑制机体对假单胞菌的杀伤力，这种因子随后被证实为 IgG_2 亚类。近期研究证实，抑制性抗体可促使其他细菌引发宿主感染。该作用可能是导致宿主抗感染失败的部分原因，尽管它在支气管扩张症中的作用机制尚不清楚，但仍值得研究。然而，在宿主为竭力根除微生物而做出的努力失败后，微生物在宿主中的存活会建立起持续的炎症反应，引起蛋白水解破坏和永久的恶性循环——如图 45-2 所示。由于上述种种原因，如果该循环能被打破（即脓痰消失)，患者应酌情接受较长程的抗生素治疗。

抗生素治疗

图 45-3 为支气管扩张症患者提供了抗生素治疗的决策步骤。

急性加重患者

根据最新的微生物检查结果和当地指南，一旦患者确诊为支气管扩张急性加重，需要立即予以抗菌药物治疗。虽然并无随机、安慰剂对照实验用以评价抗生素治疗支气管扩张症加重的有效性，但总体上需要使用高剂量和有针对性的抗生素进行有效治疗。英国胸科协会（British Thoracic Society）指南建议，多数支气管扩张症患者应接受 14 d 的非常规剂量抗生素治疗。最常用于加重期的抗生素应具有广谱抗菌活性。阿莫西林仍是治疗多种微生物的初始选择（尤其在英国），但需要注意其耐药情况并适当调整治疗方案。流感嗜血杆菌通常对阿莫西林敏感，但产生 β-内酰胺酶或青霉素结合蛋白变化时其耐药性会增加，其耐药菌株的存在因国家而异。莫拉菌（布兰汉球菌属）也会产生 β-内酰胺酶。基于现行英国指南的抗生素选择如表 45-2 所示，但也应适当参考当地指南。

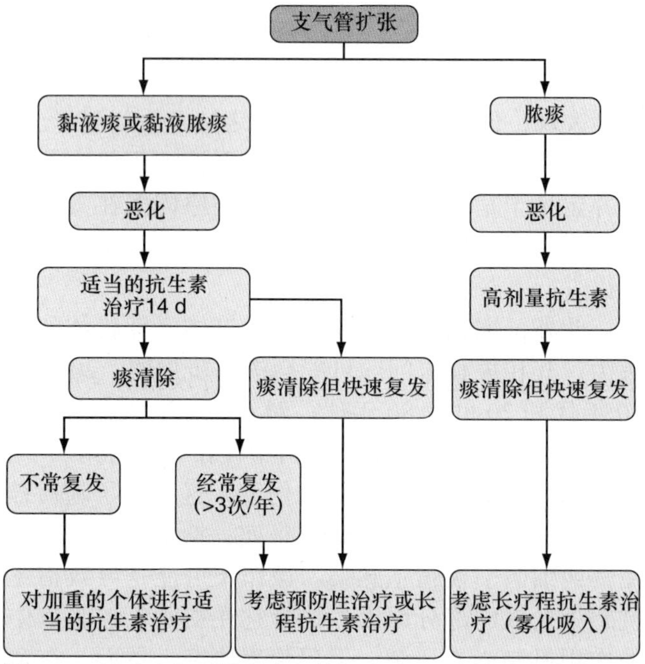

图 45-3 治疗支气管扩张症急性加重时，必须考虑稳定期的痰液脓性程度。黏液痰或黏液脓痰患者急性或频繁复发（＞3 次/年），通常予以短期（10～14 d）适当的抗生素治疗，但可能需要较长程的预防性治疗。慢性咳脓痰患者常需要大于常规剂量的抗生素治疗，且对于长程雾化抗生素治疗应考虑降低纳入条件

表 45-2 支气管扩张症加重期抗生素使用指南

微生物	抗生素 / 用量
肺炎链球菌 β-内酰胺酶阴性流感嗜血杆菌	阿莫西林 500 mg，每日 3 次，口服（部分患者可能需要更大的剂量）
β-内酰胺酶阳性微生物 卡他莫拉菌 流感嗜血杆菌	联合拉维酸（阿莫西林-克拉维酸）625 mg，每日 3 次，口服
金黄色葡萄球菌 甲氧西林敏感 甲氧西林耐药	氟氯西林 500 mg，每日 3 次，口服 甲氧苄氨嘧啶 200 mg，每日 2 次，口服＋利福平（用量根据体重而定），口服
铜绿假单胞菌	环丙沙星 500 mg，每日 2 次，口服（严重病患 750 mg，每日 2 次，口服） 患者可能需要静脉注射（IV） 头孢他啶 哌拉西林-他唑巴坦 氨曲南 美罗培南 可能联合使用： 庆大霉素 妥布霉素 黏菌素

高剂量抗生素代替常规剂量的治疗决策基于临床判断及患者的日常稳定状态。稳定期咳脓痰患者多需要更高剂量的抗生素治疗来获取临床疗效。此外，对于常规剂量抗生素反应不佳的患者，如所用的抗生素对微生物显示完全敏感，则更高剂量治疗可能有效。痰无法清除（变成黏液痰）或（几天内）迅速复发，提示需要考虑长程抗生素治疗。然而，对于使用抗生素治疗后无效并仍咳脓痰的患者，应在治疗早期（7 d 内）重新评估其抗生素治疗方案。

长期治疗

对于频繁加重或发病率高（健康状况差所致）的患者，无论是采用口服还是雾化吸入的方式，均考虑长程抗生素治疗。系统回顾表明，长期口服抗生素虽能改善症状，但不能改进肺功能或减少急性加重的频率。根据微生物评估结果所使用的口服抗生素，最常用的包括阿莫西林、阿莫西林-克拉维酸（拉维酸）和氟氯西林。这些药物用量均低于急性加重期的标准用量，且需要慎用。由于感染铜绿假单

胞菌患者发生耐药的风险较高，不宜单独长期使用喹诺酮类药物。

因为长期吸入（雾化吸入）抗生素的全身副作用低，其常在临床中使用，且最常用于慢性感染铜绿假单胞菌的患者。在长期治疗开始前，应评估细菌对药物的敏感性。雾化吸入黏菌素常用于感染铜绿假单胞菌的患者，这与生活质量提高及减少第一秒用力呼气量（FEV_1）的降低程度相关。然而，专门针对黏菌素治疗支气管扩张症患者的研究寥寥无几。庆大霉素和妥布霉素与细菌量减少有关，已有病例证实，妥布霉素能杀灭铜绿假单胞菌。但对于其他患者，妥布霉素的副作用显著，阻碍了其继续使用。

预防性治疗

有些抗生素具有潜在的免疫调节特性，能调节宿主的炎症反应。大环内酯类是临床上最常用的抗菌药物，然而其优越性还需要进一步探讨。已证实，阿奇霉素的应用（每周两次，为期 6 个月）具有积极的疗效，可减少 24 h 的咳痰量和急性加重的次数。早期研究显示红霉素也有类似疗效。然而，大环内酯类抗生素具有明显的副作用，故长期使用还需要进一步评估。一般认为，这些抗生素通过其免疫调节作用及抑制生物膜形成而进行有效治疗。

预防接种

根据最权威的指南，支气管扩张症患者应定期接种流感疫苗。然而，并无试验证据支持或反对该干预方法，也未表明该法能降低急性加重的严重程度 / 频率或延缓肺功能下降。同样，肺炎球菌疫苗的相关证据也极少，但有限的数据支持 23 价肺炎球菌疫苗可作为成年支气管扩张症患者的常规干预方法。

替代疗法

同前所述，在支气管扩张症的发病中，中性粒细胞是维持炎症和持续破坏支气管扩张过程的关键所在。因此，人们针对中性粒细胞的作用提出了一个可替代常规治疗的方法。中性粒细胞在气道内迁移需要趋化因子，而 IL-8 在急性加重期尤为重要，其活性增加与脓痰增多相关，提示两者呈因果关系。经过抗生素治疗，趋化活性可随脓痰的清除而降低。然而，尽管此过程可能成为治疗的潜在靶标，能降低中性粒细胞对肺的损伤作用，但中性粒细胞聚集无疑也是感染后的一个正常应答反应。

因此，需要对该过程的调节进行更详尽的研究，其他趋化因子（如 LTB_4）的去除也是如此。中性粒细胞衍生的蛋白酶活性，尤其是中性粒细胞弹性蛋白酶的活性，也是在慢性肺疾病中维持炎症和气道持续破坏的关键。虽然该作用通常会被抗蛋白酶（SLPI，α_1- 抗胰蛋白酶）的作用所抵消，但这个核心机制所致持续性肺损伤是不可避免的。即便在支气管扩张症稳定期，痰中弹性蛋白酶活性似乎也与疾病的活动性、严重程度及其他炎症标志物相关。因此，从理论上抗弹性蛋白酶治疗可能为支气管扩张症提供了一个疾病修正疗法。事实上，有关在 CF 患者中使用该方法的研究也表明了此方法的潜在有效性（第 44 章）。

物理疗法

人们普遍认为，支气管扩张症患者应进行胸部物理治疗和气道清理指导。尽管可用于确定哪些患者会受益或当前多种干预治疗效果的证据极少，但气道清理治疗对于稳定期咳痰患者的临床干预非常重要（虽然尚无加重期数据）。气道清理治疗的真正疗效还需要更深入的探讨。

治疗干预

手术

随着抗生素时代的来临，以缓解症状或治愈支气管扩张为目的的手术越来越少。目前手术适应证包括：常规药物无法缓解的严重症状、肺脓肿或大咯血（见并发症）。手术通常考虑肺段或肺叶切除，尤其是近侧梗阻所致远端病变的情况。然而，尽管支气管扩张在原则上应为局限性而非弥漫性才能采取手术治疗，且由于许多患者常存在多段肺受累，故通过局部切除来“治愈”支气管扩张是不可能的。据报道，其围术期的病死率很低。

移植

肺移植已成为肺疾病终末期治疗的一个方案，但有关非 CF 支气管扩张症的数据较少。一般情况下，CF 患者的应用指南也可用于非 CF 支气管扩张症患者。指南通常建议，患者的 FEV_1 占预测值百分比低于 30%，或经最大量药物干预呼吸道病情仍恶化时，应考虑肺移植。大咯血、重度肺动脉高压、反复住院、呼吸衰竭等因素都应考虑肺移植。

并发症

咯血

由于新生血管动脉受到侵蚀，常报道支气管扩张症患者（尤其在加重期）出现咯血。大咯血的定义尚不清楚，故是一个主观术语。许多研究将其定义为 24 h 内咳血性痰大于 200 ml 或发病期间红细胞压积出现显著下降，前者与患者血流动力学不稳定相关。然而，咯血的病死率大于 50%，需要及时进行适当的干预治疗。对于病情稳定的患者，已证实经皮支气管动脉栓塞术是控制非 CF 支气管扩张症咯血的一种安全、有效的治疗方法。如某些无法实施的情况下，则考虑外科手术干预。

支气管扩张症患者频繁加重，更易于罹患呼吸道感染的相关并发症，如肺炎、脓胸及肺脓肿。

呼吸衰竭

严重的支气管扩张症仍会发生呼吸衰竭和肺心病。患者应按照指南接受常规治疗，包括长期氧疗（LTOT）和使用利尿药。

不管在急性期还是慢性期，几乎没有对支气管扩张症并发呼吸衰竭患者进行无创通气（NIV）的资料。一项研究招募了 48 例 ICU 病房的患者，包括进行 NIV 的患者（13 例）及需要气管插管的患者（26 例），其中细菌性支气管扩张症患者初发呼吸衰竭时的病死率为 19%，1 年时病死率达到 40%，这与 COPD 患者相似。尽管单纯支气管扩张与生存率降低并无关联，但该研究人群为晚期支气管扩张症患者，伴有肺功能严重损伤、常使用 LTOT、铜绿假单胞菌感染率高。该组患者可能存在 COPD 重叠，尽管气管插管可能与生存率降低相关，但它很大程度上代表的是一个病情更为严重的组别，致使对急性期 NIV 治疗的成功率无法判定。此外，年龄和 LTOT 与生存率降低也有一定关系。

对于弥漫性支气管扩张症并发慢性呼吸衰竭的患者，单用 LTOT 与 LTOT 联合家庭式鼻面罩通气的对比研究表明，单用 LTOT 能减少住院率、改善功能状态，但未能证明它能更好地改善动脉血气和生存率。然而，其他研究却未证明它能减少住院率。

预后

尽管支气管扩张症疾病谱中的重症患者具有较高的死亡风险，但该病的总体预后较好。然而，大多数支气管扩张症的预后相关信息多基于芬兰 20 世纪 90 年代的研究。支气管扩张症住院患者的预后优于相同年龄和性别的 COPD 患者，但比同样情况的哮喘患者差。支气管扩张是 13% 支气管扩张症患者的首要死因。

对于支气管扩张症急性加重期的住院患者，其死亡风险增加的相关因素包括：男性、肌酐升高、FEV_1 降低、需要机械通气、吸烟史及住院期间需要用全身性类固醇。美国一项回顾性研究对支气管扩张症急性加重期住院患者的病死率进行了探讨，结果发现，住院期间的病死率为 9%，1 年时病死率为 30%，生存期中位数为 46.6 个月。

争议与误区

随着 HRCT 的使用增多，现已清晰表明，大部分 COPD 患者会出现支气管扩张样影像学改变。至于这是否代表它与经典非 CF 支气管扩张症患者有相同的病理生理过程仍有待明确，并且对患者进而采取适当的治疗具有指导意义。此外，CF 的成功治疗经验对于非 CF 支气管扩张症患者却并不起效（甚至不利），这表明这些治疗方法不能简单类推。定量微生物学检查、长程抗生素、免疫策略及机械治疗的作用很大程度上依赖于专家观点而并非证据。对于非 CF 支气管扩张症患者，还需要进行更深入的研究以及临床试验。

总结

支气管扩张症是一种以慢性咳痰和细菌感染为特征的慢性疾病，无论基本病因如何，均应进行识别。人们多采用常规干预及替代疗法来中断其恶性循环（支气管扩张症的病理生理）。深入理解使细菌在支气管扩张症患者肺部定植力增强的机制，也有助于阐明多种引起和迁延肺损伤及后续宿主防御损伤的因素。

推荐读物

Asad S, Opal S: Bench-to-bedside review: quorum sensing and the role of cell-to-cell communication during invasive bacterial infection, *Crit Care* 12:236, 2008.

British Thoracic Society Bronchiectasis (non-CF) Guideline Group: Guideline for non-CF bronchiectasis, *Thorax* 65(Suppl 1), 2010. www.brit-thoracic.org.uk.

Cymbala AA, Edmonds LC, Bauer MA, et al: The disease modifying effects of twice weekly azithromycin in patients with bronchiectasis, *Treat Respir Med* 4:117–122, 2005.

Dupont M, Gacouin A, Lena H, et al: Survival of patients with bronchiectasis after the first ICU stay for respiratory failure, *Chest* 125:1815–1820, 2004.

Finklea JD, Khan G, Thomas S: Predictors of mortality in hospitalized patients with acute exacerbation of bronchiectasis, *Respir Med* 104:816–821, 2010.

Hill AT, Campbell EJ, Hill SL, et al: Association between airway bacterial load and markers of airway inflammation in patients with stable chronic bronchitis, *Am J Med* 109:288–295, 2000.

Hornick DB, Fick RB: The immunoglobulin G subclass composition of immune complexes in cystic fibrosis: implications for the pathogenesis of the *Pseudomonas* lung lesion, *J Clin Invest* 86:185–192, 1990.

Jean-Baptiste E: Clinical assessment and management of massive hemoptysis (review), *Crit Care Med* 28:1642–1647, 2000.

Keistenan T, Saynajakangas O, Tuuponen T, et al: Bronchiectasis: an orphan disease with a poorly understood prognosis, *Eur Respir J* 10:2784–2787, 1997.

King PT, Holdsworth SR, Farmer M, et al: Phenotypes of adult bronchiectasis: onset of productive cough in childhood and adulthood, *J COPD* 6:130–136, 2009.

Martinez-Garcia MA, Perpina-Tordera M, Roman-Sanchez P, et al: Quality of life determinants in patients with clinically stable bronchiectasis, *Chest* 128:739–745, 2005.

Martinez Garcia MA, Soler-Cataluna JJ, Perpino-Tordera M: Factors associated with lung function decline in adult patients with non–cystic fibrosis bronchiectasis, *Chest* 132:1565–1572, 2007.

Mikami M, Llewellyn-Jones CG, Bayley D, et al: The chemotactic activity of sputum from patients with bronchiectasis, *Am J Respir Crit Care Med* 157:723, 1998.

Pasteur M, Helliwell SM, Houghton SJ, et al: An investigation into causative factors in patients with bronchiectasis, *Am J Respir Crit Care Med* 162:1277–1284, 2001.

Tsang KW, Chan K, Ho P, et al: Sputum elastase in steady-state bronchiectasis, *Chest* 117:420–426, 2000.

第八部分　肺间质性疾病

第 46 章　弥漫性肺疾病的诊断方法

Athol Wells　著

（高伟良　史　菲　邱　晨　译）

弥漫性肺疾病（DLD）是指累及肺泡腔或肺间质的浸润性肺部病变。本定义从根本上来说并不令人满意，因为它囊括了多种不同的疾病，其中，有些疾病并非“弥漫性”而是斑片状病变，并且病变分布有时比较局限，例如隐源性机化性肺炎。此外，许多继发性浸润性病变（包括细菌感染和恶性肿瘤）被排除在外，而诸如结缔组织病（CTD）肺受累的其他病变则属于大部分弥漫性肺疾病的分类范畴。弥漫性肺疾病的归类有其历史原因；在早期研究中，弥漫性肺疾病最常见的表现是临床上和胸部 X 线片可见广泛分布的病变。然而，随着临床医生对弥漫性肺疾病可能性的认知水平的提高，通常是对胸部 X 线片表现比较局限或仅在高分辨率 CT（HRCT）下表现明显的疾病才会下此诊断。弥漫性肺疾病的复杂多样性给诊断带来了困难，而语义上的混乱更为该疾病的诊断增加了难度。同义词在一些比较常见的弥漫性肺疾病中很普遍，例如：

- 隐源性机化性肺炎（闭塞性细支气管炎并机化性肺炎，增生性细支气管炎）
- 特发性肺纤维化（隐源性纤维化性肺泡炎）
- 过敏性肺炎（外源性过敏性肺泡炎）

这一问题已经在美国胸科学会 / 欧洲呼吸学会（ATS/ERS）国际共识委员会关于特发性间质性肺炎的重新分类中有所提及，并将在第 47 章中予以详细讨论。然而，隐源性纤维化性肺泡炎（CFA）一词仍然为疾病定义带来了困难。在美国胸科学会 / 欧洲呼吸学会对 DLD 重新分类的定义中，CFA 从严格意义上来说与特发性肺纤维化（IPF）是同义词。目前，IPF/CFA 的诊断条件包括：外科活检时表现为寻常型间质性肺炎（UIP）或 HRCT 可见临床表现相关的典型影像学改变。这是一个重大的变化；在以往的研究中，众多临床表现为 IPF 的疾病都被归类为 IPF/CFA。“临床 CFA 综合征”的说法在流行病学研究中仍然需要，但在临床上不能被视为最终诊断。

在临床实践中，简单而实用的诊断方法是最重要的；将较常见的疾病罗列出来加以考虑通常会有帮助。在一项来自新墨西哥州伯纳利欧县的研究中，根据该州的疾病负担对 DLD 的分类进行了最具准确性的阐述，其中，该个体疾病在当地的发病率和患病率数据都采用了多种方法进行统计（表 46-1）。据估计，DLD 在男性中的年发病率为 32/100 000，而在女性中的年发病率为 26/100 000/；因此，虽然 DLD 比肺部感染、肺部恶性疾病或阻塞性气道疾病少见，但也是疾病负担的重要来源。最近的证据表明，弥漫性肺疾病（特别是 IPF）的患病率呈上升的趋势，这意味着该病带来的负担在过去的十至二十年里已进一步加重。另外，DLD 给呼吸内科医生带来的工作负荷也与其发病率不成比例，这是由于虽然他们对弥漫性肺疾病做了比阻塞性气道疾病、恶性肿瘤或慢性肺脓肿更多的检查，但弥漫性肺疾病的个体诊断仍难以确定。

单以患病率作为弥漫性肺疾病的鉴别诊断依据仅是一个起点，其理由包括两点：第一，初始评价获得的临床信息在很大程度上决定了可能的诊断；因此，根据这些可能的基础性病因列出的较大范围的鉴别诊断是不可或缺的。第二，在特别参考外科活检的情况下，特异性诊断所能达到的诊断范围主要依赖于辨别个体患者中可能的鉴别诊断的重要性。这个重要观点将在本章的总结部分中予以详细讨论。

初始临床评价

对患者进行初始评价，可以在进行胸部 X 线片或 HRCT 检查之前获得很多有价值的诊断信息。虽然环境和药物接触因素可以距离发病时间很多年，而且有限的暴露物显然难以单独解释很多病例的发

表 46-1　新墨西哥州伯纳利欧县间质性肺疾病的患病率和发病率

原因	间质性肺疾病（ILD）	患病例数 *n*（%）	发病例数 *n*（%）
职业和环境因素	尘肺	8（3.1）	—
	炭肺	3（1.1）	—
	石棉肺	17（6.6）	15（7.4）
	矽肺	8（3.1）	6（3.0）
	过敏性肺炎	3（1.5）	—
药物 / 放射	药物性间质性肺疾病	5（1.9）	7（3.5）
	放射性纤维化	1（0.4）	3（1.5）
肺出血综合征	Goodpasture 综合征	1（0.5）	—
	血管炎	—	1（0.5）
	含铁血黄素沉着症	2（0.8）	—
	韦格纳肉芽肿	2（1.2）	6（3.0）
结缔组织病	混合性结缔组织病	2（0.8）	2（1.0）
	系统性红斑狼疮	6（2.3）	1（0.5）
	类风湿关节炎	14（5.4）	10（5.0）
	硬皮病	9（3.5）	3（1.5）
	干燥综合征	2（0.8）	1（0.5）
	皮肌炎，多发性肌炎	—	1（0.5）
	强直性脊柱炎	—	—
肺纤维化	肺（慢性）纤维化 / 炎症后	43（16.7）	28（13.9）
	特发性 / 间质性纤维化	58（22.5）	63（31.2）
	间质性肺炎	8（3.1）	12（5.9）
结节病		30（11.6）	16（7.8）
其他	肺泡蛋白沉着症	1（0.4）	—
	淀粉样变性	—	—
	闭塞性支气管炎	—	1（0.5）
	慢性嗜酸性粒细胞性肺炎	3（1.2）	1（0.5）
	嗜酸性粒细胞（肉芽肿）浸润	2（0.8）	—
	感染性 / 感染后间质性肺疾病	3（1.2）	1（0.5）
	淋巴细胞浸润性肺疾病	1（0.4）	—
	间质性肺病，非特指	29（11.1）	20（9.8）
总计		258	202

病原因，但可能的病因经常很明显。大量关于疾病的纵向行为的信息通常可以从症状演变、系列胸部 X 线片资料中获得，有时系列肺功能结果也是信息的来源。伴有全身疾病的相关表现和（或）明显的气道中心性症状或可提供有用的诊断线索。有时候，体格检查也可能会有助于扩大鉴别诊断的范围。对于特定病例，除了胸部 X 线片和 HRCT 外，还要进行某些无创性辅助检查，包括自身免疫血清学检查、沉淀素测定和超声心动图检查。

临床病史

临床评价的一个最重要作用就是帮助识别基础病因。DLD 的一些较为重要的病因见表 46-2。必须详细询问职业史，且应该包括既往所有从事过的职业细节（包括短工）。石棉接触常见于列车机车工业工人、造船厂工人、发电站的建筑及维修工人、海军锅炉工、汽车修理工人（包括制动器衬片）和其他能明显接触石棉的职业。一般来说，从事这些职业的工人都很清楚他们是石棉接触者。然而，其他

表 46-2 DLD 常见的可能原因

原因	鉴别诊断
职业因素或其他吸入因素	
无机物	氧化铝纤维化症 石棉肺 钡尘肺（钡） 铍中毒 煤工尘肺 金属抛光工人肺 / 硬金属纤维化症 肺铁末沉着症（氧化铁） 矽肺 锡尘肺 滑石粉尘肺病
有机物	养鸟人（爱好者）肺 蔗尘肺（甘蔗） 咖啡工人肺 农民肺（收割工肺） 鱼粉工人肺 麦芽工人肺 剥枫树皮者肺 脑垂体后叶粉吸入肺 蘑菇工人肺 种茶者肺 种烟草者肺
胶原血管病相关性	强直性脊柱炎 白塞综合征 皮肌炎 Goodpasture 综合征 混合结缔组织病 多发性肌炎 原发性干燥综合征 类风湿关节炎 硬皮病 系统性红斑狼疮
药物相关性	胺碘酮 硫唑嘌呤 博来霉素 溴隐亭 白消安 卡氮芥 头孢菌素类 苯丁酸氮芥 环磷酰胺 阿糖胞苷 金 洛莫司汀 马法兰 甲氨蝶呤 丝裂霉素 呋喃妥因 青霉胺 苯妥英 普萘洛尔 硫氮磺胺吡啶 妥卡尼
物理因素 / 毒物	吸入可卡因 高浓度吸氧 静脉注射吸毒 百草枯中毒 辐射 / 放疗
肿瘤疾病	支气管肺泡细胞癌 癌性淋巴管炎
血管炎相关性	Churg-Strauss 综合征（变应性肉芽肿血管炎） 巨细胞动脉炎 韦格纳肉芽肿
循环障碍	肺水肿 肺静脉闭塞性疾病
慢性感染	曲霉病 组织胞浆菌病 肺结核 寄生虫，病毒
吸烟诱导	肺泡细胞癌 脱屑性间质性肺炎 肺气肿 郎格罕细胞组织细胞增生症 非特异性间质性肺炎 呼吸性细支气管炎（单发或与间质性肺疾病并发）

工人包括细木工、电气工、大木工、建筑业中的体力劳动者，他们接触石棉的形式为屋面保温隔热材料，通常未能自知石棉接触。其他与 DLD 发病相关的职业包括采煤（煤工尘肺病）、金属抛光（硬金属病）和喷沙（矽肺）。

详细的病史也有助于弄清患者是否接触过可引起过敏性肺炎的有机抗原。过敏性肺炎的两种最常见表现形式是农民肺，也称为收割工肺、脱粒工肺（致病原是藏在发霉干草中的嗜热放线菌）和养鸽（鸟）人肺（养鸟者或是将鸟作为家庭宠物者吸入鸟类蛋白）。然而，接触其他很多东西也会引起过敏性肺炎，特别要注意的是霉菌（经常出现在有水害的地方)；浴室霉菌（引起“地下室淋浴综合征”和“热浴盆肺”）很容易被忽略。还要考虑业余爱好（如“奶酪制造者肺”和“葡萄酒制造者肺”）。目前所知的能引起过敏性肺炎的原因超过 100 种，50 种较常见原因的最新列表（见 Bertorelli 等的报道）对诊断很有帮助。

详细询问药物使用史也十分重要。最常引起 DLD 的药物可能有胺碘酮、甲氨蝶呤（结缔组织病的治疗剂量）和抗肿瘤药（特别是博来霉素）。然而，还有很多其他药物（目前已超过 200 种）能引起 DLD（尽管仅常见于很小的一部分病例），而且这些药物的种类还在逐年增多。幸运的是，现已有互联网网站专门介绍药物性肺疾病（网址 www.pneumotox.com），DLD 患者所有的治疗药物均可在该网站进行常规核查。

其他能引起 DLD 的治疗方法包括放疗和吸入高浓度的氧（尤其是那些先前使用过博来霉素的患者）。摄入百草枯（引起急性或迟发性增生性细支气管炎）、吸入高纯可卡因或海洛因（引起嗜酸性粒细胞性肺炎、弥漫性肺泡出血、机化性肺炎或肺水肿）和静脉注射吸毒（引起静脉闭塞性疾病）都与 DLD 相关。

吸烟相关性 DLD 的诊断呈增多趋势，吸烟引起的疾病除了慢性阻塞性肺疾病外，还包括朗格汉斯细胞组织细胞增生症、呼吸性细支气管炎伴间质性肺病（RBILD）、脱屑性间质性肺炎以及非特异性间质性肺炎。近来，HRCT 评价表明，所有这些疾病可能在同一患者中并存。此外，结节病和过敏性肺炎在现时吸烟者中较为少见。因为 RBILD 和过敏性肺炎的临床表现和 HRCT 特征常有相同之处，所以吸烟史是这两种病的重要鉴别点。

因为急性感染、心力衰竭和恶性肿瘤扩散的临床和放射学表现都与 DLD 有相似之处，所以疾病可能的纵向行为的相关信息常有助于区分急、慢性疾病。呼吸困难和咳嗽的持续时间、症状进展方式及先前对皮质激素治疗有无反应都可能为疾病诊断提供有价值的线索。呼吸困难和咳嗽迁延数年、糖皮质激素治疗有效，这符合过敏性肺炎或结节病的表现。而进行性呼吸困难持续 2 ～ 3 年，对皮质激素治疗无效，则是典型 IPF 的表现。既往胸部 X 线片也可能对诊断有帮助，结节病的 X 线片表现通常多年不变，但 IPF 却并非如此。既往很少能得到完整的肺功能检查结果，但有时会在全科诊所行连续肺活量测定，这是因为首次出现 DLD 症状时常会被疑为哮喘。这样，就可能通过判断肺容量是迅速下降还是长时间稳定，从而得出有用的结论。

与 DLD 相关的全身疾病包括恶性肿瘤（癌性淋巴管炎或多发转移）和结缔组织病合并 DLD，尤其是类风湿关节炎、系统性硬化、系统性红斑狼疮、多发性肌炎 / 皮肌炎和干燥综合征。肺部疾病可发生在结缔组织病出现全身表现之前（最常见于多发性肌炎 / 皮肌炎），也可与全身表现同时发生。因此，完整的病史应该包括关节炎 / 关节痛、肌炎、皮肤疾病、雷诺现象和眼干口干等细节情况。有一组亚群的自身免疫性疾病患者不符合某一疾病的诊断标准，被认为是“未分化型结缔组织病”，但这类患者有可能会发展成 DLD。

气道中心性症状（airway-centered symptom）可能会有助于鉴别诊断。咳嗽常见于 IPF，但明显的喘息多见于过敏性肺炎而较少见于结节病。喘息也是一些肺血管炎疾病的重要特征，尤其是 Churg-Strauss 综合征，也偶见于韦格纳肉芽肿。咯血是 Goodpasture 综合征最常见的呼吸系统症状；但病情的严重程度不能通过咯血量来判断，因为即使大量肺泡出血也有可能只出现轻微咯血或无咯血表现。

临床检查

体格检查对缩小 DLD 鉴别诊断范围的意义不如病史和 HRCT 检查。听诊闻及明显的双侧肺底湿啰音是 IPF 的重要特征，亦常见于其他类型特发性间质性肺炎及石棉肺，但少见于结节病。杵状指强烈提示 IPF 或石棉肺，但罕见于结节病、过敏性肺炎和结缔组织病相关性肺纤维化（可疑类风湿关节炎除外）。然而，不能将没有杵状指作为诊断依据。吸气中到末期的混合音（一个未被广泛熟知的体征）强烈提示有基础性细支气管病变，包括过敏性肺炎，因为细支气管受累在该病中可能较为明显。中央型发绀、呼吸急促和肺动脉高压是终末期 DLD 的非特异性表现。当肺动脉高压与限制性 DLD 有关时，应疑有结缔组织病，尤其是系统性硬化和系统性红斑狼疮。

诊断检查

血液检查

在大多数情况下，用于诊断 DLD 的特殊血液检查项目仅限于自身免疫血清学检查和针对器官抗原的沉淀素检测。对于明显表现为特发性 DLD 但无法确诊的所有患者，都应查找类风湿关节炎和其他重要结缔组织病的血清学证据。当疑诊为隐源性机化性肺炎时，这些检查尤为重要，因为潜在的结缔组织病十分常见。如果存在结缔组织病，其预后通常不好，需要长时间治疗。在抗合成酶综合征（Jo1抗体阳性）、多发性肌炎 / 皮肌炎和进行性肺纤维化患者中，肺部病变的发生通常先于全身表现。然而，尽管可提取性核抗原抗体常具有疾病特异性，但抗核抗体和类风湿因子水平在 IPF 患者中经常也会轻度升高，故它们在诊断上的作用不大，除非它们的效价发生明显增高。

如出现针对器官抗原的沉淀素，则过敏性肺炎的可能性增加，但这不应该作为诊断的唯一依据。沉淀素阳性提示接触过某一抗原，被免疫识别，但仅凭这一点并不能提示临床上有明显的 DLD 存在。饲鸽者和其他鸟类饲养者常呈禽类沉淀素阳性而无明显的肺部病变。而且，在很多有确切接触史并通过组织学诊断为过敏性肺炎的患者体内并不存在相应的沉淀素。禽类抗原在不同的鸟种间甚至在每只鸟之间也会有所不同。

肺功能检查

大部分 DLD 的肺功能特点包括：限制性通气功能障碍、通气减少、休息或运动时出现不同程度的缺氧。单纯阻塞性通气障碍常见于朗格汉斯细胞组织细胞增生症和淋巴管平滑肌瘤病，有时可见于纤维化的肺结节病。混合性通气功能障碍通常提示存在气道中心性功能障碍，常见于过敏性肺炎、结节病和结缔组织病（细支气管炎、支气管扩张可能和肺纤维化同时存在）。矛盾的是，肺容积正常合并严重的通气水平下降是肺气肿合并肺纤维化的特征。由弥漫性肺泡出血引起的通气显著增加（使用单次呼吸技术测定）在临床上意义不大，因为这种异常情况仅会在出血后持续 36 h。

最有诊断价值的肺功能结果是通气能力保存并不可逆性气流阻塞，该结果高度提示有内在的气道病变（如细支气管炎）而并非肺气肿。然而，肺功能受损的结果很少会在诊断中起重要作用。

胸部 X 线检查

当人们的近期注意力都集中在 HRCT 对 DLD 的诊断价值时，往往忽视了胸部 X 线片可为 DLD 提供重要信息。某些患者的胸部 X 线片可强烈提示一个特异性诊断。结节病是临床上最常见的 DLD，很多患者可通过临床表现和胸部 X 线片特征做出诊断；此时，HRCT 很少能提供更多的有效诊断信息。

某些影像学特征具有阳性预测价值。如胸部 X 线片可见肺门淋巴结肿大，在相应的临床背景下，即强烈提示可能存在结节病，尽管该影像学的鉴别诊断包括肺结核和恶性肿瘤，尤其是有非对称性肺门淋巴结肿大时。胸腔积液是结缔组织病、淋巴管平滑肌瘤病和石棉相关疾病的偶发特征，有时在类似 DLD 的疾病（包括心衰、感染和恶性肿瘤）中也会出现。病变在胸部 X 线片上的分布对诊断也有帮助。肉芽肿性病变（结核、结节病、过敏性肺炎）倾向于在上-中肺野中更为明显，而纤维化病变（IPF、纤维化的非特异性间质性肺炎、石棉肺）则以下肺野分布为主。

然而，除了一大部分结节病患者外，很少能基于胸部 X 线片做出明确诊断。胸部 X 线检查有时不敏感；一个常被引用的文献（Epler 等）显示，经病理活检证实为 DLD 的患者中，有 10% 的胸部 X 线片表现正常。很多研究表明，HRCT 对 DLD 的诊断准确性优于胸部 X 线片，而且 HRCT 诊断可靠性的提高对疾病治疗也有相当大的帮助。将胸部 X 线片异常分为结节状、网状结节状和网格状改变，这些分类只能提供较少的诊断信息。以肺基底部蜂窝样改变为主的胸部 X 线片（HRCT 总是伴有蜂窝样改变）可能对诊断有帮助，这种影像学表现提示 IPF 的可能性很大，但令人意外的是仅有少数 IPF 患者有显著的影像学改变。目前普遍接受的观点是：除了明显表现为结节病的患者外，其他 DLD 几乎都需要行 HRCT 检查；偶尔也存在例外情况，包括胸部 X 线片可见肺下野有显著的蜂窝样改变而提示 IPF 的年老患者，或连续胸部 X 线片提示长期肺纤维化的患者，有的患者还存在明显的基础病因，如从事采矿工作。

有两种胸部 X 线片表现会对诊断造成特别大的困难。第一种为持续性、不明原因的多发性实变，对于具有这种影像学表现的患者，如按社区获得性肺炎治疗通常不会成功，需要与多种疾病相鉴别。连续的胸部 X 线片常较 HRCT 更为有用，因为诊断的关键区别在于是固定的浸润影（包括肺结核在内的非细菌性感染、肺泡细胞癌和恶性肿瘤）还是变化的浸润影，通过对比连续的胸部 X 线片可有效地排除上述诊断。然而，免疫介导的疾病（包括嗜酸性粒细胞性肺炎、隐源性机化性肺炎和血管炎性疾病）或可引起固定的或暂时的影像学异常表现，常需要进行组织学诊断。第二种为弥漫性肺泡充盈，这种病变引起广泛性肺实变，往往提示致命性疾病。虽然这种影像学表现可代表 DLD（如急性间质性肺炎、急性嗜酸性粒细胞综合征、药物诱导的肺浸润），但还须考虑其他很多情况，包括弥漫性肺部感染、毒物吸入、严重的误吸、机会性感染（特别是肺孢子菌肺炎）、弥漫性肺泡出血综合征、二尖瓣狭窄，最重要的是心衰。当同时存在以上两种影像学表现时，治疗成功的关键常在于开始时就考虑到多种鉴别诊断。

高分辨 CT（HRCT）

在过去的二十年中，HRCT 已成为弥漫性肺疾病诊断的最大进步。通过与外科活检结果对照，许多研究证实了 HRCT 的总体诊断准确性，HRCT 对个体 DLD 诊断的灵敏度和特异性显著高于胸部 X 线片。然而，学术研究还是低估了 HRCT 的影响，因为 HRCT 最大的价值是提高了临床医生对无创诊断的信心，同样，使得需要外科活检的患者数量下降。在 HRCT 应用之前，基于临床资料和胸部 X 线检查结果的诊断很少是有把握的，因此很多病例的治疗也必然是试验性的。目前，结合临床表现和 HRCT 结果就能有把握地对大部分患者做出一个首选诊断；而在很多其他病例中，鉴别诊断也可以缩小到两至三种疾病。这使得外科活检仅用于一小部分在治疗上可能有重要差别的疾患，以及少数 HRCT 不能提示任何疾病的患者。因而，在 HRCT 时代，仍将常规外科活检作为诊断的“金标准”已不再合理。

除了组织学特异性诊断，HRCT 有时还可在 DLD 的检出中起重要作用。大量疾病研究已发现，HRCT 相较于胸部 X 线片有更高的灵敏度。当患者有症状或出现肺功能受损但胸部 X 线片表现正常时，HRCT 的高灵敏度则对诊断特别有用。至于结缔组织病，目前致死的主要原因是肺部受累，故需要早期治疗肺部进展性病变；即使在不需要立即进行治疗的情况下，也可通过 HRCT 发现少量的肺纤维化，从而有助于挑选出需要加强监测的患者。对于以前接触过石棉的工人，HRCT 常会显示肺纤维化，但在胸部 X 线片上却会因为共存的胸膜疾病而使得纤维化显示不清。然而，需要强调的是 HRCT 的灵敏度偶尔会有其自身的困难。当间质性病变局限时，其临床意义有时会难以界定；对于仅仅在 HRCT 上才明显的病变，就患者的自然病史和治疗方法而言，不应类推到过去临床研究中所述的一些更具广泛性的病变。重要的是，HRCT 的结果要和其他临床和研究特点相结合，而不能被孤立看待。

HRCT 一般可有把握地鉴别以炎症为主和以纤维化为主的疾病。解剖结构变形和网状异常强烈提示有不可逆性纤维化病变，这在蜂窝样改变中尤其一贯如此（图 46-1）。实变虽然偶尔能代表致密的纤维化，尤其是在结节病中，但它通常是可逆性病变。磨玻璃样改变通常更难以解释。在早期研究中，HRCT 上的磨玻璃样改变代表炎性病变可能性大，特别是在无网状异常并存的情况下。然而，现已清楚认识到，很多情况下的磨玻璃样改变提示为细微纤维化，特别是在结节病和非特异性间质性肺炎中，这两种疾病的 HRCT 表现都是以磨玻璃样改变为主（图 46-2）。牵拉性支气管扩张在 HRCT 上是一个关

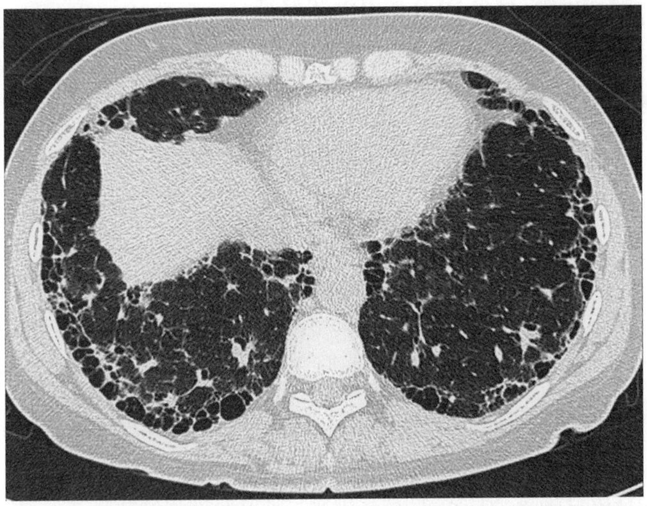

图 46-1　特发性肺纤维化（IPF）患者的 HRCT 扫描。图示明显的胸膜下蜂窝样病变而无磨玻璃样改变。在恰当的临床背景下，依据该图像几乎可确诊特发性肺纤维化

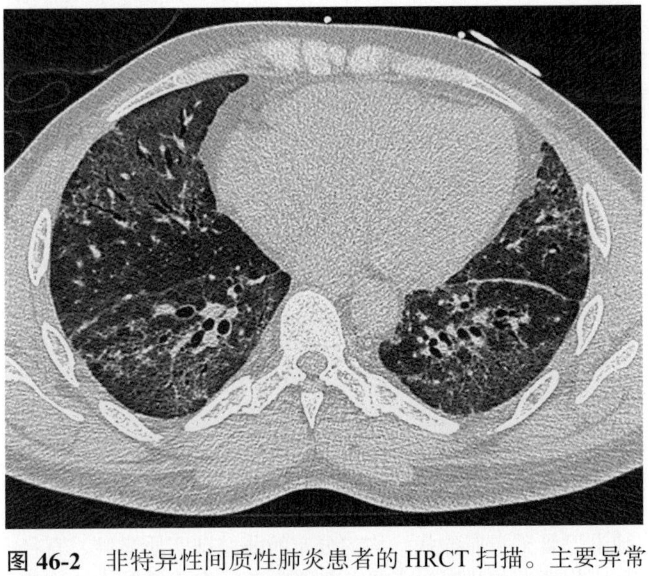

图 46-2　非特异性间质性肺炎患者的 HRCT 扫描。主要异常是磨玻璃样改变，伴不同程度的细微网状改变及牵拉性支气管扩张。值得注意的是，该影像并无蜂窝样改变

键鉴别点，因为它总提示有纤维化。因此，只有当磨玻璃样改变不伴牵拉性支气管扩张或不与网状改变合并存在时，才可能为可逆性炎症疾病。

许多涵盖DLD分布规律及疾病模式的HRCT表现可强烈提示其为某种疾病。框46-1归纳了常见DLD在HRCT上的主要表现。与HRCT在其他方面的应用一样，DLD的HRCT表现必须与拟诊疾病相结合，而后者通常在综合考虑现病史、临床表现、既往史、治疗经过和检查结果后得出，尤其是考虑胸片、肺功能、免疫疾病的血清学和环境抗原检查结果。

HRCT在诊断中的作用主要依赖于是否存在可能的病因。当患者存在相应的环境抗原或药物接触史（过敏性肺炎、尘肺和药物诱导的肺疾病）、恶性疾病（癌性淋巴管炎）、有结缔组织病的临床或血清学证据、有重度吸烟史（朗格汉斯细胞组织细胞增生症、呼吸性细支气管炎间质性肺病）时，依赖HRCT做出诊断的权重就会下降。在这些情况下，HRCT表现只要是符合（不必是典型表现）临床资料，通常就能做出很有把握的诊断，从而避免进行诊断性外科活检。

框46-1 部分DLD的HRCT特征

特发性肺纤维化：以下肺野、胸膜下为主，以后基底部为著，显著的网状蜂窝样改变

非特异性间质性肺炎：两种典型表现：

1. 与特发性肺纤维化的病变分布相重叠：以磨玻璃样改变为主，合并不同程度的细微网状改变和牵拉性支气管扩张，但没有蜂窝样改变。

2. 与隐源性机化性肺炎表现相重叠：实变周围环绕着磨玻璃样改变，并有不同程度的细微网状改变

脱屑性间质性肺炎：磨玻璃样改变，有时为弥漫性病变，有时为肺基底部和肺外周病变，常伴有因解剖变形和牵拉性支气管扩张而导致的纤维囊肿。

急性间质性肺炎：广泛的磨玻璃样改变，合并有纤维化的表现，通常伴肺实变，偶有肺气肿。

呼吸性细支气管炎-间质性肺病：斑片状磨玻璃样改变，边界不清的小叶中央型结节，偶尔有马赛克影，明显的支气管壁增厚。

结节病：高度可变性；结节沿支气管血管束、小叶间隔以及包括叶间裂在内的胸膜下分布；提示炎症或细微纤维化的磨玻璃样改变；提示纤维化的网状改变；结构的扭曲变形最常见于上肺野，合并上叶支气管向后移位；空气滞留；伴肺门和纵隔淋巴结肿大。

亚急性过敏性肺炎：广泛的磨玻璃样改变，常有边界不清的小叶中央型结节，合并有“黑肺”（马赛克影）表现，后者提示空气潴留，于呼气相HRCT扫描时更加明显。

隐源性机化性肺炎：双侧斑片状实变影，大部分病例呈胸膜下和肺基底部分布；偶尔沿支气管周围分布；经常合并有分布稀疏的结节（直径达1 cm）。

缩窄性细支气管炎：斑片状低密度影，于呼气相HRCT扫描时更加明显，深吸气时，其横径可能不变；伴有支气管扩张和气管壁增厚。

朗格汉斯细胞组织细胞增生症：遍布整个肺野的形状奇异的囊状影和结节影，但不累及肋膈角和舌叶、中叶尖端；常合并肺气肿。

肺淋巴管平滑肌瘤病：均匀分布的薄壁肺实质囊腔，直径从几毫米到几厘米不等，合并膈脚后淋巴结肿大、胸腔积液、胸导管扩张、心包积液和气胸。

相比之下，如前所述，HRCT在特发性疾病中的诊断作用更大，但如果拟诊疾病的可能性不是很高，则要做出有把握的诊断就需要有典型的HRCT表现。要最大限度地发挥HRCT在明显的特发性DLD诊断中的作用，可以采用以下简单实用的步骤：

1. 第一步是判断HRCT上的异常表现是否以*纤维化*为主，其根据是出现蜂窝状、网状改变，解剖结构扭曲变形；对于以磨玻璃样改变为主的患者，应观察有无牵拉性支气管扩张。

2. 如为纤维化病变，那么在大多数情况下，下一个重要问题就是HRCT的表现是否为典型的特发性肺纤维化。正如2011年美国胸科学会/欧洲呼吸学会指南推荐所述，当显示以肺基底部和胸膜下分布为主的蜂窝状改变伴有极微小的磨玻璃样改变时，HRCT可有把握地诊断IPF。这样将重点放在IPF上是合理的，因为在那些无法通过临床表现和胸部X线片获得诊断的患者中（很多结节病不需要依靠HRCT而诊断，图46-3），IPF是最常见的特发性纤维化疾病。而且，IPF的预后较其他纤维化病变更差，因而是诊断开始时就应明确或排除的最重要诊断。据目前所知，有经验的胸科放射治疗师通过HRCT诊断典型IPF的阳性预测值大于95%。

3. 如果影像学表现为非典型性IPF，则须考虑以下5个最重要的鉴别诊断（基于日常实践的患病率）：（a）HRCT表现非典型性IPF；（b）结节病；（c）非特异性间质性肺炎，（d）过敏性肺炎（过敏原不明）以及（e）隐源性机化性肺炎的后遗纤维化病变。在这些疾病中，最常见的是HRCT表现非典型性IPF；30%的IPF患者的HRCT表现为非典型性。当上述4种疾病（b-e）的HRCT表现均为非典型性时，非典型性IPF的可能性就特别大。

HRCT在诊断DLD中的权重随病例情况而异，但可分为以下三种情况。对于一些患者，其HRCT表现极具特异性，这包括很多IPF、朗格汉斯细胞组织细胞增生症、结节病和癌性淋巴管炎的患者。常见结合临床表现和HRCT特征就可做出诊断。一个

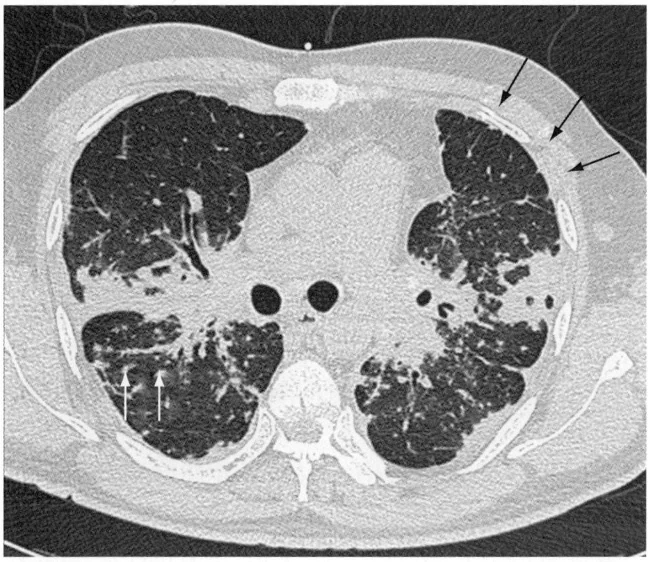

图 46-3　结节病患者的 HRCT 扫描。图中提示诊断的表现包括：环绕在支气管血管束周围的多个边界清晰的串珠状小结节（白箭）、微小结节（特别是在左前肺，黑箭）、小叶间隔增厚（肉芽肿浸润所致），以及可能可逆的（肉芽肿融合）或不可逆的（纤维化）高密度实变区。这些病变组合出现基本可确诊结节病

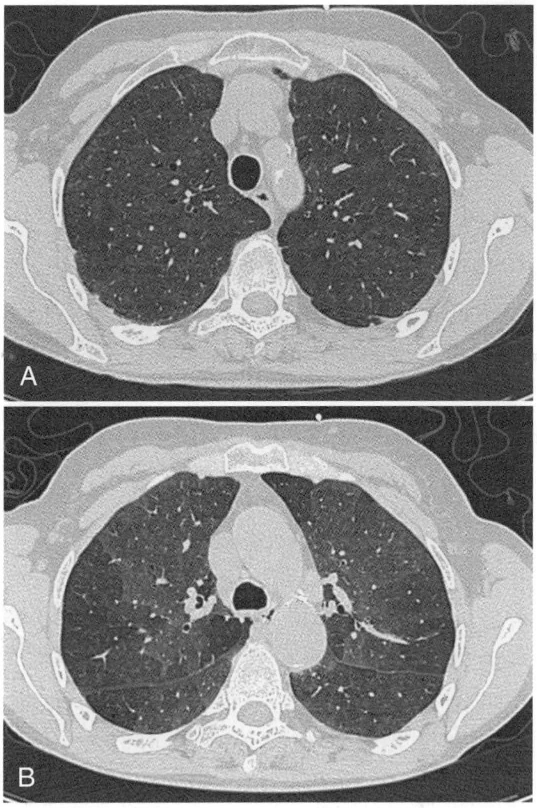

图 46-4　过敏性肺炎患者的 HRCT 扫描。**A**，吸气相扫描示广泛的磨玻璃样改变，常有成形不良的（poorly formed）小叶中央型小结节，这些小结节非常微小；其表现也可能几乎正常；**B**，呼气相扫描则常见肺内密度呈显著的区域性差异，较暗的肺区代表空气潴留（病变的细支气管炎成分所致）

很好的例子是，当 HRCT 表现为广泛磨玻璃样改变（常伴边界不清的小叶中心型结节）合并马赛克影时，如果患者是非吸烟者并有相应的接触史，则强烈提示为过敏性肺炎，如果患者是吸烟者则可能提示呼吸性细支气管伴间质性肺病（图 46-4）。第三，即使在 HRCT 无法单独做出诊断的情况下，当其与诊断性外科活检联合使用时也是十分有价值的。非特异性间质性肺炎的组织学可对应于多种临床放射学表现，包括与 IPF、纤维化性机化性肺炎与过敏性肺炎的临床表现重叠的疾病；HRCT 是鉴别这些病变的关键手段。

支气管镜检查

虽然气管内及经支气管肺活检是简单且相对无创的操作方法，但所取的组织量很小，并且仅在支气管和支气管周围组织取样。因此，以上两种活检方法在以支气管周围分布的疾病中有较高的阳性率，尤其是在结节病和癌性淋巴管炎中。偶尔通过经支气管活检结果能帮助确诊过敏性肺炎，但肺泡灌洗液在这方面的作用可能更大。支气管镜活检在特发性间质性肺炎的诊断中价值微乎其微或无诊断价值。

出血和气胸是支气管镜检查（经支气管肺活检）最主要的风险。大出血罕见，然而，尽管经支气管肺活检通常不需要经肋间置管引流处理，但气胸的发生率仍在 1% ～ 2%。

在 20 世纪 80 年代，很多人把支气管肺泡灌洗（BAL）作为 DLD 诊断标准中的重要指标。对中性粒细胞增多型 BAL（提示 IPF）和淋巴细胞增多型 BAL（见于结节病和过敏性肺炎）进行区分特别有用。但临床实践发现，将以众多患者为基础的支气管肺泡灌洗液的研究结果作为个别患者的诊断依据是不够可靠的。HRCT 的出现也降低了支气管肺泡灌洗的作用，支气管肺泡灌洗在 HRCT 出现之前具有较大的影响力，那时，大部分无创诊断方法都还在试验阶段。目前尚未见在考虑 HRCT 结果的情况下，支气管肺泡灌洗是否能提供更多有诊断价值的信息的报道。

然而，近年来，支气管肺泡灌洗在一些中心的应用有所增加。在 2002 年美国胸科学会 / 欧洲呼吸学会的指南建议中，符合 IPF 的支气管肺泡灌洗结果（即没有淋巴细胞增多）在诊断 IPF 的无创方法中是一个必要的条件。虽然在 2011 年的指南建议中没有被正式保留，但此标准反映了当 HRCT 表现只

是提示而不能确定为IPF时支气管肺泡灌洗结果的诊断价值。但是，淋巴细胞增多型BAL在一些结节病或过敏性肺炎患者的诊断中会起到更大的作用。当这些病症伴有明显纤维化时，HRCT表现常会变得非典型，在支气管肺泡灌洗结果出来之前，常优先考虑IPF。在纤维化DLD患者中，淋巴细胞增多型BAL是决定是否对其行诊断性肺活检的一个重要依据。因此，虽然BAL在大多数DLD患者的诊断中几乎不起作用，但当临床和HRCT表现不能确诊时，支气管肺泡灌洗仍会在相当一部分患者的诊断中起着重要作用。

外科活检

外科活检以前需要通过开胸手术才能完成，但现在普遍可以通过使用电视辅助胸腔镜手术（VATS）来实现。外科活检曾经被作为诊断的参考标准，直到最近，仍有一些专家主张将其作为一个常规的诊断操作方法。然而，在转诊中心以外常规行外科活检是不切实际的，在20世纪80年代，甚至在HRCT起重要诊断作用之前，英国IPF患者的外科活检率也低于15%。随着HRCT的应用，即使在转诊中心，诊断性外科活检的数量也已急剧减少。在英国的一家转诊中心——皇家布朗普顿医院，IPF患者的外科活检率已从20世纪80年代的50%下降至20世纪90年代中期的不到25%。此外，目前大家已越来越清楚地认识到，开胸或电视辅助胸腔镜手术并不是真正的诊断金标准。近来研究发现，10位胸科病理专家对DLD的组织病理诊断有很大的差别，结果的一致性仅仅达到中等程度（一致性kappa系数为0.38）。在20%以上的活检结果中，第一诊断的把握性较低。

因此，虽然活检能为某些患者提供很重要的信息，且通常可明确诊断寻常型间质性肺炎，但单纯的组织学诊断不应再作为诊断的金标准。

有时候组织学诊断跟临床和HRCT表现并不一致，这就必须综合其他信息进行整体分析。在一些纤维化性过敏性肺炎患者中，尽管其临床表现、HRCT和支气管肺泡灌洗的特征都符合过敏性肺炎，且随访期间疾病进展缓慢，但活检组织病理却表现为寻常型间质性肺炎（一般提示IPF）。同样，一项超过100例IPF或纤维化性非特异性间质性肺炎患者的队列研究（Flaherty等，2003年）显示，组织学和HRCT结果的联合分析相较于这两者单独应用可提供更准确的预后信息。因此，目前最好将外科活检与HRCT均看作诊断的“银标准”，当个体DLD的HRCT和临床表现呈典型性时，可以不进行外科活检。

外科活检相关发病率及病死率在具有足够肺功能储备的DLD患者中较低，但在重症患者中却显著增高。一项研究显示（Utz等），进展期IPF（平均通气量＜35%预计值）患者因活检导致的病死率为15%。虽然一般认为这些数据夸大了活检操作的风险，但参考其他研究及多个非对照研究经验，如患者的通气功能小于预计值的30%，除非对指导治疗极为重要，否则不应进行外科活检。此外，在进展期特发性纤维化疾病中，组织特异性诊断的预后价值有所降低。另一项研究表明（Latsi等），尽管病情不太严重的IPF和纤维化性NSIP患者的生存率有较大差异，但当通气功能小于35%时，其病死率是相同的。

因此，对于较年轻的患者（小于60岁）具有典型的严重IPF表现而HRCT提示纤维化性NSIP时，应直接建议考虑行肺移植，而无须组织学诊断。但例外的情况是，当患者表现为非常严重的急性DLD而诊断不明时，则需要考虑的鉴别诊断包括急性间质性肺炎、严重感染（例如机会性感染）和恶性肿瘤。

可能需要行支气管肺泡灌洗以排除感染，偶尔还需要进行组织学诊断以制订治疗方案。对于机械通气的患者，这两种方法均可采用，对于部分病情稍轻微者，可能需要选择性机械通气以进行适当的检查。

弥漫性肺疾病的综合诊断

临床医生在诊断上的最大挑战是将临床表现和其他诊断信息整合后做出一个最终的诊断，而不过分强调某一临床或检查特征的意义。确实，只有临床医生才能发挥这后面部分的作用，因为对于很大一部分患者来说，单纯靠组织学或HRCT而不结合其他信息就做出的诊断是有很大缺陷的。最困难的是，当无创方法提示两种或更多可能的诊断时，究竟是不进行进一步检查就接受这一不确定的诊断，还是进行有创性（外科活检）或半有创性（支气管肺泡灌洗、经支气管活检）检查？

应该根据实际情况而非固定的流程来决定是否进一步检查。弥漫性特发性肺病的特异性诊断的价值在于使临床医生了解患者可能的自然史以及治疗对患者有益的可能性有多大。考虑到这些因素，随访期间，对疾病进行监测的最佳方案就比较明显了。

因此，诊断的主要目的是明确疾病在治疗和不治疗情况下可能的疾病行为模式。大体来说，除少数例外情况以外，DLD 的纵向行为模式可分为五种（表 46-3）。如患者明确属于这些分类中的其中一组时，有创性检查通常对短期和长期治疗几乎无益。以下三种信息在鉴别方面特别有价值：基础原因（如有），利用 HRCT 进行形态学评估（在某些患者进行组织学评价）以及可观察到疾病的纵向行为。

因为通过 HRCT 的表现，可以有把握地将疾病归为自限性炎症性病变（例如急性药物性肺疾病、过敏性肺炎、吸烟者的呼吸性细支气管炎伴间质性肺病），假如把诱因去除，这些疾病的预后良好，所以识别出基础病因十分重要。对于长期的疾病，找出病因通常可使临床医生通过 HRCT 的纤维化表现将该疾病归类为稳定型纤维化疾病（例如呋喃妥因肺遗留的纤维化、矽肺和其他尘肺病）；根据以往的胸部 X 线片、症状和肺功能得出的稳定的纵向疾病行为可以提高结论的可靠性。对于自限性炎症和稳定的纤维化疾病，很少需要进行有创性诊断方法，而且通常能最大限度地减少存在潜在毒性的治疗。

对于明显的特发性疾病，通常更需要组织学诊断来做出两种主要的鉴别：一种是鉴别内在稳定的和可能进展的纤维化疾病，另一种是鉴别主要炎症性（如处理不足，则有很高的进展至纤维化的风险）和不可避免的进行性纤维化疾病。在这两种情况下，治疗干预可能是决定能否得到较好预后的关键。熟知可能的内在疾病行为非常有意义，因为这样才能

表 46-3 具有部分基础性诊断的弥漫性肺病最常见的纵向行为模式 *

模式部分	诊断
自限性炎症	药物性肺疾病（急性起病） 过敏性肺炎（通常是短期暴露） 结节病（一种独特亚型，一般急性起病）
稳定的纤维化疾病	药物性肺疾病（停药后残留的纤维化） 过敏性肺炎（长期暴露后） 暴露后的非进展型尘肺病（例如矽肺） 结节病（静止期病变的后遗改变）
主要为炎症，有纤维化进展的风险	药物性肺疾病（异常的过度反应） 过敏性肺炎（通常为持续暴露） 结节病（长期的严重炎症）
不可避免的进行性纤维化	药物性肺疾病（持续暴露） 过敏性肺炎（通常抗原不明） 暴露后的进行性尘肺病（例如石棉肺） 结节病（少数患者）
爆发性急性 DLD	药物性肺疾病

* 可能见于几个类型；不包括特发性间质性肺炎（表 46-4）

采取果断的处理并明显增强患者的信心。对过敏性肺炎、非特异性间质性肺炎或隐源性机化性肺炎这些有明显纤维化的疾病做出有把握的诊断，能为使用有较高风险的有毒性药物进行干预提供合理依据，因为这种治疗效果通常是令人满意的。相比之下，特发性肺纤维化的治疗获益比较小，通常会选择更谨慎的治疗方法，对于比较年轻的患者可以计划考虑肺移植。一般的原则是，若通过无创方法不能判断疾病的纵向行为并相应地制订出有把握的治疗方案，则根据患者年龄、病情严重程度和并存病等情况，在患者符合条件的情况下，都应当进行支气管肺泡灌洗和外科活检。

这些原则特别适用于最常见的非肉芽肿性特发性 DLD：隐源性纤维化性肺泡炎（CFA）临床综合征。在过去的数十年，往往对基础性组织学表现一概而论，但近来在 ATS/ERS 对特发性间质性肺炎的重新分类中，其根据疾病显著不同的自然史和治疗效果为很多疾病的分类提供了新的框架（表 46-4）。对在 20 世纪 80 年代临床表现为隐源性纤维化性肺泡炎临床综合征而拟诊“隐源性纤维化性肺泡炎”的患者的病理活检诊断评价发现，超过 50% 的患者的组织学诊断与拟诊诊断不同，且其预后明显好于拟诊疾病。ATS/ERS 分类系统是合理且实用的，因为每种病都会归到一类特定的纵向疾病行为，但不可避免地会有一定程度的重叠。因此，当特发性间质性肺炎患者通过非侵袭性方法不能得到一个有把握的诊断时，就应该考虑外科活检。

在 Flaherty 等 2004 年具有影响力的研究中，DLD 的最后诊断具有多学科性，两个与常规诊断高度相关的结论显而易见。在临床医生和放射科医师

表 46-4 特发性间质性肺炎

临床病理学诊断	可能的纵向行为
特发性肺纤维化 / 隐源性纤维化性肺泡炎	不可避免的进行性纤维化
非特异性间质性肺炎（NSIP）	细胞性 NSIP：自限性或主要是炎症 纤维化性 NSIP：稳定或进行性纤维化
隐源性机化性肺炎	自限性或主要是炎症
脱屑性间质性肺炎	自限性或主要是炎症
呼吸性细支气管炎伴间质性肺病	自限性炎症
淋巴细胞性间质性肺炎	自限性或主要是炎症

* 美国胸科学会 / 欧洲呼吸学会（ATS/ERS）共识分类，与各个诊断相关的纵向行为的最常见模式

对 IPF 做出有把握的诊断的情况下，组织学资料基本不会改变诊断结果。相比之下，在剩余的病例中，当考虑活检结果资料时，临床医生和放射医师做出的诊断大约有 50% 会发生改变。然而，亦需要强调的是，25% 的病例最后的诊断跟组织学诊断也会有差别。目前得到普遍接受的观点是：多个学科包括临床医生、放射科医师和病理科医师（有活检的病例）参与协商得出的诊断是 DLD 的诊断参考标准。

治疗

关键的诊断差别使治疗原则也会与有所不用。可针对以炎症为主的病变（这些疾病的治疗反应可预测）和其他疾病（治疗反应是不可预测的，但治疗的主要目标是防止或延迟间质纤维化的进程）对治疗方法进行再分类。大量的实用的治疗方法最好能与广泛的疾病行为模式联系起来考虑，如下所述：

1. 假如疾病行为模式表现为自限性炎症或稳定型纤维化，则应选择仔细追踪观察而不立刻做出治疗干预的策略。

2. 当炎症性病变因为其严重程度被视为有内在危险时或合并进行性纤维化病变时，就必须给予大剂量的初始化治疗，并通过临床特征、影像学特点和肺功能测试仔细确定最佳的治疗状态。从长远来看，进行初始治疗以后，最好的处理方式是制订最低程序的治疗方案以保持最初的治疗成果。然而，任何随访治疗方案的细节均取决于治疗的反应和剩余不可逆病变的严重程度。

3. 对于纯粹的纤维化病变，长期的目标是维持病情的稳定。初始大剂量的糖皮质激素或免疫抑制药治疗不能令疾病逆转。关键的治疗在于找出“文明的”长期疗法，此法应能阻止疾病的进一步进展，同时药物的毒性水平能为患者所接受。

4. 对于不可逆的进行性纤维化病变，与治疗其他纤维化疾病的 IPF 或像 IPF 样治疗效果等同的、选择“文明的”无毒性的治疗方法是首选。对于一些患者而言，延缓疾病的进展是一个切合实际的目标，但不能以严重的毒副作用为代价。区分 IPF 和其他纤维化疾病的重要性在于：对于非 IPF 疾病，或可尝试冒着毒副作用的风险进行治疗以稳定病情。

5. 在很多患者中并无法得出最终的诊断。根据疾病的患病率，最有可能出现的情况是：很可能是 IPF，但也有可能是纤维化的非特异性间质性肺炎或过敏性肺炎。指南中的“IPF 定义”部分并未谈到这一常见的难题，而对于很多有较多合并症或有严重肺疾病的老年患者而言，外科肺活检是不现实的。在指南未涉及的情况下，可认为最常犯的错误是错过治疗的最佳时机，治疗应按照取得最乐观转归的方案进行。即使 IPF 明显是最可能的诊断时，如果有 NSIP 或过敏性肺炎的可能，则应根据对应诊断的指示采取更积极的治疗措施。

如本章所述，DLD 的最佳诊断方法结合了所有这些治疗方式。最后，最好的治疗方式是根据预测的以及观察到的疾病行为模式进行相互协调的治疗。对 DLD 目前和随访期的多个方面进行仔细评估同时也不可或缺。

争议和误区

疾病的分类

如前所述，考虑到识别出可能的或观察到的疾病行为的模式对治疗的重要性，使治疗更有效，临床医生需要一个规范化的 DLD 疾病行为分类。这种方法的作用在于：（1）使患者和非 DLD 专业临床医生对治疗原则能更好地理解，因为这种分类回避了晦涩难懂的 DLD 术语，（2）解决了诊断重叠的问题（例如，很可能为 IPF，可能为 NSIP，可能为过敏性肺炎），以及（3）为很大一部分通过目前方法无法做出分类的患者提供了一个简单合理的治疗构架。ATS/ERS 委员会正在沿着这些思路构建一个初步的疾病行为分类。

为了取得一个有用的系统，临床医生需要面对三种与常规诊疗高度相关的不确定因素。首先，这种方法不是对目前诊断分类的替代。最好的诊断和治疗需要把这两种分类方法看作是一种互补关系。一个有把握的组织特异性诊断可确定哪一种疾病行为模式是可能的。例如，IPF 的诊断实质上就是表明治疗方法应该按照不可逆性进行性纤维化去选择。过敏性肺炎的诊断提示所有疾病行为模式都是有可能的，因此，最好的治疗方法会被很多其他需要考虑的因素所影响，这在之前已经讨论过。

其次，对于 DLD，目前主要采取的方法是“在单一时间点明确分类”。这种以疾病行为作为基础决定治疗方案的方法有其局限性，因该系统在患者就诊时还只是试验性的，但随着将疾病的短期行为（包括初始治疗后发生的变化）也考虑进来以后，对疾病行为的判断将会越来越有把握。这确实存在好处，因为应用疾病行为分类很好地反映了经验丰富的临床医生评价 DLD 的方式，并会在随访时重新评估对疾病的初始印象和治疗。然而，这种方法的规范化无疑需要转变观念才能实现。

第三，炎症 / 纤维化二分法是治疗最相关的差异，但新的抗纤维化药物有可能最后使一些纤维化疾病部分可逆，认识到这点很重要。现在或许应适时设计出一个围绕“可逆”与“不可逆”而不是炎症与纤维化的疾病行为分类。这种方法得出的疾病行为分类适用于罕见病，例如肺泡蛋白沉着症和朗格汉斯细胞增多症，还能使治疗慢性肺病和全身疾病的临床医生领会这种直接的适用于可逆 / 不可逆疾病构架的治疗模式。

最佳诊断和当地专家意见

DLD 的诊断已向多学科以及脱离组织学金标准进行诊断的方式转变，这一转变在转诊中心以外确实产生了很大的实践上的困难。稳健的多学科诊断是一个争论、讨论以及各种不同意见最终达成一致的过程，但如果临床、放射学或组织学三者中有一个占了支配地位，那么这种多学科诊断模式就无法很好地实施。然而，在转诊中心以外，三者（临床、放射、组织学）都能有相同的专家意见则几乎不可能；即使在一些转诊中心里，这种理想状态也不能完全实现。虽然在公共平台上进行讨论无疑会有利于明确诊断，但同时不应忽略最大化利用专家意见的重要性。

实行活检的决定

关于进行诊断性肺活检适应证的权威性指南没有任何变化，因此，即使从患者角度考虑，临床上做出此决定常常还是有细微差别和困难的。临床医生一般都清楚地了解哪些情况下进行活检存在高风险或低风险。然而，很多时候进行活检的风险处于两者之间。而且，尽管期望由患者做出是否进行活检的决定是不合理的，但患者通常也参与决策，尤其是那些存在高风险的患者。一个有用的方法是给患者列出以下五点关于活检的内容，并告知他们自己属于哪种情况。

1. 当只有依据活检结果才能做出合理治疗计划的时候，或当病情非常危险的时候，还有当治疗方法错误导致病情加重的危险确实存在的时候，活检则是必需项。显然，这种情况下内科医师有责任说服患者进行肺活检。

2. 活检可能会使治疗更精确，而且从长远来看可能会给诊断和治疗带来益处。然而，在没有活检结果的情况下，仍有可能得出一个合理明确的治疗方案，只是把握就没那么大了。可告知患者强烈推荐活检，但如果患者不接受这个建议，那么内科医师对在没有活检结果情况下设计合理的治疗计划应该会存在一些疑虑。

3. 赞成或反对活检的意见刚好持平（50/50），在这种情况下，如果患者有强烈的意愿表明是同意还是拒绝活检，这时的决定就不再是精确地平衡了。

4. 赞成或反对活检的决定处于平衡状态时，不必要进行活检，临床医生在没有活检结果的情况下也能决定治疗方案。然而，活检可以更早地对可能的结果提供相关信息，患者也需要被告知在治疗不变的情况下活检可能会减少不确定性。如果这种不确定性给患者带来了很严重的忧虑，那么这就是进行有创诊断操作的一个合理的指征，因而让患者自己选择是否进行活检也是正确的。

5. 如果根据无创检查结果已经得到了可靠的诊断或进行活检的风险异常高，就不应该进行活检。

以上归纳的五点内容确实对如何获得活检的利益和风险的平衡点做出了清晰的陈述，并为很多需要参与决定的患者提供了信息。相比之下，孤立地讨论进行诊断性外科活检的风险虽然能满足临床管理的要求，但不能对关键的医学方面问题做出针对性阐述并无法使患者充分参与。

推荐读物

American Thoracic Society: Idiopathic pulmonary fibrosis: diagnosis and treatment. International consensus statement, *Am J Respir Crit Care Med* 161:646–664, 2000.

American Thoracic Society, European Respiratory Society: ATS/ERS international multidisciplinary consensus classification of the idiopathic interstitial pneumonias, *Am J Respir Crit Care Med* 165:277–304, 2002.

American Thoracic Society/European Respiratory Society/Japanese Respiratory Society/Latin American Thoracic Society Committee on Idiopathic Pulmonary Fibrosis: An official ATS/ERS/JRS/ALAT statement: idiopathic pulmonary fibrosis: evidence-based guidelines for diagnosis and management. *Am J Respir Crit Care Med* 183:788–824, 2011.

Bertorelli G, Bocchino V, Olivieri D: Hypersensitivity pneumonitis, *Eur Respir Monogr* 14:120–136, 2000.

Coultas DB, Zumwalt RE, Black WC, Sobonya RE: The epidemiology of interstitial lung diseases, *Am J Respir Crit Care Med* 150:967–972, 1994.

Epler GR, McLoud TC, Gaensler EA, et al: Normal chest radiographs in chronic diffuse infiltrative lung disease, *N Engl J Med* 298:934–939, 1978.

Flaherty KR, Thwaite EL, Kazerooni EA, et al: Radiological versus histological diagnosis in UIP and NSIP: survival implications, *Thorax* 58:143–148, 2003.

Flaherty KR, King TE Jr, Raghu G, et al: Idiopathic interstitial pneumonia: what is the effect of a multidisciplinary approach to diagnosis? *Am J Respir Crit Care Med* 170:904–910, 2004.

Hunninghake GW, Zimmerman MB, Schwartz DA, et al: Utility of a lung biopsy for the diagnosis of idiopathic pulmonary fibrosis, *Am*

J Respir Crit Care Med 164:193–196, 2001.
Latsi PI, Du Bois RM, Nicholson AG, et al: Fibrotic idiopathic interstitial pneumonia: The prognostic value of longitudinal functional trends, *Am J Respir Crit Care Med* 168:531–537, 2003.
Nicholson AG, Colby TV, du Bois RM, et al: The prognostic significance of the histologic pattern of interstitial pneumonia in patients presenting with the clinical entity of cryptogenic fibrosing alveolitis, *Am J Respir Crit Care Med* 162:2213–2217, 2000.
Utz JP, Ryu JH, Douglas WW, et al: High short-term mortality following lung biopsy for usual interstitial pneumonia, *Eur Respir J* 17:175–179, 2001.
Wells AU: High resolution computed tomography in the diagnosis of diffuse lung disease: A clinical perspective, *Semin Respir Crit Care Med* 24:347–356, 2003.

第八部分　肺间质性疾病

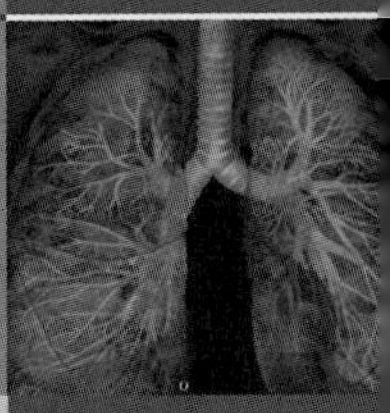

第 47 章　特发性肺纤维化和其他间质性肺疾病

Amen Sergew • Kevin K. Brown　著

（高伟良　史　菲　林江涛　译）

间质性肺疾病（ILD）是一大类不同组别的肺部疾病的总称，这类疾病影响肺的结缔组织和气腔，以炎症和（或）纤维化为组织病理学特征。虽然 ILD 仍以“特发性”最常见，但很多都存在已知或相关病因。2012 年，美国胸腔学会 / 欧洲呼吸学会（ATS/ERS）国际多学科共识将特发性间质性肺炎（IIP）的分类标准化，并把它们分成七类不同的疾病：（1）特发性肺纤维化（占特发性间质性肺疾病的 47% ～ 64%），（2）非特异性间质性肺炎（占 14% ～ 36%），（3）隐源性机化性肺炎（占 4% ～ 12%，以前称作闭塞性细支气管炎伴机化性肺炎），（4）呼吸性细支气管炎间质性肺疾病，（5）脱屑性间质性肺炎（占 10% ～ 17%），（6）急性间质性肺炎（＜ 2%），（7）淋巴细胞性间质性肺炎（＜ 2%）。

这些 ILD 根据流行病学、发病情况、胸部影像学、组织病理学、预后及治疗反应（最重要）不同而存在差异。隐源性机化性肺炎的表现和治疗与非隐源性机化性肺炎相似（第 50 章）。其他特发性 ILD 将在本章进行讨论。针对这些 ILD，表 47-1 比较了它们的不同特征，图 47-1 显示了它们的一些不同放射学和组织学表现。

特发性肺纤维化

特发性肺纤维化（IPF）是慢性、进展性纤维化间质性肺疾病的典型代表。在 2011 年，Raghu 等颁布了新的 ATS/ERS 关于 IPF 的诊断、预后和治疗指南。美国 IPF 的患病率达到 10 万例，每年的发病率为 1.5 万～ 3 万。患者一般在 50 岁或以后发病，当超过 75 岁时其患病率增加到 175/10 万。男性患者稍多。

虽然 IPF 的危险因素包括吸烟、环境和职业暴露、感染原［例如 EB 病毒（EBV）和丙肝病毒（HCV）］以及胃食管反流病（GERD），但 IPF 的病因尚不明确。IPF 的症状常为潜伏的，包括咳嗽和气短，特别是劳累后比较明显。症状一般经多年逐渐进展，但也可出现突然的、无其他原因的呼吸系统症状加重、生理功能下降以及影像学表现加重（IPF 急性加重）。体格检查或可见杵状指。胸部听诊可闻及中到末期吸气性湿啰音，以肺底部为主。在疾病的晚期，患者可能因肺动脉高压进展而出现右心衰的征象。

因为目前尚无生物体液为基础的生物标志物用于确诊该病，故实验室检测的价值有限。血清 KL-6、血清表面活性物质 A 和 D、血清 CCL 18、血清脑钠肽（BNP）、血浆及支气管肺泡灌洗液和基质金属蛋白酶（MMP）1 和 7 都是潜在的生物标志物。有研究正在评估这些及其他潜在生物标志物在疾病的诊断及进展中的作用。实验室检测在判断临床背景及排除一些能解释 ILD 的其他诊断方面有一定作用。

特别值得一提的是，对于所有结缔组织病（CTD）患者，都建议行血清学检测，因为区分 CTD 与特发性 ILD 对预后可能有重要意义。肺功能测试（PFT）显示限制性通气功能障碍及弥散量下降。支气管肺泡灌洗结果并无特异性，该检查在诊断评估中并非常规要求。若进行了支气管肺泡灌洗，通常会发现灌洗液的中性白细胞轻度增多和嗜酸性粒细胞轻度增多（＜ 20%）。若淋巴细胞增多，尤其是超过 40%，则支持其他诊断。

如果进行了外科肺活检，那么组织病理表现应

下所有特征时，HRCT 可做出一个明确的 UIP 放射学诊断。

1. 病变主要在胸膜下 / 基底部
2. 蜂窝样改变伴或不伴牵拉性支气管扩张
3. 异常的网状影
4. 没有与 UIP 不符的特征

- 病变分布不是集中在胸膜下或基底部区域（以支气管周围、上肺或中肺为主）
- 广泛的磨玻璃样阴影
- 大量的微小结节
- 分散的囊性病变
- 实变
- 气体潴留
- 提示其他诊断的非典型特征

结合某种特发性间质性肺病的临床特征，若其肺部影像学表现符合 UIP，则可确定 IPF 的诊断。对于那些临床与放射学表现不一致者或 HRCT 特征不典型的患者，若他们需要明确诊断且适合外科手术，则建议他们行外科活检。经支气管活检标本太小不易做出诊断；因此，当需要获得外科活检组织进行确诊时，最好经电视胸腔镜从不同肺叶（超过一叶）取活检。如组织病理结果为 UIP，则可明确诊断。

总之，新指南允许临床医生根据以下标准做出 IPF 诊断：

1. 临床表现符合特发性间质性肺疾病，存在其他潜在的原因或相关因素，包括感染、药物或环境暴露，并已排除系统性疾病（例如结缔组织病）。
2. 胸部影像学和组织学显示 UIP 特征。

由于 IPF 诊断需要结合临床、放射学特征，且常常需要病理信息，故强烈建议胸部影像学者和病理学者参与多学科讨论，特别在单纯依靠放射学或组织学结果不能得出明确诊断的时候。图 47-2 给出了 IPF 的诊断步骤。

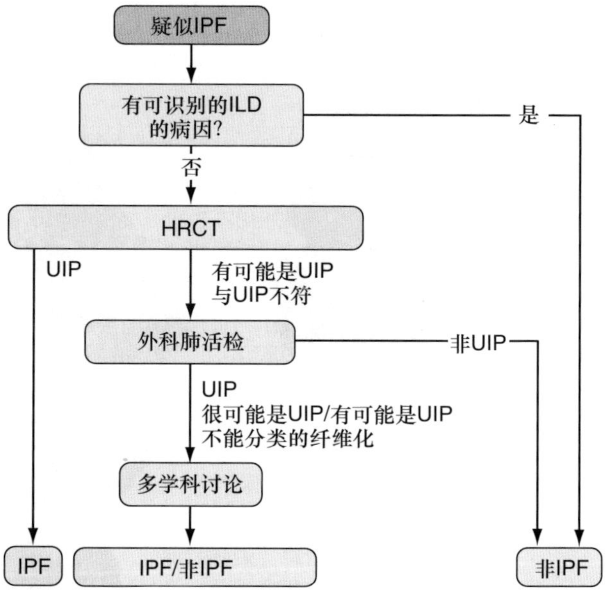

图 47-2 诊断特发性肺纤维化（*IPF*）的步骤。对疑似为 IPF 的患者（一般表现为咳嗽、慢性进展性呼吸困难，影像学改变符合 ILD）的初始评估目的是排除其他引起 ILD 的原因。如果不能找出其他原因，则须行 HRCT 检查。假如 HRCT 结果显示为 UIP，则可诊断 IPF。若 HRCT 不能做出诊断，则须行外科活检，然后通过多学科讨论得出诊断。（改编自 *Raghu G et al*：Am J Respir Crit Care Med *183*：*788-824*，*2011.*）

IPF 患者会出现 IPF 直接或间接并发症。虽然 IPF 的自然病程通常表现为慢性的症状和生理功能进展，但也会出现无法解释的迅速恶化。IPF *急性加重*的定义为出现不明原因的急性呼吸功能失代偿，每年有 5% ～ 10% 的患者会出现此状况。患者多会出现病毒感染的前驱症状，并导致原本基线水平的低氧血症进一步恶化。这时患者常需要行有创机械通气以维持氧合功能，但考虑到 IPF 急性加重患者的预后很差，虽然机械通气可能适用于小部分患者，但通常不建议使用。应该行相关检查排除肺栓塞、感染、充血性心力衰竭容量负荷过重、气胸和其他引起肺损伤的原因。影像学可显示新发的双侧弥漫性磨玻璃样阴影或致密实变影。肺活检显示弥漫性肺泡损伤（DAD）。虽然缺乏有力的证据，很多患者仍被给予大剂量类固醇治疗，并使用广谱抗生素。患者的预后很差，一年内的病死率高达 70% 以上。

约 10% 的 IPF 患者在诊断时已有肺动脉高压。肺动脉高压的出现与早期病死率增加有关。随着疾病的进展，大多数患者最终均会出现肺动脉高压的临床征象。如患者症状恶化而影像学或肺容积测定均无明显改变时，应考虑肺动脉高压。

其他与 IPF 相关的并发症包括静脉血栓栓塞症、肺癌、肺气肿、胃食管反流病、肥胖、阻塞性睡眠呼吸暂停和心血管疾病。

一项研究显示，在美国，2003 年 IPF 相关的病死率男性为 61.2/100 万，女性为 54.5/100 万。其中，60% 的患者死于肺部疾病的恶化。老年患者和冬季病死率增加。图 47-3 比较了不同国家的 IPF 病死率（每 10 万人口）。虽然有症状患者的中位生存值通常为 3 ～ 5 年，但患者的生存期个体差异很大。

图 47-4 显示 IPF 的自然病史。肺功能相对稳定、疾病缓慢（最常见）或迅速进展均有可能发生。对于具体患者而言，其病程不可预料，引起失代偿的高危因素亦尚未被充分认知。关于 IPF 的有效分期

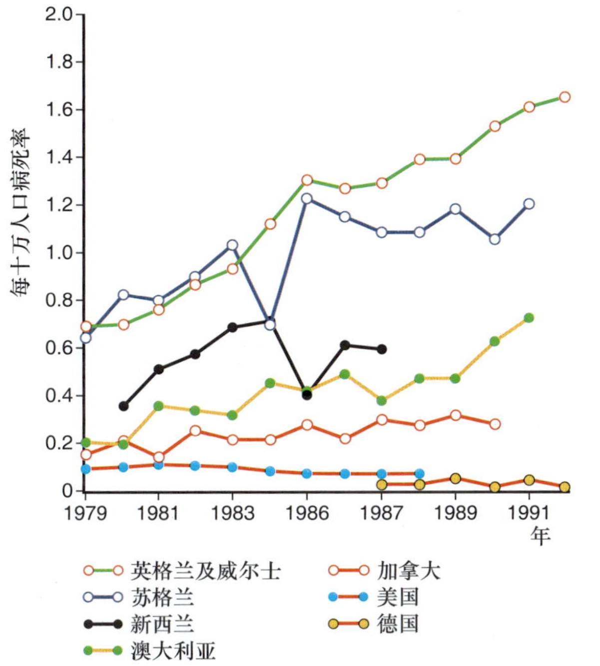

图 47-3　7 个国家 IPF 患者的病死率估算（1979—1991）。（改编自 *Coultas DBet al*：Am J Respir Crit Care Med *150*：*967-972*，*1994.*）

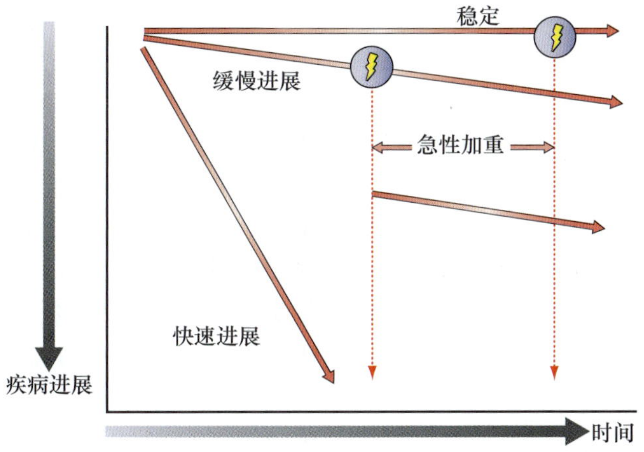

图 47-4　大部分 IPF 患者的自然病史呈缓慢进展。在小部分患者中，IPF 可保持稳定或迅速进展。一些病情缓慢或稳定进展的患者也可出现急性失代偿（闪电球），原因可能是已知感染、其他肺损伤或未知因素，通常病死率较高或导致肺功能进一步恶化。（改编自 Raghu G et al：am J respir Crit Care med 183：788-824，2011.）

系统并无明确的共识。然而，与识别患者早期死亡有关的高危因素的具体特征包括严重的呼吸困难、用力肺活量或肺一氧化碳弥散量降低、6 分钟步行试验中氧饱和度明显下降及 HRCT 所示纤维化的范围。其他的高危因素包括 6 分钟步行试验缩短、明显的肺气肿及肺动脉高压。与增加 IPF 患者早期死亡相关的纵向高危因素包括呼吸困难恶化、用力肺活量下降、肺一氧化碳弥散量下降和 HRCT 所示的病变范围增大。

治疗　2011 年 IPF 指南也对治疗做了评述。总之，尚无证据表明药物治疗能提高 IPF 患者的生存率和生活质量，也不能改善肺功能，故目前并没有对大多数患者有效的特殊治疗方法。鉴于此，合适的患者应该考虑早期行肺移植，也建议去研究中心接受前瞻性治疗研究。除此以外，对于静止、活动、锻炼及睡眠时有低氧血症的患者进行氧疗常可以控制症状。肺康复和常规疫苗接种也是疾病管理的重要部分。对于无症状的胃食管反流病也建议给予治疗。

尽管信息不足，但很多患者还是希望得到 IPF 的药物治疗。虽然缺乏令人信服的有效证据，但硫唑嘌呤、泼尼松龙和 N 乙酰半胱氨酸（NAC）的联合应用被认为是常规的治疗方案。这一方案已在美国进行了安慰剂对照的前瞻性、多中心研究试验（泼尼松龙、硫唑嘌呤、N 乙酰半胱氨酸在 IPF 治疗中的试验研究，PANTHER-IPF）。泼尼松龙＋硫唑嘌呤＋乙酰半胱氨酸研究组因比安慰剂组的病死率和副作用增加而提前终止，故此疗法不再推荐用于特征明显的 IPF 患者。然而 PANTHER-IPF 研究中的 NAC 组和安慰剂组将有希望提供明确的答案，NAC 在小部分患者单独应用的剂量通常是 1800 mg/d（每天分开服用 2 ～ 3 次）。吡非尼酮被认为是具有抗纤维化作用的小分子药物，在日本和欧洲被批准应用于 IPF 治疗。此药物已在多中心试验中进行测试，得出了互相矛盾的结果。因此，不建议将其应用于大多数的患者。一项大型的Ⅲ期临床试验正在美国进行，以对吡非尼酮的有效性提供清晰的结论。IPF 的运动性试验（STEP-IPF）研究了西地那非在有生理功能严重病变的 IPF 患者中的作用，结果显示患者的运动功能在 6 分钟步行试验中没有显著改善。然而，一些次要结果如动脉氧合作用、一氧化碳弥散量、呼吸困难症状和生活质量显示西地那非组患者得到改善。进一步的研究将有助于评估 IPF 患者长期使用西地那非的风险与获益。

尽管 IPF 患者罹患静脉血栓栓塞疾病的风险增高，但没有强烈的证据支持预防性抗凝治疗。虽然有一个小型研究提示慢性抗凝对生存有潜在益处，但近来一个关于 IPF 患者应用华法林（香豆素）的大规模研究却因缺乏效果而提前终止。

非特异性间质性肺炎（NSIP）

历史上，NSIP 曾用于不能归于其他分类的 ILD 的名称。到 20 世纪 90 年代中期，NSIP 被定义为不符合其他特异性 ILD 组织病理标准的另一种特殊组织病理模式。自那以后，NSIP 从单纯作为描述一种组织病理模式扩展到代表另一种特发性 ILD 的特殊形式。因为 NSIP 的组织病理模式并无特异性，故应尽量识别出潜在的引起疾病的接触原因或相关的医疗因素。如找不出其他原因，则可诊断“特发性 NSIP”。

NSIP 的流行病学并不清楚。NSIP 比 IPF 少见很多，估计特发性 NSIP 的患病率为 1/10 万～ 9/10 万人。与 IPF 相比，NSIP 患者较年轻，以 40 ～ 50 岁的女性多见。其症状为非特异性，包括咳嗽和呼吸困难，起病呈亚急性（6 ～ 12 个月）到慢性（多达 3 年），中位时间为 18 ～ 31 个月。应根据病史和体格检查的结果来评估是否存在其他引起 ILD 的病因征象。例如，雷诺现象、关节炎和肌炎可提示患者存在潜在的结缔组织病。肺部检查一般可闻及肺底部湿啰音。

实验室检查提供的信息有限，不能做出明确诊断，但有助于确定患者的临床背景并排除 ILD 的其他病因。与 IPF 相似，建议所有患者均行 CTD 的血清学检查，因为区分特发性 NSIP 与 CTD 相关性 NSIP 组织病理模式对预后可能有重要意义。肺功能检查提示限制性通气功能障碍，并有一氧化碳弥散量下降。小部分患者可能出现轻度的气流阻塞。与 IPF 不同，50% 疑有 NSIP 的患者其支气管肺泡灌洗液显示以淋巴细胞为主，常伴有很小比例的中性粒细胞和（或）嗜酸性粒细胞。

NSIP 的组织病理模式是均一的肺实质异常及弥漫性间质受累。根据肺纤维化和炎症的程度可再分成几个亚型，*细胞型* NSIP 几乎仅由细胞炎症组成，*纤维化* NSIP 显示一些非细胞的纤维化成分。细胞型 NSIP 有轻到中度慢性间质性炎症，伴肺泡Ⅱ型细胞增生和很少的（几乎没有）淋巴细胞聚集。纤维化 NSIP 表现为一致的致密或疏松的间质纤维化，无蜂窝样改变或纤维母细胞聚集。

影像学方面，细胞型 NSIP 表现为弥漫性磨玻璃样阴影浸润，而纤维化 NSIP 为网格状改变、肺体积减小以及牵拉性支气管扩张。这些表现一般是双侧对称、下肺为主，通常胸膜下区域纤维化相对较轻。蜂窝样和实变罕见。NSIP 的影像学检查的敏感性及特异性较低，不足以满足诊断的要求。因此，如疑诊 NSIP，应考虑行外科肺活检。

治疗和预后 目前缺乏关于 NSIP 患者治疗的前瞻性对照试验，大部分推荐的疗法都是根据专家的意见而制订。此类患者一般先采用皮质激素治疗，然后逐步过渡到激素助减剂，例如硫唑嘌呤、吗替麦考酚酯或环磷酰胺。NSIP 的预后各异，一小部分患者表现为进行性、致命性的，其他患者几乎可完全康复。以纤维化为主的 NSIP 患者的预后要比那些以细胞型为主的差。大部分患者病情相对稳定，一些经过治疗后可轻度好转。总体来说，NSIP 的病死率比 UIP 低。图 47-5 比较了 NSIP、UIP 和其他特发性 ILD 患者的生存曲线。

呼吸性细支气管炎间质性肺疾病

呼吸性细支气管炎（RB）的组织病理形态在当前或既往重度吸烟者中很常见。然而，绝大部分患者似乎没有相关的临床后遗症，患者只有因其他问题获得肺的病理结果时才被偶然发现。相比之下，呼吸性细支气管炎间质性肺疾病（RBILD）出现在有 RB 并有间质性肺疾病的临床和生理学征象的患者中，RB 是唯一能解释 ILD 的组织病理学表现。根据临床表现、影像学和病理结果的重叠现象，RBILD 似乎属于包含脱屑性间质性肺炎的一类疾病。

RBILD 患者在 30 ～ 50 岁发病，以男性为主，男女比例约为 2∶1。患者几乎都是重度吸烟者，至少 30 包年。他们常表现为呼吸困难和咳嗽。肺功能结果与 DIP 相似，为一氧化碳弥散量轻到中度降低，并有混合性限制性和通气功能障碍。有 10% 的患者就诊时生理功能正常，另有 10% 的患者就诊时对支气管扩张药有明显的反应性。在胸部影像学方面，多达 20% 的患者胸部平片表现正常。HRCT 显示气道壁明显增厚、网格状改变和小叶中央性异常，还有小斑片状的磨玻璃样阴影。这些表现出现在双侧

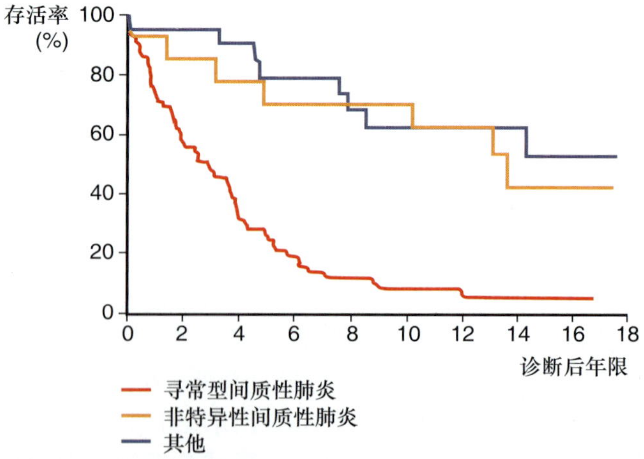

图 47-5 以组织病理为基础分成亚组，比较了 UIP、NSIP 和其他特发性 ILD 的生存曲线。UIP 患者的预后比 NSIP 或其他 ILD 的差。（改编自 *Bjoraker JA et al*：Am J Respir Crit Care Med *157*：*199-203*，*1998.*）

肺，在所有 5 个肺叶均可出现；与 DIP 相比，病变范围没那么广泛并较少累及肺实质。支气管肺泡灌洗液一般含有大量的吞噬黑色、金色或棕色色素物质的巨噬细胞，这与其他健康吸烟者的观察情况相似，也可以表现为中性粒细胞中度增多。

RBILD 的诊断一般根据年轻重度吸烟者的临床背景及胸部 HRCT 表现做出。若需要明确诊断，则推荐行外科肺活检，因为经支气管活检和支气管肺泡灌洗结果不足以明确诊断。RBILD 的组织病理学特征是以细支气管为中心的，累及一级和二级呼吸性细支气管，细支气管周围的肺泡腔内充满含色素的巨噬细胞。这些细胞过碘酸-雪夫氏（PAS）染色阳性。气管腔内也可能会被黏液充填；轻微纤维化局限于支气管周围区域。

预后和治疗　RBILD 的预后通常较好。一项研究表明，32 例患者中 75% 的生存时间超过 7 年，只有一例患者死于进展性 ILD。临床表现改善见于 28% 的患者，而生理功能改善见于 10% 的患者。在治疗方面，单纯戒烟可以改善症状，戒烟应该始终作为初始的干预措施。如症状持续，常试用皮质激素治疗，虽然这只是基于专家意见而并非干预性治疗试验的结论。

脱屑性间质性肺炎（DIP）

脱屑性间质性肺炎（DIP）被认为与 RBILD 同属一系列疾病，它们的临床背景相似，60% ～ 87% 的 DIP 患者为重度吸烟者。与 RBILD 相比，20% 的 DIP 病例发生在有 CTD、病毒感染或接触药物 / 毒物史的患者中。DIP 患者比 IPF 患者年轻，通常在 30 ～ 60 岁发病，男女比例为 2∶1。

本病最常见的肺生理学表现是一氧化碳弥散量的下降。患者还可能有轻度限制性或混合性限制-阻塞性通气功能障碍。HRCT 的典型表现是外周和基底部的磨玻璃样阴影，没有显著的纤维化或蜂窝样改变。其他表现包括牵拉性支气管扩张、小叶中央型的小结以及通常直径小于 2 cm 的囊肿。

本病需要行外科活检以明确诊断，因为支气管肺泡灌洗液和经支气管活检结果均无特异性。本病的组织病理学特征是均匀一致的弥漫性间质增厚。肺泡腔充填含铁的巨噬细胞，导致磨玻璃样阴影。也可有Ⅱ型细胞增生和弥漫肺泡间隔增厚。相比于 RBILD，DIP 患者有更多的间质纤维化、淋巴细胞滤泡、巨细胞和嗜酸性粒细胞，但是两者的特征有很大程度的重叠。与 UIP 不同，DIP 未见成纤维细胞灶和蜂窝样改变。由于有吸烟史，也可能有一定的肺气肿改变。

预后和治疗　DIP 患者的病情常处于长时间稳定状态中，但可进展至终末期纤维化。DIP 总的病死率为 6% ～ 30%，平均生存期为 12 年。与 RBILD 患者不同，DIP 患者会出现急性加重。主要的治疗干预手段是戒烟，也可使用皮质激素和激素助减剂（对激素有反应的患者）作为辅助治疗，但这是基于专家意见。存在磨玻璃样阴影的患者通常在症状和影像学表现上有一些改善，虽然 20% 的患者会出现病情进展。如果病情持续进展，肺移植是一个可选择的治疗方法。有趣的是，在肺移植后罕见有复发病例。

急性间质性肺炎（AIP）

急性间质性肺炎（AIP）在过去多年来曾有各种各样的名字。Hamman 和 Rich 在 1935 年首次描述了此病例。最近它被认为是急性呼吸窘迫综合征（ARDS）的特发形式，因为两者的起病情况和临床特征相同，但不同的是，AIP 缺乏已知的病因和相关因素。症状包括数天到 3 周内快速出现的呼吸困难，一般有病毒感染的前驱症状。患者通常发展为显著的低氧血症和呼吸衰竭，需要辅助通气。流行病学包括范围较广的发病年龄、平均年龄为 50 岁、男女发病比例均等。尚无证据表明此病和吸烟相关。

AIP 患者胸部影像学的典型表现是除肋膈角之外的双肺磨玻璃样浸润，病灶呈斑片状分布，可见空气支气管征。胸腔积液少见。HRCT 在疾病早期显示弥漫性双侧磨玻璃样阴影，晚期为双侧实变影，尤其在肺基底部及其相关区域易见，也可出现支气管扩张和结构变形，伴有蜂窝状改变和囊肿形成。

AIP 的诊断是一种排除性诊断。支气管肺泡灌洗液主要用来排除显著的感染，表现为含红细胞、中性粒细胞和淋巴细胞在内的总细胞数增多。组织病理学特征是弥漫性肺泡损伤，表现为透明膜形成、弥漫性间隔纤维化和Ⅱ型肺泡细胞增生。

预后和治疗　AIP 患者的病死率通常高于 50%，大部分死于住院期间及出现症状的 1 ～ 2 个月内。存活的患者，其复发、慢性化及进展性肺纤维化的风险增高，6 个月病死率为 87% ～ 100%。当前尚无针对 AIP 的特效疗法。大部分专家将它按 ARDS 治疗，但对 AIP 患者使用皮质激素的更多。

淋巴细胞性间质性肺炎（LIP）

淋巴细胞性间质性肺炎（LIP）偶可表现为ILD，最常见于有自身免疫性疾病、遗传异常、感染（特别是HIV、EBV和HTLV-1）或异常蛋白血症（例如单克隆或多克隆丙种球蛋白病）的患者。LIP表现为特发性ILD时，患者的典型症状是咳嗽和数月到数年（少见）内进展的气促。体征可能有发热、体重下降和胸膜炎。

体格检查可见湿啰音和较少见的杵状指（10%的患者）。肺生理学检查显示限制性通气障碍和一氧化碳弥散量下降。胸部影像学表现各异，包括肺基底部的网格状阴影、磨玻璃样阴影或小叶中央型结节影。在很多患者中可见疑似血管周围囊肿。支气管肺泡灌洗液的典型特征是淋巴细胞增多，但不能作为确诊标准。若要明确诊断，则需要行外科活检，结果显示细胞沿肺泡间隔浸润、融合（偶可沿支气管和血管周围间隔浸润），浸润的细胞包括淋巴细胞、浆细胞和组织细胞。生发中心、偶尔非坏死性肉芽肿和相关的多核巨细胞也能见到。在LIP的较晚阶段，可出现纤维化甚至蜂窝样改变。遗传学检测是排除恶性肿瘤和单克隆性的重要方法。

处理 目前尚无随机试验确定LIP患者的治疗方案。实例证据支持对有症状和肺功能下降的患者使用皮质激素。对于激素无反应或出现激素副作用的患者，则应考虑加用激素助减剂。

争议和误区

做出正确的诊断始终是评估和处理间质性肺疾病患者的关键步骤，这是因为诊断是判别预后和制订正确治疗计划的最重要的决定因素。包含临床医师、胸部放射学医师和肺部病理学专家在内的多学科方式一起探讨解决疑难问题是十分重要的。然而，对于开展积极的多学科交流通常效率低下，临床医师必须努力去推动该工作进行。除诊断之外，预测疾病的未来行为仍有很大的不确定性。多项研究正试图确定能预测未来疾病行为的生物标志物。很多促进肺纤维化发展的遗传高危因素已经被识别，但目前这些发现在临床中的应用效果仍不确定。

由于尚无对特发性肺纤维化的生存时间、生活质量或功能状态有益的治疗方法，目前治疗方案的选择存在很大的争议空间。由于大部分干预治疗试验都使用所谓的替代终点（SEP），这些试验结果将难以被解释，并需要临床医生与每个病人充分沟通，使得病人在充分了解的情况下做出相关治疗决定。

推荐读物

American Thoracic Society/European Respiratory Society International Multidisciplinary Consensus Classification of the Idiopathic Interstitial Pneumonias, *Am J Respir Crit Care Med* 165:277–304, 2002; erratum, 166:426, 2002.

Bjoraker JA, Ryu JH, Edwin MK, et al: Prognostic significance of histopathologic subsets in idiopathic pulmonary fibrosis, *Am J Respir Crit Care Med* 157:199–203, 1998.

Coultas DB, Zumwalt RE, Black WC, Sobonya RE: The epidemiology of interstitial lung diseases, *Am J Respir Crit Care Med* 150:967–972, 1994.

Demedts M, Wells AU, Antó JM, et al: Interstitial lung diseases: an epidemiological overview, *Eur Respir J Suppl* 32:2–16, 2001.

Frankel SK, Schwarz MI: Update in idiopathic pulmonary fibrosis, *Curr Opin Pulm Med* 15:463–469, 2009.

Gal AA, Staton GW Jr: Current concepts in the classification of interstitial lung disease, *Am J Clin Pathol* 123:S67–S81, 2005.

Kim DS, Collard HR, King TE Jr: Classification and natural history of the idiopathic interstitial pneumonias, *Proc Am Thorac Soc* 3:285–292, 2006.

Leslie KO: Historical perspective: a pathologic approach to the classification of idiopathic interstitial pneumonias, *Chest* 128(5 Suppl 1):513–519, 2005.

Ley B, Collard HR, King TE Jr: Clinical course and prediction of survival in idiopathic pulmonary fibrosis, *Am J Respir Crit Care Med* 183:431–440, 2011.

Lynch DA, Travis WD, Müller NL, et al: Idiopathic interstitial pneumonias: CT features, *Radiology* 236:10–21, 2005.

Raghu G, Collard HR, Egan JJ, et al: Idiopathic pulmonary fibrosis: evidence-based guidelines for diagnosis and management. ATS/ERS/JRS/ALAT Committee on Idiopathic Pulmonary Fibrosis, *Am J Respir Crit Care Med* 183:788–824, 2011.

Travis WD, Hunninghake G, King TE Jr, et al: Idiopathic nonspecific interstitial pneumonia: report of an American Thoracic Society project, *Am J Respir Crit Care Med* 177:1338–1347, 2008.

Vassallo R, Ryu JH: Tobacco smoke–related diffuse lung diseases, *Semin Respir Crit Care Med* 29:643–650, 2008.

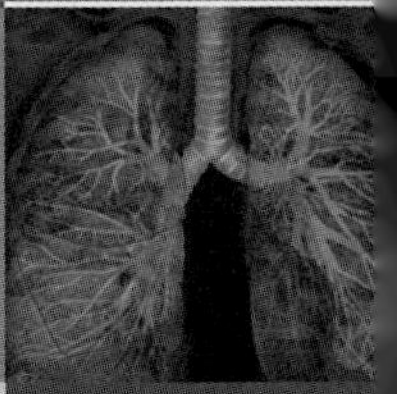

第八部分　肺间质性疾病

第48章　结节病

Manju Paul • Michael C. Iannuzzi　著

（高伟良　史　菲　林江涛　译）

自从130年前Jonathan Hutchinson首次把结节病描述为一种皮肤疾病以来，已有报道表明结节病可累及各个器官。结节病的主要异常是肉芽肿积聚导致器官结构发生功能改变。结节病的病因尚不清楚，但多认为肉芽肿形成用于限制病原体和炎症，并保护周围组织。临床、流行病学和家族研究支持的假说是：结节病是有遗传易感性的人因接触空气传播的病原体而被触发。当一个或多个器官发现非干酪样类上皮细胞肉芽肿而无微生物或微粒，且临床与放射学表现相符时，就可诊断为结节病。当患者出现器官受累或病情慢性进展时，皮质激素仍是治疗的主要手段。

流行病学

结节病在全世界范围内广泛存在，可见于任何年龄阶段的人群，但被诊断的患者中超过80%在20～50岁。在美国，黑种人患病更常见，是白种人的3.5倍，经年龄校准的发病率显示黑种人发病率为35.5/10万人，而白种人的发病率为10.9/10万人。黑种人妇女更容易受累，大约2.7%的人存在发病风险。黑种人患病后往往病情更严重且肺外受累也较重。在大部分欧洲国家报道的发病率小于1/10万人。在斯堪的纳维亚诸国例如瑞典和芬兰，发病率为11/10万～64/10万人。结节病在中国人和东南亚人中不常见；然而，日本患者心脏特别容易受累。

病因和危险因素

目前尚未发现任何触发结节病的单一环境因素。近来，多中心ACCESS（关于结节病病因的病例对照研究）报道发现接触杀虫剂或发霉环境或工作中接触建筑材料、五金器具、工业有机粉尘者的发病风险会稍有增加。结节病与农村生活或接触木粉尘或重金属无关。

几种微生物和病毒被认为是潜在的结节病抗原。分枝杆菌过氧化氢酶蛋白MkatG到目前为止是最有可能的因子，在超过50%的结节病患者的组织中都被发现。识别引起结节病的感染因素较为困难，其可能解释是：感染的细菌被清除很久后其不溶性细菌蛋白可成为致病抗原。

结节病的职业聚集病例见于船舶工人、消防人员以及曾参与应对美国世界贸易中心遇袭事件的救援人员。

遗传因素

发病率的种族差异和疾病的家族聚集现象支持遗传因素可能对结节病致病的假说。与结节病患者有一级亲缘关系的人，其患病风险大约增加5倍。不建议在亲属中筛查结节病，因为仅不到1%会被发现罹患此病。几种与结节病相关的人类白细胞抗原（HLA）已被报道（表48-1），但HLA似乎更可能影响其表型而非易感性。Ⅰ类主要组织相容性复合物（MHC-Ⅰ）的等位基因HLA-B8与急性结节病有关。HLA-DQB1*0201和HLA-DRB1*0301与急性病情及良好预后呈强相关性。

研究者已经对影响抗原加工、抗原呈递、巨噬细胞和T细胞活化及细胞募集的非HLA候选基因进行了研究。表48-2列出了到目前为止已经研究过的非HLA候选基因。虽然这些候选基因基于功能来说是相符的，但它们与结节病是否相关还未被连续证实。

迄今为止，已报道有两项结节病基因组测序工作：一项在德国白种人中进行，最强的关联信号定位于染色体3p和6p；另一项在美国黑种人中进行，

表 48-1　结节病的人类白细胞抗原（HLA）关联研究汇总

HLA	有风险的等位基因	结果
HLA-A	A*1	易感
HLA-B	B*8	在一些人群中易感
HLA-DPB1	*0201	与结节病无关
HLA-DQB1	*0201	保护作用，Löfgren 综合征，一些人群病情较轻
	*0602	在一些组里易感 / 疾病进展
HLA-DRB1	*0301	在一些组里急性起病 / 预后良好
	*04	在一些人群里起保护作用
	*1101	白种人和美国黑种人易感
HLA-DRB3	*1501	与 Lofgren 综合征有关
	*0101	在白种人中易感 / 疾病进展

信号在 5p 和 5q。目前，已发现来自连锁区域的两个候选基因：*BTNL2*，定位在 6p，编码嗜乳脂蛋白样蛋白 2，是 B7 家族成员之一，作为一种负性辅助刺激分子起作用。*ANXA11*，位于染色体位点 10q22.2，编码膜联蛋白 A11，可能影响细胞凋亡。

病理生理学

结节病是一种是以 T 淋巴细胞浸润、肉芽肿形成和微结构变形为特征的多系统炎症性疾病。肉芽肿的形成可能是始于抗原被遗传易感者的 MHC- Ⅱ类肽呈递给 T 淋巴细胞（图 48-1）。血清淀粉状蛋白 A 可能在结节病的免疫应答中起作用，能够诱导免疫应答，并与 Toll 样受体（TLRs）相互作用而触发细胞因子的释放。结节病的寡克隆 T 细胞库（α/β

表 48-2　结节病中非 HLA 候选基因的评估

候选基因	结果
血管紧张素转化酶基因（*ACE*）	ID 和 DD 基因型患病风险增加 Ⅱ型基因与影像学进展中度相关
CC 趋化因子受体 -2 基因	与保护作用 /Löfgren 综合征有关
趋化因子受体 -5 基因	CCR5 △ 32 等位基因在给予皮质激素治疗的患者中更常见；被单体型分析和更大的样本反驳
CD80，CD86 基因	未发现与结节病相关
Clara 细胞 10-kDa 蛋白基因	与结节病相关的一个等位基因，3 年随访时出现病情进展
补体受体 -1 基因	与 Pro1827Arg［C（5507）G］基因多态性的 GG 基因型有关
囊性纤维化跨膜调节基因（*CFTR*）	R75Q 增加风险
细胞毒性 T 淋巴细胞抗原 4（*CTLA4*）	与结节病无关
热休克蛋白 70 样基因	HSP（＋ 2437）CC 与易感性 /Löfgren 综合征有关
抑制因子 kappa B- α 基因	与 297T 等位基因有关 等位基因－ 827T 在Ⅱ期出现
IL-1 α 基因	IL-1 α -889 1.1 基因型患病风险增加
IL-4 受体基因	未发现与结节病相关
IL-18 基因	基因型－ 607CA 比 AA 患病风险高
干扰素 γ 基因	IFNA17 多态性（551T → G）和 IFNA10［60A］－ IFNA17［551G］单体型患病风险增加
巨噬细胞游走抑制因子基因	在爱尔兰人中与 5-CATT 无关
自然抗性相关巨噬细胞蛋白基因	在 *NRAMP1* 基因靠近 5′区域的（CA）(n）重复
（*NRAMP*）	序列起保护作用
Toll 样受体 -4 基因（*TLR4*）	Asp299Gly 和 Thre399lle 突变与慢性病情有关
转化生长因子基因（*TGF*）	TGF- β 2 59941 等位基因、TGF β 3 4875A 和 17369C 等位基因与胸部 X 线片上显示纤维化有关
肿瘤坏死因子 α 基因	基因型 -307A 等位基因与结节性红斑 /Löfgren 综合征有关，－ 857T 等位基因与结节病有关。－ 307A 与美国黑种人无关
血管内皮生长因子基因	＋ 813 CT 和 TT 基因型与保护作用有关
维生素 D 受体基因	*Bsm*I 等位基因与结节病有关

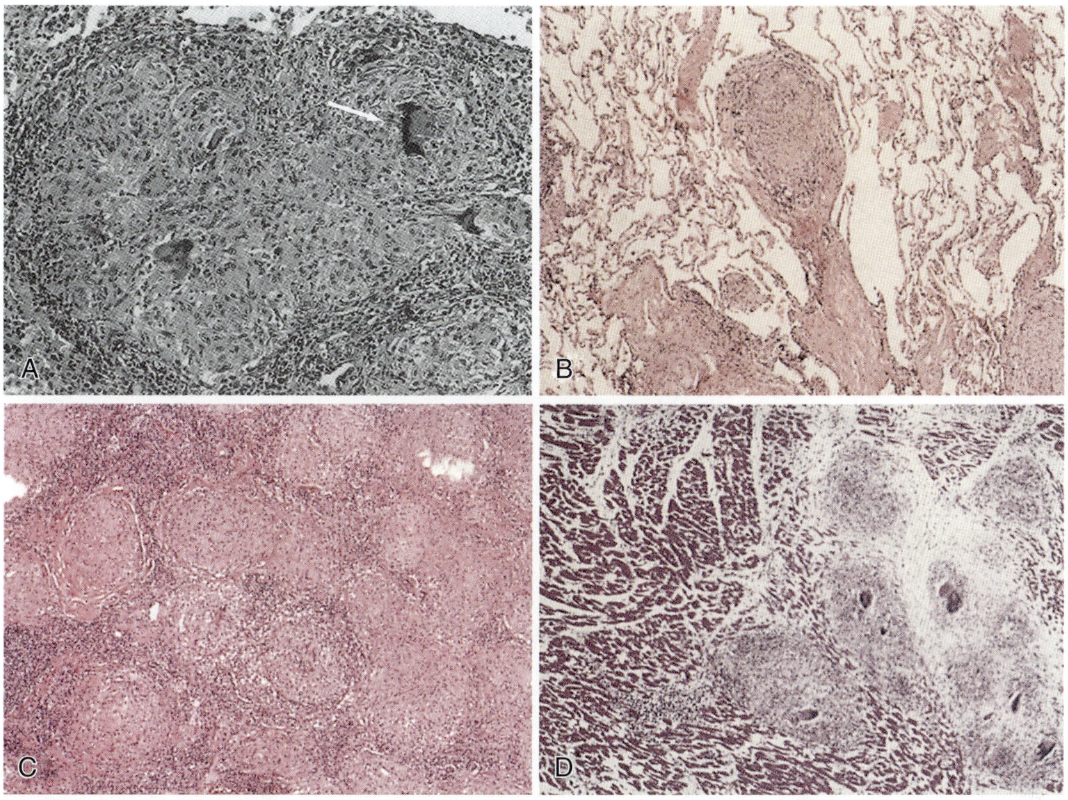

图 48-1 结节病的非干酪样肉芽肿性炎症。**A**，巨细胞和单核细胞浸润的类上皮样肉芽肿的特写；**B**，开胸肺活检标本显示的肉芽肿，有巨细胞和淋巴细胞在肺实质和小叶间隔及胸膜下区域浸润；**C**，淋巴结活检标本显示正常组织被典型的结节型上皮肉芽肿所替代。在肉芽肿的中心可见纤维素样坏死，但无明显的干酪样坏死；**D**，心肌活检标本显示有巨细胞的斑片状肉芽肿性炎症

和 δ/γ 受体）表明触发抗原有利于选择性 T 细胞克隆的逐步聚集和活化。最初，巨噬细胞加工抗原，被加工的抗原随后被 MHC- Ⅱ类分子呈递给 $CD4^+$ T 细胞。T 细胞通过 T 细胞受体、Toll 样受体、细胞因子或趋化因子受体被活化，导致信号转导启动和转录因子的激活，而转录因子的激活促进控制 T 细胞增殖、分化、凋亡及产生促炎症细胞因子和趋化因子的基因表达。T 细胞信号转导途径是结节病的潜在治疗靶点。巨噬细胞在细胞因子的慢性刺激下会分化成类上皮细胞，获得分泌功能和杀菌能力，但会失去一部分吞噬功能，并能融合成多核巨细胞。在较成熟的肉芽肿中，成纤维细胞和胶原包围住球样细胞簇。随着肉芽肿的积聚，就会出现器官结构和功能的改变。

肉芽肿可以消退，几乎无临床后遗症，也可发展为纤维化。急性肉芽肿性和慢性纤维化性结节病可能代表了不同的免疫发病过程，该过程尚待明确（图 48-2）。从 T_H1 类到 T_H2 类细胞因子的转换，还有其他介质例如 IL-6、转变生长因子 -β（TGF-β）、骨桥蛋白、胰岛素生长因子（IGF）的参与均提示可能导致纤维化。结节病在 HIV 感染者治疗期免疫重建时或正进行干扰素治疗的患者中会出现病情进展或恶化。

临床特征

结节病的临床表现多样。多达 2/3 的病例无症状，结节病只是偶尔在放射检查时发现肺门淋巴结病变才被诊断。胸部受累最为常见（超过 90% 的患者），其次为皮肤、眼睛、肝、脾、外周淋巴结、中枢神经系统和心脏。结节病两个公认的急性、发热性的表现是 Löfgren 综合征（关节炎、结节性红斑和双侧肺门淋巴结肿大）和 Heerfordt 综合征（葡萄膜炎、腮腺肿大和面神经麻痹）。这些急性表现预示预后较好，在 1 ～ 2 年内病情缓解。上述两种综合征在美国黑种人中不常见。

肺部表现

超过 90% 的结节病患者有肺部受累的表现。常见主诉包括干咳、隐约的胸部不适及呼吸困难（尤其在运动后明显）。胸膜炎性胸痛不常见。当支气管内受累或存在气道反应过度时可出现喘鸣。并发进

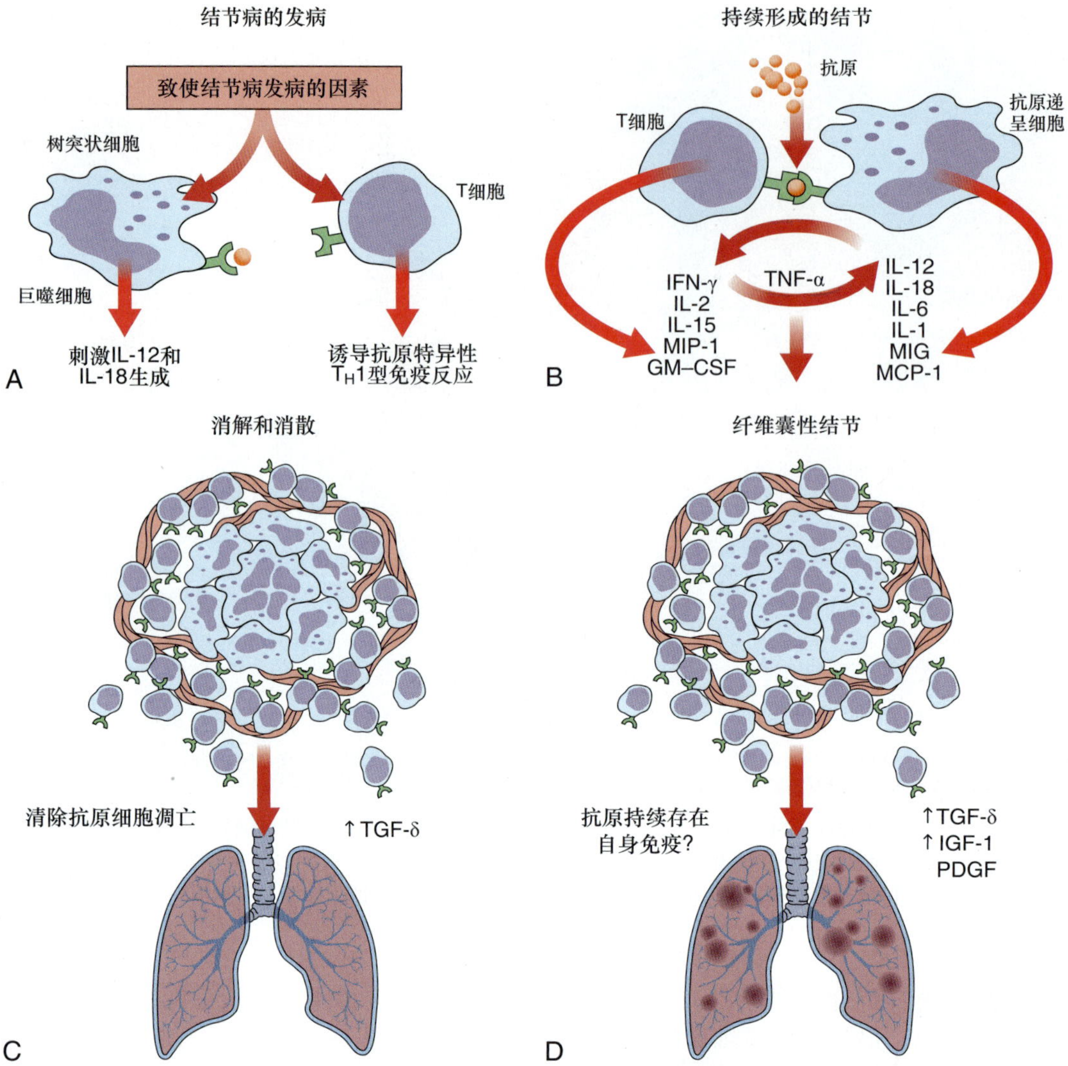

图 48-2 结节病的免疫发病机制模式。**A**，结节病的形成始于刺激单核吞噬细胞和树突状细胞产生 IL-12 和 IL-18 以及诱导适应性 T 细胞对刺激物发生免疫反应；**B**，在 IFN-γ、IL-12 和 IL-18 的驱动下，TH1 细胞发生免疫应答，维持肉芽肿的形成；**C**，当刺激物抗原去除后，肉芽肿开始消退，在 TGF-β 和其他介质作用下，T 细胞应答受抑制，肉芽肿通过细胞凋亡被吸收；**D**，在 TGF-β 和其他致纤维化介质的参与下，可能的自身免疫抗原持续刺激，从而导致纤维化。APC，抗原呈递细胞；GM-CSF，粒细胞-巨噬细胞集落刺激因子；IFN-γ，γ 干扰素；IGF-1，胰岛素样生长因子 1；MCP-1，单核细胞趋化蛋白 1；MIG，γ 干扰素诱生的单核因子；MIP-1，巨噬细胞炎性蛋白 1；PDGF，血小板衍生生长因子；TGF-β，转化生长因子 β；TNF-α，肿瘤坏死因子 α

展性纤维囊性疾病可有咳痰和咯血。胸膜受累仅见于 2%～4% 的患者，可表现为胸腔积液、胸膜增厚、气胸和乳糜胸。结节病的诊断经常被延误，尤其是当患者的表现以肺部症状为主时。

胸部听诊或可闻及呼气末期或中期细湿啰音，但相比肺纤维化少见。当胸部放射学表现出现显著异常时，肺部体格检查可无异常。杵状指罕见，但如出现，通常已有进展期支气管扩张或肝病。

肺动脉高压

肺动脉高压和右心功能不全的患病率为 4%～28%。肺动脉高压在病情进展期患者更为常见，据报道在等待肺移植的结节病患者中可高达 74%。引起结节病肺动脉高压的几个可能原因包括间质性肺疾病、肺血管床的纤维性破坏、肺动脉被肿大的淋巴结压迫、肺静脉闭塞、门脉-肺动脉高压（portopulmonary hypertension）、心肌功能不全和结节病性血管病变。合并肺动脉高压的患者更可能被列入肺移植的名单，其病死率高出单纯肺部结节病患者 10 倍。该病患者的预后较差，5 年生存率仅为 59%。肺动脉高压的处理包括逆转静息状态下的缺氧。结节病肺动脉高压患者使用皮质激素存在争议。

支持使用内皮素受体拮抗药和磷酸二酯酶 -5 抑制药对病情有益的数据非常有限。

胸部放射学

结节病患者的胸部 X 线片根据其特征被分为四种模式（图 48-3）。遗憾的是，这些放射学模式曾被称作“期”，这导致错误的假设，即它们代表了疾病的分期而非胸部 X 线模式。

0 期：无放射学异常

Ⅰ期：双侧肺门和（或）纵隔淋巴结肿大，肺实质无异常

Ⅱ期：肺门和（或）纵隔淋巴结肿大，伴肺实质异常（通常为弥漫性间质性表现）

Ⅲ期：弥漫性肺实质性病变，不伴淋巴结肿大

Ⅳ期：肺纤维化，表现为肺容积减小或囊性变或蜂窝样改变

发病早期的起始放射学表现通常会预示病变有无消退的可能。胸部 X 线片表现为Ⅰ期的患者有 60% ～ 80% 会消退，Ⅱ期者有 50% ～ 60% 能消退，但Ⅲ期患者不到 30% 能消退。

胸内淋巴结肿大和肺实质浸润（Ⅱ期胸部 X 线片表现）是最常见的放射学表现，见于 85% 的患者。对称性肺门淋巴结肿大最常见。单侧肺门淋巴结肿大少见，仅占 3% ～ 5%。纵隔淋巴结肿大但不伴肺门淋巴结肿大罕见；在这种情况下需要考虑其他可能的诊断。

肺实质病变好发于上肺野，这与其他弥漫性实质性肺疾病（例如肺纤维化）以肺基底部为主不同。高分辨 HRCT 一般表现为对称性纵隔或肺门淋巴结肿大，肺实质改变以上叶为主，或多发小结节沿支气管血管束分布在血管周围、小叶间隔和胸膜下区域。较大、较清晰的结节浸润可能跟恶性肿瘤相似（图 48-4）。胸部 CT 也可能会发现支气管扩张（图 48-5）。在出现肺纤维囊性病变的患者中（图 48-6），可能会出现足分枝菌病。患者在放射学表现、肺功能测试异常和症状的严重性方面经常会存在显著性差异。

与标准的胸部 X 线片相比，HRCT 通常在诊断和指导治疗上帮助不大。建议在以下情况下行 HRCT 检查：（1）咯血，（2）X 线片特征或有新的表

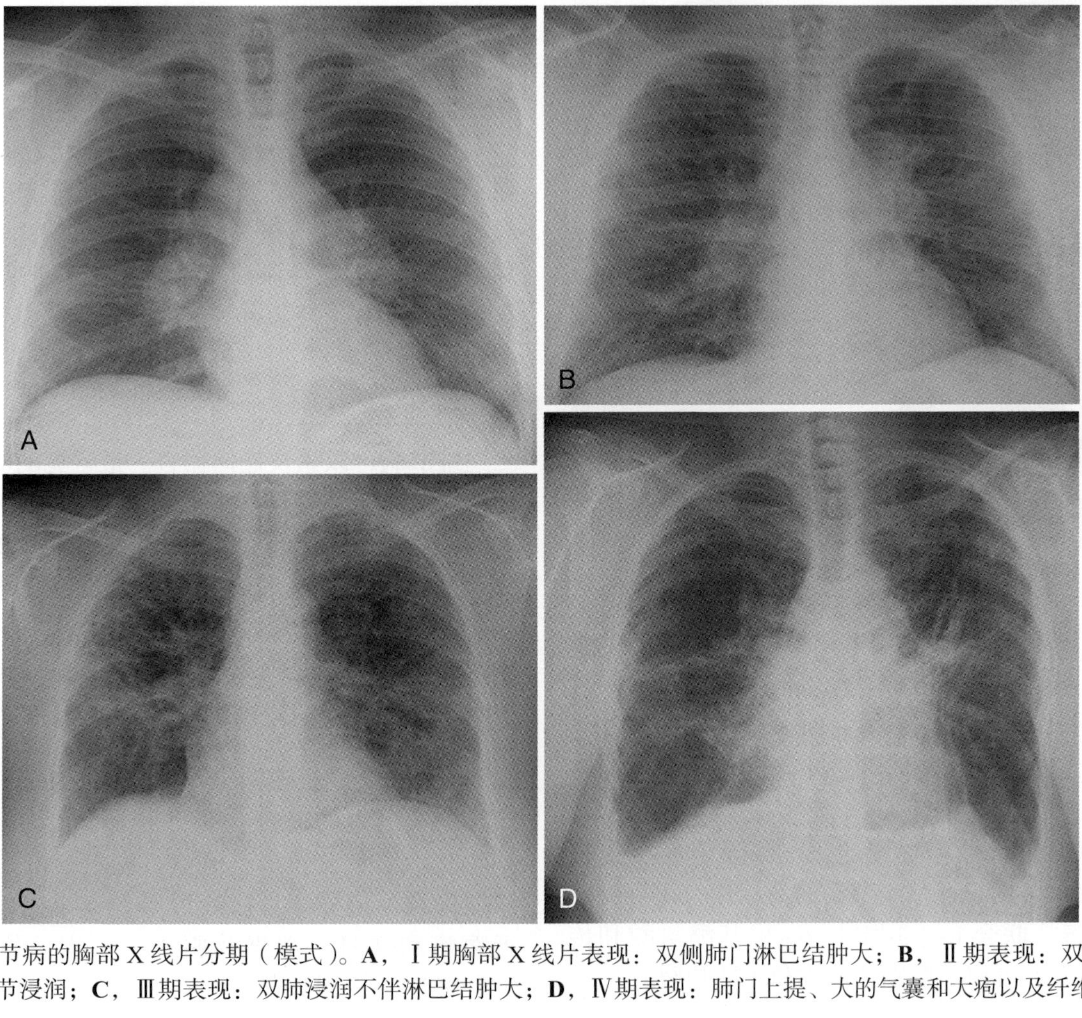

图 48-3　结节病的胸部 X 线片分期（模式）。**A**，Ⅰ期胸部 X 线片表现：双侧肺门淋巴结肿大；**B**，Ⅱ期表现：双侧淋巴结肿大伴网格结节浸润；**C**，Ⅲ期表现：双肺浸润不伴淋巴结肿大；**D**，Ⅳ期表现：肺门上提、大的气囊和大疱以及纤维囊性病变

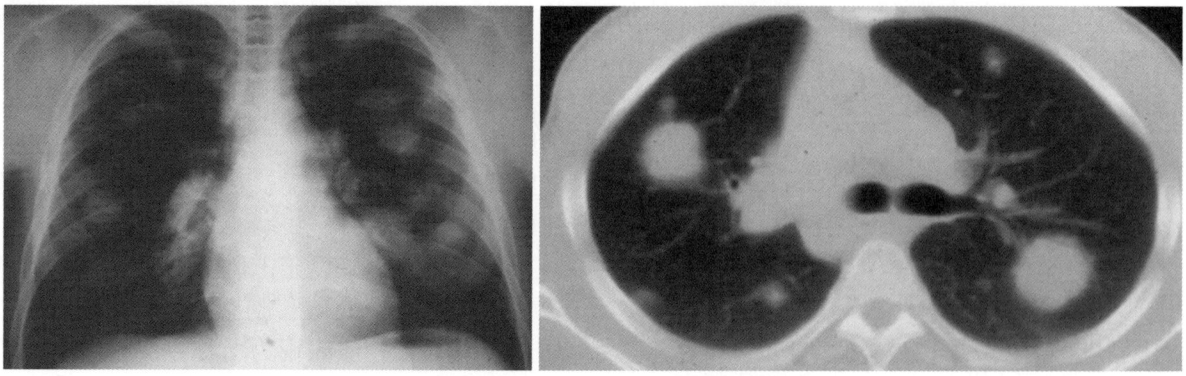

图 48-4　伴有双侧多发肺结节的结节病。左图，胸部 X 线片；右图，胸部 CT 扫描

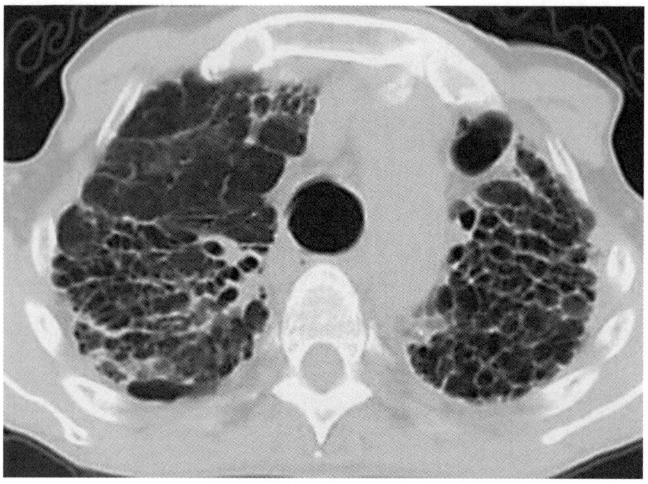

图 48-5　结节病的纤维化性支气管扩张。上叶多发小囊表现被称为蜂窝样改变，在 CT 图像上可清楚显示

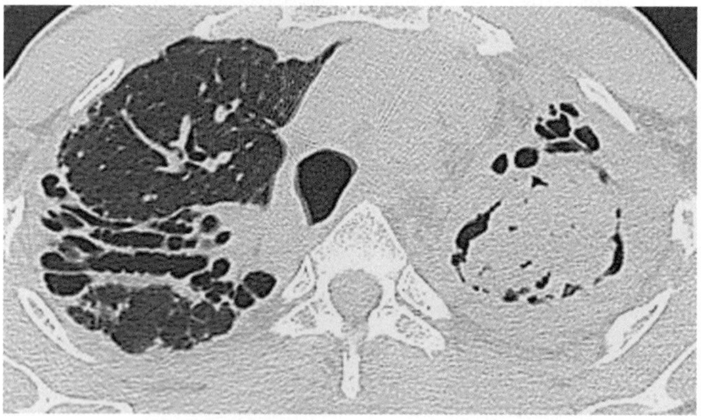

图 48-6　结节病相关的上肺叶纤维化性蜂窝样改变，CT 图像显示左肺上叶曲菌球填充在一个大的肺大疱里

现不支持结节病，（3）对拟进行移植的患者进行评估，（4）寻找足分枝菌病。

^{18}F- 氟脱氧葡萄糖标记的正电子发射断层扫描（FDG-PET）可用于评估结节病的活动性，而且比镓扫描更敏感。联合 L-［3-^{18}F］-α- 甲基酪氨酸和传统的 FDG-PET 可用于鉴别结节病和恶性肿瘤。

肺功能检查

肺功能检查可评估肺结节病的影响。两个最常见异常是肺容积和肺活量的下降，代表限制性通气功能障碍，伴有弥散功能下降（DLCO）。DLCO 通常是最先检测到的实验室检查异常，也是疾病好转时最后恢复至正常的指标。DLCO 不仅与限制性病变有关，也与结节病相关的肺动脉高压有关。阻塞性通气功能障碍也可以出现在 30% 的非吸烟结节病患者中，这可能代表支气管内受累和狭窄、（气道）反应，或因肺实质受累致气道变形。随着肺纤维化加重和肺大疱的形成，阻塞性通气障碍越来越常见。支气管高反应性测试中有 30% 的患者呈阳性。

单纯肺结节病患者的总体预后较好。很多患者在诊断后 2 ～ 5 年内能自行缓解或保持稳定。在少数患者中，病情可进展至终末期肺疾病阶段。对于那些肺功能进行性下降的患者，应评估其活动后血氧饱和度是否下降，并考虑是否需要氧疗。

肺外结节病

结节病可以累及任何器官。最常见的受累肺外器官包括皮肤（30%）、眼睛（25%）、淋巴结、肝和脾（20%）。钙代谢异常（高钙血症及其所致的高钙尿症）可见于约 15% 的患者。据报道，心脏和神经系统在临床上明显受累者见于约 5% 的患者，但磁共振成像和 PET 扫描证实这些器官受累更加普遍。一般来说，疾病初始阶段即有肺外病变的患者预后较差。

皮肤

皮肤受累的表现各种各样，包括结节性红斑、斑块、小结节、丘疹、斑点、白斑、溃疡、银屑病样损伤和痤疮样疹。病灶可单发或成批出现，可见于瘢痕和文身，常累及躯干、头皮、颈背和四肢（图 48-7）。美国黑种人的皮肤损伤经常会留下瘢痕、

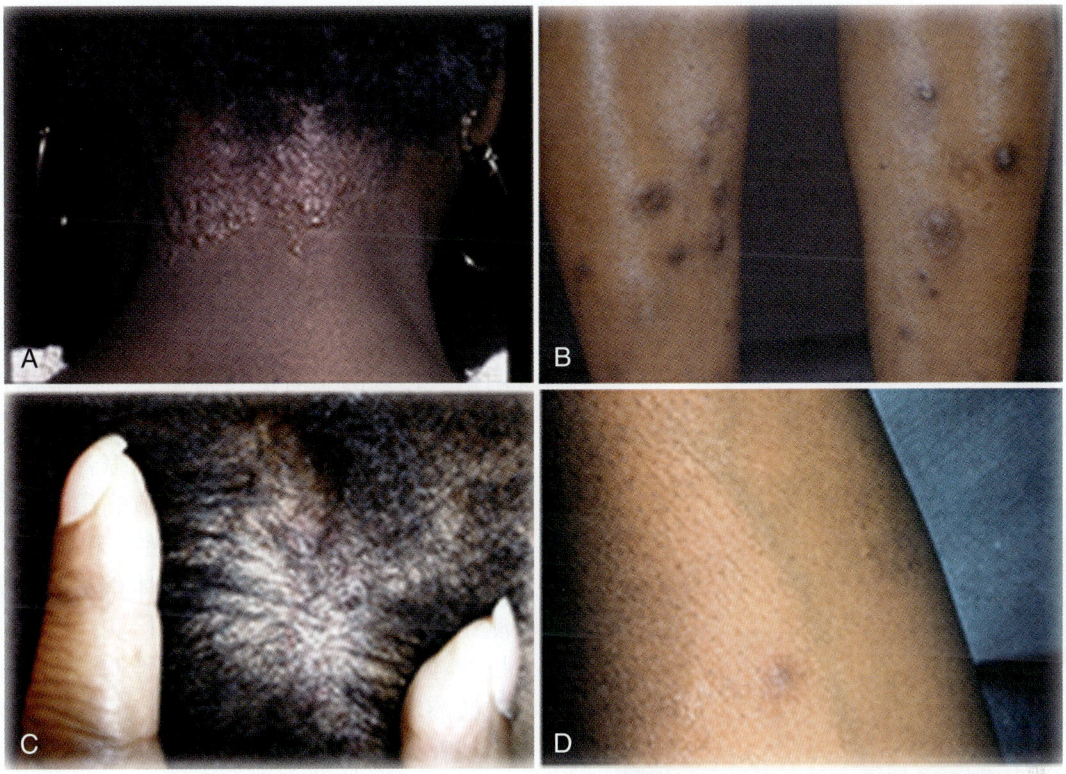

图 48-7 结节病的皮肤损害。**A**，颈背部的蜡状丘疹簇；**B**，隆起的暗色的肉芽肿结节；**C**，暗色的、结痂的头皮结节；**D**，红色的无触痛结节

洼坑和苍白的脱色区。虽然皮肤表现可能在其他器官受累之前，但通常伴随全身病变出现。开始时对皮肤进行仔细检查十分重要，因为结节病皮肤损害部位活检的诊断价值很高。

结节性红斑是一种非特异性高敏反应，见于约 10% 的患者，通常表现为触痛的皮下结节，常位于胫骨前缘（图 48-8）。在女性和欧洲、波多黎各、墨西哥人中较常见，而美国黑种人和日本人较少见。结节性红斑通常突然出现，并伴随全身症状例如发热、不适和多关节疼痛。结节性红斑、双侧肺门淋巴结肿大、发热和多关节疼痛构成 Löfgren 综合征，Löfgren 综合征是一种急性结节病，通常为自限性，预后良好。结节性红斑通常持续 3 周，可复发。特征性结节的活检会显示非特异性的间隔脂膜炎，这并不能为结节病的诊断提供组织学支持依据。非结节性红斑的皮损部位活检常显示肉芽肿。

冻疮样狼疮（lupus pernio）（图 48-9）为紫罗兰色硬结样病变，累及面中部，特别是鼻、鼻翼、颧骨和眶周区域，还有眼周区域。随着其下方的软骨和骨被侵犯，冻疮样狼疮可令一些患者毁容。冻疮样狼疮较常见于女性，并与慢性病情相关。

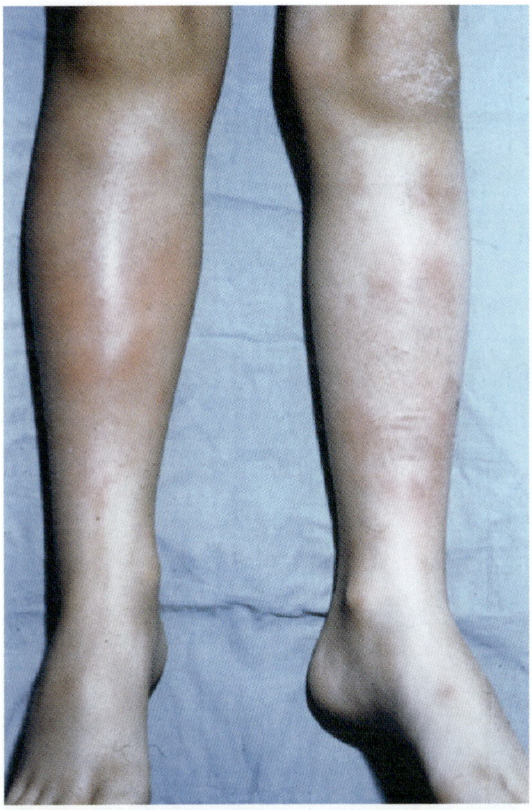

图 48-8 结节病患者的胫前结节性红斑。胫前表面可见有触痛的隆起结节

眼

25% 的结节病患者会出现眼睛受累。眼睛的任何部位都可能受影响。黑种人患者或小于 40 岁的女性较常累及眼睛。泪腺受累常见，通常无症状（图 48-10）。结膜受累可能表现为眼干或眼红。整个葡萄膜都可能会被累及。前葡萄膜炎（虹膜炎、虹膜睫状体炎）比后葡萄膜炎（脉络膜炎）更常见。急性前葡萄膜炎表现为畏光、眼痛和视力模糊。慢性前葡萄膜炎比急性更常见，可隐匿地导致视力减退和青光眼。后葡萄膜炎可引起增生性视网膜病变，

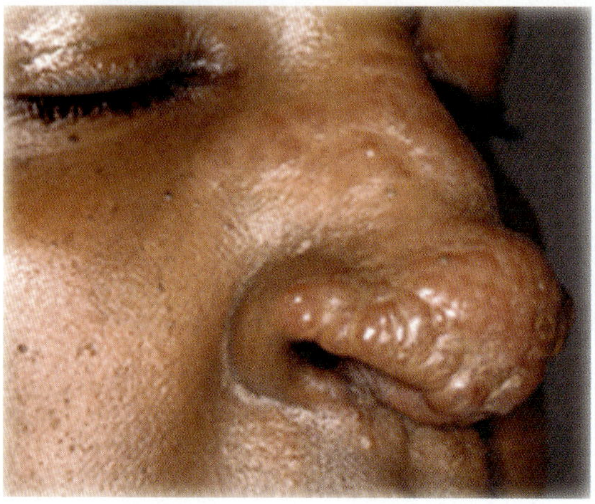

图 48-9 冻疮样狼疮：结节病患者的隆起的、球形、结节状、结痂性、毁容性鼻部肉芽肿

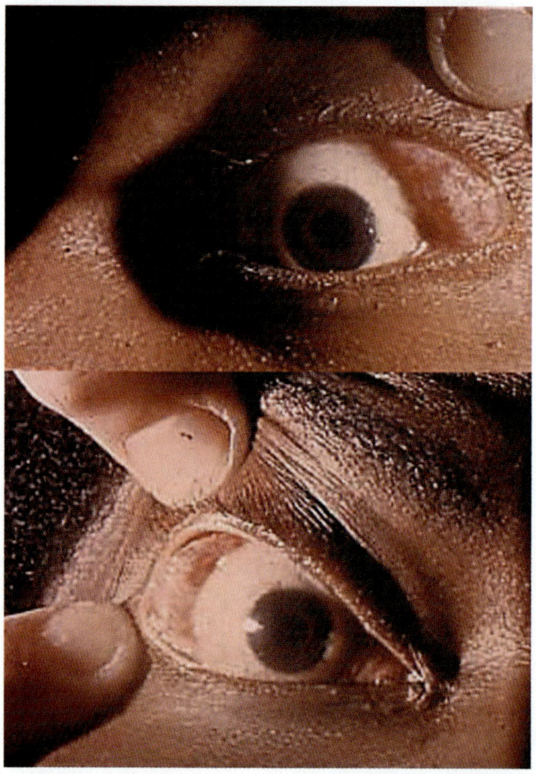

图 48-10 结节病患者的双侧结节状增大的泪腺

导致视力丧失，并与中枢神经系统疾病有关。眼睛受累的患者中大约 15% 既有前葡萄膜炎又有后葡萄膜炎。建议患者在眼科医师处进行常规的散瞳眼底镜检查和裂隙灯检查。结膜和泪腺活检有很高的诊断价值。

肝和脾

多达 80% 的结节病患者在肝活检中会发现肉芽肿（图 48-11）。肝受累的美国黑人至少是白种人的两倍。15% 的患者肝可被触及。结节病性肝病变的表现可包括无症状性肝酶升高、慢性胆汁淤积、门脉高压并静脉曲张出血、肝肺综合征并顽固性低氧血症和肝硬化并肝衰竭。结节病患者的肉芽肿性肝炎经常会导致明显的全身性症状和体征，例如发热、盗汗、厌食、右上腹疼痛和体重下降。如肝功能检测结果异常，则需要进一步检测病毒性肝炎和血清抗线粒体抗体，以排除原发性胆汁性肝硬化。碱性磷酸酶和 γ- 谷氨酰转肽酶显著升高。6% 的患者会出现脾大。腹部超声和 CT 扫描可能会显示特异的低密度结节样表现。

胃肠道

结节病已经被证实会累及胃、食管、阑尾、结肠、直肠和胰腺。胃部结节病表现为上腹部疼痛、早饱和呕血（继发于消化性溃疡、肉芽肿炎症导致的胃腔狭窄、或胃壁纤维化导致的幽门梗阻）。抗壁细胞抗体阳性的慢性萎缩性胃炎导致恶性贫血者已有报道。

淋巴系统

虽然胸内淋巴结肿大是最常见的淋巴病变表现，但所有淋巴结均可被累及。外周淋巴结可能比较小，

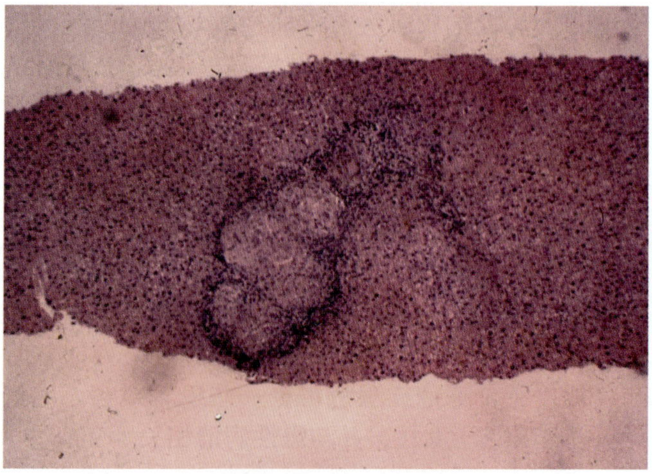

图 48-11 肝肉芽肿，见于结节病患者的标本

或长成几厘米大，通常动度可且无触痛。

心脏

心脏结节病在日本最常见，在一组尸体解剖的研究中证实，心脏结节病几乎占一半。在美国，5% ～ 10% 的结节病患者出现明显的心脏受累的临床表现。随着更新的影像技术例如 MRI 和 PET 扫描的应用，北美患者中，心脏炎症可能比以前认知的更普遍。

左室游离壁最常受累，其次是室间隔基底面、右室游离壁和心房壁。传导异常是结节病常见的心脏表现，可从Ⅰ度房室传导阻滞到完全性心脏传导阻滞。30% 的患者会出现完全性心脏传导阻滞，经常因晕厥而被发现。最令人担心的肺外并发症是因室颤或室性心动过速导致的猝死。因为此并发症可在任何结节病患者中出现，所以当患者诉眩晕、心悸或 ECG 有异常（如Ⅰ度房室传导阻滞）时就应行心脏的进一步评估。其他较少见的心脏表现包括二尖瓣反流、室壁瘤、心包炎、心包积液和心包填塞。

每一个患者应该在初始评估时做常规心电图检查。进一步的心脏评估可包括超声心动图、右心和（或）左心导管检查、电生理检查和心脏 MRI 或 PET 扫描以识别心肌兴奋性、左室功能不全或肺动脉高压。心肌活检并无作用，因为结节病肉芽肿呈片状分布，且倾向于聚集在游离左室壁和高位室间隔，而这些位置通常应避免行心内膜心肌活检。对于存在心律失常或显著左室功能下降的患者，应强烈建议口服皮质激素治疗、使用起搏器或放置置入式心脏自动除颤器。因为心脏结节病患者多无明显的其他部位结节病，所以对于有非缺血性心肌病，特别是有心律失常的患者，应将结节病列入鉴别诊断。

中枢神经系统

神经结节病发生在 5% ～ 15% 的患者中，颅神经病变最常见，50% ～ 70% 的患者有单侧或双侧第七颅神经麻痹。颅神经病可能会自发缓解或经皮质激素治疗后缓解，很少会复发。视神经炎是第二最常见的神经病变，会导致视物模糊、视野缺损和失明。CNS 受累还包括占位性病变、表现为无菌性或慢性脑膜炎的柔脑膜病变、梗阻性脑积水以及下丘脑和（或）脑垂体功能障碍。癫痫发作、头痛、精神状态改变、精神错乱和尿崩症均可能为就诊时的表现。脊髓受累会产生脊髓病变和神经根病变。硬脑膜、颅神经和非强化的脑部病变患者的预后好于柔脑膜、脑实质及脊髓病变患者。

钙代谢

结节病肉芽肿可使 1α- 羟化酶的活性增加，从而引起 1- 羟基维生素 D_3 向的 1,25- 二羟维生素 D_3 的转化增加。高钙血症见于 5% 的患者，常表现为肾结石。高钙尿症比高钙血症更常见，在病情初始评估时应包括 24 h 尿钙的收集。偶尔患者会以严重高钙血症的症状和体征就诊。通常较低剂量的皮质激素对钙异常有效。

其他器官系统

患者可能会诉鼻腔和鼻窦充血、声嘶和呼吸杂音，这些症状继发于鼻咽黏膜、鼻窦和声带的肉芽肿性浸润。上呼吸道结节病与慢性病有关。对于继发于鼻腔鼻窦结节病所致鼻腔阻塞或慢性鼻窦炎患者，内镜下鼻窦外科手术或能缓解其症状。腮腺和唾液腺肿见于约 10% 的患者。骨及肌肉受累常无症状，但如果患者出现持续的肌肉、关节或骨痛，钆剂增强 MRI 常会发现异常部位。直接骨髓受累伴血细胞减少并不少见。

生活质量

结节病对生活质量有相当大的影响，可引起精神紧张、疲乏、疼痛和睡眠障碍。一项研究表明，60% 的患者存在临床抑郁症。其他研究显示，当患者使用皮质激素治疗时生活质量会更差。改善医师和患者之间的沟通至关重要，且应考虑建立多学科处理策略。

诊断

结节病的症状和体征均无特异性，这为诊断带来了困难。需要考虑的鉴别诊断包括感染因素例如结核、真菌感染、其他特殊感染（例如布鲁菌病、衣原体感染、土拉菌病）和自身免疫疾病例如韦格肉芽肿、Churg-Strauss 综合征，以及恶性肿瘤。职业和环境因素诱发的疾病例如慢性铍尘病（CBD）、过敏性肺炎和药物诱发的肺疾病也都应该列入鉴别诊断的范围。

慢性铍尘病（CBD）是一种职业过敏性疾病，因接触铍引起。从病史上看，工作场所中接触铍的有国防工业、核工业、航空业、电脑和电子工业。CBD 表现为受累器官（主要是肺和皮肤）的非干酪样肉芽肿。铍中毒和结节病非常难以鉴别，需要详细询问职业史并通过铍淋巴细胞增殖试验（证实铍过敏）进行鉴别。CBD 可能会被误诊为结节病，尤其是正在服用糖皮质激素且可能对该药物有抵抗反应的患者。CBD 的预后比结节病差，估计病死率为 25%。因此，确诊 CBD 并终止铍接触很重要，因为这些措施可能会使疾病消退。

如疑为结节病，应尽可能活检以确诊，除非患者表现为 Löfgren 综合征。关键的病理表现为非干酪样肉芽肿。可通过无创 Kveim-Siltzbach 试验获得组织学确诊依据，即皮内注射由已确诊结节病患者的脾或淋巴结组织制成的悬浮液。如果注射部位在 4 周内形成丘疹且活检证实其为肉芽肿，则考虑试验结果为阳性。本试验的灵敏度为 50%，特异性为 98%。此试验的缺点是需要 4 ～ 6 周才能证实结果为阳性，且未能被广泛应用。本试验对于那些不易抵达病灶做活检或不需要马上应用免疫抑制药治疗的患者最有用。

纤维支气管镜是诊断的重要手段。纤维支气管镜可通过直视气道识别支气管内病灶（图 48-12）。经支气管肺活检获取 4 ～ 6 块标本，灵敏度为 40% ～ 90%，与操作者有关。增加支气管内活检、经支气管针吸活检（TBNA）或内镜超声（EUS）引导的淋巴结活检可将阳性率升至 90%。支气管内超声引导的经支气管针吸活检（EBUS-TBNA）的诊断阳性率为 85% ～ 92%；研究发现，当患者的淋巴结为亚厘米大小时，应用 EBUS-TBNA 获取标本优于传统的 TBNA。因为 EBUS-TBNA 具有很高的诊断阳性率，所以很少需要纵隔镜等其他操作。从结节病患者获取的支气管肺泡灌洗液中 $CD4^+/CD8^+$ 比率大于 3.5，但支气管肺泡灌洗细胞计数既不能用于诊断也不能判断预后。

目前尚无特异性诊断结节病的血液检查。轻度贫血、淋巴细胞减少、高钙血症、总蛋白升高和肝功能异常都可能出现。血清血管紧张素转换酶（SACE）水平升高见于 50% ～ 75% 的病例，但其特异性较低。观察到原本升高的 SACE 水平出现下降或可作为皮质激素治疗有效的标志。ACE 基因多态性引起 SACE 水平的改变。基因的一部分插入（I）或缺失（D）引起的多态性会影响酶的活性，DD 多态性比 Ⅱ 型多态性的 SACE 水平更高。因此，基因型矫正参考值或许更有助于解释结果。

疾病活动的生物标志物

白细胞介素 -2（IL-2）属于 TH1 细胞因子，能诱导 T 细胞增殖，在结节病患者的血清和 BAL 液中水平升高，并可能具有判断预后的价值。壳丙糖苷酶是一种与几丁质降解有关的酶，由激活的巨噬细胞表达。有研究发现，活动性结节病患者的血清壳丙糖苷酶水平比非活动性疾病患者更高。

治疗

结节病通常病情较轻，呈自限性，常不需要治疗。临床评估、放射学表现和连续的肺功能测试（特别要关注任何显著的生理功能减退）能为指导治疗策略提供基础。表 48-3 总结了推荐的治疗结节病的方法。

皮质激素

当结节病患者出现呼吸困难且肺功能相应较差，还有那些临床和放射学检查显示健康状况恶化的患者，特别是肺功能检测显示进行性损害时，则需要给予皮质激素治疗。皮质激素抑制疾病活动性并能改善症状、放射学表现及其功能。至于皮质激素对本病总体自然病程状态的影响，仍不能确定。当本病需要治疗时，皮质激素是一线疗法。

虽然中等剂量的泼尼松龙常能控制高钙血症和高钙尿症，但长期存在的肺纤维化几乎没有可觉察的反应性。终止短期皮质激素治疗，几乎都会出现

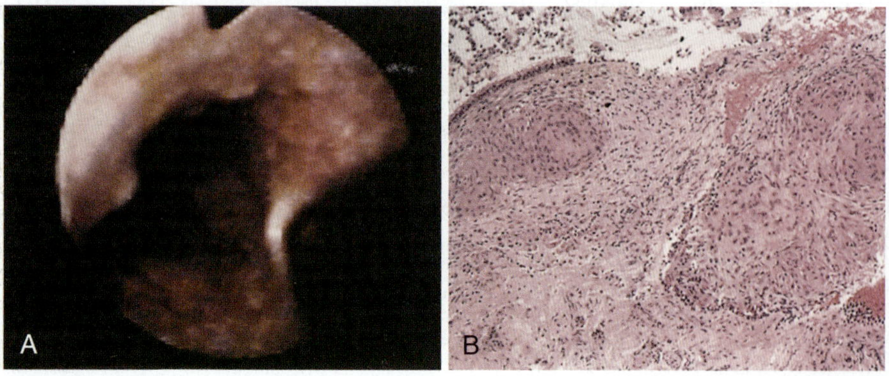

图 48-12 支气管内结节病。**A**，支气管镜检查显示广泛的支气管黏膜小结节形成——即气道“鹅卵石样”改变。韦格肉芽肿、结核或真菌病偶可出现相似的气道异常改变；**B**，支气管内活检标本显示几个位于细支气管上皮下的肉芽肿和巨细胞

表 48–3　结节病的治疗

药物组和适应证	具体药物	剂量和时间	副作用
皮质激素治疗肺部或系统性结节病	泼尼松	初始方案 40 mg q24 h 用 2 周 30 mg q24 h 用 2 周 25 mg q24 h 用 2 周 20 mg q24 h 用 2 周 10 ～ 15 mg q24 h 用 6 ～ 8 个月每 2 ～ 4 周逐渐递减 2.5 mg，如果出现复发，则重用以前最低有效剂量	食欲增加，体重增加 类库欣综合征体型 高糖血症 肾上腺轴的抑制 情绪不稳，抑郁 精神异常，假性脑瘤 高血压 钠，液体潴留 青光眼，白内障 骨质疏松，骨坏死 压缩性骨折 肌病 胰腺炎 皮纹，容易挫伤，痤疮
抗疟药治疗 皮肤黏膜 结节病	磷酸氯喹	500 mg q24 h 用 2 周，然后 500 mg q48h 用 6 个月，接着停药 6 个月	视网膜病变 胃肠不适 头痛 甲床褪色
	硫酸羟氯喹	200 mg q12 h 或 q24 h，或可无限期给药	可逆性皮炎 视网膜病变（罕见） 胃肠道症状 皮炎
可选择的疗法，用于			
病情较轻或作为激素助减剂	己酮可可碱	400 mg q6 h 或 q8h，或可无限期给药	胃肠不适 头痛
重症、难治型结节病并作为激素助减剂	硫唑嘌呤	50 mg q24 h 用 2 周，每 2 ～ 4 周增加 50 mg，推荐最大剂量：150 ～ 200 mg q24 h	骨髓抑制 肝毒性 胃肠道毒性 致癌性 机会性感染（过敏性肺炎）
	甲氨蝶呤	10 ～ 20 mg qw，加叶酸每天 1 mg	肝毒性 胃肠道毒性 肺毒性（过敏性肺炎） 骨髓抑制 机会性感染
试验性的	强力霉素	每天 200 mg	光敏感 胃肠不适
	米诺环素	每天 200 mg	
	酞胺哌啶酮	100 ～ 150 mg 睡前	致畸性 周围神经病 镇静 皮肤反应
	英夫利昔单抗	输注	输液反应 机会性感染 结核、真菌感染，严重感染、脓毒症 过敏反应
	依那西普注射	注射	部位反应、严重感染、脓毒症、死亡 中枢神经系统脱髓鞘病变

疾病症状复发。因此，皮质激素常用于抑制结节病的症状。在一些对照研究中，接受皮质激素治疗的肺部结节病患者与病情相似但不予皮质激素治疗的患者相比，两组的病情进展情况相似。通过对那些接受治疗长达 18 个月的患者进行研究，结果证实皮质激素能抑制活动性肉芽肿并能缓解症状，但不能改善远期预后。

对于以下临床情况，强烈建议予口服皮质激素治疗：

- 高钙血症或高钙尿症
- 中枢神经系统受累
- 对局部治疗无反应的前葡萄膜炎或后葡萄膜炎
- 心脏活动性受累
- 任何器官的进行性受累（例如进行性呼吸系统症状加重、肺功能参数异常如弥散功能或肺活量下降或放射学异常）

目前尚无前瞻性随机研究确定皮质激素治疗的最佳剂量及疗程。治疗方案根据患者各自的症状和治疗反应而定。对于肺部结节病，初始剂量通常为泼尼松 30 ～ 40 mg/d，然后每 2 周递减 5 mg，直到剂量为 10 ～ 20 mg/d。用药 1 ～ 3 个月内要观察患者的症状或肺功能改善情况。若患者在初始 3 个月疗程中对皮质激素治疗无反应，那可能不会对更长时间的治疗起反应。对于皮质激素治疗有作用的患者，治疗时间应持续 9 ～ 12 个月，如病情稳定可逐渐减量。吸入皮质激素可能对支气管内结节病伴气道高反应及持续咳嗽的患者有益。

长期使用皮质激素与早期白内障形成、青光眼、骨密度降低致骨质疏松、骨坏死和免疫抑制有关。合理使用钙或维生素 D 治疗对预防高钙血症和高钙尿症十分重要。特别是当骨扫描示骨密度降低时，常需要使用二磷酸盐治疗。

复发率

那些经过药物治疗得到缓解的患者的复发率比自行缓解者高。美国白种人和黑种人的复发率相似，但白种人的维持缓解率是黑种人的 2 倍。

免疫抑制和其他可选择的疗法

当对皮质激素治疗不能耐受或免疫调节药或其他药物可以用作激素助减剂时，就可尝试各种免疫调节和免疫抑制疗法。

羟氯喹

抗疟疾药羟氯喹可能是一种有效的激素助减剂，对神经结节病、皮肤受累和钙代谢异常的患者特别有用，但后葡萄膜炎的患者禁用该药，因为它可能会导致视网膜炎。对于正在接受羟氯喹治疗的患者，应该在治疗期间每 6 个月进行一次眼科检查，以监测有无这一潜在的罕见眼毒副作用。育龄妇女若要使用羟氯喹则应建议其采取节育措施。

硫唑嘌呤、甲氨蝶呤、环磷酰胺和吗替麦考酚酯

硫唑嘌呤、甲氨蝶呤和环磷酰胺都已用于结节病的治疗。虽然这些药物对部分患者有益，但目前没有研究明确指出这些药物该何时进行治疗。从系统综述中仅能找出 4 项对比这些药物的随机试验，大部分结果都不确定。甲氨蝶呤（一种抗代谢物，能可逆地抑制二氢叶酸还原酶）在结节病中的确切作用机制不清楚，但可能涉及细胞毒素和抗炎效应。甲氨蝶呤已经被证实对葡萄膜炎有用，且似乎是一种激素助减剂。吗替麦考酚酯（MMF）是霉酚酸的前体药物，能抑制淋巴细胞增殖，有报道显示其对皮肤、神经和肾结节病患者有益。因为 MMF 不能嵌入到 DNA 里，所以它比硫唑嘌呤和环磷酰胺潜在的致肿瘤风险要小。MMF 与其他免疫抑制药相比也具有起效迅速的特点。目前正在研究的新药包括来氟米特，为甲氨蝶呤类似物。

四环素类

强力霉素和米诺环素可能对一些皮肤结节病例有用，但尚无证据显示其对其他器官受累的结节病有效。

抗肿瘤坏死因子疗法

己酮可可碱

虽然己酮可可碱能抑制肿瘤坏死因子（TNF），但临床经验表明此药的功效有限，但在减轻全身症状（例如疲乏）上可能有帮助。胃肠道副作用限制了该药的剂量。

酞胺哌啶酮

少量临床研究发现酞胺哌啶酮可能在皮肤结节病特别是冻疮样狼疮中起作用。镇静作用、外周神经毒性和致畸性限制了它的效用。

肿瘤坏死因子 -α 阻滞药

英夫利昔单抗是一种针对可溶性膜结合的 TNF-α

的嵌合单克隆抗体，近来被证实在难治性结节病中（特别是眼部病变）有效。有趣的是，研究发现，另一种 TNF-α 阻滞药依那西普对结节病无效。还有另一种 TNF-α 抑制药阿达木单抗正进行皮肤结节病的治疗研究。临床试验显示环孢多肽（一种神经钙调蛋白抑制药）对肺结节病没有任何好处。

他汀类药物具有免疫调节的特性，特别能抑制 $CD4^{+}T_{H}1$ 细胞分化，从而限制肺泡巨噬细胞产生趋化因子，在结节病的治疗中似乎有一定的前景。一项随机、双盲、安慰剂对照研究正在美国国立卫生研究院临床中心进行，用于明确阿托伐他汀是否对肺结节病患者治疗具有激素助减效应。

肺移植

肺移植适用于生理功能严重受损并对药物治疗无效的结节病患者。移植的时机对于病程而言具有挑战性，因为等待肺移植的结节病患者病死率很高（27% ～ 53%）。而且，预测病死率模型的准确性也未被证实。最新发布的肺移植适应者指南没有列出针对特定疾病的参考准则。根据特发性肺纤维化进行相关推断，建议以下情况可考虑肺移植：（1）用力肺活量（FVC）小于预计值的 60%，（2）弥散功能小于预计值的 50%，（3）静息或活动后低氧血症或（4）经过类固醇或其他免疫抑制药治疗仍不能维持肺功能。这些建议看似合理，因为等待肺移植的结节病患者病死率与肺纤维化患者相似。

结节病患者在等待肺移植时其致死性危险因素已被识别。一项多变量分析研究显示，右心房压力升高是与死亡相关的唯一独立变量。右心房压力增至 15 mmHg 以上可导致死亡风险增加 5.2 倍。有趣的是，肺移植时的平均肺动脉压明显高于等待移植时。几乎所有等待移植的被研究者都会出现明显的肺动脉高压进展，这提示更仔细的右心室血流动力学监测能识别出具有较高死亡风险的患者。虽然进行重复的右心导管置入是不可行的，但进行重复的超声心动图检查和（或）B 型尿钠肽（BNP）水平监测可能有助于识别肺动脉高压病情恶化。

近来一篇文献回顾了 405 名在美国器官共享网络（UNOS）数据库登记肺移植的结节病患者，结果发现存活者和非存活者的肺功能参数无显著性差异。然而，基础肺动脉高压、需氧量及美国黑色人种是预测死亡的重要指标。虽然平均肺动脉压在存活者和非存活者中都升高，但在那些等待肺移植时死亡的患者中，其平均肺动脉压比存活者高 33%。据认为，非存活者的显著肺动脉高压既不反映心脏结节病也不反映慢性左室功能不全，因为他们的心脏指数和肺毛细血管楔压几乎是正常的。这些数据提示，参考的指南应该至少在新的前瞻性研究完成前做出修改，以纳入这些特别的危险因素。

应对可能需要等待肺移植的患者名单进行早期评估。如果对结节病的肺移植风险进行仔细评估，会发现患者的预后与其他疾病需要肺移植者相似。已有报道证实，同种异体移植患者出现肺结节病复发，但这不影响生存率或并发症的风险。

临床病程

30% ～ 60% 的结节病患者有症状。美国黑种人的病情一般在发病时较严重。多达 2/3 的患者可自行消退或疾病活动性自行改善。在那些缓解患者中，1/3 在 1 年内症状消退，85% 在 2 年内症状消退，仅 1% ～ 5% 的患者死于结节病相关疾病，通常为严重的肺、心或神经功能不全。结节病与妊娠互不影响。皮质激素的使用像哮喘病一样被认为是安全的。怀孕时禁用其他免疫抑制药和羟氯喹治疗。早期研究概括了结节病预后恶化有关的多种危险因素（框 48-1）。总之，结节病会导致多系统受累，而这一预期会影响患者的心理健康，这强调了多学科合作的重要性。

框 48-1　结节病危险因素

与结节病预后不佳有关的危险因素

美国黑种人
冻疮样狼疮
慢性葡萄膜炎
40 岁以后发病
慢性高钙血症
肾钙质沉着
症状进展或持续长于 6 个月
无结节性红斑
脾大
鼻黏膜受累
骨囊性病变
神经结节病
心肌受累
超过 3 个器官系统受累
Ⅲ / Ⅳ期肺病变

与等待肺移植患者死亡相关的危险因素

右心房压力升高
基础性肺动脉高压
需吸氧量较多
美国黑种人

争议和误区

在评估患者的全身及呼吸道症状时，特别是合并葡萄膜炎、外周淋巴结肿大、皮疹或颅神经受累时，应尽早考虑结节病诊断。若需要获得组织学确诊，应考虑使用创伤最小的方法。皮肤、泪腺、外周淋巴结活检和经支气管镜取肺或胸部淋巴结活检具有较高的诊断阳性率。通过支气管镜进行支气管或肺活检，即使是胸部X线片表现Ⅰ期的患者，也会有大于60%的阳性率，故应在纵隔镜检查前考虑该项检查。支气管内超声引导下淋巴结抽吸会提高诊断阳性率。对于无冠状动脉病变危险因素但具有不能解释的心律失常和心功能不全患者，应考虑心脏结节病可能。

由于缺乏随机对照治疗研究，这限制了治疗方案的选择。皮质激素仍是最常使用的治疗药物。激素助减药物的作用尚未明确。在病情严重且皮质激素不能耐受时，可使用羟氯喹、甲氨蝶呤、硫唑嘌呤和抗TNF药物。

网络资源

www.sarcoidosis.org

推荐读物

Baughman RP: Lower, steroid-sparing alternative treatments for sarcoidosis, *Clin Chest Med* 18:853–864, 1997.

Hunninghake GW, Costabel U, Ando M, et al: ATS/ERS/WASOG statement on sarcoidosis. American Thoracic Society/European Respiratory Society/World Association of Sarcoidosis and Other Granulomatous Disorders, *Sarcoidosis Vasc Diffuse Lung Dis* 16:149–173, 1999.

Iannuzzi MC, Fontana JR: Sarcoidosis: clinical presentation, immunopathogenesis, and therapeutics, *JAMA* 305:391–399, 2011.

Iannuzzi MC, Rybicki BA, Teirstein AS: Sarcoidosis, *N Engl J Med* 357:2153–2165, 2007.

Judson MA: An approach to the treatment of pulmonary sarcoidosis with corticosteroids: the six phases of treatment, *Chest* 115: 1158–1165, 1999.

Judson MA, Baughman RP, Thompson BW, et al: Two year prognosis of sarcoidosis: the ACCESS experience, *Sarcoidosis Vasc Diffuse Lung Dis* 20:204–211, 2003.

Judson MA, Iannuzzi MC, guest editors: *Sarcoidosis: evolving concepts and controversies, Vol 28 of Seminars in Respiratory Critical Care Medicine*, New York, 2007, Thieme Medical Publishers, pp 36–52.

Judson MA, Thompson BW, Rabin DL, et al: The diagnostic pathway to sarcoidosis, *Chest* 123:406–412, 2003.

Koyama T, Ueda H, Togashi K, et al: Radiologic manifestations of sarcoidosis in various organs, *Radiographics* 24: 87–104, 2004.

Morgenthau AS, Iannuzzi MC: Recent advances in sarcoidosis, *Chest* 139:174–182, 2011.

Padilla ML, Schilero GJ, Teirstein AS: Sarcoidosis and transplantation, *Sarcoidosis Vasc Diffuse Lung Dis* 14:16–22, 1997.

Rybicki BA, Iannuzzi MC, Frederick MM, et al: Familial aggregation of sarcoidosis. A case-control etiologic study of sarcoidosis (ACCESS), *Am J Respir Crit Care Med* 164:2085–2091, 2001.

Yeager H, Rossman RD, Baughman RP, et al: Pulmonary and psychosocial findings at enrollment in the ACCESS study, *Sarcoidosis Vasc Diffuse Lung Dis* 22:147–153, 2005.

第八部分　肺间质性疾病

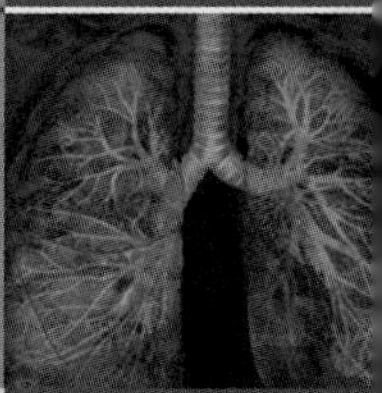

第 49 章　嗜酸性粒细胞性肺疾病

Vincent Cottin • Jean-François Cordier　著

（高伟良　史　菲　彭文科　译）

嗜酸性粒细胞与嗜酸性粒细胞性肺炎

嗜酸性粒细胞性肺疾病以肺组织被嗜酸性粒细胞显著浸润为特征，引起几种不同的临床疾病，特别是嗜酸性粒细胞性肺炎。除嗜酸性粒细胞性肺炎外，最重要的嗜酸性粒细胞性肺疾病是变应性支气管肺曲霉病（ABPA）和嗜酸性粒细胞增多性哮喘，后者主要累及气道。

嗜酸性粒细胞

嗜酸性粒细胞在针对细菌、病毒、寄生虫和肿瘤的免疫方面起主要作用，并参与过敏性疾病的发病。它们也参与很多炎症发病过程，并可能是嗜酸性粒细胞性疾病引起组织损伤的主要原因。近来通过对几个嗜酸性粒细胞谱系缺乏的遗传工程小鼠细胞株模型进行研究，在阐明嗜酸性粒细胞对健康与疾病机体的复杂作用方面取得了进展。目前正研究将体内嗜酸性粒细胞谱系选作治疗靶点的方法，例如使用人抗 IL-5 抗体美泊利单抗。

嗜酸性粒细胞作为一种多功能细胞，其在先天性和获得性免疫中的作用早已众所周知。嗜酸性粒细胞表达 Toll 样受体（TLRs），参与组织对各种配体的非特异性炎症反应；然而，它们也在与 T 细胞的相互作用中起重要作用。嗜酸性粒细胞曾被认为是一种寄生虫感染和变态反应的终末效应细胞，目前认为它能通过呈递抗原给未致敏的 T 细胞和抗原激活的 T 细胞而调节 T 细胞反应，进而诱导 2 型辅助性 T 细胞（$T_{H}2$）发育和细胞因子产生，并诱导 T 细胞迁移到炎症部位。然后 T 细胞能分泌 $T_{H}2$ 类细胞因子（IL-4、IL-5 和 IL-13），而后者又进一步增强嗜酸性粒细胞的募集。嗜酸性粒细胞分泌的 IL-4 和 IL-13 反过来放大肺部 $T_{H}2$ 的反应，从而形成正循环。此外，在Ⅱ型主要组织相容性复合体（MHC-Ⅱ）参与下，嗜酸性粒细胞能把气道或肺组织的抗原呈递给引流淋巴结的 $T_{H}0$ 细胞。在多种细胞因子（包括 IL-5、IL-3 和 GM-CSF）作用下，嗜酸性粒细胞前体在骨髓中分化。嗜酸性粒细胞对不同的刺激做出反应从而被募集，从循环进入炎症病灶（包括肺部病灶），它们在病灶内有可能能够调节免疫反应。嗜酸性粒细胞的募集过程包括细胞的黏附及吸引、渗出和被细胞因子（主要是 IL-5 和嗜酸细胞活化趋化因子）及趋化因子 CCR3 受体趋化。在组织里，嗜酸性粒细胞通过与细胞因子、免疫球蛋白和补体的受体作用而被激活，继而释放活性介质，包括促炎症细胞因子、花生四烯酸衍生的介质、酶、活性氧簇、补体蛋白、趋化因子、化学吸引剂、金属蛋白酶及其他有毒颗粒蛋白，尤其是阳离子蛋白。嗜酸性粒细胞的活化和脱颗粒确实释放特异的阳离子蛋白，包括主要碱性蛋白（MBP）、嗜酸性粒细胞阳离子蛋白（ECP）、嗜酸性粒细胞源性神经毒素（EDN）、蛋白质嗜酸性粒细胞过氧化物酶（EPO）和 MBP 同系物。通过脱颗粒而被释放的蛋白具有促炎症反应作用，包括化学趋化剂上调、黏附分子表达、血管通透性调节、平滑肌细胞收缩及直接的细胞毒性作用。嗜酸性粒细胞还可表达细胞因子、补体、免疫球蛋白、趋化因子和凋亡信号受体；调节肥大细胞功能；并与嗜碱性粒细胞、内皮细胞、巨噬细胞、血小板和纤维母细胞相互作用。然而，嗜酸性粒细胞性肺炎的组织病理损伤经治疗后大部分为可逆的，但 ABPA 的支气管壁损害可能是个例外。

嗜酸性粒细胞性肺炎的组织病理学特征

嗜酸性粒细胞性肺炎仅在特殊情况下才需要肺

活检来诊断，其组织病理特征数十年前就已被描述。以特发性慢性嗜酸性粒细胞性肺炎（ICEP）为例，嗜酸性粒细胞性肺炎的特征是肺组织被嗜酸性粒细胞显著浸润。肺间质被嗜酸性粒细胞浸润，肺泡腔基本上被嗜酸性粒细胞和纤维素性渗出物填充，但肺的整体结构尚存。免疫组化和电子显微镜研究已证实，在受累的肺组织里存在嗜酸性粒细胞脱颗粒现象。

嗜酸性粒细胞性肺炎和机化性肺炎常有重叠表现，例如肺泡炎性渗出物的机化（不如隐源性机化性肺炎更明显）。而且，嗜酸性粒细胞性微脓肿和非坏死性血管炎在ICEP和特发性急性嗜酸性粒细胞性肺炎（IAEP）中很常见。巨噬细胞及多核巨细胞（偶见）可在浸润灶中出现。IAEP的组织病理学表现通常包括肺泡内和肺间质的嗜酸性粒细胞浸润、弥漫性肺泡损伤、肺泡内纤维素性渗出物、机化性肺炎和非坏死性血管炎。

嗜酸性粒细胞性肺炎的诊断

嗜酸性粒细胞性肺炎的诊断依赖于特有的临床-影像学特征和肺泡里嗜酸性粒细胞增多和（或）外周血嗜酸性粒细胞增多（框49-1）。对于本病而言，支气管肺泡灌洗（BAL）是一种可替代肺活检的无创性方法。正常对照者支气管肺泡灌洗液中的嗜酸性粒细胞百分比小于2%，其他非特异疾病的嗜酸性粒细胞的百分比计数在2%～25%。因此，推荐支气管肺泡灌洗液中嗜酸性粒细胞百分比大于或等于25%（大于或等于40%更好）作为诊断嗜酸性粒细胞性肺炎的临界值。若支气管肺泡灌洗液呈嗜酸性粒细胞显著增多，尤其当支气管肺泡灌洗液中嗜酸性粒细胞为主要细胞群体时（巨噬细胞除外），无须再进行肺活检。外周血嗜酸性粒细胞显著增多（大于1000/μl，最好大于1500/μl）合并典型的临床及放射学表现高度提示嗜酸性粒细胞性肺炎诊断，此类患者不必强制进行支气管肺泡灌洗，尽管其他疾病（例如细菌性肺炎、寄生虫感染性肺炎、淋巴瘤相关肺浸润）也会与肺浸润及外周血嗜酸性粒细胞增多有关。该病发病时可能并无外周血嗜酸性粒细胞增多，尤其在IAEP患者和接受皮质激素治疗的患者中。

嗜酸性粒细胞性肺炎可分为病因不明（常包含各类综合征）和已知病因（主要为感染和药物反应）两类（框49-2）。因为识别病因可能指导相应的有效

框 49-1 嗜酸性粒细胞性肺炎的诊断

特有的临床-影像学特征

- 慢性嗜酸性粒细胞性肺炎（起病时间大于1个月）
  或
- 急性嗜酸性粒细胞性肺炎（起病时间小于1个月）
  或
- Löffler综合征（短暂的轻度呼吸困难、咳嗽、发热和肺部浸润）

证实嗜酸性粒细胞增多（最好是肺泡内）

- 支气管肺泡灌洗分析：嗜酸性粒细胞比例大于25%，最好大于40%
  或
- 显著的外周血嗜酸性粒细胞增多（嗜酸性粒细胞计数大于1000/μl，最好大于1500/μl）
  或
- 肺活检证实嗜酸性粒细胞性肺炎（假如进行此操作）

框 49-2 嗜酸性粒细胞性肺疾病的临床分类

起因明确的嗜酸性粒细胞性肺疾病

寄生虫引起的嗜酸性粒细胞性肺炎

热带嗜酸性粒细胞增多症

蛔虫性肺炎

幼虫移行症综合征

粪类圆线虫感染

其他寄生虫感染引起的嗜酸性粒细胞性肺炎

其他感染引起的嗜酸性粒细胞性肺炎

变应性支气管肺曲霉病及相关综合征

变应性支气管肺曲霉病

其他与霉菌或酵母菌相关的变应性支气管肺综合征

支气管中心性肉芽肿

医源性和毒性药物诱发的嗜酸性粒细胞性肺炎

药品

乳腺的放射治疗

毒性药物

起因不明的嗜酸性粒细胞性肺疾病

局限于肺部的

特发性慢性嗜酸性粒细胞性肺炎

特发性急性嗜酸性粒细胞性肺炎

与全身疾病相关的

Churg-Strauss综合征

嗜酸性粒细胞增多综合征（淋巴细胞型和髓系增生型）

可能（通常可能性很小）与嗜酸性粒细胞性增多相关的肺疾病

机化性肺炎

哮喘、嗜酸性粒细胞性支气管炎

特发性间质性肺炎

朗格汉斯细胞肉芽肿病

结节病

肺移植

治疗措施，所以必须彻底检查潜在的致病原因。

明确病因的嗜酸性粒细胞性肺疾病

寄生虫病引起的嗜酸性粒细胞性肺炎

寄生虫侵袭是全世界范围内引起嗜酸性粒细胞性肺炎的主要原因，其临床表现为非特异性。热带肺嗜酸性粒细胞增多症由班氏吴策丝虫和马来丝虫经蚊子叮咬皮肤感染引起，其患病率正逐渐减少。热带嗜酸性粒细胞性肺炎的临床特征主要是由宿主对血液循环中被困在肺血管里的微丝蚴的抗原成分的免疫反应引起，导致咳嗽并可伴有发热、体重减轻和食欲缺乏。热带肺嗜酸性粒细胞增多症患者并不常有淋巴丝虫病的临床表现。胸部 X 线片示双肺浸润影。血嗜酸性粒细胞增多，其计数大于 2000/μl 是早期的特征性表现，在疾病的慢性阶段嗜酸性粒细胞计数偶尔可高达 60 000/μl。微丝蚴在血液中不能被检测到。若患者居住在流行地区，血清学检测呈强阳性，且血嗜酸性粒细胞持续显著增多（计数大于 3000/μl）及 IgE 水平超过 10 000 ng/ml，则可考虑丝虫病之诊断。若经乙胺嗪治疗数周后临床症状改善，则进一步支持该诊断。加用皮质激素可能对重症病例有益。

蛔虫是感染人类最常见的蠕虫。此病通过食用被含有寄生虫卵的人粪便污染的食物而传播。当幼虫移行经过肺部的时候，可引起 Löffler 综合征（一过性轻度嗜酸性粒细胞性肺炎）。症状和体征常限于咳嗽、喘息和短暂的发热，在数日内可缓解，细胞计数高达 20 000/μl 的血嗜酸性粒细胞增多可持续数周。通常在肺部出现症状后的 3 个月内从粪便中找到蠕虫或虫卵才能诊断该病；较早期偶可从痰液或胃抽出物中发现幼虫。

犬弓蛔虫引起的游走性内脏幼虫综合征在世界各地都有发生。人特别是儿童食用已受感染的狗排出的粪便中的虫卵（尤其是在城市公众游乐场的土中）后就会被感染。患者可能会出现发热、癫痫发作、疲乏和呼吸系统表现（咳嗽、呼吸困难、喘息或肺部听诊时闻及湿啰音以及胸部 X 线片证实肺部浸润）。血嗜酸性粒细胞增多可能出现在发病最早期或仅在随后的几天时间里。弓蛔虫病的诊断依靠血清学检查特别是 ELISA 法。建议对该病给予对症治疗，对于驱虫药物的使用仍存在争议。

粪类圆线虫是一种肠道线虫，它的幼虫能通过潮湿的土壤接触皮肤而进入人体引起感染。新近感染者会出现嗜酸性粒细胞增多。粪类圆线虫病可影响各个器官引起严重的病变（过度感染综合征，hyperinfection syndrome），特别在免疫功能低下的患者中更易发生，有时可出现在初次感染多年后，伴或不伴有外周血嗜酸性粒细胞增多和胸部 X 线片双侧斑片状浸润影。粪类圆线虫病的诊断有赖于粪便或任何分泌物及组织标本中（包括痰液和支气管肺泡灌洗液）发现幼虫的证据。ELISA 免疫诊断分析可能对诊断和筛查有作用。建议使用噻苯咪唑进行治疗。

变应性支气管肺曲霉病

ABPA 主要出现在成年哮喘患者（患病率为 1%～2%）和囊性纤维化患者（患病率为 7%～10%）。ABPA 发生由哮喘患者的支气管及相邻肺实质对气道内定植的曲霉菌抗原发生复杂的变应性和免疫反应所致。其他霉菌或酵母菌所致类似 ABPA 表现的变应性支气管肺真菌病很少被报道，这些真菌包括青霉属、德氏霉属、球拟酵母属、毛霉菌属、念珠菌属、假阿利什菌属（Pseudoallescheria）、双极霉属、弯孢（霉）属、镰孢（霉）属、分枝孢子菌属和酵母属。致敏宿主体内针对霉菌所发生的免疫反应为Ⅰ型和Ⅲ型超敏反应，这些超敏反应由免疫球蛋白 IgG、IgE 和 IgA 以及 $CD4^+$辅助性 T 细胞（T_H2）介导，并由肥大细胞和嗜酸性粒细胞的活化与脱颗粒作用参与，导致支气管及周围的肺组织发生进行性损害。含有曲霉菌的黏液栓阻塞气道，随后出现肺不张、支气管壁损伤及上肺叶为主的中央型支气管扩张。值得注意的是，不满足 ABPA 诊断标准的非哮喘患者，其 IgE 对曲霉菌致敏与肺功能下降有关。在鼻窦-支气管变应性曲霉病综合征中，ABPA 可能与变应性曲霉菌鼻窦炎有关。已有研究证实，ABPA 的发生具有遗传易感性，在伴有 ABPA 的非囊性纤维化患者中，发生杂合的囊性纤维化跨膜传导受体（CFTR）基因突变的概率较高，ABPA 与 IL-4 受体 α 链基因多态性以及某种 HLADR 亚型有关。

ABPA 的早期特征是发热、咳黏液栓、外周血嗜酸性粒细胞增多（计数大于 1000/μl）、嗜酸性粒细胞性肺炎所致肺浸润或黏液栓所致肺段或肺叶不张。慢性 ABPA 的特征是哮喘、嗜酸性粒细胞增多和包括支气管扩张在内的支气管肺改变（图 49-1、图 49-2 和框 49-3）。若一个哮喘患者的 CT 片出现支气管扩张，则高度提示 ABPA；然而，患者可能并未出现典型的中央型支气管扩张，则被归为血清学阳

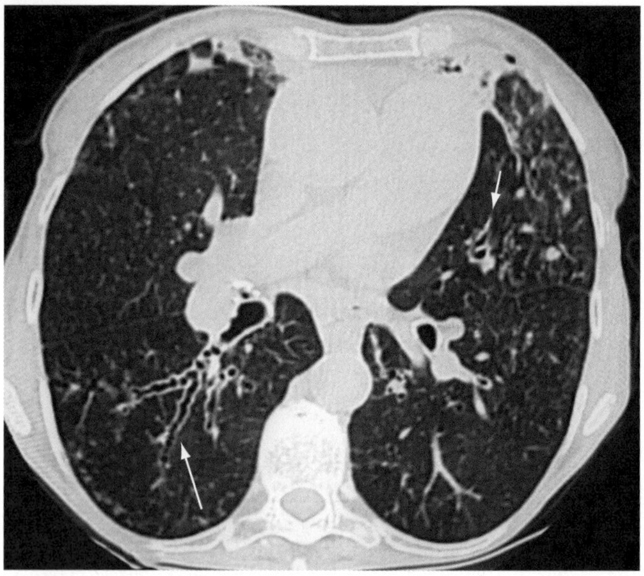

图 49-1 ABPA 患者，双侧支气管扩张。在 CT 扫描片上，受累结构（箭头）清晰可见，并可见浸润影

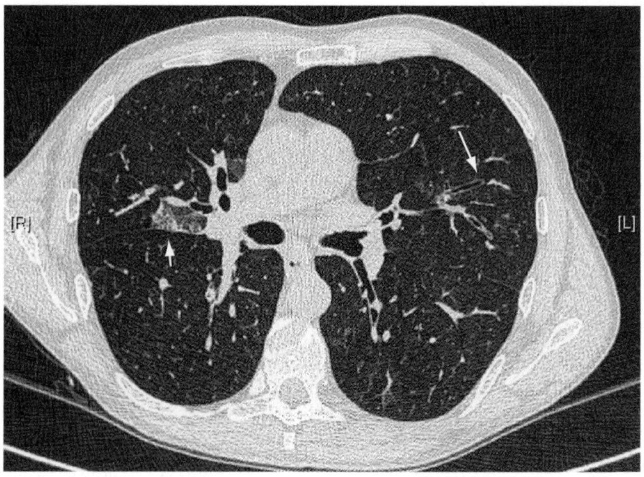

图 49-2 另一 ABPA 患者的支气管扩张（箭头）。CT 亦示磨玻璃样影（箭头）及小叶中央型微结节

性的 ABPA。CT 扫描上的小叶中央型结节和黏液嵌顿（典型特征为“V”形病变，顶点指向肺门）亦高度提示 ABPA。咳黏液栓、痰里找到曲霉菌、曲霉菌抗原的晚发性皮肤反应也是此阶段的常见表现；然而，在 ABPA 患者的痰液或 BAL 液中找到曲霉菌也不可靠，曲霉菌培养阳性并非诊断 ABPA 的必要条件。发现曲霉菌可能反映的是定植状态，这对 ABPA 没有特异性。血清总 IgE 水平至少达到 1000 U/ml 才是 ABPA 的一个标志。外周血嗜酸性粒细胞增多很常见，但并非必需的诊断标准之一。

识别哮喘患者对烟曲霉菌的免疫超敏反应有助于诊断 ABPA；包括曲霉抗原皮肤点刺试验速发反应阳性、血清烟曲霉变应原沉淀抗体阳性和（或）血清烟曲霉特异性 IgE 升高。在大约 40 种能与 IgE 抗体结合的曲霉菌抗原成分中，针对 Asp f4 和 Asp f6 的特异性抗体可能对诊断最有帮助。

框 49-3 伴有哮喘的患者的 ABPA 基本诊断标准

伴有哮喘和中央支气管扩张的患者

1. 哮喘
2. 中央支气管扩张（胸部 CT 肺野的内 2/3 范围）
3. 曲霉菌的速发型皮肤反应阳性
4. 血清总 IgE 浓度 > 417 kU/L（1000 ng/ml）
5. 血清烟曲霉 IgE 抗体和（或）IgG 抗体升高

（胸部 X 线片或可见肺浸润、血清烟曲霉沉淀抗体可能阳性，但不是基本诊断标准）

伴有哮喘和 ABPA 血清学阳性的患者

符合以上标准中 1，3，4，5 条的患者

（胸部 X 线片或可见浸润影，但此表现不是基本诊断标准之一）

囊性纤维化的患者

1. 临床表现加重（咳嗽增加、喘息、体力不支、咳痰增加、肺功能下降）
2. 曲霉菌的速发型皮肤反应阳性或烟曲霉 IgE 阳性
3. 血清总 IgE 浓度 > 417 kU/L（1000 ng/ml）
4. 烟曲霉菌沉淀抗体阳性或血清烟曲霉菌 IgG 阳性
5. 胸部 X 线片异常（浸润、黏液栓或与旧片相比发生改变）

如疑为 ABPA，应尽快检测血清总 IgE 水平、进行曲霉菌皮肤试验。早期识别 ABPA 可对 ABPA 急性发作进行皮质激素治疗，从而防止疾病进展到不可逆的终末期。皮质激素的使用方法为：开始时用泼尼松大约 0.5 mg/kg 每天，连续用 2 ～ 4 周后逐渐减量。吸入皮质激素或可减少长期口服皮质激素的需要。口服伊曲康唑 200 mg，一天 2 次，持续 4 ～ 6 个月是一种除皮质激素之外的有效辅助疗法，可降低真菌抗原刺激的负荷，减少口服皮质激素用量，降低急性发作频率，并可能改善长期预后。较新的抗真菌药物伏立康唑仅在个别病例报道中作为一种激素助减剂应用于 ABPA，其在本病中的应用目前并未明确。奥马珠单抗是一种抗 IgE 重组抗体，已经被成功应用于一些病例中，然而，其临床应用经验尚有限。

继发于药物、毒性药剂和放射治疗的医源性嗜酸性粒细胞性肺炎

嗜酸性粒细胞性肺炎患者在临床发病前数周内服用的药物均应仔细询问，包括违禁药物（可卡因或海洛因）。已有报道指出，嗜酸性粒细胞性肺炎与多种药物有关，但存在明确因果关系的药物不足 20

种（框 49-4）。

药物所致嗜酸性粒细胞性肺炎既可逐步进展表现为慢性嗜酸性粒细胞性肺炎，也可表现为伴有嗜酸性粒细胞增多的短暂性肺浸润综合征（Löffler 综合征），偶尔还会表现为需要机械通气的急性肺炎。急性嗜酸性粒细胞性肺炎的患者可出现药疹伴嗜酸性粒细胞增多和全身症状（DRESS），常伴有 6 型人疱疹病毒复发，特别是因抗惊厥治疗、抗生素（米诺环素）、别嘌醇和非甾体类抗炎药所致。

通常在停用相关药物的同时给予皮质激素治疗，这样可以加快临床症状的改善。当相关皮疹或胸腔积液出现时，更进一步增加了此病诊断的可能性。

与特发性慢性嗜酸性粒细胞性肺炎（ICEP）相似，女性乳腺癌患者接受放射治疗后出现慢性嗜酸性粒细胞性肺炎的病例已有报道。该临床综合征与放射引起的机化性肺炎相似。

与嗜酸性粒细胞增多相关的其他肺疾病

嗜酸性粒细胞增多可见于其他支气管肺疾病，它们并非以嗜酸性粒细胞性肺炎为主要表现。气道嗜酸性粒细胞性炎症是哮喘表型的一种病理特征。在哮喘患者的外周血和 BALF 细胞分类计数中，或可发现嗜酸性粒细胞轻度增多（通常＜ 5%）。监测痰液嗜酸性粒细胞计数或有助于调整治疗方案、降低哮喘急性发作及入院频率。有研究认为，嗜酸性粒细胞型哮喘患者的气道重塑较组织中无嗜酸性粒细胞增多的哮喘患者更为显著，其急性发作也会更为频繁。美泊利单抗是一种人化单克隆抗 IL-5 抗体，已证实能减少难治性嗜酸性粒细胞性哮喘患者的严重发作次数（难治性嗜酸性粒细胞性哮喘指过去 2 年内使用大剂量吸入皮质激素治疗仍至少有一次痰嗜酸性粒细胞比例＞ 3%）。美泊利单抗还可以改善哮喘患者的生活质量、降低血液和痰液嗜酸性粒细胞数。在痰液嗜酸性粒细胞增多（＞ 3%）和泼尼松依赖性哮喘患者中，美泊利单抗治疗也能助减泼尼松、降低血及痰中嗜酸性粒细胞数目。美泊利单抗的治疗效果证实嗜酸性粒细胞在小部分嗜酸性粒细胞型哮喘患者中起到效应细胞作用。更重要的是，血嗜酸性粒细胞增多（即计数＞ 1500/μl）偶见于病因不明确或缺乏全身性症状的情况下——被称为高嗜酸性粒细胞性哮喘（*hypereosinophilic asthma*），往往病情较重且需要全身皮质激素治疗。高嗜酸性粒细胞性哮喘可进展成 ICEP 或 Churg-Strauss 综合征（CSS），也可不伴其他疾病，常依赖口服皮质激素治疗。

嗜酸性粒细胞性支气管炎（无哮喘）是引起慢性咳嗽的原因之一，痰液里嗜酸性粒细胞比例增高（达 40%）是其明显的特点，皮质激素治疗对此病有效。嗜酸性粒细胞性支气管炎没有支气管哮喘和支气管高反应性的表现，患者的肺功能通常正常。嗜酸性粒细胞性支气管炎偶可表现为髓系高嗜酸性粒细胞综合征。

支气管中心性肉芽肿病是一种少见病，其临床和放射学表现呈非特异性，包括发热、咳嗽和血嗜酸性粒细胞增多（一般大于 1000/μl），确诊有赖于肺活检。皮质激素是主要治疗手段。

特发性间质性肺炎的 BAL 液细胞分类计数或可见嗜酸性粒细胞轻度增多，这与预后不佳相关。有报道显示，局灶性嗜酸性粒细胞性肺炎可见于寻常型间质性肺炎、非特异性间质性肺炎和脱屑性间质性肺炎病例。隐源性机化性肺炎的典型临床和影像学特征可与 ICEP 极为相似，两病的一些临床或病理表现可能存在重叠，但隐源性机化性肺炎的 BAL 液中嗜酸性粒细胞多为轻度增多，细胞分类计数小于 20%。嗜酸性粒细胞增多（通常是轻度）也可见于肺朗格汉斯细胞组织细胞增多症和结节病。

框 49-4　能引起嗜酸性粒细胞性肺炎的药物 *

乙酰水杨酸
卡托普利
卡马西平
双氯芬酸
乙胺丁醇
芬布芬
粒细胞-巨噬细胞集落刺激因子（GM-CSF）
布洛芬
L- 色氨酸
米诺环素
萘普生
对氨基水杨酸（4- 氨基水杨酸）
青霉素类
保泰松
吡罗昔康
乙氨嘧啶
舒林酸
磺胺类药
托芬那酸
复方新诺明

* 报道的更详细的能引起嗜酸性粒细胞性肺炎的药物列表或可在 www.pneumotox.com 中找到

起因不明的嗜酸性粒细胞性肺疾病

特发性慢性嗜酸性粒细胞性肺炎（ICEP）

ICEP 的特征是呼吸系统和全身症状在几个星期里进行性发展，表现为咳嗽、呼吸困难和胸痛，常伴有明显的疲乏、不适、发热和体重减轻。1/3 的患者可出现喘鸣或湿啰音。约 20% 的患者有慢性鼻炎或鼻窦炎。

大多数患者不吸烟。ICEP 多见于女性（女性和男性比例为 2∶1），诊断时的平均年龄为 45 岁，约半数患者有既往过敏史。既往有哮喘的患者占 2/3（出现 ICEP 后可能会更严重），但哮喘也可能在诊断 ICEP 同时或之后出现。非呼吸系统的轻微表现可能出现于 ICEP 患者，这提示与 CSS 有重叠；然而，任何非呼吸系统表现（特别是心脏）都提示应进一步评估全身性疾病，特别是 CSS 是否可能存在。

ICEP 的影像学特征（图 49-3）为边界不清及密度可变的肺泡高密度影，可表现为磨玻璃影至实变影。游走性浸润影高度提示本病，见于约 1/4 的病例，但也可见于隐源性机化性肺炎。外周为主的病灶（称为典型“反肺水肿”表现）见于约 1/4 的患者。在 HRCT 上，这些高密度影几乎均呈双侧分布，且以上叶为主，外周磨玻璃样影和实变影同时存在。此外，还可发现间隔线增厚、与胸壁平行的带状影或纵隔淋巴结肿大。HRCT 仅见 10% 的患者有少量胸腔积液。

外周血嗜酸性粒细胞明显增多是诊断 ICEP 的关键（平均血嗜酸性粒细胞计数约 5500/μl）（框 49-5）。肺泡嗜酸性粒细胞增多，BAL 液细胞分类计数通常大于 40%，是 ICEP 的一个标志。因为给予皮质激素数天后 BAL 嗜酸性粒细胞数会下降，故评估肺泡嗜酸性粒细胞增多应在使用皮质激素前进行。痰嗜酸性粒细胞也会增多，但其诊断价值尚未被评估。C 反应蛋白水平升高。约半数患者的血总 IgE 水平增高。

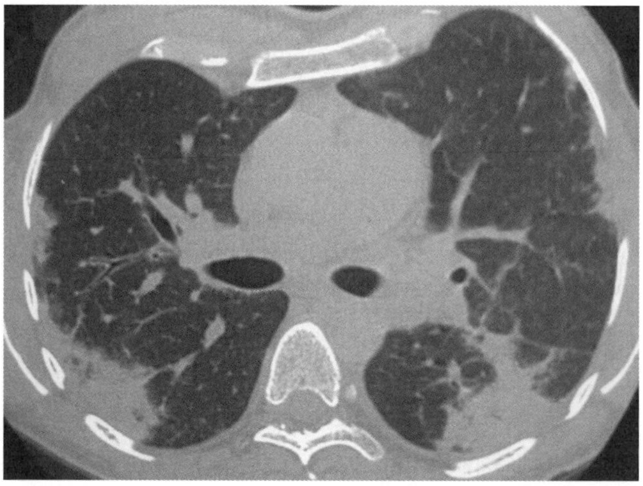

图 49-3 ICEP 患者，胸部 CT 扫描显示双侧外周明显的斑片状高密度影

框 49-5 特发性慢性嗜酸性粒细胞性肺炎的诊断标准

- 胸部影像学表现为弥漫性肺泡实变并支气管充气征和（或）磨玻璃样影，尤其是病灶以外周为主者
- 在 BAL 液细胞分类中嗜酸性粒细胞增多：≥ 40%（或外周血嗜酸性粒细胞增多，计数≥ 1.0×10^9/L）
- 出现呼吸系统症状至少 2 ～ 4 周
- 没有其他已知的引起嗜酸性粒细胞性肺疾病的原因（特别是应用能导致肺嗜酸性粒细胞增多的任何药物）

BAL，支气管肺泡灌洗

ICEP 患者的肺功能结果中，约半数表现为阻塞性通气功能障碍，半数表现为限制性通气功能障碍。大部分患者通常会表现为轻度低氧血症。

皮质激素对 ICEP 的治疗效果显著。口服泼尼松的初始剂量为每天 0.5 mg/kg，共 2 周，接着为每天 0.25 mg/kg，共 2 周，然后皮质激素逐渐减量，总疗程超过约 6 个月后停药。经治疗 2 d 后症状开始出现改善，1 周内胸部 X 线片阴影开始消散，最终几乎所有患者的病灶都消失，不留后遗病灶。因 ICEP 致死者极为罕见。超过半数的患者在皮质激素治疗过程中减量或停用时会出现复发，但重新应用皮质激素后反应也很好。泼尼松 20 mg/d 通常足以治疗疾病复发。大部分患者需要皮质激素治疗超过 6 个月，常要数年。在停用维持剂量口服皮质激素而使用吸入皮质激素的哮喘患者中，ICEP 的复发率可能较低。

特发性急性嗜酸性粒细胞性肺炎（IAEP）

IAEP 与 ICEP 的区别不仅在于其起病急（1 个月内）、病情严重，而且恢复后不会复发。其表现为既往健康的人发生急性肺炎，可能存在呼吸衰竭，并可能误诊为感染性肺炎或急性呼吸窘迫综合征（ARDS）。IAEP 患者经常要入住重症监护病房。与 BAL 液嗜酸性粒细胞明显增多不同，该病常无血嗜酸性粒细胞增多。框 49-6 列出了 IAEP 的现行诊断标准。

IAEP 主要见于年轻男性，既往无哮喘病史。在部分病例中，IAEP 发生于开始吸烟或吸烟习惯改变后不久。有报道指出，此病发生前数天内患者有潜在的呼吸道暴露史（例如洞穴探险、重灰尘吸入和

框 49–6 特发性急性嗜酸性粒细胞性肺炎的诊断标准

- 急性起病，伴有发热的呼吸系统表现（在就医之前发病时间≤ 1 个月，尤其≤ 7 d）
- 影像学表现为双肺弥漫性浸润
- 在室内空气中，PaO_2 ≤ 60 mmHg 或氧合指数 PaO_2/FIO_2 ≤ 300 mmHg 或血氧饱和度＜ 90%
- 肺部嗜酸性粒细胞增多，BAL 液细胞分类计数中嗜酸性粒细胞≥ 25%（或如行肺活检，示嗜酸性粒细胞性肺炎）
- 缺乏引起急性嗜酸性粒细胞性肺炎的明确原因，包括感染或使用能引起肺部嗜酸性粒细胞增多的药物，尽管患者病史中包括近期开始吸烟或吸入粉尘

BAL，支气管肺泡灌洗

烟雾吸入），这提示接触吸入性污染物或任何非特异性损害性物质都可能触发此病。

IAEP 表现为急性发作的咳嗽、呼吸困难、发热和胸痛，有时伴有腹部不适或肌痛。体格检查可见呼吸急促、心动过速，并可闻及湿啰音。胸片显示双肺浸润影（图 49-4），见肺泡性及间质性高密度影，特别是 Kerley 线。胸部 CT 表现以磨玻璃样影和气腔实变影为主，并有边界不清的结节、小叶间隔增厚和双侧胸腔积液（见于 2/3 的患者）——这明显不同于 ICEP，或可提示 IAEP 诊断。

患者起病时常无血嗜酸性粒细胞增多，故入院时可能未考虑嗜酸性粒细胞性肺病诊断。BAL 液中嗜酸性粒细胞增多通常较明显，细胞分类计数大于 25%，故不需要肺活检。BAL 液培养无细菌生长。外周血嗜酸性粒细胞计数通常在起病初始的数天内升高——这一变化可提示本病诊断。胸腔积液和痰液标本也可发现嗜酸性粒细胞增多。IgE 水平升高也可能会出现。

肺功能测试仅用于病情不太严重的患者，结果会显示轻度限制性通气功能障碍、一氧化碳交换量下降和肺泡-动脉氧梯度即 PO_2（A-a）增加。患者可能会有严重的低氧血症，大部分患者符合急性肺损伤（氧合指数 PaO_2/FIO_2 小于或等于 300 mmHg）或 ARDS（氧合指数 PaO_2/FIO_2 小于或等于 200 mmHg）的诊断标准，大部分患者需要机械通气治疗。与 ARDS 明显不同，IAEP 的肺外器官功能衰竭或休克很少见，但少数致命性 IAEP 病例也有报道。

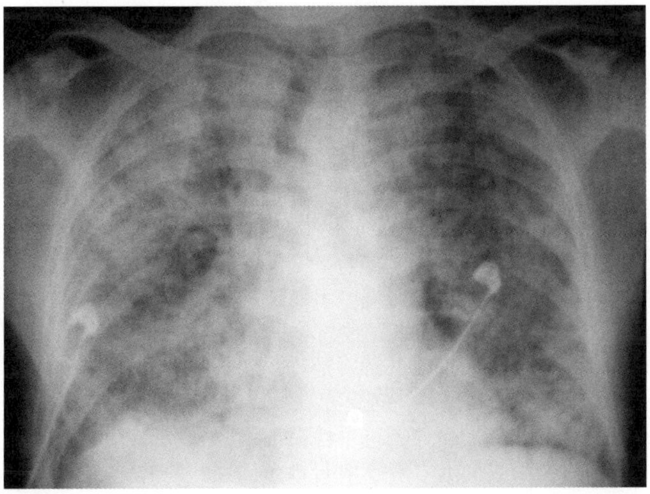

图 49-4 IAEP 并呼吸衰竭。胸部 X 线片示弥漫性肺部浸润影

该病通常无须肺活检，确诊依赖于临床、放射学检查及 BAL 表现。IAEP 的组织学特征包括急性和机化性弥漫性肺泡损伤、嗜酸性粒细胞浸润间质肺泡及细支气管、肺泡腔内嗜酸性粒细胞增多及肺间质水肿。虽然此病不使用皮质激素治疗也可能治愈，但通常会给予皮质激素治疗 2 ～ 4 周，起始剂量为口服泼尼松或静脉应用甲泼尼龙每天 1 ～ 2 mg/kg。当皮质激素起效以后，患者可迅速达到临床和放射学上的痊愈，而且不会出现复发（与 ICEP 不同）。必须仔细寻找引起 IAEP 的潜在病因，特别是感染性病原体、寄生虫及药物，包括非法及非处方药物。

CHURG-STRAUSS 综合征（CSS）

CSS（亦见于第 59 章）被归为小血管炎类疾病，其定义为一种累及呼吸道、富含嗜酸性粒细胞的肉芽肿性炎症，是累及中小血管的坏死性血管炎；此病伴有哮喘及嗜酸性粒细胞增多。尸体解剖最初描述的全部病理损害很少能在单一活检标本中找到，病变常局限于血管周围组织的嗜酸性粒细胞浸润，这是疾病的早期特征（血管炎前期，prevasculitic）。CSS 是抗中性粒细胞胞浆抗体（ANCA）相关性肺血管炎病之一，后者还包括肉芽肿性多血管炎（旧称 Wegener 肉芽肿）及显微镜下多血管炎，仅有约 40% 的 CSS 患者 ANCA 阳性。

CSS 是一种很少见的疾病，主要发生年龄为 30 ～ 50 岁，无性别差异。大约 1/3 的患者有过敏证据，大部分患者常年对尘螨过敏。CSS 的自然史通常分为三个阶段：鼻-鼻窦炎；哮喘、血和组织嗜酸性粒细胞增多；最终出现的系统性血管炎。3/4 的患者会出现嗜酸性粒细胞性鼻炎，常伴有复发性副鼻窦炎和鼻息肉；但鼻中隔穿孔和鞍鼻畸形罕见。哮喘常在血管炎发病前 3 ～ 9 年出现（但也可同时发生），逐渐变成皮质激素依赖性哮喘。哮喘在血管炎出现之前病情可加重，之后病情会减轻，血管炎缓解后可进一步改善。

胸部 X 线片表现在整个病程中可以始终正常。超半数患者会出现肺部阴影（这与嗜酸性粒细胞性

肺炎患者一致），主要表现为边界不清的肺部浸润影，有时呈游走性或一过性。大约 1/4 的患者有胸膜腔嗜酸性粒细胞性渗出液，这必须与严重心肌病（嗜酸性粒细胞参与）所致的心衰引起的胸膜腔漏出液相鉴别。HRCT 主要显示磨玻璃样影或气腔实变影，病灶以外周为主或随机分布（图 49-5）。小叶中央型结节、支气管壁增厚或扩张、小叶间隔增厚和肺门或纵隔淋巴结肿大等表现不常见。这些病变都是非特异性的，且与 ICEP 的表现相似，但 CSS 的胸膜下分布实变影不如 ICEP 显著，磨玻璃样影中并有小叶中央型结节更为多见，牵拉性支气管扩张比 ICEP 少见。肺部空洞病灶很少见。

血嗜酸性粒细胞增多（细胞计数大于 1500/μl，且常大于 5000/μl）通常与疾病的活动平行。当开始皮质激素治疗后，血嗜酸性粒细胞增多迅速消失。在 BAL 液的细胞分类计数中，嗜酸性粒细胞增多也很明显，可超过 60%。胸腔积液有时也有嗜酸性粒细胞增多。IgE 水平通常显著升高。尿 EDN 水平升高或代表疾病活动。

CSS 的肺外表现通常包括乏力、体重减轻、发热、关节痛和（或）肌痛。神经受累的典型表现为多发性单神经炎（mononeuritis multiplex）或不对称性多发性神经病。心脏受累表现为嗜酸性粒细胞性心肌炎（或更罕见的冠状动脉炎），通常起病隐袭、没有症状，并可能导致扩张性心肌病，尽管皮质激素治疗可明显改善临床症状。心包积液常见，但心包填塞罕见。与特发性嗜酸性粒细胞增多综合征相比，此病患者心内膜的心肌纤维化很罕见。通过超声心动图或 MRI 系统研究发现，心肌受累很常见，其发生率可能一直被低估。消化道受累常表现为孤立性腹痛或腹泻，而肠道血管炎（伴有溃疡、穿孔或出血）和胆囊炎也可出现。皮肤病损可见于半数患者，主要为四肢可触及的紫癜（图 49-6）、皮下结节、红斑性皮疹和荨麻疹。1/4 患者的肾常轻微受累。

框 49-7 列出了目前应用的 CSS 诊断标准。如 ANCA 阳性，也可能是重要的诊断标准之一。相反，ANCA 阴性不能排除 CSS 的诊断。CSS 的组织病理或可经皮肤、神经或肌肉活检标本获得。肺活检和经支气管活检并无帮助。CSS 的诊断或许很困难，特别在早期，仅有轻微或局限性表现，符合“顿挫型”CSS。这些可能包括了因哮喘症状使用皮质激素而部分控制病情的病例。

仅有约 40% 的患者 ANCA 阳性，且以核周型 ANCA（p-ANCA）为主，ELISA 检查表现为抗髓过氧化物酶特异性阳性，而其他 ANCA 特别是胞浆型 ANCA（c-ANCA）的抗蛋白酶 -3 特异性在 CSS 中很罕见。有趣的是，CSS 的两种表型可以根据这些抗体（表 49-1）来区别：ANCA 阳性的患者为血管炎表型（活检示血管炎的频率更高、肾受累、周围神经病和紫癜），而 ANCA 阴性患者的心脏和肺更常受累。因此，在呼吸科或胸科诊所就诊的 CSS 患者心脏受累风险较高，这些受累心脏可能为亚临床

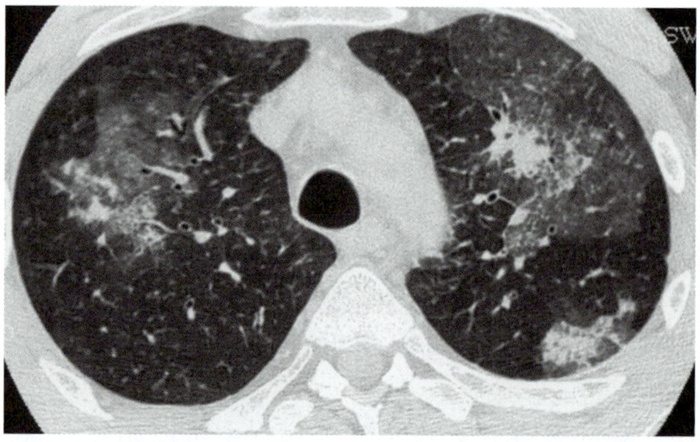

图 49-5　胸部 CT 扫描显示 CSS 患者的中央分布为主的磨玻璃样影和实变影

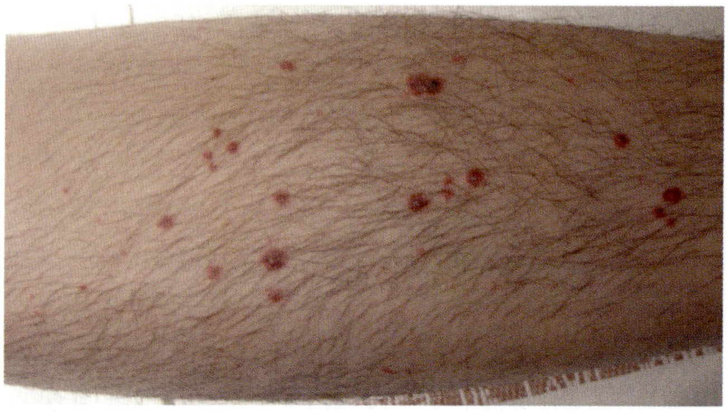

图 49-6　CSS 患者前臂的血管炎性可触及的紫癜

框 49-7　**CSS 的实用诊断标准**

1. 哮喘
2. 外周血嗜酸性粒细胞增多≥ 1500/μl 和（或）肺泡嗜酸性粒细胞增多≥ 25%
3. 除了鼻-鼻窦炎以外的肺外临床表现，至少有以下内容中的一项：
   - 本病典型的全身表现：多发性神经炎或确定因嗜酸性粒细胞增多性疾病导致的心肌病或可触及的紫癜
   - 任何肺外表现伴有特别是经皮肤、肌肉或神经活检证实的血管炎组织病理证据
   - 任何肺外表现伴有抗中性粒细胞胞浆抗体（抗髓过氧化物酶或抗蛋白酶 -3 特异性）阳性的证据
   - 存在因所谓顿挫型 CSS 引起的单一肺外表现

表 49-1　CSS 的临床表型

特征	血管炎表型	组织病表型
各自的发生率	约 40%	约 60%
ANCA	阳性（主要是 p-ANCA 中的抗髓过氧化物酶特异性）	阴性
主要的临床和组织病理特征	肾小球肾病 周围神经病 紫癜 活检证实的血管炎	心脏受累（嗜酸性粒细胞性心肌病） 嗜酸性粒细胞性肺炎 发热

ANCA，抗中性粒细胞胞浆抗体；p-ANCA，核周型 ANCA

型（尤其是没有胸痛），故应检测血清肌钙蛋白、心电图、超声心动图和心脏 MRI（如有可能），做出系统评估。MRI 能识别出心功能受损和心肌受累。检测血清嗜酸细胞活化趋化因子 -3 和 CCL17/ 胸腺及激活相关的趋化因子或可反映疾病的活动性，应把它们作为潜在的疾病监测生物标记进行深入研究。

有人推测，接种疫苗或脱敏治疗在 CSS 病情发展中可能起触发或辅助作用。药物诱导的嗜酸性粒细胞血管炎并肺部受累也偶有报道。白三烯受体拮抗药在 CSS 病情发展中的可能作用仍有争议，这些药物须避免用于存在哮喘和嗜酸性粒细胞增多或有肺外表现、符合隐袭性 CSS 的患者。

皮质激素是治疗 CSS 的最主要药物，以泼尼松每天 1 mg/kg 为起始剂量，经数月逐渐减量。早期静脉甲泼尼龙冲击疗法（每天 15 mg/kg，用 1 ～ 3 d）对病情最重的患者有益。大约半数在发病时无不良预后因素的患者，经单独皮质激素治疗后能获得完全缓解并且不会复发。CSS 复发必须与难治性哮喘（血嗜酸性粒细胞计数通常小于 500/μl）复发或持续存在相鉴别。由于部分患者会发展成固定的气流阻塞，故应长期监测肺功能。

发病时存在预后不良因素（蛋白尿，大于 1 g/d；肾功能不全，血肌酐大于 15.8 mg/L；胃肠道受累；心肌病；中枢神经系统受累）的患者须给予皮质激素加环磷酰胺冲击治疗（通常行 6 次）。对于每天应用超过 20 mg 泼尼松仍复发的患者，也应考虑口服硫唑嘌呤进行免疫抑制治疗。目前已认识到应用利妥昔单抗、静脉给予大剂量免疫球蛋白、环胞多肽和皮下注射 α- 干扰素对难治性 CSS 治疗有益。抗 IgE 药物奥马珠单抗（Omalizumab）已成功治疗 CSS 患者的持续性哮喘，但此药不能控制全身性疾病，故须进行仔细的临床监测。近年来，CSS 的预后已有很大改善，现有数据显示，患者的 5 年生存率在 90% 以上。

特发性嗜酸性粒细胞增多综合征

既往特发性嗜酸性粒细胞增多综合征（HESs）的定义为：持续性嗜酸性粒细胞增多（计数大于 1500/μl）超过 6 个月；缺乏引起嗜酸性粒细胞增多的已知证据；可能由器官受累所致的症状和体征。近来研究已证明适合以上定义的 HESs 可能是淋巴细胞或嗜酸性粒细胞谱自身克隆增殖的结果。

在较早的 HES 文献描述中，男性发病明显多于女性（9∶1），发病年龄在 20 ～ 50 岁。典型的临床表现包括隐袭出现的衰弱、疲乏、咳嗽和呼吸困难，就诊时平均的嗜酸性粒细胞计数达 20 000/μl。HESs 的非呼吸系统表现主要累及皮肤、心脏和神经系统。

60% 的患者会出现心脏受累，主要表现为特征性心内膜心肌纤维化，常伴有心内膜腔内血栓形成，且临床上与限制型心肌病有关。超声心动图显示附壁血栓、心室心尖部闭塞和二尖瓣后叶受累。

40% 的患者会出现肺部受累，其表现并无特异性。咳嗽可能是肺部受累的主要特征。哮喘、胸腔积液和胸部 CT 扫描显示肺部阴影（主要为斑片状磨玻璃样影、实变影和小结节）均有报道，HES 肺部受累出现的胸腔积液必须与继发于心衰的胸腔积液相鉴别。

约 30% 的 HES 患者为淋巴细胞变异型，后者是一种因携带异常抗原表型（例如 $CD3^{-}CD4^{+}$）的 T_H2 淋巴细胞克隆产生的趋化因子（特别是 IL-5）而导致的 T 细胞疾病。通常，T_H2 淋巴细胞产生的 IL-4 和 IL-13 导致 IgE 水平升高。很多患者最初有淋巴细胞和嗜酸性粒细胞浸润的皮肤丘疹或荨麻疹斑。诊断需要在专业实验室进行淋巴细胞表型及 T 细胞受体基因重排的分析。

约 20% 的 HES 患者为骨髓增生变异型，后者与慢性骨髓增生综合征具有共同的临床和生物学特征，包括肝大、脾大、贫血、血小板增多、血清维生素 B_{12} 和白细胞碱性磷酸酶升高、循环中的白细胞前体增多，因而难以鉴别。HES 黏膜溃疡可能会比较明显。常见严重的心脏表现，且可能对皮质激素治疗耐受。骨髓增生变异型 HES 是因染色体 4q12 中间缺失而引起酪氨酸激酶融合蛋白（Fip1L1-PDGFRα）组成性激活所致。既往用于治疗慢性髓细胞性白血病的酪氨酸激酶抑制药伊马替尼，现已证实对骨髓增生变异型 HES 患者有效。

仅约半数的 HES 患者应用皮质激素治疗有效。其他药物治疗包括化疗药（羟基脲、长春新碱、依托泊苷）、环孢多肽、α-干扰素（特别是用于骨髓增生变异型）和抗 IL-5 抗体美泊利单抗。伊马替尼已成为治疗骨髓增生变异型 HES 的主要药物，尤其是存在 FipL1-PDGFRα 融合蛋白时。HES 的预后已明显改善，1 年存活率约 70%。

很大一部分受累的患者属于特发性 HES——尽管已进行详尽的分析，但仍找不到发病原因：既不能检测到淋巴细胞的克隆增殖，也不能发现活化的融合蛋白。口服皮质激素或伊马替尼可能改善病情。这些患者的呼吸道表现并无适当研究，但总体似乎并不太严重。

争议和误区

- 嗜酸性粒细胞性肺炎患者诊断寄生虫病较为困难，可能需要合适的血清学试验并反复在粪便里查找寄生虫。对于每一个居住或到访过疫区的患者均应考虑此病。
- 已有报道指出，嗜酸性粒细胞性肺炎与多种药物有关，但仅有不到 20 种药物能确定有因果关系。
- 皮质激素治疗 ICEP 的药量和持续时间仍未明确。必须注意维持疾病控制与治疗副作用之间的平衡。
- “特发性”急性嗜酸性粒细胞性肺炎可能会误诊为严重的感染性肺炎。
- 目前仍缺乏 CSS 的明确诊断标准。大约 40% 的患者 ANCA 阳性，仅少数病例有真正血管炎的特征。
- 哮喘是大部分 ICEP 和 CSS 患者的共同表现。
- 淋巴细胞变异型和骨髓增生变异型 HES 的呼吸道表现仍未被详细描述。

推荐读物

Agarwal R: Allergic bronchopulmonary aspergillosis, *Chest* 135:805–826, 2009.

Cottin V, Khouatra C, Dubost R, et al: Persistent airflow obstruction in asthma of patients with Churg-Strauss syndrome and long-term follow-up, *Allergy* 64:589–595, 2009.

Dennert RM, van Paassen P, Schalla S, et al: Cardiac involvement in Churg-Strauss syndrome, *Arthritis Rheum* 62:627–634, 2010.

Kunst H, Mack D, Kon OM, et al: Parasitic infections of the lung: a guide for the respiratory physician, *Thorax* 66:528–536, 2011.

Marchand E, Cordier JF: Idiopathic chronic eosinophilic pneumonia, *Orphanet J Rare Dis* 1:11, 2006.

Marchand E, Etienne-Mastroïanni B, Chanez P, et al: Groupe d'Etudes et de Recherche sur les Maladies Orphelines Pulmonaires: Idiopathic chronic eosinophilic pneumonia and asthma: how do they influence each other? *Eur Respir J* 22:8–13, 2003.

Nair P, Pizzichini MM, Kjarsgaard M, et al: Mepolizumab for prednisone-dependent asthma with sputum eosinophilia, *N Engl J Med* 360:985–993, 2009.

Pagnoux C, Guilpain P, Guillevin L: Churg-Strauss syndrome, *Curr Opin Rheumatol* 19:25–32, 2009.

Patterson K, Strek ME: Allergic bronchopulmonary aspergillosis, *Proc Am Thorac Soc* 7:237–244, 2010.

Sablé-Fourtassou R, Cohen P, Mahr A, et al: Antineutrophil cytoplasmic antibodies and the Churg-Strauss syndrome, *Ann Intern Med* 143:632–638, 2005.

Walsh ER, August A: Eosinophils and allergic airway disease: there is more to the story, *Trends Immunol* 31:39–44, 2010.

第八部分　肺间质性疾病

第 50 章　机化性肺炎

Vincent Cottin • Jean-François Cordier　著

（高伟良　史　菲　林江涛　译）

定义

机化性肺炎（organizing pneumonia，OP）是一个病理学诊断，具有公认的特征性临床-病理改变。OP 的发生可能无明显病因，此种情况又被称为隐原性机化性肺炎（cryptogenic organizing pneumonia，COP）。也有一些发生于已知致病因素或炎性疾病（如结缔组织病）的患者，此情况则被称为继发性机化性肺炎。

机化性肺炎（OP）病变特征是由成纤维细胞、肌成纤维细胞及疏松结缔组织基质构成的肺泡内芽状肉芽组织（图 50-1），最初被描述为迁延性肺炎时肺泡内炎性渗出物机化而导致的特异性的组织病理学类型。细支气管管腔内也可能出现类似改变，因此以前也称为闭塞性细支气管炎伴机化性肺炎（bronchiolitis obliterans with organizing pneumonia，BOOP）。但是现在已不再使用这一名称，因为机化性肺炎（而不是细支气管炎）是主要病变，并且 BOOP 这一名称易与细支气管炎并气道阻塞（如发生于肺或造血干细胞移植后）相混淆。虽然本病并不是绝对的间质病变，但由于其特发性以及偶与间质性肺炎有相似之处，故美国胸腔学会 / 欧洲呼吸学会国际共识分类将 COP 归为特发性间质性肺炎。

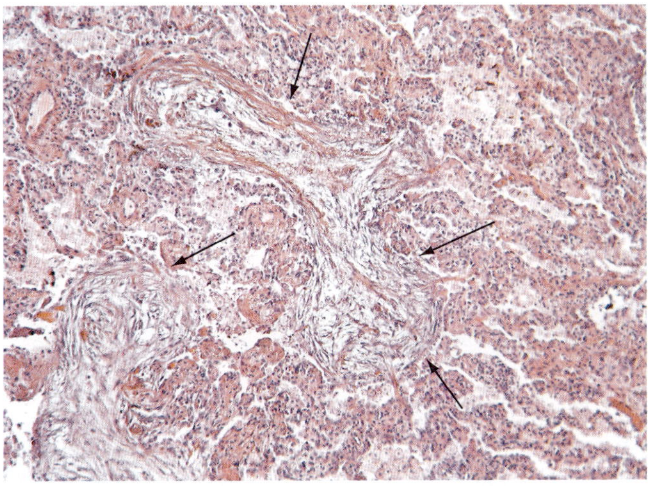

图 50-1　肺泡腔里的肉芽组织芽（箭头）（*F. Thivolet-Béjui* 提供，里昂。）

发病机制

OP 是一种独特的疾病，其特点为肺泡内积聚了成纤维细胞和结缔组织基质，尤其是胶原的混合体，这一改变可以被糖皮质激素逆转，这有别于其他的肺纤维化性疾病（尤其是 UIP 和 IPF）的激素疗效不佳。

引起肺泡内芽状肉芽组织形成的首个环节为肺泡上皮细胞损伤，表现为肺泡上皮细胞（尤其是Ⅰ型肺泡上皮细胞）的坏死（图 50-2）。上皮细胞基底膜暴露并损伤，导致间隙形成，常伴有毛细血管上皮细胞受损。肺泡损伤的结果是导致肺泡腔内大量血浆蛋白聚集（即渗透性水肿），还包括凝血因子。凝血和纤溶蛋白溶解平衡明显地向凝血一侧偏移（主要由于纤溶蛋白下降），导致纤维蛋白沉积，炎症细胞和成纤维细胞很快向肺泡纤维蛋白内迁移定居。

成纤维细胞分化成肌成纤维细胞，后者是参与机化及组成纤维炎症肉芽的主要细胞。炎症细胞和纤维蛋白逐渐被由聚集成团的成纤维细胞 / 肌成纤维细胞以及富含胶原（尤其是Ⅲ型胶原）和纤连蛋白的松散结缔组织构成的混合物所取代。这一过程如同皮肤伤口愈合，同样可以逆转，并不会留下明显后遗症。可能是由于肺泡基底膜相对保存完好是决定病变可逆的关键原因。虽然 COP 和继发性 OP 的表现非常相似，但继发性 OP 肺泡腔内的微血管和胶原纤维密度可能高于 COP。

通过使用呼肠病毒感染诱导组织病理改变已成功制造出管腔内炎症小鼠模型。仅通过在易感的小鼠株（CBA/J）鼻内接种适量的病毒就可获得与 OP

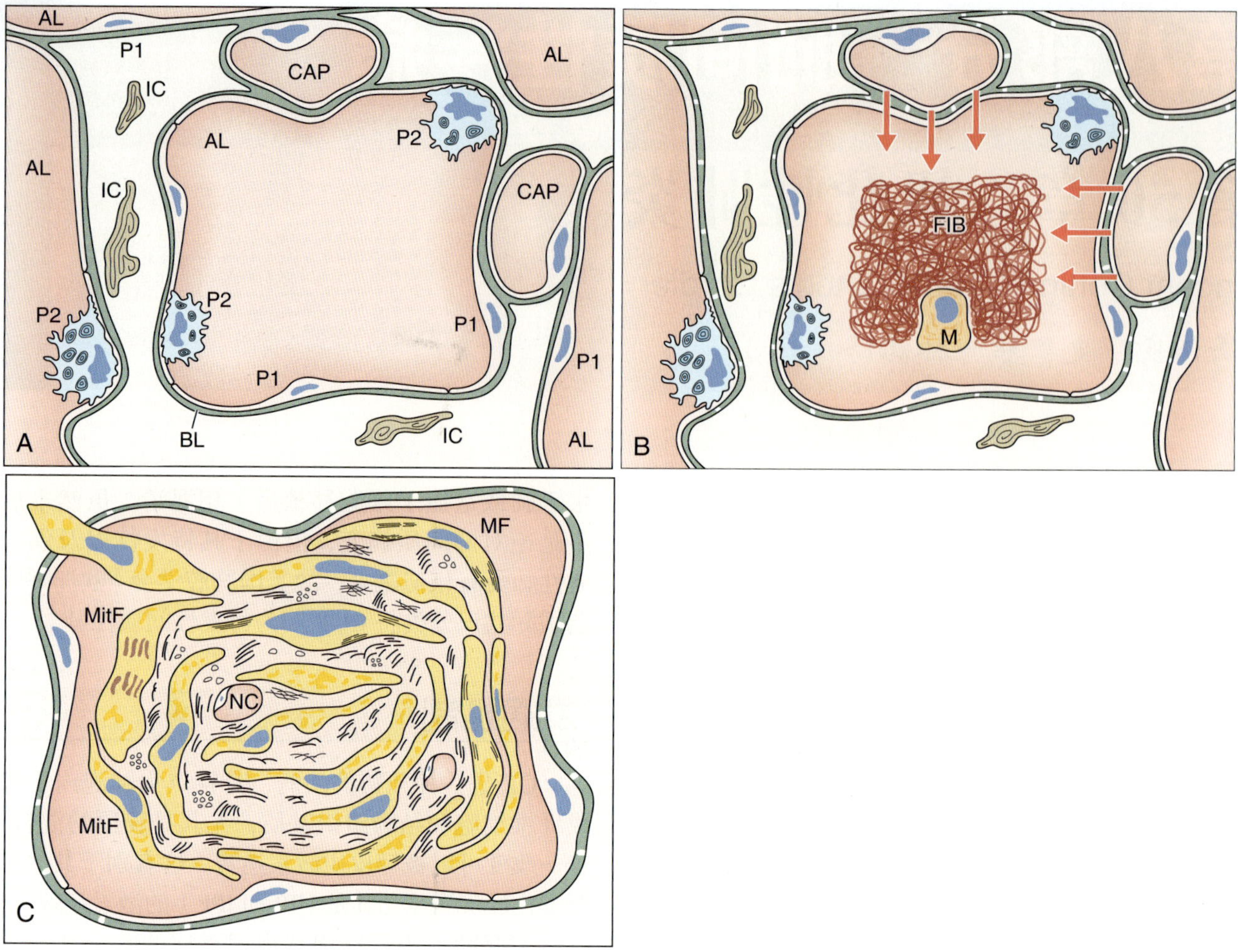

图 50-2 肺泡里肉芽组织团块的形成是机化性肺炎的特征。**A**，肺泡腔的正常结构。AL，肺泡管腔；BL，基底层；CAP，毛细血管；IC，间质细胞；P1，1 型肺细胞；P2，2 型肺细胞；**B**，肺泡损伤伴有肺泡上皮细胞（尤其是 1 型肺细胞）改变和坏死，基底层剥脱，间隙形成，血浆蛋白尤其是凝血因子（箭头）渗漏，后在肺泡腔里形成纤维蛋白（*FIB*）。可见一些炎性细胞和巨噬细胞（M）；**C**，肺泡腔内的纤维蛋白网已经被有丝分裂的成纤维细胞（MitF）定植，有些获得成肌纤维细胞（MF）表型，其特征是在胞浆膜下出现肌丝。成纤维细胞和成肌纤维细胞具有发达的粗面内质网，并产生疏松结缔组织（由Ⅰ和Ⅲ型胶原、纤连蛋白和蛋白多糖组成）散布在细胞之间。新形成的毛细血管（NC）出现在肺泡内的肉芽组织团块内，类似于伤口愈合的过程

相似的病变，这提示遗传背景可能在小鼠的发病机制中起作用。肺泡巨噬细胞和 T 淋巴细胞参与发病过程。有趣的是，在同样的动物模型上若应用较高剂量的病毒则会出现弥漫性肺泡损害并透明膜形成。这些实验研究提示，初始上皮损伤的严重程度和宿主所固有的一些仍未确定的因素可能影响 OP 或弥漫性肺泡损伤的发展。通过在大鼠体内接种细菌或使猪感染环病毒属，已经制造出其他的 OP 动物模型。

填充远端气腔的成纤维细胞的细胞起源尚不清楚。增生的肺成纤维细胞、纤维细胞或骨髓来源的成纤维细胞以及上皮-间质的转化在 OP 中分别所起的作用仍不明了。皮质激素促使 OP 迅速缓解的机制也不清楚。有几项研究已经强调了一些借以区分 OP 与 UIP 的特征，即 OP 可逆的纤维化肉芽与 UIP 失控的成纤维细胞灶堆积和胶原沉积过程，包括独特的金属蛋白酶表达方式、纤维化芽血管分布增多和肉芽组织凋亡活性降低。此外，OP 患者肺泡巨噬细胞表达的 TNF-α 受体 1 和 Fas 比对照组患者或 IPF 患者高。总的来说，相比 UIP 和 IPF 不受控制的异常修复和纤维化过程，OP 可被当作一个正常损伤修复的模型。

临床和影像学特征

隐源性机化性肺炎

临床特征

COP 的平均发病年龄在 50 ～ 60 岁，无性别差

异，在非吸烟者或曾经吸烟者中更常见。此病最初的表现是发热、咳嗽、不适、食欲缺乏和进行性体重减轻，于数周呈亚急性发病。临床综合征的中位数持续时间小于 3 个月。呼吸困难通常轻微。咯血、胸痛和严重呼吸困难很罕见。肺部听诊时在受累病变区域或可闻及湿啰音，在很少情况下可有实变的临床特征。无杵状指。很多患者是在他们按感染性肺炎予抗生素治疗后病情没有改善的情况下才考虑到 COP 的诊断。

COP 的肺功能测试显示轻到中度限制性通气功能障碍，偶尔可能结果正常。大多数患者的一氧化碳转运系数（carbon monoxide transfer factor）是下降的，但一氧化碳转移系数（KCO）仍在正常范围内。低氧血症通常轻微。当出现严重的低氧血症时，则可能与弥漫性浸润病变或肺实变灌注区域出现自右向左分流有关。

血液检查经常显示中度白细胞增多和 C 反应蛋白上升，但没有明显的外周血嗜酸性粒细胞增多。

影像学特征

COP 的影像学特征在 HRCT 上可有多种不同的表现，其中一些表现可高度提示本病的诊断。COP 最典型的影像学特征是多发斑片状肺泡性高密度影（图 50-3 和图 50-4）。这些病灶通常沿双侧胸膜下分布，有时候呈游走性（在一些地方病灶变淡或消散，但在另一些地方出现新的病灶），密度可从磨玻璃样到合并空气支气管征的实变影，没有上下分布优势之分。病灶的大小不一，可从 1 ～ 2 cm 到累及整个肺叶。影像学上的实变在病理上对应的是远端气腔里的肺泡内芽状肉芽组织，而磨玻璃样影反映的是肺泡壁被炎症细胞浸润，伴远端气腔内少许 OP 改变。若影像学特征为多发斑片状肺泡性高密度影，尤其是游走性者，则是典型的 COP 表现，应立刻提示此诊断。此阶段要考虑的其他主要鉴别诊断是特发性慢性嗜酸性粒细胞性肺炎（后者的血嗜酸性粒细胞增多，细胞计数通常大于 1500/μl；相反，结节病变在 COP 中比在慢性嗜酸性粒细胞性肺炎中更常见）。

斑片状磨玻璃样影很常见，通常伴有实变。反晕征或环礁征（图 50-5）由环状的实变（对应的组织病理改变是远端气腔的机化性肺炎）围绕一个磨玻璃样区域（对应肺泡壁炎症）而成，此特征也高度提示 COP 的诊断，虽然无特异性。

COP 的另一个影像学特征是孤立的局灶性结节或团块样实变影，若在 PET 检查中显示高代谢，则这种影像表现可能与肺癌相像。病灶一般位于上叶且常无症状。或可见空气支气管征。常因疑为癌症行外科病灶切除而获得诊断。在很多病例中，孤立的局灶性 COP 可能代表非消退性感染性肺炎。

HRCT 所示浸润性（或进行性纤维化性）OP 改变合并有间质性高密度影以及少许重叠的肺泡性高密度影（可能为小叶周围分布的弯曲或多角形高密度影，其边缘欠清，以小叶间隔为界）。影像学上没有蜂窝样改变。浸润性或进行性 COP 可能在组织病理上和影像学表现上都与特发性非特异性间质性肺炎（NSIP）有重叠，都有一致的肺泡和间质细胞的炎症（或多或少伴有纤维化），并可能出现机化性肺炎灶。这种 OP 影像学表现似乎特别常见于特发性炎性肌病的患者（图 50-6）。

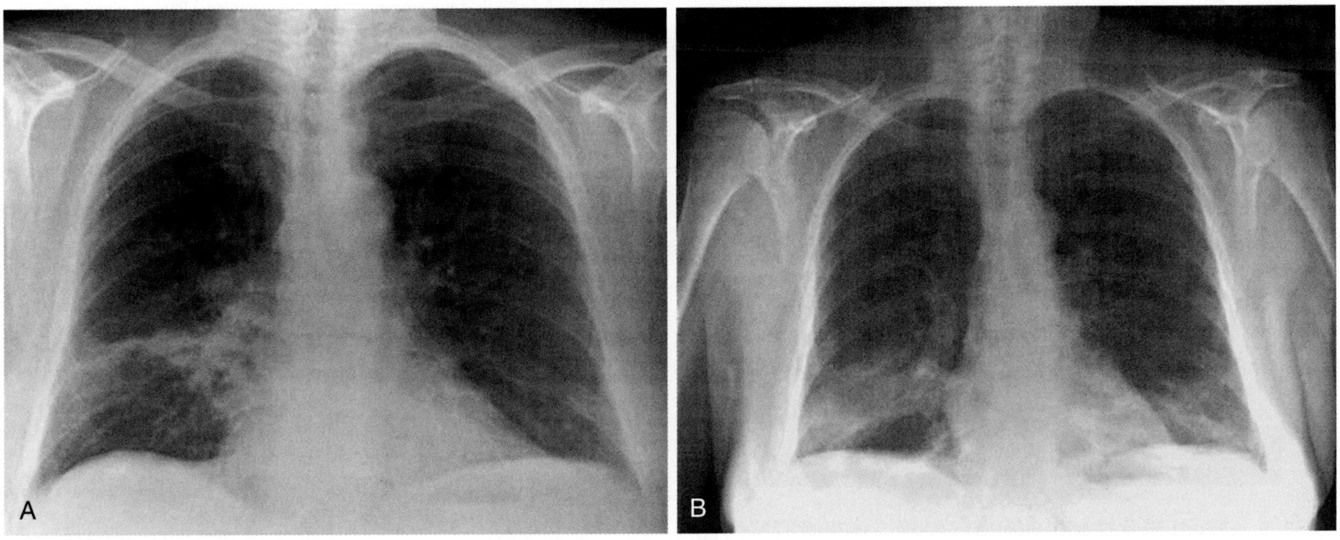

图 50-3　胸部 X 线片显示 COP 的典型影像学表现。**A**，片状肺泡性高密度影；**B**，6 d 以后，右下肺叶模糊影分布发生改变，并出现新的对侧基底部模糊影

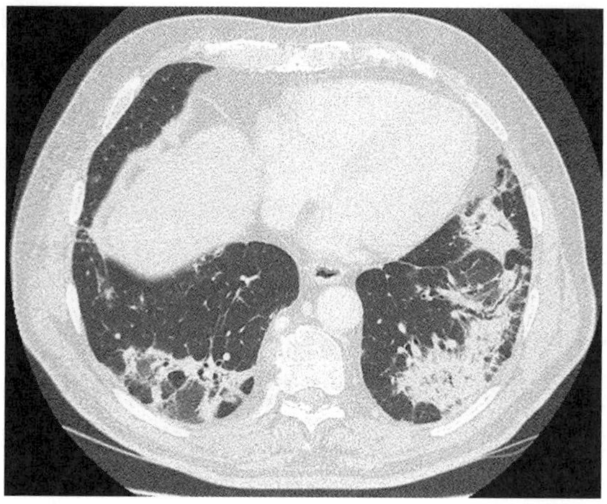

图 50-4 HRCT 显示典型的 COP 特征。双侧外周分布为主的斑片状实变影伴空气支气管征，并有右下肺叶明显的磨玻璃样影

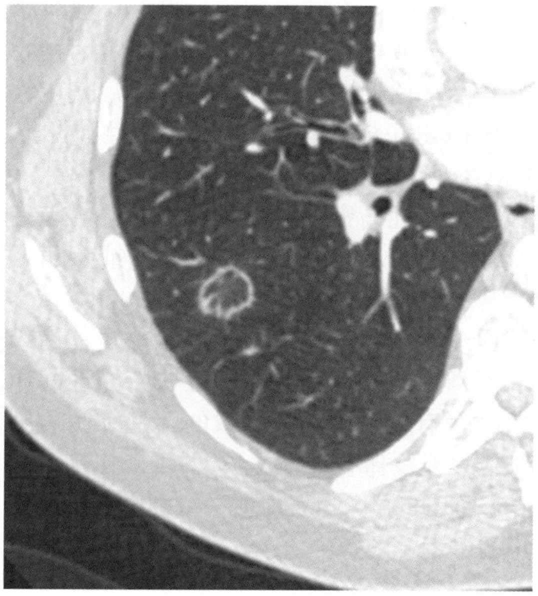

图 50-5 HRCT 扫描示反晕征（环礁征）

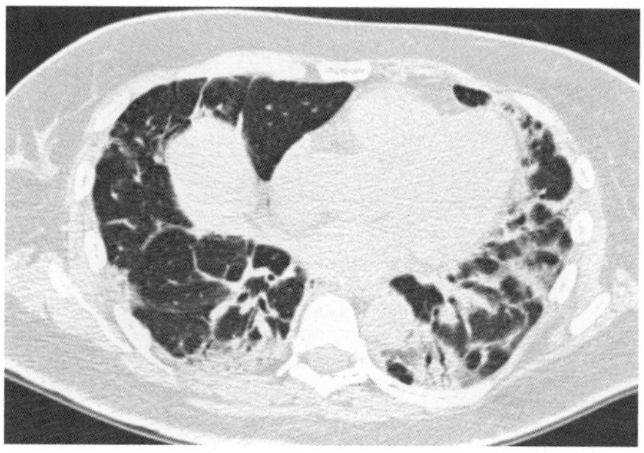

图 50-6 进行性机化性肺炎的 HRCT 特征。本患者有特发性炎症性肌病。网格状影、模糊影和小叶周围阴影在双肺下叶较明显

偶尔有报道几种较少见的 COP 影像学表现，包括多发结节、空洞、小叶周围高密度影、小叶中心或支气管血管周围边界不清的结节、支气管中央区域实变和胸膜下条带影（框 50-1）。数个纵隔淋巴结肿大在 COP 并不少见。胸腔积液较罕见。

与 COP 典型影像学特征相像的疾病很少，但当 COP 表现为结节、团块或浸润性肺部病变时，则有很多疾病与之相像（框 50-2）。

继发性机化性肺炎

以反应的模式出现的大部分 OP 病例被认为是继发性 OP，由明确的病因引起，通常与感染或药物相关，或者有全身性疾病（例如结缔组织病）或其他

框 50-1 机化性肺炎在 HRCT 上的表现模式

- 多发斑片状肺泡性高密度影（经典型 COP 表现）
- 局灶型
- 结节型
- 支气管中央型
- 线状或带状型
- 小叶周围型
- 反晕征型
- 进行性纤维化型

COP，隐源性机化性肺炎

改自 King Te：Organizing pneumonia. in Schwarz MI，King TE，editors：Interstitial lung disease，ed 5，Shelton，Conn，People's medical Publishing house，2011，pp 981-984.

框 50-2 胸部影像学与 COP 相似的疾病

多发斑片状肺泡性高密度影（经典型 COP）
- 嗜酸性粒细胞性肺炎（尤其是慢性特发性）
- 肺炎型浸润性黏液肺腺癌
- 原发性肺淋巴瘤［低级别 B 细胞黏膜相关淋巴样组织（MALT）淋巴瘤］
- 其他：感染性肺炎、结核或非结核性分枝杆菌感染、肉芽肿性多血管炎（韦格纳肉芽肿）、弥漫性肺泡出血、多发性梗死灶、吸入性肺炎

孤立性局灶性结节或团块（局灶型 COP）
- 肺癌
- 球形肺炎或脓肿
- 炎性假瘤
- 其他：所有能引起硬币样病变（coin lesions）或团块影的疾病

弥漫性浸润影（进行性或纤维化型 COP）
- 特发性间质性肺炎，尤其是非特异性间质性肺炎和特发性肺纤维化（特别是急性发作期）
- 并有机化性肺炎的间质性肺炎
- 其他：所有能引起浸润影的疾病，特别是感染性或肿瘤性

特殊疾病的背景。继发性 OP 的临床表现、实验室检查、影像学特征和结果总的来说与 COP 相似，据报道仅存在可能反映基础性疾病性质的微小差异（例如 BAL 液分类细胞计数中淋巴细胞比例更高）。因此，对于任何找不到明确原因而表现为 OP（特别是复发性 OP）的患者必须进行仔细的病因学研究。皮质激素治疗对大部分继发性 OP 患者有效。

已知原因的继发性机化性肺炎

OP 的组织病理学诊断促使医生要寻找可能的基础性病因，包括各种感染病原体（细菌、病毒、真菌和寄生虫）（框 50-3）。对感染做出诊断可能很困难（感染在 OP 阶段已经不再处于活动期），这就需要依赖临床病史、针对感染病原体的抗体滴度升高或偶尔通过对肺标本进行特殊染色和组织病理学分析直接鉴定出感染的病原体。

已报道有几种药物可导致 OP（框 50-4）。在症状出现之前几个星期或几个月服用过的所有药物都必须系统地加以记录。如有可能，任何怀疑能引起 OP 的药物都应停用（并应避免再次给药）。因为药物诱导的 OP 缺乏特异的临床-放射学表现，所以诊断此病是比较困难的。

框 50-3　与机化性肺炎相关的感染病原体

细菌
肺炎衣原体
伯纳特立克次体
嗜肺性军团病杆菌
肺炎支原体
星形诺卡菌
金黄色葡萄球菌
肺炎链球菌
黏质沙雷杆菌
铜绿假单胞菌

病毒
人类免疫缺陷病毒
流感病毒
副流感病毒
疱疹病毒
丙型肝炎病毒

寄生虫
间日疟原虫

真菌
新型隐球菌
微紫青霉菌
金罗维肺孢子虫（在 AIDS 中）

框 50-4　常被报道引起机化性肺炎的药物

5- 氨基水杨酸	米诺环素
胺碘酮	尼鲁米特
两性霉素 B	呋喃妥因
β - 受体阻断药	青霉胺
博来霉素	苯妥英
白消安	他汀类药物
卡马西平	利妥昔单抗
二氢麦角隐亭	西罗莫司
依维莫司	柳氮磺吡啶
α - 干扰素	他克莫司
β - 干扰素	沙利度胺
美沙拉嗪	曲妥珠单抗
甲氨蝶呤	

令人惊讶的是，最近一项研究发现在 OP 患者中经常有人曾误吸入食物和其他颗粒物，这提示吸入性肺炎可能是比以前所怀疑的导致 OP 的更常见原因。根据临床证据被疑为存在误吸的病例少于 10%；但经常可发现误吸的诱发因素（例如食管或胃的原因、药物的使用、神经系统状态）。若在 OP 改变的基础上出现多核巨细胞、急性支气管肺炎或细支气管炎以及（或）化脓性肉芽肿的表现，则病理专家应寻找肺活检标本中是否存在异物和颗粒物，临床医师应评估误吸的可能性。

乳腺癌切除后放疗可能会促进 OP 的发生，在治疗的女性中的发生率约为 2.5%，在照射结束平均 3 ～ 6 个月后出现。与放射性肺炎不同，OP 的肺泡性高密度影（常呈游走性）也可以出现在肺的非照射区域。此高密度影对皮质激素治疗反应良好，但当皮质激素减量或停用后常见复发。有趣的是，乳腺放疗后通过 BAL 液检查会发现存在双侧淋巴细胞性肺泡炎，但仅有小部分患者发生 OP。该观察结果提示除了放射引发的淋巴细胞性肺泡炎外，“第二个触发器”和（或）遗传易感性可能是发生 OP 的必需条件。

有特定疾病背景的继发性机化性肺炎

OP 主要出现在皮肌炎或多发性肌炎及类风湿关节炎中（不常见于系统性红斑狼疮和干燥综合征中，更少见于系统性硬化症中）。OP 和 NSIP 的重叠表现特别常见于皮肌炎或多发性肌炎患者中。虽然 OP 更常见于结缔组织病，但也可出现在此类疾病之前或伴随出现。

继发性 OP 的多种病因和临床情况已有报道，见框 50-5。

框 50–5 与机化性肺炎相关的多种原因和临床情况

已被证实的原因

感染（框 50-3）
药物（框 50-4）
远端气道阻塞
烟雾和有毒物质的暴露（例如吸入雾状纺织染料 Acramin FWN、芥子气）

临床情况

隐匿性吸入性肺炎
结缔组织病
原发性胆汁性肝硬化
炎症性肠疾病（溃疡性结肠炎、克罗恩病）
移植（肺、肝），骨髓移植
恶性血液病（白血病：髓细胞性、淋巴细胞性、粒–单核细胞性、T 细胞性；霍奇金病）
癌症和胸部放疗，特别是乳腺癌
其他：常见变异型免疫缺陷病（CVID）、Sweet 综合征、风湿性多肌痛、白塞病、甲状腺病、血管炎、结节病

诊断

若要获得 OP 的明确组织病理学诊断，则建议行胸腔镜下肺活检，这样也可以排除其他与 OP 相似的疾病。

当非特异性的临床表现伴有提示 COP 的典型的影像学特征时，首先有必要进行的是纤维支气管镜检查（可排除支气管阻塞）并做支气管肺泡灌洗（BAL），经支气管活检可能对诊断有帮助。COP 患者的 BAL 液细胞分类计数通常显示为混合型表现，多种细胞水平升高，其中淋巴细胞占 20% ～ 40%，中性粒细胞大约占 10%，嗜酸性粒细胞占 5%；可有一些肥大细胞和浆细胞。经支气管肺活检标本或可显示典型的肺泡内肉芽组织团块。在获取的 BAL 液中（以及在特殊染色的经支气管肺活检标本中）必须系统地寻找感染病原体。结合典型的临床–放射学表现和混合型 BAL 液细胞分类计数表现，高度提示考虑 OP 的诊断（在相应的临床背景下则为 COP）。有报道指出 COP 的 BAL 液中 $CD4^+/CD8^+$ 淋巴细胞比值下降。

OP 是间质性炎症的非特异性结果，可以作为很多疾病的次要表现出现，包括非特异性间质性肺炎、机化性弥漫性肺泡损害、吸入性肺炎、血管炎、远端气道阻塞和隐匿性吸入性肺炎。OP 在组织病理学特点上与慢性嗜酸性粒细胞性肺炎或 OP 样变异型肉芽肿性多血管炎（韦格纳肉芽肿病）可重叠存在。额外的发现往往提示继发性 OP 的另一个诊断，包括坏死或微小脓肿（见于感染性疾病和坏死性血管炎）和有机物碎屑（如隐匿性吸入性肺炎）。

经支气管活检获得的标本较小，不能以此排除其他的组织病理类型，因此，仅对于那些具有典型临床–影像学表现的患者才能据此活检标本的结果做出 OP 的诊断。经支气管活检对 OP 诊断的敏感性和特异性还没得到严格评估。芯针活检一般来说是安全的，比较适合用于少部分怀疑为 OP 的患者，尤其是影像学表现为局灶性实变者。电视胸腔镜下肺活检仍然是能获得足够大的标本以明确 OP 的诊断并排除其他疾病的最合适方法。若要进行电视胸腔镜下肺活检，则应在开始应用皮质激素之前完成，而且在手术前外科医生和内科医生或放射科医生应该进行术前讨论。获得的肺标本也可以进行微生物学分析。

在缺乏明确的 OP 组织病理学表现的情况下，按照 OP 进行适当的诊断性处理及治疗，也可作为肺活检的替代诊断方法。虽然临床上常应用此方法，但这样存在把类似的疾病误诊为 OP 的风险，这些疾病包括嗜酸性粒细胞性肺炎、低级别原发性肺淋巴瘤和细支气管肺泡癌（框 50-2）。仅对于那些具有与临床和 BAL 特征相一致的典型影像学表现（例如多发斑片状实变影）的患者才能在没有活检结果的情况下进行治疗。必须特别注意寻找其他可能的诊断线索［例如，外周血和（或）BAL 液嗜酸性粒细胞增多，BAL 液检测提示微生物感染］。当观察到患者的临床反应不寻常时（尤其是已经每天使用超过 20 mg 口服泼尼松的皮质激素治疗，但仍疗效不佳或有复发的病例），且患者未行病理学检查或只进行了经支气管活检，则应重新考虑之前的诊断是否正确。

如同特发性间质性肺炎中的其他疾病一样，目前诊断 OP 的“金标准”为临床–放射学–病理学模式，本模式有效地保证了患者的影像、临床资料以及病理学资料（如有）与 OP 相符并具有特异性。虽然基于临床诊断的观察者间一致性可达一般至良好，但多学科途径对于与嗜酸性粒细胞性肺炎、非特异性间质性肺炎或弥漫性肺泡损害有重叠的组织病理学表现的病例特别有用。临床评估必须包括仔细地询问病史并对存在伴发疾病做出评价，例如结缔组织病（包括顿挫型结缔组织病或未分化型结缔组织病）、癌症、乳腺癌的胸部放疗、药物使用、炎症性肠疾病、误吸或少见疾病（如常见变异型免疫缺陷病）（框 50-5）。COP 的最终诊断须在所有获得的资料（包括病因学检查结果）经过临床医生、放射科医生和病理科医生之间密切交流和动态审核之后才

能确定。

COP 的治疗

皮质激素治疗是 COP 的标准疗法，典型病例可获得临床和影像学的迅速改善。随着治疗的进行，一个月内会出现从实变影到磨玻璃样影，网格状影到最后病灶完全消失；但有些少见的线状影或网状影可能不会消失。治疗药物的最佳剂量和疗程还没确立，治疗的目标应该是要获得在疾病控制和副作用两者之间的最佳平衡点。我们开始的时候每天使用 0.75 mg/kg 泼尼松，连用 4 周，然后逐步减量，总疗程 24 周（表 50-1）。这种治疗方案限制了因高强度及长时间皮质激素治疗导致的继发医源性并发症的风险。其他提倡较慢的逐渐减少剂量的治疗方案已被推荐。较大剂量的胃肠外皮质激素疗法常用于进行性或纤维化型 COP 患者的初始治疗。环磷酰胺或硫唑嘌呤或可应用于那些即使已经进行皮质激素治疗但临床状况仍恶化的患者。值得注意的是，有报道指出一些 COP 患者能自发改善。对于那些不能耐受皮质激素或经常复发的患者，大环内酯类因其抗炎特性被建议作为另一种选择的药物；然而，在病例报道中最初观察到的益处并未通过经验性常规使用这些药物得以证实。继发性 OP 需要治疗基础性疾病（结缔组织病、感染）或停用致病的药物或避免暴露于致病因子。局灶性 COP 在怀疑肺癌而行手术切除后不需要皮质激素的治疗。

大部分伴有肺泡实变的典型 COP 病例在开始皮质激素治疗以后可得到迅速改善，有时候起效极为迅速，但小部分患者会病情迁延，尤其是 HRCT 上有网状改变者。在药物减量或治疗停止后，常见 COP 复发（高达 60% 的病例），这种情况下可以每天予泼尼松 20 mg，维持 2 周后再逐步减量。疾病复发提醒我们应该去寻找持续引起 OP 的原因，特别是药物的摄入。当每天应用泼尼松的剂量超过 15 ～ 30 mg（根据体重而定）仍出现疾病复发时，特别是在不能获得大的标本进行组织病理学分析的情况下，则应对诊断进行广泛的重新评估并进一步进行临床-放射学-病理学多科的会诊。典型 COP 的总体预后良好。

表 50-1 典型 COP 的推荐治疗方案

步骤	持续时间	泼尼松剂量
初次发作的治疗		
1	4 周	0.75 mg/kg/d
2	4 周	0.5 mg/kg/d
3	4 周	20 mg/d
4	6 周	10 mg/d
5	6 周	5 mg/d
复发的治疗		
1	12 周	20 mg/d
2	6 周	10 mg/d
3	6 周	5 mg/d

重症机化性肺炎

重症 COP 病例已有报道，此类 COP 可能会导致严重呼吸衰竭而需要机械通气。这种病例仅偶尔见于组织病理学表现为“纯粹的 OP”者。它们通常代表 COP 与下列疾病之一重叠：病理特征为弥漫性肺泡损伤并机化的急性呼吸窘迫综合征（ARDS）、急性纤维素性并机化性肺炎（AFOP）或寻常型间质性肺炎急性发作。在特发性肺纤维化急性发作的患者中，可发现原有的寻常型间质性肺炎并弥漫性肺泡损伤和（或）OP 的表现。这些病例对皮质激素治疗的反应不像典型 COP 那么良好。治疗方案通常为皮质激素（通常使用较大剂量，以每天 1 ～ 2 mg/kg 静脉内给予甲泼尼龙开始）加上抑制药（特别是环磷酰胺），治疗结果各异。

急性纤维素性并机化性肺炎（AFOP）

AFOP 是一种首次报道于急性呼吸衰竭患者的组织病理学类型，其影像学表现为以基底部为主的双侧实变影。AFOP 的特征是大量的纤维蛋白沉积在肺泡腔里，并Ⅱ型肺泡细胞增生，伴有机化性肺炎，但没有透明膜形成（透明膜形成是弥漫性肺泡损伤的标志）。AFOP 目前被认为是一种 OP 的组织病理变异型，该变异型的进展可能更为迅速。像 OP 一样，AFOP 可见于有各种基础病（包括感染）的患者。

争议和误区

- OP 为一种非特异性组织病理类型，可见于多种疾病，特别是非消退性感染性肺炎。评估 OP 的临床意义可能并不容易。OP 在组织病理上与另一种疾病（例如非特异性间质性肺炎、机化性弥漫性肺泡损伤）的次要表

的流行病学研究发现：在 Atatürk 大学门诊招募的 145 个工人中，77 个（53%）工人存在矽肺的影像学表现。

此外，相继有报道其他更多坊间来源的硅石暴露。例如，中国生产榻榻米床垫的工人吸入烘干的泥粉，美国牙科材料供应厂的工人处理含有石英的填充剂。所有这些新形式的暴露都警示全世界的呼吸科医生仍需要关注矽肺，尽管采矿业在西方国家已逐渐减少。

病理生理学

已知有三类因素可影响肺组织对矿物质粉尘反应的特征和严重性。首先是暴露的强度及持续时间；其次是个体易感性，它可以解释为何暴露于相同粉尘的工人中，仅有一小部分会罹患尘肺病；再次是粉尘本身的性质和特点。对每一种矿物质而言，几何学、空气动力学、化学以及表面特性各不相同，均应作为考虑因素。可引起尘肺病的颗粒在空气动力学和几何学上需要足够小，方能到达并沉积在呼吸性细支气管——这通常意味着直径为 0.5 ～ 5 μm 的球形颗粒。

尘肺病的发病机制与所有间质性肺病类似。首先是发生慢性炎症（肺泡炎），炎性细胞被激活，继而损害肺的结构。肺泡上皮细胞吞噬无机颗粒，激活并释放炎性介质如细胞因子和花生四烯酸等。这些介质反过来诱导其他炎性细胞募集在肺泡壁和肺泡上皮表面。炎性细胞释放毒性含氧衍生物和蛋白水解酶，引起细胞损伤和细胞外基质的破坏。

炎性过程继之以修复过程。生长因子刺激间充质细胞的聚集和增生，并调节受损组织的新生血管和表皮细胞再生。在这个阶段，异常或不受调控的修补机制可导致纤维化的形成。纤维化颗粒在呼吸道内激活促炎性细胞因子产生。肿瘤坏死因子 -α（TNF-α）似乎在有毒粉尘诱导的炎性细胞募集过程中起到关键性的作用（图 51-1）。此外，聚集在炎性部位的中性粒细胞可能导致肺泡炎，呼吸细胞和上皮细胞可能通过释放各种趋化因子（如 IL-8）进一步发挥作用。最后，生长因子如血小板衍生生长因子、胰岛素样生长因子、成纤维细胞生长因子、转化生长因子 -β（TGF-β）等参与肺纤维化的发生和Ⅱ型肺泡上皮细胞的增殖反应，上述反应均发生在进行性块状纤维化（progressive massive fibrosis，PMF）进程中。

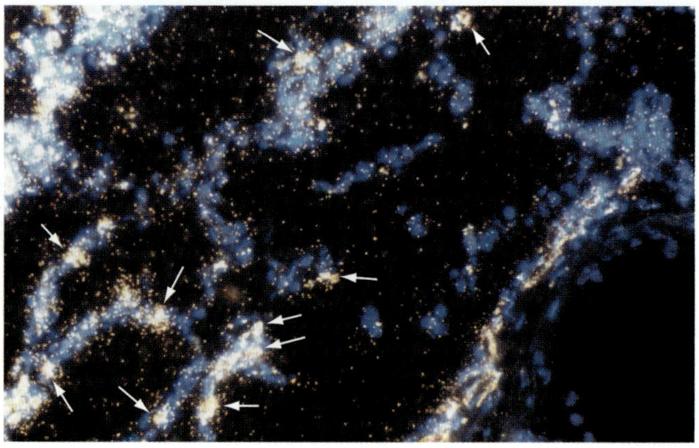

图 51-1 一个罹患尘肺的煤矿工人肺组织切片中，利用原位杂交技术证实肺泡巨噬细胞中有肿瘤坏死因子 -α 信使 RNA 表达

遗传学

关于编码炎性细胞因子（如 TNF-α、IL-6、IL-18）的基因及其受体的多态性与 CWP 的发病率、患病率和进展的相关性，最近已见报道研究发现：矽肺的严重程度与 TNF-α-238 基因变异显著相关。不论矽肺严重程度如何，TNF-α-308 和 IL-1A 型受体＋ 2018 变异会增加发生矽肺的风险。TNF-α 在启动子区域 238、376 和 308 等位点的多态性也与南非矿工的严重矽肺有关。在法国，对暴露于不同煤炭粉尘和香烟烟雾的煤矿工人进行调查发现，在高剂量职业暴露的工人中，TNF-α-308 单核苷酸多态性（SNP）与谷胱甘肽过氧化物酶（GSH-Px）活性有关，而低过氧化氢酶活性的矿工淋巴毒素（LTA）*Nco*I 多态性则与 CWP 的流行有关。中国矽肺患者与具有相同暴露的对照组矿工相比，某些特定 NFKB1 和 FAS-1377 的基因多态性是矽肺发生的潜在危险因素。

理解遗传变异性和环境因素是识别高危煤矿工人尘肺病人群、预防和治疗的关键。

组织病理学改变

煤工尘肺病的病变呈局灶性。单纯型煤工尘肺病表现为斑点状或结节状的损害，而复杂性煤工尘肺病则表现为进行性、块状纤维化和类风湿尘肺（也叫卡普兰综合征，详见后述）。

煤工尘肺病患者的胸膜表面有不规则蓝黑色色素沉着，出现在室间隔淋巴管与胸膜连接处。支气管周、肺门及气管旁的淋巴结增大、变黑、变硬。肺内的损害最早表现为煤斑，与肉眼所见黑色色素沉着的中心区域一致。镜下可见斑点状病灶由含尘巨噬细胞组成，位于呼吸性细支气管管壁内和肺泡连接处（图 51-2）。煤斑周围的局灶性肺气肿很常见，被视为单纯型煤工尘肺损害的一部分。

结节是单纯型煤工尘肺的组织学标志。结节是以胶原为中心的圆形病灶。镜下发现结节分为三个区域：中心由紧密排列的透明的纤维组织构成；中间带由同心圆排列的胶原纤维（如洋葱皮）构成；周边带则由无规则排列的胶原纤维、含尘巨噬细胞以及淋巴样细胞构成（图 51-3）。"陈旧"失活的结节中通常是无细胞的。结节中的二氧化硅颗粒在偏振光下可呈现为双面折射性的颗粒。结节通常以混合性的粉尘纤维化形式存在（如煤炭粉尘和硅石），经常见于斑点状病灶中，某些病灶可能由暴露之前已存在的斑点状病灶发展而来。它们不仅见于呼吸性细支气管，也见于胸膜下和支气管周围的结缔组织。小结节有群集趋势并最终融合形成进展性块状纤维化（PMF）。变性改变在小结节损害病灶很常见，如钙化、胆固醇结晶和空洞形成。在病情严重的矽肺患者中，由于粉尘在血管外膜外的蓄积以及矽结节累及小血管，可导致肺血管系统的结构改变。

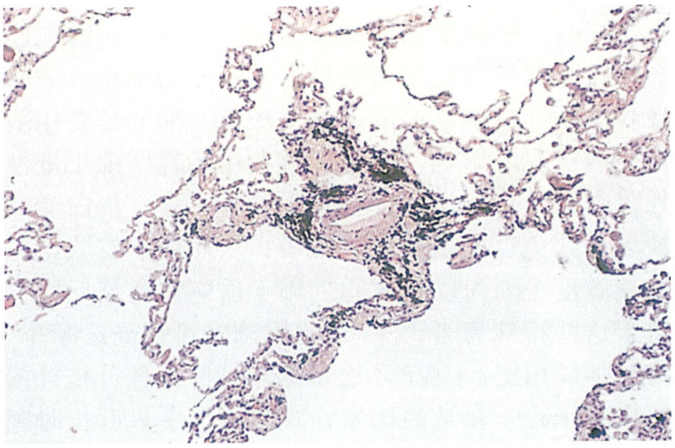

图 51-2　罹患尘肺的煤矿工人点状损伤。煤矿斑点包括充满了煤矿粉尘的巨噬细胞，在呼吸性支气管周围的结缔组织中弥散分布

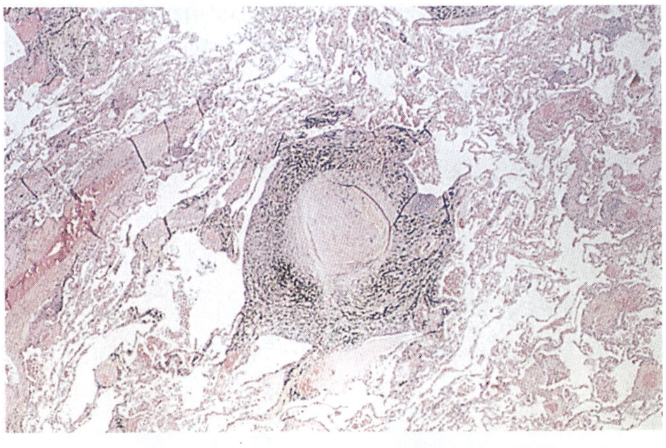

图 51-3　煤结节，此处可见一个有胶原核心的圆形损伤和矽肺病的着色区。这个结节显示一个光滑、锐利的边缘，有充满粉尘的巨噬细胞，在肺的间质区中有板层状的胶原沉积。小的中心区域苍白，充满胶原，外周包含数量不等的致纤维化粉尘

进展性块状纤维化（PMF）的定义是直径≥ 1 cm 的阴影或纤维变性的尘肺改变。PMF 表现为圆形、卵圆形或不规则状的黑色纤维团块。肺和支气管血管的线条变得尤为曲折。镜下见病灶由散乱排列的透明成束状胶原纤维和（或）网状纤维和煤炭粉尘构成。病灶外周的粉尘颗粒主要存在于巨噬细胞内，而病灶中心的粉尘则趋向存在于裂缝和空洞中。结节融合、块状纤维化周围通常可见气肿性肺大疱。暴露于二氧化硅和硅酸盐混合粉尘的工人的肺部，可见到局灶性间质纤维化，有时十分严重的损害可导致蜂窝肺。液化性坏死区常可见退化变形的胶原碎片和胆固醇结晶。

急性矽肺的组织病理学与慢性矽肺不同，典型的表现是在肺泡壁中有浆细胞、淋巴细胞、成纤维细胞浸润及胶原的生成。肺泡内填充了嗜酸性凝固物（图 51-4）。电镜显示肺泡壁增宽，伴胶原和成簇的肺泡Ⅱ型上皮细胞，肺泡腔内有变性的细胞，如Ⅱ型肺泡上皮细胞和巨噬细胞。肺和淋巴结可发现二氧化硅颗粒，硅结节少见或缺如。

临床表现和诊断

煤工尘肺病和矽肺通常首先根据典型的胸部 X 线片改变而发现，胸部 X 线片对评估疾病进展也非常重要。正确的诊断需要明确的暴露史、与疾病表现一致的影像学特征，并排除与尘肺病相似的其他疾病（主要是胸部 X 线片有粟粒状改变的原发性感

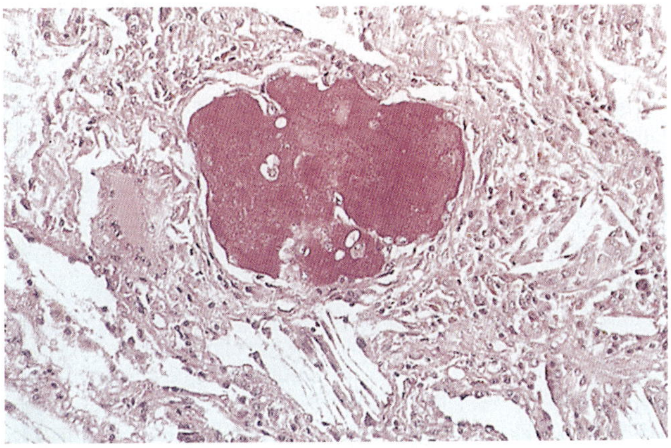

图 51-4　急性矽肺病。肺泡壁可见明显的浆细胞和淋巴细胞浸润。注意肺泡中充满了嗜酸性凝块

染，如肺结核、真菌感染或结节病等）。在国际劳工组织（ILO）的主办和赞助下，为尘肺病设计的标准摄像编码系统最常用于描述煤工尘肺和硅矽肺的影像学表现（表 51-2）。在临床实践中，单纯型煤工尘肺以小圆形阴影（结节）为特征，而不是无规则的小阴影，尽管这种无规则小阴影更常见于类别较低的 CWP（0 ～ 3 类别是根据胸部 X 线片上明显的小阴影数目而定，如表 51-2 所描述）。当胸部 X 线片上出现大片阴影的时候，就需要考虑 PMF 或复杂型 CWP 的诊断。

临床表现

单纯型 CWP 和 A 类—复杂型 CWP 均与呼吸道症状无关。在多数体力劳动者中，气促和咳嗽通常由吸烟所致。但是，煤矿粉尘本身可导致慢性支气管炎和慢性阻塞性肺疾病（COPD），统称为工业性支气管炎。只要有证据表明粉尘暴露与明显呼吸系统受损有关，即使未患 CWP，该病也应指定为可获补偿的疾病。

相比之下，B 和 C 类复杂型尘肺（例如 PMF）可表现为严重的气促和多痰。PMF 的特点是咳黑痰，黑痰是融合的含煤炭粉尘病灶坏死的结果。进行性、劳力性呼吸困难通常是最主要的临床表现，但是极少数情况下，也可以出现静息状态的呼吸困难。

CWP 缺乏特异性的体征。杵状指和吸气性细湿啰音并不是该病特有的表现，因此如果存在这些体征，应同时寻找其他病因。只有一小部分严重的复杂型 CWP 患者会发展成为慢性呼吸衰竭和肺源性心脏病。

表 51-2 国际劳工组织（ILO）尘肺的影像学分类

小结节 *	规则	不规则
直径＜ 1.5 mm	p	s
直径＞ 1.5 mm，但＜ 3 mm	q	t
直径＞ 3 mm，但＜ 10 mm	r	u

种类

小阴影

根据胸部 X 线片上的小阴影的浓度（密度）可分为 4 个等级：0 至 3。

0：指无小阴影或小阴影的密集度不足 1 级；1，较少的小阴影；2，较多的小阴影；3，不很多的小阴影，胸部 X 线片模糊

大阴影

复杂性尘肺或进展性大块纤维化，至少有一个 1 cm 或更大的结节。

A 阴影直径的总和不超过 50 mm。

B 所有阴影的面积不超过右上肺叶的面积

C 所有阴影的面积超过右上肺叶的面积

* 根据平均大小和密集度来定义小阴影。

除 PMF 外，CWP 可能会伴发很多其他疾病，特别是类风湿关节炎和进展性系统性硬化症等自体免疫疾病。CWP 合并类风湿关节炎被称作卡普兰综合征（图 51-5），其诊断依据包括煤炭粉尘暴露史、类风湿关节炎以及胸部 X 线片上多个边界清楚的圆形阴影（直径＞ 10 mm 的结节）。阴影常自行消退，伴或不伴有初始的空洞形成，新的结节经常出现在不同的部位。Caplan 结节很可能形成空洞，产生同心圆的形状，因此又称为渐进性坏死性结节。尽管中心性坏死可发生在较集中的病灶，但 CWP 的结节极少发生中心性坏死。

CWP 与很多特殊感染有关，最常见的是肺结核。同时，矽肺增加肺结核的患病风险，而既往已经存在肺部异常的患者肺结核诊断较为困难。矽肺患者诊断性皮肤试验的灵敏度较低，部分是受年龄及一般状况的影响。矽肺患者在疾病晚期由于慢性呼吸衰竭及代谢增加，易发生营养不良。蛋白质的缺乏导致免疫球蛋白产生减少，从而影响皮肤试验的灵敏度（因为皮肤试验依赖于适应性免疫反应）。对于这些特殊患者，γ- 干扰素测定可提高诊断率。与矽肺病相比，CWP 不会显著增加肺结核分枝杆菌感染的风险。在某些国家，观察到似乎只有长时间在封闭的空间里进行采煤作业（因此而罹患 CWP）才可能与肺结核分枝杆菌感染有关。另一方面，非结核分枝杆菌对遭受 CWP 和其他类型尘肺损害的肺具有更高的感染率，因此，CWP 可增加条件致病菌的感染风险。鸟分枝杆菌可能是最重要的条件致病菌之一，且对抗生素敏感性很差。堪萨斯分枝杆菌、莫尔门分枝杆菌也可能致病。同样，很难将放射学

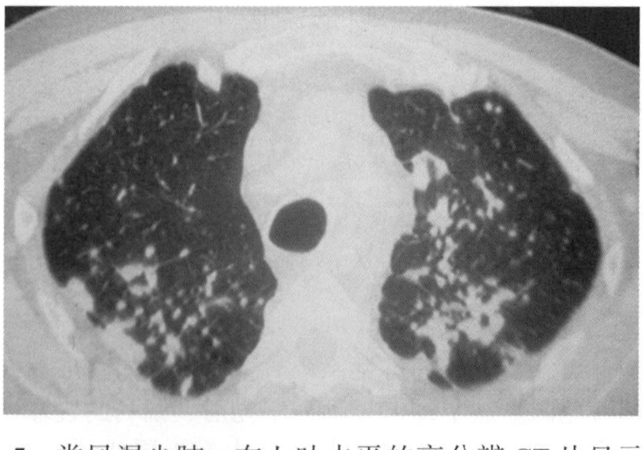

图 51-5 类风湿尘肺。在上叶水平的高分辨 CT 片显示双侧肺实质多发性微小结节和右上叶融合的结节。注意左上叶结节中的空洞

的改变归结为感染进展抑或 PMF 恶化。研究提示结核分枝杆菌感染是有助于解释尘肺病由简单到复杂进展的因素之一。

据报道，与 CWP 有关的其他机会感染包括：诺卡菌病、孢子丝菌病和隐球菌病。值得注意的是，在复杂型矽肺病中，曲霉菌属可定植在肺部聚集性损害的空洞中。

如果复杂型 CWP 患者肺部存在大疱型肺气肿，则有可能发生自发性气胸。进展期复杂型 CWP 还有可能反复发作急性和亚急性支气管炎。即使没有 CWP，持续咳嗽和咳痰在煤矿工人中也很常见。没有证据显示矽肺和肺癌之间存在因果关系，尽管某些矽肺或非矽肺工人与肺癌的发生有一定关系。关于二氧化硅是否增加无矽肺患者患肺癌的风险，现有文献尚无定论。1997 年，国际癌症研究学会（IARC）将结晶的二氧化硅粉尘暴露归为 1 类人类致癌物。目前，CWP 和矽肺都应被视为增加工人肺癌风险的疾病。

加速型矽肺病罕见，除了从初始暴露到发病时间更短、疾病进展非常迅速外，与典型矽肺临床表现一致。

急性矽肺同样较罕见，临床表现为咳嗽、体重减轻和疲乏，某些病例在数月内可进展为爆发性的呼吸衰竭。其体格检查的特点是胸部可闻及弥漫性的湿啰音，患者往往迅速发展为肺源性心脏病，最终死于呼吸衰竭。起病后生存期通常小于 2 年。胸部 X 线检查最突出的表现是弥漫性的肺泡充盈，肺基底部最明显（图 51-6）。尽管关于急性矽肺工人一系列胸部 X 线表现的报道较少，似乎双侧基底肺泡填充更易进展为中叶的大片阴影，而不是上叶。

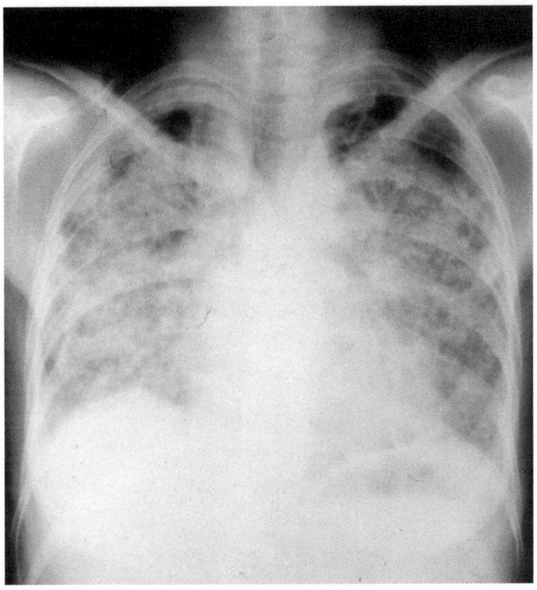

图 51-6　胸部 X 线片显示急性矽肺中肺泡充盈。患者是一个 28 岁的女性，她吸入了金刚砂粉中的细小颗粒状二氧化硅，从而引发快速进展的矽肺，在后续的数年内该病通常是威胁生命的

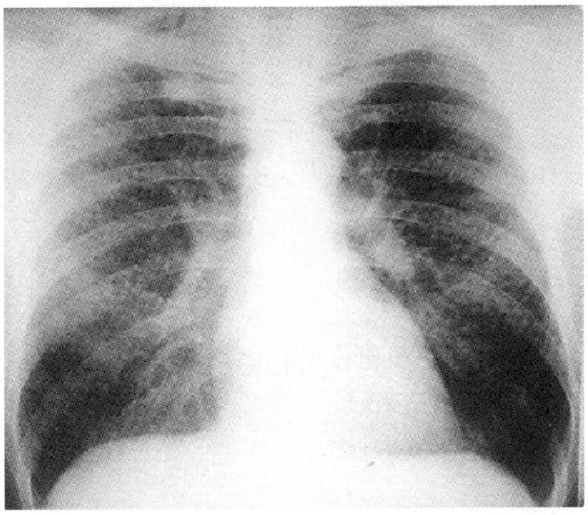

图 51-7　一个单纯性尘肺工人的胸部 X 线片表现。患者为 55 岁的男性患者，在地下煤矿工作了 18 年。他不抽烟，有慢性咳嗽，肺功能正常。胸部 X 线片显示小的圆形阴影弥散性分布。上叶较下叶更加明显

胸部 X 线表现

单纯型 CWP 典型的影像学表现为首先出现在肺上叶的一个小的、圆形阴影（图 51-7）。随着阴影数量增加，中叶和下叶相继受累。随着粉尘暴露增多，结节大量增加。停止粉尘暴露后多种病变不再进展极为罕见。结节可发生钙化（在 10% ～ 20% 的病例中）。

复杂型尘肺的定义是指病灶最长直径≥ 1 cm。大片状阴影常见于肺上叶，呈单侧或者双侧，对称或者非对称分布（图 51-8）。阴影大小可变，难以预测。在大多数而非所有病例中，PMF 发生在单纯型尘肺的基础上，也可能发生在粉尘暴露停止后。在 PMF 的病灶中可见空洞形成（图 51-9），有时在病灶下端周围可见弧形或轮辐状钙化，或病灶内的密集钙化。PMF 常伴发大疱状肺气肿和纤维瘢痕，导致肺组织扭曲变形，受累的气管和纵隔向患侧移位。正位胸部 X 线片可见不规则状阴影，主要在基底部。卵壳样钙化较少见于 CWP 患者，但患者如果同时暴露于二氧化硅，则可见于肺内、肺门内或者纵隔淋巴结内；胸腔积液较罕见，其发生与相关感染或者系统性胶原血管疾病有关。

胸部 X 线片看似正常的单纯型 CWP，CT 检查

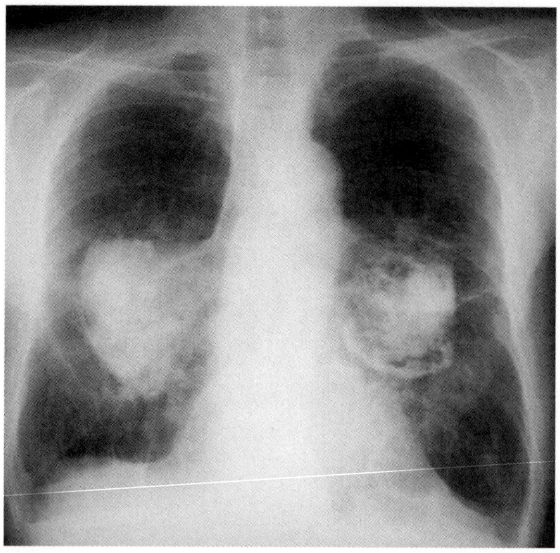

图 51-8 进行性块状纤维化患者的胸部 X 线片表现。患者是一个 66 岁的老年男性，在地下煤矿工作了 30 年，X 线片显示与进行性大块纤维化相对应的双侧团块影

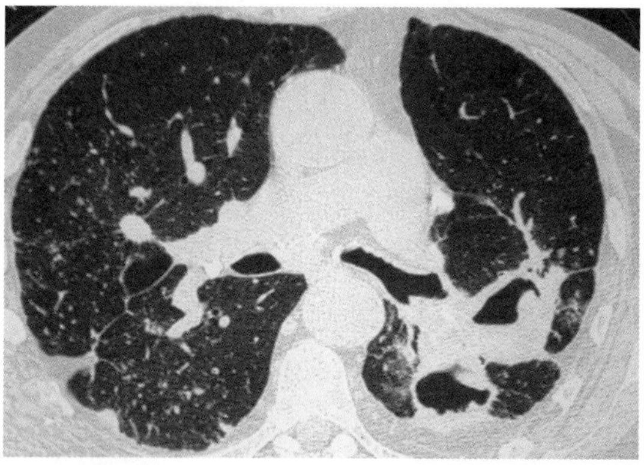

图 51-9 在进行性大块纤维化中出现的空洞损伤。高分辨 CT 扫描显示左侧肺叶的空洞。注意弥漫性微小结节和相关的肺气肿

可发现实质性的损害。因此，CT 对单纯型 CWP 的灵敏度比胸部 X 线片高，对复杂型 CWP 的获益却不明显。后位及右侧为主的上叶损害在这些影像学检查中显示更明显。

结节通常发生在肺实质微小结节的基础上，一般可见于胸膜下微小结节。在复杂型 CWP 中可见两种类型的损害：一种是具有不规则边界的病灶，与肺实质结构破坏和典型的瘢痕肺气肿有关（图 51-10）；另一种是边界规则的病灶，与瘢痕肺气肿无关。当病灶直径＞ 4 cm 时，可见不规则的无菌性坏死，伴或不伴有空洞（图 51-11）。

CT 可观察到煤矿工人有两种主要形式的肺气肿：一种是在 PMF 周围出现大疱样改变，与瘢痕周围肺气肿或瘢痕性肺气肿有关；另一种是非肺大疱样损害，指无规则肺气肿（图 51-12）。弥漫性肺纤维化

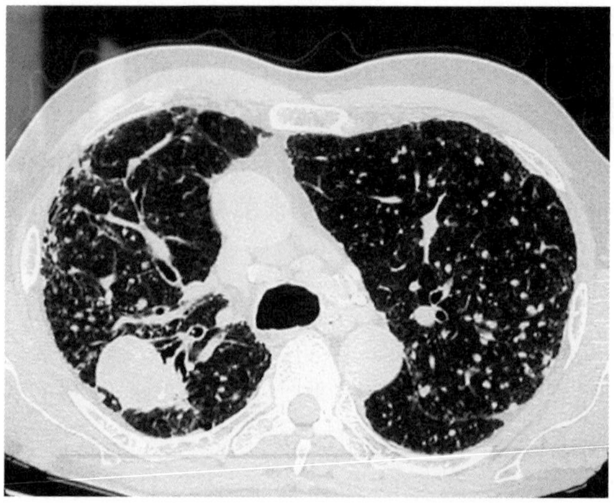

图 51-10 进行性大块肺纤维化。高分辨 CT 扫描显示与进行性大块纤维化组成的双侧团块。背景是结节，同时在进行性大块纤维化损伤周围的是大疱样变化；这张图片称为瘢痕旁肺气肿。注意团块中的钙化和淋巴结

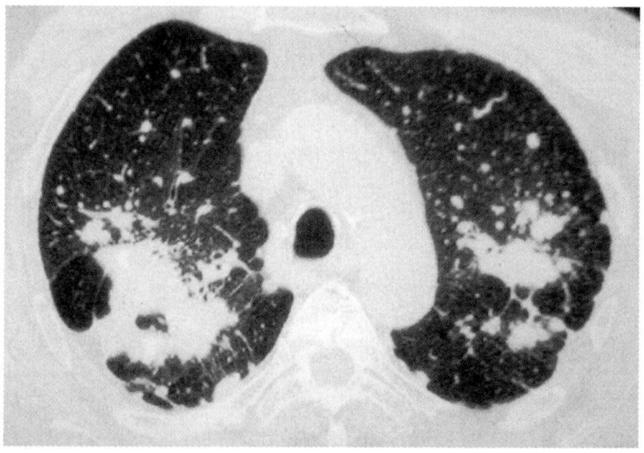

图 51-11 无菌性坏死。CT 扫描显示双侧团块影，右上叶团块坏死和双侧肺气肿

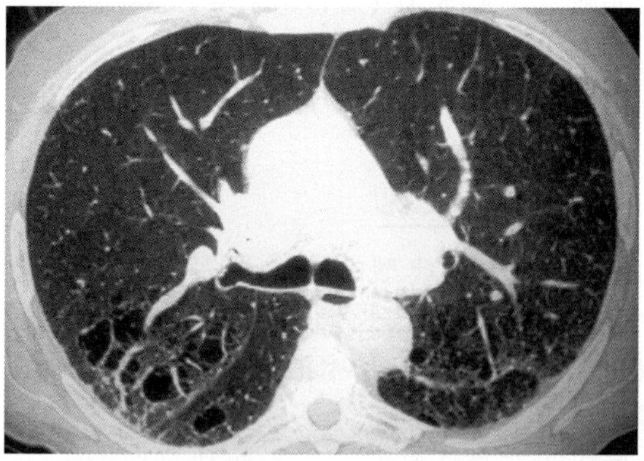

图 51-12 非大疱性肺气肿。高分辨 CT 扫描显示小的大疱和低衰减度，没有进行性大块纤维化损伤——称之为小叶中央型肺气肿或瘢痕旁肺气肿

表现为蜂窝样或毛玻璃样病灶，可通过高分辨率 CT（HRCT）发现。引起煤矿工人肺纤维化的两种特殊的病因病源学机制如下：（1）沉积在肺内的煤炭或二氧化硅颗粒对肺的直接作用；（2）与之相关的硬皮病

的间接作用。此外，通过呼气相薄层 CT 扫描确定气体闭陷的程度，可用于评价阻塞性通气功能障碍。

肺功能

对所有尘肺病患者肺功能的研究，均应考虑各种混杂因素的影响，尤其需要考虑吸烟对肺功能的影响。如果考虑到既往粉尘暴露及吸烟史，可以确定的是单纯型 CWP 对肺活量没有显著影响。同样，单纯型矽肺对肺功能也没有明显的影响。在进展型的病例中，可出现肺容积、肺顺应性以及气体交换的轻微下降，主要表现为限制性通气功能异常、活动后动脉血氧分压轻微下降。在单纯型 CWP 患者中，静息或适度活动后不会出现血氧饱和度下降。在胸部 X 线片出现进展征象的患者中，肺功能变化更可能出现在既往暴露于高浓度粉尘的工人中。此外，需要指出的是，胸部 X 线片显示非 CWP 的工人 FEV_1 明显低于对照组，提示经常存在煤炭粉尘诱导的 COPD。在 PMF 中，肺功能主要取决于肺损伤的范围和肺气肿的严重程度。在进展阶段的 PMF 中，研究发现肺功能可出现限制性和阻塞性的通气功能障碍，因此，弥散量减少，肺顺应性也经常发生一定的下降，最终发生低氧性呼吸衰竭。

血清学和免疫学特点

虽然尘肺没有特异的生物学特征，但其存在免疫功能异常，主要是循环中抗核抗体或类风湿因子呈阳性。在尘肺矿工中，血清免疫球蛋白 Ig A 和 Ig G 水平显著升高。45% 罹患尘肺的煤矿工人，不论其胸部 X 线片分类如何，均存在血清血管紧张素转换酶水平的增高。最近，在老鼠矽肺模型中发现：产生 IL-17 的淋巴细胞可能会诱导肺部炎症，而不是肺纤维化。

支气管肺泡灌洗

跟其他肺间质性疾病相反，尘肺患者支气管肺泡灌洗液细胞分类计数并无改变。在 CWP 患者中，尤其是 PMF 患者，与正常对照组相比，肺泡炎性细胞会自发地大量释放超氧阴离子、促炎细胞因子和促纤维化的介质。

临床预后、治疗和预防

预后

单纯型 CWP 与过早死亡无关，但是大约 4% 的煤矿工人直接死于复杂型尘肺病。对于单纯型 CWP 的 1、2、3 型与复杂型 CWP 的 A 型人群，其预期寿命和普通人群无尘肺者相同。

发展为 PMF 的速度主要取决于出现 CMP 胸部 X 线片异常的年龄，越早诊断，越能反映其个人易感性和接触暴露源的累积水平。

治疗

没有特殊治疗可以影响 CWP 的进程，尽管有药物可治疗其并发症，如肺结核、气胸和慢性低氧血症等。

当矿工被诊断出患有 CWP 后，应阻止其继续暴露于粉尘。单纯型尘肺病并不意味着需要完全脱离采矿业，而当发现进展型块状性纤维化时，则应彻底脱离粉尘工作环境。由于阻塞性通气功能障碍（粉尘暴露的结果）可发生在没有 CWP 的患者中，因此，进行肺功能检查可获得更多的信息。对于所有吸烟患者，医生应提供合理建议帮助其戒烟。

确定患者因 CWP 而致残后，医生应指导患者向现有的任何机构索赔。如前所述，CWP 一般最早通过胸部 X 线片发现，胸部 X 线片对评估疾病进展也至关重要。诊断需要明确的粉尘暴露史、与疾病表现一致的影像学特征，并排除其他疾病（主要是胸部 X 线片有粟粒状改变的原发性感染，如肺结核、真菌感染或结节病）。

预防

尘肺病的预防主要是将空气中粉尘的浓度控制在最低的可接受的危险水平。尽管喷水是一种有用的抑制粉尘的方法，但是粉尘控制主要还是受通气效果的影响。通过常规的粉尘浓度监测及对工人常规的临床、放射学监测来评价这些措施的有效性。监测可早期识别单纯型尘肺患者，这些患者很可能易感性最高，应限制其继续暴露于粉尘（可调换至低暴露的工作岗位）中，这样可以降低未来由于 PMF 致残的风险。

个人易感性很可能是 CWP 一个重要的决定因素，也是大多数职业病的决定因素，许多预测因子有助于判断矿工是否处于高患病风险：如开始出现呼吸性哮鸣音、阻塞性肺功能障碍、CT 扫描显示更多微小结节等。将来更可能通过评估各种介质启动子区域的基因多态性进行遗传筛选。总而言之，仅控制粉尘暴露就可能预防大多数可致残的 PMF 病例。预测在 35 年工作期间，接触的粉尘浓度平均不超过 4.3 mg/m^3 的患者发生 2 类或更高类型的 CWP 的风险不超过 3.4%。这意味着过去 50 年间 CWP 的患病风险已明显降低。

网络资源

国际癌症研究机构官网：http://www.iarc.fr/

推荐读物

Akgun M, Araz O: An epidemic of silicosis among former denim sandblasters, *Eur Respir J* 32:1295–1303, 2008.

Attfield MD, Seixas NS: Prevalence of pneumoconiosis and its relationship to dust exposure in a cohort of U.S. bituminous coal miners and examiners, *Am J Ind Med* 27:137–151, 1995.

Begin R, Cantin A, Massé S: Recent advances in the pathogenesis and clinical assessment of mineral dust pneumoconioses: asbestosis, silicosis and coal pneumoconiosis, *Eur Respir J* 2:988–1001, 1989.

Goldsmith DF: Research and policy implications of IARC's classification of silica as a group 1 carcinogen, *Indoor Built Environ* 8:136–142, 1999.

Piguet PF, Collart MA, Grau GE, et al: Requirement of tumour necrosis factor for development of silica-induced pulmonary fibrosis, *Nature* 344:245–247, 1990.

Remy-Jardin M, Remy J, Farre I, Marquette CH: Computed tomography evaluation of silicosis and coal worker's pneumoconiosis, *Radiol Clin North Am* 30:1155–1176, 1992.

Rom WN, Bitterman PB, Rennard SI, et al: Characterization of the lower respiratory tract inflammation of nonsmoking individuals with interstitial lung disease associated with chronic inhalation of inorganic dust, *Am Rev Respir Dis* 136:1429–1434, 1987.

Vanhee D, Gosset P, Boitelle A, et al: Cytokines and cytokine network in silicosis and coal workers' pneumoconiosis, *Eur Respir J* 8:1–9, 1995.

Wouters EF, Jorna TH, Westenend M: Respiratory effects of coal dust exposure: clinical effects and diagnosis, *Exp Lung Res* 20:385–394, 1994.

Yu IT, Tse LA: Exploring the joint effects of silicosis and smoking on lung cancer risks, *Int J Cancer* 120:133–139, 2007.

Yucesoy B, Luster MI: Genetic susceptibility in pneumoconiosis, *Toxicol Lett* 168:249–254, 2007.

Zhai R, Jetten M, Schins RP, et al: Polymorphisms in the promoter of the tumor necrosis factor alpha in coal miners, *Am J Ind Med* 34:318–324, 1998.

第八部分　肺间质性疾病

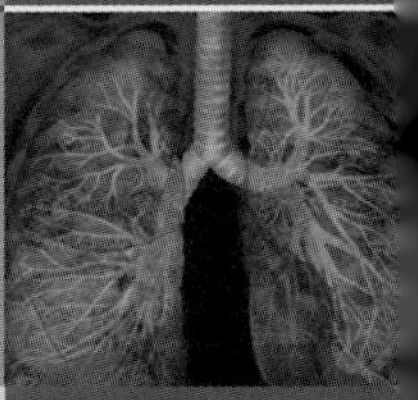

第 52 章　石棉肺

Lee S. Newman • Kaylan E. Stinson　著

（鄚孟洁　胡安美　林江涛　译）

吸入石棉可导致胸部良性和恶性疾病。在这一章我们将重点阐述两类主要的良性病变：石棉肺和与石棉相关的胸膜疾病，见表 52-1。由于现代社会石棉的广泛使用及其毒性，石棉相关疾病已经引起了科学界和医疗团体的高度关注。尽管在石棉肺的防范意识和暴露控制方面已经取得了很大进展，但石棉暴露不断增加，且致病潜伏期是其特有的，因此，石棉相关性疾病造成的疾病负担仍会不断增加。

流行病学、危险因素和病理学

流行病学

20 世纪初有学者首次详细描述了石棉纺织工人出现的石棉肺。在 20 世纪 20 年代到 20 世纪 30 年代，石棉肺、胸膜增厚、胸膜钙化和右心衰竭的表现在暴露于石棉的工人中相继被报道。始于 20 世纪 30 年代的放射学研究记录了在暴露于石棉的工人中石棉肺的患病率为 25% ～ 55%，尤其易发生在那些有较高累积暴露的工人中。这些研究提供的早期证据表明：暴露于石棉的浓度越高，时间越长，发展为肺纤维化的风险就越高。

表 52–1　石棉相关的肺恶性疾病

疾病	病变部位	描述
石棉肺	肺实质	间质肺纤维化
良性结节	肺实质	淋巴结或纤维化结节瘢痕
良性胸腔积液	胸膜	渗出性，一过性渗出
胸膜斑块	胸膜	胶原性的、透明的团块；有边界的、无血管的，通常累及壁胸膜的
弥漫性胸膜增厚	胸膜	胶原性的、透明的团块；弥漫性分布的，无血管的，累及壁胸膜和脏胸膜和叶间裂的
圆形的肺不张	胸膜和肺实质受累	胸膜和周围肺组织瘢痕化，导致肺的回缩、气体滞留和局部陷闭

在 20 世纪 40 年代早期，石棉的使用急剧增加，随后的 30 年石棉在美国被广泛使用。1972 年职业安全与健康管理局（Occupational Safety and Health Administration，OSHA）对工作场所中的石棉暴露进行了监管，石棉的使用开始减少。据估计，1940—1979 年，仅在美国就有超过 27 000 000 人曾潜在暴露于石棉中。据 Welch 及其同事报道，在 1986—2004 年接受检查的钣金工人的研究数据提示：即使初次暴露于石棉，但 50 年后仍可以发生石棉肺。研究还发现：在这些工人中，与石棉相关的非恶性疾病最强烈的预测因子是从业的起止年份。发病率最低的是 1970 年后开始从事钣金加工职业的工人，而发病率最高的则是 1949 年前开始工作的工人。由于石棉商业用途广泛及其抗降解性，故仍然普遍存在。尽管人们致力于从建筑物中移除石棉和（或）现场封装等各种消减工作，以限制不断发生的石棉暴露，然而，在接下来的十年里，石棉相关的致残率和病死率仍然没有降低。

在许多发达国家已缩减了石棉的使用，改用其他高端材料替代石棉，但在欠发达国家情况则糟糕得多。目前，俄罗斯是全世界最大的石棉制造国，其次是中国、巴西、哈萨克斯坦和加拿大。世界上超过 85% 的石棉在亚洲和东欧用于产品制造。尽管在发展中国家石棉的使用量仍在增加，但是关于石棉相关疾病的资料仍然非常稀少，其流行病学问题仍未被系统性地加以研究。

由于发展为临床可见的石棉肺潜伏期较长，所有曾经的和现在的石棉工人均应被视为有发展至肺纤维化疾病的风险。

病因学和危险因素

这里所说的石棉矿物质是一大类天然存在于世界各地土壤中、具有柔韧性的含水纤维性硅酸盐物质。开采出来的石棉样纤维有两种：一种长而卷曲（蛇纹石）；一种笔直呈棒状（闪石）。蛇纹石纤维属于温石棉，由于其具有耐热、柔韧性好、易于纺织等特性，因而是商业用途最广泛的石棉类型。闪石有 5 种：青石棉、铁石棉、直闪石、透闪石和阳起石，这些硬性纤维已较少使用，但是仍具有致病性。各种主要的商品化的石棉都与良性呼吸系统疾病、肺癌和间皮瘤有关，将分别在第 47 章、第 65 章和第 70 章中叙述。

石棉肺是指直接或者间接暴露于含石棉物质而导致的肺部疾病，其主要暴露来源见表 52-2。在 20 世纪前叶，高水平暴露于石棉粉尘主要发生在石棉纺织品制造业、建筑材料及建筑和造船的贸易中。而目前潜在暴露仍然发生在建筑贸易和石棉消减过程中。尽管自 20 世纪 70 年代起，发达国家已经缩减了石棉用量，然而，在欠发达国家这种便宜但有毒的原材料仍然被广泛使用。因此，在这些国家高蓄积的职业暴露仍然非常普遍。

有学者详细描述了暴露于石棉样纤维可引起良性和恶性的石棉相关肺疾病，包括在土耳其、希腊、日本、中国以及新喀里多尼亚群岛这些国家。通常是郊区的农民在田地里干活时破坏了自然土壤的沉积层或者用白色涂料粉刷住所的时候发送石棉暴露。在美国，直到最近人们才意识到非职业暴露可引起石棉相关肺疾病，主要发生在蒙大拿州利比镇现在和曾经的居民中，私人及商业使用被石棉污染的矿物质非常普遍。在这些小镇周围挖掘、碾碎和加工被闪石石棉污染了的金精石已经有很多年的历史。在 2000—2001 年的一项健康检查中发现，近 18% 的被调查者（共有 6668 人）胸部 X 线检查存在胸膜增厚，小于 1% 的被调查者存在石棉肺的表现。

尽管对于低剂量石棉暴露的风险仍有异议，但可以肯定的是：石棉暴露与罹患石棉肺之间存在明确的量-效关系。不同工种发生石棉肺的风险差别很大，纺织工人和建筑工人较矿工多见。石棉肺的发生与下列因素有关：石棉纤维的可吸入性、暴露的累积剂量、肺清除石棉的能力及石棉的生物残留等。一般来说，石棉工人发生石棉肺的相对风险与工作场所石棉的暴露量成正比。更严重的疾病与石棉纤维在肺中更高的残留有关。肺中发现的典型石棉纤

表 52-2 主要的石棉使用和暴露的来源

环境	暴露的类型	暴露的来源
职业	石棉-水泥产品	建筑工业（制成薄板，用于结构材料的顶层和覆盖层，模压成屋顶瓦片、管道、水槽；填充墙体的裂缝用的水泥、结合剂、粘合剂、堵缝的油灰）
	地面铺瓦	在沥青地面、乙烯基板、黏合剂中的填充和增强物质
	绝缘防火材料	绝缘工，管道安装工 建筑工业（管道，锅炉覆盖物，舱壁，喷涂于墙壁、屋顶用于防火、防噪音）
	纺织品	服装、毛毯中的防火纺织物
	纸类产品	屋顶油毛毡，墙面涂料，书皮纸板，绝缘纸
	摩擦材料	制动衬片
	橡胶、塑料产品	橡胶和塑料的填充物
	建筑行业，二手暴露	建筑物维修工作，接管零件，电气维修，照看锅炉和二手暴露修理，锅炉的保养和维修，发电厂的维持，木工，水管工，电焊工
家庭的	“无意识地污染”	有石棉暴露史的工人通过头发和衣服将石棉带回家，导致家庭成员的暴露
	二手暴露	住宅的重新改造、搬迁、处理家中的磨损的、易碎的石棉，可导致环境暴露
一般情况的	污染的建筑物	常规使用可发现建筑物中低水平的污染 当重新改建，翻新、清除石棉瓦，污染物质例如声学的吊顶板、乙烯塑料地板、绘画颜料、石膏、管道、锅炉、钢梁违规使用时可导致水平升高
	地理上的暴露	在石棉矿或水泥厂附近，或周围空气中石棉浓度异常的地域居住
	城市环境	城市里环境空气中水平轻度升高，可能由于前者交通拥挤，频繁使用自动刹车，工业和建筑物集中，从而释放石棉

维一般长 20 ～ 50 μm，主要残留在传导气道的分叉处。直径小于 3 μm 的细纤维很容易进入肺泡腔、肺间质和胸膜腔。较厚的石棉纤维一般不能被肺泡巨噬细胞完全吞噬而遗留在肺内，诱发炎症反应并导致纤维化，后续将讨论这些问题。

组织病理学和分级

石棉肺的组织病理学定义是：由于吸入石棉纤维导致的双肺弥漫性、间质性纤维化（图 52-1）。可在沿着肺叶间和小叶间隔的肺实质内观察到肺纤维变性的灰色条纹。随后，胸膜表面出现更多结节性病变，肺实质体积缩小、弹性减退，形成更多的纤维瘢痕和蜂窝样病变。肉眼观察病变最明显的部位是双肺下叶，尤其以最接近胸膜处损害最严重。

美国病理家协会及肺病理学会修订了一套 12 分的评分系统，具有较好的重复性。这个修订的评分系统以 2010 年组织学标准为基础，更新了原有的诊断标准，根据疾病严重程度，分类如下：

0 级：无可见的细支气管周围纤维化，或纤维化仅累及细支气管壁；

1 级：纤维化累及呼吸性细支气管壁和与之相邻的第一级肺泡；

2 级：纤维化范围扩大至肺泡管和（或）与之相邻的两级甚至更多级呼吸性细支气管肺泡，伴有相邻支气管之间的肺泡减少；

3 级：两个或更多相邻呼吸性细支气管间的所有肺泡壁纤维化增厚；

4 级：蜂窝样改变。

尽管临床评估过程中有时会需要肺纤维化的组织学证据，但并不推荐常规进行肺活检和支气管肺泡灌洗，也极少需要镜下证据来诊断石棉肺。

偶尔需要确定石棉纤维存在于肺组织、支气管肺泡灌洗液或者痰液中，以证明既往存在石棉暴露，但是这些方法并不经常使用，对临床诊断也不是必需的。在光学显微镜或透射电子显微镜下，可发现裸露的或被蛋白质样物质包裹的石棉纤维（“石棉小体”或者“铁锈色小体”）。这些小体并非特异性，因其不仅见于石棉暴露后患石棉肺的工人，亦可见于无石棉职业暴露的工人，或虽有石棉暴露但无石棉相关性疾病的工人。总之，石棉暴露最多和受影响最严重的工人，其体内石棉纤维的数量就越多，但是不同实验室间的检测方法存在显著的差异。

发病机制

石棉肺发病机制的主要环节如图 52-2 所示。在机体吸入石棉纤维的数分钟内，即在终末细支气管分叉处和肺泡管诱发了局部的组织反应。首先是上皮细胞发生变化，随后肺泡巨噬细胞尝试吞噬石棉纤维但被纤维刺破。除细胞死亡引起巨噬细胞内容物的释放外，石棉激活的巨噬细胞也可释放活性氧自由基，并通过过氧化作用和直接细胞毒性损伤组织。石棉还可通过不依赖于其促进活性氧自由基形成能力的机制产生毒性作用。

初次暴露于石棉后的 48 h 内，肺内出现越来越多的肺泡巨噬细胞聚集。由于长期吸入石棉纤维，在细支气管周围出现局灶性纤维化的肺泡炎，并相继出现弥漫性纤维瘢痕。细胞反应随着石棉剂量增加而增强，随之发生一系列的反应，巨噬细胞和中性粒细胞释放各种细胞因子（如 IL-8 和 γ- 干扰素）、炎症趋化因子、氧化剂和各种生长因子（如纤连蛋白、血小板源性生长因子、胰岛素样生长因子、转化生长因子 -β 、肿瘤坏死因子 -α 和成纤维细胞

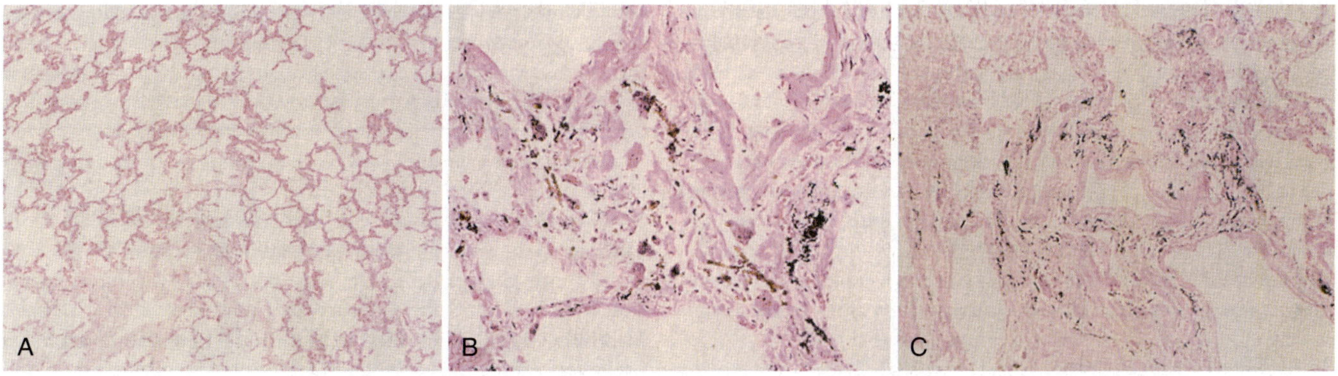

图 52-1　石棉肺的组织学特点。根据美国病理家学会制订的分级标准来对疾病严重程度进行分级，具体情况如文中所述。**A**，在 I 级损伤中，纤维化局限于支气管旁的组织和呼吸性支气管管壁上；**B**，放大 I 级损伤可见到存在石棉小体；**C**，在 3 级损伤中，纤维化延伸到呼吸单位之间的间质空间和肺泡管中。（**A** 到 **C**，苏木素和伊红染色）（Dr. Val Vallythan 惠赠，National Institute for Occupational Safety and Health，Morgantown，West Virginia.）

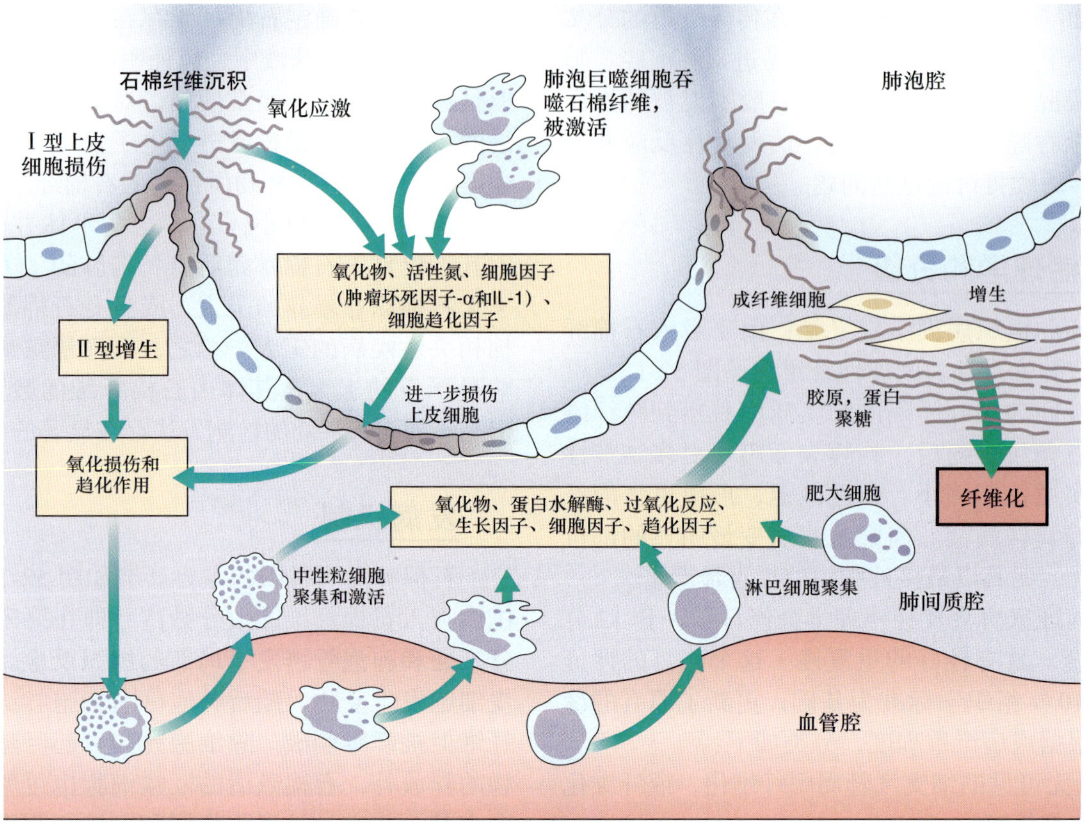

图 52-2 石棉肺的可能病理机制。石棉纤维沉积在远端气道和肺泡管的气管腔内，从而促进了以细胞活化、聚集和损伤为特点的炎症瀑布。导致了成纤维细胞增生和细胞外基质在间质腔内沉积的结果

生长因子）。这些因子趋化并影响其他炎性细胞和固有细胞的功能，促进炎症反应和纤维化。成纤维细胞对这些信号的应答表现为增殖反应，并在肺间质内产生细胞外基质的组分（如胶原和蛋白聚糖类）。固有细胞本身既是纤维化反应的受害者又是始作俑者。慢性纤维化反应的机制较复杂，有待明确。但可以肯定的是，这种慢性反应逐渐进展。除巨噬细胞、中性粒细胞和上皮细胞外，还有许多其他类型的细胞，如淋巴细胞和肥大细胞，均参与了肺组织重塑和纤维化的往复循环过程。在肺纤维化的同时，也存在着多重功能重叠的过度的炎症反应，结果导致肺组织结构和功能的不可逆损害。

遗传学

石棉暴露是发生良性石棉相关疾病的主要危险因素。遗传对发病风险的作用尚不肯定。为数不多的候选基因的代表性研究探讨了遗传易感性基因对石棉肺的可能作用。谷胱甘肽转移酶（GST）和 N- 乙酰基转移酶（NAT）可有助于去除有害物质的毒性。几个小型研究检测了患或未患石棉肺的工人 GST- 缺失（删除）的多态性以及和 NAT-2 慢速乙酰化的基因表型。尽管这些研究结果并不一致，但有一点可以肯定的是，如果暴露于足够高浓度的石棉，那么缺失编码 μ 类 GST 的 *GSTM1* 基因纯合子的人群以及 NAT-2 慢速乙酰化型人群患石棉肺的风险更高。在石棉导致 DNA 损伤及改变 DNA 修复的前提下，赵小红及其同事证明了 DNA 修复基因 *XRCC1* 的多态性与体外石棉诱导的 DNA 损伤程度有关，并在中国的石棉肺患者和非石棉肺患者之间进行了比较。在西班牙，与暴露对照组相比，石棉肺患者更可能是 α_1- 抗胰蛋白酶 Pi*Z 多态性的杂合体。

临床表现

石棉肺是石棉暴露所致的肺部纤维化性疾病。表现为双肺对称性受累，诊断依靠职业或环境石棉暴露史及与之对应的肺部纤维化的证据，后者一般通过胸部 X 线检查发现。从初次石棉暴露到临床发病的潜伏期通常是 10 ～ 20 年，但也有 40 年或更久的病例。对于那些高剂量吸入性石棉暴露的工人，潜伏期可较短，病情较严重。而在有些情况下很难追踪暴露史，如前所述，如果需要的话，可通过支

气管肺泡灌洗液、痰液或肺组织穿刺寻找石棉小体以确定职业暴露。如存在双侧胸膜斑，则可确定存在石棉暴露史。尽管肺部 CT 和肺部生理学检查同样可有助于诊断石棉肺，但是胸部 X 线显示双下肺间质标记已足以提供确诊石棉肺的影像学依据。

石棉肺起病隐匿，最常见的症状是劳力性呼吸困难（晚期表现为静息性呼吸困难）、阵发性干咳和疲乏。咯血、胸痛和体重减轻较少见，当出现这些症状时，应警惕石棉相关的恶性疾病。尽管疾病早期阶段可无明显异常体征，但随着病情进展，可在双侧肺底部闻及吸气末啰音，并出现杵状指、发绀以及肺源性心脏病的体征。

胸部 X 线表现

石棉肺典型 X 线表现为肺下叶外周和肋膈角处不规则的网格状阴影（图 52-3）。与肺血管纹理类似的线性阴影呈网状。在疾病早期或者较轻微的病例中，肺中上叶相对正常。随着疾病进展，线性和不规则形阴影增多并波及肺中叶，但很少累及肺尖。国际劳工组织（International Labour Organization，ILO）尘肺 X 线国际分类中，以病变形状的大小和厚度（如 s、t 或 u）和从正常（0/ －、0/0、0/1）到病情加重（3/2、3/3、3/ ＋）（见第 51 章中表 51-2 中的分类细节）时阴影数量变化为基础，对石棉肺里每一种不规则阴影进行了划分。当在胸部 X 线上见到不规则阴影以及胸膜增厚时，便可认定存在石棉肺特征性改变。然而，胸部 X 线检查灵敏度差，15% ～ 18% 有症状经活检确诊石棉肺的病例胸部 X 线检查却正常。除了圆形肺不张引起的块状影外，其他局灶性肿块影不常见。

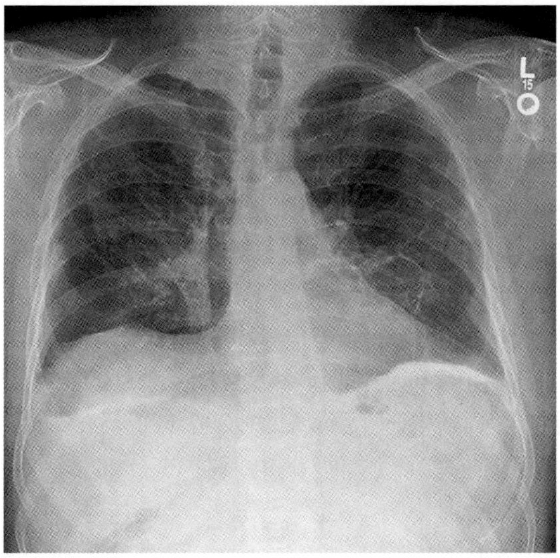

图 52-3　胸部 X 线片显示石棉肺中的肺实质异常。描述性命名源自国际劳工组织（ILO）对尘肺 X 片表现的分类方法（第 51 章，表 51-2）。在该病例中，可在中叶和下叶肺组织中见到细小的线状阴影，其致密度分类为 1/0，在两个的横膈中可见到钙化的胸膜斑块

胸部 CT 表现

普通 CT 和高分辨 CT（HRCT）在诊断石棉相关胸膜疾病方面比胸部 X 线片的敏感性和特异性都更高。1 ～ 3 mm 的薄层扫描的 HRCT 对于检测该病中的细小网格状阴影优于胸部平片。有石棉暴露史的工人，胸部 X 线片正常者中有 10% ～ 30% 通过 HRCT 检查发现有潜在间质性肺病变。因此，对于胸部 X 线检查正常，但临床上却高度怀疑石棉肺的患者，HRCT 检查是非常有价值的。石棉肺最常见的 HRCT 表现是：短小的外周间隔线、胸膜下弧线、磨玻璃影、外周囊性损害（蜂窝肺）、肺实质与胸膜增厚处的条带影以及细支气管增厚（图 52-4）。一般来说，胸部平片和 HRCT 扫描证明影像学改变与生理学测量的疾病严重程度关系并不大，但 HRCT 上肺间质病变的密度被证实与石棉肺症状、生理和炎性指标相关。

肺的生理学评估

最早期的病理生理学改变包括小气道功能障碍（如 FEV 下降）。随着疾病进展，出现限制性通气功能障碍，表现为肺总量和用力肺活量下降，随着病情恶化，反映气体交换能力的弥散功能下降，静息

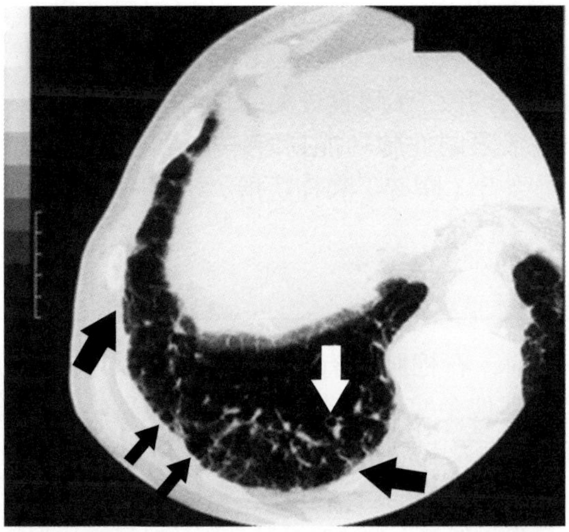

图 52-4　石棉肺。一个有石棉暴露史、罹患石棉肺的工人肺部进行了高分辨 CT 扫描，间质样标记（粗箭头）组成的胸膜下聚集物及蜂窝（细箭头）和牵拉性支气管扩张（白箭头）是晚期石棉肺的典型 CT 表现

及活动后动脉血气分压降低。不同的参数反映出的病情严重程度并不一定一致。一般而言，测量换气比测量肺容量更具灵敏度。单独的严重阻塞性气道疾病通常并不能仅仅归咎于石棉肺，尽管肺功能检查发现有石棉暴露的工人可出现气道阻塞，伴或不伴有限制性通气障碍，甚至可出现在有石棉暴露的非吸烟工人中。

诊断

从石棉暴露到发展为石棉肺有着漫长的潜伏期，加之症状逐渐进展，意味着石棉肺很难在早期发现，发现时多是疾病晚期。通过胸部X线检查以及用ILO解读胸部X线片加强工作场所的监督，已经使该病的诊断率得到提高。诊断基于石棉暴露史、足够长的潜伏期以及肺间质性纤维化。详细的职业史和环境接触史是确定既往是否存在石棉暴露的关键。如前所述，双肺胸膜斑以及在支气管肺泡灌洗液或活检样本中发现石棉小体，有助于评估既往石棉暴露的情况。尽管多数诊断石棉肺的标准建议：组织学分析加上矿物学评估是最灵敏和最特异的诊断方法，但经常难以获得组织学标本，这些方法对于疾病的正确诊断也并非必需。肺组织病理生理学的结果也应结合临床资料综合考量。在组织病理学上的鉴别诊断主要包括：尘肺和其他引起肺纤维化的原因及致病因子，如药物、金属粉尘、感染原、自身免疫性疾病以及特发性肺纤维化。

如果缺乏肺组织学和矿物学分析，石棉肺的临床诊断可依据如下标准：①明确的石棉暴露史；②暴露与发病之间有一定的时间间隔（潜伏期）；③胸部X线或HRCT显示双肺纤维化的影像学证据（尤其是合并存在胸膜斑）。有助于诊断的次要诊断标准包括限制性肺功能损害、换气异常、双肺吸气性的爆裂音（啰音）和杵状指。

治疗

目前，石棉肺没有可治愈的药物，使用糖皮质激素或其他免疫抑制药方案对治疗没有任何益处。石棉暴露后及起病早期，没有任何预防措施可用。

关于石棉肺的医学管理主要包括：

- 发生低氧血症或肺动脉高压的时候应加强氧疗；
- 治疗并发的感染；
- 在疾病进展期治疗右心衰竭；
- 对流感病毒和肺炎球菌感染进行免疫；
- 正确的医学记录应包括患者身体损害的程度。如果患者是因职业暴露于石棉，应支持并介绍患者向有关部门申请工人补偿金；
- 帮助患者识别肺癌和间皮瘤的迹象和症状；
- 帮助患有石棉肺的吸烟患者戒烟，以降低患肺癌的风险；
- 停止石棉的继续暴露永远是明智的选择，因为实验表明这可减缓疾病进展。

在美国，被诊断为石棉肺的患者以及有石棉职业暴露的工人均可以申请工人赔偿金。批准赔偿金基于适当的医疗文件，包括身体受损的程度以及职业和暴露。对于有胸膜斑的工人，即胸膜石棉沉着症患者，不论是否合并石棉肺，在某些项目中也可申请赔偿金。

临床预后

石棉肺预后差异很大，一定程度上取决于石棉暴露的强度。在1906年，几乎所有患者都在20～30岁时死亡。如今，更少的石棉暴露次数及更短的暴露时间，加之先进的检测技术和支持治疗，几乎没有病人会发展到如此严重的地步。在停止石棉暴露后，进展一般较为缓慢，在大约10年的随访中发现5%～40%的患者发生石棉肺。因此，如果在数天或数周内出现临床恶化，临床医生必须首先寻找其他的病因，如感染或恶性肿瘤。很多患者在较长时间内症状轻微，几乎没有疾病进展的客观证据；但另一部分患者则表现为肺功能、气体交换进行性下降，症状恶化，发展至终末期的呼吸衰竭并伴有右心衰竭的肺源性心脏病。

石棉肺患者并发肺部感染和肺癌的风险逐渐增加。暴露结束后ILO评分最低的工人（如胸部X线检查显示最少数量的不规则阴影）预后最好。多项研究证实：平均粉尘暴露及累积粉尘暴露越高的患者，胸部X线片上的初始小阴影数量就越多，疾病进展也越快。

吸烟也可使石棉肺在X线上的表现更为严重，它增加了石棉相关的纤维化及石棉诱导的肺癌的风险。多项研究发现，吸烟可以促进石棉暴露工人的肺间质肺纤维化。

根据美国国家卫生统计中心2005年的统计数据，年龄调整后的石棉肺病死率在1968年为0.54/1 000 000人，而在2005年则上升至6.03/1 000 000人，2000年后开始趋向平稳。男性病死率远远大于女性，且死亡的中位年龄在1968年为60岁，在2005年上升至 79 岁。2005 年，由于石棉肺患者的预期平均寿命缩短，导致潜在寿命损失年数超过 14 000 年。在石棉肺患者中，肺癌是导致其病死率增加的主要病因。

与石棉相关的良性胸膜疾病

石棉导致的最常见的胸膜改变是胸膜斑，伴或不伴胸膜钙化和弥漫性胸膜增厚。胸膜增厚是石棉暴露的标志。现在已知在有石棉暴露的工人中，胸膜病变可引起肺功能异常。两种胸膜改变都可以独立导致限制性肺通气功能障碍（肺活量降低）、肺顺应性降低和弥散功能减退。有石棉暴露的建筑工人，20% ～ 60% 的工人胸部 X 线片证实存在胸膜疾病，考虑到胸部 X 线片对石棉肺诊断灵敏度较低，这个比例实际上可能更高。

局限的胸膜斑块通常累及壁胸膜，双肺对称，最常见于胸廓后外侧的第五到第八肋间（图 52-5），也常累及膈胸膜（图 52-6）。这些病变并不连续，因此，如果胸部 X 线片发现更多的弥漫性胸膜增厚，需要考虑是否为间皮瘤或弥漫性胸膜增厚。组织学上，胸膜斑表现为透明、无细胞、无血管的团块，较少包含石棉小体。胸膜斑有钙化的趋势，在胸部 X 线片上易被误诊为结节浸润影。尽管 ILO 分类系统有专门的一章详细描述胸部 X 线片上胸膜的异常改变，但学者之间却没有对此达成统一认识。由于 HRCT 对胸膜斑的检测较胸部 X 线片更灵敏，故有助于判断既往吸入石棉史，因胸膜斑是石棉暴露后

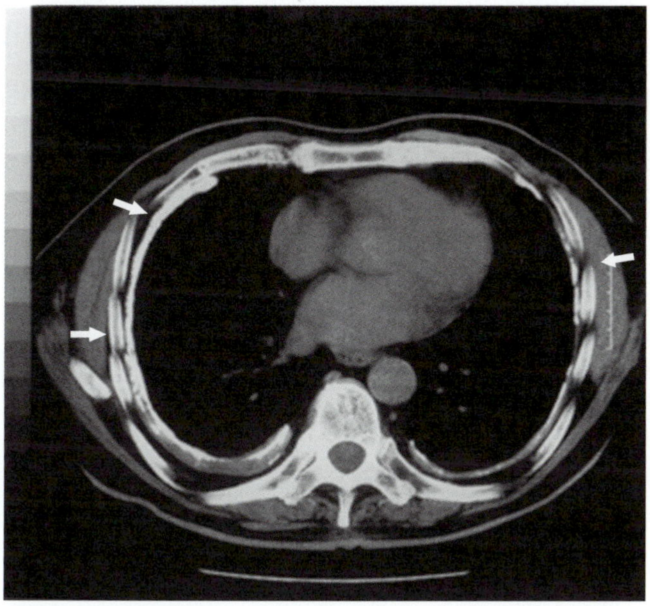

图 52-5　胸膜斑块。这幅普通胸部 CT 扫描图像来自于一个石棉工人，显示双侧广泛的胸膜钙化（箭头）

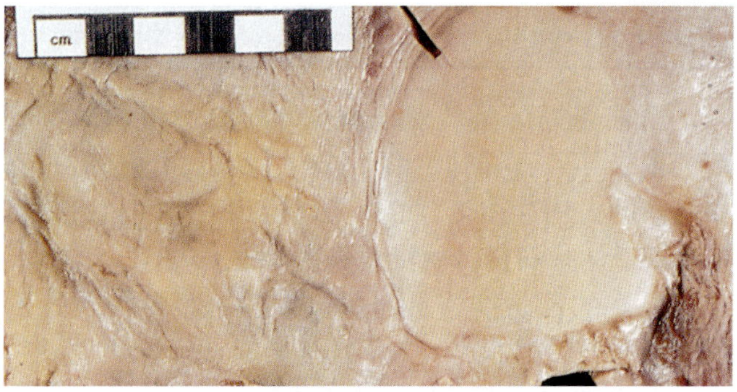

图 52-6　靠近膈的胸膜斑块的大体病理表现，标本来自于一个建筑工人。由于吸入石棉导致良性胸膜斑块形成，从而有一个光滑、发光的外表，边界通常是清楚的

的特征性改变；同时，HRCT 还有助于辨别石棉斑和胸膜外脂肪垫。石棉肺可不伴有胸膜疾病，反过来，胸膜疾病也可不伴有潜在的肺纤维化，但是，尸体解剖研究发现，如果存在胸膜病变，那么即使胸部 X 线检查正常，组织病理学上石棉肺的特征通常也已十分明显。胸膜斑极少（如有）转变为恶性。

弥漫性胸膜增厚累及壁胸膜和脏胸膜，与早期良性石棉相关胸腔积液有密切关系。当胸膜下肺实质纤维化侵犯胸膜脏层，同样也会出现弥漫性胸膜增厚。弥漫性胸膜增厚最常见于胸廓下部，使单侧或双侧肋膈角变钝。由于病变弥漫，这种形式的胸膜增厚可以引起劳力性呼吸困难、干咳以及肺功能损害。其他可引起类似弥漫性胸膜增厚的疾病包括陈旧性肺结核、胸腔外科手术、胸外伤伴出血、药物不良反应和感染。

胸膜直接接触含石棉纤维后会出现炎性、渗出性及血性（通常）的胸腔积液。2/3 病例可无症状或出现急性胸痛，伴或不伴发热，伴或不伴石棉肺。有石棉暴露史的工人出现上述胸腔积液的发生率估计＜ 5%。尽管这可能是石棉相关性疾病的首发表现，但良性石棉相关胸腔积液的平均潜伏期是 30 年。这种胸腔积液可自行消退，但是约 1/3 病例会复发。胸腔积液消退可能会产生疼痛。结果不仅包括弥漫性胸膜增厚，还包括粘连纤维胸的形成。若为良性胸腔积液，则可排除石棉肺的诊断。

尽管圆形肺不张并不常见，但由于它和肺部肿瘤类似，因此鉴别疾病非常重要。这种肺不张是由于增厚的脏胸膜内陷并包裹肺实质所致。CT 是发现其典型瘢痕形状的优选方法。恶性肿瘤很少发生在圆形肺不张的部位。正电子发射断层摄影术扫描通常显示圆形肺不张并无异常，有助于与肺癌鉴别。

争议与不足

石棉暴露的最低安全阈值（即接触该值以下的石棉不会导致石棉肺）尚不清楚，所以，任何有过石棉暴露的人均存在患石棉相关性疾病的潜在风险。目前尚缺乏治疗石棉肺的特效药物，故预防胜于治疗。

最好的预防措施是通过以下方法避免吸入性的石棉暴露：

- 不要在有石棉的场所工作；
- 不要在曾经使用石棉的建筑或其他场所破坏或粉碎石棉；
- 包裹易碎的石棉的裸露部分；
- 让有消除石棉技术的有经验人员负责移除石棉。

必须考虑在工业生产中使用低毒的替代材料。如果无法获取石棉的替代品，必须合理设计和维持工程学控制，如必须放置局部抽出式通风系统。如果短期石棉暴露或其他的控制措施不可行，可考虑个人呼吸系统的防护措施。呼吸器必须适合个人，并通过定量密合性测试检测其能提供多大程度的保护。在工作结束交班时，应进行淋浴并更换工作服，避免将接触的石棉带回家。应对石棉暴露和吸烟对肺癌的联合风险向工人们进行传播教育，劝告其避免石棉暴露。使用石棉的工厂必须严格遵守政府关于石棉的容许接触限值的规定，并按规定对工人进行合适的医学监控。

推荐读物

American Thoracic Society: Diagnosis and initial management of non-malignant diseases related to asbestos, *Am J Respir Crit Care Med* 170:691–715, 2004.

Burgess WA: Asbestos products, In Burgess WA, editor: *Recognition of health hazards in industry*, New York, 1995, John Wiley & Sons, pp 443–451.

Craighead JE, Abraham JL, Churg A, et al: The pathology of asbestos-associated disease of the lung and pleural cavities: diagnostic criteria and proposed grading scheme, *Arch Pathol Lab Invest* 106:544–595, 1982.

Division of Respiratory Disease Studies: National Institute for Occupational Safety and Health (NIOSH) *Work-related lung disease surveillance report (DHHS [NIOSH] publication no. 2003–2111)*, Washington, DC, 2002, U.S. Government Printing Office.

Hillerdal G: Rounded atelectasis: clinical experience with 74 patients, *Chest* 9:836–841, 1989.

International Labor Office: *International classification of radiographs of pneumoconiosis*, Geneva, Switzerland, 2003, International Labor Organization.

Kamp DW, Weitzman SA: The molecular basis of asbestos induced lung injury, *Thorax* 54:638–652, 1999.

Peipins LA, Lewin M, Campolucci S, et al: Radiographic abnormalities and exposure to asbestos-contaminated vermiculite in the community of Libby, Montana, USA, *Environ Health Perspectives* 111:1753–1759, 2003.

Roggli VL, Gibbs AR, Attanoos R, et al: Pathology of asbestosis—an update of the diagnostic criteria: report of the Asbestosis Committee of the College of American Pathologists and Pulmonary Pathology Society, *Arch Pathol Lab Med* 134:462–480, 2010.

Tossavainen A: International expert meeting on new advances in the radiology and screening of asbestos-related diseases, *Scand J Work Environ Health* 26:449–454, 2000.

Welch LS, Haile E, Dement J, Michaels D: Change in prevalence of asbestos-related disease among sheet metal workers 1986 to 2004, *Chest* 131:863–869, 2007.

Yamamoto S: Histopathological features of pulmonary asbestosis with particular emphasis on the comparison with those of usual interstitial pneumonia, *Osaka City Med J* 43:225–242, 1997.

Zhao XH, Jia G, Liu YQ, et al: Association between polymorphisms of DNA repair gene *XRCC1* and DNA damage in asbestos-exposed workers, *Biomed Environ Sci* 19:232–238, 2006.

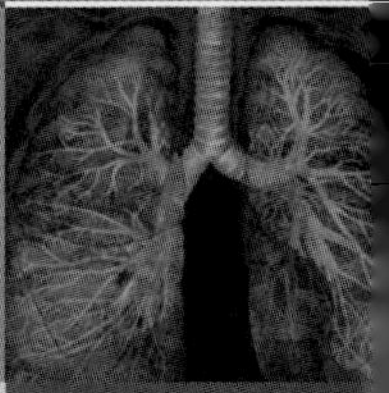

第八部分　肺间质性疾病

第 53 章　结缔组织病

J. C. Grutters • J. -W. J. Lammers　著

（张　婷　史　菲　邱　晨　译）

结缔组织病（connective tissue disorders，CTDs）通常是指一组胶原和弹性蛋白组织异常的系统性疾病，其特征是不明原因所致的免疫系统过度活跃，从而导致自身抗体产生。这些病理改变常见于患者肺部并可能是该系统性疾病的首发表现。整个呼吸系统均可受累，包括胸膜、气道、肺实质以及肺血管。病变可累及单个或多个解剖结构，并表现出多种临床症状。此外，结缔组织病的肺部表现还需要与治疗导致的肺部改变加以区分（如药物反应和机会感染）。

流行病学

特异性结缔组织病包括如下疾病：

- 类风湿关节炎（RA）是最常见的结缔组织病，全球成人患病率约为 1%。
- 系统性硬化症（SSc）的全球患病率约为万分之一，男女比例为 1：4 ～ 1：9。
- 多发性肌炎 / 皮肌炎（PM/DM）相对罕见，患病率为 2/100 万～ 10/100 万人口，其发病年龄有两个高峰，即 5 ～ 15 岁和 50 ～ 60 岁，其中女性患病率为男性的 3 ～ 4 倍。
- 混合性结缔组织病（MCTD）患病率尚无精确的流行病学数据，估计约为万分之一，女性好发，多数患者于 10 ～ 30 岁首次发病。
- 系统性红斑狼疮（SLE）的患病率达 1/2000，男女比例为 1：10。
- 原发性干燥综合征（SS）在一般人群中的患病率为 0.5% ～ 1%，而在其他自身免疫性疾病人群（继发性 SS）中的患病率为 10% ～ 30%。SS 主要影响中年女性。

肺部受累

结缔组织病所致肺部受累的患病率统计差异较大，主要取决于队列研究以及各种检测肺组织异常的方法。对于实质性病变的诊断而言，最普遍的方法为组织学或尸体解剖学研究及 HRCT 检查，其中，HRCT 易于发现胸部 X 线无法发现的异常病变。

在结缔组织病中，干燥综合征（SSc）最易累及肺间质（IP）[±80% 为非特异性间质性肺炎（NSIP）] 及肺血管。尸体解剖发现，高达 75% 的 SSc 患者在一定程度上存在肺纤维化，约 30% 的患者存在血管疾病。RA 和 PM/DM 患者较 SSc 更易并发肺纤维化，常存在寻常型间质性肺炎（UIP）和机化性肺炎（OP），但在临床上有相应症状的患者较少，其发生率与 SSc 相似（约为 5%）。胸膜疾病是结缔组织病最常见的肺部表现，尤以 RA 和 SLE 较为多见。表 53-1 总结了包括间质性肺炎（IP）各亚型在内的主要肺部合并症在各种结缔组织病中的相对发生率。

遗传学

越来越多的证据表明，结缔组织病具有遗传易感性。例如，RA 与人类主要组织相容性复合体（MHC）Ⅱ型基因产物 HLA-DR4 密切相关；高达 70% 的 RA 患者表达 HLA-DR4，而对照人群仅有 28% 表达该基因产物。SSc 的遗传学证据包括：家族聚集性、双胞胎患病率更高，SSc 患者家庭成员发生自身免疫失调及产生自身抗体的概率更高，以及不同种族间患病率及临床症状存在差异。现已证实，弥漫性系统性硬化与 HLA-DRB1*11 及 HLA-DPB1*1301 之间存在着密切的遗传学联系。一些证据还表明，不同Ⅱ类易感等位基因共享的氨基酸序

表 53-1 CTD 肺部表现的相对发生率

肺部表现	RA	SSc	PM/DM	MCTD	SLE	SS
间质性肺炎	++	+++	++	++	+	+
寻常型间质性肺炎	++	+	+	+	+	+
非特异性间质性肺炎	+	+++	++	+	+	+
机化性肺炎	+	±	++	+	+	+
弥漫性肺泡损伤	±		±	±	+	
淋巴细胞性间质性肺炎	+				±	++
滤泡性细支气管炎	±					+
限制性细支气管炎	+		±	±	±	
支气管扩张	++				±	±
胸膜累及	+++			++	+++	±
肺动脉高压		+++	+	++	++	±
肺泡出血	±				+	
呼吸肌无力		±	++		++	

+++，常见；++，比较常见；+，偶尔发生；±，少见或罕见

列可能是导致患者易于产生自身抗体的关键因素。

肺部并发症的遗传学危险因素

值得指出的是，在系统性硬化症（SSc）和类风湿关节炎（RA）中，许多遗传性因素与肺部并发症特异性相关。在 SSc 中，携带 HLA-DRB1*11（04）和 DPB1*1301 的等位基因与肺纤维化相关，携带 DRB1*04 和 DRB1*08 的等位基因则与肺动脉高压及抗着丝点抗体（ACA）生成相关。研究显示，ACA 阳性与携带功能性 TNF 启动子的变异体（TNF-863A）相关。上述结果与其他遗传学发现虽然尚无临床意义，但细胞因子 TNF-α 在不同 SSc 亚型中起了不同的致病作用。在 RA 中，闭塞性细支气管炎（OB）的发生与组织相容性抗体 HLA-B40 和 DR1 的表达密切相关，提示 RA 也具有遗传学危险因素。

发病机制

间质纤维化

目前认为，结缔组织病发生间质纤维化是持久炎症刺激所致的长期或反复组织损伤，故纤维化可看作是机体对损伤的不适当反应或过度创伤修复。先天性免疫系统和获得性免疫系统的活化与相互作用，以及免疫系统与血管外组织间的相互作用可促进炎症介质产生和分泌，包括自由基、细胞因子、炎症趋化因子以及生长因子和蛋白水解酶类。这些物质共同调控间充质细胞的表型，诱导受累组织中细胞外基质（extracellular matrix，ECM）合成、沉积和蓄积。作为调控过程的一部分，结缔组织基质蛋白分解酶（如胶原酶）、其他金属蛋白酶及丝氨酸蛋白酶（如弹性蛋白酶）的表达上调能损害组织的原始结构，随着时间的推移，这些过程会引起广泛的组织重塑，随之而来的是正常组织结构被瘢痕组织所取代。

众多证据表明，自身免疫抗体在纤维化形成之前的炎症过程中起着关键作用。核自身抗原拓扑异构酶 I（Scl70）所引起的反应罕见于系统硬化症（SSc）以外的其他结缔组织病，并与肺纤维化发生密切相关。近年来研究发现，SSc 患者血清中存在血小板衍生生长因子受体刺激性抗体，这种抗体可以选择性诱导细胞内转录因子和活性氧簇产生，刺激正常人成肌纤维细胞中 I 型胶原纤维基因表达及肌成纤维细胞表型转化。

血管性疾病

肺血管可能因炎症（血管炎）或同心纤维化形成而受累。血管炎能影响肺循环的各个层面。肺毛细血管炎通常表现为弥漫性肺泡出血。目前，血管炎的发病机制尚不清楚，但在 SLE 等综合征中，通

常认为是免疫复合物沉积的结果。

小动脉的同心纤维化会导致肺动脉高压，但结缔组织病的肺动脉高压发病机制非常复杂，至今尚无一种假说能全面解释其机制。其潜在病因包括自身免疫抗体（如抗纤维蛋白抗体、抗内皮抗体或抗着丝点抗体）及血管反应性升高。部分报道认为，肺血管张力调节异常可促使结缔组织病相关的肺动脉高压（“肺雷诺假说”）产生。研究发现，SSc 合并肺动脉高压患者体内 NO 生成减少，提示内皮功能障碍可能会影响肺血管张力调节，促进肺动脉高压进展。其他病因还包括内皮素 -1（ET-1）增加、血小板活性增强及氧化应激等。

肺组织病理

气道病理

结缔组织病可以影响气道的所有结构。通常，其病理特点表现为大小气道壁内或周围，甚至管腔中存在广泛炎症细胞浸润，这些炎症多为慢性，但也可为急慢性混合。持续性炎症反应会破坏气道正常结构，诱导损伤-修复反应，导致气道内部及其周围产生瘢痕组织。在某些病理状态下，如复发性多软骨炎等疾病可能会累及一些特异性解剖结构。

慢性支气管炎 / 毛细支气管炎

慢性支气管炎 / 毛细支气管炎是指支气管或毛细支气管壁内有多变、强烈和非特异性的慢性炎症细胞浸润。在干燥综合征（SS）中，炎症细胞浸润常累及黏液腺，导致腺体萎缩和“干性”气管。

滤泡性支气管炎 / 毛细支气管炎

滤泡性支气管炎 / 毛细支气管炎（FB）的特征为显著的支气管周或细支气管的淋巴滤泡，伴少许间质性炎症改变。气道腔受压导致管腔阻塞或管腔内急性炎症细胞浸润，部分病例可有肺炎改变。FB 为肺淋巴样增生性疾病的一个类型，包括细支气管周围型 FB 以及以间质性病变为表现的淋巴细胞间质性肺炎（LIP）。无论是 FB 还是 LIP 都难以找到特发性因素，如能识别这些原因将有助于对潜在结缔组织病的探讨。

闭塞性细支气管炎

目前认为，闭塞性细支气管炎（OB）病变起始于终末细支气管的呼吸上皮受损，引起慢性炎性肉芽组织形成，并最终导致外周型气道狭窄。随着疾病进展，致密纤维组织引起终末细支气管闭塞，未累及呼吸性细支气管及肺泡（图 53-1）。

机化性肺炎（OP）是七大间质性肺炎之一，由于 OP 曾被称为“闭塞性细支气管机化性肺炎（BOOP）”，故易与 OB 相混淆。在隐源性 OP 中，新生肉芽组织不规则填塞肺泡并延伸至呼吸性细支气管，但并不波及终末细支气管。

支气管扩张

支气管扩张为气道的永久性异常扩张，通常与炎性细胞浸润有关，发病原因有很多，大多数 CTD 亦可导致支气管扩张。

肺实质病变病理

结缔组织病中的肺实质病变常涉及间质性肺炎及其他罕见情况，如肺泡出血和淀粉样变。

间质性肺炎

目前，“间质性肺炎”已成为一个通用术语，无论在特发性还是结缔组织病中均可用于提示弥漫性炎症和（或）纤维化肺病的存在。以往这类病变的常用术语多为“纤维化性肺泡炎”。在过去 10 年里，人们对间质性肺炎的病理类型做了很多细化。特发性间质性肺炎可分为 7 大病理类型：寻常型间质性肺炎（UIP）、非特异性间质性肺炎（NSIP，包括细胞和纤维化亚型）、隐源性机化性肺炎（COP）、急性间质性肺炎［AIP，表现为弥漫性肺泡损伤（DAD）］、淋巴细胞性间质性肺炎（LIP）、脱屑性间质性肺炎（DIP）和呼吸性细支气管炎伴间质性肺疾病（RBILD）。这一分类方法比较合理、可靠，并可提供特发性疾病的预后信息。

当患者的肺活检及 HRCT 特征与 UIP 相匹配但原因不明时，可诊断为特发性 UIP 和特发性肺纤维

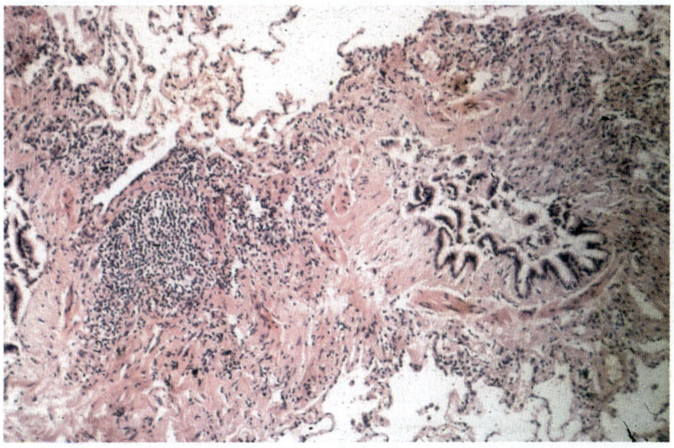

图 53-1　RA 患者肺组织切片：表现为缩窄性细支气管炎

化。该病的预后不良，尤其是与特异性 NSIP 相比较时。然而，结缔组织病患者并发 UIP 和 NSIP 的预后比较并无显著差异。结缔组织病合并 UIP 病变患者对药物的治疗反应相对较好，预后也优于其他特发性疾病。

脱屑性间质性肺炎（DIP）和呼吸性细支气管炎伴间质性肺疾病（RBILD）均与吸烟密切相关，但不属于"特发性"间质性肺病的分类范畴。此外，有报道认为仅有少数组织类型为 DIP 及 RBILD 的患者与结缔组织病相关，且这些患者多有吸烟史。因此，这两种间质性肺病的病因可能与结缔组织病关系不大。表 53-2 总结了结缔组织病合并间质性肺病的典型组织病理学特征。

其他实质性疾病

其他实质性疾病也可见于结缔组织病，如弥漫性肺泡出血、淀粉样变、嗜酸性粒细胞性肺炎和肺泡蛋白沉积症。活检显示，肺泡出血包括肺泡内出血和含铁血黄素沉着。含铁血黄素沉着提示有陈旧性出血，主要存在于巨噬细胞内，也可浸入血管的弹性蛋白中。肺泡出血通常由肺小血管炎所引起，在结缔组织病尤其是 SLE 中较为罕见。

淀粉样变以蛋白质在胞外异常沉积为特征，经刚果红染色后可在偏振光下显影。淀粉样变在 SS 患者中较为常见，并伴有淋巴样组织增生和囊性改变。

嗜酸性粒细胞性肺炎以嗜酸性粒细胞、巨噬细胞和纤维蛋白碎片浸润肺泡为主要特征，伴嗜酸性粒细胞浸润肺间质及肺泡内激化。结缔组织病患者使用药物治疗时可出现上述情况，但 RA 也是导致出现上述情况的原因。

肺泡蛋白沉着症以肺泡腔内无细胞性细颗粒状脂蛋白沉积为特征，可见于皮肌炎患者。

表 53-2 结缔组织病中间质性肺病的主要组织病理学特征

类型	组织病理学特征
寻常型间质性肺炎（UIP）	蜂窝样纤维化，成纤维细胞灶，解剖结构破坏，较少炎症细胞浸润，肺实质正常或接近正常（短暂异常）
非特异性间质性肺炎（NSIP）	间质性炎症及纤维化多变，成纤维细胞灶少见或缺如，活检标本呈匀质性改变
机化性肺炎（OP；或隐源性 OP）	新生肉芽组织不规则填塞肺泡并延伸至细支气管（Masson 小体），肺结构保存
淋巴细胞性间质性肺炎（LIP）	肺间质内淋巴细胞异常浸润，多与细支气管周围淋巴滤泡有关（滤泡性细支气管炎）
弥漫性肺泡损伤（DAD）*	炎症细胞浸润、肺细胞增生、透明膜和气腔机化导致弥漫性肺泡间隔增厚

* 见于急性间质性肺炎（AIP）

肺动脉高压

结缔组织病相关性肺动脉高压的组织学特点与肺动脉压升高水平有关。轻度肺动脉高压的组织学表现可见肺动脉中度肥厚，随着疾病进展，内膜纤维显著增厚，最终形成丛状病变。这些组织学变化的本质与特发性肺动脉高压相同。其早期改变须与间质性肺炎（IP）所致肺动脉高压相鉴别。

肺癌

目前，结缔组织病患者罹患肺癌的风险显著升高，尤其见于肺纤维化合并吸烟的患者。SSc 患者好发腺癌，有时为支气管肺泡癌。干燥综合征患者发生肺淋巴瘤的风险度也明显增高，常为黏膜相关淋巴组织（MALT）非霍奇金淋巴瘤。先前患滤泡性支气管炎或淋巴细胞间质性肺炎（LIP）的患者存在发生淋巴瘤的风险（±5%）。

临床特点

类风湿关节炎

类风湿关节炎（RA）的临床特点是累及大小关节的炎性侵蚀性关节炎。尽管类风湿因子（RF）诊断 RA 的敏感性较高（60%），但其特异性较低（90%）。近来发现抗环瓜氨酸肽（CCP）抗体在诊断 RA 上的敏感性和特异性都优于 RF，分别为 75% 和 97%。RA 的关节外表现与 RF 相关，但与抗 CCP 抗体无关。RA 可累及呼吸道内任意结构，包括环杓关节、气道、肺实质及胸膜。通常，就疾病个体而言，主要以其中一种病变为主，尽管肺实质病变常与气道病变相伴行（经 HRCT 检查）。

胸膜疾病

类风湿关节炎相关性胸膜病变可以无任何症状，也可表现为发热、胸膜炎性胸痛和气短。胸腔积液多为单侧少量积液，偶有大量或双侧积液。胸腔积液常为渗出液，蛋白和乳酸脱氢酶水平高，而葡萄糖浓度低，pH 低（＜ 7.2），细胞数少（＜ 10 000/ml），以淋巴细胞或中性粒细胞为主。细胞学检查可见嗜中性粒细胞的细胞质中有脂滴，类似 RA 关节液中吞噬细胞（即 RA 细胞）的改变，但这种情况也可见于其他疾病。细胞免疫化学检查可观察到粒细胞和组织细胞中有 IgM 与吞噬免疫复合物。胸腔镜检查可见胸壁呈细颗粒状改变。这些小结节的病理组织学检查显示：栅栏状组织细胞取代间皮细胞后引起的线性肉芽肿反应，还可见到纤维化与明显的慢性炎症相伴行，包括淋巴滤泡增生等。总之，胸膜组织活检对排除其他病因所致胸膜病变特别有用。

气道疾病

RA 患者经由 HRCT 检查发现支气管扩张的概率较高（高达 70%），尽管大部分患者并无支气管扩张的相关症状。

闭塞性细支气管炎（OB）是 RA 的严重并发症，好发于女性，多见于 RF 阳性和关节病变的患者。过去，RA 患者发生 OB 常与使用青霉胺（现在已很少使用）有关，并可能与金制剂疗法有关。在疾病早期，患者通常表现为呼吸困难和干咳，随后迅速恶化。胸部 X 线片表现多为正常或过度充气（图 53-2），晚期可能会出现肺大疱（图 53-3）。当 RA 患者出现进行性呼吸困难、咳嗽和气道阻塞进展迅速时，均应考虑闭塞性细支气管炎（OB）的诊断。OB 的特征性 HRCT 改变包括肺部某些区域密度减低、而血流重新分布导致另一些区域密度增强和多血管状态，两种影像特征夹杂相间（“马赛克灌注”征），该征象于呼气相更为明显（图 53-4）。RA 合并

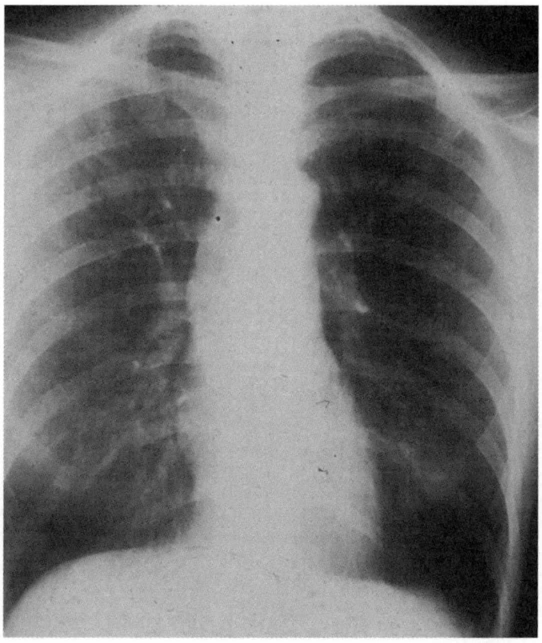

图 53-2　RA 患者的胸部表现：闭塞性细支气管炎所致的肺过度充气

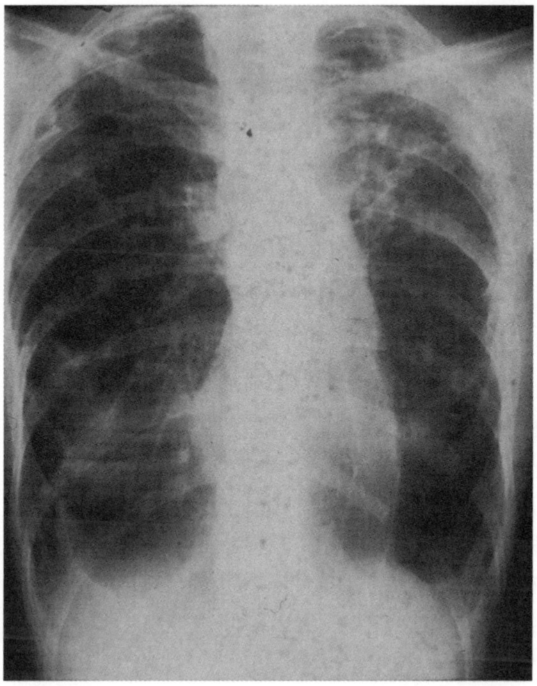

图 53-3　与图 53-2 为同一患者，几年后肺部呈现肺纤维化和肺大疱改变

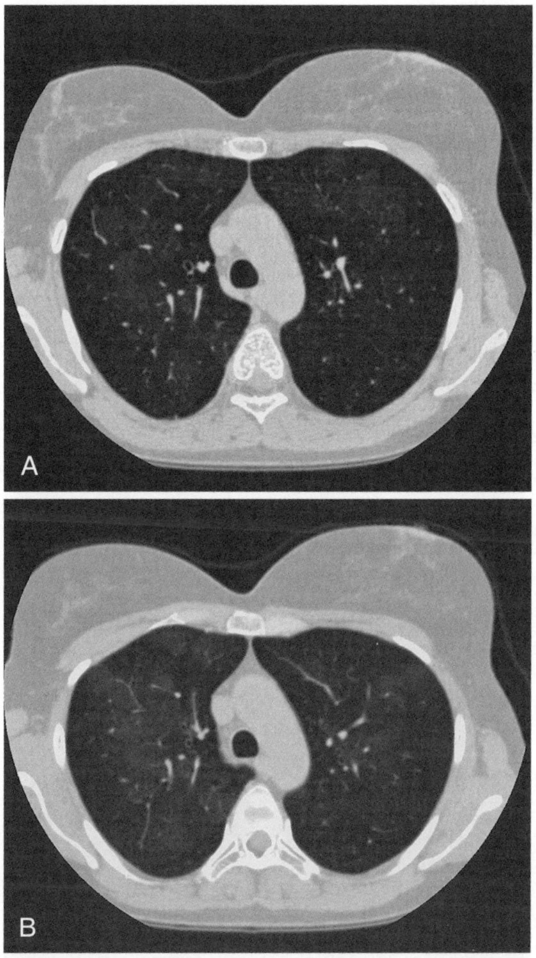

图 53-4　36 岁某女性 RA 合并重度缩窄性细支气管炎（预测 35% FEV_1）的 HRCT 特征性改变：**A** 为吸气相的表现，分别显示了密度影增强区域（正常）和减弱区域（气体阻塞）；**B** 为呼气相时密度影有所加重。

OB 患者的预后较差。

间质性肺炎

临床上，类风湿关节炎（RA）发生典型间质性肺炎（IP）的概率约为 5%，男性多于女性，好发于 RF 滴度高和关节病变严重的患者。其病理类型多种多样，但与其他结缔组织病相比，其发生 UIP 更为常见（图 53-5）。该病无特异性临床表现，其症状包括进行性呼吸困难和干咳。由于患者常活动较少，故呼吸困难出现时间要晚于多发性关节炎。大多数患者存在双肺底细湿啰音，但杵状指不如特发性肺纤维化（IPF）常见。肺功能检查常表现为限制性通气功能障碍和弥散功能（DLCO）下降。HRCT 是检测 IP 的最佳检查方法，也便于疾病随访。RA 患者的 HRCT 所示的 UIP 类型与 IPF 患者的相似，但胸腔积液或（坏死性）结节共存有助于疾病的鉴别诊断。总之，RA 合并 UIP 的患者的预后优于特发性肺纤维化，但其仍可能发展成终末期呼吸衰竭（图 53-6）。

肺结节

肺结节在类风湿关节炎（RA）中比较罕见，常见于 RF 阳性且存在肺外（即皮下）类风湿结节的患者。有时这些结节可能先于关节炎出现。肺结节的放射学表现无特异性，有时可类似恶性肿瘤改变，孤立结节尤易混淆。结节大小不一，可从数毫米至 7 cm 不等。肺结节好发于上肺野胸膜下区，也可发生在肺内其他部位。组织病理学检查显示，肺结节中央区可见纤维蛋白样坏死，其周围由上皮组织细胞、淋巴细胞及浆细胞呈栅栏样环绕（坏死性结节），也可形成空洞，引起咯血、继发性感染和气胸（见于胸膜穿孔）等并发症。在随访过程中，孤立结节可以自发性消失或复发，这与肺外结节大小及疾病活动状态有关。

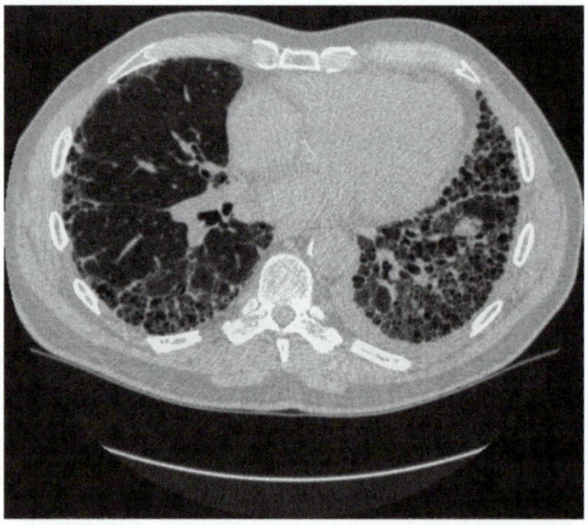

图 53-5 血清阳性的 RA 患者的胸部 CT（2005 年 4 月）提示有 UIP 表现

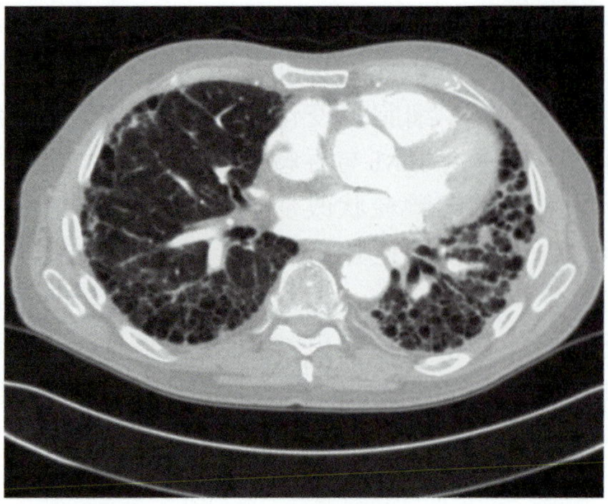

图 53-6 与图 53-5 同一患者的胸部随诊（2009 年 9 月）CT 显示稳定的肺纤维化。图示 RA 合并 UIP 比特发性 IP 呈现更良性的病程

卡普兰综合征（又称类风湿尘肺综合征）是与类风湿关节炎（RA）共存的尘肺病，其典型病变见于煤工尘肺或矽肺患者。卡普兰综合征的肺内结节不同于类风湿结节，前者结节较大，其病变坏死中心存在环形带或“粉尘环”。

淋巴样增生

在 RA 患者中淋巴组织增生较为常见，尤其是淋巴结、脾以及支气管相关淋巴组织（BALT）（图 53-7）。

系统性硬化

系统性硬化（SSc）的诊断必须符合一个主要标准（如双肺基底纤维化）以及两个或以上次要标准。

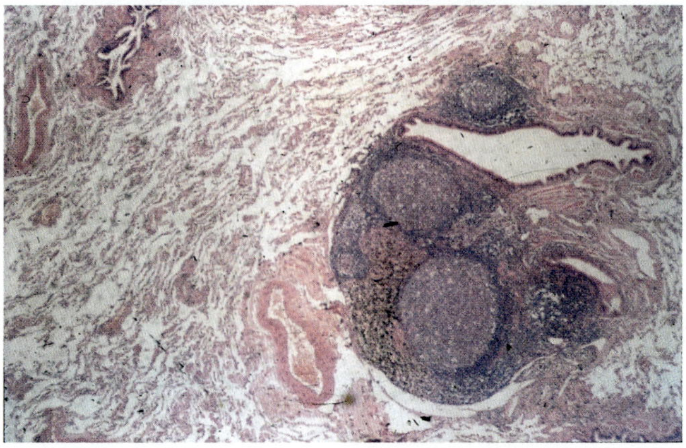

图 53-7 肺活检显示 RA 患者存在支气管相关淋巴组织（BALT）增生

根据美国风湿病协会的标准，可将 SSc 分为两个亚类：一类为局限性（侵袭皮肤）SSc（lSSc），另一类为弥漫性（侵袭皮肤）SSc（dSSc）。局限性 SSc 的特征包括手、足、面及前臂皮肤受累，体内存在抗着丝点抗体（ACAs；60% ～ 70%），持续数年的雷诺现象及显著肺动脉高压。CREST 综合征（即钙质沉着、雷诺现象、食管运动障碍、指端硬化及毛细管扩张）即属于该亚类。弥漫性 SSc 的特征包括前臂及躯干皮肤受累，体内存在抗拓扑酶抗体（Scl-70，40%），易并发间质性肺病。此外，弥漫性 SSc 还易出现高血压危象、肾衰竭、弥漫性胃肠道病变及心肌损害。

间质性肺炎

绝大部分 SSc 患者都会出现肺部表现。弥漫性硬皮病合并抗拓扑酶 -1 抗体阳性患者发生肺间质纤维化的风险较高。然而，该病的临床发展进程呈多样性，部分患者的肺功能在数年内维持稳定水平，而某些患者则会发生肺功能显著降低甚至会进展为致死性肺纤维化。

SSc 相关的肺纤维化通常表现为纤维化肺泡炎（FA）SSc。以往认为，FASSc 难以与隐原性纤维化肺泡炎（CFA）或特发性肺纤维化（IPF）相鉴别。IPF 的组织病理学基质是 UIP。然而，在过去的十年里，众多研究发现，SSc 合并肺纤维化的组织学及 HRCT 特征更类似于特发性 NSIP 的表现（图 53-8）。

系统性硬化（SSc）患者发生肺纤维化的最常见类型是 NSIP，其发病率为 55%～77%。在 NSIP 中，纤维化和炎症更多地散布于同期受累肺组织。其

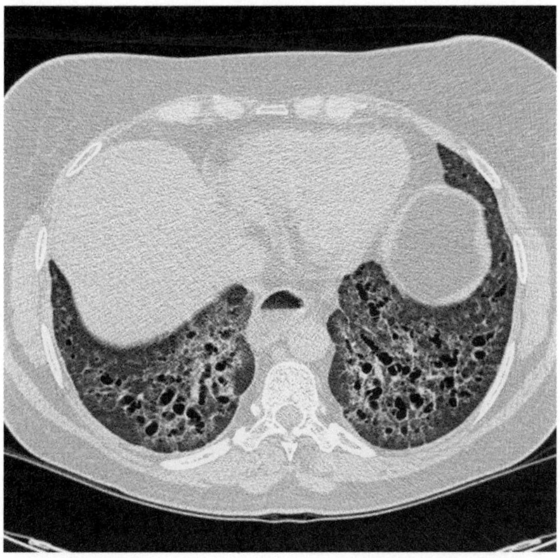

图 53-8　SSc 患者胸部 HRCT 显示广泛的间质纤维化伴支气管扩张牵拉（纤维化非特异性间质性肺炎）及膨胀的（扩张的）食道

HRCT 表现特点为纤维化程度小于 UIP，而磨玻璃样浑浊度则高于 UIP。UIP 的特征包括蜂窝样改变及少许磨玻璃样影，这些特征也可见于 SSc 患者。与这些特发性疾病不同的是，SSc 患者不论并发 UIP 还是 NSIP，免疫抑制药的治疗反应或预后情况均无显著差异，其原因尚需进一步研究。

SSc 合并肺纤维化的进程具有易变性，可以是缓慢发展也可以是急进性发展。目前，密切监测患者肺功能的纵向变化仍是评估疾病状态的最佳方法。肺泡灌洗液（BALF）中嗜酸性粒细胞增多与 SSc 肺纤维化进展间也存在一定联系。患者病情预后则更多地依赖于疾病的严重程度；肺功能严重受损及 HRCT 提示病变广泛的患者具有更高的病死率。

肺动脉高压

典型的肺动脉高压见于 CREST 患者。通常情况下，前毛细血管疾病进展可引起肺动脉高压。在部分患者中，肺动脉高压可由肺静脉闭塞引起，还可与严重间质纤维化伴低氧血症密切相关。此外，心脏纤维化可致左心室舒张功能障碍，从而引起肺动脉高压。其定义为：安静状态下肺动脉压平均大于 25 mmHg，运动时平均大于 30 mmHg，并排除左心病变（肺动脉楔压大于 15 mmHg）。无论肺动脉高压单独发生还是与 ILD 共存，均可见于 30% 的 dSSc 患者以及高达 60% 的 lSSc 患者（CREST 综合征）。肺动脉高压的存在均会显著影响这两种硬皮病患者的预后。有报道认为，SSc 合并肺动脉高压患者的存活率与原发性肺动脉高压类似：其两年存活率约为 50%。

系统性硬化的其他胸部并发症

除肺纤维化和肺血管疾病之外，SSc 患者还可并发吸入性肺炎。该病主要由扩张的纤维化的食道内潴留物反流所致（图 53-8）。同时，免疫抑制治疗、肺纤维化所致的结构变形和支气管扩张牵拉可破坏气道正常的保护性清除机制并增加细菌定植的可能性，从而加重误吸相关感染。

SSc 患者偶可发生基底胸膜增厚的情况，但胸腔积液极为罕见。

皮肌炎 / 多肌炎

皮肌炎 / 多肌炎（DM/PM）是罕见的炎症性肌病，主要诊断依据包括对称性肌无力、肌肉活检见炎症细胞浸润及坏死、肌酶升高以及特征性肌电图（EMG）改变。DM/PM 患者肺实质内弥漫性炎症改

变是导致肺部常见并发症的直接原因，其间接原因则可能是神经源性肌无力。此外，DM/PM 的并发症还包括肺 / 肺外恶性肿瘤（PM 相对风险为 1.7；DM 相对风险为 3.8）。值得注意的是，DM/PM 还可表现为副瘤综合征（高达 20% 的病例），故难以鉴别 DM/PM 与恶性肿瘤间哪种疾病先发生。

与其他结缔组织病一样，PM/DM 体内常存在多种自身抗体，包括多个抗细胞酶抗体和抗 tRNA 合成酶抗体（如抗 -Jo1、抗 -PL7、抗 -PL12）等。这些抗体在约 30% 的 PM/DM 患者体内出现，但在其他结缔组织病中较为少见。抗 tRNA 合成酶抗体的存在与 IPs 发生密切相关。

肌无力的肺部并发症

肌无力会引起吸入性肺炎（吞咽功能失调）或呼吸衰竭（呼吸肌功能障碍）。因此，气道保护对于 PM/DM 合并严重吞咽困难患者而言十分重要。部分严重病例在等待肌病治疗好转的同时尚需要进行气管切开治疗。现已证实，临床上 PM/DM 患者发生呼吸肌无力的概率为 7% ～ 22%，有时会出现通气不足而需要机械通气治疗，严重时可出现死亡。此外，双侧膈麻痹者罕有报道。连续监测 FVC、最大静态吸气压和呼气压（PI_{max} 和 PE_{max}），将有利于呼吸肌肉无力的诊断及病情的监测。

间质性肺炎

PM/DM 最常出现的间质性肺疾病类型为 NSIP 和 OP，其他类型的 IP 也偶有出现。IP 可以发生在 PM/DM 的任何时期。约 20% 的患者发生 IP 要先于 PM/DM，但该比值可能高于实际情况，这是由于免疫抑制药治疗过程中容易掩盖肌病症状，使得许多患者往往在数周甚至数年后才发现肌病。此外，患者还偶可发生急性发热、呼吸困难和咳嗽症状，并持续数天或数周之久。在这种情况下，患者容易进展成急性呼吸衰竭。该综合征的表现与特发性急性间质性肺炎（AIP）相似，并与弥漫性肺泡损伤（DAD）的组织病理学类型密切相关（图 53-9）。

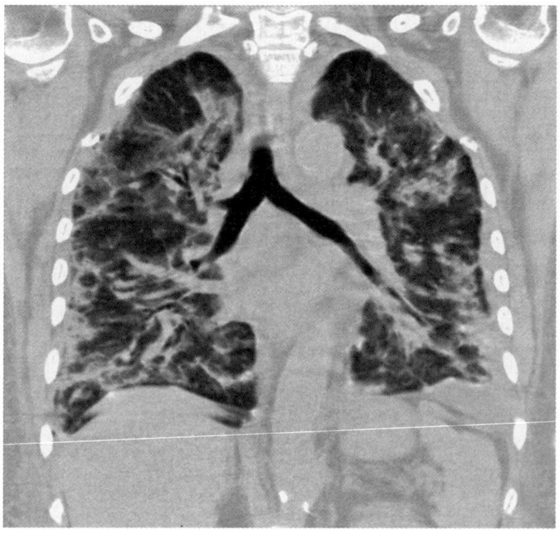

图 53-9　73 岁女性患者的 HRCT（冠状面），弥漫性肺泡损伤及机化性肺炎（经胸腔镜肺活检证实）为其抗合成酶综合征（Jo1）的首发表现

在 PM/DM 患者中，IP 发生率与血循环中抗合成酶抗体的存在密切相关（50% ～ 100% 的病例）。相比而言，无弥漫性肺病的患者中仅有 5% 存在抗合成酶抗体。这种临床相关性还可见于类风湿关节炎中，也称为抗合成酶综合征。

混合型结缔组织病

混合型结缔组织病（MCTD）的特点是一种以上结缔组织病的特征重叠出现［如雷诺现象、滑膜炎和（或）肌炎］，且患者血循环中存在高滴度（＞1：1600）抗核糖核蛋白抗原（抗 U1-RNP）。目前，临床上存在多种不同的分类系统用于诊断 MCTD，故难以比较不同人群的发病情况，也难以进行规范的临床评估。当 MCTD 合并“重叠综合征”时其诊断就更为复杂了。重叠综合征通常用于提示患者存在一种以上 CTD 的特征，但其抗 U1-RNP 滴度并不高。这是由于一些患者仅有部分疾病特征而难以归类于某种结缔组织病，但随着病情进展，患者逐渐出现了 SSc、DM/PM 或 SS 的典型表现。

MCTD 的肺部并发症和病理特点与其他结缔组织病类似，其最常见的三大并发症包括胸腔积液、间质性肺炎及肺动脉高压。MCTD 的胸膜病变多见于一些具有类似 SLE 临床特征的患者，而类似 SSc 或 PM/DM 临床表现的患者则较少发生。MCTD 间质纤维化的表现则类似于 SSc 并发肺间质纤维化患者（如病理类型呈 NSIP 改变）。机化性肺炎（OP）尽管在 PM/DM 中很常见，但在 MTCD 中却甚少出现。其最严重的并发症是进展性肺动脉高压和肺心病，即使给予积极的医疗干预措施，也往往难以阻止病情迅速恶化和死亡。其他引起肺动脉高压的原因还有肺血管炎和肺栓塞，尤其是 MCTD 具有类似 SLE 的特征且血循环中抗磷脂抗体阳性者易发。

系统性红斑狼疮

系统性红斑狼疮（SLE）的特点是多克隆 B 细胞功能活化，产生多种抗核内靶位的自身抗体（如抗 dsDNA、抗 Sm 抗体）。与之相反，患者体内 T 细胞功能受损，更易发生感染性并发症。

SLE 最常见肺部表现是伴或不伴胸腔积液的胸膜病变。其他罕见并发症为膈功能障碍或“肺萎陷综合征”，其特征是进行性胸膜纤维化或呼吸肌无力所致肺容量下降及正常肺实质减少。感染是肺实质病变最常见的原因。临床上 SLE 患者发生典型 IP 的概率较低（±5%），且病变进展缓慢并能长时间保持稳定状态。尽管难以解释其原因，但免疫组化检查提示患者肺泡毛细血管膜上通常有特征性 IgG 颗粒及补体颗粒沉积（图 53-10）。SLE 相关的肺动脉高压也不容忽视，尤其是抗磷脂抗体阳性者，据报道其发生率为 4% ～ 14%，诊断肺动脉高压后 2 年的总体病死率达 25% ～ 50%。在 SLE 中，既可直接累及肺血管，也可因间质性肺疾病、弥漫性肺泡出血、气道疾病和血栓性疾病而导致肺动脉高压。急性狼疮肺炎 / 肺泡出血则是 SLE 罕见的肺内并发症。

抗磷脂综合征

抗磷脂综合征（APS）是一种系统性自身免疫病，主要特征包括动脉 / 静脉血栓形成，习惯性流产（常伴有轻-中度血小板减少）和抗磷脂抗体（主要包括狼疮样抗凝物、抗心磷脂抗体、抗 β_2 糖蛋白抗体 1）水平升高。APS 可分为原发性和继发性两类。原发性 APS 一般不伴有其他自身免疫性疾病，继发性 APS 则好发于具有一种自身免疫失调症状的患者（如常见于 SLE）。与 APS 有关的肺部临床表现包括肺栓塞、肺梗死、大小肺血管的原发性栓塞、肺毛细血管炎、肺动脉高压和 ARDS。此外，弥漫性纤维化性肺泡炎也与 APS 相关。当 APS 累及多器官、多系统或多组织，一周内临床迅速进展者，称为重症 APS。即使给予充分抗凝、大剂量激素和免疫抑制药、静脉注射丙种免疫球蛋白（IVIG）等治疗，其病死率仍超过 50%。一些证据认为，血浆置换治疗可能会提高重症 APS 的生存率。

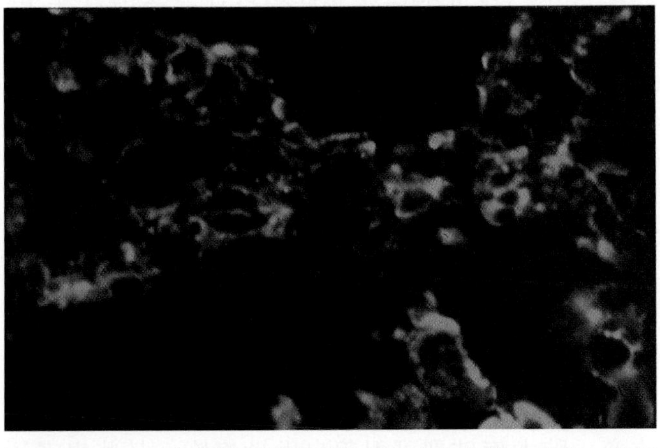

图 53-10　SLE 合并间质性肺炎患者免疫组化检查发现，肺组织细胞膜上有特征性 IgG 颗粒和补体颗粒沉积

干燥综合征

干燥综合征（SS）是一种缓慢进展的自身免疫性炎症性疾病，主要侵犯外分泌腺及多部位上皮细胞，导致腺体分泌减少或消失以及黏膜普遍干燥。SS 涉及广泛，从局部的泪腺和唾液腺分泌减少到系统性病变，包括肺部表现，有时还可并发 B 细胞淋巴瘤（±5%）。该病既可单独出现（即原发性 SS），也可伴发于其他几乎所有的结缔组织病（即继发性 SS）。SS 的这两种类型均可累及肺部，而继发性 SS 能与其伴发的结缔组织病共同影响肺部表现。框 53-1 总结了干燥综合征的肺部临床表现，图 53-11 显示了原发性 SS 患者肺部滤泡性细支气管炎的 HRCT 表现。

复发性多软骨炎

复发性多软骨炎是一种罕见的多系统疾病（发病率＜ 5/100 万人），其反复发作、进展的软骨炎症可破坏软骨结构并导致广泛的退行性变。目前认为它是一个自身免疫进程，体内存在抗软骨及Ⅱ型胶原的自身抗体，故它可侵害包含软骨组织的所有身体部位，如鼻子、耳朵、关节和肋骨等。高达 50%

框 53-1　干燥综合征（SS）肺部表现

上气道疾病
- 鼻腔黏膜浸润、干燥（“鼻腔干燥症”）
- 累及口腔唾液腺（口干症）

气管支气管黏膜下腺淋巴浸润（气道干燥）

支气管和细支气管上皮下淋巴浸润（淋巴细胞支气管炎 / 细支气管炎）

淋巴增殖性疾病
- 肺部弥漫性淋巴组织增生［滤泡性细支气管炎（FB）或淋巴性间质性肺炎（LIP）］
- 假性淋巴瘤
- 淋巴瘤样肉芽肿病
- 恶性 B 细胞非霍奇金淋巴瘤

其他弥漫性间质性肺炎
- 寻常型间质性肺炎（UIP）
- 非特异性间质性肺炎（NSIP）
- 机化性肺炎（OP；或隐源性 OP）

多发性肺囊肿（与淋巴性间质性肺炎相关）

血管炎和肺动脉高压

肺淀粉样变

胸膜疾病（主要见于继发性 SS）

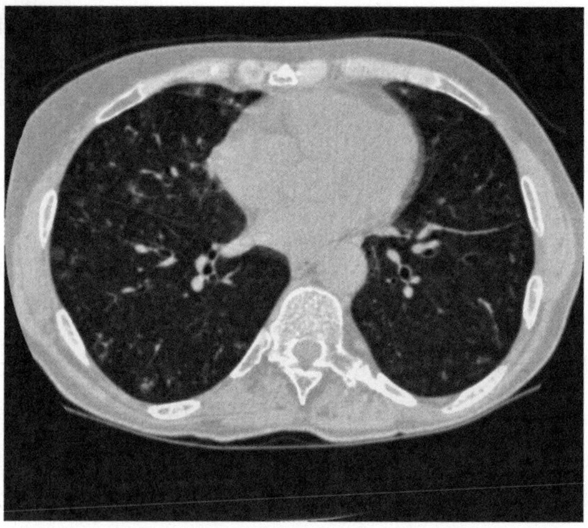

图 53-11 原发性 SS 合并慢性咳嗽的胸部 HRCT 显示与滤泡性细支气管炎表现一致的特征。该患者肺泡灌洗液中淋巴细胞升高 57%，并已排除其他可能导致淋巴细胞升高的原因

的患者还累及肺支气管树。该病的诊断主要依靠临床，框 53-2 总结了复发性多软骨炎最普遍的诊断标准。胸部 CT 检查可发现气管壁增厚，气道变窄，伴或不伴有气道钙化。呼气相 CT 检查可见近半数患者有气道塌陷和肺叶空气滞留。受累软骨组织学活检并不是诊断所必需的检查，但对于不典型病例的诊断十分必要；耳部组织学检查是最常见的检查步骤，偶可进行气管环活检。抗Ⅱ型胶原抗体检测也有利于该病诊断，其特异性强，但仅 1/3 患者有阳性结果。

气道软骨的炎症及损伤会导致声门、气管和支气管的破坏和阻塞，进一步造成呼吸气流受限、肺不张和继发感染。肺实质病变较为罕见，不伴有血管炎，其症状通常为亚临床表现。

复发性多软骨炎的治疗主要取决于疾病的严重程度，轻度患者可以用非甾体抗炎药控制，复发时则需要短程、大剂量糖皮质激素治疗。当疾病危及生命、存在激素抵抗且易反复发作时，需要激素联合环磷酰胺等免疫抑制药治疗。患者存在严重的声门或声门下梗阻时需要进行气管切开术，而当患者并发气道塌陷或难治性气道狭窄时可考虑行支架置入术。

框 53-2 复发性多软骨炎的临床诊断标准 *

双侧耳郭软骨炎
非糜烂性，血清阴性炎性多关节炎
鼻软骨炎
眼球炎症
呼吸道累及（上 / 下）
耳蜗伴或不伴前庭异常

* 符合 3 条或 3 条以上标准即可诊断复发性多软骨炎

强直性脊柱炎

强直性脊柱炎（AS）是一种慢性血清阴性的脊柱关节病，与 MHC 抗原 HLA-B27 密切相关。HLA-B27 阳性存在于 7% 白种人及 95%AS 患者。白种人的 AS 患病率为 0.15%。AS 主要是脊柱的一种慢性炎症性疾病，但通常也会累及身体其他部位。高达 25% 的 AS 患者可发生非肉芽肿性前葡萄膜炎，20% ～ 30% 的 AS 患者可发生无症状性胸主动脉炎，10% 的 AS 患者临床上还可出现主动脉瓣关闭不全或升主动脉扩张。AS 肺部并发症主要表现为胸廓活动受限或实质病变。有些患者（几乎全部为男性患者）可伴发肺尖部纤维化大疱，伴或不伴有空洞及肺门扭曲。然而，当患者出现上叶纤维化时应考虑 AS 的可能，因为超过 20% 的 AS 患者会出现该类并发症。值得注意的是，AS 患者还会发生其他一些非肺尖部的肺实质病变（如 NSIP）。

目前尚无有效治疗手段来控制肺尖纤维化，且经常出现激素抵抗现象。对于大部分患者，建议密切观察，不予治疗；当合并感染时可给予适当抗生素治疗。肺内空洞曲霉菌感染发生大咯血是该病的一大治疗难题。该病的治疗首选措施包括抗真菌治疗和支气管动脉栓塞术。当病情无法控制时，只能切除空腔，通常通过肺叶切除术实现，但术后出现支气管胸膜瘘或脓胸的风险很高，并可能导致死亡。

马方综合征

马方综合征是一种遗传性结缔组织病，不存在人种和性别差异，其发病率约为 1/5000（即 0.02%）。其遗传模式为常染色体显性遗传伴可变的外显率，15% ～ 30% 的患者由新生突变所致。该病已被证实与 15 号染色体上的 *FBN1* 基因缺陷有关，该基因编码糖蛋白纤维蛋白原 -1。由于纤维蛋白原能为弹性蛋白原提供骨架，故它是形成结缔组织弹力纤维不可缺少的蛋白。

马方综合征患者常表现为四肢细长（臂展 / 身高＞ 1.05），可侵犯眼睛（如晶状体异位症）、心血管系统（如升主动脉扩张或夹层）、骨骼系统（如鸡胸 / 漏斗胸、脊柱侧弯、腰椎滑脱）等。大约 10% 的患者可出现肺部并发症，引起肺尖肺气肿和囊状改变；肺大疱破裂可引起自发性气胸；某些患者还可出现上叶纤维化。

白塞综合征

白塞综合征是一种病因不明的炎症性疾病，几乎可侵犯所有大小和类型的动脉和静脉血管。全球发病率为 1/300 000 ～ 1/10 000，地中海东部和远东地区发病率最高，青壮年好发，平均发病年龄为 25 ～ 30 岁，其发病与 HLA-B51 有关。

由于受累血管的多样性，白塞综合征的症状可出现在身体多个部位。临床特点主要有皮肤黏膜溃疡，几乎所有患者均有口腔和生殖器溃疡；此外，眼部病变（如前或后葡萄膜炎、视网膜血管炎）、皮肤病变（如结节性红斑）、假毛囊炎和丘疹脓疱性病变等也常有发生。其他病变特征还有滑膜炎致关节痛，易发生血栓性疾病，中枢神经系统也可受累（如头痛、脑膜脑炎、颅神经麻痹和癫痫发作）。

不到 10% 的白塞综合征患者会出现肺部并发症。其症状包括呼吸困难、胸痛和复发性咯血，严重时可能危及生命。典型的病理表现为肺动脉瘤，其形成原因是炎症反复刺激血管壁，使血管壁发生小膨隆，从而形成动脉瘤（图 53-12）。此外，肺动脉或静脉血栓形成、肺梗死和胸腔积液（见于某些患者）也可发生。当患者发生咯血时，应特别注意动脉瘤（伴肺-气管瘘形成）与肺栓塞的鉴别，这是由于患者如果错误地进行了抗凝治疗，可能会引起严重的肺出血。

糖皮质激素和其他免疫抑制药（如环磷酰胺和硫唑嘌呤）是控制血管炎的主要药物，在危及生命的情况下，需要考虑肺叶切除术和肺切除术。

休-斯二氏综合征是一种不完全型白塞综合征，它在肺动脉瘤基础上还有全身血栓形成，但缺乏与白塞综合征相关的肺外表现。

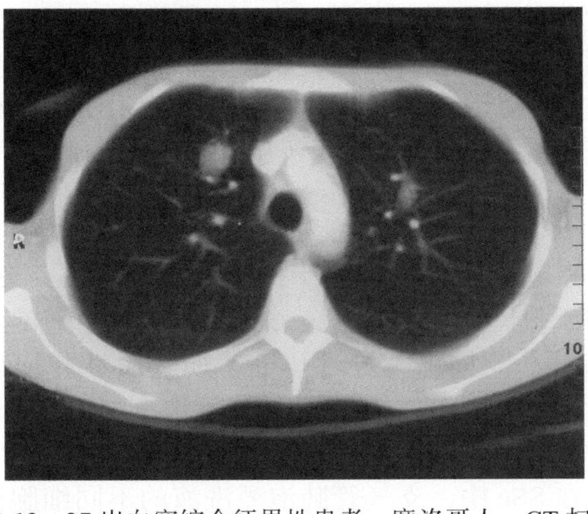

图 53-12　27 岁白塞综合征男性患者，摩洛哥人，CT 扫描显示有咯血，肺动脉血管造影可见近肺门中心的血管处多个硬币大小强化灶，为动脉瘤

诊断性检查

肺功能检查

临床上，肺功能检查（PFTs）在结缔组织病临床相关肺实质病变的鉴别中具有重要意义。肺纤维化是限制性肺疾病，表现为换气功能障碍，导致 TLC、VC 和 DLCO 下降，但其流速可不下降。在最初 6 年里对硬皮病患者追踪监测肺功能，有利于评估疾病的进展情况。对 SSc 患者最初 5 年肺功能监测显示，每两年肺活量分别下降 32%、12% 和 3%。因此，在疾病早期须密切监测肺功能变化，一旦患者肺功能出现明显改变则提示患者可能需要采用新的治疗方案。

肺功能检查结果还能提供重要的预后信息。SSc 患者 FVC 小于 50% 预计值时，其预后情况最差，十年存活率接近 50%。此外，新发硬皮病患者的肺弥散功能（DLCO）如小于 70% 预计值，且伴有蛋白尿和红细胞沉降率（ESR）增快，其 5 年内极有可能发生死亡。

弥散功能下降不一定意味着存在间质性肺病，也可能是肺血管疾病，或两者同时存在。肺活量 / 弥散量预计值百分比（VC/DLCO%）可协助判断病情：单纯纤维化疾病患者接近 1；独立肺动脉高压患者通常大于 1.8；纤维化和血管病变相混合者，VC 适度下降，而 DLCO 则下降更为明显，故该值也会升高。

胸部 X 线检查

所有结缔组织病患者均应行胸部 X 线检查，不管患者是否主诉有肺部症状或发现肺部表现。胸部 X 线片显示异常可能可以协助诊断不同的结缔组织病，一旦发现任何实质病变，均应行 HRCT 检查。

HRCT 检查

当前，HRCT 已成为评估结缔组织病合并间质性肺病患者的影像学检查手段。它较胸部 X 线片能识别更多的肺部病变，且特异性更强，易于发现共存的胸膜病变、小气道病变、支气管扩张和肺部结节，并能为食管扩张等疾病提供诊断线索。此外，HRCT 检查还能为开胸或胸腔镜肺活检提供最佳定位。HRCT 改变了 IP 亚群尤其是特发性疾病的病理-放射学分型，类似情况还可见于结缔组织病。近年来，16 排螺旋 CT 已能实施后处理策略（最小强度投影，minIP），可进一步评估肺实质病变。表 53-3 总结了不同间质性肺炎的特点，图 53-13 及图

表 53-3 结缔组织病合并间质性肺炎的主要 HRCT 特点

类型	HRCT 特点
UIP	沿外周、胸膜下和肺底段分布，不规则网格状改变伴蜂窝样改变，形成牵拉性支气管扩张和结构扭曲，局部细小磨玻璃样改变
NSIP	沿外周对称性分布，肺底为主，广泛磨玻璃样改变，也有网状改变和牵拉性支气管扩张，蜂窝样改变少见
OP/COP	斑片状实变和（或）结节样病变和（或）小叶外周不透明样改变，也可呈磨玻璃样改变
LIP	弥漫性磨玻璃样改变，小叶中央型结节，室间隔、支气管血管增厚，薄壁囊肿
DAD	重力依赖性实变，磨玻璃影，常不累及小叶，后期形成牵拉性支气管扩张

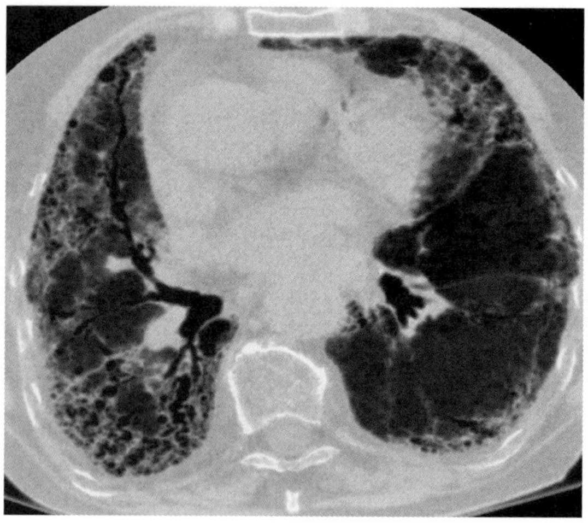

图 53-13 UIP 患者最小强度投影下的 HRCT 表现。（Dr. H. W. van Es，St. Antonius Hospital，Nieuwegein，The Netherlands 惠赠）

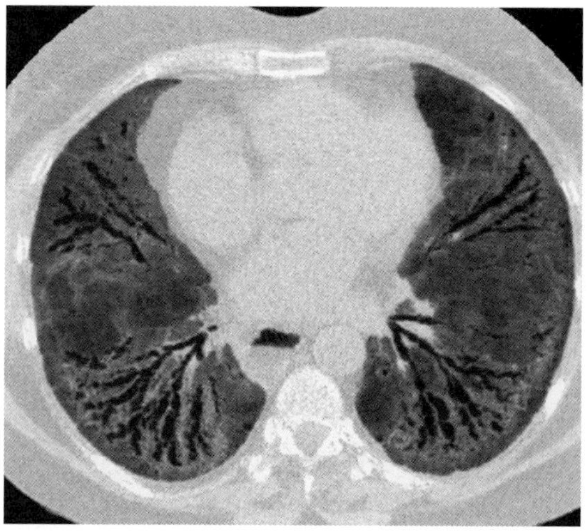

图 53-14 NSIP 患者最小强度投影下的 HRCT 表现。（Dr. H. W. van Es，St. Antonius Hospital，Nieuwegein，The Netherlands 惠赠）

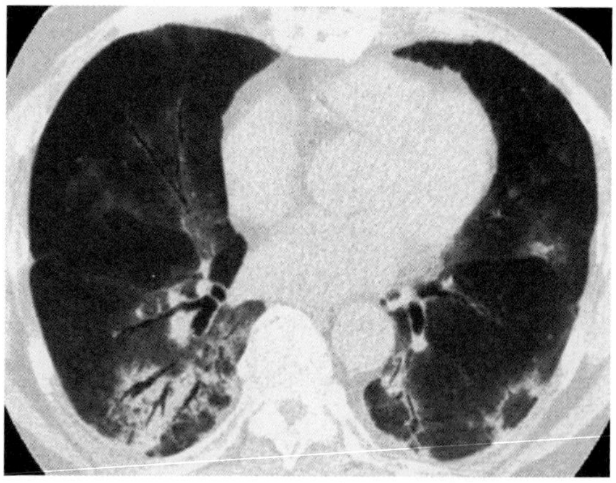

图 53-15 OP 患者最小强度投影下的 HRCT 表现。（Dr. H. W. van Es，St. Antonius Hospital，Nieuwegein，The Netherlands 惠赠）

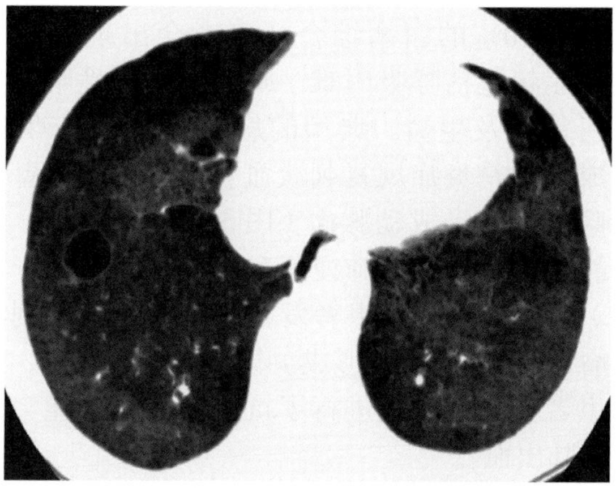

图 53-16 LIP 患者 HRCT 表现。（Dr. H. W. van Es，St. Antonius Hospital，Nieuwegein，The Netherlands 惠赠）

53-14、图 53-15、图 53-16 描述了 UIP、NSIP、OP、LIP 的 HRCT 表现。

HRCT 对评估弥漫性肺疾病和气道疾病的严重程度也特别有益。此外，HRCT 异常表现还可为患者可能出现的治疗反应提供信息。磨玻璃样改变提示炎症性疾病为主，通常与疾病改善有关；网格状改变尤其是蜂窝样变则提示患者已存在纤维化改变。

支气管肺泡灌洗

支气管肺泡灌洗对于疾病诊断具有重要意义，可用于排除感染性疾病，确定（纤维化）肺泡炎的存在，并能提供特异性诊断，如弥漫性肺泡出血（图 53-17）。同时，支气管肺泡灌洗液对于滤泡性支气管炎（图 53-11）的鉴别诊断也起着重要作用。

在 SSc 中，支气管肺泡灌洗液的不同细胞计数也可用于评估预后。一项研究针对 49 位 SSc 合并纤维化肺泡炎患者进行了连续 2 年的随访，结果发现

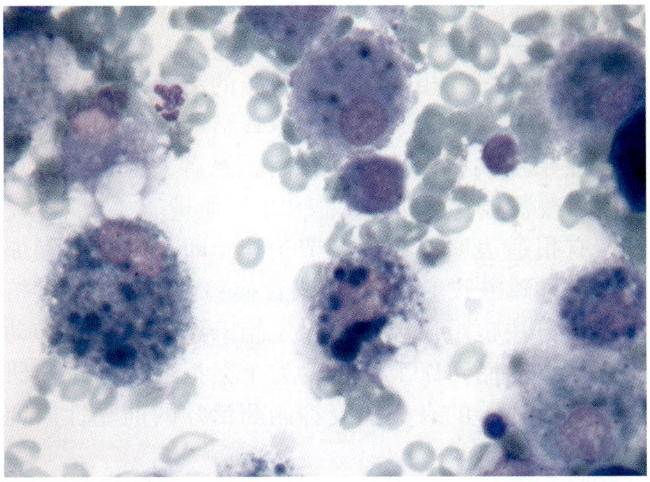

图 53-17 对由自身免疫性血管炎引起肺泡出血的患者的肺泡灌洗液进行 May-Grünwald 姬姆萨染色，大细胞为充满含铁血黄素的巨噬细胞，小细胞为红细胞

仅有基线时 BAL 粒细胞增多［中性粒细胞数＞ 3% 和（或）嗜酸性粒细胞数＞ 0.5%］的患者疾病进展快，肺弥散功能下降明显，而 BAL 结果正常或淋巴细胞增多者在研究期间的肺功能基本处于稳定水平。

肺活检

何时进行肺活检对于结缔组织病合并间质性肺炎患者是一个重要的临床问题。如果患者已有 CTD 并有呼吸道症状，最恰当的检查就是进行 HRCT 和肺功能检查，此两项检查可比较有把握地检出 / 排除弥漫性间质性肺疾病。HRCT 还能为特异性诊断提供进一步的线索，对于排除感染性疾病等其他诊断十分重要。在某些病例中，HRCT 结果也会在理论上支持某种间质性肺炎（IP）亚型的诊断，但当患者症状不符合或 HRCT 结果不典型时可考虑行肺活检术。然而，结缔组织病相关 IP 肺活检结果的预后数据还比较缺乏，故只有在病例表现不典型、诊断排除间质性肺病（如淀粉样变）时才建议行肺活检术。由于患者通常会服用免疫抑制药，故病理检查时需要将 CTD 实质表现与药物诱导的肺部病变或机会性感染相鉴别；最后，当患者考虑合并恶性肿瘤，尤其是淋巴细胞间质性肺炎时也可进行肺活检术。

诊断流程

SSc 患者并发肺实质和肺血管病变的概率较高，故需要对这些并发症进行常规筛查。在其他结缔组织病中，患者存在临床症状时通常也会对其肺部表现进行评估（图 53-18）。

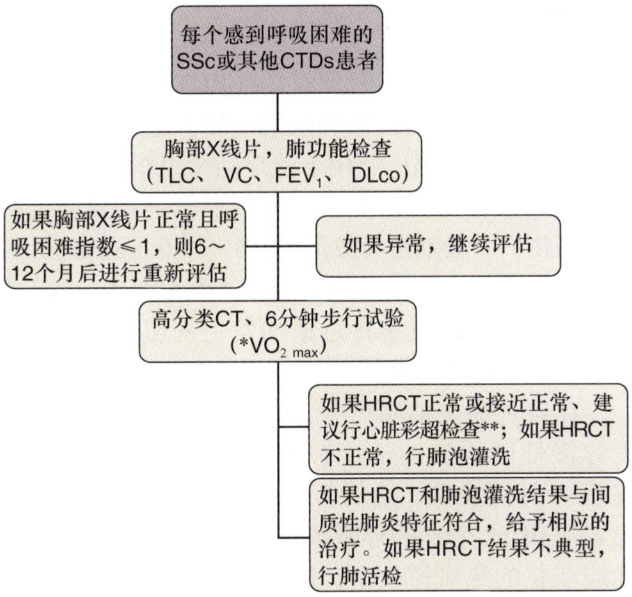

图 53-18 结缔组织病（CTD）中评价肺表现的诊断流程图。所有系统性硬化的患者和其他 CTDs 疾病患者和呼吸症状能根据这张流程图对肺部并发症进行评价。美国胸科协会 / 欧洲呼吸学会推荐了呼吸困难评分：0，除了剧烈运动外，平时不会受到呼吸困难的困扰；Ⅰ，在平地上匆忙行走或爬小山丘时会受到气短的困扰；Ⅱ，与同龄的普通人相比，由于呼吸困难，在平地上走得更慢；或在平面上以平常步速行走时，不得不停下来呼吸；Ⅲ，在平地上行走 100 m 或数分钟后，停下来呼吸；Ⅳ，呼吸困难以至不能到户外去，或在穿衣服或脱衣服时感到呼吸困难。PFT，肺功能测试；HRCT，高分辨 CT；BAL，肺泡灌洗液；IP，间质性肺炎。* 推荐检测 VO_2max，因为它能提供判断肺功能和损伤的更客观的数据。用来确定限制运动能力的因素。** 系统性硬化患者推荐常规的心脏彩超检查，因为该病很可能累及心脏，出现肺高压

治疗

结缔组织病肺部并发症的治疗方法主要取决于肺部病变的类型，而不是结缔组织病的类型。在大多数情况下，尚无用于循证决策的可控数据。由于结缔组织病是以自身免疫炎症为基础的疾病，其治疗药物具有广泛的免疫抑制作用。尽管激素存在许多潜在的副作用，但仍是当前主要的治疗药物。其他常用药物如环磷酰胺、硫唑嘌呤和氨甲蝶呤（MTX）均具有免疫毒性，但也会产生更严重的副作用。值得注意的是，MTX 具有发生肺毒性作用的小风险（±3%）。此外，环孢素 A 和他克莫司也具有治疗价值，它们可以强效、特异性地抑制 T 细胞，但在使用过程中需要仔细监测血液浓度，以尽量减少其副作用。

弥漫性肺疾病

尽管很少有随机对照试验（RCT）数据显示糖皮质激素能阻止间质性肺疾病（IP）进展或逆转肺纤维化，但该药仍广泛用于治疗结缔组织病相关 IP。虽然缺乏数据支持，但糖皮质激素仍是主要的维持治疗药物，一般剂量为泼尼松 0.5 ～ 1.0 mg/kg（针对非急性病患）。然而，中等量激素（泼尼松 15 mg/d 或等效药物）与硬皮病肾危象的发生密切相关，并可能引起不可逆的肾衰竭。

在各种免疫抑制药中，仅环磷酰胺对硬皮病并发弥漫性肺疾病的治疗有 RCT 相关数据。北美硬皮病肺研究表明，合并间质性肺纤维化的硬皮病患者服用 12 个月的环磷酰胺（2 mg/kg）后，其肺功能变化的绝对值较小，但其肺功能较安慰剂组有显著改善，其皮肤评分也相应提高。尽管环磷酰胺组发生白细胞减少和中性粒细胞减少的概率显著增高，但两组患者发生严重不良事件的概率并无明显差别。近来，开放性研究报道吗替麦考酚酯可取代环磷酰胺。

血管性病变

结缔组织病相关肺动脉高压的治疗与特发性肺动脉高压相似（图 53-19）。尽管结缔组织病患者的治疗效果不如原发性肺动脉高压患者，但积极治疗仍可以改善患者的功能状态和生活质量。

有报道表明，免疫调节治疗（即糖皮质激素加或不加环磷酰胺）、长期血浆置换和自体干细胞移植等治疗方法也可以改善或稳定结缔组织病相关肺动脉高压。然而，以上数据仅为个案报道或回顾性研究，尚无完善的有关免疫抑制药治疗的前瞻性研究报道。

肺移植

尽管慢性排斥反应仍是影响患者长期生存率的重要问题，但肺移植作为治疗晚期肺疾病或心肺疾病的方法现已获得认可。据最近国际心肺移植注册表统计，系统性疾病所致肺纤维化如硬皮病、结节病、组织细胞增多症 X 和淋巴管平滑肌增多症（LAM；见第 54 章），已在所有肺移植病例中占有

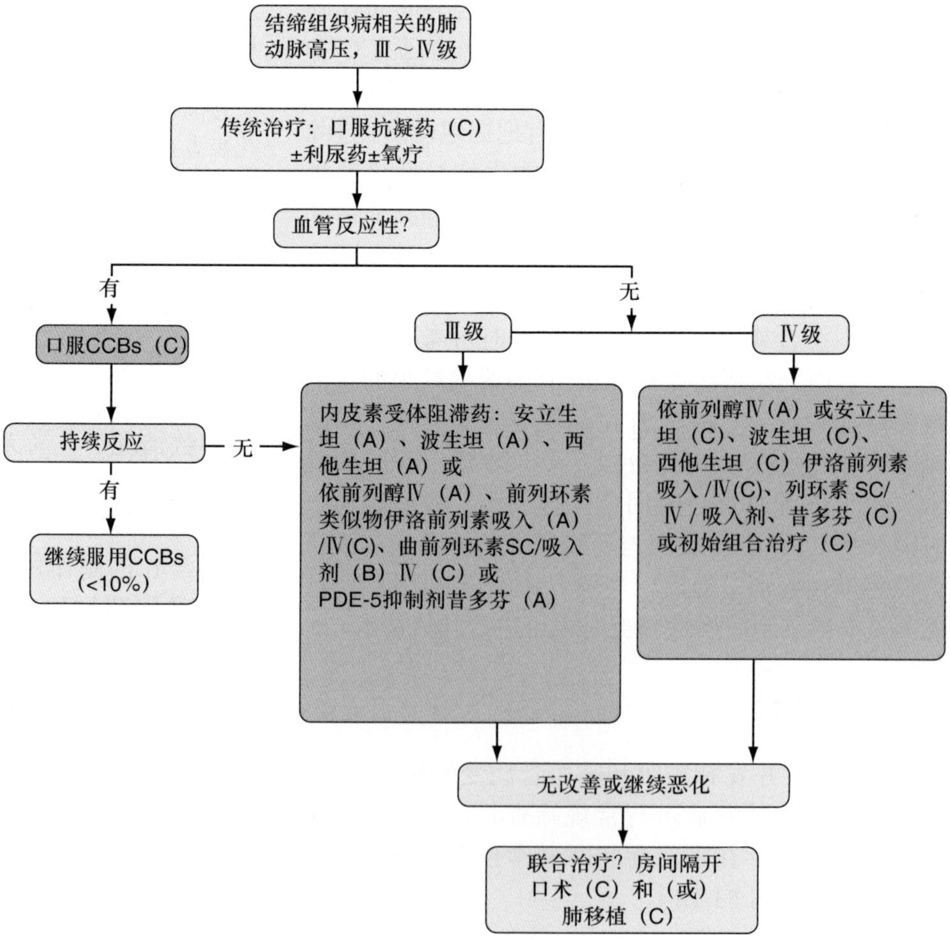

图 53-19 结缔组织病相关肺动脉高压（Ⅲ～Ⅳ级患者）的治疗策略。肺动脉高压Ⅲ级的患者体力活动明显受限，安静时无不适，小于一般体力活动即可导致呼吸困难、乏力、胸痛或者接近晕厥。肺动脉高压Ⅳ级患者任何活动都可引起症状发作，表现为右心衰竭，休息状态也可出现呼吸困难和（或）乏力，任何活动都会使不适程度增加。CCB，钙离子拮抗药；IV，静脉注射；SC，皮下给药；证据等级（括号内）：**A**，至少有两个随机对照试验（2 RCT）不冲突；**B**，至少 1 RCT；**C**，通过观察研究得到的有效证据，无 RCT

了 5% 的比例。如果系统性疾病患者无其他脏器活动性病变，且其他脏器功能良好，其肺移植后的效果与其他疾病（如 IPF 和肺气肿）相似。

临床过程和预防

系统性疾病早期治疗能否防止不可逆肺瘢痕形成或肺动脉高压进展呢？HRCT 的广泛应用已能提高结缔组织病肺部病变的早期诊断率。对于无症状且肺功能正常或接近正常的患者而言，目前尚无一个明确的处理策略。理论上来说，早期治疗可以防止疾病发生进一步不可逆性损害。然而，这些患者中的大部分可能永远不会出现疾病进展的表现。目前只能认为这部分患者在本质上有疾病进展的风险，建议密切监测，尤其是在出现症状后的前几年。

结缔组织病相关间质性肺炎的临床过程与特发性患者之间有无差异呢？目前，尚不明确间质性肺炎的不同组织学表现对于结缔组织病和特发性间质性肺炎是否一样重要。然而，局限性系统性硬化合并 UIP 与合并 NSIP 患者的结局可能确有不同，仔细观察肺活检结果可以发现 HRCT 无法发现的差异，而患者如能即时转诊进行肺移植则可从中获益。

争议和误区

疾病活动和严重程度

在结缔组织病及其肺部并发症中，疾病活动性指的是“肺组织潜在的病理改变仍持续进展，尚未停止（即完全缓解）”。然而，完全缓解不能等同于病理消退，因为它可能已经给组织造成了严重的损伤并留下了瘢痕（如不可逆的纤维化）。

疾病的严重程度主要由患者的症状及功能受限程度来决定，弥漫性肺泡出血等结缔组织病肺部并发症严重时可危及患者的生命。

在间质性肺炎（IP）中，治疗方案的选择主要取决于疾病的严重程度。在绝大多数情况下，肺功能障碍是持续进展的间质性炎症和不可逆肺纤维化的结果。但在某些患者中，疾病的炎症阶段可能已经消退，仅残留广泛的瘢痕组织。疾病的活动程度有可能决定免疫抑制治疗的成功与否。然而，目前为止尚无一项有效的生物标记或影像技术可用于区分可逆性炎症疾病与不可逆性纤维化，故监测疾病的后续变化仍然是克服这些局限性的最主要策略。

指南 / 协议的网络资源

http://www.eustar.org/ 该网址内容是欧洲抗风湿联盟（EULAR）和硬皮病试验和研究（EUSTAR）的倡议，主要目的是促进硬皮病的研究和护理，为欧洲硬皮病患者的治疗提供诊治依据和标准。

http://www.eular.org/ 欧洲抗风湿联盟（EULAR）是一个代表所有欧洲国家的风湿病患者、卫生专家及风湿病科研界的组织。EULAR 旨在刺激、促进和支持风湿病的研究、预防、治疗及康复。

http://www.rheumatology.org/ 美国风湿病学会。

推荐读物

American Thoracic Society/European Respiratory Society: International multidisciplinary consensus classification of the idiopathic interstitial pneumonias, *Am J Respir Crit Care Med* 165:277–304, 2002.

Badesch DB, Abman SH, Ahearn GS, et al: Medical therapy for pulmonary arterial hypertension, ACCP evidence-based clinical practical guidelines, *Chest* 126:35S-62S, 2004.

Baroni SS, Santillo M, Bevilacqua F, et al: Stimulatory autoantibodies to the PDGF receptor in systemic sclerosis, *N Engl J Med* 354:2667–2676, 2006.

Fagan KA, Badesch DB: Pulmonary hypertension associated with connective tissue disease. In *Pulmonary circulation: diseases and their treatment*, ed 2, London, 2004, Arnold.

Fischer A, Swingris JJ, Groshoug SD, et al: Clinically significant interstitial lung disease in limited scleroderma: histopathology, clinical features, and survival, *Chest* 134:601–605, 2008.

Jimenez SA, Derk CT: Following the molecular pathways toward an understanding of the pathogenesis of systemic sclerosis, *Ann Intern Med* 140:37–50, 2004.

Letko E, Zafirakis P, Baltatzis S, et al: Relapsing polychondritis: a clinical review, *Semin Arthritis Rheum* 31:384–395, 2002.

Saketkoo LA, Asherman DP, Cottin V, et al: Interstitial lung disease in idiopathic inflammatory myopathy, *Curr Rheumatol Rev* 6:108–119, 2010.

Tashkin DP, Elashoff R, Clements PJ, et al: Cyclophosphamide versus placebo in scleroderma lung disease, *N Engl J Med* 354:2655–2666, 2006.

Verleden GM, Demedts MG, Westhovens R, Thomeer M: Pulmonary manifestations of systemic diseases, *Eur Respir Monogr* 34, 2005.

Wells AU, Denton CP: *Pulmonary involvement in systemic autoimmune diseases*, Oxford, England, 2004, Elsevier.

第八部分　肺间质性疾病

第 54 章　罕见的弥漫性肺间质疾病

Simon R. Johnson • William Y.C. Chang　著

（陈丹丹　林江涛　王凌伟　译）

目前存在超过 7000 种罕见疾病，尽管这些疾病对个体而言都非常罕见，但它们共影响约 11% 的人群。大部分罕见病都是慢性的，常为进展性，因此是内科医生工作的一个重要部分。“orphan disease”这个术语常常是指罕见病，最初用来表示缺乏相关认识、研究或特效治疗。然而，目前已对多数疾病的分子学基础有了了解，从而实现了生物靶向治疗，这对患者的明确诊断非常重要。本章介绍了选出的几例罕见弥漫性肺疾病［包括原发和发生于系统性疾病的（继发性）］，这些疾病都是大多数内科医生可能会遇到的，尤其是那些若能确诊将有助于患者治疗的疾病。

罕见的囊性肺疾病

淋巴管平滑肌增多症

淋巴管平滑肌增多症（LAM）是一种肺囊性疾病，几乎全发生于女性，在大多数人群中的发病率约为 5（女）/1 000 000 人。LAM 可散发或为常染色体显性遗传病、结节性硬化症（TSC）的一部分。在这两种发病形式中，肺组织和淋巴管都存在 LAM 细胞浸润—LAM 细胞是异常细胞的克隆，带有与 TSC 相关的基因的双等位基因失活突变，即 TSC-1 基因或 TSC-2 基因，更常见的是后者。LAM 细胞聚积并造成进展性的肺组织囊性破坏，可能是蛋白水解酶作用的结果（图 54-1）。LAM 细胞形成与淋巴管内皮细胞相联系的小结节团块，小结节团块反过来形成淋巴通道导致 LAM 细胞散布至全身。LAM 细胞也可浸润到轴向淋巴，形成血管肌脂瘤的平滑肌成分。血管肌脂瘤是一种血管周围上皮样细胞家族的罕见肿瘤，高达 40% 的散发 LAM 的妇女可出现该肿瘤。几乎所有患者均患有 TSC-LAM。

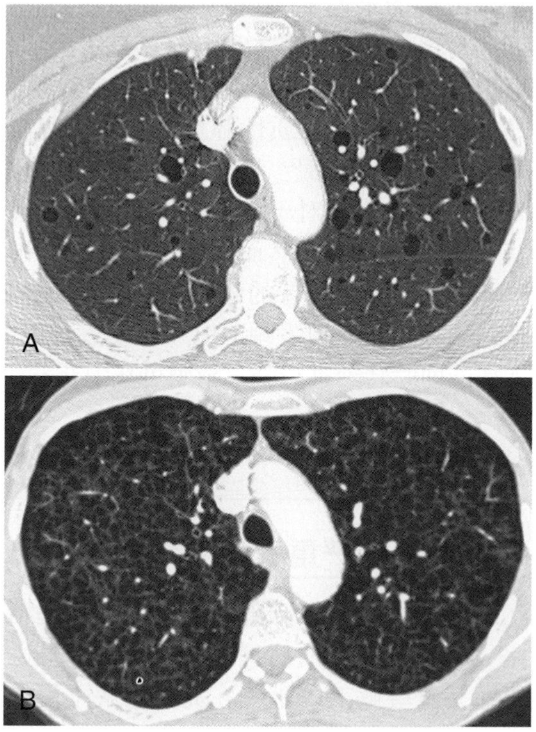

图 54-1　高分辨率 CT（HRCT）扫描可见淋巴管平滑肌瘤病患者的特征性影像学表现。**A**，一无症状且肺功能正常患者的 HRCT；**B**，建议行肺移植的弥漫性囊性变患者的影像学表现

其他与淋巴梗阻有关的肺外表现包括淋巴结病变（高达 30% 的患者）、淋巴管平滑肌增多症和囊性淋巴管肿胀，后两种疾病（高达 20% 的患者会发生）常常发生在腹部、骨盆或腹膜后（图 54-2）。10% 的患者出现胸部及腹部乳糜聚集。相比普通人群，LAM 脑膜瘤发病率更高。囊性肺破坏导致复发性气胸和进行性气流受限，1 秒用力呼气量（FEV_1）以平均每年 120 ml 的速度下降（正常人，下降速度 27 ml/yr）。然而，LAM 的临床病程各异，某些可多年保持稳定。目前来说，并没有什么特征能准确预测哪些患者将发展为进展性疾病；然而，发病年龄

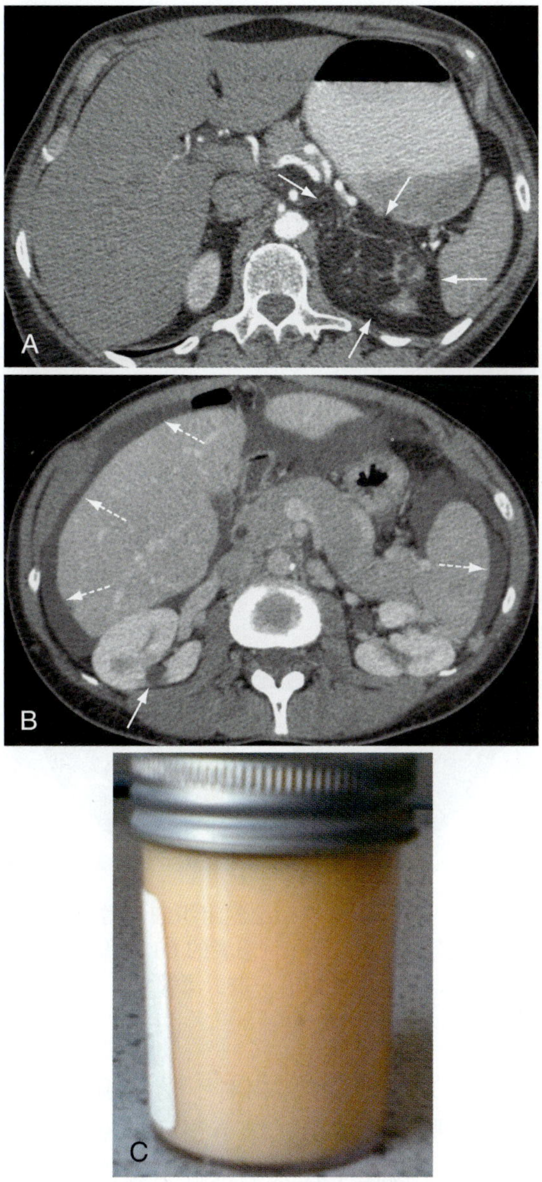

图 54-2 **A**，CT 影像可见大型左肾血管平滑肌脂肪瘤及脂肪密度区（白色箭头）；**B**，CT 扫描可见乳糜腹水及小型右肾血管平滑肌脂肪瘤（白色箭头）；**C**，从淋巴管平滑肌瘤病患者胸腔抽取的乳糜状液体

越轻、呼吸困难、肺功能差预示着更易成为进展性疾病。

LAM 患者最常表现为气喘或气胸，也可表现为乳糜样胸腔积液、血管肌脂肪瘤并发症或体重减轻。无吸烟史的年轻女性反复出现气胸或气流受限应警惕 LAM 可能。大多数病例 CT 表现为非带状分布的圆形薄壁多发囊肿多提示该疾病。因其他疾病行高分辨率 CT（HRCT）检查时发现囊肿性肺疾病的患者，越来越多地被确诊为 LAM。此外，推荐女性结节性硬化症（TSC）患者在 18 岁时行 CT 筛查；这类病人中很大一部分 CT 结果提示 LAM，但只有少数患者有呼吸道症状。

欧洲呼吸学会（ERS）近期制订的诊断标准指出，LAM 的确诊可基于 HRCT 扫描发现特征性肾血管肌脂肪瘤，其他部位 LAM 细胞的组织学证据（例如淋巴管肌瘤、腹部或胸腔收集到乳糜样积液）或 TSC 表现。若无 TSC 及肺外表现，则须行肺组织活检进一步明确诊断。某些情况下支气管镜活检可帮助诊断，但电视辅助胸腔镜手术（VATS）对大多数患者来说应作为首选。LAM 细胞能被 HMB-45 单克隆抗体特异性染色，且同时表达 α－平滑肌肌动蛋白、雌激素和孕酮受体。这些免疫组化标记的使用使得 LAM 细胞在肺组织（包括较小支气管镜活检标本）中更易于识别。新近研究发现 LAM 患者血清中血管内皮生长因子 D（VEGF-D）水平增加了约 2/3，因此可以将其作为 LAM 的诊断标记物。更重要的是，血清 VEGF-D 水平大于 800 ng/ml 时，可作为区分 LAM 与其他囊肿性肺疾病（包括朗格汉斯细胞组织细胞增生症、Birt-Hogg-Dube 病和肺气肿在内）的界限。

孤立的 LAM 患者须接受临床检查，并在必要时行正规筛查以排除 TSC。只有 1/3 的 TSC 患者有典型的三联征：癫痫、学习困难、面部血管纤维瘤。许多 TSC-LAM 患者智力正常，轻微的皮肤病变也易被忽略。几乎所有 TSC-LAM 患者都存在肾血管肌脂肪瘤。与孤立的 LAM 患者相比，SC-LAM 患者的肾血管肌脂肪瘤往往体积更大，且常为多发性及双肾受累。明确诊断 TSC 对于管理 TSC 的其他症状以及明确其家族遗传史有重要意义。

为明确诊断囊性肺疾病患者为 LAM，或对肾血管肌脂肪瘤患者进行评估时，应完善腹部及骨盆 CT 检查。大于 4 cm 的血管肌脂肪瘤更容易增大、破裂和出血。当其增大或出现症状时应预防性治疗。

LAM 的一般管理包括避免补充雌激素，包括避免口服避孕药以及激素替代疗法。适当时可进行疫苗接种、肺康复及氧疗。气流受限的患者使用支气管扩张药是受益的。70% 以上的 LAM 患者易发生气胸，且大部分反复发生，因此推荐早期手术干预治疗。考虑妊娠的患者应该注意该病在孕期可能更活跃，尤其容易发生气胸。TSC 的患者应该接受基因咨询。对于病情严重的患者（包括 TSC 患者），推荐进行肺移植。

孕激素或其他抗雌激素治疗既往已被用于 LAM 患者，但尚无证据表明此类激素疗法对多数患者有益。研究表明 mTOR 通路抑制药雷帕霉素可减缓肺功能受损患者 FEV_1 下降速率。对于肾血管肌脂肪瘤患者（包括 TSC 患者）来说，使用雷帕霉素治疗能减小肿瘤体积。一旦治疗中止，可出现肺功能继续下降或肿瘤体积继续增大，因此可能需要长期治疗。ERS 不推荐 mTOR 抑制药作为 LAM 的常规治疗，但对有进展性疾病的患者可能有作用。

朗格汉斯细胞组织细胞增生症

朗格汉斯细胞组织细胞增生症（Langerhans cell histiocytosis，LCH）是一种支气管中心性肺朗格汉斯细胞克隆增殖性疾病，表现为局部肉芽肿和小气道破坏以及由此导致的结节性及囊性改变。LCH 属于朗格汉斯细胞异常活化疾病中的一类，包括 Letterer-Siwe 病（急性弥漫性 LCH）和 Hand-Schüller-Christian 病（慢性特发性黄瘤病）。后两种疾病是儿童期类肿瘤的系统性疾病，下文中将不会进一步讨论。成年人 LCH 多局限于肺部，尽管如此，仍有 30% 以上的患者有肺外表现；常见的肺外表现包括垂体性尿崩症、皮肤病变、疼痛性骨骼病变以及较少见的中枢神经系统病变。

朗格汉斯细胞组织细胞增生症通常发生于 20 ~ 40 岁，几乎所有患者目前或近期均有吸烟史。浸润的朗格汉斯细胞克隆表面表达 CD1a 且在电镜下可见细胞内含有 Birbeck 颗粒（图 54-3）。LCH 可能与脱屑性间质性肺炎共同存在，这是另一种吸烟相关性肺疾病，其特征是巨噬细胞异常活化。与 LAM 相似，LCH 的严重程度不一，大约 1/4 通过影像学诊断的患者可无症状。约有 20% 的患者表现为气胸；其余症状包括咳嗽、呼吸困难及体重减轻。大多数患者可见胸部 X 线片异常，表现为中上肺为主的网格状阴影（图 54-4）。CT 扫描显示混合型结节、空泡结节以及肺囊肿，通常为多型性的不规则厚壁囊

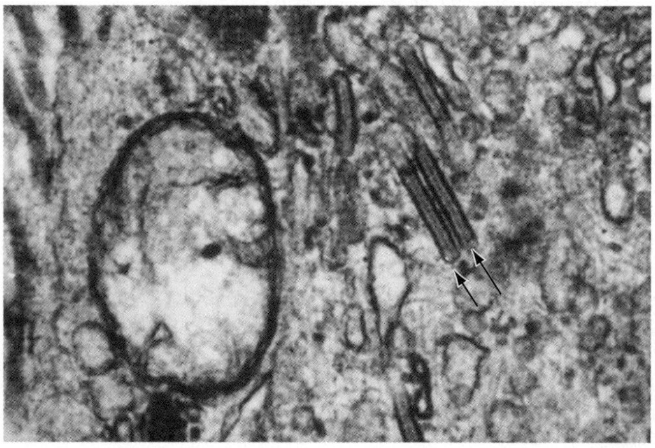

图 54-3 肺朗格汉斯细胞组织细胞增生症。电镜显示 Birbeck 颗粒（箭头）

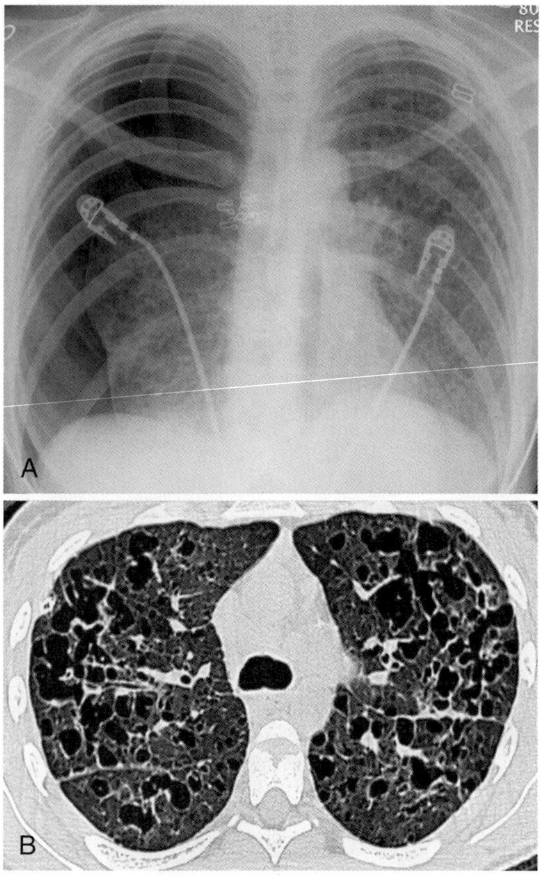

图 54-4 **A**，一例肺朗格汉斯细胞组织细胞增生症患者胸部平片显示并发气胸；**B**，同一例患者的 CT 图像显示多个不规则囊腔和结节，右侧胸腔内有一根引流管

腔（图 54-5）；肺基底部相对不受影响。随着疾病的进展，囊肿趋于融合，结节逐渐少见。结合以上影像学表现，可在年轻吸烟人群中疑诊该疾病。完全确诊需要行手术活检（图 54-6）。但如果支气管肺泡灌洗液中通过 CD1a 阳性识别的朗格汉斯细胞超过 5%，且通常合并存在巨噬细胞和嗜酸性粒细胞增多，也可支持该疾病的诊断，且在恰当的临床情况下可做出明确诊断。

约 15% 的 LCH 患者肺功能正常，但大多数患者存在伴有气体交换障碍的气流受限或同时存在阻塞性和限制性通气功能障碍。LCH 的疾病进程多变，部分患者症状可自发好转甚至完全缓解；一半以上的患者 CT 表现可得到改善。但亦有部分患者可发生进行性呼吸困难，而老年起病、症状持续、肺外受累以及肺动脉高压往往提示预后不良。LCH 总的 10 年生存率约为 70%，尽管其中一些患者已达到需要肺移植评估的程度。

对 LCH 进行管理是受肯定的。戒烟是最重要的干预措施，可能会显著地提高自然缓解率。肺动脉

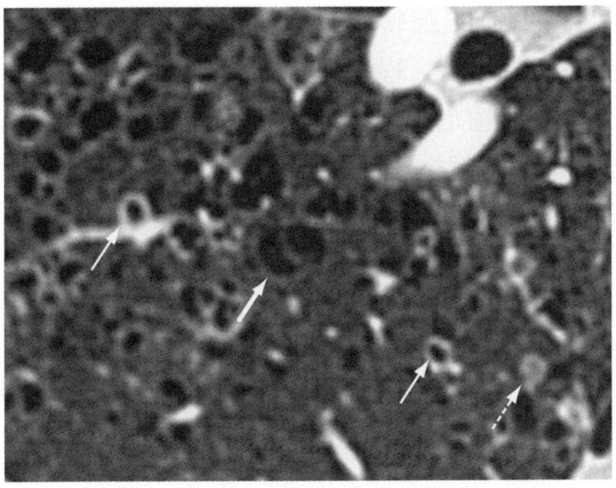

图 54-5　一位肺朗格汉斯细胞组织细胞增生症患者的典型高分辨胸部 CT 扫描图片，显示薄壁（瘦的箭头）、厚壁囊腔（厚的箭头）及有空洞的结节（虚线箭头）

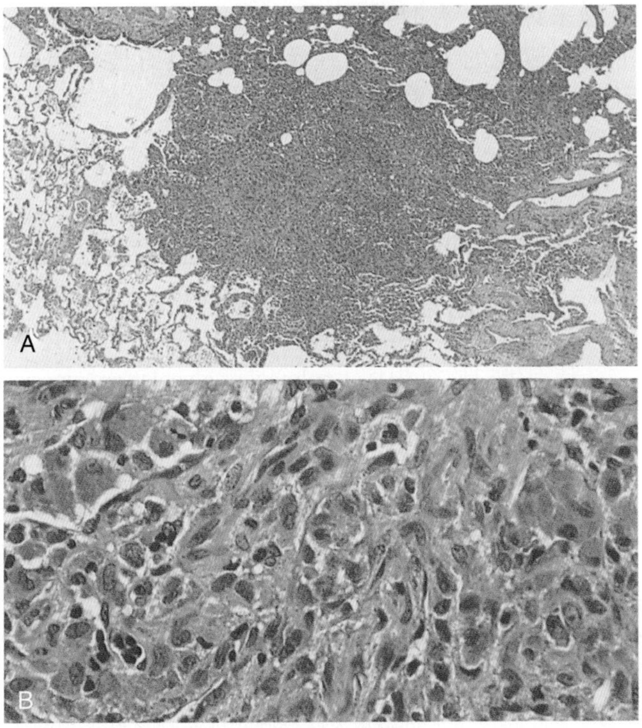

图 54-6　肺朗格汉斯细胞组织细胞增生症（PLCH）患者的组织学改变。**A**，低分辨率的显微照片显示 PLCH 患者中支气管为中心的星形结节；**B**，高分辨率的显微照片显示 PLCH 中多形性间质浸润。浸润的细胞包括单核细胞和嗜酸粒细胞的混合物。朗格汉斯细胞分布明显，由带有核沟的复杂核分化而来，核结构类似压皱纸或咖啡豆

高压作为 LCH 的一种特殊症状，需要在疾病活动期且需要特殊药物干预的患者中进行筛查。此外，不少报道认为 LCH 患者淋巴瘤及肺癌发生概率增高。症状持续、咯血或出现无法解释的症状时，在单独归因于 LCH 之前需要进行全面检查。尽管缺乏证据支持，但对于疾病活动期的患者通常会使用激素进行治疗。近期，在一些独立案例中，有证据显示在疾病活动期患者中使用 2- 氯脱氧腺苷（克拉屈滨，一种嘌呤核苷酸类似物，具有抗淋巴细胞和单核细胞活性）进行治疗具有一定疗效。

Birt-Hogg-Dube 综合征

Birt-Hogg-Dube 综合征（BHD 综合征）最初被描述为：纤维毛囊瘤、软垂疣、毛盘瘤并存；成人起病的皮肤颜色性丘疹以及皮赘起病；肺囊肿；易患肾癌。目前已认识到 BHD 综合征可能仅限于肺部而无皮肤症状，并且是由于生殖细胞或体细胞卵泡刺激素（*FLCN*）基因突变造成，该基因是一种功能未知的肿瘤抑制基因。肺部受累的患者特征性表现为分布于中、下肺，尤以心脏周围为主的肺囊肿（图 54-7）。肺囊肿大小为 0.2 ～ 7 cm，有薄壁，卵圆形多见，部分为多房性。囊壁弹性纤维不连续，且为巨噬细胞所浸润。

BHD 的诊断指标包括气胸、皮肤病变及早发的肾癌家族史。但仅有不到一半的患者具有皮肤、肾、肺部三联征。主要的呼吸道表现为复发性气胸，一般发生在成年阶段。女性及生殖细胞突变者（而非体细胞突变者）更有可能出现疾病症状。临床标准结合成人起病的 5 个以上的纤维毛囊瘤或毛盘瘤，或 *FLCN* 基因突变可做出 BHD 的诊断。次要证据包括 50 岁前发病的肾癌、多发肺囊肿，或直系亲属生殖细胞 *FLCN* 基因突变。在实践中，尤其是对存在孤立肺部表现的患者，基于恰当的临床背景下进行患者血液 *FLCN* 基因突变的筛查可做出最佳诊断。

BHD 综合征患者通常不会发展为进行性的呼吸衰竭。最重要的管理是防止复发性气胸；筛查肾癌，最好每年进行 MRI 检查。必要时对有皮肤表现的患者进行美容治疗。

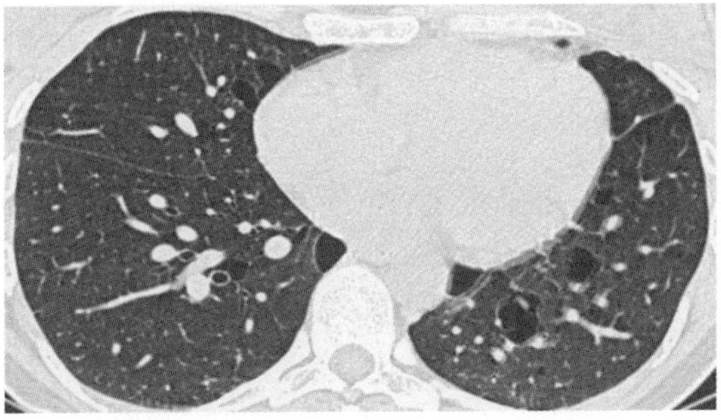

图 54-7　一例 Birt-Hogg-Dube 综合征患者的胸部高分辨 CT 图像，典型的囊腔位于心脏周围

肺轻链沉积病

典型轻链沉积病（light chain deposition disease，LCDD）是B细胞克隆异常增生性疾病，过多合成的轻链引起单克隆丙种球蛋白病，肾沉积，偶见心脏和肝非淀粉样轻链沉积；此外还可能与肺结节相关。最近亦有非典型LCDD引起的囊性肺疾病的报道。肺囊性LCDD患者无系统性轻链沉积的证据，表现为侵袭的囊性肺疾病，多在3～10年内发展为呼吸衰竭。CT扫描最初表现为弥漫性圆形囊肿，可能与微小结节和线性密度有关，随着时间推移囊肿可增大、融合。肺组织中CD20阳性小B淋巴细胞浸润，提示该疾病存在抗原驱动的过程。通过肺活检通常可做出诊断，可见肺泡壁、小气道及血管壁出现无定形嗜酸性物，有时可见活化的巨细胞。刚果红染色显示无双折射，免疫荧光显示kappa轻链阳性，血清中亦可检测到kappa轻链。尽管是该疾病十分罕见，但大多数经报道的患者因疾病进展最终需要行肺移植治疗。有趣的是，LCDD在肺移植后不会复发，肺移植后血清的κ/λ轻链比例可恢复正常，提示病变部位只在肺部。

囊性肺疾病患者的评估

除了上述疾病，肺囊肿也见于多发囊性间质错构瘤，该疾病主要表现为少发的巨大厚壁囊性病变且易并发出血。肺转移性子宫内膜间质肉瘤也可表现为肺囊肿，其病程缓慢，在某案例中患者因疑诊LAM行肺移植后，才最终确诊为该疾病。肺囊肿也出现在淋巴细胞性间质性肺炎（LIP）以及获得性免疫缺陷综合征（AIDS）患者。在这些疾病中，通常囊肿数量较少，且多合并间质性改变。

囊性肺疾病患者确诊十分困难。单纯影像学资料并无诊断意义，但结合影像学和临床特点通常可以提示诊断（表54-1）。疑诊LAM需要完善腹部CT检查，2/3的患者可发现肺外表现；疑诊LCH需要完善BAL和CD1a染色；疑诊BHD则应检测FLCN突变基因和评估肾/皮肤病变。非特异性或混合性表现可以通过自身抗体检测、血清κ/λ轻链比和人类免疫缺陷病毒（HIV）血清学检测来评估。有时需要手术活检，但在多数情况下是可避免的。由于这些疾病大多具有遗传倾向，且存在特殊治疗和临床试验，故而通常需要做出明确诊断。

其他罕见的弥漫性肺部疾病

肺泡蛋白质沉积症

肺泡蛋白质沉积症（pulmonary alveolar proteinosis，PAP）又名肺泡脂蛋白沉积症、肺泡磷脂质病、肺泡

表54-1　囊性肺病：CT表现和临床特点

疾病	囊性病变的CT表现		相关特点
	特点	分布	
淋巴管平滑肌瘤病	圆形，薄壁	所有区域	专见于女性 血管平滑肌脂肪瘤 淋巴系统异常和乳糜胸腔积液 结节性硬化症
朗格汉斯细胞组织细胞增生症	不规则外形，厚壁	多见于中叶和上叶	吸烟史阳性 结节和（或）空洞型结节
LIP/干燥综合征	圆形、薄壁、稀疏的	所有区域	全身特征 间质性英语 血清自身抗体
Birt-Hogg-Dube综合征	卵圆形的，薄壁囊腔	中下叶，心脏旁	肾癌，皮肤错构瘤 *FLCN*突变
轻链沉积病	大部分圆形		结节和线条样 血清κ轻链
空泡肿瘤	圆形，厚壁	所有区域	原发性肿瘤病史或证据
肺气肿	壁缺乏	形式多变	吸烟或吸入暴露史

CT，计算机断层扫描；LIP，淋巴细胞间质性肺炎

磷脂质蛋白沉积症，是一种因粒细胞-巨噬细胞集落刺激因子（GM-CSF）信号失效而导致的肺泡巨噬细胞清除表面蛋白失效以及磷脂质类物质沉积于肺泡腔的疾病。可分为三种类别：特发性、继发性、先天性。

特发性 PAP 为 GM-CSF 中和自身抗体所致，它约占所有病例中的 90%，根据人口研究显示，总体患病率为 4 ～ 40 人 /100 万。在男性及吸烟者中，该病患病率是普通人的 2 ～ 3 倍。目前公认的是，该疾病的发生率与暴露在面粉、水泥、木材、氯气、汽油和塑料有关，但因果关系尚未确定。这与暴露于大量二氧化硅粉尘中会导致硅蛋白沉积症的情况类似，但由于工作场所暴露已减少，目前硅蛋白沉积症已少见。特发性 PAP 通常在成年期出现，平均年龄为 39 岁。全身症状无特异性，最常见为呼吸困难、咳嗽、胸痛、咯血和不安，也可出现重叠感染。实验室检查可正常，但肺部听诊可闻及湿啰音，查体可见杵状指。

继发性 PAP 与 GM-CSF 自身抗体无关，它出现于一小部分血液疾病（如慢性粒细胞性白血病、骨髓增生异常综合征）、免疫缺陷病（如艾滋病、低丙种球蛋白血症、胸腺发育不全、IgA 缺乏症）和赖氨酸尿性蛋白不耐受症（一种因氨基酸转运突变导致的遗传性疾病）。先天性 PAP 是一组由多种 GM-CSF 受体和表面活性蛋白突变引起的常染色体隐性遗传病，对未行肺移植的患儿无疑是致命的。

胸部 X 线片可见肺实变并小叶间隔增厚（图 54-8）。在 1/3 的患者中，此变化是不对称或单侧的。胸部 X 线片的表现是多变的，50% 的 PAP 患者肺门部出现类似肺水肿的“蝴蝶征”。CT 可显示病灶与正常周围组织形成鲜明对照的“地图状”改变，小叶间隙和间隔增厚形成多角形态的“铺路石”样（图 54-9）。这些表现并非 PAP 所特有，在其他疾病如心源性肺水肿、肺泡细胞癌、卡氏肺囊虫肺炎、肺泡出血、结节病、隐源性组织非特异性肺炎、非特异性机化性肺炎、外源性类脂性肺炎和药物性肺疾病中也可能出现。PAP 的诊断主要依靠临床病史、典型的影像学表现和支气管肺泡灌洗物特点（牛奶状、PAS 染色阳性）（图 54-10）。有时也通过开胸肺活检病理诊断显示脂质在肺泡腔内沉积做出诊断（图 54-11）。也可见血清乳酸脱氢酶（LDH）非特异性升高。肺功能表现为限制性通气功能障碍。血清和肺泡灌洗液中抗 GM-CSF 抗体滴度测试也有望成为诊断 PAP 的方法之一。

由于巨噬细胞功能及宿主防御能力受损，机会

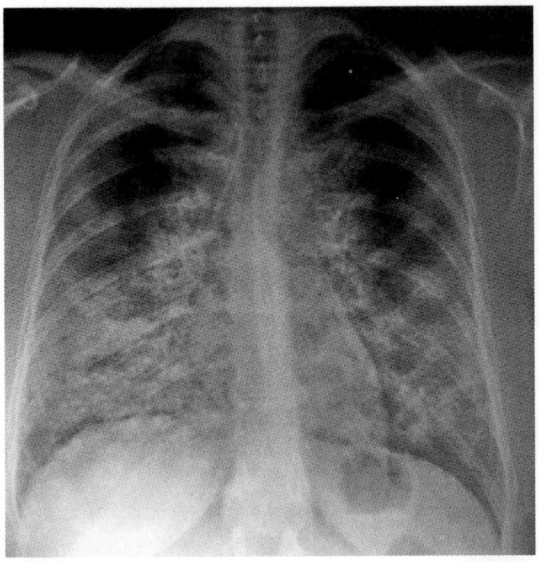

图 54-8　一例由于肺泡蛋白沉积症所导致的两侧弥漫性肺部阴影患者的胸部 X 线片

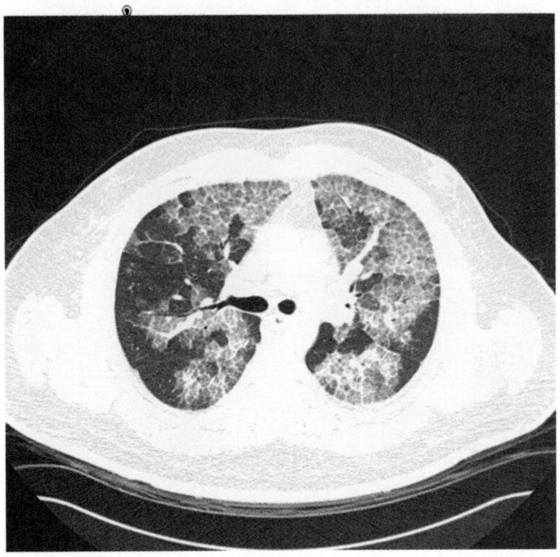

图 54-9　CT 显示肺泡蛋白沉积症的典型“不同形状铺石板”外观的高分辨胸部 CT 图像，代表肺泡充盈和继发性肺小叶增厚

性感染使肺泡蛋白沉积症（PAP）复杂化。常见的病原体包括诺卡菌属、真菌和分枝杆菌。有 PAP 发生肺纤维化的报道，但较为罕见，目前还不清楚其过程是否为渐进性。特发性 PAP 的治疗选择有全肺灌洗（WLL），在专科中心全身麻醉下插入双腔气管导管，用 0.9% 温盐水连续不断地灌洗直到流出的液体变得清亮，一般每侧肺需要使用 10 ～ 12 L 生理盐水。有时配合采用胸部叩诊方法以帮助清除脂蛋白类物质。多期全肺灌洗及单期序贯双侧 WLL 同时进行。重度缺氧的 PAP 患者，WLL 可以在体外薄膜氧合和高压氧舱下进行。WLL 的并发症包括气压伤和盐水胸腔。虽然目前尚无有关 WLL 的随机对照试

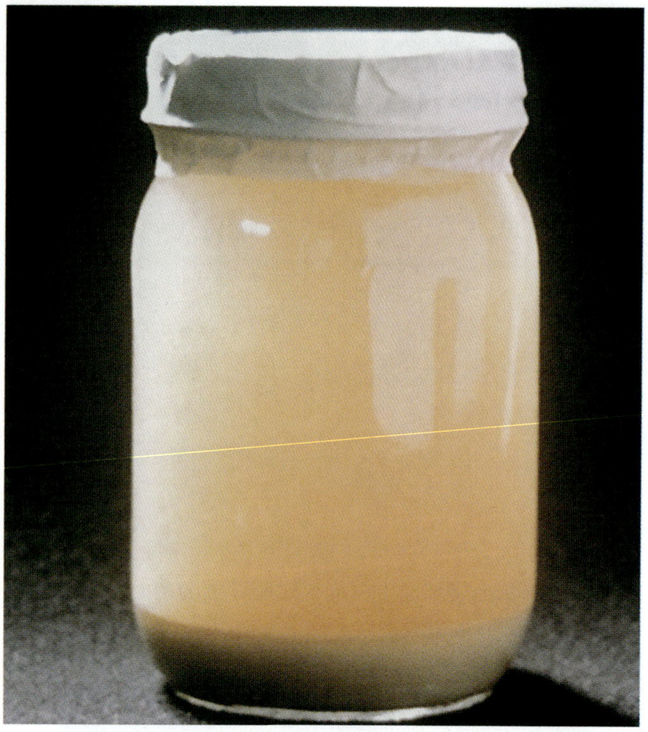

图 54-10　肺泡蛋白沉积症患者肺泡灌洗液经典的牛奶状外观

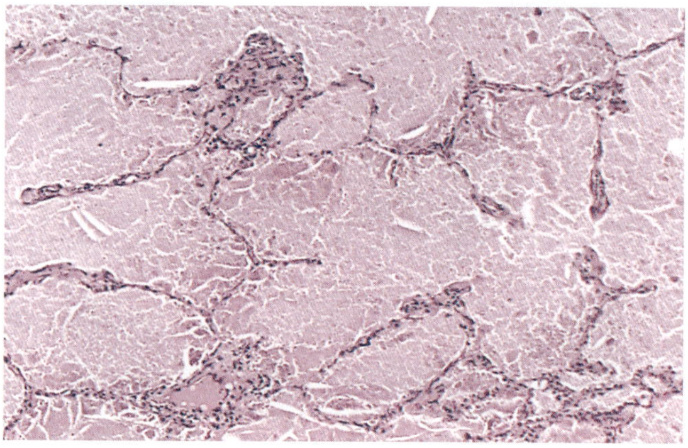

图 54-11　肺泡蛋白沉积症患者的外科活检标本显示肺泡中脂蛋白的沉积

验（RCT），但一系列案例报道表明 85% 的患者经 WLL 治疗后症状、肺功能、放射学资料及生存率均能得到改善。临床观察受益时间中位数为 15 个月，且 60% ～ 70% 需要重复灌洗。继发性 PAP 仍可能需要进行 WLL，但主要治疗原发病。先天性 PAP 对 WLL 反应较差。

一些小的非随机化研究显示，通过皮下注射 GM-CSF 治疗特发性 PAP，可使高达 50% 的患者得到改善。同样对吸入 GM-CSF 进行了试验，但还需要进一步研究。

成人 PAP，估计 5 年和 10 年生存率分别为 75% 和 68%。约 1/3 患者的病情在几个月到几年时间内可自行消退，1/3 的患者病情保持稳定，另外 1/3 的患者呈现进展性疾病，肺移植是其治疗选择。呼吸系统疾病死亡的整体风险是 10% ～ 15%。5 岁以下患有先天性 PAP 的儿童预后更差，5 年时间的生存率约为 14%。

淀粉样变

“淀粉样变”包括一组复杂的多系统疾病，导致细胞外不溶性淀粉样蛋白的沉积和异常折叠的低分子量蛋白质分子，造成渐进性器官损害。它可以是后天或遗传所得，表现为多系统或局灶性疾病。淀粉样变病可以各种形式呈现在呼吸科医师面前。慢性肺部疾病，如支气管扩张，可能会引起全身 AA（淀粉样蛋白）淀粉样变；系统性淀粉样变本身可能导致呼吸系统症状及转诊；局部呼吸道淀粉样蛋白沉积可出现呼吸系统症状，或通过胸部 X 线片偶然被发现。

影响呼吸系统最常见的两种淀粉样蛋白为 AL 轻链（AL）淀粉样变或全身反应性 AA 淀粉样变。前者是过量免疫球蛋白轻链片段沉积的结果，常常继发于浆细胞病；后者是急性期反应物及血清淀粉样蛋白 A 累积所造成，继发于多种其他慢性炎症性疾病。几乎所有临床重要呼吸道疾病均与 AL 淀粉样蛋白有关。罕见的上呼吸道症状伴肺实质性改变、难以解释的充血性心力衰竭，或提示多系统疾病的肾病综合征，均应考虑淀粉样变的诊断。

喉淀粉样变占喉良性疾病的 0.5% ～ 1%，可表现为分散结节或弥漫性浸润；往往呈局灶性和相对良性。喉淀粉样变通常影响声门以上的喉部，患者表现为声音嘶哑或喘鸣，虽然也可发生窒息或劳力性呼吸困难。气管支气管淀粉样变较为罕见，症状包括呼吸困难、持久性咳嗽和咯血。气道狭窄同样可导致哮鸣音、远端肺不张和反复发作的肺炎或肺叶塌陷，孤立的结节常被误认为肿瘤形成。尽管肺实质淀粉样变可表现为单发或多发结节，但最常见的呼吸系统表现是弥漫性肺泡隔。

此外，淀粉样变也可表现为纵隔及肺门淋巴结肿大，诊断的“金标准”仍然是活体组织检查，通过偏振光显微镜检证实刚果红染色后的标本出现苹果绿双折射现象。在一些中心，用放射标记的血清淀粉样蛋白 P（SAP）确定疾病的分布和负荷，尤其在累及固体器官时。肺组织受累时，肺功能表现为限制性模式，伴转移因子减少，在气管支气管疾病中，流速容量环可检测出大气道阻塞。常规后续处理需要排除潜在的血细胞恶液疾病（如多发性骨髓瘤），并寻找其他器官受累的证据。

呼吸道淀粉样变的治疗研究有限，通常是为控制症状而做出的经验性治疗决策。或许无须治疗，但局部治疗措施（如激光治疗、支架置入术及手术切除）已用于气管内和气管支气管病变。无证据显示类固醇对喉淀粉样变有任何作用。目前认为，反复内镜下治疗较反复开放手术更为安全。许多用于多发性骨髓瘤的治疗方法，包括化疗（例如美法仑和沙利度胺）和自体骨髓移植，试图被用于系统性 AL 淀粉样变，但临床试验尚有限。

肺泡微石症

肺泡微石症（PAM）最早记录于 1957 年，以肺泡内广泛沉积的磷酸钙或者微晶为特征。PAM 是一种常染色体隐性遗传疾病，尽管全世界都有报道，但是在日本、土耳其和意大利最常见。最常见的临床表现是在患者 30 多岁时出现呼吸困难、咳嗽和胸痛。然而，半数患者没有症状，通常在胸部 X 线检查或者家庭筛查时偶然发现有 PAM。

诊断通常基于在胸部 X 线片上发现一个独特的钙化小结节型“沙尘暴”样外观，以中 / 下肺野为主，常常占据纵隔和横膈膜的边界（图 54-12）。特别在晚期病例中，CT 扫描显示钙化的小叶间隔区、胸膜和支气管血管束，小叶周围微晶，常伴有磨玻璃样改变、实变和胸膜下囊肿。肺活检提示特征性的薄片状肺泡内微晶。已经证实 *SLC34A2*（一个编码钠依赖磷酸盐的转运基因）基因突变在在很多患者的肺泡Ⅱ型细胞中高度表达，可能导致磷酸钙在肺泡区的异常沉积。

PAM 患者的远期预后不良，因为呼吸衰竭死亡的平均年龄是 46 岁。治疗是支持性的，包括病情需要时的氧疗和肺移植。磷酸盐已用于罹患 PAM 的儿童，一些证据提示有短期的影像学和临床改善。

罕见系统性疾病的肺部临床表现

呼吸科医生可能会遇到的许多有肺部临床表现的罕见系统性疾病包括海–普二氏综合征（Hermansky-Pudlak 综合征）、脂性肉芽肿病、溶酶体储存障碍（如戈谢病、尼曼–匹克病、法布里病）和黏多糖贮积症等。

海–普二氏综合征

海–普二氏综合征（HPS）是一种常染色体隐性遗传病，它会导致膜结合细胞器、黑色体、血小板致密体和溶酶体转运受损。HPS 在波多黎各人中最常见，是波多黎各人最常见的单基因疾病之一。这种疾病使得至少七种基因分开，每一种都有稍不同的表型。临床上，HPS 以眼部皮肤白化病、导致出血倾向的血小板聚集缺陷和类似脂肪样物质的蜡样内脏沉积三联征为特征，导致肺纤维化以及胃肠道、心脏和肾的纤维化。HPS-1 是最常见的亚型，80% 的患者会发展为肺纤维化。肺纤维化在女性中更常见，在三十多岁时最常见，会导致大约一半的患者过早死亡。

尽管一项针对 HPS-1 患者的小规模研究发现，吡非尼酮减少了肺功能下降率，但仍没有什么治疗方法被证实有效。对 HPS 进行肺移植术的经验有限，但对于终末期患者可以考虑。

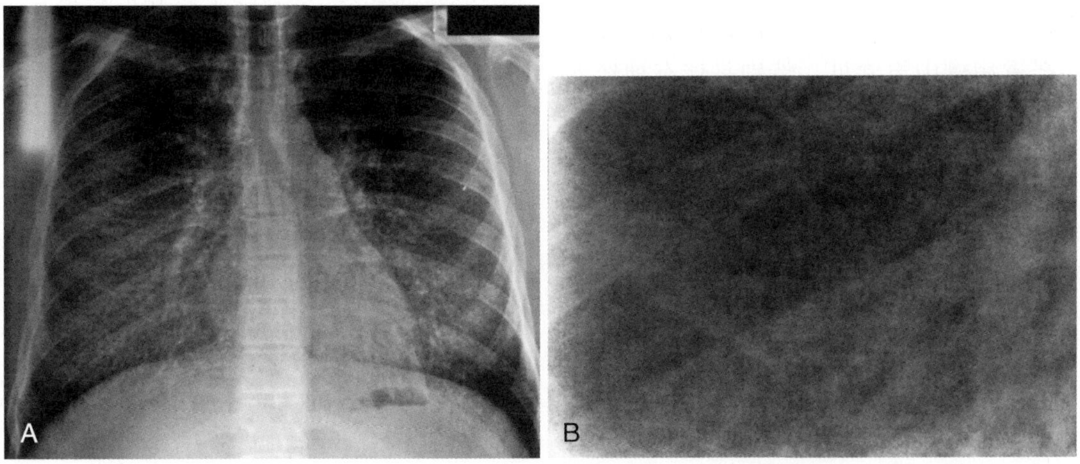

图 54-12　肺泡微石症患者胸部 X 线片。**A**，双肺全肺可见大量小阴影；**B**，右下肺部放大图，可见大量阴影（尺寸＜ 1 mm）

脂性肉芽肿病

脂性肉芽肿病（ECD）是一种不明病因的罕见的系统性非朗格汉斯细胞性组织细胞增多症。它主要发生于中年和老年患者，最常见表现为骨痛。ECD 在临床和放射学检查中以累及长骨骨干及干骺端的双侧对称性骨硬化病变为特征。大约半数患者有骨外病变，20% ～ 35% 的患者会累及肺。肺部症状包括咳嗽和进展性呼吸困难。胸部 X 线片通常显示伴随胸膜和小叶间隔增厚的弥漫性间质性浸润，可能存在胸腔积液。CT 检查结果包括小叶间隔和脏胸膜增厚、不完整的网状和小叶中心阴影、磨玻璃改变和胸腔积液。诊断通常依靠活检证实淋巴管周围的 CD1a 阴性组织细胞和缺乏 Birbeck 颗粒，尽管典型 CT 扫描结合骨骼放射性征象也会强烈支持 ECD 诊断。

已尝试过多种不同的联合治疗，其中最成功的个案采用了化疗药物和激素的联合治疗。总体预后差；1/3 病变累及肺的 ECD 患者在 6 个月内死亡，大约 60% 的患者在三年内死亡。

溶酶体贮积病

溶酶体贮积病（LSDs）包括大约 50 种遗传性疾病，其特征是因任何一种溶酶体酶功能性表达缺陷而导致细胞内、外底物蓄积并使包括肺在内的各个器官系统丧失功能。临床特征主要依赖于底物蓄积的速度和多少，已发现其具有广泛的表型，绝大多数在童年发生。

作为最常见的溶酶体堆积病，戈谢病（GD）是一种常染色体显性遗传病，是由于葡萄糖脑苷脂酶活性不足导致葡萄糖脑苷脂堆积在吞噬性网状内皮细胞（称之为戈谢细胞）内。肺的累及最常见于婴儿期型（类型 2），尽管成人发作（类型 1）有时与肺泡间隙和膈的戈谢细胞堆积所致的间质性肺病有关。肺动脉高压和肝肺综合征也会偶尔见到。肺的累及在一些严重病例中更常见，特别是伴有神经性疾病的患者。酶替代治疗是目前最主要的治疗方法，但对累及呼吸系统的 GD 可能疗效不佳。

尼曼－匹克病是一种以富脂巨噬细胞（尼曼－匹克细胞）堆积为特点的常染色体隐性遗传疾病。肺累及在婴儿型中更为常见，但在成人型中并不常见。它的放射学特征是典型的网状或网状结节型浸润。WLL 治疗可能有一些作用，骨髓移植也已在部分患者中尝试。

法布里病是由于 α- 半乳糖苷酶 A 缺乏造成鞘糖脂堆积而引起的和 X 染色体相关的代谢性疾病。病人表现为各种肺部症状，包括呼吸困难、气道阻塞、气喘、气胸和咯血。胸部 X 线片可以是正常的，但是胸部 CT 可能显示磨玻璃样改变。诊断依靠支气管活检、刷检或灌洗而做出。酶替代治疗可能减轻部分患者的肺功能下降。

黏多糖贮积症

黏多糖贮积症包括贺勒疾病和亨特综合征，是一组由于黏多糖堆积引起的遗传性多系统疾病。黏多糖沉积在上呼吸道可导致上呼吸道阻塞，从而使患者产生睡眠呼吸暂停症状，部分患者将需要夜间持续正压通气（CPAP）支持。肺部沉积可能造成慢性肺间质改变。呼吸功能可能会因其他疾病特征受累，如肋骨的形状和结构异常、短颈和不动颚以及腹部器官肿大。

推荐阅读

Allen TC, Chevez-Barrios P, Shetlar DJ, Cagle PT: Pulmonary and ophthalmic involvement with Erdheim-Chester disease: a case report and review of the literature, *Arch Pathol Lab Med* 128:1428–1431, 2004.

Colombat M, Stern M, Groussard O, et al: Pulmonary cystic disorder related to light chain deposition disease, *Am J Respir Crit Care Med* 173:777–780, 2006.

Duchateau F, Dechambre S, Coche E: Imaging of pulmonary manifestations in subtype B of Niemann-Pick disease, *Br J Radiol* 74:1059–1061, 2001.

Eng CM, Germain DP, Banikazemi M, et al: Fabry disease: guidelines for the evaluation and management of multi-organ system involvement, *Gent Med* 8:539–548, 2006.

Goitein O, Elstein D, Abrahamov A, et al: Lung involvement and enzyme replacement therapy in Gaucher's disease, *QJM* 94:407–415, 2001.

Huqun, Izumi S, Miyazawa H, et al: Mutations in the *SLC34A2* gene are associated with pulmonary alveolar microlithiasis, *Am J Respir Crit Care Med* 175:263–268, 2007.

Johnson SR: Lymphangioleiomyomatosis, *Eur Respir J* 27:1056–1065, 2006.

Johnson SR, Cordier JF, Lazor R, et al: European Respiratory Society guidelines for the diagnosis and management of lymphangioleiomyomatosis, *Eur Respir J* 35:14–26, 2010.

Kamin W: Diagnosis and management of respiratory involvement in Hunter syndrome, *Acta Paediatr Suppl* 97:57–60, 2008.

Lachmann HJ, Hawkins PN: Amyloidosis and the lung, *Chronic Respir Dis* 3:203–214, 2006.

Pierson DM, Ionescu D, Qing G, et al: Pulmonary fibrosis in Hermansky-Pudlak syndrome: a case report and review, *Respiration* 73:382–395, 2006.

Toro JR, Pautler SE, Stewart L, et al: Lung cysts, spontaneous pneumothorax, and genetic associations in 89 families with Birt-Hogg-Dube syndrome, *Am J Respir Crit Care Med* 175:1044–1053, 2007.

Trapnell BC, Whitsett JA, Nakata K: Pulmonary alveolar proteinosis, *N Engl J Med* 349:2527–2539, 2003.

Vassallo R, Ryu JH, Schroeder DR, et al: Clinical outcomes of pulmonary Langerhans cell histiocytosis in adults, *N Engl J Med* 346:484–490, 2002.

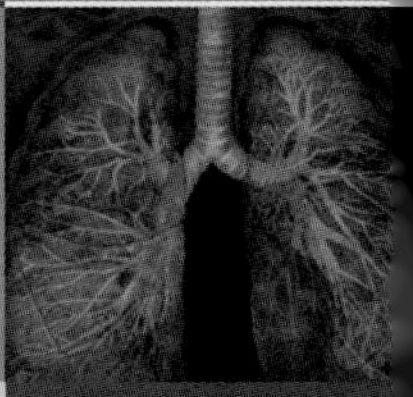

第八部分　肺间质性疾病

第 55 章　外源性过敏性肺泡炎

Kelsey Gray • Cecile Rose　著
（史　菲　刘雯雯　王跃春　译）

Ramazzini 于 1713 年最早报道了过敏性肺炎（hypersensitivity pneumonitis，HP），也称为外源性过敏性肺泡炎（extrinsic allergic alveolitis，EAA）。他观察到谷物中的“微小蠕虫”可引起呼吸困难及恶病质症状，这些症状会导致寿命缩短。1932 年 Campbell 报道了 5 名农民接触发霉干草后出现急性全身及呼吸系统症状。1944 年，Pickels 将该综合征命名为“农民肺”。农民肺和养鸽者肺为研究最多的 EAA 形式。然而，每年都会出现新的可导致 EAA 的环境和抗原类型。

作为一种异质性疾病，EAA 随吸入抗原的不同而出现不同的临床表现，主要导致小气道及肺实质弥漫性单核细胞炎症。临床上引起本病的抗原可分为三大类：微生物制剂、动物蛋白和小分子量化学物质（表 55-1）。大部分可吸入性抗原的直径小于 3 ～ 5 μm，沉积于肺泡内。然而，某些抗原可沉积

表 55-1　导致外源性过敏性肺泡炎（EAA）的抗原主要种类

抗原	暴露史	综合征
微生物		
细菌		
喜温的	有机粉尘	农民肺，蔗尘沉着症，蘑菇工人的肺
非喜温的	水、按摩缸	增湿器肺，按摩缸肺
真菌		
曲霉菌属	发霉的干草和发霉的水 动物垫料 西班牙草	农民肺，呼吸肌肺炎 狗舍病 西班牙草所致疾病
皮状丝孢酵母（T. biegelii）	潮湿的木头和垫子	日本夏天类型的外源性过敏性肺泡炎
交链孢霉	木浆	木浆工人的肺
皮质隐子座菌	木材的树皮	枫树削皮工人的肺
动物和植物的蛋白		
动物蛋白		
鸟类蛋白	鸟类的排泄物，羽毛（蓬松的）	饲鸟者肺，饲鸽者肺
尿、血清，毛皮	大鼠，沙鼠	动物处理者肺
植物		
咖啡	咖啡豆粉尘	咖啡工人的肺
小分子量化学物质		
甲苯二异氰酸酯（TDI）	绘画颜料、树脂、聚氨酯泡沫塑料	甲苯二异氰酸酯外源性过敏性肺泡炎
药物	胺碘酮、金制剂、甲基苄肼	药物导致的外源性过敏性肺泡炎
甲基丙烯酸甲酯	牙科实验室	

在气道中，变成可溶性，如交链孢霉孢子。

评估EAA真正的发病率具有挑战性，这是由于EAA易被误诊为间质性肺炎或其他肺疾病，而且一些症状轻微的患病个体可能未到医院就诊。此外，由于遗传学因素以及吸烟、工作环境、气候、海拔和地方病（例如结节病等其他肉芽肿性疾病）等暴露因素在不同国家之间存在差异，导致难以对EAA患病率和发病率进行比较。据英国基层医疗纵向数据库估计，英国普通人群中EAA的年发生率为1/10万。暴露于抗原中的特定人群EAA的发病率已有报道。芬兰的一项历时1年多的研究发现，1万名农夫中有5例EAA需要住院治疗。一项针对瑞典农夫的研究估计RAA的年发病率为2～3/1万农夫。养鸽者EAA发病率与接触抗原情况相关，为0.1%～10%以上。

危险因素

目前还不清楚为什么有些人暴露于抗原后可发展为EAA，而其他人居住或工作在相同的环境不会发展为EAA。由于仅有1%～15%的人在暴露于抗原后可成为EAA患者，故抗原接触量、宿主因素及遗传学因素均可能与EAA的发展相关。

接触抗原的强度、频率、持续时间、抗原大小、抗原溶解度、气候、工作实践及有无使用呼吸防护系统共同决定了患病风险。农民肺与接触发霉的干草相关，以严冬伴暴雨环境多见，该环境下潮湿干草常被喂给通风条件不好的室内畜棚中的家畜。夏季型EAA是日本最常见的EAA类型，发生在室内微生物污染达到高峰时的潮湿夏季。此外，养鸽者肺频繁发生在捕猎（猎鸟）季节。

与其他肉芽肿性疾病相比，EAA常发生在无吸烟史的个体中。然而，如EAA发生于吸烟者，会出现一个更为严重的临床进程且病死率也高于不吸烟者。同时接触氨基甲酸酯类和有机氯杀虫药可使得高危农民罹患EAA的风险提高。接触杀虫药可激活免疫系统，伴炎性细胞因子增多以及巨噬细胞功能受影响，从而增强机体对抗原的炎症反应。

也有证据表明，病毒感染可能与EAA相关。Dakhama等发现急性EAA患者半数以上的支气管肺泡灌洗液（BAL）标本及肺泡巨噬细胞中存在病毒核酸；大多数受试者可分离出A型流感病毒。感染了呼吸道合胞病毒（RSV）和仙台病毒后的EAA小鼠模型在吸入可导致农民肺的抗原后会产生更严重的炎性反应。胎儿微嵌合体（即母体组织中的胎儿细胞）也可能是EAA的一个重要的机制，有助于解释已有过生育的妇女接触抗原后更易罹患EAA的现象。

目前有遗传研究表明，主要组织相容性复合体（MHC）Ⅱ类分子的单倍体及等位基因和肿瘤坏死因子-α（TNF-α）启动子多态性均可增加发生EAA的风险。抗原处理相关转运体1（TAP1）和蛋白酶体β8亚单位（PSMB8）基因中的特异性单核苷酸多态性（SNP）与MHCⅡ和Ⅱ类分子的抗原处理及提呈有关，并可能会影响墨西哥人罹患EAA的易感性。有趣的是，针对不同人群的两项研究表明，金属蛋白酶3（TIMP3）组织抑制药启动子区等位基因发生变异可抑制基质金属蛋白酶的蛋白水解活性，从而抑制细胞外基质的流失，防止EAA进展。

临床特点

患者的临床表现依据其接触抗原的持续时间及强度不同而有所差异，但其临床表现与抗原类型无关（有机与无机）。根据Richerson等标准，其临床表现分为急性、亚急性和慢性三种类型。急性型通常在接触抗原后4～12 h发病，流感样症状较为显著，包括发热、咳嗽、呼吸困难、寒战、全身乏力、胸闷和肌痛等，体格检查可发现发热、呼吸急促、心动过速及啰音。亚急性和慢性两种类型的症状开始时间与接触抗原间的关系难以评估。典型的情况是，这些患者起病更为隐匿，伴劳累后进行性呼吸困难、干咳或有稍许痰、疲乏、全身乏力、食欲缺乏和体重下降等。体格检查可在双侧肺底闻及啰音；当患者并发进展期肺纤维化时，可出现右心衰及杵状指（趾）。

值得一提的是，Richerson的分类系统是在CT应用之前建立的，且与肺病理改变无多少相关性。Lacasse等使用了聚类分析（如症状、生理、影像、BAL数据）对过敏性肺炎（HP）的研究数据进行分析，发现亚急性EAA可能是急性EAA的减毒形式。因此，他们提出新的二元分类法，即根据患者疾病活动性进行分类，分为活动型期和后遗症型。但是，这种分类方法在应用到临床实践前还需要进一步的验证。

目前已经提出了很多EAA的诊断标准，从而与其他间质性肺疾病（ILDs）相鉴别。一项前瞻性多中心队列研究针对EAA伴肺部综合征患者的鉴别诊断提出了一项“临床预测原则”，用于确定EAA的疾病活动性（表55-2）。其最终模式的重要预测因子

表 55-2　诊断外源性过敏性肺泡炎的临床标准

变量	优势比（95% CI）
暴露于已知的过敏原	38.8（11.6 ～ 129.6）
抗体沉淀试验阳性	5.3（2.7 ～ 10.4）
症状反复发作	3.3（1.5 ～ 7.5）
吸气相的爆裂音	4.5（1.8 ～ 11.7）
暴露 4 ～ 8 h 后出现临床症状	7.2（1.8 ～ 28.6）
消瘦	2.0（1.0 ～ 3.9）

摘自 Lacasse Y 等人：Am J Respir Crit Care Med 168：952-958，2003.

包括：①接触过已知致敏原；②沉淀抗体阳性；③症状反复发作；④吸气相爆破音；⑤接触抗原 4 ～ 8 h 内出现临床症状；⑥体重减轻。这些诊断标准与 BAL 和 HRCT 相结合有助于 EAA 的鉴别诊断。

影像学表现

EAA 患者胸部 X 线检查往往是正常的，其灵敏度仅有 10%。急性 EAA 的 X 线片显示弥漫性的磨玻璃影或气腔实变。亚急性 EAA 患者表现为结节状或网状结节状阴影，伴磨玻璃样改变。慢性纤维化 EAA 的胸部影像学可出现网格状阴影伴蜂窝状改变（图 55-1）。

胸部高分辨 CT 扫描（HRCT）是检测 EAA 细微变化最灵敏的影像学检测方法（图 55-2 和图 55-3）。EAA 患者可出现多种 HRCT 异常表现，并与肺组织改变及异常肺功能略有相关性（表 55-3）。高达 50% 的 EAA 患者有纵隔淋巴结肿大；EAA 患者的淋巴结通常小于 20 mm，胸部 X 线片无法检测出。

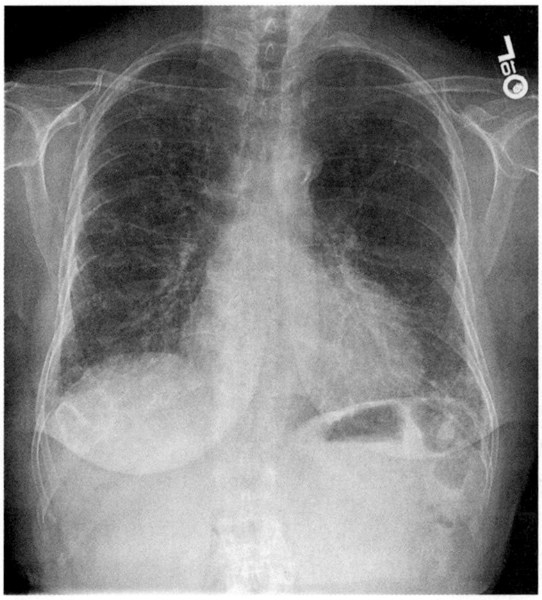

图 55-1　一个按摩缸肺患者的胸部 X 线片，显示广泛的网状变化和纤维化，提示慢性过敏性肺炎或外源性过敏性肺泡炎（EAA）

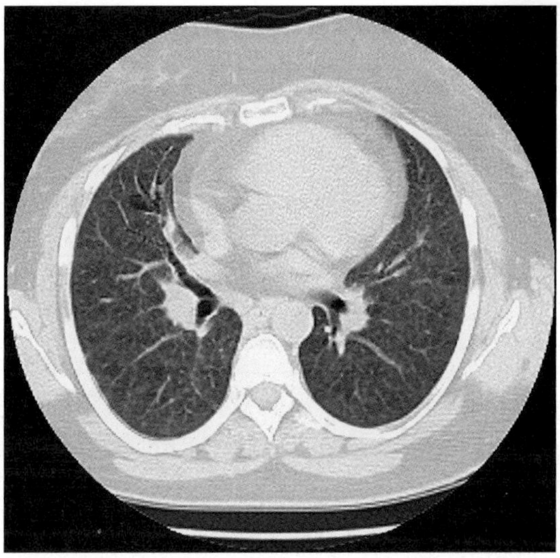

图 55-2　经典的外源性过敏性肺泡炎的高分辨 CT 表现，提示小叶中心性结节和磨玻璃样不透明区

小叶中央型结节是 EAA 最常见的 HRCT 改变。这些结节边界不清、圆形、直径＜ 5 mm。结节主要位于中下肺野（但并非一定），通常出现磨玻璃样改变。组织学上，结节常伴有支气管腔内息肉样肉芽组织［见于闭塞性细支气管炎（OB）］，提示有活动性肺泡炎。小叶中央型结节与患者肺功能异常无显著相关性。

未被支气管边缘遮盖的模糊阴影最常见于急性 EAA，也可见于亚急性和慢性 EAA，特别是在持续

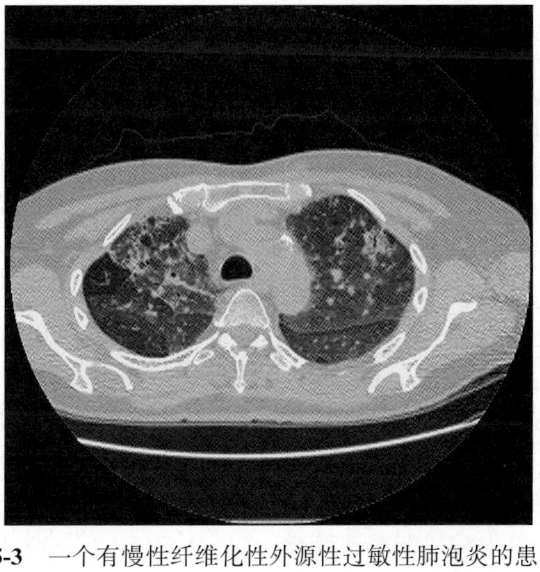

图 55-3　一个有慢性纤维化性外源性过敏性肺泡炎的患者高分辨胸部 CT 表现，显示上叶纤维化和马赛克样衰减

表 55-3 外源性过敏性肺泡炎影像学异常与生理 / 组织学的关系

HRCT 异常	生理学对应改变	组织学对应改变
小叶中心性结节	无	细胞细支气管炎，肺泡炎
磨玻璃样高密度	限制、弥散功能减弱	肺泡炎，细小的纤维化，在肺泡隔中发生的肉芽肿变
马赛克样低密度	阻塞	细支气管炎
肺气肿	阻塞、弥散功能减弱	肺气肿，细支气管炎症
网格影 蜂窝影	限制，弥散功能减弱	纤维化改变，牵拉性支气管扩张

HRCT，高分辨 CT

接触抗原时。典型的磨玻璃样影常伴有其他 CT 异常表现，如小叶中央型结节及空气残留。在组织学上，磨玻璃影常与肺泡壁内小肉芽肿、肺泡炎或细纤维化并存。肺功能检查（PFTs）常常发现有限制性通气功能障碍伴弥散功能减低。

镶嵌现象代表了磨玻璃影或空气残留所致的改变不一的混杂区域，通常在 EAA 患者体内与磨玻璃影或空气残留共同存在。呼气相影像学上的空气残留反映了病变部位无法促进衰减，提示组织学上有细支气管炎改变。在晚期病例中也可表示存在肺动脉高压。当影像学出现镶嵌现象时，其肺功能检查常出现阻塞性通气功能障碍。

多项研究表明，即使在停止吸烟之后，慢性农民肺患者中肺气肿仍较纤维化更为常见。其肺气肿模式与烟草烟雾所致肺气肿相似，可能是继发于支气管炎症及气道阻塞。

在慢性 EAA 患者中，其典型 HRCT 表现可为非特异性间质性肺炎（NSIP）或寻常型间质性肺炎（UIP）。EAA 的肺纤维化多表现为网格状阴影、蜂窝状改变及支气管牵拉扩张。蜂窝状改变可见于高达 50% 的慢性养鸽者肺，在其他类型 EAA 中较为少见。纤维化尽管呈弥漫性分布，但主要分布于中肺野。EAA 的影像学诊断特征与特发性肺纤维化（IPF）的不同点在于：主要分布在上肺或中肺野，存在磨玻璃影，蜂窝状改变少见。通常，HRCT 存在肺纤维化提示预后不良。

EAA 患者很少有气腔实变。13% 的亚急性 EAA 患者可以发现薄壁囊肿，类似淋巴细胞性间质性肺炎，其发病机制尚不明确。

其他诊断实验

实验室检查

EAA 无特异性实验室检查指标。一些非特异性炎症血清标志物偶可升高，包括 C 反应蛋白、红细胞沉降率、类风湿因子和乳酸脱氢酶（LDH）等。隐源性纤维化肺泡炎及 EAA 患者的 LDH 水平要高于结节型 EAA 患者，并与治疗反应有关，这与肺功能改善所反映的情况相似。血管紧张素转换酶（ACE）水平升高还与急性症状有关。急性 EAA 可表现为嗜中性白细胞增多伴淋巴细胞相对减少，而慢性 EAA 则多表现为白细胞计数正常。此外还可有血清免疫球蛋白（IgG 和 IgM）升高。

血清沉淀素

血清沉淀素检查对于 EAA 而言既不特异也不敏感。事实上，10% 的无症状农民和 40% 的无症状养鸽者体内血清沉淀素抗体对致敏原呈阳性，但无 EAA 的临床证据。HP 研究对 EAA 诊断标准的评估结果指出，78% 的 EAA 患者存在沉淀素抗体阳性。当患者有符合 EAA 的临床表现、影像学、生理学及组织学表现时，沉淀素抗体阳性可帮助确诊 EAA。大多数中心有能力检测养鸽者肺、鸟爱好者肺、农民肺、加湿器肺等的抗原，包括鸽子及长尾小鹦鹉的血清、鸽子羽毛抗原、曲霉属、青霉属、直杆糖多孢菌和 Trichiotinus viridans。沉淀素试验可检测较大范围的抗原，但这依赖于实验室条件及经验。

肺功能检查

EAA 患者的典型肺功能改变包括限制性通气障碍，肺活量（FVC）、肺总量（TLC）及一氧化碳弥散量（DLCO）降低。然而，农民肺与其他类型的 EAA 相比，常表现为阻塞性通气障碍。历时 6 年的随访研究表明，40% 的农民肺患者表现为阻塞性通气障碍。亚急性和慢性 EAA 患者则可表现为限制及阻塞混合性通气功能异常。乙酰甲胆碱激发试验常为阳性。气体交换异常（如有）多以运动后低氧加重为特征。运动诱导的低氧血症常发生在疾病早期。

在 EAA 诊断不明确时，通过吸入雾化可疑致病原来激发疾病可能会对诊断有所帮助。然而，该方法不建议用于大部分疑似 EAA 的患者。目前市场上尚无纯化的、标准化的抗原可用于该目的，且多数研究中心都没有使用该技术的经验。患者可能在吸入致病原后出现速发型反应，但通常会在吸入致病原后数小时发生迟发型反应。一项针对养鸽者肺的研究发现，与 18%ILD 组及 0% 健康对照组相比，所有 EAA 患者在吸入鸽子血清后均发生了体温升高及 FVC、动脉氧分压（PaO_2）和氧饱和度（SaO_2）显著降低的表现。

支气管肺泡灌洗

EAA 患者的支气管肺泡灌洗液（BALF）多以淋巴细胞性肺泡炎为特征。事实上，BALF 中淋巴细胞计数小于 30% 则提示 EAA 诊断可能性较小，但吸烟者和多数慢性 EAA 患者除外，因为这些患者并不存在显著的淋巴细胞增多。然而，BAL 淋巴细胞增多并非 EAA 的特异性表现，还可见于结节病、慢性铍病及各种自身免疫性肺病。淋巴细胞亚群的分析结果随患者的吸烟状况、疾病分期及接触抗原情况不同而不同。研究发现，无吸烟史的急性或亚急性 EAA 患者以 $CD8^+$T 细胞增多为主要特征，而有吸烟史、慢性病程或伴有纤维化的 EAA 患者则以 $CD4^+$细胞增多为主。不论哪种 T 细胞亚群（CD4、CD8），EAA 患者体内的 T 淋巴细胞多处于活化状态，伴 I 型细胞因子极化，可表现为生成干扰素 - γ（IFN- γ）的 T 细胞增多。

组织病理学

50%EAA 患者的经支气管肺活检结果都是非特异性且无诊断价值的。由于 EAA 与其他许多炎症性肺疾病的特征存在重叠，故当 EAA 诊断不能明确时，需要行外科肺活检来确诊。但急性 EAA 患者很少需要行肺活检。根据疾病所处的阶段不同，其组织学结果也不同。急性 EAA 的组织病理学改变包括嗜中性粒细胞和嗜酸性粒细胞浸润肺泡、小血管炎、弥漫性肺泡损伤、血管免疫球蛋白和补体沉积。亚急性 EAA 可见典型的组织病理学三联征：淋巴细胞性肺泡炎，小的、散在的非坏死性上皮样细胞肉芽肿及细胞性支气管炎（图 55-4 和图 55-5）。泡沫状巨噬细胞主要存在于气腔，而淋巴细胞多见于肺间质。此外，亚急性 EAA 可见灶性闭塞性细支气管炎、肺泡内纤维化和细胞性 NSIP。

慢性 EAA 中可见不同阶段的肺间质纤维化，形式多样，包括 NSIP、小叶中心型及细支气管周纤维化、桥接纤维化（在小叶中央和小叶周边区域之间）和 UIP 样改变。EAA 可有轻至中度的淋巴细胞浸润、巨细胞、形成不良的肉芽肿及桥接纤维化，这些是 EAA 较特异的表现，有助于区别 EAA 与其他肺纤维化疾病。

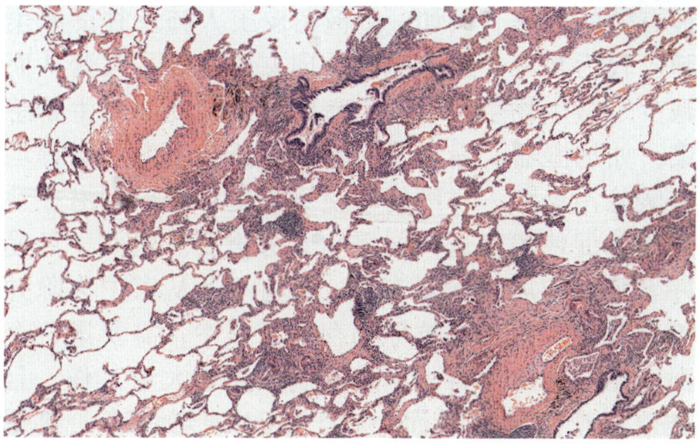

表 55-4　组织学平片显示肺间质中细支气管中央的慢性淋巴细胞炎症，伴有散布的形态不规则的非坏死性肉芽肿和多核巨细胞［苏木素-伊红染色（H&E）；放大倍数为 4×］

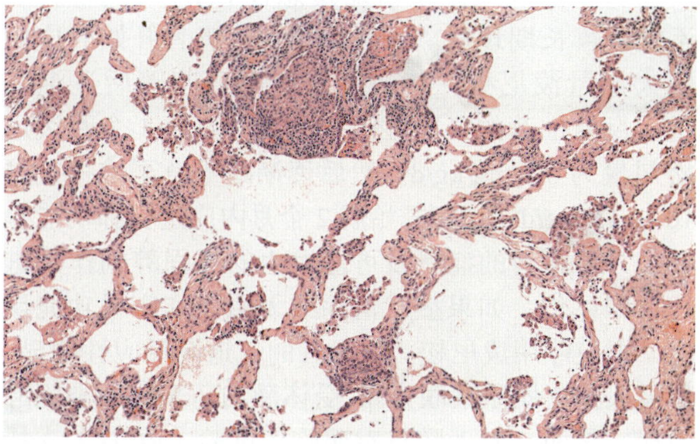

图 55-5　淋巴细胞和组织细胞广泛分布于间质的组织学特点，伴有形态不规则的非坏死性肉芽肿；气腔内包括罕见的纤维蛋白渗出物和散在分布的巨噬细胞［苏木素-伊红染色（H&E）；10×］

免疫发病机制

典型 EAA 常被看作 1 型辅助性 T 细胞（Th1）极化为主的炎症性疾病，其特征是分泌 IFN- γ 、TNF- α 、白细胞介素 -12（IL-12）和 IL-18。然而，越来越多的证据表明，IL-17 和 TLR6 在小鼠模型发生 EAA 和纤维化进展的过程中也起着重要作用。此外，小鼠 EAA 模型中调节性 T 细胞（$CD4^+$，$CD25^+$）的过继转移可通过下调免疫反应来缓解疾病进展，故调节性 T 细胞可望成为未来 EAA 治疗的一个潜在靶点。还需要进一步的研究以更好地了解 EAA 的免疫病理机制，从而靶向治疗炎症级联反应。

治疗

EAA 早期诊断及去除致敏原是最大限度降低病死率及治疗该病的关键因素。其中，去除致敏原是最有效的方法。例如，剥枫树皮工人肺及甘蔗渣尘肺已较为罕见，这与原料处理方法发生了改变从而减少了微生物生长有关。室内湿气能促使微生物感染，如加湿器、漏水管或家用电器和室内浴缸等均应清除污染源。详细的环境暴露史对于识别潜在致病原和促使患者远离暴露物十分重要。然而，鸟爱好者肺病与居家暴露有关，仅将鸟儿从家中去除并不充分；大量的鸟抗原仍存在于家中，需要进行全面清洁。通常而言，消除致病原需要大量工作，且难以完全消除。因而，对于EAA患者而言，接受定期的临床随访以及肺功能和影像学检查十分重要，可监测疾病进展情况并指导最小化抗原暴露。

口服皮质类固醇激素是治疗各阶段EAA的一线药物。糖皮质激素可缩短急性EAA的病程，但不能改善长期预后。一般情况下，患者开始时应服用大剂量泼尼松，待临床症状明显改善后逐渐减量。目前推荐的经验性治疗方案为：第1个月泼尼松剂量为0.5 mg/kg/d，然后逐渐减量直至维持剂量10～15 mg/d。治疗开始后2个月内应进行肺功能检查，并对患者的症状及可能发生的类固醇副作用进行临床评估。如果症状消除或无明显临床或功能反应，则应停用泼尼松。如患者的气道高反应性明显，可吸入糖皮质激素联合β受体激动药来辅助类固醇治疗。然而，尚无随机对照临床试验（RCTs）支持在EAA中进行吸入治疗。对于低氧血症患者建议使用辅助性氧疗。

难治性EAA如果长期服用类固醇类激素无效或副作用严重时，可尝试用激素助减剂，如硫唑嘌呤，有部分案例报道这些药物治疗有效。对进展性肺纤维化EAA患者应考虑早期肺移植治疗。

目前，热浴肺病对于非结核分枝杆菌（NTM）气溶胶是否存在感染性或高敏反应、是否必须给予抗分枝杆菌治疗均存在争议。文献表明，大多数患者通过远离暴露源和糖皮质激素治疗病情可得到改善，故大多数免疫功能正常的热浴肺患者不需要进行长期抗分枝杆菌治疗。

预后

EAA的自然史是可变的，主要取决于接触的抗原类型及接触时间，以及宿主的免疫反应能力。急性EAA通常在糖皮质激素治疗及清除抗原后数周内消除。然而有报道称，病情反复急性发作甚至单独一次急性发作后，存在症状持续和肺功能损害持续进展的情况。此外，持续的气道高反应性和肺气肿可能会影响患者的长期康复。

慢性型EAA患者的病死率在1%～10%。如患者肺活检提示肺纤维化加重，影像学检查呈蜂窝状改变并有杵状指时，则预后较差。此外，纤维化EAA患者在未反复接触抗原的情况下仍会出现急性加重。不幸的是，这些患者的预后与IPF急性恶化的预后一样差。近期有研究表明，EAA患者的总病死率比一般人群高3倍。造成这种差异的原因目前还不清楚，需要进一步的研究。

EAA的主要干预措施是预防疾病的发生及进展。在高危工作环境里开展一级预防是非常重要的，首先应将暴露危险告知工人，其次应提供适当的呼吸防护措施。工程控制及其他工作场所干预都是非常必要的，例如改善通风系统、农场喂食过程机械化、使用添加剂以阻止干草及青贮饲料中的霉菌生长、预防性维护加热及冷却系统、封闭用于机械加工的金属制造液以及定期家庭清洁以消除微生物定植。一旦确诊为EAA，仍可进行类似的干预措施，重点消除抗原，以预防病情进展。

针对治疗的争议和误区

目前没有足够的临床证据来指导EAA患者的治疗。何时开始治疗和药物的选择常难以抉择。如果清除抗原后，患者症状没有改善甚至恶化，则应开始口服皮质类固醇激素治疗。推荐起始剂量为0.5 mg/kg的泼尼松（通常为40～60 mg），每天一次，持续1个月，随后逐渐减量。每2～3个月对患者的症状及肺功能检查（如DLCO）进行评估，以确定其对治疗的临床反应。泼尼松应以每1～2周递增5 mg的速度进行减量，同时对患者进行密切监测，并根据病情需要随时调整用量。治疗3个月后若无明显反应，糖皮质激素应减量及停用。

已有个案显示，对一些泼尼松治疗失败或不能耐受其副作用的患者，进行激素助减剂（如硫唑嘌呤）治疗可能获得成功。部分EAA患者为保持肺功能的长期稳定而需要服用无激素免疫抑制药。

此外，消除抗原有时还需要口服数周的糖皮质激素，对于治疗免疫功能正常的热浴肺患者有效，无须使用抗生素治疗。

对于存在气道高反应性的部分EAA患者，长效吸入类固醇和β受体激动药治疗可能有效。合并低氧血症的患者应当进行辅助性氧疗。对于进展性纤维化的EAA患者应考虑早期肺移植。

推荐阅读

Camarena A, Aquino-Galvez A, Falfan-Valencia R, et al: PSMB8 (LMP7) but not PSMB9 (LMP2) gene polymorphisms are associated with pigeon breeder's hypersensitivity pneumonitis, *Respir Med* 104:889–894, 2010.

Camarena A, Juarez A, Mejia M, et al: Major histocompatibility complex and tumor necrosis factor-alpha polymorphisms in pigeon breeder's disease, *Am J Respir Crit Care Med* 163:1528–1533, 2001.

Dakhama A, Hegele RG, Laflamme G, et al: Common respiratory viruses in lower airways of patients with acute hypersensitivity pneumonitis, *Am J Respir Crit Care Med* 159:1316–1322, 1999.

Lacasse Y, Assayag E, Cormier Y: Myths and controversies in hypersensitivity pneumonitis, *Semin Respir Crit Care Med* 29:631–642, 2008.

Lacasse Y, Selman M, Costabel U, et al: Clinical diagnosis of hypersensitivity pneumonitis, *Am J Respir Crit Care Med* 168:952–958, 2003.

Lacasse Y, Selman M, Costabel U, et al: Classification of hypersensitivity pneumonitis: a hypothesis, *Int Arch Allergy Immunol* 149:161–166, 2009.

Lynch DA, Rose CS, Way D, et al: Hypersensitivity pneumonitis: sensitivity of high-resolution CT in a population-based study, *AJR Am J Roentgenol* 159:469–472, 1992.

Rose CS, Lara AR: Hypersensitivity pneumonitis. In Mason RJ, et al, editors: *Murray and Nadel's textbook of respiratory medicine*, ed 5, Philadelphia, 2010, Saunders-Elsevier.

Selman M: Hypersensitivity pneumonitis: a multifaceted deceiving disorder, *Clin Chest Med* 25:531–547, 2004.

Selman M: Hypersensitivity pneumonitis. In Schwarz M, King TEJ, editors: *Interstitial lung disease*, Shelton, Conn, 2011, People's Medical Publishing House, pp 597–635.

第八部分 肺间质性疾病

第 56 章 吸入中毒性肺损伤

Lee S. Newman • Kathryn G. Bird 著

（胡安美 王凌伟 林江涛 译）

各种化学物质以气体、烟尘或烟雾的形式释放到空气中，可引起刺激性肺损伤或窒息。如表 56-1 所示，各级支气管都有可能成为吸入性有毒物质的靶器官，导致气管炎、支气管炎及肺水肿等各种疾病。

流行病学

烟雾吸入在普通人群中很常见。潜在有毒化学物质在工业生产中的应用一直在增加，意外泄漏、爆炸以及火灾可导致复杂的暴露，而对这些物质给人类健康造成的危害却知之甚少。在美国，吸入性有毒物质对人类健康的潜在危害可能非常严重。超过 500 000 工人遭受氨气（NH_3）以及其他有毒气体如二氧化硫（SO_2）的职业暴露；超过 100 000 人存在硫化氢（H_2S）暴露的可能。数万人存在吸入室内用火烟雾的风险；数千万人暴露于潜在有害水平的空气污染物如臭氧中。生物武器以及其他用作武器的化学试剂也增加了吸入性暴露的风险。参与世贸中心倒塌急救工作的消防员以及其他救援人员成为另外一种类型的患者（即暴露于各种有毒混合物，如粉尘、烟雾和有毒气体）。

表 56–1 吸入的有毒物质和造成的毒害

有毒物质	效应
氨气	黏膜刺激和脱落、支气管扩张，肺间质纤维化
氨气，光气，硫化氢	喉头水肿和阻塞
一氧化碳，氰化物，硫化氢	窒息
氯气，光气	急性呼吸窘迫综合征
氢氟酸	全身效应，低钙血症，低镁血症
氯化氢，氯气	气管支气管炎
氟化氢，芥子气	化学性肺炎
硫化氢	细菌性肺炎
一氧化氮	全身效应，高铁血红蛋白症
氮氧化物，硫氧化物	闭塞性细支气管炎
二氧化硫，氯化氢，氮氧化合物，臭氧	支气管收缩，气道水肿，哮喘

病因学和危险因素

吸入暴露损伤的主要危险因素与环境而不是个人有关系。暴露在日常环境中随机产生，如在高速公路或铁路上发生化学物质泄漏，在家中发生一氧化碳（carbon monoxide，CO）泄漏，或个人将日用化学物质不恰当地混合引起气体或气溶胶释放。含有合成材料热解产物的烟雾是引起火灾时呼吸道损伤、肺功能不全和死亡的常见原因。

职业性损伤通常发生在以下情况：工作人员正在处理化学试剂，在通风不良的环境中工作或进入未正确装备防护设备的暴露区。表 56-2 列举了各种引起刺激性肺损伤和窒息的主要职业性暴露的来源。

影响毒性化学物质产生急性损伤的因素包括物质的可溶性、颗粒大小、浓度、接触时间、化学性质以及每分通气量等个体因素。在上呼吸道及气道溶解的水溶性化合物越多，则通过上呼吸道而影响外周气道及肺实质的水溶性化合物越少（图 56-1）。

病理学

通常情况下，大多数吸入性有害物质会损伤上呼吸道，导致鼻腔、后口咽及喉头部水肿。在一些严重病例中，会进一步导致黏膜溃疡和出血。低水溶性的毒物可直接到达肺实质，而不造成上呼吸道

表 56-2 吸入的毒物和暴露的来源

毒物	暴露的来源
氨气	农业、爆炸品，塑料
一氧化碳	消防员，烟尘吸入，熔炉工人，矿工，转运工，家中的炉子
氯气	家用清洁剂，造纸，纺织，下水道治理，游泳池
氢氟酸	化肥，杀虫剂，除草剂和搪瓷蚀刻，石工，金属加工，制药，化工生产
氯化氢	化肥，纺织业，燃料，橡胶工厂
氰化氢	金属行业，电镀，塑料，聚氨酯制造工人
硫化氢	金属行业，化学物质生产，废水治理，天然气和石油钻井，造纸厂，烧焦炭的炉子，人造纤维工业，橡胶硫化
芥子气	化学战争
氮氧化合物	空气污染，焊接，曲棍球，化学和燃料生产厂家，农业
臭氧	焊接，空气污染，高海拔，化学工厂
光气	防火材料工人，除漆剂，化学物质，制药，染料制造业，化工物质
二氧化硫	空气污染，冶炼，发电厂，化工生产厂家，造纸工厂，食品加工

病变。如果憋气、喉头痉挛以及鼻咽部的正常“清洗”活动无法抵御这些毒素，病变就会在气管和支气管中发展（例如纤毛麻痹、黏液分泌增加、杯状细胞增生、气道上皮细胞损伤、上皮剥脱、渗出、黏膜下出血、水肿等）。假膜能沿着气管和支气管形成，引起不同程度的细支气管炎、闭塞性细支气管炎（图 56-2）和机化性肺炎（图 56-3）。细支气管炎与接触某些氮氧化物相关，包括一氧化氮（NO）、二氧化氮（NO_2）、四氧化二氮（N_2O_4）以及二氧化硫、氨、氯气（Cl_2）、光气、飞灰［含三氯乙烯（C_2HCl_3）］、臭氧（O_3）、硫化氢、氟化氢（HF）、金属氧化物气体、粉尘（如石棉、二氧化硅、滑石、谷物粉尘等）、霹雳可卡因、烟草烟雾和火灾烟雾等。

肺实质损伤不如气道损伤常见。当发生了肺泡或肺间质损伤，均可以观察到上皮细胞和内皮细胞受损，导致肺泡毛细血管渗漏和成人呼吸窘迫综合征（adult respiratory distress syndrome，ARDS）的病理变化。弥漫性肺泡损伤（diffuse alveolar damage，DAD）是一种吸入毒素所致的急性间质性肺疾病中常见的组织学类型。它的特点是广泛和弥漫性水肿以及上皮坏死和脱落（肺泡腔内见渗出物填充）以及透明膜的形成（图 56-4）。DAD 可以机化并导致Ⅱ型肺细胞增殖、透明膜和渗出液的再吸收及成纤维细胞增殖。肺实质损伤的长期幸存者可能完全恢复或者有不同程度的永久性肺间质纤维化。

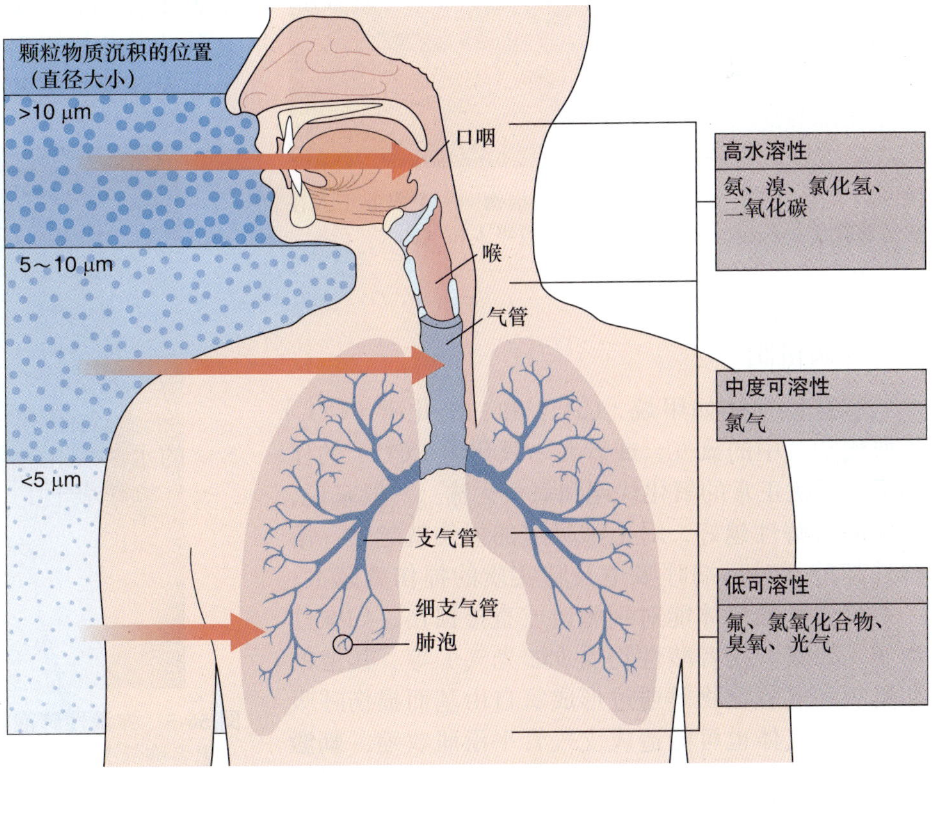

图 56-1 气体和颗粒物质在呼吸道分布情况影响毒气损伤的位置

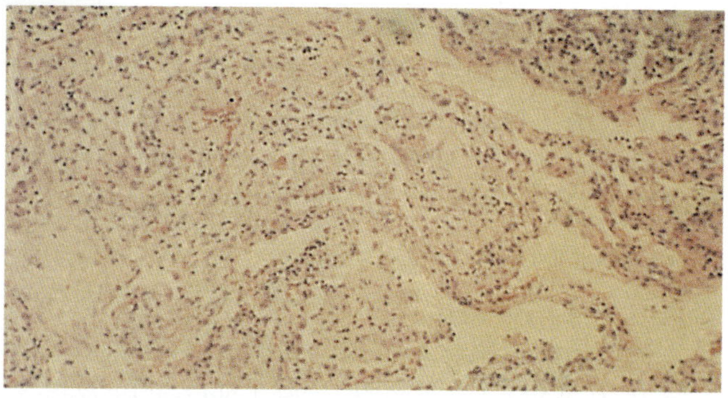

图 56-2 在青贮塔填料机中吸入氮氧化物导致的闭塞性细支气管炎的组织学病理改变

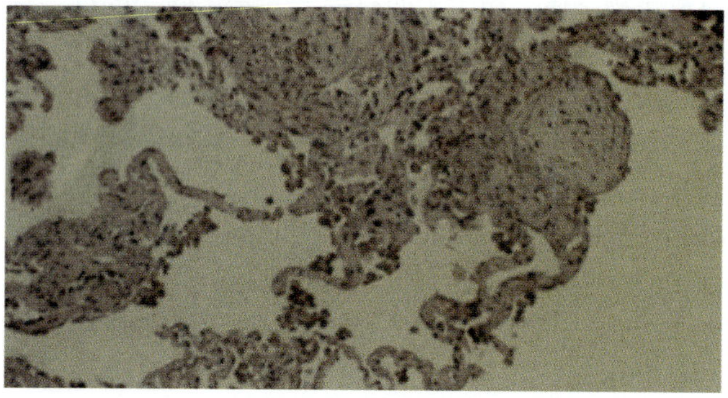

图 56-3 吸入二氧化硫后机化性肺炎的组织学病理改变

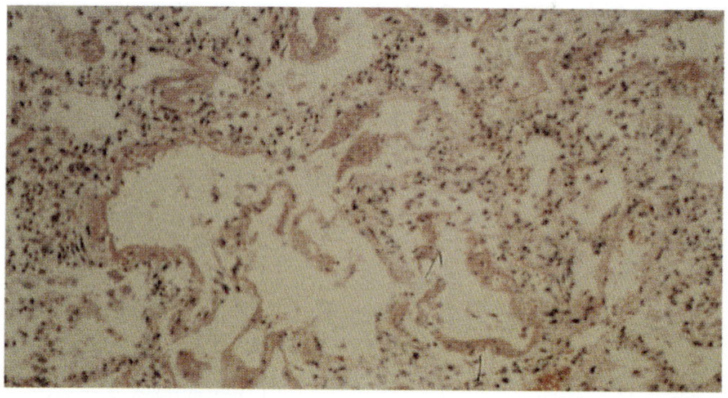

图 56-4 吸入液态氨后的弥漫性肺泡损伤。一个农业工人在转运该化肥类药物时，软管破裂，导致吸入该气体

发病机制

窒息性气体如甲烷（CH_4）和二氧化碳（CO_2）可取代空气中的氧气，或者在一氧化碳（CO）的作用下，干扰正常的氧化代谢和氧气运输。一般来说，气体的溶解性越好，对上呼吸道的损伤就越大；溶解性越差，对远端呼吸道及肺实质的损伤就越大。一些刺激性的气体能对细胞造成直接损伤，如碱性物质（如氨）或者酸性物质（如光气）等。其他的如臭氧和氮氧化物等通过形成氧自由基而损伤呼吸道。这些气体也可能造成支气管平滑肌收缩，刺激传入副交感神经受体，由此解释了为何某些气体能诱发气道高反应性和支气管收缩。

长期低剂量吸入各种有毒气体（如 SO_2、Cl_2 等）可引起气道内黏液过度分泌、咳嗽、支气管收缩以及支气管炎等生理反应。慢性支气管炎在一些经常暴露于低剂量刺激性气体的工人中比较常见，可能会增加发展为慢性气流阻塞和一秒用力呼气容积（forced expiratory volume in 1 second，FEV_1）加速下降的风险。在某些情况下，持续接触某些非特异性刺激物会引起非特异性的气道高反应性。

临床特性及诊断

诊断应重点考虑吸入化合物质的特性，如大小、暴露时间和水溶性等。对于面部或鼻孔灼伤发红的患者应考虑吸入性损伤的诊断。头痛、头晕伴胸痛和呕吐提示可能存在全身性损害（如氰化物、硫化氢）。在密闭空间发生昏迷的患者，原因是气道长时间未受保护及高浓度暴露，比神志清醒的患者吸入性暴露的时间更久。接诊时需要评估患者是否存在声嘶、上气道喘鸣、喘息或啰音、咳嗽和痰等。胸部 X 线检查可表现为肺水肿、肺不张或肺部浸润（图 56-5），但在暴露后早期胸部 X 线片可无异常。流速-容积环是诊断上、下呼吸道阻塞最灵敏的无创性指标。血氧下降而动脉血氧分压（PaO_2）正常的患者提示 CO 中毒。可在所有火灾或爆炸受害者的血中检测到羧基血红蛋白。代谢性酸中毒提示氰化物或硫化氢中毒。

对于吸入暴露数月后仍持续有症状的患者，可

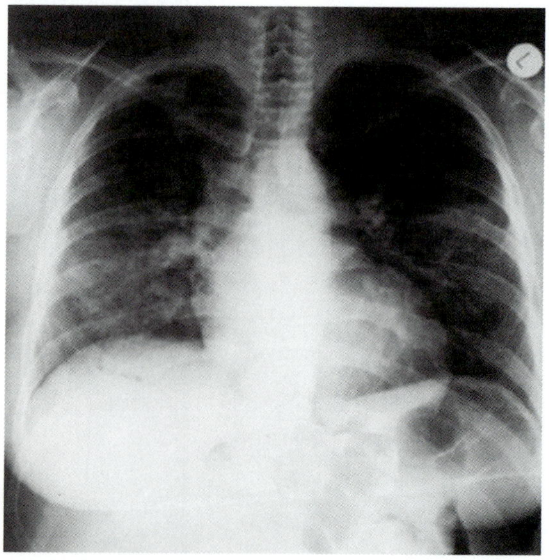

图 56-5 弥漫性肺泡损伤的胸部 X 线片改变。图 56-4 中同一患者胸部 X 线片显示急性、弥漫性肺泡和肺间质浸润

予乙酰甲胆碱行支气管激发试验，协助评估患者是否存在反应性气道功能障碍综合征。胸部 CT 检查可明确患者肺部是否存在永久性的纤维化改变。

化学类刺激物

氨

氨气无色、偏碱性、易溶于水，有强烈刺激性气味。因其通常以液体形式运输，所以许多事故发生在将其从罐槽搬运至农场设备时。当氨气与气道黏膜接触时，氨气与水发生反应形成强碱——氢氧化铵（NH_4OH）。在受到急性刺激后的数小时内，上呼吸道黏膜就可以发生脱落、水肿和管腔闭塞。喉头水肿可出现在并无其他明显灼伤的情况下，但若出现皮肤灼伤，就很可能发生了吸入性损伤。少见的并发症包括肺炎和 ARDS，通常发生在暴露后的数小时至数天内。长期后果包括持续性支气管炎、支气管扩张症、气流阻塞、间质性纤维化以及气体交换功能障碍等。

氨气中毒的治疗以支持治疗为主，包括支气管扩张药、氧疗以及观察是否需要气道保护治疗。早期气管插管可避免气道发生急性喉头阻塞。

氯化氢

氯化氢（HCl）具有高度水溶性，其强酸性可引起上呼吸道黏膜的损伤。通常在制造肥料、纺织品、橡胶和染料过程中引起损伤，急性吸入低水平的 HCl（5 ～ 10 ppm）可刺激眼睛和气道的黏膜。吸入高水平 HCl 可引起急性气道阻塞和气体交换异常。食物包装纸中含有的聚氯乙烯受热时易分解释放出 HCl 气体。

氢氟酸

氢氟酸是一种强腐蚀性的化学物质，能引起双手表皮损伤。它可以释放游离 H^+，能渗透并腐蚀皮肤，进一步渗入骨骼，引起骨脱钙和坏死。呼吸道的损害和皮肤损害大致相同，但起病较快，临床表现为急性呼吸窘迫。氢氟酸具有较好的水溶性，故主要影响上呼吸道，迅速引起组织损伤和支气管收缩，部分病例还可以引起化学性肺炎和迟发型肺水肿，甚至死亡。

二氧化硫

二氧化硫（SO_2）和硫酸（H_2SO_4）气溶胶通常是由化石燃料氧化产生。这些有毒气体存在于发电厂和各种工业生产中，如冶炼、化工、造纸、食物防腐、金属和矿石精炼以及冷藏过程中。既往 SO_2 空气污染增加了慢性肺病患者及老年患者的病死率。

由于 SO_2 特殊的气味，空气中低至 0.5 ppm 的 SO_2 就可以被发现。6 ～ 10 ppm SO_2 可迅速刺激双眼和鼻咽部。大剂量 SO_2（≥ 50 ppm）能损伤咽喉、气管、支气管及肺泡。个体对 SO_2 的反应差异很大，但是遗传性过敏症和哮喘患者是最敏感的。之前接触过臭氧的哮喘患者接触 SO_2 后可表现得更敏感。接触 SO_2 的典型症状首先是眼、鼻和咽喉部烧灼感，伴有咳嗽、胸痛、胸部紧缩感及呼吸困难，还可伴有结膜炎、角膜烧灼感及喉部水肿，数小时后会出现肺水肿。2 ～ 3 周后会出现闭塞性细支气管炎（obliterative bronchiolitis，OB）。熔铸工人在过度暴露于 SO_2 后 4 年出现持续性气流受限，可能与闭塞性细支气管炎有关。

急性 SO_2 中毒的对症治疗包括全身使用糖皮质激素。哮喘患者的支气管痉挛可在脱离 SO_2 暴露后自行缓解，或需要使用支气管扩张药和吸入性糖皮质激素。

氯

氯具有中度水溶性，与水接触后可以释放氯化氢和氧自由基。它对上皮细胞的损害呈剂量依赖性。暴露于低浓度的 Cl_2 会引起上呼吸道和眼部刺激症状。增加暴露可损伤鼻咽部和喉头。更高浓度暴露可在 6 ～ 24 h 内导致肺水肿。肺功能检查通常显示气流阻塞及空气滞留。某些幸存者的远期后果包括持续性气流阻塞。Cl_2 中毒以支持治疗为主。对那些体格检查及实验室检查虽无异常但有症状的患者必须观察至少 6 h，因呼吸道毒性可能会滞后发生。如症状持续，使用糖皮质激素可能会改善预后。

含氮氧化物

氮氧化物（NO、NO_2、N_2O_4）可导致成千上万与之接触的工人产生致命性的呼吸系统损害。危险职业包括：负责引爆的煤矿工、在密闭空间使用氧乙炔炬的焊接工以及在生产染料、漆器、硝酸的过程中暴露于其副产物烟雾的化工厂工人。西-费二氏肺（西-费二氏病）发生于吸入筒仓内已发酵的谷物或紫花苜蓿所产生的 NO_2 时。在首次填仓后的前几周内发生该病的风险最大。因为氮氧化物水溶性较低，致使下呼吸道易暴露于这些强氧化剂中。NO_2 与 H_2O 在肺内发生反应形成硝酸和亚硝酸。氮氧化物解离形成氧自由基、硝酸和亚硝酸，引发组织炎症、脂质过氧化及表面活性剂活性受损（在其他细胞变化中）。尤其值得注意的是，NO 对血红蛋白具有高亲和力，易引起高铁血红蛋白血症。

暴露于 15 ～ 25 ppm 氮氧化物后会引起眼和咽喉部急性黏膜刺激症状。暴露于 25 ～ 100 ppm 氮氧化物后，可逐渐发展为中毒性肺炎和细支气管炎，伴随窒息感和呼吸困难。暴露于 150 ppm 以上氮氧化物常会致命，伴有闭塞性细支气管炎、化学性肺炎和肺水肿。起病可滞后，需要警惕初次暴露 3 ～ 6 周后症状复发，常见咳嗽、寒战、发热和气短等临床表现。某些病例可发展为持续性阻塞性肺疾病和慢性支气管炎。病例报道表明：接触氮氧化物后表现为细支气管炎的患者应用糖皮质激素可改善症状。

光气

光气也被称作碳酰氯。在第一次世界大战中光气取代氯气作为生化武器，是“毒气袭击”致死的主要武器。光气是加工异氰酸酯、杀虫药、染料以及药品的一种中间产物。低至 1 ppm 的嗅觉阈值浓度即可产生特征性的霉干草味。由于其水溶性差，光气仅引起轻微的上呼吸道和眼睛刺激症状，易在肺的远端沉积并水解为盐酸（含水盐酸）和 CO_2。高浓度光气暴露会引起呼吸困难、胸部紧缩感和咳嗽等症状。急性光气暴露可导致气管、支气管和细支气管黏膜坏死和脱落，伴水肿、出血和肺不张，可能会继发进展性呼吸衰竭和 ARDS。

芥子气

硫芥子气（二氯二乙硫醚）最早于 1917 年在欧洲被用作化学武器。实际上，芥子气并不是气体，在室温下是液态，具有挥发性，常温下即可转变成气态，水溶性低。暴露于硫芥子气后 2 ～ 3 h 内即引起眼睛刺激及肿胀。暴露于更高浓度的硫芥子气则会引起视力模糊、结膜水肿、虹膜炎，甚至角膜溃疡；皮肤会产生瘙痒和红斑，4 ～ 6 h 后会形成水泡。明显的急性呼吸系统损害可出现在暴露后数小时内，更常见的是暴露几天后。此外，还可引起化学性肺炎和肺水肿，伴上呼吸道刺激症状、打喷嚏、声音嘶哑、鼻出血、咳嗽以及呼吸困难。急性损伤包括气道上皮炎症、水肿和破坏，伴假膜形成，类似“白喉”。并发症包括感染和气道狭窄，远期影响包括呼吸道感染导致的死亡、慢性支气管炎以及逐渐进展的通气功能下降。其他用作武器的气体后续将讨论。

臭氧

臭氧是一种具有辛辣刺激气味的淡蓝色“导电”气体。臭氧实际上起源于平流层，是氧气和紫外线（UV）相互作用的产物。在对流层，臭氧的产生是氮氧化物和具有挥发性的有机化合物经光化学作用的结果。作为一种主要的空气污染成分，臭氧是全世界城市人口面临的非常严重的污染物。它极低的水溶性使其主要影响下呼吸道。健康人接触低浓度臭氧后可出现气道阻力急性升高以及 FEV_1 和 FVC 下降，其作用机制可能是神经反射；病人会出现胸痛、呼吸困难和咳嗽。接触 0.08 ppm 低剂量的臭氧 6 h 并伴间歇运动后，会出现肺功能及炎症改变。接触浓度为 0.12 ppm 的臭氧持续 1 h 为美国环境保护署（Environmental Protection Agency，EPA）规定的空气质量标准。

化学窒息性气体

一氧化二氮（N_2O）、一氧化碳（CO）、氰化氢（HCN）及硫化氢（H_2S）均可干扰氧气运输，引起窒息。其他的如甲烷（CH_4）、乙烷（C_2H_6）、氩气（Ar）和氦气（He_2）在低浓度时无毒性，在高浓度时则会取代氧气，阻断细胞色素氧化酶或血红蛋白的反应，致使细胞呼吸和氧气运输功能受损。下面将分别叙述几种常见的窒息性气体。

一氧化碳

一氧化碳（CO）是一种无色、无味、无刺激性的气体。在美国和大多数工业化国家，一氧化碳是引起中毒死亡的主要原因。一氧化碳主要由汽油、煤炭和木材等含碳物质不完全燃烧产生。家庭内接触一氧化碳主要是由于炉气泄露或烟雾吸入。用于油漆剥离和家居溶剂的二氯甲烷（CH_2Cl_2）容易转变为一氧化碳，在通风不良的情况下使用可致死。

一氧化碳中毒常表现为以下几种形式：意识丧失、痉挛、晕厥、昏迷、神经功能缺损、肺水肿、心肌缺血以及代谢性酸中毒。暴露于低浓度一氧化碳可引起头痛、恶心、乏力、眩晕和耳鸣的症状。当碳氧血红蛋白浓度大于 30% 时通常会引起患者意识模糊，浓度达 35% ～ 45% 时会出现昏迷，达到 50% 时则会引起死亡。患者可能会出现延迟性神经心理损害。碳化血红蛋白的浓度与临床神经系统后遗症的严重性关系不大。静息状态下一氧化碳在机体内的半衰期大约为 4 h，若能通过面罩吸入 100% O_2，其半衰期可降至 60 ～ 90 min；若能通过人工气囊辅助通气给氧，则其半衰期可少于 60 min。

非随机研究显示高压氧可以逆转一氧化碳急性中毒的反应，是逆转急性中毒最迅速的治疗方法。

其他的治疗可能会改善神经系统损害。对照试验尚不能明确高压氧治疗是否能改善一氧化碳中毒引起的迟发性神经心理损害。对于碳氧血红蛋白浓度高于 25% 的患者，由于存在心律失常和心肌梗死的风险，故应给予心电监护。

氢氰酸

机体暴露于塑料和聚氨基甲酸酯类物质燃烧或热分解产生的烟雾容易导致氢氰酸中毒。这种气体可通过皮肤和呼吸道吸收。通过结合细胞色素 A- 细胞色素 A_3 亚复合体，氢氰酸可阻断氧化磷酸化过程和线粒体对氧气的利用，最终导致乳酸性酸中毒。

暴露于 50 ppm 的氰化物气体会引起头痛、心动过速、呼吸急促和眩晕等症状；暴露大于 100 ppm 的氰化物会引起意识错乱，呼吸暂停及癫痫发作。病人可能会散发出苦杏仁味，但这并非绝对可靠或与暴露一致的特征。诊断主要依赖于职业史和环境接触史。静脉血提示过度氧和，病人在出现呼吸功能不全之前可呈现一种特别的红色外观，尽管这一临床表现是非特异性的。测定碳氧血红蛋白的浓度可用于鉴别氰化物中毒和 CO 中毒。治疗措施主要是生命支持和解毒治疗。尽早行机械通气，高氧以及治疗代谢性酸中毒至关重要。推荐使用亚硝酸异戊酯和亚硝酸盐。

硫化氢（H_2S）

硫化氢既是呼吸道刺激剂，也是呼吸道窒息剂，是一种无色的天然气体。硫化氢最初是在沼泽和硫黄泉中发现，是有机物质的衰变产物，以其典型的“臭鸡蛋”气味闻名。职业暴露常发生在加工化学药品和金属材料的工厂，如炼油厂、天然气工厂、炼焦炉、造纸厂、橡胶硬化厂、人造丝加工和制革厂。因其比空气重，故常积聚在低洼地带，在原油开采、废水处理以及天然气泄漏时引起中毒。硫化氢与金属酶结合（如与细胞色素氧化酶结合）是引起人类中毒的主要原因。

人们对硫化氢的嗅觉阈值较低（0.13 ppm）。硫化氢的浓度达到 50 ppm 时，它便成为一种黏膜刺激剂。硫化氢的浓度大于 100 ppm 时，会引起嗅觉疲劳，使机体对硫化氢气体不再敏感。吸入的硫化氢主要影响下呼吸道。当吸入浓度达到 250 ppm 时，会诱发肺水肿。当吸入浓度达到 500 ppm 时，则会出现全身及神经系统损害。当吸入浓度大于 700 ppm 时，会出现意识突然丧失。当吸入浓度大于 1000 ppm 时，则会出现呼吸过度和呼吸暂停，导致呼吸中枢麻痹，引起窒息性死亡。长期接触低浓度 50 ppm 硫化氢会引起呼吸道炎症和干燥，当接触浓度在 50 ～ 250 ppm 时，临床症状主要表现为咳嗽、咽喉痛、声音嘶哑、鼻炎和胸部紧缩感。而急性暴露于更高浓度硫化氢时，因其迅速通过肺吸收入血，则不会表现出上述症状。

对硫化氢中毒的处理主要是对症支持性的，对于严重病例，应立即施予气管插管及机械通气。氧疗能促进硫化物的代谢，改善缺氧组织的氧合。由于硫化氢的中毒机制与氰化物类似，因此推荐输入 3% 亚硝酸钠或吸入硝酸戊酯，以治疗高铁血红蛋白血症。此外，高压氧对治疗硫化氢中毒可能也有一定的作用。

金属

砷

砷是金属硬化剂，亦存在于色素、木材防腐剂、除锈剂、干燥剂、浴羊 / 牛药液中。砷这种金属有许多化合价，如三价砷和五价砷，其中，砷化三氢气体危害性最大。砷暴露主要发生在冶炼业和杀虫剂的加工和使用过程中。急性吸入砷会引起腹痛、腹泻、呕吐、周围神经病变、癫痫发作、循环衰竭，甚至死亡。慢性砷暴露会引起脱发、感觉异常、手掌和足底角化病，更严重的症状还包括心力衰竭、肾病、肝血管肉瘤以及肺癌。砷与二巯丙醇的螯合作用可以促进砷的排泄。

铍

轻金属铍由于其较好的伸展性常用于制作合金，广泛应用于核武器制造、航空业、制陶业以及电子工业等领域。铍尘和烟气易导致急性肺炎，不过这种危害可通过防护措施得以大量避免。慢性铍尘病（chronic beryllium disease，CBD）在暴露于看似短期、少量的铍金属后，因个体的超敏免疫反应而致。某些人存在遗传易感性，暴露于铍后易患慢性铍尘病，其临床症状包括呼吸困难、干咳和疲乏无力，肺部听诊时可闻及湿啰音。慢性铍尘病的诊断主要依靠铍淋巴细胞增殖试验（beryllium lymphocyte proliferation test，BeLPT），血液或支气管肺泡灌洗均可用于该试验。这一试验可以鉴别慢性铍尘病与结节病及其他类似的疾病。慢性铍尘病的病理表现为非干酪样肉芽肿及肺纤维化。免疫抑制治疗（如糖皮质激素）可用于治疗慢性铍尘病的进展期。

第九部分 肺血管疾病、血管炎和出血

第 57 章 肺栓塞

Michael P. Gruber • Todd M. Bull 著

（吴 迪 鄞孟洁 邱 晨 译）

一个时代的真理已变成下一个时代的谬论，昨天的愚蠢已经成为明天的智慧。

——威廉 · 奥斯勒

肺栓塞（pulmonary embolism，PE）和深静脉血栓形成（deep venous thrombosis，DVT）是同一个病理过程的不同表现形式，统称为静脉血栓栓塞症（venous thromboembolism，VTE）。VTE 的发病率和病死率较高，可造成沉重的社会负担和经济负担。因此，对该病的诊断和治疗越来越引起人们的重视。虽然，医学文献有时会出现相互矛盾的观点，但大量设计良好的试验使对肺栓塞的管理得以优化并趋向一致。这并不是说不再存在重大分歧。就像所有医学领域一样，一个问题解决了，另外一个问题又会产生。在本章中，我们将尽量总结肺栓塞诊疗方面最重要的文献。

流行病学、危险因素和发病机制

流行病学

肺栓塞是一种临床常见病。在美国，以医院为基础的研究评估肺栓塞的发病率为 1/1000 人 / 年，相当于每年收治 20 万～ 30 万肺栓塞住院患者。据估计，美国每年多达 3 万～ 5 万人死于 PE，前 3 个月的病死率高达 10%，其中大约 20% 的患者最初的临床表现为猝死。欧洲和其他地区的数据与美国大体上是相似的。

肺栓塞的病死率因为年龄、性别和种族的不同而存在显著的区别。美国黑种人年龄调整后的病死率比白种人高 50%；而同一种族中，男性病死率比女性高 20% ～ 30%。黑种人男性 PE 的病死率最高，高达 6.0/10 万人；其次为黑种人女性，病死率为 4.8/10 万人。白种人男性 PE 的病死率为 2.4/10 万人；而白种人女性 PE 病死率仅为 2.3/10 万人，为最低。PE 的发病率同样与年龄相关，随着年龄的增长，PE 的病死率增加。1979—1998 年，同时考虑到性别和种族因素后，15 ～ 24 岁年龄组以上，以 10 岁为间隔的各年龄组病死率均较其相邻的较小年龄组高一倍。

在过去的 25 年中，PE 的总体病死率有所下降。1979—1998 年，每年病死率下降近 30%。不同的性别和种族均可观察到 PE 病死率的下降。PE 病死率下降应归功于对 VTE 危险因素的干预增加，包括 DVT 的预防、诊断和治疗，以及（或）PE 诊断技术的提高，从而使误诊率下降。

危险因素

VTE（包括 PE 和 DVT）的风险是一种动态过程，是获得性危险因素和遗传危险因素协同作用的结果。鲁道夫 · 威尔休（Rudolph Virchow）被誉为历史第一人，将描述经典三联（血管内皮损伤、高凝状态和静脉血液淤滞）作为 VTE 易患者的整合危险因素。传统上 VTE 的危险因素被分为遗传性因素（遗传性易栓症）和获得性因素。

遗传性易栓症

若 VTE 患者直系亲属中一人或多人罹患 VTE，则高度提示存在遗传性易栓症。VTE 患者中有 24% ～ 37% 能被确认为遗传性易栓症，而对照人群中仅有 10%。估计 1% ～ 2% 的特发性 VTE 的患者有联合性基因突变。遗传性易栓症包括凝血因子抑制药（抗凝血酶、蛋白 C、蛋白 S）的定性或定量缺陷、凝血因子含量或功能的提高（活化蛋白 C 抵抗、凝血因子 V Leiden 突变、凝血酶原基因突变、凝血因子Ⅷ水平升高）、高同型半胱氨酸血症、纤维溶解缺陷或血小板功能改变。常见的遗传性易栓症的流行病学特征见表 57-1。

抗凝血酶缺乏

抗凝血酶（AT，以前称为抗凝血酶Ⅲ）是一种不依赖于维生素 K 的单链糖蛋白，属于丝氨酸蛋白酶抑制药超家族。AT 通过结合或灭活凝血酶以及活化的凝血因子Ⅸ a、Ⅹ a、Ⅺ a 和Ⅻ a，发挥天然的抗凝血酶活性。AT 分子还有活化的肝素结合位点，一旦与肝素结合，其亲和性以及结合和灭活凝血因子如凝血酶的功能便可显著提高，因此临床上常用肝素来激活 AT 对凝血酶的抑制作用。抗凝血酶突变使其抑制凝血级联反应的能力下降，导致血栓形成的风险增加。AT 缺乏是一种常染色体显性遗传病，男女发病概率相同。大部分 AT 缺乏的患者为杂合子，因为纯合子通常在胎儿时期死亡。杂合子 AT 缺乏的患者体内 AT 水平通常为正常人的 40% ～ 70%。目前已经报道超过 250 种的基因突变造成两种类型的 AT 缺乏。Ⅰ型 AT 缺乏的特点是 AT 功能正常但数量减少；Ⅱ型 AT 缺乏的特点是同时存在数量和质量的缺陷，并在受体缺陷的基础上分为三个不同亚型：（1）活化凝血酶结合位点异常；（2）肝素结合位点异常；（3）同时存在凝血酶结合位点和肝素结合位点的异常。该分型的临床意义在于活化凝血酶结合位点异常者罹患 VTE 的风险高于仅有肝素结合位点异常或仅有 AT 数量减少的患者。

虽然 AT 缺乏的发病率不高，但由于其血栓发生率是正常人群的 20 倍，故仍被认为是最严重的遗传性易栓症。典型的 AT 缺乏患者通常在 15 ～ 30 岁会发生 VTE。通常发生血栓的部位包括下肢静脉和髂股静脉。但其他部位，包括上肢静脉、肠系膜静脉、下腔静脉、肾静脉和视网膜静脉也可能发生。AT 缺乏的患者通常在出现亲血栓危险因素的情况下发生血栓，比如术后、创伤后、妊娠、使用某些药物和（或）感染。近 60% 的患者会复发血栓栓塞，高达 40% 的患者会有明显的 PE 临床症状。

AT 缺乏的诊断有赖于肝素辅助因子活性的功能检测，这种方法能够检测所有具有临床相关性的 AT 缺陷。AT 水平通常不受华法林的影响，但在伴弥漫性血管内凝血或同时使用肝素的血栓急性期，AT 通常会降低。肝素治疗可使 AT 水平降低达 30%。在急性血栓最少两周内或中断肝素治疗至少 5 d 后应进行 AT 缺乏的筛查。

蛋白 C 缺乏

蛋白 C 是一种由肝合成的维生素 K 依赖性糖蛋白，可由凝血酶血栓调节蛋白复合物激活。循环中的蛋白 C 是无活性的前体，而被丝氨酸蛋白酶激活后则可发挥抗凝血功能，故称之为活化蛋白 C。一旦蛋白 C 被激活，可以水解激活凝血因子Ⅴ a 和Ⅷ a。目前已发现超过 160 种定性和（或）定量的蛋白 C 突变。蛋白 C 缺乏是一种常染色体显性遗传病，男女发病概率相当。纯合子通常比较严重，较早发生血栓。遗传性蛋白 C 缺乏临床上分为两种亚型，Ⅰ型是一种定量缺陷，其特点是蛋白 C 功能和抗原水平为正常人的一半；Ⅱ型是一种质量缺陷，蛋白 C 功能水平下降，但保存了抗原功能。普通人群蛋白 C 缺乏发病率为 0.2% ～ 0.4%，而 VTE 人群为 3% ～ 5%。有三种临床症状与蛋白 C 缺乏相关：（1）青少年及成人的 VTE；（2）纯合子或双重杂合子新生儿暴发性紫癜；（3）华法林引起的皮肤坏死。很多临床问题可导致继发性蛋白 C 缺乏，比如肝病、感染、感染性休克、弥漫性血管内凝血、急性呼吸

表 57-1　遗传性易栓症

病因 / 缺陷 / 变异	患病率（%）		遗传类型	相对风险	临床特征
	普通人群	VTE 患者			
AT 缺乏	0.2	1 ～ 3	AD	20	VTE，肝素抵抗
蛋白 C 缺乏	0.2 ～ 0.4	3 ～ 5	AD	10	VTE
蛋白 S 缺乏	0.03 ～ 0.1	1 ～ 5	AD	10	VTE 和 ATE
因子Ⅴ Leiden 突变	5	10 ～ 50	AD	5	VTE 和 ATE
凝血酶原 G20210A	2 ～ 5	6 ～ 18	AD	3	VTE
高同型半胱氨酸血症	5	10	未知	3	VTE 和早发性 ASCVD
凝血因子Ⅷ水平升高	11	25	未知	5	VTE

AD，常染色体显性；ASCVD，动脉粥样硬化性心脏病；AT，抗凝血酶；ATE，动脉血栓症；VTE，静脉血栓栓塞症

数据来自 Franchini M，Veneri D，Salvagno GL，et al：Inherited thrombophilia. *Crit Rev Clin Lab Sci* 2006；43：249-290

窘迫综合征、术后，以及与化疗药物发生相互作用。

蛋白C缺乏的诊断有赖于一些功能试验，在凝血酶血栓调节蛋白或蛇毒活化基础上进行。怀孕和服用避孕药可以增高蛋白C水平，急性血栓或华法林治疗可以降低蛋白C水平。在未进行华法林治疗且不存在导致获得性蛋白C缺乏的情况下，蛋白C水平低于55%的病人通常有基因学方面的异常；而55%～65%的患者通常被认为处于缺乏状态或正常低值。因此，建议大多数人反复进行检测和（或）基因检测。

蛋白S缺乏

蛋白S是一种由肝细胞、巨核细胞和内皮细胞合成的维生素K依赖性糖蛋白，其功能是作为活化的蛋白C降解活化凝血因子Ⅴa和Ⅷa的辅助因子。蛋白S以均衡的活化状态和非活化状态（与载体蛋白C4BP结合）在血浆中循环。蛋白S的生物利用度与C4BP的浓度密切相关。C4BP的功能是作为蛋白C/蛋白S抑制通路的重要调节蛋白。根据总蛋白S浓度、游离型蛋白S浓度和活化蛋白C辅助因子的活性，蛋白S缺乏被分为3种类型。Ⅰ型蛋白S缺乏症只有相当于正常人50%的蛋白S水平，尤其是游离蛋白S的浓度显著减少同时伴有活性降低；Ⅱ型蛋白S缺乏症的特点是总蛋白S水平和游离蛋白S的浓度正常，但功能活性降低；Ⅲ型蛋白S缺乏症（又称为Ⅱa型）的特点是总蛋白水平正常，但游离型蛋白水平及功能活性降低。前面提到的能降低蛋白C水平的情况也同样适用于蛋白S。普通人群蛋白S缺乏发病率约为0.03%～0.1%，而VTE人群为1%～5%。蛋白S缺乏症患者的VTE的临床表现类似蛋白C缺乏症。蛋白S缺乏的患者中有华法林引起皮肤坏死的报道。

蛋白S缺乏的诊断有赖于游离蛋白S浓度的检测。与蛋白C检测相似，急性血栓、妊娠、口服避孕药、并存病和（或）华法林的应用可以影响检测结果。肝素不影响血浆中蛋白S或蛋白C的浓度，因此是诊断过程中可接受的抗栓疗法。使用华法林治疗的患者，建议至少停药2周后再进行蛋白S缺乏的检测。

Ⅴ因子Leiden和活化蛋白C抵抗

目前Ⅴ因子Leiden突变是能引起遗传性易栓症的最常见原因，占新发VTE病例的20%～50%。循环中的Ⅴ因子是一种无活性的辅助因子。被凝血酶激活后，因子Ⅴa作为辅助因子参与凝血酶原向凝血酶转化的过程。1993年荷兰莱顿的研究者在一组不明原因VTE人群中发现了因子Ⅴ的单点突变。这种变异的分子缺陷是活化蛋白C（APC）切位点上一个氨基酸的改变（506的精氨酸突变为谷氨酰胺），从而使Ⅴ因子对APC产生抵抗。这种基因缺陷被命名为Ⅴ因子Leiden变异，尽管还有许多其他类型的基因突变，但Leiden变异仍是遗传性APC抵抗最常见的病因。Ⅴ因子Leiden变异是一种常见的基因突变。Ⅴ因子Leiden变异在普通人群的发病率约为5%，而C因子Leiden变异的杂合子发生VTE的风险是普通人群的5倍，而纯合子发生VTE的风险是普通人群的80倍。

Ⅴ因子Leiden变异血栓形成的主要临床部位是静脉，下肢深静脉血栓形成常见，而浅静脉、门静脉、颅内静脉较为少见。正如所预期的一样，这种在普通人群发病率很高的基因突变与其他遗传性或获得性VTE危险因素有协同作用。除了遗传性APC抵抗，也有获得性APC抵抗的报道。使用第三代避孕药、恶性肿瘤以及结缔组织病，尤其是系统性红斑狼疮和抗磷脂抗体综合征的患者均有APC抵抗。

活化部分凝血活酶时间（aPTT）为基础的检测可作为APC抵抗的筛选试验。分别在加入和不加入标准剂量活化蛋白C的情况下检测aPTT，两者的凝固时间比值为APC比率（加APC时的aPTT/不加APC时的aPTT）。APC抵抗与APC比率下降有关。标准aPTT的结果受多种因素的影响，包括炎症、妊娠、口服避孕药、抗磷脂抗体和抗凝药。也可进行Ⅴ因子Leiden变异的基因检测。

凝血酶原基因突变

凝血酶原（因子Ⅱ）——凝血酶的前体，是一种由肝合成的维生素K依赖性蛋白质。1996年，研究者发现一种单一核苷酸改变，即凝血酶原基因20210位的核酸鸟嘌呤突变为腺嘌呤，是血栓形成的危险因素。这种基因突变在VTE人群的发病率是6%～18%，而普通人群是2%～5%。这种突变的杂合子血浆中凝血酶原水平较正常人高30%，使其血栓形成的概率为正常人的三倍。因为血栓形成的风险相对较低，因此凝血酶原基因突变能否导致VTE复发风险增加仍有争议。研究显示凝血酶原G20210A突变的人群只在同时存在其他血栓形成危险因素时，其血栓形成的风险才会明显增加。而且，研究显示凝血酶原G20210A突变通常与Ⅴ因子Leiden变异并存。1%～10%的有症状Ⅴ因子Leiden变异携带者同时存在凝血酶原G20210A突变。凝血酶原G20210A突变的诊断最好是进行直接的 DNA 检测。

因子Ⅷ水平升高

因子Ⅷ水平升高是 VTE 发病的一个重要的独立危险因素。普通人群中因子Ⅷ水平升高的发病率约为 11%，高达 25% 的 VTE 患者因子Ⅷ水平高于正常。研究显示因子Ⅷ水平每升高 10%，单次发作和反复发作 VTE 的风险分别增加 10% 和 24%。通过与合适的炎症、血型抗原 vonWillerbrand 因子对照相比，已证实因子Ⅷ水平提高是 VTE 的独立危险因素。

高同型半胱氨酸血症

同型半胱氨酸是蛋氨酸向半胱氨酸转化过程中的中间氨基酸，高同型半胱氨酸血症可为后天获得也可由遗传所致。同型半胱氨酸通过两个途径进行代谢。第一个途径需要胱硫醚 β 合成酶（CBS），而且需要维生素 B_6 作为辅助因子。第二个途径需要蛋氨酸合成酶，并需要维生素 B_{12} 和甲基四氢叶酸还原酶（MTHFR）。获得性的高同型半胱氨酸血症可能是因为食物中缺乏维生素 B_{12} 或维生素 B_6 或叶酸。遗传性的高同型半胱氨酸血症可能是由于 CBS 或 MTHFR 酶的基因缺陷所致。

有证据显示高同型半胱氨酸血症是 VTE 的危险因素。在同型半胱氨酸的水平高于正常两个标准差的时候，VTE 的发生风险比对照组高 2 ～ 3 倍。同型半胱氨酸的水平升高也与早发性冠心病和脑血管病有关，但这种相关性有多大仍有争论。

对于难以解释的 VTE 患者建议进行高同型半胱氨酸血症的检测。比较灵敏的实验室检查方法是对血浆同型半胱氨酸总浓度的检测。如果血浆中同型半胱氨酸水平升高，可能还需要进行其他的实验室检查。治疗因病因不同而有区别，但通常需要补充叶酸和维生素 B_{12} 和维生素 B_6。

高凝状态检测

正在开展的研究不断地在 VTE 患者中发现新的和日益普遍的遗传性血栓形成缺陷。因此，哪些患者应进行检测、应进行哪种检测和何时进行高凝状态的检测成为重要的问题。尽管遗传缺陷的患病率高，但只有有限的证据或专家意见表明，识别遗传性血栓形成倾向会影响治疗的疗程和复发的风险。支持筛查的观点的依据是已检出的遗传性易栓症的患者越来越多，新发现的突变也在增加，确诊多种血栓缺陷的患者也越来越多。

在初发的特发性 VTE 患者中，有 1% ～ 2% 的人存在多重缺陷。因此，应确认存在多重缺陷的患者会影响 VTE 的复发风险、抗凝疗程和（或）存在其他获得性 VTE 危险因素（如手术、妊娠或激素治疗）时是否调整治疗方案。反对进行检测的人认为，鲜有证据支持对具有遗传血栓形成倾向患者改变抗凝治疗方案。2008 年美国胸内科医师学会（ACCP）抗凝和溶栓循证医学临床实践指南规定，存在遗传性血栓形成倾向不能作为指导 VTE 患者抗凝治疗疗程的主要因素，因为有前瞻性研究证实这些因素不是复发风险的决定性因素。2009 年的循证医学数据库（Cochrane 数据库）中，并无任何一项随机对照试验评估 VTE 后进行遗传性易栓症检测是否能减少 VTE 复发的风险。

由于缺乏证据证明检测和确认遗传性易栓症会影响疗程、有症状亲属的 VTE 结局或复发 VTE 的风险，目前是否进行筛查主要依据临床的判断和专家的意见。识别首发 VTE 的关键在于：（1）复发性 VTE 最大的风险因素是曾患 VTE，首次发作为特发性这一点特别重要；（2）所有得过 VTE 的患者数年内再发 VTE 的风险增加。鉴于现有资料关于遗传性血栓形成倾向对疗程和复发风险的影响尚不明确，因此推荐与血液学专家协商制订个性化的治疗方案。

检测遗传性血栓形成倾向

通常下列患者应进行检测：（1）50 岁之前首发 VTE，但并不存在可识别的危险因素（如近期手术）；（2）反复发生 VTE；（3）VTE 复发患者的直系亲属。所有这些患者若有血栓形成的病史则应被认为有“很强的易栓性”，适合进行遗传性易栓症的检测。遗传性易栓症的标准检测方法包括活化蛋白 C 抵抗 / Ⅴ因子 Leiden 突变、凝血酶原基因突变、抗磷脂抗体、抗凝血酶缺乏症、蛋白 C 缺陷和蛋白 S 缺陷。

VTE 患者是否进行遗传性血栓形成倾向的检测必须考虑几个因素。首先，急性 VTE 可以一过性引起血浆中抗凝血酶、蛋白 C 和蛋白 S 的水平降低，导致这些指标被误认为降低。其次，在肝素治疗的初始数天内，抗凝血酶水平可下降 30%；第三，华法林可降低蛋白 C 和蛋白 S 的功能活性，偶可升高抗凝血酶水平，从而可能导致抗凝血酶缺乏的患者抗凝血酶水平看似正常。为了避免治疗的影响，推荐停止抗凝治疗至少两周后再进行相关检测。如果检测是在就诊时即进行，结果显示在正常范围之内，那么缺陷的诊断可以基本排除。如果检测结果偏低，建议在初始治疗结束后进行重复检测。Ⅴ因子 Leiden 突变、凝血酶原基因突变、抗心磷脂抗体或抗磷脂抗体的检测结果不受肝素或华法林治疗的影响。如果确诊遗传性易栓症，建议对患者的所有直系亲属进行检测。

遗传性易栓症的治疗

遗传性易栓症患者 VTE 的初始治疗与其他患者并无不同。发生 VTE 的遗传性易栓症患者的长期治疗仍存在许多问题。因为没有随机对照研究评估遗传性易栓症患者的最佳抗凝疗程，所以必须根据患者具体情况进行治疗。通常指南推荐无限期抗凝的患者包括：（1）具有多个等位基因异常（如Ⅴ因子 Leiden 突变的纯合子、杂合子和凝血酶原基因突变）仅发生过 1 次特发性 VTE 的患者；（2）发生过一次自发的危及生命的血栓，如与遗传危险因素有关的几乎致命的 PE 或脑、肠系膜或门静脉血栓形成；或（3）发生过一次与抗磷脂抗体综合征或抗凝血酶缺乏相关的自发性血栓形成。对于有遗传性易栓症杂合子，且仅有一次特发性 VTE 发作经历的患者而言，抗凝治疗的疗程长短仍是一个问题。建议通过专家会诊来决定最佳的抗凝治疗时间。

获得性危险因素

VTE 的获得性危险因素较遗传性血栓形成倾向更为普遍，框 57-1 列出了获得性 VTE 的常见危险因素。

框 57-1　VTE 的获得性危险因素

年龄＞ 40 岁
吸烟
肥胖（体重＞ 120 kg）
恶性肿瘤
　化疗
口服避孕药或激素替代治疗
长期制动
　住院
　长时间的空中旅行
手术 / 创伤
急性炎症状态
　急性感染
　炎性肠病
　结缔组织病
血管内装置
　心脏起搏器或置入式复律器-除颤器
　留置静脉导管
妊娠 / 产后
动脉粥样硬化性心血管疾病
充血性心力衰竭
脑血管意外
既往 VTE 病史
静脉曲张 / 静脉淤滞
获得性高凝状态
　肾病综合征
　狼疮抗凝物
　抗磷脂抗体综合征
　高同型半胱氨酸血症
　肝素诱发的血小板减少症

手术和创伤

可根据患者的年龄、手术类型和并存疾病的情况对手术患者的 VTE 进行风险分层。65 岁以上手术患者 VTE 的发病率最高。高风险的操作包括整形手术，神经外科手术，胸、腹或骨盆的恶性肿瘤手术，肾移植及心血管手术。

进行椎管内麻醉的手术导致 VTE 的风险低于全身麻醉。

人们很长时间以前就认识到创伤和 VTE 之间的关系。除了手术的风险之外，创伤后发生 VTE 的风险与宿主因素，伤口的位置、类型、范围，以及预防药物的使用有关。在创伤患者中年龄的增长是 VTE 的最大危险因素。下肢或骨盆的损伤最易导致 VTE。其他创伤相关的 VTE 危险因素包括伴有瘫痪的脊髓损伤、颅脑损伤、血管损伤、循环休克住院、机械通气超过 3 d 和需要进行一个较大的外科手术。

年龄

无论是原发性还是继发性 VTE 的发病率均随着年龄的增长而增加，这说明不仅仅是 VTE 危险因素的叠加，老化的生理过程也在其中发挥作用。一项研究显示 40 ～ 49 岁人群 VTE 的发病率是 17/100 000，而 70 ～ 79 岁人群则高达 232/100 000。

妊娠

妊娠导致 VTE 风险增高，一方面是因为妊娠期的高凝状态，另一方面是因为妊娠子宫压迫导致静脉回流阻力增加。每 2000 名孕妇中有一人发生 VTE。年龄因素调整后，妊娠妇女比非妊娠妇女 VTE 的发生率高 5 ～ 50 倍，产后发生 VTE 的风险是妊娠期的 5 倍。既往有浅静脉血栓形成史是妊娠期和产后静脉血栓形成的独立危险因素。

激素替代治疗

激素替代治疗使发生 VTE 的风险增高 1 ～ 3 倍。在开始治疗的 4 个月内血栓形成的风险增加，与治疗时间无关。停止激素治疗 3 个月后，VTE 的风险降至基线水平。第一代和第三代口服避孕药发生 VTE 的风险高于第二代避孕药。选择性雌激素受体调节药包括他莫西芬和雷洛昔芬，可导致 VTE 发病率提高。

癌症

20% 的 VTE 患者患有恶性肿瘤，许多原发性恶性肿瘤与 VTE 相关。那些罹患胰腺癌、淋巴瘤、恶性脑瘤、肝癌、白血病、结直肠癌和其他消化系统癌症的病人 VTE 的发病风险是最高的。此外，进行化疗的癌症患者，包括使用沙利度胺、他莫西芬和左旋天门冬酰胺酶的患者，VTE 的发病风险增高。

肥胖

最近有证据显示肥胖是 VTE 的独立危险因素。肥胖人群 VTE 的发病风险女性高于男性，小于 40 岁的人群最为明显。除了是 VTE 的独立危险因素外，肥胖也是导致长时间空中旅行的人群及服用避孕药或激素替代治疗的妇女 VTE 发生率增高的常见原因。

既往罹患静脉血栓栓塞症

既往有 VTE 病史是再发的主要危险因素。风险的大小取决于患者因素。具有可逆的危险因素（如制动或手术）的人群较具有不可逆的危险因素（如恶性肿瘤或遗传性易栓症）的人群再发 VTE 的风险低。

肝素诱导的血小板减少

肝素诱导的血小板减少（HIT）是普通肝素［偶为低分子肝素（LMWH）］导致的致死性疾病。HIT 通常表现为血小板减少（< 150 000/μl）或血小板相对减少，即开始肝素或低分子肝素治疗 5 ～ 10 d 内血小板较基线水平下降 50%。接受普通肝素治疗的患者发生 HIT 的概率是接受 LMWH 治疗患者的 10 倍。HIT 患者发生血栓的风险超过对照组的 30 倍。

即使血小板计数恢复到正常，停止肝素治疗后的数天至数周内血栓形成的概率仍然很高。

HIT 是由于患者体内产生血小板因子 4（PF4）和肝素免疫复合物的抗体所致。肝素 -PF4- 抗体复合物结合到血小板表面后被循环中的 IgA、IgG 和 IgM 抗体识别。免疫球蛋白识别后导致血小板进一步活化和 PF4 释放，形成正反馈回路。活化的血小板聚集导致血小板减少和血栓形成。速发型 HIT 是指接受肝素治疗数小时内发生的血小板减少，见于近 30% 的患者，通常 3 个月内曾接受过肝素治疗，因此体内持续存在肝素抗体。HIT 的诊断依靠临床表现和特殊的血清学检查。血清学检查可发现循环中的 IgG、IgA 和 IgM 肝素依赖性抗体，灵敏度高达 97%，但特异性仅 74% ～ 86%。因此，血清学检查的阳性结果应通过其他特殊试验加以确认，包括血清素释放试验、肝素诱导的血小板聚集试验或固相免疫测定。

对疑诊 HIT 患者进行的首要干预是立即停止所有形式的肝素暴露，包括肝素结合的导管和肝素冲管。也不可使用 LMWH，因为它可以跟肝素诱导的抗体产生交叉反应。由于停用肝素导致血栓形成的风险增高，故对于疑有 HIT 者，应采用其他药物替代肝素进行抗凝治疗。怀疑 HIT 的患者和（或）需要替代抗凝治疗的患者可以选用直接的凝血酶抑制药，比如重组水蛭素（lepirudin）或阿加曲班（argatroban）。替代抗凝药物和后续口服抗凝药物的疗程取决于患者有无血栓形成或是否需要继续抗凝治疗。对于没有血栓形成迹象的 HIT 患者，替代抗凝药物的治疗应持续至血小板计数恢复正常。由于诊断 HIT 后 2 ～ 4 周内血栓形成的风险较高，故应持续给予替代抗凝药或华法林治疗。对于 HIT 合并血栓形成的患者，应使用治疗剂量的替代抗凝药物治疗至血小板计数恢复正常；继而使用华法林治疗，且华法林至少和替代抗凝药物重叠 5 d，直至国际标准化比率（INR）达到治疗范围至少 48 h。有报道显示，重叠时间过短或治疗性 INR 的持续时间过短，可出现皮肤坏死和华法林诱导的静脉性肢体坏疽。

发病机制

60% ～ 90% 肺栓塞的栓子来自下肢和骨盆的深静脉。其他血栓来源包括肾静脉、上肢或右心。临床最公认的肺栓塞来源为髂股血栓。栓子移位和栓塞肺动脉导致血流动力学异常和气体交换受损。PE 患者的血流动力学反应取决于栓塞负荷，后者与患者的血流动力学储备和代偿适应反应有关。流经右心后，大的栓子可能停留并阻塞肺主动脉或流至远端肺血管，导致血流动力学异常。除了机械阻塞外，急性 PE 可以触发血管活性物质的释放，导致肺血管阻力和右心室（RV）后负荷进一步增加。右心室后负荷增加，使得右心室壁张力增加，从而可能导致右心室扩张和运动减退伴进一步右室功能障碍、三尖瓣反流和右心衰竭。RV 压力超负荷可导致室间隔变平或偏向左心室（LV），从而导致 LV 充盈减低、全身性动脉低血压和心搏骤停。RV 压力超负荷所致 RV 壁压力增加还可引起右侧压力有关的缺血。

通气–灌注失调可能导致通气受损、肺泡无效腔增加和（或）通过未闭的卵圆孔产生右向左分流。肺部刺激感受器激活导致过度通气，从而引起低碳酸血症和呼吸性碱中毒。急性 PE 出现高碳酸血症提示大面积 PE，导致大量生理无效腔和每分通气量受损。

临床特征

肺栓塞的临床结局各异，可从偶然发现和无重要临床意义到循环衰竭和猝死。同样具有挑战性的是，PE 的症状各异且没有特异性。因此，医生必须结合病史、体格检查和临床预测工具决定合适的诊断检查和治疗干预。急性 PE 的鉴别诊断列于框 57-2。

病史

有临床症状的 PE 患者通常有一个或多个明确的 VTE 危险因素（见前文“危险因素”）。应详细询问患者本人和家族既往的 VTE 病史、共存疾病、功能状态、旅游史和目前的治疗情况。VTE 的主要危险因素包括最近 30 d 内的手术或创伤、长时间制动、高龄、恶性肿瘤、既往 VTE 病史、已知的易栓倾向、近期发生的心肌梗死或卒中（脑血管意外），或静脉置管。中度危险因素包括肥胖、使用雌激素或激素替代治疗和 VTE 家族史。已经设计 Wells 评分和 Geneva 评分系统用于评估患者诊断为 PE 的可能性（见下面章节“诊断”）。

症状和体征

急性 PE 可出现各种症状和体征。经血管造影证实的急性 PE 患者最常见的症状是呼吸困难（表 57-2）。较少见的症状包括咯血、喘息或胸痛。体格检查常常发现呼吸急促（呼吸频率＞ 20 次 / 分钟）、心动过速（心率＞ 100 次 / 分钟）、肺部闻及湿啰音（表 57-2）。晕厥、发绀、颈静脉扩张、肝搏动，或胸骨旁隆起或听诊闻及肺动脉第二心音亢进、右侧第三心音和（或）在胸骨左缘闻及收缩期杂音可能反映了明显的右心室功能障碍。

框 57-2 急性肺栓塞的鉴别诊断

肺炎或支气管炎	肋骨骨折
哮喘或慢性阻塞性肺疾病急性加重	肺水肿 / 充血性心力衰竭
胸膜炎	胸部恶性肿瘤
心包炎 / 心包填塞	肺动脉高压
气胸	心肌梗死
肌肉骨骼痛	主动脉夹层
肋软骨炎	焦虑症

表 57-2 急性肺栓塞症状和体征的发生频率

表现	频率（%）
症状	
呼吸困难	73
胸膜炎样胸痛	66
咳嗽	37
腿部肿胀	33
咯血	13
喘息	9
胸痛	4
体征	
呼吸频率＞ 20 次 / 分钟	70
捻发音	51
心率＞ 100 次 / 分钟	30
第三或第四心音	26
P2 亢进	23
体温＞ 38.5℃	7
胸膜摩擦音	3

数据来自 Stein PD，Terrin ML，Hales CA，et al：Clinical，laboratory，roentgenographic，and electrocardiographic findings in patients with acute pulmonary embolism and no pre-existing cardiac or pulmonary disease，Chest 100：598-603，1991.

实验室检查

常规的实验室检查对疑似 PE 患者的评估并无显著帮助。常规实验室检查如红细胞沉降率加快和（或）白细胞升高是没有特异性的。普通实验室检查包括动脉血气分析、栓溶二聚体、B 型尿钠肽（BNP）和肌钙蛋白检测，通常可以作为 PE 评估的一部分。肌钙蛋白和 BNP 的检测可作为预后评估的指标，用来区分 PE 相关并发症（包括循环衰竭和死亡）的低度风险和中度风险。虽然 BNP 和肌钙蛋白升高尚未纳入 PE 风险分层和治疗的正式指南，但将来可能会被纳入。正常的 BNP 和肌钙蛋白水平对确定患者 PE 相关不良预后的低风险有很高的阴性预测价值。另外，对于血流动力学稳定、伴有 BNP 和（或）肌钙蛋白升高的急性 PE 患者，应进行心脏彩超检查，评价是否存在右心功能不全，因为这种情况下存在右心功能不全的可能性很大。因为这些标志物的半衰期短，而且从急性事件发生到它们释放入血会出现特征性的延迟，如果症状持续的时间小于 6 h，有必要再次检验 BNP 和肌钙蛋白。

动脉血气分析

动脉血气分析不能作为一种准确诊断 PE 的工具。通常，急性 PE 患者会表现为低碳酸血症和呼吸性碱中毒。PE 患者的动脉血氧分压（PO_2）可以升高、正常或下降。肺泡-动脉氧梯度［PO_2（A.a）］通常会升高，但这种结果缺乏足够的鉴别意义，不能成为一种有价值的筛选检查。因此，临床提示 PE 的患者即使 PO_2、PO_2（A.a）正常，但仍需要进一步的诊断检查。

栓溶二聚体分析

栓溶二聚体是纤溶酶衍生的纤维蛋白降解产物，通常使用定量的酶联免疫吸附法（ELISA）检测。栓溶二聚体检测的特点是高灵敏度和高阴性预测价值，可用于 VTE 的排除诊断，特别是在门诊或急诊。通常，栓溶二聚体高于 500 ng/ml 是异常的。如果临床判断患该病的可能性较小，则栓溶二聚体阴性（＜ 500 ng/ml）对 PE 的阴性预测值达 99%。栓溶二聚体特异性较差（30% ～ 75%）。栓溶二聚体升高可见于炎症、感染、急性冠脉综合征或恶性肿瘤及近期曾行手术的患者。证据显示被预先检验为 PE 低 / 中度风险的患者，ELISA 法测定栓溶二聚体＜ 500 ng/ml 可排除 VTE 的诊断。目前，栓溶二聚体检测不应作为高风险人群排除 PE 的唯一程序。临床医生应注意到栓溶二聚体不同检测方法的灵敏度和特异性差别很大。因此，需要意识到检测方法对于正确解释检测结果是十分重要的。

B 型尿钠肽

BNP 是在心室容量负荷过重和室壁扩张的时候由心室心肌细胞释放的一种激素。因为缺乏灵敏度和特异性，BNP 不是诊断 PE 的有效方法。如果没有出现右室功能不全，急性 PE 患者 BNP 水平通常是正常的。但是，BNP 升高对 PE 患者有预后意义。

入院 4 h 内出现 BNP 升高（＞ 90 pg/ml）对预测 PE 相关临床结局（如死亡、紧急溶栓、心肺复苏、机械通气、升压药治疗或紧急栓子切除术）的灵敏度和特异性分别为 85% 和 75%。急性 PE 患者 BNP 值正常对住院死亡的阴性预测值为 97% ～ 100%。

肌钙蛋白检测

心肌肌钙蛋白是心肌细胞损伤既灵敏又特异的标记物。急性 PE 时肌钙蛋白升高可能与急性右心牵拉导致心肌缺血和微梗死有关。大面积 PE 患者中 30% ～ 50% 出现肌钙蛋白 I 和 T 升高。但是，与急性冠脉综合征相比，这些升高轻微而短暂。就像 BNP 一样，肌钙蛋白水平与急性 PE 患者的右心功能障碍有关。肌钙蛋白 T 正常对急性 PE 患者住院死亡的阴性预测值达 97% ～ 100%。

诊断

肺栓塞的诊断极具挑战。通常呼吸困难和胸痛症状是非特异性的，易与其他严重疾病状态相混淆，如急性心肌梗死或肺炎。许多血栓性疾病的患者表现出非典型的症状，而合并存在其他情况时诊断 PE 会更为困难，如充血性心力衰竭（CHF）或慢性阻塞性肺疾病（COPD）也可解释患者的主诉时。由于 VTE 发病率高，误诊后果严重，所以临床应高度警惕 PE 的可能性。

临床评估

PE 典型的临床特征前面已经描述过；这里主要是强调临床判断是评估血栓栓塞性疾病的一个重要的初始步骤，在诊断流程中显得尤为突出。在 1990 年进行的里程碑式的前瞻性肺栓塞诊断（PIOPED）研究中，首次强调了临床医生初始评估患者罹患 PE 概率的重要性。该研究要求医生在获知影像学检查（通气-灌注扫描或肺动脉脉搏图）结果前，记录他们对患者罹患 PE 可能性的初步判断（高、中、低）。临床判断是基于双方一致同意的一组数据但没有标准化的诊断流程。PIOPED 研究的一项重要发现是只有在临床和影像学检查结果明确且一致的情况下才能确诊或排除 PE。如果临床判断与影像学检查不符（本研究是通气-灌注扫描），不能依据影像学的结果确诊或排除肺血栓栓塞性疾病，还需要进一步的检查。自 PIOPED 发表以来，人们都尝试对“临床判断”进行标准化定义，从而产生了一系列的评分系统，对每个患者的病史、体征和实验室检查结果进行评分。对患者遗传性危险因素和临床表现进行评分，用来预测患病的可能性。目前最常用的两种评分系统是 Wells 评分和 Geneva 评分（表 57-3）。很多研究验证了这两种评分系统和后续的修订版本。仅依靠评分系统诊断或排除疾病缺乏灵敏度和特异性。它们真正的用途在于与其他实验室或影像学检查相结合来评估疾病风险。

心电图和胸部 X 线检查

呼吸困难或胸痛的患者初诊时通常会接受心电

表 57-3 Wells 和 Geneva 评分系统用于诊断肺栓塞的风险评估（PE）*

Wells 评分	分数	Geneva 评分	分数
VTE 既往史	1.5	VTE 既往史	2
心率＞ 100 次 / 分钟	1.5	心率＞ 100 次 / 分钟	1
近期手术或制动	1.5	近期手术	3
DVT 的临床体征	3	年龄（岁）	
		60 ～ 79	1
		≥ 80	2
其他诊断的可能性很小	3	$PaCO_2$	
		＜ 36 mmHg	2
		36 ～ 38.9 mmHg	1
咯血	1	PaO_2	
		＜ 48.7 mmHg	4
		48.7 ～ 59.9 mmHg	3
		60 ～ 71.2 mmHg	2
		71.3 ～ 82.4 mmHg	1
癌症	1	肺不张	1
		偏侧膈升高	1
临床概率		**临床概率**	
低	0 ～ 1	低	0 ～ 4
中	2 ～ 6	中	5 ～ 8
高	＞ 6	高	≥ 9

* 两个评分系统均将患者罹患 PE 的可能性分成低、中、高组。Wells 评分：总分＜ 2 意味着低度风险，分数 2 ～ 5 意味着中度风险，分数＞ 6 意味着高度风险罹患 PE。Geneva 评分：总分＜ 0 ～ 4 意味着低度风险，分数 5 ～ 8 意味着中度风险，分数≥ 9 意味着高度风险罹患 PE。这些评分系统和他们的修正版已在前瞻性队列研究中得到验证。总的来说，低风险组有 10% 可能罹患 PE，中度风险组接近 30%，而高风险组则超过 70%。DVT，深静脉血栓；PE，肺栓塞；VTE，静脉血栓栓塞症

图和胸部 X 线检查。尽管这些检查在诊断和排除 PE 方面既不灵敏也不特异，但仍可以提示诊断。心电图的表现如胸前导联 T 波倒置，尤其是 V1 ～ V4 导联，是典型的右心劳损的表现，应警惕肺血栓栓塞性疾病（图 57-1）。其他典型的心电图表现包括 Ⅰ 导联的深 S 波、Ⅲ导联的 Q 波和Ⅲ导联 T 波倒置。急性 PE 的病人偶尔也会出现节律或传导的异常，比如新发的房颤或右束支传导阻滞。

在 PE 的评价中，胸部 X 线片主要用来排除可能导致患者出现这些症状的其他疾病（如肺炎所致的肺叶浸润）。偶尔，胸部 X 线片的改变可提示 PE，比如局部血量减少（Westermark 征）、外周楔形致密影提示肺梗死（Hampton 驼峰征）（图 57-2），或右下肺动脉增宽（Palla 征）。

栓溶二聚体

检测外周血中的血浆栓溶二聚体水平已成为排除 VTE 的一个重要筛查工具。血浆栓溶二聚体是交联纤维蛋白的降解产物。血栓性事件发生后，内源性纤维蛋白溶解导致血凝块溶解和血浆栓溶二聚体水平上升。但是，血浆栓溶二聚体升高并非 VTE 所特有，很多其他情况（如创伤、感染、手术）也可造成血浆栓溶二聚体水平升高。因此，异常的实验室结果对 VTE 的阳性预测价值较低。

20 世纪 80 年代中期实验室检测外周血栓溶二聚体水平已成为可能，但栓溶二聚体作为 VTE 的早期筛查工具直到近期才被接受。由于不同的栓溶二聚体检测方法（ELISA、定量胶乳凝集试验、半定量乳胶凝集试验及全血凝集分析）在灵敏度和特异性方面存在很大差异，导致了人们早期对栓溶二聚体在 VTE 评估中的有效性存在困惑。ELISA 法灵敏度最高，因此在排除 VTE 的能力上优于其他方法。许多研究已经证实栓溶二聚体在 VTE 评估中的有效性。若临床评分为低或中度风险患者栓溶二聚体水平＜ 500 ng/ml（ELISA 法），则高度提示其未患 PE。研究者 Van Belle 及其同事们进行了克里斯多夫研究，该研究证实临床评分（修正的 Wells 评分）为低度风险且栓溶二聚体水平≤ 500 ng/ml 的患者，其 3 个月内发生 PE 的概率仅为 0.5%。其他 VTE 结局研究也呈现出类似的结果，显示栓溶二聚体诊断 VTE 的灵敏度为 92% ～ 99%。但就像前面报道的一样，这个检查的特异性仅有 25%。

静脉加压超声

超声探查深静脉血栓常被作为 PE 的辅助诊断。因为 DVT 和 PE 的治疗是类似的，而且 DVT 常导致 PE 的发生，因此该诊断方法十分实用。超声检查常用于初始检查未能确诊 PE 的患者。如果超声结果为阳性，则明确了抗凝治疗的必要性，也无须进一步的检查来明确诊断。然而，如果超声结果为阴性，则较难解释，在考虑治疗方案的同时需要考虑一定的注意事项。急性 PE 的患者只有 50% 可以通过加压超声检查到 DVT（灵敏度 50%）。对于胸部影像学未能确诊的病人，近端静脉加压超声可以在 5% 的患者当中发现 DVT。因此，双侧近端静脉超声正常不能排除胸部扫描正常的患者罹患 PE 的可能。但

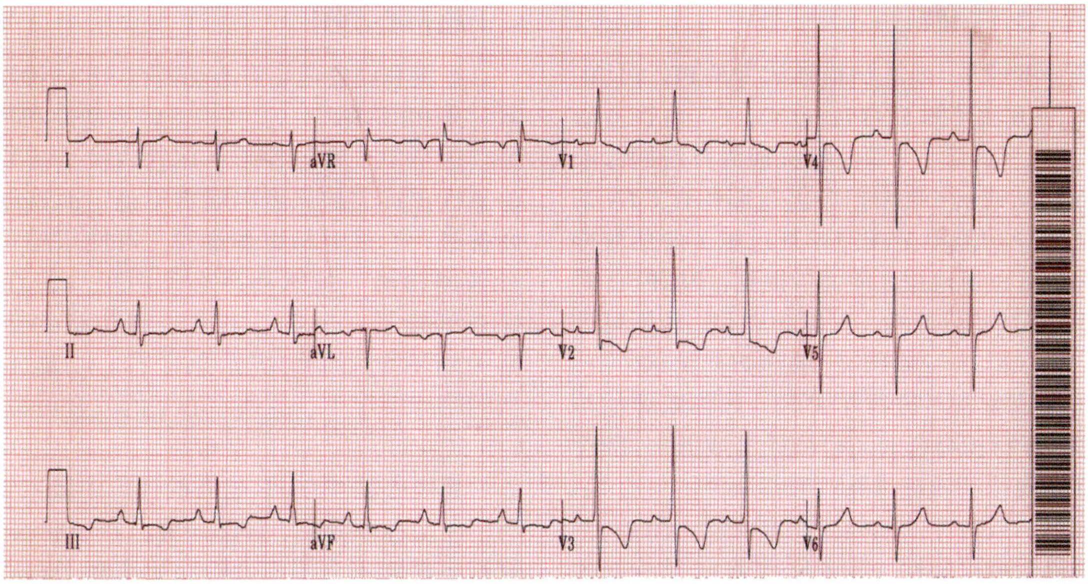

图 57-1　一份血栓栓塞性疾病导致右心室劳损的心电图：可见电轴右偏、Ⅰ导联宽大的 S 波、Ⅲ导联 T 波倒置和 V1 ～ V4 导联右室心肌劳损。这个病人诊断为继发于多次肺栓塞的慢性血栓栓塞性肺动脉高压

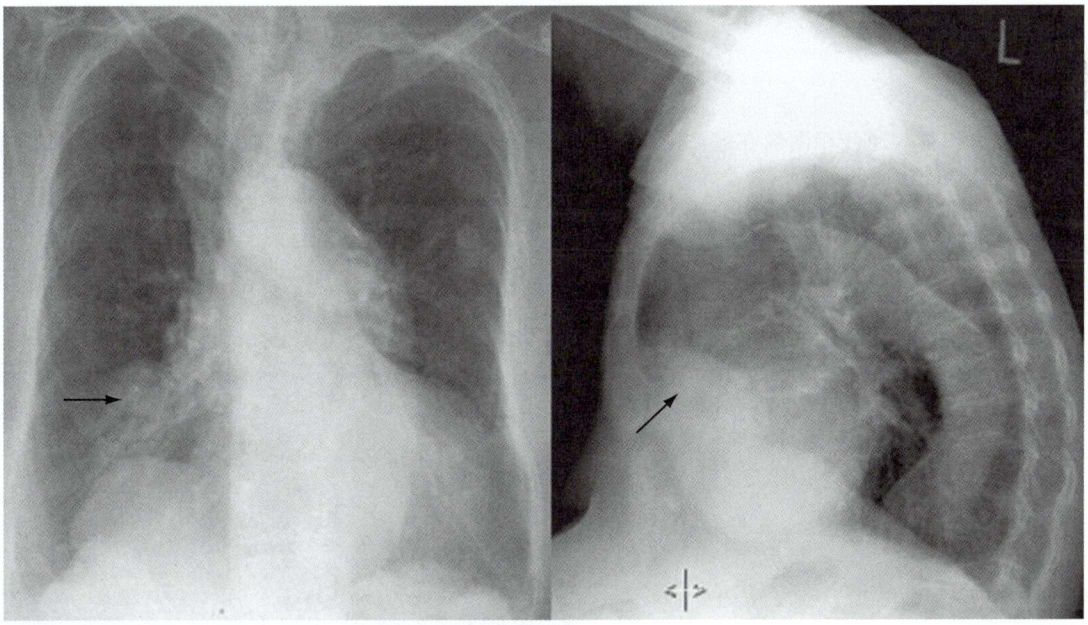

图 57-2　胸部 X 线片显示继发于 PE 的楔形肺梗死（Hampton 驼峰）。梗死的位置在右中叶前段（左、右图中箭头所指的位置）

是，它们的确意味着这种可能性更小（阴性意味着发生 PE 的可能性为 0.7%）。阴性超声结果提示，即使不进行抗凝治疗，患者短期内发生血栓性疾病或致死性血栓事件的风险也很低。一些研究建议初始超声阴性的患者在未进行抗凝治疗的情况下应进行后续一系列的超声检查。这些研究在各种时间帧内进行了检测（2 d 至 2 周），发现大概 2% 初始超声检查阴性的患者在后面的检查中发现 DVT。如果后续的超声检查仍为阴性，则发生症状性 VTE 的风险很低，与肺血管造影正常的人群类似（6 个月内的发病率为 1%）。

静脉造影术

静脉造影术曾是多年来唯一一个能可靠确诊或排除 DVT 的检测技术，但目前已成为历史。加压超声几乎取代了这一更具侵袭性的方法来评估 DVT。静脉造影术诊断 DVT 的灵敏度为 70% ～ 100%，特异性为 60% ～ 88%。静脉造影术的可能并发症包括肾毒性（继发于造影剂）、静脉穿刺导致的出血和术后静脉炎。

肺通气-灌注扫描

多年来，肺通气-灌注扫描被认为是 PE 评估中首选的影像学方法（图 57-3）。近来，CT 血管造影（CTA）已经取代肺通气-灌注扫描成为首选的诊断方法。然而，肺通气-灌注扫描仍在那些有 CTA 禁忌的患者（如肾功能不全或造影剂过敏）评估血栓性疾病中保持着重要地位。前面曾提到，PIOPED 研究将 PE 临床评估的可能性（根据病史和临床所见分为高、中、低风险）与肺通气-灌注扫描结果（高、中、低度可能或正常）进行了关联。如临床评估与通气-灌注的解释相吻合时（可能性高或低），肺栓塞能被较准确地诊断或被排除。当临床评估与通气-灌注的解释不一致时（例如临床高度可能，而通气-灌注检查则提示低可能性，或者反过来），肺栓塞的可能性则不能被充分地评价，需要进行其他的研究。一个正常表现的通气-灌注扫描（灌注正常）是排除肺栓塞所必需的。

超声心动图

经胸和经食道超声心动图在 PE 的诊断中作用有限。在 PE 诊断中，这些检查的灵敏度和特异性都不足，这是由于肇事栓子在血管内极少被发现。当一些急性重症监护患者因病情不稳定而难以离开监护设备进行影像学检查确诊时，可使用超声心动图进行辅助诊断。虽然超声心动图很少能在肺动脉中探查到栓子，但右心室大小和功能的变化及三尖瓣关闭不全加重均提示急性右心功能不全。在适当的临床情况下，这些右心室的改变可拟诊急性 PE（图 57-4）。

超声心动图在 PE 患者的评价中最主要的作用是用于危险程度分层。许多研究已经证明因急性 PE 导致右心功能不全的患者的病死率高于右心功能正常的患者。这个发现并不足以为奇，因为右心室功能的损伤程度与血栓累及肺血管床的程度（即栓塞的面积）相关。部分学者建议采取更积极的治疗方法，如溶栓来治疗合并右心功能不全的患者。这个议题

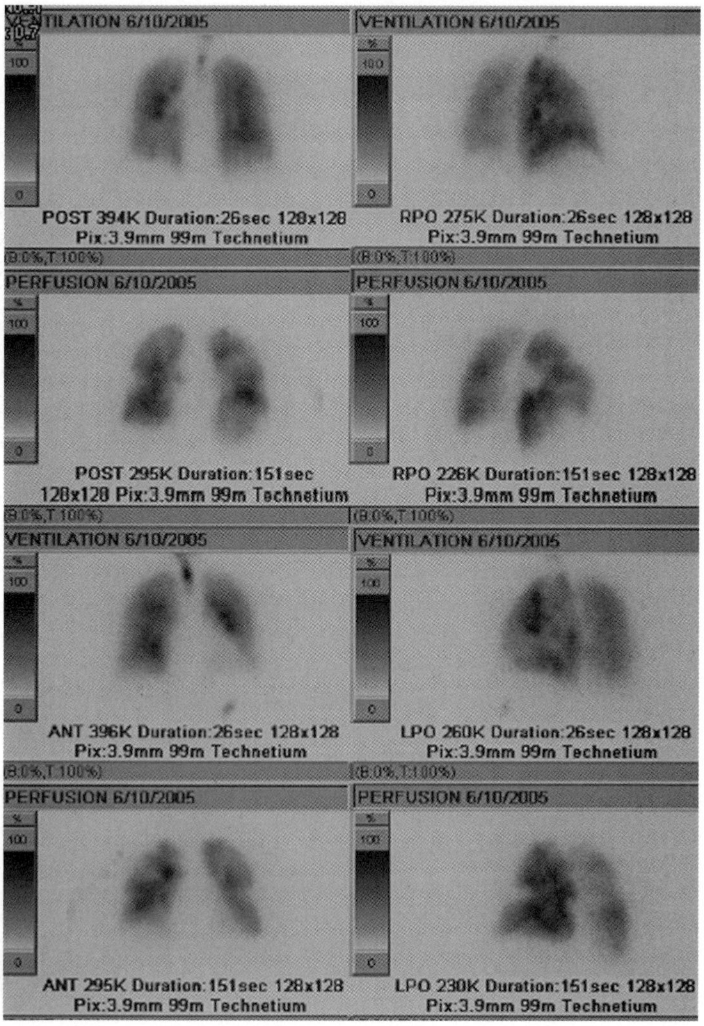

图 57-3 肺通气-灌注扫描。通气相图像在灌注相图像之上。在通气相与灌注相间存在显著差异，灌注相可看到很多不匹配的充盈缺损，符合血栓栓塞性疾病的诊断

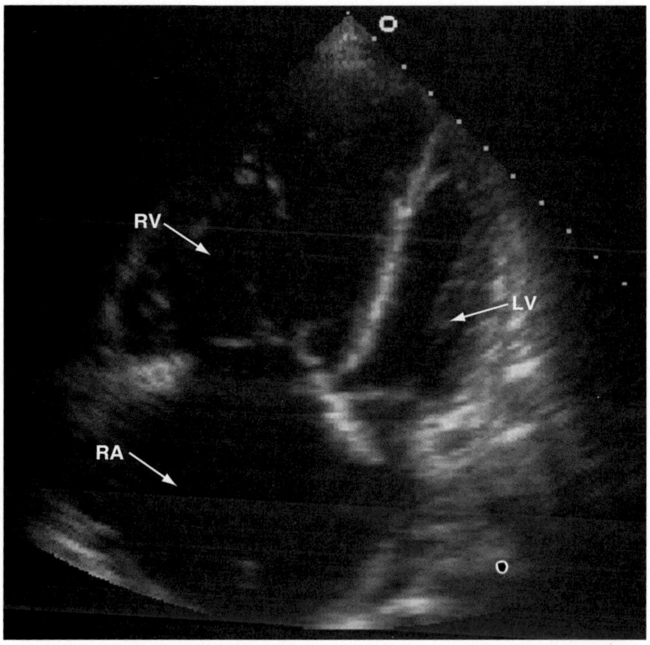

图 57-4 一个继发于肺血栓栓塞性疾病的患者扩大的右心房和右心室的超声心动图表现。室间隔弓向左侧，压迫左心室

将在 PE 的治疗部分进一步讨论。

CT 血管造影

CT 血管造影（即 CTA）已成为过去十年内非常流行的 PE 评估方法（图 57-5B）。与其他影像学方法相比，CTA 在 PE 的诊断方面有许多优势，包括：（1）可以直视栓子；（2）能够鉴别其他可能导致患者症状的病因，如肺炎；（3）同时扫描骨盆、下肢和胸部，可同时诊断 PE 和 DVT。能够评估其他胸部疾病也是很重要的，因为有 2/3 初始诊断考虑 PE 的患者最终确定为其他疾病。这些疾病（如肺炎、胸主动脉夹层、气胸）的肺部变化在 CT 中可以看到。观察者对 CT 结果评判的一致性高于对肺通气灌注扫描的一致性。单探头 CT 最早被用于 PE 的诊断，其特异性高（超过 90%），但灵敏度令人失望（约 72%），而灵敏度决定了是否能够排除这个危及生命的诊断。现在使用的多探头（40 排、64 排、96 排）CT 扫描大大提高了 CTA 在 PE 诊断中的灵敏度和特异性。这些研究空间分辨率非常高，能够在一次屏气的时间段内快速评价肺血管的第六级分支，从而使段及亚段 PE 检出率随之增加。

许多研究结果显示技术过关的多探头 CTA 阴性的结果足够排除 PE（其灵敏度和特异性超过 95%）。前瞻性的肺栓塞诊断研究Ⅱ（PIOPED Ⅱ）首先针对这些研究的阳性和阴性预测能力提出了一些问题。PIOPED Ⅱ的研究者试图像以往在 PIOPED 研究评价肺通气灌注扫描一样确定多排 CT 扫描在 PE 诊断中的灵敏度和特异性的标准。这些研究者进行了一项多中心的前瞻性研究，评价单独使用多排 CTA 和 CTA 联合 CT 静脉造影（CTV），包括静脉成像（即 CTA-CTV）诊断急性 PE 的准确性。但是，与原先

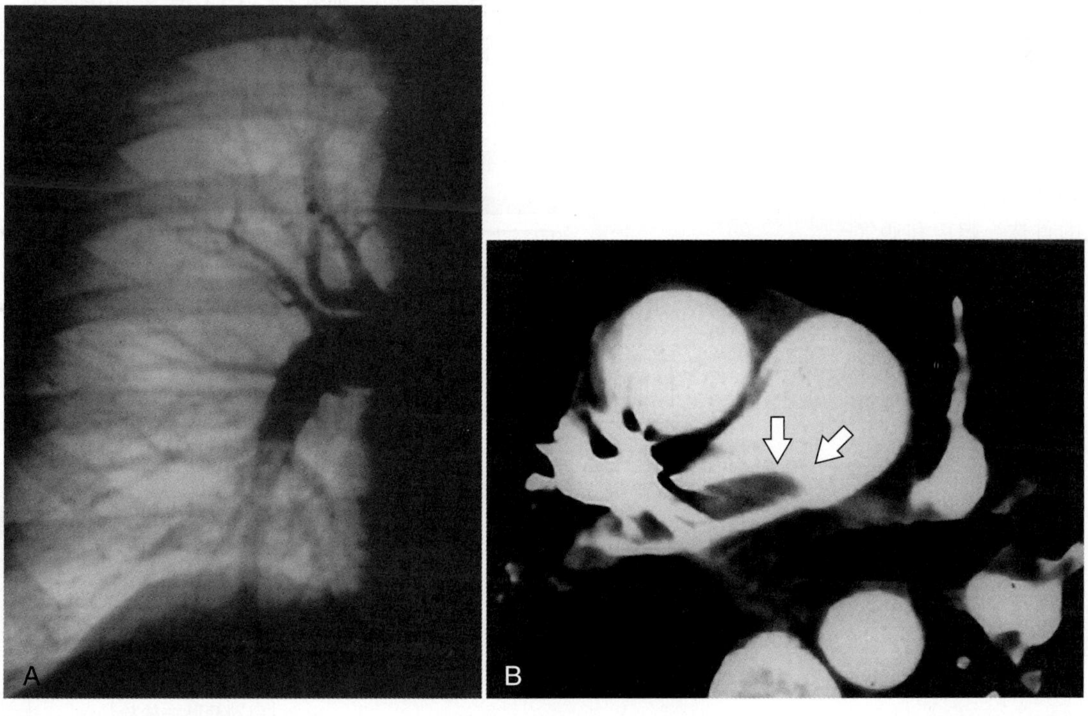

图 57-5 肺栓塞成像。**A**，肺动脉造影显示右下叶肺动脉充盈缺损；**B**，来自另外一个病例的螺旋计算机断层扫描血管造影，显示多个充盈缺损（箭头所指）

的 PIOPED 研究中以肺动脉血管造影作为肺通气灌注扫描的对照不同，PIOPED Ⅱ使用了一种 VTE 的复合基准测试，包括肺通气灌注扫描、下肢静脉加压超声和数字减影肺动脉造影（仅在少数病例中进行）。他们报道 CTA 诊断 PE 的特异性达 96%，但灵敏度仅为 83%。盆腔和下肢静脉扫描增加了研究的灵敏度，CTA-CTV 的灵敏度是 90%，特异性达 95%。

PIOPED Ⅱ同样尝试将临床的可能性与影像学结果结合来评价阳性结果和阴性结果的预测价值。这个结果让人想起原来 PIOPED 研究中 CT 的阳性预测价值在与临床判断一致的高或低度风险人群中为 96%，在一致的中度风险人群中为 92%，在不一致的人群中没有诊断价值。然而，就像前面提到的，许多大型研究结果已经证实 CTA 在 PE 评估中的有效性以及 CTA 阴性的患者不进行抗凝治疗的安全性。如今，CTA 在 PE 的诊断评价中占据主导地位（图 57-6）。

肺动脉造影

肺动脉造影或数字减影造影（DSA）以前一直被作为 PE 诊断的金标准（图 57-5A）。因为其侵入性的性质，它也存在固有的风险。心律失常、低血压、出血和造影剂的肾毒性是潜在的并发症。肺动脉造影相关的病死率约为 0.5%，而主要的非致命不良事件的发生率为 1%。动脉造影较 PE 评估中的无创方法昂贵，且并不能总是立即进行。因为其他的成像方法（如 CTA）在 PE 评估中广泛应用，动脉造影应用已经减少，所以累积的应用经验也很少。接近 1% 肺动脉造影正常的患者 6 个月后诊断为 VTE，说明动脉造影的结果是假阴性。尽管大的、分段的栓子很容易辨识，但在评估小栓子时，阅片者的解释差异很大。DSA 目前的主要作用在于评估慢性血栓栓塞性疾病患者进行肺动脉内膜剥脱术（PEA）的可行性。

磁共振成像

磁共振血管造影（MRA）和静脉造影（MRV）近来被用于 VTE 的诊断评估。多中心的前瞻性肺血栓栓塞症研究Ⅲ（PIOPED Ⅲ）评估了 MRA 和联合使用 MRA 及 MRV（即 MRA-MRV）在 PE 评估中的灵敏度和特异性。像在 PIOPED Ⅱ中一样，结果与一个综合性标准进行比较，包括 CTA 和 CTV、通气-灌注扫描、静脉超声、栓溶二聚体及临床评估。MRA 和 MRA-MRV 在 PE 的诊断中表现不佳。让人感兴趣的是，MRA 在研究的 25% 的患者中表现出技术上的缺陷（总数为 371 例患者）。在考虑所有入选者的情况下，MRA 仅发现 57% 的 PE 患者。如果只考虑技术上符合标准的患者，MRA 诊断 PE 的灵敏度是 78%，特异性为 99%。在技术标准的 MRA-MRV 研究中，灵敏度是 92%，特异性为 96%；但是，只有 52% 的患者是两个研究中技术均标准的。这些不良结果是由于运动伪影使得难以捕捉到足够的胸部血管图像，而且 MRA 难以识别血管中突然消失的对比。就现在的 MRA 技术而言，没有对比的肺血管便会淹没在肺组织的背景中。在 CTA 中同样的

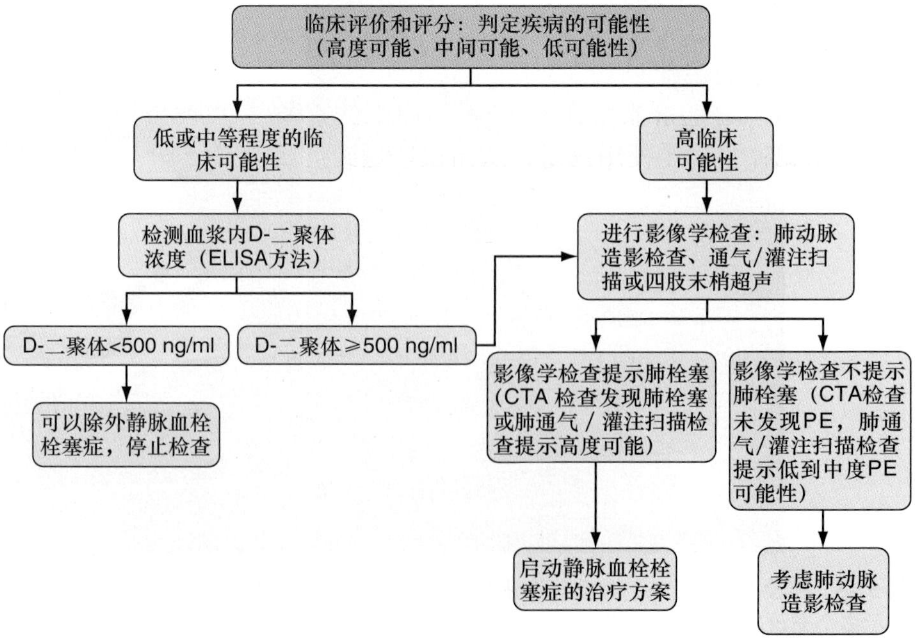

图 57-6　肺栓塞（PE）的诊断流程。CTA（或 CTA-CTV）成为初期影像学研究的首选。超声和通气-灌注扫描（V/Q）可用于 CTA 有禁忌的病人（如肾功能不全）或需要更多研究辅助诊断的情况下。CTA，CT 血管造影；CTV，CT 静脉造影；ELISA，酶联免疫吸附法；VTE，静脉血栓栓塞症

血管可以看到 PE 造成的突然截断。研究者推荐只在经验丰富的中心，且在其他评估 PE 的方法有禁忌的情况下使用 MRA 评估 PE。尽管有这些警告，但还是很难想象 MRA-MRV 会用于 PE 的评估。

治疗

在过去的半个世纪中，PE 的基础治疗方法并没有改变。然而，最近对治疗疗程进行了调整，此外令人振奋的是，在不久的将来一些新的抗凝方法即将推出，有望改变治疗方法和治疗疗程。机械滤器可以预防血栓的进一步形成，虽然有关这些装置的合理应用的数据很少，但目前已很容易放置在肺血管中。溶栓治疗虽然发生出血的概率高，但可作为快速溶解血栓的方法之一。关于 PE 治疗的讨论可分为两个不同的部分：（1）急性事件的处理和（2）复发 VTE 的二级预防。

急性肺栓塞的治疗

抗凝

肝素和维生素 K 拮抗药

PE 初始治疗的目的是尽可能使出血可能性最小的同时，实现充分、快速的抗凝。很多年来关于急性非大面积 PE 的初始治疗的共识是肝素与维生素 K 拮抗药（VKA）应至少重叠 5 d。如果可能，VKA 应在治疗的第一天就开始应用，而且即便提前达到抗凝目标，仍需要与肝素重叠使用 5 d。这条建议源于有研究显示过早停用肝素会导致 DVT 患者的复发率增高。

普通肝素的治疗目标是 aPTT 达到正常对照的 1.5 ～ 2.0 倍。普通肝素应用在 VTE 治疗中的重要进展是根据体重确定使用剂量，从而快速达到抗凝目标。这个建议是基于反复观察到亚治疗量的肝素可致栓塞复发。数十年来普通肝素是 VTE 初始治疗的首选，但是近年来，在大部分病例中使用低分子肝素取代普通肝素作为一线治疗。与普通肝素相比，低分子肝素生物利用度更高，半衰期更长。这些特点允许在合适的人群中（如肾功能正常者）一日一次或两次进行皮下给药，而无须监测凝血功能。因为皮下注射即可获得可靠和可预期的抗凝疗效，使得 VTE 有可能在门诊进行治疗，从而显著降低医疗成本并提高患者满意度。低分子肝素的疗效首先在 DVT 的治疗中得到证实。很快，在家使用低分子肝素治疗 DVT 被证明既安全又有效。它近来被用于急性次大面积 PE 的初始治疗，安全性和有效性也同样得到证实。这些研究显示应用低分子肝素治疗的患者发病率和病死率与普通肝素治疗的没有差别。在这些研究中有少数患者被允许在家中或者提前回家接受皮下注射低分子肝素治疗。在家治疗的患者观察到的结果没有差异。低分子肝素治疗诱发肝素诱导的血小板减少（HIT）的概率通常比普通肝素小。尽管多年来肝素和 VitK 拮抗药在 VTE 的治疗中发挥核心作用，但其他改变凝血级联反应的药物也发展迅速。VTE 治疗进展中最让人振奋的可能就是口服直接Ⅹ a 因子抑制药的应用。

Ⅹ a 因子抑制药

Ⅹ a 因子位于内源性凝血途径和外源性凝血途径通往凝血酶的交汇点处。新型口服Ⅹ a 因子抑制药具有生物利用度高、起效快和全身抗凝的特点。最近一项研究对比了以下两个治疗方案的区别，即口服Ⅹ a 因子抑制药利伐沙班 3、6、12 个月和皮下注射依诺肝素 5 d 序贯口服 VitK 拮抗药治疗 3、6、12 个月，结果显示，主要终点 VTE 复发率没有显著性差异（非劣效研究）。两组间严重出血的发生率没有差异。研究者同时公布了一个长期延续治疗的结果，已经接受 6 ～ 12 个月 VitK 拮抗药治疗的 VTE（DVT 或 PE）患者被随机分到 6 ～ 12 个月口服利伐沙班组或者安慰剂组。主要的研究终点为 VTE 是否复发，结果表明口服Ⅹ a 抑制药治疗的患者复发率明显下降。组间出血的发生率没有显著统计学差异。

这些药物有可能显著改变 VTE 的治疗方案。它们具有生物利用度高、起效快、疗效确切和使用方法简单的特点，将极大方便门诊治疗。这些药物不像 VitK 拮抗药治疗一样需要密切监测凝血功能，抗凝过度或不足的风险是可忽略不计的。因为没有不可预见的并发症，这些药物有可能迅速成为 VTE 治疗中的标准方法。Ⅹ a 因子抑制药应用中一个可能的复杂因素是缺乏特异的解毒药物来快速逆转抗凝。利伐沙班通过肝和肾清除，而且与 VitK 拮抗药不同，它不受食物的影响，也几乎不存在药物-药物间的反应。同一批研究者做了第三个研究，他们对比了急性 PE 患者口服利伐沙班和 5 d 皮下注射依诺肝素继以 6 ～ 12 个月口服 VitK 拮抗药的疗效，同样显示有效果。

皮下给予Ⅹ a 因子抑制药磺达肝癸钠也被证实可有效治疗 VTE。磺达肝癸钠半衰期相对较长（17 h），可以一日一次给药。目前正在评价另一个Ⅹ a 因子抑制药艾卓肝素在VTE治疗中的疗效。这个药物的半衰期比磺达肝癸钠更长（80 h），因此可一周一次给药。磺达肝癸钠和艾卓肝素均由肾清除，因此肾功能不全的患者应慎用。

直接凝血酶抑制药

直接凝血酶抑制药包括水蛭素、阿加曲班和比伐卢定。它们优于肝素之处可能在于它们能灭活结合凝血块的凝血酶，抵抗活化血小板释放的循环抑制药（包括PF4和肝素酶）。重要的是这些药物不会引起HIT，被批准用于存在这些危险因素的患者的治疗，这是他们在VTE治疗中的主要作用。

溶栓剂

使用溶栓药快速溶解肺动脉血栓，以期改善患者预后，这多年来一直是研究者感兴趣的领域。急性冠脉综合征的患者已成功使用这些药物来溶解冠脉内的血栓，因此它们在肺血栓中的应用似乎是合理的。尽管这些药物在急性PE的治疗中可早期溶解血凝块、改善生理参数并使影像学表现好转，但大多数研究显示患者的病死率并未降低。相反，正如所预期的，与抗凝组比较，溶栓治疗组患者并发严重出血的概率升高。从那时起，关注已经转向识别可能从这种疗法中获益的PE患者亚群。Jerjes-Sanchez等人评估了溶栓治疗在伴发心源性休克的大面积PE患者中的有效性。这是一个小样本前瞻性的随机对照研究，在只纳入了8名患者时被提前终止（原计划纳入40名患者）。4名接受溶栓（本研究使用链激酶）继以肝素治疗的患者存活，并在2年的随访中未发生肺动脉高压。而4名仅接受肝素治疗的患者在到达急诊室后1～3 h内死亡。这个研究基本不可能被重复，几乎所有专家一致认为伴有心源性休克的PE患者在没有绝对禁忌证的情况下应该接受溶栓治疗。争议比较大的是没有血流动力学障碍但伴有右心功能不全的PE患者是否进行溶栓治疗。大量研究表明伴有右心功能不全的PE患者病死率明显升高。因此看起来对这类患者的治疗有理由更积极一些。

两个大型研究分析了溶栓治疗对合并右心功能不全或者肺动脉高压的PE患者的作用，虽然它们的实验设计都遭到了质疑，但结果显示合并右心功能不全或者肺动脉高压的PE患者可能会从溶栓治疗中获益。第一个研究，肺栓塞的管理策略与预后试验（MAPPET）结果显示对于合并右心功能不全的PE患者，与单用肝素组比较，溶栓（阿替普酶、链激酶或尿激酶）加肝素组生存率更高。接受溶栓的患者30 d病死率为4.7%，而单用肝素组为11.1%。此外，溶栓治疗的患者PE复发率明显减少（7.7%比18.7%）。这个研究不是随机研究，而且，进一步检查的结果显示仅接受肝素治疗的患者比那些接受溶栓治疗的患者年纪大。高龄是PE病死率的一个公认的危险因素。溶栓加肝素治疗的患者潜在心血管疾病和肺部疾病比单纯肝素组轻，这也可能影响病死率。

第二个显示溶栓治疗可让患者获益的研究是肺栓塞的管理策略与预后试验-3（MAPPET-3）。这是一个关于PE合并右心功能不全患者进行溶栓治疗的前瞻性随机研究。这个研究的主要终点是生存率和阶梯治疗的复合终点。与单用肝素组相比，使用溶栓（阿替普酶）加肝素治疗的患者在复合终点获益显著。但是，仔细审查显示两组生存率方面并没有显著性差异。相反，不同组间主要终点的差异是由阶梯治疗的不同造成的，在大多数患者中这个阶梯治疗与后期PE的溶栓治疗有关。虽然一些学者对PE合并右心功能不全患者能从溶栓治疗中获益表示质疑，但很多专家已引用这篇文章作为PE合并右心功能不全患者从溶栓治疗中获益的证据。目前研究的一个有趣的领域是针对合并右心功能不全的次大面积PE患者，溶栓治疗在长期运动耐量和纽约心脏协会（NYHA）功能分级方面的潜在效益。

对复发性静脉血栓的预防（二级预防）

有明确的证据显示，急性VTE患者过早停用抗凝治疗会大大增加血栓、栓塞和血块形成的风险。但如何定义“过早”比较困难。大多数有关抗凝最佳疗程的研究都显示患者罹患DVT或PE后，接受抗凝治疗的时间越长，VTE复发的概率越小。此外，抗凝结束，VTE患者复发的潜在风险显著提高并且明显高于既往无VTE史的人群。前面讨论过的临床评分系统（Wells评分和Geneva评分）可反映这种升高的风险。然而，值得注意的是，慢性抗凝治疗本身也存在风险，同时增加了患者的经济负担并改变了患者的生活方式。如何平衡患者抗凝治疗带来的风险和PE复发的风险是一个挑战。ACCP发表了专家共识，建议根据患者的危险因素和检查结果（表57-4）决定慢性抗凝治疗的疗程，以预防VTE复发。这些建议必然是针对大多数患者。因此，在应用这些标准的时候，临床医生必须考虑抗凝给具体患者带来不良反应的风险。但是，就像前面讨论过的，口服Ⅹa因子抑制药的临床应用可能改变风险-收益比，从而在VTE后延长抗凝时间。

表 57-4 静脉血栓栓塞症（VTE）患者的推荐抗凝时间

抗凝适应证	疗程
首次发生 VTE 伴可逆或短暂的危险因素	最少 3 个月
特发性 VTE 第一次发作	最少 6 ～ 12 个月，考虑终身使用
伴发恶性肿瘤的 VTE	前 3 ～ 6 个月：LMWH；然后终身使用或直至恶性肿瘤清除
伴有高凝状态的 VTE 第一次发作	12 个月；建议终身使用
第二次或第二次以上的 VTE	终身使用

LMWH，低分子肝素

EINSTEIN 研究者发现在抗凝治疗 6 ～ 12 个月后，再予口服Ⅹa 因子抑制药利伐沙班治疗 6 ～ 12 个月，VTE 复发率显著下降（1.3% 比 7.1%）。研究组（0.7%）仅在非致死性出血方面较安慰剂对照组（0%）有轻微升高。

与恶性肿瘤相关的肺栓塞治疗

癌症患者的静脉血栓形成的病理生理是复杂的，受很多因素的影响，包括肿瘤的类型、分期和整体肿瘤负担。恶性肿瘤（如肾细胞癌）VTE 发生率为 43%。患有 DVT 或 PE 的肿瘤患者半年内病死率高于未发生 VTE 的肿瘤患者。CLOT 研究随机对照比较低分子肝素和口服抗凝药物在并发 VTE 的癌症患者中的治疗作用，结果显示低分子肝素（达肝素钠）在预防癌症患者反复发生 VTE 方面，疗效优于华法林。并发急性 DVT、PE 或两者皆有的癌症患者被随机分为华法林组或低分子肝素（达肝素钠）组，进行治疗 6 个月。达肝素钠治疗组 VTE 复发率低于华法林组（9% 比 17%）。

妊娠期肺栓塞的治疗

由于存在对母亲和胎儿的风险，妊娠期 PE 的治疗是复杂的。由于华法林能通过胎盘，导致胎儿出血和致畸（比如中枢神经系统和神经发育缺陷、鼻发育不全），因此妊娠期禁用华法林。而普通肝素和低分子肝素均不能通过胎盘，因此它们均可用于妊娠期 VTE 的治疗。长期使用普通肝素会增加骨质疏松症的风险，而低分子肝素治疗的患者风险则较低。由于低分子肝素的剂量适中、监测方便，且与其他药物相比毒性较低，因此，目前它被推荐用于妊娠期 VTE 的治疗。值得重视的是，由于妊娠期间母体分布容积显著增加，因此低分子肝素的剂量必须进行相应调整。足量的抗凝治疗显著增加分娩时的出血风险，因此，应在计划引产术前 24 h 停用低分子肝素和普通肝素。

如果患者是自然分娩，应选择鱼精蛋白来纠正抗凝药物。在没有持续出血的情况下，可在分娩后 12 ～ 24 h 内重新启动抗凝。华法林、普通肝素、低分子肝素不会从乳汁中排泄，因此哺乳期妇女可使用这些药物治疗。

肺动脉取栓术

手术切除 PE 对一些患者也是一种治疗方法。但由于手术常常用于病情危重、血流动力学不稳定的患者，因此病死率居高不下（一些研究报道病死率高达 30%），因而使得手术在 PE 中的应用受到影响。被选择进行紧急取栓术的患者通常存在大的肺栓塞以及因此而导致的右心功能不全（右心功能不全是病死率高的一个标志）。在这类患者中，抗凝或溶栓治疗通常无效或被禁忌。

慢性血栓栓塞性疾病的治疗

大部分 PE 患者的血栓在 30 d 内完全溶解，肺动脉压恢复正常，这是通常的病理生理过程和临床结局。但是，Pengo 等人在一项前瞻性研究中发现：在有症状的 PE 患者中，高达 4% 的幸存患者可能出现慢性血栓栓塞性肺动脉高压（CTEPH）。这些患者大部分在临床病程后期才发现，此时已出现严重的肺动脉高压（PAH）；因此，对该病的自然演变史知之甚少。目前在已接受的 CTEPH 研究模型中，无论有无临床症状，急性肺栓塞是始动因素，伴随着疾病的进展，由于一些不明原因，血栓不但没有被溶解，反而被内皮细胞覆盖，使得这些血栓不能通过内源性或者外源性的途径溶解。这个过程称之为内皮化，它最终导致肺血管床的重塑、阻塞以及肺动脉高压。

导致患者易患 CTEPH 的原因尚不清楚。部分患者外周血中因子Ⅷ水平升高，也有报道发现抗心磷脂抗体水平升高。未治疗的重症 CTEPH（即平均肺动脉压＞ 50 mmHg）5 年预测生存率欠佳，有些人估计低至 10%。

CTEPH 的治疗与急性肺栓塞相差很大。尽管患者需要抗凝治疗来预防进一步的血栓事件，但这些药物无法达到已经上皮化的栓子。因此，要么手术切除血栓，要么使用药物降低升高的肺动脉压力。

肺动脉内膜切除术（PEA）是符合条件患者的首选（图 57-7）。它是通过仔细地将血栓从肺动脉壁上剥离而达到去除上皮化血栓的目的。这个过程存在重大的术中和术后风险（据报道有 5% ～ 10% 的病死率），仅应在经验丰富的医疗中心完成。一旦肺动脉内膜切除术成功，肺动脉压力、右心功能、心输出量和心功能分级将显著改善。然而，大多 CTEPH 患者（10% ～ 50%）由于远端的栓子难以达到或存在其他严重的合并症，因此肺动脉内膜切除术被认为是不明智的选择。此外，肺动脉内膜切除术成功后，由于相当数量的小血管闭塞或动脉病，pH 仍持续存在的情况很常见。由于这些原因，仍需要药物治疗 CTEPH。这些治疗包括非特异性治疗，比如应用利尿药改善液体状态，长期氧疗改善低氧以及使用地高辛改善右心室收缩功能。然而，最近新的治疗方法将更特异性地治疗肺动脉高压，该方法已被批准用于治疗特发性肺动脉高血压（IPAH），并由于其可能在药物治疗 CTEPH 方面发挥作用而得到关注。这些治疗包括前列环素类似物（依前列醇、曲罗尼尔和伊洛前列素）、内皮素受体拮抗药（波生坦）和磷酸二酯酶 -5（PDE-5）抑制药（西地那非）的应用。然而，这些治疗成功的证据仅限于个案报道、回顾性研究和前瞻性队列研究。迄今为止唯一一个随机对照临床研究是雾化吸入伊洛前列素随机研究（AIR），入组患者包括 CTEPH 患者和其他原因所致的 PAH 患者。伊洛前列素是一种被批准用于治疗 PAH 的吸入性前列环素类似物。然而这个研究未发现在 CTEPH 人群中吸入伊洛前列素可以获得显著的效益。

肺栓塞的预防

预防的通用方法

VTE 是发病和死亡的主要原因。大约 10% 院内的死亡源于 PE。对 VTE 患病率和所致后果的认识引出了一级预防或血栓预防的倡议。现已证明血栓预防对于各种患病人群皆是高效益、低风险的干预措施。VTE 的预防倡议推荐评估患者个体化的血栓风险，在此基础上调整侵袭性操作。尽管已经描述有评估特定患者风险的方法，但这些方法繁琐，没有经过充分的验证，不太可能在临床实践中常规使用。一种具有“组特异性”的更简单、更实用的方法已常规用于一个特定目标人群中的所有患者。第七届 ACCP 会议详细审阅了关于 VTE 预防的建议，并进行了充分的讨论。讨论结果将患者分为内科组和外科组。根据个人的危险因素（如年龄、长期慢性病和计划进行的手术类型）对外科组患者进行分类，然后做出最适合的血栓预防建议。内科组患者也采用类似的方法。值得注意的是，当今时代，大部分住院治疗的内科组患者至少有一个或多个 VTE 的危险因素。因此，血栓预防适用于大部分的住院患者，而且被认为是最佳临床护理的一个必要组成部分。

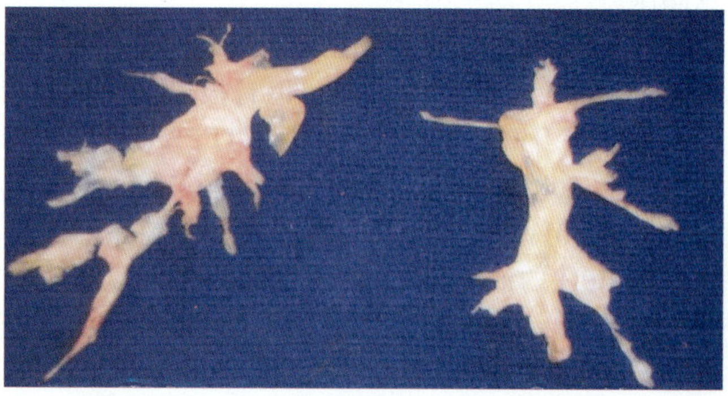

图 57-7 从 CTEPH 患者左、右肺动脉移除栓子

多数情况下，推荐使用抗凝药进行预防。这些抗凝药包括皮下注射普通肝素或低分子肝素。偶尔推荐X a 因子抑制药（磺达肝癸钠）或口服 Vit K 拮抗药在高危人群（如髋关节或膝关节术后恢复的患者）中使用。大家正在形成这样一个共识：单独用机械压迫装置预防 VTE 的结果令人失望。ACCP 目前建议血栓预防中的机械预防方法主要适用于出血风险高的病人或者作为抗凝预防措施的辅助方法。然而，目前支持这种方法作为辅助治疗的数据有限。

下腔静脉滤器

通过机械阻塞腔静脉来预防肺血管栓塞的概念并不新颖。该概念最早由 Trousseau 在 1868 年提出来。置入保护性屏障的技术多年来逐渐精细化，现在可以安全可靠地置入下腔静脉（IVC）滤器。近来，可回收下腔静脉滤器的发展使得可考虑使用该技术的患者数量增加。两个最常应用下腔静脉滤器的情况是：（1）无法进行抗凝治疗；（2）VTE 患者充分抗凝失败。其他值得考虑置入下腔静脉滤器的情况包括：尽管应用了推荐的血栓预防措施，但仍有高度 PE 风险的患者，例如下肢或骨盆骨折的创伤患者、部分死亡风险高的肺栓塞患者和（或）那些有严重肺动脉高压和 DVT 的患者。

仅有一个研究 VTE 下腔静脉滤器治疗的随机试验结果已发表。该研究显示在置入滤器后的前 12 d 内 PE 发生率下降（1.1% 比 4.8%），但置入 2 年后 DVT 发病率上升（11.6% 比 20%）。滤器置入 2 年后

PE 发病率仅有轻微下降（3.4% 比 6.2%）。同一批人 8 年的随访观察显示置入下腔静脉滤器的患者 PE 复发率下降（6.2% 比 15.1%），但 DVT 的发病率明显升高（35.7% 比 27.5%）。两组间栓塞后综合征的发病率或病死率没有差异。本研究中所有患者均接受至少 3 个月的抗凝治疗，许多继续无限期的抗凝治疗。

目前尚无对置入下腔静脉滤器而未接受抗凝治疗患者 PE 发病率的随机研究。可回收滤器是只有短暂 VTE 风险上升的患者的一个潜在选择（图 57-8）。滤器需要在支架内皮化前取出，这种情况通常发生在置入后 7 ～ 21 d。然而，越来越多的病例报道和病例系列显示在可回收滤器置入后数月内可以将其取出。延期取出滤器将增加并发症发生的风险。截至目前，尚无关于可回收滤器有效性的随机对照研究。

非血栓性肺栓塞

尽管大部分肺栓子来自 DVT，但其他有临床意义的栓子也可以对肺血管造成影响，见框 57-3 的总结。

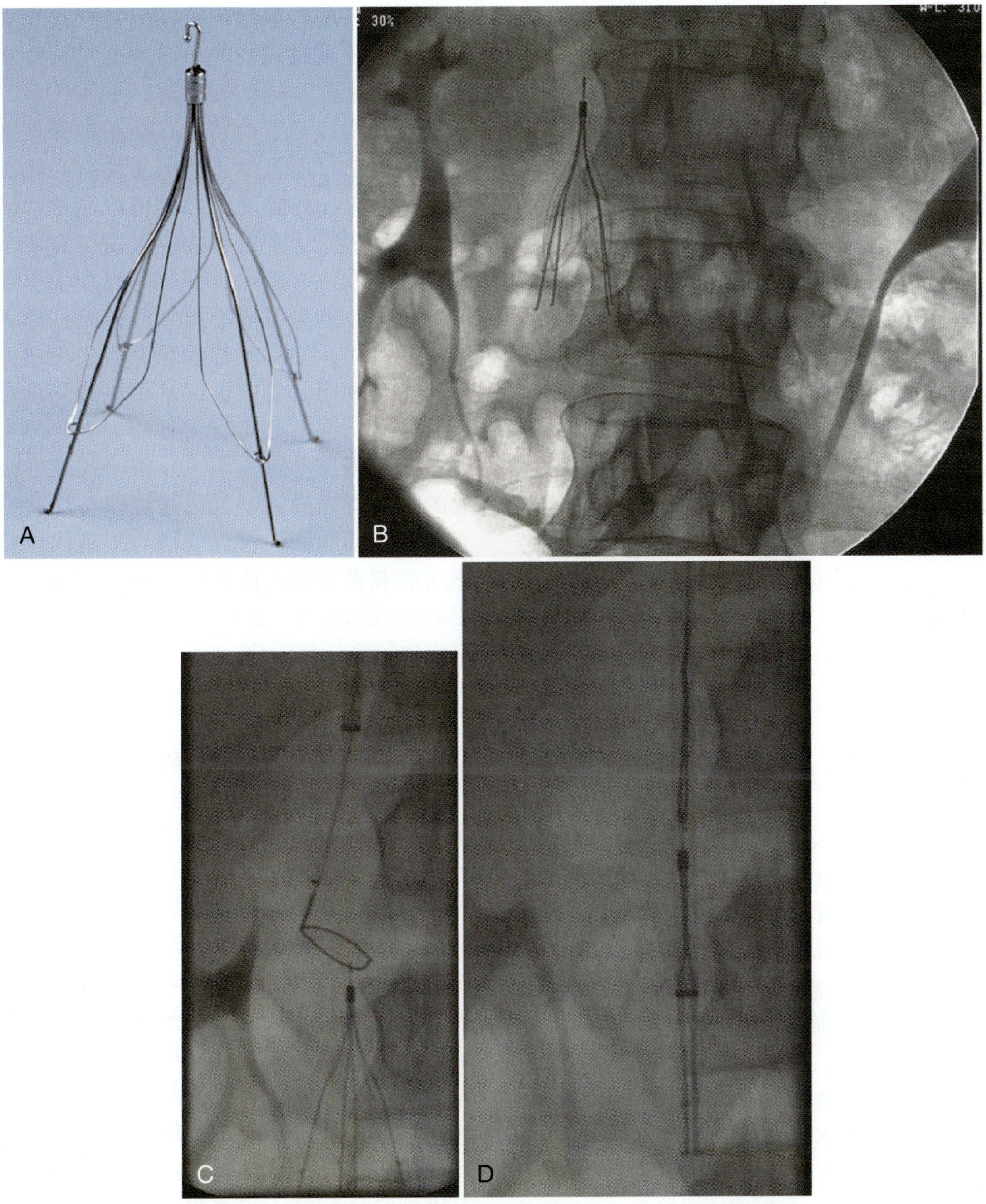

图 57-8　下腔静脉（IVC）可回收滤器。**A**，Gunter Tulip 下肢静脉滤器；**B**，在下腔静脉展开后可见滤器；**C**，准备回收滤器，经皮插入一个网，用来勾住滤器的末端；**D**，滤器被收回并收入鞘内经皮拔出

框 57-3　非血栓性肺栓塞的病因

脂肪栓塞
空气栓塞
　静脉
　动脉
羊水栓塞
肿瘤栓塞
败血症肺栓塞

脂肪栓塞综合征

脂肪栓塞综合征（FES）是骨骼创伤的一个并发症，目前了解不多。尽管 FES 少见，但通常发生于长骨骨折或其他骨髓破坏情况发生之后。FES 的特点是血液、肺、脑、肾和其他器官出现游离的脂肪和脂肪酸。0.5% ～ 2.0% 的单根长骨骨折可出现呼吸功能不全、神经系统异常和瘀斑的经典三联征。在盆腔多发性骨折患者中的发病率可上升至 5% ～ 10%。

FES 是一个临床诊断，通常发生于外伤后的 12 ～ 72 h。高达 30% 患者因呼吸功能障碍而出现缺氧，有时出现呼吸衰竭并需要机械通气。胸部 X 线片通常表现为弥漫性浸润但也可表现正常。60% 患者通常在肺部症状发生之后出现脑部症状。神经系统的表现可能为躁动、精神错乱、局部病灶的感觉改变、癫痫发作和昏迷。50% 的患者出现特征性的瘀斑，通常分布在颈部、腋窝、躯干和结膜处。皮疹通常是三联征中最后出现的，在数小时至数日内消退。

FES 的治疗包括积极的支持治疗和早期通气支持。虽然激素作为特异性治疗的经验仍比较少，但已被证明可预防 FES。

空气栓塞

空气栓塞是空气进入血管系统的结果，导致机械性梗阻、终末器官缺血和（或）血流动力学障碍。在以下两个条件共存的情况下空气可进入静脉系统：（1）空气和静脉系统之间存在直接相通；（2）存在有利于空气进入静脉系统的气压梯度。气体在高压条件（如腹腔镜手术、加压输液或机械通气）下，可被挤压进入静脉系统。相反，过度换气、潜在肺病加重、血容量不足或直立体位等情况可加大胸内负压，从而使大气和胸腔之间的气压梯度增加，使患者易于罹患静脉空气栓塞。

在大多数情况下，静脉空气栓塞的发生与中央静脉导管置入有关（0 ～ 2% 的发病率）。这种空气栓塞的病死率高达 32%。对人类而言，致死的空气量估计为 300 ～ 500 ml。在仅有 5 cmH_2O 压力梯度（正常呼吸）的情况下，空气可以 100 ml/s 的速度通过直径 14 G 的导管。静脉空气栓塞的临床症状没有特异性。在一定的临床情况下，若患者突然出现心肺和（或）神经系统功能衰竭，医务人员应高度怀疑静脉空气栓塞。患者可能表现为气喘、头晕目眩、眩晕、胸痛或突发呼吸困难。如果静脉中的空气进入动脉，可能会发生心脏或中枢神经系统损害。体格检查可能发现心动过速、呼吸急促和颈静脉压力升高。气泡在右心室运动时产生磨轮样杂音，它被认为是唯一的特异性征象，但是它很少发生，持续时间短且发现时间较晚。继发支气管痉挛时可出现喘鸣或啰音。

经胸或经食道的超声心动图是探查静脉空气最灵敏的方法，而且可以显示急性右心室扩张和肺动脉高压。内在的肺动脉导管可以显示肺动脉压力急剧上升。尽管这个发现的灵敏度仅有 45%，但静脉空气栓塞发生时肺动脉导管的存在使早期治疗干预成为可能。如果考虑静脉空气栓塞，患者应头低脚高左侧卧位，使空气移动至右心尖，从而减轻肺动脉流出道梗阻。可以尝试从中央或肺动脉导管人工清除空气，在右心房交界处或以上是最有效的，而非右心室或肺动脉流出道。密闭式胸外按压如果完成的位置正确的话，可通过机械挤压使空气排出右心室和肺动脉流出道，获得与正确体位相同的生存率。患者需要吸入纯氧以加快气泡的吸收速度。对于心肺或脑血管功能障碍的患者尽管采取上述措施，也应进行高压氧治疗。

羊水栓塞综合征

羊水栓塞综合征（AFES）是妊娠的少见并发症，临床表现多变，发病率和病死率高。据报道这种灾难性的综合征发病率波动在 1/80 000 ～ 1/8000。羊水是一种复杂混合物，同时含有母亲和胎儿成分，包括颗粒状物质如胎儿表皮细胞、胎毛，有些羊水中还包括胎粪。推测羊水是通过子宫颈内静脉、胎盘置入部位或者子宫创面进入母体循环。一旦进入循环，羊水触发免疫介导的全身炎症反应，导致心血管功能不全、呼吸衰竭、凝血功能障碍和弥漫性血管内凝血。70% 的 AFES 发生在分娩启动至胎儿娩出过程中，11% 发生在阴道分娩后，19% 发生在剖宫产过程中。分娩后发生 AFES 的患者 69% 在产后 5 min 内出现临床症状。也有报道早发的 AFES 发生在中期妊娠（怀孕第 12 ～ 24 周），而晚发的 AFES 发生在产后 36 h。AFES 可发生于人工流产、羊膜穿刺术、分娩、娩出和腹部创伤的情况下。既往可增加 AFES 风险的因素包括高龄产妇、多胎、巨大儿、胎盘早剥、死胎、男性胎儿、胎便污染和过敏史或母亲的过敏性疾病。

AFES 的临床表现通常是突发性的，表现在分娩时突发呼吸窘迫、发绀、抽搐和心力衰竭，快速发展到心脏停搏或无脉性电活动。幸存下来的患者中，有 40% 以后会出现凝血功能障碍。

AFES 的诊断依靠临床表现。因为大部分产妇在发病 1 h 内死亡，必须早期积极干预。AFES 是一种危及生命的疾病，需要迅速复苏，包括在重症监护病房的呼吸和血流动力学支持。AFES 导致的产妇病死率在 30% ～ 90%。AFES 发生时若胎儿在子宫内，则胎儿存活率为 40%。此外，AFES 发病率很高，一些报道显示仅 15% 幸存的产妇未累及神经系统。

肿瘤栓塞

当实体肿瘤的单个细胞、细胞团或大块肿瘤进入体循环时，则发生肺肿瘤栓塞。栓子移行到肺血管导致微血管阻塞。另外，肿瘤栓子可激活凝血系统导致血栓阻塞同时发生。肿瘤栓塞的病理可以是大块肿瘤像肺栓塞一样，堵塞在血管的末端，然而更多的是发生在小动脉的和毛细血管中的微血管栓塞，后者可导致亚急性临床综合征。尸体解剖的结果显示实体肿瘤的患者肿瘤栓塞发生率为 3% ～ 26%。肿瘤栓塞似乎更易在产黏蛋白的腺癌（如乳腺癌、胃癌和肺癌）中发生；但是，这个现象也可能是因为这些肿瘤在普通人群中的患病率较高。

争议和缺陷

尽管对 PE 临床本质的理解和研究方法现在已取得重大进步，但新的发展常常带来新的问题和争议。下面讨论了其中的一部分问题和争议。

孤立性亚段肺栓塞

更高速度的多层扫描仪的开发使临床医生可以通过 CTA 观察肺血管的亚段。然而，这带来一个有趣的问题：孤立的小的亚段肺栓塞是否有临床意义？一部分学者认为肺血管内的任何栓子都是致病性的，即便一个亚段的血栓不会产生即刻的临床效应，但它提示着存在后续 PE 的风险，因此需要抗凝治疗。相反的观点认为正常人可间歇出现非常小的血栓，也许正是肺充当这些“微血栓”的滤器，从而防止它们迁移到动脉循环。这种可能性尽管值得考虑，但从未被证实。目前在临床上，就如何处理多探头 CTA 发现的孤立的亚段 PE 尚未达成一致意见，对此话题的专家意见也少有发表。

肺栓塞的门诊治疗

正如本章前面讨论过的，低分子肝素用于次大面积肺栓塞的治疗是安全有效的。目前正在研究口服 X a 因子抑制药利伐沙班在肺栓塞中的作用，结果表明它们在 DVT 的治疗中是有效的。早期有关这些药物应用成功的报道有利于推动肺栓塞患者在家治疗，从而避免了住院治疗。在家治疗 DVT 模式已被广泛接受，因为从患者的角度来说，它已被证实是安全且经济的，深受大家欢迎。在一些检测低分子肝素在 PE 治疗中的应用的研究中，部分患者采用全程门诊治疗，另一部分患者提早出院回家治疗。结果发现门诊患者的不良反应并没有升高。然而，由于 PE 患者病死率高于 DVT 患者，在缺少监护的条件下治疗 PE 患者，会增加其病死率；此外，血流动力学严重紊乱的血栓性疾病患者是一个病死率较高的亚组，这些研究已将其排除在外。但是，已有越来越多的 PE 患者在门诊治疗。但对于血栓事件导致血流动力学不稳定、右心室扩张或右心室劳损的患者应慎重，建议住院观察治疗（至少在治疗的初期阶段）。

血流动力学稳定的肺栓塞患者的溶栓治疗

目前缺乏有力的证据表明，血流动力学稳定的 PE 患者使用溶栓加抗凝治疗比单用抗凝治疗生存率更高。有两个研究证实，伴有右心功能不全的肺栓塞患者溶栓治疗可改善预后，但它们都由于存在设计上的缺陷而被诟病。大家已认同继发于肺栓塞的血流动力学不稳定的患者应尽可能给予溶栓治疗，但在血流动力学影响不太严重的患者中是否进行溶栓治疗仍有争议。然而，对伴有右心功能不全的血流动力学稳定的肺栓塞患者进行溶栓治疗正逐渐被一些学术团体肯定。

推荐读物

Bauer KA: The thrombophilias: well-defined risk factors with uncertain therapeutic implications, *Ann Intern Med* 135:367–373, 2001.

Buller HR, Agnelli G, Hull RD, et al: Antithrombotic therapy for venous thromboembolic disease: the Seventh ACCP Conference on Antithrombotic and Thrombolytic Therapy, *Chest* 126:401–428, 2004.

Cohn D, Vansenne F, de Borgie C, Middeldorp S: Thrombophilia testing for prevention of recurrent venous thromboembolism, *Cochrane Database Syst Rev* 1:CD007069, 2009.

Decousus H, Leizorovicz A, Parent F, et al: A clinical trial of vena caval filters in the prevention of pulmonary embolism in patients with proximal deep-vein thrombosis. Prevention du Risque d'Embolie Pulmonaire par Interruption Cave Study Group, *N Engl J Med* 338:409–415, 1998.

EINSTEIN Investigators, Bauersachs R, Berkowitz SD, et al: Oral rivaroxaban for symptomatic venous thromboembolism, *N Engl J Med* 363:2499–2510, 2010.

Geerts WH, Pineo GF, Heit JA, et al: Prevention of venous thromboembolism: the Seventh ACCP Conference on Antithrombotic and Thrombolytic Therapy, *Chest* 126:338S-400S, 2004.

Goldhaber SZ: Pulmonary embolism, *Lancet* 363:1295–1305, 2004.

Goldhaber SZ: Thrombolysis in pulmonary embolism: a debatable indication, *Thromb Haemost* 86:444–451, 2001.

Jerjes-Sanchez C, Ramirez-Rivera A, de Lourdes GM, et al: Streptokinase and heparin versus heparin alone in massive pulmonary embolism: a randomized controlled trial, *J Thromb Thrombolysis* 2:227–229, 1995.

Konstantinides S, Geibel A, Heusel G, et al: Heparin plus alteplase compared with heparin alone in patients with submassive pulmonary embolism, *N Engl J Med* 347:1143–1150, 2002.

Park B, Messina L, Dargon P, et al: Recent trends in clinical outcomes and resource utilization for pulmonary embolism in the United States: findings from the nationwide inpatient sample, *Chest* 136:983–990, 2009.

Pengo V, Lensing AW, Prins MH, et al: Incidence of chronic thromboembolic pulmonary hypertension after pulmonary embolism, *N Engl J Med* 350:2257–2264, 2004.

PREPIC Study Group: Eight year follow-up of patients with permanent vena cava filters in the prevention of pulmonary embolism: the PREPIC (Prevention du Risque d'Embolie Pulmonaire par Interruption Cave) randomized study, *Circulation* 112:416–422, 2005.

Stein PD, Chenevert TL, Fowler SE, et al: Gadolinium-enhanced magnetic resonance angiography for pulmonary embolism: a multicenter prospective study (PIOPED III), *Ann Intern Med* 152: 434–443, 2010.

Stein PD, Woodard PK, Weg JG, et al: Diagnostic pathways in acute pulmonary embolism: recommendations of the PIOPED II investigators, *Am J Med* 119:1048–1055, 2006.

Value of the ventilation/perfusion scan in acute pulmonary embolism. Results of the prospective investigation of pulmonary embolism diagnosis (PIOPED). The PIOPED Investigators, *JAMA* 263:2753–2759, 1990.

Van Belle A, Buller HR, Huisman MV, et al: Effectiveness of managing suspected pulmonary embolism by use of an algorithm combining clinical probability, D-dimer testing, and computed tomography, *JAMA* 295:172–179, 2006.

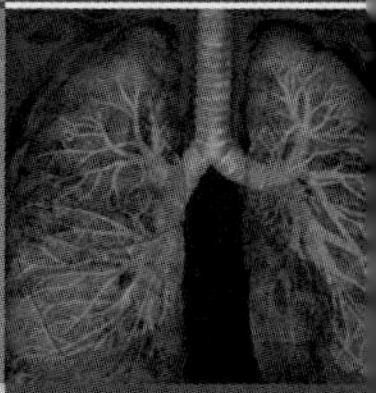

第九部分　肺血管疾病、血管炎和出血

第 58 章　肺动脉高压

Kristin B. Highland · Andre Holmes　著

（吴　迪　酆孟洁　林江涛　译）

肺动脉高压（PAH）是一种少见的病理复杂的疾病，它的特点是肺动脉压力逐渐升高，伴有不同程度的肺血管重塑、血管收缩和原位栓子。这些变化反过来增加肺血管阻力（PVR），最终导致右心衰竭和死亡。PAH 临床表现没有特异性，因此它的诊断在疾病晚期才能明确，从而使治疗面临各种问题。一旦患者被诊断为特发性肺动脉高压（IPAH），如果不经治疗，中位生存时间仅为 2.8 年。

定义

目前肺动脉高压（PH）的定义是患者休息状态下平均肺动脉压（mPAP）高于 25 mmHg。超声心动图检查时若发现收缩期肺动脉压（sPAP）高于 35 ～ 40 mmHg，应对患者做进一步检查以明确有无 PH，但检测 sPAP 不足以作为一个独立的检测方法。

一篇综述对来自 13 个国家的 47 个研究中的 1887 个健康人的数据进行了详尽和系统的研究。检测到休息状态下，mPAP 为 14.0±3.3 mmHg，这个结果与性别和种族无关，仅受年龄的轻微影响（年龄小于 30 岁者，12±3.1 mmHg；大于 50 岁，14.7±4.0 mmHg）。因此，如果正常值上限被定义为均值加两倍标准差，则健康人静息状态下 mPAP 的上限为 20.6 mmHg；这个水平低于已有的 25 mmHg 这个已确定的 PH 诊断标准。同一综述还显示运动状态下的 mPAP 与年龄、运动类型和运动强度有关，所以难以确定运动诱发 PH 的阈值。因此，2008 年加利福尼亚州 Dana Point 举办的第四届世界肺动脉高压研讨会废弃了以前超过 30 mmHg 的运动标准。

尽管在慢性肺疾病中，中度升高的 mPAP 常常意味着预后欠佳，但临界 mPAP（20 ～ 25 mmHg）在那些其他方面还健康的人群中的临床意义尚不明确。这种不确定性凸显了临床评估的重要性和早期生物标志物的必要性，而非仅关注血流动力学，特别是因为这些数据表明 mPAP 大于 25 mmHg 时，PAH 的患病率将大大高于已知的患病率。

分类

肺动脉高压以前被分为原发性或继发性两种类型，取决于是否存在可识别的原因或危险因素。原发性肺动脉高压的诊断是一种排他性诊断，排除所有其他原因后，可以诊断原发性肺动脉高压。后来的分类方案尝试根据病理、临床特征以及治疗方案对肺动脉高压进行分类。这些分类方案使得研究者能基于共同的潜在病理机制对肺动脉高压患者进行精确分类，开展临床研究，开发新的靶向性药物，从而改善这种致死性疾病患者的生活质量，提高生存率。这种更具包容性的 PAH 分类方法使这种疾病中的一些罕见类型的治疗机会增加，之前因为它们太少见而难以开展个体化治疗的研究。最新的分类方案是前面提到的第四届世界肺动脉高压研讨会的成果（框 58-1）。

组 1：肺动脉高压

PAH 是 PH 的一种亚型，是指患者休息状态下 mPAP 高于 25 mmHg，而且肺毛细血管楔压（PCWP）和（或）左室舒张末压（LVEDP）正常，病理损伤发生在肺小动脉（图 58-1A ～ C）。遗憾的是，由于许多 PAH 患者存在多种导致肺动脉高压的因素，因此事实上这些分类方案存在局限性。于是临床医生在进行 PH 治疗时将面对一系列临床情况，这些情况通常包括一种以上的世界卫生组织（WHO）分类特征（即组 1 至组 5，以及后面提到的

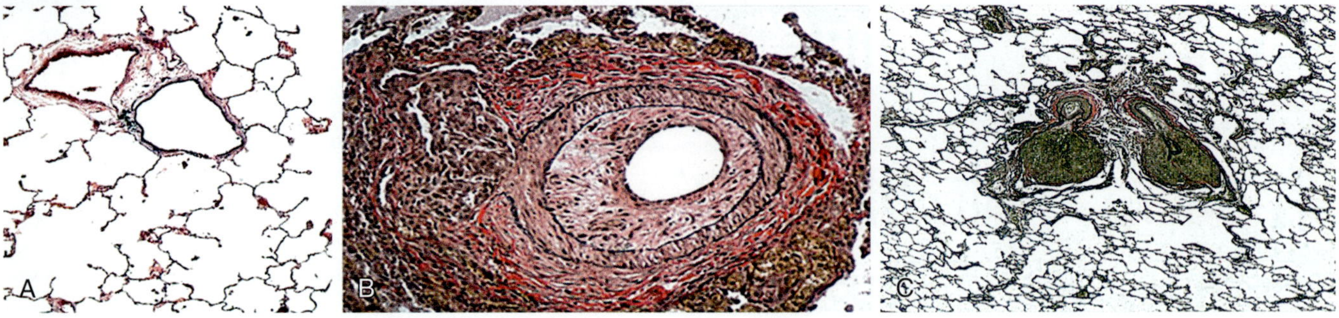

图 58-1 正常肺和肺动脉高压患者（PAH）的肺组织标本（Von Giesen 弹性染色）。**A**，正常肺小动脉旁有一正常细支气管（后者在 11 点钟的位置）；**B**，PAH 特征性的向心性阻塞。可以见到内膜增生，并侵入管腔。在动脉左侧可看到丛状病变（9 点钟位置），40 倍物镜；**C**，PAH 特征性的丛状损害，10 倍物镜

框 58-1 最新的肺动脉高压的临床分类

1 肺动脉高压（PAH）
  1.1 特发性 PAH
  1.2 遗传性
    1.2.1 *BMPR2*（骨形成蛋白Ⅱ型受体基因）
    1.2.2 ALK-1（激活素受体样激酶 1）、内皮糖蛋白
    1.2.3 未知的
  1.3 药物或毒物诱发的肺动脉高压
  1.4 疾病相关性肺动脉高压
    1.4.1 结缔组织病
    1.4.2 人类免疫缺陷病毒（HIV）感染
    1.4.3 门静脉高压症
    1.4.4 先天性心脏病
    1.4.5 血吸虫病
    1.4.6 慢性溶血性贫血
  1.5 新生儿持续性肺动脉高压
1′ 肺静脉闭塞病和（或）肺毛细血管血管瘤病
2 左心疾病所致的肺动脉高压
3 肺部疾病和（或）缺氧所致的肺动脉高压
4 慢性血栓栓塞性肺动脉高压（CTEPH）
5 多种机制所致的肺动脉高压

额外的 1’组）。例如，临床表现可以包括有些增高的肺静脉压、轻至中度阻塞或限制性肺疾病或某种形式的心脏瓣膜病（通常与肺动脉高压的严重性无关）。临床试验排除了这些“不寻常”肺动脉高压患者，因此，有关常规 PAH 疗法在这类人群中的安全性和有效性的数据非常有限。

特发性肺动脉高压

IPAH 是一种少见病，诊断需要排除其他疾病。患有这种偶发 PAH 的患者没有 PAH 的家族史或任何可识别的危险因素。女性多见，男女比例为 1∶1.7，确诊的平均年龄是 37 岁。IPAH 的发病率为 1/1 000 000 ～ 2/1 000 000，患病率约为 6/1 000 000。尽管原来认为 IPAH 是妊娠妇女的一种疾病，但近来一些超过 70 岁的患者也有发病报道。

遗传性肺动脉高压

遗传性肺动脉高压与几种种系突变有关。这些突变包括编码骨成形蛋白Ⅱ型受体（即 *BMPR2*）、激活素受体样激酶Ⅰ型（ALK-1）和内皮糖蛋白的基因突变。

BMPR2 偶发突变见于 11% ～ 40% 的特发性肺动脉高压患者和 70% ～ 80% 的家族性肺动脉高压患者，但在所谓的疾病相关性肺动脉高压患者（即框 58-1 中的类别 1.4）中相对少见。虽然外显率很低，仅仅大约 25% 的携带者会发展成为 PAH，遗传早现也已经被证实（即在受影响的家族中，每一代都在更小的年龄出现更严重的 PAH）。*BMPR2* 被定位于染色体 2q31-32，通过常染色体显性遗传的方式遗传。近来，已提示 *BMPR2* 突变的 PAH 患者可能是一个更严重的 PAH 亚群，他们与那些 IPAH 患者相比，血管反应性更小。因为这种变异仅发生在 25% 的 PAH 患者，而并非所有的家族性 PAH 患者，因而相比“家族性 PAH”，人们更倾向于称其为“遗传性 PAH”。

如同 BMPR-Ⅱ一样，ALK-1 和内皮糖蛋白也是转化生长因子 -β（TGF-β）超家族的成员，并且定位在内皮细胞上，其发生突变可导致遗传性 PAH。ALK-1 基因和（或）内皮糖蛋白基因突变还与常染色体显性遗传病——遗传性出血性毛细血管扩张症相关。

药物或毒物诱发的肺动脉高压

一些 PAH 发病的危险因素已经被确定（框 58-2），包括“一切可能在疾病的出现中起到诱发或促进作用的因素或条件”。根据与肺动脉高压关系的强度及其可能的因果关系，这些危险因素被分为“确定的、

框 58–2　肺动脉高压的危险因素

确定的
阿米雷司
氟苯丙胺
右旋芬氟拉明
有毒菜子油

非常可能的
安非他命
L- 色氨酸
甲基苯丙胺

可能的
可卡因
苯丙醇胺
圣约翰草
化疗药
选择性血清素重摄取抑制药

不太可能的
口服避孕药
雌激素
吸烟

非常可能的、可能的或不太可能的”。Dana Point 研讨会的结果是，使用甲基苯丙胺被重新分类为 PAH 发病的一个非常可能的危险因素。

与结缔组织相关的肺动脉高压

PAH 可发生于任何结缔组织病，但最常见的是系统性硬化（硬皮病）、混合性结缔组织病和系统性红斑狼疮（SLE）。硬皮病患者的 PAH 患病率估计在 7% ～ 12%。尽管表征数据相对较少，但 SLE 人群的患病率被认为在 1% ～ 4%。值得注意的是，PAH 不是结缔组织病患者肺动脉压力高的唯一原因，这些患者通常有肺部纤维化和心脏受累。专家建议所有系统性硬化的患者应每年进行超声心动图筛查，因为伴有结缔组织病的 PAH 患者如果不治疗预后尤其差。

人类免疫缺陷病毒感染

人类免疫缺陷病毒（HIV）感染人群的 PAH 发病率估计为 1/200。PH 的发病机制不详，它被认为可能是病毒通过第二信使，如细胞因子、生长因子、内皮素或病毒蛋白间接作用的结果。PAH 的发生与 $CD4^+$ 计数无关，但似乎与 HIV 感染的时间长短有关。PAH 在通过静脉吸毒感染的患者中更常见。PAH 是这些患者死亡的独立预测因素；但是，在相当多的情况下，可以通过 PAH 针对性治疗使肺血管血流动力学正常化。

门静脉高压

与门静脉循环的压力升高相关的 PAH 被称为门肺高压（POPH）。POPH 发病的主要危险因素是门静脉高压，而不是基础病肝病。2% ～ 6% 的门静脉高压患者也有肺动脉高压。通常在门静脉高压诊断 4 ～ 7 年后做出 POPH 的诊断。女性和自身免疫性肝炎是 POPH 发病的危险因素；有趣的是，感染丙型肝炎会降低发病风险。PAH 是肝移植的禁忌证，因此所有准备进行移植的患者需要进行超声心动图检查。POPH 确诊绝对需要右心导管检查，因为在晚期肝病的过程中有几个因素可增加 PAP。比如，晚期肝病中可见高流量和高心输出量会影响高动力循环状态，以及继发于流量超负荷和（或）舒张功能障碍的 PCWP 增加也会升高 PAP。这些状态通常伴随正常的肺血管阻力（PVR）。

先天性心脏病

肺血管持续面临肺血流量和压力增加，导致发生血管重塑，从而导致肺血管阻力增加和最终分流逆转。艾森曼格综合征被定义为先天性心脏病伴有初始大量和非限制性的全身–肺分流，从而引起进行性肺血管疾病和 PAH，造成分流逆转和发绀。这种临床表现是与先天性心脏病相关的 PAH 的最晚期形式。当血流非常高、分流使肺血管暴露于体循环压力水平时（例如室间隔缺损、动脉导管未闭或共同动脉干），艾森曼格综合征更易出现，但 PAH 也可发生在低压高排的先天性心脏病如房间隔缺损中。

血吸虫病

以前，血吸虫病被归为第四大类肺动脉高压，即由慢性血栓和（或）血吸虫卵阻塞继发的肺动脉栓塞。然而，近来的研究显示血吸虫所致 PH 可以与特发性肺动脉高压（IPAH）表现出类似的组织病理学改变。发病机制可能是多因素的，而且可能与这个疾病的常见并发症——门肺高压（POPH）以及血吸虫卵阻塞导致的局部血管炎症有关。血吸虫病是全世界范围内肺动脉高压的一个常见病因，据估计有超过 2 亿人口感染血吸虫病，4% ～ 8% 的患者会发展成肝脾型血吸虫病，其中 4.6% 会继续发展为 PAH。血吸虫病也可导致后毛细血管高压，需要右心导管检查以明确诊断。

慢性溶血性贫血

越来越多的证据表明，PAH 是一种慢性遗传性和获得性溶血性贫血的并发症。这些溶血性贫血疾病包括镰状细胞病、地中海贫血、遗传性球形红细胞增多症、裂口红细胞症和微血管病性溶血性贫血。溶血过程中发生 PAH 的机制尚不清楚，但可能与游离血红蛋白消耗的一氧化氮增加，从而导致对 NO 的生物活性产生抵抗有关。

组 1′：伴有肺静脉或肺毛细血管异常的 PAH

肺静脉闭塞性疾病（PVOD）或肺毛细血管瘤（PCH）很少有 PAH 的典型表现。这些疾病的患者同时表现出肺动脉高压和肺静脉高压的特点，包括肺含铁血黄素沉积、间质水肿和淋巴管扩张。PVOD 和 PCH 具有相似的危险因素，包括硬皮病、HIV 感染和使用成瘾抑制性*药物*（anorexigens）。临床表现伴有听诊湿啰音、杵状指和肺水肿的 PAH 患者应怀疑到这些疾病。胸部 CT 可能出现磨玻璃影、小叶间隔增厚和纵隔淋巴结肿大。PVOD 和 PCH 被从组 1 中分离出来的原因是，它们的管理、对药物治疗的反应（PVOD 和 PCH 的患者在 PAH 特殊治疗后容易出现肺水肿）和预后与 PAH 有很大不同。

组 2：左心疾病所致的肺动脉高压

左心疾病所致的肺动脉高压被定义为休息状态下 mPAP ＞ 25 mmHg 并伴有 PCWP 和（或）LVEDP 升高。它代表了 PH 最常见的病因（占超过 90% 的病例）。原因包括收缩期和舒张期心力衰竭及左侧瓣膜病变。指南定义 PCWP 和（或）LVEDP ＜ 15 mmHg 为不正常。这些患者的 PVR 正常或接近正常（小于 3.0 Wood 单位），mPAP 和肺动脉楔压之间没有明显压差（即跨肺压差小于 12 mmHg）。一些有左心疾病的患者，肺动脉压力（PAP）的升高与预期的由于左房压力升高引起的 PAP 升高不相称，从而导致肺血管阻力（PVR）升高。这是由于肺动脉收缩增强或肺血管发生了重构，或者二者皆有。由于尚未开展关于已获批的 PAH 治疗药物对此类患者的疗效的研究，因此 PAH 药物治疗的安全性和有效性尚不明确。

组 3：肺部疾病和（或）缺氧所致的肺动脉高压

与呼吸系统疾病或缺氧相关的肺动脉高压是一种由于肺动脉血氧合不足所致的肺动脉高压。肺实质疾病（如肺气肿、间质性肺疾病）、呼吸控制受损（如肥胖低通气、阻塞性睡眠呼吸暂停）或居住在高海拔地区均可引起肺动脉血氧合不足。通常 mPAP 为中度升高（＜ 35 mmHg），生存期取决于肺部疾病的严重程度，而不是相关肺动脉高压的严重程度。正如与左侧心脏疾病不相称的肺动脉高压一样，尚没有就已获批的 PAH 治疗药物对与肺实质性疾病不相称的肺动脉高压的疗效进行大规模的随机对照研究。

组 4：慢性血栓栓塞性肺动脉高压

慢性血栓栓塞性肺动脉高压（CTEPH）是 PH 中需要排除的一个重要类型，因为肺动脉主干近端的机化栓子可以通过外科手术即肺动脉内膜切除术纠正。所有病例均需要终身抗凝。在首次肺栓塞后的两年随访中 CTEPH 的累计发病率近 4%。

组 5：病因不明或多病因的肺动脉高压

组 5 包括了病因不明或多病因的 PH 的几种形式。可能的病理机制包括慢性骨髓增殖性疾病（真性红细胞增多症、原发性血小板增多症和慢性粒细胞白血病）、系统性疾病［结节病、肺朗格汉斯细胞组织细胞增多症、淋巴管肌瘤病、1 型多发性神经纤维瘤病、抗中性粒细胞胞浆抗体（ANCA）相关血管炎］、代谢紊乱（Ⅰ a 型糖原贮积病、戈谢病和甲状腺疾病）和其他病因（肿瘤阻塞、纵隔纤维化和终末期肾病）。

病理学

正常肺动脉中间层有一层薄薄的环形肌，其厚度小于血管直径的 5%（图 58-1A）。因此，在生理条件下，肺循环的特点是高流量、低压力和低血管阻力。PAH 的组织病理学特点是发生在丛状病变近端（图 58-1C）的不同程度的内膜增生、中间层肥厚、外膜增生和向心性闭塞性纤维化病变（图 58-1B）。丛状病变来自血管内膜增生，随着疾病的进展细胞病变演变为纤维化病变。在血管机化的不同阶段，它主要是由内皮细胞组成，说明血管生成异常。肺血管重建也伴随着原位血栓形成以及炎症细胞和祖细胞的浸润。

随着血管病变进展，肺血管阻力（PVR）和肺动脉压（PAP）同时升高，以维持心输出量。假设右心室可抵消这个压力，这个压力会随着 PVR 的增加而持续增加。当右心室收缩储备耗尽时，将发生右心收缩性衰竭。肺动脉高压患者也会发生不同程度的右心室舒张功能障碍，该功能障碍与右心室心肌质量及后负荷有关，并与反映疾病严重程度的参数相关。右心室输出减少和舒张功能紊乱共同作用增强了心室在舒张期的相互依赖，严重影响了左室充盈，最终导致血流动力学恶化。

遗憾的是目前已知的有关肺动脉高压的病理都源自 IPAH 患者或者 IPAH 动物模型。然而，PAH 的病理特点被认为源于多重打击学说，包括先天易感性和后天刺激的相互作用（图 58-2）。由此产生的不平衡有利于血管收缩、血栓形成和细胞有丝分裂。通过抑制内皮素和血栓素或增加一氧化氮和前列环素恢复平衡形成了目前各种疗法的基础。

前列环素［即前列腺素 I_2（PGI_2）］是内皮细胞的产物，由前列环素合成酶作用于花生四烯酸而形成。前列环素通过增加细胞内的环磷酸腺苷（cAMP）来松弛平滑肌。它也是一种血小板聚集和平滑肌增殖的抑制药。与正常对照组相比，PAH 患者尿液中血栓素代谢产物的水平升高，而前列环素代谢产物的水平下降。PAH 患者的前列环素合成酶的活性也同样下降。

内皮素 -1 是由正常肺组织的内皮细胞合成和分泌的，为正常肺组织所代谢。这是一个强有力的急性血管舒张药和慢性刺激细胞增生和纤维化的物质。与正常对照组相比，PAH 患者血浆内皮素 -1 水平升高而清除率下降。

一氧化氮是由内皮细胞以精氨酸为底物，在一氧化氮合成酶的作用下生成的一种强血管扩张药，通过环鸟苷酸（cGMP）作用于血管平滑肌细胞。磷酸二酯酶 -5 可降解 cGMP，从而抑制该血管扩张途径。PAH 患者血浆一氧化氮代谢产物的水平下降，肺动脉内皮细胞中一氧化氮合成酶（eNOS）的表达也减少了。

正在进行的其他介质和通路的研究（表 58-1）将为新型疗法提供新的治疗靶点。

诊断方法

PH 的诊断很复杂，应该尽快转给在 PH 的诊断和治疗方面有着丰富经验的医生。患者的就诊原因包括出现相关症状，或在先前检查中偶然发现而需要进一步研究，或者他们属于高危人群（如系统性硬化病、先天性心脏病、肝移植评估）。

症状和体征

PH 没有早期的症状或体征。因此，高危人群（表 58-2）需要进行年度体检。任何一个患者在没有

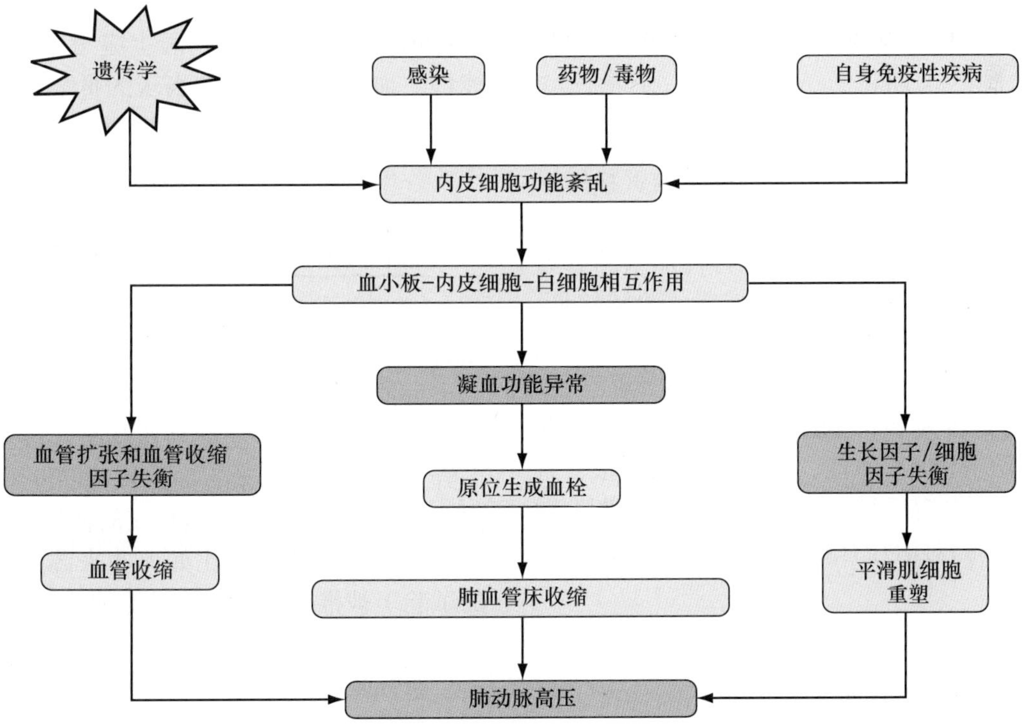

图 58-2　肺动脉高压（PAH）的可能发病机制。（来自 *Reed AK*，*Evans TW*，*Wort SJ*：*Pulmonary hypertension. In Albert RK*，*Spiro SG*，*Jett JR*，*editors*：Clinical respiratory medicine，*ed 3*，*Philadelphia*，*Mosby*，*2008.*）

表 58–1 肺动脉高压的介质和途径

活性增加	活性降低
内皮素 -1	前列环素合成酶
5- 羟色胺	一氧化氮
血栓素 A_2	一氧化氮合成酶
血管生成素 -1	血管活性肠肽
纤溶酶原激活物抑制药 -1	电压门控钾通道
生长因子	纤维蛋白溶解
氧化剂应激	
炎症	

表 58–2 推荐进行肺动脉高压筛查

危险因素	推荐
PAH 家族史	是
结缔组织病	
硬皮病	是
其他	否
先天性心脏病	
大的 ASD，未手术	是
大的 VSD，未手术	是
HIV 感染	否
门静脉高压	否
考虑肝移植	是
应用食欲抑制药	否
既往肺栓塞病史	否
呼吸困难加重	是
大面积 / 次大面积 PE	是

ASD，房间隔缺损；HIV，人类免疫缺陷病毒；PE，肺栓塞；VSD，室间隔缺损。

特定心肺疾病的情况下出现呼吸急促，或者那些有心肺基础疾病的患者出现无法用基础疾病解释的呼吸急促加重，应考虑 PH 的诊断。初始的症状和体征是非特异的，可能包括疲劳、进行性加重的劳力性呼吸困难、心悸、胸痛、头晕和咳嗽。遗憾的是，大部分统计资料显示从出现症状到诊断的平均时间为 2 年。劳累性的眩晕和晕厥提示心输出量不足，需要提高警惕是否为 PH。随着 PH 进展，患者逐渐出现右心衰竭的症状和体征，包括颈静脉扩张、右心室抬举感、三尖瓣反流、右心室奔马律、腹水和水肿。正确的诊断对治疗有重要意义。

心电图

85% 已经确诊的 PH 患者有心电图的异常，但心电图检查的灵敏度不足，不能作为 PH 的筛查工具。典型的表现包括电轴右偏和右心室或右心房肥大和右室劳损（图 58-3）。这些改变的程度并不总能反应疾病的严重程度，而一份正常的心电图也不能排除 PH 的诊断。然而，下面的心电图表现常提示预后欠佳：（1）电轴右偏；（2）V_1 导联高 R 波和小 S 波，伴有 R/S > 1；（3）V_1 导联可见 qR 复合波；（4）V_1 导联可见 rSR′ 波；（5）V_5 或 V_6 导联大 S 波和小 R 波，且 R/S < 1 或（6）Ⅰ、Ⅱ和Ⅲ导联出现 S 波（图 58-3）。

胸部 X 线片

胸部 X 线片在检查 PH 方面也不是十分敏感。但是，如果偶然发现肺主动脉扩张和肺门动脉影增大（右下肺动脉 > 1.6 cm，左侧 > 1.8 cm），伴有外周肺血管征（“截断征”）衰减及右心室肥大（证据是侧位片上胸骨后空间明显减少），应该进一步检查有无 PH。胸部影像学结果还有助于对肺部潜在的疾病进行诊断（图 58-4）。

肺功能检查

肺功能检查是所有 PH 患者初始评价的必要组成部分，以排除或确定潜在的气道或肺实质疾病所造成的影响。在这个检查中，IPAH 和 CTEPH 的患者的典型表现是轻至中度的限制性通气功能障碍、小气道病变以及弥散功能下降。未观察到 PH 的严重程度与弥散功能下降之间存在相关性，但是对单纯的弥散功能障碍患者，医生应考虑到潜在 PH 的可能性。血气分析典型的表现为低氧血症、继发于肺泡过度通气的低碳酸血症和肺泡-动脉血氧分压差增加。严重的低氧血症通常是心内分流的结果。

夜间血氧监测 / 多导睡眠监测

PH 患者夜间血氧饱和度下降主要与气体交换障碍有关。尽管夜间血氧饱和度下降的临床后果并不十分明确，但更倾向于低氧诱发的肺血管收缩加剧了原本存在的肺动脉高压状态。夜间血氧饱和度下降是不能通过运动后的血氧饱和度下降来预测的，因此推荐所有 PH 患者进行夜间血氧饱和度监测。标准的氧气处方指南（比如那些来源于夜间血氧监测的试验）被推荐用于血氧过低的 PH 成年患者，使其维持氧饱和度大于 90%。

研究阻塞性睡眠呼吸暂停综合征和 PH 之间关系的文献是很难解释的。通常，与阻塞性睡眠呼吸暂停综合征相关的肺动脉高压是轻度的，平均肺动脉

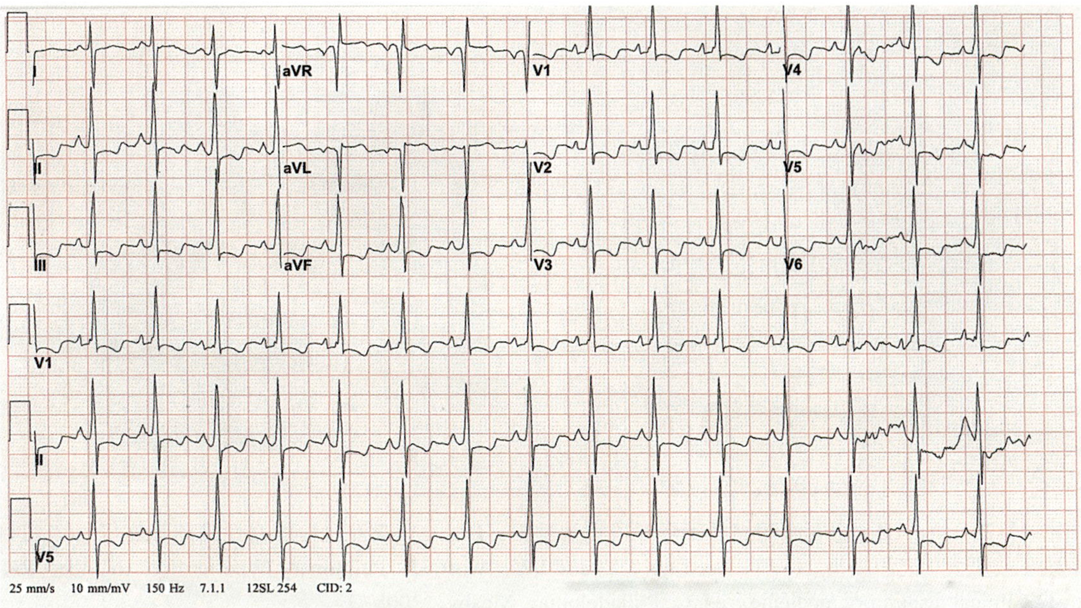

图 58-3　心电图显示 PAH 患者因为心肌劳损所致的右心房和右心室扩大

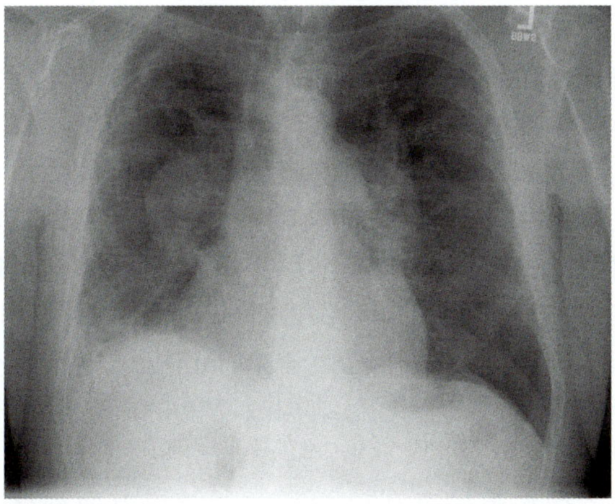

图 58-4　PAH 患者的胸部 X 线片。请注意显著扩大的肺动脉和外周截断

压小于 30 mmHg。推荐所有 PH 患者对睡眠呼吸障碍进行评估，临床表现高度怀疑阻塞性睡眠呼吸暂停综合征的患者应行多导睡眠监测。尽管这些患者罹患其他心血管疾病的风险较高，但并不推荐阻塞性睡眠呼吸暂停的患者进行常规心脏彩超筛查 PH。对于阻塞性睡眠呼吸暂停综合征和 PH 共存的患者，应使用正压通气治疗睡眠呼吸暂停以期降低肺动脉压力，尽管肺动脉压可能不能降至正常，尤其是对于 PH 更严重的患者。

通气-灌注扫描

慢性血栓栓塞性疾病所致的肺动脉高压存在外科治愈的可能，所有临床上不能解释的肺动脉高压都需要考虑到这种病因。所有不能解释的肺动脉高压患者都必须行通气-灌注扫描以排除慢性血栓栓塞性疾病，扫描结果正常足以排除慢性血栓栓塞性疾病的诊断。PAH 患者的通气-灌注扫描通常表现正常或仅有轻微的充盈缺损，而 CTEPH 的患者至少有一个（通常是数个）主要段或亚段通气-灌注明显不匹配（图 58-5A 和图 58-5B）。充盈缺损也可见于肺静脉阻塞症（PVOD）。诊断的“金标准”仍然是在导管插入后进行血管造影，它能够确定任何血栓栓塞性疾病的性质和程度。

胸部计算机断层成像

慢性血栓栓塞性疾病的患者进行 CT 扫描时，会发现多种异常征象，包括右心室扩大、中心肺动脉扩张、中心肺动脉内持续存在血栓栓塞、支气管动脉侧支循环增加、肺动脉大小及分布的改变、符合肺梗死表现的肺实质异常或肺实质的马赛克征（图 58-6）。这些都是非特异性的表现，但是没有这些征象不意味着患者不具有手术指征，因为增强 CT 只能清晰地观察到第六至第七级的肺动脉，因此增强 CT 不能用于排除慢性血栓栓塞性疾病的诊断。

然而，高分辨 CT 扫描在确定肺实质性疾病是否为肺动脉高压的病因时是必不可少的，而且在 PVOD 的诊断上特别有价值。

超声心动图

针对临床症状怀疑为 PH 或者没有临床表现但存

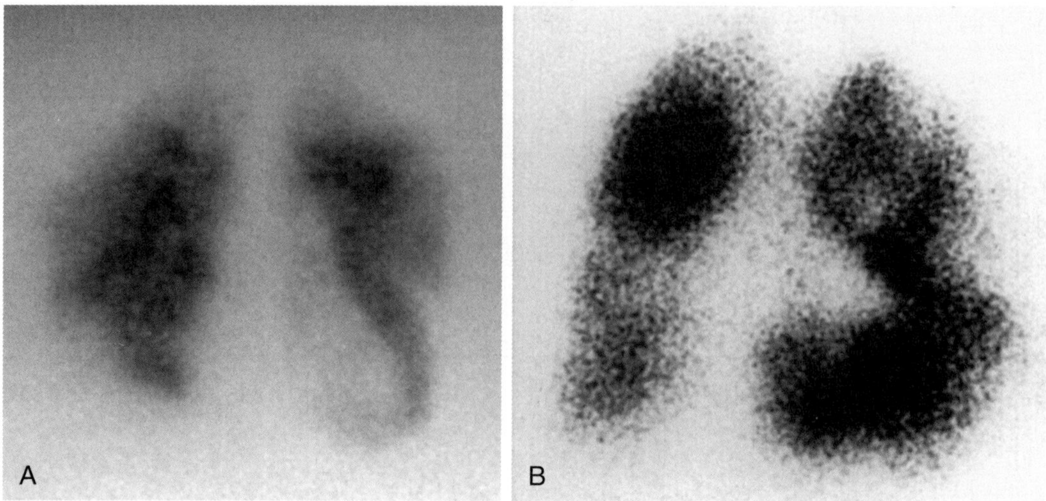

图 58-5 **A**，肺动脉高压（PAH）患者灌注扫描可见亚段充盈缺损；**B**，一个慢性血栓栓塞性肺动脉高压（CTEPH）患者的灌注扫描上多个段（或更大）充盈缺损。（来自 Reed AK，Evans TW，Wort SJ：Pulmonary hypertension. In Albert RK，Spiro SG，Jett JR，editors：Clinical respiratory medicine，ed 3，Philadelphia，Mosby，2008。）

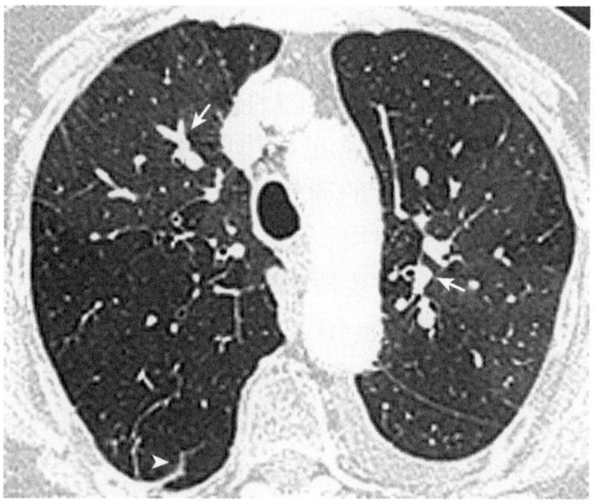

图 58-6 一个慢性血栓栓塞性肺动脉高压（CTEPH）患者的计算机断层扫描。注意马赛克灌注征

在高危因素的患者，多普勒超声心动图是一种测定 sPAP 是否升高的无创性检查方法。它能为评估右室功能和 sPAP 提供一种无创的检测方法，并能提示其他的潜在心血管异常。

PH 的超声心动图表现包括 sPAP 升高或三尖瓣反流、右心房和右心室肥厚、室间隔变平、左心室容积变小和肺动脉扩张（图 58-7A 和图 58-7B）。伴有心包积液的 PH 预后欠佳。尽管人们发现多普勒超声心动图与右心导管检查具有相关性，但超声心动图通常会低估严重 PH 患者的 sPAP，而高估大部分压力正常人群的 sPAP。而且，右心衰失代偿患者的 sPAP 可能降低（图 58-8）。超声心动图在晚期肺病患者中特别不准确，可以高估或低估这些患者的 PH 程度。对于超声心动图提示明显 PH 的患者，应至少进行一次右心导管检查，为肺血流动力学提供一个精确的基础评估值，方便可逆性研究。然而超声心动图在追踪疾病进展中是有用的，可避免反复进行肺动脉导管检查。

心脏声学造影对评估心内分流具有价值，可提示患者存在先天性心脏缺陷或卵圆孔未闭的可能。使用搅动的生理盐水或市场上的微泡造影剂可以增强三尖瓣反流的信号。一般而言，不明原因的呼吸困难者若右心室收缩压大于 40 mmHg，通常需要进一步的评估。右心形态结构或功能的异常也值得进一步评估。

运动超声检查在执行和解释结果方面都存在争议，可能不能辨别升高的左室充盈压对“运动诱发的肺高压”的影响的大小，因此，不能仅根据运动诱发的肺动脉高压做出治疗决策。

右心导管检查

怀疑 PH 的患者应行右心导管检查以确认 PH 是否存在，做出具体诊断，并判断 PH 的严重程度和预后。尤其值得注意的是，增高的右心房压力和降低的心输出量提示预后变差和生存期降低。按照定义，PAH 患者 PCWP 正常。PCWP 升高的患者在排除了左心疾病后，应怀疑 PVOD，尽管 PVOD 的不规则性质意味着 PCWP 也可能正常。PAH 患者跨肺压（即 mPAP-PCWP）显著升高，但不会出现在心输出量增加或左心心肌或瓣膜相关疾病所致的 PH 患者中。换句话说，按照定义，PAH 患者的 PAP 和 PVR 均增加。

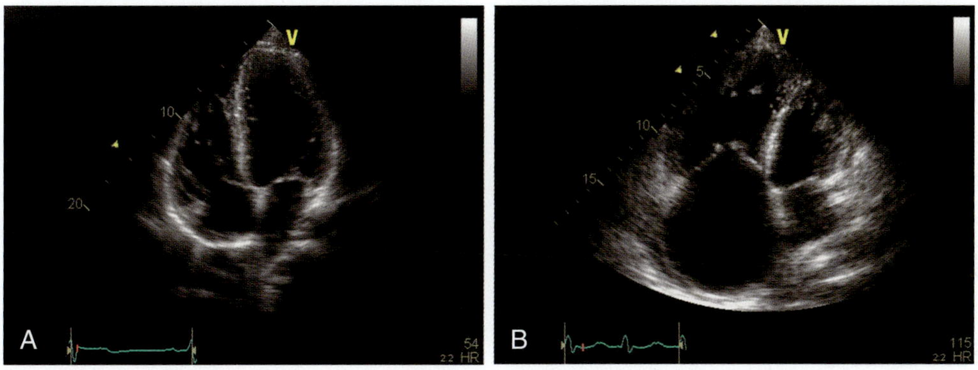

图 58-7　A，正常人超声心动图中的四腔切面；**B**，肺动脉高压（PAH）患者超声心动图的四腔切面。注意患者右心房和右心室扩大，室间隔变平，左室容积变小

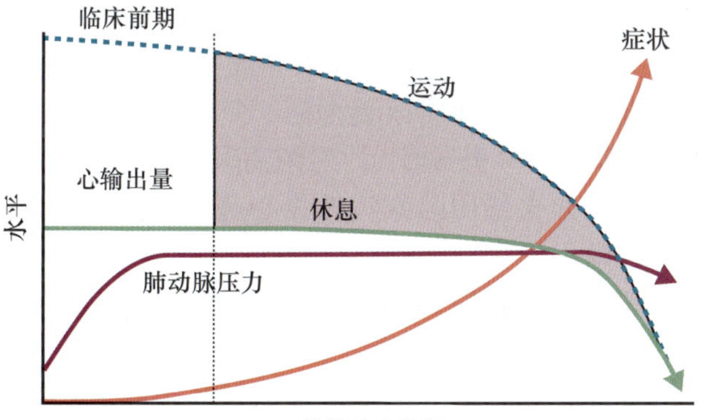

图 58-8　肺动脉高压的病理生理。在早期阶段，心输出量在静息状态下保持正常但运动后不能相应增加。随着疾病进展，心输出量下降即便静息状态下也不能维持正常。PAP，肺动脉压。（来自 Reed AK，Evans TW，Wort SJ：Pulmonary hypertension. In Albert RK，Spiro SG，Jett JR，editors：Clinical respiratory medicine，ed 3，Philadelphia，Mosby，2008.）

右心导管检查也可用于评估血管反应性和指导治疗；静脉注射前列环素、腺苷酸或吸入一氧化氮后，如果 mPAP 至少下降 10 mmHg ～ 40 mmHg，伴有心输出量升高或不变，则可视为对血管扩张药反应迅速和理想。这些能发生反应的人群使用钙通道阻滞药治疗后，生存率可提高（据报道 5 年生存率达到 95%）。值得注意的是，因为这种测试可能导致肺水肿而危及生命，疑似 PVOD 患者不能进行血管反应性研究。

功能评价

6 分钟步行试验能对 PAH 患者进行一系列功能分级和运动能力评价，从而为区分疾病严重程度、疗效、进展和生存情况提供参照。WHO 对 PAH 患者的功能分级是在纽约心脏协会（NYHA）心脏衰竭系统的基础上进行的修正，将晕厥作为功能状态的一个指标。

6 分钟步行试验是一个简单且可重复的检查，已经被用作许多 PAH 临床研究的主要研究终点。6 分钟步行的距离与功能等级和 PVR 呈负相关，并与基础心输出量、运动峰耗氧量和生存情况直接相关。然而，这个试验无法分辨运动损伤的来源，而且对步行距离超过 450 m（平台效应）的辨识能力欠佳。因此，它对那些有全身疾病和归类到功能Ⅰ、Ⅱ级的患者意义不大。

尽管心肺运动试验很少用于 PAH 的临床研究（因为不同中心的方法学缺乏一致性），但在一个有关 IPAH 患者的研究中发现通过连续的脚踏车运动获取的最大耗氧量（峰 VO_2）是预测生存期的一个独立指标。在这个研究中，峰 VO_2 大于 10.4 ml/kg/min 的患者的一年生存率明显优于峰 VO_2 较低的患者。收缩压峰值大于 120 mmHg 的患者一年生存率也优于那些收缩压达不到这个水平的患者。

生物标志物

心肌细胞在室壁张力增加时释放脑钠肽（BNP）。ProBNP（激素原）被裂解成为有活性的 BNP 和更稳定的氨基末端（N 端）片段 proBNP。PAH 患者的研究显示血浆 BNP 和（或）proBNP 水平与右心室功能不全的程度成比例升高。越来越多的证据显示在发现潜在的疾病、评估诊断、预后判断和疗效预测时，BNP 可作为 PAH 的一个潜在生物标志物。BNP 的基础水平及系列变化与病死率和其他标志物（如肺血流动力学、WHO 功能分级、6 分钟步行试验）相关。然而，值得注意的是各种心肺疾病中 BNP 均可升高，而且受数种生理因素的影响，BNP 结果的解读需要经验和良好的临床判断；

NT proBNP 很少受肾功能和年龄的影响，因此可能比 BNP 有优势。

其他相关生物标志物包括尿酸和肌钙蛋白水平。在 IPAH 中，尿酸水平可反映氧化代谢受损，并已证实其会随着功能分级和血流动力学的严重程度升高而升高，并与病死率相关。肌钙蛋白 T 阳性可能是右心室缺血所致，它也提示预后不良。

心脏核磁共振成像

心脏核磁共振成像（MRI）是目前最精确的检查右心室结构和功能的方法，它能够精确地估计右心室的大小和功能，并具有高度可重复性。右心室功能是 PAH 患者的一个重要的预后评估指标，心脏 MRI 提示右心室功能不良的指标包括每搏输出量 ≤ 25 ml/m^2、右心室舒张末期容积 ≥ 84 ml/m^2 和左心室舒张末期容积 ≤ 40 ml/m^2，它们被发现是死亡和治疗失败的独立预测因子；在一项纳入 86 例 PAH 患者的 MRI 检查研究中，相对横截面积的变化被用来评估肺动脉僵硬度，可以用于预测生存情况。那些相对横截面积变化 < 16% 的病死率高于那些 > 16% 的。对于无损成像（如心脏 MRI）在监测疾病靶向治疗方面的应用目前还在评估中。

其他血液检查

所有患者均应接受常规的血液学、生化和甲状腺功能检查。PAH 患者尽管没有结缔组织病，但抗核抗体检查经常会呈阳性结果［美国国立卫生研究院（NIH）统计为 29%］。这些通常是非特异性的，而且滴度水平较低。对血清学检查呈强阳性的结果应进行进一步更特异性的检查以排除与结缔组织病有关的 PAH。所有肺动脉压明显升高的患者均应进行 HIV 检测。

治疗方法

PAH 患者的治疗目标包括减轻体征和临床症状，改善运动耐量、功能分级、血流动力学及生活质量，降低住院和（或）肺移植的需要，以及延长生存期。推荐的治疗方法分为两种类型：一般治疗和 PAH 特异性治疗。

一般治疗

专家建议所有 PAH 伴有低氧血症的患者应吸氧以保持血氧饱和度大于 90%。同时建议 PH 患者低盐饮食以保证容量恒定，这对那些有右心功能不全的患者尤为重要。右心功能不全的患者切记不能过度利尿，因为右室功能很大程度上依靠前负荷来维持足够的心输出量和全身血压。

由于缺乏前瞻性随机、双盲、安慰剂对照研究，强心苷在右心功能不全的治疗中仍存在争议。尽管这样，地高辛可适度增加 PH 患者及右心功能不全患者的心输出量，并显著降低循环中的去甲肾上腺素。

有报道显示口服抗凝药物可以改善特发性 PAH 患者的生存率，在分析了出血并发症的风险-效益比后，推荐所有的 PAH 患者进行抗凝治疗。

PH 患者常难以耐受心律失常，特别是房扑和其他快速性心律失常，它们经常导致右心室功能恶化。如果恢复窦性心律将改善预后。复律法包括电复律或者药物复律（胺碘酮），射频消融可能是一个更好的选择。如果使用强效负性强心药，可能会使右心衰竭恶化。

妊娠和产后的 PH 患者病死率超过 50%。因此，WHO 建议充分节育，并终止任何妊娠。

患者应每年接受免疫治疗以预防流感和肺炎球菌性肺炎。在进行任何择期手术前，也应该建议他们去 PAH 治疗中心寻求建议以便进行适当的管理。

在高海拔地区可能导致低氧性肺血管收缩。因此血氧饱和度低于 92% 的患者在空中旅行和高海拔地区进行体育运动和其他活动时，应该补充吸氧。

钙通道阻滞药

钙通道阻滞药由于具有负性肌力作用，可能导致右心衰竭，因此仅限用于少数右心导管检查证实有血管活性反应的患者。如果患者符合急性反应者定义，但其功能状态不能改善到 Ⅰ 级或 Ⅱ 级水平，则应选择另一种钙通道阻滞药或增加额外的 PAH 治疗方案。因为维拉帕米存在潜在的负性肌力作用，应避免使用维拉帕米。这种疗法的主要副作用是全身性低血压、周围性水肿和由于通气-灌注比例失调增高所致的低氧血症。据报道更严重的不良反应包括心律失常、心源性休克和死亡。

疾病靶向治疗

一般而言，功能分级为Ⅱ级和Ⅲ级的 PAH 患者的一线治疗为口服药物治疗，而功能分级为Ⅳ级的患者则考虑胃肠外治疗方案。目前正在进行联合治疗的临床研究。尽管对如何监测患者的 PAH 目前仍未达成一致意见，但人们已认识到目标靶向治疗有明确的生存获益。大部分专家通过功能分级、步行试验和 BNP 检测的方法，每 3 ～ 4 个月对患者进行一次再评估。后续的超声心动图和右心导管检查也常规进行。

磷酸二酯酶 5 抑制药

一氧化氮对肺血管的扩张作用是由 cGMP 介导的。一氧化氮激活鸟苷酸环化酶，从而增加 cGMP 的产量。cGMP 引起血管扩张，但由于磷酸二酯酶对其具有降解作用，因此致使它的效应被迅速削弱。西地那非和他达拉非抑制磷酸二酯酶 5，从而加强舒张和抑制血管平滑肌细胞增生。两种药物均已被证明能改善运动能力和功能分级。在西地那非的关键研究中，它也有效改善了血流动力学，但没有达到终点“临床恶化的时间”，而在他达拉非的关键研究中做到了这一点。副作用包括头痛、面部潮红、消化不良和鼻出血。由于可能导致不安全的血压下降，因此这些药物被禁用于使用硝酸酯类药物的患者。

内皮素受体拮抗药

内皮素 -1 是一种强效血管收缩药和平滑肌有丝分裂原，在 PAH 患者的血浆和肺组织中过度表达。波生坦是一种口服的非选择性内皮素受体拮抗药，然而安倍生坦是一种口服的选择性内皮素 A 受体拮抗药。这两种药物均已证实可以改善运动能力、功能分级和延迟临床恶化的时间。在波生坦的一项关键研究中，它还显示出改善血流动力学的作用。近 10% 应用波生坦的患者和 2% 应用安倍生坦的患者会出现肝功能异常，即转氨酶≥正常上限的 3 倍。因此，美国食品和药品监督管理局（FDA）要求使用波生坦的患者每月检查一次肝功能。

除了潜在的肝毒性外，其他副作用包括贫血和水肿加重。内皮素受体拮抗药（ERAs）在孕期药物安全分级中被列为 X 类，所以育龄妇女需要每月进行一次妊娠试验。

前列腺素

前列环素是一种强有力的血管舒张药，同时也是血小板活化及平滑肌增生的抑制药。三种前列腺素已被证明可以改善运动能力、生活质量、功能分级和血流动力学，分别为依前列醇、曲前列环素和伊洛前列素。证实有效的给药方案包括持续静脉注射依前列醇疗法；吸入、皮下和静脉注射曲前列素疗法；以及吸入伊洛前列素。依前列醇还能改善生存时间。它们各自的给药系统是复杂的，需要与具有适当专业知识的临床中心合作。

专家一致推荐静脉注射依前列醇作为 WHO 分级中Ⅳ级患者的一线治疗和Ⅲ级患者中其他疾病靶向治疗无效的人群。静脉注射依前列醇治疗的主要缺点是半衰期短（2 ～ 5 min）、侵袭性的治疗方式、费用昂贵，且有副作用（包括下颌痛、脸红、腹泻、头痛、背痛、腿痛和低血压）；导管相关的副作用包括感染、血栓、泵衰竭和 PAH 反弹。

与依前列醇相比，曲前列素的半衰期较长（约 4 个小时），所以它可以通过持续的皮下注射或静脉注射给药。曲前列素的副作用和依前列醇类似，但有两点重要的不同：皮下注射可能引起注射部位剧烈疼痛，导致治疗中断；静脉注射时相关血液感染的风险增加，特别是革兰氏阴性病菌感染。

伊洛前列素是一种稳定的前列环素类似物，可以吸入给药，但是作用持续时间相对较短，所以必须每日吸入 6 ～ 9 次，而曲前列素可以每日吸入 4 次。两种吸入的前列腺素都需要特定的吸入装置，且会引起咳嗽。

康复

缺乏关于运动的一般建议的资料；但是专家推荐低水平的有氧运动和有人监控下的肺康复治疗。建议患者避免重体力劳动或等长收缩训练，因为这样的用力可能导致运动性晕厥。

外科治疗

房间隔造口术

房间隔造口术应仅限于有右心衰症状和晕厥并已经给予最大量药物治疗的患者。它通常被视为肺移植的过渡治疗方法。房间隔造口术造成左向右的分流，从而使右心的压力下降，左室前负荷增加和心输出量增加。因此，尽管动脉血氧饱和度明显下降，但组织的供氧将得到改善。这个过程病死率很高，应该仅在专业中心进行。

肺移植

对于前列腺素治疗无效、功能分级仍为Ⅲ或Ⅳ级的患者应考虑肺移植。据报道，单肺移植、双肺移植和心肺联合移植的有效性差别不大，无论何种手术，其 1 年生存率为 70% ～ 80%，4 年生存率为 50% ～ 60%。因为移植肺存在再灌注水肿，使得单肺移植在术后早期的病情更为复杂。由于供体器官有限，心肺供体通常保留给左心疾病或先天性心脏病并艾森曼格综合征的患者。

肺动脉血栓内膜剥脱术

肺动脉血栓内膜剥脱术（PTE）是近端的 CTEPH 患者的首选治疗方法，可以为仔细挑选的患者提供治愈的可能。这种治疗仅在几个专业中心可以进行。PTE 是指在深低温停循环的条件下，机化的血栓被小心地从受影响的肺动脉剥离，尝试重建肺的血流动力学使之达到正常或接近正常的水平。那些 PVR 异常增高（与根据影像学节段阻塞情况预期的结果相比）的患者病死率较高，从 PTE 中得到的获益较低。随着手术技术和术后重症监护的发展，手术相关的病死率已逐步减少至 6% ～ 8%。超过 90% 的生还者恢复至功能分级中的 Ⅰ 级或 Ⅱ 级。那些远端 CTEPH 的患者不宜行此手术，证据显示这个组群应进行 PAH 特异性治疗。

生存和展望

IPAH 的自然病程已经被研究得十分透彻，平均生存时间为 2.8 年，1 年、3 年和 5 年的生存率分别为 68%、48% 和 34%。预后指标通常与右心功能有关，包括临床和超声心动图证实的右心功能衰竭或不全、运动耐量下降、功能分级水平增高、血清 BNP 水平升高和血流动力学不良（右心房压力增加、心脏指数下降）。有这些危险因素的患者应考虑及早采用前列腺素疗法。

不同类型的 PAH 生存曲线不同。比如，先天性心脏病患者生存期通常优于 IPAH 的患者，但较结缔组织病的患者较差（据报道两年生存率为 40%）。这种差别突出了这种分类的另一个局限性：尽管不同类型的 PAH 有类似的病理生理学特征，但也存在重要的区别：右心室的反应不同（先天性心脏病），病理损伤不同（结缔组织病缺乏或较少有丛状病变），是否同时存在左室舒张功能不全和（或）肺纤维化（通常见于硬皮病），以及对血管舒张药、高动力或高流量状态（先天性心脏病、门静脉性肺动脉高压和慢性溶血）和其他见于所有相关 PAH 类型中的并发症的反应不同。幸运的是，数据显示在这个 PAH 治疗广泛开展的时代，病死率正在逐渐下降。

过去十年人们对 PAH 的发病机制有了更深的理解，改进了检查技术并发现了更好的治疗方法，这些进步使 PAH 患者运动耐量增加、生活质量提高、临床恶化的时间延后和生存期延长。

争论和误区

- 联合治疗：对于那些使用一线治疗（单一治疗）没有得到改善或者恶化的患者，使用不同作用机制的药物进行联合治疗是一种有吸引力的选择，但是证实这种方法的价值的研究还在进行中，可能会因治疗费用昂贵而受限。许多专家对维持加诱导治疗的概念很感兴趣。
- 不成比例的肺动脉高压：大部分患者表现出不止一种 WHO 组别的特征。有些肺动脉高压患者的肺动脉高压与肺实质疾病或左心功能不全不成正比，遗憾的是缺乏这类 PH 患者的临床研究，因而决定如何治疗这些患者仅限于个案报道和临床医生的个人经验。
- 外周 / 不能手术治疗的 CTEPH：使用 PAH 的疗法治疗外周或不能手术的 CTEPH 的数据正在逐渐增加，但是仍然缺乏大型临床研究证实这个人群可从中获益。
- 运动诱发的肺动脉高压：尽管运动诱发的 PH（＞ 30 mmHg）这个概念在最近的 Dana Point 研讨会上已被取消，但有确凿的数据显示这些 PH 患者应早期治疗。强烈需要对运动血流动力学进行深入研究，以便早期检测和治疗运动诱发的肺动脉高压，从而获得良好预后。
- 疾病相关性 PAH：关于 PAH 的大部分已有数据来自 IPAH；同样，临床试验的大部分患者是 IPAH，一小部分患者是硬皮病，偶尔有药物诱发或先天性心脏病所致的 PAH。在将这些数据应用到所有类型的 PAH 患者时应该谨慎。

网络资源

肺动脉高压协会：www.phassociation.org

推荐读物

Badesch DB, Champion HC, Sanchez MA, et al: Diagnosis and assessment of pulmonary arterial hypertension, *J Am Coll Cardiol* 54:S56–S66, 2009.

Barst RJ, Gibbs JS, Ghofrani HA, et al: Updated evidence-based treatment algorithm in pulmonary arterial hypertension, *J Am Coll Cardiol* 54(1 Suppl):S78–S84, 2009.

Hoeper MM, Barberà JA, Channick RN, et al: Diagnosis, assessment, and treatment of non-pulmonary arterial hypertension pulmonary hypertension, *J Am Coll Cardiol* 54(1 Suppl):S85–S96, 2009.

Kovacs G, Berghold A, Scheidl S, Olschewski H: Pulmonary arterial pressure during rest and exercise in healthy subjects: a systematic review, *Eur Respir J* 34:888–894, 2009.

McLaughlin VV, Archer SL, Badesh DB, et al: ACCF/AHA 2009 expert consensus document on pulmonary hypertension, *J Am Coll Cardiol* 53:1573–1619, 2009.

McLaughlin VV, McGoon MD: Pulmonary arterial hypertension, *Circulation* 114:1417–1431, 2006.

McLaughlin VV, Presberg KW, Doyle RL, et al: Prognosis of pulmonary arterial hypertension: ACCP evidence-based clinical practice guidelines, *Chest* 126(1 Suppl):78S–92S, 2004.

Simonneau G, Robbins IM, Beghetti M, et al: Updated clinical classification of pulmonary hypertension, *J Am Coll Cardiol* 54:S43–S54, 2009.

Tuder RM: Pathology of pulmonary arterial hypertension, *Semin Respir Crit Care Med* 30:376–385, 2009.

Tuder RM, Abman SH, Braun T, et al: Development and pathology of pulmonary hypertension, *J Am Coll Cardiol* 54:S3–S9, 2009.

第九部分 肺血管疾病、血管炎和出血

第 59 章 肺血管炎和出血

Ulrich Specks 著

（吴 迪 酆孟洁 林江涛 译）

肺血管炎

肺血管炎被定义为肺内不同尺寸的动脉、静脉、毛细血管以及支气管动脉血管的炎症。它通常是任一免疫机制所致的全身疾病的一种表现。而且，并不是所有血管炎患者的呼吸系统症状都是由肺血管炎症所导致的。

原发性血管炎与继发性血管炎不同。原发性系统性血管炎是一组病因不明的异质性综合征，免疫抑制治疗对其有临床疗效。受累血管的大小、位置和炎症浸润的性质决定了血管炎的广泛而多有重叠的临床表现。继发性血管炎可能发生于一种明确的基础疾病之上，或可能由一种特殊病因（如胶原血管病、感染和使用治疗性或违禁药物）所导致。

大部分血管炎的分类和定义是建立在最明显受累血管的大小的基础上。定义、命名和分类方法已经修改且还要修改。本章所使用的术语与 1992 年 Chapel Hill 共识会议上提出的命名和定义一致。

小血管炎

抗中性粒细胞胞浆抗体相关性血管炎

原发性系统性小血管炎指的是肉芽肿性多血管炎（GPA）（即韦格纳肉芽肿）、显微镜下多血管炎（MPA）和嗜酸性肉芽肿性多血管炎（EGPA）（即 Churg-Strauss 综合征）。与其他好发于大血管的系统性血管炎相反，大部分活动性的 GPA 和 MPA 患者以及超过一半的活动性 EGPA 患者有抗中性粒细胞胞浆抗体（ANCA）。在所有系统性血管炎中，ANCA 相关性血管炎最易出现呼吸系统症状。因为 GPA 和 MPA 的诊断方法和治疗原则是一致的，故在此一起讨论；EGPA 则单独讨论。

肉芽肿性多血管炎和显微镜下多血管炎

定义和命名

GPA 的特点是累及呼吸道的坏死性肉芽肿性炎症和累及中小血管的坏死性血管炎。最常受累的血管是毛细血管、小静脉、小动脉和动脉，但坏死性肉芽肿性炎症偶尔会累及主动脉壁，因此称为多血管炎。诊断 GPA 时影像学依据或临床检查高度提示肉芽肿病理就足够了，没有明确要求有肉芽肿侵袭呼吸道的组织病理学依据。因此，GPA 的诊断依赖于临床表现、组织病理和血清学特性的相关性。MPA 被定义为非常少或没有免疫复合物沉积的坏死性血管炎，累及包括毛细血管、小静脉或小动脉在内的小血管（多血管炎）。可能存在累及中小动脉的坏死性动脉炎。坏死性肾小球肾炎非常常见；肺毛细血管炎经常导致肺泡出血。MPA 的血管炎与 GPA 无法区别，临床上可观察到大量重叠。因而，GPA 患者的治疗和 MPA 患者的治疗原则是一致的，而且大部分临床研究和治疗研究同时包括了这两种疾病。

GPA 有别于 MPA 的特异性组织病理学特征包括不连续的或融合的伴有血管炎的坏死性肉芽肿性炎症。还可以见到纤维素样坏死、微小脓肿、局灶性血管炎、血栓形成和血管管腔纤维性闭塞。巨细胞是 GPA 坏死性肉芽肿性炎症的生物标志。GPA 的不典型和少见的组织病理学特点包括机化性肺炎、支气管中心性炎症和炎性浸润物中含大量嗜酸性粒细胞。

为了进行分层治疗，临床疾病的活动性被分为“局限性疾病”或“严重疾病”。严重疾病或危及生命，或有导致受累器官发生不可逆性功能丧失的潜在风险。因此，有下面任何一个临床表现的患者均应认为患有严重疾病：肺泡出血、肾小球肾炎、眼睛受累（仅巩膜外层炎除外）或神经系统受累（包括感音神经性耳聋）。局限性疾病包括基本上所有的非严重疾病。在美国使用的“局限性疾病”包括了欧洲研究者所指的“早期系统性疾病”和“局部疾病”。尽管这种分类不是基于明确的生物学区别，但大部分临床表现为严重疾病的 GPA 是由毛细血管炎引起的。与之相对，大部分临床表现为局限性疾病的 GPA 是由于坏死性肉芽肿性炎症所致。局限性 GPA 患者的病程更长，更易在一段缓解期后疾病复发，上呼吸道发生破坏性疾病的概率更高（例如鞍鼻畸形）。发生气管支气管疾病也是 GPA 有别于 MPA 的一个特征，其可能会带来独特的治疗挑战（稍后讨论）。

病因和发病机制

ANCA 相关的血管炎病因尚不明确。职业暴露被认为是可能的致病因素，包括吸入含硅的化合物、粮食粉尘和重金属。感染被认为与疾病的发生和复发有关。多基因遗传易感性也可能有助于 ANCA 相关血管炎的形成。最后同样重要的是，ANCA 似乎在血管炎的形成中发挥致病作用。

临床表现

患者诊断出该病时的年龄中位数为 45 岁，但儿童和高龄老人同样可以受累。GPA 发作时的平均年龄比 MPA 早 10 年。男女患病率相当。超过 90% 的 GPA 患者是白种人。GPA 的临床表现变化很大，可以从亚急性非特异性肺部疾患到急性进展性肺泡出血综合征。GPA 累及呼吸道的特征表现是由坏死性肉芽肿性炎症引起的。超过 85% 的患者以耳、鼻和咽喉的症状为首发症状，可能包括鼻液溢、脓性或血性鼻涕、鼻黏膜干燥和结痂以及鼻出血和中耳炎。鼻窦受累时的重要临床表现包括面部深部疼痛、鼻中隔穿孔和犁骨溃疡。鼻和鼻窦常可查到金黄色葡萄球菌，这与疾病的复发有关。其他症状包括鼻和口腔黏膜的溃疡和炎症以及鼻软骨破坏所导致的“鞍鼻畸形”。30% 未治疗的患者存在喉和支气管的溃疡，可能导致咯血。

诊断性评价

临床怀疑 GPA 或 MPA 的患者应进行的诊断性评价包括胸部 X 线片和肺功能检查，如果胸部 X 线片显示患者有任何呼吸道症状或异常，则应行红细胞沉降率（血沉）、C 反应蛋白、全血细胞计数、血生化、尿液分析、微生物学检查及 ANCA 检查。

呼吸道症状通常表现为单侧或双侧 X 线异常，包括浸润、结节或肿块，伴或不伴有空洞形成。结节的大小不等，可在数毫米到数厘米的范围内波动。也可表现为孤立的结节。异常的临床表现包括淋巴结肿大、肺叶实变和大量胸腔积液。

气管支气管的损伤常见，可能没有症状或被误诊为哮喘。肺功能检查包括吸气和呼气流速容量环，可以为是否出现气道狭窄提供重要线索，应成为初始评估的一部分。对于有不能解释的呼吸道症状、肺功能异常或胸部 X 线片异常的患者应对气管支气管树进行支气管镜检查。

GPA 或 MPA 的患者有不同程度的血沉增快或 C 反应蛋白升高。由于早期肾损伤可能没有症状但迅速进展，因此，如果怀疑患者为 GPA 或 MPA，则非常有必要进行尿常规、微生物学及血肌酐检查。

在 GPA 和 MPA 患者的中性粒细胞被乙醇固定后，抗中性粒细胞胞浆抗体与蛋白酶 3（PR3）发生反应，引发胞浆型免疫荧光反应，即 PR3-ANCA 反应。与之相反，一系列其他的抗体可以引起乙醇固定的中性粒细胞的核周型免疫荧光反应（p-ANCA），但其中只有观察到也与髓过氧化物酶（MPO）起反应的抗体，才和 ANCA 相关性血管炎有关。ANCA 的最精确诊断需要积极使用免疫荧光法佐证目标抗原特异性试验结果（PR3-ANCA 和 MPO-ANCA），反之亦然。只有 PR3-ANCA 和 c-ANCA 组合及 MPO-ANCA 和 p-ANCA 组合才是诊断 ANCA 相关性血管炎的敏感且特异的指标。

ANCA 检测通过阳性和阴性预测值来判断有无 GPA 和 MPA，其临床上效用极度依赖患者进行检查前罹患该病的概率以及评估检测方法的分析准确度。如果患者的临床表现高度提示 GPA 或者 MPA 的可能性，则 ANCA 检测有非常高的阳性预测值。但是，各种各样的感染偶尔可能导致 ANCA 检测假阳性，特别是亚急性细菌性心内膜炎，其临床表现与小血管炎类似，并有报道 c-ANCA/PR3-ANCA 检测阳性，特别容易与血管炎相混淆。至于其他与 ANCA 有关的感染，或者缺乏免疫荧光检测和相应的抗原特异性，或者它们的临床表现不同于 GPA 或 MPA。在对坏死性肾小球肾炎进行评估的伴或不伴肺泡出血的患者中，ANCA 可能与抗肾小球基底膜（抗 GBM）抗体结合。这些 ANCA 通常属于 MPO-ANCA。抗 GBM 抗体的存在似乎决定了这种双重阳性患者的预后。

大部分严重 GPA 或 MPA 的患者 ANCA 检测呈阳性（灵敏度大于 95%），但是高达 30% 的局限性 GPA 患者检测不到 ANCA。尽管公认 ANCA 滴度与疾病的严重程度相关，但针对具体患者，ANCA 的变化水平并不能可靠地预测疾病的活动性。因此，长期治疗无须进行 ANCA 的连续滴度检测。

治疗

GPA 和 MPA 的标准治疗现在遵循同样的基本准则。甲氨蝶呤（MTX）最高剂量 25 mg，联合口服泼尼松每周一次给药被认为是局限性 GPA 的标准疗法。但是，仅有一个前瞻性随机研究对比了 MTX 和环磷酰胺（CYC）对这类患者的诱导缓解情况（表 59-1）。这个由欧洲血管炎研究组（EUVAS）组织的研究显示 MTX 在诱导缓解率上不低于 CYC，但副作用更少见、更轻微。这个研究还证实 ANCA 相关血管炎的患者过早停止免疫抑制治疗会造成复发率增高。韦格纳肉芽肿研究（WGET）报道中参与研究的局限性韦格纳肉芽肿（WG）患者人数是最大规模的，它使用 MTX 诱导缓解。超过 90% 的患者使用该治疗方法可以获得临床缓解，超过 70% 可以获得持续缓解（超过 6 个月）。这些与使用 CYC 治疗重症患者的缓解率相当，将在下面讨论。

直到最近，CYC（2 mg/kg/d）联合泼尼松一直是重症 GPA 或 MPA 患者的标准治疗。与 40 年前 Fauci 最初倡导的方案相比，目前的共识是将 CYC 治疗限制在诱导缓解期的最初 3 ～ 6 个月内。

一旦诱导缓解成功，应持续应用泼尼松，但应将 CYC 更换为硫唑嘌呤（AZA）或 MTX；对于肾功能受损以及各种程度肾功能不全的患者，应首选 AZA。选择 AZA 是因为随机对照研究结果显示 AZA 可以维持缓解 18 个月，与 CYC 疗效相当。另外一个随机对照研究显示 MTX 与 AZA 的维持缓解率相当。最近的一个随机对照研究对比了吗替麦考酚酯（MMF）和 AZA 的维持缓解率，结果显示 AZA 优于 MMF。因此，只有使用 MTX 和 AZA 治疗失败或存在这两个药物的禁忌证的患者，方可使用 MMF 进行维持缓解治疗。WGET 研究中使用 MTX 进行维持缓解治疗，其中只有不到一半的患者可以维持缓解，这证实了对很多患者来说长期缓解是很难达到的。

无论何时将 CYC 用于诱导缓解治疗，都应考虑到患者的生育能力。年轻男性在接受治疗前应在精子库保存精子。如果时间允许，年轻女性应保护卵巢，除此之外还应尽可能将累积用量降至最小。

一项随机对照研究对 CYC 静脉冲击疗法与每日口服 CYC 进行了对比评估。冲击疗法在缓解方面并不劣于口服 CYC 治疗，而且白细胞减少症的发生率（不是感染）较少。尽管这个研究未能发现复发率之间的差异，但间断冲击疗法诱导缓解后的复发率高于口服 CYC 组。

较早的队列研究的 meta 分析也显示 CYC 静脉冲击疗法因为累积剂量小可能更安全，但停药后复发率较高。就笔者自己的经验而言，最好避免在重症监护病房使用静脉 CYC。但是这种疗法在以下情况下要优于口服 CYC：依存性存在问题的患者，有生育问题的女性和口服 CYC 有胃肠道反应的患者。

使用 CYC 对重症 GPA 和 MPA 进行缓解诱导治疗已是有 40 年历史的标准治疗了，但近来受到两个随机对照研究的挑战。RAVE（用利妥昔单抗治疗 ANCA 相关性血管炎）研究是一个随机、双盲和双安慰剂对照的多中心研究，即在 197 个重症 GPA 或 MPA 患者中，分别口服 CYC（2 mg/kg/d）或利妥昔单抗（RTX）（375 mg/m^2 体表面积 / 周，使用 4 周）以进行缓解诱导治疗，一旦缓解时间达到 3 ～ 6 个月，随机分配至 CYC 治疗组的患者接着使用 AZA 进行缓解维持治疗 18 个月，而 RTX 组的患者则接受安慰剂。6 个月结束时的缓解率和 18 个月时的维持缓解率两组之间没有差异。但在 101 名重度复发的入组患者中 RTX 效果优于 CYC。RAVE 研究使美国 FDA 批准 RTX 用于重度 GPA 和 MPA 患者的诱导缓解治疗。

另一个随机对照非盲研究纳入 44 位重度 ANCA 相关性血管炎患者，他们是新诊断的患者，并伴有活动的肾病，RITUXVAS（对比利妥昔单和环磷酰胺治疗 ANCA 相关性肾血管炎的效果）显示的结果对 RAVE 试验的结果进行了补充。在 RITUXUAS 研究中，患者按照 3∶1 的比例分别接受 RTX（并接受两次 CYC 冲击治疗）和标准 CYC 静脉冲击疗法序贯口服 AZA。在第 12 个月的主要结果为维持缓解（持续超过 6 个月）。两个治疗组之间没有差异（RTX 76% 对 CYC 82%）。

在有 MPO-ANCA 和轻微肾病（定义为肌酐水平＜ 3.5 mg/d）但没有其他危及生命或器官表现的 MPA 患者中，吗替麦考酚酯（MMF）可以作为 CYC（和 RTX）的替代治疗。这个结论得到一个随机对照研究的支持，该研究纳入了 35 名来自中国的患者，对比了口服 MMF（1.5 ～ 2 g/d）和静脉 CYC（0.75 ～ 1.0 g/m^2，每月一次）。此外，所有患者接受静脉大剂量甲泼尼龙治疗（0.5 g/d，共 3 d）序贯口服泼尼松（0.6 ～ 0.8 mg/kg，共 4 周，每周逐渐减量 5 mg，至 10 mg/d）。这些治疗方法的疗效相当，但 MMF 的耐受性优于 CYC。在梅奥诊所进行的一项包括 17 例患者的前瞻性预试验中取得了类似的结果。

表 59-1 随机对照研究提供的 ANCA 相关性血管炎的治疗标准

治疗研究	试验设计	患者数量	主要结论	发表的研究 / 试验的名称
甲氧苄氨嘧啶-磺胺甲基异噁唑用于 GPA 的缓解维持治疗	随机（1∶1），安慰剂对照	81	甲氧苄氨嘧啶-磺胺甲基异噁唑可减少 WG 患者的复发概率	Stegeman 等，1996/（N/A）
AZA 与 CYC 在重症 GPA 和 MPA 缓解维持治疗中的疗效比较	随机（1∶1），对照，非盲	144	在重症 ANCA 相关性血管炎维持缓解治疗中，AZA 与 CYC 疗效相当	Jayne 等，2003/ CYCAZAREM
MTX 与 CYC 在早期系统性 GPA 和 MPA 的诱导缓解治疗中的疗效比较	随机（1∶1），对照，非盲	100	在早期系统性 ANCA 相关性血管炎的治疗中，MTX 不劣于 CYC	De Groot 等，2005/ NORAM
PLEX 与静脉注射甲泼尼龙在并发严重肾病的 GPA 和 MPA 患者中的疗效比较	随机（1∶1），对照，非盲	137	PLEX 较甲泼尼龙治疗能够提高有严重肾病的 AAV 患者的肾存活率	Jayne 等，2007/ MEPEX
AZA 与 MTX 在重症 GPA 和 MPA 的缓解维持治疗中的疗效比较	随机（1∶1），对照，非盲	126	在疗效（复发率）或不良事件方面，AZA 和 MTX 没有区别	Pagnoux 等，2008/ WEGENT
在局限性或严重 GPA 的标准治疗之外增加依那西普或安慰剂治疗	随机（1∶1），安慰剂对照，双盲	180	在标准治疗外增加依那西普没有益处	韦格化肉芽肿伊那西普临床试验（WGET）Research Group，2005/ WGET
CYC 冲击治疗与每日口服 CYC 的疗效比较	随机，对照，非盲	149	CYC 冲击治疗与每日口服对重症 AAV 患者同样有效	De Groot 等，2009/ CYCLOPS
AZA 与 MMF 在 GPA 和 MPA 的维持缓解中的疗效比较	随机，对照，非盲	156	在 GPA 和 MPA 的缓解维持治疗中 MMF 不如 AZA	Hiemstra 等，2010/ IMPROVE
在重症初诊或复发的 GPA 和 MPA 患者的诱导缓解治疗中，RTX 与每日口服 CYC 序贯 AZA 的疗效比较	随机（1∶1），双模拟对照，双盲	197	在重症 GPA 和 MPA 患者的诱导缓解治疗中，RTX 不劣于 CYC。对于重症复发的患者，RTX 优于 CYC。本研究的结论使得 FDA 批准 RTX 用于此治疗	Stone 等，2010/RAVE
在新诊断的重症 GPA 和 MPA 患者诱导缓解治疗中，RTX 联合两次 CYC 冲击疗法与 CYC 静脉冲击疗法序贯 AZA 治疗的疗效比较	随机（3∶1），对照，非盲	44	在重症 GPA 和 MPA 患者的诱导缓解维持治疗中（＞6 个月），RTX 不劣于 CYC 序贯 AZA	Jones 等，2010/ RITUXVAS

AAV，ANCA 相关性血管炎；ANCA，抗中性粒细胞胞浆抗体；AZA，硫唑嘌呤；CYC，环磷酰胺；FDA，美国食品和药品监督管理局；GPA，肉芽肿性血管炎；MMF，吗替麦考酚酯；MPA，显微镜下多血管炎；MTX，甲氨蝶呤；PLEX，血浆置换；RTX，利妥昔单抗；TMP-SMX，复方新诺明；WG，韦格纳肉芽肿。

数据来自 de Groot K，Harper L，Jayne DR，et al：Pulse versus daily oral cyclophosphamide for induction of remission in antineutrophil cytoplasmic antibody-associated vasculitis：a randomized trial，*Ann Intern Med* 150：670，2009；de Groot K，Rasmussen N，Bacon PA，et al：Randomized trial of cyclophosphamide versus methotrexate for induction of remission in early systemic antineutrophil cytoplasmic antibody-associated vasculitis，*Arthritis Rheum* 52：2461，2005；Hiemstra TF，Walsh MW，Mahr A，et al：Mycophenolate mofetil versus azathioprine for remission maintenance in antineutrophil cytoplasmic antibody-associated vasculitis（IMPROVE），*JAMA* 304：2381，2010；Jayne D，Rasmussen N，Andrassy K，et al：A randomized trial of maintenance therapy for vasculitis associated with antineutrophil cytoplasmic autoantibodies，*N Engl J Med* 349：36，2003；Jayne DR，Gaskin G，Rasmussen N，et al：Randomized trial of plasma exchange or high-dosage methylprednisolone as adjunctive therapy for severe renal vasculitis，*J Am Soc Nephrol* 18：2180，2007；Jones RB，Tervaert JW，Hauser T，et al：Rituximab versus cyclophosphamide in ANCA-associated renal vasculitis，*N Engl J Med* 363：211，2010；Pagnoux C，Mahr A，Hamidou MA，et al：Azathioprine or methotrexate maintenance for ANCA-associated vasculitis，*N Engl J Med* 359：2790，2008；Stegeman CA，Tervaert JW，de Jong PE，Kallenberg CG：Trimethoprim-sulfamethoxazole（co-trimoxazole）for the prevention of relapses of Wegener's granulomatosis. Dutch Co-Trimoxazole Wegener Study Group，*N Engl J Med* 335：16，1996；Stone JH，Merkel PA，Spiera R，et al：Rituximab versus cyclophosphamide for ANCA-associated vasculitis，*N Engl J Med* 363：221，2010；Wegener's Granulomatosis Etanercept Trial（WGET）Research Group：Etanercept plus standard therapy for Wegener's granulomatosis，*N Engl J Med* 352：351，2005.

对部分WG和MPA患者而言，联合使用糖皮质激素和环磷酰胺可能不足以快速诱导缓解。对于临床表现为快速进展性肾小球肾炎和肾衰竭的患者以及弥漫性肺泡出血（DAH）的患者应早期就考虑血浆置换治疗。目前有两个研究支持血浆置换疗法：MEPEX研究（甲泼尼龙对照血浆置换）纳入156例血肌酐≥5.5 mg/dl的患者，对比重症患者在标准治疗（口服泼尼松和CYC）的基础上进行三次甲泼尼龙静脉冲击治疗和2周血浆置换（以60 ml/kg的速度置换7次）的疗效。在肾功能的恢复方面，血浆置换优于甲泼尼龙。一个单中心队列研究纳入20个肺泡出血患者，结果显示在标准免疫抑制治疗基础上增加血浆置换的患者生存率为100%。如果给予了积极的免疫抑制治疗和血浆置换后，肺泡出血仍不能控制，可考虑应用重组活化因子Ⅶ。

使用最大可耐受剂量的CYC而仍持续活动的疾病或那些有CYC使用禁忌证的疾病通常被称为难治性疾病。使用其他药物作为这些患者治疗失败后的辅助或替代治疗。过去的十年中，超过20个案例系列和队列研究（共包括超过200名患者）证实，RTX是治疗难治性疾病的首选药物。

有些小规模病例系列研究和无对照的研究使用了英夫利昔单抗。然而值得注意的是，英夫利昔单抗与高发的感染有关，后者往往预后不佳。WGET研究显示依那西普作为标准治疗方案的辅助方法，对缓解诱导和缓解维持没有丝毫作用。而且，在那些依那西普治疗组中接受过CYC治疗的患者，会出现明显更恶劣的情况。因此，已接受或正在接受CYC治疗的患者禁用依那西普。因此，在GPA患者中使用抗肿瘤坏死因子α（anti-TNF）疗法没有令人信服的依据。

有几个报道描述了在难治性疾病患者中使用其他药物的情况。抗胸腺细胞球蛋白有一定的疗效，但副作用很明显。Dispergualine在日本和欧洲有应用，在美国没有。

管理GPA患者受累的大气道面临独特的挑战。声门下狭窄的治疗需要扩张治疗配合局部注射长效糖皮质激素（联合或不联合丝裂霉素C），大气道狭窄可能需要支气管镜的干预，包括硬质支气管镜扩张、钇铝石榴石（YAG）激光治疗和置入硅胶气道支架。

对于GPA和MPA患者，较高的发病率和病死率不但与疾病本身引起的器官损害有关，还与治疗药物的毒性相关。86%的GPA患者本身会出现永久的并发症，包括终末期肾病、慢性肺功能障碍、听力下降、破坏性鼻窦疾病、鞍鼻畸形、突眼和失明。有42%的接受治疗的患者出现永久性的治疗相关问题，包括化学性膀胱炎（药物诱发）、骨质疏松性骨折、膀胱癌、脊髓发育不良和缺血性坏死。在WGET研究中，180例患者使用较新的标准治疗，发生经治无效（或由于治疗所致）的损伤包括视觉障碍、听力下降、鼻塞、肺纤维化、高血压、肾功能不全、周围神经病变、性腺衰竭和糖尿病。只有11%的患者在一年研究期结束时，没有发现任何血管损伤的表现（包括了61个不同的项目）。WGET的研究者还推论局限性GPA的患者比那些重症患者更容易发生GPA相关损伤。

与一般人群、狼疮患者和类风湿关节炎的患者相比，以上这180例GPA患者静脉血栓栓塞症的发病率很高。其他ANCA相关性血管炎也报道了血栓栓塞症的发病风险增高。一项研究纳入了85例已确诊为GPA的患者，结果发现GPA异常超声心动图的发生频率很高，且与病死率增高有关。GPA所致的直接损伤包括：与冠状动脉分布不符的局部室壁运动异常、伴射血分数降低的左室收缩功能不全、心包积液、心脏瓣膜炎、左室室壁瘤和一个大的心内肿块。因此，评价GPA患者出现的无法解释的呼吸困难时，应进行超声心动图检查。

嗜酸性粒细胞性肉芽肿性血管炎（Churg-Strauss综合征）

教堂山共识对EGPA的定义是：累及呼吸道的嗜酸性粒细胞丰富的肉芽肿炎症和累及中小血管的坏死性血管炎，并与哮喘和嗜酸性粒细胞增多症有关。EGPA属于ANCA相关性血管炎，但只有40%～70%的活动性EGPA患者可以检测到ANCA。哮喘的高患病率以及外周血和组织嗜酸性粒细胞增多是EGPA与GPA和MPA的主要区别。

本病的三个不同阶段为：①有哮喘的前驱过敏期，这个阶段可能会持续数年；②嗜酸性粒细胞期，常伴有明显的外周和组织嗜酸性粒细胞增多症，这个阶段也可能持续数年，临床表现可能为减轻和复发相交替，鉴别诊断包括寄生虫感染和慢性嗜酸性粒细胞性肺炎；③血管炎阶段，包括系统性血管炎，可能会危及生命。并不是所有患者都有这三个阶段，也不一定按照这个顺序发生，甚至可能同时发生。但是，哮喘通常早于血管炎症状平均7年（范围：0～61年）。也存在“顿挫型”EGPA即指仅仅在孤立器官中存在嗜酸性血管炎和（或）嗜酸性肉芽肿，而无系统性疾病迹象的EGPA。

38% 的患者累及肺实质。最常见的是一过性的肺泡型浸润。这种浸润主要分布在外周，与慢性嗜酸性粒细胞性肺炎很难鉴别。EGPA 偶见结节状病灶。与 GPA 和 MPA 相比，EGPA 中肺泡出血十分少见，且较少累及肾，通常不会导致肾衰竭。然而，EGPA 常常累及外周神经，典型表现为多发性单一神经炎。皮肤、心脏、中枢神经系统和腹腔脏器也常常受累。

典型的组织病理学表现包括坏死性血管炎、嗜酸性粒细胞组织浸润和血管外肉芽肿，但是并不是每一个病例都会有全部特征，而且它们不是这种疾病特有的特征。特别是在皮肤活检时发现“Churg-Strauss 肉芽肿”时，不能据此即诊断为 EGPA。这种坏死性血管外肉芽肿既可见于 EGPA，又可见于其他包括 GPA 和类风湿关节炎在内的系统性自身免疫性疾病。

如果 ANCA 阳性，通常是与 MPO 反应的 p-ANCA。ANCA 阳性通常与疾病活动性相关。近来的证据表明 ANCA 阳性可提示更易患的血管炎的疾病表型，但这种联系并没有被所有研究证实。器官层面的临床表现在 ANCA 阳性和 ANCA 阴性的 EGPA 患者中有大量重叠。

近年来，人们十分关注那些使用白三烯受体拮抗药患者中出现的 EGPA。已有的案例报道和以有限的人口为基础的发病率估算提示这类药物因允许减量或停用口服糖皮质激素而可能导致哮喘患者出现血管炎症状。没有证据显示这些药物直接导致这种疾病。

EGPA 的预后优于 GPA 或 MPA，因为总的病死率较低，与正常人群无显著性差异。大部分死亡继发于心脏受累。

全身糖皮质激素仍是主要的治疗手段。还没有进行临床研究为治疗 EGPA 提供清楚的指南。依据用于管理 ANCA 相关性血管炎的原则似乎是 EGPA 最合适的治疗方法。因此，对于危及生命或重要脏器功能（尤其是那些累及中枢或外周神经、肾小球肾炎、累及心脏或肺泡出血）的患者，应在使用糖皮质激素的基础上加用 CYC 进行缓解诱导治疗。MTX、AZA 和 MMF 均曾作为病情不是很危重的患者的激素替代治疗以维持缓解。据报道，难治性疾病和那些难以控制的嗜酸性粒细胞炎症对 IFN-α 有反应。但是，值得注意的是可能需要长期 IFN-α 治疗，而这个治疗可能有相当大的毒性风险。RTX 也已成功用于 EGPA 的治疗，特别是 ANCA 阳性伴有肾病的患者，但是数据仍然有限，不推荐在重症 EGPA 患者中使用 RTX 替代 CYC 治疗。最近也有报道称抗 IL-5 可能可以用于治疗 EGPA。两个独立的前瞻性试验研究报道，抗 IL-5 在 EGPA 的治疗中可替代糖皮质激素的作用。

孤立性寡免疫肺毛细血管炎

偶尔患者仅表现出毛细血管炎引起的孤立的弥漫性肺泡出血。尽管行全面检查，依然搜寻不到其他器官受累的证据或检测到特异的抗体。肺组织的直接免疫荧光检测未发现免疫沉积物。这种临床病理表现被称为特发性寡免疫性肺毛细血管炎，这是一种排除性诊断。这种形式的孤立肺毛细血管炎在组织病理学上无法区别于某些形式的 ANCA 相关性血管炎。受影响的患者最好根据重症 GPA 和 MPA 治疗指南选择免疫抑制药进行治疗。

中血管炎

经典的结节性多动脉炎

结节性多动脉炎（PAN）与 ANCA 无关，而且不影响毛细血管。因此，它不引起肾小球肾炎或肺泡出血。但是，经典的 PAN 偶尔会影响支气管或细支气管动脉，导致肺出血。现在大部分诊断为经典 PAN 的病例与病毒感染（尤其是乙肝和丙肝病毒）有关。因此，除了免疫抑制治疗外，抗病毒治疗在这类病例的管理中也发挥重要作用。经典的 PAN 复发概率远低于 MPA，所以 PAN 通常可以接受短期的免疫抑制治疗。

大血管炎

巨细胞性动脉炎

巨细胞性动脉炎（GCA）又称颞动脉炎、颅动脉炎和肉芽肿性动脉炎，是一个广义的累及大中动脉的炎症性疾病。它是北半球最常见的血管炎类型，主要累及老年患者。这种疾病的典型特征包括新发的头痛，可触及的柔软的颞动脉结节伴有脉搏减慢和红细胞沉降率（ESR）升高。临床症状逐渐出现，伴有非特异性的全身症状和体征如低热、不适和体重下降。有不同程度的头痛，但通常较重，是 GCA 最常见的症状。20% 的患者会出现一过性黑矇，10% 会出现失明。60% 的颞动脉活检可以发现血管壁肉芽肿性炎症。病变可能累及主动脉，GCA 应被视为老年患者发生胸主动脉瘤的原因。

25% 的患者会出现呼吸道症状，但很少需要呼吸科医师进行管理。但是，呼吸道症状可能是巨细胞性动脉炎的首发症状。因此，任何一个没有明显诱因出现的新发咳嗽、声嘶和喉咙痛的老年患者应考虑 GCA 的可能，并对这类患者进行 ESR 检查。激素治疗后咳嗽、声嘶和喉咙痛通常快速缓解。也有过 GCA 伴有胸腔积液或多结节肺损伤的个案报道，这些发现在这种情况下很难解释，应考虑与 GPA 进行鉴别诊断，因为 GPA 也可能累及颞动脉。GCA 的治疗仍然是基于使用糖皮质激素，没有证实其他有效的可替代疗法。GCA 患者使用 MTX 后是否可以停用激素治疗仍然有争议。

大动脉炎

大动脉炎是一种大血管炎，主要影响青年患者的主动脉和其主要分支。大动脉炎也曾被称为无脉症、主动脉弓综合征或反向缩窄。这种疾病主要影响年轻的成年女性。它并不局限于亚裔患者。疾病的早期临床表现包括全身症状、低热和关节痛。典型的表现是四肢脉搏不等和血管受累的肢体跛行。这种慢性复发性疾病可能导致肾血管性高血压、肺动脉高压和受影响器官的局部缺血等并发症。

肺部并发症主要累及大中型肺血管，是一种独特的动脉病变。由于动脉外层的进展性缺陷和肉芽肿组织样毛细血管的向内生长（与内膜增厚和内皮细胞下平滑肌增生有关），超过一半的患者出现肺动脉狭窄、闭塞和肺动脉高压。血管壁的炎性渗出物主要为淋巴细胞和浆细胞，伴有不同数量的巨细胞。肺动脉常常受累，但通常没有症状。可以通过传统的血管造影、灌注扫描或核磁共振血管造影（MRA）确诊。胸部 X 线片常常是正常的，但是 CT 可以显示由于区域性灌注不足、胸膜下网状改变和胸膜增厚所导致的低密度区。此外，还有报道肺动脉与支气管动脉之间形成瘘管，非特异性炎症性肺间质疾病也有报道。

大动脉炎的治疗主要包括糖皮质激素的免疫抑制治疗。其他免疫抑制药包括 MTX 联合糖皮质激素作为诱导缓解治疗和维持缓解治疗的激素替代治疗。不幸的是，当激素剂量减至每天 15 mg 以下时，许多患者会复发。抗肿瘤坏死因子 α 对标准治疗效果欠佳的患者可能有益。血管旁路手术可能恢复严重动脉狭窄区域的灌注，但这种改善只是暂时的。

其他血管炎综合征

白塞病

白塞病是一种罕见的慢性复发性的系统性炎性病变，其特征包括口疮性口腔溃疡和至少以下两个特点：口疮性生殖器溃疡、葡萄膜炎、皮肤结节或脓疱和脑膜脑炎。据报道，该病在日本的发病率为 1∶16 000，在美国为 1∶20 000。组织相容性复合物抗原 HLA-B51 与该病相关性非常强。白塞病患者发病的平均年龄是 35 岁。大部分研究显示男性较女性发病率更高。白塞病患者呼吸道症状常见，包括咳嗽、咯血、胸痛和呼吸困难。咯血常常是大量和致死性的。白塞病的血管炎是免疫复合物介导的，可能累及所有大小血管。大静脉血管阻塞继发血栓形成也可能发生。抗凝治疗可能无法预防白塞病的血栓形成，但建议使用阿司匹林（80 mg/d）。导致动脉瘤形成的肺动脉弹力层损伤、继发性支气管糜烂和支气管动脉瘘可能导致大咯血。CT 或 MRA 可用于检查肺动脉瘤。继发于黏膜炎症的复发性肺炎和支气管阻塞也有报道。

基础疾病的治疗包括免疫抑制治疗。单用泼尼松不足以控制血管炎，推荐加用其他药物（如秋水仙碱、苯丁酸氮芥、MTX、环孢素或 AZA）。近来也有报道使用生物制剂（尤其是抗 TNF 制剂）。激素联合 AZA 或 CYC 治疗可能缓解动脉瘤。一旦确诊肺动脉炎，应该避免抗凝治疗。肺部受累预后很差。大约 1/3 的肺部病变患者在两年内死亡，其中绝大部分死于致死性肺出血。血管栓塞术可以用于肺动脉瘤所致出血的治疗和预防。

亨-希氏紫癜

亨-希氏紫癜（HSP）也称作变态反应性紫癜、过敏性紫癜或者近来提及的 IgA 相关疾病，是以急性发作性紫癜、关节炎、腹部绞痛和肾炎为特点的一种综合征。组织病理学表现包括表皮和肠的急性小动脉炎和小静脉炎。增殖和坏死性的肾小球肾炎通常比较轻微。类似的肾病也可见于感染性亚急性细菌性心内膜炎、GPA、MPA、系统性红斑狼疮（SLE）和抗 GBM 病。

免疫荧光显微镜显示大量 IgA 沉积在皮肤和肾。尽管 HSP 在儿童中更为常见（患者平均年龄为 17 岁），但成人也有受累。最初的临床表现通常是明显的紫癜和发热，紫癜通常分布于臀部和下肢。紫癜可以先于、同时或迟于关节痛和腹部绞痛发生。近 80% 的患者可见到紫癜、关节痛和腹痛三联征。典型的关节受累是单关节、一过性的，累及大关节，引起的疼痛与滑膜炎的客观证据不相称。腹膜炎和黑便是常见的症状。

HSP 的肺部表现较少见。迄今为止只有 26 例报道，而且只有少数人在组织病理学上有毛细血管炎的表现。IgA 沿肺毛细血管壁沉积（类似于那些在受累皮肤和肾脏肾小球血管的表现）是 HSP 的特异性诊断。

继发性血管炎

许多风湿性疾病在受累器官中表现出继发性血管炎。感染性疾病，特别是那些曲霉菌和毛霉菌属引起的感染可侵袭血管结构并产生继发性血管炎。某些药物和化学制剂可以导致血管炎。其他不常见的继发性血管炎包括良性淋巴细胞性血管炎和肉芽肿病、支气管中心性肉芽肿病及坏死性结节性血管炎。

肺泡出血综合征

进入肺泡腔的弥漫性出血通常被称为弥漫性肺泡出血（DAH）综合征。DAH 的临床过程是不可预知的，它可能快速进展至呼吸衰竭，而且始终有潜在的危及生命的可能。因此，任何胸部 X 线片上表现为肺泡浸润的患者应对该病进行鉴别诊断。DAH 的症状没有特异性。患者通常因为呼吸困难和咳嗽就诊，可能伴有发热。胸部 X 线片上弥漫性肺泡浸润形成了初始诊断的依据。根据评估时疾病过程的严重程度不同，可能的突出表现为贫血和低氧血症。咯血是 DAH 有代表性的临床表现，但可能多达 1/3 的 DAH 患者没有咯血。

各种导致肺泡-毛细血管基底膜完整性被破坏的基础病或并存病均可引起 DAH。DAH 的发病机制包括免疫炎症状态或引起免疫复合物沉积或毛细血管炎（如抗 GBM 疾病或肺出血肾炎综合征、SLE、ANCA 相关性血管炎）的制剂、直接的化学或毒物损伤（如吸入毒物或化学物质、阿昔单抗、全反式维甲酸、偏苯三酸酐或吸入可卡因）、物理创伤（如肺挫伤）和毛细血管压增高（如二尖瓣狭窄或严重的左室功能衰竭）。

DAH 最好经支气管肺泡灌洗（BAL）确诊。越来越多的血性回收液提示出血来自肺泡；据报道，即便没有活动性出血，如果有含铁血黄素沉积的巨噬细胞占 BAL 中总肺泡巨噬细胞的 20% 以上也提示肺泡出血。肺泡出血与以下情况密切相关：血小板减少（< 50 000 细胞 / 微升）、其他凝血功能异常、肾衰竭（肌酐浓度≥ 2.5 mg/dl）和大量吸烟史。对 DAH 患者的临床探讨旨在快速识别基础病因并及时给予适当的治疗。

应确定是否吸入毒物如偏苯三酸酐或均苯四甲酸酐，是否使用违禁药物（包括滥用可卡因）和是否吸烟。既往史也可揭示导致 DAH 的预先存在的并发症、因素和药物，包括二尖瓣狭窄、凝血功能障碍、近期进行骨髓或造血干细胞移植、既往有自身免疫系统疾病和使用各种治疗药物的。同样，初次体检应仔细寻找并发症和可能的全身性自身免疫性疾病的迹象。

初始应进行血液和尿液检查以筛选是否有其他器官受累，特别是肾受累（全血细胞计数、血生化、尿液分析和显微镜检查），确定当前的凝血功能情况［活化部分前凝血酶时间（aPTT），国际标准化比率（INR）］。炎症的基线标志物（红细胞沉降率和 C 反应蛋白）有助于监测对治疗的后续反应。同时，为了发现可能存在的系统性基础疾病，应进行特异性的血清学检查。这些检查应包括 ANCA、抗 GBM 抗体、抗核抗体、抗双链 DNA 抗体、类风湿因子和抗磷脂抗体，并测定补体和肌酸激酶水平。

是否进行病理活检应该慎重考虑后决定，衡量活检程序的风险、获取可供诊断组织的可能性、活检结果改变治疗方案的可能性和与所选择治疗相关的风险。

广义上，DAH 综合征可分为由肺毛细血管炎引起或与其相关的 DAH 以及无肺毛细血管炎的 DAH（组织学单纯型）。肺毛细血管炎的特异性组织病理学发现为肺泡壁炎症细胞浸润，主要位于毛细血管壁和小静脉。炎症细胞主要是中性粒细胞，但也可有嗜酸性粒细胞或单核细胞。毛细血管炎通常引起肺泡和血管床的纤维素样坏死，并最终导致基础肺结构的破坏。毛细血管炎中中性粒细胞浸润肺间质，活动性感染中中性粒细胞通常主要在肺泡中浸润，两者需要加以鉴别诊断。毛细血管炎的另一个特点是存在固缩细胞和凋亡中性粒细胞的核片段。这个特征被称为白细胞破碎，可以鉴别真正的毛细血管炎和手术创伤相关的中性粒细胞着边作用，后者类似毛细血管炎。

大部分可以导致 DAH 的伴有肺毛细血管炎的综合征在本章前面部分已经讨论过。一些也与 DAH 相关的独特的综合征或疾病将在下面描述。

抗肾小球基底膜抗体病（肺出血肾炎综合征）

抗肾小球基底膜抗体（抗 GBM）病或肺出血肾炎综合征是一种少见的自身免疫病，其特点是存在针对基底膜Ⅳ型胶原 α-3 链 NC1 结构域的自身抗体。这种抗原表位仅结合肾和肺基底膜的自身抗体，抗 GBM 病患者大约一半会发生 DAH。额外的一次吸入性损伤（尤其是吸烟）被认为是该病累及肺部的必要条件。在抗 GBM 病中没有肾病、只有肺泡出血的极为罕见。血清中可以查到抗基底膜自身抗体，但确诊抗 GBM 病必须有以下组织病理学证据：即免疫球蛋白 G(IgG 抗体）沿肺或肾基底膜呈线性沉积。

抗 GBM 病是否为血管炎仍存在争议。单纯肺出血是抗 GBM 病相关的 DAH 最常见的组织病理学改变。但是有一部分患者会继发毛细管炎。早期进行免疫抑制联合血浆置换治疗是抗 GBM 病患者改善预后的关键。抗 GBM 病患者的肺部预后通常较好，但较常见慢性肾衰竭。

导致弥漫性肺泡出血的血管炎

各种可能引起 DAH 的原发性血管炎综合征已经详细讨论过了。值得强调的是，肺肾综合征表现为弥漫性肺泡出血合并肾小球肾炎，最常见的原因是 ANCA 相关性血管炎，如 GPA 或 MPA。相比之下，EGPA 较少引起 DAH。

系统性红斑狼疮等胶原血管疾病

SLE 的临床表现是高度可变的。SLE 的肺毛细血管炎导致的 DAH 比较少见，但通常是一个严重的并发症。直接免疫荧光显微镜显示在 SLE 患者受累组织中（包括肺部）有明显的免疫复合物沉积。因此，可能是由于免疫复合物诱导 SLE 发生肺毛细血管炎。

SLE 患者的 DAH 发作通常是突然的，很少是疾病的首发症状。对于大多数患者，快速发生的肺部浸润伴有发热。约半数以上的患者没有咯血。因此 SLE 患者的 DAH 难以与感染相鉴别，可能需要诊断性 BAL。一个队列研究通过单因素分析确定机械通气、感染和 CYC 治疗为预后不佳的危险因素。据报道发生 DAH 的 SLE 患者病死率在 0 ～ 90%。

治疗包括激素和 CYC。建议进行血浆置换治疗，但能否获益尚未可知。

在所有类型的胶原血管病或结缔组织病中，呼吸系统并发症十分常见。但是表现为 DAH 的肺毛细血管炎是罕见的。有个别案例报道伴有多发性肌炎、类风湿关节炎和混合性结缔组织病。因此，血清学检测作为 DAH 评估的一部分应包括识别这些潜在基础疾病的研究。

抗磷脂综合征

抗磷脂综合征（APS）是一种动脉或者静脉血栓、反复流产，同时伴有抗心磷脂和（或）狼疮抗凝物实验持续阳性的疾患。如果 APS 继发于另一种自身免疫性疾病、恶性肿瘤或使用过的某些药物，则被认为是继发性 APS。在没有共存疾病的情况下则是原发性。高凝状态可以引起肺血栓形成和梗死、肺微血栓和肺动脉栓塞，从而导致继发性肺动脉高压。值得重视的是，也有报道 APS 出现原发性肺动脉高压和急性呼吸窘迫综合征（ARDS）的并发症。

APS 患者罕见弥漫性肺泡出血。临床表现通常是非特异性的，包括咳嗽、呼吸困难、发热和双侧肺浸润。在 ARDS 的情况下也可能出现 DAH，弥漫性肺泡出血的 APS 患者有超过一半没有咯血。因此，尽早行 BAL 有助于鉴别诊断。APS 患者弥漫性肺泡出血的原因包括微血栓形成所致的组织坏死和肺毛细血管炎。与 SLE 一样，APS 的毛细血管炎也是由免疫复合物介导的。大部分患者对激素敏感。但血栓、毛细血管炎和弥漫性肺泡出血并存时意味着治疗上存在矛盾，在抗凝治疗的同时又需要控制出血。APS 伴有弥漫性肺泡出血的患者应考虑在使用免疫抑制药的基础上早期联合血浆置换治疗。

二尖瓣疾病

弥漫性肺泡出血是二尖瓣疾病的典型特征，尽管临床上这种可能性微乎其微。严重的二尖瓣关闭不全也可以引起肺泡出血，表现为咯血。咯血的原因可能是在二尖瓣狭窄早期，扭曲、扩张的支气管静脉破裂或是肺毛细血管压力增高的结果。如果心脏瓣膜疾病患者未进行纠正手术，DAH 将反复发作，可能导致慢性肺含铁血黄素沉着症、肺纤维化和肺实质的点状钙化或骨化。

特发性肺含铁血黄素沉着症

特发性肺含铁血黄素沉着症（IPH）是一种原因不明的少见病，是排除性诊断的疾病。在 ANCA 发现之前，报道的许多这样的病例可能是 ANCA 相关性血管炎。目前诊断的大部分 IPH 可能与麸质过敏（乳糜泻）有关。肺泡出血和乳糜泻的组合也被称为 Lane-Hamilton 综合征。

与其他病因导致的弥漫性肺泡出血相比，IPH 导致的 DAH 可能是轻微的，而且可能没有咯血。缺铁性贫血是 IPH 的一个临床特征。它被认为是由胃肠道中的铁吸收不良而引起的，而非反复肺出血所致。IPH 可发生于儿童或青年。疑似 IPH 的患者应检测抗麦胶蛋白抗体，特别是没有胃肠道症状或症状轻微的患者。大部分由乳糜泻所导致的 IPH 患者只需无麸质饮食即可，无须免疫抑制治疗。据报道，反复出现肺泡出血的 IPH 患者可发展至肺纤维化；早期适当的治疗可避免这种结果。

中毒所导致的肺泡出血

吸入有毒烟雾或血源性毒素可能导致 DAH。如果少量吸入含偏苯三酸酐（某些塑料、染料和环氧树脂的一种成分）的烟雾或粉尘，可引起急性鼻炎和哮喘样症状；如果大量吸入可能导致肺泡出血。暴露于“大剂量”烟雾之后可引起偏苯三酸酐相关的咯血-贫血综合征。异氰酸酯可导致肺出血。违禁药品尤其是吸入高纯度可卡因也可导致 DAH。

许多药物与 DAH 的发展有关，包括抗血小板或抗凝药（如阿昔单抗）、免疫抑制药和化疗药（如 D- 青霉胺、西罗莫司和全反式维甲酸）、抗甲状腺药（如丙基硫氧嘧啶）和前列环素（持续静脉输注，用于治疗原发性肺动脉高压）。

骨髓移植术后的肺泡出血

弥漫性肺泡出血（DAH）可以发生于异体或自体造血干细胞移植的受体——特别是那些接受骨髓移植（BMT）的患者——通常发生在前 30 d，其中大部分发生在 BMT 后 12 d 左右。自体骨髓移植术的受者发生 DAH 的风险高于异体骨髓移植的受体。弥漫性肺泡出血和弥漫性肺泡损伤是 BMT 后的两个主要并发症。弥漫性肺泡损伤的总发病率在 5% ～ 7%。一系列尸检结果显示，24% 骨髓移植受者发生 DAH。DAH 发生的危险因素包括使用大剂量化疗作为预处理和高龄（年龄大于 40 岁）。

BMT 后肺泡出血是一种非感染性的肺炎，特点是突发呼吸困难、干咳、发热和低氧血症。咯血比较少见。因为没有咯血常常导致误诊。许多病例在尸检时才确诊。临床表现是非特异性的。胸部 X 线片显示弥漫性但密度不均一的肺泡浸润，浸润主要分布在中心位置。很少需要行肺活检。BAL 对于检测弥漫性肺泡出血（DAH）和排除感染很重要。DAH 是一种可能致死的呼吸系统并发症，据报道病死率超过 50%。研究认为，肠胃外使用大剂量糖皮质激素治疗 BMT 相关 DAH 是有益的，虽然这些数据还不足以让人信服，但它仍是这种疾病的标准治疗方法。

肺泡出血的其他原因

肺淋巴管肌瘤病、肺静脉闭塞病、肺毛细血管多发性血管瘤和肿瘤栓子等罕见的疾病偶尔也可表现为肺泡出血，因此在鉴别诊断中需要考虑。

推荐读物

Cartin-Ceba R, Fervenza FC, Specks U: Treatment of antineutrophil cytoplasmic antibody-associated vasculitis with rituximab, *Curr Opin Rheumatol* 24:15–23, 2012.

De Groot K, Harper L, Jayne DR, et al: Pulse versus daily oral cyclophosphamide for induction of remission in antineutrophil cytoplasmic antibody–associated vasculitis: a randomized trial, *Ann Intern Med* 150:670, 2009.

Jayne D, Rasmussen N, Andrassy K, et al: A randomized trial of maintenance therapy for vasculitis associated with antineutrophil cytoplasmic autoantibodies, *N Engl J Med* 349:36, 2003.

Jayne DR, Gaskin G, Rasmussen N, et al: Randomized trial of plasma exchange or high-dosage methylprednisolone as adjunctive therapy for severe renal vasculitis, *J Am Soc Nephrol* 18:2180, 2007.

Keogh KA, Specks U: Churg-Strauss syndrome. Clinical presentation, antineutrophil cytoplasmic antibodies, and leukotriene receptor antagonists, *Am J Med* 115:284, 2003.

Lee AS, Specks U: Pulmonary capillaritis, *Semin Respir Crit Care Med* 25:547, 2004.

Polychronopoulos VS, Prakash UB, Golbin JM, et al: Airway involvement in Wegener's granulomatosis, *Rheum Dis Clin North Am* 33:755, 2007.

Sinico RA, Di Toma L, Maggiore U, et al: Prevalence and clinical significance of antineutrophil cytoplasmic antibodies in Churg-Strauss syndrome, *Arthritis Rheum* 52:2926, 2005.

Specks U: Methotrexate for Wegener's granulomatosis: what is the evidence? *Arthritis Rheum* 52:2237, 2005.

Stone JH, Merkel PA, Spiera R, et al: Rituximab versus cyclophosphamide for ANCA-associated vasculitis, *N Engl J Med* 363:221, 2010.

第十部分　睡眠呼吸障碍

第 60 章　阻塞性睡眠呼吸暂停：流行病学、危险因素和病理生理学

Ferrán Barbé Illa • Miguel Ángel Martínez-García　著

（陈丹丹　王凌伟　邱　晨　译）

阻塞性睡眠呼吸暂停（OSA）是一种以睡眠过程中反复出现上气道塌陷为特征的疾病，气道塌陷导致低通气、间歇性缺氧和微觉醒，这些可造成日间嗜睡，也可能引起认知功能受损和心血管疾病。OSA 综合征的定义基于主观症状（尤其是日间嗜睡）以及客观检查依据（睡眠过程中存在呼吸紊乱）。

流行病学

尽管在普通人群中阻塞性睡眠呼吸暂停是一种常见病，但由于各种流行病学研究使用的方法不同，使得相互比较难以进行，因此它的发病率仍难以确定。首先，诊断 OSA 的检查方法不同。整夜多导睡眠监测（PSG）被认为是诊断的"金标准"，然而临床上常常会采用其他评估方法替代 PSG，如无人监视的家庭 PSG 或呼吸描记法，脉搏血氧仪，甚至临床问卷（第 61 章）。其次，呼吸紊乱（尤其是低通气）的定义、确定 OSA 的呼吸暂停低通气指数（AHI）临界值和 OSA 的显著临床表现均存在差异。从这个意义上讲，选择不同的血氧饱和度下降阈值（通常为 3% 或 4%）来定义低通气会出现不同的 AHI 评分；从而导致对疾病严重程度的评估不同。再次，取样人群不同（例如样本包含有老年人和女性）值得注意。然后，常常会出现信号处理不一致，缺乏对气流指标（包括热敏电阻、电感体积描记法和鼻导管-压力传导）的量化标准。最后，存在设备质量认证问题，而且某些研究结论因方法上的缺陷而被质疑，例如样本量太小或因缺少足够的对照以消除潜在的混杂变量。

除了上述不同，流行病学研究集中在两个水平的异常睡眠量化：睡眠呼吸暂停（OSA）以及临床综合征。生理学上 OSA 定义为睡眠中阻塞性呼吸事件（呼吸暂停或低通气）增加，通常 AHI ≥ 5/h；临床综合征指同时满足 AHI ≥ 5/h 和明显的自觉症状（尤其是日间嗜睡）。OSA 的真实发病率很可能被低估，因为绝大部分研究将主观嗜睡定义为唯一的自觉症状，然而众所周知，OSA 与其他负面事件密切相关，如睡眠紊乱、生活质量下降、认知受损或心血管疾病，这些同样应该被纳入睡眠呼吸暂停综合征的范畴。

中年人群

据统计，以 AHI ≥ 5 次 / 小时为诊断标准，24% 的男性和 9% 的女性患有 OSA，而在 30 ～ 60 岁人群中，有 15% 的男性和 5% 的女性 AHI 达到 10 次 / 小时或者更高。若采用日间嗜睡作为临床综合征，那么在普通人群中男性的发病率在 3% ～ 7%，女性在 2% ～ 5%（框 60-1）。直至最近，仅在北美、欧洲和澳大利亚进行了基于人群的 OSA 流行病学研究。然而，在中国、印度和韩国等进行的更新的研究报道了相似的发病率。即使校正了混杂变量，但中到重度 OSA（以 AHI ≥ 15 次 / 小时为标准）在超过 5 年的时间里男性和女性中整体的发病率分别为 11% 和 5%。这意味着即使没有任何体重变化，大约 20% 的男性和 10% 的女性将在 5 年后发展为中到重度的 OSA。

绝大部分基于人群的研究发现 OSA 在男性中的发病率比女性高 2 ～ 3 倍。这一比值在睡眠中心接受治疗的患者中更高，据报道其比值在 4：1 ～ 8：1 或更高。如此高的比值可能是多因素造成的：女性不表现出 OSA 的"典型"症候群——她们通常有更

框 60-1 阻塞性睡眠呼吸暂停的流行病学特点

- 24% 的男性和 9% 的女性有阻塞性睡眠呼吸暂停。
- 3% ～ 7% 的男性和 2% ～ 5% 的女性有阻塞性睡眠呼吸暂停综合征。
- 65% 的老年男性和 56% 的老年女性有阻塞性睡眠呼吸暂停。
- 20% 的老年男性和 15% 的老年女性有阻塞性睡眠呼吸暂停综合征。
- 绝经后的女性阻塞性睡眠呼吸暂停的发病率与相同年龄段男性相似。
- 中度到重度阻塞性睡眠呼吸暂停的 5 年总发病率波动在 5% ～ 11%。
- 根据睡眠中心的进一步研究结果，男性阻塞性睡眠呼吸暂停的发病率是女性的 4 ～ 8 倍。

多的伴发疾病，在没有确诊前服用了更多的精神类药物，通常表现为含糊的非特异性的症状，故增加了鉴别诊断的难度，造成 OSA 漏诊率和误诊率升高。流行病学研究的一个重要发现是 OSA 发病率的性别差异似乎随着年龄增大而减小，当女性绝经后（并且没有接受激素替代治疗），男性和女性的发病率相似。表 60-1 总结了中年人群中睡眠呼吸暂停患病率的几个最重要研究。

老年人群

OSA 在成年人中的发病率随着年龄增加而增加，这是由于随着年龄增加更容易出现上气道塌陷，而

表 60-1 在中年人群中进行的有关成人阻塞性睡眠呼吸暂停（OSA）和阻塞性睡眠呼吸暂停综合征发病率的研究汇总

研究	国家	年龄范围（岁）	病例数（性别）	人种	诊断方法	标准	OSA 流行率	OSAS 流行率（AHI 划定值；单位：次 / 小时）
Bearpark 等，1995	澳大利亚	40 ～ 65	485（M）	白种人	RP	IAH ≥ 5 IAH ≥ 10	26% M 10% M	3.1% M （AHI ≥ 5）
Bixler 等，2001	美国	20 ～ 100	1741（M + F）	白人	PSG	IAH ≥ 5 IAH ≥ 10 IAH ≥ 15	17.7% M，5% F 10.5% M 7% M，2% F	3.3% M，1.2% F （AHI ≥ 10）
Ip 等，2001	中国	30 ～ 60	258（M + F）	中国人	PSG	IAH ≥ 5 IAH ≥ 15	18.8% M，3.7% F 5.3% M，1.2% F	4.1% M，2.1% F
Durán 等，2001	西班牙	30 ～ 70	997（M + F）	白种人	PSG（$N = 555$） RP（$N = 442$）	IAH ≥ 5 IAH ≥ 10 IAH ≥ 15 IAH ≥ 20 IAH ≥ 30	26.2% M，28% F 19% M，14.9% F 14.2% M，8.6% F 9.6% M，6% F 6.8% M，4.3% F	3.4% M，3% F （AHI ≥ 10）
Kim 等，2004	韩国	40 ～ 69	457（M + F）	韩国人	PSG	IAH ≥ 5 IAH ≥ 10 IAH ≥ 15	27.1% M，16.8% F 18.9% M，6.7% F 10.1% M，4.7% F	4.5% M，3.2% F （AHI ≥ 5）
Udwadia 等，2004	印度	35 ～ 65	250（M）	印度人	PSG	IAH ≥ 5 IAH ≥ 10 IAH ≥ 15	19.5% M 11.1% M 8.4% M	7.5%M （AHI ≥ 5）
Nakayama-Ashida 等，2008	日本	23 ～ 59	332（M）	日本人	RP	IAH ≥ 5 IAH ≥ 15	37.4% M 15.7% M	17.6% （AHI ≥ 5）

AHI，睡眠呼吸暂停低通气指数；F，女性；M，男性；OSAS，阻塞性睡眠呼吸暂停综合征（窒息-低通气指数阈值加症状）；PSG，多导睡眠图；RP，呼吸记录仪。

数据源自 Bearpark H，elliott L，grunstein R，et al：Snoring and sleep apnea. A population study in australian men，*Am Respir J Crit Care Med* 1995；151：1459-1465，1995；Bixler eo，Vgontzas an，lin hM，et al：prevalence of sleep-disordered breathing in women：effects of gender，*Am Respir J Crit Care Med* 163：608-613，2001；Ip MS，Lam B，Lauder IJ，et al：a Community study of sleep-disordered breathing in middle-aged Chinese men in Hong Kong，*Chest* 119：62-69，2001；Durán J，Esnaola S，Rubio R，et al：Obstructive sleep apnea-hypopnea and related clinical features in a population-based sample of subjects aged 30 to 70 yr，*Am Respir J Crit Care Med* 163：685-689，2001；Kim J，In K，Kim J，et al：Prevalence of sleep-disordered breathing in middle-aged Korean men and women，*Am Respir J Crit Care Med* 170：1108-1113，2004；Udwadia ZF，Doshi V，Lonkar SG，et al：Prevalence of sleep-disordered breathing and sleep apnea in middle-aged urban indian men，*Am Respir J Crit Care Med* 169：168-173，2004；Nakayama-Ashida Y，Takegami M，Chin K，et al：Sleep-disordered breathing in the usual lifestyle setting as detected with home monitoring in a population of working men in Japan，*Sleep 31*：419-425，2008.

在 65 岁后上气道塌陷则达到稳定状态。据估计，在 65 ～ 95 岁的人群中，若以 AHI ≥ 10 次 / 小时为标准，65% 的老年男性和 56% 的老年女性患有 OSA，而在 71 ～ 100 岁的人群中，26% 的老年男性和 21% 的老年女性患者 AHI ≥ 30 次 / 小时。总体而言，20% 的老年男性和 15% 的老年女性患有阻塞性睡眠呼吸暂停综合征（AHI ≥ 10 次 / 小时以及日间嗜睡）。随着年龄的增加，不论是阻塞性还是中枢性呼吸事件的发生率都会增加。关键问题在于确定生理上异常增高的 AHI 临界点，以明确老年人群中有临床意义的 OSA 的真正发病率。某些研究者从这点出发，根据不同的 OSA 发病率和病死率，认为中年人群和老年人群的 OSA 是不同的临床实体，但是这种观点是有争议的。但或许的确随着年龄变化，OSA 有更复杂的模式。

无论如何，OSA 主要包括两种类型：（1）病理型 OSA，通常出现在中年人群并在睡眠实验室得以确诊；（2）60 岁以上人群的 OSA，主要由年龄增长相关的生理性改变（咽喉部塌陷加剧）造成（这一点在二者中有重叠），并无显著的临床意义。数据同样显示在老年人中体重和 OSA 间的相互作用或许和年轻人不同。由于人口寿命普遍增加，所以在睡眠中心治疗的老年人比例也在增加；当今的睡眠研究有 1/4 是在年龄大于 65 岁的人群中进行的。鉴于缺乏老年人 OSA 的相关科学证据，上述研究结果在将来可能会面临科学挑战。表 60-2 总结了关于老年人 OSA 发病率的几个最重要的流行病学研究。

阻塞性睡眠呼吸暂停的危险因素

肥胖、老龄和男性是发生 OSA 的主要危险因素。据统计 30% ～ 40% 的 AHI 差异可以用遗传因素解释。此外，其他的危险因素也有提及，主要与组织或生理的气道塌陷增加有关。

肥胖

根据最近的统计，工业化国家中有 60% 的成人超重［体重指数（BMI）≥ 25 kg/m^2］，而至少 15% 为肥胖（BMI ≥ 30 kg/m^2）。在寻求睡眠诊断评估的患者中，肥胖是常见的临床表现，见于超过 60% 的患者。对孪生子的研究表明，人群中高达 70% 的肥胖变异可归咎为遗传因素。尽管肥胖的候选基因不胜枚举，但仅检测出几个明确与肥胖有关的单基因突变，包括瘦素受体基因、瘦素基因、黑素细胞皮质素原基因、前激素转化酶 1 基因和黑皮质素 MC4 受体基因，但是极少有研究涉及与体重减少或体重增加有关的候选基因，尤其是该领域中还没有涉及对 OSA 人群的研究。

肥胖者 OSA 的发病率高达 45%。肥胖可解释 30% ～ 50% 的 AHI 改变，同时也是唯一可修正的因素。某些研究者推测肥胖和 OSA 可能共享一个常见的基因型，而且经连锁分析确定的候选区域至少在染色体臂的 2p 和 19p 位置，但尚需进一步的研究来证实这一结果。世界各地一些主要的流行病学研究已一致证实体重是 OSA 最重要的危险因素，且证明了随时间推移 OSA 发病率的变化和体重变化呈正相关。威斯康星州睡眠队列研究证实 BMI 增加一个标准差可使 OSA 患病率增加 4 倍。这项研究的纵向分析揭示在超过 4 年的时间里，体重每变化 1%，OSA 的严重度就改变约 3%。美国“睡眠与心脏健康研

表 60-2 在老年人中进行的阻塞性睡眠呼吸暂停发病率的重要研究汇总

研究	参与例数	平均年龄（SD）	人群	AHI ≥ 5	AHI ≥ 10	AHI ≥ 20
Ancoli-Israel 等，1991	385	65 ～ 95	社区	81%	70% M，56% F	51% M，39% F
Bixler 等，1998	75	65 ～ 100	社区	24.8%	23.9%	13.3%
Durán 等，2001	428	71 ～ 100	社区	81% M，79% F	67% M，62% F	44% M，37% F
Young 等，2002	3448	60 ～ 99	社区	54%	20%	
Haas 等，2005	3643	70.2（6.9）	社区	46%	36%	

F，女性；M，男性；SD，标准差

数据源自 Ancoli-Israel S，Kripke DF，Klauber MR，et al：Sleep-disordered breathing in community-dwelling elderly，Sleep 14：486-495，1991；Bixler EO，Vgontzas AN，Ten Have T，et al：Effects of age on sleep apnea in men：I. prevalence and severity，*Am Respir J Crit Care Med* 157：144-148，1998；Durán J，et al. WFSRS. World Conference Sleep Odyssey 2001. Punta del Este. Uruguay，2001；Young T，Shahar E，nieto FJ，et al：Predictors of sleep-disordered breathing in community-dwelling adults：the Sleep Heart Health Study，*Arch Intern Med* 162：893-900，2002；Haas DC，Foster GL，Nieto FJ，et al：Age-dependent associations between sleep-disordered breathing and hypertension：importance of discriminating between systolic/diastolic hypertension and isolated systolic hypertension in the Sleep Heart Health Study，*Circulation* 111：614-621，2005.

究”发现，在超过 5 年的观察时间内 AHI 随体重变化而变化在男性中更为明显，而体重增加又较体重下降导致的 AHI 变化更为显著。这种强烈的相关性在其他一些研究中也得到了证实，这些研究发现节食或外科减肥手术可使许多患者 OSA 的严重程度下降，在某些情况下甚至达到痊愈。换言之，若轻度 OSA 患者体重较基线增加 10%，OSA 进展的风险就会增高 6 倍，而体重较基线减轻 10%，则 OSA 严重度可减轻 20% 以上。

OSA 易患因素是否会影响患者体内的脂肪优先在内脏积聚尚未确定，目前需要更多证据来确定哪种周围或中央脂肪分布的测量方法对 OSA 患者的危害更小。一些研究者发现在各年龄段中，颈围、腰围和 BMI 是 OSA 严重度的独立危险因素，而颈围似乎是睡眠障碍性呼吸最强的预测因素，这意味着上身肥胖（脂肪囤积在上气道周围或脂肪沉积在咽旁的脂肪垫）而非全身均匀肥胖对于 OSA 发病至关重要。在临床实践中，通过测量上述三种指标获得信息在任何情况下都是明智之举。

肥胖是如何导致睡眠中呼吸事件增加的？体重下降又是如何导致呼吸事件减少的？这些基本机制目前尚不明确。推测与脂肪沉积在气道周围增加了临界闭合压有关。其他可能的促成因素包括功能残气量减少、通气控制系统不稳定、维持气道开放的神经代偿机制改变以及上气道肌肉功能受损等。肥胖也降低了胸壁的顺应性，增加了整个身体的氧需，使易患人群发展为 OSA。一些常见疾病与肥胖的相关度（如糖尿病，可能导致咽喉扩张肌的血管性或神经性损害和上气道感知能力降低）仍有待充分阐明。

衰老

衰老本身就和一系列生理变化密切相关，上气道塌陷增加就是其中之一，可导致 OSA 发病率增加。上气道临界闭合压独立于 BMI，在老年人和中年人分别为 -8.3 ± 2.3 cmH_2O，和 -16 ± 6.9 cmH_2O，这种差异取决于多种因素：与年龄相关的颏舌肌应答下降、气流阻力增加、上气道扩张反射机制下降、对缺氧刺激的应答降低、咽周围的骨性结构改变、舌根下坠、软腭长度增加或咽部脂肪垫增厚。所有这些变化导致普遍的与年龄相关的上气道内径减小，从而导致气道阻力增加，这在男性中尤为显著。衰老同样与并发症的发病率增加、绝经后女性的激素水平、牙科疾病、睡眠质量下降以及服用精神类药物有关。所有这些因素均可能加剧上气道塌陷。最后，另一个造成老年人易患 OSA 的因素是与衰老有关的睡眠中微觉醒频率增加。微觉醒可导致过度换气和相对低碳酸血症，反过来又加剧了呼吸不稳定以及随后睡眠期间的周期性呼吸。

男性

男性患 OSA 的风险是女性的两倍，尚不知其机制。一些研究暗示了几个因素。第一，男性上气道壁周围的脂肪沉积更多。然而数据显示，就百分比而言女性 BMI ≥ 30 kg/m^2 的比例（33.4%）高于男性（27.5%），MRI 显示肥胖女性的咽部脂肪比例和颈部软组织体积均低于肥胖男性。通常来说，女性的 Mallampati 评分更低，意味着舌部脂肪在女性 OSA 的发病中并不如男性那么重要。第二，由于男性的上气道总长度及薄弱部分更长，因而更容易塌陷。第三，多导睡眠监测显示男性和女性的睡眠和呼吸模式的特点不同。在非快动眼睡眠期，女性的 AHI 通常较男性更低，而在快动眼睡眠期和男性类似。此外，女性的呼吸紊乱事件较男性持续时间更短，且与血氧饱和度的相关性更小。第四，男性或女性特有的激素可以解释 OSA 发病的倾向性。其中一种假说是不同激素可影响脂肪在全身的分布。男性特征性的脂肪分布（以上身和躯干为主）是 OSA 发病的一个危险因素，随年龄和更年期后的年数增加而增加。也有观点认为激素水平会影响中枢性和神经性的呼吸调节机制。从这个意义上说已证明孕酮是一种呼吸兴奋药，它可能保护绝经前女性免患 OSA；此外，雌激素孕酮联合治疗可减少睡眠中呼吸暂停和低通气发作次数。另一方面，较低的睾酮激素水平可保护女性避免患 OSA。一些研究者已发现无论男、女性接受外源性雄激素治疗都会加重 OSA 程度。从青春期开始到性成熟后激素发生不同水平的变化可能会影响 OSA 发病。

遗传易感性

一些研究已经确认遗传和家族因素在 OSA 发生中的作用。OSA 患者的一级亲属较非 OSA 患者的一级亲属更易患病。尽管需要考量混杂因素，但遗传因素可解释超过 30% ～ 40% 的疾病严重程度的差异。某些 OSA 的危险因素已证明有遗传基础，比如颅面形态学、咽侧壁的容积、舌形、软组织结构总容积、呼吸调控异常以及肥胖。

最近，Larkin 和他的同事进行了 OSA 的首个候选基因研究。他们对 1500 多个单核基因的多态性进行了基因分型，包括了 53 个代表与该病有关的中间疾病路径的基因。这些研究者证实了睡眠呼吸障碍与独立于 BMI 的 C- 反应蛋白、胶质细胞源性生长因子和血清素 2A 受体基因的遗传变异显著相关。这些结果突显出遗传分析的潜在价值，它能更好地描述 OSA 的不同表型、每种类型的遗传风险以及和其他疾病的相关性。

其他诱发因素

框 60-2 列出了其他与 OSA 发病风险增加相关的诱发因素。它们的作用机制是多方面的：解剖变异（比如颅面畸形）、气道炎症（吸烟或感染）、生理因素（睡眠姿势、REM 睡眠、妊娠或种族倾向性）以及咽部舒张肌功能下降（饮酒、服用苯二氮䓬类药物或镇静药、卒中及其他共存疾病）。

虽然亚洲人不如白种人肥胖，但该疾病在东方的发病率并不低于西方。此外，对于既定年龄、性别和 BMI，亚洲人的 OSA 比白种人更为严重，这一点可以用不同的颅面特征来解释（亚洲人的颅底更短，有着更明显的颅底弯曲）。另一方面，同样与白种人相比，美国黑种人的软组织因素在 OSA 易感性方面起着更重要的作用。但由于混杂变量的影响，应审慎解读与 OSA 种族倾向性有关的流行病学的研究结果，比如共存疾病、不同的社会经济地位以及健康保健缺失等，都可以解释不同人种 OSA 患病率的差异，这表明了人种可能是其他诱因的替代变量。

另一方面，一些流行病学研究显示主动吸烟和二手烟暴露均与习惯性打鼾和某些患者的 OSA 发病率增加独立相关，尤其是主动吸烟者。似乎是由于香烟烟雾造成的炎症反应和气道的机械及神经保护性特性改变，从而加重了气道的塌陷。即使在正常人群中，乙醇摄入同样会促进咽部塌陷，包括呼吸暂停和呼吸暂停持续时间延长，可能会减少达到上气道的呼吸驱动，导致咽部肌肉的张力下降。

与侧卧位相比，仰卧位时 OSA 的频率和持续时间以及相关的氧饱和度下降有所增加。体位性 OSA 是指仰卧位测量的 AHI 至少是侧卧位测量的两倍。体位性 OSA 的患病率随 OSA 的严重程度不同而不同，在轻度、中度及重度 OSA 中分别为 50%、19% 和 6.5%。

妊娠妇女也具有更高的 OSA 患发病率，尤其在怀孕后三个月。妊娠期呼吸系统发生了一系列变化，目前认为下列因素与之有关，包括子宫增大继发的膈抬高所导致的肺的力学改变（包括功能残气量降低）、液体潴留和水肿继发的 Mallampati 评分增高、颈围增大、鼻腔通畅性降低、激素浓度改变（雌激素和孕激素）和体重增加。OSA 的诊断对于有症状的孕妇而言非常重要，特别在考虑到其可能的负面效应（包括妊娠引起的高血压和胎儿宫内发育迟缓）时。

框 60-2 阻塞性睡眠呼吸暂停的常见危险因素和诱因

性别因素
肥胖
男性
高龄

其他因素
颅面部异常
- 下颌后缩 / 小颌畸形
- 扁桃体肥大（婴儿）
- 舌头或软腭肥大
- 颈部短小
- 鼻腔阻塞

种族
基因易感性
吸烟的习惯
上气道炎症或感染
酗酒
并发的疾病
- 卒中
- 甲状腺功能减退
- 慢性肾功能不全
- 多囊卵巢综合征

妊娠
更年期
睡眠中的快速动眼期
服用苯二氮类药物或其他精神方面的药物
睡觉的姿势

REM，快速动眼

病理生理学

OSA 的特征是睡眠过程中反复出现上气道塌陷。气道塌陷最常见的机制是当患者处于仰卧位时，重力将舌头拉向下咽后壁，此时气道阻力增加，导致通气用力增加、胸内压摆动和睡眠中断（微觉醒）。微觉醒期间上气道舒张肌激活导致气道重新开放及通气恢复（图 60-1）。

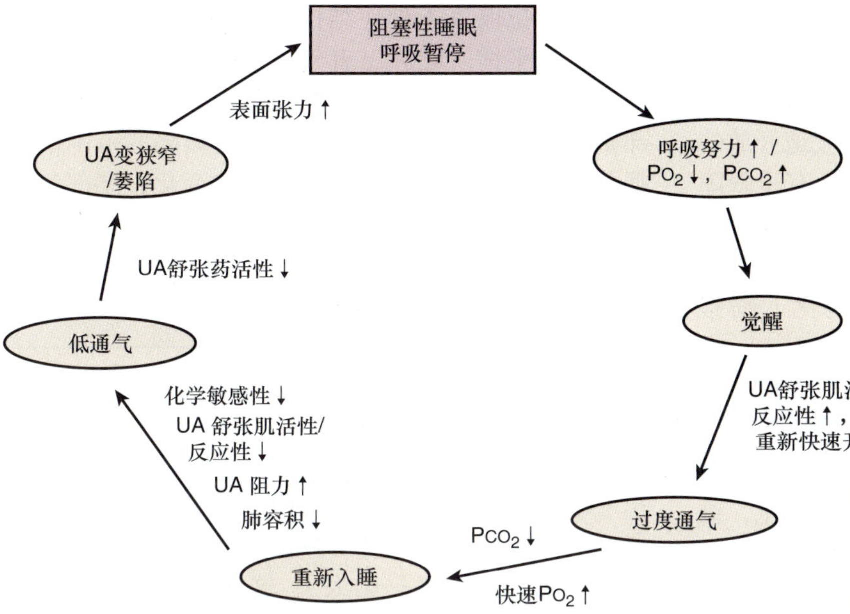

图 60-1 阻塞性睡眠呼吸暂停的典型病理生理学改变（摘自 Eckert DJ，Malhotra A：Pathophysiology of adult obstructive sleep apnea，Proc Am Thorac Soc 5：144-153，2008.）

正常人的上气道

人们很早就认识到，人类的上气道虽然貌似只是个简单的管道，但实际可以用神秘莫测和令人费解来形容，它执行多种重要的功能，如吞咽、传输空气及发音，受解剖和神经中枢调控。正常生理条件下，除了与吞咽、食道反流和发音有关的短暂关闭以外，咽部在任何时候都应保持通畅。咽部分三个区域：鼻咽部，从鼻甲一直延伸到硬腭；口咽部，包括软腭后区域（从硬腭到软腭的尾缘）和舌后区（从软腭的尾缘到会厌的根部）；下咽部，从舌根部延伸到喉头。咽部由超过 20 块肌肉和没有硬性或骨性支持的软组织组成。咽部肌肉可以被分为三组：控制舌骨（颏舌骨的和胸骨舌骨的）位置的肌肉、舌部肌肉（颏舌肌）和腭肌（咽腭肌、腭帆张肌和腭帆提肌）。最大的咽部舒张肌是颏舌肌，这块肌肉构成了舌体的主要部分（图 60-2）。

人类发音需要咽部活动，以致舌骨—咽部肌肉的一个重要的“锚着”位点——并没有牢固地附着在骨骼上。因此，上气道的近端和远端都有硬性支撑，但是从硬腭到喉头存在一个可萎陷的部分，这部分管腔尺寸会受到周围压力和舒张肌活性的影响。其他众所周知的呼吸生理学的生物学活动性的例子还包括用力呼气时胸腔内气道塌陷、肺尖肺毛细血管塌陷和高吸气流速时的鼻翼塌陷。

这个可塌陷模型的一个机械生理学代表为 Starling 电阻器。根据这个模型，当大气压作用于上气道，其塌陷部分被上游段（鼻段）和下游段（气管段）所包裹。鼻段和气管段具有各自对应的腔内压力和阻力。鼻段的腔内压在气道开放时为大气压。在周围的可塌陷段，压力产生自咽部周围的软组织和结构。可塌陷部分在外周压力（Pout）大于腔内压力（Pin）时会发生闭合［即跨壁压（Pout-Pin）大于 0 时］。

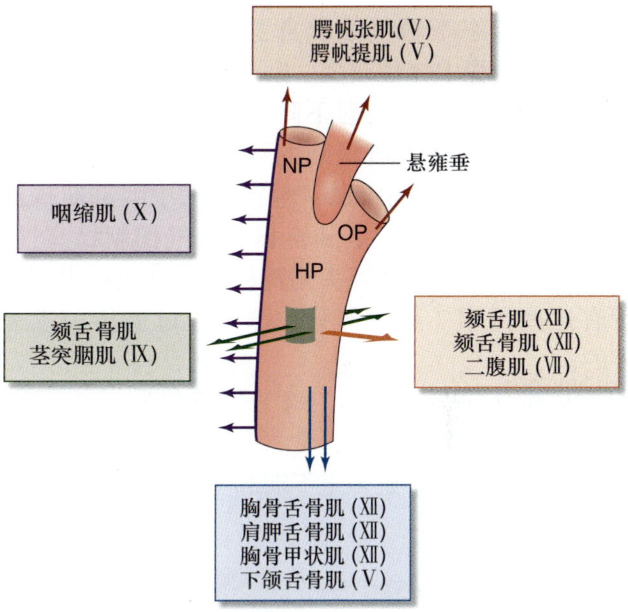

图 60-2 上气道肌肉的运动。Ant，前咽部；HP，下咽部；NP，鼻咽部；OP，口咽部

口咽部是可塌陷部分的代表，口咽部的临界闭合压（Pcrit）是指发生气道塌陷时的气道内压力。当鼻部压力高于 Pcrit 时，气流部分受限；而当 Pcrit 高于气道内压力，甚至超过鼻部压力时，气道完全关闭。

人类上气道的 Pcrit 是鼻部压力逐渐降低直至吸气气流停止时的压力。它的测量值显示上气道阻塞从正常呼吸到完全塌陷（呼吸暂停）的一个范围，取决于促使气道塌陷的机械性上气道负荷和维持上气道开放的神经肌肉舒张功能的平衡。通常来说，没有睡眠障碍的正常人非 REM 期的气道阻力较低，CO_2 潴留最低，其睡眠或瘫痪时被动的 Pcrit 约为－10 cmH_2O，而在睡眠障碍性呼吸中，Pcrit 会发生变化，据报道这一数值在打鼾者中为－10～－5 cmH_2O；在气道阻力足够高导致气流受限和短暂的呼吸暂停者中为－5～0 cmH_2O；在完全性气道阻塞的呼吸暂停患者中大于 0 cmH_2O 的（图 60-3）。气道阻力增加或高碳酸血症都会通过神经控制通路使肌肉活化，该通路由压力感受器、睡眠-觉醒的大脑调控中心、化学感受器以及呼吸中枢组成。

阻塞性睡眠呼吸暂停患者的上气道

睡眠状态下通气系统自主调控。即使是正常人，睡眠过程中体位改变、咽部肌肉张力下降、呼吸驱动减弱和防御反射下降都可导致气道阻力加大，从而增加上气道塌陷的可能。一系列因素都参与了 OSA 的发病机制，包括睡眠中咽部肌肉的舒张、上气道解剖学、肺容积、通气控制稳定性、睡眠状态稳定性、体液头侧转移以及其他；很可能所有这些因素（至少部分）都是通过遗传因素介导的。

大部分患者（多达 75%）气道塌陷的常见位置在软腭后区和口咽部，常常延伸至舌根（25%～44%），较少情况下延伸至下咽部（0～33%）。气道塌陷的部位取决于骨性结构、软组织和咽部肌肉的作用相互平衡。肥胖患者气道塌陷最显著、最常见的部位是腭咽部，而非肥胖患者中，腭咽部和口咽部则是气道塌陷的主要部位。气道塌陷的范围因睡眠分期而异，由于神经肌肉激活的变化，尾部气道在 REM 睡眠期塌陷更广泛（框 60-3）。

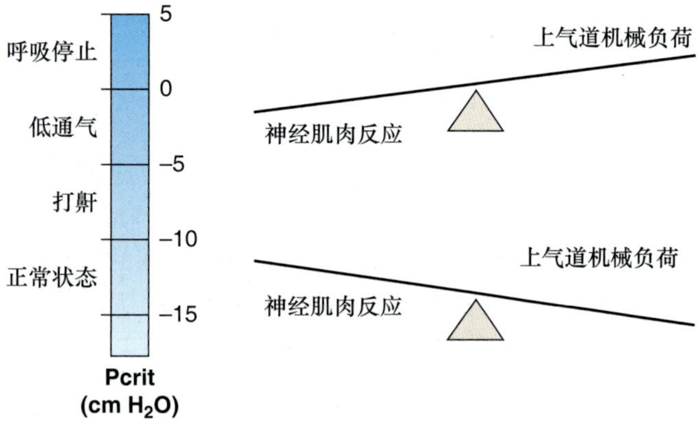

图 60-3 上气道机械性负荷和神经肌肉反应之间的动态平衡。Pcrit，上气道闭塞段的临界闭合压（修改源自 Patil SP, Schneider H, Schwartz AR, Smith PL: Adult obstructive sleep apnea: pathophysiology and diagnosis, Chest 132: 325-337, 2007.）

发病机制

解剖学因素

解剖学因素包括气道长度、侧壁厚度、舌体积（巨舌症）增加，骨骼结构（下颌后缩或小颌畸形）以及鼻或咽部异常（鼻塞、鼻息肉、扁桃体或腺样体肥大、悬雍垂肥大），这些可能构成了 OSA 最重要的遗传学决定因素。人体头影测量和计算机扫描（CT）证实了 OSA 患者与正常受试者颅面结构不同，包括面部重量偏低、上颌骨和下颌骨均后移、更短的下颌支及其向内侧移位，所有这些差异都和 OSA 患者缩小的咽腔有关。已使用 MRI 证实了软组织体积增大的作用（图 60-4）。OSA 患者的咽腔较正常人小，组织的左右径（而不是前后径）缩窄，尤以软腭后区为甚，主要是由于咽部肌肉壁厚度增加、舌体增大及软组织总体积增加而致。骨性结构和软组织的相互作用决定了上气道是否会发生塌陷，而研究发现 OSA 患者上气道长度增加与疾病的严重程度相关，尤其是男性。一般而言，上气道越长气道塌陷的风险越大。

早期的生理研究数据显示，上气道狭窄和继之产生的打鼾及呼吸暂停可能由低于大气压的鼻压力所诱发。理论上而言，吸气时的鼻塞不会激发持续的咽部塌陷：随着气流停止，上游的阻力变得无足轻重，咽腔内压力回复至大气压，咽部重新开

框 60-3 在阻塞性睡眠呼吸暂停中引起上气道陷闭的因素

- 由于解剖因素导致上气道管径缩短
- 上气道管腔肌肉活性减低
- 通气控制不稳
- 在睡眠中肺容量下降
- 在呼吸事件中过早觉醒
- 水肿和头部液体转移
- 表面张力增加
- 上气道炎症
- 在 REM 睡眠中呼吸事件增加
- 由于 Bernoulli 效应导致腔内压降低

REM，快速动眼

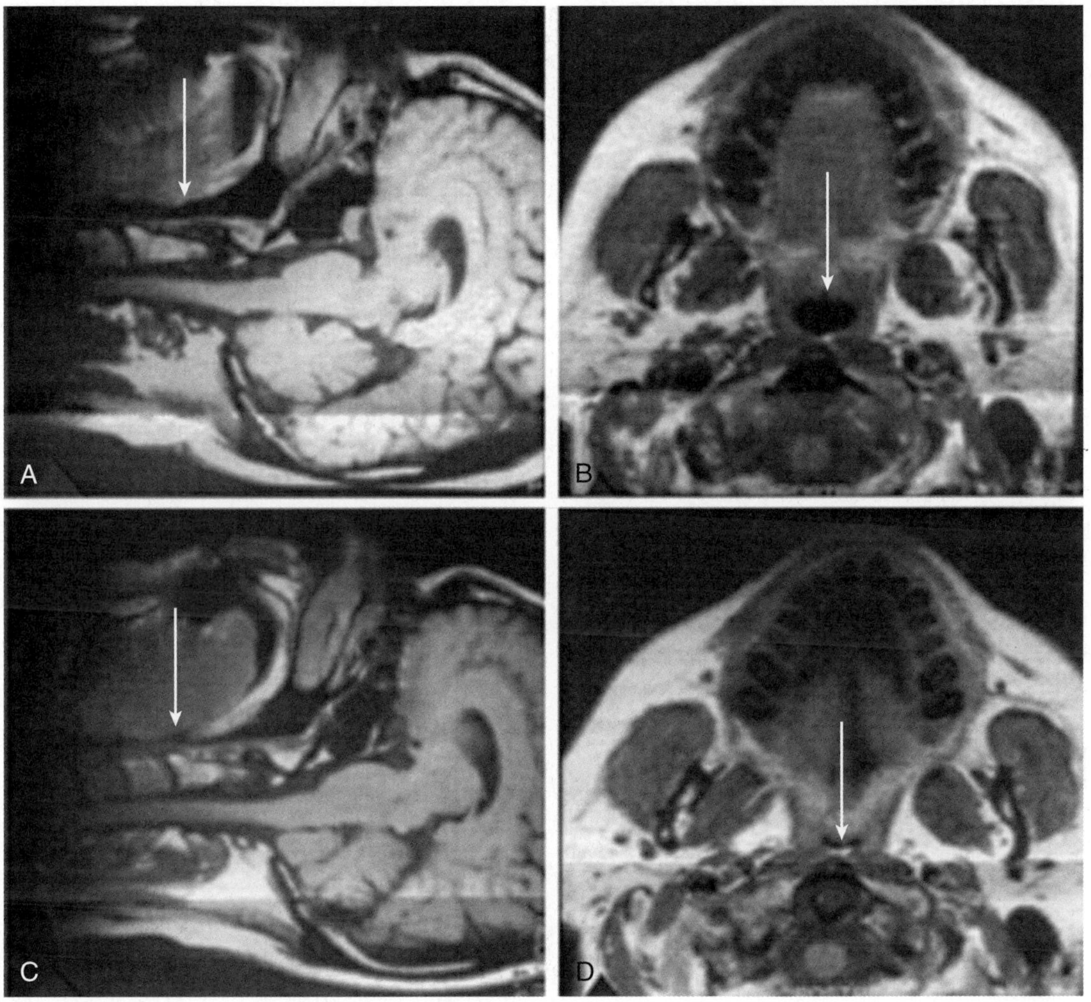

图 60-4 在一个正常人气道 MRI 的横截面和纵轴面图像研究（**A** 和 **B** 中的白色箭头），一个阻塞性睡眠呼吸暂停患者气道 MRI 的横截面和纵轴面图像研究（**C** 和 **D** 中的白色箭头）

放——这一循环造成打鼾但不会产生呼吸暂停。但是咽部毕竟不可能像完美的 Starling 电阻器一样运作，这部分归咎于它存在滞后，部分由于黏液的表面张力使得气道一旦塌陷便倾向于保持咽部关闭。各种观察性研究和横向研究已经证实慢性鼻塞、打鼾和 OSA 之间存在关系。

咽部肌肉活性

尽管存在上气道解剖维度异常，但 OSA 患者也仅仅只是在睡眠时才出现气道塌陷，这是由于上气道肌群在清醒状态下可维持气道通畅，而在睡眠状态下该能力有所下降。这一现象被认为与上气道舒张肌活性下降有关，尤其是从清醒转入睡眠时。然而，与之矛盾的是另一些研究显示在清醒状态下 OSA 患者的颏舌肌活性较正常人增加，这可能是由于上气道肌肉的驱动增加以补偿解剖学异常。然而，在睡眠中，OSA 患者颏舌肌活动的相对减少较正常人更明显。多种机制可以解释 OSA 患者出现的扩张肌活性降低：与管腔内负压有关的机械性刺激感受器反射改变；5- 羟色胺 2A 受体（舌下运动神经元的主要受体亚型）改变；上气道神经机械功能改变；或者甚至是上气道去神经支配的神经病变或肌肉去神经支配。肌电图的研究显示，OSA 患者睡眠中上气道神经肌肉代偿机制较对照减弱，在没有微觉醒时常常不能重新开放气道。此外，亦有研究提及上气道传入神经功能受损，因而减弱了和管腔内压力有关的信息传输。在 OSA 患者中观察到其口咽牵张敏感性感受器、腭咽及喉头的热敏感感受器和感觉感受器受到损害。某些传入神经功能损害与 OSA 的严重程度有关。

所有这些发现意味着 OSA 患者存在上气道神经病变，可能是由于打鼾及呼吸暂停造成的机械损伤、缺氧–氧合有关的氧化应激以及这两种损伤引起的炎症反应所致。神经病变的其中一种表现形式为肌肉去神经支配，包括纤维类型分组、成组的萎缩和纤维尺寸可变性增大。与曾经报道的小鼠间歇缺氧模型一样，推测气道去神经支配也是源自脑干神经运动元受损。

另一方面，引起 OSA 患者上气道肌肉功能改变的另一可能机制是收缩功能受损。OSA 患者的上气道肌肉在不利的低氧环境中高负荷工作，会发生损害及形态学改变，肌肉力量增加但更易产生疲劳。组织学和生物化学的研究显示 OSA 患者悬雍垂和颏舌肌的快收缩Ⅱ a 型肌纤维增加、与无氧代谢相关的酶水平升高，以肌肉疲劳增加为代价维持肌肉收缩增加。此外，其他因素如增加的气道炎症和继发的组织改变会影响肌肉收缩功能，并改变上气道肌肉的机械耦联。

最后，调节上气道肌肉活性的神经通路和神经递质的作用已引起业内广泛关注。尽管人体试验中使用选择性 5- 羟色胺再摄取抑制药对 OSA 严重程度的作用甚微，但动物实验显示血清素激活刺激减弱会下调舌下神经运动输出（它驱动主要的上气道扩张肌，比如颏舌肌）。去甲肾上腺素释放到舌下神经的启动池会作用于清醒状态下颏舌肌活动的紧张型和时相型两个部分，而去甲肾上腺素的释放水平下降导致非 REM 睡眠期的舌下神经活动减弱。谷氨酸释放似乎发挥着类似的作用。中枢神经系统中两种主要的抑制性神经递质是甘氨酸和 γ- 氨基丁酸（GABA）。刺激 GABA 或甘氨酸受体可抑制呼吸相关的舌下肌肉的活性，而拮抗这些受体可增加其肌肉活性。

通气控制的稳定性

由于阻塞性呼吸事件易出现在低呼吸驱动期，故通气控制稳定性被认为是 OSA 发病机制中的重要原因。控制通气系统的最重要的机制之一是低氧或高碳酸通气应答（$PaCO_2$ 通过负反馈控制维持在一个稳定水平）。这种机制具有高度遗传性。在非 REM 睡眠期，CO_2 水平下降到平静呼吸水平以下时将造成呼吸暂停，尽管这种现象在清醒期不会发生。这种现象发生时 CO_2 的水平（呼吸暂停阈值）通常低于清醒平静呼吸水平 1 ～ 2 mmHg。因此，通气的突然增加与微觉醒有关，通常见于呼吸暂停和低通气终止时，将造成低碳酸血症，所以，在回到睡眠状态时，CO_2 低于呼吸暂停阈值时，另一次呼吸暂停随之发生。这样一来，过度的后续通气和上气道驱动不足将导致气道塌陷及随后的阻塞性事件。

其他因素也可以造成呼吸暂停后过度通气的驱动下降，比如在深吸气时产生的迷走神经刺激和由于呼吸暂停后血压激增所致的压力感受器介导的通气抑制。另外一个重要的概念是“环路增益”，用以描述呼吸系统作为整体的稳定性以及该系统对睡眠中呼吸的波动如何应答。环路增益越强，通气的稳定性越低。与正常对照相比，OSA 患者具有更高的通气控制不稳定性以及更高的环路增益。环路增益的两个主要成分是调节器增益以及形成增益，前者代表化学感受器对低氧血症和高碳酸血症的应答（高控制器增益是由于增加的高碳酸血症反应性），后者反映一个给定的通气水平清除 CO_2 的有效性。在高形成增益的情况下，微小的通气改变将产生 $PaCO_2$ 的显著变化。因为上气道肌肉接受呼吸控制中枢的输入信号，一个不稳定的通气驱动将造成这些肌肉活性的更大波动，并当通气驱动在最低点的时候造成上气道塌陷。

肺容积和咽部开放

咽部开放和肺容积的相互作用被认为是 OSA 发病机制中的重要组成部分。在从残气量到肺总量的范围内，肺容积取决于上气道直径，这在 OSA 患者中似乎更为明显。在睡眠期，气道阻力随着肺容积的减小而增加，这种组合导致膈和胸部向上移位，同时失去上气道的底部牵拉，造成气道更易塌陷。向心性肥胖被认为易导致睡眠期肺容积的减少，从而促进咽部塌陷。

睡眠的稳定性和上气道开放

在 OSA 中，睡眠中微觉醒被认为是重建气道开放的一个重要（如果不是必需）的机制。微觉醒的重要地位基于其和上气道开放的短暂联系。微觉醒机制和上气道运动神经元群不仅接受机械感受器，同时可能也接受化学感受器的兴奋性输入。一般来说，引起微觉醒所需的刺激水平与足以独立打开上气道所需的运动神经元群的刺激相同。因为这两个系统受不同的因素影响，然而，两个事件之间必有一个先发生。如果微觉醒在睡眠期呼吸事件期间过早发生，它将中止代偿机制（例如增加咽部扩张肌活性），通过刺激过度通气导致通气不稳定性，从而促进上气道塌陷并加重 OSA。这些早期微觉醒还和呼吸事件的延伸和低氧血症加重有关。

水肿和体液头侧转移

身体低垂部位的正压引起体液从腿部转移到颈部，已被证实会减少上气道尺寸并增加气道塌陷，它似乎在 OSA 的发病中也起一定作用。这种机制在上气道内腔相对小的患者中尤其重要，因为即使少量液体也可以进一步危及气道开放。针对心衰或上腔静脉综合征患者的一些研究证实了这个结果。在这些患者中，加强利尿可使口咽部的内径增加以及 AHI 显著下降。最后，血管紧张度可能也在咽部塌陷中起一定作用。动物实验证实血管舒张药可增加上气道关闭和开启的压力，而血管收缩药有相反的作用。

上气道液体的表面张力

上气道塌陷受气道内液体的表面张力影响，因其增加了重新开启和关闭的压力。已有报道表明，与正常人对比，OSA 患者气道内液体的表面张力增加，这是呼吸暂停时黏膜损伤和使用经口呼吸的结果。滴注表面活性剂已证实可通过改善气道塌陷（临界压降低）来降低 OSA 患者的 AHI。

上气道炎症

大量证据表明在 OSA 患者的鼻灌洗液、诱导痰、呼出气冷凝物以及气道黏膜组织活检标本中发现上气道炎症增加，其炎症水平还与 OSA 的严重程度相关。炎症增加的相关因素包括打鼾引起的机械损伤、呼吸暂停时的吸气塌陷和牵引、气道开放时扩张肌强烈的活化作用、与低氧-再供氧相关的氧化应激以及其他外源性因素，如胃食管反流、摄入乙醇、吸烟、过敏性炎症、全身性炎症和上呼吸道感染。在有反复严重炎症的情况下，可能会出现不良后果，因为其可能造成组织损伤和纤维化、悬雍垂组织中的弹性组织纤维网状结构紊乱、结缔组织含量变化，改变了气道大小和顺应性。

REM 睡眠（快动眼睡眠）

OSA 患者在 REM 睡眠期，低通气和呼吸暂停持续时间更长，低氧血症更为明显，这是因为 REM 睡眠会使上气道肌肉弹性下降、颏舌肌对负压的反射受损以及化学敏感性下降。某些患者仅在 REM 睡眠期才会出现阻塞性睡眠呼吸暂停。然而特定的保护机制倾向于减少事件的持续时间：OSA 患者 REM 睡眠期的微觉醒阈值似乎高于非 REM 睡眠期，而 Pcrit 在 REM 睡眠期并没有变化。

伯努利效应

当气流通过上气道时，两种物理现象引起管腔内压力下降：能量丧失和伯努利效应。第一种现象发生于气流通过一个高阻力的节段（鼻部）时，势能因为克服摩擦力而被耗尽，导致咽部管腔内压力下降。伯努利效应与气流在经过一个窄腔时加速相关，从而引起咽部管腔内压力下降。

争议和误区

OSA 流行病学方法中最有争议的问题是难以比较不同的研究结果，因为不同研究采用的方法可能不同，对综合征的定义也可能不同。除了应在低通气定义及哪些症状可定义为 OSA 等问题上达成全球共识外，还需要在 OSA 的定义和分型以及诊断设备应用方面达成一致，不仅针对中年男性同时还包括女性和老年人群。更多研究需要致力于这两类人群的特定问题：就老年人睡眠中的呼吸事件数量和类型，区别属于生理性还是病理性情形；另外为女性 OSA 的临床表现，通常与典型表现不同。另一方面，尽管 OSA 的常见风险因素已被熟知，但还有另外一方面值得进一步关注：即疾病的基因组、蛋白组学和代谢物组学（代谢相关的）等方面的分析。睡眠中的阻塞性事件所致分子学过程改变可以评估，这为 OSA 的发生和结果提供了一个潜在的分子标志物。生物反应的异质性以及它们随时间推移发生的变化可能解释：为什么有些 OSA 患者会出现高血压或比其他患者更嗜睡；为什么有些患者会有更显著的睡眠片段化；为什么有些患者出现更明显的间歇低氧及其所带来的后果。发现并证实 OSA 的基因和分子标志物是有可能的，它将不仅提供诊断信息还会提供病情预后信息，使得个体化睡眠医学的目标在不久的将来成为现实（图 60-5）。

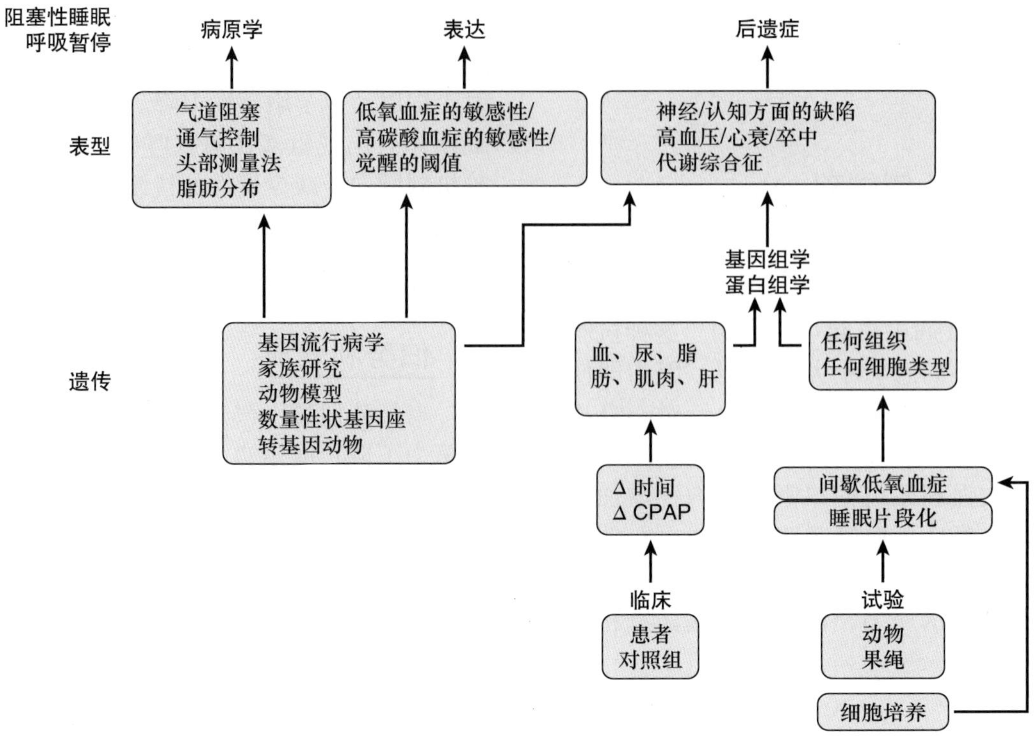

图 60-5 阻塞性睡眠呼吸暂停、分型和基因组学-蛋白组学结果之间的关系（摘自 Polotsky VY，O'Donnell CP：Genomics of sleep-disordered breathing，proc am thorac Soc 4：121-126，2007.）

推荐读物

Amardottir ES, Mackiewicz M, Gislason T, et al: Molecular signatures of obstructive sleep apnea in adults. A review and perspective, *Sleep* 32:447–470, 2009.

Dempsey JA, Veasey SC, Morgan BJ, et al: Pathophysiology of sleep apnea, *Physiol Rev* 90:47–112, 2010.

Eckert DJ, Malhotra A: Pathophysiology of adult obstructive sleep apnea, *Proc Am Thorac Soc* 5:144–153, 2008.

Gaudette E, Kimoff RJ: Pathophysiology of OSA, *Eur Respir Mon* 50:31–50, 2010.

Larkin EK, Patel SR, Goodloe RJ, et al: A candidate gene study of obstructive sleep apnea in European Americans and African Americans, *Am J Respir Crit Care Med* 182:947–953, 2010.

Launois SH, Pepin JL, Levy P: Sleep apnea in the elderly: a specific entity? *Sleep Med Rev* 11:87–97, 2007.

Lin CM, Davidson TM, Ancoli-Israel S: Gender differences in obstructive sleep apnea and treatment implications, *Sleep Med Rev* 12:481–496, 2008.

Lindberg E: Epidemiology of OSA, *Eur Respir Mon* 50:51–68, 2010.

Patil SP, Schneider H, Schwartz AR, et al: Adult obstructive sleep apnea: pathophysiology and diagnosis, *Chest* 132:325–337, 2007.

Polotsky VY, O'Donnell CP: Genomics of sleep-disordered breathing, *Proc Am Thorac Soc* 4:121–126, 2007.

Punjabi NM: The epidemiology of adult obstructive sleep apnea, *Proc Am Thorac Soc* 5:136–143, 2008.

第十部分 睡眠呼吸障碍

第 61 章 阻塞性睡眠呼吸暂停：临床特点、诊断及治疗

José M. Marin 著

（陈丹丹 王凌伟 王跃春 译）

临床特点

阻塞性睡眠呼吸暂停（OSA）的临床表现多样。常见的临床表现可分为主要和次要两种类型，如框 61-1 总结。患者可能主诉白天和（或）夜间症状，但促使患者首次就诊的人往往是其配偶及生活伴侣。

打鼾

打鼾是 OSA 最常见的夜间症状，在高达 95% 的 OSA 患者身上发生。打鼾预测价值较弱，这是由于其在一般人群中发病率较高。通过群体普查，打鼾的发病率随着年龄增长而逐渐增加，但打鼾是 OSA 的标志，如果没有打鼾，诊断 OSA 的可能性不大。打鼾发生在入睡后，但某些 OSA 患者甚至可在有睡意时就出现打鼾症状。在夜间饮酒和使用镇静药物的情况下，该症状强度增加。一般情况下，打鼾在仰卧位（背斜卧）时声音最大，侧卧位时音量下降。如雷鼾声突然中断可提示存在病理性呼吸暂停。

框 61-1 阻塞性睡眠呼吸暂停的常见临床特征

主要特征
打鼾
白天睡眠过多
被目睹发生呼吸暂停

次要特征
夜间喘息 / 气哽
失眠
夜尿
阳萎 / 性欲减退
晨起头痛
晨起口干
易怒 / 情绪改变
记忆丧失
长期疲劳

其他夜间体征及症状

OSA 患者通常很快入睡，但很多患者诉有失眠和夜间频繁觉醒。失眠最可能反映的是感知睡眠中反复觉醒以及睡后精力无法恢复的模式。反复发作的气道阻塞可伴有鼻音、喘息、出汗及烦躁不安，可导致睡眠片段化。据报道，超过 30% 的严重 OSA 患者有窒息现象。夜间觉醒的鉴别诊断应包括夜间哮喘、心力衰竭及胃食管反流。病理性夜尿（每晚 2 次或更多）可广泛见于 50% 的 OSA 患者，它被认为继发于缺氧和心房牵张，导致心房钠尿肽分泌增加及和继发性的血管内容量增加。持续气道正压通气（CPAP）的有效治疗可减少这些症状发生，因此提示这些症状与 OSA 之间存在因果关系。

床伴常自愿证明患者在睡眠期间哼鼻或喘息后出现呼吸暂停，这是患者转诊睡眠门诊的一个常见原因。由此可见，呼吸暂停是诊断 OSA 的一个良好的预测因子。尽管如此，这一发现与客观测量结果并不相关，因此不能预测疾病的严重程度。

白天睡眠过多

嗜睡很难定义，是一种注意力减退及睡意增加的主观感觉。白天过度嗜睡（EDS）是一种难以通过补充睡眠来满足的非病理现象。据报道，30% ～ 50% 的一般人群有嗜睡现象，因此，仅仅单独出现 EDS 对 OSA 的预测作用较差，需要与多种

其他日间症状相关的疾病相鉴别，如抑郁症、纤维肌痛、长期失眠或甲状腺功能减退症。OSA 患者将 EDS 描述为白天异常疲倦或缺少精神，给人的印象是他们必须努力去保持警觉和清醒状态。人们相信由于反复惊醒所致睡眠恢复功能受损是 OSA 患者产生 EDS 现象的主要机制。Epworth 嗜睡评价量表（框 61-2）是使用最普遍的 EDS 主观评价（自我评估）工具。得分 10 以上（总分 24 分）被认为与临床相关。Epworth 嗜睡评分与呼吸暂停低通气指数（AHI）（OSA 严重程度的替代指数）相关性较差。实际上，在睡眠门诊确诊的重症 OSA 患者中 35% 并未主诉 EDS。这种不吻合部分归咎于低估或因个人得失而故意少报自身嗜睡的严重程度，如为了避免失业。另一方面，Epworth 嗜睡评分较高的患者很可能只是轻至中度 OSA。EDS 是 OSA 患者中最可能致残的症状，如开车过程中嗜睡，与 OSA 患者事故发生风险增加三倍有关。学习或工作表现较差也常有报道。

其他的白天症状及体征

半数患者在清晨觉醒时有头痛。清晨头痛常无明显特征，并随日常活动开展而缓解。这种症状可能是高碳酸血症和脑血管扩张导致的颅内压增高所致。OSA 患者在得到有效治疗后晨起头痛往往可以消失。与认知功能受损有关的症状，如记忆下降、烦躁、性格改变、抑郁症较常见但并不特异。睡眠片段化及夜间低氧血症可分别解释警觉降低及精神运动性损害。值得注意的是，人们观察到 CPAP 治疗只能部分缓解 OSA 的这些损害，提示存在潜在不可逆缺氧性脑损伤。据报道，30% ～ 50% 的男性 OSA 患者存在阳痿和性欲降低等性功能障碍，经有效治疗 OSA 后可完全恢复。应了解患者既往病史，特别是可能会导致 OSA 的病史，如高血压、心力衰竭、心肌梗死和机动车辆事故史。

框 61-2 Epworth 睡眠评分量表：患者问卷

下列情况下您出现打瞌睡或入睡而非仅仅感觉劳累的频率如何？这是指您最近的日常生活方式。即使您最近没有出现这些情况，请尝试回忆它们如何影响您。使用下列量表并针对每种情况选择最适当的数值：

0 ＝从来没有

1 ＝偶尔打瞌睡

2 ＝适度打瞌睡

3 ＝经常打瞌睡

坐着读书__________

看电视__________

在公共场所（例如剧院或会议）坐着不活动__________

作为乘客坐车 1 h 而没有休息__________

在下午时如果情况允许则躺下来休息__________

坐着和别人说话__________

吃午饭（未饮酒）后安静地坐着__________

在车中，因塞车而停车数分钟时__________

总计（例如：24）__________

摘自 Johns MW：a new method for measuring daytime sleepiness：the epworth Sleepiness Scale，*Sleep* 14：540-545，1991.

体格检查

了解患者完整既往病史后，应对其进行系统检查。非肥胖患者［即身体质量指数（BMI）小于 30 kg/m^2］常规体格检查可以观察到颅面、鼻、咽喉和牙齿的异常情况（框 61-3）。如怀疑颅面部畸形或计划行上气道手术的患者应进行 X 线头部测量。必须检查口咽部，口咽狭窄程度可进行弗里德曼舌位高度评分（曾被称为改良 Mallampati 评分），这种评估要求患者张大嘴巴，不要伸出舌头。观察者可根据图 61-1 进行评分，较高评分提示存在 OSA。

无论男女，肥胖常常与 OSA 相关，但高达 30% 的新诊患者并无肥胖或超重。颈围大于 40 cm 被认为是 OSA 可靠的临床预测指标，且颈围的大小与疾病的严重程度相关。应检查是否存在外周水肿，提示有无可能合并心力衰竭。仔细评估有无高血压和甲状腺功能异常，因其预示肢端肥大症。应进行常

框 61-3 阻塞性睡眠呼吸暂停患者的体检发现

一般
肥胖
颈围增大

颅面
颌后缩
上颚位置异常

口咽与牙齿
扁桃体增大
扁桃体周组织增大
悬雍垂肥大
颌后缩
小颌畸形
反咬合
正畸

鼻
鼻中隔偏曲
鼻甲肥大
鼻息肉

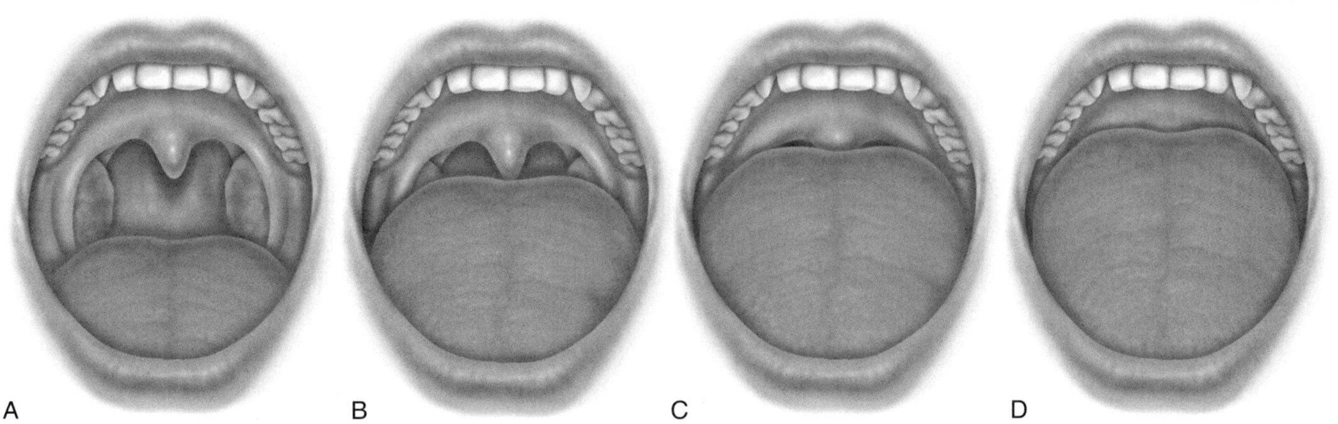

图 61-1 口腔结构可视化 Friedman 舌位指数。**A**，Ⅰ分：口咽中的所有结构均可见（软腭、腭垂、咽侧柱和扁桃体）；**B**，Ⅱ分：可见腭垂但扁桃体不可见；**C**，Ⅲ分：软腭可见但腭垂不可见；**D**，Ⅳ分：仅硬腭可见。（*From Friedman M，Tanyeri H，La Rosa M，et al：Clinical predictors of obstructive sleep apnea*，laryngoscope *109：1901-1907，1999.*）

规抽血，检测甲状腺功能及其他激素有无异常。儿童的临床评估应包括有无唐氏综合征表现、颅面疾病及扁桃体肿大。

诊断

一旦临床或实验室检测提示 OSA 诊断，须通过睡眠检查确认并评估睡眠呼吸紊乱及其严重程度。患者一旦因日间嗜睡而出现工作或驾驶问题应立即行睡眠检查。美国睡眠医学会（AASM）将睡眠检查分为四种不同类型（表 61-1）。住院患者睡眠实验室多导睡眠描记法（PSG）仍是诊断 OSA 及开始 CPAP 治疗的“金标准”。然而，美国医疗保险服务最近已经将 OSA 患者是否需要 CPAP 治疗（医疗保险可报销）的依据从整夜多导睡眠监测（PSG）转向便捷式多导监测。

表 61–1 不同类型睡眠研究的 AASM 分类

睡眠试验	说明	人员	最低信号要求
1 类	实验室内 PSG	参与	至少：*EEG*、EOG、EMG、ECG、气流、呼吸用力和氧饱和度
2 类	便携 PSG	不参与	与 1 类相同
3 类	便携监测器	参与或不参与	至少：呼吸运动、气流、ECG 或脉率以及氧饱和度
4 类	单通道	不参与	气流或脉搏血氧测定

AASM，美国睡眠医学学会；ECG，心电图；EEG，脑电图；EMG，肌电图；EOG，眼电图；PSG，多道睡眠描记

多导睡眠描记法（PSG）

多导睡眠描记法可记录神经生理和心肺信号以评估睡眠时相。监测内容包括脑电图（EEG）、胫骨前肌肌电图（EMG）、心电图（ECG）、口鼻气流、打鼾、胸腹运动、脉搏血氧饱和度和体位（图 61-2）。PSG 研究必须在睡眠实验室由受过训练的技术人员完成，因此价格昂贵且耗时，但会给医师提供呼吸和非呼吸相关睡眠障碍的信息。以 PSG 检查作为首选睡眠诊断测试的适应证为：打鼾但 OSA 可能性不大者；睡眠过程中由于其他非呼吸相关疾病引起 EDS 的患者（如发作性嗜睡病、不宁腿综合征）及其他合并症的患者（神经肌肉、心脏和呼吸系统疾病）。PSG 可以明确是否存在呼吸暂停和低通气，睡眠呼吸暂停低通气指数（AHI）可以明确上述事件每小时发生的次数。AHI 小于 5 是正常的。依据 AHI 将 OSA 的严重程度分为轻度（5 ～ 15 次 / 小时）、中度（15 ～ 30 次 / 小时）或重度（超过 30 次 / 小时）。这种疾病的严重程度分类与致死性和非致死性心血管事件密切相关。

进行 CPAP 治疗（详见后述）的 OSA 患者需要进行第二次 PSG 检查以确定 CPAP 的最佳压力水平，以避免发生各种呼吸疾病。所谓夜间分裂研究是指同一夜间行诊断 PSG 后再继以 CPAP 滴定。在全夜 PSG 记录到头两小时内 AHI 大于 40 次 / 小时的情况下，分夜研究是一种可接受的替代全夜 PSG 的检查方法。

自动睡眠监测系统

对于住院患者或其他无法在睡眠实验室进行检

查者，PSG 可用于无人值守的研究（AASM 分类的 2 型研究）。其指征及技术要求与 1 型（实验室内进行的 PSG）相同。由于睡眠实验室规模及数量的限制，加之疑诊 OSA 患者越来越多，3 型病人监测仪的使用正逐渐增加。这些设备不能监测脑电图和睡眠时相，但可记录最低气流量、用力呼吸及氧饱和度（图 61-3）。他们无法评估睡眠时间及检测与呼吸事件相关的觉醒。因此，他们往往低估了 AHI。另一方面，对于大多数患者，家庭睡眠研究提供了更大的便利，该研究条件允许严密复制常见的夜间睡眠模式，使用与 PSG 相同的标准证实 OSA 的诊断及其严重程度。4 型家庭监测仪可记录睡眠中连续的单信号或双信号，包括氧饱和度和（或）气流（图 61-4）。使用家用血氧仪可以非常简便地记录 SaO_2 的基值、平均值、最低值及氧减饱和度指数（每小时血氧饱和度下降大于 3% 的发作次数）。气流记录仪同样可评估呼吸暂停和低通气的频率，但无法区别阻塞型和中枢型或混合型呼吸暂停。

使用 3 型及 4 型研究对诊断高度疑似中至重度 OSA 且不合并睡眠障碍或重大疾病患者的作用更大。然而，多数睡眠单位仅使用家用监测仪来记录血氧饱和度、脉率和气流，计算呼吸暂停的次数和严重程度，便足够形成一个完整的筛选试验。如在患者就诊前完成上述监测，便足以提示其是否需要一个更复杂的睡眠研究。对有症状或临床高度怀疑 OSA 的患者，便携式监测仪检测结果阴性也需要行实验

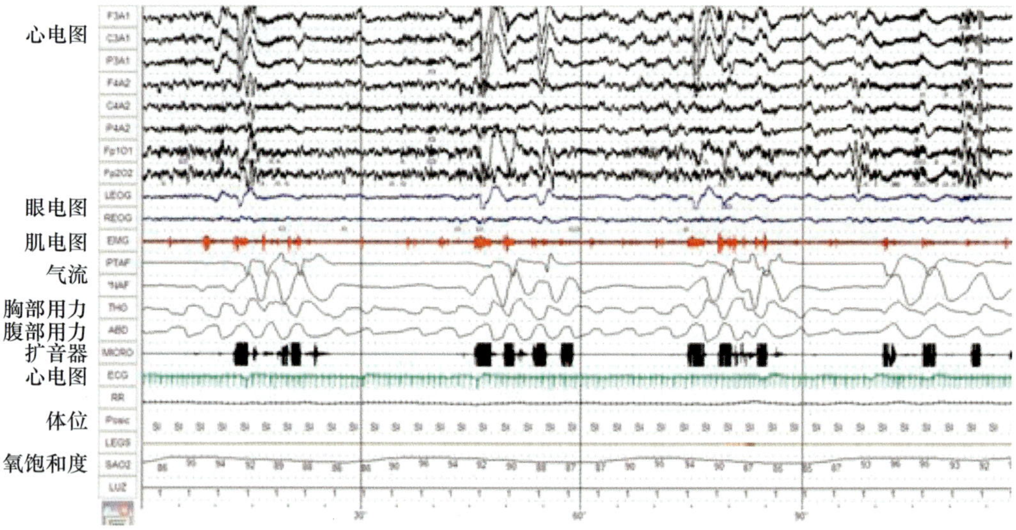

图 61-2 多道睡眠描记显示反复阻塞性呼吸暂停发作。ECG，心电图；EEG，脑电图；EMG，肌电图；EOG，眼电图

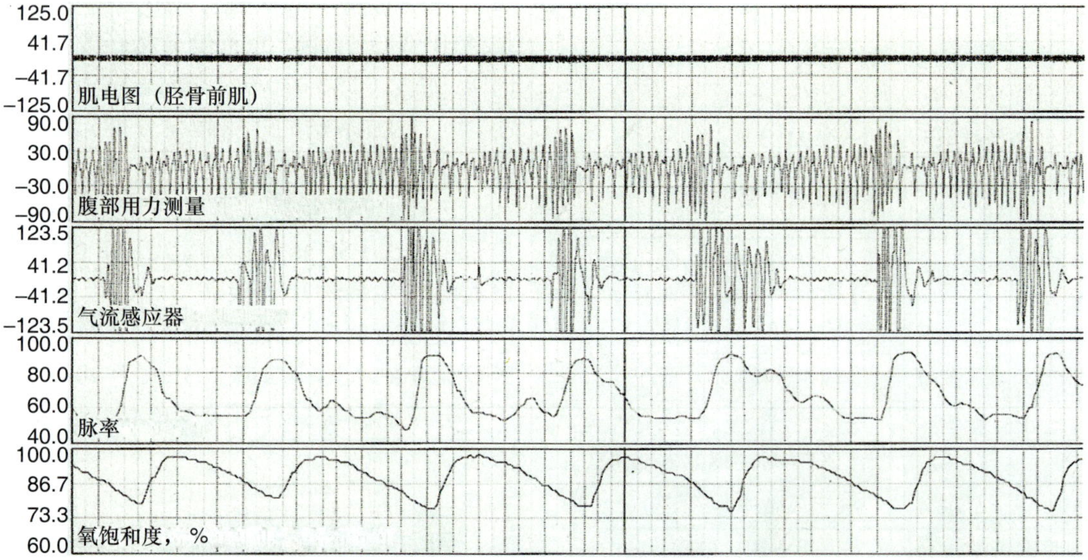

图 61-3 3 类便携监测器：记录仪描记显示典型的阻塞性呼吸暂停。包括的通道（从上至下）为躯体活动、腹部运动、口鼻气流、脉率和氧饱和度。EMG，肌电图

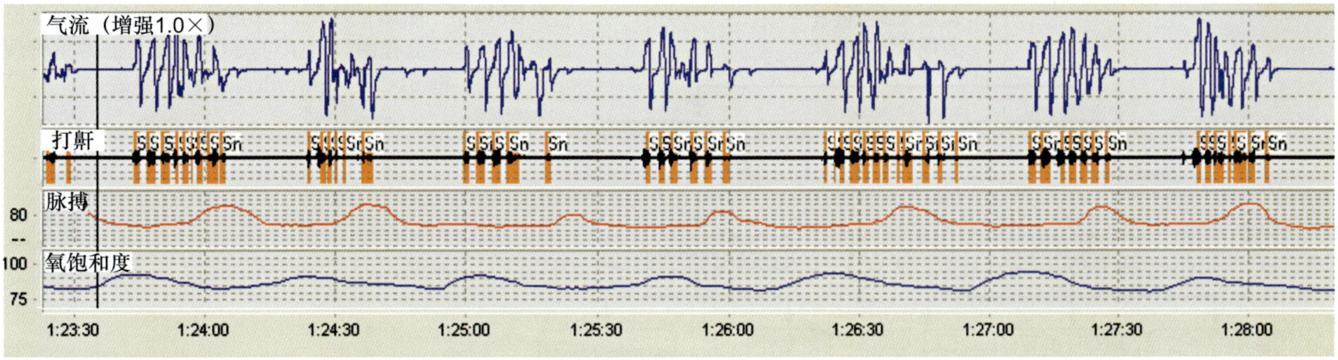

图 61-4　4 类便携监测器：在患者家中以鼻套管和脉搏氧饱和度仪通过双重传感器获得的呼吸暂停事件记录例子。包括的通道（从上至下）为气流、打鼾、脉率和氧饱和度

室内 PSG 检查。

其他评估方法

OSA 诊断一旦成立，很有必要与耳鼻喉（ENT）专科医生协作以寻找解剖学阻塞并制订患者个体化治疗方案。如果其他检查并不怀疑该诊断，就无须进一步行血液样本分析或成像技术检查，但需要注意可能存在无临床症状的甲状腺功能异常。另外，应仔细询问患者用药史，因为许多药物（如阿片类药物、催眠药、抗抑郁药或抗组胺药物）可引起或加重睡眠呼吸暂停。

诊断

EDS 是 OSA 患者仅次于打鼾的最常见主诉。应向患者床伴询问其常见的睡眠模式，同时临床医师还需要在鉴别诊断时考虑其他引起 EDS 的原因（表 61-2）。除 OSA 之外，其他疾病也可打断睡眠，导致 EDS，特别是哮喘及 COPD 患者，还可因夜间呼吸道症状增多而频繁觉醒。心力衰竭及胃食管反流也应排除在睡眠质量差及 EDS 的潜在原因之外。正如之前指出，作为 EDS 患者全面评估的一部分，还应确认其用药史，以排除药物所致 EDS（例如精神类药物、抗组胺药和 β- 受体阻滞药）。

治疗

一般措施

向 OSA 患者提供的治疗方案选择应综合考虑其病情的严重程度、危险因素、并发疾病以及个人意愿。图 61-5 概述了 OSA 治疗策略的流程。所有患者应避免使用乙醇及镇静药，因为这些制剂可降低上气道肌肉张力，增加 OSA 的严重程度。

减肥可减少颈部及上气道塌陷。有研究表明，重度 OSA 患者体重每减轻 1%，AHI 就下降 3%。目前，减肥并不是 OSA 的首选方法，但推荐用作其他

表 61–2　并非因阻塞性睡眠呼吸暂停而发生白天睡眠过多的常见原因

特征	发作性睡病	不宁腿综合征	睡眠不足	长期失眠
家族史	+	++	−	±
发作时的年龄（岁）	10 ～ 20	20 ～ 40	20 ～ 30	30 ～ 50
易感因素	HLA-DQB1*0602 血清型	缺铁	应激	精神疾患
夜间症状	睡眠麻痹	入睡困难 腿痛性痉挛	睡眠 <6 小时 / 晚	睡眠觉醒
日间症状	猝倒症 临睡幻觉	肢体活动冲动 夜间加重	性能受损	性能受损
其他后果	抑郁 孤独	社交焦虑 社会隔离	肥胖及糖尿病风险	较高的心脏病风险

HLA，人白细胞抗原

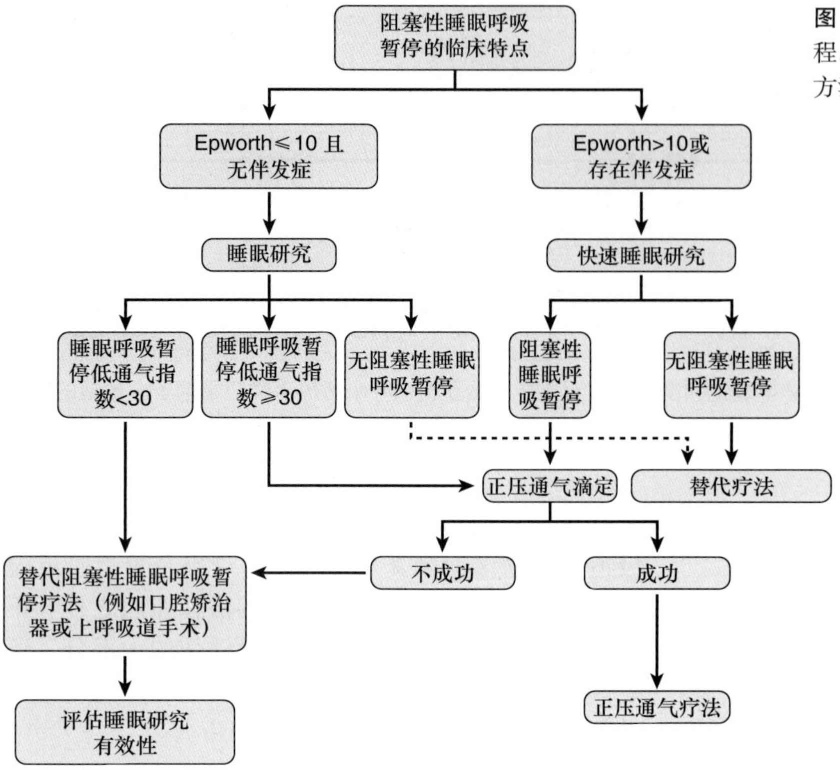

图 61-5 阻塞性睡眠呼吸暂停（OSA）的治疗流程。这一流程图显示了可疑 OSA 患者的常见管理方法。框 61-2 是 Epworth 睡眠评分量表。

主要治疗措施（如 CPAP）的辅助方法。轻度 OSA 患者，若呼吸暂停仅出现在仰卧位且无白天嗜睡，体位治疗（如适当使用枕头或放置一个网球在后背）可能有益。3 型或 4 型便捷式监视仪可评估减肥或体位治疗的疗效。对各种严重程度的 OSA 患者均不推荐使用其他治疗方法作为主要治疗措施。

手术治疗

上气道外科手术治疗的目的是改善上气道通畅。手术治疗 OSA 仍存在争议，并未广泛使用。最近一项 Cochrane 系统推断现有的证据不支持 OSA 患者采用手术治疗。然而，如果发现有特殊的气道异常可考虑手术治疗。AASM 确定了三种可能进行上气道手术的情况：

1. 对轻度 OSA 伴可用手术纠正的重度解剖结构梗阻患者，可作为主要的治疗方法。

2. 对 CPAP 或口腔矫治器（OA）治疗耐受性差或有禁忌，或是矫正效果或受益欠佳者，可作为二线治疗。

3. 当解剖学梗阻或功能缺陷不利于其他治疗时，可作为辅助治疗或用以提高其他 OSA 治疗的耐受性。

扁桃体切除术或腺样体切除术（或两者同时切除）是儿童 OAS 的主要治疗手段，但无法改善成人 OSA。外科专家可通过颏舌肌前移舌骨悬吊术对颅面部畸形患者进行有效治疗。悬雍垂-腭-咽成形术（UPPP）切除多余的软腭，适用于软腭后区梗阻的轻度 OSA 患者。但即使在这些患者，UPPP 术后 AHI 降低亦不超过其基值的 50%。UPPP 对下咽部梗阻或重症 OSA 完全无效。下咽部手术如舌体部分切除和舌体前移或固定术可以考虑用于巨舌症或下咽部梗阻的患者，同样需要由经验丰富的外科医生完成。鼻部手术（鼻中隔成形术、鼻息肉切除术、鼻甲缩小或其他手术等）应被视为提高 CPAP 耐受性的辅助治疗方法。

手术后随访评估应包括睡眠呼吸监测以客观评估手术成功与否。远期疗效评估包括副作用、并发症、解剖效果、患者及其配偶关系满意度和嗜睡消除。

口腔矫治器

使用 OAs 的目的是增加上气道通畅程度和增加肌肉张力以减少塌陷。大多数 OA 装置包裹上下牙齿，控制下颌骨前伸，使其与休息位定位相反。这种定位反过来推拉舌头向前，减少了咽部塌陷和继发梗阻的可能性。理想的 OA 装置应该是经牙医会诊后专门为患者量身定做（图 61-6）；若经该方法制作，OA 可能对患者更有益处。

在临床试验中，与 CPAP 比较，OAs 降低 AHI 效验较低，但依从性更好。关于 OSA 患者长期使用 OAs 的远期疗效，目前资料有限，尚无变量可用以

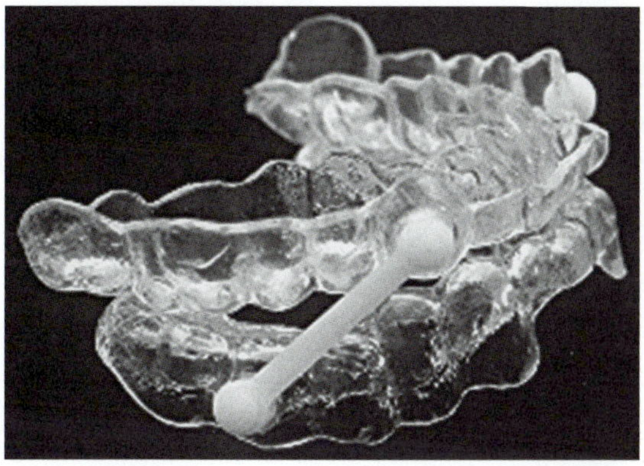

图 61-6　口腔矫治器（*From Douglas NJ：Obstructive sleep apnea. In Albert RK，Spiro SG，Jett JR，editors：*Clinical respiratory medicine，*ed 3，Philadelphia，2008，Mosby.*）

预测其成功率。虽然 OAs 对轻中度 OSA 患者疗效更好，但对具有大的下颌骨和咬肌的患者疗效欠佳，因其下颌与肌肉产生的力量足以破坏 OA。另外，很多 OSA 患者睡觉时磨牙，这种磨牙也可以损坏设备。因此，推荐治疗后进行睡眠监测检查（如使用家用监测仪）以判定其疗效。目前建议将 OAs 用于单纯鼾症、轻中度 OSA 及无法或不愿使用 CPAP 的患者。

气道正压通气

目前气道正压通气（PAP）是 OSA 患者治疗的首选方式。PAP 通过给上气道提供气动夹板来工作（图 61-7）。在随机临床试验中，已证明 PAP 可以持续的模式通气（如 CPAP）改善睡眠质量、缓解白天嗜睡、支持维护和恢复神经认知及驾驶能力、降低动脉高血压和最大限度地提高 OSA 患者的生活质量。前瞻性观察研究发现 PAP 具有降低心血管意外事件发生频率的远期疗效（图 61-8）。

为了确定最佳 PAP 水平，全夜 PSG 监测是首选的滴定方法。然而，若 PSG 记录的最初两小时内 AHI 高于 40，可行分夜睡眠监测。自动 -CPAP（aCPAP）机器根据上气道通畅程度连续调整应用的压力。这种装置可在无人值守的环境下使用，以决定一个固定的 CPAP 压力，但仅适用于没有重大合并症或其他非 OSA 睡眠障碍的患者。当需要较高 PAP 压力以避免梗阻时，接受 CPAP 或 aCPAP 治疗的患者可能会出现呼气困难或通气不足。在这些情况下，切换到双水平系统（BiPAP）即可独立调整

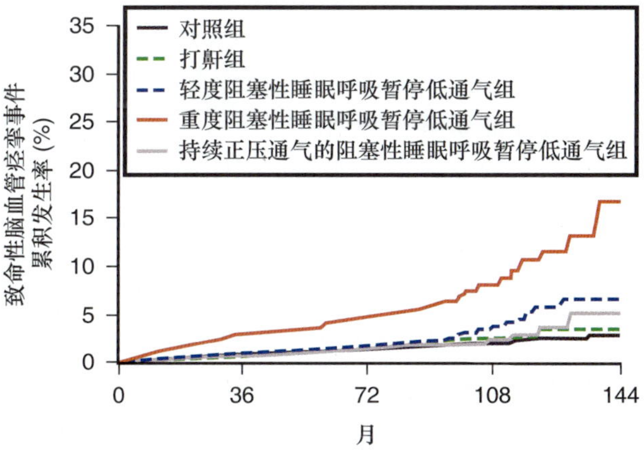

图 61-8　持续正压通气（CPAP）对病死率的影响。未治疗阻塞性睡眠呼吸暂停低通气（OSAH）和经治 OSAH 伴 CPAP 患者中的致命性心血管事件累积发生率。（*From Marin JM，Carrizo SJ，Vicente E，et al：Long-term cardiovascular outcomes in men with obstructive sleep apnoea/hypopnoea with or without treatment with continuous positive airway pressure：an observational study*，lancet *365：1046-1053，2005.*）

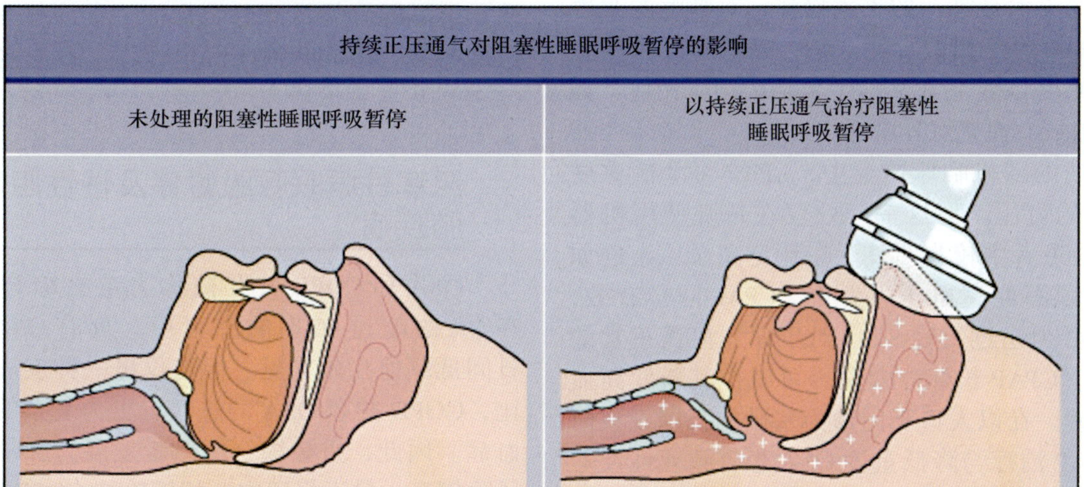

图 61-7　在阻塞性睡眠呼吸暂停患者中使用持续正压通气（CPAP）治疗时的解剖学变化。左，舌后水平的上气道阻塞；右，CPAP 通过固定和扩张阻塞的咽部进行工作

吸气压力和呼气压力，并可能提高患者对治疗的耐受性。

PAP 通常用鼻罩输送。其他接口，如鼻枕或全面罩接口可供备选，以增加患者的舒适度，确保良好的密封性并避免泄漏。通过病人嗜睡情况，治疗第一周平均每夜使用情况和夜间滴定出现问题可预测其长期依从性。PAP 安全，不良反应轻微而可逆。其最常见的副作用为鼻部刺激症状及干燥，可用加热湿化器治疗。PAP 进行初始设置后，建议每年至少进行一次随访评估，在排解设备故障和评估临床特征变化原因时需要随时评估。

辅助治疗

肥胖 OSA 患者可接受减肥手术作为 OSA 的辅助治疗。手术指征为 BMI ≥ 40 kg/m^2 或 BMI ≥ 35 kg/m^2 伴重大合并症患者。队列研究显示术后患者 AHI 随着体重的下降而降低。如果术前使用过 PAP 且有指征，术后应坚持使用（详见后述）。

并不推荐 OSA 患者单独使用氧疗。如果在 PAP 滴定过程中，需要吸氧以纠正有心肺合并症患者的低氧血症，可以在 PAP 治疗的同时加入氧疗。OSA 的治疗无特效药物。因此，鼻炎患者使用局部鼻用激素可能是有益的辅助治疗，并可常常改善鼻部充血，许多接受 CPAP 治疗的患者都有此症状。莫达非尼可用于经有效 PAP 治疗后仍有嗜睡的患者，以缓解嗜睡。

治疗的主要效果

一项随机临床试验表明，对中重度 OSA 患者而言，颌面部手术是唯一的手术操作，对嗜睡的改善程度与 CPAP 治疗相似。经评估，睡眠呼吸暂停患者术后或使用 OAs 后对其他主要临床预后无效，如机动车事故或心血管意外事件。

在短期的随机临床研究中，CPAP 可降低重度 OSA 患者的血压。但这一疗效仅在每晚使用机器超过 5 h 的患者中较为明显。在特定高血压人群如 OSA 合并顽固性高血压患者中，CPAP 同样有效，但治疗也必须超过每晚 5 h。对于原先血压正常的 OSA 患者，CPAP 长期疗效是否可减少其新发高血压尚未明确。在以人口和门诊为基础的长期观察研究中，CPAP 治疗与降低重度 OSA 患者致死性及非致死性心血管事件的风险（如心肌梗死和卒中）相关。同时，也可注意到 CPAP 治疗可降低重度 OSA 患者机动车事故的发生率。然而，目前尚缺乏设计良好且具有较强终点（例如心血管意外事件、交通事故或全因死亡率）的长期随机-对照研究进行治疗效果的评估验证。对白天嗜睡明显的患者尝试这些研究面临诸多伦理问题，因为 CPAP 对缓解这一症状非常有效，而对照组也不能否认其长期效果。

哪些患者需要治疗以及如何治疗

中重度 OSA 患者未经治疗可增加发生车祸及心血管意外事件的风险。目前的证据表明，白天过度嗜睡的患者（如 Epworth 嗜睡评分大于 10 分）以及驾驶或工作过程中睡着的患者，无论其 AHI 得分多少，均应接受治疗。对于这些患者，PAP 是首选的治疗方法。AHI 大于 30 的患者，无论其嗜睡程度如何，同样应首选 CPAP 治疗。轻中度 OSA（AHI 在 5 ～ 30），CPAP 治疗有效，但应提供患者 OAs 和上气道手术的治疗选择，并与患者讨论相应的风险和预期获益。OAs 更适合于轻度 OSA 且较瘦的年轻患者。手术应仅限于轻中度 OSA 且拒绝其他治疗措施的患者，或作为提高上气道梗阻患者 PAP 治疗耐受性的辅助治疗方法。

争议及误区

阻塞性睡眠呼吸暂停的女性患者

与慢性阻塞性肺疾病（COPD）一样，女性 OSA 患者仍存在诊断不足的现象。一方面，医生对女性 OSA 患者的警惕性较低。另一方面，与男性相比她们更不愿有打鼾主诉。最后，妇女主诉更多的是睡眠及合并症，如抑郁症、纤维肌痛症、甲状腺功能减退和慢性疲劳综合征，最终都可解释白天过度嗜睡。因此，临床医生评估女性患者时需要将 OSA 纳入鉴别诊断。

阻塞性睡眠呼吸暂停及慢性阻塞性肺疾病

OSA 和 COPD 共存被称为重叠综合征，出现在 1% 的超过 40 岁的患者中。仅有 OSA 的患者，日间低氧血症较罕见。但与仅患一种疾病的患者相比，COPD 共存 OSA 的患者有更为复杂的夜间低氧血症。因此，重叠综合征患者发展为肺动脉高压的风险较高。最近报道中，相较单纯 COPD 患者而言，重叠综合征患者发生严重 COPD 急性加重及全因死亡率的风险增加。此外，用 CPAP 治疗重叠综合征中的 OSA 可减少 COPD 急性加重，并提高患者生存率。因此，评估 COPD 患者及白天嗜睡患者是否潜在共存 OSA 是非常重要的。

睡眠实验室与实验室外诊断

全夜多导睡眠监测仍然是诊断睡眠呼吸疾病的“金标准”，需要在配备有专业人员的睡眠实验室内完成，但在呼吸医学领域，实验室外诊断正迅猛发展。这些研究应用于具有严重疾病高预发性预测值的患者效果最好，因为他们可以从快速诊断和治疗中获益。但是，人们已经认识到大多数这些设备的质量仍不确定，自动评分系统存在缺陷。目前，用于诊断 OSA 的便携式系统应该仅供受过训练的医师使用，其使用应仅限于不伴有合并症的疑似 OSA 患者或其他不会导致 OSA 症状的睡眠障碍。

非连续气道正压通气压力疗法

尽管 CPAP 可有效缓解 OSA 症状，但许多患者对该治疗感觉不适并寻求其他的治疗选择。有证据支持轻中度 OSA 患者可使用 OAs，肥胖患者可进行减肥。然而，大多数手术治疗缺乏强有力的科学证据，因此不推荐其作为重度 OSA 的治疗。对患者个人而言，何时及如何操作仍存争议。手术成功与否主要取决于外科医生的经验。

推荐读物

Centers for Medicare and Medicaid Services: Continuous positive airway pressure (CPAP) therapy for obstructive sleep apnea (OSA). Updated August 28, 2008 (online article): www.cms.gov; accessed on March 28, 2012.

Colten HR, Altevogt BM, editors: *Sleep disorders and sleep deprivation: an unmet public health problem*, Washington, DC, 2006, National Academy Press.

Cross M, Vennelle M, Engleman HM, et al: Comparison of CPAP titration at home or the sleep laboratory in the sleep apnea hypopnea syndrome, *Sleep* 29:1451–1455, 2006.

Deegan PC, McNicholas WT: Predictive value of clinical features for the obstructive sleep apnea syndrome, *Eur Respir J* 9:117–124, 1996.

Douglas NJ: Home diagnosis of the obstructive sleep apnoea/hypopnoea syndrome, *Sleep Med Rev* 7:53–59, 2003.

Epstein LJ, Kristo D, Strollo P, et al: Clinical guideline for the evaluation, management and long-term care of obstructive sleep apnea in adults, *J Clin Sleep Med* 5:263–276, 2009.

Marin JM, Carrizo SJ, Vicente E, et al: Long-term cardiovascular outcomes in men with obstructive sleep apnoea/hypopnoea with or without treatment with continuous positive airway pressure: an observational study, *Lancet* 365:1046–1053, 2005.

Pack AI, Platt AB, Pien GW: Does untreated obstructive sleep apnea lead to death? *Sleep* 31:1067–1068, 2008.

Sundaram S, Bridgman SA, Lim J, Lasserson TJ: Surgery for obstructive sleep apnea, *Cochrane Database Syst Rev* 4:CD001004, 2005.

Yaggi HK, Concato J, Kernan WN, et al: Obstructive sleep apnea as a risk factor for stroke and death, *N Engl J Med* 353:2034–2041, 2005.

第十部分　睡眠呼吸障碍

第 62 章　肥胖-通气不足综合征

Gimbada B. Mwenge • Daniel Rodenstein　著

（方爱平　杜　鹃　酆孟洁　译）

肥胖-通气不足综合征是一种以日间代偿性呼吸性酸中毒（即 pH 正常但血清碳酸氢盐升高的高碳酸血症）为特征的疾病，在这样的患者中找不到通气衰竭的原因。虽然这些患者能除外肌力下降的疾病（神经肌肉疾病）、异常的肌肉结构（如脊柱后侧凸）、严重的气道阻塞和异常的通气-灌注关系［如慢性阻塞性肺疾病（COPD）、肺气肿］或实质病变（如间质性肺疾病），但仍不能保证休息状态下正常的每分通气量。这些患者进行一些包括系列深吸气在内的呼吸动作，可使动脉二氧化碳张力（$PaCO_2$）正常，在那些低氧血症患者中，氧饱和度（SaO_2）在不到 2 min 时间内可上升 4% ～ 6%。然而，值得注意的是，他们并不能维持足够的每分通气量，仍为高碳酸血症状态，需要肾来进行补偿以维持正常的 pH。另外的一个很明显的临床要素是这些人为肥胖人群通常为病态性肥胖，其体质指数（BMI）超过 35 kg/m^2。将病理性肥胖和白天高碳酸血症联系在一起就被定义为肥胖-通气不足综合征。

当在睡眠实验室研究这些患者时，可清楚地发现他们被某种形式的睡眠呼吸障碍模式所困扰。大部分患者有中到重度的阻塞性睡眠呼吸暂停（OSA），少数没有阻塞性呼吸，只有单纯睡眠相关低氧血症和高碳酸血症（整个晚上长时间 SaO_2 低于 90%，而 $PaCO_2$ 升高约 10 mmHg）。只有在其他原因导致的白天高碳酸血症被排除后才能诊断肥胖-通气不足综合征。

流行病学

肥胖-通气不足综合征在一般人群中的流行情况还不清楚。美国的发病率估计在 0.15% ～ 0.3%。对 BMI 指数超过 35 kg/m^2 的肥胖住院患者进行的研究发现发病率达 31%。以前在欧洲（法国、意大利、希腊和西班牙）进行的研究发现，OSA 患者的肥胖-通气不足综合征发生率为 9% ～ 17%。美国的研究发现这种人群中的肥胖-通气不足综合征的发病率超过 20%。

肥胖-通气不足综合征的性别发病比例还不清楚：虽然男性的患病率似乎要高些，但有些研究发现女性所占的比例要高些。所有报道的数据都来自于经过挑选的住院患者队列或来自于睡眠实验室。

风险因素

有几个因素似乎使得一个肥胖的人容易产生肥胖-通气不足综合征。毫无异议的是，与 OSA 患者相比，被诊断为肥胖-通气不足综合征的患者似乎更肥胖些，他们的 OSA 更严重。导致肥胖的众所周知的主要原因是过度摄取食物，超过了器官所需要的能量消耗，导致能量以脂肪沉积的方式被储存。根据世界范围内的流行病学数据，每个地区的肥胖症发病率都在上升，本质上这个趋势似乎与饮食习惯的迅速变化有关，它们本身又受技术的进步和食品工业政策的影响。这是否反映了生活水平的提高仍存在争议。

应通过教育宣传肥胖对健康的影响，使人们彻底改变饮食行为习惯。然而从个体水平而言，遗传因素可能对肥胖的形成有影响，这主要是由所谓的“分解代谢”和“合成代谢”基因之间的平衡决定的。已经发现超过 250 个基因对最终能量平衡有或多或少的影响。然而，每个基因变异的临床意义还不能很好地预测。只有少数几个引起人类肥胖的单基因已被描述，最好的例子就是编码黑皮质素 4 受体的基因的突变。但是，需要强调的是，如果食物的摄入不过多或能量消耗超过了能量吸收，就不会形成肥胖。

睡眠呼吸暂停低通气指数（AHI）是指睡眠时每小时的呼吸暂停或呼吸不足发作的次数，超过 50 的 AHI 似乎也是肥胖-通气不足综合征的一个危险因素，因为在几个研究中，25% 有着这种 AHI 的患者都有肥胖-通气不足综合征。多导睡眠监测仪检测显示氧饱和度低于 60% 和肺功能为中重度限制性障碍也是该综合征的预测因素，其 OR 值分别为 4 和 10。最后，一些研究发现肥胖-通气不足综合征患者与配对的 OSA 患者相比，其颈、腰和臀围更大些，腰臀比也更大。

病理生理

不论血碳酸正常还是高碳酸血症的肥胖患者，功能残气量和补呼气量都有显著的下降，而深吸气量不变，肺活量正常或轻度减少。但是，肥胖不是通气不足的唯一决定因素，因为只有 1/3 的病态肥胖者形成高碳酸血症。血碳酸正常和血碳酸高的人之间的差别在下面进行描述。

下降的肌力

血碳酸正常的病态肥胖患者吸气压和呼气压峰值是正常的，但肥胖-通气不足综合征患者可能是降低的，但这不是普遍现象。

中枢呼吸驱动

许多研究发现肥胖-通气不足综合征患者在重复呼吸 CO_2 时，其过度通气的程度和无该综合征的病态肥胖患者不同。在对 $PaCO_2$ 标准化后，大多数患者的缺陷能被纠正。严重 OSA 但无高碳酸血症的患者，用持续气道正压（CPAP）治疗时高碳酸血症通气反应不会改变。迟钝的中枢驱动具有可逆性，这提示是综合征的继发现象（这是综合征持续存在必然会引起的），而不是它的起因。

阻塞性睡眠呼吸暂停

OSA 可能在这些患者的慢性碳酸血症的发病机制中起到了一部分作用，因为在多数情况下，对 OSA 的治疗可纠正高碳酸血症。实际上，为了补偿间歇性节律呼吸和其导致的高碳酸血症的影响，正常受试者和 OSA 患者一样，会在呼吸暂停后的第一次呼吸时增加他们的潮气量（过度换气）。然而，由于不同受试者间通气反应有生理差别，这样就可能导致 CO_2 的负荷过度。呼吸暂停的持续时间也会起到作用，当呼吸暂停时间超过了呼吸间隔时间 3 倍时，尽管潮气量达到最大，因为留给过度换气的时间不足，CO_2 还是有积聚的趋势（图 62-1）。另外，高碳酸血症能降低通气反应：在呼吸暂停后的首次呼吸与在前一次的呼吸事件中的 CO_2 负载量有直接的关系，这就是 CO_2 通气反应指数。与血碳酸正常的患者相比，高碳酸血症患者的这个通气指数是降低的。高碳酸血症患者的呼吸暂停-间歇期的持续时间比要比血碳酸正常的患者长。

还有一个研究也显示，在呼吸动作后受损的

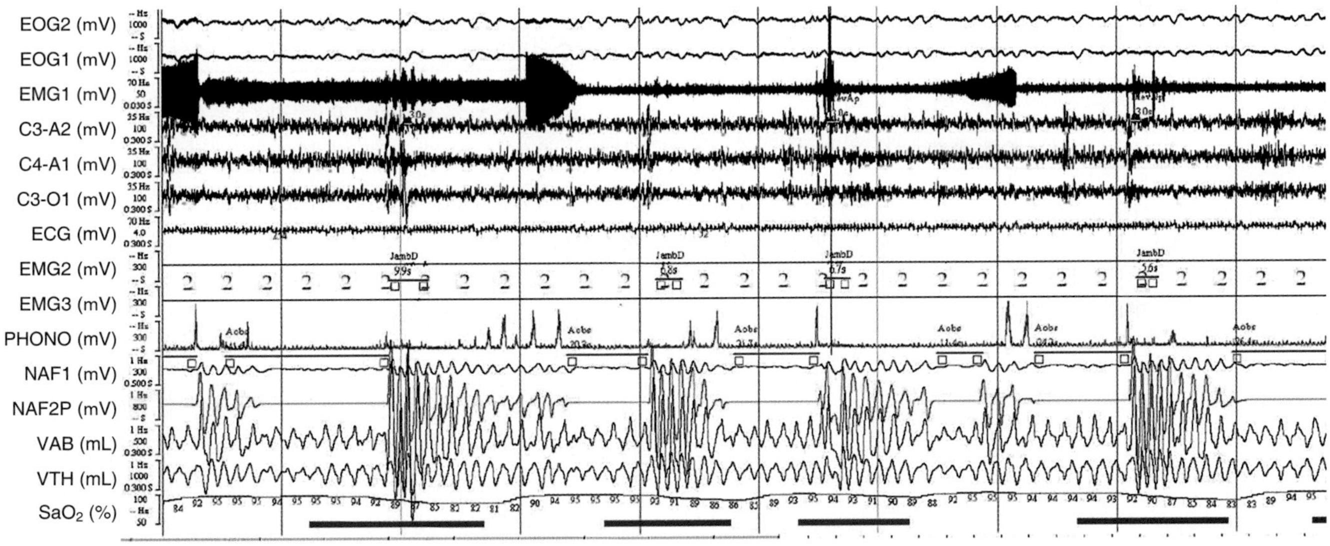

图 62-1　诊断性睡眠多导图记录的 5 min 追踪。从上到下：2 条眼电图（EOG）；下巴肌电流图（EMG1）；3 条脑电图（C3-A2，C4-A1，C3-O1）；心电图；下肢运动肌电图（EMG2，EMG3）；打鼾记录（PHONO）；有热电偶的口鼻气流（NAF1）；鼻气流（NAF2P）；感应体积描记带记录的胸腹运动（VAB，VTH）；脉氧计测定的氧饱和度（SaO_2）。该患者是在非快速眼动睡眠第二期。注意随着氧饱和度下降而引起的鼻气流、持续性腹部和胸腔运动消失，以及大声打鼾和腿部运动中止的连续性睡眠呼吸暂停（一次除外）。REM，快速眼动

CO_2 动态平衡可能是由鸦片或鸦片受体调控的，因为内啡肽阻滞药能改变这种状态。有报道称 OSA 患者脑脊液中增加的 β-内啡肽活性能回到正常水平。该发现可以解释在一夜的呼吸暂停发作后觉醒时的高碳酸血症。为了理解为何在没有呼吸暂停的清醒期 $PaCO_2$ 仍不能恢复正常，需要考虑到肾的作用。高碳酸血症导致呼吸性酸中毒，这就激活了肾的代偿过程。

为了解释 OSA 患者产生高碳酸血症的机制，Norman 及其合作者使用计算机模型构建了一些预测睡眠呼吸紊乱（呼吸暂停、低通气和肺换气不足）到慢性日间高碳酸血症的线索。在他们的模型中，当通气 CO_2 反应和肾 HCO_3^- 分泌正常时，不会出现 $PaCO_2$ 和 HCO_3^- 上升。白天 HCO_3^- 分泌能代偿晚上 CO_2 的蓄积。但是，当 CO_2 通气反应非常低的时候，这个模型显示许多天内清醒状态下的 $PaCO_2$ 和 HCO_3^- 会中度上升。相类似的是，当将肾 HCO_3^- 排泄率降低以模拟氯化物缺乏时，这个模型显示白天 $PaCO_2$ 和 HCO_3^- 有轻度上升。低 CO_2 反应和低肾 HCO_3^- 排泄率协同作用使白天 $PaCO_2$ 增加。这些研究者认为，高碳酸血症来自于睡眠和清醒时段 CO_2 负荷时间（短＝呼吸暂停或呼吸不全；长＝通气不足）和不完全代偿之间的失衡。这种肺-肾的相互影响可能导致慢性白天高碳酸血症的出现和维持，这将导致下个睡眠周期的呼吸动力变迟钝（图 62-2）。

OSA 和肥胖-低通气综合征患者单纯低通气之间清楚地存在联系。在 De Miguel Díez 及其同事的研究中，他们为 12 名单纯性肥胖-通气不足综合征（无睡眠呼吸暂停）患者提供通气支持，使用无创性通气（NIV）治疗了至少 1 年。随后，暂停 NIV 和高碳酸血症消失 3 个月后，7 名患者出现阻塞性睡眠呼吸暂停综合征。这些数据说明有代偿性呼吸性酸中毒所致的通气损伤可能导致患者从呼吸暂停-低通气综合征转变为单纯肥胖低通气综合征。

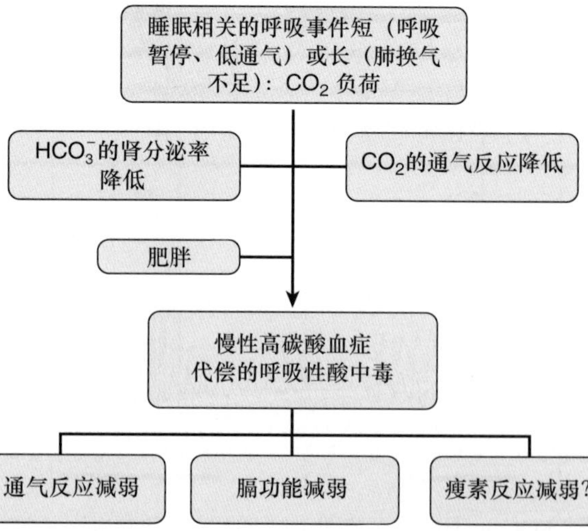

图 62-2 肥胖-通气不足综合征发病机制图示。CO_2 通气反应降低和肾 HCO_3^- 排泄率降低产生协同作用影响日间 $PaCO_2$ 水平的升高。慢性高碳酸血症将导致通气反应变弱，可能降低膈功能、减少瘦素反应

神经激素反应（瘦素抵抗）

瘦素是一个由脂肪组织释放的蛋白质，其功能是降低食欲并增加能量消耗。有些研究发现，在肥胖症患者中，血中的瘦素水平很高但没有预期的生理作用，表明存在有所谓的瘦素抵抗。动物实验显示，该蛋白质是一个通气的强刺激因子，瘦素缺乏或活性降低可能导致换气不足。OSA 患者在 CPAP 治疗后，瘦素的血清水平下降或变正常。对这种关系的一个假设就是，呼吸暂停和低通气可能是瘦素上升的原因，而非结果。肥胖-通气不足综合征患者的瘦素水平是相似肥胖程度和相似 AHI 值患者的 2 倍。瘦素水平随着使用 NIV 或减肥而降低。从所有观察到的现象中得出这样一个印象，瘦素抵抗可能是肥胖-通气不足综合征的原因。但是，最近的一项研究发现相反的结果：那些呼吸暂停和低通气发作不常发生的肥胖-通气不足综合征患者瘦素水平较那些有相同数量阻塞事件而无日间高碳酸血症的肥胖患者水平低。而瘦素水平在 NIV 治疗后上升。需要做更多的研究来证实这些发现。显然，肥胖-通气不足综合征中神经体液相互影响的完整图像还没出现。

临床特征

对包含大量患者的文献进行系统性回顾可发现肥胖-通气不足综合征患者的下列临床特征。患者多在 60 多岁被诊断患有肥胖-通气不足综合征，男性的发病率要稍微高些（60%）。与 OSA 患者相比，肥胖-通气不足综合征患者的肥胖更严重（均值：44 kg/m^2；范围：35 ～ 56 kg/m^2）。这些患者中高达 90% 的人有 OSA，AHI 也比较严重（均值：66；范围：20 ～ 100）。肥胖-通气不足综合征患者比 OSA 患者睡得更多（按照 Epworth 睡眠量表，评分为 14.6±4.9 *vs.* 12.5±4.6）。过度睡眠的影响有相同的结果：工作执行力下降、注意力下降、不专心和反应时间延长。夜间和白天的低氧血症也是肥胖-通气不足综合征的特征。按照这些研究，报道的日间 PaO_2 平均值为 53 mmHg（47 ～ 74 mmHg）。最后，血氧定量法测定的睡眠期间的氧饱和度（SpO_2）最

低值小于 60%。

诊断

病史

大部分肥胖-通气不足综合征患者有一些日间呼吸主诉（呼吸困难）和某种程度的白天过多睡眠。在就诊时，他们通常还有并发症，如糖尿病和高血压。典型的血碳酸正常合并 OSA 患者还可有其他不适主诉，包括大声打鼾、伴有可见呼吸暂停的夜间窒息和白天睡眠过多、夜尿症、情绪障碍和清晨头痛。通常由睡眠专家或呼吸医师进行诊断。以前按照 OSA 成功治疗的患者，症状重新出现时可能意味着变成了肥胖-通气不足综合征。通常患者由于一次急性呼吸衰竭被送进 ICU 治疗后得到诊断。

体格检查

血碳酸正常和高碳酸血症的肥胖-通气不足综合征患者的体格检查通常会发现 BMI 指数高于 40 kg/m^2，男性颈围大于 42 cm，女性大于 40 cm。口腔检查显示为大舌头，口咽狭窄（Mallampati 评分为Ⅳ；Friedman 舌位指数为 3 或 4）。少量肥胖-通气不足综合征与 OSA 的鉴别诊断依据为：在清醒状态下用手指脉搏血氧计测定的异常氧饱和度（SpO_2）提示医师 OSA 患者未患有该综合征，因为该综合征患者在清醒状态下的低氧血症并不常见。

肥胖-通气不足综合征患者可能有肺源性心脏病的指征：心脏听诊时在第二心音中有明显的肺成分、下肢水肿、巩膜充血（被认为与 $PaCO_2$ 上升和脑血管扩张有关）、肝大和颈静脉突出。

血气分析和血生化分析

静脉血碳酸氢盐水平上升是一个有效的筛选手段。在一项研究中，血碳酸氢盐大于 27 mmol/L 和有临床性肥胖（BMI 大于 30 kg/m^2）的患者，38% 有肥胖-通气不足综合征。如果肥胖严重并且肺功能受限制，有严重的 OSA，肥胖-通气不足综合征发病率会跃至 56%。

甲状腺功能减退比较罕见，但还是值得用促甲状腺素激发试验进行排除。

动脉血在“清醒”（白天）状态下存在高碳酸血症（$PaCO_2$ 大于 45 mmHg）是一个确诊标准，通常伴随有日间缺氧。

睡眠实验室诊断

睡眠紊乱性呼吸可能有两种形式；最常见的一种就是 OSA，其次就是中枢性通气不足。多导睡眠监测仪的检查显示，仅在 REM 阶段（图 62-3）或

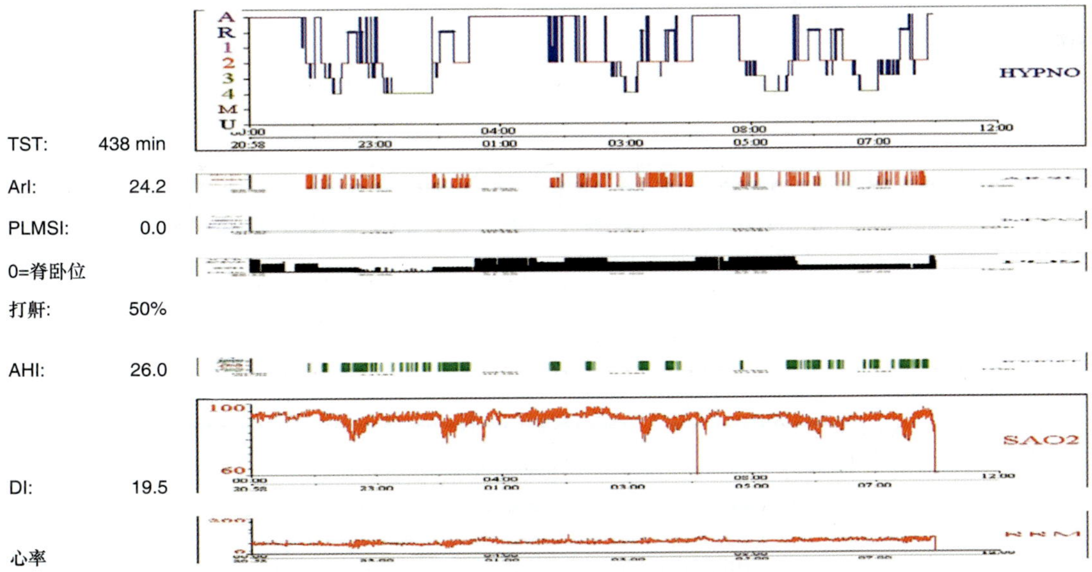

图 62-3　从上到下：第一张图显示清醒和睡眠的数据：*A*，清醒状态；*R*，REM 睡眠；*1*、*2*、*3*、*4*，非 REM 睡眠期；*U*，未知阶段；*M*，运动。下一张图是唤醒指数（*ArI*）、周期性腿动指数（*PLMSI*）、体位（仰卧位标为 0）、打鼾占睡眠时间的百分比、睡眠呼吸暂停通气不足指数（*AHI*）、去饱和指数（*DI*）[定义为每小时睡眠氧饱和度（SaO_2）下降大于等于 4% 的次数] 和心率。值得注意的是呼吸暂停和通气不足导致氧饱和度下降，但这种下降在 REM 睡眠期下降快得多。*REM*，快速动眼；*TST*，总睡眠时间

整个睡眠期间（图 62-4）出现典型的 OSA 模式或周期性 SaO_2 下降。在很多时候，整个睡眠中可见到睡眠呼吸紊乱，伴有在非 REM 睡眠期饱和度陡降和在 REM 期更快的饱和度下降（图 62-4）。

有些患者甚至可能完全没有 REM 睡眠（图 62-5）。

肺量测定

肥胖对肺功能的最可预测和突出的影响就是功能残气量（FRC）和补呼气量（ERV）的下降，这与受试者躺下时出现的周边肺单位关闭和异常通气-灌注比有关。当肥胖者的体重明显减少时，FRC 上升。与血碳酸正常患者的值相比，肥胖-通气不足综合征患者的肺总容积（TLC）是正常或轻度下降的，但 ERV 和 FRC 是下降的，而且肥胖-通气不足综合征患者的这些变化比血碳酸正常患者的变化要明显，即使两者 BMI 相近也是如此。

胸部 X 线片

胸部 X 线片没有特殊的特征。但是，推荐影像学检查以排除间质性肺疾病和胸壁畸形（严重脊柱侧凸）或膈麻痹。

心脏超声

心脏超声能确诊肺源性心脏病，在随访评估时也有作用。

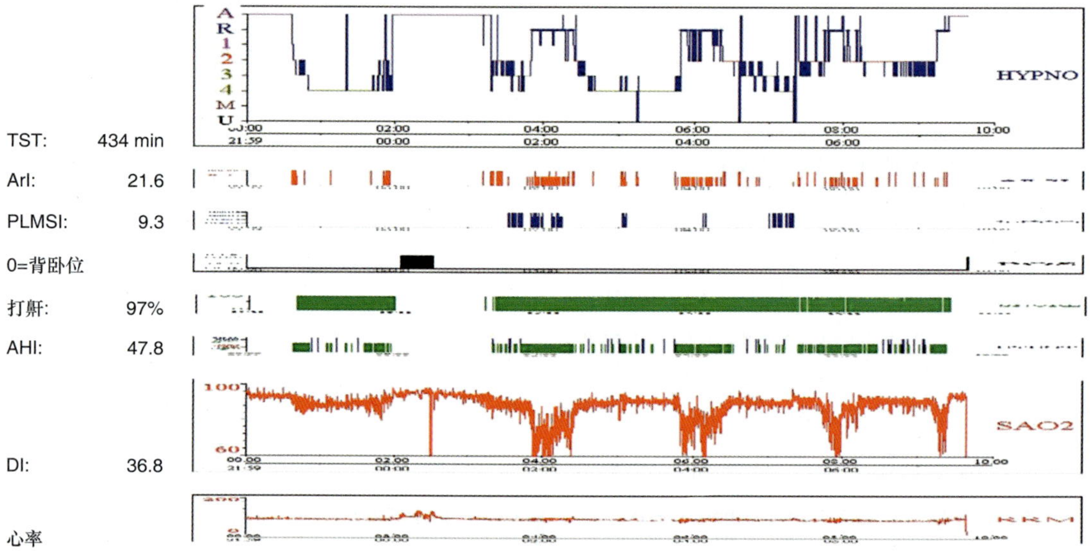

图 62-4 注意整个晚上 SaO_2 降低，在 REM 睡眠期，SaO_2 下降得更多。缩写见图 62-3

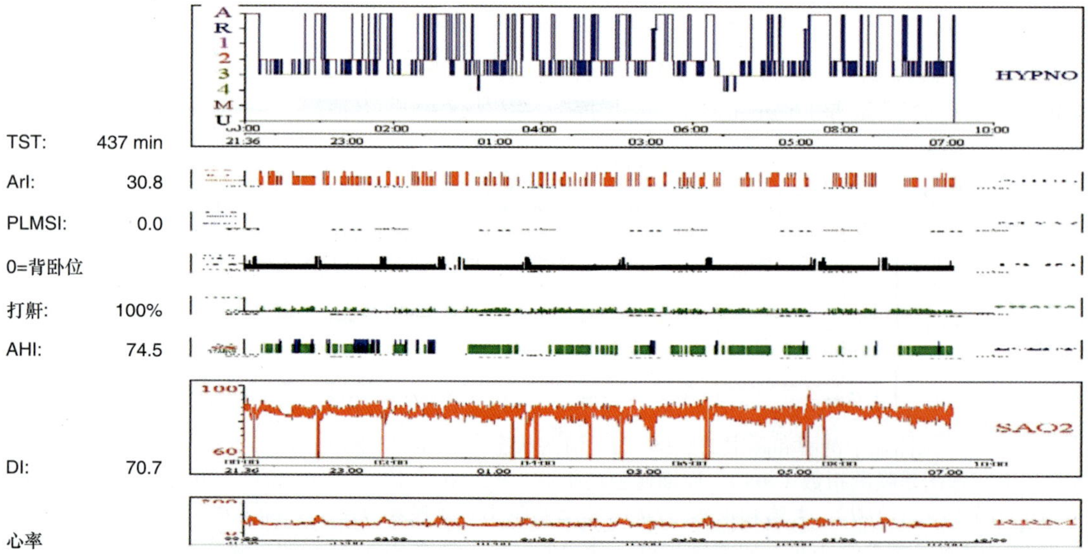

图 62-5 注意整晚 SaO_2 降低，有周期性的跌落与恢复，REM 睡眠几乎完全消失。缩写见图 62-3

临床特点：发病率和病死率

肥胖本身不会导致 ICU 里的高发病率和病死率。这已经在一个配对研究中得到了证实，该研究发现 BMI 对这种患者的病死率无显著影响。

在评估和治疗肥胖-通气不足综合征患者睡眠相关呼吸疾病前，这些患者已经大量使用卫生健康资源数年，一旦治疗开始启动，住院天数将发生显著降低。Nowbar 及其同伴的工作显示在出院后的追踪评估中，与单纯性肥胖相比，肥胖-通气不足综合征病死率明显上升。

肥胖-通气不足综合征最常见的后果包括红细胞增多症、甲状腺功能减退、肺高压、右心衰竭和急性呼吸衰竭。

MacGregor 及其同伴报道了肥胖-通气不足综合征的高病死率（包括猝死）以及给予机械通气治疗后的病死率下降。这些发现为 Budweiser 及其同事的研究所证实，他们证明，在开始了 NIV 后，肥胖-通气不足综合征患者的气体交换和肺功能得到了改善。这些研究人员还强调了低生存率与低氧血症、低 pH 及升高的炎症标志物之间存在关联。

治疗

减肥

最理想的治疗就是减轻体重。恢复到正常体重能逆转呼吸衰竭、肺高压和睡眠相关呼吸紊乱。问题是，这些患者很难实现并维持显著的体重减轻。肥胖外科手术似乎是达到长期降低体重的最有效方法。但是，因为肥胖-通气不足综合征患者的手术后遗症和病死率增加，因此这是一个只能针对少数人的治疗。其围术期的病死亡率在 0.5% ～ 1.5%。与病死率相关的独立风险因素是肠漏和肺栓塞。理想的情况是，肥胖-通气不足综合征患者应该在手术干预前，用 CPAP 治疗或 NIV 进行支持，以降低围术期发病和死亡风险。另外，应该在拔管后立即重新开始 CPAP 或 NIV 治疗，以避免发生术后呼吸衰竭。

睡眠呼吸障碍的逆转

无创性通气

NIV 的效果已被广泛地进行了研究。就如已在许多与高碳酸血症有关的疾病状态（脊柱后凸侧弯和中枢性肺泡通气不足）中发挥的作用一样，NIV 有望对肥胖-低通气综合征发挥成功的临床疗效。NIV 能长期明显地改善 PO_2 和 PCO_2，能减轻主观嗜睡和呼吸困难的感觉。

NIV 经常被作为 CPAP 试验后的二线治疗，特别是在对 CPAP 治疗依从性差、接受 CPAP 治疗时高碳酸血症没有改善或仍持续性低氧血症时需要考虑 NIV 治疗。对于突发慢性呼吸衰竭急性发作的肥胖-通气不足综合征患者及不伴 OSA 的肥胖-通气不足综合征患者，也应该考虑 NIV。

持续气道正压通气

CPAP 治疗改善了 AHI、REM 持续时间、唤醒指数和夜间血氧饱和度。然而，某些受试者尽管给予 CPAP，其夜间去饱和仍然持续存在。当对已选择的无严重低氧血症的患者组进行评估时，单用 CPAP 在 80% 的患者中产生了满意的效果，剩下的需要进行 NIV。尽管 CPAP 和 NIV 被广泛地用于治疗肥胖-通气不足综合征，但是并没有在随机选择的患者中进行过对照试验以确定哪种治疗更有效或更经济，或者与减肥进行比较。还缺少肥胖-通气不足综合征患者对 CPAP 长期反应（6 个月）的系统性研究，因此这种治疗对结局（如住院和生存）的影响还不是很清楚。

迄今，没有研究提供一个有效预测 CPAP 成功或失败的方法，从而不能预测是否需要 NIV。在有利于理想选择的数据出来之前，最好的选择似乎还是尝试使用 CPAP。如果睡眠呼吸障碍和呼吸性酸中毒没有被纠正，建议改用 NIV。

气管切开术

施行气管切开术绕过了呼吸道，减少了阻塞发生的风险。尽管 OSA 患者存在高碳酸血症，但气管切开术被证明仍是一个有效的备选治疗方法。然而由于种种原因，并不推荐在大多数的肥胖-通气不足综合征患者中进行气管切开。在病态性肥胖患者中进行气管切开具有挑战性，使用外科和经皮的方法都可发生并发症。经皮气管切开术最经常报道的并发症包括需要中止切开、偶然的拔管、需要改变为外科支气管切开术、旁管置留、产生气胸、大出血（需要输注血液制品或外科干预）、缺氧、小出血（需要加压包扎或缝合）、皮下气肿、一过性低血压、导管阻塞、气管切开插管后导管移位和死亡。因为 CPAP 和 NIV 在大多数病例中是有效的，因而气管切开不是肥胖-通气不足综合征的一线治疗方法。

药物治疗

在肥胖-通气不足综合征患者中开展的药物试验很少。西班牙的 Raurich 及其同事最近开展的试验纳入了 25 名肥胖-通气不足综合征患者，考察了 CO_2 反应、BMI 和血浆碳酸氢盐浓度之间的关系和乙酰唑胺对通气的急性呼吸衰竭患者的碳酸氢盐和 CO_2 反应的影响。这些研究人员发现，加入的乙酰唑胺降低了碳酸氢盐的浓度并增加了 CO_2 反应。他们认为，这种治疗可能可以被用作通气的补充。

结论

肥胖-通气不足综合征似乎只在过度肥胖存在时才会发生，是肥胖最严重的呼吸并发症之一。这种综合征是能被预防和治疗的，治疗显然不依赖于维持或降低过重的体重。如果肥胖-通气不足综合征没有被诊断出来并给予治疗，会导致严重的健康后果。不幸的是，该疾病是诊断不足的——它仍然是少数对睡眠和呼吸间关系感到迷惑的医师感兴趣的课题，对于大部分医生而言，它仍然隐藏在肥胖之后。全世界肥胖患病率的上升将需要健康护理专家致力于宣传和教育以使它更加为人所知，否则，一旦第一次或数次发作急性呼吸衰竭导致需要急救护理的致命危险时，患者仍将需要在 ICU 中诊断。

争议与缺陷

尽管目前对肥胖-通气不足综合征的发生和发展的理解已经有了相当大的进步，但对其临床表现和结局仍然还有很多的疑问。部分未解决的问题如下：

- 肥胖-通气不足综合征是否仅是肥胖的特殊形式，这样，减轻体重就足以治愈它？
- 肥胖-通气不足综合征是否通过日间过多睡眠、降低能量消耗和增加饥饿感来防止体重减轻的？
- 鉴别处于风险中的患者并给予全面诊断最好的简单的筛选方法是什么？
- 多导睡眠监测仪是否在肥胖-通气不足综合征患者的治疗中是必要的？
- 肥胖-通气不足综合征的睡眠相关的呼吸治疗（如呼吸暂停-呼吸不足综合征用 CPAP，或睡眠相关通气不足用 NIV）是否足以保护患者的健康，或者体重减轻仍然是治疗的一个强制性要求？
- 在多数患者中 CPAP 是个有效的治疗方法。但是，有相当数量的患者对这种干预无反应，能迅速鉴别这种无反应患者的预测因素是什么？
- 需要 NIV 的患者，有多少能恢复到更简单的 CPAP 治疗？
- 需要 NIV 的患者，什么时候转换成 CPAP 是恰当的？
- OHS 中 CPAP 和 NIV 的成本-效益比是什么？
- CPAP 或 NIV 治疗似乎降低了病死率，但这只是在很少的患者中进行评估的结果，需要对大样本人群进行长期追踪研究来证实该主要结果并确定持续性肥胖对生存的混杂影响。

推荐读物

Banerjee D, Yee BJ, Piper AJ, et al: Obesity hypoventilation syndrome: hypoxemia during continuous positive airway pressure, *Chest* 131:1678–1684, 2007.

Berg G, Delaive K, Manfreda J, et al: The use of health-care resources in obesity-hypoventilation syndrome, *Chest* 120:377–383, 2001.

Budweiser S, Riedl SG, Jorres RA, et al: Mortality and prognostic factors in patients with obesity-hypoventilation syndrome undergoing noninvasive ventilation, *J Intern Med* 261:375–383, 2007.

Chouri-Pontarollo N, Borel JC, Tamisier R, et al: Impaired objective daytime vigilance in obesity-hypoventilation syndrome: impact of noninvasive ventilation, *Chest* 131:148–155, 2007.

De Miguel Díez J, De Lucas Ramos P, Pérez Parra JJ, et al: [Analysis of withdrawal from noninvasive mechanical ventilation in patients with obesity-hypoventilation syndrome. Medium term results.], *Arch Bronconeumol* 39:292–297, 2003.

Lumachi F, Marzano B, Fanti G, et al: Hypoxemia and hypoventilation syndrome improvement after laparoscopic bariatric surgery in patients with morbid obesity, *In Vivo* 24:329–331, 2010.

MacGregor MI, Block AJ, Ball WC Jr: Topics in clinical medicine: serious complications and sudden death in the Pickwickian syndrome, *Johns Hopkins Med J* 126:279–295, 1970.

Marien H, Rodenstein D: Morbid obesity and sleep apnea. Is weight loss the answer? *Clin Sleep Med* 4:339–340, 2008.

Masa JF, Celli BR, Riesco JA, et al: The obesity hypoventilation syndrome can be treated with noninvasive mechanical ventilation, *Chest* 119:1102–1107, 2001.

Norman RG, Goldring RM, Clain JM, et al: Transition from acute to chronic hypercapnia in patients with periodic breathing: predictions from a computer model, *J Appl Physiol* 100:1733–1741, 2006.

Nowbar S, Burkart KM, Gonzales R, et al: Obesity-associated hypoventilation in hospitalized patients: prevalence, effects, and outcome, *Am J Med* 116:1–7, 2004.

Pérez de Llano LA, Golpe R, Ortiz Piquer M, et al: Short-term and long-term effects of nasal intermittent positive pressure ventilation in patients with obesity-hypoventilation syndrome, *Chest* 128:587–594, 2005.

Raurich JM, Rialp G, Ibáñez J, et al: Hypercapnic respiratory failure in obesity-hypoventilation syndrome: CO_2 response and acetazolamide treatment effects, *Respir Care* 55:1442–1448, 2010.

Trakada GP, Steiropoulos P, Nena E, et al: Prevalence and clinical characteristics of obesity hypoventilation syndrome among individuals reporting sleep-related breathing symptoms in northern Greece, *Sleep Breath* 14:381–386, 2010.

第十一部分 胸壁疾病

第 63 章 脊柱侧凸和脊柱后凸侧弯

Anita K. Simonds 著

（鄭孟洁 徐笑洋 林江涛 译）

脊柱侧凸即脊柱的侧弯（图 63-1），是一种被充分认识的疾病，早在公元前 500 年就已被希波克拉底所描述。脊柱后凸（译者注：俗称驼背）是指脊柱在前后方向（矢状面）上向后和向前弯曲。由于肋角凸出被曲解为脊柱后凸，因此许多有胸椎侧凸的患者常被误认为有脊柱后凸侧弯。实际上，大部分特发性胸廓脊柱侧凸包括脊柱前凸和旋转的成分。脊柱侧弯的程度用 Cobb 角衡量，如图 63-2 所示，Cobb 角是基于影像学进行测定的。

流行病学、危险因素和病理生理学

脊柱侧凸是胸壁畸形最常见的病因。胸壁畸形的病因列于框 63-1。到目前为止，脊柱侧凸最常见的是特发性那一类，约占所有病例的 80%。特发性脊柱侧凸即病因不明的脊柱侧弯；脊柱侧凸的先天性类型与脊柱的异常发育有关，例如分段失败（例如脊柱融合）、形成失败（例如半椎体）或遗传性综合征（例如脊椎肋骨发育不全或 Klippel-Feil 综合征或 Goldenhar 综合征）。

脊柱侧凸曲线超过 35° 的发生率为 1/1000，而超过 70° 的发生率为 0.1/1000。人们已认识到性别倾向与畸形异常之间的显著关系。女性罹患脊柱严重弯曲的风险更大。据估计在美国大约 50 万脊柱侧凸的患者侧凸曲线超过 30°。大约每 1000 人中有 3 ～ 4 名儿童需要医师对其脊柱侧凸进行监测，其中 1/3 需要进行干预（例如矫形手术或支撑）。男性随着年龄增长和社会经济条件的改善，其罹患特发性脊柱侧凸的概率大增。但脊柱侧凸发生率和出生顺序或出生季节之间没有相关性。特发性脊柱侧凸可以根据脊柱发生侧凸时的年龄进行分类——婴儿期（出生至 3 岁）、青少年期（3 ～ 11 岁）和成人期（11 岁到更大年龄）。

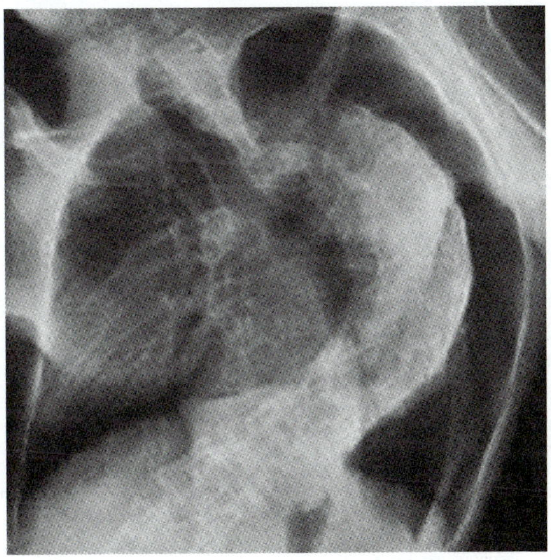

图 63-1 胸部 X 线片显示一先天性特发性脊柱侧弯患者发生侧弯的脊柱

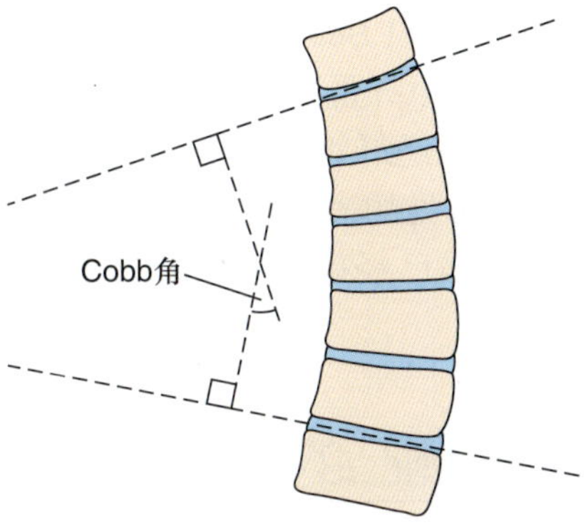

图 63-2 Cobb 角计算方法

脊柱侧凸与一系列先天性综合征有关。马方综合征发病率为 1/5000，大约 70% 的患者有脊柱畸形。马方综合征基因 *MFS1* 生成的蛋白产物可产生原纤蛋白，因此检测到与该基因相关的这些物质便可确诊马方综合征。马方综合征基因型-表型相关性分析显示，25% 的综合征患者与严重突变有相关性，

框 63-1 脊柱畸形的分类

特发性畸形 特发性脊柱侧凸 特发性脊柱后凸	脊椎和骨骺 关节弯曲
先天性畸形 骨骼 脊柱侧凸 脊柱后凸 脊髓 脊髓发育不良	**神经肌肉疾病相关性畸形** 大脑性麻痹 脊髓灰质炎 肌营养不良 肌病 遗传学感觉运动神经疾病 弗里德赖希共济失调 脊髓空洞症
合并脊柱侧凸的常见综合征 多发性神经纤维瘤 马方综合征 成骨不全症 克-费氏病（先天性颈椎缺少或融合） 黏多糖贮积症 特-柯氏综合征（下颌面骨发育障碍） 高登哈综合征（眼-耳-脊柱发育不良综合征） 阿佩尔综合征（尖头并指综合征） 埃莱尔-当洛综合征（先天性结缔组织发育不全综合征）	**继发于损伤或疾病的获得性畸形** 手术/创伤 感染 化脓性疾病 结核（Pott 脊柱后凸） 放疗 肿瘤 成神经细胞瘤 骨瘤 血管瘤 脊索瘤 嗜酸性粒细胞肉芽肿

其中 50% 的严重突变发生在外显子后半部分（外显子 33 到 63）。在细胞外基质与原纤蛋白相互作用的微纤维发生突变可能是马方综合征的病因。先天性挛缩蜘蛛样趾（指）(Beals 综合征）患者常发生脊柱侧凸，也是由于原纤蛋白缺陷导致的异常。

I 型多发性神经纤维瘤是一种多系统疾病，其中脊柱侧凸是最常见的表现，见于 10% ～ 30% 的患者。全基因组扫描已经确认了可能的染色体异常位于 17q11。

特发性脊柱侧凸的遗传学

特发性脊柱侧凸的遗传学基础仍不清楚，且由于特定的生长方式可能会加重遗传易感性，因此该病的病因可能是多因素的。有研究表明在 114 个特发性脊柱侧凸患者中，他们的第一级、第二级和第三级亲属罹患该病的概率分别为 6.94%、3.69% 和 1.55%，这些数据为遗传学基础病因在该病中的作用提供了依据。这些发现与常染色体显性遗传或多因素遗传的模式一致。已经在一个大型常染色体显性特发性脊柱侧凸家族中确定了一个 17p11 的染色体座位。相反，先天性脊柱侧凸在先天性畸形中相对常见，与心脏和泌尿系统畸形相关。先天性脊柱侧凸的常染色体隐性遗传已经在同父同母的兄弟姐妹中发现，与脊椎分段缺陷和肋骨融合有关。特发性脊柱侧凸的老鼠模型已经建立，候选基因的名单仍在继续增加，这也体现了基础病原学的复杂性并提示遗传、环境和发育因素之间可能存在相互作用。

若神经肌肉障碍在骨骼成熟之前便累及胸壁和胸廓肌肉组织（图 63-3），便会发生获得性脊柱弯曲。罹患假肥大型肌营养不良症（DMD）的男孩中发生脊柱侧凸的比例超过 50%，在许多其他先天性肌肉营养不良、肌病和某些疾病（例如 I 型和 II 型脊肌萎缩症）中常见脊柱弯曲。虽然前瞻性和随机对照试验数目有限，但在罹患 DMD 的儿童中使用激素治疗可能通过降低肌肉力量的下降速度从而减轻脊柱侧凸的严重性，因此可使患者对轮椅的倚赖推迟至青少年期，并增加最大肺活量。

在儿童或青少年中进行的胸廓切开术中，脊柱侧凸畸形是一种常见的后遗症。

脊柱后凸

特发性脊柱后凸很罕见。胸廓脊柱后凸的发生率随着年龄增加而增长，那些可导致骨质疏松的因素（例如口服糖皮质激素治疗）可能会加重脊柱后凸。Pott 病（或称为脊柱结核）在结核流行的地域

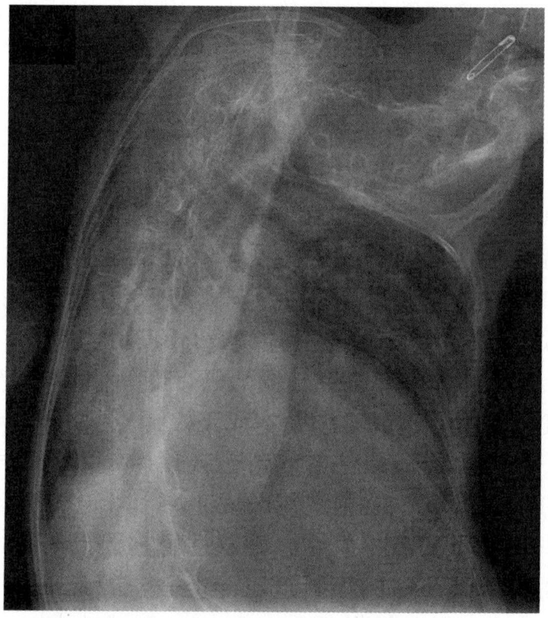

图 63-3 图片显示在一名 II 型脊肌萎缩症患者中发生的泛发性重度神经肌肉脊柱侧凸

仍是获得性脊柱后凸的常见原因。

胸壁畸形对呼吸和心功能的影响

胸壁疾病会影响呼吸功能并导致限制性通气障碍。任何显著的脊柱侧凸和驼背均会导致身高下降，因此可以使用手臂伸展长度来预测正常肺容积。一般而言，那些胸廓曲度大于 70° 的患者的通气会受到严重限制。

肺容积

虽然脊柱侧凸和脊柱后凸都会减少肺容积并进而导致限制性通气障碍，但后者弯曲度对胸壁力学特性的影响更加明显。所有胸壁疾病中肺总容量均会降低。在单纯性脊柱侧凸中，肺活量（VC）和补呼气量降低，残气量相对不变（表 63-1）。脊柱侧凸和脊柱后凸中，除非患者是一名吸烟者，或者合并存在哮喘，或者脊柱侧凸导致了支气管扭曲，否则罕见发生阻塞性通气障碍。

肺损伤和畸形之间的关系较为复杂，单独依据 Cobb 角不能准确地对其进行预测。导致肺活量减少的四个主要决定因素是曲线所包括的椎骨数量、曲线距离头部的位置、Cobb 角和正常胸椎后凸的角度。

在发生卒中的脊柱侧凸患者中，肺容积减少不仅是由于胸壁受限，也由于呼吸肌力量减弱所致。

胸壁力学

胸壁顺应性（CCW）是肺容积和呼吸功的重要决定因素。Cobb 角低于 50° 的患者 CCW 下降很少，但如果 Cobb 角大于 100°，CCW 则可能会显著降低。由于呼吸肌无力可使胸壁僵硬，因此在有神经肌肉疾病的患者中不能看出 Cobb 角和 CCW 之间的直接关系。因为在没有脊柱侧凸时，在那些存在慢性呼吸肌无力的患者中也可发现 CCW 降低，因此胸壁特性的改变不能单独归因于脊柱侧凸的机械变形。

表 63–1　特发性胸廓脊柱侧凸患者的典型肺功能检测结果

参数	结果
第 1 秒用力呼气容量（FEV_1）	降低
最大肺活量（FVC）	降低
FEV_1/FVC	正常
残气量	正常
肺总量	降低
CO 弥散量转移因子（DLco）	降低
转移系数（*K*co）—DLco/ 进入肺泡体积	高出正常范围 *

* 转移系数通常高出正常范围，但存在肺高压时会降低

肺顺应性

虽然胸壁特性不利于肺的扩张，但原发性肺部病变并不常见于那些特发性脊柱侧凸患者。然而由于压力–容积曲线右移，肺的顺应性依然有所降低。这些肺部特征的变化大部分源自慢性低通气导致的肺泡压力的改变。在有神经肌肉疾病的患者中，微型肺不张和大片肺不张可使病情复杂化。然而由于薄层 CT 扫描只能发现少部分呼吸肌无力患者的肺不张区域，因此微型肺不张似乎相对罕见。那些表现为延髓乏力或不能有效咳嗽的神经肌肉疾病患者肺炎复发的概率增加。少部分患者脊柱的严重侧凸能导致气管扭曲，这种机制导致的气管阻塞可能导致反复发作的气管远端感染。肺纤维化也是那些有“陈旧”结核患者的组织学特征，这些患者可见发生支气管扩张。在一些神经纤维瘤患者中可见肺的囊状改变。

存在低转换因子（表 63-1）时，那些脊柱侧凸患者中气体交换系数倾向于升高，因为相对于血液，胸廓外压缩将更多的气体挤压出肺组织，从而降低了可利用的肺泡容积。

睡眠中呼吸肌 / 胸廓泵

因为特发性脊柱侧凸胸壁形态发生改变，呼吸肌在不利的机械条件下工作，因此可能出现呼吸肌功能受损。在脊柱侧凸或胸廓成形术的患者中可见到跨膈压力和静态呼吸口腔压力降低。这些发现倾向于支持相对较轻的胸壁畸形便可影响呼吸肌的效率这一观点。快速动眼睡眠中由于肋间内肌张力丢失和呼吸负荷增加时补偿能力降低，呼吸肌的运动进一步减少。这些变化的效应解释了为何睡眠中通气衰竭的早期特点在白天通气衰竭之前出现。

呼吸控制

脊柱侧凸患者的慢性 CO_2 潴留通常继发高碳酸血症通气驱动受损。然而，原发性驱动障碍可能会并发于一些神经肌肉疾病（例如强直性肌营养不良），使得那些脊髓灰质炎破坏大脑脑干控制机制的患者出现获得性原发性驱动障碍。然而一般而言，那些神经肌肉疾病患者中通气驱动将增加以代偿呼吸肌功能不全。

肺和心脏的血流动力学

肺心病是重度且未经治疗的胸壁畸形的晚期结

局。肺动脉压力在静息状态下偏高，并且肺动脉压力与动脉血氧分压存在负相关性。一些重度脊柱侧凸患者在运动时，由于胸廓受限以致不能适应运动中的心输出量增加，因此即使没有低氧血症，肺动脉压力也会不成比例地升高。

血液动力学的额外应力是夜间低通气对肺动脉压力的影响。能产生肺动脉压力的精确的夜间低氧血症水平尚不清楚，但是如果它很严重且未给予治疗，夜间动脉血气紊乱会不可避免地导致白天的问题。

青春期特发性脊柱侧凸对运动能力的影响

在最近的一个病例对照研究中，有 60 位青春期发病的脊柱侧凸（AIS）和 Cobb 角大于 40° 的患者，分析了他们肺功能、肌肉力量和运动能力之间的关系，并与 25 例对照进行了比较。虽然这些 AIS 患者的通气受限为轻到中度（86% 的 FVC 预期值），但与那些对照者相比较，呼吸肌、下肢肌肉的力量和运动能力均较低。在 AIS 组，运动能力为预期值的 58%，最大摄氧量为预期值的 60%，运动中动脉血氧饱和度保持正常。重要的是，在 Cobb 角、肺功能、肌肉功能或运动能力之间没有任何关系。然而运动能力与吸气肌、呼气肌和肢体肌肉的功能相关，多因素回归分析显示主要的作用因素是普遍的肌肉功能障碍。这个发现提示在无严重通气受损时，普遍的肌肉功能障碍是运动受限的关键原因，并且为 AIS 可能是一种全身系统性疾病这一观点提供了依据。

临床特点

通过确定发病的年龄、病因学和脊柱曲线的位置可很好地评价脊柱的异常（例如青春期发病和特发性胸椎侧凸）。在体检过程中，应该寻找伴随的特征，例如黄褐斑和纤维神经瘤。马方综合征是一个临床诊断，需要包括三个主要系统——眼睛、心脏和骨骼——中的两个系统。早发的脊柱侧凸患者先天性心血管发病率增加，因此必须仔细寻找患者是否合并心血管损伤。影像学证实的骨骼损伤（例如半椎体和肋骨融合）可提示存在先天性脊柱侧凸。

站立位观察患者，然后再身体向前弯曲观察，以明确横向肋骨隆起畸形的程度。评判肩膀和盆腔对称性、腿部的长度及步态有助于诊断。应该检查脊椎关闭不全时下背部的毛簇和其他表皮红斑，应该进行完整的神经学检查。

弯曲的进展

有关未治疗的特发性脊柱侧凸的自然病史的详细研究很少，但是由于所占的生长高峰期更长，并且之后脊柱仍会持续生长到至少 25 岁，因此发病年龄越轻，进展的可能性越大。与腰段畸形相比，高及低段胸椎弯曲和胸腰段弯曲似乎更加不稳定。在以下疾病中脊柱弯曲最可能发生进行性变化，包括先天性分节不良、婴儿的特发性脊柱侧凸、多发性神经纤维瘤的角曲线、明显的麻痹曲线和进行性的儿童神经肌肉病变相关的脊柱侧凸。

在 AIS 中，进展的决定因素是发病儿童的生长潜力和弯曲的程度。使用骨骼成熟的标准指数观察时，最初诊断时曲度明显（20° ～ 29°）的、骨骼不成熟的儿童有 68% 的风险发生曲度进展，然而更成熟的十余岁少年若也有类似的曲度，其发生曲度进展的风险为 23%。相反，曲度较低（5° ～ 19°）的未成熟的儿童发生曲度进展的概率达 22%，然而成熟的儿童进展的概率仅为 1.6%。数据也显示在骨骼成熟中，那些曲度低于 30° 的儿童进入成人期时不会发生曲度的进展，然而，曲度大于 50° 的病例大部分以每年大约 1° 的速度发生进展。

诊断

心肺呼吸困难：高风险病例的定义

大部分有胸椎弯曲的患者不会出现心肺问题，因此不需要长期的呼吸随访评估。然而仍需要鉴别出此类问题的小部分风险患者，以便对这部分患者给予合适的监测和治疗干预。

在一组包含 102 名未治疗的特发性胸椎侧凸患者的研究中，肺心病是死亡的主要原因。确定脊柱侧凸的发病年龄非常重要。Branthwaite 显示在那些由于脊柱侧凸导致心肺问题的患者中，90% 的患者有早发性脊柱弯曲（即在 5 岁前发病）。

50% 的肺活量是一个重要的阈值，因为与那些开始肺活量较大的人相比，当患者肺活量低于预期值 50% 时，呼吸困难尤易发生。

在 Braithwaite 进行的一项研究中，那些呼吸衰竭需要通气支持的患者的平均年龄如下：特发性脊柱侧凸患者为 49 岁，既往有脊髓灰质炎的患者为 51 岁，有肺结核后遗症的患者为 62 岁。Pehrsson 和同事对一组特发性脊柱侧凸患者的肺功能进行了 20 年的随访，发现有 25% 的患者存在呼吸衰竭，并且所有这些患者的肺活量均低于 45% 的预计值，胸廓 Cobb 角均大于 110°。

高风险患者的监测

监测高风险患者应该包括以下项目：

- 评价呼吸困难、运动耐受情况和相关的限制因素、肺部感染的频率和夜间低通气的症状。
- 临床检查
- 肺功能监测
- 动脉血气分析
- 监测呼吸肌强度（例如口腔压力、经鼻吸气压）
- 脊柱和胸腔影像学

还可进行其他检查：

- 了解脊髓和脊椎畸形时需要 MRI 扫描，CT 则可用于了解肺发育不良或气管扭曲等畸形。
- 所有有先天性或早发性脊柱侧凸的患者必须检查心电图（ECG）。

当以仰卧位测得的肺活量低于预测值超过 15% 时提示存在明显的膈无力。白天的高碳酸血症与吸气口腔压力低于 30% 预测值有关。

正如前文所述，除了检测呼吸困难和运动耐受性之外，应该评估确定任何夜间低通气的症状（晨起头痛、睡眠质量差、不断醒来、夜间精神错乱和早晨厌食）。如果存在任何这些症状，这些患者应该监测睡眠时的呼吸情况。通常可发现特征性的夜间低通气，常伴有在 REM 睡眠中发生的低氧血症和 CO_2 潴留（图 63-4）。

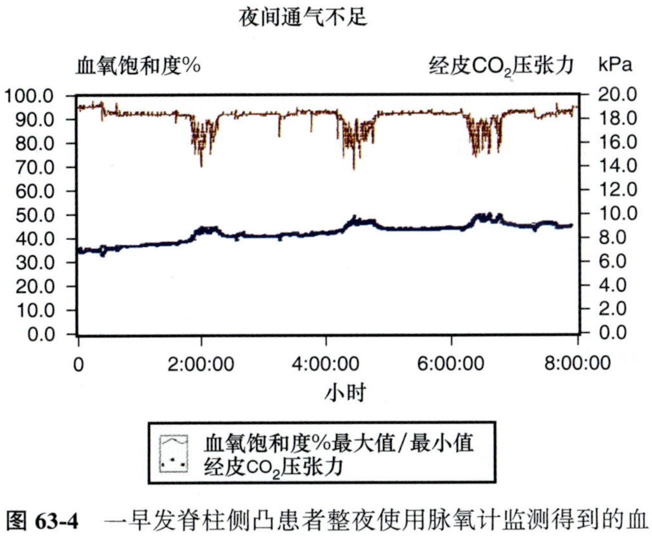

图 63-4 一早发脊柱侧凸患者整夜使用脉氧计监测得到的血氧饱和度（SpO_2）和经皮 CO_2 张力（$TcCO_2$）。开始的临床表现是睡眠障碍和清早头痛。数据显示在快动眼睡眠中，有三次 SpO_2 降低和 $TcCO_2$ 达到高峰

治疗

脊柱畸形的治疗

保守治疗

保守治疗的成功依赖于患者的年龄、表现出来的脊柱弯曲程度的严重性及其进展的趋势。例如一个特发性脊柱侧凸患者可能自然缓解，而青少年发病的脊柱侧凸更可能发生进展。

支撑

支撑装置（例如 Milwaukee 和 Cotrell 支撑装置）已广泛使用，这些装置在不断被改进之中。这些装置的机械目的在于重建一个正常的胸廓脊柱侧凸，过度伸展脊柱，限制向前弯曲。所有这些装置的作用均是阻止侧凸脊柱进一步扭转。支撑对驼背的作用可能较对脊柱侧凸更加有效。在瘫痪疾病中，圆形的支撑能支持躯干，从而使患者处于坐位时更加舒适。每次测定肺活量时都应在有和无支撑的情况下分别测量。

脊柱侧凸的手术治疗

一般而言，手术是用于矫正不可接受的畸形和预防进展，并不用于改善通气功能。

一般当胸椎侧凸弯曲度大于 45° 时被判断为不能接受，然而如果较低程度的脊柱弯曲伴随较高程度的旋转，则可能导致肋骨突出，这对患者来说也一样不可接受。甚至最好的手术都不能使脊柱完全变直，这是外科领域一个公认的观点。用仪器进行矫正时，在弯曲度较小时 Cobb 角大约可矫正 50%。成功结果的最佳指导是脊柱弹性的初始程度。旋转程度越大，脊柱弹性就越小。

在许多情况下，脊椎融合术及后续的铸型术已经被置入棒子所替代（图 63-5）。这套系统有利于离开脊柱的凹面，压向脊柱的凸面，从而增加了稳定性，减少了任何旋转的倾向。装置用于稳定脊柱曲线和脊椎融合，而阻止生长。一般使用后侧方法，但在畸形严重或非常僵硬的曲度时，可能需要前路方法来释放椎间盘空间。联合使用前路和后路则带来更大的麻醉和手术风险。在 AIS 患者中，外科并发症概率为 5% ～ 6%，使用后路融合术，伤口感染可能更加常见，使用前路方法，肺部并发症更加常见。Weiss 及其同事们最近讨论了对 AIS 患者进行外科矫正手术的支持和反对意见。

术前评估应该包括前面所列内容。在肺活量低

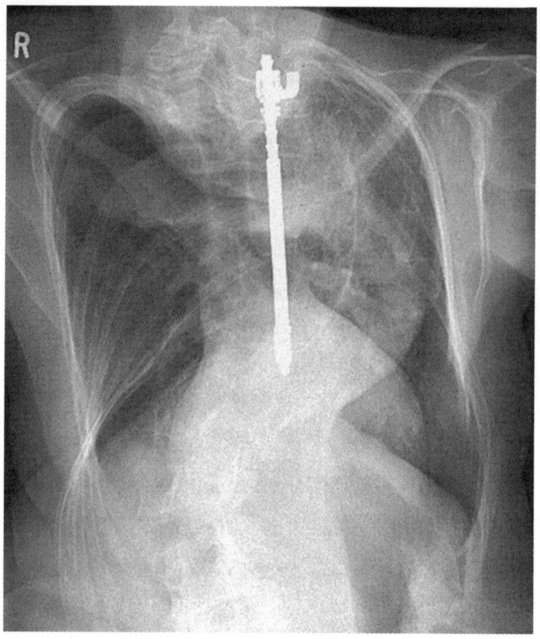

图 63-5　X 线片显示一名用 Harrington 棒治疗的脊柱侧凸患者体内的棒子位置

于预期 50% 时，应考虑进行睡眠研究。如果存在夜间低通气的证据，则在围术期使用无创通气（NIV）可能对患者有帮助。

一次最近的有关杜氏肌营养不良患者脊柱侧凸外科治疗共识会议强调了以下事实：脊柱侧凸手术应该在有多学科呼吸和心血管支持的临床中心进行。在这些神经肌肉疾病进行脊柱侧凸手术的主要目的不是改进肺功能，因为大部分研究显示术后肺容积没有受到重大影响，而是阻止了脊柱弯曲的进一步进展，改善了在轮椅上的舒适程度和坐位姿势。当肺功能没有太被限制（如 FVC 大于预计值的 30%）时，建议在 DMD 和其他神经肌肉疾病中进行外科手术，当潮气量位于预计值的 20% ～ 30% 时，可使用其他支持措施例如术后无创通气和其他咳嗽辅助机器（如机械通气器和排气器）。所有 DMD 患者均有发生心脏病的风险，应该密切监测左室功能和心电图。如果左室缩短分数低于 25%，外科手术相关的风险则有可能增加。应该在整体预后和这些风险之间仔细地加以权衡。

通气受损的治疗

优化呼吸功能

应告知患者吸烟和肥胖的副作用，鼓励他们接受合适的治疗。有通气限制的患者建议接种流感和肺炎疫苗。

二磷酸盐治疗可减少绝经后妇女发生骨质疏松的风险，在男性中也是如此。在结核患者行胸廓成形术时需要注意不要忘记重新激活结核。马方综合征患者可能需要 β 肾上腺素受体阻滞药治疗，以减少主动脉夹层动脉瘤的风险。

除了肺高压和马方综合征的患者外，都应该鼓励进行锻炼。肺康复治疗提示锻炼和减少去适应作用在阻塞性通气功能障碍和限制性通气障碍中同样有价值。

通气衰竭

现在证据已经清晰显示晚上用 NIV 可以成功地治疗有胸壁疾病的患者所发生的通气衰竭。负压装置是一种有效方法，但已经被无创正压通气系统所取代。在那些接受无创通气治疗的脊柱侧凸患者中，5 年生存率大约为 80%，既往有脊髓灰质炎的患者生存率为 100%，曾患结核病的患者的生存率大于 90%。由于 NIV 是在出现棘手的肺动脉高压前使用，那些病情静止的患者寿命恢复正常或接近正常的可能性越来越大。患者主诉使用 NIV 生活质量良好，许多可以恢复工作。

值得注意的是，在脊柱侧凸患者中，NIV 较那些长期氧疗的疗效要好。比利时进行了一项回顾性研究，比较了脊柱后侧凸患者长期氧疗和 NIV 治疗的效果，结果证实 NIV 治疗组的 1 年生存率较长期氧疗组高（100% 比 66%），且 NIV 治疗的患者证实 PaO_2 和 $PaCO_2$ 有明显改善。最近在瑞典进行的一项大型队列研究证实了这些结果，据报道 NIV 使用组的生存率为单独长期氧疗组的 3 倍，并且与基础的动脉血气张力、性别或呼吸道并发症无关。一般而言，如果单独使用 NIV 时平均 SaO_2 不高于 90%，常在 NIV 治疗时给予吸氧治疗。虽然一些有先天性或特发性脊柱侧凸患者可能需要相对高的充气压力，但目前仍缺乏证据表明哪一种类型的呼吸机更适合于脊柱侧凸的患者。

NIV 也可用于减轻那些疾病进行性发展患者的呼吸困难和肺心病症状，并将改变这些疾病的自然病史。在 DMD 患者中 5 年生存率可高达 73%，许多 DMD 患者现在已为三十余岁至四十岁出头。

争议和缺陷

脊柱侧凸的临床表现

在那些有重度脊柱侧凸并继发哮喘的患者中，

需要注意的重要一点是由于气流较低而难以听到哮喘患者特征性的喘鸣声。肺活量测定和家庭峰流监测对这些患者有用。

孤立的单一部位的喘息提示支气管扭曲，这可能在那些有重度脊柱侧凸患者中发生，可能与支气管扩张或远端肺叶的过度充气有关。支气管支架术已被成功地使用于这些情况。在图 63-6 所显示的病例中，右侧支气管中间部分被扭曲所阻塞，并被压迫在脊椎上。临床结局是发生金黄色葡萄球菌肺炎并伴有右下叶囊性改变。

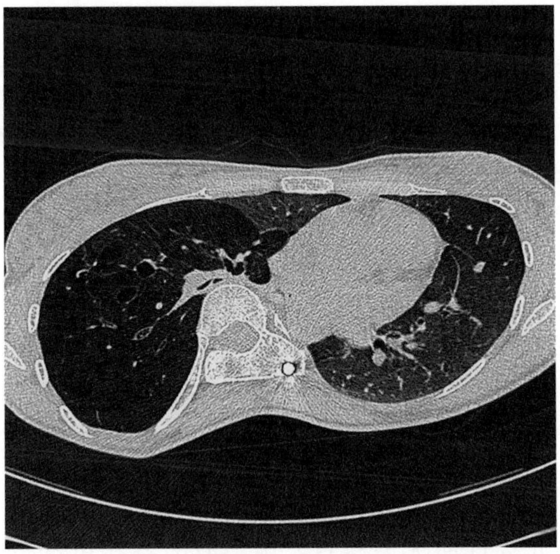

图 63-6　CT 扫描显示右侧支气管树受压，右下叶过度充气伴有囊状改变。患者患有由通气受阻而导致的金黄色葡萄球菌性肺炎（由 P. Rafferty. 馈赠）

妊娠和脊柱侧凸

在大部分成人发病的特发性脊柱侧凸中，一般都能成功妊娠。在一个包含 118 例妊娠孕妇的调查中，其中 64 例妇女患有胸廓脊柱侧凸，均未遇到严重的医学问题，其中 17% 由于产科的原因行剖宫产。最近，在一项包括 142 例接受 Harrington 棒外科治疗后的妊娠妇女的研究中，剖宫产比例较正常人群稍高，但是妊娠和分娩时的并发症发生率没有超过正常人群，且胎儿健康。大约 40% 的母亲妊娠时有后背疼痛，但大部分在分娩后 3 个月时有缓解。同样，2010 年印度的一项对大部分为特发性脊柱侧凸的患者进行的研究表明，这组人群剖宫产率高于没有脊柱侧凸患者，没有报道母亲有重大的问题。

然而，在肺活量小于 1 L 的母亲中可以预期有心肺并发症。在妊娠中稳定的脊柱弯曲不太可能会发生进展。建议脊柱侧凸的患者进行妊娠咨询和评估，特别是那些有先天性或早发性脊柱弯曲或肺活量小于 50% 预测值者。评估应该包括心肺评估和遗传学咨询。妊娠在有肺高压和低氧血症的患者中是禁忌证。如果妊娠中出现通气问题，可通过使用 NIV 来成功地给予纠正。

推荐读物

Bergofsky EH: Thoracic deformities. In Roussos C, editor: *The thorax; part C: disease*, New York, 1995, Marcel Dekker, pp 1915–1949.

Branthwaite MA: Cardiorespiratory consequences of unfused idiopathic scoliosis, *Br J Dis Chest* 80:360–369, 1986.

Buyse B, Meersseman W, Demedts M: Treatment of chronic respiratory failure in kyphoscoliosis: oxygen or ventilation? *Eur Respir J* 22:525–528, 2003.

Chopra S, Adhikari K, Agarwal N, et al: Kyphoscoliosis complicating pregnancy: maternal and neonatal outcome, *Arch Gynecol Obstet* 284:295–297, 2011.

Giampietro PF, Blank RD, Raggio CL, et al: Congenital and idiopathic scoliosis: clinical and genetic aspects, *Clin Med Res* 1:125–136, 2003.

Gustafson T, Franklin KA, Midgren B, et al: Survival of patients with kyphoscoliosis receiving mechanical ventilation or oxygen at home, *Chest* 130:1828–1833, 2006.

Lowe TG, Edgar M, Margulies JY, et al: Etiology of idiopathic scoliosis: current trends in research, *J Bone Joint Surg Am* 82-A:1157–1168, 2000.

Martinez-Llorens J, Ramirez M, Colomina MJ, et al: Muscle dysfunction and exercise limitation in adolescent idiopathic scoliosis, *Eur Respir J* 36:393–400, 2010.

Orvoman E, Hiilesmaa V, Poussa M, et al: Pregnancy and delivery in patients operated by Harrington method for idiopathic scoliosis, *Eur Spine J* 6:304–307, 1997.

Pehrsson K, Bake B, Larsson S, Nachemson A: Lung function in adult idiopathic scoliosis: a 20 year follow up, *Thorax* 46:474–478, 1991.

Simonds AK: Home non-invasive ventilation in restrictive disorders and stable neuromuscular disease. In Simonds AK, editor: *Non-invasive respiratory support: a practical handbook*, ed 3, London, 2007, Arnold, pp 184–188.

Weiss HR, Bess S, Wong MS, et al: Adolescent idiopathic scoliosis—to operate or not? A debate article, *Patient Saf Surg* 2:25, 2008.

第十一部分　胸壁疾病

第 64 章　胸廓与呼吸肌疾病

Michelle Ramsay • Michael I. Polkey • Nicholas Hart　著

（王光锁　酆孟洁　邱　晨　译）

限制性肺病患者由于呼吸肌负载和呼吸肌能力不匹配，可出现呼吸困难和肺泡低通气。随后出现的中枢呼吸驱动进行调节直接反映了这种失衡。本章从呼吸肌泵的解剖学开始阐述，包含了对慢性呼吸衰竭的病理生理的详细解释。对医生如何最好地评估和研究由呼吸肌无力、胸壁疾病或肥胖引起的呼吸衰竭患者进行综合指导。本章的第二部分集中阐述了与呼吸受损有关的特定神经 / 神经肌肉和胸壁疾病。

呼吸肌泵

呼吸系统主要由两部分组成：呼吸肌泵和肺。呼吸肌泵推动气流，从而实现通气，而肺组织负责气体交换（更详细的解释和呼吸肌测试见第 6 章）。呼吸肌泵本身由吸气肌、膈和膈外辅助肌以及呼气肌（腹壁肌为主）组成。吸气是一种主动过程，该过程中膈收缩迫使腹腔内容物朝骶尾部方向运动，从而使胸腔容积增加。这种扩张产生一个低于大气压的负压，从而形成压力梯度驱动气体进入肺中。静息状态下，呼气过程是一个被动过程，肺容积由于胸壁和肺组织的弹性回复到功能残气量位置，然而，在运动和用力呼气过程中（例如咳嗽），腹部肌肉收缩，在没有气流受限的情况下，推动膈向上运动。

呼吸肌泵失衡的临床结果

呼吸肌负载、容积和中枢呼吸驱动之间的失衡可引起呼吸困难、肺泡通气不足和高碳酸血症性呼吸衰竭（图 64-1）。使用这个理论模型，医师能设计出一个评估呼吸困难患者和慢性呼吸衰竭患者的简单临床工具。通常，限制性肺疾病患者肺容积的减

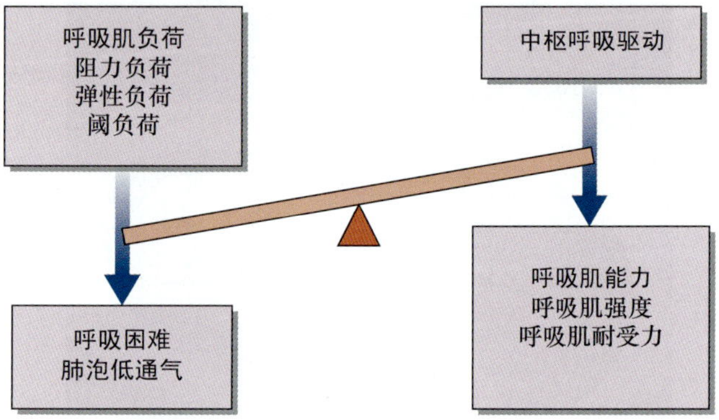

图 64-1　呼吸肌泵

少是先天性肌无力所致。虽然有时容积可保持相对完整，但在呼吸肌负荷显著或吸气肌运动方向异常（如脊柱后侧凸）的情况下，该病可能会限制产生压力的能力，这样随后就可能发生呼吸困难和肺泡通气不足。和呼吸性酸中毒、低钾血症和低磷血症患者一样，危重患者呼吸肌乏力可能是一过性和可逆性的（框 64-1）。

气道阻力增加、胸壁畸形或肥胖患者呼吸肌负载增加。这些因素中的任何一个都将促进呼吸肌乏力患者发生呼吸困难和肺泡低通气（图 64-2）。

健康人睡眠中神经中枢对骨骼肌（包括呼吸肌）的呼吸驱动显著降低。虽然在快速动眼（REM）睡眠期间完全没有骨骼肌活动，但由于膈的运动能维持通气，因此不会出现夜间显著的低氧血症和高碳酸血症。但是在呼吸肌乏力的患者中，特别是膈乏力和麻痹的患者，REM 睡眠期低通气经常是呼吸功能降低的首要征象。有意思的是在特发性膈麻痹的患者中，在 REM 睡眠期间可通过胸锁乳突肌的周期性激活来通气，从而避免发生低通气。此外呼吸肌泵有充足的储备，吸气肌的肌力只有降到正常的 1/3，才会导致呼吸衰竭。另外，如果机体负荷增加（如肺炎），或使用药物（如苯二氮䓬类、鸦片类和

框 64-1　呼吸肌乏力的原因

神经性的
运动神经元疾病
多神经病变（例如吉兰–巴雷综合征）
危重症神经肌肉疾病
神经性肌萎缩
脊髓灰质炎
脊髓束损伤
膈神经创伤（例如放疗或冠状动脉旁路移植术）

神经肌肉接头
重症肌无力
Eaton-Lambert 综合征

肌肉
肌肉萎缩
炎症性肌病（例如多发性肌炎和皮肌炎）
酸性麦芽糖酶缺乏症
甲状腺疾病
生化异常（例如酸中毒、低磷血症和低钾血症）
营养不良性肌病

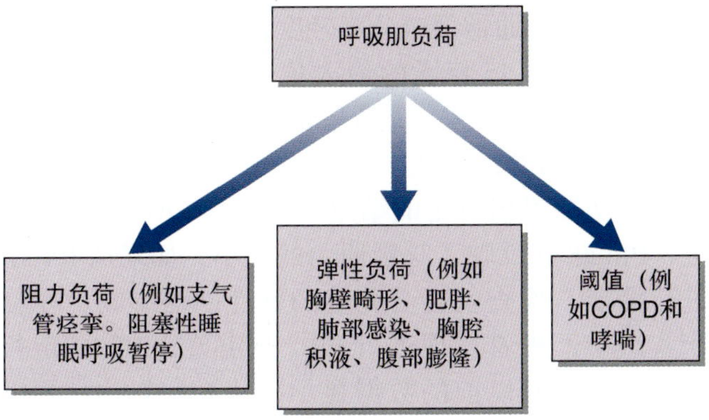

图 64-2　呼吸肌负荷的种类。COPD，慢性阻塞性肺病

其他常规麻醉药）改变了中枢呼吸驱动，则在早期阶段就可以观察到临床恶化。

呼吸肌泵的评估

呼吸肌泵是有效通气和维持气体交换的核心。除了直接询问临床病史和检查外，医师还可使用简单的床边测试以及先进的呼吸肌功能测试对限制性呼吸肌和胸壁疾病患者进行详细评估。

临床表现

详细的病史有助于进行正确的诊断（表 64-1）。其中最重要的就是症状发作的次数。急性呼吸肌无力发展迅速，最后需要进行气管插管和机械通气。某些引起急性呼吸肌无力的原因（如急性重症肌无力危象或 Guillain-Barré 病）可能是可逆的，在明确诊断和给予恰当的治疗之前，在急救室里对其进行有创性呼吸支持是很重要的。在慢性呼吸衰竭中，发作可能不明显，但可以从病史中找到疾病的线索。通常患者会描述劳力性呼吸困难，但如果外周肌无力在呼吸肌无力之前发生，随之发生的运动功能显著降低，将导致无法达到足以出现呼吸困难的运动量。在全身神经肌肉疾病患者中并不会总出现膈乏力的经典症状，但仰卧位、向前弯腰或将胸腔中部以上浸入水中时可能会出现呼吸困难。如果是很严重的呼吸无力，患者也可能描述夜间通气不足症状，如明显的白天嗜睡、注意力下降和清晨发作的头痛（在醒来后 30 min 内就能缓解）。特别需要指出的是，如果患者是儿童和青少年，临床医师应该警惕更细微的临床症状，如无法完成学业、胸部反复发作脓毒症、食欲下降和体重下降。

表 64-1　胸腔和呼吸肌疾病的重要临床表现

疾病	临床表现
睡眠紊乱呼吸	清晨头痛，白天嗜睡，睡眠节律紊乱，智力受损，全身疲劳，没有食欲，体重下降
呼吸肌乏力	端坐呼吸，浸在水中时呼吸困难，前倾时呼吸困难，运动时呼吸困难，咳嗽困难，胸廓扩张困难，吸气时腹部矛盾运动（由于膈乏力导致的前腹壁向内运动），呼气时腹部肌肉有代偿现象
延髓功能紊乱	声调降低，吞咽困难，流口水，难于清理分泌物，咳嗽困难，发音不连贯 / 含糊，吞咽时咳嗽

在所有的呼吸肌无力病例中，评估的一个重要方面就是确定任何可能提示全身神经肌肉无力的症状——尤其是患者的言语功能和吞咽功能逐渐减弱以及上肢和下肢乏力。腹部肌肉的无力可能会导致无法有效咳嗽以清除气道的分泌物和杂物。这种损伤导致痰液潴留并增加了胸部感染风险。在胸壁疾病病例中，最常见的原因脊柱后侧凸和肥胖通常是不证自明的。就像前面强调的，某些药物可加快呼吸功能下降，如苯二氮䓬类、鸦片类和糖皮质激素类，因此需要对其倍加小心。最近，尤其是在杜氏肌营养不良（DMD）的人群中，越来越多地使用糖皮质激素以维持运动肌的功能，这些药物能显著增加体重，从而导致上呼吸道阻塞。临床医师必须对该年轻患者群体中可能存在的问题提高警惕。

体格检查时须使用严谨且经过深思熟虑的方法，必须包括完整的神经系统检查，以观察有无舌头和外周肌肉震颤、外周肌肉萎缩乏力和外周感觉缺失的体征。肌营养不良症患者还可观察到其他体征，例如腓肠肌假性肥大。以前的手术瘢痕可以提示基础神经肌肉结构受到损伤或者胸壁因外力导致限制性畸形，如膈神经挤压、胸廓成形术、冠状动脉搭桥术、甲状腺切除术或胸腺瘤摘除术。严重膈无力的患者可观察到腹部矛盾吸气：因为膈无力或麻痹，无法突破腹部内容物施加的阻力而降低，使得前腹壁向内运动。在乏力累及范围更广的情况下，将观察不到整个胸腔在吸气相的扩张。

动脉血气分析

尽管动脉血气分析是诊断慢性呼吸衰竭最常用的方法，但这种方法也存在局限性。尤其要指出的是，尽管存在严重吸气肌肉乏力、夜间低通气和夜间高碳酸血症，患者的日间二氧化碳分压（$PaCO_2$）也可能是正常的。但是，动脉血气分压的测定对确定呼吸衰竭的严重程度是很重要的。通常由神经肌肉呼吸无力和胸壁疾病引起的通气不足表现为轻度缺氧［氧分压（PaO_2）小于 60 mmHg］和高碳酸血症（$PaCO_2$ 高于 45 mmHg）。

与神经和胸壁疾病有关的呼吸衰竭通常是隐匿性的，因为高碳酸血症触发了碳酸氢盐的代谢代偿和肾潴留（以维持氢离子和动脉 pH 在正常的范围内）。

在神经症状急性发作，如吉兰-巴雷综合征和肌无力综合征，或慢性呼吸衰竭急性恶化时，留给肾缓冲的时间很少，这样就会发生高碳酸血症性呼吸性酸中毒。

肺功能测试

呼吸性神经肌肉无力患者和那些胸壁疾病患者的特征都包括胸廓扩张能力下降，而胸廓扩张失败进而导致无法产生足够的胸内负压以推动吸入足够的气流，结果，这些患者就表现出限制性肺功能的临床特征，即用力肺活量（FVC）下降和第一秒用力呼气量（FEV_1）与 FVC 的比值上升（FEV_1/FVC 高于 80%）。尽管肺活量（VC）已被广泛使用，而且测定比较简单，但因敏感性低而限制了其使用。尤其是在观察到 VC 显著下降之前，吸气肌已有显著的无力。仰卧位的 VC 下降是呼吸肌无力特有的，VC 下降超过 20% 提示有双侧膈无力。重要的是，VC 能在中等程度的全呼吸肌无力或半膈无力的患者中保持不变。

在解释胸壁疾病和呼吸肌无力患者的肺功能结果时，必须考虑到呼吸肌无力的种类。尽管吸气肌乏力为主和吸气及呼气肌同时乏力的患者的总肺容量（TLC）和 VC 都有减少，但是肌无力的种类却影响了功能残气量（FRC）、残气量（RV）、总体气体交换（DLCO）和肺泡容积校正后的气体交换能力（表 64-2）。

呼吸肌功能测试

因为呼吸肌收缩产生了张力，因而随后发生的压力变化可作为对呼吸肌力的量化测量。另外，最新的进展加深了目前对呼吸肌的机械运动和相互作用的理解。更多的重点放在了对各种患者包括儿童、青少年和成人的呼吸肌力和肺机械学的评估和量化上（详见第 6 章）。

最大吸气压和呼气压

测定最大吸气压和呼气压是非常有用的无创性临床检查，其参考范围已经明确。但是，如同任何一个需要意志力支持的测试一样，结果依赖于受试者的主观努力，这也部分解释了为什么正常值范围很宽。另外，观察到的压力依赖于含嘴的设计和患者的姿势，在个人基础上通常很难分辨轻度无力和正常肌力。虽然如此，吸气口腔压的最大值（PImax）还是能对整体吸气肌力进行一个简单快速的评估（男性，低于－ 80 cmH_2O；女性，低于－ 70 cmH_2O），但它不能对膈功能得出特定的结论。如果从 FRC 来进行测定，PImax 就反映了呼吸肌力的大小，如果从 RV 来进行测定，检查就会受胸壁的弹性回缩影响。在临床实践中，患者发现进行 FRC 测定要比 RV 测定相对容易。而且以前的数据显示，从 RV 或 FRC 测定

表 64-2 吸气肌乏力为主和吸 / 呼气肌同时乏力患者的肺功能检测比较

吸气肌乏力	吸 / 呼气肌同时乏力
VC 降低	VC 降低
仰卧位 VC 降低＞ 20%	N/A
FEV_1/FVC ＞ 80%	FEV_1/FVC ＞ 80%
TLC 降低	TLC 降低
RV 正常	RV 增加
FRC 降低	FRC 增加
TLco 降低	TLco 降低
Kco 非常正常	Kco 降低

FEV_1，第一秒用力呼气量；FRC，功能残气量；FVC，用力肺活量；Kco，肺泡容积校正后的气体转移系数；N/A，数据暂缺；RV，残气量；TlC，总肺容积；Tlco，总体气体交换；VC，肺活量

的峰值或平台值之间的差别很小。

呼气肌主要为腹部肌肉，其肌力的大小通过测定在口腔产生的静态呼气压（PEmax）来进行评估。就像PImax一样，PEmax的正常值范围也很宽（男性高于＋130 cm H_2O；女性高于＋100 cm H_2O），有些患者很难进行该项检查，尤其是那些面部肌肉无力的患者。与PImax相似，尽管PEmax值高，能排除呼气肌无力，但PEmax值低比较难解释。PEmax能通过TLC或FRC进行测定。女性中PImax和PEmax的测定值随着年龄的增大而降低。

鼻吸气压

用鼻进行快速吸气（第6章）伴随有短暂的胸内和上呼吸道压力的平衡。这种平衡发生时压力高于10～12 cmH_2O，因此，测定鼻吸气压（Pn_{sn}）能无创地测定吸气肌力。当PImax值比较低或模棱两可而无法证实或排除呼吸肌无力是否存在时，Pn_{sn}是一个特别有用的附加检查项目。

一项包含241名中重度神经肌肉疾病患者的研究显示Pn_{sn}和PImax之间存在正相关性，但观察到Pn_{sn}和PImax的一致性相对较差。然而该研究的发现与先前研究的发现不同，后者发现PImax至少和Pn_{sn}相同，甚至要大于Pn_{sn}，尤其是在那些有严重通气限制的患者中，这说明在这个特定的患者人群中Pn_{sn}可能存在局限性。正如以前在长期稳定的吸气肌无力和急性呼吸衰竭患者中所做的小型研究所证明的情况一样，这些发现支持了Pn_{sn}在那些中重度神经肌肉疾病患者（VC低于预测值的40%）中低估了吸气肌的力量。特别是，随着VC下降，Pn_{sn}下降的幅度要比PImax大。严格地讲，PImax和Pn_{sn}不能互相替代，而是互相补充，它们应该与VC联合起来对神经肌肉和胸壁疾病患者的吸气肌力进行完整和连续的评估。在临床实践中，Pn_{sn}通常用一根一头连着压力传感器、一头连着鼻塞的管子来进行测定。从FRC测得的Pn_{sn}正常值男性低于－70 cmH_2O，女性低于－60 cmH_2O。

咳嗽胃压

像用鼻吸气一样，患者发现咳嗽也是一个自然动作。尽管评估咳嗽胃压（$Pgas_{cough}$）时要求插入胃气囊，但该检测易学，且重复性优于PEmax。尽管$Pgas_{cough}$正常值已有报告，但以前使用$Pgas_{cough}$作为呼气肌强度指标的研究在文献中有描述。正常$Pgas_{cough}$值男性大于＋215 cm H_2O，女性大于＋165 cmH_2O。

咳嗽峰值气流量

咳嗽峰值气流量是一个用于测定呼气肌功能的简单的无创方法，它被认为是测定咳嗽功能的一个有用的指标，并能反映患者清除呼吸分泌物的能力。160 L/min被认为是患胸部脓毒症的风险上升的阈值。小于160 L/min的咳嗽峰值气流量能被带有面罩的吸入器-呼出器装置增大。

测定最大跨膈压

前面的检查只提供了整体呼吸肌功能的数据，而不是膈本身。为了特异性评估膈功能，在食道和胃都放置压力监测导管以测定食管和胃内的压力，从而得到跨膈压（Pdi）（图64-3）。

尽管已经报道了静态操作下的跨膈压最大值（Pdi_{max}），但该操作为初次进行检测的患者提供了一个很宽的正常值范围。一个替代方法是获得最大吸气跨膈压值（Pdi_{sn}），这在临床上已得到认可，不仅因为它是一个常见的操作，而且因为它可测定Pes_{sn}和Pdi_{sn}，提供了整体吸气肌和膈强度的数据（图64-4）。

颤搐跨膈压

法拉第定律认为在导体中，变化的磁场将诱导产生电流。磁刺激将电力储存在电容中，然后通过线圈放电，从而产生一个高速变化的磁场。该磁场要比电刺激要好，因为它不会因为距离而减小，这样就能轻易穿透颈部的深层结构并刺激膈神经。这种刺激会产生一个患者能良好耐受的膈“颤搐”。

1989年首次报道临床对双侧膈神经根进行磁场刺激，随后的工作证明了其在临床上的价值。这种技术为包括儿童、青少年以及重症监护室的危重症患者（难以配合进行最大意志力的操作）在内的患

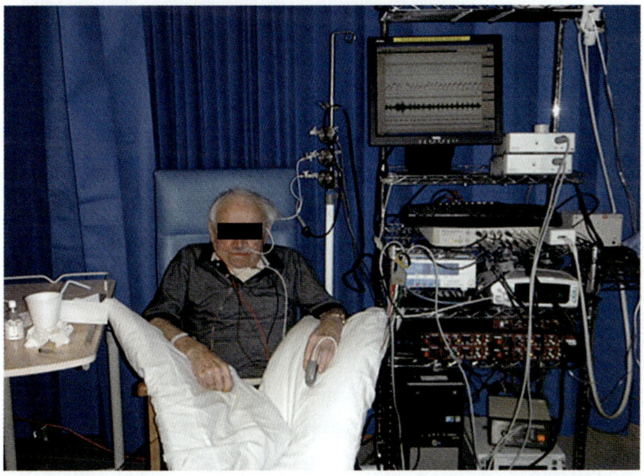

图 64-3　用于测定跨膈压的设备（由患者馈赠）

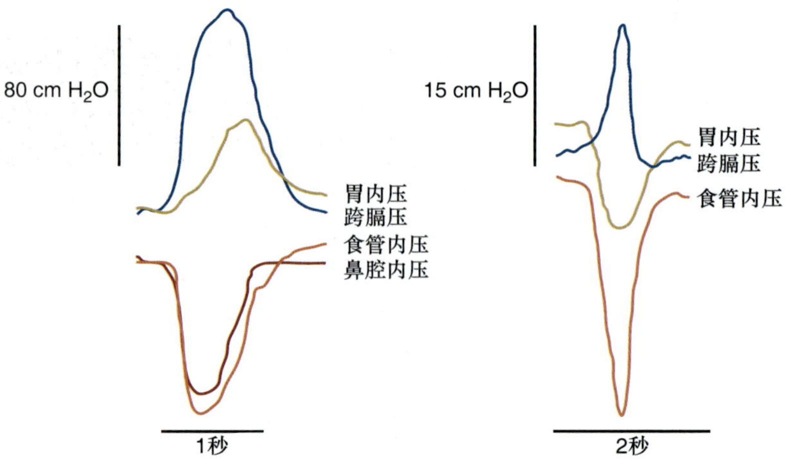

图 64-4 一位健康人（左）和一位膈乏力患者（右）在吸气动作中测定的跨膈压力。注意膈乏力患者的胃内压曲线出现负向偏曲。（摘自 Mustfa N，Moxham J：Respiratory muscle assessment in motor neurone disease，Q J Med 94：497-502，2001.）

者群提供了一个评估非意志控制膈力量的方法。相对于电刺激，磁场刺激不仅耐受性有所提高，而且更易于刺激膈神经，并且降低了分离神经的技术难度（图 64-5）。详细内容见推荐读物部分。

肺部力学

对限制性肺病可测定肺部和胸壁的顺应性，但需要放置食管压力导管气囊。而且，静态顺应性需要患者能放松呼吸肌群来防止气道关闭，这对于多数呼吸神经肌肉和胸壁疾病患者来说比较困难。另外一方面，如果食道导管精确测得了总体吸气肌力，就比较容易检测动态肺顺应性（即在无气流时容积变化与压力变化的比值），这为临床评估呼吸系统的负荷提供了一个有用的方法。

影像学在呼吸肌无力和胸壁疾病中的作用

胸部平片上的一侧膈隆起通常被认为提示膈无力或麻痹，但实际上，该发现只能在大约 24% 的膈测试病例中得到证实。最近的数据显示，胸部 X 线片上一侧膈隆起在预测膈无力方面的敏感性为 93%，但特异性只有 44%。这样，胸部 X 线片上的一侧膈隆起可能提示一侧膈无力；然而，正常位置的膈也不能说明该侧没有膈无力。

膈的收缩能用其他的技术如荧光镜筛查、超声和动态磁共振成像等直接看到。在这些技术中，超声具有价格低廉和无放射性的优点；但是，约 6% 可

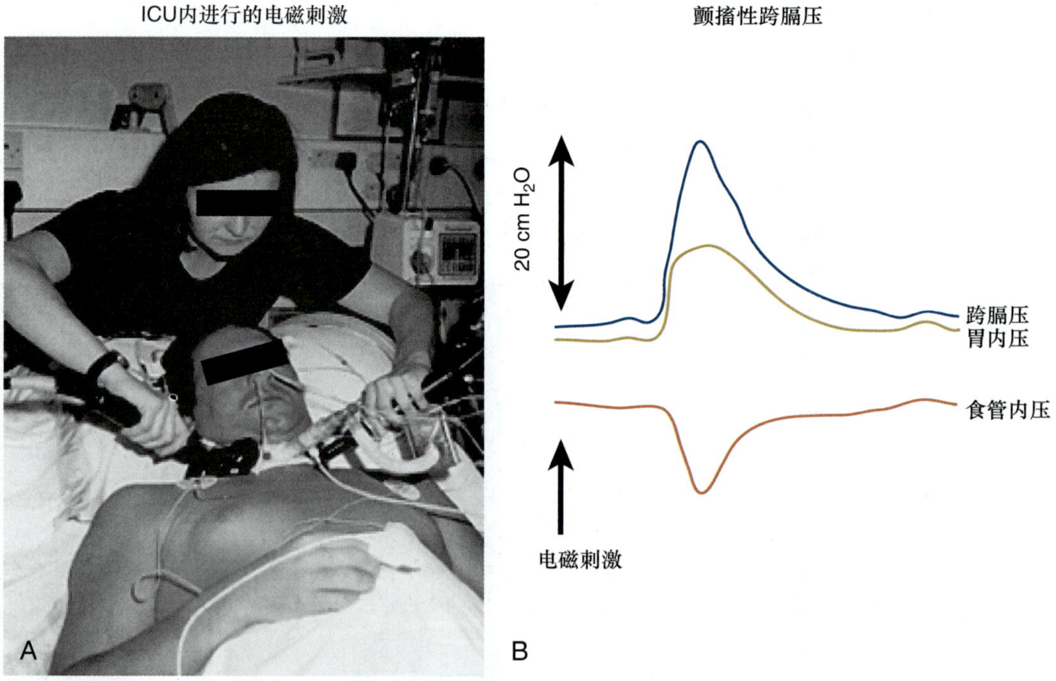

图 64-5 一例双侧前膈神经磁性刺激无力的患者。**A**，用以进行双侧前膈神经磁性刺激的装置；**B**，膈神经磁性“颤搐”刺激后生成的跨膈压力。ICU，重症监护室。（摘自 Harris ML，Moxham J：Measuring respiratory and limb muscle strength using magnetic stimulation，Br J intensive Care 8：21-28，1998.）

出现假阳性，而且即便正确诊断存在膈无力时，该技术也无法给出关于膈力量的功能性信息。因此，超声影像不应该被常规地用于评估怀疑有一侧膈或双侧膈无力的患者。为此，应该使用单侧和双侧膈神经磁场刺激。尽管计算机断层扫描（CT）在评估限制性肺病中的胸膜原因时可能有特殊价值，但它在肥胖患者中的作用相对不大，除了可排除并存的血栓栓塞性疾病和肺实质性疾病外。

睡眠研究

整夜的血氧和二氧化碳测定是早期检测夜间通气不足的重要评估手段，是主诉有睡眠呼吸紊乱的神经肌肉及胸壁疾病患者的推荐检查内容（表 64-1）。尽管有些研究者建议使用包括脑电图在内的多导睡眠技术，以对呼吸事件过程中的觉醒进行定性和定量分析，但并不是这些患者的常规临床检查。无论患者处于哪个睡眠时相，夜间通气不足均可通过整夜通气支持（滴定至某预定的高血碳酸水平）来管理。

神经和胸壁疾病的呼吸表现

本章剩下的内容描述了特定神经 / 神经肌肉疾病和胸壁疾病，它们与肥胖一样，被认为与限制性肺病有关。这些疾病根据临床表现分为急性和慢性两种（表 64-3），神经肌肉疾病按照疾病进行讨论，并按照它们对中枢皮质到外周肌肉这一解剖路径相关部位的影响进行分组（图 64-6）。

累及中枢神经系统的急性疾病

卒中

卒中（脑血管意外）是引起急性神经功能恶化

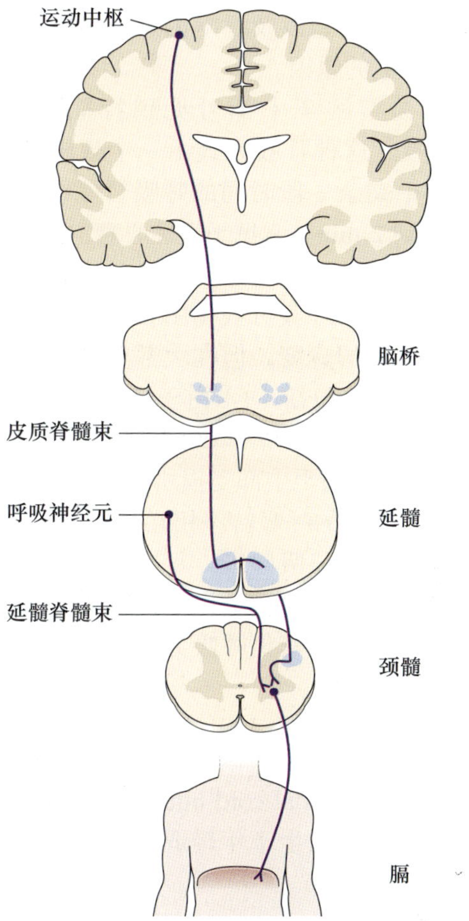

图 64-6　从运动皮质区到膈的神经肌肉途径

表 64–3　从中枢皮质到外周肌肉的神经肌肉疾病的急慢性表现

中枢神经系统	前角细胞	外周神经疾病	神经肌肉接头	肌肉
急性				
卒中 脊髓损伤 破伤风	狂犬病 脊髓灰质炎	吉兰–巴雷综合征 危重症疾病 神经肌病 膈神经损伤	肉毒中毒 甲壳类动物毒素 有神经肌肉阻滞效应的药物（例如氨基糖苷类药物）	激素肌病 低钾 / 高钾血症 甲状腺功能减退 / 甲状腺功能亢进 维生素缺乏（例如维生素 D 和维生素 E）
慢性				
多发性硬化 Arnold-Chiari 畸形 帕金森病	运动神经元病 脊髓肌肉萎缩	神经痛性肌萎缩 遗传性感觉运动神经病 慢性炎症性脱髓鞘性多发性神经病 毒素类（铅） 血管炎 卟啉症	重症肌无力 Lambert-Eaton 综合征	Duchenne/Becker 肌营养不良 肌强直性营养不良 先天性肌病 代谢性肌病（糖原贮积病，酸性麦芽糖酶缺乏症） 炎症性肌病（例如多肌炎、皮肌炎）

最常见的原因之一。在英国和美国，卒中都是第三位死因，每年分别有 150 000 和 795 000 名患者受累。膈有双侧皮层代表区，但呼气肌与四肢肌类似，只有对侧代表区。尽管卒中患者较少发生高碳酸血症呼吸衰竭，但胸部感染比较常见。自主咳嗽受累伴声门协调性变差以及吞咽困难很可能是导致胸部脓毒血症发生的原因。

多种类型的卒中都可见到特征性的 Cheyne-Stokes 呼吸。这种呼吸方式由一个规则的渐强和渐弱的呼吸中夹杂一段时间的呼吸暂停组成，整个周期为 30 s 到 2 min。常见于慢性心衰，被看作临终前呼吸方式，但也可在处于高海拔地区的健康人中见到。

一些经典的呼吸方式（图 64-7）被认为可反映中枢神经系统的病变，但在大部分呼吸临床诊疗中比较少见。这些包括（1）由于脑桥受损导致的中枢神经性换气过度，整个睡眠和清醒状态中都有换气过度；（2）由于脑干中部受损所致的簇式呼吸，伴有过度通气和明显的呼吸暂停相互交替；（3）由于脑桥尾侧破坏所致的长吸呼吸，每次吸气后有很长的一个停顿，导致通气不足；（4）由于延髓皮质损伤所致的失调性呼吸，与其他呼吸方式不同，它的特征是无明确的呼吸周期。

脊髓损伤

脊髓损伤（spinal cord injury，SCI）作为创伤并发症，通常主要发生于年轻成人中，但它也可能是由脊髓动脉梗死或肿瘤压迫所致。平均发病年龄为 34 岁，男性发病率是女性的 4 倍。神经肌肉无力的程度取决于受损的部位，颈椎损伤越高，危害越严重。C1 到 C3 水平的 SCI 导致继发于呼吸肌去神经的严重呼吸衰竭，随意肌和不随意肌的控制均丧失。除非神经康复，否则患者将一直依赖于气管造口术和呼吸机。C3 ～ C6 的 SCI 导致不同程度的膈无力，因为损伤靠近尾端，其预后要好得多。患者可能不需要长期依赖呼吸机，随着时间的推移，炎症消退和其他辅助肌代偿，呼吸肌功能会有所改善。下颈部和上胸部 SCI 的预后较好，尽管肋间肌和腹部肌受影响，但膈未受累，因此患者很少需要长时间的机械通气。

为稳定躯干和支持腹部，量身定做的紧身衣对这些患者很有帮助。这种衣服通过优化工作的肺容积，降低腹部顺应性，从而减弱了呼吸费力的感觉，反过来增强了膈的效能。但是，与其他神经肌肉疾病患者一样，这些患者由于咳嗽功能受损，因此容易发生呼吸道感染。

在那些高 SCI 而膈神经-膈功能尚存的患者中，双侧膈起搏被认为是通气支持的一个替代方法。最适合起搏的候选者被认为是那些对外周膈神经刺激有反应，而对经颅刺激膈运动区无反应的患者。

破伤风

破伤风毒素是由通常存在于土壤中的厌氧菌

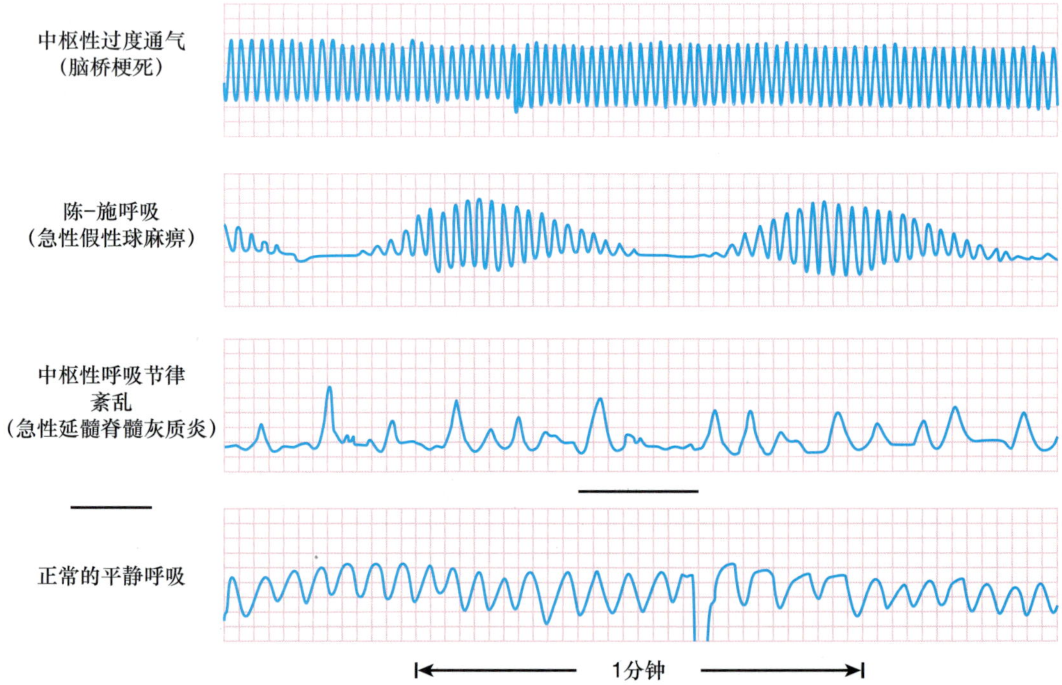

图 64-7 中枢神经系统疾病的呼吸模式（改自 Plum F，Swanson AG：Central neurogenic hyperventilation in man，aMa arch Neurol Psychiatry 81：535-549，1959.）

Clostridiumtetani 产生的。破伤风杆菌通过皮肤伤口进入人体，毒素沿着外周神经进入中枢神经系统。当破伤风毒素阻滞了神经肌肉接头处的抑制性神经递质释放时，就会出现肌肉张力上升和全身严重的肌肉痉挛。这种痉挛通常是延迟的，可以因严重的持续性喉头痉挛和呼吸肌衰竭引起死亡。可能的治疗方法包括清创、青霉素、破伤风抗毒素、神经肌肉阻滞药、镇静药、气管切开术、气管插管和机械通气。现在预防性疫苗已经很普遍，因此它已成为一种罕见疾病，但明智的医师仍要对其保持警惕。

药物

鸦片类、苯二氮䓬类和麻醉药影响神经冲动到达呼吸肌，从而影响上呼吸道、膈和胸壁肌肉收缩的张力和协调性。在有潜在呼吸肌无力的患者中使用这些药物时需要谨慎，以免造成危及生命的呼吸衰竭。

影响中枢神经系统的慢性疾病

多发性硬化

多发性硬化是一种累及中枢神经系统任一部分的炎症性脱髓鞘疾病。这种疾病呼吸系统的表现随着脱髓鞘损害累及部位的不同而不同。最常见的表现是自主呼吸困难，但由于呼吸功能的中枢控制依赖脑干系统，所以呼吸衰竭并不常见。更常见的临床问题包括继发于导致半身不遂和并发症的自主咳嗽困难，这些并发症包括阻塞性睡眠呼吸暂停，它与身体活动减少和类固醇治疗所导致的肥胖相关。

Arnold-Chiari 畸形

Arnold-Chiari 畸形是小脑和延髓通过枕骨大孔突入颈椎管的一种先天性疾病，这种畸形通常会阻断脑脊液循环流出后颅凹，从而出现脑积水。同时还能导致脊髓空洞症，干扰通气控制从而出现呼吸暂停及长呼吸模式。外科手术减压是否能在某种程度上阻止疾病的恶化仍未明确。

帕金森病

帕金森病是发达国家中最常见的运动系统障碍，常由于感染引起致命的呼吸系统并发症。疾病进展中吸气肌功能障碍出现较晚，此时最大吸气压可降到预测值的 30%。呼气肌功能障碍也会出现，患者不能快速提高峰流速。这种损伤类似于广义的运动功能减退症，是帕金森病的一个常见特点，对咳嗽功能有着不良影响。

该病患者难以进行必要的呼吸肌代偿调节，这可部分解释其存在许多与肌张力障碍相关的呼吸困难。有趣的是，在该疾病的早期，从肺功能参数来看呼吸肌无力尚不明显时，与年龄匹配的健康对照组相比，这类患者进行反复性呼吸肌收缩的能力较弱。已经显示左旋多巴及阿扑吗啡治疗可以逆转此现象，这说明患者在呼吸肌中枢控制及协调方面存在缺陷。

帕金森病患者通常会出现不自主运动，从而影响上气道。流量容积曲线环上经常出现锯齿形扑动波（图 64-8），这种失常是由于声带的反复收缩所致，发生频率与震颤相同，为 4 ～ 8 Hz。这会给气管插管带来显著困难。帕金森病患者由于疼痛或肌张力障碍，可能出现睡眠片段化，但阻塞性睡眠呼吸暂停更常见。最后，多系统萎缩的有关病症以患者出现帕金森病的特征和自主神经衰竭为特点。它与睡眠中不规则的呼吸模式及危及生命的上气道阻塞有关，其中上气道阻塞是由于患者睡眠中声门和声带的功能异常所致。

累及前角细胞的急性疾病

狂犬病

狂犬病是一种核糖核酸病毒所致疾病，是世界上病死率最高的疾病之一。该病通过被感染的哺乳动物（主要为狗）啃咬后得以传播。当脊髓受累后，可出现的临床表现类似于吉兰-巴雷综合征的上行性麻痹症状，最终出现呼吸肌麻痹。现在可以使用狂犬疫苗预防这种疾病。在工业化国家很少出现狂犬病。

脊髓灰质炎

西方国家对儿童常规注射“脊髓灰质炎疫苗”，

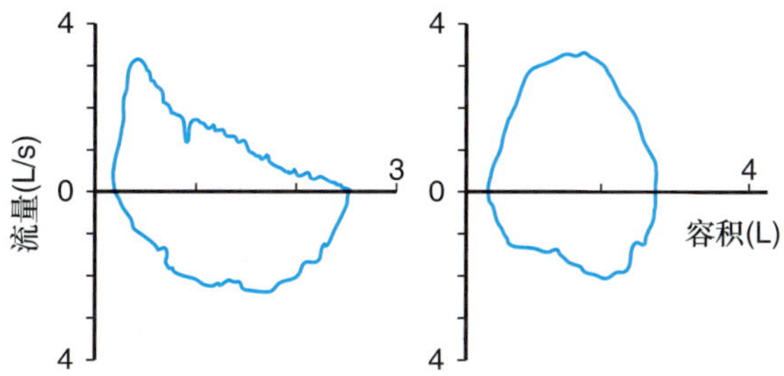

图 64-8　帕金森病的特征性流量-容积曲线（左）及正常流量-容积曲线（右）。（摘自 Laghi F，Tobin MJ：Disorders of the respiratory muscles，am J respir Crit Care Med 168：10-48，2003.）

因此，脊髓灰质炎这种疾病在西方国家已经非常少见。但是注射活的减毒疫苗本身偶尔也会引起脊髓灰质炎。因此，从2000年开始美国仅使用灭活的脊髓灰质炎疫苗。然而在20世纪早期的疫情中，它是呼吸衰竭的最常见神经肌肉病因。事实上，急性神经肌肉呼吸衰竭的高发病率直接导致了有创机械通气及重症监护成为一门专科并快速发展。在发达国家，青少年时代曾患小儿麻痹的患者出现迟发性呼吸衰竭的现象已逐渐减少。迟发性呼吸衰竭更常见于曾在治疗过程中进行机械通气的患者，常见于“铁肺”患者急性发病时及继发性脊柱侧弯的患者。这些所谓的“后脊髓灰质炎”患者对在家通过无创通气治疗慢性呼吸衰竭反应良好。

累及前角细胞的慢性疾病

运动神经元病

运动神经元病（MND）也被称为肌萎缩性脊髓侧索硬化症，在欧洲年发病率为2～3/100 000，只有1%～3%的MND患者表现为呼吸肌无力和急性呼吸衰竭。患者很少以经典的呼吸肌乏力症状（表64-1）作为主诉，但是当患者合并肌肉萎缩和乏力时，呼吸科医生应该考虑到这个诊断。在已明确诊断的患者中更常见的临床表现是劳力性和体位性呼吸困难、干咳和讲话声音低。疾病晚期常见延髓受损的症状，尤其是吸气时。当肌无力很严重时，患者可能会主诉睡眠受影响、过度疲劳、晨起的头痛及混乱。查体发现休息时呼吸急促、无法完整说一个句子、使用呼吸辅助肌及腹部矛盾吸气。

其他广义上没有呼吸衰竭的呼吸肌受累也可出现呼吸肌无力。早期监测是否呼吸肌受累有助于确定通气支持的合适时间以预防呼吸危象。研究表明MND患者更容易获得Pn_{sn}，可用来评估预后。建议常规监测Pn_{sn}，若Pn_{sn}低于40 cmH_2O，推荐在家进行无创通气。从出现症状开始，中位生存期为3～5年，家庭无创通气被证实可以延长无延髓累及MND的生存期，还能提高延髓受累MND患者的健康相关的生活质量。

脊髓性肌萎缩

脊髓性肌萎缩（SMA）包括一组基因常染色体隐性遗传疾病。这些疾病的特征是脑干中前角细胞和运动核变性。SMA患者表现出进行性的对称近端肌肉无力。

根据发病年龄及疾病进展的不同，SMA在临床上分为1～4型。SMA 1型表现为急进性肌无力，是最严重的分型，婴儿期常出现严重的呼吸衰竭并且生存期少于1年。SMA 4型表现为迟发性，它通常在11～30岁时才出现临床症状。主要的疗法为支持疗法，包括营养支持及症状出现后的通气支持。

累及外周神经的急性疾病

吉兰-巴雷综合征

吉兰-巴雷综合征是一种急性炎症性脱髓鞘性运动多发性神经疾病。患者的典型表现为伴有反射减弱的对称性上行性运动无力。症状出现通常超过2周，90%的患者在患病4周内达到疾病的顶峰。严重的呼吸无力是常见症状，10%～30%的患者需要通气支持。尽管有许多有效的免疫调节治疗方法，但需要插管治疗的吉兰-巴雷综合征患者依然会出现死亡的情况，病死率大约为5%。

炎症性脱髓鞘疾病从神经根开始，沿着神经鞘呈补丁样进展，导致远端肌肉无力及麻痹。神经传导测试发现信号传导速度减慢或缺失即可确诊。通过膈神经刺激产生的膈针刺脊髓电描记术所记录的动作电位高度的下降与无创通气的需求有相关性。考虑到呼吸衰竭的风险，有必要对确诊或疑诊吉兰-巴雷综合征的患者监测呼吸肌强度。有创通气的预测指标是颅神经受累、在前8 d发生感染、从出现无力开始到住院少于7 d、无法站立、无法将肘部抬高至头以上、无力将头抬离枕头和无效的咳嗽。呼吸肌的力量通常通过测量连续肺活量和口腔压力获得，如果出现下降趋势通常表示即将出现呼吸衰竭。

临床实践中常用到“20-30-40”原则：当VC小于20 ml/kg，最大吸气压大于－30 cmH_2O和最大呼气压小于＋40 cmH_2O时，提示将发生呼吸衰竭。对于延髓受累的患者，如何保持口腔呈足够的密闭状态具有难度。全面罩可连接在肺活量计或压力监测仪上，以确保通气支持最佳。少数患者，主要是那些61～80岁且合并明显延髓受累的患者，有创通气经常发生脱机失败，这些患者往往需要长期气管切开通气。

医源性疾病

危重疾病性神经肌病

膈乏力常见于长时间机械通气同时合并使用神经-肌肉阻滞药物的动物，有报道称人类中也有类似现象，但是该患者为脑干坏死导致的全身去神经化。虽然大部分研究发现危重症患者非意志控制的跨膈抽搐压力比健康对照者要低，但在危重症患者中更常见的呼吸机诱导的膈功能障碍的重要性仍不清楚。虽然膈抽搐压力与机械通气持续时间之间未发现有直接相关性，但已有研究表明在呼吸肌负荷超过呼吸肌能力的撤机试验中，那些肺动力学发生改变的患者会发生撤机失败。

与重症疾病相关的外周骨骼肌乏力或重症监护病房获得性肌无力超出了本章的范围，但这个重要临床领域的相关文献越来越多。

膈神经损伤

解剖学上，膈神经长 30 ～ 40 cm，从颈椎蜿蜒到膈，易于损伤。在临床实践中，最常导致膈神经损伤的是心脏手术，特别是应用冰冻技术进行心脏停搏时。其他导致膈神经损伤的原因包括进行椎前手术（如胸腺切除术）、颈内静脉中心静脉置管及颈部放疗。

累及外周神经的慢性疾病

神经痛性肌萎缩

神经痛性肌萎缩是一种突然出现肌无力及肌萎缩的综合征，它可累及上肢和（或）膈。除了劳力性呼吸困难、前倾性呼吸困难、躯干浸入水中时的呼吸困难和端坐呼吸外，患者在相应的体表特别是肩端或者肩胛骨会感到疼痛。既往研究表明，1/3 的膈麻痹患者会完全康复，1/3 的患者会部分康复，另外 1/3 完全不会康复。恢复期需要 2 ～ 5 年。作为一种罕见的家族性综合征，临床医生应该考虑到这是一种全身性神经系统疾病的罕见表现，例如运动神经元病，或由于其他因素（例如淋巴结病）所致纵隔压迫引起的膈神经麻痹。

遗传性运动和感觉神经性疾病（Charcot-Marie-Tooth 病）

遗传性运动和感觉神经性疾病（Charcot-Marie-Tooth 病）是一系列由于髓磷脂基因突变所导致的病变。这种疾病根据病种的不同，分为常染色体显性或隐性遗传。这是一种外周神经的慢性退行性病变，最终导致远端无力。膈神经受累导致呼吸衰竭是公认的并发症，但较少见。

急性神经肌接头疾病

肉毒杆菌中毒

肉毒杆菌中毒是由革兰氏阳性厌氧菌——肉毒梭状芽孢杆菌所产生的神经毒素引起。细菌最初定植在胃肠道或皮肤伤口处，通常与静脉或皮下药物滥用有关。机体摄取后吸收了毒素。毒素导致胆碱能神经肌肉接头发生急性突触前阻滞，导致危及生命的全身瘫痪。快速进行有创通气支持可降低病死率，可延长寿命数月。大部分患者可以完全恢复，但呼吸肌恢复缓慢，并且轻度的呼吸肌无力会无限期地持续存在。

慢性神经肌肉接头疾病

重症肌无力

重症肌无力是神经肌肉信号中断相关的最常见疾病，但此病较少见，发病率为每 10 万人口 15 ～ 20 例。它由突触后神经末端的乙酰胆碱受体的抗体所引起。患者代表性的临床表现为波动性的肌无力，进展为晨轻暮重的肌肉疲劳。眼部及延髓的症状最为常见，呼吸肌无力也会出现，偶尔会是这种疾病的表现形式。肌无力危象时会出现急性呼吸衰竭，可能是由于感染及手术所致。

治疗方法主要是免疫抑制及使用胆碱酶抑制药，由于过度的胆碱能抑制可能导致支气管分泌物增多或明显的呼吸肌胆碱能阻滞，因此要谨慎小心以达到最佳平衡状态。一部分患者尽管经过合适治疗，但仍会出现夜间通气不足，这可因类固醇所致的体重增加而加重。

胸腺瘤通常与肌无力综合征相关，临床医生必须注意到在胸腺瘤切除术后可能会出现急性呼吸衰竭。尽管术后肌无力综合征风险比较低，但在该情况下，诊断的时候应该对其进行考虑，此外还有术中膈神经损伤，因为膈神经可能会被肿瘤包裹，在手术当中可能被有意或无意地切除。

Lambert-Eaton 肌无力综合征

Lambert-Eaton 肌无力综合征是一种少见的疾病，此病会影响乙酰胆碱的释放，降低神经肌肉接头处的神经肌肉信号。这种疾病是由针对电压门控钙通道的抗体所引起的，这些通道调节突触前神经末梢释放乙酰胆碱所需的钙离子流动。近端肌肉乏力、反射减弱或缺失及自主神经系统的体征和症状

（例如口腔干燥）可提示该病。该病特有的表现是在反复神经刺激后，反射及最大等张肌肉活动的肌肉强度可恢复，肌肉动作电位幅度可增加。呼吸肌乏力作为主诉并不常见，更常发生在疾病晚期。该疾病与恶性疾病（特别是小细胞肺癌）有密切相关性，合并发生率高达 50%。

急性肌肉疾病

皮质类固醇引起的呼吸肌病

由于皮质类固醇被广泛用于治疗各种炎症及自身免疫性疾病，因此皮质类固醇引起的肌病相对常见，主要见于股四头肌。然而，目前研究表明呼吸肌病较少见。

较罕见的急性肌病原因

肌病可以与许多不同的内分泌和生化异常有关。通常情况下，严重的低钾血症导致的急进性肌病主要影响近侧肌肉。必需维生素（如维生素 D 和维生素 E）吸收障碍也可能导致较轻的全身性肌病。甲状腺功能减退和甲状腺功能亢进、肾上腺皮质功能不全和 Cushing 病都与肌病有关。这可发生在疾病的任何阶段，但仅偶尔会表现出症状，不过这些不适通常是在有其他系统症状的情况下被诊断出的。这些肌病很少累及呼吸肌，但如果发生了呼吸衰竭，应在纠正潜在异常的同时对其进行支持治疗。

慢性肌病

杜氏肌营养不良

杜氏肌营养不良（DMD）是源自肌营养不良蛋白基因突变的一种 X 染色体连锁遗传性疾病，它累及男性患者，且从幼年时即开始发病，发病率为 1/3000 新生儿。DMD 患者的功能减退表现为肢体远端肌肉乏力，导致十几岁即开始依赖轮椅以及出现进展性呼吸肌乏力。虽然未并发呼吸肌乏力的扩张性心肌病也可能导致此类患者死亡，但呼吸衰竭是其主要的死亡原因。

与其他进展性神经肌肉疾病一样，呼吸肌无力是逐步进展的。这些患者中呼吸功能衰竭开始表现为在 REM 睡眠中的夜间低通气，然后进展为 REM 和非 REM 睡眠时的低通气，最后表现为白天的高碳酸血症和慢性呼吸衰竭。慢性呼吸衰竭的进展与睡眠紊乱、胸部感染和住院的频率增加以及生活质量差有关。对这些患者的呼吸肌力量及肺活量的监测是重要的临床评估指标。肺活量从 10 岁时开始下降，肺活量小于 1 L 提示预后不良，没有机械通气支持时平均生存期仅 2 年。这些患者中出现的脊柱侧弯可能会加速这一进程。假如没有进行家庭夜间无创通气，慢性呼吸衰竭的中位生存期为 9.7 个月。尽管在慢性呼吸衰竭出现前预防性使用家庭夜间无创通气具有争议，但大多数权威人士支持无创通气可改善气体交换，使睡眠模式正常，提高生活质量及延长生存期。最新研究表明，当患者出现夜间低通气时，最好进行夜间通气支持，如果未进行家庭无创通气，在 18 个月内会进展成伴有白天高碳酸血症的慢性呼吸衰竭。

呼吸支持也包括清除分泌物，特别是在肺炎发作的时候，方法是引进机械吹气–呼气装置来增强咳嗽的功能和分泌物管理（参见前文所述的“咳嗽峰流速”）。当延髓功能减退，除有效咳嗽减少外，患者误吸风险增加，且这些吞咽问题将减少营养的摄入，导致体重下降。建议早期在内镜或影像学指导下留置胃管，但支持此做法的证据有限。如果具备适当的专业知识，可以仅使用无创通气对已确诊的呼吸衰竭患者在镇静作用下留置胃管。

其他肌肉萎缩症

Becker 肌营养不良与 DMD 的临床过程类似，但通常发病较晚，并且临床表现较轻。患者直到青春期后期才不能行动，而且呼吸肌受累的程度也要轻得多。在本病的后期阶段（大约三十余岁时）会出现呼吸衰竭，并且可能需要无创通气。面肩肱型肌营养不良也是一种常染色体显性遗传的缓慢进展的疾病，累及面部、上臂及肩部肌肉。在大约 20% 的患者中，胸壁及膈也会受累，可能会导致需要通气支持的呼吸衰竭。

肌强直性营养不良

肌强直性营养不良是一种显示遗传早现的常染色体显性遗传病，它是一种多系统疾病，特征是肌强直（延迟性肌肉松弛）、进行性骨骼肌无力、心脏传导缺陷和心肌病、白内障、前额脱发、眼睑下垂、睾丸衰竭、低丙种球蛋白血症及糖尿病。常见睡眠障碍性呼吸，由于呼吸肌无力及驱动呼吸的神经受损，常出现夜间低通气和进行性的高碳酸血症。中枢和阻塞性睡眠呼吸暂停发生的原因也可能与上气道肌肉乏力和肌强直有关。应根据患者的症状和动脉二氧化碳水平使用通气支持。不幸的是，患者常发现难以应用夜间通气支持，部分是因为仅能获得部分治疗效应，且伴随该病的原发性嗜睡病导致存在持续性的白天嗜睡。

其他较罕见的肌病

先天性肌病是一组肌肉遗传性疾病，通常在婴儿期即表现为全身肌无力，需要进行肌肉活检来明确肌无力类型。所有患者都表现为肌张力低下及主要近侧肌肉无力。肌肉损伤的严重程度取决于个体的基因突变。这类患者大部分从早期开始就需要机械通气并且在儿童时期死亡。

代谢性肌病包括一系列不同的与肌肉代谢途径缺陷相关的疾病。在这些疾病中，最常见的是糖原贮积病。从呼吸病学的角度看来，最重要的代谢性肌病是酸性麦芽糖酶缺乏症，因为呼吸肌无力可能是其成人发作形式的主要表现。跟其他肌病一样，主要的治疗是支持疗法，而酶替代治疗可能在延缓慢性呼吸衰竭方面有作用。

线粒体肌病是由于线粒体释放三磷酸腺苷（ATP）的功能出现障碍所致。临床表现多种多样，包括呼吸衰竭。

特发性炎症性肌病包括皮肌炎和多发性肌炎，主要表现为肌无力，它是由于炎症性破坏过程直接影响了肌肉纤维及它们的血供。皮肌炎的特征是典型的皮肤表现，例如手足处的 Gottron 丘疹和眼睑处的向阳性皮疹，并且可能与恶性肿瘤相关。肌肉无力很少导致呼吸衰竭。大约 20% 的炎症性肌病患者与间质性肺病有关。这种疾病发展迅速，经常是致命的。

胸廓疾病

胸壁畸形，如脊柱后凸、脊柱侧弯和脊柱后侧凸，以及肥胖通气不足综合征分别在第 63 章及第 62 章中描述。肥胖本身也会对肺功能有所影响，这个问题将在后面阐述，重点放在肺功能检测、呼吸力学、高碳酸通气反应和呼吸肌力方面。

肥胖

肥胖的临床后果

在西方国家，一个公认的重大公共健康问题是肥胖的日益流行。虽然肥胖的定义包括体重指数（body mass index，BMI）大于 30 kg/m^2，但临床医生现在遇到越来越多的病态肥胖患者（如 BMI 大于 40 kg/m^2），最近有学者使用超级肥胖（BMI 大于 50 kg/m^2）来定义更肥胖的患者。在英国，肥胖人口估计有 25%，而超级肥胖患者的增长速度远远超过过去 10 年。目前估计，美国超级肥胖的患者达到 1/230 个成人。

随着肥胖的流行，越来越多的患者因劳力性呼吸困难、阻塞性睡眠呼吸暂停及夜间低通气需要通气支持而到呼吸内科及胸科门诊就诊。对住院肥胖患者的观察数据表明，高达 1/3 的 BMI 超过 35 kg/m^2 的患者有高碳酸血症型呼吸衰竭。

肥胖患者的呼吸肌泵

有学说认为肥胖患者呼吸困难和肺泡低通气是呼吸肌负荷和（或）容量和神经系统的呼吸驱动之间失衡所致，其确切的病理生理机制仍未明确。发现通过 PImax 和 PEmax 测得的呼吸肌能力在高碳酸血症的肥胖患者中低于正常血碳酸的肥胖患者。然而，应用 Pdi_{max} 直接测量膈的强度，发现正常血碳酸与高碳酸血症患者之间并无差别，提示膈无力对肥胖患者的呼吸衰竭并无影响。与此相反，我们发现在高碳酸血症和正常血碳酸的肥胖患者之间呼吸肌负荷存在差别，高碳酸血症的肥胖患者在坐位与仰卧位时气道压力更高，并且呼吸系统的顺应性降低。呼吸肌负荷的增加可导致肺容积减少，导致 FEV_1 和 FVC 降低以及 FEV_1/FVC 升高，从而出现限制性呼吸困难。另外，TLC、补呼气量（ERV）和 FRC 全部降低。有趣的是，这些指标在高碳酸血症呼吸衰竭的肥胖患者中比 BMI 匹配的正常碳酸血肥胖患者中下降更为明显。目前认为，除了绝对的脂肪负荷外，脂肪的分布在确定肺限制的严重程度上也非常重要。

肥胖患者呼吸时肺容积较小，胸壁和肺顺应性下降。呼吸时肺容积小可导致在早期呼气时小气道即关闭，导致呼气时气流受限，并形成内源性呼气末正压（PEEPi）。仰卧位（例如睡眠时）时这种现象会加重。研究显示，膈肌肌电图测得肥胖患者从坐位变换为仰卧位时（膈肌无力增加），神经性呼吸驱动增加。通过测定膈肌两侧压力波动发现，膈肌压力增加但潮气量并没有相应增加。此外，这类患者在体位改变时产生内源性 PEEPi，表明呼气气流受限，尽管很难分辨这是由于呼气时早期气道关闭还是上呼吸道阻塞造成的，或是两种原因兼有之。在这个领域需要更多的研究来证实在高碳酸血症肥胖患者中的高碳酸血症通气反应。先前的研究表明，与血碳酸正常的肥胖患者相比，高碳酸血症的肥胖患者由于增加潮气量的能力不足，通气反应降低，导致无效腔通气。这些可使研究人员明确导致肥胖患者肺泡通气不足的病理生理原因。

争议与缺陷

呼吸肌无力是许多神经肌肉和胸壁疾病的常见并发症，虽然它偶尔是基础疾病的临床表现，但通常是一种已确诊的疾病的并发症。鉴于慢性呼吸衰竭对健康相关的生活质量的影响，以及呼吸肌乏力会导致潜在的危及生命的后果，应定期对进展性神经肌肉疾病患者进行无创性呼吸肌肉检查，以了解呼吸肌功能。此外，神经肌肉疾病和（或）胸壁疾病患者若出现不明原因的呼吸困难，应进行正式的呼吸功能评估。该评估应包括详细的病史和临床检查，重点集中在提示显著肌无力的症状、睡眠呼吸障碍和相关的并发症（例如延髓症状）。其他评估包括基本的肺容量测定、无创性呼吸肌检查以及特殊情况下的有创性呼吸肌检查。然而，值得注意的是做单项呼吸肌力检测以体会诊断呼吸肌乏力时存在的局限性。既往的数据已经证实单独的吸气鼻部压力经常过度诊断有严重限制性通气缺陷的神经肌肉疾病患者的肌无力程度。因此，为了准确评估呼吸肌力，需要进行一系列无创性的呼吸肌功能测定，如 Pn_{sn}、PImax 和 PEmax。

根据这些临床数据，可对无创通气的起始时间进行设定。最近的研究数据表明，存在神经肌肉和胸壁疾病的患者在夜间通气不足发生 18 ～ 24 个月后将发生慢性呼吸衰竭，这时应考虑进行无创通气，而对那些在此阶段相对无症状的患者或不愿意进行无创通气的患者，建议进行密切的临床观察。除通气策略外，临床医生必须考虑到对那些咳嗽功能差的神经肌肉疾病患者使用其他呼吸辅助措施，例如物理治疗以及使用包括机械吸气-呼气装置在内的仪器。

最后，临床医生必须认识到肥胖的发展趋势及其对呼吸功能的负面影响。截至目前，尚无前瞻性随机对照试验为治疗肥胖低通气综合征制订最佳通气策略。一项单中心的随机对照试验发现，在肥胖低通气的患者中进行持续气道正压通气和无创通气，效果并无明显差别，从而达成共识：建议对那些使用持续气道正压通气但不能控制症状的患者进行无创通气。超级肥胖的发病率越来越高，学者们迫切需要在这一领域进行深入研究。

推荐读物

American Thoracic Society/European Respiratory Society: ATS/ERS statement on respiratory muscle testing, *Am J Respir Crit Care Med* 166:518–624, 2002.

Bassetti CL, Gugger M: Sleep disordered breathing in neurologic diseases, *Swiss Med Wkly* 132:109–115, 2002.

Hart N: Respiratory failure, *Clin Med* 36:242–245, 2008.

Hart N, Polkey MI: Investigation of respiratory muscle function, *Clin Pulm Med* 8:180–187, 2001.

Laghi F, Tobin MJ: Disorders of the respiratory muscles, *Am J Respir Crit Care Med* 168:10–48, 2003.

Luo YM, Moxham J, Polkey MI: Diaphragm electromyelography using an oesophageal catheter: current concepts, *Clin Sci (Lond)* 115:233–244, 2008.

Murphy P, Polkey MI, Hart N: Diagnostic tests in the assessment of patients for home mechanical ventilation. In Elliott MW, Nava S, Schönhofer B, editors: *Principles and practices of non-invasive ventilation and weaning*, London, 2010, Hodder Arnold, pp 151–166.

Mustfa N, Moxham J: Respiratory muscle assessment in motor neurone disease, *Q J Med* 94:497–502, 2001.

Polkey MI, Lyall RA, Davidson AC, et al: Ethical and clinical issues in the use of home non-invasive mechanical ventilation for the palliation of breathlessness in motor neurone disease, *Thorax* 54:367–371, 1999.

Polkey MI, Lyall RA, Moxham J, Leigh PN: Respiratory aspects of neurological disease, *J Neurol Neurosurg Psychiatry* 66:5–15, 1999.

Polkey MI, Moxham J: Clinical aspects of respiratory muscle dysfunction in the critically ill, *Chest* 119:926–939, 2001.

Tobin M: *Principles and practices of mechanical ventilation*, ed 2, New York, 2006, McGraw-Hill.

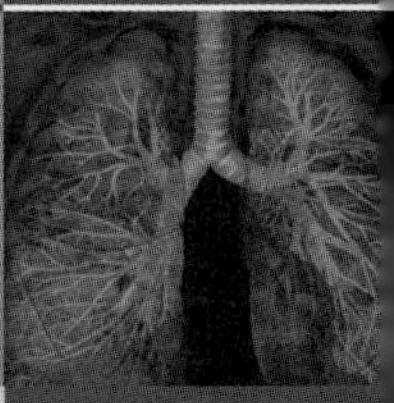

第十二部分　肺部肿瘤

第 65 章　肺癌：流行病学、外科病理学和分子生物学

Arnold M. Schwartz • M. Katayoon Rezaei　著

（刘雯雯　史　菲　邱　晨　译）

流行病学

发病率及生存率

肺癌在美国是病死率最高的癌症，甚至超过了随后四种肿瘤的男女病死率总和。就发病率（某一年内癌症新发病例数）而言，肺癌仅次于女性乳腺癌和男性的前列腺癌。在美国，2010 年预测肺癌新发男性 11.6 万例，女性 10.5 万例，约 16 万人死亡。肺癌病死率分别占男性及女性癌症总病死率的 31% 和 27%，高于乳腺癌、前列腺癌和结肠癌的总和。在男性总体死因中，肺癌为第二大死因，仅低于血管疾病（多死于心脏病发作和卒中）。肺癌症状出现晚，侵袭性高，5 年生存率为 15% ～ 20%。与其他恶性肿瘤相似，肺癌是一种衰老性疾病，其发病多见于大于 50 岁的患者，40 岁以下人群较为少见。将肺癌发病率绘制成图，将诊断时的实际年龄作为对数刻度，发现男性和女性均呈一直线，提示不同性别的肺癌致病因素相似，类固醇激素（雄激素和雌激素）并非其主要病因。

在肺癌患者中，男性多于女性，非裔美国人高于美国白种人；这种发病率的差异可能与吸烟方式有关。这种差异在年轻人中也同样存在。年轻的非裔男性和女性的肺癌发病率均高于相应的白种人。2008 年，非裔美国男性及白种美国男性的发病率分别为 101 例 /10 万和 69 例 /10 万，非裔美国女性及白种美国女性的发病率相似，约为 55 例 /10 万。其他的民族、种族如西班牙裔美国人、美国原住民、亚裔或南太平洋美国人的发病率均低于美国白种人。

肺癌发病率最高的地区为北美的发达国家（美国和加拿大）、欧盟及苏联，这些地区出售的香烟最多，吸烟的比率也最高。2008 年，全球新发肺癌患者约 160 万，有 140 万人死于肺癌，其中大部分来自中国及其他欠发达国家。20 世纪 70 年代以来，美国、加拿大、英国和澳大利亚的肺癌发病率一直在下降，而日本和印度持续上升。与此同时，美国、加拿大、丹麦、挪威和瑞典的女性肺癌发病率也一直在增高。肺癌的男性发病率为女性的两倍多，在亚洲西部、美国中部和南部以及非洲南部等地区的比例可能更高。

肺癌在一些大的发展中国家如中国和印度的发病率越来越高，人口社会经济特征对评估肺癌发病率十分重要。肺癌的发病危险程度与教育及收入水平成反比，并与环境或职业暴露有关，尤其与吸烟密切相关。同西方国家相比，来自发展中国家的数据不够完善和准确，且对吸烟以及社会经济环境的分析还涉及一些混杂变量，如当地的饮食、环境致癌物及吸入暴露。

如果将过去 50 年中男性与女性的肺癌病死率（一年内因病致死）按年份进行绘制的话，会发现曲线存在显著变化（图 65-1）。从 20 世纪 50 年代到 20 世纪 90 年代，男性的肺癌发病率显著上升，而女性的发病率上升则延迟了近 25 年，随后才与男性的发病率增长速度持平，并一直持续到 21 世纪。截至 20 世纪 50 年代，男性死于肺癌的人数已远超过前列腺癌和结肠癌。截至 1990 年，女性死于肺癌的人数超过乳腺癌及妇科癌症。通常情况下，癌症病死率紧随其发病率，但由于肺癌具有较高癌症致死率（因癌症而死亡的概率），故其病死率已超过男性及女性中最常见癌症的病死率。1964 年美国卫生局局长发表了一篇关于吸烟的报道，使得人们在随后的

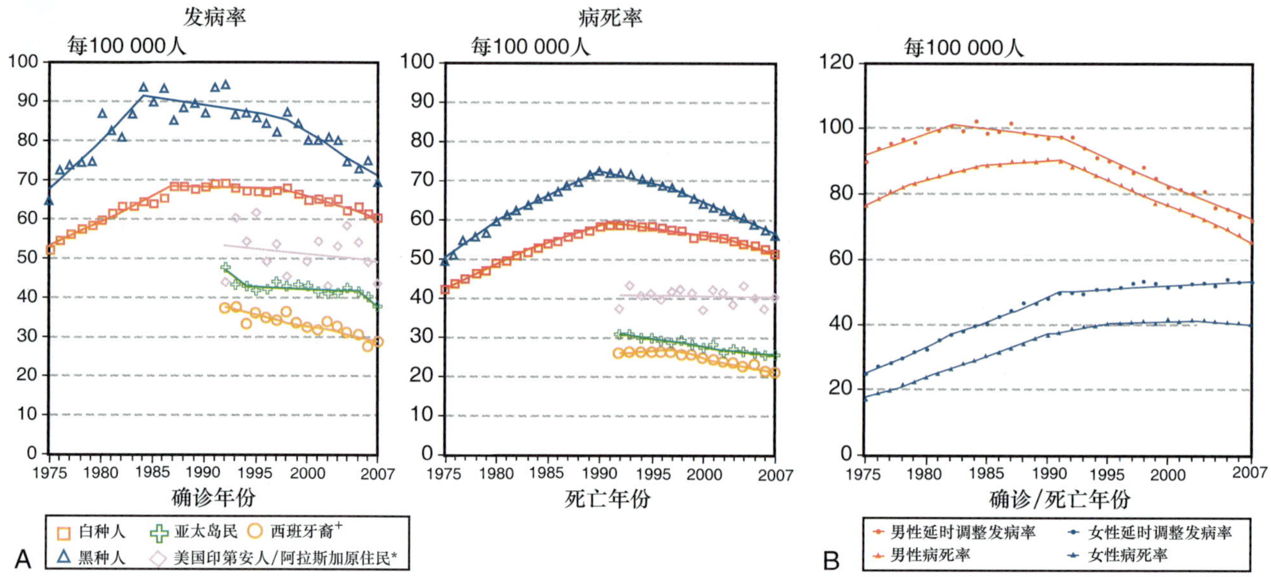

图 65-1 **A**，SEER 发病率及美国肺癌及支气管癌的病死率（男性、女性）。1975—2007 年关于白种人和黑种人、1992—2007 年关于亚洲 / 太平洋岛民、美国印第安人 / 阿拉斯加原住民、西班牙裔的连接点回归分析；**B**，美国所有种族男性、女性的肺癌及支气管癌的延时调整病死率差异（1975—2007 年）。SEER，调查、流行病学和最终结果［项目］。**A**，白种人和黑种人的发病率数据来自于 SEER 的 9 个地区——旧金山、康涅狄格、底特律、夏威夷、爱荷华、新墨西哥、西雅图、犹他、亚特兰大。亚洲 / 太平洋岛民、美国印第安人 / 阿拉斯加土著、西班牙裔的发病率数据来自于 SEER 的 13 个地区——SEER 的 9 个地区加圣约瑟-蒙特雷、洛杉矶、阿拉斯加 / 原住民居住区以及佐治亚。病死率数据来自于美国病死率文件、国家卫生统计中心、美国国家疾病控制与预防中心（CDC）。基于 2000 年美国标准人群对发病率进行年龄校正（19 个年龄组，人口普查 P25-1103）。使用国家癌症研究所的连接点回归项目（3.4.3 版，2010 年 4 月）计算回归线。1975—2007 年的白种人和黑种人连接点分析允许最多 4 个连接点。1992—2007 年的其他种族分析允许最多 2 个连接点。* 美国印第安人 / 阿拉斯加原住民的发病率是以合同医疗服务区［CHSDA］所在县为基础的。† 西班牙裔与白种人、黑种人、亚洲 / 太平洋岛民和美国印第安人 / 阿拉斯加原住民并不相互排斥。西班牙裔的发病率数据是以 NHIA［北美中部癌症登记协会 /NAACCR 西班牙裔识别算法］为基础的，剔除了来自于阿拉斯加原住民登记库中的病例。西班牙裔病死率数据中剔除了来自于康涅狄格、哥伦比亚特区、缅因州、马里兰、明尼苏达、新罕布什尔、纽约、北达科他、俄克拉何马和佛蒙特的病例；**B**，数据来自于 SEER 的 9 个地区和美国病死率文件［国家卫生统计中心、CDC］。基于 2000 年美国标准人群对发病率进行年龄校正［19 个年龄组，人口普查 P25-1103］。使用国家癌症研究所的连接点回归项目（3.4.3 版，2010 年 4 月）计算回归线［http://seer.cancer.gov/statfacts/html/lungb.html］.

20～30 年里开始戒烟；肺癌的发病率和病死率开始下降，从 20 世纪 90 年代初的最高水平降至接近 20 世纪 70 年代的水平。女性吸烟的社会现象少于男性，随后，女性肺癌的发病率和病死率开始上升并持续至今。

肺癌通常指肺的支气管恶性上皮肿瘤，包括鳞状细胞癌、腺癌、大细胞癌和小细胞（神经内分泌）癌，但它们的相对发生率、分布及频率具有显著差异。20 世纪 70 年代，与其他支气管癌相比，鳞状细胞癌发病率最高。有趣的是，经年龄校正后的男性和女性腺癌发病率持续升高，从 20 世纪 90 年代末至 21 世纪初，腺癌已成为最常见的肺癌。肺癌的两大组织学亚型——鳞状细胞癌和小细胞癌与吸烟关系最为密切，它们的整体发病率已有降低，这反映了吸烟人数减少的趋势。肺癌的主要组织学亚型包括：腺癌 38%、鳞状细胞癌 20%、小细胞癌（神经内分泌）13% 及大细胞癌 5%。其余亚型有肉瘤样（梭形细胞）癌、唾液腺型癌、神经内分泌类癌及其他。

导致鳞状细胞癌发生的组织学过程是：吸烟刺激呼吸道上皮细胞出现支气管鳞状上皮化生，其他细胞及分子因素引起鳞状上皮不典型增生，引发原位癌并最终成为侵袭性鳞状细胞癌。小细胞癌并没有明确的前期病变，尽管人们假定 Kulchitsky 细胞是其前期病变细胞。然而，小细胞癌常在鳞状上皮化生和不典型增生的情况下发生，说明吸烟环境对其有影响。腺癌的组织学特征是形成有恶性外观的腺体、乳头状突起及胞浆黏蛋白，同样发生在吸烟的情况下，但约 25% 的肺癌病例不能归因于直接吸烟。这些肿瘤常位于外周，可能与某些病例早期存在的瘢痕有关，但也可能是宿主对肿瘤的结缔组织增生应答。作为肺癌的一个组织学亚型，肺腺癌发病率在男性和女性中均持续升高。

病因及危险因素

多数肺癌患者的主要危险因素是吸烟。不吸烟者诊断肺癌的可能性低于 15%。强有力的流行病学研究及动物实验结果均证实，吸烟是肺癌的主要病因。病例对照研究和队列研究也已证明吸烟与肺癌关系密切，呈剂量依赖性，并与现在或过去的吸烟行为有关。早期的回顾性病例对照研究表明，肺癌组的吸烟率是非肺癌组吸烟率的 10 倍。后来，纵向队列研究表明吸烟肺癌患者的病死率是非吸烟肺癌患者的 10 倍。此外，肺癌的年发生率与年龄和吸烟持续时间呈对数关系，病死率与每日吸烟量呈剂量-反应关系。一般情况下，吸烟者的病死率较非吸烟者增加了 70%。

吸烟与支气管肺癌的所有组织学类型均相关，然而，如前所述，腺癌虽与吸烟密切相关，但也是非吸烟患者的最常见类型。尽管吸烟年包数与肺癌关系密切，但仅有少数吸烟者会发生肺癌，说明宿主生物因素和遗传因素在肺癌形成过程中起调控作用。现在或过去吸烟的临床病史也影响肺癌的发生率，重度吸烟者发生肺癌的危险性比轻度吸烟者高 2 倍，是已戒烟者危险性的 5 倍。吸烟不仅是肺癌的危险因素，也是预测早期肺癌切除术后复发的预测因子。有吸烟史及无吸烟史的Ⅰ期肺癌患者的 5 年生存率分别为 76% 和 92%。根据美国卫生局局长的报道，被动吸烟或吸烟环境的作用虽然稍弱，但也是肺癌的病因之一。配偶吸烟的非吸烟者罹患肺癌的危险性比双方不吸烟者的危险性增加了 25%，但仍显著低于主动吸烟者。

除吸烟的主要作用外，职业因素和环境因素也会增加罹患肺癌的风险。公认的肺癌相关工业制剂为石棉、六价铬（VI）、砷、镍和多环芳香烃。电离辐射暴露，如经历了日本原子弹爆炸（1945 年）、铀矿开采以及工业与家庭环境中的氡，也可增加罹患肺癌的风险，它们的作用与吸烟环境或二手烟相似。对于既接触化学物质又吸烟的人群，两者在肺癌的发生过程中可能起协同作用。

石棉生产（尤其是石棉开采）与肺纤维化及肺癌密切相关，并影响恶性胸膜间皮瘤的发展。石棉工人中的吸烟者因致病因子的协同或乘法效应，其肺癌发生风险显著高于不吸烟者。石棉接触者罹患肺癌常表现有石棉肺（间质纤维化）。一些研究者认为，石棉肺的纤维炎性瘢痕构成了肺癌发生的微环境。另外，也有研究人员认为，大量石棉负荷导致的间质纤维化进程与石棉诱发恶性肿瘤的途径可能不同。肺间质纤维化和石棉相关性支气管肺癌均与肺内石棉负荷呈剂量依赖性。尽管石棉肺主要集中于下段肺叶，但石棉诱发的癌症可见于所有肺叶。对于胸膜弥漫性恶性间皮瘤，即使在没有肺纤维化或吸烟的情况下，石棉接触也可导致其发生。

外科病理学及细胞生理学

肺部恶性上皮细胞肿瘤的最常见类型是支气管癌，包括腺癌、鳞状细胞癌、小细胞癌、大细胞癌及其他亚组。较少见的肺部恶性上皮细胞肿瘤类型包括：肉瘤样癌、神经内分泌类癌肿瘤及涎腺源性肿瘤。大多数肺部肿瘤起病均呈进展性，趋向进展成更高程度的肿瘤。中央型肺癌是最常诊断的肺癌，可表现为气道内或肺实质肿块，向内或向外压迫支气管而导致阻塞性肺炎。临床表现为咳嗽、咯血和（或）气促等。中央型肺癌可经支气管镜检查等方法来诊断。周围型肺癌或孤立性肺结节则可经针吸活检来进行组织学评估。

长期以来，痰液细胞学、支气管灌洗液或刷检和针吸细胞学（FNA）活检标本（支气管、食道或经皮）一直用于肺部肿瘤诊断，肺门及纵隔淋巴结取样则用于肿瘤的分期。诊断的准确性很大程度上取决于取样方法。在合适的临床环境下，细胞学方法即可提供具有诊断价值的信息，而无须进行有创手术如纵隔镜下检查取样。最近的研究表明，采用超声引导的支气管镜或内镜检查可将诊断敏感性提高 85% 以上，特异性提高 100%。

传统上，细胞学检查先确定恶性肿瘤诊断，然后将肿瘤分为小细胞癌和非小细胞癌两个主要亚型，从而选择合适的管理方案。然而，随着靶向治疗的出现，这种方法不再需要，因为鳞状细胞癌和腺癌的治疗出现了重大变化，治疗方法取决于其是否存在基因突变。一些研究已证实，细胞学研究在此方面具有可行性及准确性，尤其是免疫组织化学与细胞学检查的联合使用。此外，研究表明，对 *EGFR/KRAS* 基因突变进行分析的分子研究可在细胞学样本上成功开展。

腺癌

腺癌是产生具有恶性外观的腺体（包括管状、腺泡状或乳头状分化）的肿瘤，其细胞可产生并分泌黏蛋白（框 65-1）。肿瘤的大体形态可有外周胸膜

框 65-1 切除样本中的腺癌分类

侵入前病变
非典型腺瘤性增生（AAH）
原位腺癌（AIS）
非黏液型、黏液型或混合型

最低程度侵袭性腺癌（MIA）
非黏液型、黏液型或混合型

侵袭性腺癌
主要类型：贴壁型、腺泡型、乳突型、微乳头型、实体腺癌
变种：侵袭性黏液型、胶质型、胎儿型、肠型

修改源自 Travis WD，Brambilla E，Noguchi M，et al：International Association for the Study of Lung Cancer/American Thoracic Society/European Respiratory Society international multidisciplinary classification of lung adenocarcinoma，*J Thorac Oncol* 6：244-285，2011.

凹陷（皱褶）、中央或支气管内肿块，类似恶性间皮瘤弥漫性累及胸膜，形成瘢痕灶或弥漫性肺实质肿块。组织学类型和结构可表现为分化较好的腺样结构，胞浆内可见液泡，也可表现为呈恶性生长的低分化特征，极少分泌黏蛋白，这些表现可通过组织学和（或）免疫组织化学染色分析证实；在一些情况下，细胞浆内的液泡使细胞浆膨胀，细胞核被挤压变形并推至细胞边缘，形成“印戒”细胞。肿瘤细胞可侵犯气道的不同层面，如呼吸道、细支气管和肺泡上皮细胞。不同上皮细胞的恶性转化与千变万化的组织学和细胞学特征以及生长浸润方式相关。

腺癌的生长浸润方式取决于肿瘤细胞的来源，包括支气管腺体细胞、纤毛柱状细胞、杯状细胞、无纤毛细支气管细胞或者Ⅱ型肺细胞。不同细胞来源的腺癌可呈现不同的病理形式，包括腺状、乳头状、结节状和鳞片状（沿肺泡间质生长）。细胞学特征分为黏液型与非黏液型两种类型（图 65-2 和图 65-3）。腺癌的恶性程度分级是根据对腺体分化程度和构成模式、细胞学表达和多形性、核特性和分层

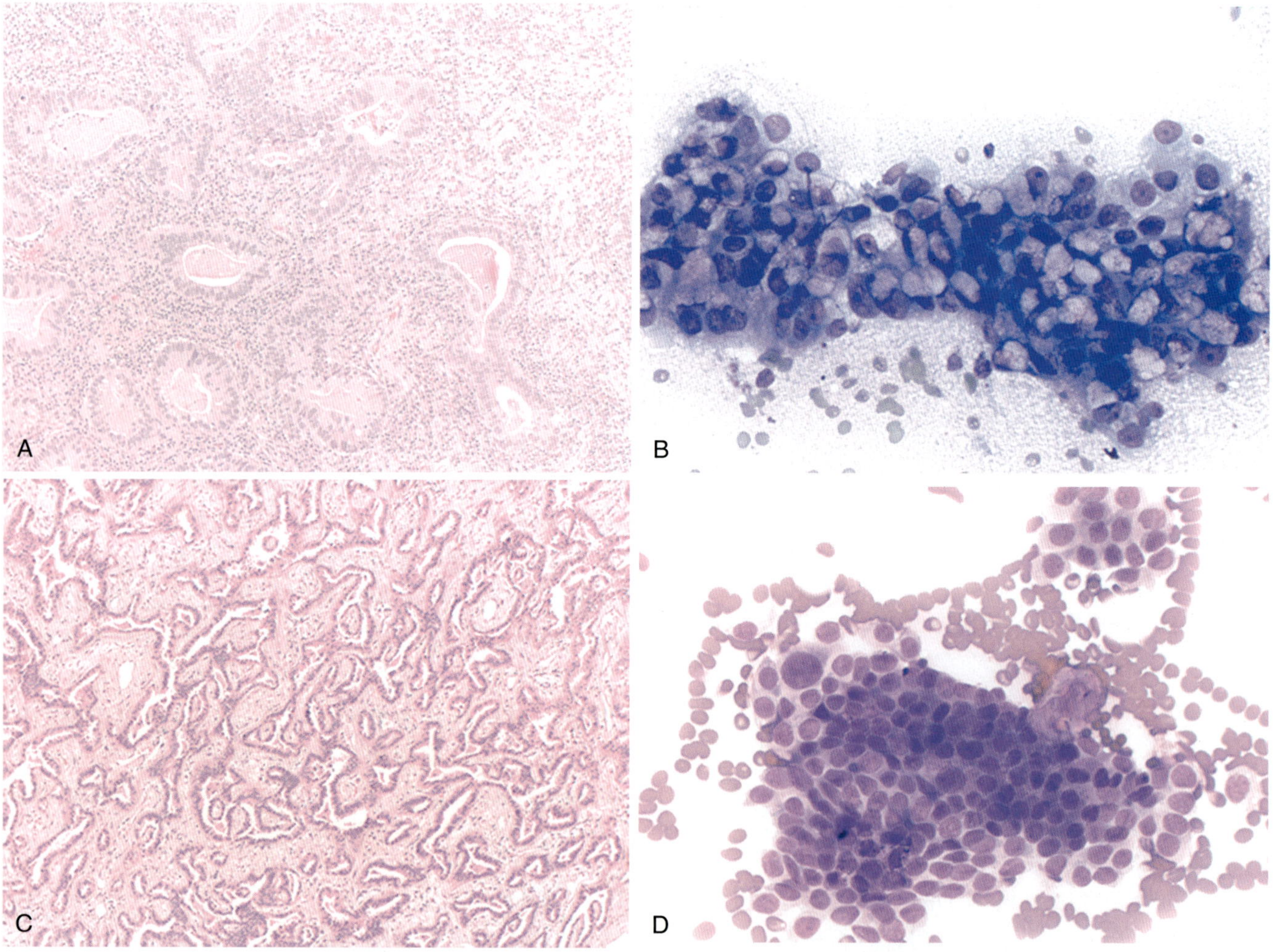

图 65-2 腺癌，腺泡型。**A**，呈腺泡生长模式的腺癌［苏木精伊红染色（H&E），10×］；**B**，细胞学检查结果显示胞质内空泡（Diff-Quik 染色，40×）；**C**，呈管状腺泡生长模式的腺癌（H&E，10×）；**D**，细胞学检查结果显示薄片样生长及胞质内空泡（Diff-Quik 染色，40×）

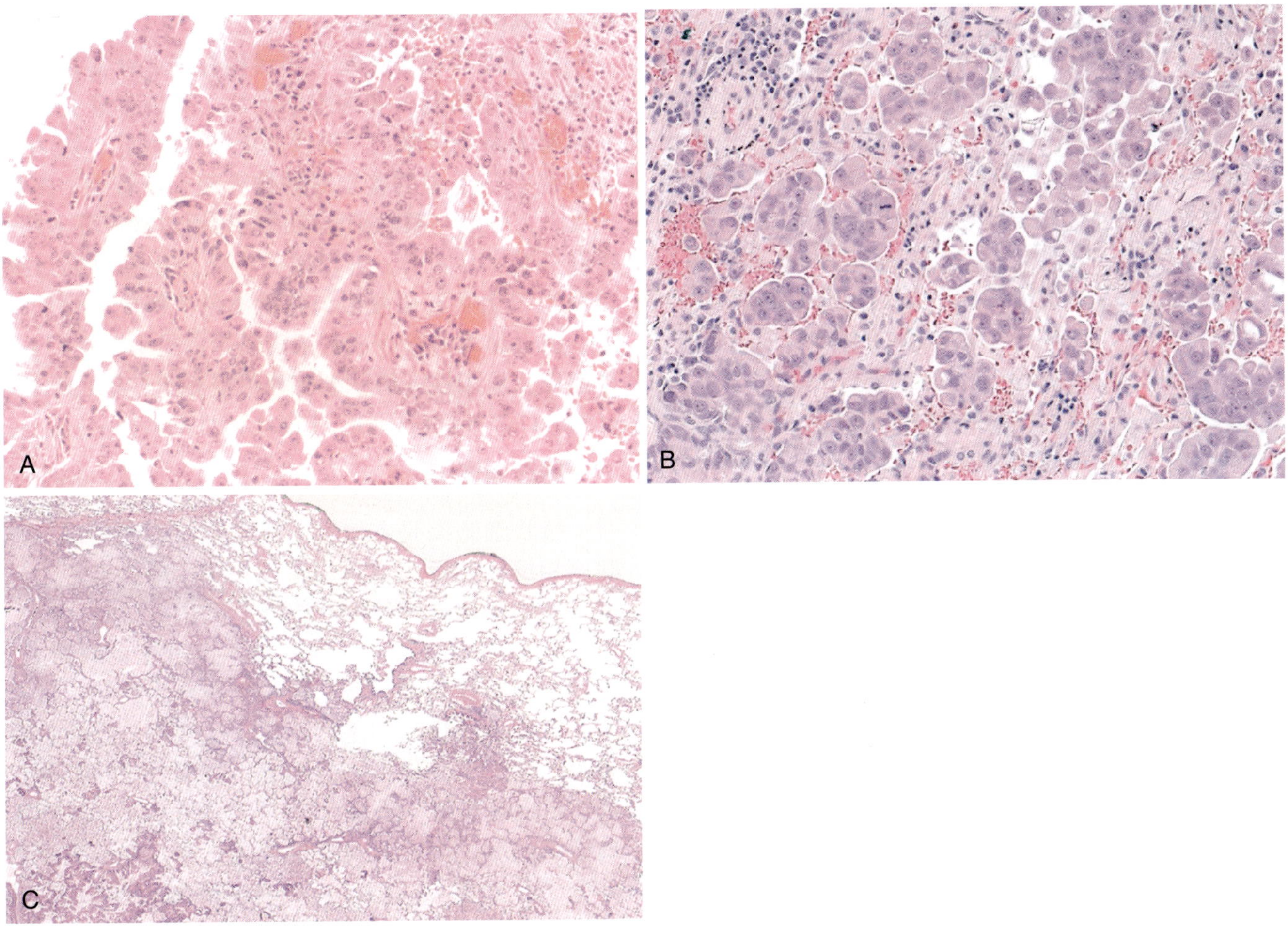

图 65-3　腺癌，乳突型和贴壁型；**A**，此切片可见乳突状生长模式证据［苏木精伊红染色（H&E），20×］；**B**，可见微乳头状生长模式（H&E，20×）；**C**，呈贴壁生长模式的黏液腺癌（H&E，4×）

以及有丝分裂活性及肿瘤坏死的组织学评估进行的。多数腺癌通常为混合模式，呈中级分化或适度分化，并显示出占优势的腺泡型结构。正如人们预期的那样，实性腺癌倾向于高级和低分化细胞学特征，有明显的有丝分裂活动及肿瘤坏死。腺癌可具有由于聚集导致的透明细胞特征。胞内糖原或黏蛋白，这类肿瘤必须与转移性透明细胞肾癌区别开来；胞浆内脂质和糖原的存在有助于诊断透明细胞型肾肿瘤。

与预后相对较差的肺腺癌相关的组织病理学特征包括：实变为主，伴有丝分裂相的高级细胞学特点和肿瘤坏死，相对于乳头状突起的微乳头结构，病变延伸和累及脏胸膜，广泛淋巴血管内瘤栓扩散，包括支气管和肺门淋巴结以及肿瘤相关的继发性阻塞性大叶性肺炎。此外，手术切除标本显示肺叶内卫星型（转移性）结节和手术切缘受累，都与疾病复发有关。

腺癌的组织学亚型显示与吸烟史相关。相对于非吸烟者，吸烟者更经常有实变组织学类型，腺癌中组织实变程度显示与吸烟的剂量-反应关系（以包/年为单位）。实变亚型腺癌侵犯淋巴血管和累及胸膜的频率更高，这些组织病理学特征可预测 I 期腺癌的复发情况。

从组织学来看，肺腺癌混合型最常见，具有几个组织学亚型，并常有细支气管肺泡癌（BAC）的生长方式。正如 BAC 的原始定义，其特点为不典型肿瘤细胞（非黏液浆液细胞或黏液性细胞）沿间质鳞片状生长，而非间质浸润或淋巴管浸润增殖。表现为 BAC 模式的肿瘤常常有 X 线片“毛玻璃”特点，混合型浸润性腺癌形成中央实性密度影伴实质变形。

由于病理学术语的应用不合理及表达模糊，国际组织提出了一个新的分类，纳入了组织病理学模式、影像学特征、临床表现及预后。根据积累的临床经验，直径小于或等于 3 cm，呈单纯鳞片状生长，可完全切除且预后良好的肿瘤称为原位腺癌（AIS）。浸润前病变被认为是前期病变的延伸，称为非典型腺瘤样增生（AAH），也呈鳞片状生长，但直径更小（最大直径 5 mm）。完全具备 AIS 特征且为中央最小间质浸润（小于或等于 5 mm）的肿瘤被称为微浸润腺癌（minimally invasive adenocarcinoma，MIA）。后面这些癌症多为非黏液性肿瘤，临床预后通常较好。要确诊 AIS 或 MIA，必须切除全部病灶并进行显微镜下评估。这些肿瘤不存在淋巴管浸润、胸膜受累及肿瘤坏死的组织学特征。建议废除 BAC 而使用正确的组织学分类，可以是 AIS、MIA、具有一种主要鳞状特征或混合鳞状特征的腺癌或黏液腺癌。既往被诊断为"非黏液性 BAC"的肿瘤可能是 AIS、MIA 或鳞状为主的腺癌。多数病例见于女性，其免疫组化特征为 CK7 和甲状腺转录因子 -1（TTF-1）的免疫反应活性以及表皮生长因子受体（EGFR）突变。相比之下，历史名称"黏液性 BAC"可改为浸润性黏液腺癌，其免疫组化特征为 CK20 免疫反应活性和 TTF-1 无反应性。这些肿瘤多与 *KRAS* 基因突变有关，但无 *EGFR* 突变。

侵袭性腺癌占病例的绝大多数（大于 75%），基质浸润明显，可能侵袭淋巴管和血管，发生脏胸膜转移。因为侵袭性成分的大小决定着肿瘤–淋巴结–转移（TNM）的分期和肿瘤传播的潜力，所以要对肿瘤的大小进行测定。分类也推荐指定腺癌这种主导模式，而抛弃"混合模式"一词。腺癌成分的评估不仅对准确分类是重要的，而且对准确地鉴别多发肺结节究竟是多发原发性肿瘤或者 T3 或 T4 期肿瘤都有作用。很明显，有着不同组织学类型的肿瘤和那些有原位癌成分的肿瘤代表了多发性原发性肿瘤。通过确定腺癌亚型的相对分布也有可能区分单独结节是否为多发 T1 期肿瘤。例如，如果腺癌的两个结节一个主要是腺泡亚型，而另一缺乏腺泡结构而主要由实变的变异型构成，这两个腺癌结节可能视为单独的 T1 期肿瘤。

该分类共识还提及了小活检标本（纤支镜活检标本的常见问题）和细胞学制片。病理学家必须尽一切努力避免诊断为"肺癌，无特殊分型"，因为特征性组织学类型的鉴别对肿瘤管理十分重要。多数情况下，腺癌与鳞状细胞癌之间可通过常规苏木精–伊红染色（H & E）进行区分。低分化癌可通过黏蛋白组织化学和免疫组织化学染色获得更准确的结果。腺癌患者的管腔或胞浆内黏蛋白呈阳性，TTF-1 呈免疫反应阳性。鳞状细胞癌可呈黏蛋白染色阴性、p63 或 CK5/6 反应阳性、TTF-1 阴性的特征。

鳞状细胞癌

鳞状细胞癌是支气管上皮细胞的恶性肿瘤，与腺癌相反，其发病与吸烟密切相关。鳞癌常为中央型，发生于主支气管、叶支气管和段支气管。鳞癌常表现为白色或灰色包块，伴不同程度的纤维化，常发生中央坏死及空洞。组织学特点为鳞状上皮起源，可见角质化和细胞间桥梁，这些均与分化程度有关，可见于分化良好的鳞癌，在低分化鳞癌中仅局部出现或缺如（图 65-4）。当常规光学显微镜不能确诊鳞癌时，可通过免疫组化来诊断。鳞癌表现为高分子量角蛋白、CK5/6 及 p63 免疫反应阳性，而 TTF-1、CK7 和神经内分泌标记物（CD56、突触素、嗜铬素）免疫反应阴性。虽然电子显微术尚无广泛应用，但可发现鳞癌的分化特征，如显著的桥粒及胞质中间角蛋白纤维聚集。

鳞癌的组织学变异包括乳头状、透明细胞、小细胞及基底细胞样型，主要用于排除性诊断。它们的特征主要反映了分化程度。基底细胞及小细胞变

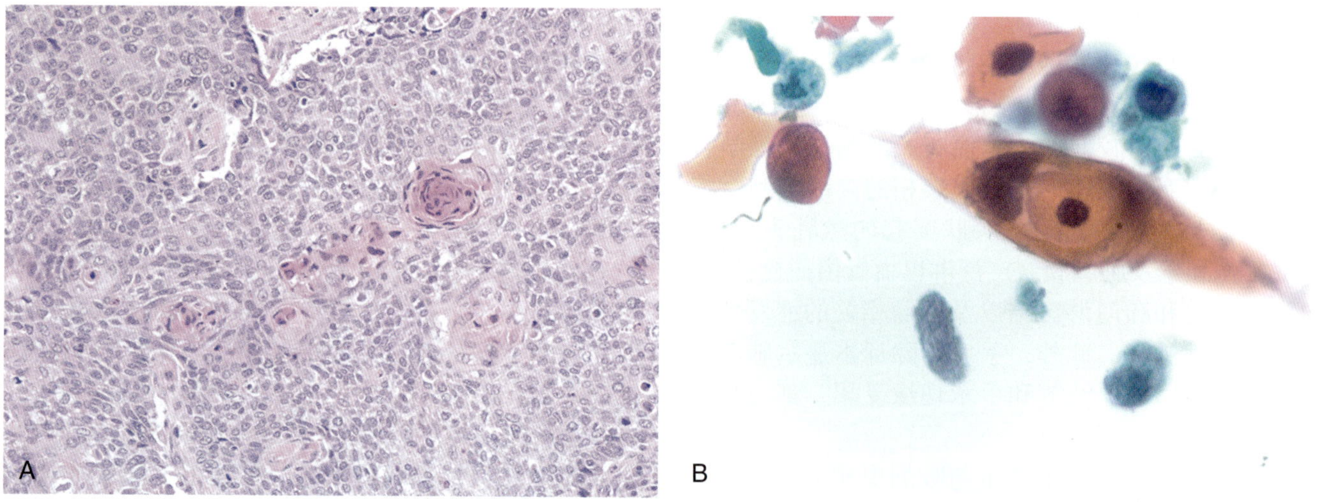

图 65-4 鳞状细胞癌；**A**，此切片可见角珠［苏木精伊红染色（H&E），20×］；**B**，细胞学检查结果显示胞质内角化（巴氏涂片，100×）

异提示预后不良。

鳞癌的扩散方式取决于其解剖定位。中央型肺癌可沿上皮细胞浸润，也可侵犯皮下组织，或沿支气管呈息肉状生长。在晚期病例中，肿瘤可直接浸润肺门纵隔组织，包括淋巴结。另外，周围型肺癌多表现为实性结节，可直接突破胸膜进入胸壁或膈。

鳞癌的分期依据 TNM 系统。不管其原发部位在何处，鳞癌均可侵袭局部及邻近结构。鳞癌的远处转移低于肺癌的其他亚型，好发于脑、肝、肾上腺、下消化道及远处淋巴结。一般情况下，鳞癌的预后好于同期腺癌，存活率高。

小细胞癌和神经内分泌肿瘤（类癌）

神经内分泌肿瘤含有核心稠密的神经内分泌颗粒，包括 5- 羟色胺、组胺及其他生物活性胺。它常包括小细胞和大细胞神经内分泌癌以及典型和非典型类癌。此类肿瘤占原发性肺癌的 1/5 左右，以小细胞癌最为常见。这些肿瘤类型具有共同的组织学特性，即均一或多形性细胞呈巢状和小梁状类器官样排列（图 65-5）。类癌被认为是分化良好的神经内分泌癌，少或无有丝分裂活性低或无（每 2 mm^2 少于 2 个核分裂）或肿瘤坏死。类癌可见于不吸烟者，多表现为血管丰富的支气管内肿块，尽管一些类癌可能在外周定位，并具有梭形细胞的特征。这些肿瘤为低度恶性，诊断时约有 15% 发生淋巴结转移；然而，这些发生转移的患者 90% 以上具有 5 年生存期。非典型的类癌是中间级的神经内分泌癌，其细胞具有更多不规则、非典型的细胞模式，并有可辨认的细胞坏死及可数的分裂活动（每 2 mm^2 显微镜视野有 2 ～ 10 个有丝分裂）。与典型的类癌相比，非典型类癌表现为接近 50% 的淋巴结转移，5 年生存率更低。

高度分化不良的神经内分泌肿瘤分为小细胞神经内分泌癌和大细胞神经内分泌癌。后两者分别有相当大的细胞异型性、突出的有丝分裂活动（在显微镜下，每 2 mm^2 视野有超过 10 个有丝分裂象）及广泛的肿瘤坏死。所有的神经内分泌肿瘤会对广谱的细胞角蛋白 CD56 有免疫活性，对神经内分泌标记如嗜铬素和突触素有特异性免疫反应活性。相对于中分化和高分化类型，低分化的神经内分泌癌对 TTF-1 的免疫活性更强。

要将小细胞癌不仅与非小细胞癌而且和其他肺部神经内分泌肿瘤鉴别开来，结合辅助检查对形态学细节进行密切观察是重要的，因为它们在人口分布、临床表现和生长等方面有极大的不同。肺小细胞癌通常是一种老年男性（平均年龄 65 岁）的易患疾病，他们现在或以前几乎都是重度吸烟者。这些人口统计的结果与那些典型类癌患者形成鲜明的对比，后者在年轻（平均 45 ～ 50 岁）时就诊，在性别或吸烟史方面无差异。其差异也扩展到相关的预后与临床行为。典型类癌肿瘤以生长缓慢和存活率高为特征，小细胞癌则是另一个极端，它具有致命性，一些患者在诊断时已有远处转移。典型小细胞癌定位在中央部位，影像学上多表现为肺门或肺门周围的肿块，伴纵隔淋巴结肿大和肺叶塌陷。大片状坏死最为常见。

小细胞癌诊断的关键组织学特征是细胞核形态学特点，如细微的颗粒状核染色质、核仁的消失、易碎性、可塑性、大片破碎物质、模糊的胞浆边界，以及较高的有丝分裂指数（每 10 个高倍镜视野超过 10 个）（图 65-6）。大面积地图样坏死也很常见。其

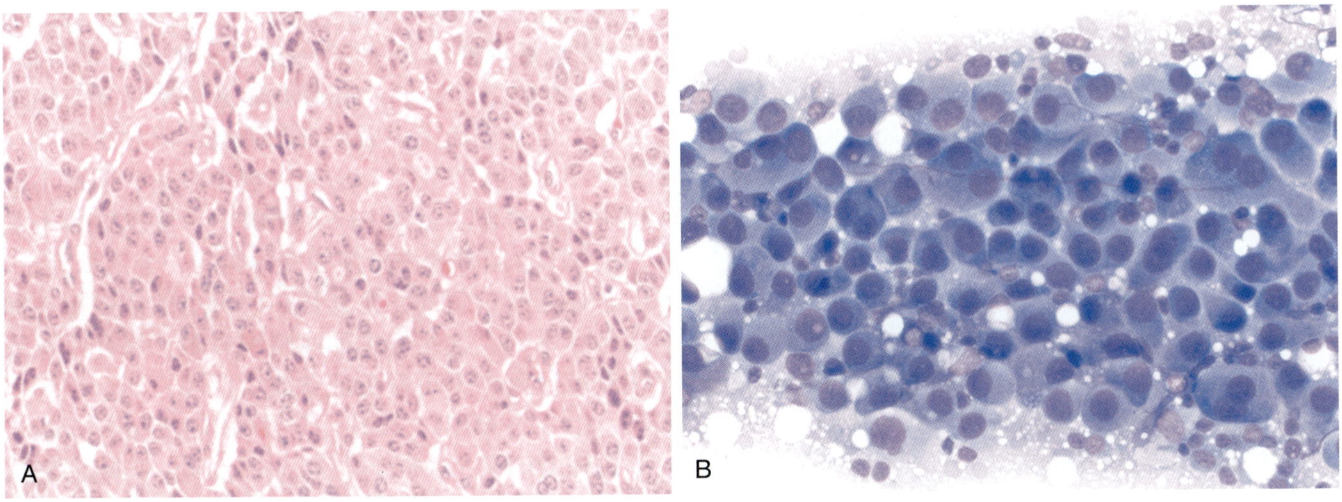

图 65-5 类癌瘤；**A**，观察到细胞呈巢式排列（苏木精伊红染色，40×）；**B**，细胞学检查结果显示一致的细胞模式（Diff-Quik 染色，40×）

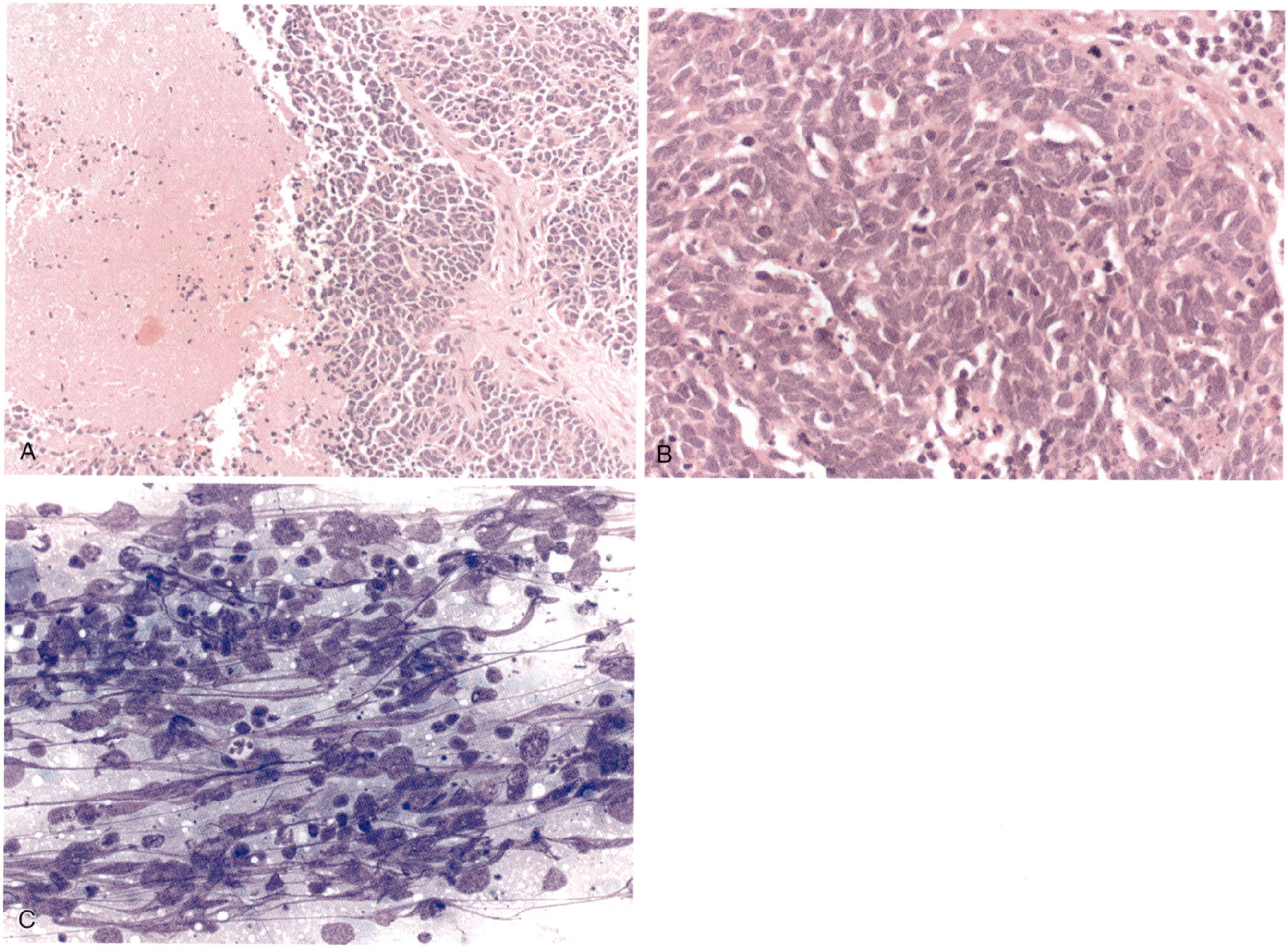

图 65-6 小细胞癌。**A**，该切片可见部分巢状结构及肿瘤坏死（HE 染色，20 倍镜）；**B**，该切片可见显著的细胞核塑形及有丝分裂行为（HE 染色，40 倍镜）；**C**，细胞学方面可见较少的细胞质和细胞核碎片（迪夫快速染色，20 倍镜）

经典表现正如其命名所言，重点在于细胞的大小或核的大小。然而，鉴于其大小变异较大，并与大细胞神经内分泌癌的大小常常重叠，故该标准的可行性有待商榷。类癌中大细胞神经内分泌癌在低倍显微镜下显示神经内分泌结构；然而，细胞形态类似于非小细胞癌，都有泡状染色质、突出的核仁以及丰富的细胞质——这些特点与小细胞癌完全不同（图 65-7）。此外，这些肿瘤有高度的有丝分裂（每 10 个高倍视野超过 10 个有丝分裂象），类似于小细胞癌，往往表现出广泛的坏死，并保持其高分化特性。

小细胞癌的诊断至少需要一个神经内分泌标记物（突触素、嗜铬粒蛋白）发生阳性免疫反应。相比之下，免疫组化研究对小细胞癌作用主要是除外其他大量的高度恶性蓝色小圆细胞肿瘤。在那些存在大量的形态学重叠样本，尤其是一些较小、保存不佳的样本中，细胞角蛋白的免疫活性，尤其是特征性的圆点状反应，有助于排除反应性或坏死性淋巴反应。然而，细胞角蛋白在膜上的强染色与 34βE12 在细胞浆中的弥漫性着色是非小细胞癌的特色，在小细胞癌中却不可见。神经内分泌标记突触素和嗜铬素虽然在类癌强烈表达，但在小细胞癌可能定位很局限或完全无表达，在这种情况下，CD56 是显示神经内分泌分化程度的更敏感的指标。TTF-1 在确定肺腺癌的起源方面是一个非常有用的标记，可见于绝大多数小细胞肺癌，但它也可能在肺外小细胞癌如膀胱和前列腺癌中表达，因此不能用来确定来源。虽然 Ki-67（MIB 1）增殖指数不是当前 WHO 肺神经内分泌肿瘤分类的一个组成部分，但它还是有价值的，尤其是在评价小的活检标本和细胞标本时，这些标本往往组织有限，保存不良或在获取过程中不可避免地造成广泛的挤压。已经表明，Ki-67（MIB1）阳性百分数可作为形态学检查之外的辅助诊断：对典型类癌，小于 2%；非典型类癌，小于 20%；很显著的是，对小细胞和大细胞神经内分泌癌，大于 20%。

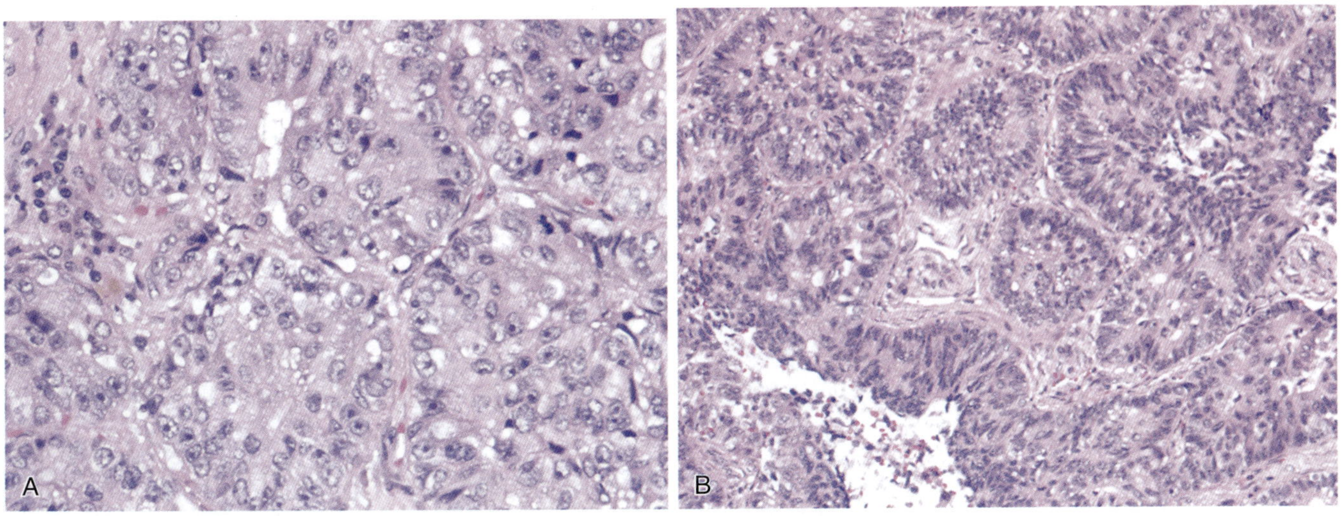

图 65-7　大细胞肺癌。**A**，该切片上明显可见具有大核的高分化结构（苏木素-伊红染色，40×.）；**B**，该标本源于一个大细胞神经内分泌癌，注意神经内分泌肿瘤的小梁和及网状结构（苏木素-伊红染色，20×.）

传统上，小细胞癌分为局限型（可被 1 个放射性涵盖）和弥漫型（对侧或远处转移），与预后有关。最近大规模分析显示了 TNM 分期对所有神经类分泌肿瘤包括类癌的价值。

大细胞癌

根据定义，肺大细胞癌是未分化癌，缺乏小细胞癌、鳞状细胞癌或腺癌的形态学证据。换而言之，它代表了一种排除性诊断。这些肿瘤由片状或网状的大多边形细胞组成，这些细胞含有中量细胞质、泡状染色质、显著的核仁（图 65-7）。虽然分类纯粹基于形态学，但正确地应用辅助检查（如前所述）仍有其重要价值，特别是小样本的活组织检查，能将低分化鳞癌和腺癌从大细胞癌中区分出来。这些肿瘤与肺非小细胞癌有相似的人口统计学和临床特点，因为它们都常见于有吸烟史的老年人。

大细胞癌主要见于肺周边。该肿瘤存在以下几种组织学亚型：基底细胞样细胞、透明细胞以及淋巴上皮样癌细胞。虽然大细胞神经内分泌癌在 2004 年 WHO 分类中归类为大细胞癌，但按照以前章节中的严格定义，最好归类为与小细胞癌非常相似的神经内分泌肿瘤。然而，免疫组化研究显示在一些大细胞癌可见神经内分泌标记的局灶性表达，这不应被解释为大细胞神经内分泌癌的诊断。一般来说，大细胞癌是低分化肿瘤，在预后和扩散模式上与相同分期的非小细胞癌相似，其在诊断时和扩散时的表现状态被认为是最重要的临床预后参数。转移最常发生在肺门和纵隔淋巴结，其次是胸膜、肝、骨、脑、腹部淋巴结以及心包膜。基底细胞亚型预后较差，即使为低度恶性，也常发生脑转移。另一方面，淋巴上皮瘤样癌通常在疾病晚期才被诊断，但预后较好。

胸膜恶性肿瘤

弥漫性恶性间皮瘤是一种以胸膜病变为基础的恶性肿瘤，组织病理学上可能由具有双相生长特征的上皮样和肉瘤样成分组成。这种肿瘤也可表现为单相形式，类似于胸膜腺癌的上皮样癌或类似于间质肉瘤的纺锤样肉瘤。恶性间皮瘤的诊断通常包含石棉接触史，但并非唯一的诊断依据，类似于胸膜石棉沉积或与石棉有关的疾病和恶性肿瘤，肺对石棉的耐受阈值较低。其他可能的病因包括胸部放射治疗和接触其他矿物硅酸盐，如蛭石和毛沸石。毛沸石最初在土耳其被发现，但现在认为也广泛分布于在美国西部（即达科他州、内华达州、亚利桑那州和加利福尼亚州）。这种具有疼痛的胸膜癌，伴有散在、大量癌结节或合并包绕肺部的融合性肿瘤，其诊断以临床、影像学及组织病理学发现为基础。恶性间皮瘤可能使胸膜腔闭合或引起渗出性胸腔积液。肿瘤可能侵犯其下方的肺组织，其典型病变是经由膈侵犯。

恶性间皮瘤表现出特征性外科病理学特征，这必须与反应性间皮增生和慢性纤维性胸膜炎相鉴别。反应性间皮增生经常出现在以下情况：胶原血管疾病、药物或炎症反应、创伤或手术。重要的是反应性间皮增生缺乏间质结缔组织和脂肪浸润，不发生坏死，并通常对 EMA（上皮膜抗原）和 p53（肿瘤抑癌基因产物）无免疫反应活性。在暴露于石棉的情况下，可见胶原胸膜斑块，它并与反应性间皮增生或早期弥漫性恶性间皮瘤相关。恶性间皮瘤与慢性胸膜炎的鉴别也是基于胸膜炎缺乏间皮入侵和在组织结构上出现带状分层的纤维性炎症过程。另一方面，促纤维增生性恶性间皮瘤将显示基质浸润、杂乱无章的生长模式和转移扩散。反应性间皮细胞和恶性间质细胞瘤对细胞角蛋白呈免疫反应阳性。反应性间皮病变的病理组织学外观是排列有序和组织分层，相反，恶性间皮瘤则细胞排列杂乱且具有侵袭性。

弥漫性恶性间皮瘤上皮样型的组织学类型表现为浸润性小管和乳头状的恶性肿瘤，如同以胸膜病变为基础的腺癌或转移性腺癌。单相乳突肌间皮瘤类似于纺锤形细胞肉瘤，可表现为原发性或转移性肿瘤。恶性间皮瘤的最常见形式为上皮样变异，可呈现多种组织学形态，如管状乳头状、腺状或固体状。恶性胸腔积液的细胞学检查显示透明质酸池内不规则的团状非典型间皮。恶性间皮瘤也能在腹膜腔出现，类似于女性的卵巢癌。腹部的双相间皮瘤较胸膜更为少见，腹部肉瘤样间皮瘤则更为罕见。胸膜及腹膜恶性间皮瘤与腺癌的区别在于组织学特征、免疫组化染色以及超微结构的研究结果。间皮瘤是阿尔新蓝染色阳性，用透明质酸酶预处理可使染色消失。大多数腺癌组织化学染成红色为阳性，尽管少量间皮瘤也可染色阳性。在免疫组化检测中，恶性间皮瘤对钙结合蛋白、角蛋白 5/6、WT-1 蛋白及平足蛋白 Podoplanin（D2-40）有免疫反应，相较而言，腺癌则对癌胚抗原（CEA）、MOC-31、B72.3、Ber-EP4、TTF-1 有免疫反应；间皮瘤和腺癌对 pancytokeratins 均有阳性反应；这表明可通过免疫组化评估组织的生存能力。从历史上看，对腺癌与恶性间皮瘤进行鉴别诊断的最佳方法是肿瘤的电镜检查。恶性间皮瘤在透射电子显微镜下的超微结构外观上呈现细长的微绒毛突起，有着频繁的分支并缺乏糖萼；与之相比，腺癌呈短钝直的微绒毛，包含糖萼。

分子生物学

对肺癌的细胞和分子机制的研究提供了对肺癌生物学的进一步认识，肺癌生物学包括肺癌的流行病学、易感体质，肺癌的发生、发展，以及对化疗和放疗的抗性。流行病学调查显示肺癌患者多有其一级亲属诊断肺癌的家族史。一项女性肺癌的病例对照研究显示，不吸烟但有家族史的患者与不吸烟者无家族史者的比率为 5.7：1。吸烟但无肺癌家族史者和吸烟并有家族史者与之相比，两者的肺癌发生比值分别为 15 和 30。对于那些携带视网膜母细胞瘤（Rb）突变基因的患者，肺癌病死率是普通人群的 15 倍。

吸烟患者的肺癌细胞易感性包括变化多样的代谢表型通路，这也许是吸烟者罹患肺癌的风险所在。显然，个体新陈代谢必然在癌变过程中发挥作用：绝大多数的癌症出现在吸烟者中，但在吸烟者中仅有小部分罹患肺癌。宿主因素对环境烟雾代谢物的作用包括细胞色素 P450 氧化酶基因的表达。多环芳香烃、亚硝胺、香烟及致癌剂成分能诱导 P450 酶表达。反之，细胞色素 P450 代谢产生的活性氧具有结合并改变 DNA 的能力，可导致基因突变及细胞发育不良。芳香烃羟化酶作为混合功能氧化酶的成员，能被香烟烟雾的化学物质诱导，并作用于这些化学物质，它们的代谢产物能引起 DNA 突变和细胞恶性转化。

对癌症发展的基本观点之一就是多步癌变，涉及启动（可传递的 DNA 损伤导致伴有调节控制异常的细胞发育不良）、促进（异常细胞克隆扩增形成肿块）和进展（浸润和转移）的基本步骤。细胞及分子水平事件会驱使癌前病变向恶性肿瘤转化，这些事件包括：细胞癌基因的激活、缺失或肿瘤抑制基因失活，细胞凋亡通路存活率增加，以及 DNA 修复机制的改变。早期的研究发现，肺癌中存在染色体 3p 缺失，这在小细胞癌中更常见。现已确认肺癌的 *KRAS* 基因活化和 p21 蛋白表达参与了细胞信号转导通路的激活。在腺癌中已确定有 *KRAS* 突变，这在吸烟者中尤其明显，提示相对较差的生存率。EGFR 基因扩增和突变与蛋白质表达增加或改变有关，这在非小细胞癌中已获得确认。抑癌基因失活的例子体现在一些小细胞癌的 Rb 表达缺失，以及非小细胞癌的 p53 失活。

分子生物学研究加深了对肺癌发生、发展的认识。还有研究发现细胞和分子学变化可以调节肿瘤对化疗的反应，并在肿瘤治疗中产生耐药性。化疗药物作用于嘧啶和 DNA 合成中的叶酸途径，如培美曲塞，胸苷酸合成的功能水平过度表达会使得疗效降低。同样，ERCC-1 过度表达（切除修复交叉互补组 1），即一个 DNA 链断裂修复酶途径，通过嵌入 DNA 而改变了铂类药物的治疗结果。

明显受到单个或少量通路基因产物调控的肿瘤被认为具有“癌基因依赖性”。尽管肿瘤细胞异常的遗传及表观遗传较为复杂，但这些“癌基因依赖性”通路基因决定了恶性肿瘤的进展性和侵袭性，因而干扰其功能，将导致肿瘤消退，从而延长无病生存期或总生存率。这种分子条件为靶向治疗提供了药理学依据。随后讨论的是可能在肿瘤发展进程中的处于“驾驶员位置”的三个基因，阻止其功能改变将促进肿瘤消退。

表皮生长因子受体基因

EGFR 是转导细胞外信号的跨膜信号蛋白，可结合 EGFR 配体，通过激活酪氨酸激酶磷酸化介导细胞内转变。表皮生长因子受体，也被称为 HER1（人类表皮生长因子受体 1），与 HER2 在一个相同的家族，HER2 是另一个在大约 20% 的乳腺癌中被扩增的膜受体。在乳腺癌组织中，HER2 在生物学上与具有相对侵袭性的乳腺癌相关，但它也是一个定向抗体或小分子酪氨酸激酶抑制药（TKIs）的治疗靶点。EGFR 主要在非吸烟者中发生变异，它呈现活化状态，好像不断地与激活的配体或生长因子结合。EGFR 激活诱导下游信号，从而抑制细胞凋亡和刺激细胞增殖、迁移和运动。不同于具有野生型 *EGFR* 的肿瘤，靶向 TKIs 可有效地使具有激活性 *EGFR* 突变的小细胞癌退缩。*EGFR* 激活性突变往往存在于少数肺癌（10% ～ 20%），最常出现在非黏蛋白性腺癌，其呈现具有胚层生长缘的分化良好的腺泡或乳头状生长特点，在人口统计学上，多出现于那些从不吸烟或抽烟很少的年轻亚洲妇女。在上一次人口统计学亚组中，*EGFR* 突变发生率可能上升到 40% ～ 50%。大细胞癌也显示 *EGFR* 突变，然而，这种突变在鳞状细胞癌只有几个百分点，而这种低频度不足以进行常规分析。肿瘤组织的 *EGFR* 免疫组化鉴定与临床上肿瘤对 TKIs 的反应没有相关性。*EGFR* 突变是比 *EGFR* 扩增更有意义的分子标记，对靶向治疗而言，是更重要的反映治疗反应的预测因子。荧光原位杂交（FISH）分析已被尝试用来识别 *EGFR* 扩增并显示了一些与治疗反应的关联性，因为 *EGFR* 突变与 *EGFR* 扩增相关。已能识别没有突变但有 *EGFR* 基因扩增的腺癌，这些肿瘤显示出对酪氨酸激酶抑制药的部分反应。

EGFR 突变的标准测试可在经甲醛固定的石蜡包埋组织上进行，包括 DNA 直接测序或检测通常发现在 19 和 21 外显子的突变特异的检测方法。在肿瘤由于对 TKIs 抵抗而复发的情况，应扩大测序分析到包括外显子 18 和 20。获得性耐药往往发生在开始 TKIs 治疗大约一年后，并且可能与活动位点的新的突变有关。TKIs 抵抗的其他原因是在 10% ～ 15% 的病例中发生 *MET* 基因扩增。*EGFR* 基因检测结果显示大多数病例中在原发肿瘤和其迁移肿瘤中出现的激活变异是一致的。然而，已经注意到由于肿瘤的异质性和病程不同而出现平均 25% 的不一致性。

KRAS 原癌基因

KRAS 是位于（12 p）12 号染色体的短臂上的原癌基因，在大约 20% 的非小细胞肺癌中发现其突变，在小量癌症中发现其因扩增的情况。由 *KRAS* 基因编码的 P21 蛋白（即 K-RAS）与细胞质 GTP 酶偶联转换鸟苷三磷酸（GTP）为鸟苷二磷酸（GDP），以便对从细胞质向细胞核转导的信号进行调节，从而控制细胞生长和存活的信号通路。当 *KRAS* 发生突变时，GTP 浓度保持恒定，信号持续处于“活动”状态。*KRAS* 基因的活化突变存在于各种上皮性肿瘤，包括结肠癌和胰腺癌，并导致丝裂原活化蛋白激酶（MAPK）磷酸化激活，诱导核信号导致细胞增殖与肿瘤进展。研究表明 *KRAS* 基因突变和扩增与以下情况具有临床病理的相关性：老年男性，吸烟成瘾，就诊时已病重，肿瘤具有相对侵袭性和临床结果不良。在组织学上，*KRAS* 突变往往是在低分化腺癌中常见，这些腺癌有实变但缺乏鳞屑生长模式。有趣的是，黏液性鳞屑生长模式与 *KRAS* 突变相关。这些低分化腺癌也显示淋巴血管浸润、有丝分裂活性和肿瘤坏死。K-RAS 位于表皮生长因子受体效应的下游，其激活不依赖于表皮生长因子受体的状态，因此可以抵抗表皮生长因子受体酪氨酸激酶抑制药的作用。

EML4/ALK

EML4-ALK 易位是新增加的临床预测靶向治疗有效性的分子标记。该融合基因产物的专有名称是棘皮动物微管相关蛋白样 4- 间变性淋巴瘤激酶。2 号染色体（2p）的短臂可能包含多个小的染色体倒位或易位，其排列使 *EML4* 基因的 5′端与 *ALK* 基因 3′端发生帧融合，形成激酶结构域位于细胞内的酪氨酸激酶嵌合体。虽然 *ALK* 基因的断点往往对外显子 20 激酶结构域具有特异性，但 *EML4* 基因断点可发生在几个可能的外显子上。*ALK* 基因融合激活是罕见的（在少于 10% 的小细胞肺癌中发生），但其发生率可能在无重大吸烟史的年轻患者的肺癌（缺乏 *EGFR* 和 *KRAS* 变异）中增加。*EML4-ALK* 易位在组织学上与呈现腺泡和实变生长模式且包含黏液和印戒分化的低分化腺癌有相关性。从早期的研究来看，针对 *EGFR* 突变的酪氨酸激酶靶向治疗似乎对治疗 *EML4-ALK* 突变无效。*EML4-ALK* 融合因为在

其他类型的肺癌鲜见，也似乎是选择性地用于腺癌。

易位测试基于反转录-聚合酶链反应（RT-PCR）测定肿瘤组织 RNA，可放大并检测到某些融合结构。这种测定的局限在于只能识别 *EML4* 外显子 6 及 13 与 *ALK* 20 外显子的易位。融合基因也可用 FISH 技术测定，最近的研究表明免疫组化方法也可产生精确的结果。

推荐阅读

Alberg AJ, Samet JM: Epidemiology of lung cancer, *Chest* 123:21S–49S, 2003.

American Cancer Society: *2010 Cancer facts & figures*, Atlanta, 2010, American Cancer Society.

Brambilla E, Gazdar A: Pathogenesis of lung cancer signalling pathways: roadmap for therapies, *Eur Respir J* 33:1485–1497, 2009.

Cadranel J, Zalcman G, Sequist L: Genetic profiling and epidermal growth factor receptor directed therapy in non-small cell lung cancer, *Eur Respir J* 37:183–193, 2011.

Camidge DR, Hirsch FR, Varella-Garcia M, Franklin WA: Finding ALK-positive lung cancer: what are we really looking for? *J Thorac Oncol* 6:411–413, 2011.

Han SW, Kim TY, Hwang PG, et al: Predictive and prognostic impact of epidermal growth factor receptor mutation in non-small cell cancer patients treated with gefitinib, *J Clin Oncol* 23:2493–2402, 2005.

Haura EB, Camidge DR, Reckamp K, et al: Molecular origins of lung cancer: prospects for personalized prevention and therapy, *J Thorac Oncol* 5:S207–S213, 2010.

Husain AN, Colby TV, Ordonez NG, et al: Guidelines for pathologic diagnosis of malignant mesothelioma, *Arch Pathol Lab Med* 133:1317–1331, 2009.

Idowu M, Powers CN: Lung cancer cytology: potential pitfalls and mimics—a review, *J Clin Exp Pathol* 3:367–385, 2010.

Inamura K, Takeuchi K, Togashi Y, et al: EML4-ALK fusion is linked to histologic characteristics in a subset of lung cancers, *J Thorac Oncol* 3:13–17, 2008.

Mitsudomi T, Kosaka T, Endoh H, et al: Mutations of the epidermal growth factor receptor gene predict prolong survival after gefitinib treatment in patients with non-small-cell lung cancer with post-operative recurrence, *J Clin Oncol* 23:2513–2520, 2005.

Mok TS, Wu YL, Thongprasert S, et al: Gefitinib or carboplatin-paclitaxel in pulmonary adenocarcinoma, *N Engl J Med* 361:947–957, 2009.

Osann KE: Lung cancer in women: the importance of smoking, family history of lung cancer, and medical history of respiratory disease, *Cancer Res* 51:4893–4897, 1991.

Rekhtman N: Neuroendocrine tumors of the lung, *Arch Pathol Lab Med* 134:1628–1638, 2010.

Rekhtman N, Brandt SM, Sigel CS, et al: Suitability of thoracic cytology for new therapeutic paradigms in non-small cell lung carcinoma, *J Thorac Oncol* 6:451–458, 2011.

Samet J, Humble C, Pathak D: Personal and family history of respiratory disease and lung cancer risk, *Am Rev Respir Dis* 134:466–470, 1986.

Schwartz AM, Henson DE: Diagnostic surgical pathology in lung cancer: ACCP evidence-based clinical practice guidelines, ed 2, *Chest* 132:78–91, 2007.

Shaw AT, Yeap BY, Mino-Kenudson M, et al: Clinical features and outcome of patients with non-small cell lung cancer who harbor EML4-ALK, *J Clin Oncol* 27:4247–4251, 2009.

Soda M, Choi YL, Enomoto M, et al: Identification of the transforming EML4-ALK fusion gene in non-small cell lung cancer, *Nature* 448:561–566, 2007.

Takano T, Ohe Y, Sakamoto H, et al: Epidermal growth factor receptor gene mutations and increase copy numbers predict gefitinib sensitivity in patients with recurrent non-small cell lung cancer, *J Clin Oncol* 23:6829–6837, 2005.

Travis WD, Brambilla E, Muller-Hermelink HK, et al: *Pathology and genetics. Tumors of the lung, pleura, thymus, and heart*, Lyon, France, IARC Press, 2004.

Travis WD, Brambilla E, Noguchi M, et al: International Association for the Study of Lung Cancer/American Thoracic Society/European Respiratory Society international multidisciplinary classification of lung adenocarcinoma, *J Thorac Oncol* 6:244–285, 2011.

U.S. Department of Health and Human Services: *How tobacco smoke causes disease: the biology and behavioral basis for smoking attributable disease: a report of the Surgeon General*, Atlanta, 2010, Centers for Disease Control and Prevention, National Center for Chronic Disease Prevention and Health Promotion, Office of Smoking and Health.

U.S. Public Health Service: *Smoking and health. Report of the Advisory Committee to the Surgeon General*, PHS publication no. 1103, Washington, DC, 1964, U.S. Department of Health, Education, and Welfare, Public Health Service, CDC.

第十二部分　肺部肿瘤

第 66 章　肺癌：临床评估与分期

Lynn Tanoue　著

（史　菲　刘雯雯　邱　晨　译）

每个肺癌患者都应进行以全方位的病史采集和体格检查为起点的及时和全面的临床评估。症状存在与否将影响随后的影像学和侵入性评估，而包括伴发疾病情况在内的患者的一般健康状况对将来评估及治疗有指导作用。这种一般性评估最终可确定临床分期，有助于对病情进行进一步评价并影响治疗的选择。因此，高效而全面地进行临床评估极其重要。

临床表现

原发肿瘤的症状和体征

目前，大多数肺癌患者在出现典型临床表现前即有先兆症状，尤其在肿瘤浸润、转移或伴癌综合征时。由于病史会影响影像学方法的选择、检查结果的解释以及早期治疗方案的制订，故对疑似肺癌患者应进行详尽的病史询问，这是病情初步评估的重要组成部分。原发肿瘤的相关常见症状包括：咳嗽、呼吸困难、胸痛和咯血。高达 75% 的肺癌患者有咳嗽，可能与气道狭窄、阻塞性肺炎和支气管黏液溢有关。呼吸困难与原发部位相关的问题有关，如气道内外阻塞、阻塞性肺炎、感染及气道分泌物增加，也可能与转移性疾病相关，如胸腔积液、淋巴管肿瘤扩散，心包积液、填塞以及高凝状态的肺动脉血栓栓塞。肺癌咯血多为间歇性或持续性痰中带血或血痰，很少引起大咯血。高达 9% 咯血的肺癌患者的胸部 X 线片正常，因而，必须对咯血患者进行气道内肿瘤的鉴别诊断，以评估肺癌的危险因素（图 66-1）。除咯血外，其他肺部症状不一定必然地促使有吸烟史、慢性阻塞性肺疾病或肺间质疾病的患者去寻求特定的医疗帮助，也不一定会促使临床医生考虑其他疾病的可能。这些因素可能是症状发生与确诊肺癌之间通常有数月延迟的原因之一。

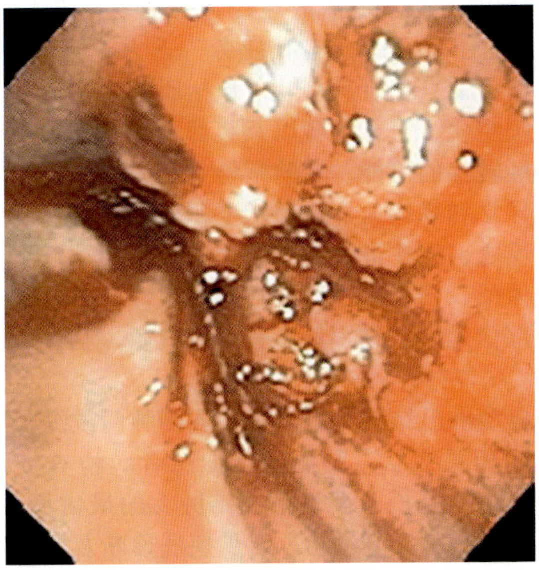

图 66-1　左主支气管内肿瘤，临床表现为间断性咯血并在 2 个月内加重。（*Courtesy Jonathan Puchalski，MD.*）

胸内蔓延的相关症状

肺癌的胸内蔓延可以通过原发肿瘤直接扩散或累及淋巴结和其他胸部结构而发生。50% 患者有症状预示肿瘤蔓延到纵隔、胸壁或胸膜。声音嘶哑提示病变累及左侧喉返神经，喉返神经由颈部下行至胸部，绕过主动脉弓返行，会受到左侧纵隔淋巴结（左侧肿瘤扩散）的压迫。复发性喉返神经麻痹可引起声带关闭不全，从而导致误吸和咳嗽。同其他肿瘤相比，上腔静脉综合征常见于肺癌，小细胞癌是其最常见的组织学亚型，患者可出现面部水肿、呼吸困难、吞咽困难和头痛，或有面部、颈部和上胸部肿胀，通常表现为颈静脉怒张、上胸部和肩部静脉扩张。肺上沟癌（Pancoast 综合征）常有一系列症状，包括臂丛神经受压或侵入引起的疼痛（因其常位于肩膀和肩胛骨，可能不会及时提示肺部评估）、肿瘤累及交感神经链和星状神经节导致的霍纳综合征（上睑下垂，瞳孔缩小，无汗）、上肢肌肉消瘦以及肿瘤累及第八颈神经根、第一和第二胸神经根引起的疼痛。肿瘤累及心包时可导致心包积液（伴或不伴填塞）和心律失常。巨大的纵隔淋巴结肿大本身通常没有症状，但如有食道受压可引起吞咽困难。

转移扩散的相关症状

肺癌可向远处播散至任何器官。全身性症状（尤其是体重下降，也有疲劳、乏力或食欲缺乏）以及任何器官出现新症状（包括肌肉骨骼疼痛、神经系统变化、声音嘶哑以及腹部不适）都提示要高度怀疑转移的可能。实验室检查的异常如贫血、肝功能异常和高钙血症，提示要积极寻找疾病的原发灶。反之，如在最初的全面临床评估中缺乏上述症状或体征，则提示不存在转移扩散。肺癌转移最常见的部位是淋巴结、肝、骨、肾上腺、脑、脊髓和胸膜。

典型淋巴结转移最早见于同侧肺门或纵隔，很少引起相关症状。肺癌或疑似患者应检查锁骨上窝，因为这是扪及恶性淋巴结肿大的最常见部位，易于进行细胞针刺活检，对于疾病诊断及分期有重要作用。

肝转移可能与发烧等全身症状相关，但它通常无症状，且与肝功能异常结果无关。与之相比，肺癌骨转移常有疼痛表现，可出现碱性磷酸酶或血清钙升高。

典型肾上腺转移多累及单侧，但也可累及双侧。由于大多数肾上腺肿块实际为良性病变或增生，故通过无创性检查或活检明确性质十分必要。肾上腺转移大多无症状；肾上腺转移所致皮质功能不全较为少见。

脑转移是肺癌患者的常见转移部位；相反，大多数脑转移都与肺原发灶相关。总体而言，约 10% 肺癌患者在初始诊断时即有颅内转移，其症状包括头痛、癫痫发作及局灶性神经功能缺损。

肺癌的胸膜转移可表现为胸膜结节、直接的肿瘤蔓延和恶性胸腔积液。恶性胸腔积液通常为渗出液，也可为浆液性或血性。根据目前的肺癌分期标准，存在恶性胸腔积液的病人处于肺癌最晚期（Ⅳ期），不具有手术切除指征。

副肿瘤综合征

副肿瘤综合征可发生在 10% 的肺癌患者中（表 66-1）。这种综合征可在疾病早期出现而引起医生注意，也可在疾病晚期出现。它与肿瘤直接侵犯或远处播散无关，也不影响肿瘤治疗。肺癌相关的内分泌综合征多以肿瘤产生的生物活性激素为特征。肺癌是导致以下症状发生的最常见肿瘤，包括高钙血症、低钠血症及异位促肾上腺皮质激素（ACTH）综合征。

恶性肿瘤中的高钙血症是该综合征的最常见症状，常见于鳞癌患者。肺癌患者产生高钙血症，常由异位甲状旁腺激素相关肽（PTHrP）所致，而并非骨转移的溶骨作用。早期症状包括口渴、蛋白尿、乏力、便秘和恶心，这些症状均无特异性。可出现精神状态变化，嗜睡，甚至昏迷，可能伴有更严重的高钙血症。抗利尿激素分泌失调综合征（SIADH）常见于小细胞肺癌（SCLC）。对于某些 SCLC，SIADH 相关的低钠血症可见于高达 10% ～ 15% 患者。高钙血症的症状如乏力、恶心和头痛等多无特异性；更严重的低钠血症可能会出现严重后果，包括意识模糊、抽搐和昏迷等。异位 ACTH 综合征最常见于小细胞肺癌，表现为库欣综合征，其典型症状包括向心性肥胖、肌病及肌无力、糖尿病、高血压、多毛症等，但较少见。在大多数情况下，肿瘤细胞表达前体激素，随后裂解为促肾上腺皮质激素（ACTH）。少数患者产生促肾上腺皮质激素释放激素，能刺激垂体产生 ACTH。这两者可用地塞米松抑制试验来鉴别。

非内分泌性肺外综合征包括肌肉骨骼发育异常，最常见为无症状杵状指，可单独出现，也可表现为

表 66-1　与肺癌相关的类肿瘤综合征

内分泌	不适当分泌抗利尿激素（SIADH）的综合征 / 低钠血症；高血钙；异位促肾上腺皮质激素（ACTH）综合征；库欣综合征；高血糖；低血糖；甲状腺功能亢进；类癌综合征；男子乳腺发育；生长激素水平升高；卵泡刺激素（FSH）水平升高；乳漏
肌肉骨骼	肥大性骨关节病（HOP）；杵状变、肌病；皮肌炎；多肌炎
神经病学	朗-爱二氏肌无力综合征（LEMS）；脑脊髓炎 / 亚急性感觉神经病；小脑变性；视性眼阵挛-肌阵挛；自主神经病；视网膜病变；多发性单神经炎；周围神经病变；肌病
皮肤	黑棘皮病；瘙痒和荨麻疹、多形性红斑；红皮病；表皮剥脱性皮炎；色素沉着过多
血液	贫血、血小板增多、白细胞增多、易凝状态

肥大性肺性骨关节病（HPO）。HPO 发病机制尚不清楚，常表现为增生性骨膜炎，其特征为对称性关节疼痛，常累及踝关节、胫关节、膝关节、腕关节和肘关节。诊断通常通过长骨 X 线片发现骨膜新骨形成而明确，或经放射性核素骨扫描或正电子发射断层扫描（PET）成像见弥漫性长骨摄取放射性核素。HPO 较常见于腺癌。血液的恶液质多见于肺癌，包括贫血（可有疲劳和呼吸困难）、血小板增多和白细胞增多。嗜酸性粒细胞增多较为少见。肺癌是恶性肿瘤中最常存在高凝状态的肿瘤，常有深静脉血栓或血栓栓塞，或典型 Trousseau 综合征（游走性血栓性浅静脉炎）。肺癌（尤其是小细胞肺癌）亦是神经系统副肿瘤综合征的临床常见病因。临床上常见的肺癌相关的副肿瘤综合征见表 66-1。

这些综合征的共同点是它们似乎均由自身免疫机制所驱动。其中，最常见的是 Lambert-Eaton 肌无力综合征（Lambert-Eaton myasthenic syndrome，LEMS），发生于 2% ～ 4% 的 SCLC 患者。LEMS 的特点包括近端肌无力、反射降低、构音障碍、视物模糊和自主神经功能障碍。与重症肌无力相比，即使在给予抗胆碱酯酶后，LEMS 的肌力也不会改善，但通过治疗作为基础病的恶性肿瘤，可使肌力部分恢复。LEMS 与一种通过结合外周胆碱能神经末梢上的钙通道来抑制乙酰胆碱释放的抗体有关。其诊断常基于肌电图显示静息肌肉微小振幅的动作电位可因重复神经刺激或锻炼而增高。脑脊髓炎-亚急性感觉神经病变综合征与 1 型和 2 型抗神经元核抗体（ANNA-1 和 ANNA-2）相关，这两种抗体也称为抗 Hu 和抗 Ri 抗体，分别与 SCLC 肿瘤细胞表面蛋白质和神经元核抗原起作用。抗 Hu 抗体也可见于 SCLC、小脑变性和眼阵挛-肌阵挛患者。其他副肿瘤神经综合征包括脑脊髓炎、自主神经病变和癌症相关视网膜病变。

无症状表现

约 25% 的肺癌患者早期即有症状，仅少数患者确诊时无症状。肺癌患者的 5 年生存率很低，因为直到晚期才获得诊断的肺部患者比例过高。对无症状肺癌患者，其早期确诊监测是众多研究的焦点。当前亟须开发一种可靠的肺癌筛查工具。大多数肺癌患者因症状而被医学评估发现；疾病晚期的诊断常预示预后不佳。与之相反，早期无症状肺癌患者更可能通过治疗而获得较长的生存期。

自 20 世纪 70 年代以来，人们采用胸部 X 线检查、痰液细胞学分析和低放射量胸部断层扫描（CT）等对肺癌开展了大量评估，这些检测确实增加了肺癌诊断及早期疾病的识别，患者的生存情况也得到了改善，但肺癌病死率并未明显下降。美国国家肺癌筛查试验（The National Lung Screening Trial，NLST）是首个证实低剂量胸部 CT 筛查能降低肺癌病死率的大规模临床试验。该研究纳入了 5.3 万例 55 ～ 74 岁有至少吸烟量≥ 30 包 / 年历史的吸烟者或曾吸烟者，这些患者无既往肺癌史，将低剂量胸部 CT 与胸部 X 线片作为肺癌筛选工具来进行比较，受试者随机接受 3 次低剂量 CT 或胸部 X 线检查，并进行 5 年以上的随访，于 2010 年底终止试验。初步结果显示，CT 筛查组受试者的肺癌死亡人数较胸部 X 线片筛查组少了 20%。低剂量 CT 筛查的主要弊端包括假阳性结果发生率较高（导致了额外诊断性评估及由此而引起的相关风险或危害）、CT 筛选及后续评估成本高以及多次扫描累积辐射的潜在后果。在未来几年里，随着 NLST 的结果应用到临床实践中，肺癌筛查的最佳方法将得以改进，而这些方法的利弊可以进行纵向检验。

孤立性肺结节

无症状早期肺癌的典型表现为孤立性肺结节（solitary pulmonary nodules，SPN）。SPN 指孤立的、直径≤ 3 cm，被正常肺组织包绕，与其他胸腔异常（如肺门或纵隔淋巴结肿大、肺不张或胸腔积液）无关的病变。SPN 是常见的影像学病变，多在与肺癌无关的影像学检查时偶然发现。常常是在术前常规评估时行胸部 X 线片检查发现肺结节或肿块，或为筛查目的或因与胸部症状无关的其他情况行胸部 CT 筛查时发现，或在进行腹部、心脏或脊椎的 CT 扫描时发现，因为部分肺组织几乎不可避免会被扫描在内。

在评估 SPNs 的过程中，从较大的结节中区分出小结节（直径 8 mm 或更小）是非常有用的。如前所述，小 SPNs 结节在患者行肺癌 CT 筛查或与肺部无关的 CT 筛查时是很常见的。在前列腺、肺、结直肠和卵巢（PLCO）癌症筛查可行性研究中，21% 的受试者筛查基线异常，大部分为小 SPNs。同样，美国 Mayo Clinic 肺癌筛查研究发现，51% 受试者筛查基线异常，第二年增长至 69%，其中绝大多数为小结节。随着胸部 CT 的广泛应用，肺小结节越来越多被发现，这促使 Fleischner 协会提出了关于处理 CT 扫描所见小（8 mm 或更小）SPNs 的指导方案，

表 66-2 计算机 X 线断层摄影（CT）扫描所见肺部小结节管理的 Fleischner 学会指南

结节大小	低危患者[†]	高危患者[‡]
≤ 4 mm	无须随访[§]	在 12 个月时进行 CT 检查随访；如果无变化，则不再进一步随访[¶]
＞ 4 ～ 6 mm	在 12 个月时进行 CT 检查随访；如果无变化，则不再进一步随访[¶]	在 6 ～ 12 个月时进行初步 CT 检查随访；如果无变化，则在 18 ～ 24 个月再次进行[¶]
＞ 6 ～ 8 mm	在 6 ～ 12 个月时进行初步 CT 检查随访；如果无变化，则在 18 ～ 24 个月再次进行	在 3 ～ 6 个月时进行初步 CT 检查随访；如果无变化，则在 9 ～ 12 个月和 24 个月再次进行
＞ 8 mm	在大约 3 个月、9 个月和 24 个月时进行 CT 检查随访，之后进行动态增强造影 CT、PET 和（或）活检检查	与低危患者相同

注：指南适用于年龄≥ 35 岁、新发现模糊结节者

* 平均长度和宽度。

† 没有吸烟史或其他已知危险因素，或仅有极小的危险因素。

‡ 吸烟史或其他已知危险因素。

§ 这一类别中的恶性肿瘤风险（＜ 1%）比接受了基线 CT 扫描的无症状吸烟者的风险小得多。

¶ 对于非实体（毛玻璃样）或部分实体性结节需要进行进一步的随访以排除无痛性腺癌。PET，正电子发射断层摄影术。

改编自：MacMahon H，Austin JH，Gamsu G，et al：Guidelines for management of small pulmonary nodules detected on CT scans：a statement from the Fleischner Society，Radiology 237：395-400，2005.

建议列于表 66-2。如果运用得当，该指南可根据肺癌风险对患者进行评估，提供从偶然发现结节后的随访时间间隔以便将评价过程中必要的 CT 扫描次数降至最低。如果肺癌 CT 筛查成为实践标准，这些实用的建议将更为重要。值得注意的是，这些推荐仅适用于偶然发现的 SPNs 患者，与任何已知的基础疾病无关，且仅用于直径 8 mm 以下的实性 SPNs。具体来说，该推荐并不适用于已知或疑有恶性疾病的患者、小于 35 岁的患者或有不明原因发热的患者。此外，该推荐并不完全适用于非实性（毛玻璃外观）或部分实性的结节，这些结节可能需要更长的随访时间以确切地排除生物惰性癌症。

对于较大的 SPNs（8 ～ 30 mm），需要做进一步的检查。审查以前的任何影像学检查应是第一步，因为一个既定的基线可为评价提供重要信息。确定为新发或正在生长的结节需要引起临床关注。如果实性 SPNs 在超过 2 年的随访时间内无影像学变化，通常认为是良性结节。但是，近来越来越多的证据显示 2 年的稳定性不足以确定有着单纯磨玻璃密度的结节为良性。其他一些征象对除外恶性肿瘤也是可靠的，包括存在脂肪提示结构瘤、完全或层状钙化结节，出现供血动脉和引流静脉确定为肺动静脉畸形，指向肺门的漩涡状支气管血管结构，即彗尾征为球形肺不张的特征以及随体位改变中的结节是真菌球的特征。

结节越大则越有可能是癌症。直径大于 30 mm 的无症状肺部肿块多为恶性。图 66-2 概括了由美国胸科医师学会（ACCP）循证临床实践指南建议的直径 8 ～ 30 mm SPNs 管理策略。简易是其吸引人之处。它的关键步骤是预测每个 SPN 患者罹患恶性肿瘤的可能性，因为这将决定 SPN 的评估程度。SPN 恶性相关的因素包括结节尺寸较大、吸烟史、年龄、癌症病史、SPN 的位置（位于上叶的风险较高）以及 SPN 结节的边缘特征（毛糙边缘结节的恶性风险高于光滑边缘的结节）（图 66-3）。根据整合了这些因素的数学模型所预测的结果与临床经验丰富的医生的判断相似。对罹患恶性肿瘤可能性低（小于 5%）的患者可通过 CT 成像来监测；对罹患恶性肿瘤可能性高（超过 60%）的患者应进行手术活检或切除；对罹患恶性肿瘤可能性为中度的患者（5% ～ 60%）可使用各种非侵入性或侵入性方式来判断对 SPN 是否应该观察、活检或切除。

用于评价 SPNs 的非侵入性成像技术包括 CT 和 PET 显像。如前所述，某些 CT 征象可确定良性诊断或支持一定时间内的合理的观察等待。相反，其他结果可能强烈提示恶性肿瘤，包括结节边界不清、支气管充气征和厚壁不规则空洞。在动态对比度增强的 CT 中，服用对比剂而引起的亨氏单位增多高度提示恶性肿瘤可能，这在有相关技术人员的中心很有用。采用 18- 氟脱氧葡萄糖（FDG）的 PET 扫描在 SPNs 定性中的应用越来越多。糖酵解增加是描述恶性细胞代谢特征的良好指标，可导致葡萄糖和 FDG 摄取增多。由于肿瘤细胞中的 FDG 不能被完全代谢从而导致 FDG 蓄积在这些细胞内。

对于直径大于 10 mm 的 SPNs，PET 识别恶性的灵敏度高（80% ～ 100%），但特异性不高。PET 对

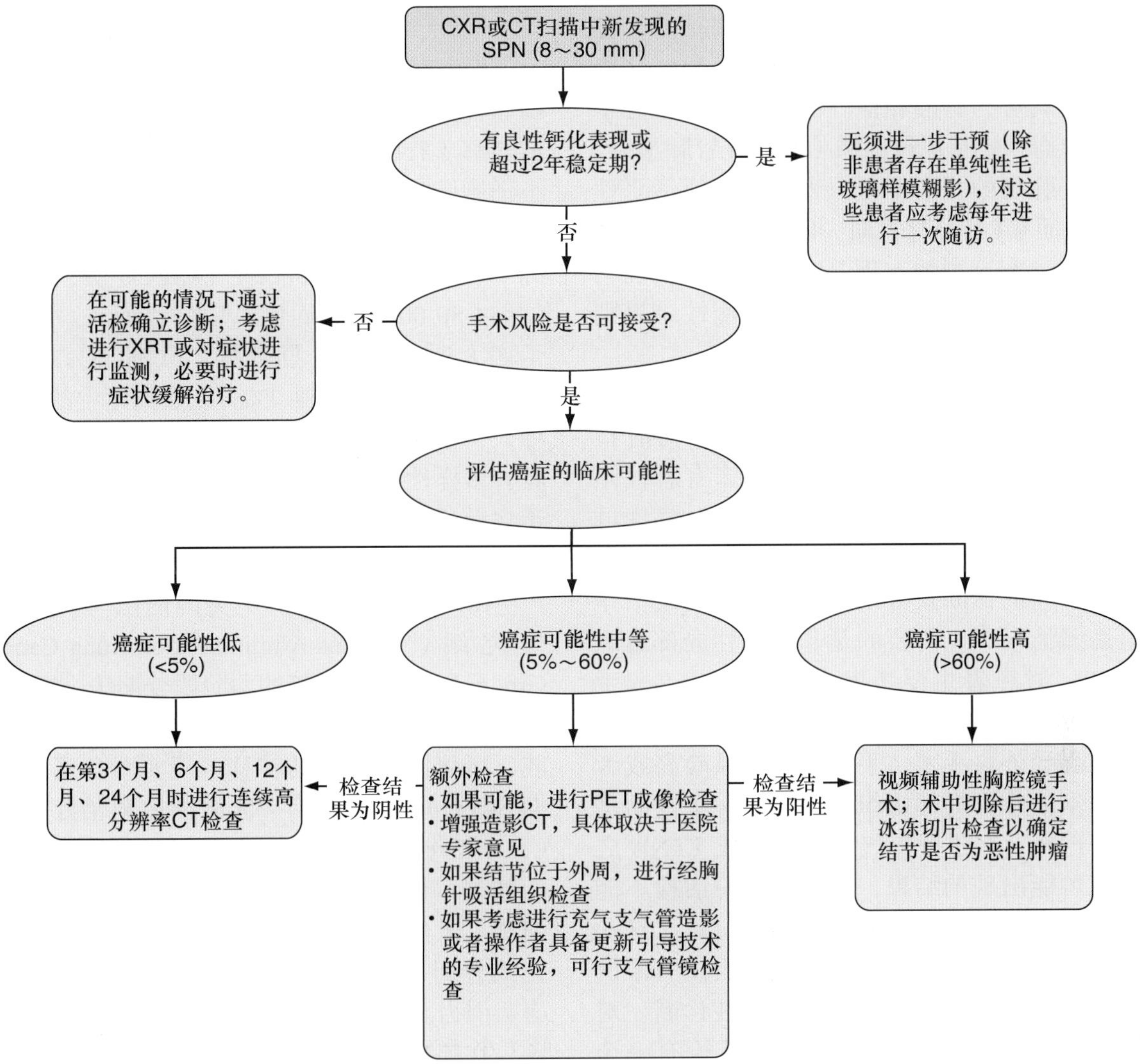

图 66-2　直径为 8 ～ 30 mm 的孤立性肺结节（SPN）患者的管理流程。CT，计算机 X 线断层摄影；CXR，胸部 X 线片；PET，正电子发射断层摄影术；XRT，放射疗法。（From Gould MK，Fletcher J，Iannettoni MD，et al：Evaluation of patients with pulmonary nodules：when is it lung cancer？ Chest 132：108S-130S，2007.）

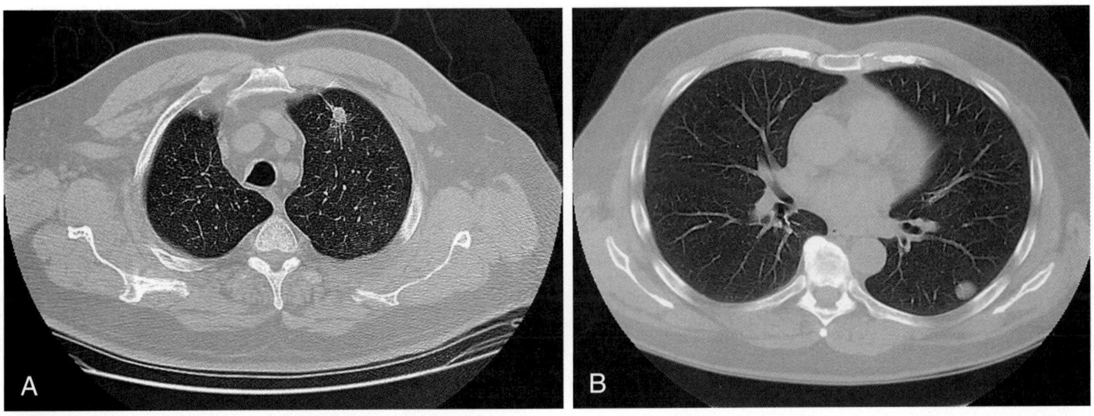

图 66-3　计算机 X 线断层摄影所示无症状性孤立性肺结节。**A**，一名 74 岁男性（有吸烟史，每年 50 条）左上叶直径为 12 mm 的结节，边缘毛刺。手术切除结果显示腺癌，pT1aN0M0，Ⅰ a 期；**B**，一名 64 岁男性（终生未吸烟）左下叶直径为 14 mm 的结节，边缘光滑。组织病理学 / 细胞学评估结果为错构瘤

于直径小于 10 mm 的结节不太灵敏，不推荐评估小结节的良恶性。炎症或感染可产生假阳性结果，包括肺结核、真菌感染、类风湿结节及结节病，这些病变的影像学均可与肺癌相似。假阴性结果常见于分化良好的肿瘤，包括原位腺癌（细支气管肺泡癌）和类癌，这些肿瘤的代谢率低。当临床上评估恶性肿瘤可能低，而 CT 提示恶性时，PET 可能是一个有用的监测方法。在这种情况下，PET 扫描的阳性结果会提示某些侵袭性病变可能存在，而阴性结果则支持对患者进行一段时间的观察。

评估 SPNs 良恶性的侵入式检查包括手术切除、支气管镜活检或抽吸以及经皮肺穿刺活检（TTNA）。对于手术风险可接受的、临床有恶性倾向的无症状 SPN 患者，有强力证据说明这种病变可直接经手术切除，因为该方法具有侵入性，但可以最快速明确肿瘤的诊断及分期，也有助于确定治疗方案。但许多情况下，需要的是非手术性局部组织活检。例如，对患者主要考虑良性 SPN 时，非手术活检可以明确诊断（例如结核或错构瘤）。若患者自身不能耐受外科手术，手术并发症风险高或者拒绝接受手术治疗，局部组织活检即为一个判断良恶性的良好选择。在进行支气管镜检查或 TTNA 之前，应当就可能出现的结果，尤其是万一活检不能做出诊断时可能需要采取的措施与病人讨论。这一讨论十分重要，因为该活检过程通常仅提供有限的活检材料，往往难以确定一个明确的良性诊断。对于直径大于 20 mm 的 SPN，支气管镜活检有一个合理的诊断率（55%），其诊断准确率随结节体积增大而增高，若结合影像学证据（支气管征），诊断率可显著提高。对于直径小于 20 mm 的 SPN，支气管镜活检的诊断率较低，仅为 10% ～ 50%，此时可通过超声引导或电磁传感导航技术提高定位的准确度来提高诊断率。

经皮 TTNA 常在 CT 或 X 线引导下进行，在抽吸同时行针吸活检可明显提高诊断准确率。当支气管镜检查不能诊断 SPN 时，通常会选择 TTNA，尤其是直径较小（小于 20 mm）和在外周分布的 SPN。结节直径 20 ～ 40 mm 的 TTNA 诊断恶性肿瘤的准确率较高（高达 85%）。对于小结节，TTNA 准确率下降。当 SPNs 直径小于 40 mm，尤其病变为良性时，约 41% 的患者无法获得诊断性标本。TTNA 的主要缺点为气胸高发（10% ～ 35%）。约 5% 的操作会并发需要留置胸管的气胸。当患者具有肺气肿或肺大泡，或在手术过程中未遵医嘱屏气时，TTNA 可能会导致更高的发生气胸的风险。

肺癌分期

对每位疑似或确诊为肺癌的患者来说，分期是肺癌管理的关键。美国癌症联合委员会遵循肿瘤淋巴结转移（TNM）系统对非小细胞肺癌（NSCLC）和小细胞肺癌进行分期。当前的第 7 版分期是在 2010 年由国际肺癌研究协会（International Association for the Study of Lung Cancer，IASLC）分析国际数据库（超过 80 000 肺癌病例）后修订而来。数据库采用了四大洲的肺癌分期数据：欧洲 58%，北美 21%，亚洲 14%，澳大利亚 7%。该数据库中的患者多为白种人，在非白种人中应用有限。IASLC 数据库庞大，具有多样性，使得肺癌分期得到了显著改善，[相比于之前的分期系统（基本上是基于单中心北美患者队列而形成）]。

SCLC 分期一直沿用美国退伍军人管理局肺癌研究组（Veterans Administration Lung Cancer Study Group，VALSG）制订的两阶段分期法。在该分期中，“局限期”（limited-stage）是指肿瘤局限于一侧胸腔，可伴同侧淋巴结转移。从实践角度来看，局限期 SCLC 可在一个单一区域内放射治疗。“广泛期”（extensive-stage）SCLC 包括了任何超出局限期范围的肿瘤，包括肿瘤虽局限在一个区域却累及胸膜的情况。虽然这两个阶段的系统不再是小细胞肺癌的正式分期系统，但因其容易应用于治疗而对临床具有吸引力。

在疾病评估过程中，不同的分期类型都可用于描述恶性肿瘤（表 66-3）。临床分期是最常见的分期评估（用前缀 c 表示），指应用所有可用的影像和活检数据来确定治疗前的分期；病理分期（用前缀 p 表示）指应用可得到的影像及切片数据，以及对以治疗为目的的外科手术切除的组织样本进行分析，来确定治疗前的疾病分期。术后病理学分析可确定

表 66-3 分期评估的分型设计

字首	名称	定义
c	临床	在开始任何治疗之前，使用任何及所有可用信息（例如包括纵隔镜检查）
p	病理学	在切除之后，基于病理学评估
y	再分期	在给予部分或所有治疗之后
r	复发	
a	尸检	尸检时确定分期

来自：Detterbeck FC，Boffa DJ，Tanoue LT：The new lung cancer staging system，*Chest* 136：260-271，2009.

切除组织的完整性（表 66-4）。临床分期的结果往往较病理分期差，因为病理分期在本质上更为准确。所有患者都将进行临床分期；只有部分患者会进行病理分期。在治疗后、复发时或尸检时可进行再分期，分别用前缀 Y、R 或 A 来鉴别，如表 66-3 所示。

TNM 分期完全基于解剖学（表 66-5）。T 指肿瘤原发灶，N 指区域淋巴结受累情况，M 指是否存在远处转移，TNM 三个指标组合可划出特定分期。

表 66-4　手术切除完全性的分期设计

符号	名称	定义
R0	无残余	无可见肿瘤残余；手术切缘阴性
R1	显微镜下可见残余	显微镜下可见切缘阳性，但无肉眼可见肿瘤残余
R2	肉眼可见残余	肉眼可见或可触及的肿瘤残余

来自：Detterbeck FC，Boffa DJ，Tanoue LT：The new lung cancer staging system，*Chest* 136：260-271，2009.

表 66-5　肿瘤-淋巴结-转移分期所用符号的定义

符号			定义	亚组 *
T			**原发性肿瘤**	
	T0		无原发性肿瘤	
	T1		肿瘤≤ 3 cm，† 被肺或肺胸膜包围，未靠近叶支气管	
		T1a	肿瘤≤ 2 cm†	T1a
		T1b	肿瘤＞ 2 但≤ 3 cm†	T1b
	T2		肿瘤＞ 3 但≤ 7 cm† 或肿瘤有下列任何表现 ‡：侵入肺胸膜，累及≥ 2 cm 的主支气管，远至隆凸，肺不张 / 阻塞性肺炎延伸至肺门但未累及整个肺部	
		T2a	肿瘤＞ 3 但≤ 5 cm†	T2a
		T2b	肿瘤＞ 5 但≤ 7 cm†	T2b
	T3		肿瘤＞ 7 cm；	$T3_{>7}$
			或者直接侵犯胸壁、膈、膈神经、纵隔胸膜或者心包壁层	$T3_{Inv}$
			或者肿瘤位于＜ 2 cm 的主支气管，远至隆凸 §	$T3_{Centr}$
			或者整个肺部出现肺不张 / 阻塞性肺炎	$T3_{Centr}$
			或者在同一肺叶有其他肿瘤结节	$T3_{Satell}$
	T4		任何大小的肿瘤侵犯心脏、大血管、气管、喉返神经、食管、椎体或隆凸	$T4_{Inv}$
			或者同侧肺部的其他肺叶中有其他肿瘤结节	$T4_{IpsiNod}$
N			**局部淋巴结**	
	N0		无局部淋巴结转移	
	N1		转移至同侧支气管周围和（或）肺门周围淋巴结以及肺内淋巴结，包括直接蔓延	
	N2		转移至同侧纵隔和（或）隆突下淋巴结	
	N3		转移至对侧纵隔、对侧肺门、同侧或对侧斜角肌或者锁骨上淋巴结	
M			**远端转移**	
	M0		无远端转移	
	M1a		对侧肺叶有其他肿瘤结节	$M1a_{ContrNod}$
			或者肿瘤伴胸膜结节或者恶性胸膜散播 ‖	$M1a_{PlDissem}$
	M1b		远端转移	M1b
特殊情况				
TX，NX，MX			无法评估 T、N 或 M 情况	
Tis			主要为原位癌	Tis
T1 §			任何大小的肿瘤呈浅表扩散但被局限于气管壁或主支气管	T1ss

* IASLC 文献中并未定义这些亚组标签，但此处为了方便进行讨论而将其加入。

† 最大尺寸

‡ 表现出这些特征的 T2 肿瘤如果其直径≤ 5 cm 则被分类为 T2a。

§ 中心气道中的异常浅表扩散肿瘤被定义为 T1。

‖ 细胞学检查结果为阴性、非血性、漏出性、临床上判定为非癌症所致胸腔积液除外。

来自：Detterbeck FC，Boffa DJ，Tanoue LT：The new lung cancer staging system，Chest 136：260–271，2009.

尽管TNM分期的应用范围有限，但它可以描述疾病的严重程度及预后。此外，此分期为临床治疗试验提供了同质人群相互比较的平台，这对临床分期作为治疗的主要决定因素十分重要，但也要认识到分期并不能确定治疗方案。分期预示着预后，因为TNM分期组合是由生存情况所决定的。TNM分期系统具有两个明显的局限性。首先，解剖描述不能提供与癌症生物学相关的信息。随着越来越多地认识到个体肿瘤的分子学特征可影响疾病后果，并使某些肿瘤对靶向治疗非常敏感，因而TNM分期系统的预后能力的可靠度有所下降。第二，生存情况相似的患者可能患有不同的癌症。表66-6列出的阶段分组能明显看出这些差异。在疾病的某一阶段，患者即便具有相似的存活率，往往也缺乏临床同质性。尽管IASLC数据库的数据充足，但仅含少数患者的特定TNM组其结果不足以被评估，因而会不可避免地“结合”（lumping）而非“拆分”（splitting）这些组。当前系统仍有一些问题没有解决，包括如何

表66-6 通过肿瘤–淋巴结–转移（TNM）分期符号对肺癌阶段进行分组＊

阶段	TNM分组
0	TisN0M0
ⅠA	T1aN0M0 T1bN0M0
ⅠB	T2aN0M0
ⅡA	T1aN1M0 T1bN1M0 T2aN1M0 T2bN0M0
ⅡB	T2bN1M0 T3N0M0
ⅢA	T1N2M0 T2N2M0 T3N1M0 T3N2M0 T4N0M0 T4N0M0 T4N1M0
ⅢB	T4N2M0 任何T N3M0
Ⅳ	任何T 任何N M1a 任何T 任何N M1b

＊与美国癌症联合会和国际抗癌联盟第7版分类中所定义的一致。

来自：Edge SB，editor：The American Joint Commission on Cancer cancer staging manual，ed 7. Chicago，Springer，2010.

合并特定的影像学特征（如肺结节密度），或者如何正确预测不在分期之列的临床情况（如多个原发肿瘤共存），但最重要的局限性是缺乏反映肿瘤生物学的指标。现已认识到分子途径对肿瘤生长的重要性，未来的分期系统似乎不可避免地要包含此类信息。

最后，虽然目前的分期有其局限性，但它为肺癌诊治带来了重大进步，为患者、家属和医生间的沟通提供了可靠的语言。这些界定临床分期的方法和战略在临床评估中得到了广泛应用，这些将在下面章节中讨论。

Ⅰ期

在IASLC数据库中，28%的非小细胞肺癌患者就诊时为Ⅰ期。ⅠA期肺癌患者（T1aN0M0，T1bN0M0）表现为恶性孤立性肺结节，直径3 cm或更小，患者通常无症状。一般来说，SPN越小，越不可能播散到原发灶外。所有确诊或疑诊患者均应行CT扫描，包括上腹部、肝和肾上腺，因为这些都是肺癌的常见转移部位。根据定义，Ⅰ期患者CT扫描没有肺门或纵隔淋巴结肿大。

美国胸科医师学会通过对肺癌诊断及管理文献的系统评价，发布了循证指南以指导肺癌的诊断与管理（5111名可评价的肺癌患者，纵隔淋巴结转移的中位患病率28%），CT诊断肺癌纵隔淋巴结转移的灵敏度和特异度分别为51%和86%。直径小于等于3 cm的SPN，CT未见异常纵隔影像，外科淋巴结活检判断淋巴结转移的阳性率很低，仅为6%。这些小百分比是否说明应行CT扫描外的无创性检查，尚存在争议。总体来看，PET对存在纵隔淋巴结转移的肺癌患者有20%的假阴性率。是否肯定PET的结果，应仔细判定PET假阳性和假阴性的可能，以避免进行不必要的评估。同样，对于临床检查阴性的肺癌患者，脑部磁共振成像（MRI）和CT的阳性检出率很低（0～10%），尤其是临床Ⅰ期NSCLC。相反，对于存在远处转移表现的肺癌患者，即使原发灶很小，也应进一步行无创检查。

ⅠB期肺癌患者的肺部肿块更大（直径从小于3 cm到大于5 cm）。此期中的原发肿瘤可被正常肺组织包绕，也可侵犯脏胸膜，侵犯主支气管2 cm甚至更远的隆突，或者有阻塞性肺炎表现。较大的原发灶出现局部淋巴结转移或远处转移的概率高于ⅠA期，此类患者在进行临床评估时应进行PET扫描或脑部成像（MRI或CT造影）以评估分期（图66-4）。PET假阳性结果通常见于良性炎症或感染。

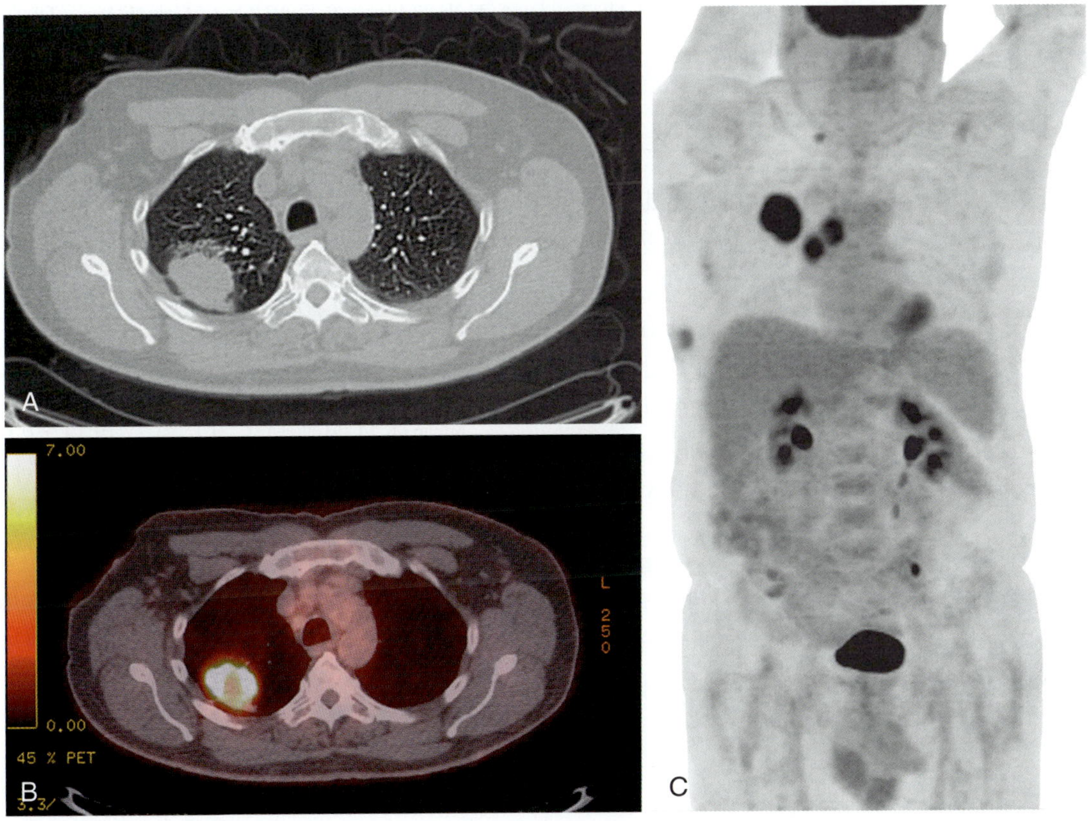

图 66-4　该患者为一名 69 岁男性，有吸烟史（45 年包），表现为咳嗽。**A**，胸部计算机 X 线断层摄影（CT）扫描显示右上叶有一 4.8 cm 包块。肺门和纵隔正常；**B**，与 A 图同一水平的融合轴向正电子发射断层摄影（PET）成像结果显示右上叶包块的氟脱氧葡萄糖（FDG）摄取增强；**C**，冠状位 PET 成像显示右上叶包块以及右侧肺门和纵隔的 FDG 摄取增强。脑部磁共振成像（MRI）结果为阴性。纵隔镜检查证实为腺癌。临床分期为 T2aN2M0、Ⅲ a 期

无论是否存在局部或远处转移，均应行组织学检查，因为此类患者不能仅凭影像学检查就放弃根治性治疗。与此相反，CT 检查未见纵隔淋巴结异常的 T2 期和 T3 期孤立性肺结节的肺癌患者，无论 PET 检查结果是否阴性，均应行组织活检以明确诊断。有 meta 分析评估发现，淋巴结转移时，CT 和 PET 检查均显示阴性的概率为 9%（值得注意的是，纵隔淋巴结转移的验前概率为 35%，患者未根据原发肿瘤大小进行区分）。对于 CT 和 PET 检查纵隔淋巴结转移为阴性的Ⅰ B 期患者，临床医生应最终判断是否需要进行进一步侵入性检查评估。可以考虑患者所处的亚组分类，来帮助做出决定，如中央型或较大肿瘤患者纵隔淋巴结受累的可能性较高。

Ⅱ期

Ⅱ期包含不同的 TNM 分组，包括可能侵犯局部组织的较大肿块肺癌患者、原发小肿瘤累及肝门淋巴结的患者以及肿瘤侵犯主气管 2 cm 但未累及隆突的患者。Ⅱ期 T 指标的范围应依据患者的预后情况来确定，而非单纯的解剖学。Ⅱ期临床分期同Ⅰ B 期相似，必须判断纵隔胸部 CT 扫描阴性的患者是否需要行侵入性检查。Ⅱ期患者可能存在隐匿性纵隔淋巴结节点（N2），故应行常规 PET 扫描以评估分期。目前肺门（N1）节点难以活检，除非采用支气管内超声（EBUS）引导下支气管镜检查。如果 CT 扫描示同侧 N1 节点增大或 PET 成像提示该节点有 FDG 浓聚，则无须行术前活检，因为在术中就会将该节点切除。然而，N1 受累会增加 N2 受累的可能性，对于这样的病例，即使 CT 和 PET 呈阴性结果也应行侵入性检查以评估患者是否分期更高。根据纵隔节点的定义，该期节点不扩大，因此不能进行集中评估。应选择纵隔镜、EBUS 或 EBUS 超声内镜（EUS）来进行最完整的纵隔评估。

MRI 不常用于肺癌评估，但对于某些肺癌患者则需要做 MRI 检查来精确评估相关部位情况，如胸廓的骨组织、软组织、血管或肱骨头（见于肺上沟癌）。原发肿瘤较大、侵犯邻近组织的Ⅱ期患者属于

该类。在这种具有挑战性的临床情况下，MRI 从正常组织中区分肿瘤的能力要优于 CT 扫描。

Ⅲ期

约 1/3 的肺癌患者在诊断时即为临床Ⅲ期。所有Ⅲ期患者均应行胸部 CT 扫描，同时应评估远处转移，可通过联合（1）脑 MRI 或头颅 CT，（2）PET 造影或腹部 CT 扫描及骨扫描来完成。若存在转移性病灶应立即改为Ⅳ期。同Ⅱ期一样，Ⅲ期也包括各种 TNM 分组（表 66-6）。然而，大多数此类患者存在 N2 转移；仔细评估纵隔淋巴结转移非常重要。IASLC 淋巴结示意图中的淋巴结定位见图 66-5。

纵隔评价：无创检查方式

胸部 CT 检查仍是评价纵隔解剖形态的最准确方法。纵隔结节病理性增大的定义为：短轴直径等于 1 cm 或更大。对肺癌而言，CT 作为判定纵隔淋巴结是否为恶性的工具相对还不太准确。研究表明，CT 检查中约 20% 没有增大的纵隔淋巴结实际为恶性，约 40% 增大的纵隔淋巴结实际为良性。所有纵隔淋巴结肿大的患者均应行 CT 检查以利于制订临床治疗方案。这种方法的例外情况是：对于巨大纵隔疾病以及淋巴结广泛浸润周围血管和气管的患者，由于其病变范围广泛，测量孤立淋巴结没有意义（图 66-6）。在此种情况下，淋巴结节点应首先假定为恶性，无论是纵隔淋巴结还是原发肿瘤，都应在最易采样部位采样并确定细胞类型。

对临床Ⅲ期肺癌患者均建议进行 PET 扫描以进一步评估，因为其存在远处转移的可能性较高。现在 PET 应用广泛，其使用率在过去十年中已显著提高。如不能行 PET，则可以行腹部 CT 及骨扫描。PET 对肺癌的纵隔评估优于 CT。一项大型系统回顾对 2865 例肺癌患者进行了评估，PET 确定纵隔淋巴结转移的灵敏度和特异度分别为 74% 和 85%。一项

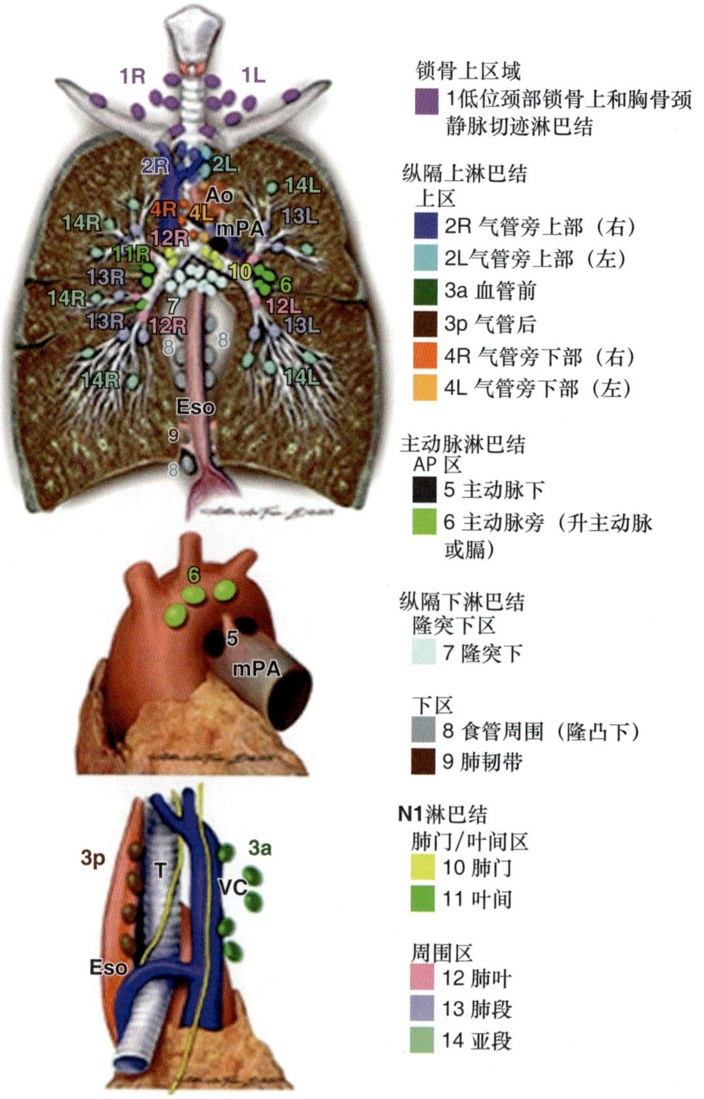

图 66-5 国际肺癌研究协会淋巴结图谱。（来自：*Rusch VW, Asamura H, Watanabe H, et al: The IASLC Lung Cancer Staging Project: a proposal for a new international lymph node map in the forthcoming 7th edition of the TNM classification for lung cancer*, J Thorac Oncol *4: 568-577, 2009.*）

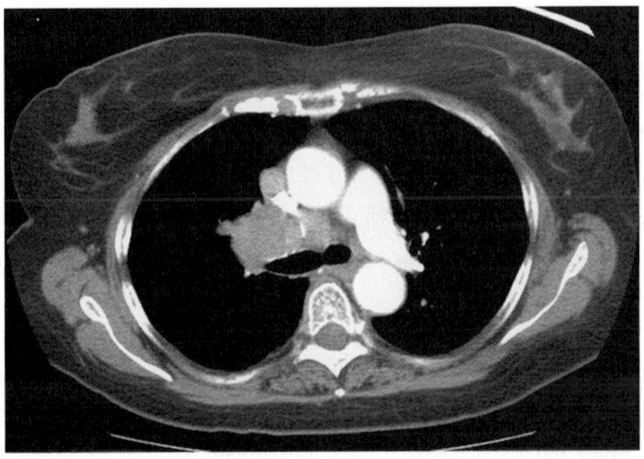

图 66-6　该患者为一名 62 岁女性，有吸烟史（30 年包），表现为咳嗽。**A**，胸部计算机 X 线断层摄影（CT）扫描显示右上叶有一包块且肿瘤延伸至纵隔伴纵隔前淋巴结肿大。支气管镜检查及支气管内超声成像显示肿瘤侵入支气管内至隆凸水平；活检标本证实为腺癌。未发现远端转移的证据。临床分期为 T4N2M0，Ⅲ b 期

meta 分析显示，对于纵隔淋巴结肿大的肺癌患者，PET 灵敏度和特异度的中位数分别为 100% 和 78%。因此，PET 在识别恶性纵隔淋巴结方面优于 CT，但约 20%PET 识别为异常的淋巴结实际为良性，这说明非癌组织也会表现出对葡萄糖的摄取增高。因恶性 N2 淋巴结受累是确定病人是否可手术治疗的关键因素，故在最终确定临床分期前应尽可能明确组织病变性质。

纵隔评价：有创检查方式

各种微创方式可用于评价纵隔淋巴结情况（表 66-7）。TTNA、EUS、扩大的经颈纵隔镜检查术（extended cervical mediastinoscopy，ECM）及 EBUS 特别适用于经 CT 和 PET 检查示孤立淋巴结异常需要行定向活检的患者。应根据异常淋巴结的解剖位置及专业知识选择微创检查方法。定向微创技术的灵敏度非常高，部分原因在于它们通常被用于异常淋巴结发生恶变的概率较高的情况下。理论上，所有纵隔淋巴结检查均可选择 TTNA，但患者个体解剖情况将决定活检是否可行。超声引导穿刺活检技术（应用内镜或纤维支气管镜）的应用越来越多，并具有较高的诊断率。

表 66-7　**纵隔淋巴结位置：最低限度有创性方式的可及性**

操作	可接近的纵隔淋巴结
纵隔镜检查	位置 2、3、4、7（仅前部）
扩展颈部纵隔镜检查	位置 6
视频辅助胸腔镜手术（VATS）	同侧的位置 2、3、4、7；左侧操作可接近位置 6
胸骨旁纵隔切开术（Chamberlain 手术）	位置 5（主动脉肺动脉窗）
支气管内超声检查（EBUS）	位置 2、3、4、7
超声内镜（EUS）	位置 4、5、7、8、9
经胸针吸（TTNA）	所有位置

EUS 的取样能力高，可对下纵隔第 8、9 组转移淋巴结、腹腔淋巴结、肾上腺等膈下淋巴结取样，部分患者还可进行肺动脉窗淋巴结（第 5 组）的取样。前纵隔切开术（即 Chamberlain 手术）也许是到达第 5 组纵隔淋巴结最可靠的方法。由于 EUS 不能到达气管前方的淋巴结，故其应用范围有限。EBUS 可帮助支气管镜靠近肺实质、肺门淋巴结、气管前及隆突淋巴结，可一次性对原发肿瘤及 N1、N2 淋巴结取样。

对于无影像学证实有纵隔淋巴结肿大的患者，应行更全面的检查，可根据机构专业特长选择纵隔镜、EBUS（EUS）或电视胸腔镜手术（VATS）检查。纵隔镜检查虽有缺点但仍被认为是诊断的“金标准”。其代表性检查是经纵隔镜切除第 1 ～ 4 纵隔淋巴结及第 7 组隆突淋巴结，但隆突后及第 5、6 组淋巴结无法检查。气管周围淋巴结肿大在临床上最常见，这也是标准纵隔镜检查术的最佳检查区域。第 6 组淋巴结最难取样，可尝试采用手术（VATS 或开胸手术）方法。EBUS 可对 X 线阴性纵隔淋巴结进行评估，尤其是与 EUS 结合时。EBUS 可对上纵隔淋巴结及后隆突淋巴结进行采样，可检查气管支气管病变。此外，EUS 联合 EBUS 能进行广泛的纵隔检查，还能对膈下结构进行采样。

检查纵隔最具侵入性的方法是淋巴结清扫术。微创技术难以对第 5、6 组淋巴结检查，此时采用外科手术可能是必要的。VATS 和开胸手术可对纵隔淋巴结全面采样，但通常局限在同侧淋巴结。很少单独为检查纵隔而进行这些手术，通常是在切除原发肿瘤时进行淋巴结取样。VATS 可使胸腔可视化，这对于评估具有胸腔积液但细胞学检查阴性的患者，或是影像学见独立肺或胸膜结节或胸膜增厚的患者具有重要意义。

Ⅳ期

Ⅳ期定义为存在远处转移（M1）的肺癌。任何疑似肺癌患者的初步评估应包括完整病史、体格检查及基本实验室评估。Ⅳ期时初始评估即发现转移性病变的可能性很高。对于全身症状（如体重下降、

不明原因发热）、局部症状（如局部疼痛、骨痛、头痛、局灶性神经症状）或体征（如肝大、声音嘶哑、软组织肿块）或实验室异常（如不明原因的贫血、高钙血症、肝功能异常）所对应的阳性发现应进行相应检查。此时原发肿瘤无论其大小如何，均应对所有已知或疑有肺癌的患者行胸部 CT 扫描，检查最好包含上腹部。无症状患者若 CT 异常（例如 N1 和 N2 淋巴结肿大、胸腔积液、同侧或对侧淋巴结肿大），则转移可能性更高，故也应接受进一步无创检查。对于Ⅲ期肺癌患者，完整的无创性评价可包括：（1）脑 MRI 或头颅 CT +（2）PET 成像、骨扫描或腹部 CT 扫描。所有可能存在 M1 的肺癌患者均应接受上述影像学检查，因为对无临床症状的器官如脑和骨骼进行预防性治疗可以保持生活质量。然而，当患者有显著转移表现时，如扪及软组织肿块、胸部淋巴结肿大或肝肿瘤浸润明显，因其疾病传播途径清晰则无须行进一步的影像学检查。如患者的临床表现高度提示 M1，转移部位明确，应进行最有效的检查以明确其肺癌诊断及分期。

肺癌最常见的转移部位为大脑、肾上腺、骨和肝。脑 MRI 和 CT 对确定患者是否存在脑转移具有相同的灵敏度，但 MRI 可能检测到更多的病灶。PET 或腹部 CT 联合放射性核素骨扫描（加上原先的胸部 CT）适用于身体其他部位的检查。PET 的优点在于可一次性对全身进行检查；在观察到异常的代谢活性时，可对原来胸部 CT 显示的异常进行重新评估。

两种转移情况值得关注。肾上腺是肺癌播散的常见部位，也是良性腺瘤的常见部位，其总体发病率为 3% ～ 9%。MRI 有助于区分良性肾上腺腺瘤与肺癌的肾上腺转移。肾上腺结节的组织学检查是必要的，尤其在它可能是唯一潜在转移灶时，这是因为孤立的肾上腺转移（或脑转移）患者可行手术切除以提高长期生存率。对于可切除的肺癌患者，其胸膜病变管理也具有挑战性。当前与既往肺癌分期版本的一个主要区别在于胸腔播散，尤其是恶性胸腔积液，如 M1a。肺癌患者的胸腔积液除恶性累及外尚有多种原因，包括肺炎旁胸腔积液、阻塞性肺炎、充血性心力衰竭和肺栓塞等。14% 肺癌患者的患侧胸腔积液为良性。胸腔积液细胞学检测恶性肿瘤的灵敏度为 60% ～ 85%。对临床高度怀疑胸膜播散而细胞性检查阴性（甚至反复胸腔穿刺）的患者，该检查的灵敏度不足。这种情况下，应采用胸膜镜或胸腔镜进行直接可视性检查，以在对原发病灶进行手术治疗前确认是否存在恶性胸膜受累。

展望

在最新的肺癌指南中，肺癌研究虽有许多进展，但目前的分期系统尚不完善。其最明显的缺陷在于，缺乏肿瘤细胞类型的相关信息且无任何生物行为指标。对于非小细胞肺癌，其细胞类型间的区别对于临床预后的比较、临床试验同组患者的确定以及最终制订治疗方案十分重要。肺癌的分子图谱显然对具有共同的引起癌变的基因突变或染色体易位的患者进行亚组划分也有重要作用，尤其是未吸烟或轻度吸烟的肺腺癌患者（图 66-7）。在将来，这些区别可能有助于定义肺癌的新分期法，并与生物活性指标相结合，有效地提高患者的个性化诊疗水平。

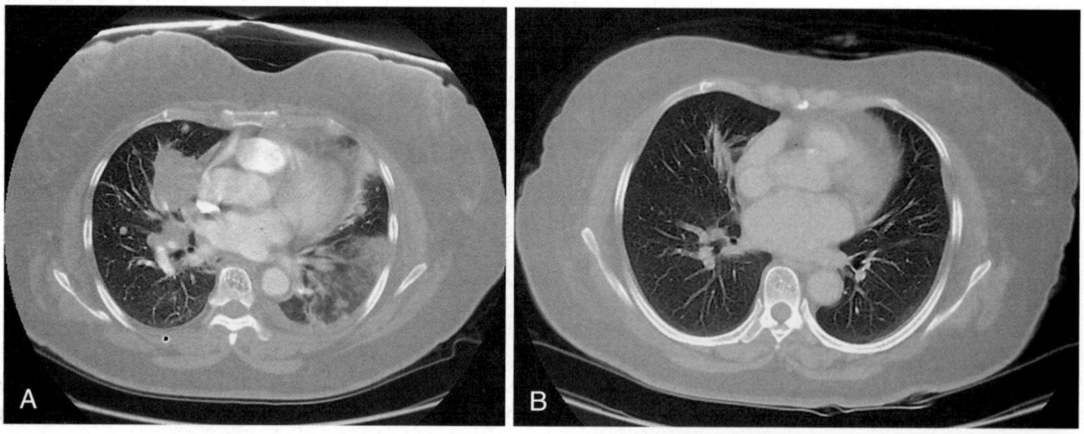

图 66-7 该患者为一名 66 岁亚洲女性，无吸烟史，数周内出现进行性呼吸困难。**A**，胸部计算机 X 线断层摄影（CT）扫描显示右中叶有一 4 cm 包块伴右肺门淋巴结肿大及多发双侧肺结节。亦可见纵隔淋巴结肿大。对右侧锁骨上可触及淋巴结进行活检，其结果证实为腺癌。突变分析显示 *EGFR 基因的*外显子 19 缺失。临床分期为 T2aN3M1，Ⅳ期；**B**，同一患者在接受 6 周埃罗替尼治疗后所获得的胸部 CT 检查结果。右中叶包块明显缩小，可见卫星结节消退

推荐阅读

Aberle DR, Berg CD, Black WC, et al: The National Lung Screening Trial: overview and study design, *Radiology* 258:243–253, 2011.

Detterbeck FC, Boffa DJ, Tanoue LT: The new lung cancer staging system, *Chest* 136:260–271, 2009.

Edge SB, editor: *The American Joint Commission on Cancer cancer staging manual*, ed 7, Chicago, 2010, Springer.

Goldstraw P, Crowley J, Chansky K, et al: The IASLC Lung Cancer Staging Project: proposals for revision of the TNM stage groupings in the forthcoming seventh edition of the TNM classification of malignant tumours, *J Thorac Oncol* 2:706–714, 2007.

Gould MK, Fletcher J, Iannettoni MD, et al: Evaluation of patients with pulmonary nodules: when is it lung cancer? *Chest* 132:108S–130S, 2007.

Gould MK, Kuschner WG, Rydzak CE, et al: Test performance of positron emission tomography and computed tomography for mediastinal staging in patients with non-small cell lung cancer: a meta-analysis, *Ann Intern Med* 139:879–892, 2003.

MacMahon H, Austin JH, Gamsu G, et al: Guidelines for management of small pulmonary nodules detected on CT scans: a statement from the Fleischner Society, *Radiology* 237:395–400, 2005.

Rusch VW, Asamura H, Watanabe H, et al: The IASLC Lung Cancer Staging Project: a proposal for a new international lymph node map in the forthcoming 7th edition of the TNM classification for lung cancer, *J Thorac Oncol* 4:568–577, 2009.

Silvestri G, Littenberg B, Colice G: The clinical evaluation for detecting metastatic lung cancer: a meta-analysis, *Am J Respir Crit Care Med* 152:225–230, 1995.

Silvestri GA, Gould MK, Margolis ML, et al: Noninvasive staging of non-small cell lung cancer, *Chest* 132:178S–201S, 2007.

Toloza E, Harpole L, McCrory DC: Noninvasive staging of non-small cell lung cancer: a review of the current evidence, *Chest* 123:137S–146S, 2003.

Toloza EM, Harpole L, Detterbeck F, et al: Invasive staging of non-small cell lung cancer: a review of the current evidence, *Chest* 123:157S–166S, 2003.

第十二部分　肺部肿瘤

第67章　肺癌：治疗

Douglas Arenberg　著

（史　菲　刘雯雯　邱　晨　译）

肺癌是最常见的实性肿瘤之一，尤其在工业化国家，其发病率与乳腺癌、结肠癌和前列腺癌相似。然而，肺癌死亡人数高于其他三种癌症死亡人数的总和。这是由于肺癌有遗传性，侵袭性强，缺乏特异症状，治疗反应差，并缺乏有效的筛查方法。

和其他癌症一样，肺癌治疗包括手术、化疗和放射治疗，可单用或联合。正式治疗越来越多地采用两种或三种方法联合。随着对肺癌分子基础的认识逐步深入，针对特定异常分子的治疗（靶向治疗）已经出现。随着时间的推移，肺癌的治疗越来越复杂化，部分原因在于：随着肿瘤特异性及患者特异性的识别，预测特定药物成功或失败的可能性更大。尽管如此，"个性化"癌症治疗依然应遵循以下原则，这些原则已经过时间验证：

1. 无论何时尽可能行根治性治疗。
2. 根治性治疗必须解决所有检测到的病变，减少隐匿性转移病变致死的可能性。
3. 当患者具有严重的并发症或远处转移风险极低时，其治疗的毒副作用或危险可能大于受益。

两个矛盾原则也会常被引用：肺癌治疗严格依赖于病变阶段，但治疗（手术）前常不能进行准确分期。该明显的矛盾在评估疑似肺癌患者的第一步就应被解决，这需要同时确定：（a）癌症诊断是否有临床依据；（b）如果是癌症，能否经手术切除而治愈；（c）若前两个问题的答案为"是"，患者是否能耐受所需要的手术切除程度（第66章）。

对于上述三个问题答案全为"是"的患者，下一步骤多为外科手术，疾病准确的病理分期在完全切除后确定。对于不能进行手术的患者（由于局部晚期或转移性病变以及生理并发症），采用活检来明确诊断及准确分期是必需的。对于这些患者，其恰当治疗为化疗和放疗，根据发展阶段和远处转移的可能性来选择单独或联合治疗。然而，相当多的晚期患者常因状态较差或存在广泛并发症而无法接受治疗。

本章以肿瘤解剖学（或分期）及患者生理（或"体力状态"）为基础来划分肺癌治疗。下面对治疗的讨论仅限于非小细胞肺癌（NSCLC）；小细胞肺癌（SCLC）将在单独章节介绍。

非小细胞肺癌

Ⅰ期肺癌

Ⅰ期非小细胞肺癌完全局限于肺实质或气道，无淋巴结蔓延，并且不会出现在隆突2 cm以内。对于肺功能正常、无其他重大并发症（如不稳定型冠状动脉疾病、关节炎）、单个结节高度疑为肺癌的患者，其标准治疗为外科手术切除。Ⅰ期非小细胞肺癌患者经手术完全切除病灶具有较高的治愈率（60%～80%）。

肺癌研究组（the Lung Cancer Study Group）对非小细胞肺癌（NSCLC）手术治疗进行了随机研究，结果证明肺叶切除是肺癌的标准手术。从1982年开始，该研究比较了接受肺叶切除术与段切除或楔形切除患者的预后。肺叶切除术组的局部复发率较楔形切除术组降低了75%，从那时起，肺叶切除术一直是Ⅰ期患者治疗的"金标准"。

近期的数据和影像学进展使得对该标准进行了重新评估。具体来说，几项日本研究表明，薄层计算机断层扫描（CT；≤3 mm）示具有毛玻璃样外观的外周小肿瘤（≤2 cm），具有较低的淋巴结转移率，即便进行了局限性手术切除，其5年生存率几乎为100%。较新研究对Ⅰ期小肿瘤患者行肺切除术的适当性重新进行了评价。人们应牢记一点，肺癌研究小组是在CT及正电子发射断层扫描（PET）广泛使用之前对局限性切除与肺叶切除术进行的对比研究。此外，CT 更多应用于胸部检查，导致更多肿瘤在较小尺寸时即被发现。该较小平均尺寸的肿瘤不应成为标准治疗弃用肺叶切除术的理由，而现代用于确定最佳切除范围的随机对照试验（RCTs）正在进行中。

目前，Ⅰ期 NSCLC 的标准治疗仍然是肺叶切除加淋巴结清扫术。但周围型肿瘤和肺气肿致肺储备受限的患者除外。对于重度肺气肿患者，许多外科医生实行局限性肺切除，伴或不伴肺减容手术（LVRS）。LVRS 随机对照这一研究结果不容忽视，因为对于那些伴有严重肺气肿的周围型肺癌患者实施手术，可以获得优于预期的结果。肺癌手术并肺减容术患者需要进行严格的肺康复训练，手术中心提供标准化术后疼痛管理、早期运动、胸部物理治疗、支气管扩张药治疗。对于重度肺气肿的肺癌患者，以上所有策略均应在有经验的中心完成。这些患者必须进行彻底的术前分期，以避免有淋巴结转移的肿瘤得不到完全切除。

淋巴结转移是否存在是切除手术最重要的预后因素。除了肺叶切除术，纵隔淋巴结清扫对于确定切除手术后的准确分期不可或缺，必须成为任意肺癌切除术的一部分。一些研究发现，生存情况与外科手术切除的淋巴结数有直接联系，尽管这一点尚未得到广泛证实。

传统上，非小细胞肺癌手术将后外侧开胸术作为其标准程序。随着 20 世纪 90 年代电视胸腔镜手术（VATS）的发展，胸外科培训计划也随之对其广泛传播，导致该 NSCLC 手术方法的应用比例逐渐增多。众多研究表明，VATS 肺叶切除术在肿瘤学上等同于开胸肺叶切除术，可完整切除含肿瘤的肺叶，这样进行纵隔淋巴结清扫或采样具有同等效力。与开放式肺叶切除术相比，VATS 肺叶切除术可减少切口疼痛，缩短住院时间，更快恢复至术前水平。这些优点使得胸腔镜成为肺叶切除术的首选方法，并容许训练有素的胸外科医生为有广泛并发症的患者进行肺叶切除术。

一些患者不适合行 VATS 肺叶切除术，偶尔会由外科医生决定将胸腔镜转为开放式手术。这种开放方法更适合于大型肿瘤（＞ 3 cm）或靠近大血管或气道中央的肿瘤。这些肿瘤患者可能会从胸外科的开放手术中获益，以确保切除边缘阴性（无肿瘤），动脉及气管能完整切除。此外，术前曾行化疗或放疗、或有胸膜粘连、或之前曾行胸部手术的患者，可能均无法行 VATS 手术。肿瘤累及胸壁通常要整块切除，这需要行开放手术。当需要做全肺切除时，通常也要进行开胸手术。在这种情况下，需要更大的切口以有利于移除肿瘤，这是胸腔镜所无法达到的。

总之，对于各种治疗方法尤其是手术切除肺癌的方法而言，经验最丰富的医疗中心有着最佳的生存率。在美国，1996—2005 年约 80% 的肺癌切除术由外科医生操作，而肺癌手术却不是他们的重点。在同一研究中，胸外科医生（非心脏的胸外科手术才是其手术重点）进行的肺叶切除或全肺切除术具有最低的手术病死率。目前，美国胸内科医师学会（ACCP）的循证指南提出，正在考虑行肺癌手术的患者应该找“对非小细胞肺癌特别专业的胸外科肿瘤医师”帮助做决定。

对于病理证实为肺癌Ⅰ期的患者，当前术后化疗（辅助治疗）并非治疗的标准程序。根据术后化疗的随机对照试验，进行了完全切除的Ⅰ期患者并未从辅助化疗中明确获益。随机对照试验的亚组分析显示，具有最高风险（基于对目前风险的理解）的患者或许可从辅助治疗中获益。这些患者一般具有较大的原发性肿瘤（＞ 4 cm）。对于较大的ⅠB 期肿瘤（＞ 4 cm）或存在其他可能危险因素（如明显侵及血管）的患者，许多肿瘤学家会对辅助化疗的风险及获益进行讨论。在个性化治疗基础上，这种做法虽然合理，但辅助化疗尚不能作为Ⅰ期非小细胞肺癌完全切除的标准治疗。

对于存在并发症而不能进行手术切除的Ⅰ期非小细胞肺癌患者，仍有治疗方法可供选择。外照射是当前标准的治疗方法。放射治疗的大量讨论超出了本文的范围，但对于不能手术的Ⅰ期肿瘤患者，可使用立体定向体部放疗（SBRT）和非常规分割体外放疗（EBRT）。常规放疗剂量为 60 ～ 70 戈瑞（Gy），按 2 ～ 2.5 Gy 分为 30 次。SBRT 是放射治疗的一种形式，使用许多特定低剂量的光束汇聚成束，将肿瘤包绕。通常治疗剂量高达 50 ～ 60 Gy，疗程 3 ～ 5 d。呼吸系统偏移引起的肿瘤运动可以很明显，如不能准确地追踪肿瘤运动，可导致肿瘤照射不足和正常组织辐射过度。将基准标记物置于肿瘤内或靠近肿瘤，从而在呼吸周期内对肿瘤运动进行追踪，可使 SBRT 能更为精确地递送放射线。

Ⅰ期非小细胞肺癌患者采用 SBRT 的治愈率非常好；一项大型Ⅱ期临床试验发现 3 年无病生存率接近 50%，大多数复发为远处转移。SBRT 的Ⅱ期研究发现，对肿瘤较大或中心型肿瘤患者更经常使用传统的分次 EBRT 治疗，其毒性在中心型肿瘤患者中更大。一些采用 SBRT 治疗了大量患者的研究报道，患者晚期可进展为胸痛或肋骨骨折。肋骨骨折的危险因素包括胸壁出现 2 cm 以内的肿瘤和治疗量过大。SBRT 治疗的并发症需要密切跟踪，因为它对于患者而言是一个相对较新的治疗方法。

热消融是一种治疗局部原发性肺癌的微创方法。射频消融（RFA）通常在 CT 引导下以射频探头经皮进入肿瘤，产生摩擦热，导致细胞死亡。RFA 是热消融治疗肺部肿瘤中最常用的一种。尽管它在肺癌中的作用并不清楚，但小型无对照的病例系列研究支持其应用于肺部转移肿瘤。虽然射频消融更常用于治疗肝和肾肿瘤，但它也适合于肺部肿瘤治疗，这是因为它能在肿瘤组织局部集中热能，很少或不扩散到相邻充气的正常肺实质。目前尚无随机对照试验比较 RFA 与放疗对不能手术患者进行治疗的疗效。

根据已公布的数据，采用射频消融治疗较小肿瘤（< 3 cm）的疗效可能优于较大肿瘤。包绕在肺实质内的外周肿瘤通常远离肺门结构，可安全进行射频消融治疗。气胸发生的风险大，一次治疗就有高达 50% 的风险。由于射频消融是一项较新的技术，它在治疗肺癌中的作用还未被大型对照研究所证实，但随着该方法的应用，可为不能进行手术的患者提供一个治疗选择，尤其是对于可能存在放疗禁忌（如之前进行过照射）的患者。

需要强调的是，应对术语“不可切除”的Ⅰ期病变进行定义。一般情况下，只有对肺癌治疗经验丰富的胸外科医师才最有资格确定患者是否适合手术，因为随着术前治疗、手术水平和术后治疗的进步，越来越多的具有严重并发症的患者可通过手术获益。对于重度 COPD 或有其他并发症的患者，至少要找有经验的胸外科医生看过之后，才能考虑不行手术治疗。此外，对于任何患者是否可进行手术，均应在对其潜在肺部病变进行了最佳治疗后再决定。

发现对一些患者使用支气管扩张药以及吸入或口服皮质类固醇可很大程度上改善肺功能从而降低手术风险。这种类型的患者以及在 NSCLC 各分期使用的多种不同治疗方法，都说明了使用多学科疗法治疗肺癌患者是非常合理的。

Ⅱ期肺癌

Ⅱ期非小细胞肺癌的定义主要包括：(1) 肝门或肺叶淋巴结转移，肿瘤局限于单个肺叶；或（2）肿瘤侵及胸壁，无淋巴结转移。Ⅱ期非小细胞肺癌的治疗还是以手术切除为主，该原则也同样适用于Ⅰ期患者。两者的主要区别是：已证实Ⅱ期患者能经辅助化疗改善生存率。假设Ⅰ期或Ⅱ期肺癌患者的全身化疗风险是相同的，那么Ⅱ期患者辅助化疗的有利的风险 / 受益数据反映了更晚期患者更易存在隐匿性转移。因此，病理Ⅱ期肺癌患者较Ⅰ期患者更易从辅助化疗中获益。经手术恢复期后，接受手术切除支气管旁或肺门淋巴结转移肿瘤的患者（Ⅱ期非小细胞肺癌）应咨询肿瘤内科医师是否行辅助化疗。

目前建议所有Ⅱ期或Ⅲ期患者应接受术后化疗。然而，辅助治疗试验的 meta 分析指出，需要进行辅助化疗以实现长期治愈的患者数为 24 ～ 39。为了减少这一数字，有研究寻找更多的患者或肿瘤特征以预测辅助化疗可能带来的益处（或不足）。一项多次被引用的研究发现，肿瘤标志物可确定最有可能从辅助化疗中获益的患者。回顾性研究发现，辅助化疗的肿瘤患者其肿瘤标本表达切除修复交叉互补组 1（excision repair cross complementation 1，ERCC1），这种酶参与修复顺铂诱导的 DNA 损伤，可作为一个潜在的预后评估指标。ERCC1 高表达与预后良好有关，并能识别那些无法从辅助化疗（顺铂为基础的）中获益的亚组患者。同样，高表达的核糖核苷酸还原酶 M1（RRM1，代谢吉西他滨）能通过免疫组化法检测，它能更好地预测患者的总生存期，但对吉西他滨化疗的反应欠佳。尚无足够数据推荐以生物标志物为基础进行化疗选择（包括辅助化疗），但相关研究正在进行以确定以生物标志物为基础进行化疗选择能否优于凭经验进行选择，并在实现相同生存获益的情况下尽量减少需要采取化疗的患者。

然而，对于不能耐受手术切除的Ⅱ期非小细胞肺癌患者，放疗是标准的治疗方法。尽管放疗可获得显著的局部控制率，但并不降低远处转移的可能性。一个悬而未决的问题是，辅助化疗是否会使接受放疗的临床Ⅱ期非小细胞肺癌患者获益。如果辅助化疗可减少术后Ⅱ期死亡的可能性，同样方法可能也有利于放疗患者。然而，没有数据支持这种方法，而且在没有进行临床试验的情况下，将手术数据外推至使用放疗进行局部控制的患者身上是不恰当的。

肺癌Ⅲ期

Ⅲ期非小细胞肺癌在肺癌各个分期中所占比例最大，一般包括纵隔淋巴结转移的患者。从历史上看，对Ⅲ期肺癌患者的治疗方法为单独胸部放疗，但这种方法的长期生存率较差（＜ 10%），大多数患者死于远处转移。研究表明，全身化疗与胸部放疗结合可提高长期生存率接近 20%。

当前 NSCLC Ⅲ期治疗的标准取决于患者的并发症及总体健康状况。在临床实践中全球最常用的评估因素是体力状态（框 67-1）。对具有良好到优秀的东部肿瘤协作组（Eastern Cooperative Oncology Group，ECOG）体力状态（ECOG 0-1）的患者，其标准治疗是同时进行放化疗。对体力状态稍差的患者（ECOG 2）进行化疗后序贯放疗仍然是可能的。这样做的理由是，与序贯疗法相比，同时治疗提供了生存获益，但可能以带来更大的毒性为代价。无论同时治疗还是序贯治疗，肺毒性均相似，但食管炎的发生（这可能是严重的）在同步放化疗中较序贯疗法更常见。那些边际体力状态（ECOG 2）可以耐受序贯疗法但不适合同步放化疗。一般情况下，ECOG 3 或更差状态的患者通过姑息治疗来控制症状是最好的（即最佳支持治疗）。这可以包括局部放疗以减少并发症，如气道阻塞、胸壁疼痛或咯血。状态不佳的患者不仅不能从全身化疗中受益，而且可能出现严重的毒性反应。

Ⅲ期非小细胞肺癌化疗方案的选择包括：基于铂的药物（顺铂或卡铂）与另一药剂组合（表 67-1）。吉西他滨具有良好的单药活性，经常在辅助治疗或转移性疾病时应用，但由于它会增加正常组织对辐射毒性的敏感性，故通常不与放疗联用。患者的放疗剂量一般由放射治疗师决定，但该期的治疗剂量要低于早期无法手术患者的初始治疗量。大多数研究给予的辐射量约为 60 Gy。随着当前技术的发展，放疗对正常组织的损伤已得以减少，肿瘤放射学家们正在寻找方法增加辐射量以提高治愈率。PET 扫描已用于放疗，可瞄准肿瘤组织使之萎缩，并可对代谢活跃的肿瘤组织进行更大剂量的辐射（对健康组织的辐射量相对较小）。这些在研项目可能对非小细胞肺癌的未来治疗产生影响。

框 67-1 ECOG 体能状况量表 *

0： 无症状（活动正常，能够进行所有活动而无受限）

1： 有症状但完全能走动（重体力活动受限，但能走动及进行轻度或需要坐着做的工作，如轻松的家务、办公室工作）

2： 有症状，一天当中＜ 50% 的时间待在床上或坐着（能走动及完全自理，但无法进行任何工作）

3： 有症状，一天当中有＞ 50% 的时间待在床上或坐着，但不用卧床（仅能够进行有限的自理）

4： 卧床（完全丧失能力；无法进行任何自理；完全被限制于床上或椅子上）

5： 死亡

来自：Oken MM et al：Toxicity and response criteria of the Eastern Cooperative oncology group，*Am J Clin Oncol* 5：649-655，1982.

* 东部肿瘤协作组；亦适用于世界卫生组织（WHO）或 Zubrod 量表。

肿瘤科医师在评估全身化疗的有效性及中毒风险时主要是使用体能状况量表

鉴于Ⅲ期患者化疗（通常两个周期）结合放疗能提高局部治愈率和降低远处转移，人们可能会得出联合治疗效果更好的结论。但现有研究不支持同步放化疗后的额外“巩固”化疗。一项随机试验对已完成标准化顺铂和依托泊苷（两个周期）治疗及放疗的患者进行了观察，分别接受或不接受三个周期的多西他赛化疗，随后对各自疗效进行了比较。结果发现，多西他赛化疗组较对照组具有更多的毒性，却未能改善预后。虽然仍在继续相关试验以解决这个问题，但维持或巩固化疗目前看来无效，即使是对有完全应答的患者。

另一个仍未解决的问题是：Ⅲ A 期 NSCLC 患者能否从手术联合放化疗中获益。这个问题在专家中引起激烈的争议，但随机对照试验显示，组间生存率在术后“正式”放化疗与诱导放化疗之间无显著差异。这是否意味着患者无法从“三联”治疗中获益，或该激进疗法的最适人群尚未确定？可以肯定的是，术后新辅助化疗还不是非选择性Ⅲ A 期非小细胞肺癌患者的标准治疗。

Ⅲ A 期非小细胞肺癌亚组（Ⅲ A NSCLC）易于识别，但十分罕见。大多数专家都赞成：Ⅲ A NSCLC 伴 T3 期肿瘤（胸壁受累，或在新分期系统中，肿瘤大于 7 cm）及肺门淋巴结转移者应接受手术治疗。该组 T3N1 的Ⅲ A 期患者只要身体状况能接受完整切除，可进行或不进行新辅助化疗。术后新辅助化疗的研究均认为，若患者术前对纵隔淋巴结有“完全应答”，将会有最好的预后。这是否能识别具有良好预后（故不必进行外科手术）的患者群体，或者手术本身是否有助于该患者群体的长期生存，目前还不知晓。

肺上沟瘤

肺上沟瘤有时也被称为 Pancoast 瘤，病变位于肺上沟，是最常见的Ⅱ B 期（T3N0）或Ⅲ A 期（T3N1）肿瘤。至于其他的Ⅲ期非小细胞肺癌，如不能手术切除且机体状态允许，可首选同步放化疗。

表 67–1　非小细胞肺癌（NSCLC）及小细胞肺癌的常用化疗方案

药物	最常见毒性	说明
Ⅲ期 NSCLC		
顺铂或卡铂加	肾毒性 骨髓抑制	通常应用两个疗程的联合化疗，同时进行放疗。 体能状况处于边界情况的患者通常接受序贯治疗
紫杉醇或者	神经病变、过敏反应、骨髓抑制	
依托泊苷	骨髓抑制	
Ⅳ期 NSCLC*		
顺铂或卡铂加	肾毒性 骨髓抑制	目标：给予 3 个或 4 个疗程的两种药物联合用药可与贝伐单抗联合用药
*用于*Ⅲ期疾病的任何药物或	骨髓抑制	
吉西他滨或	骨髓抑制	通常不与放疗联合应用，因为存在强烈的辐射致敏作用且正常组织毒性发生率较大
培美曲塞	骨髓抑制、黏膜炎、恶心	仅被批准用于非鳞状细胞肺癌
小细胞肺癌		
顺铂或卡铂加	肾毒性 骨髓抑制	目标：给予 4 ～ 6 个疗程的两种药物联合用药
依托泊苷或	骨髓抑制	
伊立替康	腹泻、骨髓抑制	
二线药物		
多西他赛	肝毒性、中性粒细胞减少、血小板减少	通常在经标准治疗后出现复发的患者中用作单药治疗
吉非替尼[†]或厄洛替尼	皮疹	在具有肿瘤携带性激活 EGFR 突变的患者中具有更好的治疗反应

* 表皮生长因子受体（EGFR）存在激活突变的患者接受一线 EGFR- 酪氨酸激酶抑制药治疗时具有更好的存活情况。
[†] 吉非替尼在美国未获得批准

若肿瘤能被切除（由有经验的胸外科医生决定），可经术前放疗（30 ～ 50 戈瑞）后再行切除。一些研究对肺上沟瘤患者的综合治疗进行了探讨，结果显示肺上沟瘤患者即使已有胸壁浸润或淋巴结转移，进行术后放疗联合或不联合化疗依然可取得较好的长期生存率，5 年生存率为 30% ～ 40%。鉴于这些非随机研究的良好结果，这种方法已被公认为肺上沟瘤的标准治疗。

考虑到这些患者的复杂性以及在放疗后适当时间安排手术的重要性，非小细胞肺癌专家组成的多学科团队可为肺上沟瘤患者提供最好的根治性治疗。

肺癌Ⅳ期

直到 20 世纪 90 年代初期，转移性肺癌的化疗效果仍是一个有争议的问题，当时普遍认为全身化疗对Ⅳ期非小细胞肺癌没有作用。如今，这样的争论已经结束，研究已表明化疗能提高生存率（仅轻度改善）。Meta 分析显示，双药化疗方案优于单药治疗，但额外增加的第三种药物会引发更大毒性，没有额外的生存增益。现代联合化疗可对 20% ～ 30% Ⅳ期非小细胞肺癌患者起作用，使得肿瘤缩小 50% 以上；罕有患者出现完全临床缓解（＜ 5% 患者），而化疗无反应者最终会复发并死亡。机体状态良好者可从全身化疗中明显受益，但许多机体状态为 ECOG 2 的Ⅳ期非小细胞肺癌患者行全身化疗的疗效和风险尚存在争议。亚组临床研究表明，ECOG 2 患者可从包括全身化疗的积极治疗中获益。许多肿瘤学家在治疗此类患者时多采用较小的治疗量。

尽管晚期非小细胞肺癌的治疗在不断进步，但较其他类型的实体器官肿瘤，临床医生对晚期非小细胞肺癌的治疗持有更多的怀疑。对一项随机分配的“最佳维持治疗”与化疗（包括以顺铂为基础的化疗）的临床试验进行 meta 分析，结果显示化疗组可出现生存获益，积极化疗组的死亡风险降低 27%，1 年存活率绝对改善者为 10%。在 20 世纪 90 年代，许多有希望的新型化疗药物（紫杉醇、多西紫杉醇、伊立替康、长春瑞滨、吉西他滨、培美曲塞）在晚期患者身上单药使用，随后又应用于Ⅳ期非小细胞肺癌患者。众多试验评估了一个或多个新药与铂化合物（顺铂或卡铂，见表 67-1）的联合效应，并未发现药物联合的优越性。然而，采用铂类为基础的药物联合可使中位生存期逐渐增至 8 ～ 9 个月，1 年存活率增至 30% ～ 35%。未经治疗的Ⅳ期非小细胞肺癌仅有 3 ～ 4 个月的中位生存期，1 年存活率约为 15%。尽管现有数据不能确定化疗药物的最佳联合，但新的数据正在为患者提供越来越多的个性化方案。

对转移性肿瘤患者使用培美曲塞与吉西他滨治疗（均与铂化合物联合）的对比分析表明，两药疗效在整体人口中无显著差异，但对一个预先设定的非鳞癌亚组采用铂-培美曲塞联合治疗可出现生存获益，这导致首次在组织学基础上推荐对非小细胞肺癌进行全身性化疗。厄洛替尼和吉非替尼是表皮生长因子受体（EGFR）酪氨酸激酶的口服抑制药，研究最初将它们作为非小细胞肺癌复发或转移的二线和三线药物，某些病例会发生显著反应。大规模研究指出药物易感者具有以下流行病学特征：无吸烟史（或轻度吸烟）、女性、腺癌和亚洲人种。进一步研究对不同反应者的 EGFR 基因进行了测序，结果发现当患者的肿瘤及细胞系具有几个特定激活突变时，通过影响 EGFR 基因酪氨酸激酶结构域从而起效。流行病学研究进一步证实，激活突变导致患者对 EGFR-TKI 药物易感，当出现以下一个或多个人口组织学特征时应注意激活突变可能存在：女性、亚洲人、不吸烟或腺癌。一项以亚裔人口为主的研究表明，对 EGFR 突变患者进行 EGFR-TKI 一线治疗与标准化疗相比，可获得更高的总生存期。与此相反，携带野生型 EGFR 的肿瘤患者进行传统细胞毒性化疗的效果更佳。

由于临床数据表明血管生成在实性肿瘤生长中起重要作用，故抗血管生成药已列入癌症靶向药物的开发单。靶向血管内皮生长因子（VEGF）或其受体的药物如贝伐单抗（抗 VEGF 全人源单克隆抗体）是最先进的临床抗血管生成药。随机对照试验已证明，转移性非小细胞肺癌使用贝伐单抗联合标准化疗可取得一个有限但有效的生存获益。早期的Ⅱ期临床试验表明，大型中央型肿瘤或鳞癌患者会发生严重的毒性反应（特别是咯血），并专门从试验中剔除，这导致贝伐单抗治疗转移性非小细胞肺癌得到批准。贝伐单抗存在并发高血压和血栓等风险，故中枢神经系统（CNS）转移者禁用。

2007 年报道的一个融合蛋白——间变性淋巴瘤激酶（ALK）- 棘皮动物微管样 4（EML4）已成为非小细胞肺癌靶向治疗领域一个激动人心的发现。EML4-ALK 活化突变能驱动非小细胞肺癌细胞的扩散，故针对异常激活的 ALK 靶向药物（如 Crizotinib）很快被开发并投入临床试验，随后在 ALK 突变患者中显示出巨大的治疗潜力。ALK 融合多由一个短段染色体倒位而成，检测较为困难，人们由此开发了荧光原位杂交（FISH）试剂——所谓“分离 FISH 探针”能突出这种染色体重排。与 EFGR 突变型肿瘤相似的是，NSCLC 肿瘤发生 ALK 突变率较小（0 ～ 5%），最多见于非吸烟者。虽然 ALK 突变仅见于少数癌症患者，但在发现其转化作用的两年里，ALK 基因靶向药物的临床试验显示了巨大的临床效益。该药从发现到治疗的进展速度不仅在癌症，即使在任何生物医学研究中也是十分不寻常的。未来还将发现类似 ALK 激活的其他突变。

总之，机体状态良好（ECOG 0-1）的Ⅳ期 NSCLC 患者最宜行全身化疗，无禁忌证时可加用贝伐单抗。尽管化疗具有较高的毒性风险，但 ECOG2 患者也可从积极治疗中获益。所有患者均应行组织活检，以获取足量组织标本分析 EGFR 激活突变或 ALK 融合是否存在。对于这些存在基因突变的患者，尤其是 EGFR 突变（或怀疑 ALK 突变），使用针对突变的靶向药物治疗可延长生存期。

小细胞肺癌

对 SCLC 进行单独讨论共有三重原因。首先，目前绝大多数的小细胞肺癌患者存在纵隔淋巴结受累或转移；其次，SCLC 更有可能对全身化疗有反应，故体能处于边缘状态的患者仍可能从已知危险的全身化疗中获益；最后，小细胞肺癌的主要决策点在于局限病变与广泛转移之间的区别。虽然小细胞肺癌是分开介绍的，但 NSCLC 肿瘤的一般原则仍适用于小细胞肺癌。例如，具有罕见孤立性肺结节或肿块的 SCLC 患者应与 NSCLC 患者同等管理，术前适当分期以保证术后具有一定的肺储备。在这些患者中，术后辅助化疗可提高远期生存率，但数量太小还未被随机对照试验证实。

虽然肺癌的分期系统更新（第 7 版）（第 66 章）已在 SCLC 和 NSCLC 中验证，但小细胞肺癌治疗一直集中于局限性及广泛转移的小细胞肺癌。局限性小细胞肺癌的放射范围是单个放射端口包绕肿瘤，且放疗风险为可接受水平，这适用于约 30% 的小细胞肺癌患者，采用胸部放疗联合全身化疗可提高长期存活率。局限性患者的5年生存率约为20%。剩余70%的SCLC患者（存在广泛转移）仅推荐全身化疗，这些患者的放疗仅局限于CNS转移或有症状的骨转移。

与NSCLC相同，随机对照试验并无数据提供小细胞肺癌的最佳化疗方案。Meta分析表明，使用含顺铂方案治疗的患者具有更好的生存期，药物毒性也可被接受。治疗小细胞肺癌最常用的铂剂是依托泊苷，RCT数据也表明SCLC能从依托泊苷治疗中获益。顺铂联合依托泊苷已成为现代小细胞肺癌患者的标准治疗方案。相关研究对比了顺铂和卡铂对一些小细胞肺癌患者的治疗作用，结果较为复杂，卡铂的总体耐受性优于顺铂；部分数据表明，顺铂预后稍好，而另一项研究表明，两者的疗效等价。化疗周期数为4～6。第六期后的额外化疗会增加毒性反应，且不能明显提高患者生存期。

预防性全脑照射

对于Ⅲ、Ⅳ期的NSCLC或SCLC患者，全身化疗用于治疗已知或隐匿性转移。中枢神经系统是一个特免区，大多数化疗药物无法穿越其血脑屏障，难以足量治疗中枢神经系统转移。因此，许多研究强调预防性全脑照射（PCI）在减少有症状的转移灶继续进展中的作用。该治疗方法依据充分，因为许多肺癌患者死于中枢神经系统转移，尤其是小细胞肺癌。

如预期所示，大量数据支持SCLC患者行PCI治疗。化疗和胸部放疗可实现局限性小细胞肺癌的完全缓解。对于这些患者，PCI能降低中枢神经系统转移症状的发生率和提高总体生存率。对SCLC广泛转移者也进行了PCI试验，1年内对照组脑转移瘤的累积风险为40.4%，PCI组则为14.6%。接受PCI的患者的中位生存率从5.4个月增至6.7个月，1年生存率从13.3%增至27.1%。在NSCLC中，PCI获益率小于SCLC，一项以Ⅲ期NSCLC患者为主的研究表明，PCI术后颅脑转移症状的发病率降低50%以上，但生存期在统计学上差异不大。由于数据积累缓慢，该项研究早期即已结束，因此，NSCLC患者PCI后的生存获益仍不确定。

副肿瘤综合征及其他常见并发症

副肿瘤综合征是指与肿瘤物理效应无关的全身或局部效应。这些症状的病因可分为两种：肿瘤产生的体液因素（激素或其他生物活性产物）及自身抗体对肿瘤的免疫反应。后者大多发生于SCLC，是各种抗神经元抗体作用的结果。副肿瘤综合征会影响皮肤、中枢及周围神经系统、血管系统、心脏、肾、骨髓、肌肉或骨骼系统（表67-2）。

表67-2 类肿瘤综合征：肺癌表现及治疗

综合征	表现	治疗
肿瘤产生生物活性激素所引起的综合征		
SIADH	低钠血症	限水 地美环素
库欣综合征	高血压、糖耐量异常、电解质异常、肌无力、体重减轻、多毛、骨质疏松	通常随着癌症治疗而改善；可使用酮康唑、美替拉酮或米托坦
高钙血症	无力、精神状态改变、恶心	治疗癌症 静脉补水 双磷酸盐、降钙素
肿瘤体液免疫反应所引起的综合征		
Lambert-Eaton肌无力综合征（LEMS）*	无力、肌肉疲劳、经常影响大肌肉群、小肌肉功能得以保留；反复使用可改善	通常随着肿瘤治疗而改善；可用血浆置换或能增强突触去极化的药物（3,4-二氨基吡啶），加用或不用溴吡斯的明
小脑变性†	头晕、恶心、眩晕、共济失调，有时出现复视；可突然发病	由于存在浦肯野细胞丧失，故症状通常不可逆
边缘叶脑炎‡	认知受损、情绪改变、感觉混乱和睡眠障碍	治疗可带来改善；如果亦对肿瘤进行治疗，则免疫抑制可能有所帮助

* 电压门控性钙通道抗体。

† 抗Yo抗体，或者浦肯野细胞1型抗体（PCA-1）。

‡ 抗Hu抗体或“抗神经元细胞核抗体”（ANNA-1）。

SIADH，抗利尿激素分泌不当综合征

抗利尿激素综合征（SIADH）由肿瘤不适当分泌 ADH 所致，是一种常见的副肿瘤综合征。它能扰乱体液平衡，尿液无法稀释，导致低钠血症，进一步引起恶心、呕吐、肌肉痉挛及抽搐。SIADH 治疗起始时需要限制水摄入，防止进一步的低钠血症（不能完全纠正血钠水平），服用盐可增加肾的水排泄。在极端情况下，纠正钠平衡不能通过保守措施实现，此时可使用地美环素（去甲金霉素）。近来，SIADH 患者已开始使用血管加压素受体拮抗药治疗。

中央型肿瘤可直接导致上腔静脉压迫（SVC）及梗阻。虽然这种情况在肺癌中并不多见，但肺癌患者占据了 SVC 中的多数，其余包括了淋巴瘤或淋巴组织纤维化（组织胞浆菌病或纤维性纵隔炎）。上腔静脉综合征是临床紧急情况，常需要紧急放疗以迅速缓解梗阻。然而，静脉流出受损相关的颅内压（ICP）较为罕见，这是因为 SVC 梗阻通常逐渐进展，并伴有静脉侧支循环发展。大多数患者也不再需要紧急处理。只要考虑到 SCLC、NSCLC 及淋巴瘤的可能，在开始治疗 SVC 前不必夸大组织学精确诊断的重要性。症状严重者可通过急诊置入血管内支架解除 SVC 梗阻，并进行适当的诊断及分期。重要异常情况包括颅内压增高（头痛、意识改变）或中央气道阻塞导致严重呼吸衰竭，此时需要进行医疗急救，还需要置入血管内支架和（或）急诊放疗以降低突发呼吸衰竭及死亡的风险。与往常一样，对这些患者应优先确保气道通畅。

姑息治疗

尽管肺癌的诊断、分期、治疗、甚至筛查取得了进展，但肺癌仍是发病率高和病死率高的重要疾病。大多数诊断为肺癌的患者会死于肺癌，在患者的终末期，肿瘤特异性治疗不再适用，临床医生必须准备处理并减轻肿瘤的急慢性症状。

癌症患者的疼痛管理原则包括：（1）迅速识别和治疗疼痛；（2）让患者及家属参与疼痛控制；（3）提供多模式治疗；（4）重新评估并调整治疗计划，关注疼痛强度、功能状态及副作用；（5）记录疼痛管理的计划及其有效性。疼痛控制应不仅包括麻醉药，还有非类固醇类抗炎药物（NSAIDs）和制剂以缓解神经性疼痛。放疗是迅速控制骨转移痛的一个好手段，应积极运用，尤其用以降低病理性骨折的风险。

咯血和大气道阻塞是常见并发症，令人恐慌并具有潜在危及生命的风险，可通过不同方式来缓解。放疗是控制咯血的一种普遍方法，并应作为治疗的首选。危及生命的大咯血需要快速控制气道（如符合患者意愿即可进行气管插管），其次是支气管循环栓塞，后者需要由非常熟悉血管介入治疗的有经验的医生进行。肺、食道或脊髓梗死则是支气管动脉栓塞的潜在严重并发症。

如果出血源自中央气道的恶性梗阻，也可使用介入性支气管镜技术来治疗咯血。气道支架还可通过各种方式来控制肿瘤，如球囊扩张术、激光治疗、电灼术、冷冻疗法及氩等离子均可快速缓解严重的呼吸困难。复杂的恶性气道阻塞应由经过培训并有经验的医生进行治疗。一些作用稍慢的方法包括体外放疗以及气管内短距离放疗（用于不能接受 EBRT 的患者）。

呼吸困难常见于晚期肺癌患者，具有多种病因，包括潜在的慢性阻塞性肺疾病、严重的肿瘤负荷、大气道狭窄、治疗毒性、心血管疾病及胸腔积液。只要有可能，均应针对呼吸困难的病因进行治疗。当症状持续时，不仅要最大限度治疗病因，还应使用阿片类药物、氧疗及支气管扩张药来缓解症状。恶性胸腔积液是引起呼吸困难的常见病因。胸腔穿刺术可快速缓解并治疗症状，但胸腔积液存在并不能保证胸腔穿刺一定会改善症状，因为少到中量的胸腔积液可能不是导致呼吸困难的根本原因，还应在引流积液前谨慎考虑支气管梗阻的可能。当多次胸腔穿刺能持续缓解呼吸困难时，应考虑胸腔积液复发，并留置胸腔导管。

虽然与胸腔积液相比，心包积液较为少见，但如果生成不断增加，心包内压力增高，心室充盈，便可能危及生命。心包积液可迅速或缓慢形成，其发展速度与症状可能性成一定比例。积液的治疗均应解除心包内压力，防止复发。这两个目标都能采用一个程序完成，如留置引流管、心包开窗或基于导管的球形心包切开引流术。

癌症的姑息治疗和积极治疗曾被视为“互相排斥”的方法，但最近有数据表明，两者可能为互补关系。转移性肺癌患者随机接受早期姑息治疗（姑息治疗咨询仅在患者、家属及肿瘤学家的要求下进行）或常规护理联合积极治疗，结果显示早期姑息疗法与积极的肿瘤治疗相比，前者不仅能提高生活质量、降低抑郁症状发生率，还可使中位生存期延长。这些患者的姑息治疗是由一个多学科医生小组及高年资护士实施的。姑息治疗的人员培训应该是多学科肺癌治疗小组的一个组成部分。这些有趣发现虽未得到广泛验证，但提示姑息治疗能延缓死亡进程，提供较高的生活质量。

结论

肺癌的治疗是复杂的，需要准确了解肿瘤分期及患者总体生理状况。一些曾被认为无法切除的肿瘤，如今也可进行手术治疗，其生理交界区是否保留应由多学科团队确定。术后辅助化疗是目前Ⅱ期和Ⅲ期非小细胞肺癌的标准治疗。对于不适合手术治疗的患者应进行特别劝导，避免其产生治疗虚无主义的想法；即使患者存在显著合并症，也可接受治疗，这样可以保存生活质量，提高治愈率或延长生存期。患者和医生往往对肺癌治疗的潜在益处抱有悲观情绪。当不可切除（Ⅲ期）非小细胞肺癌伴局部转移时，可进行积极的多学科综合治疗，这能为其他方面健康的患者提供显著的生存获益，其中15%～20%的患者能长期存活。因此，对于临床Ⅲ期非小细胞肺癌患者，应提供现实但有希望的治疗方案。转移性（Ⅳ期）非小细胞肺癌通常无法治愈，但也可进行治疗。

呼吸内科医师和其他学科医生应为癌症患者提供最好的治疗，并促使转移性肺癌患者保存体力状态，这包括肺癌特异性治疗或伴随早期姑息治疗。各种新型治疗方案将很快成为可能，而新型靶向治疗的作用正在得到更精确的定义。

推荐阅读

Albain KS, Rusch VW, Crowley JJ, et al: Concurrent cisplatin/etoposide plus chest radiotherapy followed by surgery for stages IIIA (N2) and IIIB non-small-cell lung cancer: mature results of Southwest Oncology Group Phase II study 8805, *J Clin Oncol* 13:1880–1892, 1995.

American College of Chest Physicians: Diagnosis and management of lung cancer: ACCP guidelines (2nd edition), *Chest* 132(suppl 3), 2007. http://chestjournal.chestpubs.org/content/132/3_suppl.toc.

Dillman RO, Seagren SL, Propert KJ, et al: A randomized trial of induction chemotherapy plus high-dose radiation versus radiation alone in stage III non-small-cell lung cancer, *N Engl J Med* 323:940–945, 1990.

Furuse K, Fukuoka M, Kawahara M, et al: Phase III study of concurrent versus sequential thoracic radiotherapy in combination with mitomycin, vindesine, and cisplatin in unresectable stage III non–small-cell lung cancer, *J Clin Oncol* 17:2692–2699, 1999.

Mok TS, Wu YL, Thongprasert S, et al: Gefitinib or carboplatin-paclitaxel in pulmonary adenocarcinoma, *N Engl J Med* 361:947–957, 2009.

Paez JG, Jänne PA, Lee JC, et al: EGFR mutations in lung cancer: correlation with clinical response to gefitinib therapy, *Science* 304:1497–1500, 2004.

Soda M, Choi YL, Enomoto M, et al: Identification of the transforming EML4-ALK fusion gene in non-small-cell lung cancer, *Nature* 448:561–566, 2007.

Temel JS, Greer JA, Muzikansky A, et al: Early palliative care for patients with metastatic non-small-cell lung cancer, *N Engl J Med* 363:733–742, 2010.

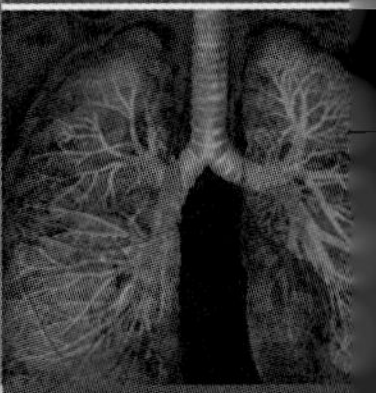

第十二部分　肺部肿瘤

第 68 章　肺部良性肿瘤

David E. Midthun　著

（刘雯雯　彭文科　王跃春　译）

当“肺”跟“肿瘤”两个词一起使用时，很容易让人联想到在全球范围内都具备高发病率和高病死亡率的肺癌，常常认为是恶性的。若肺内不透明病变都是恶性的，那么呼吸内科和外科医生的工作将变得非常简单，但事实上，这些病变更多为良性病变而并非恶性肿瘤，因此在临床工作中必须对这两种病变的性质进行鉴别。肿瘤为非正常良性和恶性生长，但不具有生理功能，由失控性细胞增殖发展而来。严格来讲，“炎症”既有生理功能又常常可被控制，故不符合肿瘤的定义。然而，在日常诊治工作中，医生对肿瘤良恶性鉴别的关注点都集中于影像学特征而并不知道它是“生理性”还是“失控性”的。本章讨论的内容包括肺部良性肿瘤诊治的一般方法、临床最常见的良性肿瘤及非肿瘤性肿物的病因。

检测与诊断

我们常常把肿瘤和结节（或肿块）当同义词使用。肺部良性肿瘤主要位于气道内，有些也可能存在于肺实质，或者同时存在于这两个部位。患者出现临床症状时若胸部 X 线和 CT 检查发现肿瘤，则更倾向于肺部恶性肿瘤的可能。

CT 检查中偶然发现的肺部肿瘤或结节以良性居多。肺癌 CT 筛查的研究发现，CT 可检测出一个以上的肺部结节，当 CT 扫描（层厚）为 10 mm 时可检出约 25% 的肺部结节，层厚≤ 5 mm 时可检出 40% ～ 60% 的肺部结节，其中约 98% 的肺部结节为良性。结节大小对于区分肿瘤良恶性有很好的指导作用。若结节直径≤ 5 mm，即使当前或曾有吸烟史，也仅 1% 的可能性为恶性肿瘤。对于较大的结节，这种区分方法则较为困难。直径 2 cm 的结节 50% 以上为恶性肿瘤，且结节 / 肿块的尺寸越大其恶性可能性越高。一些良性肿瘤如错构瘤和畸胎瘤，可能具有影像学特征，CT 检查即可明确诊断。但大多数良性肿瘤并没有影像学特征，则需要通过组织学检查来诊断。

正电子发射计算机断层显像（positron emission tomography，PET）的基本原理为癌细胞较非肿瘤细胞具有更高的糖酵解率，故可有助于鉴别肿瘤的良恶性。感染性病变、结节病及某些良性病变曾被报道存在 PET 假阳性结果。低度恶性肿瘤、类癌和直径小于 1 cm 的恶性肿瘤可出现假阴性结果。目前 PET 常与 CT 结合使用（PET-CT）。PET-CT 显示的亲和力与组织不同，不能据此进行诊断或分期，还需进行活检。

一旦结节直径≥ 3 cm，CT 未见明确的钙化和脂肪等良性表现，则恶性的可能性大于 90%。因此，大多数直径大于 3 cm 的良性肿瘤因高度疑为恶性肿瘤而被手术切除。尽管随访发现大多数炎性病变并无证据表明其持续生长，但一些良性肿瘤还是会长大，促使人们考虑恶性可能，随后经手术切除以明确诊断。支气管镜检查或经皮肺穿刺活检可用于诊断良性肿瘤，尤其是存在多病灶或病灶无法完整切除的情况下。

气管及大支气管阻塞主要由鳞癌、小细胞癌或类癌引起，但气管阻塞也可由良性肿瘤引起。与外周肺组织相比，多数良性肿瘤更常见于气道内。患者可出现气道阻塞症状，如咳嗽、反复感染、哮鸣及呼吸困难。病变的内镜表现可对诊断有提示作用，但都须行组织学检查。若病变呈息肉样并且很少有恶性表现，则内镜技术可成功达到治疗目的。若根基广泛且有高度恶性可能的病变，手术切除则是最好的治疗方法，保留肺的治疗如支气管成形术或支气管袖状切除可能是适当的选择。

分类

根据2004年更新的世界卫生组织（WHO）分类法对良性赘生性肿瘤进行组织学分类（框68-1）。这些组织学差异更加有助于病理学家（相比于临床医生）对肺部肿瘤的良恶性做出判断。尽管许多赘生性肿瘤的特征是良性的，但仍具有向恶变的可能。

框68-1 肺良性肿瘤分类

上皮肿瘤
乳头状瘤
鳞状细胞乳头状瘤 *
腺性乳头状瘤
混合性乳头状瘤

腺瘤
肺泡性腺瘤
乳头状腺瘤
涎腺型腺瘤
　黏液腺腺瘤
　多形性腺瘤 *
黏液性囊腺瘤

间叶肿瘤
胸腺瘤 *
软骨瘤
炎性肌纤维母细胞瘤 *
神经鞘瘤 *
孤立性纤维瘤 *
血管球瘤 *

杂类肿瘤
错构瘤 *
硬化性血管瘤
生殖细胞瘤
　畸胎瘤 *
透明细胞瘤 *
平滑肌瘤
脂肪瘤

改自世界卫生组织分类，日内瓦，2004年，WHO。
* 可能出现恶性表现

良性上皮性肿瘤

乳头状瘤

虽然鳞状上皮乳头状瘤十分常见，但良性上皮性肿瘤总体上较为罕见。组织学上由纤细结缔组织轴心和表面上皮组成的是乳头状瘤。它们可为单发或多发，常见于喉部和气管，不到10%的肿瘤可累及下呼吸道，仅2%的肿瘤位于肺实质内（图68-1）。鳞状上皮乳头状瘤与人类乳头状瘤病毒（HPV16，HPV18，HPV31，HPV33，HPV35）相关。气道受累时可出现气道梗阻症状，可经喉镜或支气管镜切除。约20%的患者会发生乳头状瘤复发，部分患者须定期经内镜清除肿瘤。乳头状瘤还可能恶变为鳞状细胞癌。与鳞状细胞乳头状瘤相比，腺性和混合细胞性乳头状瘤是极为罕见的。

腺瘤

肺泡腺瘤较为罕见，通常发生在肺外周，为孤立性肿瘤，呈网状结构，内含单层立方上皮及梭形细胞间质。尽管肺泡腺瘤被看作肿瘤，但它并不具有恶性可能。乳头状腺瘤也常发生在肺外周，且无恶性可能。黏液腺瘤常位于中央气道，虽然看起来不像恶性前兆，但与低度恶性的黏液表皮样癌难以区分。多形性腺瘤具有上皮细胞和结缔组织分化的共同特征，发生在气道或外周肺组织，可能具有恶变表现。黏液性囊腺瘤多为充满黏液的局限性囊性肿物，内含柱状黏液上皮，多为周围型良性肿瘤，无恶性进展。

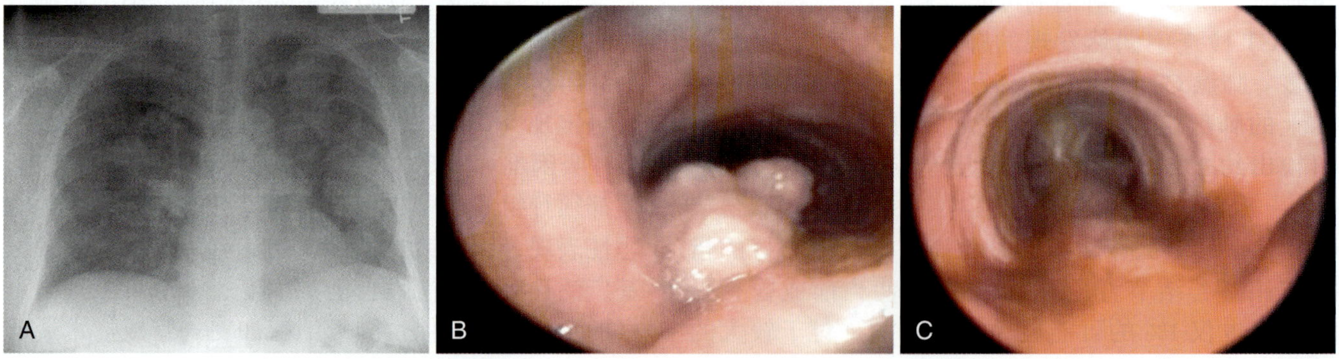

图68-1 **A**，56岁男性的胸部X线片，有呼吸道乳头状瘤病史，通过对多个肿块中的一个进行楔形切除术而诊断；**B**，支气管镜下见乳头状瘤阻塞气道；**C**，硬质支气管镜下行支气管末梢切除

胸腺瘤

胸腺瘤起源于异位胸腺组织，肺内胸腺瘤为上皮细胞肿瘤，也可发生于纵隔膜。肌无力很少与肺内胸腺瘤并存，其常见症状包括咳嗽、发热、胸痛及呼吸困难。治疗以手术切除为主，可发生肿瘤浸润及淋巴结转移。

良性间叶肿瘤

软骨瘤

软骨瘤是由软骨组织构成的良性肿瘤，最常见于肺软骨瘤、胃平滑肌瘤及肾上腺嗜铬细胞瘤患者。尽管软骨瘤有“三联征”，但大部分软骨瘤患者只存在两种不同的肿瘤。通过胸部 X 线上所呈现的软骨瘤外观常可确诊，因为胸部 X 线片呈多个边界清楚的钙化结节表现，多见于年轻女性（图 68-2）。软骨瘤的主要放射学鉴别特征是一个通常单发的错构瘤。软骨瘤为良性肿瘤，存在 Carney 三联征的患者常有肺外表现。

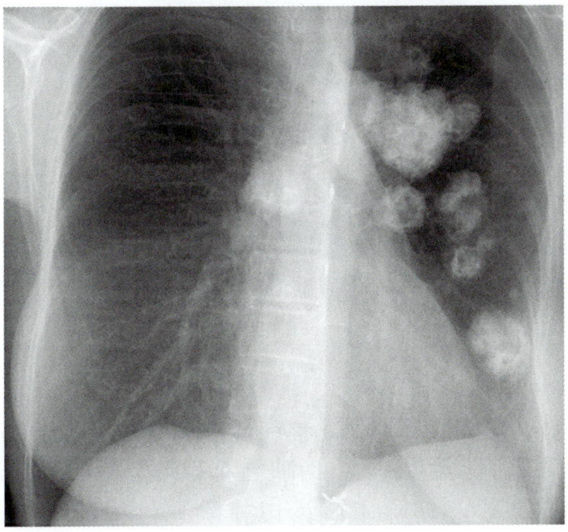

图 68-2　女，25 岁，胸部 X 线片示多个钙化肺软骨瘤。既往行胃肠道间质瘤（GIST）手术切除术，怀疑存在 Carney 三联征；无副神经节瘤

炎症性肌纤维母细胞瘤

炎症性肌纤维母细胞瘤（inflammatory myofibroblastic tumor，IMT）包括炎性假瘤、浆细胞肉芽肿、纤维组织细胞瘤及纤维性黄色瘤。IMT 由炎性混合细胞（浆细胞为主）、胶原蛋白以及显示肌纤维母细胞分化的梭形细胞共同组成，IMT 是最常见的儿童良性原发性肺肿瘤，常发生在呼吸道。成人罕见，常表现为孤立的实性肿块（图 68-3）。临床症状包括体重减轻、疲劳和肿瘤相关性疼痛；还可浸润胸壁或血管。手术切除是唯一有效的治疗方法，尽管肿瘤切除后存在复发、转移或肉瘤变可能，但完整切除肿瘤通常可以治愈该病。

神经纤维瘤

神经纤维瘤（neurofibromatoses，NFs）是常染色体显性遗传性疾病，可伴发气道或肺部的良性神经鞘瘤（图 68-4）。156 例神经纤维瘤患者的回顾性研究发现，约 5%NFs 患者可见肺结节或肿块，不包括椎旁或胸壁肿块。神经鞘瘤也可在没有神经纤维瘤的情况下存在，有恶变可能。临床症状和体征常与气道阻塞有关（咳嗽、气喘、呼吸困难、咯血）。

胸膜孤立性纤维瘤

胸膜孤立性纤维瘤（solitary fibrous tumors of the pleura，SFTPs）是梭形细胞间质瘤。SFTPs 常出现于脏胸膜，也可发生于肺实质或纵隔，有时也会体积变大（图 68-5）。SFTPs 曾被称为“良性间皮瘤”，现已不再使用。一项针对 84 例 SFTPs 患者的回顾性研究发现，约 55% 患者有症状（咳嗽 / 胸痛及呼吸困难），4% 的患者存在肥大性肺性骨关节病（hypertrophic pulmonary osteoarthropathy，HPO）等副肿瘤性表现，6% 的患者存在 HPO 和杵状指，1% 的患者有低血糖。SFTPs 极少为恶性肿瘤。

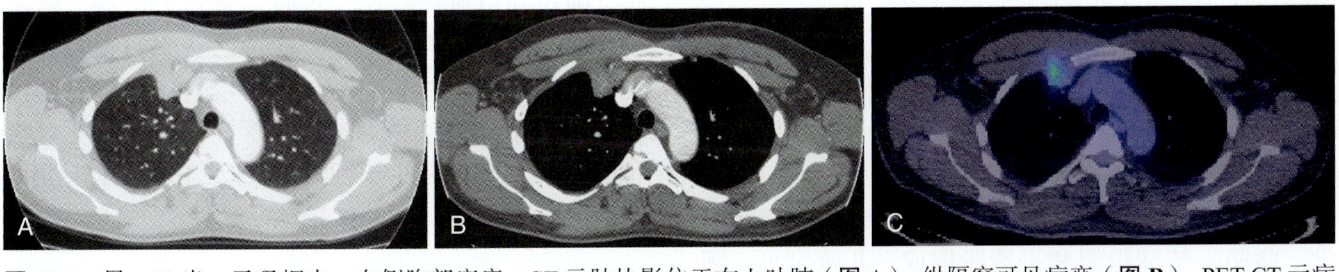

图 68-3　男，40 岁，无吸烟史，右侧胸部疼痛，CT 示肿块影位于右上叶肺（**图 A**），纵隔窗可见病变（**图 B**）。PET-CT 示病变中度活动性（**图 C**）。该患者无法由经皮肺穿刺活检确诊。手术活检示炎性肌纤维母细胞瘤，病人完整切除肿瘤

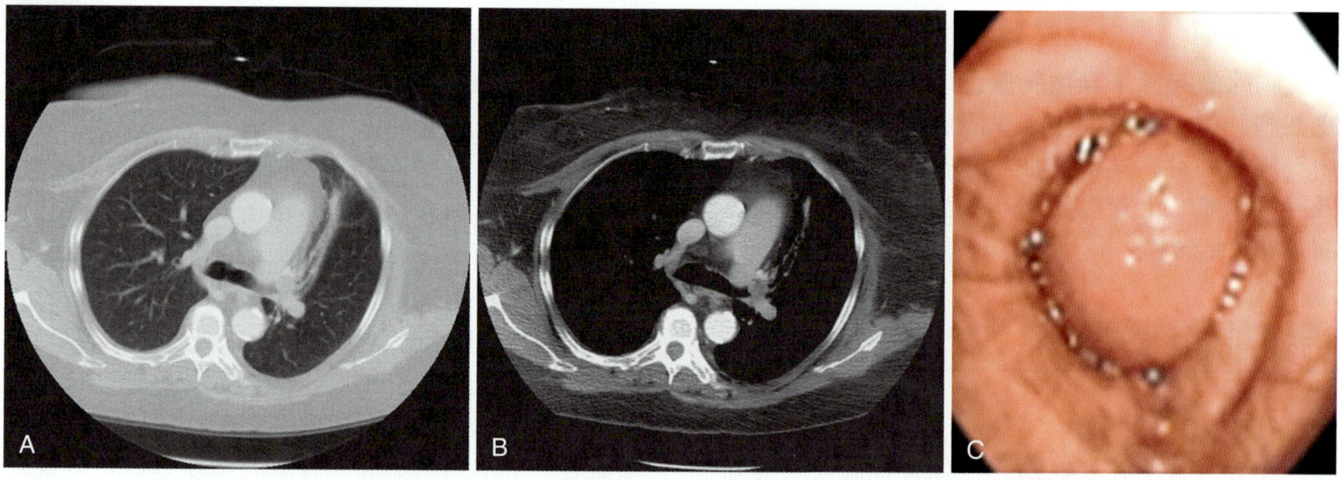

图 68-4 女，68，既往有呈现逐渐加重的咳嗽和呼吸困难的哮喘史，历史胸部 X 线片示肺容量损失（**图 A**），CT 示左主支气管阻塞（**图 B**），支气管镜示左主干完全阻塞，可见息肉样肿瘤（**图 C**）。病人行左肺左上叶支气管袖切除术，病理示神经纤维瘤

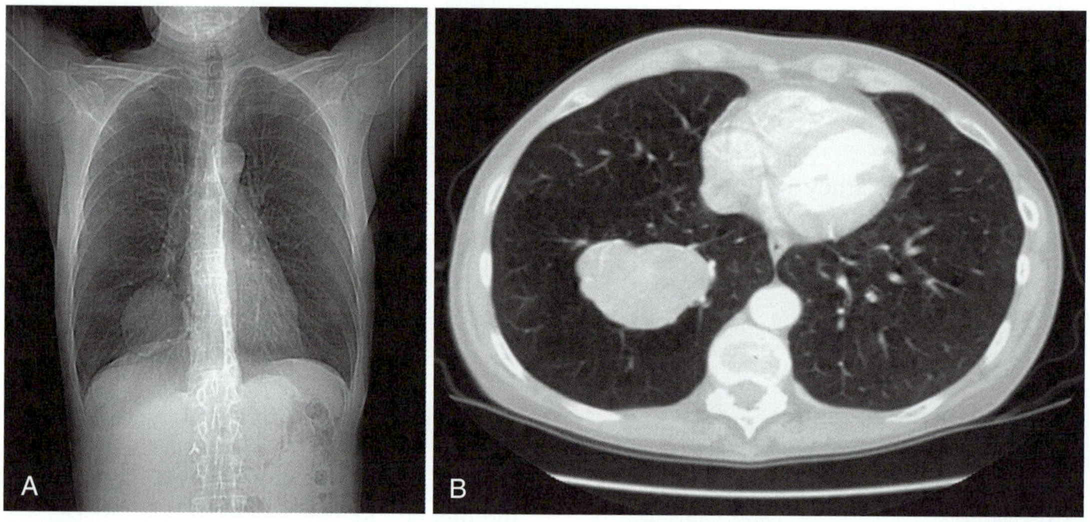

图 68-5 患者女，61 岁，无临床表现，有吸烟史，胸部 X 线片示肺部肿瘤（**图 A**）。CT 示肺部肿块影，无淋巴结肿大（**图 B**）。患者行肺叶切除术示该肿瘤为直径 7 cm 的未累及胸膜的孤立性纤维性瘤

血管球瘤

血管球瘤极为罕见，男性多见，起源于血管球细胞，外观似平滑肌。根据细胞形态，血管球瘤可进一步划分为经典的血管球瘤、血管球瘤及血管球肌瘤。胸内血管球瘤多见于气管内，但也可见于肺和纵隔（图 68-6）。血管球瘤存在一定的恶性表现，可经外科手术或纤维支气管镜切除。

其他良性肿瘤

错构瘤

肺错构瘤是肺部最常见的良性肿瘤，主要由软骨、脂肪、结缔组织和平滑肌构成。儿童罕见。成人错构瘤主要位于肺实质，约 10% 位于气管腔内（图 68-7）。薄壁错构瘤患者常无症状，CT 可显示脂肪和钙化等典型特征。当缺乏 CT 典型特征时，薄壁错构瘤需要经切除术确诊以排除恶性可能。错构瘤罕有复发或肉瘤变。

硬化性血管瘤

硬化性血管瘤的组织学特征包括乳头状、实性变、硬化和出血性结构。尽管患者可有咳嗽、咯血和胸痛等表现，但通常无症状，影像学检查有异常改变。硬化性血管瘤常为良性。尽管局部淋巴结播散较为罕见，但当局部淋巴结存在播散时，它对疾病预后似乎无不良影响，目前尚未见相关死亡报道。

良性畸胎瘤

畸胎瘤由来自一个以上的生殖细胞系的组织所

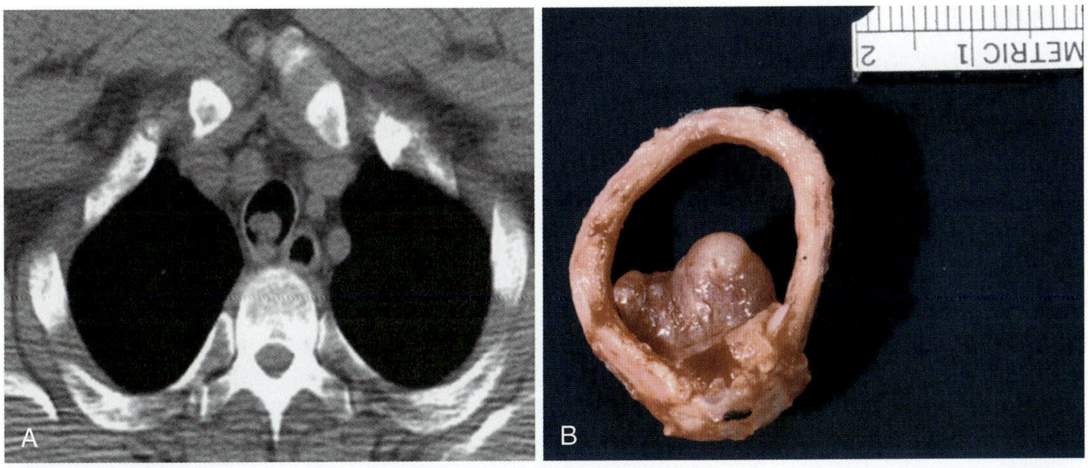

图 68-6　男，41 岁，无吸烟史，间歇性咯血 2 年。胸部 CT 扫描示气管病变（**图 A**）。胸部 X 线片正常。气管镜检查发现广泛性息肉样病变，行气管袖状切除术，病理示血管球瘤（**图 B**）

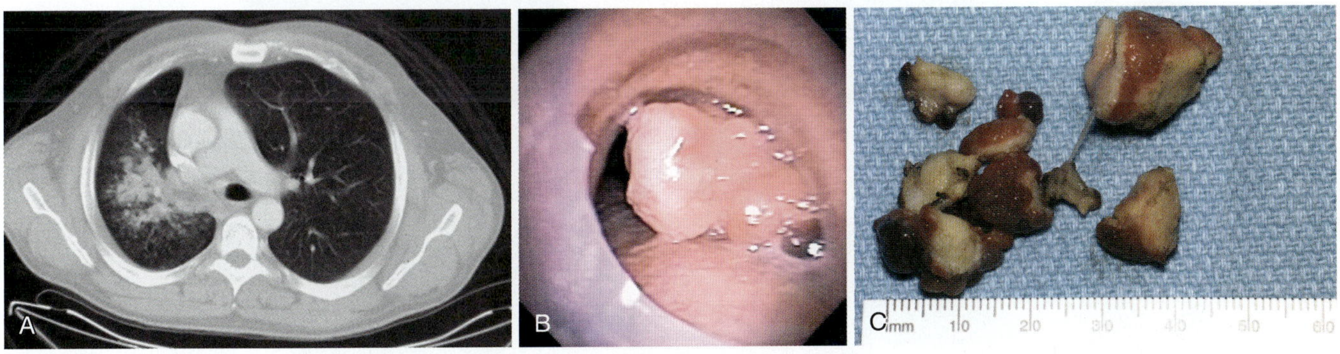

图 68-7　男，45 岁，发热，盗汗，畏寒，胸部 CT 示右主支气管完全阻塞，阻塞性肺炎（**图 A**）。胸部 X 线片显示右肺透明度降低和肺容积减少。支气管检查示延伸至远端气管的息肉样肿块（**图 B**），支气管镜下息肉圈套术切除肿物，病理示错构瘤（**图 C**）

构成，有成熟与不成熟两种形式。肺内成熟畸胎瘤为良性病变，多见于肺上叶。未成熟畸胎瘤有恶变可能，因为畸胎瘤常为囊性，其内包含皮肤、毛发、汗腺、脂肪、骨、皮脂腺材料或齿状结构，这些组成中的部分成分可见于 CT 影像学检查。畸胎瘤患者可无症状，也可出现胸痛和咯血症状，或有咳头发和皮脂样物等少见症状。即便影像学检查可以帮助诊断，但通常建议行手术切除（图 68-8）。

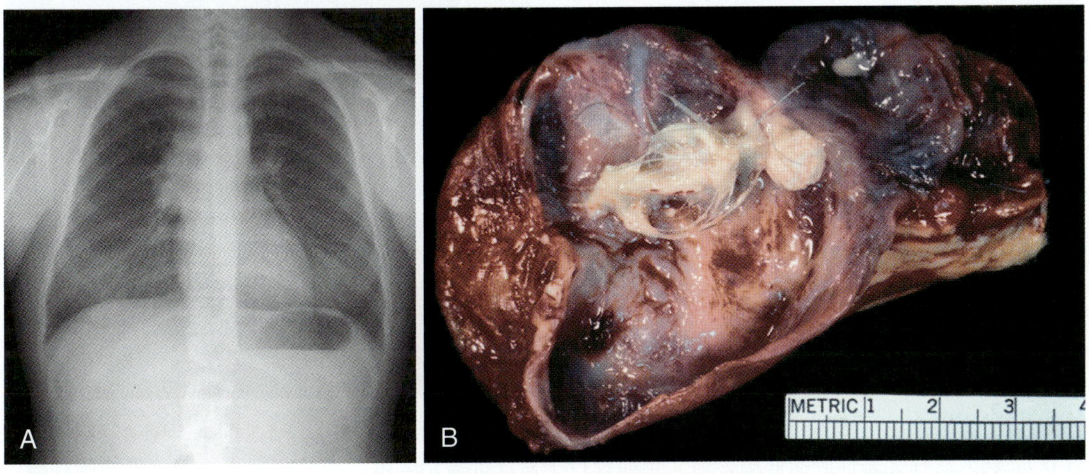

图 68-8　女，17 岁，篮球比赛中胸部不适，胸部 X 线片示右肺门肿块影（**图 A**）。手术切除病理示良性囊性畸胎瘤（**图 B**）

透明细胞瘤

“透明细胞”瘤的命名来源于其存在大透明细胞或嗜酸性粒细胞，胞浆内含有丰富的糖原，也被称为“糖瘤”。这种极为罕见的肿瘤常为孤立性和周围型的，其发现具有偶然性。极个别的情况下可出现恶性表现。

平滑肌瘤

平滑肌瘤是良性平滑肌瘤，见于女性。单发时，若患者无子宫肌瘤病史，则常发于气道。良性平滑肌瘤也可见于有子宫肌瘤病史的女性肺组织，被称为良性转移性平滑肌瘤（benign metastasizing leiomyoma，BML）。BML 的特点为多发和生长缓慢的平滑肌瘤（图 68-9）。尽管 BML 与恶性肿瘤有相

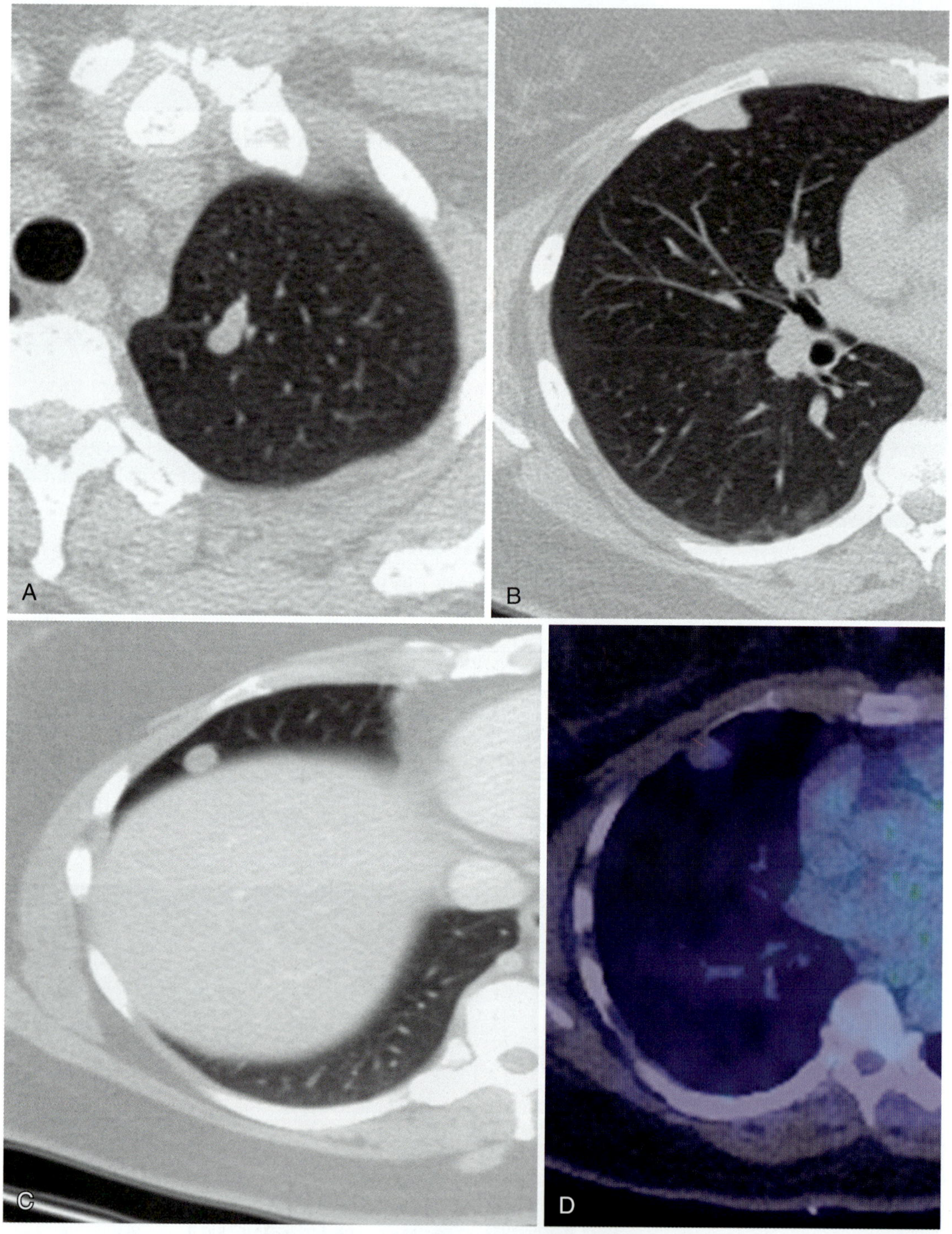

图 68-9 患者 37 岁，有吸烟史、腹痛，腹部 CT 可见肺部结节。胸部 CT 示双肺多发结节（**图 A**、**图 B**、**图 C**）。PET-CT 示结节无活动（**图 D**）。病人既往无恶性肿瘤病史，但 7 年前曾行子宫纤维瘤切除术。结节穿刺活检示梭形细胞肿瘤，符合良性转移性平滑肌瘤的特点

似之处，但它的有丝分裂指数低，除多个远处病变外并无侵蚀的证据。BML 在子宫切除 10 ～ 15 年后会发生典型的肺受累。BML 的 PET 检查结果常为阴性。治疗方法包括激素治疗、手术切除及化疗。

脂肪瘤

脂肪瘤较为罕见，由成熟脂肪细胞组成，可发生于气道内，少见于纵隔。临床症状的出现取决于肿瘤大小及病变位置，最常见的症状为呼吸困难和咳嗽。CT 影像可显示病变均质化，并由脂肪组成（图 68-10）。手术切除后可出现局部复发。

非赘生性肿瘤

某些因素造成的肺部良性病变实际并不是真正的肿瘤（框 68-2）。在评估影像学上的结节或肿块时，需要考虑这些病变的鉴别诊断，包括结节性淋巴组织增生、机化性肺炎、子宫内膜异位症、圆形肺

框 68-2　非赘生性肿瘤

淀粉样蛋白沉积症（淀粉样变）
支气管炎性息肉
子宫内膜异位症
玻璃样变肉芽肿
肺梗死
微小结节性肺上皮细胞增生
微小肺脑膜上皮样结节
结节性淋巴组织增生
机化性肺炎
圆形肺不张
肺隔离症

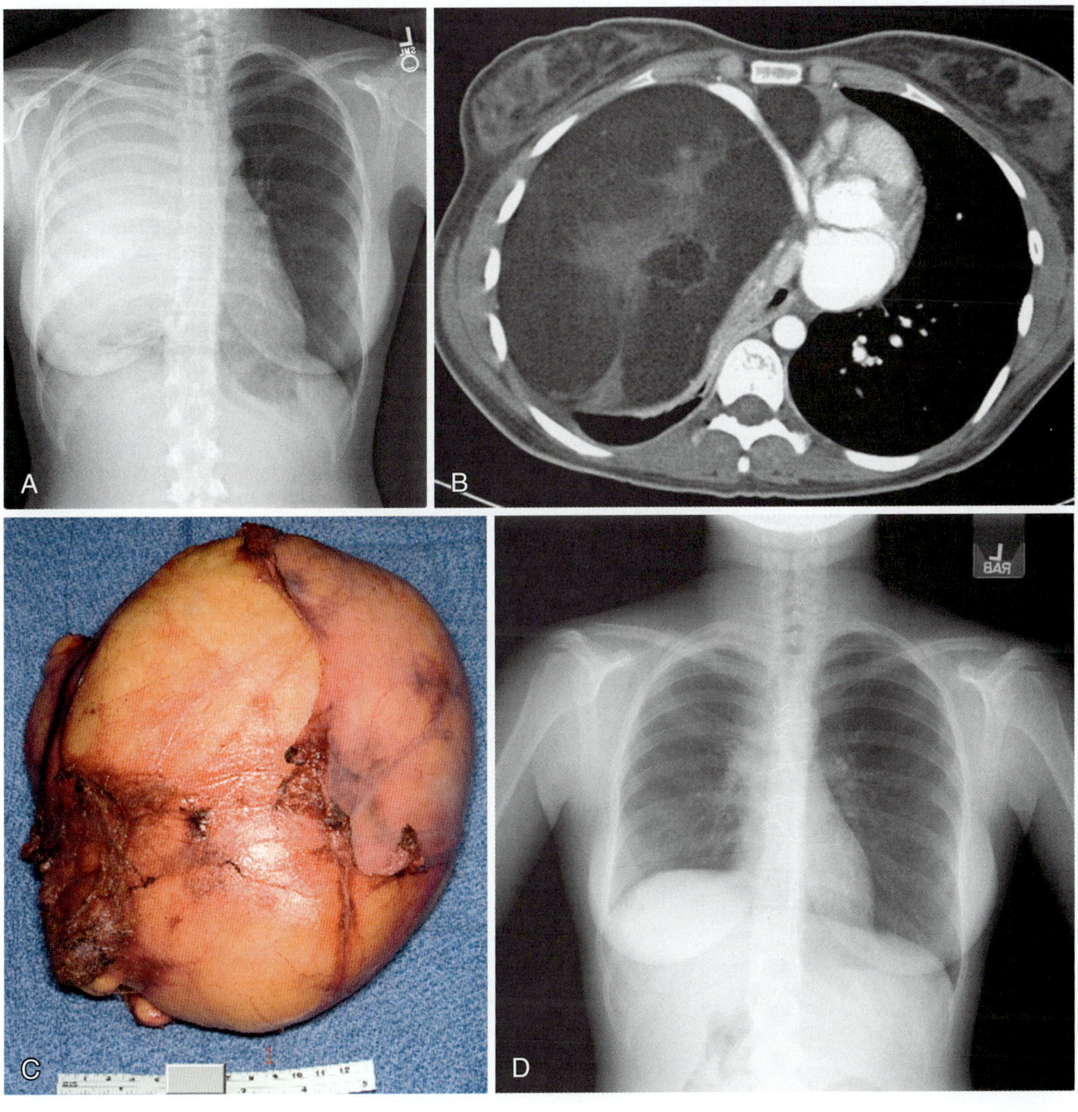

图 68-10　女，24 岁，咳嗽 6 周，轻度劳力性呼吸困难，胸部 X 线片显示右侧胸部透亮度减低（**图 A**），CT 示脂肪密度影（**图 B**），胸部手术示界限清楚的良性脂肪瘤（23.0 cm × 11 cm）（**图 C**）。术后 8 周胸部 X 线片示右肺复张（**图 D**）

不张及肺隔离症，这些疾病在前面章节中已有探讨。

淀粉样蛋白沉积症

肺淀粉样变是非赘生性肿瘤。淀粉样蛋白由一组具有 β-折叠结构的纤维蛋白组成，刚果红染色下偏振光观察呈双折射光。肺部表现为淀粉样变，包括气管支气管浸润、持久性胸腔积液、肺实性结节和淀粉样变等（图 68-11）。肺淀粉样变可与全身淀粉样变有关，也可与之无关。

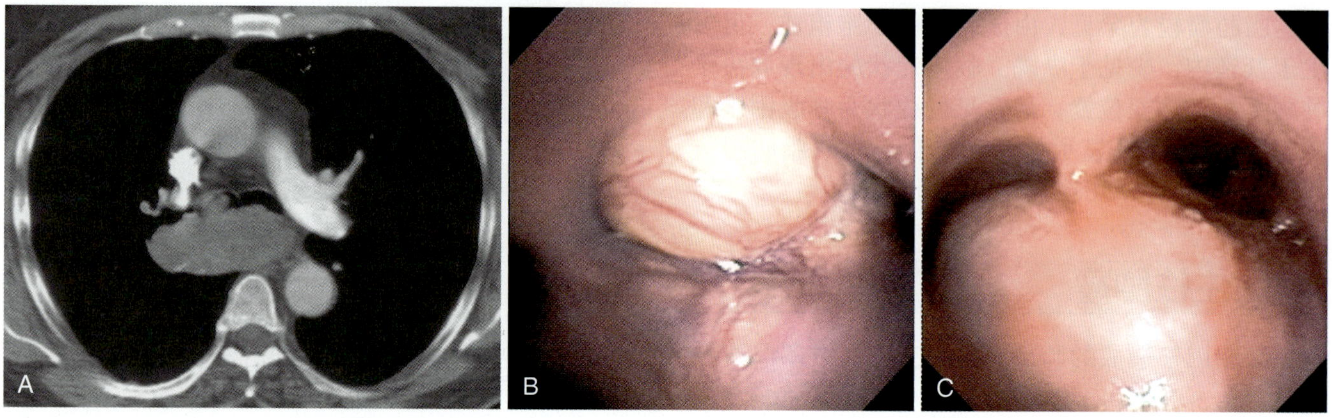

图 68-11 男，61 岁，气短进行性加重。哮喘病史 12 年，无吸烟史。CT 示肿块阻碍右主干支气管。胸部 X 线片示右肺容量减少（**图 A**）。支气管镜活检显示淀粉样变（**图 B**）。硬支气管镜切除病变后重建图像示右主支气管通畅（**图 C**）

推荐阅读

Carney JA: Carney triad: a syndrome featuring paraganglionic, adrenocortical, and possibly other endocrine tumors, *J Clin Endocrinol Metab* 94:3656–3662, 2009.

Gaertner EM, Steinberg DM, Huber M, et al: Pulmonary and mediastinal glomus tumors: report of five cases including a pulmonary glomangiosarcoma—a clinicopathologic study with literature review, *Am J Surg Pathol* 24:1105–1114, 2000.

Gjevre JA, Myers JL, Prakash UB: Pulmonary hamartomas, *Mayo Clin Proc* 71:14–20, 1996.

Harrison-Phipps KM, Nichols FC, Schleck CD, et al: Solitary fibrous tumors of the pleura: results of surgical treatment and long-term prognosis, *J Thorac Cardiovasc Surg* 138:19–25, 2009.

Sakurai H, Hasegawa T, Watanabe S, et al: Inflammatory myofibroblastic tumor of the lung, *Eur J Cardiothorac Surg* 25:155–159, 2004.

Sakurai H, Kaji M, Yamazaki K, et al: Intrathoracic lipomas: their clinicopathological behaviors are not as straightforward as expected, *Ann Thorac Surg* 86:261–265, 2008.

Shah H, Garbe L, Nussbaum E, et al: Benign tumors of the tracheobronchial tree: endoscopic characteristics and role of laser resection, *Chest* 107:1744–1751, 1995.

Travis WD, Brambilla E, Müller-Hermelink HK, et al, editors: *World Health Organization classification of tumors: pathology and genetics of tumors of the lung, pleura, thymus and heart*, ed 4, Geneva, 2004, WHO, pp 78–121.

Utz JP, Swensen SJ, Gertz MA: Pulmonary amyloidosis: the Mayo Clinic experience from 1980 to 1993, *Ann Intern Med* 124:407–413, 1996.

Zamora A, Collard H, Wolters P, et al: Neurofibromatosis-associated lung disease: a case series and literature review, *Eur Respir J* 29:210–214, 2007.

第十三部分　胸膜和纵隔疾病

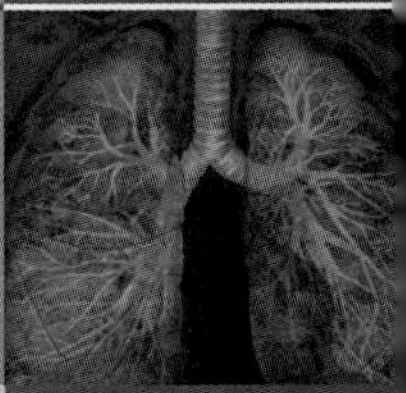

第 69 章　胸腔积液、脓胸和气胸

John M. Wrightson • Helen E. Davies • Y.C. Gary Lee　著

（王凌伟　鄞孟洁　邱　晨　译）

胸腔积液

胸腔积液是指胸膜腔内液体聚集，是一种常见病，每年发病率达 3000/1 000 000 人。当胸腔内液体生成的速度超过吸收的速度时将生成胸腔积液。可能是胸膜、肺部和全身疾病或使用某种药物的并发症。需要一个系统的方法来明确基础病因。

流行病学和病理生理学

流行病学

已有报道的导致胸腔积液的病因超过 60 种。不同类型的渗出发病率随着患者人口资料和地理分布不同而存在差异。心衰大约占胸腔积液原因的 1/3（表 69-1）。胸膜感染和恶性胸腔积液是最常见渗出性胸腔积液的病因。

表 69-1　美国不同病因胸腔积液的近似年发病率

病因	数量	百分比	非心源性渗出的百分比
充血性心衰	500 000	37.4	
其他病因		62.6	
肺炎	400 000		48.0
恶性疾病	200 000		24.0
肺栓塞	150 000		18.0
肝硬化腹水	50 000		6.0
胃肠道疾病	25 000		3.0
胶原血管疾病	6000		0.7
结核	2500		0.3
石棉胸	2000		0.25
间皮瘤	1500		0.2
合计	1337 000	100.0	100.0

修改自：Light RW，editor：*Pleural diseases*，ed 4，Philadelphia，Lippincott Williams & Wilkins，2001.

病理生理

健康人中，胸膜腔包含少量生理性液体（一个 70 kg 的男性的胸腔积液少于 10 ml），它在呼吸时对肺组织和胸腔内壁起到润滑作用。生成胸腔积液的正常速度为 17 ml/d，胸腔积液被吸收到淋巴管，最大的吸收速度为 0.2 ～ 0.3 ml/kg/h。

在漏出性胸腔积液中，由于流体静力压增加或血浆胶体渗透压降低导致胸腔积液聚集。相比之下，渗出性胸腔积液一般是不同胸膜病理疾病的结果，导致血管通透性增加和（或）液体重吸收受损（例如淋巴阻塞）。

胸膜腔外的原因也可导致胸腔积液。腹腔内液体跨胸膜腔转移已被广泛认识。胸膜腔和胸导管（乳糜胸）、食管、胰腺、泌尿通道（尿液胸）或硬脊膜之间的异常通道也可能导致发生胸腔积液。

临床表现

患者可能无临床症状，但更常见有呼吸困难、胸痛、咳嗽或其他基础疾病的体征和症状。膈和胸壁力学的改变和肺组织被压导致呼吸困难。胸膜腔疼痛提示存在累及胸膜壁层的疾病。体格检查提示在胸腔积液部位存在击石样沉闷的叩击音、语颤减弱和呼吸音消失。这些体征可能与膈抬高的体征难以鉴别。

影像学

胸部 X 线片

大部分胸腔积液在后前位胸部 X 线片（大于 200 ml 积液）或侧位胸部 X 线片（大于 50 ml 积液）中可被识别。大量的渗出可导致纵隔向对侧偏移。肋膈角变钝可能是少量胸腔积液的唯一征象，也可能是由于胸膜增厚所致。

胸膜腔超声成像

近年来床边胸膜腔超声检查对处理胸腔疾病有显著影响。2010 年英国胸科协会胸膜腔疾病指南强烈建议在处理胸腔积液之前使用胸膜腔超声成像，这在发现胸腔积液（灵敏度大约达 100%）、定量（测定深度）、描述积液特征（图 69-1、图 69-2、图 69-3、表 69-2）和指导介入治疗方面特别有用。在鉴别胸腔积液和肺萎陷或实变时，超声的价值是无法衡量的，从而可以避免不必要的胸膜腔处理和相关的并发症。

单独在临床检查指导下的胸腔穿刺可能导致 10% 的患者穿刺到器官。几项大型研究已经证实在超声指导下进行胸腔穿刺的安全性得到改进，尤其是在减少医源性气胸或器官穿刺方面。一项 Mayo 临床研究启动了“胸膜腔安全计划”，该计划包括胸膜腔超声训练和胸腔穿刺前强制应用超声，结果显示胸腔穿刺相关的并发症显著下降（从 8% 降至 1%）。通过对该方法的充分训练，呼吸科医生操作的胸腔超声图像和由影像学人员操作的一样具有安全性。

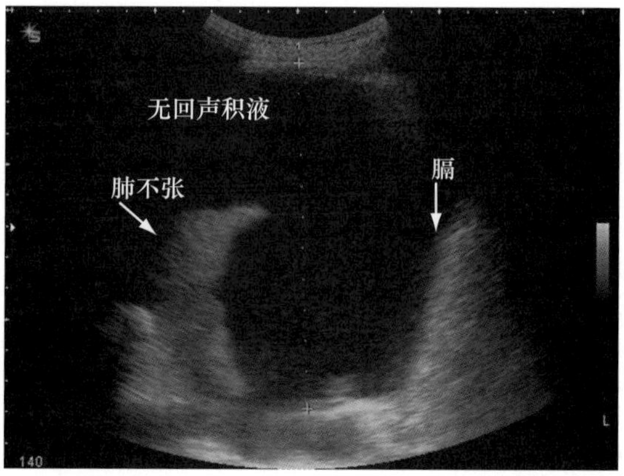

图 69-1 胸腔超声图像证实大量无回声积液和下方肺的压迫性不张

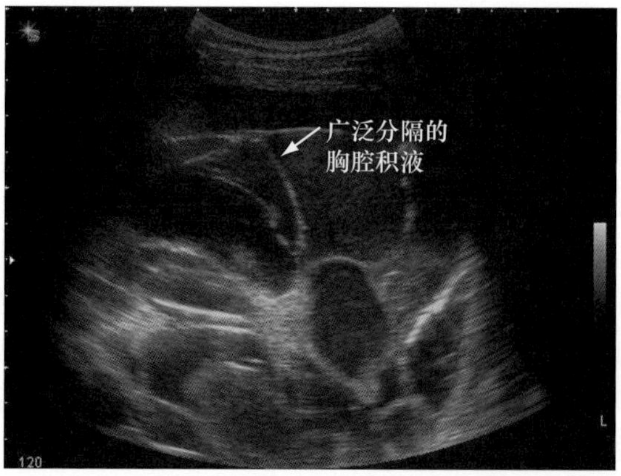

图 69-2 这张超声图像上显示胸腔积液被广泛分隔

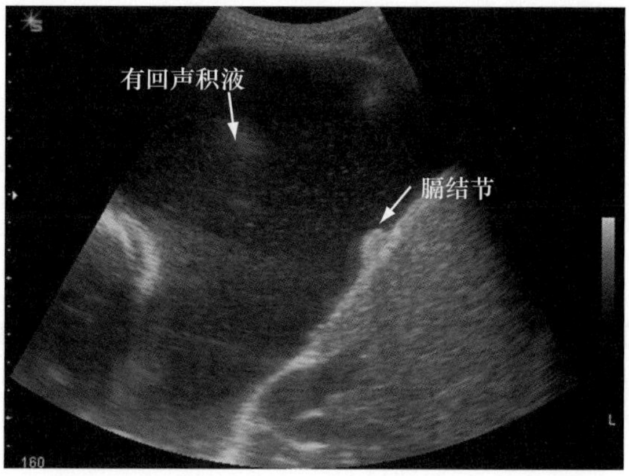

图 69-3 超声图像强烈提示伴有膈结节的大量有渗出回声的恶性胸腔积液

表 69-2 胸腔积液超声表现

声像图表现	临床意义
无回声（暗区）（图 69-1）	漏出液或渗出液
被分隔（液体中多条线状物体）（图 69-2）	渗出液；可能提示插入胸管困难；渗出液可能引流不畅
有回声（在液体中有回声，通常为旋转的）（图 69-3）	渗出液；液体回声明显提示出血或脓液形成

胸膜恶性疾病可表现为胸膜腔脏层、壁层和膈面的增厚或结节，超声图像对其具有高度敏感性（大约为 80%）（图 69-3）。发现胸膜腔结节后，即使是没有更多的可疑特征，都需要进一步检查（例如胸部 CT 和胸膜腔活检）。超声图像还能检出胸膜腔以外的异常，可以积液的原因提供关键线索，包括周围型肺肿块或脓肿、肺实质突变和肺不胀，膈肌麻痹或抬高、心包积液、肋骨和肝转移，并能对锁骨上方和宫颈口的淋巴腺病变进行评价（图 69-4）。

标记穿刺点或实时显示穿刺针都可指导胸膜腔介入手术，其中第二种方法用于少量或者小腔的积液采集。许多学术团体例如英国皇家放射医师学会、美国胸科医师学会、美国外科医师学会和美国急诊医师学会都为临床医生出版了超声训练指南。由于

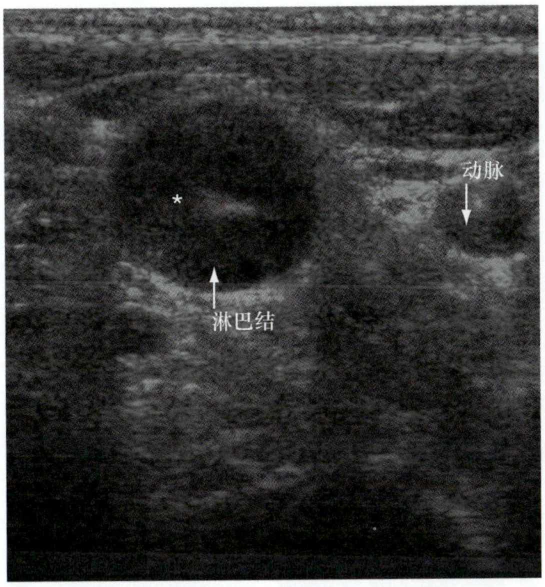

图 69-4　颈部超声图像显示一个增大的、提示恶性的特征性圆形低回声淋巴结，正用 21 号针进行细针穿刺活检（* 表示针尖）

胸腔超声的操作和结果解释存在潜在的问题，因此适当的培训是必要的。

CT 和 MRI

胸膜增强扫描 CT 可提示胸膜异常并辅助区别良恶性疾病（第 7 章）。为了优化胸膜增强和检测异常的胸膜，需要特定的胸膜 CT 方案；最近的数据表明应在以 2.5 ml/s 的速度注射了 150 ml 静脉造影剂后 60 s 内获取图像。半侧胸腔体积缩小，纵隔胸膜受累，周围胸膜增厚（特别是增厚超过 1 cm 和结节）都提示恶性胸腔疾病（图 69-5），但不能充分区别开间皮瘤和胸膜转移肿瘤。核磁共振成像（MRI）有助于描述恶性胸壁疾病，在某些病例中是有价值的，尤其是在较年轻的患者中进行连续成像来观察（可能良性）胸膜异常时。

正电子发射断层扫描

正电子发射断层扫描（PET）-CT 扫描（第 8 章）正逐渐成为胸膜疾病处理中的一个有用工具。由于使用示踪剂 ^{18}F 标记的氟脱氧葡萄糖（FDG），PET-CT 不能充分鉴别良、恶性胸腔积液。存在胸膜炎症（包括由于以前的滑石粉胸膜固定术和胸膜感染）时，病灶活跃地摄取 FDG，使 FDG 增强的 PET 成像不清楚。然而，FDG-PET 可在指导弥漫性胸膜异常患者胸膜活检中发挥作用，提高灵敏度（图 69-6）。FDG-PET 也能鉴别非胸膜位点，指导进行组织取样，以确认恶性（例如淋巴结或肝转移）。最近

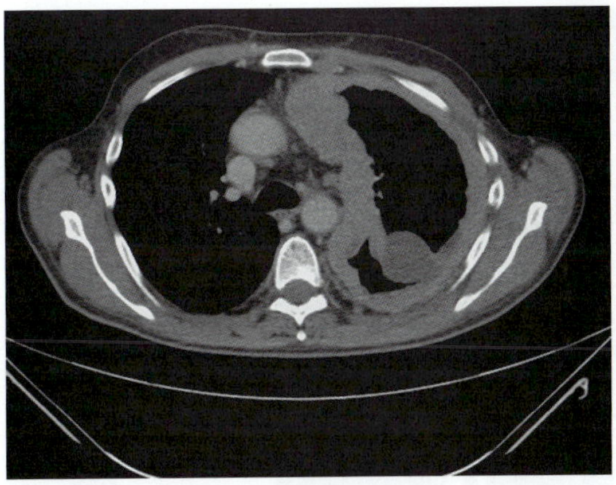

图 69-5　胸部 CT 扫描可以发现由于恶性胸膜疾病所致的外周胸膜结节性增厚和半侧胸腔体积缩小

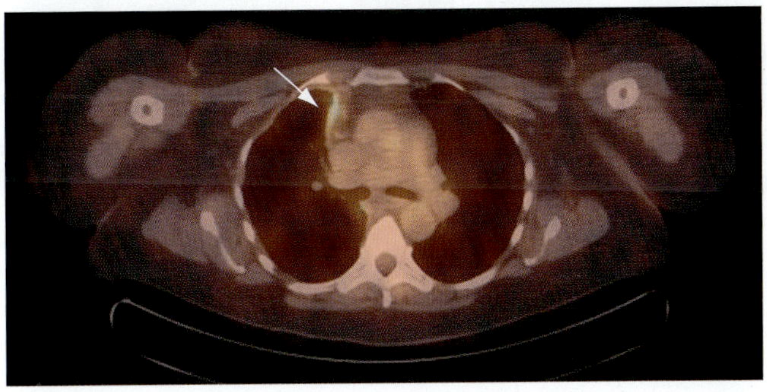

图 69-6　正电子发射断层扫描 -CT 扫描（PET-CT）成像证实了间皮瘤中活跃摄取氟脱氧葡萄糖（FDG）的纵隔胸膜局限性增厚

的数据表明 FDG-PET 在监测恶性间皮瘤的治疗反应和可能的预后时有作用。

使用数种新型的分子示踪剂进行 PET 扫描可用于早期评判胸膜恶性疾病。例如，胸苷是脱氧核糖核酸（DNA）合成必需的物质，使用标记好的胸苷进行 PET 扫描能确定细胞增殖活性的位置，而不被炎症所干扰（图 69-7）。新的靶向特定细胞生理过程的示踪剂（例如膜联蛋白，一种凋亡标志物）可能为疾病病理提供有价值的信息。

诊断方法

应使用一个系统方法来研究胸腔积液（图 69-8），从而使明确诊断和确切治疗所需要的程序最少化。

胸腔穿刺最好在影像学指导下进行，应该是不明原因的胸腔积液最初的研究方法。若需要对少量的胸腔积液（深度＜1 cm）取样，应该使用实时影像学指导来获得样本。胸腔穿刺一般是安全的。并发症少见，包括血管迷走性晕厥（0.6%）、气胸、感

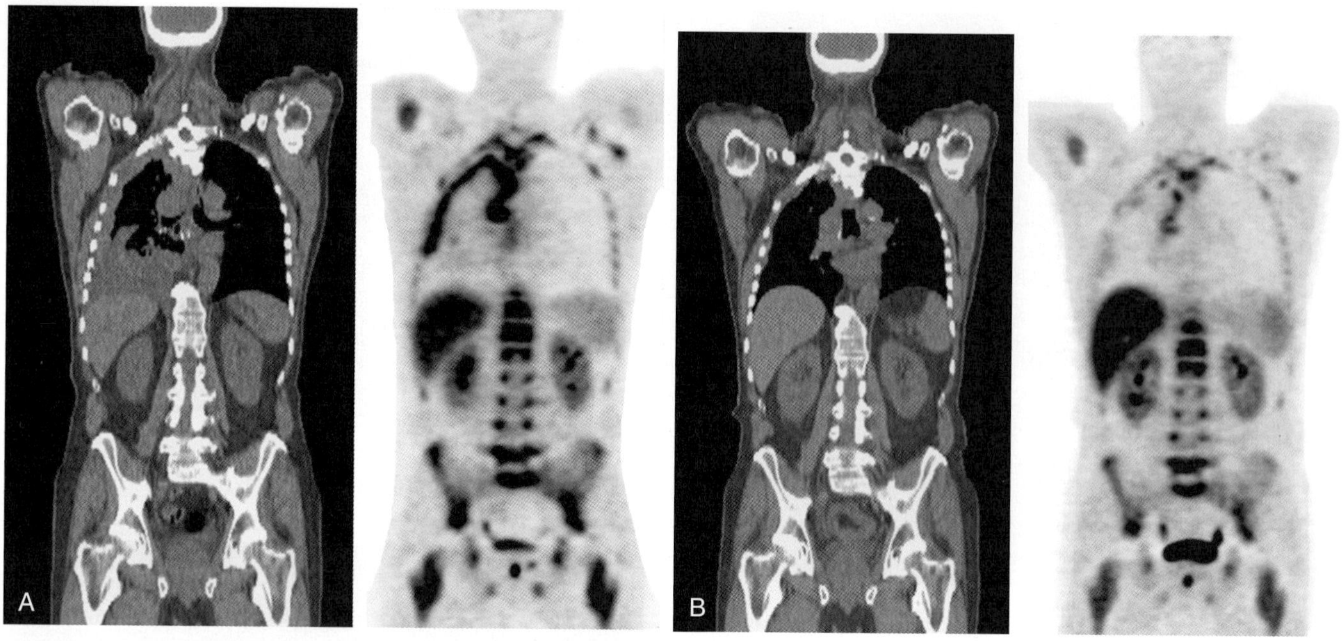

图 69-7　使用标记的胸苷在一个间皮瘤患者中进行正电子发射扫描成像（PET）。化疗使用前（**A**）和使用后（**B**）图像对比，显示了治疗后肋骨和纵隔胸膜摄取发生明显改善。（西澳大利亚大学 Dr. Roslyn Francis 惠赠。）

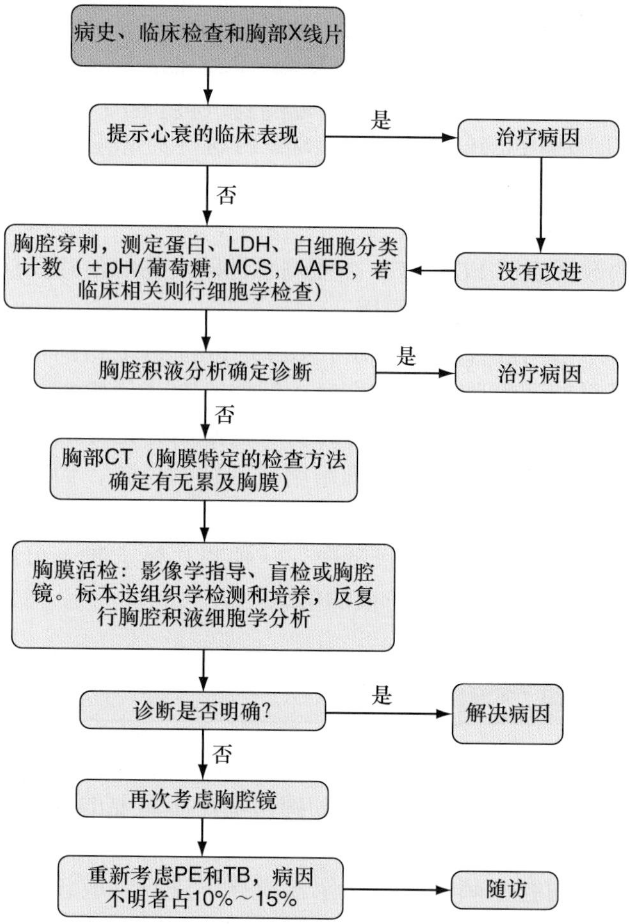

图 69-8　单侧胸腔积液的推荐诊断方法（所需要的检查应该与提示或实际的临床发现相关）。AAFB，抗酸抗酒精杆菌；LDH，乳酸脱氢酶；MCS，涂片、培养和药敏实验；PE，肺栓塞；TB，结核

染和出血。引流出大量胸腔积液可能导致复张性肺水肿，常常表现为咳嗽、胸部不适（此时必须中止操作步骤）或急性呼吸困难。建议测定胸腔压力，但可进行此操作的机构不多。若初始的胸腔积液分析不能明确诊断，则需要其他的检查方法，例如进一步影像学检查、反复胸腔穿刺和胸腔镜或经皮胸膜活检（第 13 章和第 74 章）。

胸腔积液分析

胸腔积液分析有助于明确诊断或指导进一步研究。近年来出现了很多检查和生物标志物用于胸腔积液分析，但是其中很多在诊断中的确切作用仍有待确定。对临床医生来说，对这些检查的适用范围和局限性的了解有助于提供高效和经济实惠的检查。

床边胸腔积液检查

大多数胸腔积液是淡黄色的（水样的）、血清血液的（血染的）或血性的。真正的血胸是液体的红细胞比容大于 50% 的血液红细胞比容。

胸腔积液的外观可能揭示诊断：脓液提示脓胸，胸腔积液中出现食物颗粒提示食道破裂；乳糜液体提示乳糜胸或假性乳糜胸。外观呈牛奶状的胸腔积液应该进行离心：在脓胸中，可见到一个澄清的上清；然而乳糜胸仍然是浑浊的。氨水的气味是尿胸最重要的诊断线索。

渗出液和漏出液的鉴别

渗出液常通过 Light 标准进行确定，即使用胸腔积液蛋白和乳酸脱氢酶与血浆中蛋白和乳酸脱氢酶的比例确定（框 69-1），其准确率达到 96%。很多其他的标志物和标准也被用于检验，但准确率都没有超过前者。区别渗出液和漏出液可能缩小鉴别诊断的范围和提示进一步检查，但是这些分类有局限性：它可能不能提供诊断，不能确定漏出液和渗出液并存的情况。近年来的研究专注于疾病特异性标志物以提供明确的诊断。

白细胞分类计数

生理性胸腔积液的细胞成分主要包括巨噬细胞和单核细胞。在疾病状态，胸腔积液细胞分类计数有助于明确病因（框 69-2）。急性胸膜炎症或外伤生成趋化因子（例如 IL-8）吸引中性粒细胞至胸膜腔。以中性粒细胞为主的渗出液一般见于急性细菌性肺炎或肺梗死。富含淋巴细胞的胸腔积液更多见于隐匿发病的疾病例如结核或恶性疾病。结核渗出液偶然可以富含中性粒细胞（少于 10%），嗜酸粒细胞计数增多（超过白细胞总数的 10%）经常是非特异性的。最普遍的是，嗜酸性粒细胞胸腔积液继发于胸膜腔内存在空气或血液（包括气胸或早前的介入），但也可能与一系列其他疾病有关，例如嗜酸性肉芽肿性血管炎（Churg-Strauss 综合征）或药物导致的胸膜炎。

pH 和葡萄糖

胸腔积液 pH（或葡萄糖）测定有助于疾病诊治。低糖与 pH 升高的胸腔积液提示的疾病谱比较类似（例如感染和结缔组织疾病）（框 69-3），在高血糖患者以外的患者中它们的诊断意义相同。

生理性胸腔积液的 pH 大约为 7.6，反映了在胸膜腔中二氧化碳的聚集程度。胸腔积液 pH 应该用血气分析仪测定，应该注意避免胸腔积液接触到空气或残留的利多卡因，它们将使液体 pH 发生明显的上升或下降。pH 测量计和石芯纸提供的数据不可靠。胸腔积液 pH 降低（例如，低于 7.3）而血液 pH 正常，可能是由白细胞、细菌和肿瘤细胞代谢增强或氢离子聚集所致。

在恶性胸腔积液中，低 pH 与胸膜广泛受累有关，在细胞学检查中阳性发现的概率更高，胸膜黏连术成功概率较低，预后较差。在肺炎旁胸腔积液中，低 pH（低于 7.2）提示需要胸管引流。在具有临床病史时，pH 低于 7.2 现在常被用作诊断胸膜感染的（复杂性肺炎旁胸腔积液）的分界点。最近的一个包含 308 例患者的研究证实：在鉴别单纯和复杂性肺炎旁胸腔积液时，胸腔积液 pH（或葡萄糖）测定优于其他生物标志物［胸腔积液降钙素、C 反

框 69-1　Light 标准

如果达到以下标准，胸水将是渗出液：
1. 胸腔积液与血浆中蛋白比高于 0.5。
2. 胸腔积液与血浆中乳酸脱氢酶（LDH）比例高于 0.6。
3. 胸腔积液中乳酸脱氢酶高于正常血浆中乳酸脱氢酶上限的 2/3。

警告：在使用利尿药的心衰患者中可能导致胸腔积液与血浆中蛋白比高于 0.5，从而出现假阳性。临床判断和测定 N-末端 pro-BNP 将有助于判断这些情况下的真正的渗出液。

框 69-2　胸腔积液的不同细胞分类所对应的常见病因

淋巴细胞渗出液（> 85% 有核细胞）
结核
恶性疾病（包括淋巴瘤）
类风湿渗出液
结节病
黄甲综合征
乳糜胸

嗜酸性粒细胞渗出液（> 10% 嗜酸性粒细胞）
气胸
血胸
药物导致的胸膜炎
感染（肺结核、真菌、寄生虫）
良性石棉胸腔积液
变应性肉芽肿性综合征
恶性疾病
冠状动脉旁路移植术后早期

中性粒细胞渗出液
急性胸膜损伤 / 炎症
肺炎旁胸腔积液
肺梗死

框 69-3　与低 pH 和低葡萄糖的胸腔积液有关的常见疾病 *

脓胸
复杂性肺炎旁胸腔积液
恶性积液
类风湿性胸膜炎
结核性胸膜炎
狼疮性胸膜炎
食管破裂
尿胸（漏出液）

* 低 pH 积液：pH < 7.3；低葡萄糖积液：< 3.3 mmol/L（60 mg/dl）。

应蛋白、脂多糖结合蛋白、髓样细胞-1上表达的触发受体（sTREM-1）］检测。

疾病特异性检测

只有经过胸腔积液或组织中的恶性细胞的组织病理学证实，才能确诊恶性积液。胸腔积液细胞学检查是那些疑诊患者的首选研究方法，灵敏度高达60%（依赖于肿瘤类型、疾病程度和细胞学家的经验）。免疫细胞化学分析在胸腔积液的细胞学分析中非常有价值，提高了对良性积液和恶性积液以及在恶性积液之间（尤其是转移性腺癌和间皮瘤）进行鉴别的能力，如果怀疑恶性积液，重复进行细胞学分析（超过两次）一般并无益处。

间皮瘤是胸膜腔最常见的恶性肿瘤，诊断经常存在困难。最近几年的研究提出了数个可能的诊断生物标志物。Mesothelin是美国食品药品监督管理局（FDA）认证的间皮瘤诊断和预后标志物，但是它不被推荐作为单个的诊断标志物（灵敏度为48%～84%，特异度为70%～100%）。因为肉瘤性间皮瘤经常不表达间皮素，所以可能出现假阴性结果。其他恶性疾病（最常见于胰腺或卵巢癌，也见于肺腺癌和淋巴瘤）也能发现间皮素水平升高。因此，在那些胸腔积液或血液中间皮素水平升高的患者中，即使细胞学检查未发现恶性细胞，也应该考虑做进一步检查。巨噬细胞增强因子（MPF）被发现在检测间皮瘤上具有与间皮素同样的诊断性能，它和间皮素来源于相同的前体蛋白。骨桥蛋白曾被用于诊断间皮细胞瘤，当最初的热潮过后，后续的数据显示它的诊断准确性要低于间皮素。

测定其余的肿瘤标志物和胸腔积液细胞因子在临床上既不灵敏也不特异。细胞遗传学评估可能对描述淋巴造血系统和间质恶性肿瘤的染色体标志有帮助。如果有淋巴瘤的可能，应考虑对胸腔抽出物进行流式细胞术分析。

胸腔积液的革兰氏染色和培养应该在一个恰当的临床环境中进行。已经证实直接接种瓶装的培养基（血培养瓶）并在一般的容器中单独对胸腔积液进行细菌学分析可提高微生物的诊断能力。如果明显存在脓液，则可得出脓胸的诊断，但是革兰氏染色和培养有助于确定致病微生物和指导治疗。

如果临床提示肺结核，尤其是胸腔积液以淋巴细胞占优势（超过50%的白细胞）时，应进行肺结核的相关检查。由于结核性胸膜炎经常发展为Ⅳ型变态反应，其在胸腔中的微生物负荷很低，因此直接涂片和胸腔积液的培养灵敏度较低（分别低于5%和10%～20%）。通过闭合或胸腔镜胸膜活检证实存在干酪样肉芽肿能有助于诊断。关于腺苷酸脱氨酶（ADA）、干扰素-γ和干扰素-γ释放检测（interferon-γ release assays，IGRAs）以及聚合酶链式反应（PCR）对诊断结核性胸膜炎的价值仍存在争论。ADA是一种存在于淋巴细胞中的酶，通常在疾病流行的国家普遍测定。胸腔积液中ADA水平高提示结核性渗出，灵敏度大于90%。假阳性结果也有报道（特别是在脓胸、风湿性渗出和淋巴瘤中）。在疾病非流行地区，ADA低浓度有助于排除一些患者的结核性胸膜炎。同工酶ADA_2在结核性胸腔积液中占优势，但ADA_2检测没有被广泛使用。测定非刺激胸腔积液中IFN-γ水平具有与检测ADA相同的价值，但比较昂贵。外周血和胸腔积液中IGRAs在诊断结核性胸腔积液中的临床价值有限。

淀粉酶升高（高于血浆正常上限或如果胸腔积液/血浆大于1）在一定的临床情况下有助于确定由于食管破裂和胰腺疾病（急性胰腺炎或假囊肿）所致的胸腔积液。同工酶分析可能有助于进一步区分淀粉酶的来源（唾液或胰腺），但几乎不需要。在一些恶性疾病中（通常为腺癌）存在淀粉酶升高。

在疑诊乳糜胸的患者中，电泳分析乳糜微粒或三酰甘油浓度超过1.24 mmol/L（110 mg/dl）能明确诊断。在胸腔积液中胆固醇水平大于5.17 mmol/L（200 mg/dl）时，显微镜下见胆固醇结晶可以诊断为假性乳糜胸。假性乳糜胸中积液不会发现乳糜微粒。

胸腔积液中的风湿因子和抗核抗体水平可反映血清值，对临床治疗风湿性关节炎或系统性红斑狼疮相关的胸膜炎几乎没有帮助。补体水平可降低，但几乎没有临床价值。风湿性胸腔积液患者的胸腔积液中葡萄糖水平非常低，可能难于和脓胸相鉴别。

脑脊液中可发现β_2-转铁蛋白，胸腔积液中若发现该蛋白则提示存在硬膜腔–胸腔瘘。在尿胸中可发现肌酐水平升高。

胸膜活检

胸膜组织的组织学检查（有或无培养）有助于诊断特异性胸膜疾病。组织可经皮（盲取或影像学指导下活检）或直视下（通过胸腔镜或开胸手术）获得组织标本，它们都有各自的优缺点（第13章和第74章）。

经皮活检

在一项随机对照试验中，在诊断恶性疾病时，经皮胸膜活检“盲取”（使用Abrams或Cope针进行取材）被证明次于影像学指导下的活检。在弥漫性胸膜受累，特别是肉芽肿性胸膜炎（例如结核或类风湿关节炎），且不具备胸腔镜设施的情况下，盲取组织标本仍有意义。然而，这很大程度上依赖于操作者的经验，也依赖于穿刺次数。

胸腔镜

在一个非诊断性胸腔穿刺后未能明确渗出液性质时需要胸腔镜。内科医生或外科医生都能使用胸腔镜，使用局部麻醉和镇静（胸膜腔镜）或在全身麻醉下行单肺机械通气时行可视胸腔镜手术（VATS）。胸膜腔镜可以直接观察几乎整个胸膜腔表面（图 69-9），引流胸腔积液，进行壁层胸膜活检，同一操作中使用滑石粉喷洒法进行胸膜腔粘连。在恶性胸膜腔疾病中的诊断灵敏度达到 95%，结核性胸腔疾病中的灵敏度达 100%。几乎没有并发症，病死率很低（低于 0.5%）。VATS 有类似高的灵敏度，并且在手术中还可进行包括肺活检在内的其他有创性干预措施，该技术的细节详见第 74 章。

胸廓切开术

通过胸廓切开术进行开放的活检现在已很少应用。它是一种侵袭性较大、病死率较高的方法，特别容易发生胸廓切开术后疼痛。

治疗

胸腔积液患者的治疗目的包括治疗基础的疾病、减轻症状和预防积液复发。

治疗基础疾病

采用最佳的方法治疗基础疾病对某些胸腔积液已足够，例如对那些充血性心衰的患者进行适当的利尿治疗。然而，在某些情况下（例如恶性胸腔积液），基础疾病无法治愈，就需要应用其他策略来预防胸腔积液的复发。

控制症状

胸腔穿刺术

治疗性胸腔穿刺能在床边进行以缓解气促。对于复发的胸腔积液（例如恶性胸腔积液），应考虑一种确切的方法来阻止积液复发，例如胸膜固定术。如果这种方法失败了，可能需要反复胸腔穿刺以缓解气促。

放置胸膜腔引流管

长期留置胸膜腔引流管（IPC）使得门诊患者能引流顽固性恶性胸腔积液。可移动的导管可以在一个日间完成置管插入，避免患者住院。它的存在使超过 70% 的患者实现完全或部分的胸膜黏合固定。患者（或护理人员）能根据症状来引流胸腔积液，避免住院。如后所述，置入胸腔引流管也建议用于有症状的胸腔积液患者和有基础肺萎陷的患者中。临床实践中，导管常能很好地为机体所耐受。但报道的并发症包括胸膜分离、胸膜或软组织感染，在穿刺部位局部肿瘤侵袭和导管移位（图 69-10）。正在进行随机试验来评估使用胸腔引流管作为恶性胸腔积液的一线治疗。

如果胸膜固定术失败，插入胸膜腔–腹膜腔分流管是另一种选择方法。如果存在腹水，这种方法是禁忌的。可能的并发症包括感染和分流堵塞（大约为 10%）。

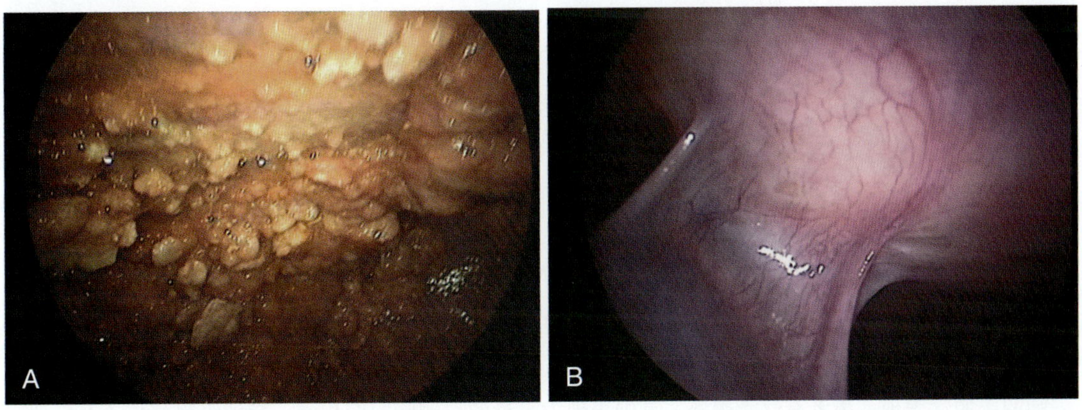

图 69-9　**A**，胸腔镜下观察右侧胸膜腔，显示多发肿瘤结节覆盖壁胸膜；**B**，胸腔镜直视在避开潜在危险结构（例如严重的血管粘连）的情况下，识别胸膜病变并进行活检

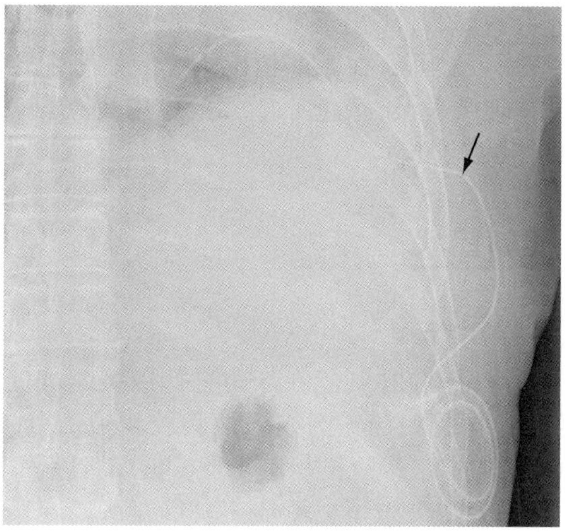

图 69-10 放大的胸部 X 线片显示了左侧胸腔引流管（IPC），部分发生了移位，在皮下组织出现了一个引流的洞（箭头）

非侵袭性缓解方法

在有症状性渗出的临终患者中，使用鸦片阿片和氧疗以缓解气促可能是合适的。

预防胸腔积液复发

胸膜粘连术

胸膜粘连术的双重目的是融合壁胸膜和脏胸膜之间的空腔，以预防胸腔积液（或气体）的复发。它适用于症状性恶性胸腔积液，对于反复发作的良性胸腔积液，当其他治疗失败时，也可偶尔应用。恶性胸腔积液患者气促经常是多因素的。只有那些清除了胸腔积液后症状改善的患者可考虑进行胸膜粘连术。

为了成功实现胸膜黏合，需要将胸腔积液引流出来以使胸膜层对合。可使用胸腔镜或胸管进行液体引流。使用较小内径的胸管（10 ～ 14 F）可减轻带来的不适，且能和粗管产生同样的胸膜粘连效应。胸膜粘连是通过机械摩擦或使用化学试剂引起胸膜损伤，继而导致急性胸膜腔炎症。如果刺激足够强，急性炎症将转为慢性从而产生胸膜粘连和纤维化。继发于炎症反应后，常见疼痛和发热。在动物研究中，使用激素减轻炎症反应会抑制胸膜黏合。这种现象是否适用人类尚不清楚。

如果胸膜各层间不能实现紧密连接则不建议行胸膜粘连术。当脏胸膜为肿瘤包绕或支气管内阻塞导致肺扩张受限制时，所谓的萎陷肺就出现了，使得胸膜粘连术无法有效实施（图 69-11）。当大部分肺组织（大于 50%）发生萎陷时，应考虑插入一根胸腔引流管。

滑石粉是世界上最广泛应用的胸膜粘连术药物。在胸腔镜中它能作为一种干粉吹入（撒粉法），或作为一种填充材料通过胸管注入。在一个 482 人参与的大型随机研究中，取得了大概为 75% 的类似的疗效。不良反应（例如疼痛、发热）在滑石粉胸膜固定术后较常见，可能比较严重。由滑石粉诱发的急性呼吸窘迫综合征（ARDS）发病率为 0 ～ 9%。它的机制尚不很清楚，可能与颗粒大小、污染物的存

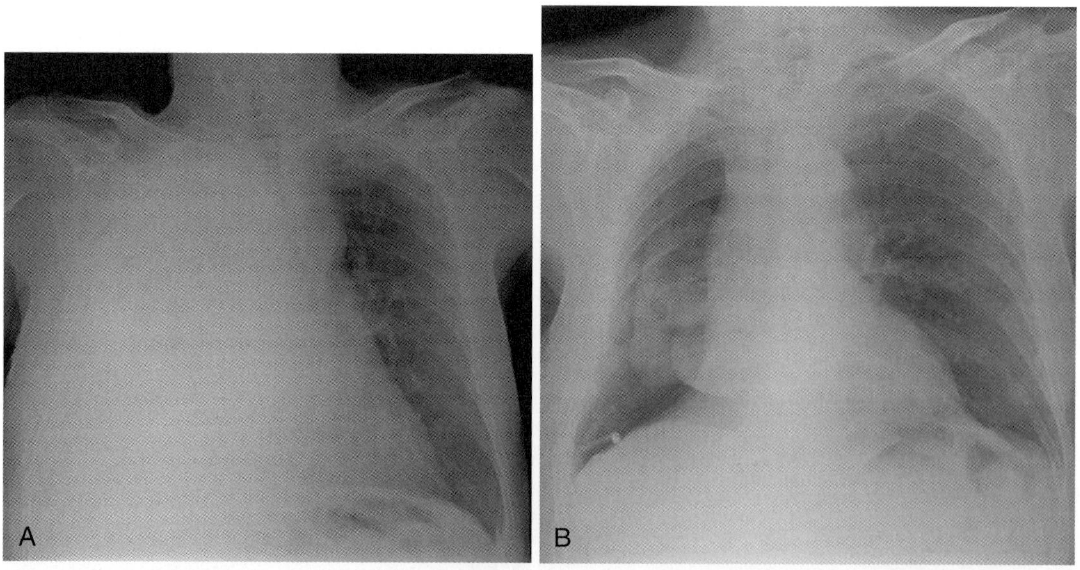

图 69-11 萎陷肺的影像学表现。患者有气管腺癌，首先表现为大量的右侧胸膜腔积液，导致纵隔移位（**A**）。当进行胸腔引流（胸管原位引流）后，患者的肺组织未能重新扩张（**B**）。确定萎陷肺是否存在是非常重要的，因为如果存在，胸膜固定术不但不可能成功，而且可能导致脏层纤维化，从而导致下面的肺进一步受限

在和复张性肺水肿有关。一项随机对照研究已经证实未分级的小颗粒滑石粉制剂（平均直径小于 15 μm）可导致更多的全身性和肺部炎症，最终出现低氧血症。后来使用较大颗粒级别的滑石粉没有发现发生 ARDS 的证据。在预先存在呼吸功能受损的患者中，应考虑其他替代试剂（例如多西环素或博来霉素）。其他制剂例如含碘聚维酮、硝酸银和 OK432 在一些中心也被使用。

与胸腔积液相关的特定情况

与漏出液相关的情况

充血性心衰

继发于充血性心衰的渗出液是全世界最常见的漏出性胸腔积液的原因，也是最常见的需要紧急入院治疗的胸腔积液原因，占住院治疗的胸腔积液患者的 50% ～ 75%，通常是双侧发生。胸腔积液是肺毛细血管压力升高，导致肺间质液体跨胸膜转运所致。

询问临床病史和体格检查通常能可靠诊断。胸部 X 线摄影术通常提示双侧渗出、心脏扩大和静脉充血。

治疗是针对基础性充血性心衰。对顽固性胸腔积液患者应用胸膜粘连术的案例中，成功率有区别。如果利尿药或其他治疗对患者无效，且存在其他不典型的症状（例如单侧胸腔积液、大量的胸膜积液或发热），则需要更进一步的检查。

按照 Light's 标准，胸腔积液偶尔会被分类为渗出液，可能由于使用利尿药治疗后，液体和蛋白分子从不同途径离开胸膜腔。血浆–胸腔积液的蛋白梯度超过 3.1 g/dl，提示液体源自漏出液。外周血和胸腔积液中的 N- 末端（氨基端）前脑钠肽（NT-proBNP）是心衰的灵敏标志物，用于避免反复检查怀疑源自心衰的渗出液。对于有肺动脉高压，但左心室功能正常的双侧胸腔积液患者，应考虑肺静脉闭塞性疾病（PVOD）。

肝源性胸腔积液

在大约 5% 有肝硬化和门脉高压的患者中可出现肝源性胸腔积液。腹腔积液跨膈转移积聚形成胸腔积液；也可以是继发于低白蛋白血症所致的血胶体渗透压降低，引起液体聚集所致；极罕见情况下也可由充血的侧支静脉出血导致。大部分肝源性胸腔积液位于右侧，常并发腹水，但也不是必需条件。基于患者有肝硬化、腹水，胸腔穿刺提示漏出液可做出诊断。可发生自发性细菌性脓胸，即便发现及时，病死率也可高达 20%。

治疗应该针对门脉高压，并利用利尿药和限钠减少腹水体积。治疗性胸腔穿刺可用于缓解症状，但这种方法通常是无效的。电解质和蛋白丢失需要引起重视。胸膜粘连术可能用于治疗无效的患者，可利用胸腔镜修补任何膈缺陷。在一些病例报道中，使用正压气道通气（CPAP）可有效逆转腹腔–胸膜腔压力差，但目前仍处于试验阶段。经颈静脉肝内门体分流术（TIPS）能缓解症状性肝源性胸腔积液，但在某些患者中，进行肝移植是唯一的根治性治疗方法。

肾性胸腔积液

肾病综合征、急性肾小球肾炎或腹膜透析可使肾性胸腔积液增加。腹腔透析液跨膈转运经常导致右侧胸腔积液，其化学性质类似于透析液。

在临床实践中遇到低 pH 的漏出液时需要考虑尿胸，虽然尿胸较为罕见。尿胸继发于肾阻塞导致的腹膜后尿液积聚，转移至同侧的胸膜腔或瘘管引流至胸膜腔中。氨样气味是其诊断特征，胸腔积液–血浆肌酐水平可证实该诊断。

与渗出液相关的疾病

肺炎胸腔积液和脓胸

在 57% 的肺炎患者中可发生胸腔积液，体积从少量的厘米以下的渗出到大量的需要机械通气的渗出。大部分情况（大约 60%）是无菌的单纯肺炎胸腔积液，提示存在继发于基础病的胸膜炎症所导致的血管通透性增高。复杂性肺炎旁胸腔积液的特点是以中性粒细胞为主，pH 和葡萄糖含量均较低，经常存在纤维分隔（由于感染的胸膜腔中存在促凝血环境引起纤维蛋白原沉积所致）。目前认为复杂性胸腔积液代表着胸膜腔感染谱的一端，应该给予相应治疗。另一端是脓胸，以明显的胸腔积脓或胸腔积液中存在细菌为特点（表 69-3）。

鉴别单纯和复杂性胸腔积液是重要的，因为感染的胸腔需要立即进行胸腔引流，且与显著的发病率和病死率相关（15% 的患者需要手术治疗，超过 20% 的患者死亡）。需要在所有肺炎患者中考虑肺炎旁胸腔积液，特别是那些临床症状未能改善或实验室感染标志物仍持续异常者。糖尿病患者、乙醇成瘾者或滥用药物者、并发慢性肺病患者、免疫抑

表 69-3 单纯和复杂性肺炎旁胸腔积液和脓胸的特点

特点	单纯肺炎旁胸腔积液	复杂性肺炎旁胸腔积液	脓胸
外观	清澈 / 稍有浑浊	经常是浓稠的	脓
pH	≥ 7.2	< 7.2	没有测量
葡萄糖 *	≥ 2.2 mmol/L（40 mg/dl）	< 2.2 mmol/L（40 mg/dl）	没有测量
乳酸脱氢酶（LDH）	≤ 1000 U/L	> 1000 U/L	没有测量
革兰氏染色或培养后的细菌情况	无	约 25%	约 70%

* 最新英国胸科协会指南主张的葡萄糖阈值，之前美国胸科医师协会指南建议为 3.3 mmol/L（60 mg/dl）

制治疗患者或类风湿关节炎患者胸膜腔感染的发病率较高。患者口腔牙齿卫生更容易变差。血白蛋白浓度低于 30 g/L、C- 反应蛋白大于 100 mg/L、血小板计数超过 400×10^9/L、血钠低于 130 mmol/L、使用静脉注射和酗酒的患者均显示与肺炎患者发展成复杂性肺炎旁胸腔积液相关。最近的基因学研究也显示蛋白酪氨酸磷酸酶（PTPN22 Trp620）的变异与侵袭性肺炎球菌疾病和革兰氏阳性脓胸的易感性相关。原发性脓胸没有肺炎者占胸腔感染疾病患者的 4%。

胸部 X 线影像学经常发现胸膜腔积液和并发的肺炎。在一个脓毒症患者中，在非基底段位置出现一个包裹性的积液强烈提示胸膜腔感染。超声图像在评价胸膜腔感染中有意义，能够发现胸腔积液的特征和位置（这对分隔的胸腔积液特别重要）。在有感染体征的患者中，超声图像中的分离征象提示有胸膜腔感染、低 pH、低葡萄糖、高乳酸脱氢酶（LDH）；高回声液体经常是脓液（或血液）。然而值得注意的是，相反的情况并不成立。缺乏这样的超声学特点并不能排除胸膜腔感染。胸膜相 CT 提供了详细的信息，能鉴别脓胸和肺脓肿。脓胸在形状上经常是双透镜型，压迫周围的肺实质。胸膜分离征见于胸腔积液将胸膜脏层和胸膜壁层分离，是特征性表现（图 69-12）。胸膜增厚见于 86% ～ 100% 的脓胸患者和 56% 的肺炎旁胸腔积液。胸膜增强和增加的胸膜外肋骨下脂肪影提示胸膜腔感染。

明显脓性或恶臭的液体可证实脓胸存在。若肉眼检查不是脓性液体，应该测定液体的 pH。当 pH 低于 7.2 或积液中葡萄糖降低，提示复杂性肺炎旁胸腔积液。阳性革兰氏染色或液体培养结果可证实胸腔积液感染并指导抗生素的选择使用，但只在 50% ～ 60% 的患者中显示为阳性。使用遗传学微生物学检查可鉴定微生物（使用 PCR 和细菌 16S 核糖体 RNA 基因的测序）。复杂性肺炎旁胸腔积液或脓胸的治疗方法包括合适的抗微生物治疗、营养支持、

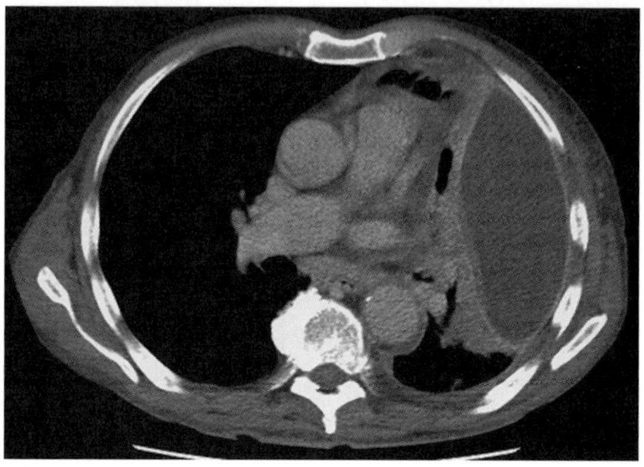

图 69-12 脓胸的对比增强计算机断层扫描影像显示“胸膜分离”征，即脏胸膜和壁胸膜均明显增强。（英国牛津大学 Dr. Rachel Benamore 惠赠。）

预防静脉血栓栓塞和排空感染的胸腔积液（通过胸管或手术）。

细菌学

因为社区获得性胸腔感染和院内获得性胸腔感染的细菌谱和预后存在区别，因此对两者进行区分具有重要意义。院内获得性患者常为医源性或继发于院内获得性肺炎，较社区获得性肺炎患者病死率提高数倍。微生物学存在地域性差异。在英国，革兰氏阳性的链球菌占了社区获得性胸膜腔感染的大部分，其中米勒链球菌（星座链球菌、中间链球菌、咽峡炎链球菌）占大约 24%，链球菌肺炎球菌占 21%。在 10% 的患者中可分离到金黄色葡萄球菌。革兰氏染色阴性的微生物例如流感嗜血杆菌、大肠埃希氏菌、假单胞菌属、克雷伯杆菌属，在大约 10% 的患者中发生，尤其是那些有并发症的患者，例如糖尿病。在 12% ～ 34% 的患者中可检测到厌氧菌病原体，但是一些研究表明该类患者的发病率更高。在院内获得性肺炎中，耐甲氧苯青霉素的金黄色葡萄球菌（MRSA）发生在超过 1/4 的胸腔感染中。革兰氏阴性细菌例如大肠埃希氏菌、肠杆菌属、假单胞菌属是常见致病菌，尤其与危重疾病有

关，需要收住重症监护室中治疗。

抗生素

所有患者都应该接受抗生素治疗。经验性治疗应在等待细菌培养结果时即开始，必须考虑感染获得的地点（院内获得性或社区获得性）、患者并发症和当地细菌耐药情况。覆盖社区获得性病原体的常见抗生素是 β - 内酰胺抗生素联合 β - 内酰胺酶抑制药（例如阿莫西林联合克拉维酸）或哌拉西林他唑巴坦，同时也常给予甲硝唑来确保足够的抗菌谱覆盖。考虑到医院获得性胸膜腔感染更可能是由于包括革兰氏阴性的肠道细菌和 MRSA 的耐药致病菌所致，这样的病人应选择碳青霉烯类联合万古霉素的抗生素治疗方案。一旦出现阳性培养结果和药敏结果，可能需要调整治疗方案。经常需要较长的抗生素治疗时间（例如 4 ～ 6 周）。

引流

单纯性肺炎旁胸腔积液不需要引流，但是引流对于复杂性胸腔积液和脓胸是治疗的关键。

在胸膜腔感染中发生分隔是常见的，影像学指导下插入胸管可能确保最佳置入。如何选择合适的胸管尺寸仍存在争议，没有随机对照试验证据。虽然最近的研究提示较小的 Seldinger 胸管（小于 15 F）插管时疼痛较轻，并发症较少，而且和较大的钝性分离插入的胸管效果相同。对于复杂性肺炎旁胸腔积液或脓胸，建议在胸膜腔内滴入纤维溶解药物来破坏纤维的分割作用，尽可能改善引流。然而，首个多中心胸膜腔脓毒症试验（MISTI）研究了 454 个对象，结果显示，对于接受了胸膜腔链激酶治疗的患者，该治疗措施未能在病死率统计、对手术的需要或住院治疗时间方面显示出益处。Cochrane 于 2008 年发表的一篇综述检查了 7 份纤溶研究，得出的结论是使用纤溶药物对减少手术需要没有明显的益处。最近的 MIST2 研究在一项纳入了 210 例患者的组织型纤溶酶原激活物（tPA）和去氧核酸酶（DNase）的 2×2 析因随机对照试验中检测了联合纤溶酶和 DNase 的治疗效果，结果显示联合 tPA 和 DNase 可显著改善胸膜腔积液引流（主要指标），并减少对手术的需要和住院天数（次要指标），但仍需要进一步的研究来确定治疗效果。

在 30% 的患者中建议立即求助于外科引流，这类患者有脓毒症，且在优化了内科治疗方案后仍有慢性胸腔积液，在少于 10% 的患者中可见到继发性胸膜腔增厚（纤维胸），但是这种情况下的胸膜腔增厚和肺功能损伤常随时间减轻，不需要进行手术。建议行可视胸腔镜手术（VATS），但有时需要使用创伤性更大的方法（例如，开胸手术或肋骨切开术和开放式引流）。使用可视胸腔镜作为治疗胸膜腔感染的一线治疗仍存在争议，成人和儿童的随机研究不能显示用可视胸腔镜在病死率或主要发病率方面存在显著的差别。成人研究已显示使用可视胸腔镜技术能缩短住院时间（约为 11 d 对 8 d），但一项儿童研究显示住院时间（主要指标）不存在差别，但可视胸腔镜手术花费更高。

儿童胸膜腔感染

在临床病程和预后上，儿童和成人胸膜腔感染有显著差别。存在差别的原因仍不清楚。幼儿脓胸发病率为每十万人次中有 3.3 人次，有证据显示这个比例在许多国家正在增加。大部分病例是继发于基础病细菌学肺炎。肺炎链球菌（*S. pneumoniae*）是最常被分离出的病原体。自从 2000 年 7 价肺炎链球菌结合疫苗（PCV7）获得许可以来（主要抵抗血浆型 4、6B、9V、14、18C、19 F 和 23 F），越来越多的证据表明非疫苗血浆型 1 在某些区域正导致越来越多的脓胸和其他侵袭性肺部疾病。

诊断基于临床表现和胸部影像学或超声学检查证实有胸腔积液。胸腔穿刺和置入胸管引流可能在婴儿及幼儿中难以进行，经常需要进行全身麻醉。治疗方法包括充分的液体治疗、静脉抗生素和使用退热药，这在许多病例中就已经足够。建议联系三级幼儿呼吸监护病房。早期进行外科干预的提议者建议，如果小孩正在接受全身麻醉以进行胸管置入，应行根治性治疗如 VATS 清创；然而这点尚未达成共识。儿童发生的脓胸较成人预后显著较好。

结核性胸腔积液

结核性胸腔积液代表着原发性胸膜腔分枝杆菌感染，或潜在感染的再激活。多数结核性胸膜炎是因为对分枝杆菌蛋白产生迟发性高敏反应所致，而非因为分枝杆菌侵袭。胸腔积液中的致病菌数量通常较低。

急性临床表现如胸膜炎性胸痛和发热不常见。更典型的是隐匿性发展的临床症状，包括逐渐出现的气促和全身反应。胸部 X 线片提示胸腔积液，伴或不伴肺实质浸润。大于 90% 的患者胸腔积液以淋巴细胞为主，胸腔积液葡萄糖和 pH 可能偏低。标本应该送去进行抗酸菌染色和结核菌病原学培养，虽然诊断率通常偏低。获取标本进行培养和组织学诊断是非常重要的。当培养阴性时，干酪样肉芽肿通常作为诊断的替代物。由于结核常常累及全部的胸膜，因此经皮“盲取”肺活检就已足够灵敏，虽然胸腔镜可能进一步增加诊出率。壁胸膜通常表现特征性弥漫性的细小结节。

腺苷酸脱氨酶（ADA）水平有较高的灵敏性和特异性，在肺结核流行的许多国家常规使用。低ADA浓度提示结核可能性低。高水平的ADA也可见于脓胸、恶性胸腔积液（例如淋巴瘤）和胶原血管疾病。

不管是否给予抗分枝杆菌的化疗，结核性胸腔积液经常出现自发性吸收。然而，未经合适的治疗，大约60%的患者将在5年内其他部位出现结核。在结核性胸膜炎患者中，分枝杆菌的耐药性与局部肺结核抗药模式类似。结核的治疗在第31章涉及。胸腔穿刺可能有助于缓解症状。激素可能有助于减少液体体积，但不会改变长期预后或纤维胸的发病率。

继发于其他器官感染的胸腔积液

在大约20%的病例中，病毒、军团菌病、支原体和立克次体可能与胸腔积液有关，虽然它们通常是少量的单纯积液，可以不需要引流而吸收。诊断通过血浆学检查、尿液抗原检测（军团菌病）或培养液而确定。胸腔积液通常以淋巴细胞为主，虽然在开始时中性粒细胞可能占优势。

超过1/4的肺部诺卡放线菌患者可能并发脓胸。在肺部放射菌患者中经常见到脓胸。

肺霉菌病在胸腔积液患者中的比例不足1%，通常发生于免疫抑制宿主。白色念珠菌是真菌脓胸中最常见的病原体，与高病死率（超过70%）相关。迅速给予全身抗真菌药物和胸腔引流是必需的。在大约4%的（人）芽生菌病患者和20%的呼吸道隐球菌病患者中，可观察到胸腔积液。这些胸腔积液通常无须专门治疗，会自发消失。卡氏肺囊虫导致免疫抑制患者发生的肺部感染很少出现胸腔积液。

阿米巴病能导致脓胸，形成肝支气管瘘管，或出现继发于阿米巴肝脓肿破溃的胸腔积液。其他寄生虫相关的胸腔积液非常罕见。

恶性胸腔积液

恶性胸腔积液（MPEs）是常见的，每年每一百万人群中有660人受累，占所有胸腔积液中的22%，在20%的患者中是主要恶性临床症状。发达国家最常见的细胞学诊断是转移性乳腺癌或肺癌、淋巴瘤和间皮瘤。最常见的恶性肿瘤能转移至胸膜。超过50%的患者有乳腺癌，1/4有支气管癌症，超过95%的间皮瘤患者在他们的病程中将出现胸腔积液。恶性胸腔积液的症状可能比较严重，成功的对症治疗将显著改善生活质量。

胸腔积液是指液体生成增多、淋巴引流减少（恶性累及壁层淋巴通路或纵隔淋巴腺）的结果。在一些有基础恶性疾病的患者中，即使没有直接累及胸膜，胸腔积液仍可能出现。如此“类恶性”胸腔积液可能是由于肺栓塞、肺炎、继发性肺不张、心包肿瘤侵犯、低蛋白血症或放疗诱发的炎症所致。虽然对这些进行区别（对于那些考虑根治性切除的病例是十分重要的），但一些研究显示有“类恶性”胸腔积液的患者与那些有明显恶性胸腔积液的患者预后相似。

阳性的组织细胞学是确诊所必需的。胸腔积液细胞学检查为大约60%的患者提供了确诊的依据。如果结果是阴性的，则胸腔镜或CT引导下胸膜腔活检（如果CT显示明显的局灶胸膜腔异常）是合理的后续步骤。

除少量对化疗敏感的肿瘤（例如淋巴瘤）外，一旦肿瘤已经转移到胸膜，再治愈基础恶性疾病是不可能的。因此治疗直接针对控制症状和改善生活质量。可提供不同的选择（如前面“治疗”中提到的内容）；最合适的干预措施将依赖于患者的症状、体力状态和预期的生存机会。

继发于结缔组织疾病的胸腔积液

类风湿关节炎

胸腔积液是类风湿关节炎最常见的胸腔表现，在超过5%的患者中可出现，多见于男性（70%）。通常最初诊断后数年出现积液。在30%的患者中常并发间质性肺病或类风湿性肺部结节。胸腔积液可能持续存在数年，虽然偶尔也能观察到自发吸收。症状性复发胸腔积液是少见的，全身皮质激素治疗可能有疗效。

将类风湿性胸腔积液与脓胸或假性乳糜胸相鉴别是非常重要的，但也是困难的。类风湿性胸腔积液的特点是淋巴细胞增多，葡萄糖降低，pH降低，LDH增加（这些特点无法与胸膜腔感染区别）。低补体和胸腔积液中类风湿因子水平增高不具有诊断价值。

系统性红斑狼疮

50% 的系统性红斑狼疮患者有胸腔积液，经常是双侧的，通常有渗出液（偶尔为血性），伴淋巴细胞增多（如果为慢性渗出）。非甾体类消炎药物可能缓解胸膜炎性胸痛，如果患者有症状，激素治疗可迅速产生临床疗效。药物诱导的红斑狼疮极少引起胸腔积液。

其他结缔组织疾病

大约 30% 的肉芽肿性多血管炎（Wegener's）与胸腔积液有关。用免疫抑制药治疗基础病将有疗效。在 30% 的 Churg-Strauss 综合征患者中可能发生胸腔积液；通常液体中含有丰富的嗜酸性粒细胞。这些渗出通常没有任何临床影响，大部分在给予激素治疗后可以缓解。

血管原因导致的积液

超过 50% 的肺栓塞患者会发生胸腔积液。这种诊断经常被人忽视，应该在任何有不明原因胸腔积液的患者中都给予考虑。其病理生理学仍存在争议，没有发现任何特异的诊断特征。医生应该对肺栓塞保持高度的临床警惕，尤其是排除了其他病因后。胸腔积液通常是渗出液，经常量少并被血所沾染。应该启动肺栓塞的标准治疗。胸腔积液很少需要引流，经常会随时间消失。

冠状动脉搭桥手术后常见胸腔积液，但大部分病例会在 6 个月内自发消失。心肌梗死后的心脏损伤后综合征（Dressler syndrome）或搭桥手术会导致少量的双侧渗出，较少需要干预。镰刀细胞性贫血相关的急性胸部综合征导致 30% ～ 35% 的患者发生胸腔积液。

药物诱导的胸腔积液

药物诱导的胸腔积液确实存在，要明确诊断必须仔细询问用药史。不同的药物，包括胺碘酮、呋喃妥因、甲氨蝶呤、溴隐亭、氯氮平和苯妥英，可能导致渗出性胸腔积液和最后的胸膜纤维化（访问 www.pneumotox.com 以进一步了解药物诱导的胸腔积液的原因）。停用这些药物，如果需要的话使用激素，这在很多病例中已足够。已经尝试过去皮质术，但尚未确证其益处。

卵巢过度刺激综合征（OHSS）是一种医源性并发症，发生在大约 3% 的接受治疗性卵巢刺激的妇女中。随着越来越多的妇女。接受辅助生育治疗，该病也越来越多具体的病因学仍不明了。OHSS 特征是卵巢变大，继发于毛细血管通透性增高致使液体快速渗漏，从而导致血管内容积减少。在严重病例中，可产生伴胸腔积液的大量腹水。治疗首要的是支持治疗，但已有致命的病例报道。

腹部疾病相关的胸腔积液

在 20% 急性胰腺炎患者中可出现胸腔积液；2/3 的患者出现在左侧，胸腔积液中淀粉酶浓度超过血浆中的浓度。如果胸腔积液持续存在，必须考虑是否出现胰腺假囊肿、胰腺–胸膜瘘和脓肿形成。在超过 50% 的患者中，胸腔积液还伴随膈下脓肿。继发于胆结石穿透到胸膜腔的胆血胸特别罕见，其会导致胆汁性胸腔积液。

在腹部手术后出现胸腔积液是常见的，如果能排除继发性感染，几乎不需要进行检查。

Meigs 综合征包括良性卵巢肿瘤和并存的胸腔积液和腹水。当肿瘤切除后，这些特点将缓解。

血胸

血胸表现为胸腔积液中红细胞容积大于外周血的 50%。主要病因是创伤、医源性因素（最常见的是胸腔手术）、恶性疾病、抗凝治疗、肺栓塞和主动脉破裂。并发症包括脓胸（1% ～ 4% 的创伤性血胸）、萎陷肺和纤维胸。根据临床情况决定治疗方法，但是建议行胸廓造口术插入胸管来排空血液并评价出血程度。如果大于 200 ml/h，建议外科干预（优选 VATS）。虽然文献支持证据少，但仍建议预防性给予抗生素。

乳糜胸

当胸管破坏导致乳糜（富含乳糜微粒的淋巴）进入胸膜腔即产生乳糜胸。除饥饿的患者外，胸腔积液外观上是牛奶样的（图 69-13）。乳糜胸必须与假性乳糜胸和脓胸相鉴别（见后面胸腔积液的鉴别）

创伤是乳糜胸最常见的病因，通常是继发于心胸手术（如食道手术）导致的胸导管损坏的医源性损伤。一个重要的非创伤性病因是恶性疾病，特别是淋巴瘤。先天性乳糜胸是由于胸导管畸形所致。修复先天性膈缺陷可能导致乳糜胸。淋巴管肌瘤病和非手术性创伤罕见发生乳糜胸。在 15% 的已报道病例中是特发性乳糜胸。在没有创伤史的患者中应该进行 CT 扫描以排除淋巴瘤（和其他潜在的病因）。

治疗乳糜胸的目的是改善营养、缓解症状和闭合胸导管缺陷。继发于乳糜丢失的营养不良能致残

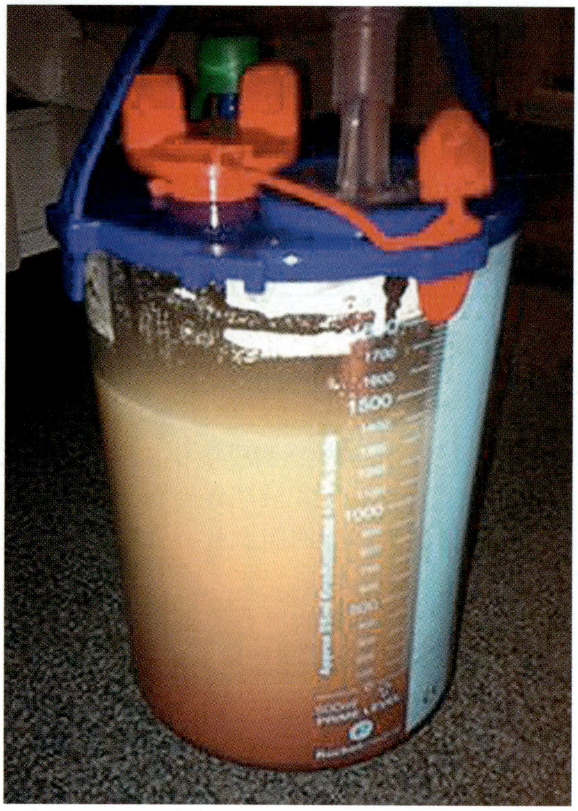

图 69-13 乳糜胸引流液的典型表现

疾。应采用全胃肠外营养或含有中链脂肪酸的低脂饮食以减少乳糜流动。如果患者有呼吸困难，应通过胸腔穿刺或胸管引流除去液体。在缺乏并发的乳糜腹水时建议胸腔腹腔分流。在顽固性患者中已尝试使用胸膜固定术。创伤性乳糜胸患者的这种缺陷经常自发地闭合。在以儿科为基础的一系列病理报道中，也有报道使用一种生长抑素的类似物——奥曲肽来增强胸管闭合。在考虑外科可视胸腔镜或开胸手术下行胸导管结扎前，可考虑经皮胸管栓塞。这种方法首次于 1998 年见于报道，为那些不能耐受外科干预的患者提供了一种微创治疗方法。使用这种方法的首要条件是胸腔置管，从解剖学上阻塞乳糜池或腹膜后淋巴链则可以避免使用该方法。对有淋巴瘤基础病的患者，放疗或全身化疗可能控制乳糜胸。

假性乳糜胸

假性乳糜胸或胆固醇胸膜炎最常见于结核性胸膜炎和风湿性胸膜炎。胸腔积液有着非常高的胆固醇成分，没有乳糜颗粒。胆固醇结晶是其诊断特征。假性乳糜胸传统上认为是由于胆固醇和卵磷脂-球蛋白复合物在长期胸腔积液中积聚形成，外面包被着变厚的纤维化胸膜。最近的证据提示在风湿导致的假性乳糜胸中，这种慢性和胸膜纤维化不是必需的。这种疾病的特异性治疗很少。呼吸困难更可能是胸膜纤维化的结果，很少能通过胸腔穿刺缓解。呼吸衰竭、感染和支气管胸膜瘘或皮下瘘管是罕见的并发症。

石棉相关的胸膜疾病

石棉纤维易于停留在胸膜。胸膜损伤可能导致间皮瘤（第 70 章）和一系列良性胸膜疾病——也即胸膜斑块、弥漫性胸膜增厚、良性石棉相关的胸腔积液和圆形肺不张。

局限性胸膜增厚——胸膜斑块——见于超过 50% 的石棉接触患者。斑块发生在部分胸膜，没有任何生理学后果。良性石棉相关的积液具有少量和单侧的特征。它们的发生与石棉暴露情况呈剂量相关性，较其他石棉相关的胸膜疾病、胸膜增厚有一个较短的潜伏期（在石棉暴露后的 20 年内）。胸腔积液为渗出液，经常染血，可能发生在弥漫性胸膜增厚形成之前。诊断依赖于排除其他病因。需要长时间观察来排除间皮瘤。圆形肺不张是脏胸膜的套叠，能通过 CT 上的“彗星尾征”进行诊断。在缺乏经典的影像学特征时，圆形肺不张类似于肺部肿瘤，两者的鉴别会很困难。

弥漫性胸膜增厚可能发生在石棉暴露的患者中（低于 5%），尤其是那些大量接触石棉的患者，具有显著的限制性肺功能障碍，会导致呼吸困难。

纤维胸和胸膜增厚

弥漫性胸膜增厚（纤维胸）可能继发于脓胸或血胸、结核性胸膜炎、接触石棉、胶原血管疾病和药物导致的胸膜炎（例如麦角衍生物，例如溴隐亭、培高利特和二甲麦角新碱）。胸膜纤维化和增厚也可以来自用于闭塞胸膜腔的胸膜粘连术。

纤维胸的患者可能无症状，也可出现呼吸困难。胸部 X 线片典型表现为向心性胸膜肥厚，偶可显示有易感性因素。一侧胸廓体积缩小和膈抬高提示胸腔慢性纤维化。肺功能检查经常提示限制性通气功能障碍。另一方面，胸膜粘连的长期生存者经常表现为影像学的胸膜增厚伴随轻度限制性生理学改变。

治疗应该针对基础病原，如果可能的话尽量除去致病因素。临床常用激素治疗，有时也用外科剥离术，两种方法的疗效都未获得确证。

其他渗出性胸腔积液的原因

在较少情况下，胸腔积液可能与结节病、放疗、黄甲综合征、家族性地中海热和淀粉样变性有关。

大约 15% 的胸腔积液即使通过全面的检查仍不能确诊。密切的随访可能发现他们与隐匿的恶性疾病有关；然而，大部分是良性的，能自发缓解。有观点认为病毒感染可能导致胸腔积液，但没有被证实。

争议和缺陷

胸腔积液是常见的。然而，它经常被认为是相对于引起积液的基础全身或肺部疾病的次要问题，这种观念经常导致在认识、研究和治疗胸腔积液上出现明显的滞后，增加了发病率。例如，对并发于肺炎的胸腔积液认识滞后在临床上很常见，提高对其的警觉性并早期干预，将会防止多例脓胸的发生。

影像学方面的进步在诊断和研究胸膜腔疾病方面发挥了越来越重要的作用。因缺乏胸膜腔疾病相关的高质量临床研究数据，对该疾病的治疗通常基于临床经验。

有关胸膜腔疾病的争议很多。在随机对照试验中，使用纤溶剂和其他辅助治疗（tPA 和 DNA 酶）治疗胸膜腔感染已被证实是有益的，但需要进一步研究来明确治疗效果。内科胸腔镜使用的支持者和反对者还一直在争论。随机对照试验不支持胸腔镜下进行滑石粉粘连术这一主张。胸管的大小和插管的必备技能（例如外科、放射学或呼吸医学方面）方面仍存在争议。

气胸

空气进入胸膜腔会造成气胸，气胸被分为自发性或创伤性。创伤性气胸作为直接或间接创伤的结果，可能继发于例如经支气管肺活检或胸膜活检、胸腔穿刺术和中心静脉置管等操作后的医源性气胸。

自发性气胸分为原发性气胸和继发性气胸。原发性自发性气胸（PSPs）发生在表观健康的人群中，然而，继发性自发性气胸与基础肺部疾病（最普遍的为慢性阻塞性肺部疾病，COPD）有关。对这些种类进行鉴别是重要的，因为两组的治疗及预后存在差别（框 69-4）。

框 69-4　气胸的病因

自发性

原发性（大部分见于年轻男性）

继发性

- 慢性阻塞性肺部疾病（COPD）
- 哮喘
- 囊性纤维化
- 先天性囊肿和肺大疱
- 胸膜恶性疾病
- 间质性肺疾病
- 细菌性肺炎
- 耶氏肺孢子菌肺炎
- 结核
- 喘息性咳嗽
- 朗格汉斯细胞组织细胞增多病（LCH）
- 结节性硬化症
- 淋巴管平滑肌瘤病（LAM）
- 马方综合征
- 食管破裂

创伤性

胸部穿通伤

胸部挤压伤

- 包含体外心脏按压

医源性

- 胸腔穿刺

置入胸管

肋间神经阻断

经皮肺穿刺活检

肺部损伤的射频消融

经支气管肺活检

经支气管针吸活检

中心静脉置管

安装起搏器

正压机械通气

原发性自发性气胸

原发性气胸通常在年轻男性吸烟者中发生（20 ～ 40 岁）。据报道男性发病率为每 100 000 人中有 18 ～ 28 人发生，女性为每 100 000 人中有 1.2 ～ 6.0 人发生（男女比例为 5：1）。吸烟是主要的危险因素，一生中发生气胸的风险在不吸烟者中为 0.1%，在吸烟者中高达 12%。危险是呈剂量相关性的。在轻度吸烟者（每日 1 ～ 12 支烟）中，风险增加 7 倍；在中度吸烟者中，风险提高到 21 倍；在每日吸烟超过 22 支的患者中发现增加了 102 倍。这种趋势在女性中不明显。大麻烟雾的慢性效应及其与肺大疱疾病之间的关系现在被认为是一个独立的危险因素。

原发性气胸的病死率非常低。

病理生理学

气胸是由于胸膜下微小气肿泡和肺大疱破裂所

致，属于早期肺气肿样变化（ELCs）。已证实这些变化会发生于大部分原发性气胸患者中的肺尖部位，尽管缺乏基础临床疾病。肺大疱是肺实质和脏胸膜之间的被空气填满的空腔。在超过75%的使用胸腔镜治疗原发性气胸的患者中可见到。原发性气胸患者也倾向于较对照者更高更瘦。从肺底部到肺尖，气道压力差逐渐增大，这个特点使肺尖产生了一个较大的膨胀压力，因此增加了破裂的可能性。然而，ELCs在超过25%的对照者中也存在，并不一定提示气胸。

荧光素增强的自身荧光胸腔镜技术能在缺乏其他明显异常的情况下确定脏胸膜孔增多的区域。这些区域的空气溢出可能与原发性气胸的形成有关。吸烟导致的远端气道炎症、旁路通气紊乱、先天性解剖学和形态学异常可能促进这些变化的产生。

原发性气胸发病倾向于极少被遗传，Brit-Hogg-Dube综合征（位于染色体17p11.2区段，常染色体显性遗传）与原发性气胸、良性皮肤肿瘤和肾肿瘤有关，马方综合征和高胱氨酸尿症患者的气胸发生率较高。

临床表现

原发性气胸可能是无症状的，但突发的位于气胸侧的胸膜疼痛和呼吸困难是最常见的症状。

在检查中，患侧叩诊呈过清音，触觉语颤消失，呼吸音减弱可能明显。在大体积或张力性气胸可见气管偏离患侧。血流动力学损伤的体征（低血压、严重的心律失常和发绀）提示张力性气胸。Hamman's征（在心音同时可听到的咔嗒声）在左侧气胸中可被听到，也可触摸到皮下气肿。

诊断

通常胸部X线片能明确诊断，虽然侧卧位摄片有助于发现微小的气胸，但呼气相片子并不比标准平片灵敏。在高达50%的患者中，也可见同侧少量胸腔积液。气胸引起的纵隔偏移、皮下气肿或纵隔积气可能同时存在。胸腔超声图像在排除气胸（尤其是干预治疗后）有一定的价值，但在存在大疱性肺疾病（例如COPD）或既往胸膜粘连术时容易出现假阳性。原发性气胸很少需要马上使用CT扫描，仅在共存其他基础性复杂囊性疾病时或在鉴别肺大疱和气胸时建议应用。

评价气胸大小方法的“金标准”是CT扫描。但是这种方法并没有在日常实践中使用。气胸大小可以根据胸部X线片Light指数来估计：气胸大小＝100－［100×（萎陷肺直径）^{3}/（气胸直径）^{3}］。最新英国胸科协会指南建议测定在肺门水平的气胸深度，但美国胸科医师协会建议测定胸廓顶部到肺组织圆隔顶的距离（图69-14）。建议将2 cm的厚度作为干预原发性气胸的阈值，代表了大约50%的气胸。对于继发性自发性气胸患者，建议将1 cm厚度作为干预的阈值。

动脉血气分析可能显示PaO_2下降和肺泡-动脉血氧分压差增加［由PO_2（A-a）测出］。

治疗

原发性自发性气胸的治疗差异很大，对患者的治疗措施取决于患者的临床表现。一些中心提倡补充高流量吸氧，因为在理论上它可通过降低血中NO的分压来加速胸膜腔气体的吸收。少量原发性气胸患者如果症状轻微，心肺状态稳定，可仅给予临床观察，自发性胸腔气体吸收缓慢（每24小时吸收1.25%），这将增加疾病的缓解病程，应予以注意。

其他治疗方案包括从胸膜腔中移出气体，减少复发风险。前者可能通过单纯的穿刺或带（或不带）单向阀（例如Heimlich）的肋间胸管引流实现。预防复发包括去除危险因素（例如戒烟）、使用化学胸膜粘连剂和胸腔镜（通常为可视腔镜）或使用开胸手术（极少情况）。后两种方法联合或不联合化学胸膜粘连剂、胸膜摩擦或部分胸膜切除术可以确认和切除异常的肺组织（早期腔镜治疗手术，例如肺大疱切除术）（图69-15）。

单纯胸腔穿刺在大的或症状不明显的原发性气

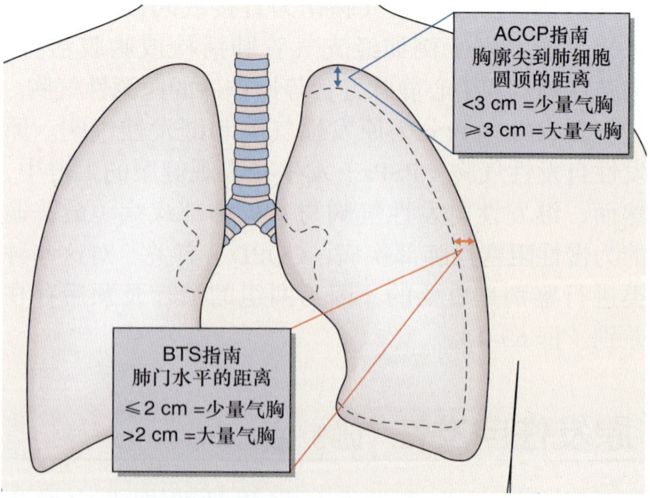

图69-14 推荐的定量测定气胸体积的方法。ACCP，美国胸科医师协会；BTS，英国胸科协会

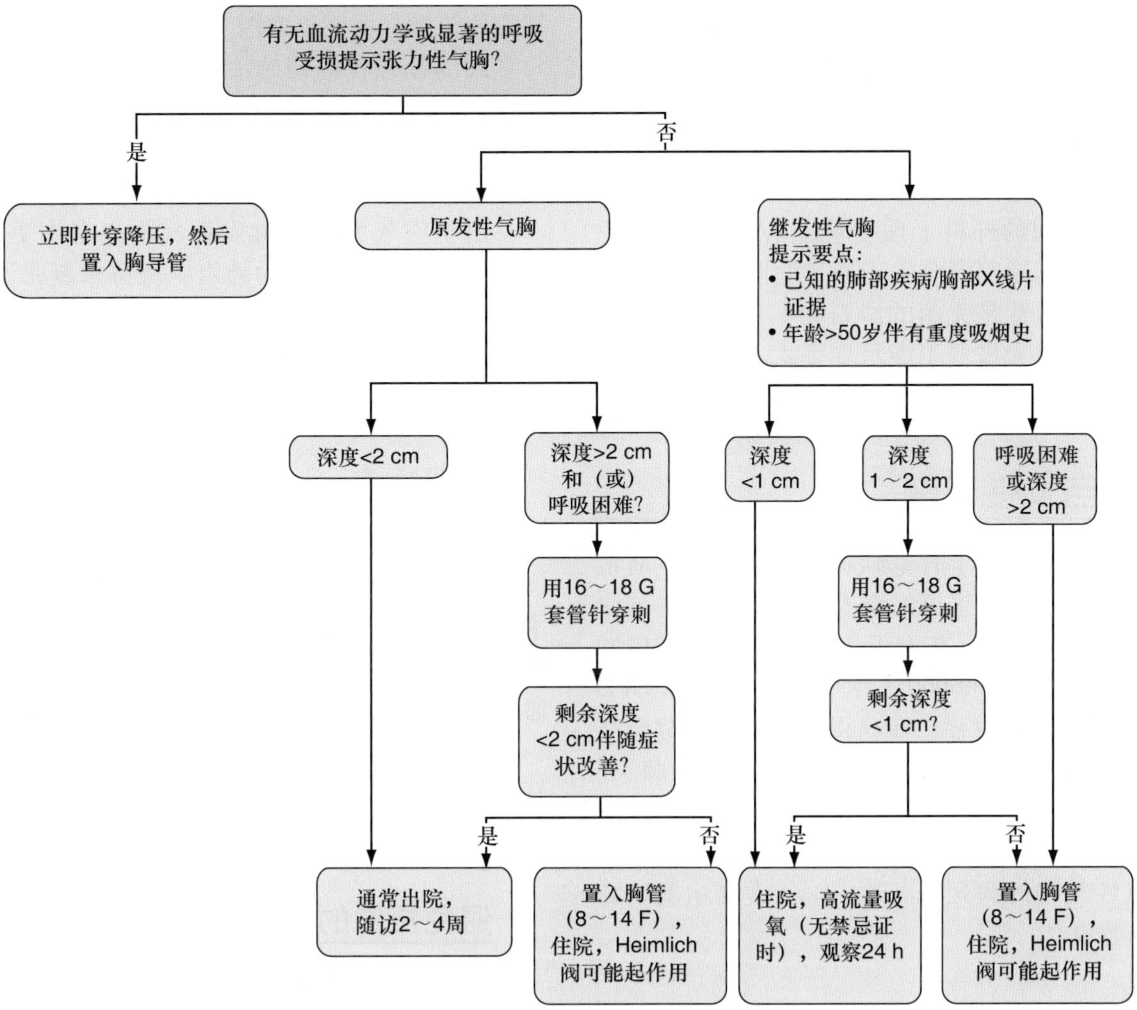

图 69-15　气胸的治疗方法

胸中广泛应用。在大约 60% 的病例中这个技术是有效的。如果不能达到完全扩张，但症状缓解，出院随诊是合适的。也可以安置一个 Heimlich 波动阀（胸腔出口）后，病人安全出院，再定期进行门诊随访。

如果胸腔穿刺不能控制症状，建议用肋间胸腔引流。小的引流管（10 ～ 14 F）通常足够。一旦肺重新扩张，引流管停止冒泡 24 h，应该拔出引流管。负压吸引可能有助于肺重新扩张，但在 48 h 前不应该应用，以减少发生复张性肺水肿的风险。复张性肺水肿随着肺组织陷闭时间的延长而风险增大。对于拔出不冒泡的胸管前先夹管仍存在争议。在胸管被夹闭数小时后，一个缓慢的空气漏气可能变得明显，因此这个措施有助于避免过早拔管。

外科治疗

在那些虽然进行了充分胸管引流但仍有持续性空气溢出的患者中推荐外科手术。手术也适用于复发的同侧气胸患者或第一次对侧气胸、同步性气胸、自发性血胸和那些有工作限制（例如潜水员、飞行员）的患者。

微型有创性胸腔镜外科手术允许使用内夹（End-ostapler）、激光消融或电凝夹闭肺小疱和肺大疱。胸膜粘连术可通过胸膜摩擦、胸膜部分切除或化学方法（滑石粉撒粉法）进行机械诱导。VATS 术后的复发率低于 5%，与开胸手术相比，这种技术的住院时间和康复时间均较短，荧光强化的自身荧光胸腔镜可帮助确定常规胸腔镜观察不到的肺实质异常。如果不能进行 VATS，建议进行开胸手术和腋下迷你开胸手术，复发率低于 1%，但是潜在的发病率要大于微创方法。

避免复发的策略

原发性自发性气胸的复发风险高达 30%（16% ～ 54%），在最初的数月内风险最大。对连续发生的气胸，其复发率增加——一次复发后复发的风险高达50%，在第三次气胸后复发的风险高达80%。对侧气胸发病率在第一次发作后大约为15%。复发率在个子较高的患者、吸烟者和那些有较多胸膜下肺小疱或肺大疱的患者中更高。

对施行确切的外科干预（通过VATS或开胸手术）的患者，其复发率要优于通过肋间胸管注入胸模粘连药物（通常是无菌的滑石粉）者，然而，如果患者不愿意或太虚弱不能承受手术，或者没有条件做胸腔镜，床边胸模粘连术是适宜的。

继发性自发性气胸

继发性气胸发生于有基础肺病的患者中。通常肺贮存功能受损。已报道的继发性气胸发病率与原发性自发性气胸类似，在大于75岁的老年男性中发病率最高（每年每100 000人次中有60例）。COPD是60%的患者的并发症。在获得性免疫缺陷综合征患者中耶氏肺孢子虫感染［即“肺孢子虫性肺炎”（PCP）］是另一个危险因素。其他相关的疾病已列于框69-4。

继发性气胸的病死率高达10%，常提示基础肺病的严重程度。

临床表现

继发性气胸的症状是类似的，但是经常较原发性气胸的症状更加严重。临床恶化可能是迅速的，恶化程度与气胸大小不成比例。

在体格检查中，在继发于COPD的肺过度充气患者中，对侧差异可能不明显。

诊断

胸部X线片可对大部分病例进行确诊。然而在有基础肺病的患者中，气胸的典型放射学表现可能发生改变，必须仔细对过度透光的肺大疱和气胸进行鉴别，如果诊断存在疑义，在穿刺前应该进行其他的影像学检查（例如CT）。

动脉血气分析通常显示与基础肺病和气胸大小成比例的低氧血症。可能发现存在急性高碳酸血症性呼吸衰竭，在治疗后能缓解。

治疗

必须快速诊断和治疗继发性气胸。甚至一个小气胸的疏散都可能迅速缓解这些患者的临床症状。

大部分患者的初始治疗是肋骨间插管。除了那些无症状的微小的肺尖气胸患者外，仅仅观察病情是不恰当的。只有对那些症状轻微的少量气胸患者才应该考虑抽气。

由于空气漏气在继发性气胸患者中更加常见，大约20%的患者7 d内肺组织保持未复张。与原发性气胸在1 d之内复张相比，继发性气胸肺扩张的中位时间是5 d。若肺组织没有自主复张应该考虑抽气。

外科治疗

对于有持续漏气或72 h后肺复张失败的患者建议早期外科干预。大多数患者能耐受可视胸腔镜手术（VATS），这可代替更加有创的技术（如开放胸廓切开术）。对麻醉药副作用存在高风险的患者，可通过肋间胸管输送硬化剂进行化学胸膜粘连术。

对管状胸廓造口术失败或不适宜做外科手术的其他患者，可插入Heimlich波动阀。已报道在晚期AIDS和PCP患者中，其成功率可高达100%。

避免复发的策略

由于大约45%的继发性气胸患者可出现复发，因此，当患者出现第一次继发性气胸后，应采取措施以避免气胸复发。

气胸发生后进行开放式胸廓切开和胸膜切除术的患者复发气胸的概率最低，但推荐使用有创性较小的可视胸腔镜下胸膜擦伤术或外科石棉胸膜粘连术，它们的复发率大约为5%。然而，许多患者不适合外科治疗，通过胸管进行化学胸膜粘连可能比较合适。

在特定病例中必须考虑到胸膜粘连剂对未来肺移植的影响。虽然不是绝对禁忌证，但胸膜粘连会使肺移植在技术上变得更加困难，对所有未来可能进行肺移植的患者，若计划进行胸膜粘连术，建议密切联系当地移植部门（第75章）。

出院和随访评估

任何出院时仍残余有气胸的患者均应复查胸部X线片以确认肺部完全扩张。若没有疑诊基础肺部疾病，那些经过成功抽气的患者可以出院，反之，建议进行胸部CT检查。

应警告所有患者避免在胸部X线片证实肺完全复张后1周内进行空中旅行。第一年内复发的风险最大，那些继发性气胸患者最好在更长的时间内避免坐飞机。

若没有进行明确的外科手术（例如外科胸膜切除术），应永久避免潜水。强烈鼓励戒烟。

特殊情况

医源性气胸

医源性气胸可能较原发性气胸和继发性气胸更常见，发病率正在随着侵入检查方法（例如经支气管或经皮肺穿刺活检）的使用而上升。经胸针抽吸占超过 1/4 的病例，特别是如果患者有基础的肺气肿或当肺活检或肿瘤射频消融治疗中通过肺组织时尤其容易发生。

任何患者在一个有可能导致气胸的风险步骤之后出现呼吸困难，或机械通气患者突然病情恶化，临床上应高度怀疑气胸。可通过胸部 X 线片得以确诊。

在大部分患者中，治疗可仅为观察病情和提供氧气。然而如果患者有较多临床症状，推荐单纯抽气。若患者有基础肺部疾病，且临床症状持续存在，则应给予胸管引流。若空气漏气持续存在（例如超过 72 h），则需要外科干预。在医源性气胸患者中不存在气胸复发的情况，除非并发的肺部疾病依然存在。

张力性气胸

张力性气胸是一种临床急症。脏胸膜表面的缺陷可作为一个单向的阀瓣，因此吸气时空气被吸入胸膜腔，而呼气时不能离开胸膜腔，导致胸膜腔内压增高，阻碍了静脉回流，导致心输出量下降和低氧血症。临床上，发生急性呼吸窘迫伴出汗、心动过速和低血压。如果这种异常未被识别，可能会接着发生无脉性电活动心搏骤停。当机械通气患者突然出现氧分压下降时，应考虑张力性气胸。

若疑诊张力性气胸，应该毫不迟疑地进行治疗。等待胸部 X 线片确诊将增加死亡的危险性。患者应该给予高流量氧气，在锁骨中线与第二肋间隙交点插入 16- 号到 18- 号套管。插入胸管后将听到“嘶嘶”声。一旦足够的气体被排出而症状得以缓解，应该在肋间隙放置一根胸腔引流管，然后拍摄一张胸部 X 线片。

手术 / 皮下气肿

在胸膜腔压力增高时，空气会分离皮下组织产生外科气肿（图 69-16）。这种并发症可能源自引流管未放置好，空气孔位于胸膜腔外，或者引流管阻塞，或出现大的空气泄漏。

在大部分患者中，外科气肿不需要处理；纠正引流问题预防进一步空气聚集于皮下已足够。急性气道阻塞较少发展为继发性呼吸困难。可能需要行气管造口术来固定导气管和运用高流量氧（没有任何禁忌证的情况下）。皮肤切开减压和皮下引流也已尝试过。

月经性气胸

月经性气胸通常在月经来潮后 48 h 内发生，易于复发。如果女性患者出现复发性气胸，不管有无子宫内膜异位史，均应考虑该诊断。这个诊断经常被忽视，患者通常在诊断之前平均发作过 5 次气胸。

该病的发病机制没有完全清楚。大部分气胸发生于右侧，这一现象支持以下推断即气体来源于腹腔器官（例如累及胃肠道或尿道的子宫内膜异位），通过膈缺陷进入胸腔。胸腔或膈的子宫内膜异位可能参与了这种缺陷的产生。另外的可能是空气来源于肺部的子宫内膜异位。

使用激素治疗子宫内膜异位在一些患者中是有效的。另一种治疗方法包括胸腔镜行胸膜固定术，修补膈的缺陷。

气胸和获得性免疫缺陷综合征

2% ～ 5% 的艾滋病患者会发生气胸。PCP 会导致这些患者出现胸膜下坏死性肺泡炎，致使气胸发生率和复发率均增高。大约 5% 使用预防性雾化喷

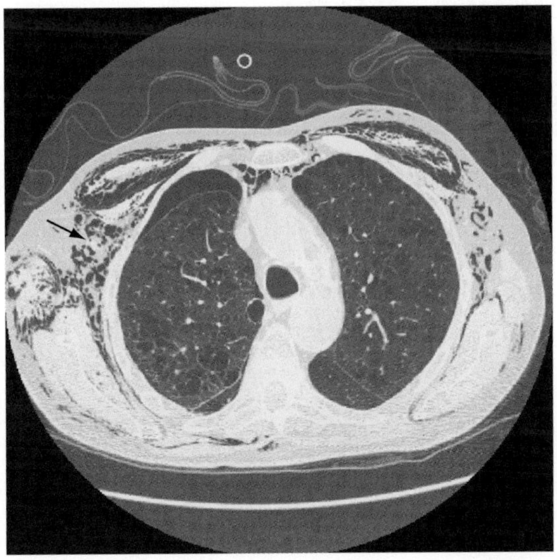

图 69-16　COPD 相关的皮下气肿（箭头）合并继发性气胸

他脒的患者也会出现自发性气胸。

治疗艾滋病相关的气胸非常困难。应考虑早期胸廓造口置入胸管和滑石粉胸膜固定术或电子胸腔镜治疗。Heimlich 阀的动态引流已经被成功应用。

囊性肺病中的气胸

囊性纤维化

囊性纤维化（CF）患者发生气胸具有重要的预后价值；气胸后的中位生存期为 30 个月。气胸本身不是死亡的原因，但是由于一秒用力呼气容积小于 30% 预测值的患者大部分都处于危险之中，因此气胸是一个终末期肺病的替代性标志。气胸的发生与急性呼吸系统疾病无关。推荐遵循治疗的标准指南，然而，建议同时使用抗生素避免继发性感染。由于复发率大约为 50%，因此胸膜固定术在预防气胸复发时是重要的。如果需要外科干预，应早期联系移植团队。

肺朗格汉斯细胞组织细胞增生症

自发性气胸可能是超过 25% 的朗格汉斯细胞组织细胞增生症患者的临床表现。治疗方法包括前面讨论的治疗气胸的方法和治疗基础病 LCH 的方法（第 54 章）。

淋巴管肌瘤病

淋巴管肌瘤病（LAM）患者除乳糜胸外，还容易出现气胸。该并发症在该类患者人群中很常见（超过 80% 的患者），可能是基础病 LAM 的临床特点。2/3 的患者反复发作气胸，推荐早期确切的干预以减少复发率。胸膜固定术可能增加围术期的出血（由于固定术可导致的粘连），但不会影响将来成功地进行肺移植（第 54 章）。

争议与缺陷

导致气胸的病因尚未充分阐明。只有一小部分 CT 证实有肺大泡或肺囊肿的患者确实能发展为气胸。诊断技术的进步［例如荧光素增强的自体荧光胸腔镜（FEAT）］可能为明确气胸的病理机制带来希望。早期证据质疑是否空气泄漏真正来源于肺大泡（按照传统教科书）或来源于 FEAT 证实的其他异常胸膜区域（可能表现为破孔增多，导致空气泄漏）。使用单方向支气管阀来治疗持续性漏气的数据表明：超过 90% 的患者平均需要 2.9 个阀来中止或改进漏气；这些数据强烈提示在不同肺段和亚段之间进行侧孔通气是非常重要的。将气胸归咎于一个肺段（亚段）及其相关支气管的概念太过简单了。

气胸的最优处理仍存在争议。在治疗过程中早期使用插管和夹闭肋间引流管仍是有争议的话题。有创性小的治疗策略（例如单纯抽气）和使用单方向阀的早期门诊引流正日益被一些诊所使用。另一方面，微创胸腔镜手术的广泛接受有助于未来的患者更早期就诊，甚至首选胸腔镜治疗。对潜在的未来肺移植患者的气胸的最佳处理方法仍不清楚，新近发生气胸的患者进行空中旅行的最佳时机也仍需要进一步研究。

推荐阅读

Havelock T, Teoh R, Laws D, Gleeson F; BTS Pleural Disease Guideline Group: Pleural procedures and thoracic ultrasound: British Thoracic Society Pleural Disease Guideline 2010, *Thorax* 65(Suppl 2):ii61–ii76, 2010.

Light RW, Lee YCG, editors: *Textbook of pleural diseases*, ed 2, London, 2008, Hodder Arnold.

Maskell NA, Davies CW, Nunn AJ, et al: U.K. controlled trial of intrapleural streptokinase for pleural infection (MIST1), *N Engl J Med* 352:865–874, 2005.

Maskell NA, Gleeson FV, Davies RJ: Standard pleural biopsy versus CT-guided cutting-needle biopsy for diagnosis of malignant disease in pleural effusions: a randomised controlled trial, *Lancet* 361:1326–1330, 2003.

Noppen M, Dekeukeleire T, Hanon S, et al: Fluorescein-enhanced autofluorescence thoracoscopy in patients with primary spontaneous pneumothorax and normal subjects, *Am J Respir Crit Care Med* 174:26–30, 2006.

Rahman NM, Maskell NA, West A, et al: Randomized trial of intrapleural tPA and DNase in pleural infection (MIST2), *N Engl J Med* 365:518–526, 2011.

第十三部分　胸膜和纵隔疾病

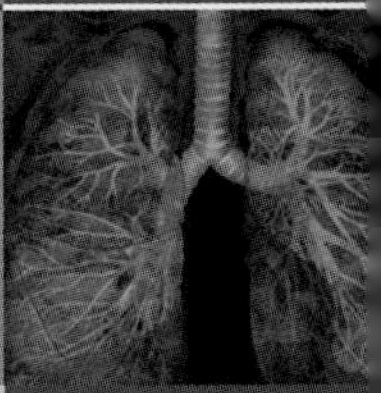

第 70 章　恶性胸膜间皮瘤

Tarek Meniawy • Bruce W.S. Robinson　著

（李　娜　王凌伟　邱　晨　译）

恶性间皮瘤是一种起源于胸膜、腹膜、心包和鞘膜表面的肿瘤，大多数源于胸膜。恶性胸膜间皮瘤（MPM）的发病率在世界范围内不断增加，与第二次世界大战后期石棉接触增加有关。该病潜伏期很长，常超过 30 年。自 20 世纪七八十年代以来，由于石棉使用的监管以及公众健康风险意识的提高，MPM 发病率在西方国家预计会在未来 10 ～ 20 年达到最高峰。然而，许多发展中国家仍然广泛使用石棉，其 MPM 的发病率将继续增加。

流行病学

Wagner 等在 1960 年首次报道了石棉暴露与和间皮瘤发展之间的关系，他描述了 33 例弥漫性恶性间皮瘤患者队列，这些人在南非西北开普省暴露于石棉后发病。许多国家的后续报道显示间皮瘤的发病率不断上升。此外，据报道，间皮瘤发病的风险呈暴露量依赖性，随距离首次暴露时间、暴露持续时间及累计暴露量的增加而显著增加。MPM 潜伏期常长达 20 ～ 60 年。

基于 2008 年 4 月发布的监测流行病学和终值（SEER）数据，Price 和 Ware 发表了一篇关于美国间皮瘤时间趋势的综述，据估计在 2008 年确诊的 2400 个病例中，58% 可能与石棉相关。他们还报道了在美国发病峰值可能从 2000—2004 年的峰值移至 2005—2010 年的峰值；而 2042 后，在美国确诊为间皮瘤的病例主要由“背景间皮瘤”引起而不是石棉相关的 MPM。

类似的趋势明显地见于其他西方国家和地区，在过去几十年中，MPM 发病率上升已达顶峰，或将在未来 20 ～ 30 年出现高峰。20 世纪 70 年代，随着限制石棉的监管法规逐步引入各行业，最终导致大多数发达国家和地区全面禁止使用石棉。而在许多第三世界国家和发展中国家，石棉仍被广泛使用，而间皮瘤可能被减少报道，其发病将在未来数十年持续增加。

多个流行病学研究认为间皮瘤还与非职业性及环境性接触石棉相关。在西澳大利亚的威特努姆，人们对职业性和非职业性石棉暴露引起的恶性间皮瘤进行了专门的研究。透闪石石棉在土耳其的一些地区常用于覆盖房屋墙壁的白色灰泥，透闪石石棉的暴露史也可引起间皮瘤。在土耳其卡帕多奇亚地区的三个“癌症村”中，另一种矿物纤维——毛沸石与 MPM 发病有关，随后的报道指出，这种情况最常见于对矿物纤维致癌作用有遗传易感性的家族。

有研究小组提出，猿猴病毒 40（SV40）作为青石棉“共同致癌物”，可导致间皮瘤恶变，在仓鼠中可诱导间皮瘤。该研究小组随后又发现了恶性间皮瘤患者有 SV40 病毒样 DNA 序列。SV40 对间皮瘤的作用仍存在争议。

非霍奇金淋巴瘤患者放疗后随访发现，放射治疗与 MPM 有关。碳纳米管是一种重量轻但坚固的圆柱形分子，越来越多地被纳入现代制造工艺，包括电子、运动器材和防护服。最初认为它们不构成健康风险，但与石棉似乎有相似之处，当注射到小鼠体内时会导致间皮瘤。纳米管对人类间皮瘤的作用尚不明确。尽管间皮瘤潜伏期较长，不太可能明确钠米管对人间皮瘤的作用，但是其影响已被发现。

虽然吸烟与石棉暴露时罹患肺癌的风险倍增，但尚无证据证明吸烟是间皮瘤发病的一个独立因素。

发病机制

石棉这一术语是指一组矿物纤维，包括蛇纹石和角闪石这两种主要类型。温石棉是最常见的商用蛇纹石石棉，具有长而卷曲且柔软的纤维。角闪石的纤维短、直、僵硬，包括青石棉（蓝石棉）和铁石棉。非商用角闪石包括透闪石，存在于土耳其、希腊、阿富汗和其他地区的土壤中。

目前，关于不同类型石棉纤维特别是温石棉的作用以及恶变的暴露阈值存在争议。普遍的共识是，角闪石青石棉是致癌性最强的石棉，特别是较长较细（长/宽比）的石棉纤维的致癌性更强，这可能是因为它们可以更远地穿透进入胸膜。

石棉可以通过四个主要过程影响胸膜。第一，石棉纤维可以深入到肺并刺激胸膜，最终导致瘢痕（斑块）或恶变。第二，纤维也可穿透有丝分裂纺锤体并导致染色体损伤，22号染色体缺失是最常见的明显变化。第三，铁催化自由基的形成可损坏DNA。第四，石棉可以通过磷酸化丝裂原活化蛋白（MAPK）和细胞外信号调节激酶（ERK）1和2，使原癌基因的表达增加。此外，如Hanahan和Weinberg所描述，以下六个决定恶性肿瘤生长的细胞生理学改变也存在于间皮瘤：

1. 通过产生各种生长因子以及对其产生的应答，间皮瘤细胞生长加快或失控。

2. 间皮瘤细胞表达端粒酶，因此能够避免端粒缩短（即成为“永生”）。

3. 在Rb和p53途径起重要作用的肿瘤抑制基因如p16蛋白和p14，在间皮瘤缺失时，使肿瘤避免抗生长信号。

4. 肿瘤细胞通过增加抗凋亡分子Bcl-2的活性逃避凋亡。

5. 通过血管生成因子（如血管内皮生长因子）增加血管生成。

6. 恶性间皮瘤在胶原环境中存在，基质的相互作用及该环境的调控可能与肿瘤的生长相关。

SV40病毒可能在MPM的发病机制中发挥作用，一项课题正以其为研究对象探讨它的作用。SV40大T抗原（SV40Tag）可以抑制p53和Rb抑癌基因。SV40感染也参与激活各种途径，包括Wnt、ERK、PI3K/Akt和Notch-1途径，并对石棉有助癌作用。

病理学

大体病理学

弥漫性 MPM的特点是多个胸膜结节沿胸膜表面进展，导致胸膜增厚并呈壳状包绕肺。本病亦可表现为单个或多个区域的增厚或肿块。肿瘤亦可局部侵犯胸壁、肺或纵隔。*局限型* MPM远较弥漫性MPM少见，呈局限性肿块，与胸膜弥漫性播散不同。

组织学

确诊MPM最佳手段是在符合临床表现的情况下进行足够的组织活检。大型三级诊疗中心外的发病率相对较低，提供的组织检查数量常有限，同一病人肿瘤组织学表现存在异质性，良性胸腔疾病或其他恶性转移瘤的鉴别诊断都对MPM诊断提出挑战。随着免疫组化染色、分子水平研究和电子显微镜的应用增加，诊断的准确性得到提高。病理表现与临床放射学特点相结合，仍然是确诊的关键。

弥漫型MPM的三个主要亚型是上皮（上皮样）型、肉瘤（肉瘤样）型和双相型，各亚型具有不同组织学类型。

上皮型

上皮样MPMs是最常见的亚型，并进一步表现为各种特征性模式。管状乳头瘤类型包含管状和乳头状结构混合物（图70-1）。腺瘤型和腺泡型包含腺体样结构，应与其他来源（例如肺）的腺癌相区分。实性和分化良好的类型具有“瘤巢”或类似于反应性间皮的片状细胞。其区别于*反应性间皮细胞性增生*的特征包括间质浸润、存在坏死和膨大性结节以及免疫组织化学染色特征。其他的包括实性、低分化型、透明细胞型以及其他类型。

肉瘤型

肉瘤样MPMs通常可见梭形细胞，坏死和异型细胞常比上皮型更多，可能含有间变细胞或巨细胞，包括淋巴组织型和促结缔组织增生型（图70-2）。促

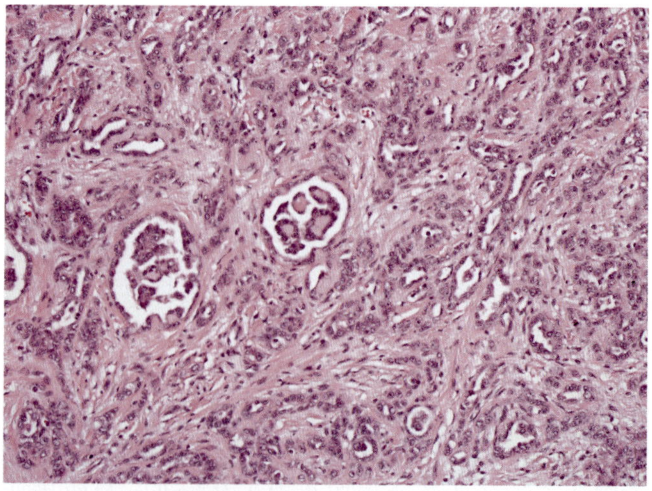

图70-1 呈管状乳头瘤样生长的上皮样间皮瘤［苏木素伊红染色（H&E）×200］

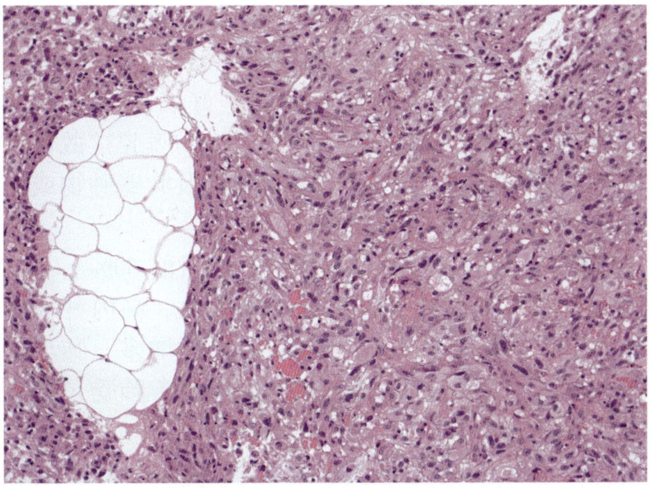

图 70-2　围绕着胸壁脂肪的肉瘤型间皮瘤（H&E；×200）

结缔组织增生型含胶原密集区及少量肿瘤细胞，无明显异型性，可能难以与良性胸膜疾病如纤维化胸膜炎相区分，区分特征包括间质浸润和厚度不均的杂乱无章生长。

双相（混合）型

双相或混合型 MPM 具有上皮型和肉瘤型的成分，每种类型至少占 10% 方可诊断为“双相弥漫型 MPM”。

细胞学

由于许多 MPM 患者存在胸腔积液，细胞病理学专家和外科病理学专家对于胸腔积液细胞学检查在诊断中的作用存在争议。当临床–影像学表现相符，胸腔积液中脱落细胞免疫组化和活检标本相似时，诊断 MPM 更有把握。仅凭形态学研究是不够的，因为恶性和反应性上皮细胞的特征相似，难于确诊。此外，肉瘤型 MPM 患者的胸腔积液内通常并无恶性细胞，而仅含有反应性间皮细胞。

美国胸科协会、国际间皮瘤组织（IMIG）和欧洲呼吸学会 / 欧洲胸外科医师协会专案组指引都认可细胞学对 MPM 诊断的作用，但更倾向于分析组织学标本以确诊。然而，一些诊断间皮瘤的经验丰富的医疗机构，结合免疫细胞化学染色，单凭细胞病理学即可能做出诊断。

免疫组织 / 细胞化学

免疫组化（IHC）是 MPM 诊断的一个重要工具。检测面板的准确组成取决于鉴别诊断中考虑的组织学类型及肿瘤类型，以及可用抗体。IMIG 共识声明建议使用敏感性和特异性大于 80% 的阳性和阴性标记物，阳性标志可进行染色定位和百分比染色（> 10%），如下所示：

- 反应性间皮细胞增生与上皮型 MPM 或可通过结合形态学特征和免疫组化（IHC）染色鉴别；反应性增生中*结蛋白*常呈阳性，而上皮型 MPM 可能*上皮细胞膜抗原*（EMA）和 *p53* 阳性。
- 恶性间皮瘤（MM）与恶性肿瘤转移（常为腺癌）是常见的鉴别诊断。腺癌消化后进行过碘酸–希夫染色，常可见细胞内黏蛋白，这在 MM 很少出现。作为一种常用方法，初始的 IHC 检查可能包括 2 个间皮标记物和 2 个考虑到的恶性肿瘤标记，除了较少见的肉瘤型外，几乎所有的 MPMs 广谱细胞角蛋白均呈阳性。如果肿瘤角蛋白阴性，则需要考虑其他癌症（例如黑色素瘤和淋巴瘤）的可能性并进行一系列诊断检查。
- 阳性间皮瘤标记物包括钙结合蛋白、角蛋白 5/6、WT-1 蛋白和平足蛋白（D2-40）。支持肺腺癌的标记物包括 Ber-EP4，在肺腺癌 95% ～ 100% 呈阳性，而其在间皮瘤的阳性率小于 20%。通常癌胚抗原（CEA）、TTF-1、MOC-31、BG8、B72.3 和 CD15 能够诊断出腺癌阳性，但在间皮瘤，最高只有 10% 的阳性检出率。
- 如疑诊肺鳞状细胞癌（SCC），角蛋白 5/6 并无用处，因其在间皮瘤和肺鳞状细胞癌均为阳性，但 P63 有用，因为其在几乎所有的 SCC 以及 7% 的间皮瘤中表达。MOC-31、BG8 和 Ber-EP4 在肺鳞状细胞癌中也常为阳性。
- 如果前期的 IHC 结果相互矛盾，可以加试其他的标记物。

免疫细胞化学（ICC）遵循相同的推理：首先确定细胞是否是间皮来源（例如使用钙结合蛋白；图 70-3），然后确定它们是否是恶性（例如使用 EMA，以确定是否有致密的外周染色；图 70-4）。由于有些 EMA 抗体诊断所得结果比其他 EMA 抗体更好，这会使间皮瘤诊断过程中 ICC 的诊断结果存在异议，因此使用正确的 EMA 抗体对于 ICC 诊断至关重要。

电子显微镜

MPM 超微结构特征已有广泛报道，电子显微镜（EM）曾经是诊断 MPM 的“金标准”。然而，越来越多适用于 IHC 的抗体已经在很大程度上取代了常规电镜，后者需要昂贵的费用和专业知识，故未在大型机构以外得到广泛应用。MPM 诊断通常需要结

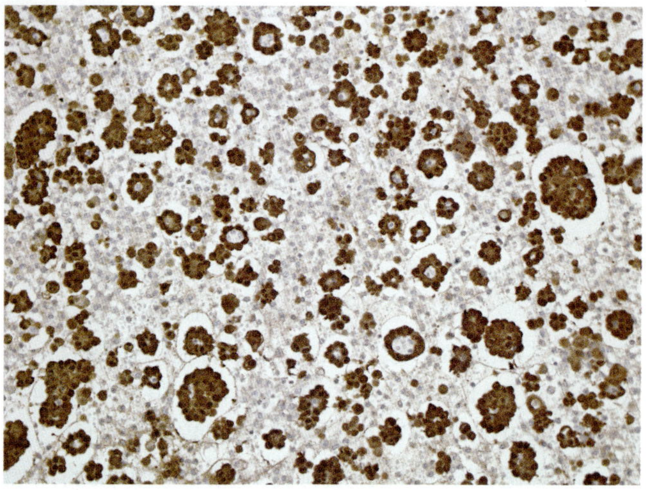

图 70-3 胸腔积液细胞学检查：恶性间皮瘤中钙网膜蛋白染色（钙网膜蛋白-免疫过氧化物酶；×200）

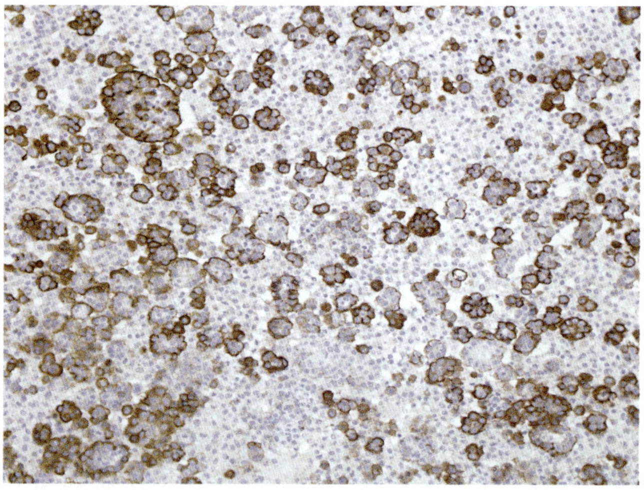

图 70-4 胸腔积液细胞学检查：恶性间皮瘤中上皮细胞膜抗原（EMA）染色（上皮细胞膜抗原-免疫过氧化物酶；×200）

合镜下微观特征，而不是单个特征，如存在长而细的微绒毛、突出的桥粒和基底层。当 IHC 结果相互矛盾，尤其是需要与腺癌鉴别时，EM 对于高、中度分化上皮型 MPM 的诊断仍然有用。

临床表现

恶性胸膜间皮瘤最常见于 50 ～ 70 岁男性，也可能发生在幼年有明确暴露史的年轻患者。该病起病隐匿，导致从出现症状到明确诊断往往有 2 ～ 3 个月的延迟，25% 的患者可能会在症状出现 6 个月以后才来就诊。多数患者出现胸腔积液，且大部分处于疾病发展的某些阶段。最常见的症状是呼吸困难（40% ～ 70%）和胸痛（60%）。消瘦和乏力等全身症状往往诊断时不存在，但在疾病进展会出现。患者也可能由局部播散引起上腔静脉综合征、脊髓压迫、心包受累或胸壁侵犯等症状。

仅有的异常体检发现往往是好发于右侧胸部（60%）的单侧胸腔积液。肿瘤通过胸膜腔扩散可能会导致一侧胸廓“固定”。有时可扪及胸壁肿物或出现局部或远处扩散所致的体征。

MPM 没有特异性实验室特征。目前 60% ～ 90% 的患者存在的非特异性表现包括贫血、高丙种球蛋白血症、嗜酸性粒细胞增多和血小板增多。肺功能检查可能会显示通气受限，这可能源于肺受包裹或胸壁受累。

一项大型研究中，尸检发现 54% ～ 82% 间皮瘤患者存在远处转移。然而，远处转移于诊断时常无明显的临床表现，也不是致死的原因。颅内转移（3%）少见。随着使用正电子发射断层扫描（PET）的增多，5% ～ 25% 的患者可能在诊断时即发现胸外疾病。间皮瘤粟粒样播散亦有报道。

诊断

对于表现为不明原因的胸腔积液或胸膜增厚的患者，初诊检查方法为胸腔穿刺。胸膜活检使用 Abrams 针对受累胸膜进行采样，但这种盲目活检很痛苦，只有 39% ～ 60% 的阳性率。在一项随机研究中，CT 引导比盲目活检的灵敏度有显著提高（87% *vs*. 47%）。

胸腔镜检查应用于胸腔穿刺难以诊断及复发性胸腔积液的病人。其敏感性更高（98%），可评估纵隔、胸壁和膈受累胸腔镜程度及范围，并为正考虑进行手术治疗的患者提供足够的组织学样本。如果内科或电视辅助的胸腔镜检查不可行，可能需要开胸活检。胸腔穿刺或活检后活检部位可因能出现恶性肿瘤种植形成胸壁肿物，但这是一种少见的并发症，可以通过局部放疗予以预防，虽然目前的工作对此仍有质疑。

成像

MPM 在胸部 X 线片上最常见的表现是单侧胸腔积液（图 70-5）。也可以见到胸膜增厚，在较晚期的患者，可见到包“壳”样肿瘤或分叶状胸腔肿物。可能会有石棉暴露的征象，如胸膜斑，但并非间皮瘤的前兆。

胸部 CT 可能显示只有胸腔积液（74%）。大多数患者就诊时并未出现伴或不伴小叶间隔增厚的基于胸膜的肿物，但在病程发展过程中陆续出现（图

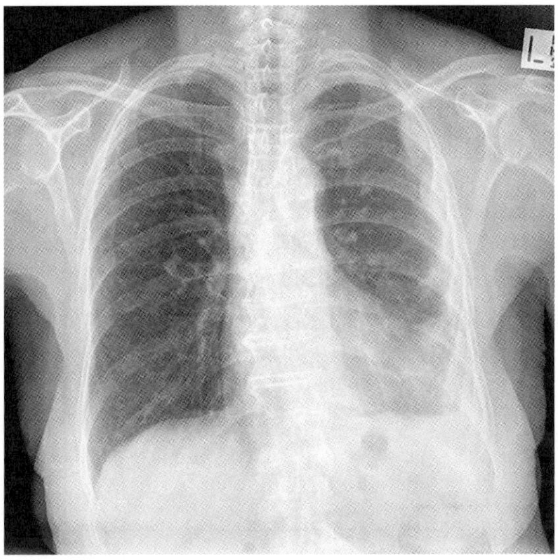

图 70-5　左侧恶性胸膜间皮瘤患者的胸部平片，提示弥漫性胸膜增厚和胸腔积液

70-6）。胸膜包绕、肺结节（60%）或肺门和纵隔淋巴结病可能导致下叶塌陷。

磁共振成像（MRI）虽然不常用，但在确定肿瘤扩散的程度（尤其是膈侵犯）或评估可疑脊髓转移灶时可能有用。

脱氧葡萄糖正电子发射断层扫描（FDG-PET）或许有助于鉴别良性胸膜疾病与 MPM（图 70-7）。PET 对排除考虑进行手术治疗的患者的胸外转移也有用，但对于扩散到纵隔的局部淋巴结准确性不高。PET-CT 在确定疾病的范围方面或许比单独使用 PET、CT 或 MRI 更可靠。通过肿瘤在 PET 上的变化可以预测其对化疗的反应。

生物标记物

可溶性间皮素相关肽（SMRPs）和骨桥蛋白这两种生物标志物已作为潜在诊断或治疗的监测标记物而被广泛地研究。间皮素是一个 40-kDa 的糖蛋白，在间皮细胞的表面表达，在间皮瘤中过度表达。44 名 MPM 患者中，84% 的患者血清 SMRPs 表达增加；而在对照组中，160 名患者只有 3 名（2%）阳性。胸腔积液中的 SMRPs 也已被研究。192 例到呼吸病诊所就诊的患者，常在确诊间皮瘤前的数月即出现胸腔积液 SMRP 水平升高，其诊断的敏感性为 67%，特异性为 98%（图 70-8）。SMRPs 的有效性已得到认可，现已广泛使用。值得注意的是，术语*间皮素*和 *SMRP* 常在文献中互换使用。

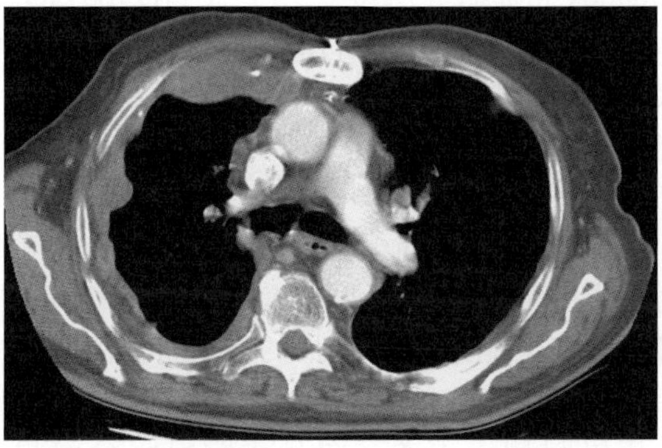

图 70-6　一位右侧胸膜间皮瘤患者的 CT 扫描图片，提示弥漫性胸膜增厚和局灶性结节

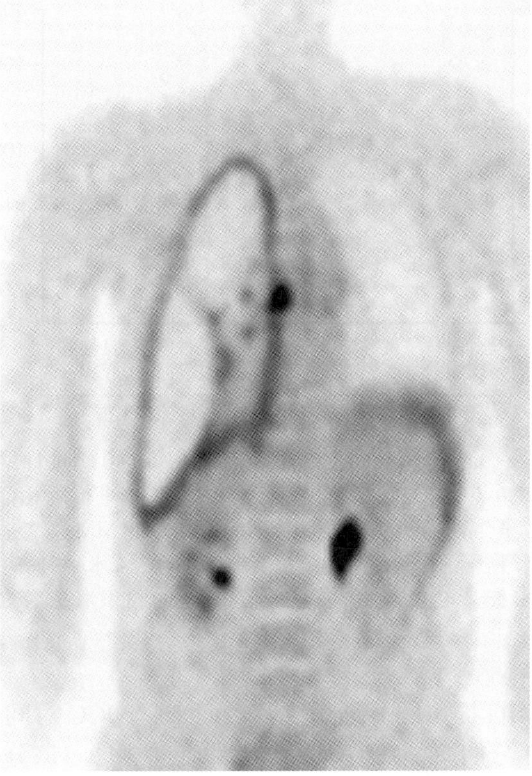

图 70-7　一位有胸膜间皮瘤患者的氟脱氧葡萄糖正电子扫描（PET-FDG）图片，显示右侧胸廓受累，位置弥漫，局部淋巴结也受累

骨桥蛋白是一种糖蛋白，在数种癌症中过度表达。一份研究中比较了 MPM 患者和石棉暴露者的骨桥蛋白水平，发现高水平的骨桥蛋白在间皮瘤的灵敏度为 77.6%，特异度为 85.5%，表明它可能有助于鉴别两组患者。然而，相比 SMRPs，骨桥蛋白在其他胸膜疾病中缺乏特异性，因此不推荐使用。

分期

国际抗癌联盟（UICC）和美国癌症联合委员会（AJCC）目前使用分期系统——肿瘤大小（T）、淋巴结受累（N）、转移（M），该分期系统由 1995

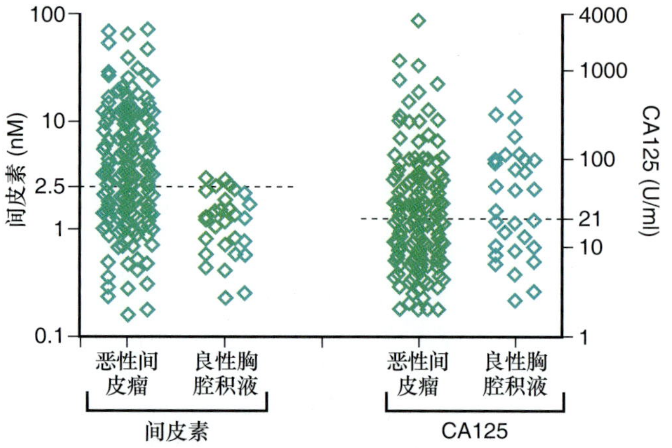

图 70-8 117 例恶性间皮瘤患者（MM）和 30 例良性胸腔积液（PE）患者中血浆间皮素和癌抗原 125 水平提示相似的敏感性，但特异性存在区别。诊断时，48% 的 MM 患者血浆间皮素水平升高，而良性胸腔积液患者只有 3% 水平升高。42% 的 MM 患者 CA125 升高，53% 的良性胸腔积液患者 CA125 也升高

年 IMIG 提出的分期系统改良而来。AJCC 对间皮瘤 TNM 分期系统发表于 2010 年（表 70-1）。该分期的一个缺陷在于：虽然最初阶段使用 CT 或 PET-CT 进行分期仍有巨大的价值，但准确的分期（特别是在 T 期）仅可通过手术切除予以确认。

预后

接受最佳治疗的恶性胸膜间皮瘤患者的中位生存期为 12 个月，仅接受支持治疗者，则只有 4 个月。最有用的临床预后评分系统来自于癌症和白血病 B 研究组（CALGB）和欧洲癌症研究和治疗组织（EORTC），它们在后来的研究中被证实是有效的。在 7 次二期 CALGB 临床试验中，CALGB 指数使用 Cox 生存模型和回归树评估 337 例治疗患者的预后因素。多因素 Cox 分析显示，75 岁以上患者随着年龄的增长、胸膜受累、LDH 升高、一般状况欠佳、胸痛、血小板增多和非上皮组织学提示患者预后不良，基于以上这些因素可分为六个不同的预后分组。EORTC 确定了 204 例患者在 5 次二期临床试验的预后因素，并指出一般状态较差、白细胞计数高、男性、组织学为肉瘤型和很可能 / 可能的病理诊断是预后不良的独立危险因素。患者分为良好预后组（1 年生存率 40%）和预后不良组（1 年生存率为 12%）。

一组对 173 例接受全身治疗的患者的研究指出，中性粒细胞 / 淋巴细胞比值（NLR）较基线升高是独立预后因素，NLR 经一周期治疗后降至正常是改善生存的独立预测因素。

PET 标准摄取值（SUV）与生存相关。65 名 MPM 患者多变量分析表明，低 SUV 肿瘤组比高 SUV 组患者的生存期更长。

基因表达阵列技术已作为一个潜在预测工具而被研究。在一组接受手术的患者中，一项根据四个基因的相对表达情况将患者分为预后良好或不良的分子预测被证明是有效的。预后良好的患者中位生存期为 16.8 个月，而预后不良组为 9.5 个月。目前，对于未接受治疗或接受化疗者，尚无有效的方法判断其预后。

治疗

MPM 病人的预后仍然很差，几乎所有的患者最终死于本病。治疗手段包括手术、化疗和放疗，其目标是缓解症状或延长生存。

手术

手术（尤其是根治性手术）在 MPM 的作用仍存在争议。没有随机对照试验（RCT）支持根治性手术，进行这样的试验难度非常大。治疗间皮瘤有四种手术：胸膜外肺切除术（EPP）、胸膜切除术 / 剥脱术（P/D）、局限胸膜切除术和胸腔镜胸膜固定术。EPP 通常整块切除肺、胸膜、心包和膈，而 P/D 切除壁胸膜和脏胸膜、心包及膈，但不切除肺。

虽然专科医院的外科部门报道，EPP 和放 / 化疗联合治疗可获得中长期生存，但早期 MPM 患者外科切除的最佳方法尚有争议。作为综合治疗的一部分，大多数研究只包括 P/D 或 EPP，在确定手术的类型或是否需要手术方面，选择偏倚起着重要的作用。一项回顾性病例对照研究比较了 57 例选择 EPP 和 P/D 的病理学 N2 期患者，P/D 对这些患者的生存没有产生影响。Flores 等人回顾性分析 663 例在纪念斯隆-凯特琳癌症中心、美国国家癌症研究所和 Karamanos 癌症研究所接受 EPP 或 P/D 治疗的患者，P/D 治疗的患者比 EPP 治疗的患者生存更好，但他们承认该原因是多方面的，且受选择偏倚影响，建议应进行个体化治疗。P/D 手术病死率为 4%，EPP 为 7%。

一个重要的悬而未决的问题是根治性手术是否优于非手术治疗。有些患者手术后长期存活，但他们的肿瘤可能是缓慢生长的，也可能无须手术即有相似的生存率。在大多数外科研究中，生存获益无法仅归功于手术，而是多学科综合治疗的结果。另外，术后情况足以接受放疗化疗的患者，其

表 70-1 美国癌症联合会间皮瘤 2010 年 TNM 分期

原发性肿瘤（T）			
TX	不能评估原发肿瘤		
T0	没有原发肿瘤的证据		
T1	局限于同侧壁胸膜，有 / 无纵隔胸膜和有 / 无膈胸膜受累		
T1a	没有累及脏胸膜		
T1b	肿瘤累及脏胸膜		
T2	肿瘤累及同侧胸膜表面（壁胸膜、纵隔、膈、脏胸膜），并至少有以下之一的情况出现： 膈肌肉受累 肿瘤从脏胸膜转移至肺实质		
T3	局部晚期但有机会手术切除的肿瘤 肿瘤累及全部同侧胸膜腔表面（壁胸膜、纵隔、膈、脏胸膜），至少以下一种情况存在： 胸腔内筋膜受累 扩展至纵隔脂肪 累及胸壁软组织的孤立的、可完整切除的肿瘤 心包非透壁受累的		
T4	局部晚期的、不可切除的肿瘤 肿瘤累及同侧胸膜腔所有表面（壁胸膜、纵隔、膈、脏胸膜），并至少有以下一种情况： 弥漫性转移或胸壁出现多个病灶，有或无相关肋骨破坏 肿瘤直接经膈转移至腹膜 肿瘤直接转移至对侧胸膜 肿瘤直接转移至纵隔器官 肿瘤直接转移至脊髓 肿瘤转移至心包脏层，有或无心包积液或肿瘤累及心肌		
局域淋巴结（N）			
NX	不能判断局域淋巴结是否受累		
N0	局域淋巴结没有转移		
N1	同侧支气管肺淋巴结或肺门淋巴结转移		
N2	隆突下或同侧纵隔淋巴结转移，包括同侧内乳淋巴结和膈周围淋巴结		
N3	对侧纵隔、对侧内乳和同侧或对侧锁骨上淋巴结		
远处转移（M）			
M0	没有远处转移		
M1	存在远处转移		
解剖学分期 / 预后分组			
Ⅰ期	T1	N0	M0
ⅠA 期	T1a	N0	M0
ⅠB 期	T1b	N0	M0
Ⅱ期	T2	N0	M0
Ⅲ期	T1，T2	N1	M0
	T1，T2	N2	M0
	T3	N0，N1，N2	M0
Ⅳ期	T4	任何 N	M0
	任何 T	N3	M0
	任何 T	任何 N	M1

来自美国癌症联合会，2010

生存分析中有更多的选择偏差。间皮瘤根治术试验（MARS）是一项可行性研究，它随机选择患者进行三联治疗（EPP、化疗、根治性放疗）或同样的化疗，但后续行非手术治疗，该研究表明随机选择手术或非手术切除是可行的，但这项研究有效性不强，对手术所起的作用可能无法提供一个确切的答案。MARS 研究者提出做进一步手术试验研究（MARS-2）或许可评估 P/D 以及呼吸功能和生活质量。

对于少数就诊较早有切除可能的 MPM 患者，行 PET-CT、双侧胸腔镜、纵隔镜和腹腔镜检查进行全面的分期评估或可避免对有同侧胸腔外累及的患者进行大型手术。应告知这些患者根治性手术的风险和获益，包括所获得证据的缺陷，如果合适将其转诊至有根治术的经验的胸外科医师。

局限胸膜切除术或胸腔镜滑石粉胸膜固定术均为姑息性手术，可以有效地控制胸腔积液（稍后讨论）。

放疗

放射治疗对间皮瘤有益，但受限于需要对患侧胸部大面积照射。此外，放射剂量还受心脏、肝、肺、食管和脊髓对放疗的敏感度的限制。外照射放疗（EBRT）可以减轻症状，如一些患者发生胸壁转移所致的疼痛。放射治疗也被用于器械操作后防止肿瘤种植（见前述）。

辅助放疗是根治性手术后进行多科性治疗的一个组成部分，但目前尚未有随机对照研究。调强放疗（IMRT）相比 EBRT 或许可减少毒性，而在 EPP 后改善局部病情控制，但一组较小样本的研究报道可出现致命性的肺炎。

化疗

随机对照试验证明，以铂类为基础的全身化疗是 MPM 患者唯一的对生存有益的治疗方法。在 2003 年进行的一项里程碑式的研究中，226 例进展期 MPM 患者被随机分为顺铂和培美曲塞联合治疗组和单用顺铂治疗组。顺铂 / 培美曲塞治疗组（$P = 0.02$）将中位生存期从顺铂组的 9.3 个月提高到 12.1 个月。两药联用组的影像客观反应率、肿瘤进展时间、生活质量和导致痛苦的症状均有所改善。在另一个随机对照试验中，顺铂加入雷替曲塞表现出类似的整体存活率：顺铂 / 雷替曲塞组 11.4 个月，顺铂组 8.8 个月。

这两项试验均未比较化疗与最佳支持治疗；在 MS01 研究中，比较了“积极症状控制”（ASC）方案与长春瑞滨或丝裂霉素、长春新碱、顺铂（MVP）方案。由于获益缓慢，两种化疗相结合，并未证实整体的生存获益超过 ASC。然而，两种化疗明显不同，长春瑞滨 2 个月的生存率优势显著，表明 MVP 在此情况下并不是一个积极的方案。

顺铂 / 培美曲塞的组合在许多医院已经成为治疗 MPM 患者的标准一线方案，由于给药简单和毒性较低，因此卡铂常取代顺铂，二期临床试验已证明其活性是 20% ～ 30% 的缓解率。一项扩展研究表明，与顺铂 / 培美曲塞相比，卡铂 / 培美曲塞的反应率较低，但两者 1 年生存率和疾病进展时间相似。其他具有良好的反应率的方案包括顺铂和吉西他滨，在 Ⅱ 期临床试验中表明有良好的反应率，但尚未经过 Ⅲ 期临床试验。

尚无一个被证实具有生存优势的二线治疗可以作为 MPM 患者的治疗标准。虽然只有低级别的证据，但当培美曲塞一线治疗未使用时，将其用于二线治疗或许是合理的。在一个小规模的关于何时开始化疗（早期与延迟）的随机研究表明，早期治疗策略具有优势，但研究使用的是 MVP，并非目前认为的积极方案。其他正在研究中的策略包括一线治疗后维持治疗的作用以及在最初的两药联合化疗中增加第三种细胞毒性剂。

靶向治疗

已有数种靶向药物应用于间皮瘤，目前有更多正在试验之中。一项随机研究表明，顺铂和吉西他滨联合或不联合阻断血管内皮细胞生长因子（VEGF）的单克隆抗体（mAb）- 贝伐单抗的总体疗效令人失望。VEGF- 酪氨酸激酶（TK）抑制药尚未见显著的活性。生长因子途径也被选择性和多靶点的 TK 抑制药阻断，包括厄洛替尼、吉非替尼、索拉非尼和舒尼替尼，但均未在目前 MPM 的治疗中起明确作用。其他在 Ⅰ 期和 Ⅱ 期临床试验的靶点和药物包括蛋白酶体抑制药硼替佐米和哺乳动物雷帕霉素靶蛋白（mTOR）抑制药依维莫司。

免疫治疗

间皮瘤似乎对免疫治疗相当敏感。MMP 表达包括间皮素和肾母细胞瘤 1（WT-1）在内的自身抗原，并出现可作为免疫治疗潜在靶点的突变。重组抗间皮瘤的免疫毒素 SS1P 和抗间皮瘤单抗 MORAb-009 联合顺铂和培美曲塞已在一期临床试验显示出一些活性，并将接受进一步试验验证。其他正在研究的策略包括 WT-1 肽疫苗接种、免疫基因治疗、全身和局部的细胞因子和自体肿瘤疫苗。

疗效评估

MPM 的进展情况或对治疗的缓解情况可使用多种方法评估。患者可能会报告疼痛、呼吸困难或功能状态改善。临床检查或 X 线平片显示胸壁肿块缩小或胸腔积液减少，也表明治疗有效。

参加临床试验的患者通常需要实体瘤疗效评价标准（RECIST）评估 CT 上放射学缓解情况。由于肿瘤沿胸膜表面外周壳样生长，使分散肿块的二维测量难以进行，因而测量间皮瘤存在困难。专门针对间皮瘤的 RECIST 标准修订版已问世，它是以多层面的肿瘤厚度 CT 测量为基础的。

鉴于 PET 扫描具有测量肿瘤代谢活性的能力而非测量大小的能力，已有研究对 PET 扫描作为部分癌症的缓解评估工具进行了考察。在一项 20 例接受一线化疗的间皮瘤患者前瞻性研究中，FDG-PET 基线系列扫描及经过一个周期化疗后系列扫描的半定量分析发现，化疗反应和病人生存相关。间皮素水平的变化在随访病情进展方面也非常有用。

胸腔积液的处理

初诊为胸腔积液可采用胸腔穿刺术引流出液体并启动诊断程序。根据胸腔积液重生率及病人的症状和偏好来决定对反复胸腔积液的进一步处理，包括留置导管、经导管或胸腔镜行化学胸膜固定术（最常用滑石粉），或有时进行部分胸膜切除术。留置导管（隧道式）是一个较简单的手术，由于它缓解症状良好、并发症发生率较低和自发性胸膜固定比例高，故为许多医疗中心首选。

支持治疗

MPM 患者的疼痛可能源于胸壁受累或肿瘤侵犯肋间神经或器官。阿片类药物、抗炎药和治疗神经性疼痛药物如普瑞巴林或丙戊酸钠往往有帮助。姑息性放疗对一些患者也有益。对于那些有呼吸困难的患者，除了解决任何可逆性的原因，如胸腔积液或贫血外，可能还需要阿片类镇痛药。

MPM 患者的心理问题是一个重要的考虑因素，诊断相关的医学法律程序可能会使患者愤怒或恐惧情绪加重。

争论和误区

MPM 患者往往起病隐匿，可能导致诊断延误。临床上应高度警惕，全面掌握包括石棉相关的职业史和环境暴露的病史以及恰当的诊查，可减少这种延迟，并让病人接受可能有益的治疗方法。

一些具有丰富的细胞学检查经验的医院使用特定的抗体，通过细胞学样品即可明确诊断 MPM，但是经验较少的医院则继续依靠组织样本。因为获取的组织有限以及组织学表现的多样性，使得确诊 MPM 或许具有挑战性。有诊断 MPM 经验的病理学家可用足够的组织标本诊断 MPM，并使用适当的免疫组化鉴别良性或其他恶性疾病与 MPM，结合临床及放射学表现，能确诊大多数患者。

新型生物标志物如血清或胸腔积液内间皮素水平或许有助于鉴别良、恶性胸腔积液，患者将受益于进一步检查，但这些都未在临床广泛使用。血液和胸腔积液间皮素具有较高的特异性，或许应更多地用于疑诊恶性胸膜肿瘤的患者。

手术在 MPM 治疗中的作用仍然存在争议，手术改善了部分患者的生存，但这些患者如采用非手术疗法，其结局也许相似。对于考虑手术的 MPM 患者，全面分期和讨论可行的方案可避免重大的潜在的徒劳手术。

姑息性化疗仍然是公认的进展期 MPM 患者能够接受的唯一具有明确生存获益的治疗方法。放疗在减轻症状或作为综合治疗的一个组成部分或可发挥作用。由于治愈罕见，未来研究将寻求新的策略防止 MPM 耐药。

恶性胸膜间皮瘤的研究面临着许多悬而未决的问题：对侵袭性肿瘤缺乏有效的治疗，其预后不佳，未来几十年发病率仍将继续增加。

结论

围绕侵入性的局部治疗存在争议，这要求研究者和间皮瘤患者认识到对照和随机研究的关键作用。许多开发中的靶向治疗应能加强全身治疗的疗效。用于早期诊断及随访的检测和生物标志物不断被研发，新的分子及生物学技术和治疗方法最终将改善预后。MPM 样本的基因组测序将有助于人们对本病的分子发病机制的理解，并最终导致发现新的药敏靶点。

推荐阅读

Cagle PT, Allen TC: Pathology of the pleura: what the pulmonologists need to know, *Respirology* 16:430–438, 2011.

Creaney J, Francis RJ, Dick IM, et al: Serum soluble mesothelin concentrations in malignant pleural mesothelioma: relationship to tumor volume, clinical stage and changes in tumor burden, *Clin Cancer Res* 17:1181–1189, 2011.

Creaney J, Yeoman D, Demelker Y, et al: Comparison of osteopontin, megakaryocyte potentiating factor, and mesothelin proteins as markers in the serum of patients with malignant mesothelioma, *J Thorac Oncol* 3:851–857, 2008.

Edwards JG, Abrams KR, Leverment JN, et al: Prognostic factors for malignant mesothelioma in 142 patients: validation of CALGB and EORTC prognostic scoring systems, *Thorax* 55:731–735, 2000.

Flores RM, Pass HI, Seshan VE, et al: Extrapleural pneumonectomy versus pleurectomy/decortication in the surgical management of malignant pleural mesothelioma: results in 663 patients, *J Thorac Cardiovasc Surg* 135:620–626, e1–e3, 2008.

King J, Thatcher N, Pickering C, et al: Sensitivity and specificity of immunohistochemical antibodies used to distinguish between benign and malignant pleural disease: a systematic review of published reports, *Histopathology* 49:561–568, 2006.

Price B, Ware A: Time trend of mesothelioma incidence in the United States and projection of future cases: an update based on SEER data for 1973 through 2005, *Crit Rev Toxicol* 39:576–588, 2009.

Robinson BW, Lake RA: Advances in malignant mesothelioma, *N Engl J Med* 353:1591–1603, 2005.

Robinson BW, et al: Mesothelin-family proteins and diagnosis of mesothelioma, *Lancet* 362:1612–1616, 2003.

Whitaker D: The cytology of malignant mesothelioma, *Cytopathology* 11:139–151, 2000.

第十三部分　胸膜和纵隔疾病

第 71 章　纵隔疾病

Diane C. Strollo • Melissa L. Rosado-de-Christenson　著

（卢春容　史菲　林江涛　译）

纵隔是胸膜腔的中心区，其前方为胸骨，侧壁为胸膜及肺，后方为脊柱，顶部为胸廓入口，底部为膈。虽然纵隔常被人为划分为不同区域，但真正的解剖界面并不存在，且纵隔病变可累及多个区域。解剖学家及外科医师常习惯性地将纵隔分为上、前、中、后四个区域。

纵隔疾病最著名的影像学分区方法是基于胸部侧位片上纵隔肿块的定位。由于纵隔疾病的影像学初始评估方法通常是采用 X 线摄像术来完成的，故影像学检查对纵隔各区内肿块的定位将有助于疾病的鉴别诊断。

本章将纵隔划分为前、中后和脊柱旁区（图 71-1）。前纵隔由胸部侧位片上沿着前方气管和后方心脏边界所画出的一条假想连线界定。脊柱旁区由连接胸椎前方的假想连线界定，位于界定线的后方。中后纵隔位于前纵隔及脊柱旁区之间。请注意，脊柱旁区不是纵隔本身的组成部分。

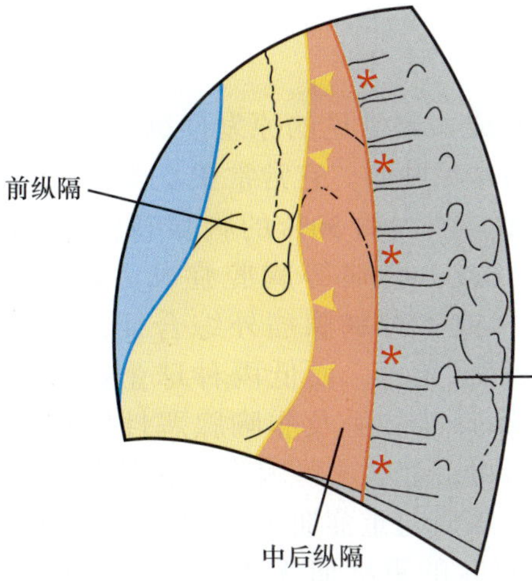

图 71-1　侧位胸部 X 线片上的纵隔分区。X 线片上前纵隔（黄色）上段位于沿着前支气管壁假想出的一条线的前方，下段则位于心后缘的前方。它包括血管前区（蓝色）。脊柱旁区（灰色）位于连接胸椎前缘的假想线后方。中后纵隔位于前纵隔与脊柱旁区之间。红色的五角星代表胸椎体

纵隔肿块概述

通常而言，纵隔肿块主要位于前、中后或脊柱旁区。横断面成像可为纵隔异常病变提供更加准确的定位，描述病变的特征，并对两者间的关系及对邻近正常组织的影响提供可视化信息。

在成人中，约 65% 的原发性纵隔疾病位于前纵隔，10% 位于中后纵隔，25% 位于脊柱旁区。相反，约 38% 的儿童纵隔疾病位于前纵隔，10% 位于中后纵隔，而 52% 位于脊柱旁区（表 71-1）。

最常见的纵隔肿块是胸内疝、结节性甲状腺肿、神经源性肿瘤、胸腺瘤、淋巴瘤、囊肿及精原细胞瘤。胸腺瘤、神经源性肿瘤及前肠囊肿是最常见的成人原发病变。神经源性肿瘤、前肠囊肿及淋巴瘤在儿童中则较为常见。较少见的纵隔病变包括淋巴管瘤、胰腺假性囊肿、髓外血细胞生成及脊膜膨出。此外，肺癌及纵隔淋巴结转移可表现为纵隔肿块或形成广泛性淋巴结肿大。非肿瘤性淋巴结病如肉状瘤病、矽肺及感染性淋巴肉芽肿可能表现为多个肿大纵隔肺门淋巴结肿大，也可表现为钙化。

纵隔疾病本身随着患者年龄及临床表现的不同而呈多样性。总之，大约 1/3 的纵隔肿瘤为恶性。纵隔恶性肿瘤可发生于儿童（40% ～ 50%），其恶性发生率高于成人（25%）。无症状患者体内大多数纵隔肿块（80% ～ 90%）为良性的，而大约 50% 的有症状病变为恶性。相反，与小于 50% 的良性患者相比，大约 75% 的恶性肿瘤患者也有症状。纵隔肿块患者可能会出现全身症状、类癌综合征以及因挤压或邻近纵隔组织受侵袭而发生的症状，后者可能预示大的、局部侵袭性的或恶性的病变。

纵隔疾病患者的初始评估包括详细的病史及

表 71-1　纵隔疾病的分型

异常 / 来源	疾病 / 异常
前纵隔	
胸腺疾病	胸腺瘤：胸腺癌、胸腺类癌、胸腺脂肪瘤、胸腺囊肿、胸腺增生 淋巴瘤：霍奇金病、非霍奇金淋巴瘤 生殖细胞肿瘤 良性：成熟畸胎瘤 恶性：精原细胞瘤，非精原细胞肿瘤
甲状腺	胸内甲状腺肿
甲状旁腺	甲状旁腺腺瘤
心包囊肿	
其他	间质瘤（脂肪瘤、脂肪肉瘤、血管肉瘤、平滑肌瘤） 囊状水瘤（纵隔淋巴管瘤）
中后纵隔	
淋巴结肿大	淋巴瘤 良性纵隔淋巴结肿大： 肉芽肿病，感染（肺结核、真菌感染） 非传染性疾病（结节病、矽肺） 其他原因： Castleman 病 淀粉样变 纵隔转移淋巴结肿大 肺癌、肾细胞癌、胃肠癌和乳腺癌
囊肿	前肠囊肿 支气管和肠道囊肿
食管疾病	贲门失弛缓症、良性肿瘤、食管癌、食管憩室
血管病变	动脉瘤、血管瘤
其他	疝、胰腺假性囊肿
椎旁病变	
神经源性肿瘤	外周神经肿瘤： 神经鞘瘤、神经纤维瘤 恶性外周神经鞘瘤 交感神经节肿瘤： 神经节细胞瘤、神经节神经母细胞瘤、神经母细胞瘤 副交感神经节肿瘤： 嗜铬细胞瘤，副神经节瘤
脊柱	侧胸脊膜膨出 椎旁脓肿（波特病）
其他	髓外造血 胸导管囊肿

表 71-2　纵隔疾病：组成与副肿瘤发现

疾病	临床发现
淋巴瘤	发热、消瘦、夜间盗汗、皮肤瘙痒、高血糖
胸腺瘤	重症肌无力、低丙球蛋白血症、纯红细胞再生障碍
胸腺类癌分泌	库欣综合征、抗利尿激素分泌失调综合征
生殖细胞肿瘤	男性乳房发育症、克氏综合征、血液肿瘤
胸内甲状腺肿	甲状腺功能亢进症 / 甲状腺功能减退症
嗜铬细胞瘤	高血压、高血钙、红细胞增多症、库欣综合征
自主神经节瘤	视性眼肌阵挛、高血压、水样腹泻、霍纳综合征
肉状瘤病	高钙血症

体格检查，以发现不同纵隔疾病及伴发疾病的特殊症状及体征（表 71-2）。后前位（PA）、侧位胸部 X 线片、断层扫描摄像（CT）、间或核磁共振成像（MRI）和氟 18（^{18}F）氟脱氧葡萄糖（FDG）正电子发射断层扫描（PET）与 CT 一起可用于检测病变及其特征，通常在这些影像学检查后还应进行侵袭性检查以供组织学诊断。然而，一些纵隔病变具有其特异性的影像学表现，组织学活检可能无法保证确诊或存在禁忌证，例如先天性囊肿及血管性疾病分别代表了这两种情况。此外，实验室检查方法包括完整的血细胞计数、电解质、肝肾功能、不同自身抗体血清学检测及肿瘤标志物，这些都可能有助于疾病的初步诊断及治疗后的随访。

前纵隔疾病

纵隔肿瘤

胸腺瘤

胸腺瘤是成人最常见的原发性纵隔肿瘤，也是前纵隔中的最常见肿瘤。它常常累及 40 岁以上的成人，无性别差异。大约 30% 的胸腺瘤患者有咳嗽、呼吸困难和（或）胸痛等胸腔症状。40% ～ 70% 的患者有一种或多种胸腺瘤外综合征，其中最典型病变为重症肌无力，而低丙种球蛋白血症、纯红细胞再生障碍性贫血及非胸腺恶性肿瘤也会发生。有些患者可无症状，可因胸部 X 线异常而偶被发现。尽管胸腺瘤与重症肌无力的关系是受到认可的，但大约 85% 的重症肌无力患者存在胸腺淋巴样组织增生，仅 15% 的患者发现有胸腺瘤。相反，30% ～ 50% 的胸腺瘤患者可能发展成重症肌无力。低丙球蛋白血症和单纯红细胞再生障碍性贫血分别见于 10% 和 5% 的胸腺瘤患者。12% ～ 20% 的胸腺瘤患者存在非胸腺恶性肿瘤，包括甲状腺癌、肺癌及淋巴瘤。

胸腺瘤在影像学上表现为圆形、边界清楚和单发的前上纵隔肿块（图 71-2）。它们通常位于主动脉根部前方，但也可见于胸廓入口至膈之间的任何部位，少见于颈部。在横断面成像上，胸腺瘤常表现为均质软组织肿块影，但也可因囊性变、出血或坏死，尤其是出现巨大新生物而表现为异质性。下行性转移通过膈裂孔转移至同侧胸膜，心包膜或中上腹部则提示有侵袭性疾病（图 71-3）。尽管胸腔积液较少出现，但胸膜下行性转移灶仍可能包绕肺形成假性弥漫性恶性间皮瘤。淋巴结及血行转移较为罕见。CT 可检测到纵隔转移灶，肿块表现为表面不规则、胸腺瘤越过中线、对侧延长及明显侵犯纵隔脂肪组织结构。由于带包膜的胸腺瘤可能会与邻近结构发生纤维粘连，故肿瘤局部侵犯的影像学证据必须与侵及包膜及组织的微观证据相关。MRI 对血管受侵的检测较 CT 更为敏感。在对胸腺肿块进行评估时，PET-CT 可能有助于描述肿块侵袭程度，区分胸腺上皮新生物的亚群以及病变范围分期。胸腺瘤最大标准吸收值（SUV）通常要低于其他胸腺癌。经引导的针吸穿刺活检、纵隔切开术、纵隔镜检查术及成像胸腔镜检查有助于胸腺瘤的诊断。然而，典型的胸腺瘤病例在手术切除前可能不需要行组织病理学诊断。

胸腺瘤主要表现为胸腺上皮细胞瘤样增生，伴成熟淋巴细胞混杂。其组织学分型较为复杂并存在争议，因此，2004 年世界卫生组织（WHO）就胸腺瘤的分类进行了修订，依据上皮细胞形态学、淋巴细胞与上皮细胞的比例及预后将胸腺上皮细胞瘤分

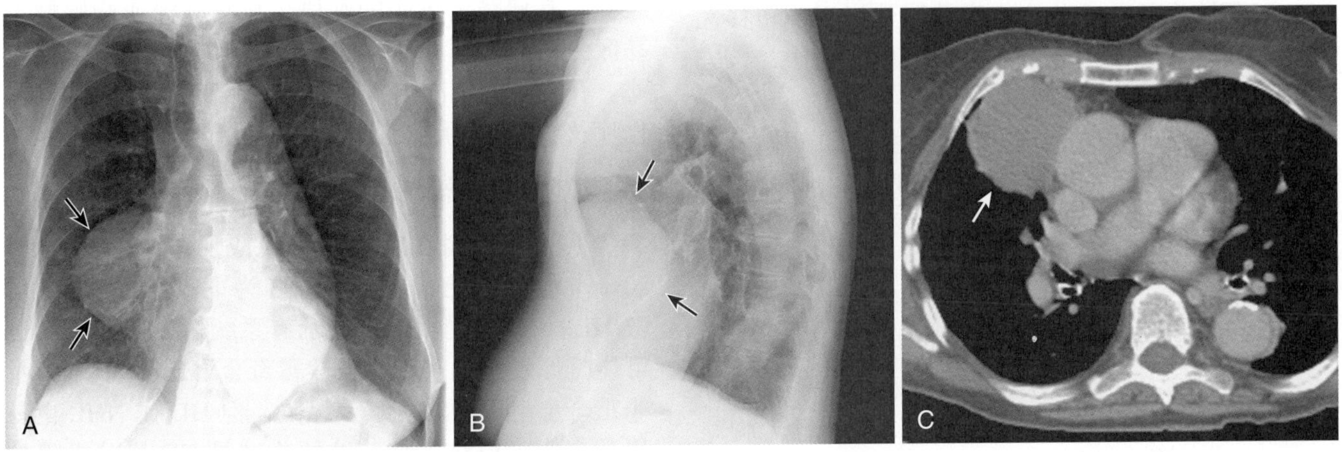

图 71-2　一个镜下包膜侵犯的胸腺瘤老年女患者。**A**，后前位胸部 X 线片；**B**，侧位胸部 X 线片；**C**，增强 CT 扫描（纵隔窗）。**A**，6×5 cm 独立的匀质胸腺瘤（箭头）累及前纵隔，而没有侵犯。胸腺瘤可以累及胸腔入口至膈的任何位置

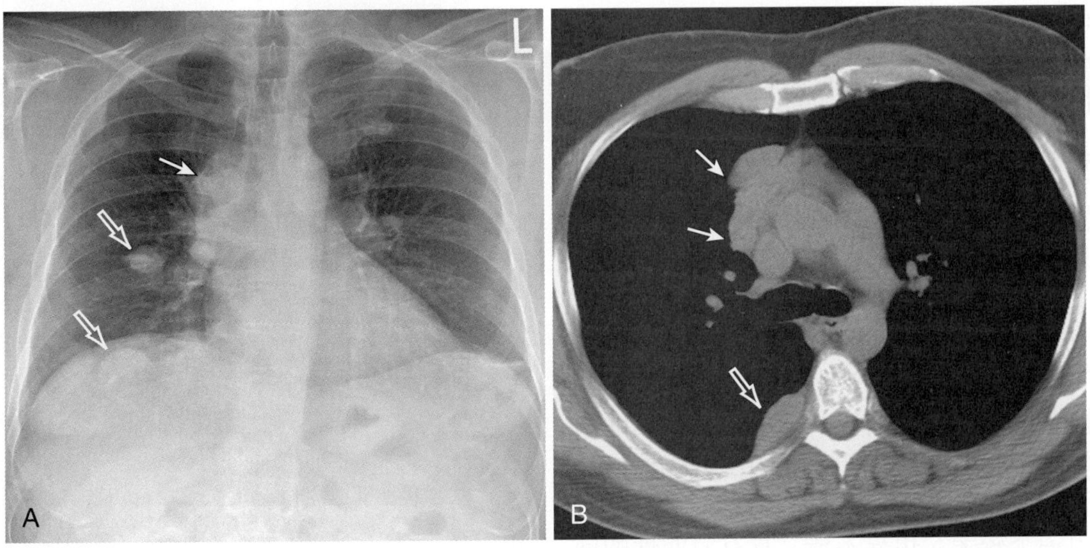

图 71-3　侵袭性胸腺瘤。**A**，后前位胸部 X 线片；**B**，普通平扫 CT（纵隔窗）。胸腺瘤表现为分叶的右前纵隔团块（实心箭头），并有多处播散转移到同侧胸膜（空心箭头）

为A型、B型和C型。A型和B型与传统的胸腺主要组织细胞类型——上皮细胞型、淋巴细胞型、混合细胞淋巴上皮细胞型及梭形细胞型相关。C型指胸腺癌。跨学科国际胸腺恶性肿瘤协作组织（ITMG）对胸腺瘤的诊断和治疗方案进行了评估。解剖学分期基于包膜浸润存在与否，依据手术过程中的肉眼宏观判断再由显微镜观察来证实。目前胸腺瘤被认为是恶性肿瘤，在任何阶段都有可能发生转移。大多数胸腺瘤均由包膜完全包裹，然而，约有30%的胸腺瘤具有侵入性，经由包膜生长浸润至周围的脂肪组织、胸膜、心包、大血管和（或）心脏。侵袭性胸腺瘤与包裹性胸腺瘤的显微镜结果相似，“侵袭性”指包膜浸润。

包裹性与侵袭性局限于纵隔的胸腺瘤的首选治疗方法均为手术切除。侵袭性胸腺瘤的治疗方法还包括术后放射治疗，但术前放射治疗的作用尚有争议。以顺铂为基础的化疗方案普遍建议用于转移性及无法切除的复发性疾病，在小规模研究中，该方法的总缓解率达50%～70%。

胸腺瘤患者的预后与疾病严重程度及外科手术切除范围有关。病变包膜完全切除的患者预后最好。包裹性胸腺瘤5年及10年生存率分别为75%和63%，而侵袭性胸腺瘤仅为50%和30%。胸腺瘤患者，甚至是包膜病变完全切除的患者均可能发生延迟复发，这提示我们应强调长期随访的重要性。

胸腺切除术在治疗次胸腺症候群中的作用尚存在争议，但对于罹患重症肌无力（MG）且无胸腺瘤的患者则更加有效，其临床缓解率约为35%，另有50%的患者可得到临床改善。当重症肌无力与胸腺瘤有关时其神经系统病变难以获得改善。纯红细胞再生障碍性贫血患者行胸腺切除术后的缓解率为40%～50%，与之相反的是，低丙种球蛋白血症患者不能从胸腺切除术中受益。

胸腺癌

胸腺癌是一组具有异质性的侵袭性上皮细胞恶性肿瘤，具有早期局部浸润和远处转移的倾向。男性易感（平均年龄46岁）。2004年WHO将胸腺上皮细胞恶性肿瘤即胸腺癌分类描述为“非器官型”恶性肿瘤（C型），其类似胸腺外来源的恶性肿瘤，如肺癌。根据传统的病理组织学分类，最常见的两种细胞类型分别为鳞状上皮细胞和淋巴上皮瘤样癌。与胸腺瘤所不同的是，胸腺癌具有恶性组织学特征，一般表现为一个较大、边界不清、具有浸润性的前纵隔肿块，通常发生局限性淋巴结及肺转移，可有胸膜腔和/或心包积液（图71-4）。

胸腺癌的组织学分级和肿瘤分期决定了患者的治疗与预后。在可行的情况下，手术切除是首选治疗方法。还可使用以顺铂佐剂为基础的辅助化疗及放疗。但患者的总体缓解率较差，5年生存率约为30%。

胸腺类癌

胸腺类癌是一种罕见的具有侵袭性的神经内分泌肿瘤，通常好发于40～50岁的男性。这些病变较大、有临床症状的局部侵袭性肿瘤常有远处转移。大约35%的受累患者会由于异位激素产生而引起内分泌异常，最常见的是库欣综合征。也会出现Ⅰ型多发性内分泌肿瘤综合征（MENI）。然而，抗利尿素分泌异常症（SIADH）和类癌综合征较罕见。在影像学方面，胸腺类癌表现为一个较大、分叶、异质性、常侵袭前纵隔的肿块，与胸腺癌或胸腺瘤不易区分（图71-5）。肿瘤可伴有胸腔内转移的淋巴结病。在允许的情况下，手术切除是首选的治疗方法，化疗及放疗的缓解较差。

纵隔淋巴瘤

纵隔淋巴瘤在所有成人纵隔肿瘤中占10%～20%。所有淋巴瘤中约有2/3为非霍奇金淋巴瘤（NHL）。纵隔受累常常提示有系统性淋巴瘤，但也可能是原发病的表现。虽然霍奇金淋巴瘤（HD）及非霍奇金淋巴瘤均可累及纵隔，但HD比NHL更易累及全身淋巴结。结节性硬化型是HD累及纵隔的最常见亚型。弥漫性大B细胞淋巴瘤及淋巴母细胞

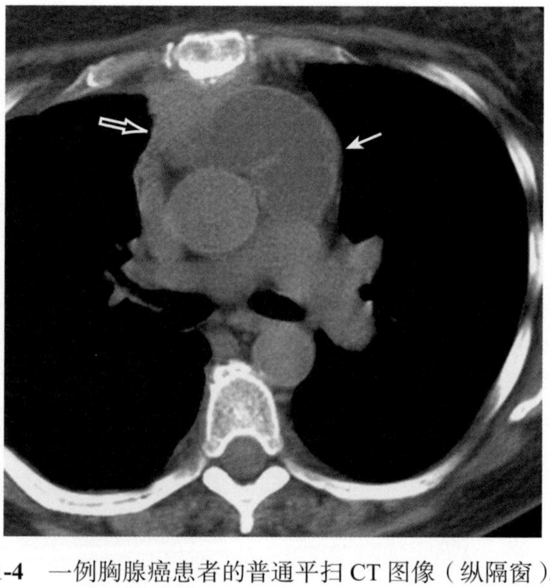

图71-4 一例胸腺癌患者的普通平扫CT图像（纵隔窗）。左前方胸腺癌具有异质性，它横跨胸腔的中部，并显现为多囊改变（箭头），伴有胸膜下偏心软组织成分

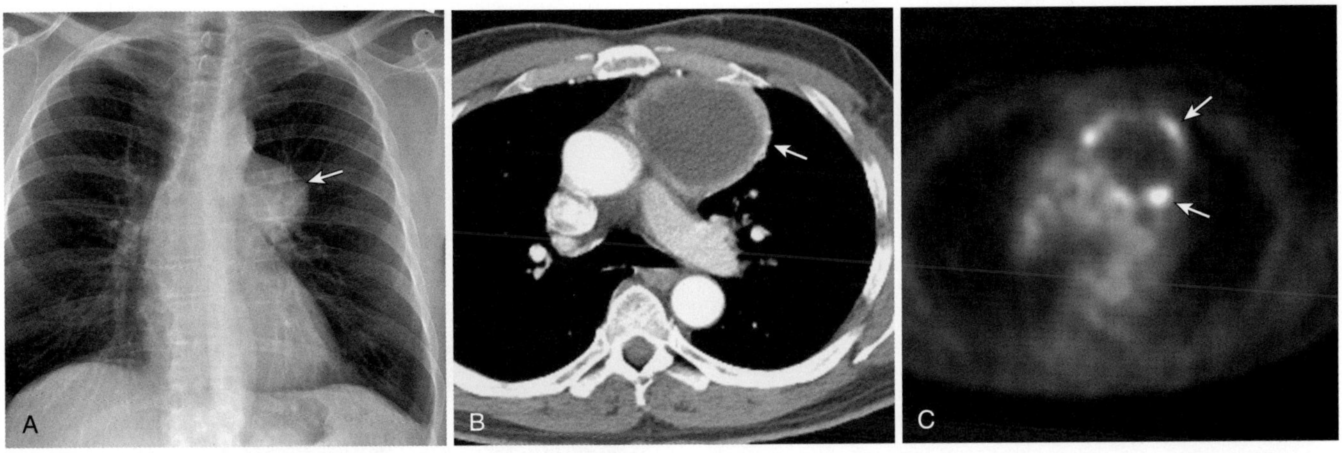

图 71-5　胸腺类癌。**A**，后前位胸部X线片；**B**，增强胸部CT（纵隔窗）；6 cm大小的独立的圆形纵隔前左方的胸腺类癌（箭头），中心为低密度，周围的壁增强显影；**C**，FDG-PCT扫描。囊壁有多处FDG强化病灶，与病灶的恶性程度相吻合

瘤是非霍奇金淋巴瘤中最常见的原发性纵隔亚型。非霍奇金淋巴瘤患者较易出现全身症状，并伴有胸腔外及结节外淋巴组织受累。PET-CT在描述病变范围方面优于单独CT检查，并在评估治疗缓解及残余瘤中起重要作用。

霍奇金病

霍奇金病多发于20～30岁的成年人和超过50岁的成人。尽管结节硬化型多见于女性，但HD在年轻患者身上一般不表现出性别偏好。目前纵隔淋巴瘤患者趋于年轻化。常常因颈部和锁骨上淋巴结肿大而被发现。在少于25%的患者中HD病变仅限于胸部，大约1/3的患者存在全身症状。尽管庞大的淋巴结病变可能会诱发纵隔受压的相关症状，但纵隔受累患者一般并无临床症状。

大多数HD患者的X线摄像表现为双侧非对称性纵隔淋巴结肿大，这些淋巴结经常侵犯主动脉弓前及气管旁淋巴结而很少侵犯后纵隔及靠近心脏组织的淋巴结。结节硬化型HD可以表现为孤立的、单侧前纵隔肿块（图71-6）或双侧纵隔肿块（图71-7），抑或表现为前纵隔内较大的分叶的聚集性淋巴结病变（图71-8）。可发生侵袭、挤压及移位（纵隔结构、肺、胸膜及胸壁）。受累淋巴结通常表现为同质的密度影，但也可因出血、坏死或囊性变而表现为异质性。新生淋巴结钙化现象很少发生，但可能会在放射治疗后1～5年内出现。8%～14%的未治疗患者病变可直接侵犯肺，通常表现为肺门淋巴结肿大。诊断通过穿刺活组织检查或外科手术切除受累的触诊发现的淋巴结或影像学发现的肿块来明确。

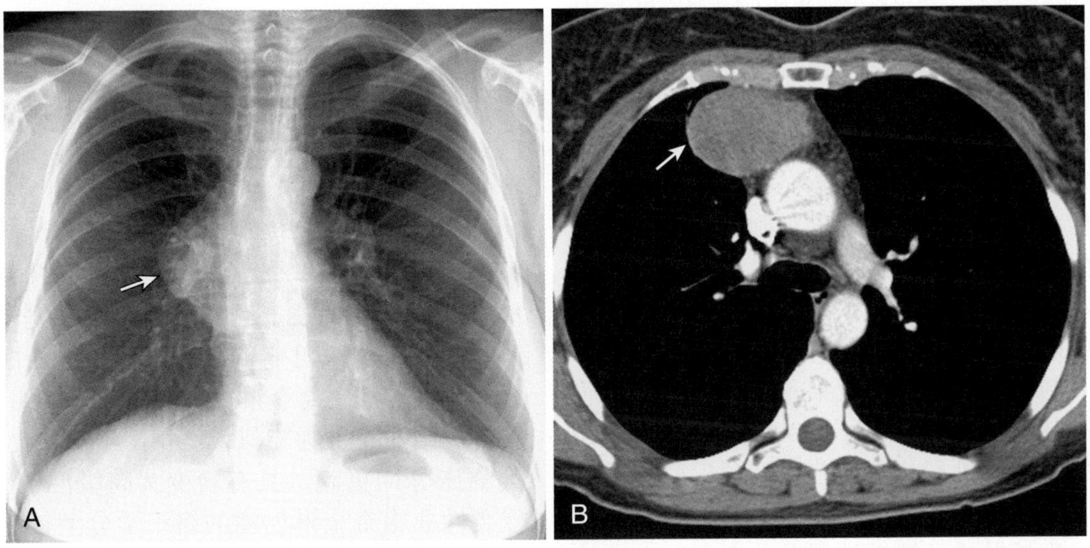

图 71-6　一个45岁男性原发性纵隔霍奇金淋巴瘤。**A**，后前位胸部X线片；**B**，增强CT（纵隔窗）。Hodgkin淋巴瘤表现为在右前纵隔中的一个光滑的、同质的肿块（箭头所示），没有淋巴结肿大

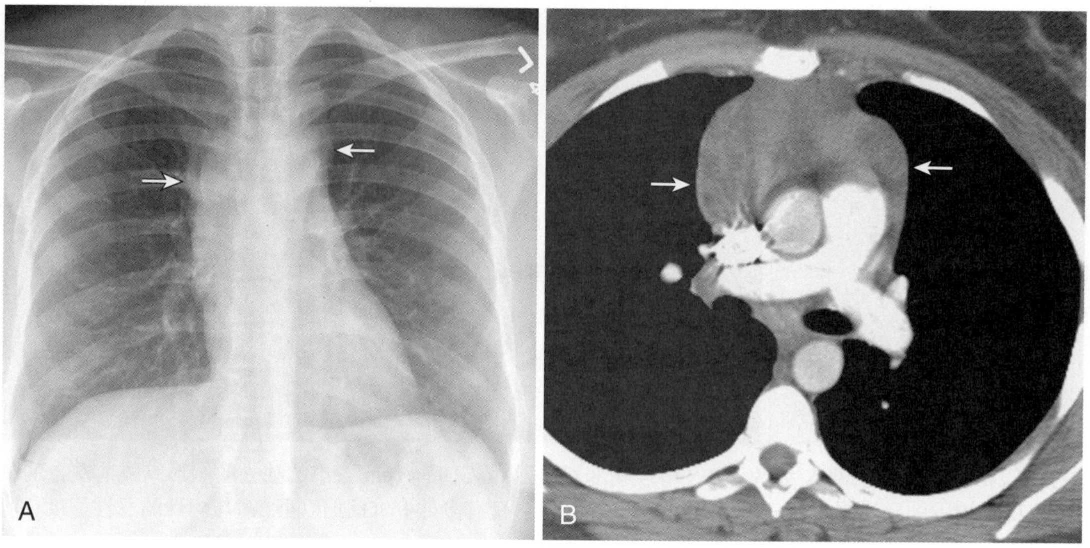

图 71-7 Hodgkin 病（HD）的纵隔肿块。**A**，后前位胸部 X 线片；**B**，增强胸部 CT（纵隔窗）。在一个 HD 女患者的前纵隔中间一匀质性肿块，病灶向两侧扩张

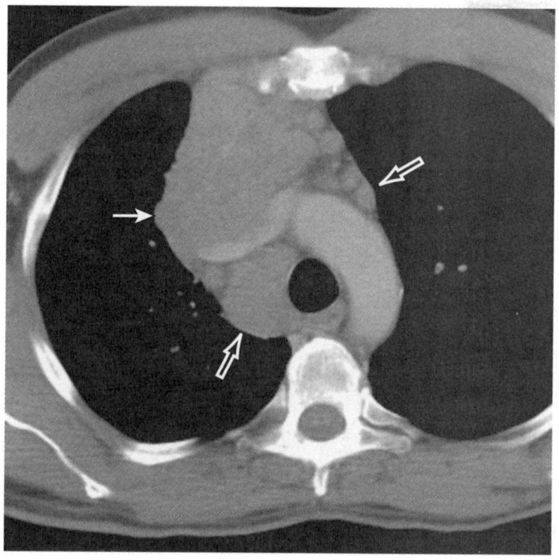

图 71-8 一例纵隔霍奇金病患者增强胸部 CT（纵隔窗）。右前纵隔一个明显的淋巴结肿块（箭头）与扩大的双侧连续性纵隔淋巴结组有关（空心箭头）

霍奇金病可通过相邻淋巴结播散，并依据修订版安阿伯分类法结合组织学分期来进行解剖学分期：结节硬化型、混合细胞型、淋巴细胞为主型、淋巴细胞减少型及未分型。过去 HD Ⅰ A 和Ⅱ A 期（无症状，仅累及同侧膈，无块状淋巴结肿大）的治疗方法仅为放射治疗。现在，疾病早期进行限制性化学治疗及限制性放射治疗的效果正在被评估。疾病晚期则多采用全身化学治疗。HD 的块状纵隔淋巴瘤可在放射治疗后进行化学治疗。其预后取决于疾病的分期，Ⅰ A 和Ⅱ A 期治愈率超过 90%；Ⅳ期患者即使发生扩散或已播散性累及一个及以上结外组织，若使用联合化疗方案，其治愈率仍可高达 50% ～ 60%。复发可以通过补救性化学治疗而治愈。

非霍奇金淋巴瘤

非霍奇金淋巴瘤常累及老年人（与霍奇金淋巴瘤患者相比），且表现出轻微的男性好发倾向。弥漫性大 B 细胞淋巴瘤及淋巴母细胞瘤是纵隔疾病中最常诊断的两个亚型，好发于年轻患者。弥漫性大 B 细胞淋巴瘤多见于女性，淋巴母细胞瘤多见于男性，且常伴有急性淋巴细胞性白血病（图 71-9）。这两种肿瘤均可发生肿瘤迅速生长和侵入纵隔的相关症状，包括上腔静脉综合征。此外，弥漫性大 B 细胞淋巴瘤及淋巴母细胞瘤均有可能表现为原发性纵隔肿瘤，而无胸腔外淋巴结病变。大多数非霍奇金淋巴瘤患者在初始时即可因病情进展及全身症状而被发现，大约半数的患者有胸内淋巴结肿大。典型的胸内淋巴结病常孤立存在或彼此不相邻，且易于出现在不寻常的部位，如脊柱旁组织、近心组织及膈脚后淋巴结群（图 71-10）。与霍奇金淋巴瘤相比，较少累及前纵隔，但其影像学特征与霍奇金淋巴瘤相似。

非霍奇金淋巴瘤常表现为全身症状且扩散不可预知；故其组织学分类较解剖学分期有更好的预测价值。依据欧美关于淋巴组织肿瘤分类经修订的方法，非霍奇金淋巴瘤可分为惰性、侵袭性或高度侵袭性。惰性非霍奇金淋巴瘤具有较好的组织学分型，与淋巴结病变更为相似，但相比于各种侵袭性种类，其临床分期更晚，具有转变为高级淋巴瘤的倾向。侵袭性非霍奇金淋巴瘤的组织学分型较差，有侵袭结外组织的倾向。尽管侵袭性非霍奇金淋巴瘤在未经治疗的情况下其预后较差，但较惰性非霍奇金淋

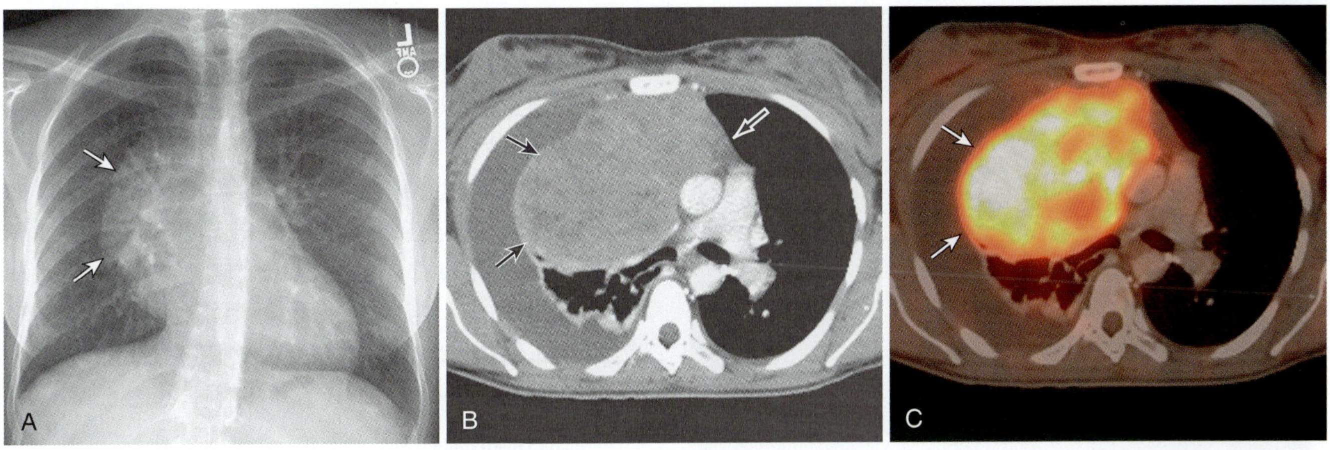

图 71-9　弥漫性大 B 细胞非 Hodgkin 淋巴瘤（NHL）。**A**，后前位胸部 X 线片；**B** 和 **C**，增强胸部 PET-CT 扫描图像。右前纵隔 NHL（箭头所示）不均一，向中线延伸（空心箭头），显示明显的 FDG 活性。已出现中量的右侧胸腔积液

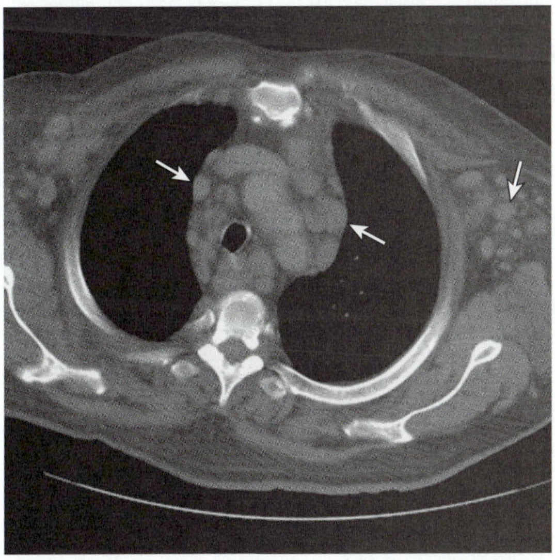

图 71-10　纵隔非 Hodgkin 淋巴瘤患者的普通平扫胸部 CT（纵隔窗）。NHL 表现为多发的纵隔与腋下淋巴结肿大

巴瘤更可能获得治愈。惰性非霍奇金淋巴瘤的治疗为姑息性治疗，依据疾病分期可使用放射治疗或化学治疗。PET-CT 是评估侵袭性非霍奇金淋巴瘤病情缓解及预后情况的精确方法。

纵隔精原细胞瘤

生殖细胞肿瘤在性腺外最主要的好发部位为前纵隔。这些病变约占成人前纵隔肿瘤的 10% ～ 15%。纵隔生殖细胞瘤是由良性及恶性肿瘤构成的一组异质性疾病，可能起源于胚胎发育期内异常原始生殖细胞在纵隔中“错位”。大多数在成年期发生的肿瘤为良性，但在童年期发生的却常为恶性。30 多岁的成人最常受累。良性成熟畸胎瘤在男女性中发病率相等，但大多数恶性纵隔生殖细胞瘤好发于男性。虽然恶性生殖细胞瘤的典型原发病灶为纵隔肿物，但应先除外由原发性生殖细胞肿瘤形成继发瘤的可能。男性纵隔肿块患者的血清肿瘤标志物如甲胎蛋白（AFP）和人绒毛膜促性腺激素 β 亚基（β-HCG）出现升高则高度提示恶性非精原生殖细胞瘤的诊断。

纵隔畸胎瘤

畸胎瘤是最常见的纵隔生殖细胞瘤，占该肿瘤患者的 60% ～ 70%，其组织构成可能起源于多个原始胚胎生殖细胞层。大多数畸胎瘤是分化良好的良性肿瘤，故称为成熟性畸胎瘤。少见类型包括未成熟畸胎瘤、恶性畸胎瘤或畸胎癌。成熟畸胎瘤通常累及儿童和年轻的成人。尽管较大肿瘤会引起局部压迫的相关表现，但成熟畸胎瘤患者通常无临床症状。其特征性的却不常见的症状包括咳出毛发（唾液中含毛发）、皮脂或液体（由肿瘤与气道相通所致）。畸胎瘤在影像学上表现为球形、分叶和非常局限，可能在影像学上呈现前纵隔肿块钙化的现象（图 71-11）。CT 典型表现为多房囊性肿块，75% 的病灶含脂肪密度影（图 71-12）。手术切除为首选的治疗方法，预后良好。

精原细胞瘤

纵隔精原细胞瘤通常好发于 30 ～ 40 岁的成年男性，且代表 40% ～ 50% 纵隔恶性精细胞肿瘤的纯组织学类型。大多数患者是有症状的。10% 患者的 β-HCG 水平升高，但单纯精原细胞瘤的 AFP 水平正常。肿瘤表现为大的、分叶的及边界清楚的前纵隔肿块，很少侵袭纵隔结构，但可能会转移至淋巴结、肺及骨组织。基于顺铂的四周期化疗大体上取代既往单独放疗后的治愈率约为 80%。放射治疗仍

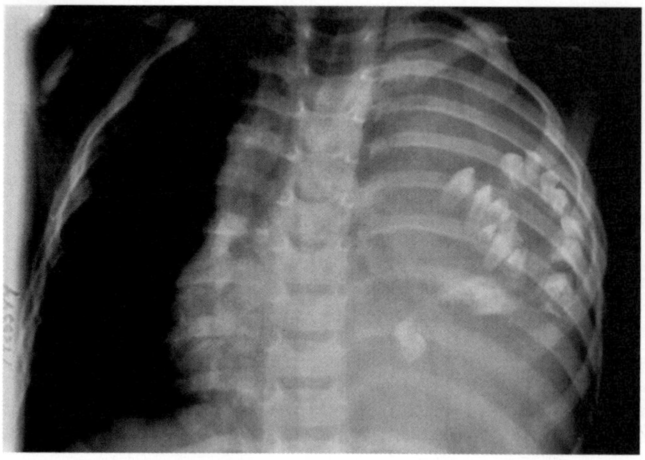

图 71-11 一例纵隔成熟畸胎瘤患者的后前位胸部X线片。一个大的肿块占据了整个左侧胸腔，使纵隔向右移位。肿块中有形成完好的牙齿。虽然诊断具有高度特异性，但是一个极其罕见的发现

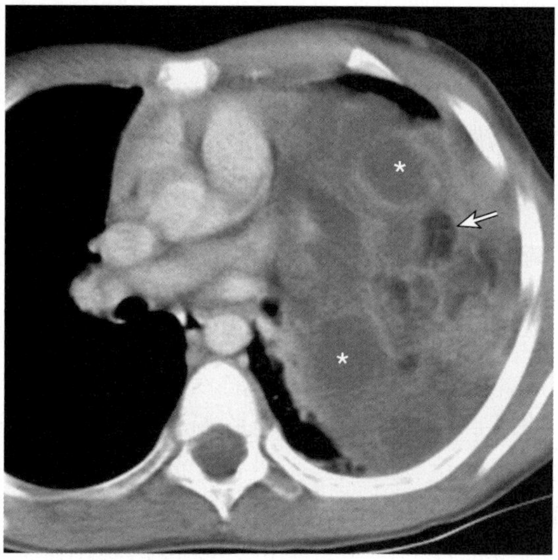

图 71-12 一个罹患非成熟畸胎瘤儿童的胸部普通平扫 CT（纵隔窗）。畸胎瘤表现为巨大的、左侧前纵隔肿块，具有多囊性和脂质（箭头）成分

然用来结合化学治疗用于块状肿瘤及化疗后残余肿瘤患者。

非精原细胞性恶性生殖细胞肿瘤

非精原细胞性恶性生殖细胞肿瘤包括绒毛膜上皮癌、胚胎癌、内胚窦瘤（卵黄囊）和混合性生殖细胞肿瘤，好发于年轻有症状的男性。大多数患者体内的肿瘤标志物（AFP 和 HCG）升高。内胚窦瘤及胚胎癌患者的 AFP 水平通常显著升高，而绒毛膜上皮癌患者则会出现典型的 HCG 增高。非精原细胞性恶性生殖细胞肿瘤可能与多种血液肿瘤相关，如急性白血病或骨髓增生异常综合征，且有高达 20% 的受累患者有克兰费尔特综合征。这些肿瘤的影像学表现为较大的内部有中心坏死区的异质性肿块，周围包绕有高密度结节影及不规则软组织影。常见其侵袭邻近组织结构、胸膜及心包膜积液，并常见淋巴结转移和远端转移。

标准治疗包括首先进行含顺铂的全身化疗，如果能获得阳性应答，则对剩余肿瘤进行手术切除。如患者治疗后的血清肿瘤标志物转为正常，则提示治疗方案有效。与精原细胞瘤相比，其预后较差。然而，非精原细胞性恶性生殖细胞肿瘤患者的完全缓解率为 50% ～ 70%，其 5 年生存率可达 50%。

胸腺脂肪瘤

胸腺脂肪瘤是一种罕见的良性胸腺肿瘤，由成熟脂肪及胸腺组织构成。它通常好发于年轻成人且无性别倾向。胸腺脂肪瘤生长缓慢，在确诊前肿块往往已生长至较大尺寸，近乎半数患者无症状。胸腺脂肪瘤在 X 线影像学上表现为较大的前下纵隔肿物，与邻近胸腔结构一致，影像学上表现为类似膈上抬及心脏扩大的表现（图 71-13）。这些病变也可表现为外形上的位置变化。CT 和 MRI 检测结果证实了软组织和脂肪组织成分的存在，并确立了病变与胸腺之间的解剖学关系（图 71-14）。手术切除为首选的治疗方法，预后较好。

囊肿

胸腺囊肿

胸腺囊肿是罕见的先天性或后天获得性前纵隔肿瘤。先天性胸腺囊肿通常在患者 20 岁前发现，而后天获得性胸腺囊肿常与获得性免疫缺陷综合征（AIDS）或胸腺炎症抑或恶性肿瘤（如癌症、霍奇金淋巴瘤）相关。胸腺囊肿在放射学上表现为边界清楚的前纵隔肿块，其横截面影像呈单房囊性或多房囊性表现（图 71-15）。手术切除是推荐的治疗方法。通常应对囊性肿物进行诊断和鉴别诊断，对于炎症性囊肿应进行仔细检查以排除相关的恶性肿瘤。

心包囊肿

心包囊肿因其内含物液体清澈，也称作泉水囊肿或清水囊肿，前纵隔的影像学结果通常不会发现此类发展性病变。大部分病例是在无症状的中年患者身上偶然被发现。这些囊肿受周围结构所限，通常心脏、膈及前胸壁相邻，尤其是右心膈角。囊肿在 CT 上的典型表现为水衰减的非增强型囊肿及难以察觉的囊壁（图 71-16）。除非表现出典型明显症状或

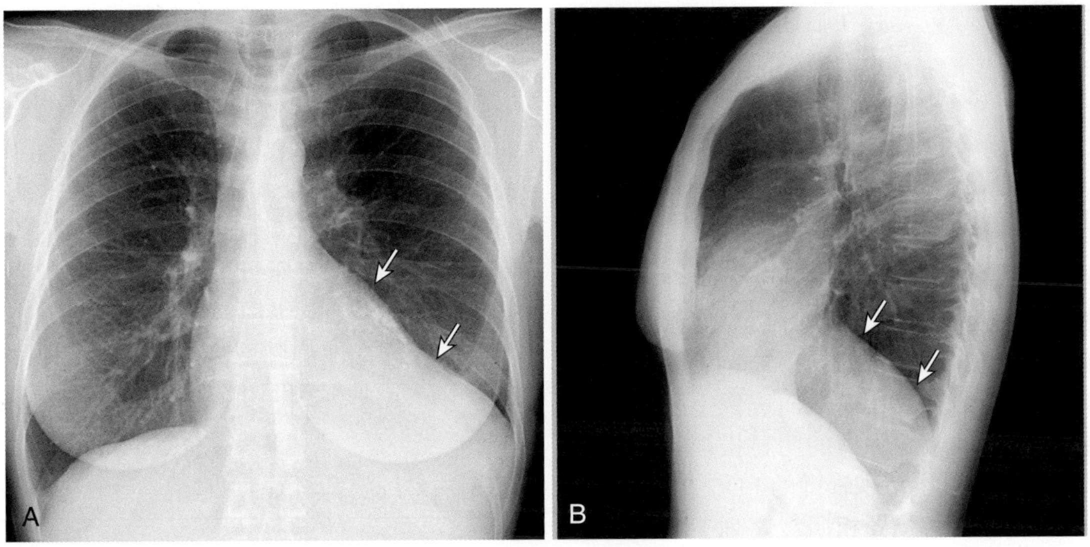

图 71-13　A 和 B，一个罹患胸腺脂肪瘤妇女的胸部正前位和侧位 X 线片。大的软的纵隔胸腺脂肪瘤（箭头）与心左缘和膈的轮廓相吻合，显示有多发的点状钙化

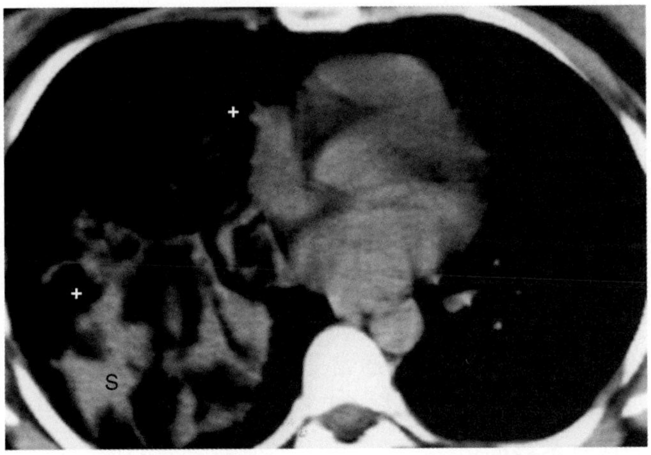

图 71-14　一个罹患胸腺脂肪瘤的年轻女性患者的胸部平扫 CT（纵隔窗）。大的前纵隔胸腺脂肪瘤位于右侧胸腔的下方。注意病灶中胸腺和脂肪、软组织成分的混合物之间的解剖联系

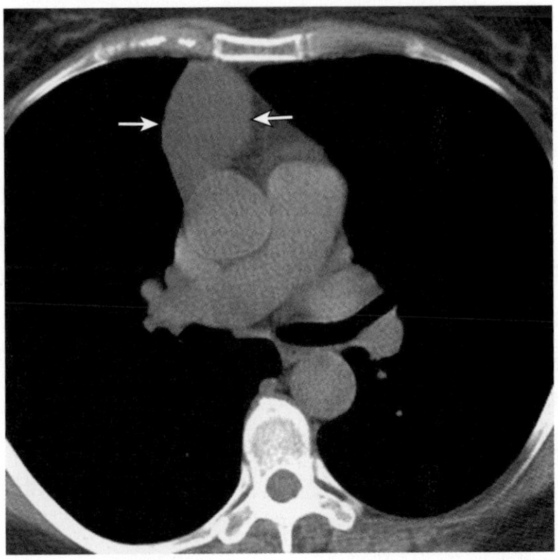

图 71-15　一个无症状的单腔胸腺囊肿（箭头）女性患者胸部普通平扫 CT（纵隔窗）显示水样密度的成分，有一层非常薄的壁，没有软组织成分

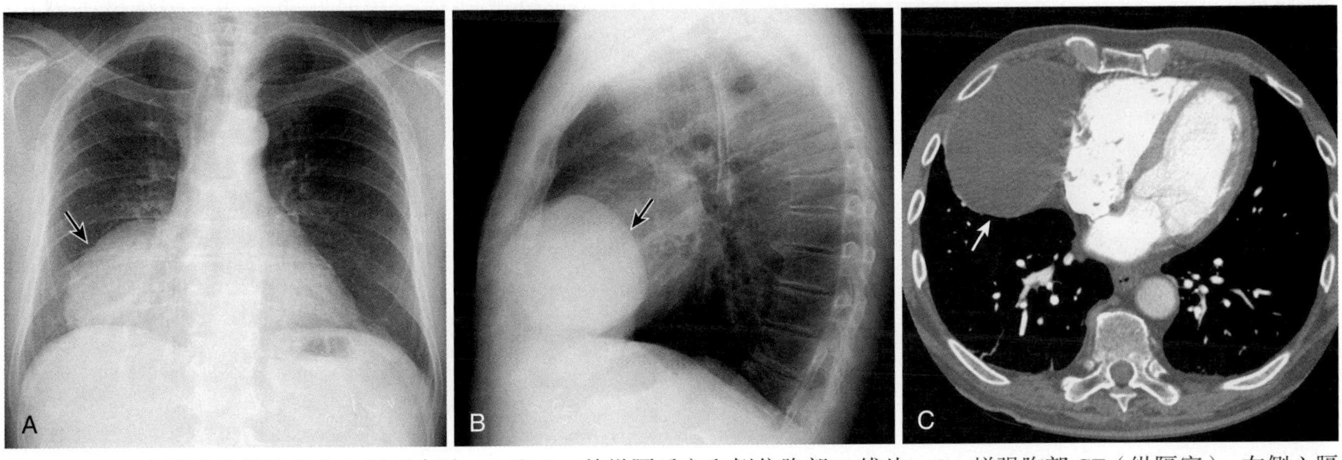

图 71-16　一个无症状男性的心包周围囊肿。**A 和 B**，前纵隔后方和侧位胸部 X 线片；**C**，增强胸部 CT（纵隔窗）。右侧心膈角心包囊肿表现为一个有着薄壁的单腔的水样密度的肿块（箭头）

非典型影像学特征心包囊肿在临床及影像学上均较难被发现。

腺体疾病

胸腺增生

胸腺增生通常作为一种反弹现象发生在淋巴瘤或生殖细胞肿瘤患者接受化学治疗后。弥漫性增生常发生在化疗后的 2 星期至 12 个月之内，并可在影像学上表现为纵隔增大或在横截面成像上呈类似胸腺瘤改变。与复发性恶性肿瘤的明显摄取不同，胸腺增生通常在 PET-CT 上呈现轻微的 FDG 摄取现象。化学移位 MRI（在同相及异相回波序列）可成功用于区分胸腺增生和胸腺。

胸内甲状腺肿块

大多数胸内甲状腺肿源于颈部甲状腺肿块延伸入纵隔内，好发于女性。尽管患者通常无症状，但气管或食管受压很少会引起呼吸困难或吞咽困难等症状。其发生恶性变的可能性较小。大多数胸内甲状腺肿块位于前上纵隔，通常是右侧，但也可能影响其他区域。异位胸内甲状腺肿块不伴发颈部甲状腺的现象较为罕见。胸部 X 线常常可发现颈胸部肿块压迫气管。CT 提示一个分叶状、边界清楚的肿物，并可由出血、囊性变和钙化导致非均质密度影（图 71-17）。常见致密的和持续的影像对比增强。在有功能的甲状腺，摄取放射性核素碘［碘 123（^{123}I）或碘 131（^{131}I）］和锝 99 m（^{99m}Tc）高锝酸盐具有诊断意义。有症状的或体积较大的甲状腺肿可行手术切除。

甲状旁腺腺瘤

纵隔异位甲状旁腺通常位于胸腺内或胸腺附近。它们中的大多数为有包膜有功能的良性腺瘤，多见于甲状旁腺手术后有持续性甲状旁腺功能亢进的老年女性。由于甲状旁腺腺瘤的体积较小，所以其很少能被胸部 X 线片发现，并在 CT 上呈类似淋巴结表现。可通过 ^{99m}Tc 司他比闪烁照相术或 ^{99m}Tc 高锝酸盐和氯化铊 201 双同位素数字减影成像来对甲状旁腺腺瘤定位。闪烁照相术（功能性）定位与 CT 或 MRI（解剖学）对纵隔软组织结节或肿块的鉴别作用相关。选择性静脉取样对于甲状旁腺激素水平的检测十分重要。手术切除是首选的治疗方法。

中后纵隔疾病

淋巴结病

良性纵隔淋巴结病

感染性和非感染性肉芽肿性疾病均可累及纵隔淋巴结。感染性肉芽肿性疾病包括结核和真菌感染，如组织胞浆菌病及球孢子菌病。最重要的非感染性肉芽肿性疾病包括肉瘤样病及矽肺。淋巴结病及肉芽肿性感染性疾病通常有非对称的单测淋巴结肿大，这与肉瘤样病及矽肺的对称性淋巴结肿大正好相反。这些疾病有一部分能引起淋巴结钙化，可表现为“卵壳”样结构，这是矽肺及少数结节病的特征样改变。虽然钙化淋巴结通常是良性过程，但最终排除恶性淋巴结病不能仅靠 CT 检查，而是需要进行组织学检查来诊断。

引起淋巴结肿大的其他良性疾病包括细菌性或病毒性肺部感染、淀粉样变性、药物如苯妥英钠及淋巴结增生症（血管滤泡性淋巴样增生或巨大淋巴结增生症）所致反应性增生。淋巴结增生性疾病通

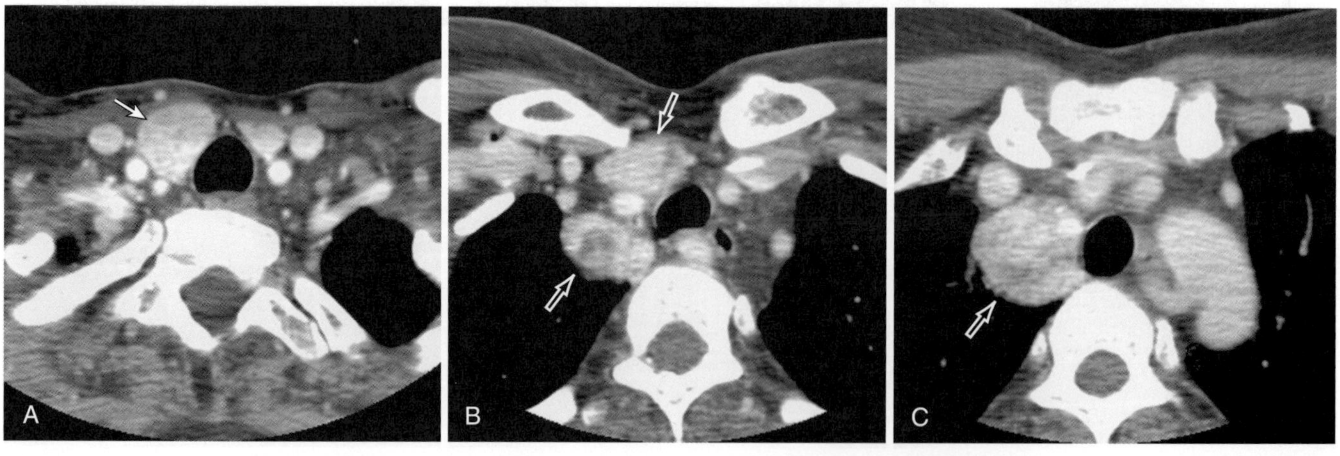

图 71-17　A 到 C，一个高龄甲状腺肿（箭头）女性患者的胸部增强 CT（纵隔窗）。甲状腺肿始于甲状腺的右叶，向上胸腔延伸，表现出明显增强的图像

常出现在年轻无症状的成年人身上，表现为偶发、较大和分界清楚的中后纵隔淋巴结。血流供应丰富的结节通过静脉注射（Ⅳ）造影剂后可在横断面成像上表现出均质信号显著增强的现象。其中，透明血管组织型占 80% ～ 90%，而浆细胞和多中心细胞型仅占 10%。透明血管组织型患者通常无症状，压迫症状罕有发生。浆细胞型患者出现的发热、体重减轻、疲劳及高 γ 球蛋白血症可在手术切除后得到缓解。多中心细胞型较为罕见，并与老年患者的全身严重症状相关，包括全身淋巴结肿大及肝脾大，并最终发展为非霍奇金淋巴瘤。

转移性纵隔及肺门淋巴结病

原发性肺癌、乳腺癌、肾细胞癌、胃肠道肿瘤、前列腺癌以及恶性黑色素瘤均有可能转移到纵隔或肺门淋巴结，并可表现为一个孤立肿块、以淋巴结病为主的肿块或是多病灶性淋巴结肿大（图 71-18）。N2 期肺癌转移至同侧纵隔可进行手术治疗。转移灶的诊断需要一个明确的原发性恶性肿瘤病史及组织活检结果来证实。其治疗方案取决于原发肿瘤性质及其分期。

囊肿

前肠囊肿

先天性前肠囊肿占纵隔肿瘤的 20%，且 50% ～ 60% 纵隔为支气管源性囊肿。肠囊肿包括食管重复畸形及神经管原肠囊肿，占纵隔肿瘤的 10% ～ 15%。高达 20% 的前肠囊肿无法进行组织学分类，称作非特异性或不确定性囊肿。

支气管囊肿

目前认为，支气管囊肿起源于原始前肠的异常腹侧前肠。它们大多位于纵隔内，多在隆突或气管旁区。据报道，高达 15% 的支气管囊肿发生于肺部，其他部位（胸膜、膈、心包）较罕见。这些囊肿通常线性分布在假复层纤毛（呼吸）柱状上皮细胞内。其囊壁中有软骨及平滑肌，且囊内可能包含有浆液、黏液、钙乳、血液或脓性物质。

支气管囊肿可发生于任何年龄，但以成年男性和女性多见。患者通常没有症状，但高达 2/3 的患者可最终因感染或出血而出现症状。支气管囊肿在 X 线片上可表现为一个边界光滑的球形中后纵隔肿块影。在 CT 上，这些囊肿表现为单房、均质、无强化肿块影，其信号密度影呈多样性，主要取决于囊内液体的组成成分（图 71-19 和图 71-20）。其囊壁可有钙化灶，也可经静脉注射造影剂后呈强化表现。囊内液气平面在纵隔囊肿中极为罕见，但多见于肺囊肿与气道相交通或并发感染时。儿童体内较大的囊肿可压迫气管导致肺不张、支气管肺炎或气体滞留。

尽管偶发的无症状成人囊肿多由临床及影像学检查发现，但其首选的治疗方法仍是手术切除（即便在无症状的情况下）。经支气管镜或胸腔镜穿刺引流囊液常可见黏液及支气管上皮细胞，主要用于手术并发症风险较高的患者。

小肠囊肿

小肠（食管重复畸形和神经管原肠）囊肿起源

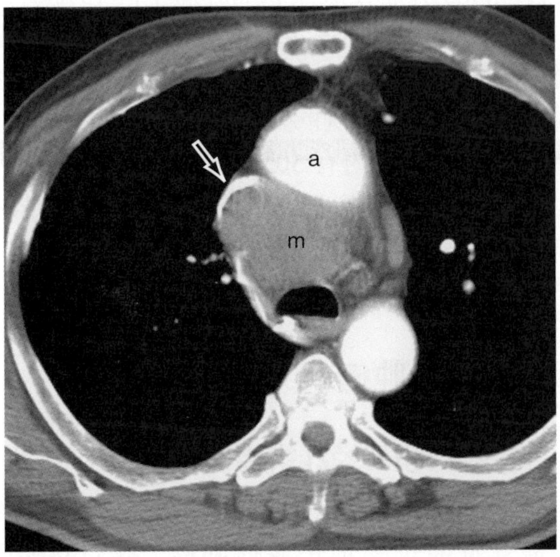

图 71-18　一例纵隔鳞状细胞癌（SCCA）患者胸部 CT 的增强图像（纵隔窗）。SCCA 表现为前纵隔肿块（m），后者存在于升主动脉（a）和气管之间，侵袭上腔静脉（箭头）

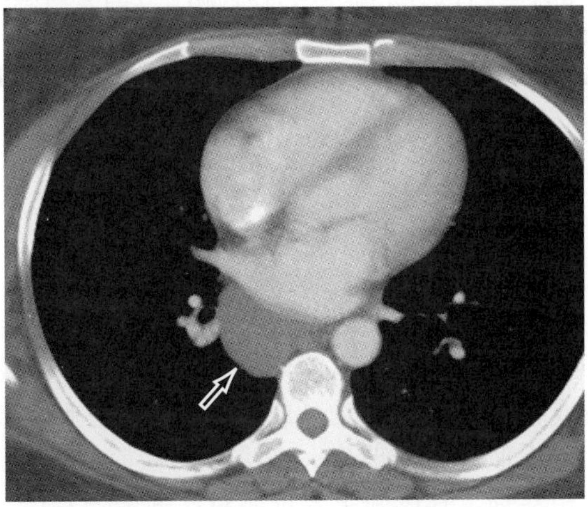

图 71-19　一例支气管源性囊肿患者的胸部增强 CT（纵隔窗）。囊肿（箭头）沿着奇静脉食管隐窝上升，表现为有一层薄壁的水样密度成分，囊肿成分没有增强

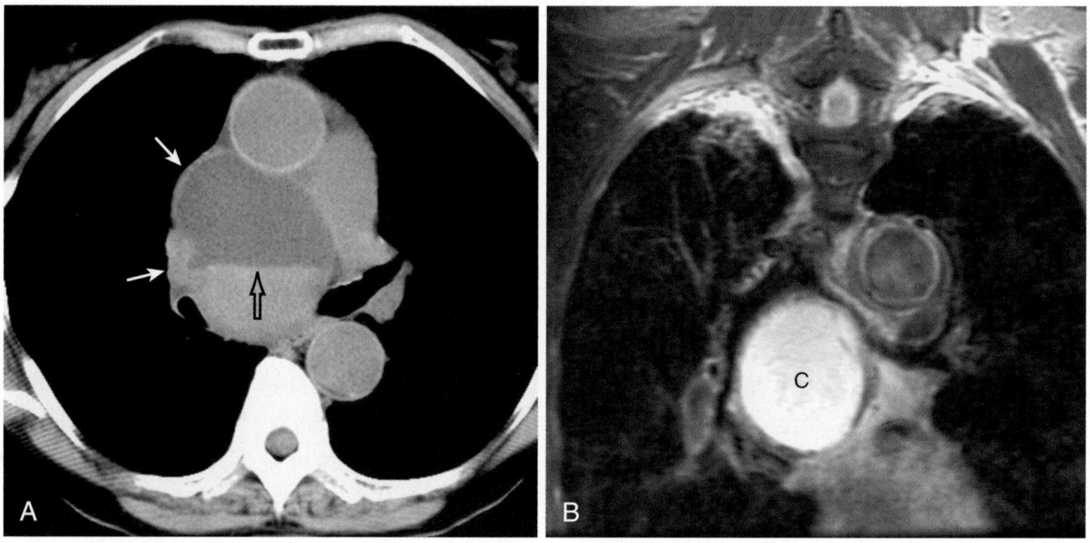

图 71-20 隆突下支气管源性囊肿。**A**，在胸部增强 CT（纵隔窗），囊肿（箭头）表现为光滑的囊壁增强显影及由于最近出血形成的“液-液”水平（空心箭头）；**B**，在 T2 加权的冠状面 MRI 图像（MRI），囊腔致使主支气管展开，表现为高密度信号

于背侧前肠，常位于中后纵隔或脊柱旁区，多见于儿童。小肠囊肿常线性分布有鳞状上皮或肠上皮，可能包含胃黏膜和（或）胰腺组织及神经组织。囊壁内有两层边界清楚的平滑肌，平滑肌上有肠肌神经丛。食管重复畸形囊肿几乎总是黏附于食道周围或位于囊壁内，并可能与胃肠道（GI）畸形相关。与之相似的是，神经管原肠囊肿可能与胃肠道、颈部或上胸部脊椎畸形相关，偶尔与附着在脊柱或脊柱内扩展的纤维组织有关。

大部分小肠囊肿在儿童期确诊，可发生出血或破裂，尤其是存在胃上皮或胰腺组织的情况下。小肠囊肿的影像学特征与支气管囊肿相似。食管重复畸形囊肿通常位于右侧食管末梢附近。大多数神经管原肠囊肿位于脊柱旁区和右侧气管隆突上方，近一半的神经管原肠囊肿与脊柱侧凸、前脊柱裂、椎体融合、半椎体及其他脊椎畸形有关。MRI 检查可用于排除椎管内延伸部分的病变。手术切除是其首选的治疗方法，病灶完全切除后预后非常好。

其他疾病

血管病变

血管病变约占所有纵隔肿瘤的 10%，可能源于全身或肺循环的部分动脉或静脉。它们在胸部 X 线片上呈类似肿瘤样改变，在进行活检前应考虑到与该病相鉴别。其诊断主要依靠对比剂增强 CT、MRI 及血管造影检查。

疝

食道裂孔疝很常见，是腹腔内脏器（通常指胃）经由食管裂孔进入胸腔的结果，常表现为心脏后方的团块影。先天性胸骨后膈疝是由于膈先天性缺陷而导致网膜或其他腹腔内容物破入胸腔，常表现为右侧心膈角团块影。横断面成像见疝囊内有腹腔内容物即可确诊。有症状患者需要进行手术治疗。

脊柱旁区疾病

神经源性肿瘤

神经源性肿瘤在成人纵隔肿瘤中占 15% ～ 20%，而在儿科纵隔肿瘤中占 40%。约有 90% 的神经源性肿瘤位于脊柱旁区。它是引起脊柱旁肿块的最常见原因，约占原发性脊柱旁“纵隔”肿瘤的 75%。儿童神经源性肿瘤中约有 50% 为恶性，但成人多为良性。近半数患者无症状。神经源性肿瘤依据其组织来源多分为以下三类：末梢神经、交感神经节和副神经节瘤。

外周神经肿瘤

神经鞘瘤和神经纤维瘤

施万细胞瘤（也称为神经鞘瘤）和神经纤维瘤都是最常见的纵隔神经源性肿瘤。超过 90% 是良性，10% 为复合性。它们生长缓慢，常起源于后棘突神经根，但可累及胸腔内的任何神经。施万细胞瘤及孤立性神经纤维瘤在 30 ～ 40 岁男女性的发病率相等，尽管这些肿瘤本身有较大体积，但多数患者无症状。30% ～ 45% 的神经纤维瘤发生在个别患有神经纤维瘤病（冯雷克林豪森病）的患者身上。多发性神经纤维瘤或单丛状神经纤维瘤是神经纤维瘤的特殊病征。单独施万细胞瘤发生恶性变是极为罕见的。当患者存在神经纤维瘤和神经源性肿瘤时，其发生一个或多个病灶恶性变的风险则明显增加。神经纤维瘤病患者也可发生神经节细胞肿瘤。

神经鞘瘤及神经纤维瘤在放射影像学上表现为边界清晰、球形及偶尔分叶的椎旁肿块，通常跨越一至两个肋间隙，但能涵盖较大范围（图 71-21）。高达半数的患者因肿块伸展和良性压迫，导致肋骨、椎体及神经孔受损。大约 10% 的神经鞘瘤和神经纤维瘤可在邻近的神经孔中间生长并使之增宽，在两端形成典型“哑铃型”或沙漏形（图 71-22）。肿块在 CT 上通常因包含点状钙化或低密度区域而呈现密度不均。应经常进行 MRI 检查以排除椎管内肿物生长（图 71-23）。手术治疗为首选的治疗方法。复发较为少见，即使切除不完全也不易复发。

恶性外周神经鞘肿瘤

恶性外周神经鞘瘤是纺锤体细胞肉瘤中一组较为罕见的肿瘤，曾被当成恶性神经鞘瘤和神经纤维瘤。这些神经鞘病变在 30 ～ 50 岁的男女性中的发病率相等，且约有半数的患者还伴有神经纤维瘤。神经源性肿瘤伴神经纤维瘤患者发生恶性变的概率约为 5%。恶性外周神经鞘肿瘤也可偶然零星出现或因辐射所致。目前，疼痛伴肿块增大的现象较为常见。纵隔恶性外周神经鞘肿瘤在影像学横断面上表现为边界清楚的球形异质性肿块，并可能呈爆发性生长。

交感神经节瘤

交感神经节瘤可累及儿童及年轻成人，但恶性病变最常见于儿童。神经节细胞瘤和神经节神经母细胞瘤通常起源于脊柱旁区交感神经节。约有半数

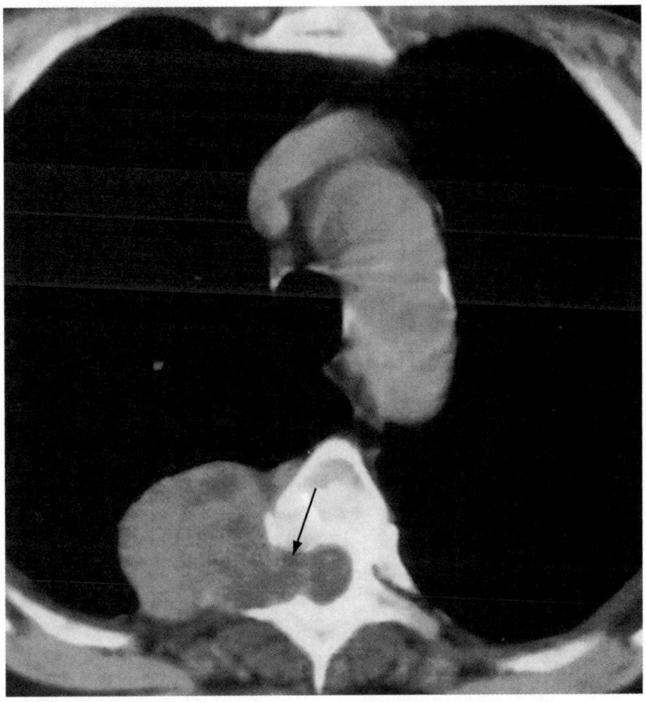

图 71-22　一例神经纤维瘤患者胸部平扫 CT（纵隔窗）。一个球形的异质性肿块向脊柱内延伸（箭头），使邻近的神经孔增大受压被破坏

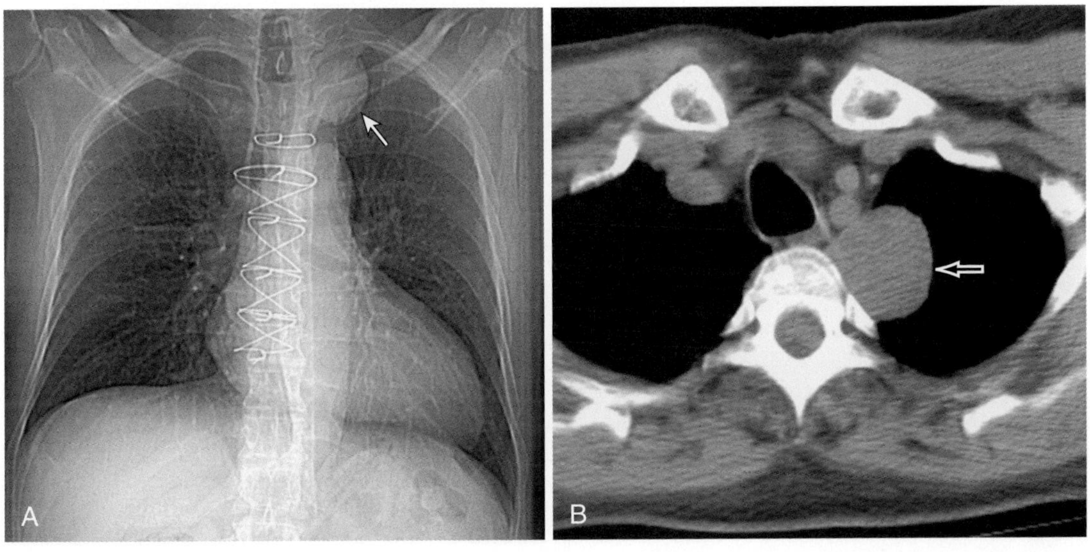

图 71-21　神经纤维瘤。**A**，后前位胸部 X 线片；**B**，普通平扫胸部 CT（纵隔窗）。圆形、均质的左脊柱旁神经纤维瘤（箭头），没有脊柱内延伸或骨骼压力侵蚀

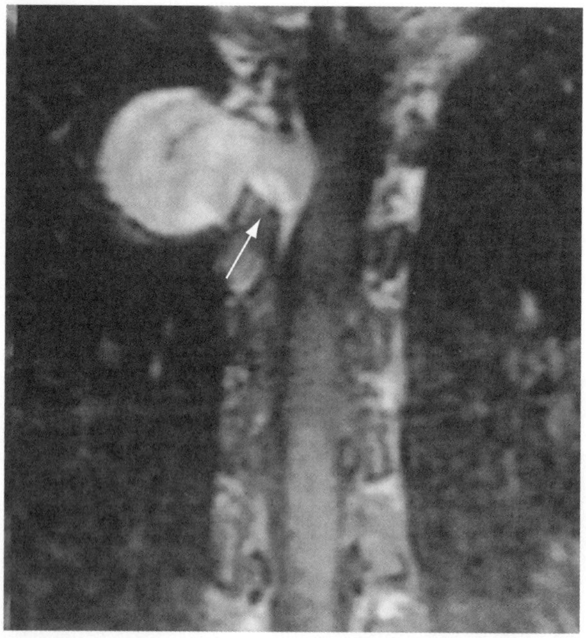

图 71-23　一例神经纤维瘤患者的钆增强的 T1- 加权冠状面 MR 图像。可见一圆形的、异质性的脊椎旁神经纤维瘤向脊柱内发展，肿块累及脊髓

的神经细胞瘤来源于肾上腺，1/3 位于纵隔内，最常见部位为腹腔外区。

神经节细胞瘤

神经节细胞瘤为良性肿瘤，男女发病率均等，受累人群多为大龄儿童（通常＞ 5 岁）和年轻成人。半数患者的症状为肿瘤或椎管内增长所引起的局部作用。神经节细胞瘤在放射学上表现为边界清楚的长椭圆形的椎旁肿块，常累及三至五个椎体，可表现为骨骼移位或压迫侵蚀（图 71-24）。MRI 检查可用于排除其在椎管内的扩展。手术切除是首选的治疗方法，且可能需要胸外科和神经外科相结合的手术治疗。

神经节成神经细胞瘤

神经节成神经细胞瘤为恶性肿瘤，通常累及小于 10 岁的儿童，无性别倾向。具有组织学及生物学复合特征。神经节细胞瘤和神经母细胞瘤的影像学特征通常在成像上难以区分。如发生症状则是由于局部肿块影响，侵犯邻近结构或发生转移所致。其分期和治疗与神经母细胞瘤相同。神经节成神经细胞瘤患者的预后通常要好于神经母细胞瘤。

神经母细胞瘤

神经母细胞瘤是一种高度恶性的肿瘤，通常累及 5 岁以下的儿童，尤其是男孩，但在大于 5 岁的儿童中无性别倾向。2/3 的患者具有全身症状、疼痛、咳嗽、呼吸困难、下肢瘫痪、斜视性眼阵挛及 Horner 综合征。体内儿茶酚胺及血管活性肠肽水平增高可引起多种全身效应，如高血压、心动过速、出汗、颜面潮红及重度水性腹泻等。肿块在 X 线片上表现为椎旁病变，偶伴局部浸润，病变向对侧扩展和骨骼侵蚀。大约 10% 的患者在 X 线片上表现为广泛钙化。在 CT 影像上肿瘤可因出血及坏死等原因而呈现密度不均，且约有 80% 的病例有钙化表现。MRI 检查可用于排除椎管内扩展以及血管或骨骼受累。间碘苯甲胍（MIBG）闪烁扫描术（^{123}I 或 ^{131}I）在原发灶及转移病灶都可呈现摄取现象。

神经母细胞瘤和神经节成神经细胞瘤可进行手

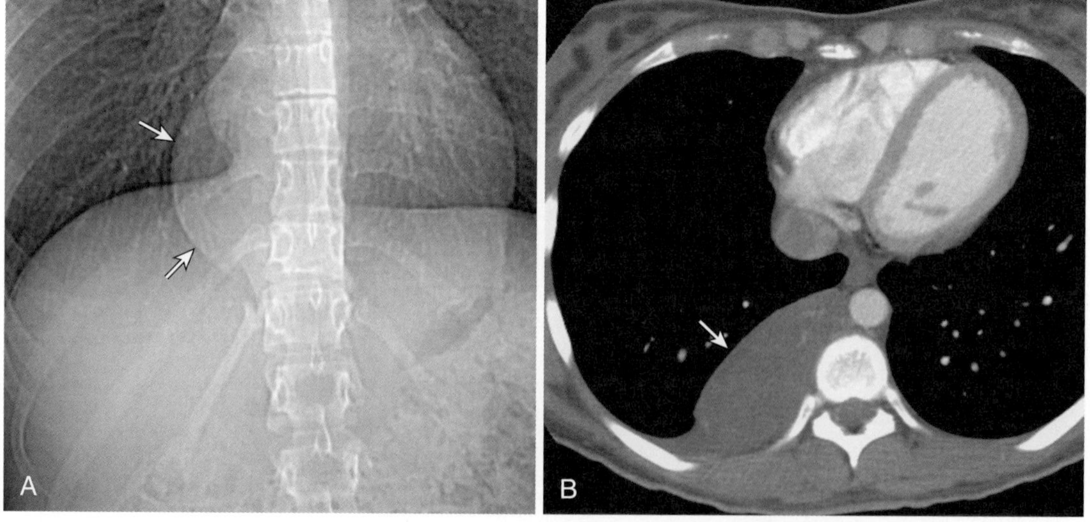

图 71-24　一个成人患者的神经节瘤。**A**，低聚焦胸部 CT 定位扫描；**B**，增强 CT 扫描（纵隔窗）。椭圆形、均质、椎体旁的神经节瘤，没有出现脊柱内延伸

术切除治疗。辅助性化疗及放射治疗方法常用于治疗残留病灶，也可作为晚期病例的一个主要治疗方式。儿童进行放射治疗可能会出现脊髓炎和脊柱侧弯等迟发型并发症。其预后普遍较差，主要取决于诊断时的年龄、病变大小、组织学分化程度及肿瘤分期。具有先天性及胸部病变的患者预后最好。

副神经节源肿瘤

嗜铬细胞瘤

嗜铬细胞瘤是一种功能性副神经节瘤，最常起源于肾上腺，通常好发于 30 ～ 40 岁的成年男性。约 10% 的嗜铬细胞瘤位于肾上腺外，而仅有少于 2% 的病变位于胸腔内；后者倾向于是高侵袭性及多中心性。嗜铬细胞瘤的症状与全身儿茶酚胺类浓度增高或局部肿块作用有关。嗜铬细胞瘤可以是多发性内分泌肿瘤综合征（例如多发性内分泌腺瘤病或家族性内分泌腺瘤病）的一部分。诊断依赖于尿儿茶酚胺类及其代谢产物（香草基扁桃酸、高香草酸、甲基福林、去甲基福林）检测。通常，CT 和 MRI 表现为一个边界清楚的密度增强的椎旁肿块影。该肿瘤可摄取碘 -123 及 131- 间碘苄胍（图 71-25）。其治疗包括外科切除术后阻滞 α 和交感神经 β 交感神经 1 ～ 2 周。化学治疗及放射治疗可用于治疗转移性疾病。

副神经节瘤

副神经节瘤是副神经节组织的罕见肿瘤。大多数为良性，无症状且无功能。它们在影像学上表现为边界清晰的中后纵隔结节或肿块，其定位邻近主动脉、肺动脉、心脏或肋脊沟，也可在左心房壁内（图 71-26）。副神经节瘤是多血管病变，使用造影剂后可出现明显强化。其治疗方法是手术切除。

脊髓病变

胸外脊膜膨出

胸外脊膜膨出较为罕见，包括穿出神经孔的冗余脑膜，含有脑脊液（CSF）。这些脑脊膜膨出无性别倾向，其发生常常与神经纤维瘤有关。该病好发于 40 ～ 50 岁的患者，无症状。放射影像学研究表明，它是一个局限性椎旁囊性病变，通常与脊椎受损、脊柱后凸侧弯和（或）邻近神经孔增宽密切相关（图 71-27）。横截面成像显示硬膜囊呈连续性。CT 表现为水样密度的均匀无强化肿块，MRI 显示其信号强度与邻近脑脊液相同。对于有症状胸外脊膜膨出可进行手术切除。

纵隔的其他疾病

纵隔炎

纵隔炎指的是多种传染性及炎症性疾病。急性纵隔炎较慢性型更为常见，可由食管或气管支气管穿孔、胸部穿透伤、手术后胸骨伤口感染、口咽感染或椎旁或脊椎脓肿外延、放射治疗、恶性肿瘤及罕见炭疽所引起。急性纵隔炎患者通常会突发高热、寒战、胸痛、呼吸困难和吞咽困难。体格检查可发

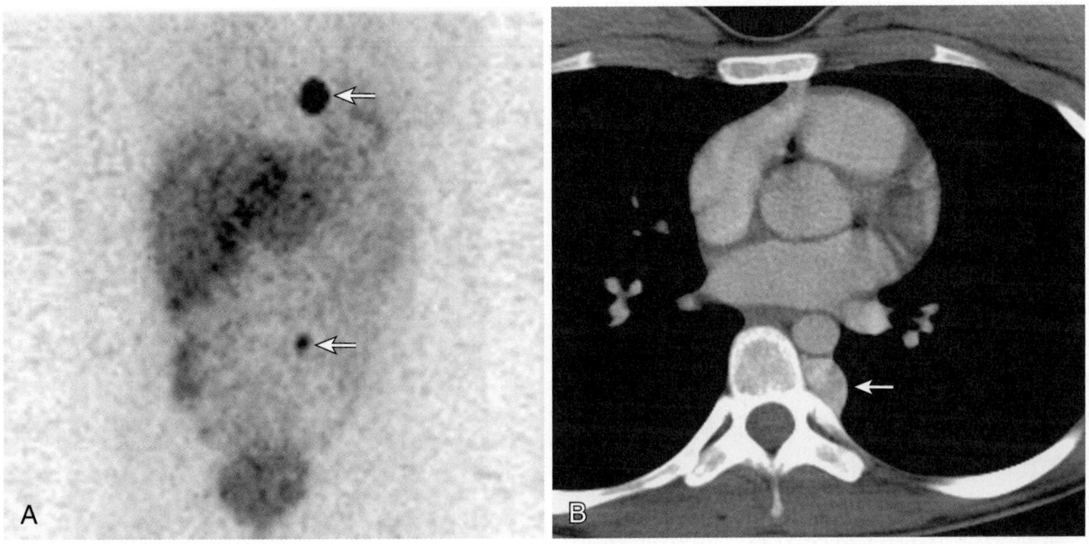

图 71-25　**A**，^{131}I-MIBG 闪烁扫描术检查一个嗜铬细胞瘤患者。胸腔内两个嗜铬细胞瘤的病灶（箭头）和腹腔显示放射性示踪剂摄入显著增加；**B**，左侧脊柱旁的嗜铬细胞瘤的增强胸部 CT（纵隔窗），表现为一个光滑的结节（箭头）和中度增强显影

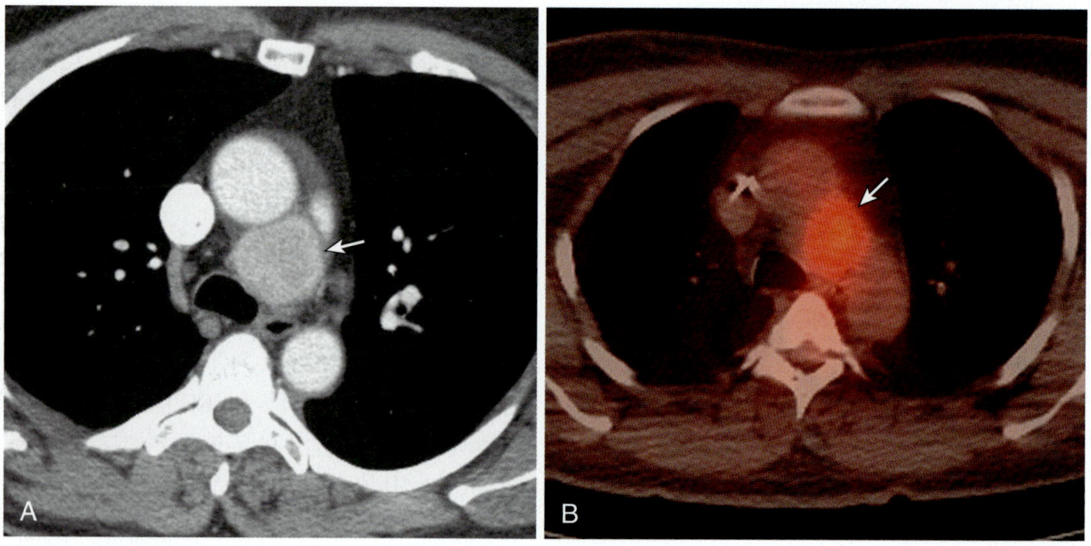

图 71-26 **A 和 B**，一例纵隔副神经瘤（箭头）患者的胸部增强 CT-PET 扫描图像，肿瘤位于主动脉肺动脉区，为光滑、圆形团块，显示中度匀质性增强和 FDG 活性

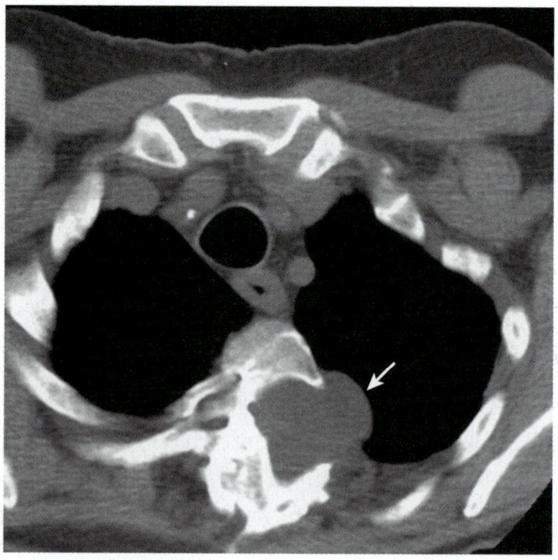

图 71-27 一例胸腔脑脊髓膜侧位突出患者的胸部平扫 CT(纵隔窗)。圆形的脑脊髓膜侧位突出（箭头）一层薄壁内有脑脊液，其密度衰减，压力增加，压迫神经孔

现全身毒性反应、呼吸窘迫、Hamman 征、皮下气肿、胸壁压痛及水肿。胸部 X 线和 CT 检查显示有纵隔增宽、纵隔积气、纵隔内气-液平面或积液、胸腔积液。食管 X 线片可发现穿孔。急性纵隔炎通常是一个弥漫性过程，但可由于继发胸骨伤口感染而导致病变局限。其治疗方法包括外科手术引流、清创、外伤修复及广谱抗生素的使用。该病病死率较高，尤其是在其诊断被延误时。

慢性纵隔炎也称为纤维化或肉芽肿性纵隔炎，是由各种传染性及炎症性过程所引起。组织胞浆菌病和肺结核占据大多数病例。非传染性因素包括纵隔血肿、放射治疗和药物（如麦角新碱和肼屈嗪）。慢性纵隔炎与各种特发性和自身免疫性疾病有关，如腹膜后纤维化、慢性纤维性甲状腺炎、眼眶假瘤、硬化性胆管炎、系统性红斑狼疮及类风湿关节炎。致密的纤维组织通常位于气管旁、气管隆突及肺门区，压迫并阻塞上腔静脉、肺血管、呼吸道和食管等纵隔结构。上腔静脉综合征是最常见的临床表现。胸部 X 线片、CT、MRI、灌注显像及内镜检查均有助于诊断。典型 CT 表现为浸润性纵隔软组织钙化伴肺或肝脾的肉芽肿钙化。非钙化性病变常存在诊断困境，需要排除恶性肿瘤的可能。有时需要行纵隔组织学检查以排除恶性肿瘤或活动性感染的可能性。慢性纵隔炎的治疗效果不佳，多数为姑息性治疗；皮质类固醇激素治疗是否获益尚有争论。当存在真菌活动或血清抗体滴度增高时，可考虑使用抗真菌药物治疗。对于伴有上腔静脉综合征的患者，长期抗凝治疗或血管内放支架可能有效。

纵隔积气

纵隔积气通常是由机械通气、钝伤、哮喘或自发性破裂等原因引起胸腔内容积或压力增高，进而导致肺泡过度膨胀和破裂。空气沿肺间质进入支气管血管周围组织及纵隔，并常常减压进入颈部软组织。较为少见的是，纵隔气肿还可继发于气管、支气管或食管穿孔、产气杆菌感染、创伤性积气、颈部软组织气肿或气腹破入纵隔。

纵隔积血

纵隔出血可由胸廓或其他血管瘤发生自发性破

裂或剥离所引起，也可由钝伤或穿透伤或侵入性医疗操作所致。胸部 X 线检查通常表现为纵隔增宽。非增强胸部 CT 可显示纵隔或主动脉壁内高密度影，而对比剂增强胸部 CT 则可显示内膜下垂或剥离，包括假性动脉瘤、血液直接外渗入纵隔、心包或胸膜腔。其治疗方法取决于引起出血的原因和部位，通常需要外科手术修复，尤其是在并发胸主动脉上移时。

鉴别诊断

许多纵隔肿瘤是良性的，常为无症状患者偶然发现。大病灶可表现出邻近组织结构受压的相关症状。侵袭性或恶性肿瘤则可以出现全身症状、副癌综合征、侵袭相邻组织结构或转移。患者先进行胸部 X 线片评估，然后行 CT 横截面成像检查，偶可行 MRI 检查。CT 可用于排除血管病变和一些导致纵隔增宽的良性病变如多发性脂肪瘤等。此外，一些病变可以得到确诊，包括成熟畸胎瘤、纵隔甲状腺肿、心包囊肿、前肠重复囊肿症、疝及胸外脊膜膨出。邻近结构也通过肿块影响或侵袭情况来进行评价。原发性纵隔肿瘤及囊肿患者通常需要手术切除。当出现淋巴结病（淋巴瘤和转移性疾病的患者）或某些肿瘤标志物阳性时，可在病变局部进行有限的组织学取样；在咨询相关肿瘤学专家后，可在适当的时机进行化学治疗及放射治疗。一些患者随后还需行残留肿瘤切除术。

最常见的原发性前纵隔肿块是胸腺瘤、胸骨后甲状腺肿块及淋巴瘤。其他所有病变均极其罕见。在正确的临床诊疗程序中，前纵隔肿瘤患者应进行血清学检测如乙酰胆碱受体的抗体浓度或 AFP 及 β-HCG 水平，从而分别排除重症肌无力和恶性非精原生殖细胞肿瘤。大多数原发性胸腺瘤表现为胸腺单叶增生及单侧肿大；故前纵隔肿瘤肿块延伸过中线则提示可能为侵袭性肿瘤或弥漫性恶性淋巴结病。然而，胸腺瘤通常表现为单侧胸腺均匀肿大，侵袭性胸腺瘤则表现为边界不规则，可侵犯纵隔组织平面和结构，并下行转移。成熟畸胎瘤一般表现为一个较大的单侧性多房囊性肿块，其内含脂肪及钙化组织。胸内甲状腺肿块大都源于邻近颈部甲状腺肿块的扩展。淋巴瘤可累及纵隔任何区域，典型表现为淋巴结肿大。其诊断多取决于外周可触及的淋巴结组织活检，纵隔受累则需要通过横截面成像来诊断。当淋巴瘤表现为原发性纵隔淋巴结病或局部肿块时诊断会比较困难。心包囊肿往往需要通过临床和影像学检查来明确诊断。

中后纵隔肿块包含有多种病因所致的病变。纵隔淋巴结病是一个常见病变，可由良性或恶性病因所致，如淋巴瘤及晚期肺癌。纵隔囊肿常常是先天性的，主要影响中后纵隔区，由于其症状及并发症的发生率较高而常常需要手术切除。大多数先天性囊肿可通过其放射影像学特征来确诊。

神经源性肿瘤是常见的椎旁肿瘤。通常可依据病变形态、患者年龄、有无临床症状以及并发症情况来进行预期诊断。周围神经病变起病时通常影响无症状的成年人，形态为球形，可通过手术切除来治愈。多发性病变提示神经纤维瘤病诊断。交感神经节源肿瘤起病时常影响儿童及年轻成人，形态为长形，其组织学类型有较高恶变率而导致其预后多变。术前评估通常包括 MRI 检查来排除椎管内肿物，某些情况下行血清及尿液的儿茶酚胺检查来排除儿茶酚胺水平升高、恶性肿瘤或临床活动性肿瘤。胸外脊膜膨出在影像学表现上可与神经源性肿瘤相似，但通过横断面成像则易于诊断。

推荐阅读

Boiselle PM, Rosado-de-Christenson ML: Fat attenuation lesions of the mediastinum (pictorial essay), *J Comput Assist Tomogr* 26:881–889, 2001.

Cronin CG, Swords R, Truong MT, et al: Clinical utility of PET/CT in lymphoma, *AJR Am J Roentgenol* 194:W91–W103, 2010.

Henschke CI, Lee IJ, Wu N, et al: CT screening for lung cancer: prevalence and incidence of mediastinal masses, *Radiology* 239:586–590, 2006.

Kim JH, Goo JM, Lee JJ, Chung MJ, et al: Cystic tumors of the anterior mediastinum: radiologic-pathologic correlation, *J Comput Assist Tomogr* 27:714–723, 2003.

Kumar A, Regmi SK, Dutta R, et al: Characterization of thymic masses using (18)F-FDG-PET-CT, *Ann Nucl Med* 23:569–577, 2009.

Rankin S: [(18)F]2-fluoro-2-deoxy-D-glucose PET/CT in mediastinal masses, *Cancer Imaging* 10(spec A):156–160, 2010.

Shepard JO, Maher MM: Imaging of thymoma, *Semin Thorac Cardiovasc Surg* 17:12–19, 2005.

Takahashi K, Al-Janabi NJ: Computed tomography and magnetic resonance imaging of mediastinal tumors, *J Magn Reson Imaging* 32:1325–1339, 2010.

Tanaka O, Kiryu T, Hirose Y, et al: Neurogenic tumors of the mediastinum and chest wall: MR imaging appearance, *J Thorac Imaging* 20:316–320, 2005.

Tateishi U, Muller NL, Johkoh T, et al: Primary mediastinal lymphoma: characteristic features of various histologic subtypes on CT, *J Comput Assist Tomogr* 28:782–789, 2004.

Tian L, Liu LZ, Cui CY, et al: CT findings of primary non-teratomatous germ cell tumors of the mediastinum: a report of 15 cases, *Eur J Radiol* 2011. [Epub ahead of print].

第十四部分　胸外科

第 72 章　胸管引流术及管理

Stephen D. Cassivi • Claude Deschamps • Nicholas J. Pastis　著

（周　霞　王凌伟　林江涛　译）

在下述病理状态中需要对胸膜腔施行引流，包括内有气体（气胸）、血液（血胸）、血清（胸腔积液）、淋巴（乳糜胸）或脓（脓胸）或以上病理状态的并发情况。这些异常物质的存在使胸膜腔压力为正压，造成肺部分或完全萎陷，从而导致低氧血症。排除空气或积液的常规方法就是置入一根胸导管（胸管引流术）。正确放置胸腔引流管可引流空气和（或）液体，重建胸膜腔内负压，使得肺能够在胸膜腔内复张。正确处理需要置管的患者不仅要求具备置管安全性、准确定位和最低不适感等方面的技术，而且需要判断何时置管、治疗时间以及置管后的相关管理。这意味着需要实施者充分了解手术引流的原理，以及如何进行水下闭式引流系统的操作。

框 72-1　胸管置入适应证

气胸
- 自发性
- 创伤性
- 医源性

胸腔积液（胸水）
- 良性
- 恶性

血胸
- 创伤性
- 医源性

脓胸

乳糜胸

术后（心胸外科手术）

适应证和禁忌证

伴有急性或严重呼吸衰竭的疾病是胸管引流术的绝对适应证，包括张力性气胸、有症状的大面积气胸、血胸、脓胸和继往手术对胸膜腔的侵犯（框 72-1）。此外，在情况不明时，是否需要置入胸管依赖于正确的判断和经验。必须考虑胸腔引流术的替代疗法，如观察、胸腔穿刺术或正式的手术引流，这需要根据临床情况进行个性化选择。当患者术前评估指出术中可能出现凝血功能障碍、胸腔内粘连或胸腔解剖异常的风险加大，就必须特别慎重地考虑手术治疗的必要性。胸腔引流术仅有的禁忌包括：融合的胸膜腔、缺乏经验无法保证安全性的操作人员。在考虑是否放置胸管时，若存在上述两种情况中的任何一种都应该咨询胸外科医生。

技术

关于胸管置入的技术在很多出版物里都已有阐述。在任何手术之前都应首先完成集中而全面的病史记录和体格检查，即使是在病床边。如条件允许，术前应该进行全面的胸部 X 线片和计算机断层扫描（CT）检查，在术中也应随时准备调用。如果有可能，在置入胸膜引流管之前，应与患者进行充分的讨论，包括具体适应证、相关风险、替代疗法和术后护理。

引流管的选择

目前，最常用的引流管是有多个侧孔的硅橡胶管。它通常有一条可在 X 线下显影的标记线贯穿最近侧孔（便于在胸片上识别胸管位置）和从最近侧孔开始的距离标志（以厘米为单位，图 72-1）。胸管的口径最大能到 40 French（40 F）。值得注意的是，有些胸腔穿刺管中胸管附带有中央套管针。实际上此套管针在常规使用中是不必要的，而且可能会产生危险，不建议使用。也可选择小一点的胸管（14 F 或更小），此种情况下可采用 Seldinger 技术来置管而不需要钝性分离。

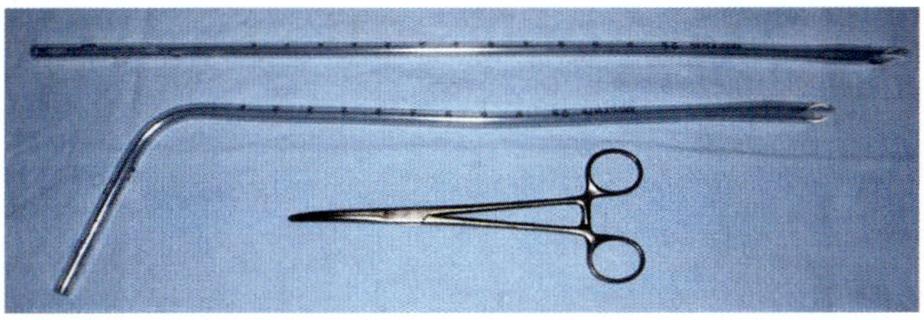

图 72-1　硅橡胶胸管。从上至下依次为：多孔的直型硅橡胶胸管、多孔的弯角型硅橡胶胸管和弯止血钳

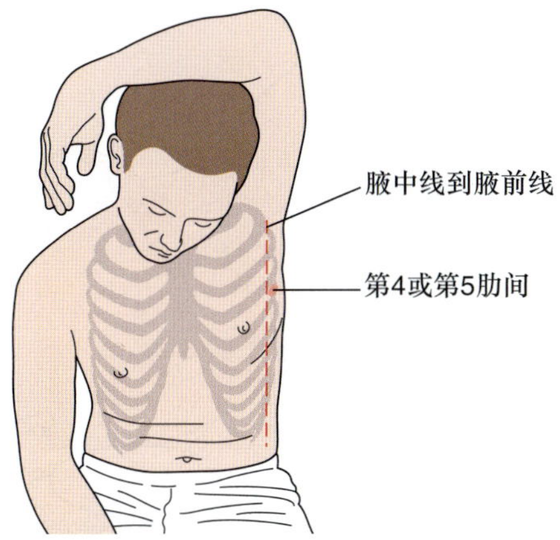

图 72-2　肋间插管引流的首选位置：取腋中线到腋前线上的某一点，在第 4 或第 5 肋间

引流管的选择取决于置入适应证和病人体型。通常，越大的引流管造成的不适感更强，而且在局部麻醉下置入更困难。相反，病人对较小的引流管耐受性更好。专家们的传统共识是在血胸或脓胸发生的情况下较小的胸管（14 F 或更小）会更容易被黏液或颗粒物堵塞，且更容易因为胸管扭结导致阻塞而出现引流问题。根据以往的经验，原则上使用 28 F 或 32 F 的胸管就能较好地引流出大多数积液。通常，单纯性气胸仅需要置入小号的胸管（14 F 或更小），但是对于正压通气的病人应着重考虑使用较大的胸管（24 F 或更大）。

然而，近来一项随机对照试验显示，对于胸腔感染的患者，使用较小（14 F 或更小）与较大的胸管病例对比，在住院 3 个月内，胸部 X 线片的变化和肺功能没有不同。另外，发生术后死亡或需要开胸手术的概率也无显著差异。对于使用较大胸管的患者，疼痛评分指数大体偏高。这些结论说明使用较小口径的胸管在初始治疗胸腔感染时是更好的选择。

长期放置胸腔引流管技术也已被普遍认为能缓解恶性胸腔积液。这些引流术的具体技术和适应证随后将在本章中进行讨论。

插管部位和患者体位

通常，置管的最佳部位是沿腋前线到腋中线的第 4 或第 5 肋间，正好在胸大肌和乳腺组织外侧（图 72-2）。这个位置的优点是较易插入，并能避免给需要仰卧在病床上的患者在靠后位置置管带来的不适。另外，这个部位足够高，可避免不慎从膈下置入；也足够低，能够充分排出液体。值得注意的是，对于主要是仰卧在床且胸腔积液是自由流动的患者，其胸管置入的肋间水平远不如确保胸管在胸膜腔的后部重要。如可能，要尽可能避免在第 2 或第 3 肋间隙前方置管。在这个部位置管相较之前的侧向位置没有任何优势，且患者更痛苦，创口更难看。

对于置管部位的选择，患者应保持一个相对较舒适的体位以便于胸管在上述部位置入。通常，患者处于仰卧位或半福勒位（胸部和头部抬高 30° ～ 45°），即用楔形物或枕头把身体一侧抬高 30° ～ 45°。为了更接近侧胸壁，患侧胳膊应抬至头部上方（图 72-3）。与大多数胸科手术一样，操作人员应站在患者背后。

术前准备、麻醉和切口

患者就位前，应准备好所有的必需设备（框 72-2）。应特意留出时间仔细核实患者身份，确定手术流程和正确的手术部位。如果可能，最近的胸部 X 线片应置于明显的位置，以作为一个单独的安全措施，避免错把健侧当患侧进行手术。

用消毒水消毒胸壁，需要提供约 20×20 cm 大小的手术操作范围。用 21 号针在所选定的插管部位使用 1% 的利多卡因行皮肤浸润麻醉。使用大口径的针（18 号）能进一步渗透到皮下组织。用此针注射前回抽能防止意外麻醉药物注射到血管，并能指示壁胸膜的方向和深度。壁胸膜极为敏感，因此需要彻底麻醉。

用手术刀在皮肤上做一 2 cm 的横切口。这个切口通常是在计划插管的间隙下面再造出一个间隙，以允许在下方肋骨上缘“挖掘隧道”。在这个阶段，用 0-0 丝线在切口的后缘开始缝合，线头两端需要均匀完整。这个缝线会用于后续的胸管固定。在做初始切口和进入胸膜腔做必要的液体或空气引流之前，在这个位置放置缝线相对容易，因为它可保证胸管一旦进入胸膜腔后能被更好地固定。对于肥胖患者，有必要扩大初始皮肤切口，保证术者对肋骨和间隙有更加充分的触诊。

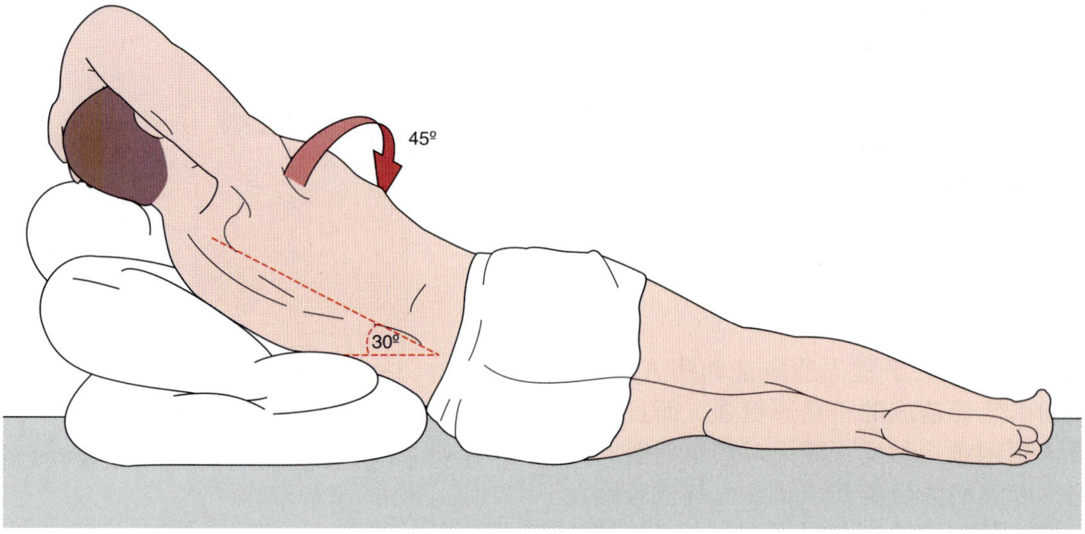

图 72-3 肋间引流的患者体位。用枕头架高躯干至 30° 角并旋转 45°

框 72-2 胸管置入的器械要求

- 无菌手套和白大褂
- 沾满消毒液的棉签
- 无菌布或毛巾
- 20 ml 注射器
- 21 号针
- 18 号针
- 1% 利多卡因
- 带刀片的手术刀
- 持针器
- 0-0 缝线（配缝针）
- 弯止血钳
- 胸管
- 水下的密闭胸腔引流系统
- 纱布和包扎材料

引流

完成初始切口和缝合固定后，用弯止血钳在皮下和肋间组织间分离出一条通道用于放置胸管。下方肋骨上缘“挖掘”通道能防止对分布于肋骨下缘的肋间神经血管束造成损伤，还能在拔管和切口部位愈合时降低漏气的可能性。

用弯止血钳进行切口分离是通过止血钳的扩展和深入实现的，从而创建出肠管插入的通道。只沿一个通道进行分离，可避免后继置入胸管难以找到切口路径，这一点很重要。对于肥胖病人尤其如此。胸膜绷得太紧或增厚有时会加大插入的阻力。用弯止血钳进入胸膜腔时须格外小心，要控制它的前进进程以防误入底层结构。气体或液体的溢出以及钳前进时阻力的突然减轻表示已进入胸腔。对于患者来说，刺破壁胸膜是整个插管术中最难受的过程，通常在刺破胸膜腔之前需要对该部位做进一步局部麻醉。

一旦壁胸膜被刺破后，弯止血钳就从切开的部位撤离。操作人员接下来用示指插入胸膜腔以确保进入胸腔（以排除膈下置入的可能性），并评估有无胸膜粘连和胸膜病变或结节（图 72-4）。然后，如图 72-5 所示，用弯止血钳将胸管导入。小心操作在置管过程中是非常重要的，而令人遗憾的是，经常由于患者的不适或持续的液体或空气泄漏使该过程匆匆完成。胸管能否正常工作就取决于在这一过程中是否小心谨慎地引导胸管到所需要的位置。最常见的情景是，对于一个大部分时间需要平卧的患者，胸管应被向后引导至头侧。大多数情况下，以这种方式放置的胸管空气和液体的引流效果较好。为保证引流管的向后放置，管的前端一旦进入到胸膜腔，就必须在进一步前进前刻意地向后引导。这个特殊手法如操作失败，将导致引流管的位置不正（不管是置于向前的方向还是在大裂隙内），从而无法正常

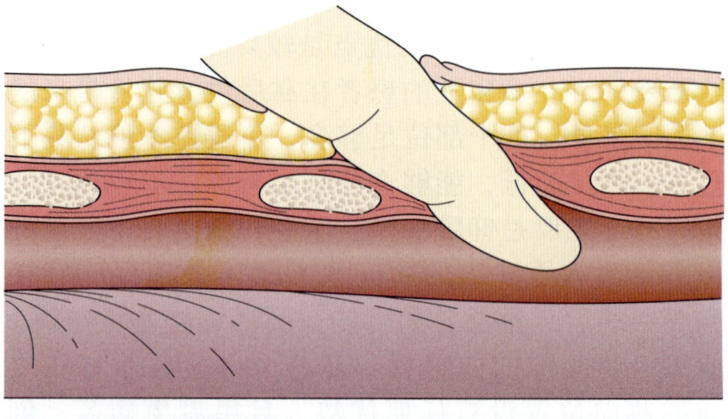

图 72-4 为使置管位置达到最佳，操作者用示指插入通道来排除粘连并确保进入胸腔。需要注意该通道创建在肋骨上表面的肋间隙

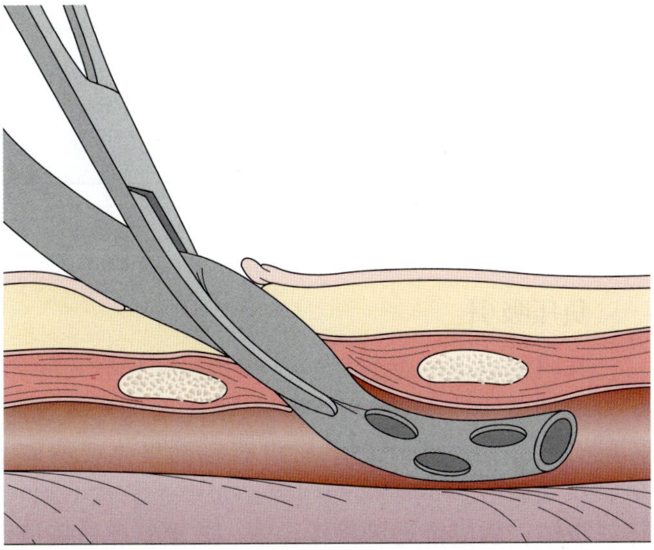

图 72-5　用弯止血钳引导胸管置入

引流。

当正确置入胸管后，必须用先前放置的缝线将其固定并与水封瓶引流系统相连（图 72-6）。将薄层敷料敷在引流部位，拍摄胸部 X 线片以确定正确的胸管位置。

胸管管理

特定的胸管管理通常是依据最初的胸腔引流需求决定的。不但要顾及需要特定补救或应答的特殊情况，而且应考虑胸管管理的一般原则。

一般原则

胸管一旦插入，应密切监测其内部物质的性状

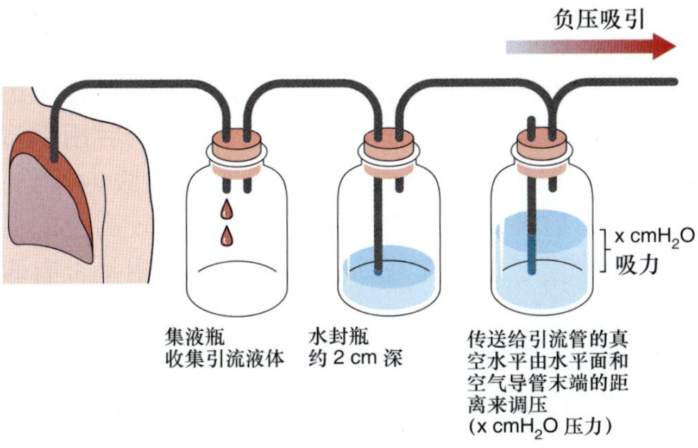

图 72-6　水封瓶引流系统。市售的引流系统及一个多容器装置，包括：(1) 集液瓶，收集引流的液体和颗粒；(2) 一个水封瓶和测压计，确保从胸膜腔出来的气体是单向出口，并监测胸膜内压；(3) 调压瓶，控制使用中的胸腔吸力

（空气、液体或两者都有）和胸腔引流的数量（轻度、中度或重度气体泄漏或液体容量）。应该注意这些参数的变化，特别是突发性的改变，因为它们提示了胸膜腔当前的病理状态或引流系统故障的重要信息。引流液的量需要每小时做记录。

吸引引流法通常在置管后一开始就应用到水封瓶系统，以促进引流并保证胸膜腔负压。吸引量通常是－20 cm 的水。应当强调的是，吸引是由水下密闭装置提供，且从不直接应用于胸管，因为前者是可控制的，而后者会导致肺或血管损伤。如果引流充分并且胸膜问题能解决，吸引引流通常可以中止并且在胸管管理的前期过程中把病人的胸管留在“水封”瓶上。在某些情况下，要避免使用胸管吸引引流，例如，在肺切除之后置管，或有肺气肿和明显的漏气（如在肺减容手术后）时。

可通过观察以下现象确定胸管位置与胸膜腔的关系。在水封瓶或连至水封瓶的管中的液体水平振动（“tidaling”）与病人的呼吸周期同步，说明胸腔引流与胸膜腔之间是相通的，这同样表明肺没有完全复张来填满整个胸膜腔。要避免液体填满连接胸腔引流到水下密闭装置的胸管下垂部分，因为这种情况会增加对气体适当引流的阻力，并延缓胸膜腔内的病程。针对这个潜在问题对护理人员进行培训，并让他们对胸管的低垂环路间歇地进行引流，则可以避免上述问题。

漏气

当在水封瓶引流装置中发现水泡时，特别是首次出现这种情况或意外出现，或有气泡连续出现（不在呼吸周期）时，就必须彻底检查引流器。胸管的皮肤插入位置、水封瓶密闭装置和两者之间的任一连接处的任何地方出现漏气都可在水封瓶内产生气泡。检验方法是在尽量靠近插入位置的附近用钳夹住引流管，当引流管出现漏气就会连续产生气泡。把钳逐步向水下密闭装置移动并检查气泡产生的每处反应就能找到引流管破损的位置。漏气通常发生在引流管与水下密闭装置管的接头处。一旦发现漏气位置，就必须更换破损的引流管或连接头。绑扎引流管连接头处可能无法防止或处理隐性漏气，但是能降低引流管意外断开的概率。但不幸的是，这种情况下引流管断开仍然可能发生，而绑扎胶带下的断裂更难发现。这种方法在笔者所在医院已被取代，改为用一次性圆周棘齿塑料器具来“绑扎”每个连接头。

夹住胸管

一般来说，要尽量避免将胸管夹住。在少数情况下，夹住胸管是必要的或是胸管管理中有用的辅助手段。在改变引流管或水下密闭装置时应在最近端钳住胸管（更接近病人）。当怀疑胸管系统漏气时，“诊断性”的夹管也可以解决连续性漏气问题。在胸管插入时，夹住胸管可预防复张性肺水肿，将在随后论述这一情况。

如果需要拔除有间歇性或持续性轻度漏气或液体的宽幅震荡的胸管，夹管一小段时间（1～2 h）来模拟拔管非常有用，然后需要拍摄胸部X线片。在夹管时，如果肺仍然保持扩张，也没有迹象显示会加大皮下气肿，胸管就可以拔除了。但是，如果胸部X线片显示有气胸或皮下气肿加重，或患者出现呼吸急促或疼痛的症状，就应马上拿掉夹钳。这种情况下，必须密切监测病人呼吸困难或气胸重新加重的症状和临床体征。在胸管拔除前，没有必要在常规使用条件下夹住胸管。

拔管

当需要置管的指征［漏气停止，液体流失速率降至最低（通常小于300 ml/24 h）和胸部X线片显示肺复张良好］消除后，就可以考虑拔管了。而仍需要在高峰值气道压力下行正压通气的患者会因为气压伤而面临新的或复发的漏气高风险。这种情况下，应在原来位置保留胸管，直到病人拔管或气压伤的风险已降到最低。而在其他情况下若已完成了引流则会拔管。

拔管技术有很多，但我们仍推荐下面的操作流程：切断固定胸管于皮肤部位的缝线之后，要求患者做一次最大深呼吸并屏住。当患者最大限度吸气时，轻柔地迅速拔除引流管，然后用密封胶布粘贴在伤口。从我们的经验来看，已证实这是在拔管过程中避免空气进入胸膜腔最可靠的办法。在最大限度吸气时，胸腔负压达到最大，呼吸周期部分已完成。然后，如果患者在拔管过程中遇到任何不适，唯一可能的呼吸动作就是呼气，使胸腔正压增大，并有助于胸腔气体流出。

有些临床医生强调必须在胸管插入时就进行荷包或褥式缝合，以便在拔管时能被打结以保证伤口闭合。从我们的经验来看，这不是绝对必需的，我们也不经常使用这种辅助技术。对于已经插管了几个星期的患者来说，这个技术可能有用。尽管缝合能帮助确保引流部位的伤口闭合，但也会加剧拔管后的疼痛，并需要在患者在5～7 d后早期回来拆线。

注意事项

插管困难

负压吸引

胸膜腔引流的最好时机是在初始胸管插入的那一刻。如前所述，局部麻醉时针吸能确保气体或液体的存在。但如果在穿刺时没有碰到气体或液体，应尝试寻找较高或较低的间隙。如果还是找不到气体或液体，就应推迟该操作步骤，并重新评估病情。这可能需要使用成像引导技术进一步成像或者求助于更有经验的医师。不能遵守这些注意事项可能会在插管无意中插到肺或其他脏器，小的困难会变成紧急情况。

胸腔内粘连

曾经做过同侧心胸手术或有过胸膜腔手术病史的患者胸膜粘连的风险会明显增加，在进行胸管引流时，都应考虑到这些因素。胸腔内粘连可通过触诊发现。如果粘连是薄和脆的，通常操作者的手指就能充分去除粘连，进而安全地插入引流管。如果粘连较结实，就应放弃徒手去除，因为进一步尝试用手指来清除粘连容易导致肺或胸膜表面撕裂出血。在多处存在粘连的情况下，仍然可以插入胸管并轻轻推进寻找合适的通道，但如果遇到完全的胸膜融合，就应立即终止操作并重新考虑其适应证。

膈下置管

如果插管时选择在胸部过低的位置或膈比预期的要高，胸管就可能会被错误置于膈下，这通常是因为操作者误把下胸部浑浊当成积液，而未曾考虑膈凸起的可能。当操作者在撕开“胸膜”后用手指触诊就能识别这个错误。如果没有发生腹内损伤，就可简单地关闭插入伤口，然后再进行较高位的插入。操作程序正常完成后，仍要继续监测是否有腹内受伤。

多数患者在胸管置入后进行引流过程中大部分都是仰卧的，认识到这点，错误就能被避免。因此，对于可自由流动的胸腔积液，胸管定位在胸膜腔向后的空间比低位置管重要得多，因为后者会加剧膈下置管的风险。

刺穿组织

刺穿组织必须紧急进行外科手术，因其会带来很多并发症，所以在这种情况下最佳的管理是采取一切可能措施来防止这一不幸的发生。如前所述，使用套管针来协助胸管置入可能会造成这种伤害。用圆钝的手指触诊并引导置管在大多数情况下能避免这一严重伤害。

管理的难点

皮下气肿

皮下气肿是空气在足够的压力下泄露并进入皮下组织的结果。对于任何气体或液体，压力下的空气会寻求阻力最小的出口路径。如果因为纤维素材料扭结、夹紧、堵塞造成胸腔引流管闭塞，或因血块阻塞引流管，肺实质的持续性漏气就会在胸膜腔寻求一条另外的出口路径。如前所述，如果一定体积的“停滞的”液体停留在一个连接管低垂部分也会造成这种情况。胸腔内压力增大会促进肺塌陷，并使空气通过壁胸膜的裂口进入到皮下组织。

如果皮下气肿继续发展，就彻底评估引流和收集系统。胸部 X 线片对于肺的评估非常重要。必须清除引流管中的所有阻塞，让空气通过其他路径经引流管到达出口，首先应当考虑的操作手法是通过水下密闭装置重新抽吸引流管。如果引流管通畅，仅需要重新开始抽吸。胸膜腔 CT 评价可能有助于确定需要做进一步引流的区域。如果是实质性的漏气，可能会严重到需要第二根胸管。在少数情况下，可能需要手术来修复漏气。

皮下气肿外观非常难看，会让患者及其家属感到非常痛苦。因此，适当的管理应包括对患者进行安慰：气肿外观夸张却极少发生危险，只是需要花费比它出现更多的时间来消除，而最终也一定会消除。

长期漏气

长期漏气通常被定义为持续一周以上的漏气，可能是一系列问题中比较次要的问题。如果漏气不能用手术修补，期望最后能自然愈合，使用海姆利希阀能避免住院时间的延长（图 72-7）。海姆利希阀是被动引流系统不可分割的部分，这种单向的翼型阀能使空气和液体从胸腔排出的同时防止空气进入胸膜腔。病人可遵照指令出院并每周返回一次做胸部 X 线检查，以评估漏气是否已治愈。

必须特别注意海姆利希阀的附件，确保它被安装在正确的方向。否则，空气会被堵在胸膜腔，导致肺塌陷并造成张力性气胸的可能。

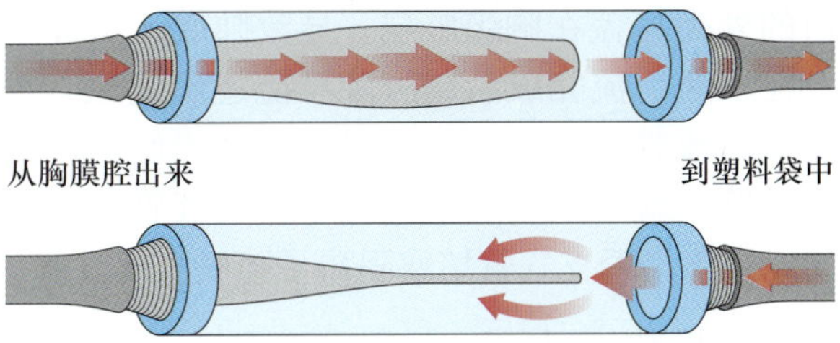

图 72-7　海姆利希阀。从胸膜腔排出的气体打开翼型阀（上图）；当胸膜腔压力低于大气压时，翼型阀被压缩并被密封，以防止气体流入胸膜腔

引流阻塞

有时胸管可因为纤维素碎片或直接的血块发生阻塞。如果最初导致放置胸管的胸膜内的病变没有消除，就必须清除胸管阻塞，通常可通过“挤奶”或挤捏胸管的方法实现。必须认识到这样挤捏胸管会造成短暂的胸膜腔内超过 400 cmH_2O 的负压。这种手法的有效性还有待商榷，因此，如果没有得到主刀外科医生或胸管的负责医师的认可和同意，不得采用此操作手法。另一种清除胸管腔内阻塞物的办法是在胸管上向后经过福格蒂取栓导管用气囊抽吸出碎片。这当然必须采用严格的无菌技术。如果在使用如上所述的适当的技术后阻塞依然存在，就应拔管并重新置管。

肺复张失败

插管后，应该拍一张正面的（前后位的）X 线片来评估胸管位置和判断相应的胸膜腔内问题是否已解决。如果肺部没有完全复张，就必须在下述情况中寻找原因。

首先，在一个大的漏气或刚做完肺切除手术的情况下，肺部没有足够的时间进行复张，此时不需要立即采取任何行动，但是必须确定胸膜腔内置管的正确性，因为仅靠二维的 X 线片无法得到最终确认。不管怎样，必须保证所有的胸管孔都在胸膜腔内，如果情况并非如此，胸管就会吸取外部空气进入到胸膜腔，从而阻止肺部的完全复张。这时就需要更换新的无菌的引流管。如果 X 线片上显示所有的胸管孔都在胸膜腔内而肺部仍然没有完全复张，唯一的解释就是引流管插到了胸膜外。完全观察不到引流物（气体或液体）或胸管中的震动就能证实这个问题。侧位胸部 X 线片能帮助确认胸管在胸膜腔内的位置；而 CT 的灵敏度更高。

在血胸、慢性胸腔积液或脓胸的病例中，纤维蛋白的外壳覆盖在胸膜脏层，导致肺底无法完全复张，在积液引流完成后胸膜腔可能还没复原。如果用胸腔引流管在数日的抽吸过程中胸膜腔的问题还没有消除，就须采用皮质剥除术。支气管镜检查也可用以排除是否支气管堵塞阻碍了肺底实质复张。

复张性肺水肿

对于大量胸膜腔积液压迫到下肺的引流，必须考虑极为罕见但却极其致命的复张性肺水肿。这个病理过程是由于之前被压迫的肺在引流时快速复张，导致血流量和肺毛细血管压快速上升，结果液体跨毛细血管和肺泡膜依次流动，导致形成多余的血管外液体。

该过程最初的征象出现于胸管插入过程，当引流太快时，病人开始控制不住地咳嗽，通常是在积液被急剧抽取 800 ～ 1500 ml 时发作。观察到该现象之后，应马上夹住胸管。这个操作手法通常能控制住病人的咳嗽冲动并防止病情进一步恶化。然后间歇地松开胸管来控制引流，直到观察到积液排完为止。

分隔性胸腔积液感染

对于一些胸腔感染的患者，胸管引流可能受限于已存在的分隔甚至被完全堵塞，导致胸管内积液不能被完全引流。随着纤维蛋白溶解药的使用，分隔的降解会改善胸腔引流。

尽管在观察性研究方面取得了阳性结果，但令人惊讶的是，用单纤维蛋白溶解药治疗的随机对照试验并未显示其优于标准胸管引流。尽管如此，随机对照试验仍证明，通过胸管合并胸腔内给予 tPA 和 DNase 能改善胸腔感染患者的积液引流，降低了手术转诊的频率，缩短了住院时间。

恶性胸腔积液

恶性胸腔积液要求医师必须同时具备技能和判断能力，以实现患者病情的最佳缓解。在这种情况下必须认识到最重要的一点是，治疗目标是缓解积液压迫肺部继发的呼吸困难。患者因潜在的恶性肿瘤或其他的脏器功能不全的恶化而病危时，不进一步采用侵入性的策略或许是明智之举，但如果已决定进行干预，有以下几种治疗方案可供选择，包括反复的超声引导下的胸腔穿刺、用化学性胸膜固定术放置胸管和长期留置胸管。对胸腔穿刺术的深入讨论可见本书的其他部分。

治疗方案

采用化学性胸膜固定术放置胸管

化学性胸膜固定术可用于尝试消除胸膜腔，防止胸膜液再集聚，从而减轻恶性胸腔积液。化学性胸膜固定术可通过胸腔镜将组织硬化剂滴注到胸膜表面，或者在床边通过胸管注射组织硬化剂完成。大多数情况下，胸膜固定术选择用滑石粉做制剂，它能使脏胸膜和壁胸膜表面在直接贴合时产生炎性反应并形成粘连，让胸膜融合。但在某些情况下，会发生特异质反应，造成整个肺部发炎，从而导致重症肺炎和呼吸窘迫。因此，永远不要尝试双侧同时进行化学性胸膜固定术。如需要进行另一侧手术时，需要确定初始的一侧化学性胸膜固定术在术后已恢复。

如果肺能完全复张，使脏胸膜和壁胸膜表面贴合，化学性胸膜固定术就能达到最佳疗效。如没有这种贴合，比如在“肺萎陷”的情况下，该治疗无效。胸腔镜检查不仅能评估肺复张的能力，而且能完全吸出硬化剂滴入前的胸腔积液。

长期留置胸管

当肺底部因为肿瘤或纤维蛋白的外壳发生闭陷而产生恶性胸腔积液时，化学性胸膜固定术并不是减轻病情的最佳治疗选项。如果不想重复胸腔穿刺术，可以长期留置胸管来减压并缓解复发性恶性积液继发的呼吸困难。这个装置可以通过在局部麻醉下或在使用胸腔镜的同时采用改良的 Seldinger 技术放置。完全进入胸腔积液前，将引流管放置在皮肤下 7 ～ 8 cm 的通道中，并将其内置的 Teflon 套安置在皮肤的引流管出口处。这个通道和 Teflon 套的使用能减少感染和脱落的可能。

这些引流管的外端装配有一个单向阀，以方便慢性胸腔积液患者自助管理其定期引流，避免重复胸腔穿刺术的风险和不便。有趣的是，从我们的经验来看，即使是在肺部已经“萎陷”且最初没有完全复张的情况下，使用这种方法引流 8 ～ 10 个星期后，其疗效通常能与功能性胸膜固定术相当。肺部似乎获得一定程度的复张，伴随着之前被积液充满的腔体周围的胸纵隔的、膈的和其他胸部的软组织的拉伸，使得重新封闭后的胸腔不会发生液体进一步的积聚。此时，就可去门诊拔除胸管。采用局部麻醉，把皮肤下的 Teflon 套取出，然后撤掉引流管。

推荐阅读

Baumann MH: What size chest tube? What drainage system is ideal? And other chest tube management questions, *Curr Opin Pulm Med* 9:276–281, 2003.

Cerfolio RJ, Bass CS, Pask AH, Katholi CR: Predictors and treatment of persistent air leaks, *Ann Thorac Surg* 73:1727–1730, 2002.

Davies CW, Gleeson FV, Davies RJ (Pleural Diseases Group, Standards of Care Committee, British Thoracic Society): BTS guidelines for the management of pleural infection, *Thorax* 58(Suppl 2):ii18–ii28, 2003.

Duncan C, Erickson R: Pressures associated with chest tube stripping, *Heart Lung* 11:166–171, 1982.

Gayer G, Rozenman J, Hoffmann C, et al: CT diagnosis of malpositioned chest tubes, *Br J Radiol* 73:786–790, 2000.

Gordon PA, Norton JM, Guerra JM, Perdue ST: Positioning of chest tubes: effects on pressure and drainage, *Am J Crit Care* 6:33–38, 1997.

Heffner JE: Multicenter trials of treatment for empyema—after all these years, *N Engl J Med* 352:926–928, 2005.

Ishikura H, Kimura S: The use of flexible silastic drains after chest surgery: novel thoracic drainage, *Ann Thorac Surg* 81:331–333, 2006.

Light RW: *Parapneumonic effusions and empyema. Pleural diseases*, Philadelphia, 2007, Wolters Kluwer, pp 179–210.

Murthy SC: Air leak and pleural space management, *Thorac Surg Clin* 16:261–265, 2006.

Puntillo K, Ley SJ: Appropriately timed analgesics control pain due to chest tube removal, *Am J Crit Care* 13:292–304, 2004.

Rahman N, Maskell N, Davies C, et al: The relationship between chest tube size and clinical outcomes in pleural infection, *Chest* 137:536–543, 2010.

Rahman N, Maskell N, West A, et al: Intrapleural use of tissue plasminogen activator and DNase in pleural infection, *N Engl J Med* 365:518–526, 2011.

Sewell RW, Fewel JG, Grover FL, Arom KV: Experimental evaluation of reexpansion pulmonary oedema, *Ann Thorac Surg* 26:126–132, 1978.

Tang AT, Velissaris TJ, Weeden DF: An evidence-based approach to drainage of the pleural cavity: evaluation of best practice, *J Eval Clin Pract* 8:333–340, 2002.

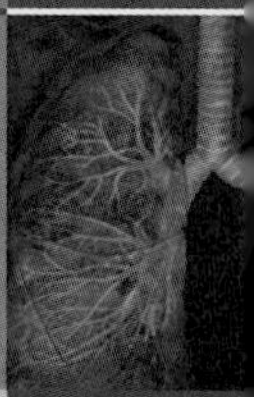

第十四部分　胸外科

第 73 章　术前肺功能评估

Hilary Petersen • Peter Mazzone　著

（官民婕　吴森泉　王跃春　译）

手术可以影响患者的肺功能。肺部手术的并发症较为常见且代价高昂，增加了短期或长期的发病率和病死率。术前评估肺功能和原有肺部疾病优化管理可改善手术预后。本章将探讨手术相关的肺部生理改变、术后常见肺部并发症的影响、这些并发症的危险因素和术前肺功能评估及管理的建议（包括对拟行肺切除术者的相关评估）。

肺生理学

很多机制造成了术中及术后的通气、通气-灌注比例及气道清理功能的改变。手术类型和患者基本健康状况决定了肺功能受损的程度及相关机制。以下对手术相关的潜在生理变化进行简要阐述。

通气　除了潮气量外，仰卧位引起所有肺容积减少，这是由于丧失了重力产生的力学优势。全身麻醉使得呼吸肌松弛，肺和胸壁回缩力平衡发生偏移，在某种程度中加重了限制性缺陷。肺部和胸壁的力学性质会因手术而发生改变，特别是胸骨切开术、开胸术和上腹部手术。膈功能障碍和基底部肺不张可能在术后会持续很长时间。麻醉的残余效应会在术后即刻削弱通气的驱动力。疼痛相关的浅呼吸和阿片类药物的使用也有上述作用。综合以上因素，高危病人进行高危手术后的第 1 周，功能残气量（FRC）会下降至 50%。

通气-血流比例　FRC 减少足以导致肺膨胀不全。黏膜纤毛的清除作用、继发于麻醉的咳嗽反射减弱、阿片类药物的使用以及疼痛所致浅呼吸均会更进一步加重肺膨胀不全。在肺膨胀不全区域中，理想的通气-血流比例发生转向分流，因为该区域血流虽然持续但通气减少或消失。该效应会被吸入的麻醉药放大，从而影响缺氧血管收缩。这些变化最终会导致术后的低氧血症。贫血和耗氧量增加也会加重氧合问题。

气道清理　一些机制会损害患者术后的呼吸道黏液清理能力。呼吸肌功能不全、肺不张、疼痛和药物使用会导致咳嗽反射减弱或黏液纤毛清除能力降低，这些都是病变的促发因素。

术后肺部并发症

术后肺部并发症（PPCs）的发生率会随着手术类型、病人健康状态及并发症而有所不同。至少手术所致肺部并发症与心脏并发症一样常见，可能会导致住院时间延长，发病率、病死率及医疗费用的增加（表 73-1）。

危险因素

术后肺部并发症的很多风险因素都能够根据患者或手术相关情况进行分类，并能基于危险因素的数量和质量进行简单分级（表 73-2）。

患者-相关因素

一些研究表明，慢性阻塞性肺病（COPD）会使 PPCs 的风险加倍，气道阻塞的严重程度与风险水

表 73-1　术后肺部并发症

普通手术	肺切除手术
AECOPD*	支气管瘘
急性肺损伤	积脓
呼吸事件	神经损伤（膈神经、喉返神经）
肺不张	
支气管炎和肺炎	胸腔积液
支气管痉挛	肺水肿
肺栓塞	肺切除术后综合征
呼吸衰竭	肺扭转

* 慢性阻塞性肺疾病急性发作

表 73-2　出现术后肺部并发症的危险因素

危险因素	预测水平
全身性疾病	
哮喘（控制良好）	差
充血性心力衰竭	优
慢性阻塞性肺疾病	优
糖尿病	一般
人类免疫缺陷病毒感染	I
阻塞性睡眠呼吸暂停	优
肺动脉高压	一般
体征和症状	
胸部听诊异常	优
心律失常	I
功能依赖	优
精神状态受损	优
运动能力较差	一般
消瘦	优
患者特点	
饮酒	优
吸烟	优
使用皮质类固醇	I
客观检查	
白蛋白＜ 35 g/L	优
血尿素氮＞ 25 mg/dl	优
胸部 X 线异常发现	优
肺活量	I
手术部位	
主动脉瘤	优
腹部	优
神经外科手术	优
血管	优
臀部	优
妇科手术和泌尿系统手术	优
食管	I
手术因素	
手术时间延长	优
急诊手术	优
全身麻醉	一般
术前输血	优

来自现行美国胸科医师学院（AACP）指南的数据；Smetana GW et al：*Cleve Clin J Med* 73（Suppl 1）：36-41，2006；以及其他数据来源（参见推荐文献）。

优，ACP 评级“A”或“B”，或其他数据支持；一般，ACP 评级“C”，或其他数据支持；差，ACP 评级“D”，或非危险因素；I，中等（支持评级的数据不足）

平直接相关。一项关于上腹部术后病人的研究发现，出现呼吸音减弱或其他肺部杂音（如哮喘、啰音）的患者其发生 PPCs 的风险上升 6 倍。

与此相反，尚未发现良好控制的哮喘是 PPCs 的风险因素。一项大规模回顾性分析发现，良好控制的哮喘患者术后支气管痉挛、喉痉挛和呼吸衰竭的发生率与健康人相同。而没有获得良好控制的哮喘（如更频繁使用沙丁胺醇，近期急诊就诊的哮喘）患者发生 PPCs 的风险则确有上升。

原发性或继发性肺动脉高压（PH）可能与 PPCs 及院内病死率上升有关。一项研究表明，21% 的肺动脉高压患者会出现呼吸衰竭，相比之下，非心脏病手术患者仅 3% 出现该情况。

美国麻醉医师协会（ASA）分类系统（表 73-3）可评估患者的一般健康状况。研究表明，较高的 ASA 分级与肺部并发症增加有直接关系。在 ASA 等级中，Ⅲ类或更高类别患者发生 PPCs 的风险较 ASA Ⅱ类或以下患者增加 2 ～ 3 倍。难以或无法进行日常活动也与并发症增加有关。

单纯肥胖并不会增加 PPCs 的风险。对胃部和一般手术的广泛研究表明，肥胖和病态肥胖症患者与不肥胖患者具有相同的 PPCs 风险。然而，肥胖患者的常见合并症——阻塞性睡眠呼吸暂停综合征（OSA）的风险的确会增加。在一项关于髋关节和膝关节置换手术术后患者的研究中，OSA 患者住院时间会更长或更频繁地转入重症监护病房（ICU）。最近的研究表明，夜间有 5 次或以上缺氧发作的患者 PPCs 发生率会大幅增加。因此，手术前应向患者询问其 OSA 相关症状。

年龄是 PPCs 最重要的患者-相关的预测因素。即使校正了合并症，增加的年龄仍然是 PPCs 增加的一个独立危险因素。充血性心力衰竭（CHF）也是一个独立危险因素，在老年人群中尤应关注该因素。

吸烟是独立于其他肺部合并症的因素，会适度

表 73-3　ASA 手术患者分型

分型	患者状态
Ⅰ	正常健康患者
Ⅱ	轻度全身性疾病患者（例如轻度哮喘）
Ⅲ	重度全身性疾病患者，但并未丧失行动能力
Ⅳ	致命疾病患者，丧失行动能力
Ⅴ	垂死患者
Ⅵ	“脑死亡”患者，可捐献器官

ASA，美国麻醉师学会

增加 PPCs 的风险。吸烟者伤口感染率增高、血氧饱和度下降、喉痉挛以及麻醉后咳嗽增加，这些都会延长住院时间，并引起肺部并发症。术前戒烟可降低 PPCs 的风险。虽然早期数据表明临近手术时戒烟可能会增加 PPCs 的风险，但近期一个荟萃分析显示该说法并不正确。一般情况下，对患者来说，越早戒烟越好，手术前的任何时期均应鼓励其戒烟。

手术-相关因素

择期手术和手术部位的选择对于发生 PPCs 的风险具有影响，其通常要大于患者-相关因素。一项针对 160 000 名进行过大型非心脏手术的美国退伍军人的调研表明，手术部位是术后发生肺炎和呼吸衰竭的最主要预测因素。腹部主动脉瘤修复术（AAA）或胸腔手术对患者风险最高，其次为上腹部、血管神经和颈部手术。

手术时间、麻醉程度和手术伤害都会影响 PPCs 进展的风险性。经历急诊手术或手术时间超过 3 h 的患者 PPCs 风险更高。全身麻醉手术较外周神经阻滞手术有更高的 PPCs 风险。全身麻醉手术和神经阻滞（腰麻或硬膜外麻醉）手术带来的 PPCs 相关危险性仍值得商榷。一项针对多种手术的回顾性研究表明，接受全身麻醉（GA）的患者与那些接受神经阻滞的患者相比，其肺炎、呼吸衰竭发生率及病死率均增加。而最近一项关于整形手术的较小规模研究表明，这两组患者发生肺炎的概率是相同的。

一项关于接受腹部主动脉瘤修复术患者的研究发现，在开放式修复术中 PPCs 风险率为 16%，高于血管内修复术（3%）。视频辅助手术较开放式的手术能降低 PPCs 的发生率。有限的数据表明，接受心胸机械手术的患者较那些没有接受机械手术的患者 PPCs 的风险更低。

一般性手术

术前肺功能评估中最重要的部分就是进行完整的病史采集及全面体格检查。对无肺部疾病或症状，或肺部慢性病已良好控制的患者，常规肺功能测试（PFTs）和胸部影像学检查不会显示有异常。

门诊随访可能发现潜在或未确诊的肺部疾病的症状或体征。如果发现不明原因的呼吸困难、咳嗽、哮鸣、肺部其他异常声响或胸痛，择期手术前的检测可有助于明确病因。既往病史能帮助区分心源性与肺源性呼吸困难，并能指导进行哪种检查。肺功能检查能帮助识别生理肺功能的损害情况，并进行定量分析。如疑有心脏病因，可进行心电图、超声心动图、脑钠肽水平及运动负荷试验。其他心脏病危险因素评估不在本章的讨论内容范围之内，因此不予赘述。

胸部 X 线片、血常规、血生化和促甲状腺激素（TSH）水平等进一步检查有助于明确心肺症状的病因以及是否需要其他检查。如果呼吸困难的原因仍不清楚，心肺运动试验可帮助确定疾病本质，并对其病变严重程度进行量化。如果就症状而言可能是肺部原因，则需要额外增加胸部 X 线检查。不推荐在术前进行 pH 筛查，当患者无呼吸道症状，或症状可用其他因素充分解释的情况下尤为如此。由于绝大多数引起呼吸困难的情况均可导致 PPCs 风险增加，因此该病的正确诊断和优化治疗将能改善患者的预后。

在进行病史询问和体格检查过程中，应询问患者是否存在打鼾、呼吸暂停及白天嗜睡，以筛查 OSA，颈围和肥胖情况也应引起重视。有效问卷可用于识别有 OSA 风险的患者（框 73-1）。术前行多导睡眠监测诊断 OSA 的有效性证明尚且有限，因为做出手术决定基于临床问题的严重程度和手术的紧迫性。

验证指数可用于预测主要非心脏手术后肺炎及呼吸衰竭的发生率。调查者来自三个精选评述，他们设定了危险因素的对应点值，如表 73-4 和表 73-5 中的总结。临床医生可利用这些工具帮助识别有术后肺炎及呼吸衰竭风险的患者，并为这些高危患者选择围术期测试及呼吸道护理。

肺切除术

手术切除肺叶或全肺是治愈非小细胞肺癌（NSCLC）患者的最佳方法。经认定，大约 20% 肺癌患者适合进行该类手术。然而，该类切除手术具

框 73-1 阻塞性睡眠呼吸暂停（OSA）筛查问卷

1. 打鼾：患者的打鼾声是否能穿过房门？
2. 疲劳：患者白天是否嗜睡？
3. 观察：是否出现过呼吸暂停？
4. 血压：患者是否有高血压？
5. 体重指数：是否＞35？
6. 年龄：是否＞50？
7. 颈围：是否＞40 cm？
8. 性别：是否男性？

修改自 Chung F et al：*Anesthesiology* 108：812-821，2008

8 个问题中回答≥3 个“是”的患者出现 OSA 的风险较高

表 73-4　术后呼吸衰竭和肺炎的风险

选定的术前预测指标	点值 / 评分		
	RFRI	PRI	RRI
年龄（岁）			
＞ 70	6	13 ～ 17	2
60 ～ 69	4	9	2
白蛋白（＜ 30 g/L）	9	—	1
ASA 分型			
3	—	—	3
4 ～ 5	—	—	5
BUN（＞ 30 mg/dl）	8	3	—
COPD	6	5	2*
相关功能状态	7	6 ～ 10	—
手术			
AAA	27	15	2
胸部	21	14	—
神经血管、上腹部	14	10、8、3	—
颈部	11	8	—
急诊手术	11	3	2
口腔颌面	—	—	7

RFRI，呼吸衰竭危险指数（Arozullah AM et al，2000）；*PRI*，肺炎危险指数（Arozullah AM et al，2001）；RRI，呼吸危险指数（更新；Johnson RG et al，2007）；ASA，美国麻醉师学会；BUN，血尿素氮；AAA，腹主动脉瘤。参见表 74-5。

* 重度慢性阻塞性肺病（COPD）

有一定的严重风险，肺叶切除术的病死率是 2% ～ 3%，而全肺切除术的病死率是 4% ～ 6%，总体而言，PPCs 发生率为 20% ～ 30%。多科室讨论和小心选择目标患者是十分必要的。临床医师必须识别如不行手术预后较差的患者、手术死亡风险低的患者以及术后对肺功能减低耐受良好的患者。肺切除手术比较特殊，该手术导致的肺功能降低不仅在手术后即刻发生，还长期持续存在。因此，术前评估不仅要考虑 PPCs，还需要考虑肺功能降低对患者生活质量的长期影响。以下概述将表明，肺切除术需要个体化并考虑其他治疗方案、患者的偏好及合并症。

在进行完整的病史采集及体格检查后，肺切除患者应进行彻底的肺评估，重点评估肺储备功能。所有潜在的肺癌切除患者均应进行肺量测定法。第 1 秒用力呼气量（FEV_1）测量值大于 2 L 或大于正常预测值的 80% 且无心肺症状的患者，应能耐受手术且不需要进行额外测试。其余患者需要进行弥散能力（DLco）测定并应预测术后（ppo）肺功能。

评估患者的术后肺功能有助于确定肺切除手术的相关风险，并能识别可能耐受切除术而不适于其他治疗的患者。解剖分段方法或放射性核素定量灌注成像可用于准备行肺叶切除术的患者；后者更适用于那些可能需要全肺切除术的患者。

用*解剖分段方法*来预测术后肺功能时，需要将术后剩余肺段占总肺段的比例与术前肺功能值相乘。通常使用的两个公式主要根据总肺段（19）或总亚段（42）来计算。使用前者，预测值与肺叶切除术的相关性较好，但与全肺切除术的相关性较差。总体而言，这些计算值往往低估了实际的术后肺功能，特别是肺功能基值减低的患者的术后情况。

放射性核素灌注定量研究可以通过量化切除肺灌注量占总肺灌注量的比例来估计切除肺的相对功能。术后肺功能的计算类似于解剖分段方法。放射性核素检查由于基值降低而低估了患者的 FEV_1 值，虽然它预测肺切除术后的肺功能较肺解剖分段方法更为准确，但定量灌注研究的整体预测值仍不够理想。

表 73-5　根据点值 / 评分评估的危险水平

危险水平 *	RRI 评分	预测 RF	分型 †	RFRI 的总点数	预测 RF	PRI 的总点数	预测肺炎
低	＜ 8	0.2%	1	≤ 10	0.5%	0 ～ 15	0.24%
			2	11 ～ 19	2.2%	16 ～ 25	1.2%
中	8 ～ 12	1%	3	20 ～ 27	5%	26 ～ 40	4%
			4	28 ～ 40	11.6%	41 ～ 5	9.4%
高	＞ 12	6.5%	5	＞ 40	30.5%	＞ 55	15.3%

缩略词参加表 73-4。

RF，呼吸衰竭。

* RRI 的危险水平，更新的呼吸危险指数。

† 分型提示 PRI 和 RFRI 的危险水平

肺功能测定

虽然临床医生不能仅靠肺功能测定来预测 PPCs 的风险、围术期的病死率或不可接受的长期呼吸困难水平，但 FEV_1 值与这些情况相关联。一般情况下，术前 FEV_1 值为 2 L 及以上且无心肺症状的患者将可耐受肺切除术，而 FEV_1 1.5 L 及以上的患者可耐受肺叶切除术。因为绝对值没有考虑年龄、性别或大小，正常预测值百分比是较为有用的。无症状且预计值大于正常预测值 80% 的患者建议不需要进行其他额外测试，直接进行手术。如前所述，ppo 值作为正常百分比也有助于识别实际上能承受手术，但根据 FEV_1 的绝对值而被拒绝的患者。

指南建议正确登记 FEV_1 值低于常规参数的患者，并计算有症状患者的 $ppoFEV_1$ 值。为每个患者的 $ppoFEV_1$ 提供截断值十分困难，或许并不合适。正如预期的那样，$ppoFEV_1$ 值越低，并发症的发病率或发生难以接受的后果的概率就越高。一项研究指出，$ppoFEV_1$ 大于 40% 的患者术后不会发生死亡，而那些 $ppoFEV_1$ 低于 40% 的患者术后病死率则达到 50%。另外一项研究发现，所有 $ppoFEV_1$ 值为 30% 及以下的患者在肺切除术后可发生呼吸衰竭或死亡。

DLco 和 ppoDLco 也是 PPCs 和病死率独立的预测因素，大多数接受肺切除术的患者应行 DLco 测量。肺量测定正常时，DLco 值也可能偏低。FEV_1 截断值不应同等适用于所有接受切除术的患者，数值较低与更差的预后相关。一项研究表明，DLco 绝对值为 60% 及以下则预测会发生术后呼吸衰竭及死亡的概率更高。已公布的指南中，正常 ppoDLco 值占正常预测值的 40% 及以上可用作截断值。一项研究发现，$ppoFEV_1$×ppoDLco（预测术后结果）少于 1650 的患者有较高的病死率。

运动测试

对于已进行标准肺功能测定且计算出 ppo 值后仍存疑问者，运动量测定可能会有所帮助。心肺运动试验（CPET）的周期性肌力测试已被用于评估患者接受切除术的适应度。一个人的运动耐量可通过最大摄氧量（Vo_2 峰值）来测定。数值大于 20 ml/kg/min 表明可耐受全肺切除术，15 ml/kg/min 表明可耐受肺叶切除术，而小于 10 ml/kg/min 则表明为高风险组。多项研究表明，最大摄氧量为 PPCs 和病死率的独立预测因子。还可监测正式的血氧饱和度下降情况，氧饱和度下降 4% 与 PPCs 增加有关，包括呼吸衰竭、ICU 入住时间延长及需要家庭氧疗。爬楼梯试验、6 分钟步行试验和穿梭步行试验也可测试心肺功能，有助于决定是否可行肺切除术。

框 73-2 总结了美国胸科医师学院（ACCP）对适合实施肺切除术患者的术前肺功能评估的建议。图 73-1 列出了 ACCP 和欧洲呼吸学会和欧洲胸外科医师学会（ERS/ESTS）建议的需要行肺切除进行患者适应度评估时所遵循的步骤。这些指南间的差异突显了在该领域尚缺乏共识，因此需要根据患者的具体情况做出个体化决定。

管理

大多数患者相关的危险因素以及手术相关危险因素都是不可改变的。无论患者的 PPCs 风险如何，均应遵循以下建议。

术前措施　对于存在气道阻塞的患者（哮喘、COPD），在使用吸入型支气管扩张药、吸入或全身应用糖皮质激素时应进行标准化管理和病情优化。如果患者的病情得到良好控制，则在围术期无须增加上述治疗。持续时间不到 1 周的糖皮质激素治疗

框 73-2　ACCP 肺癌切除术指南总结

- 不得仅仅根据患者的年龄而拒绝肺切除术。
- 所有患者都应测量肺活量。
- ≥ 2 L FEV_1 的患者、预测值 80% 的无呼吸困难或 ILD 的患者应接受肺切除术。≥ 1.5 L FEV_1、无呼吸困难或 ILD 的患者应接受肺叶切除术。
- 如果有过度的呼吸困难或明显的 ILD，建议 DLco。
- 如果 DLco 或 FEV_1 < 80%，应测量 ppo 肺功能。
- $ppoFEV_1$ 或 ppoDLco < 40% 会导致 PPCs 升高和切除术后死亡。建议运动测试。
- 术后预测 < 1650 或 $ppoFEV_1$ < 30% 提示 PPCs 风险升高和死亡。这些患者应考虑非手术治疗方案。
- 对于 Vo_2 峰值 < 10 ml/kg/min 或 Vo_2 峰值 < 15、$ppoFEV_1$ 和 ppoDLco 的预测值均 < 40% 的患者，建议非手术治疗方案。
- 两次穿梭行走 < 25 次或 < 1 次楼梯测试的患者应考虑非手术方案。
- $PaCO_2$ > 45 mmHg 或 SaO_2 < 90% 的患者应在术前接受进一步检查。
- 伴上叶肺气肿且 FEV_1 和 DLco > 20% 的肺癌患者应考虑 LVRS 联合切除术。
- 所有患者都应戒烟。

修改自美国胸科医师学院建议和 Colice GL et al：*Chest* 132（3 suppl）：161-177，2007。

ACCP，美国胸科医师学院；FEV_1，一秒用力呼气容积；DLco，扩散容量；ILD，间质性肺病；PPCs，术后肺部并发症；Vo_2 峰值，峰值耗氧量；ppo，术后预测值；LVRS，肺减容积手术

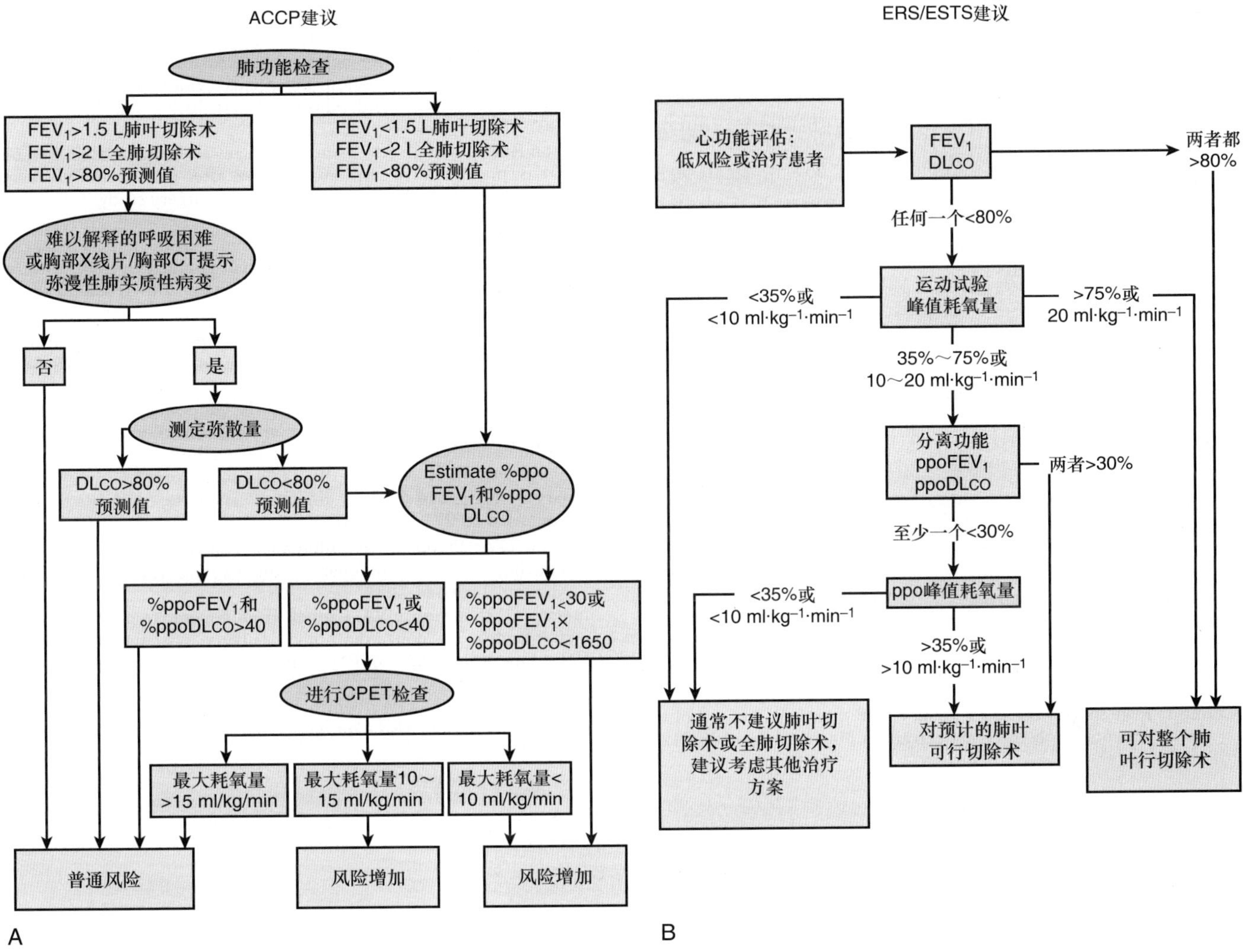

图 73-1　前瞻性评估肺癌切除患者的流程图。**A**，美国胸科医生协会（ACCP）；**B**，欧洲呼吸协会和欧洲胸科医生协会（ERS/ESTS）。FEV_1，1 秒末用力呼气容积；CXR，胸部 X 线片（放射医学）；CT，计算机断层扫描；DLco，弥散量；ppo，术后预测；CPET，心肺运动试验［A 图摘自 Colice GL 等：Chest 132（3 suppl）：161–177，2007；B 图摘自 Lim E 等：Thorax 65（*suppl 3*）：*1-27*，2010.］

不会增加术后感染的风险。抗生素和止咳祛痰药只用于正在感染或慢性阻塞性肺疾病急性发作的患者。应强烈建议所有吸烟者术前尽快戒烟，并应提供有用方法来帮助他们戒烟。对于有潜在肺功能损害但需要接受高风险手术的患者，可建议进行呼吸肌训练，如激励呼吸法、使用吸气肌训练、深呼吸练习或纳入肺康复计划。肥胖患者建议减肥，特别是合并 OSA 或具有 OSA 风险的患者。

如果时间允许，在 OSA 高风险患者手术前应进行睡眠检查。如证实有 OSA，应尽早开始持续气道正压通气（CPAP）治疗。最近一项研究表明，新诊断的 OSA 患者如在术前已进行 CPAP 治疗，其发生呼吸衰竭的概率较低。目前的数据尚不足以支持推迟择期手术来完善睡眠呼吸暂停的治疗。

手术治疗　一些证据表明，在全身麻醉（GA）基础上使用局部麻醉和选择神经肌肉阻滞药（泮库溴铵除外）可降低 PPCs 发生率。这些选择会受到麻醉程序的影响。其他减少 PPCs 发生的有效措施包括限制麻醉和开胸时间、保护性肺通气策略、有限或间歇性过度通气以预防肺不张、控制分泌物及预防误吸措施。

术后措施　术后，早期下床活动、鼓励咳嗽、排泄分泌物及充分镇痛都将有助于降低 PPCs 发生率。在术中或术后立即使用硬膜外镇痛可改善肺切除术患者的预后。选择性鼻胃管减压仅推荐用于恶心或腹胀的患者，以防止误吸事件发生。推荐激励性呼吸技巧和深呼吸练习来减少肺不张，从而降低 PPCs。对于肺切除术后的患者，肺康复治疗有助于其功能恢复。

结论

术后肺部并发症较为常见，可显著增加患者的发病率、病死率及费用支出。术前肺评估应初步确定并发症的危险水平，从而为患者及外科医生提供指导。目前，已知许多患者相关的 PPCs 及手术相关性 PPCs 的危险因素，临床验证工具可用于评估这些具有肺炎及呼吸衰竭风险的患者，循证指南有助于评估肺切除术候选者。术前访视的其他目标包括优化基础疾病治疗，使患者处于一种适当状态，以便最大限度地减少围术期风险，并训练患者掌握现有的方法和技巧以确保其术后平稳恢复到最佳状态。

推荐读物

Arozullah AM, Khuri SF, Henderson WG, Daley J: Participants in the National Veterans Affairs Surgical Quality Improvement Program: development and validation of a multifactorial risk index for predicting postoperative pneumonia after major noncardiac surgery, *Ann Intern Med* 135:847–857, 2001.

Chung F, Yegneswaran B, Liao P, et al: STOP questionnaire: a tool to screen patients for obstructive sleep apnea, *Anesthesiology* 108:812–821, 2008.

Colice GL, Shafazand S, Griffin JP, et al: Physiologic evaluation of the patient with lung cancer being considered for resectional surgery: American College of Chest Physicians evidenced-based clinical practice guidelines (2nd edition), *Chest* 132(3 suppl):161–177, 2007.

Johnson RG, Arozullah AM, Neumayer L, et al: Multivariable predictors of postoperative respiratory failure after general and vascular surgery: results from the patient safety in surgery study, *J Am Coll Surg* 204:1188–1198, 2007.

Lim E, Baldwin D, Beckles M, et al: Guidelines on the radical management of patients with lung cancer. British Thoracic Society; Society for Cardiothoracic Surgery in Great Britain and Ireland, *Thorax* 65(suppl 3):1–27, 2010.

Mazzone PJ, Arroliga AC: Lung cancer: preoperative pulmonary evaluation of the lung resection candidate, *Am J Med* 118:578–583, 2005.

Myers K, Hajek P, Hinds C, McRobbie H: Stopping smoking shortly before surgery and postoperative complications: a systematic review and meta-analysis, *Arch Intern Med* 171:983–989, 2011.

Poonyagariyagorn H, Mazzone PJ: Lung cancer: preoperative pulmonary evaluation of the lung resection candidate, *Semin Respir Crit Care Med* 29:271–284, 2008.

Smetana GW: Preoperative pulmonary evaluation: identifying and reducing risks for pulmonary complications, *Cleve Clin J Med* 73(suppl 1):36–41, 2006.

Smetana GW, Lawrence VA, Cornell JE: Preoperative pulmonary risk stratification for noncardiothoracic surgery: systematic review for the American College of Physicians, *Ann Intern Med* 144:581–595, 2006.

Sweitzer BJ, Smetana GW: Identification and evaluation of the patient with lung disease, *Med Clin North Am* 93:1017–1030, 2009.

第十四部分　胸外科

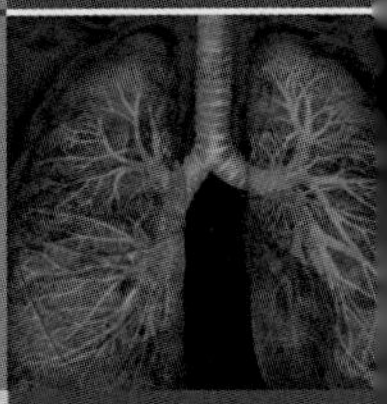

第 74 章　诊断性胸外科手术

Chadrick E. Denlinger • Stephen D. Cassivi • Mark S. Allen　著

（周　霞　王凌伟　王跃春　译）

尽管无创诊断方法的灵敏度（尤其是影像诊断方面）日益增加，但诊断性胸外科手术仍能为不同胸部疾病患者的诊断检查增加关键性信息。普通胸外科医生能提供明确的组织诊断，以评估胸部肿瘤的发展阶段和可切除性，因而在患者的诊断评估方面起到非常重要的作用。

按侵袭性程度，用于诊断的普通胸外科手术包括支气管镜检查颈部、斜角肌和锁骨上的淋巴结活检、胸膜和纵隔以及在内镜、胸腔镜或开胸方法下的肺活检手术。这些手术的创伤程度各不相同，以开胸探查术侵袭性最大。选择何种手术取决于要解决的特定临床问题以及患者特定的特征，有时还包括个别外科医生的偏好和经验。总体而言，这些手术能提供较高的诊断率，而发病率和病死亡率较低。并发症虽然罕见，但偶尔也会发生，因此相关医师有责任了解这些手术的性质、创伤大小以及相对风险 / 效益比。

术前注意事项

除了纤维支气管镜使用局部麻醉和最少量的镇静药外，大多数诊断性外科手术仍需要全身麻醉。医生首先需要确定这种手术干预是否适当，因为一定程度的手术风险总是存在的。这些手术的一般禁忌证是来自于并发症的过度风险。推荐转诊医师和最终的外科医师必须正确评估患者的整体病情和对手术的承受能力。此外，如果一个诊断性手术干预的结果不会影响患者的个体治疗方案，那么不管创伤多么小，手术也是不必要的和毫无根据的。

诊断性胸外科手术的临床应用

本章中讨论的诊断性胸外科手术有各种不同的临床应用，各有优劣（表 74-1），通常广泛用于下列三大领域：

- 支气管癌的评估
- 间质性肺疾病的诊断
- 不确定的胸膜、肺和纵隔病灶取样

支气管镜检查

Ikeda 于 1968 年推出了第一款纤维支气管镜。此前，硬质支气管镜是可视化和直接达到气管支气管树的唯一途径，但在过去几十年，纤维支气管镜已经在很大程度上取代了硬质支气管镜进行诊断检查。纤维支气管能更大程度地进入气道，并在最少的镇静方式下进行，可在许多医院的重症监护病房（ICU）和普通病房按常规操作。

纤维支气管镜

纤维支气管镜是一种诊断工具，它提供了一种相对无创的方法显示呼吸道，并从呼吸道获得组织样本。纤维的灵活特性使得它能到达气管支气管树的亚段分支。虽然纤维支气管检查可通过气管内导管施行于被麻醉和气管插管的患者，但通常还是采用局部麻醉和清醒状态下的镇静来进行手术。随着纤维支气管镜附件的不断完善发展，其诊断的准确性和实用性也得到了进一步提高。

纤维支气管镜不仅可直视气管支气管树，而且还能取得组织样本如洗液、擦拭物以及支气管肺泡灌洗（BAL）液来进行细胞学和微生物学分析。支气管内活检或经支气管活检可获取气管或肺组织。另外，纵隔淋巴结的经支气管针吸（Wang）活检也可以通过纤维支气管镜进行。该手术需要进行术前影像学的仔细评估，以帮助引导活检针通过支气管进入有关腔外淋巴结。

表 74-1 诊断性胸外科手术

手术	应用	优点	缺点
硬质支气管镜检查	诊断癌症 清除气道阻塞	清除分泌物 / 血 大的活检标本可以发现黏膜下肿瘤 有机会减小不能手术的肿瘤体积或切除良性病灶 评估气管隆突固定	看不清次级支气管分支
颈斜角肌淋巴结活检	诊断淋巴结肿大	对于更深部的结节，比细针穿刺活检（FNA）在技术上更安全 获得大的组织样本	操作过程： 偶尔有技术难度
纵隔镜检查	中间纵隔的病理诊断（结节 / 肿块）	直接到达纵隔异常部位 比 FNA 能得到更大的组织样本	手术视野局限于气管旁的隆突区域
纵隔切开术	前纵隔的病理诊断（结节 / 肿块）	到达纵隔镜检查无法达到的前纵隔区域 用于主动脉下结节取样 对于上腔静脉阻塞的患者比使用纵隔镜更安全 比 FNA 能得到更大的组织样本	手术视野局限于前纵隔之上 更复杂的手术过程
胸腔镜检查	胸膜活检 脏胸膜沉着物活检	能通过单一的穿刺实现 视觉定向活检	局限于小的活检 依赖于胸膜腔没发生粘连
电视胸腔镜 / 胸外科手术（VATS）	任何同侧活检或取样手术	纵隔镜和纵隔切开术的补充 良好的视野和全面的手术干预可能（例如肺结节的楔形切除、纵隔肿块切除）	依赖于胸膜腔没发生粘连 需要足够的外科专业知识

支气管内超声

新近的支气管内超声（EBUS）技术提高了经支气管穿刺活检的灵敏度，它使用特殊的支气管镜，镜头末端新增线性超声波探头，有利于气道外淋巴结显影。彩色血流多普勒图像也有助于区分淋巴结与血管结构。操作通道引导支气管针穿过超声成像区域，活检离散的淋巴结。EBUS 最常用于已知或怀疑肺癌患者的纵隔淋巴结分期，两个最新的前瞻性研究已证实，EBUS 诊断的准确率与该指征的纵隔镜检查类似。当然，以上两项手术必须由经验丰富的临床医师来完成才具有较大的诊断价值。

导航支气管镜检查

荧光镜以前用来协助指导支气管镜和活检钳到达不确定的周围型肺病灶。荧光镜透视检查的二维性质以及不能直接“操纵”活检钳是这种技术的严重缺陷。最近，推荐采用电磁引导的导航支气管镜来提高支气管镜肺活检的效率。这项技术依赖于 CT 影像下虚拟三维气道的重建，其在患者的胸部创建一个电磁场，帮助定位并引导小内镜探头到达标准支气管镜可显像之外的气道病灶。该技术可与小型径向超声探头组合以帮助确定支气管镜何时到达目标病灶。

当前，导航支气管镜最常见的应用是放置基准标记，或获取位于可视范围远端的气道内微小病灶的组织诊断。该技术对肺实质内第三段内的肺部病变最为有用。对更靠近肺外周的病变可使用计算机断层扫描（CT）引导下活检。

硬质支气管镜

硬质支气管镜主要用于治疗性气道干预，如气道扩张术、激光清创术、肿瘤减积、气道支架放置或取异物（图 74-1）。硬质支气管镜仍然是特殊情况下重要的诊断工具，如对可能入侵气道的外源性肿瘤进行评估时，需要更好的触觉或更大的活检探查。当遇到因咯血或肿瘤入侵造成气道控制困难时，硬质支气管镜也是不可缺少的。

硬质支气管镜检需要使用肌肉松弛剂和在特殊

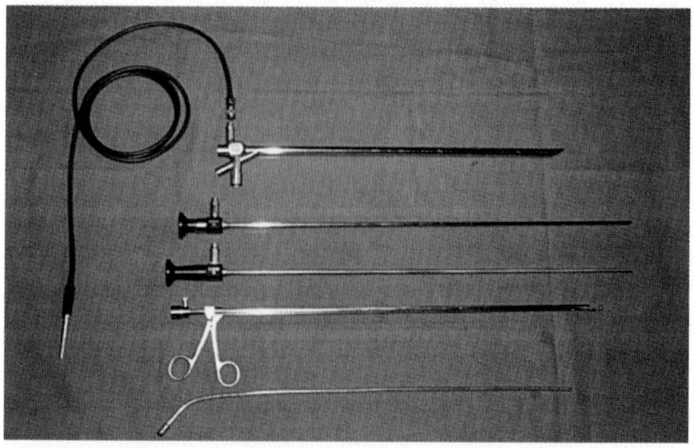

图 74-1 硬质支气管镜设备。从上到下：带有光缆的支气管镜、直线和直角手术望远镜、活检钳、抽吸套管

的通气措施下的全身麻醉，最常用的方法包括喷射通气、持续或间歇性通气。对于因为气道阻塞病变需要极度关注气道控制的患者，需要避免使用肌肉松弛剂以其维持自主呼吸。

技术

在一般情况下，用于成年男性的硬质支气管镜大小是 8 mm 或 9 mm（外径），用于成年女性的是 7 mm 或 8 mm，儿童或体型较小的成年人可使用更小的尺寸。

在麻醉诱导后，患者置于仰卧位，颈部延伸到“嗅探”位置。使用右手操作的外科医生用自己的左手拇指进一步保护患者牙齿和唇部免受伤害，并在整个手术过程中作为支点来放置和支撑支气管镜。橡胶牙齿保护器或用盐水浸泡过的纱布海绵也可以用来加强保护。手术过程中病人的眼睛也应用棉垫覆盖以防止不慎受伤。

将支气管镜斜面向下从患者嘴唇右侧插入（图 74-2），直接朝向口腔后壁的舌背。小心抬高舌部，确定会厌尖端，让支气管镜能更多地保持在一个水平位置。然后将支气管镜向前移动一小段来通过会厌前端。使用支气管镜突出的上唇轻轻抬起会厌前端，使声带和喉部入口可视化。接着外科医生将支气管镜沿其长轴旋转 90°，将斜面部位放置在前后平面，使其更容易通过声带。这时支气管镜就可在直视下向前小心进入气管。为使支气管镜更便于进入左或右主干支气管通道，需要将患者的头部转动到对侧。通过硬质支气管镜的管腔插入纤维支气管镜可使气道节段及亚段的可视化变得容易。

颈椎、斜角肌和锁骨上淋巴结活检

支气管癌和食管癌都可能累及颈部、斜角肌和锁骨上区淋巴结。对不可触及的斜角肌淋巴结切开活检不再是常规术前程序，事实上，这个操作已很少进行。如有必要，现可在 CT 或超声影像引导下对该区域的临床上阳性或可扪及的节点行细针抽吸活检（FNA）。怀疑有淋巴瘤的患者可能需要切开手术活检，以获得足够样本量进行组织结构评估、流式细胞术或获得完整诊断所需要的其他额外研究。

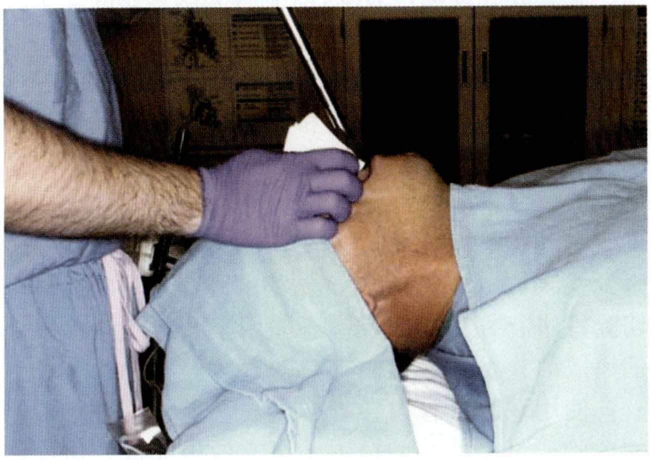

图 74-2　患者体位及硬质支气管镜的插入。患者取仰卧位，颈部伸展，支气管斜面向下插入

在胸锁乳突肌插入到锁骨内侧水平之上做一 3 ～ 4 cm 长的皮肤褶皱切口，可在这块肌肉的锁骨和胸骨头之间继续分离，或者两者都可向内侧缩回。斜角肌脂肪垫位于前斜角肌之上和颈内静脉外侧，通常接收来自脂肪垫下的颈横动脉的血液供应。必须识别这条动脉并进行结扎和分离，因其沿前斜角肌的前表面深至脂肪垫，故有可能损伤膈神经。淋巴结切开手术活检罕见，但重要的并发症包括气胸和胸管损坏继发的乳糜瘘。

颈部纵隔镜术

颈部纵隔镜术是肺癌分期的主要依据，20 世纪 60 年代在欧洲和北美通过 Carlens 和 Pearson 分别得到普及。实际上它不仅用于肺癌分期，也用于评估气管前、气管旁和隆突区的淋巴结病。通过标准的颈部路径到达淋巴结是最容易的：上部和下部气管旁和隆突水平，以及肺门上淋巴结，或美国癌症联合委员会（AJCC）命名的 1、2、4、7、10 区。由 Ginsberg 提出的“扩大的”颈部纵隔镜术能够达到主动脉肺窗和腹主动脉旁淋巴结（分别是 5 区和 4 区）。最近，通过左侧胸腔镜或前侧纵隔切开术可在直视下对 5 区和 6 区淋巴结进行活检。

重复的纵隔镜检查尽管在技术上是可行的，但由于缺失用来引导常规解剖的正常组织平面，并发症的风险较高。颈部纵隔镜术作为一个单独的手术通常可以在门诊进行。在许多情况下，纵隔镜检查是作为在肺切除术之前的一个阶段性的手术来完成的。对于有经验的医师，在肺癌患者准备行肺切除术之前，纵隔镜检查可提供真正的淋巴结标本，供病理学家评估排除淋巴结转移。

最近在欧洲，已经提出经用颈部扩大的纵隔淋巴结切除术（TEMLA）和电视纵隔淋巴结切除术（VAMLA）替代传统的颈部纵隔镜术。这些技术得到更多应用，伴随着手术时间的显著延长（2 ～ 5 h）可得到大量的淋巴结样本。然而在累积到足够多的病例对这两个分期手术的病死率做出充分有力的比较之前，最近的颈部纵隔镜术和 TEMLA 的对照试验被过早地停止了，因此，我们无法对这些创伤更大的分期手术的病死率做出准确评估。

尽管纵隔的CT成像和正电子发射断层扫描（PET）技术取得了进步，但颈部纵隔镜术在肺癌中仍然是纵隔术前分期的“金标准”。需要特别注意的是，用于肺癌中纵隔分期的PET扫描阳性预测值（PPV）低，因此，在否定手术切除之前获得组织诊断来证明纵隔转移是必要的。颈部纵隔镜术在有经验的医疗中心都有超过98%的诊断准确性，因此仍然是开胸手术前纵隔分期的重要依据。

技术

全身麻醉下给患者插管，在患者肩膀下放一个枕垫以让颈部在手术中能充分伸展。在胸骨切迹上方1 cm左右做一个2.5 cm的横切口。分裂正中线的带状肌，使气管前筋膜暴露；如有必要，用直角拉钩能较好地钩回甲状腺。横向切开气管前筋膜，用示指钝性分离关闭气管的前表面，随后可直接触诊血管性结构，包括主动脉弓和不知名的血管以及明显的淋巴结病变（图74-3）。在直视下用纵隔镜吸盘尖端做进一步钝性分离，随后可做系统的解剖和不同淋巴结水平的活检。

连接着注射器的脊髓穿刺针可用来抽吸，从而在情况不明时区分被活检的固体物质和应避免的血管结构。大多数的小出血可以通过电烙器的准确使用或临时纱布填塞来控制。许多附近血管结构受破坏可引起大出血的风险，因此手术人员应随时准备进行胸骨或胸廓切开术来彻底控制出血。在获取左侧气管旁区域的淋巴结活检样本时应特别小心，因为左喉返神经丛就在附近并能被侵袭性的活检或判断不当的电凝器损伤。

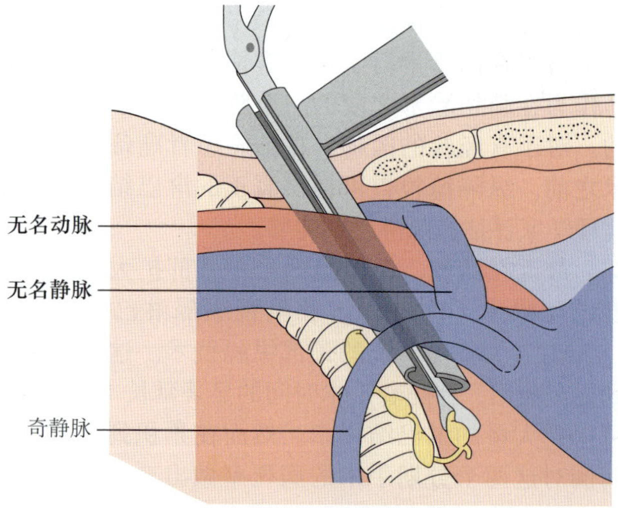

图74-3 颈部纵隔镜的路径

前侧纵隔镜手术

前侧纵隔镜手术也被称为Chamberlain术，是一项能达到前纵隔的手术。它通常被用于肺动脉窗的淋巴结（AJCC命名中分别为5区和6区）取样，该区域也可通过扩大的颈纵隔镜或左侧胸腔镜达到。尽管前侧纵隔镜手术比颈部纵隔镜术创伤性更大，但患者通常也能在手术当天出院。

尽管这项技术仍在施行，但在很多医疗中心，前侧纵隔镜正在被电视胸腔镜手术（VATS，见下一部分）所取代。而前侧胸腔镜的好处是，如果胸膜腔没受损，病人就能在手术当天回家。然而，通常情况下胸膜腔都会被打开，患者往往感到不适，需要短期住院。VATS作为一项诊断手术来评估第5区和第6区淋巴结应用越来越普遍，因为它在可视化方面表现出色，可看到整个胸腔的附加功能。

技术

前侧纵隔镜手术通常是在紧靠胸骨旁的第二肋间做一个3～4 cm的横切口，顺着肌纤维不用切断肌肉将胸肌分离。沿着第二肋骨上缘切开肋间肌。通常都能避开和保护好位于内侧的内乳血管。钝性分离纵隔胸膜并推向外侧，避免直接进入胸腔。置入纵隔镜，在最佳的照明和可视化下来进行合适的活检。

纵隔胸膜偶然会受损伤，如果肺实质没有被破坏，一般不要使用胸管。手术最后，通过纵隔镜将一根小导管插入胸腔，由麻醉师进行持续正压通气来排除所有残留在胸膜内的空气，在表层肌肉组织被关闭之前拉出导管。

电视胸腔镜手术

通过电视胸腔镜手术（VATS）能实现微创到达肺、胸膜腔和纵隔。VATS对于胸膜病理诊断非常有用，例如间皮瘤、胸膜转移、石棉引起的胸膜斑或良性炎症性胸膜炎所导致的弥漫性或局灶性胸膜增厚，对于胸腔积液的诊断和治疗也很有帮助。在肺癌和食管癌分期中，胸腔镜能通过微小的切口到达气管旁、血管前、主动脉肺窗、主动脉旁、隆突下、食管旁和肺下韧带淋巴结群（AJCC命名中分别为2区到9区）。它还能对局部结构的肿瘤入侵和总体可切除性进行评估。胸腔镜还能用于肺组织活检以评估离散结节或弥漫性肺部疾病。

使用双腔气管内导管或支气管阻塞器进行对侧的单肺通气能使胸腔镜手术更有效地完成，该操作可使术侧肺萎陷，从而使胸膜腔内达到充分的可视化和可操作性。因为胸膜广泛粘连不能耐受单肺通气，所以是有效的胸腔镜手术的禁忌证。

虽然胸腔镜检查属于微创手术，但对于高危患者，它仍然是一个高风险的手术。值得特别注意的是，间质性肺病（ILD）患者需要进行肺活检来量身定制治疗方案。这些患者通常在 VATS 前有严重的呼吸衰竭，可能已经在接受机械通气，相当比例的人有肺动脉高压。肺动脉高压患者不能很好地耐受单肺通气，因为他们不能对通气的肺进行优先灌注，因此，大量的血液通过不通气的肺而被分流，当病人尝试单肺通气时会体验显著的低氧血症。根据美国梅奥医院的临床经验，在胸腔镜下行肺活检的 ILD 患者的手术病死率不到 6%。

技术

胸腔镜检查是通过对侧单肺通气进行的。患者被置于侧卧位，与后外侧开胸术的体位相似。而电视胸腔镜若用在胸腔积液的引流和评估，通常 1 cm 的切口已足够。切口位于腋前线的第六或第七肋间隙。通过这个切口，可以放入摄像头和薄吸嘴或活检钳并操作。对于其他大多数应用，需要一个或两个附加的 1 cm 切口，通常是在一个潜在的后外侧开胸术的线上，分别沿着第四或第五间隙（图 74-4）。依这种方法，转换为开胸术只需要在这两个间隙之间延长切口。如果发现被活检的肺小结是侵袭性原发性肺癌，就需要将手术转换成 VATS 肺叶切除术，将之前的切口转换成一个 5 ～ 7 cm 的切口来摘取一个肺叶切除标本。

ILD 的活检要求只限定于几个典型病理区域，不确定肺结节的楔形切除术首先就必须对病灶进行精确定位，这通常是由外科医生的手指引导通过胸腔镜切口之一来完成（图 74-5）。定位大的周围型病灶非常容易，小的或更深的病变可能就无法触及，需要转成开胸手术。一般情况下，如果病灶的直径大过触诊时肺组织的深度，那么通过电视胸腔镜探查就能触及一个肺结节。最近，用放射性示踪剂指导（99m 锝）来定位用胸腔镜无法探查的小的肺部病灶方面的经验已初步显示良好的前景。

一旦被活检的区域定位成功后，可通过胸部切口插入一个内镜切割器用来做楔形切除（图 74-6）。当标本被切除后，应将它放入一个内镜标本取出袋，从胸膜腔中取出以避免切口被污染。更为经济的选择是用手术手套引入一个切口部位并用两个弯止血钳维持其处于打开状态。

活检标本首先应在手术室的无菌台上进行处理。在弥漫性肺浸润的情况下，切割线能被切除下来用于微生物培养实验，剩余部分则被送去做病理组织学评估。当一个不确定的肺结节被切除后，若结节剩余部分的评估确定诊断为良性，则应保留一小部

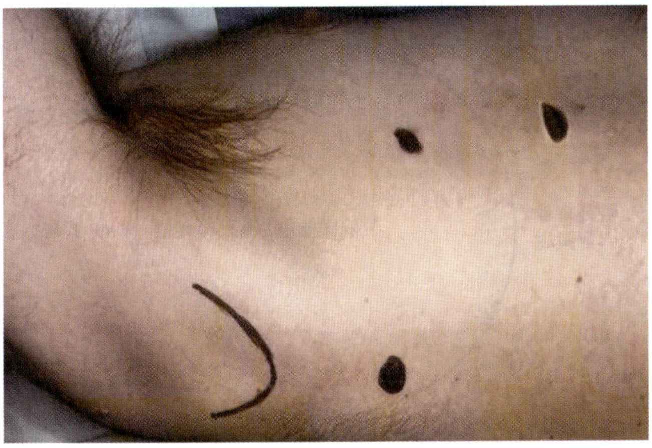

图 74-4　胸腔镜切口位置。一个切口被置于腋前线第七肋间。可能需要其他切口且通常沿着一个可能的后外侧开胸术切口线，处于第五肋间的水平位置

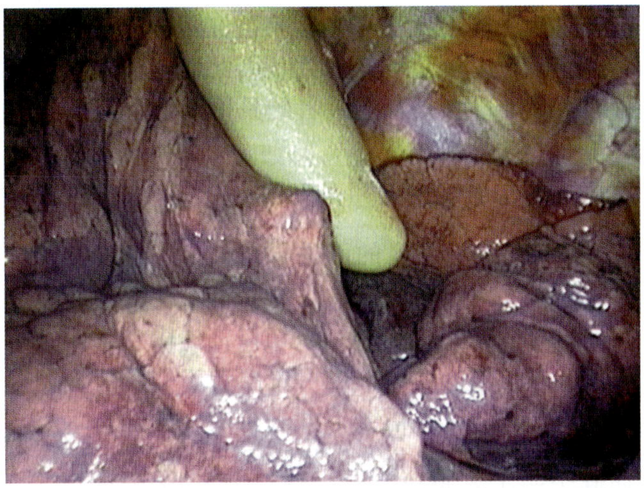

图 74-5　在胸腔镜手术中触诊肺内结节

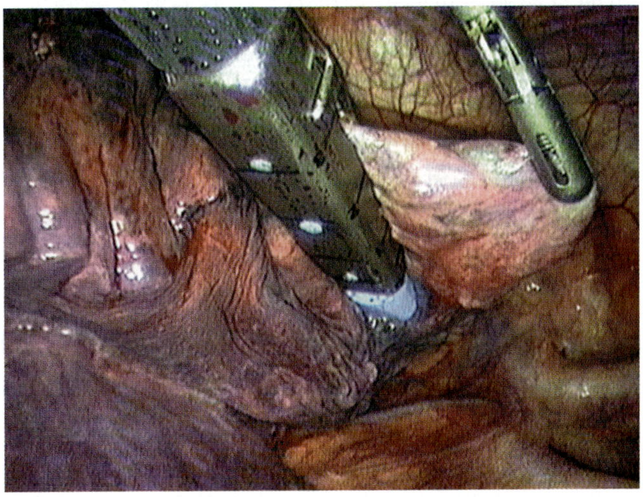

图 74-6　在电视胸腔镜手术（VATS）中使用内镜切割器

80 年代后期，由多伦多和圣安东尼奥开展的双边顺序单肺移植技术成为双肺移植的首选手术方式。

在接下来的 20 年里，肺移植手术数量零星但发展迅速，现在已经非常稳定。在来自世界各地多个肺移植中心的最新报道表明，大多数的肺移植手术类型依旧为双侧和单肺移植手术方式。心肺联合移植现在少见，其主要适应于那些解剖上有艾森门格综合征或者严重肺动脉高压的患者。

肺移植的趋势

在美国，美国器官共享网络工作站（UNOS）自 1984 年以来就开始负责管理器官获取及移植网络（OPTN），肺移植国际协会（ISHLT）于 1982 年联合美国器官共享网络（UNOS）共同创建了全球范围内的心及心肺联合移植手术登记程序。自那以后，已有 27 份报道证实肺移植手术施行超过 32 000 例，2008 年全球 158 个移植中心共施行 2769 例肺移植手术。大部分现行的手术方法包括双侧连续或双肺移植（图 75-2）。心肺移植手术在 2008 年进行了 73 次。

尽管在过去的 20 年里肺移植手术数量显著增长，但是肺移植手术主要适应证仍相对没有改变：慢性阻塞性肺疾病（COPD）、特发性肺纤维化（IPF）、肺囊性纤维化（CF）、α_1-抗胰蛋白酶（A1A）缺乏及肺气肿和肺动脉高压（PAH）（图 75-3）。肺

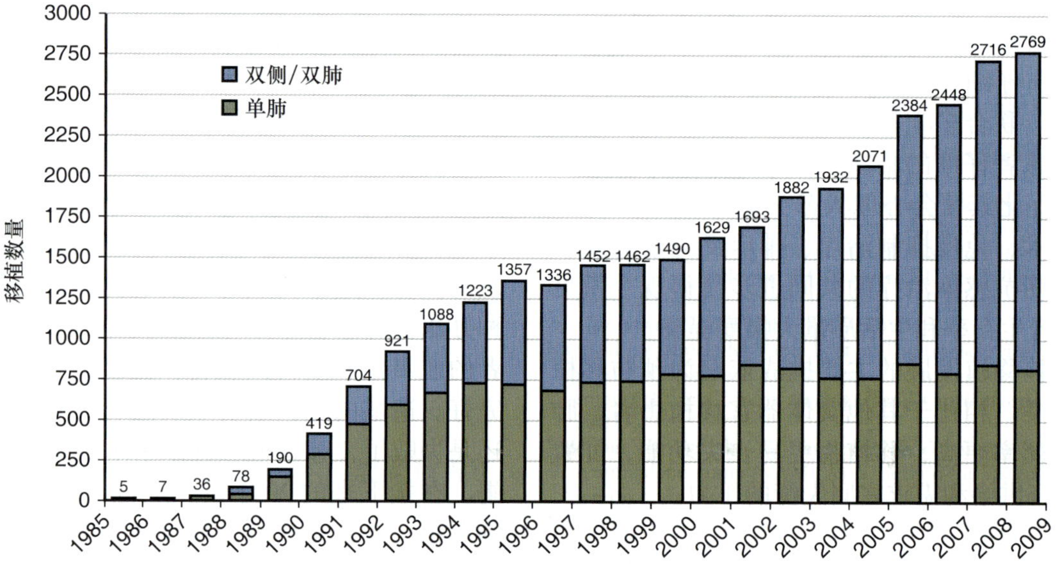

图 75-2 报道的每年肺移植数量和手术类型

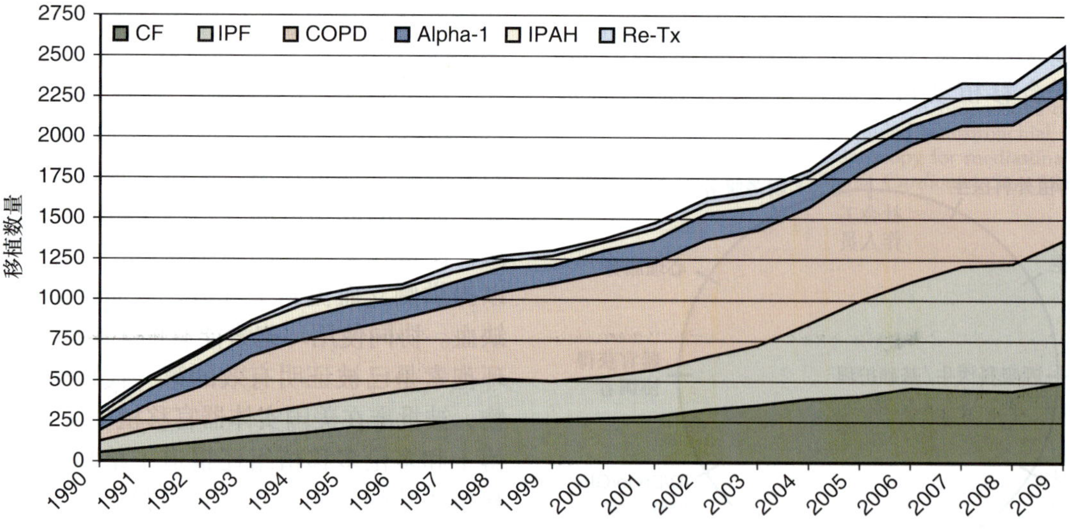

图 75-3 每年成人肺移植主要指征（%）。Alpha-1，α_1-抗胰蛋白酶缺乏症；CF，囊性纤维化；COPD，慢性阻塞性肺病；IPAH，特发性肺动脉高压；IPF，特发性肺纤维化；Re-Tx，反复移植。（改自 *Christie JD*，*Edwards LB*，*Kucheryavaya AY*：*The Registry of the International Society for Heart and Lung Transplantation*：*Twenty-eighth adult lung and heart-lung transplant report—2011*，J Heart Lung Transplant 30：1104-1122，2011.）

移植手术患者接受的手术方式部分是由患者所患疾病来决定的：COPD 及 IPF 患者选择单肺移植同双肺移植的频率相当，然而 CF 及 PAH 患者多以双肺移植手术为多（图 75-4）。过去的数年里双肺移植和 55～65 岁人群进行肺移植已经成为一种趋势（图 75-5）。

2011 年 3 月，UNOS 估计美国国内总共有 1790 例患者在积极等待着进行肺移植。在 2003—2004 年，那些排队等候的患者中位等待时间约为两年，最近的等候时间仍不清楚，但自从实行肺移植器官分配评分（LAS）后，中位等待时间似乎缩短，25% 的患者在三个月内能获得肺移植治疗。现在，肺源提供者较年长，平均年龄为 38 岁左右，更多提供者年龄超过 59 岁的肺源现在也被接受。

生存期

肺移植结果的成功及肺移植手术后患者的最大生存时间始于选择合适的患者，这就需要充分了解受者肺部疾病的发展史和使用最好的药物与手术治疗后受者的预期生存率。确定施行肺移植手术患者时，必须要基于他们目前的生活治疗，并评价其接受与不接受移植手术对其生活的改善情况。在过去的几年里，肺移植的中位生存期得到显著改善，2000—2004 年肺移植手术的中位生存期达到了 5 年，较过去几年明显增高（图 75-6），但是生存曲线

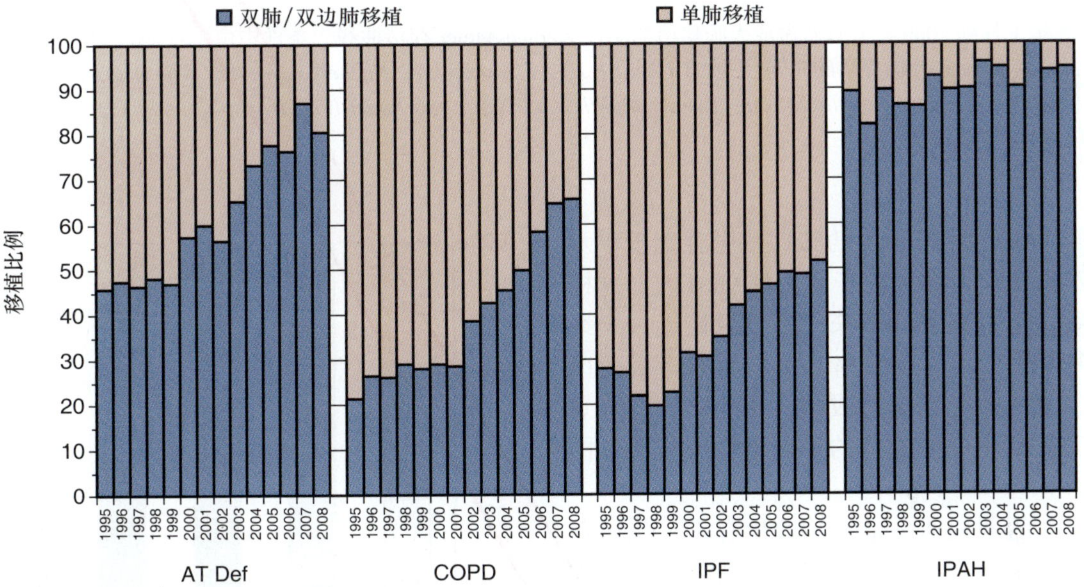

图 75-4　不同移植年份成人肺移植手术方式。Alpha-1，α_1- 抗胰蛋白酶缺乏症；COPD，慢性阻塞性肺病；IPF，特发性肺纤维化；IPAH，特发性肺动脉高压。（改自 *Christie JD*，*Edwards LB*，*Kucheryavaya AY*：*The Registry of the International Society for Heart and Lung Transplantation*：*Twenty-eighth adult lung and heart-lung transplant report—2011*，J Heart Lung Transplant 30：1104-1122，2011.）

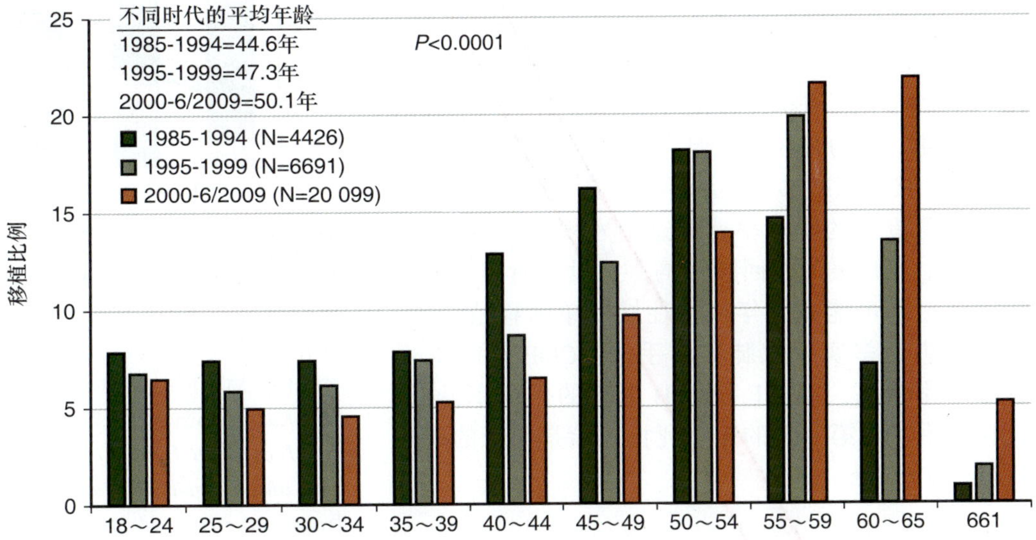

图 75-5　成人肺移植受体的年龄根据年代的分布

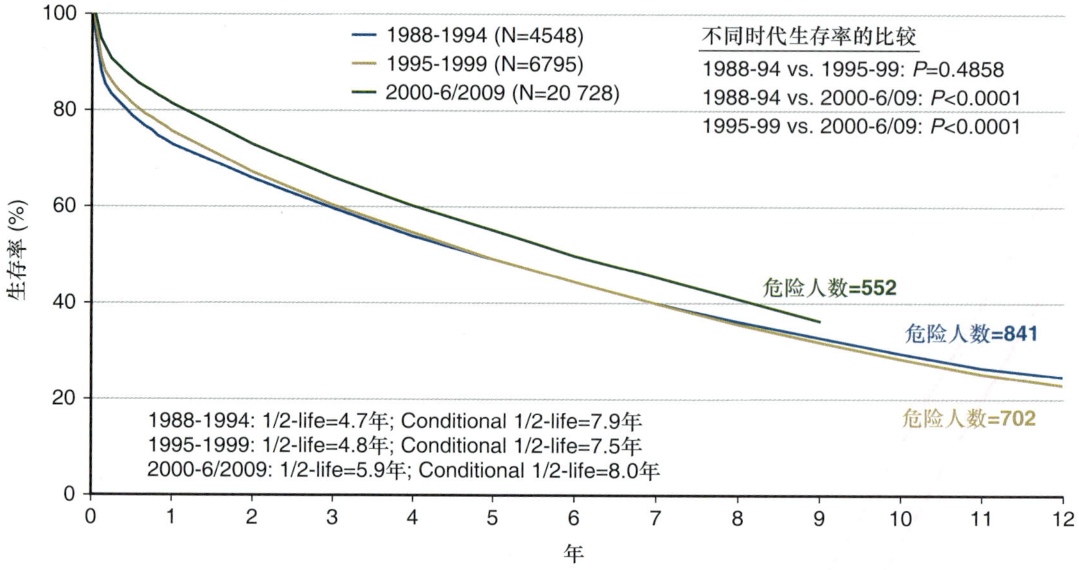

图 75-6 1988 年 1 月到 2009 年 6 月所做成人肺移植的年代 Kaplan-Meier 存活曲线。条件中位生存期是指对于移植后 1 年仍存活的受体而言，其 50% 患者仍存活的时间。（改自 *Christie JD*，*Edwards LB*，*Kucheryavaya AY*：*The Registry of the International Society for Heart and Lung Transplantation*：*Twenty-eighth adult lung and heart-lung transplant report—2011*，J Heart Lung Transplant 30：1104-1122，2011.）

不是线性的，这是因为 20% 的肺移植患者死于手术后的第一年，其中大部分死于术后的 90 d 内。这样迅速下降后，生存率平稳下来，并且更接近一个线性关系，每年有 6% 的病死率。第一年的高病死率是由移植手术后的并发症造成的，如感染、心脏衰竭、排斥反应及免疫抑制药的早期毒性反应等（图 75-7）。

几种独立的因素似乎也影响着生存率，包括年龄较大、高体重指数（BMI）、严重的肺动脉高压、移植手术的方式以及受者本身的肺部疾病。65 岁以上的肺移植患者中位生存期是 3.4 年，明显低于整体平均的 5 年中位生存期。这也是把年龄大于 65 岁考虑为肺移植手术相对禁忌证的原因之一（表 75-1）。

比起单肺移植（SLTx）中位生存期的 4.3 年，双肺移植（BLTx）的中位生存期约为 5.6 年（图 75-8）。尽管心-肺联合移植（HLTx）的中位生存期是最低的，仅约为 3 年，但它还是最常见的手术方法之一。接受双肺移植手术者，尤其是 COPD 患者，看似有着更高的生存率，但这个发现尚存有争议，因为这个观察报道是回顾性的，且没有对照；其促成因素之一可能是老年人往往接受单肺移植手术，而年轻患者多实行双肺移植手术。COPD 和 CF 患者生存率最高，而 IPF 和 PAH 患者的生存率最低，其移植手术后第一年的相对死亡风险是前者的两倍（图 75-9）。

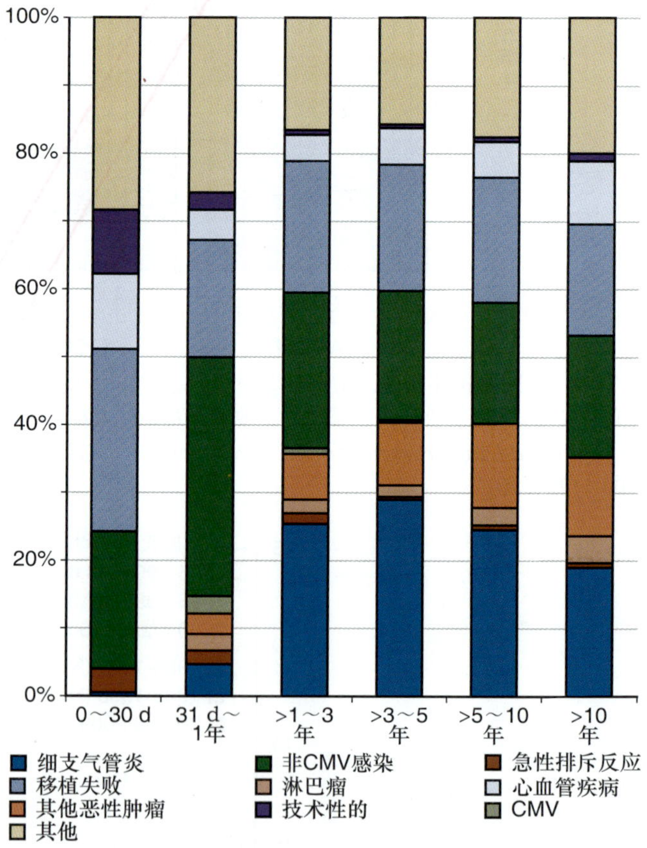

图 75-7 基于 1997 年 1 月到 2009 年 6 月肺移植数据分析得出的移植后不同时期的死亡原因。（改自 *Christie JD*，*Edwards LB*，*Kucheryavaya AY*：*The Registry of the International Society for Heart and Lung Transplantation*：*Twenty-eighth adult lung and heart-lung transplant report—2011*，*J Heart Lung Transplant 30*：*1104-1122*，*2011.*）

表 75-1 常规的肺移植禁忌证

绝对禁忌证	相对禁忌证
5 年内的恶性肿瘤病史（除外 SCC 及 BCC）	年龄超过 65 岁
无法医治的多器官功能障碍	不稳定的临床状态
活动期的乙肝、丙肝及 HIV 感染	差的康复潜能
严重的骨架畸形	泛耐药菌种植（洋葱伯克霍尔德菌基因型Ⅲ）
严重的骨质疏松症	BMI ＞ 30 kg/m^2
机械通气	
较差的社会支持及药物依附性	

BCC，基底细胞癌；BMI，体重指数；HIV，人类免疫缺陷病毒；SCC，鳞状细胞癌。（改自 Orens JB，Estenne M，Arcasoy SM，et al：International guidelines for the selection of lung transplant candidates：2006 update—a consensus report from the Pulmonary Scientific Council of the international Society of Heart and Lung Transplantation，*J Heart Lung Transplant* 25：745-755，2006.）

一般选择标准

在美国移植医师协会、美国胸科协会、欧洲呼吸协会、国际心脏及肺移植协会的共同努力下，关于转诊或选择肺移植手术患者的国际共识指南于 1998 年发表。该指南的发表有助于确定合适的转诊时间，有助于选择合适的等待肺移植的患者，这些患者最可能从肺移植手术中获益，并且确保有限的器官得到公平的分配。这个指南在 2006 年更新（表 75-2）。在所有的病例当中，不管选择使用最理想的内科治疗还是手术治疗，终末期肺病患者的肺功能会逐渐衰竭并产生不可逆性损害。为了降低移植风险，估计自然生存期少于 2 年的患者才可以接受手术治疗。

关于为什么估计自然生存期少于 2 年的患者可以接受手术治疗，有两个问题值得阐明。第一，肺移植手术较为独特，手术后的生存期与受者的原发肺疾病有关。在术后两年内，患者生存率即可稳定，并且能更加准确地预计随后的生存时间。第二，等待肺移植的平均时间接近两年。如果移植过早，患者获得的生存获益可能降低，且可能使更多终末期患者无法接受移植手术。因此，决定患者的移植时机时，肺疾病最可能的预后、等待移植所需的平均时间和肺移植后的中位生存期等因素都应该被考虑在内。美国新的肺源分配系统也影响着移植计划，等待得到肺移植的时间似乎较之前缩短了，但是患者的中位等待时间尚未确定。本质上，这是一个将要花大量时间去探索的动态目标。

HLTx 患者年龄通常小于 55 岁，BLTx 患者小于 60 岁，SLTx 患者小于 65 岁。肺移植手术的绝对禁忌证是与其他器官的功能损害相关的医疗状况，仅在极少数选择联合的心-肺、肺-肾、肺-肝移植的特例中除外。因此，应该积极地诊断和治疗高血压、糖尿病、胃食管反流、消化道溃疡以及骨质疏松症等。肌酐清除率小于 50 mg/ml/min 的肾功能损害被认为是移植的绝对禁忌证。

肿瘤筛查包括乳腺 X 线片、巴氏涂片、前列腺 PSA 试验以及结肠镜检查等。既往有肿瘤病史不是

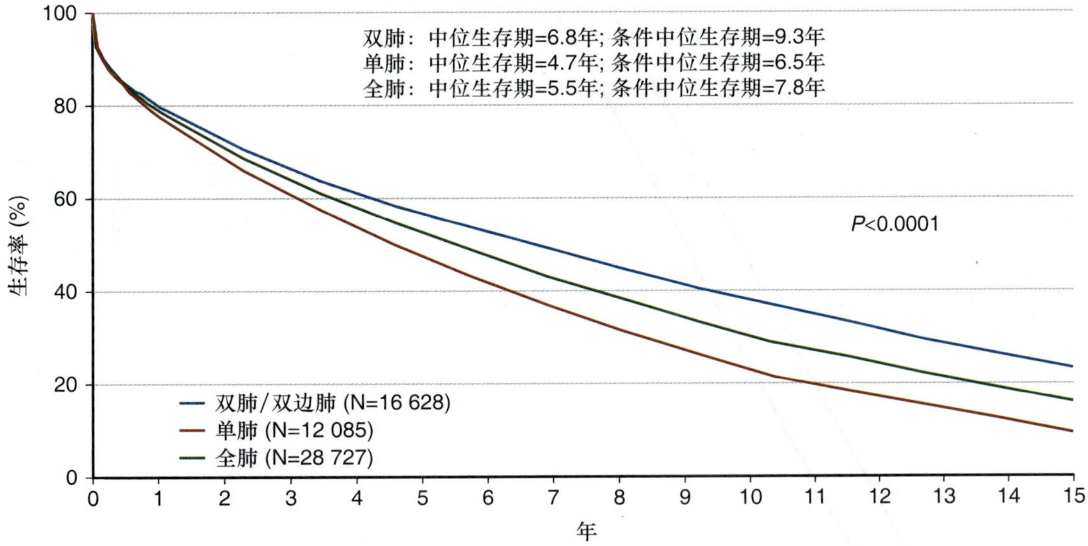

图 75-8 1994 年 1 月至 2009 年 6 月所做不同类型成人肺移植术的 Kaplan-Meier 存活曲线。条件中位生存期是指对于移植后 1 年仍存活的受体而言，其 50% 患者仍存活的时间。（改自 *Christie JD，Edwards LB，Kucheryavaya AY：The Registry of the International Society for Heart and Lung Transplantation：Twenty-eighth adult lung and heart-lung transplant report—2011*，J Heart Lung Transplant 30：1104-1122，2011.）

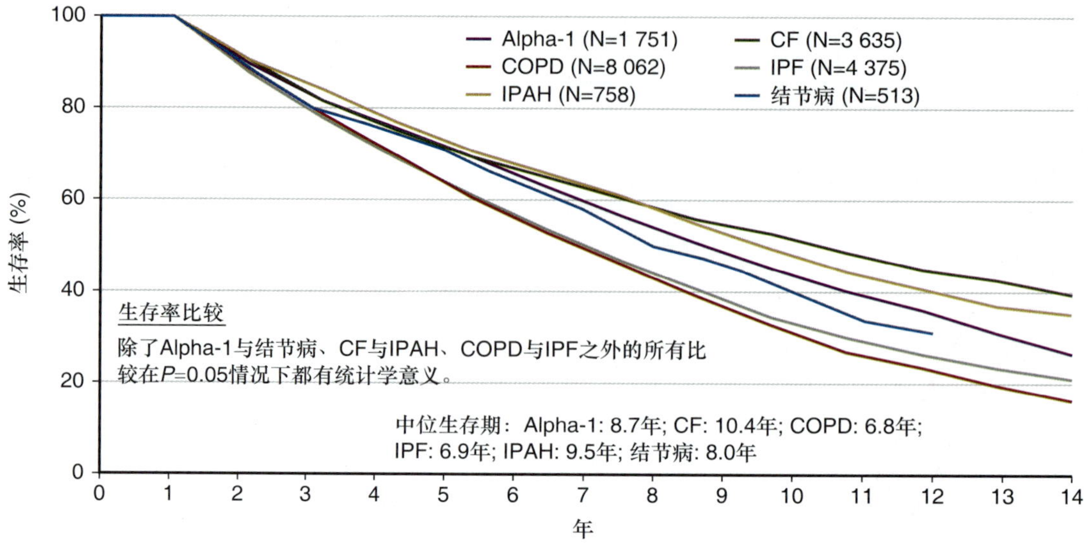

图 75-9　1990 年 1 月至 2009 年 6 月进行肺移植手术生存了 1 年的患者的 Kaplan-Meier 生存曲线 . Alpha-1，α_1- 抗胰蛋白酶缺陷肺气肿；CF，囊性纤维化；COPD，慢性阻塞性肺病；IPAH，特发性肺动脉高压；IPF，特发性肺纤维化。（改自 *Christie JD*，*Edwards LB*，*Kucheryavaya AY*：*The Registry of the International Society for Heart and Lung Transplantation*：*Twenty-eighth adult lung and heart-lung transplant report—2011*，J Heart Lung Transplant 30：1104-1122，2011.）

表 75-2　肺移植选择国际指南：**2006** 年更新版

指南	肺部疾病			
	COPD	**CF 或其他原因所致的支气管扩张**	**IPF**	**PPH**
转诊指南	BODE 指数＞ 5	FEV$_1$ 预计值＜ 30%—特别是年轻女性患者 状态恶化，需要进入 ICU 治疗 状况恶化，需要抗生素治疗 难治性 / 反复发生的气胸 咯血难以栓塞治疗	不管 FVC 如何，组织活检或影像学证实为 UIP 活检提示纤维化的 NSIP	不管如何治疗，NYHA Ⅲ型或Ⅳ型 进展迅速的疾病
移植指南	BODE 指数是 7 ～ 10 或以下至少 1 项： 因恶化的高碳酸血症（PCO_2 ＞ 50 mmHg）入院治疗 进行氧疗，但患有肺性高血压或肺源性心脏病或两者都有 FEV$_1$ ＜ 20%，并且 DLco ＜ 20% 或者分布均匀的肺气肿症状	依赖氧气的呼吸衰竭 高碳酸血症 肺性高血压	活检或影像学证实为 UIP，及以下任何一项： DLco ＜ 39% 预计值，6 个月内 FVC 下降 10% 或更多 在一个 6-MWT 中指脉氧＜ 88% HRCT 提示肺蜂窝样改变（肺纤维化成分＞ 2） NSIP 及 DLCO ＜ 35% NSIP 且 6 个月随诊，其 FVC 下降 10% 或 DLCO 下降 15%	长时间治疗的 NYHA Ⅲ型或Ⅳ型 步行能力低下（＜350 m）或 6-MWT 试验下降 静脉使用依前列醇或等效药物治疗无效 CI ＜ 2 L/min/m^2 RAP ＞ 15 mmHg

BODE，体重指数，气道梗阻，呼吸困难，活动能力；CF，囊性纤维化；CI，心脏指数；COPD，慢性阻塞性肺病；DLco，一氧化碳弥散力；FEV$_1$，第一秒用力呼气量；FVC，用力肺活量；HRCT，高分辨 CT；ICU，重症监护室；IPF，特发性肺纤维化；6-MWT，6 分钟步行试验；NSIP，非特异性间质性肺炎；NYHA，纽约心脏协会；PPH，原发性肺动脉高压；RAP，右心房压力；UIP，普通间质性肺炎。（改自 Orens JB，Estenne M，Arcasoy SM，et al：International guidelines for the selection of lung transplant candidates：2006 update—a consensus report from the Pulmonary Scientific Council of the international Society of Heart and Lung Transplantation，*J Heart Lung Transplant* 25：745-755，2006.）

绝对禁忌证。是否合适移植手术由肿瘤的类型及没有复发及转移的治愈证明来决定。既往有淋巴、乳腺、结肠、肾或者前列腺相关恶性肿瘤病史的患者必须要有 5 年的无瘤生存期，因为这些肿瘤有着更长的复发期。较少浸润性生长的皮肤癌，例如鳞状细胞及基底细胞癌多在两年以后才出现转移。

骨质减少及骨质疏松应该利用骨密度计测量来作为判断标准。骨软化应该在移植手术前加以适当的治疗，如补充营养、钙剂、维生素 D、二磷酸盐和（或）激素替代疗法，并应停止增加骨吸收的治疗。有症状的骨质疏松是一种相对禁忌证，移植手术后的类固醇及免疫抑制类药物的使用将骨质流失变得更严重，使得患者步行活动受限并恢复缓慢，从而影响移植后的生活质量。

营养状况同样影响移植结果及移植后的恢复过程。准备肺移植手术的患者体重应该在理想体重的 70% ～ 130%。一般来讲，BMI 在 18 ～ 30 kg/m^2 是可以接受的。对于 BMI 或者体重超过限制的患者，需要施行增重或减重计划并重新评估其候选资格，可能需要经皮肠内喂养来达到理想的营养标准。但是所有的胃肠外营养只是一种选择途径，因为伴有感染的风险，所以不予积极推荐。

如患者有烟草、乙醛或药物依赖性，必须对这些依赖性进行控制，患者必须戒除依赖超过 6 个月。不能自理的行为混乱的精神疾病，患者不依从和缺少适当的社会支持为相对禁忌证。笔者所在的机构采用社工评估支持系统，以最大化患者对术后干预和治疗的依从性。手术前必须调查好经济相关问题，包括医院项目和保险公司的补助和政府机构以及家庭及社区的支持。

有创机械通气被认为是相对禁忌证，回顾分析提示，急性机械通气患者有着很高的围术期并发症发病率，病死率超过 50%。另一方面，其他条件适合的慢性通气待移植患者在没有其他禁忌证的情况下可能会获得可以接受的生存率。

那些限制了步行活动和呼吸的骨骼肌疾病是绝对禁忌证，如果受者移植后能够接受足够的康复训练，并且其生活质量具有意义，则不太严重的疾病骨骼肌疾病也可以被接受为适应证。胸部及骨架的畸形被认为是相对禁忌证。

慢性感染人类免疫缺陷病毒（HIV）、乙型肝炎和丙型肝炎也是绝对禁忌证。有多重耐药的洋葱伯克霍尔德菌（BCC）定植的受者表现出极高的病死率及移植失败率。BCC 常见于 CF 患者，很多移植中心将此种情况视为绝对禁忌证。有多重耐药的铜绿假单胞菌定植患者与没有该菌定植患者的生存率相似。以前治疗过的肺结核杆菌感染不再视作禁忌证。部分患者需要术前治疗各种肺部感染，这是为了试图减轻其肺内病原体负荷。其他患者中，部分感染率高或者病原体再生（例如曲霉菌定植）风险较高的受者可能需要接受手术的预防感染，有病原菌定植的双肺移植患者感染概率更高，因为大量的定植细菌和真菌可能自鼻窦、鼻咽及气管溢出到肺内。

特定疾病的转诊与选择

慢性阻塞性肺疾病（COPD）

COPD（例如肺气肿、慢性支气管炎和闭塞性细支气管炎）患者行移植术后生存率最高（肺气肿联合 A1A 缺乏患者除外）。

虽然肺移植改善了 COPD 患者的肺功能及生活质量，但肺移植后的生存获益尚未被证明，原因之一是第一秒呼吸末通气量（FEV_1）作为肺功能改善的指标其可靠度可能不及其他指标，例如 BODE 指数（以积分形式记录身体质量指数、气道阻力、呼吸困难及运动能力）（表 75-3）。BODE 指数在 7 ～ 10 的患者应该选择进行肺移植。其他 COPD 患者的选择标准包括急剧损害的肺功能、步行距离的活动能力短于 6 min（少于 100 码）、体重减轻（BMI 少于 20 kg/m^2）需要住院治疗（尤其是需要入住 ICU 的）以及影像学确诊的同性质肺气肿。受累

表 75-3 BODE 指数的计算

变量	分数			
	0	1	2	3
气流阻碍（FEV_1 预计值，%）	≥ 65	50 ～ 64	36 ～ 49	≤ 35
6 分钟步行试验（单位：m）	≥ 350	250 ～ 349	150 ～ 249	≤ 149
MMRC 呼吸困难级别（范围 0 ～ 4）	0 ～ 1	2	3	4
体重指数	> 21	≤ 21		

BODE，体重指数、气道阻力、呼吸困难、运动能力；FEV_1，1 秒用力呼气容积；MMRC，英国医学研究委员会

（改自 Celli BR，Cote CG，Marin JM，et al：The body-mass index, airflow obstruction, dyspnea, and exercise capacity index in chronic obstructive pulmonary disease, *N Engl J Med* 350：1005-1012，2004.）

更严重的患者可有慢性肺换气不足（即尽管在做氧疗，$PaCO_2$ 仍高于 55 mmHg 且证实有肺动脉高压）。所有 COPD 患者均应进行肺康复及氧疗，其他替代方法如肺减容手术治疗，应记录为不可行或者证明无效。

肺纤维化

IPF 是纤维化疾病中进展最快的一种，它是由普通的间质性肺炎（UIP）的病理诊断来明确的。还没有发现 IPF 的有效治疗方法，因此，此类患者只能进行补充氧气、肺康复训练和密切门诊观察等支持治疗。将合适病人及时转诊进行肺移植手术至关重要，因为这是延长具有死亡最高风险患者生存期的唯一方法。IPF 的中位生存期是自确诊后的 3 年，与等待肺移植的 IPF 患者的 30% 病死率一致。肺功能参数被用来决定患者转诊时间［即用力肺活量（FVC）低于预期肺活量的 60% ～ 70%，一氧化碳扩散能力（DLCO）低于预期 50% ～ 60%］。然而，很多人觉得这些临界值太低，低估了患者病死率。其他预示更高病死率的变量包括 6 分钟步行缺氧进展试验（动脉血氧饱和度小于 88%）、在室内空气条件下静息水平氧分压（PaO_2）低于 50 mmHg、有着典型的影像学及病理特点的 UIP 以及最初确诊后的 6 个月内肺功能下降。

其他原因所致的肺纤维化预后会更好，非特异性肺炎（NSIP）尤其是细胞变异性 NSIP 的 5 年生存率可达到 75%。其他可能需要肺移植纤维化疾病包括结节病、硬皮病、类风湿关节炎、混合性的结缔组织功能失调、石棉沉积症、组织细胞增多症 X 以及淋巴管平滑肌增多症。一般来说，应该把这些指标都用来作为转诊治疗的相同标准，因为更多特异性疾病的标准还没有被建立起来。

囊性纤维化

囊性纤维化（CF）患者通常具有多器官受累及并发症，包括营养不良、大面积的上呼吸道慢性感染以及耐药菌的定植。现在的转诊治疗指南还不够充分，因为还没有 CF 生存率的好的预后模式，但是 FEV_1 小于预期 30% 的患者或者肺功能正继续下降的患者应该早期进行肺移植治疗。这种考虑在年龄小于 20 岁的女性患者当中更为重要，这种患者可能有着更差的预后。疾病的严重程度也可用住院频率，特别是是否需要入住 ICU 来衡量。同在 COPD 患者中的情况一样，确定 CF 患者具有较好预后的能力可能取决于对多种因素的评估，如缺氧和高碳酸血症的程度、肺源性心脏病的证据及肺功能受限。多药耐药铜绿假单胞菌、金黄色葡萄球菌、嗜麦芽窄食单胞菌的定植或烟曲霉菌定植不是移植的禁忌证，因为这些生物没有被证明会影响移植后的生存率，唯一的例外是洋葱伯克霍尔德菌基因型Ⅲ，它有极高移植相关病死率。有多重耐药菌感染的患者需要频繁进行定植菌及耐药模式变化的评价，这些评价将指导手术后立即进行的早期预防及治疗。并发气胸及咯血是尽早转诊的其他适应证。

CF 患者有着与 COPD 患者相似的良好的生存率。尽管其他因素导致的支气管扩张也可以进行肺移植，但是这个方面的数据还不足以发展为明确的治疗指征。大部分地方使用推荐给 CF 患者的治疗指南。

肺动脉高压

特发性的肺动脉高压是一种不断发展及能导致迅速死亡的疾病，估计自诊断之后的中位未经治疗生存期少于 3 年。现有的肺血管扩张疗法（使用药物包括依前列醇、曲前列环素、西地那非和波生坦）从根本上延长了患者生存期，因此只有在药物治疗无效的情况下才选择肺移植。根据纽约心脏协会 / 世界卫生组织的标准，肺功能处于Ⅲ或Ⅳ级的患者有着最高的死亡风险，并最有可能在肺移植中获利。患者降低的运动能力可以通过使用一个标准的 6 分钟步行试验来衡量，行走不能超过 332 m 及右心功能不全的程度对预判病死率很重要。

供体的选择及管理

LAS 通过使用由医疗紧迫感和移植净效益确定的计分制（预测移植后的存活期减去等待列表中的患者的预期生存期）将供体肺分配给移植候选人。自从 2005 年在美国实施该制度以来，患者平均等待时间明显缩短。遗憾的是，器官捐赠的稀缺性仍然是一个限制的问题，导致使用无心脏跳动的捐助者（表 75-4）、体外供体肺复苏、使用“桥梁移植”以及发展起来不同类型的肺移植（表 75-5）。

当前，理想的供体选择标准比其他实体器官选择供体标准更加严格。鉴于可用移植肺的稀缺性，许多人认为供体的标准应更加灵活，以扩大现有的供体库。替代标准包括供体年龄大于 55 岁、初始 PaO_2/FIO_2 比值小于 300、胸部 X 线片可见肺内渗出性改变、有脓性分泌物、有阳性使用烟草或其他吸入性药物史（表 75-6 和框 75-1）。回顾性研究显示使用理想的供体肺和使用扩展的同种异体移植肺具

表 75-4 无心跳供体 Maastricht 分类法 *

Ⅰ	不可控的	已经死亡
Ⅱ	不可控的	复苏失败
Ⅲ	可控的	等待心搏骤停
Ⅳ	可控的	脑死亡后的心搏骤停
Ⅴ	可控的	住院患者的心搏骤停

* 可控的无心跳供体可能适合作为肺供体

表 75-5 肺移植类型

活体供体	供体捐献单一肺叶，受体接受来自两个不同供体的下肺叶
有心跳的供体	全脑死亡 依据选择标准，可以捐献单侧或双侧肺
无心跳的供体（NHBD）	供体已有持久的心脏停搏，心肺复苏达到不可接受的状态，认为适合做器官捐献
异种移植	猪的、牛的和灵长类动物肺仍然在研究探索中
人工肺	为静脉血供氧的体内或体外设备 仍然在研究中
Avalon Elite（Wang-Zwische 双插管法）	导管经皮右侧颈静脉插入上腔静脉（SVC），横穿右心房至下腔静脉（IVC） 经 SVC 和 IVC 抽出静脉血，将氧合的血液输到右心房达到近乎无再循环和潜在全气体交换的目的

摘自 Wang D，Zhou X，Liu X，et al：Wang-Zwische double-lumen cannula—toward a percutaneous and ambulatory paracorporeal artificial lung，*ASAIO J* 54（6）：606-611，2008.

表 75-6 供体选择指南

特征	理想供体	扩展的供体
年龄（岁）	＜ 55	＞ 55
ABO 血型	同一血型或血型兼容	血型兼容
胸部影像	清晰	单边 / 点状渗出
PaO_2*（mmHg）	＞ 300	初始评估时＜ 300，经治疗优化后必须＞ 300
烟草（吸烟史）	＜ 20 包 / 年	＞ 20 包 / 年
创伤	无胸部外伤	有胸部外伤，但无有意义表现
痰	无脓性分泌物	能吸痰治疗的被认为可以执行
革兰氏染色	无分泌物	单一病菌可以考虑（框 75-1）

* 动脉血氧分压（PaO_2）是在吸氧浓度为 100% 和呼气末正压为 5 cmH_2O 时所测定的值

框 75-1 与供体资格相容的受体相关感染 / 因素

革兰氏阳性菌感染
胸外分枝杆菌感染
真菌气道定植
乙肝病毒核心抗体
疱疹病毒（HHV6 ～ HHV8，水痘病毒）
巨细胞病毒（如果供体＋ / 受体－，高危）
EB 病毒（如果供体＋ / 受体－，高危）

HHV，人类疱疹病毒

有类似的结果，特别在以下几方面：围术期并发症、ICU 住院时间、机械通气的要求和 1 年生存率（两组都高于 80%）。改进的捐赠管理也正在仔细的研究中，它有助于改善边际供体，并优化他们的情况，使他们成为理想人选。优化供体状态与逆转任何限制性的生理损害正成为大多数移植中心的护理标准（图 75-10）。常见的呼吸道损伤见于误吸、肺不张、感染、肺水肿以及神经功能障碍所导致的血流动力学不稳定。用支气管镜抽吸多余的分泌物可使萎陷的肺重新膨胀，可以提高肺泡通气量。小容量的支气管肺泡灌洗（BAL）可以最大程度减少肺泡内的渗出液，有需要时应辅助以血管活性药物以改善组织灌注及心功能。皮质醇、加压素和甲状腺激素的应用也可能是有益的（图 75-11）。

移植物的管理

移植肺的缺血时间是自将肺从供体体内取出时开始计算的。待移植的肺储存于冷的肝素化后的保存液中——改良的 Euro-Collins 保存液、低钾右旋糖酐保存液（LPD）以及威斯康星州大学保存液最常使用，保存在 4℃低温下进行运输。保存液有助于降低缺血性损伤的严重程度，添加诸如表面活性剂及血小板和凝血酶抑制药的保存液仍在研究中。移植肺要进行大小及 ABO 血型匹配，使用淋巴细胞及人类白细胞抗原（HLA）交叉配型逐渐成为主流，尤其在易过敏人群当中。巨细胞病毒（CMV）及 EB 病毒交叉配对并不是常规操作，因为这样的试验经常是不切实际的，然而，每一种配型程序都有其特定的理由支持。

同种异体肺移植

同种异体肺移植（图 75-12）取决于手术计划、外科手术经验以及受者的外科手术史。在所有移植手术程序之前，受者的肺功能应该被最佳化，并且

合作实践	第一阶段 医疗安排	第二阶段 宣布脑死亡及 同意器官捐献	第三阶段 捐赠者评估	第四阶段 捐赠器官管理	第五阶段 器官取回阶段
以下专业人员可能有助于加强捐赠过程。 检查所有适用的。 ❍ 内科医生 ❍ 病危患者的专职护士 ❍ 器官切取组织(OPO) ❍ OPO协调员 (OPC) ❍ 法医(ME)/验尸官 ❍ 呼吸科专家 ❍ 实验室的专家 ❍ 药理学专家 ❍ 放射科专家 ❍ 麻醉科专家 ❍ 手术室/外科工作者 ❍ 牧师 ❍ 社会工作者	❍ 有OPO合适病人通知医生 ❍ 联系OPO如有潜在捐赠器官的严重脑损伤者。 ❍ OPC就地开始评估 时间 _____ 日期 _____ ❍ 登记在册的 身高 _____ 体重 _____ ❍ 登记的ABO血型_____ ❍ 通知OPC单元里的主管级护士	❍ 脑死亡证明 时间 _____ 日期 _____ ❍ 患者接受成为潜在的移植物捐献者 ❍ 医学部通知家庭宣布死亡 ❍ 计划死者家属与OPC进行接触 ❍ 为家属提供其他服务支持（如牧师） ❍ OPC或者医院工作人员与家属商讨器官移植问题 ❍ 家属同意器官移植 ❍ OPC获得签字同意及医疗/社会记录 时间 _____ 日期 _____ ❍ 通知法医/验尸官 ❍ 法医/验尸官打开尸体取出捐献器官 ❍ 家属/法医/验尸官拒绝捐献器官-停止流程-开始死后礼仪-帮助家属	❍ 获得输血前/后的血样进行血清等检查（艾滋病，肝炎，梅毒血清试验，CMV） ❍ 获得淋巴结和（或）血液用于组织分型 ❍ 通知和等待捐赠期间进行麻醉 ❍ 通知病房主管等待捐赠 ❍ 胸围和腹围 ❍ OPC通过胸部x线片进行肺部检测 ❍ 根据OPC要求心脏病科咨询（见背面） ❍ 供体器官不适合移植-停止路径-启动验尸协议-支持家属	❍ OPC增列新命令 ❍ 器官存放 ❍ OPC暂定手术时间 ❍ 插入动脉管路/2个大骨静脉通道 ❍ 可能要插入中心肺脉/肺动脉导管 ❍ 看背面	❍ 手术室核对 ❍ 手术室供给 ❍ 准备送移植手术患者去手术室 ❍ 静脉通道 ❍ 输液泵 ❍ 氧气 ❍ 救护车 ❍ 呼气终了正压阀 ❍ 送往手术室 日期 _____ 时间 _____ ❍ 手术室护士 ❍ 核对同意书 ❍ 核对脑死亡证明书 ❍ 核对患者身份带
实验室检查/诊断学		❍ 回顾之前实验室结果 ❍ 回顾之前血液动力学参数	❍ 血生化 ❍ CBC + 差异 ❍ UA ❍ C & S ❍ PT, PTT ❍ ABO ❍ A 亚型 ❍ 肝功能检测 ❍ 血培养X 2 / 15 min 至1 h ❍ 痰革兰氏染色 & C & S ❍ 类型和交叉匹配 _____#单位浓缩红细胞 ❍ 胸部x线片 ❍ 动脉血气 ❍ 心电图 ❍ 超声 ❍ 考虑心脏导管检查 ❍ 考虑支气管镜检查	❍ 确定需要额外的实验室检测 ❍ 胸部X线定位（如果做了） ❍ 血清电解质 ❍ 浓缩红细胞治疗后H&H ❍ PT, PTT ❍ 纠正流量不足后的尿素氮及血清肌肝 ❍ 通知OPC当 ___ PT >14___ PTT > 28 ___ 小便量 ___ < 1 ml/Kg/hr ___ > 3 ml/Kg/hr ___ Hct < 30 / Hgb <10 ___ Na >150 mEq/L	❍ 应外科医生或OPC要求在手术室进行抽血化验 ❍ 联合病理学检查：按要求进行肝和（或）肾活组织检查
呼吸系统	❍ 病人在使用辅助勇气治疗 → ❍ 每2小时吸痰一次 ❍ 每2小时重新定位一次	❍ 准备呼吸暂停试验：设 FiO_2为100%，如果 PCO_2 < 45 mm Hg时可能需要降低吸氧比例	❍ 最大化的通气设置以使 SaO_2达到98～99% ❍ PEEP = 5 cm O_2 挑战肺的位置 FiO_2为100%, PEEP为50 cm X 10 min ❍ 预设好的动脉血氧 ❍ 勇气支持每1° →	❍ 通知OPC当 ____ 收缩压< 90 mmHg ____ 心率 < 70 次/分或> 120 次/分 ____ 中心静脉压 < 4 cmH_2O 或> 11 cmH_2O ____ PaO_2 < 90 mmHg 或 ____ SaO_2 < 95%	❍ 在送往手术室时使用便携式纯氧使FiO_2为100% ❍ 急救袋及PEEP阀 ❍ 移送去手术室
治疗/持续护理		❍ 使用加温/降温毯维持保温在36.5℃～37.5℃ → ❍ 结低入量的患者进行鼻饲	❍ 检查鼻饲管位置及排除量 → ❍ 获取准确的身高____ 体重____（如果之前没有获得）		❍ 如OPC所示的设定手术室温度 ❍ 在事件结束后的验尸护理
药物治疗			❍ 按OPC请求的进行药物治疗 →	❍ 液体复苏 - 考虑晶体液、胶体液、血液制品 ❍ 除了血管升压药及抗生素，不适用其他药物治疗 ❍ 之前没有使用抗生素的使用广谱抗生素 → ❍ 血管升压药物支持以维持收缩压 > 90 mmHg ❍ 电解质不平衡：考虑将K、Ca、PO_4、Mg恢复到正常水平 ❍ 高血糖症：考虑胰岛素静脉滴注 → ❍ 少尿：考虑利尿药 ❍ 尿崩症：考虑利尿药 ❍ 瘫痪作为暗示脊柱反射作用的指标	❍ 停用抗利尿药 ❍ 按需给予利尿药 ❍ 给予肝素350U/kg或按外科医生指示用药
最佳结果	确定好潜在的捐献者，OPO做一个指引	给患者家庭提供捐献器官的选择并且支持他们的决定	评估捐献者并找到一个合适的移植器官申请者	保持最佳的器官功能状态	所有的都尽可能合适，移植时允许器官功能恢复

阴印部分表示是器官协调员（OPO）的活动

图 75-10 器官捐赠管理的关键路径。[来自于对于器官捐赠的关节路径，里士满，弗吉尼亚州，器官分享联合网络，2006（在线通告：*http://www.Unos.Org/Resources/Pdfs/Criticalpathwayposter.pdf.*）]

心胸器官捐赠管理

1. 供体早期行超声心动图检查，即插入肺动脉导管（PAC）进行监测（对于EF<45%患者或没有使用高剂量正性肌力药物的患者特别适合）
   - 积极使用如下复苏措施
2. 电解质
   - 维持 Na < 150 meq/dl
   - 维持 K^+ > 4.0 meq/dl
   - 使用碳酸氢钠纠正酸中毒及轻度-中度的过度通气（PCO_2 30～35mmHg）
3. 机械通气-潮气维持量10～15 ml/kg
   - 维持气道最高阻力< 30 mm Hg
   - 维持轻度呼吸性碱中毒 (pCO_2 30～35 mm Hg)
4. 建议将激素复苏作为综合供体管理中至关重要的一部分
   - 碘化甲状腺氨酸（T3）:40 μg，单次静推；3 μg/hr，持续静滴
   - 垂体后叶素：1U，单次静推；0.5～4.0 U/h，静滴（滴注SVR:800～1200，使用PA导管）
   - 甲泼尼龙：15 mg/kg，单次静推（重复q24 prn）
   - 胰岛素：低速静滴1 U/h（滴注血糖120～180 mg/dl）
   - 机械通气：（见上所述）
   - 容量复苏：使用胶体液及避免贫血对于预防肺水肿很重要
     - □如果PT、PTT正常，使用血清白蛋白
     - □如果PT、PTT异常（>对照值1.5倍），使用冰冻新鲜血浆
     - □浓缩红细胞维持PCWP在8～12 cmHg, Hgb>10.0 mg/dl
5. 如果病人病情稳定/乐观，则复查超声心动图（如果供体达不到以下2项或更多项标准，则病人病情不稳定。）
   - 平均动脉压≥ 60 mm Hg
   - CVP ≤ 12 mm Hg
   - PCWP ≤ 12 mm Hg
   - SVR 800～1200 dyne/sec/cm^5
   - 心脏指数≥ 2.5 L/min/M^2
   - 左心室搏出做功指数> 15
   - 多巴胺剂量 < 10 mg/kg/min

图 75-11　器官捐赠管理的关键途径。CVP，中心静脉压；EF，射血分数；Hgb，血红蛋白；PT，凝血酶原时间；PTT，部分凝血激酶时间；PWCP，肺毛细血管楔压；SVR，体循环血管阻力。［摘自器官捐赠管理的关键途径，Richmond，Va，器官分享联合网络，2006（*poster online*）：*http://www.Unos.Org/Resources/Pdfs/Criticalpathwayposter.pdf.*］

肺移植技术

	心肺联合移植	双肺依次移值	单肺移植	活体肺叶移植
	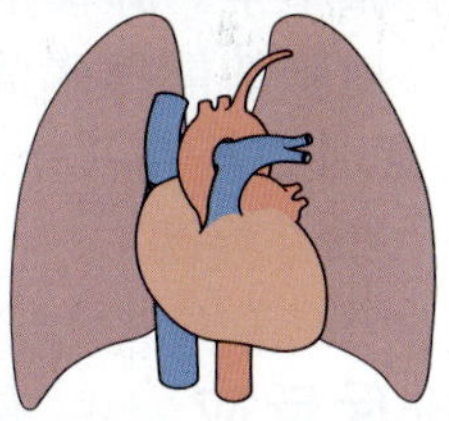	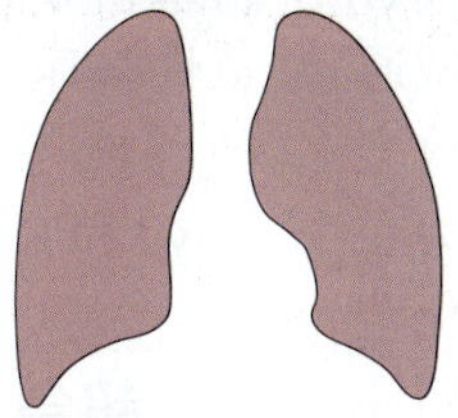	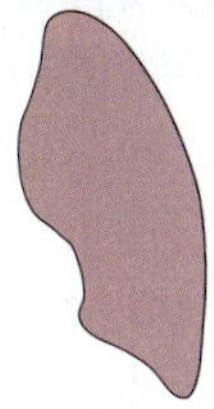	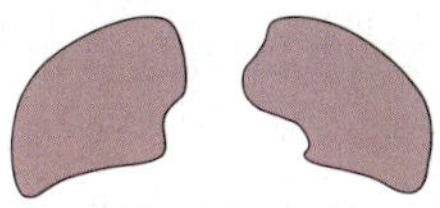
手术切口	胸骨正中切口	水平“蛤壳”式切口 双侧胸廓前切口 水平“蛤壳”式切口的使用频率已经很低了	胸廓侧位切口	水平“蛤壳”式切口
吻合点	气管 右心管 大动脉	左右支气管 “双”心房 左右肺动脉	支气肿 左心房 肺动脉	肺叶支气管—支气管 肺叶静脉—上级肺静脉 肺叶动脉—大肺动脉
优点	气道血管分布好 各项指标好	入胸腔空间大 无心脏移植 少心肺转流	手术简单 接受者多	增加供体数量 可以“选择性”做
缺点	需要心脏移植 器官“耗尽”	气道并发症多 术后痛疼	气道并发症多 储备贫乏	手术复杂 导致损赠者发病
常见的适应证	先天性心脏病伴有肺动脉高压 心和肺的疾病 原发性肺动脉高压	囊性肺纤维化 (CF) 大泡性肺气肿 原发性肺动脉高压	肺气肿 肺纤维化 原发性肺动脉高压	囊性肺纤维化 (CF) 肺纤维化 原发性肺动脉高压

图 75-12　四种标准肺移植技术及常见适应证的比较

在手术过程中应该持续进行管理（例如持续的肺血管扩张）。

单肺移植经常采取前外侧或后外侧的开胸手术路径。双肺移植可取第四或第五肋间水平，多采用横向胸骨切开的蚌壳切开方法，而心肺联合移植多通过胸骨中线切开为入路。双肺相继移植（BSLT）可以从双侧胸廓前切开进行手术，这种可能是首选方法，因为它不分离切开胸骨，这样减少了胸壁的不稳定性。了解受者的胸部外科手术史很重要，因为如果患者之前曾行胸膜固定术或者心脏胸廓手术，将会导致其胸膜纤维增生及粘连，这将给切除带来困难并且有可能改变解剖位置，当要实行单肺移植手术时，可优先选择胸膜完整一侧。

在多数情况下，冷环境下的缺血耐受时间在单肺移植大约 4 h，双肺少于 6 h。关闭胸腔之前放置胸腔引流管，并保持持续引流直到胸腔积液少于 200 ml/d。可利用支气管镜来评估气道黏膜、吻合口位置以及治疗性分泌物抽吸，用以记录移植肺的活性及优化其功能。

由于术后出现肺气体交换减少、肺血管阻力升高和右心室负荷加大，终末期肺病在手术中及手术后的处理是比较困难的。可以用多种药物进行镇痛，如果可能尽量不用麻醉药，因为它能减低肺呼吸动力和具有镇静效应。在手术中，胸段硬膜外麻醉是最常使用的麻醉方法，这种方法能适当地控制疼痛并优化肺功能。使用管径最粗的气管导管进行气管内插管可能可以促进呼吸道分泌物的清理。机械通气可以增高肺血管的阻力，降低静脉回流，导致全身性低血压。考虑这些潜在效应是重要的，因为在诱导麻醉及手术间应该谨慎使用麻醉药物以避免全身血管阻力急剧下降。在大部分的病例里，使用注入异丙酚及芬太尼并联合神经肌肉阻滞药如溴化双哌雄双酯。最初的吸入氧浓度使用 1.0，以减少缺氧性肺血管收缩和限制右心后负荷。体外循环不经常使用，除非血流动力学不稳定或需要同时进行心脏手术，一般应尽量避免使用。如果使用体外循环，可以使用抑肽酶（可降低纤维蛋白溶解），以帮助控制体外循环过程中多种细胞因子的活化产生的凝血障碍（虽然最近的研究表明抑肽酶可能与增加的血栓性并发症有关）。当单肺通气开始，缺氧和通气不足仍可能发生，使用二氧化碳监测连同连续的动脉血气分析有助于探查单侧肺通气失败的征象。只要血流动力学及氧合仍然稳定，这种通气不足可由双侧肺自主通气以及中度呼吸性酸中毒的耐受性来修正。

围术期经常使用肺血管扩张药，如吸入性一氧化氮（iNO）。iNO 在低浓度（小于 ppm）发挥的作用尚未完全明确，但是 iNO 这是首选试剂，因为它可使肺血管扩张发生在有足够的肺泡通气量的部位。iNO 似乎也可抑制血管内皮功能障碍和毛细血管渗漏和氧自由基的形成，并改善移植肺的缺血–再灌注损伤。这些作用都可以改善移植肺的早期功能。高浓度的 iNO 所带来的副作用包括引起高铁血红蛋白症、肺水肿及心脏收缩功能障碍。环前列腺素不管是静脉使用还是以雾化吸入的形式使用，都能直接扩张肺血管。

控制血流动力学的目标是要达到负的液体平衡并限制肺水肿。肺动脉闭塞压需要控制在 10 mmHg 以下以确保足够的前负荷。在大部分的病例中，移植手术后都需要立即达到标准肺动脉压及右心室功能。为了预防肺泡坏死、过度膨胀、肺动脉高压及吻合口开裂，需将气道压控制在 40 cm 水柱压力以下，使用压力近于 5 cm 水柱的呼气末正压通气。移植后的 1 ～ 3 d 通常可以撤离机械通气。

非感染性并发症

在移植后急性期最常见的问题与大多数手术后患者所发生的大多数问题相同。血氧下降可能源于心输出量下降、气管导管移位或者分泌物引起的阻塞，导致肺叶膨胀不全。肺移植特有并发症包括急性排斥反应、移植肺功能障碍及心力衰竭；每一种都难与其他相鉴别（表 75-7），可参考列出的由 Ahya 和 Kawut 所写的推荐读物。

超急性期排斥反应

超急性期排斥反应（HAR）是由受者的抗体对供者内皮细胞抗原及 HLA 的直接抵抗所造成的，这种抗体立即触发瀑布式的经典补体反应途径，并与移植肺再灌注一起导致患者细胞损伤及死亡。HAR 是急性发病的，常发生于再灌注后的几分钟内，手术当中就能看到移植肺变得灰白及肿胀。内皮细胞的损伤导致毛细血管渗出，白细胞损伤导致小血管炎症，血栓形成及凝血障碍。毛细血管损伤表现为弥漫性肺泡浸润、低 PaO_2/FIO_2 比率和增加的肺动脉平台压。

HAR 可以在术前进行白细胞交叉配血试验来避免，通过抽血化验受者是否抵抗供体的细胞来检测受者白细胞对供体细胞的敏感性。血浆反应性抗体

表 75-7　早期非感染性肺部并发症

特点	诊断			
	HAR	PGD	AR	HPE
开始时间	立即（＜2 d）	2～3 d	1 周～3 个月	立即＜2 d
病因	受体抗体对供者抗原 ABO 血型抗原 HLA 抗原（DR 及 B）	多处损伤：供体疾病 手术损伤 缺血保护 低体温 再灌注	细胞调节反应：攻击供体内皮及上皮细胞抗原	肺静脉阻塞 心源性休克 左心室流出道梗阻 液体超负荷
病理	肺泡出血 血管内纤维蛋白及血栓形成 中性粒细胞浸润 毛细血管炎 IgG 沉积	DAD 血氧不足水平分级	肺实质及血管内淋巴细胞浸润范围分级 T 细胞浸润，以 $CD8^+$ 细胞为主	肺泡性肺水肿
治疗	去同种抗体 血浆置换 IVIG	液体负平衡 肺保护性通气方法 一氧化氮 前列腺素类药物 ECMO 重新移植	细胞调节移植免疫 大剂量类固醇 抗胸腺细胞球蛋白 光分离置换 放射治疗	液体负平衡 利尿 肾替代疗法 纠正及治疗潜在因素

AR，急性排斥；DAD，弥漫性肺泡损伤；ECMO，体外机械性氧合；HAR，超急性排斥反应；HLA，人类白细胞抗原；HPE，高压肺水肿；IgG，免疫球蛋白 G；IVIG，静脉内免疫球蛋白；LV，左心室；PGD，原发性移植物功能不全

试验（PRA）是另一种检测受者血浆是否抵抗一组常见的 HLAs 并且测量其敏感度的方法。PRA 浓度大于 10% 的患者被认为更有可能出现排斥反应及更高的移植后病死率。笔者所在机构中，高浓度 PRA 患者在移植手术当天要进行血浆置换，然后静脉注射免疫球蛋白（IVIG），常规使用前瞻性的交叉配型试验和（或）实质性的交叉配型试验，这种联合治疗提供的结果与没有高水平抗 HLA 抗体的受者的结果相似。其他的方法包括脉冲式的使用环磷酰胺或者甲氨蝶呤连同 IVIG 以达到高水平的抑制免疫。脱敏常规多变化，其作用的效果尚不清楚。

表 75-8　推荐原发性移植物功能障碍分级

级别	PaO_2/FIO_2 率	影像学显示渗出与肺水肿相一致
0	＞300	没有出现
1	＞300	出现
2	200～300	出现
3	＜200	出现

摘自 Christie JD，Carby M，Bag R，et al：Report of the ISHLT Working group on Primary Lung graft Dysfunction. Part Ⅱ：definition. A consensus statement of the international Society for Heart and Lung Transplantation，*J Heart Lung Transplant* 24（10）：1454-1459，2005.

主要的移植物功能障碍

主要移植物功能障碍（PGD）是移植肺再灌注后出现急性肺损伤综合征（ALI）的通用命名（表 75-8），该症最开始被称作缺血再灌注损伤、再移植水肿或者早期移植物功能障碍。PGD 发生在移植后的 48～72 h，胸部影像学上明显的双侧肺泡进展性渗出伴毛细血管渗漏及肺泡出血、长期缺血（例如时间超过 550 min）所致的血氧不足为其特点。将近 15% 的患者达到血氧不足的 ALI 诊断标准（PaO_2/FIO_2 比率小于 200），与之伴随的是高于 60% 的病死率。须排除其他原因所致的肺泡渗出，包括高压肺水肿。

立即处理是支持性的，并且类似于 ALI 和急性呼吸窘迫综合征（ARDS）患者的处理，包括建立液体负平衡以预防使用肺复张加上低潮气量（4～6 ml/kg 预估体重）所致的进一步肺泡出血，从而限制机械通气造成的肺损害，并在血管活性药物的支持下使得血液动力学足以维持主要器官及支气管吻合口的灌注。肾替代疗法在少尿期的肾功能损伤时被推荐使用，因为它可能帮助获得液体负平衡。轶事证据提示一氧化氮可以降低肺动脉压力，改善肺通气-灌注失衡，并保护肺泡上皮细胞。同样，前列腺环素

类药物在这种情况下可能也有保护作用，它能作为一种预防 PGD 的方法加入器官保存液中。据闻体外膜肺氧合（ECMO）已经开始被运用作为急诊再移植的桥梁，但其成果甚微。

高压性肺水肿

一些问题可导致形成高压性肺水肿（即肺动脉闭塞压大于 18 mmHg）。液体负荷过大可能发生于输血和（或）输入晶体液。心肺转流术及术前未经治疗的心肌病可以导致心源性休克。肺血管吻合口可能出现裂开及血栓形成或者吻合口狭窄。通过反式超声心动图对肺静脉吻合口处的仔细检查可以发现阻塞物，从而诊断肺静脉栓塞。肺流出道及左心房血栓形成可以导致系统栓塞，需要立即抗凝（伴或不伴血栓切除术）。

急性排斥反应

急性排斥反应（AR）是由供体抗原激发的一种细胞介导事件。不管使用什么诱导处理，它都于移植后第一年发生于大约 40% 的移植受者当中，其中术后 6 个月时发生率最高。图 75-13 显示了报道的在出院后至 1 年随访期间以免疫抑制计划进行的分层的排斥，它表现为胸部影像出现肺泡渗出、血氧不足和发烧，但是许多患者可能没有临床症状。诊断 AR 要求进行组织学检查（图 75-14），因为其临床症状与肺部感染类似，并且经验性增加的免疫抑制会导致中毒及恶性肿瘤。

AR 能增加发展为慢性排斥反应的危险性。因为这个原因，需要在移植后的第一年内常规连续使用纤维支气管镜检测、BAL 及经支气管镜组织活检，目前建议取得同时包含肺泡及细支气管的至少 5 个单独样品（因为两者都是确定 AR 水平的必要条件）。其治疗围绕着通过使用高剂量皮质醇类药物及优化药物使用标准来提高免疫抑制水平。另外，抗胸腺细胞球蛋白、光化学疗法以及淋巴照射治疗也可应用。

支气管吻合口并发症

支气管吻合口开裂可能是因为缺血性损伤、感染或者愈合不良而引起。移植手术当中的支气管动脉中断干扰了大气道的血液灌注，高剂量的皮质醇削弱吻合口的愈合，潜在地导致支气管软化及狭窄

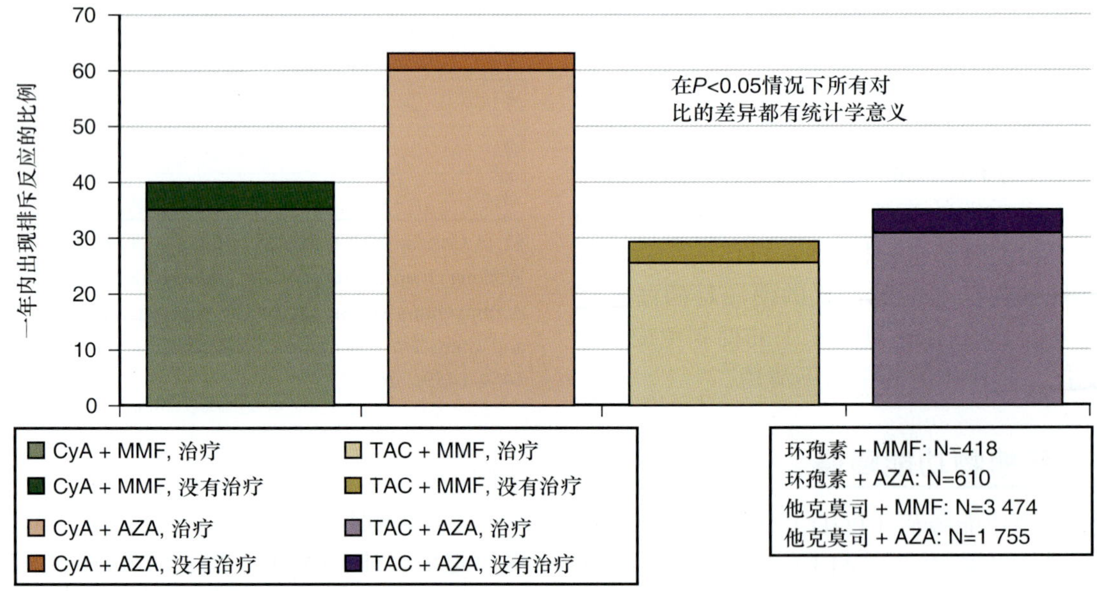

治疗了的排斥反应＝被报道的受者（1）至少有一次使用一种抗排斥反应药物治疗一次排斥反应，或（2）因急性排斥反应入院治疗
未治疗的排斥反应＝受者（1）未出现急性排斥反应并且（2）报道未因排斥反应入院治疗或未接受抗排斥反应药物治疗

图 75-13　在 2004 年 7 月至 2010 年 6 月内的成人肺移植随访计划中报道的出院后以及 1 年随访中以免疫抑制计划进行的分层的排斥。排斥反应被分为已处理过的（浅色）和未处理过的（深色）两种。AZA，（硝基）咪唑巯嘌呤；CyA，环孢素 A；MMF，麦考酚酸莫酯；TAC，他克莫司。分析仅限于随访期内存活的患者。（改自 Christie JD，Edwards LB，Kucheryavaya *AY*：*The Registry of the International Society for Heart and Lung Transplantation*：*Twenty-eighth adult lung and heart-lung transplant report—2011*，*J Heart Lung Transplant 30*：*1104-1122*，*2011.*）

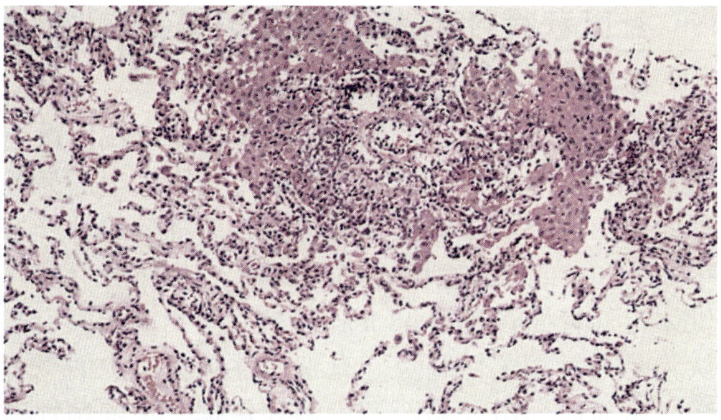

图 75-14　经支气管肺活检标本显示急性排斥。淋巴细胞围绕着小动脉，渗出物播散到周围的肺泡壁中（A3 级）

（图 75-15）。吻合口开裂表现为纵隔积气、心包积气和（或）气胸（图 75-16）。需要用纤维支气管镜检查来确定支气管吻合口的完整性。治疗措施包括纠正潜在的感染及维持适当的组织灌注。支气管支架置入、激光消融术和球囊扩张术也是常用的方法，很少考虑再次手术治疗。

膈神经损伤

纵隔及心包外科手术过程中所受创伤可导致膈神经损伤，低温心脏停搏及牵张性损伤可以导致膈神经功能障碍，两者都会使病情发展复杂化。如患者出现反常呼吸模式，可怀疑诊断该症。如果两侧

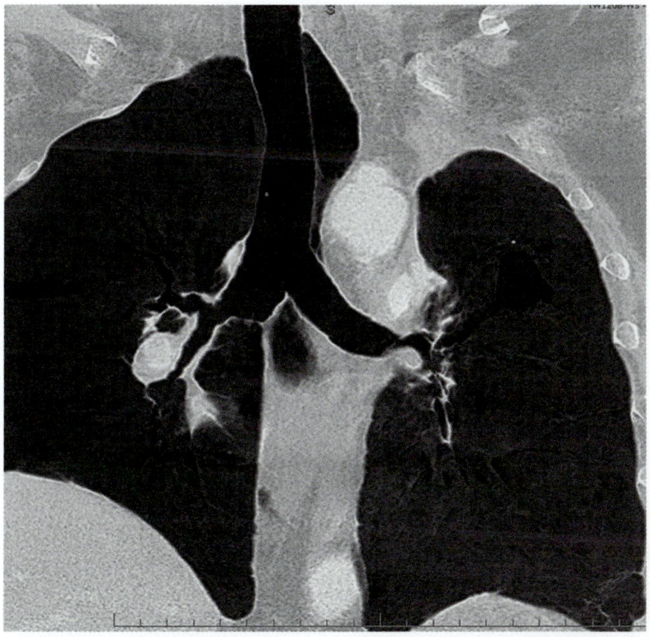

图 75-15　双侧相继肺移植后双侧支气管狭窄（远端的主支气管）的 CT 扫描。脓毒症性休克和细菌性肺炎导致吻合口处灌注差，使得术后急性过程变得复杂

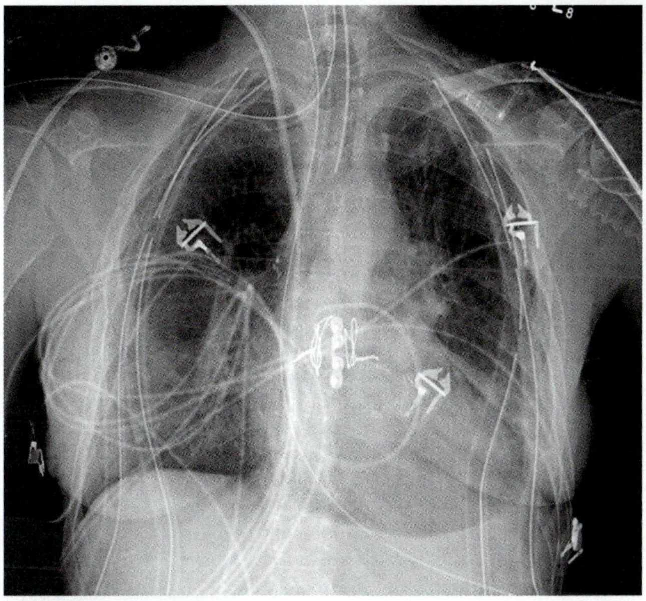

图 75-16　胸部 X 线片显示肺移植后的支气管裂开表现为纵隔周围气肿

膈损伤，X 线、透视及超声检查不能清楚地发现膈上抬，在这些病例当中，应选择膈神经传导研究以做出明确的诊断研究结论。

极度肺膨胀

原肺的极度膨胀可能出现在 COPD 及单肺移植患者中，这是由患有肺气肿的原肺顺应性增加、气道阻塞力加重以及空气潴留所导致的。膨胀的原肺可以压迫移植肺和（或）纵隔，导致它们的功能严重减退（图 75-17）。

感染性并发症

术后急性期内的感染性并发症与其他大的心胸外科手术相似。留置导管、尿路及伤口处发生的血源性感染是常见的并发症。移植后的急性期出现肺炎需要仔细评价供体及受者微生物学及临床病史，包括术前的细菌定植或者最近的感染。临床病史也与之相关，因为它能发现吸入性的、医院获得性的及通气相关的病原菌的威胁（表 75-9）。生理上畸形的患者同样有被感染的趋向。损坏的黏膜纤毛清洁功能、咳嗽反射的去神经反应、肺淋巴功能毁坏及血管渗出可能有综合作用。感染会导致移植肺炎症及受损。虽然通过预防感染进行防治看似合乎逻辑，但是仍然没有支持普遍使用预防感染法进行防治的有力临床证据，世界不同移植中心的临床发现也不尽相同。

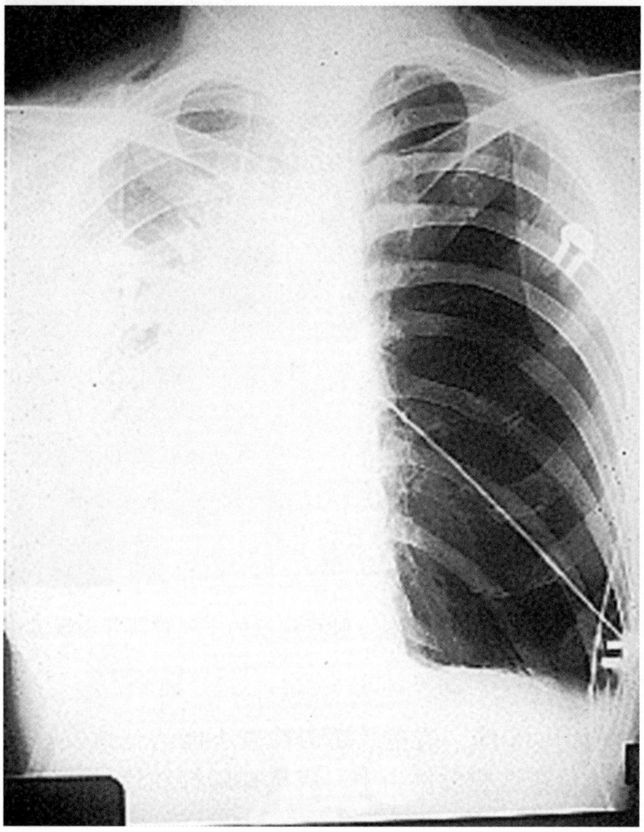

图 75-17　胸部 X 线片显示因肺气肿行右侧单肺移植。可见明显的自身的肺组织过度充气导致的纵隔偏移及右肺受压迫

社区获得性肺炎

移植后第一个月内发生的肺炎经常是细菌性的，社区或医院获得性的革兰氏阳性菌及革兰氏阴性菌是最常见的病原体。吸入性感染是肺炎发生的另一种原因，因为供体有来源于急性气管插管、神经系统损伤和（或）致命的疾病造成吸入性感染的危险。供体行气管插管超过 48 h 肺移植后所出现的肺炎被认为是通气相关性肺炎。有细菌性肺炎病史的患者必须事先以药敏及耐药谱为治疗依据，在细菌性感染的供体中鉴别病原菌并给予适当的抗生素治疗。

早期纤维支气管检查、行支气管肺泡灌洗及经支气管镜活检（TBB）构成了移植后早期处理的标准。标本常规送细菌、真菌、病毒分析。CF 患者中，出现耐甲氧西林金黄色葡萄球菌（MRSA）和耐药的绿脓假单胞菌应该考虑医院内感染或者细菌定植，预防时雾化使用抗假单胞菌药物如托普霉素及多黏菌素 E 可能有效。

机会感染

机会感染不常发生于移植后的第一个月。它们与免疫抑制的状况有直接关系，导致潜在的感染再发及对在其他情况下无毒性的病原体产生不恰当的反应。预防肺囊虫、疱疹病毒族的病毒和曲霉治疗

表 75–9　感染性肺部并发症

诊断	社区获得性感染	供体 / 受体获得性感染	医院获得性感染	机会感染	感染再发
发病时间	＜1 个月（也可能发生的晚）	＜1 个月	＜1 个月	＞1 个月	＞1 个月
常见病原体	葡萄球菌 链球菌 嗜血杆菌 衣原体 支原体 克雷伯杆菌 军团菌 李斯特菌 社区获得性病毒 RSV 腺病毒 副流行性感冒病毒 流感病毒	假单胞菌 寡养单胞菌 洋葱伯克霍尔德菌最致命的基因Ⅲ型 MRSA 曲霉菌 MTB 非典型分枝杆菌 弓形虫	MRSA 假单胞菌 不动杆菌	CMV EBV VZV PCP 诺卡菌属 曲霉菌 假丝酵母菌	CMV EBV VZV MTB
晚期并发症	支气管吻合口排斥反应	支气管吻合口排斥反应	支气管吻合口排斥反应	CMV 及 BOS EBV 及 PTLD	CMV 及 BOS EBV 及 PTLD

BOS，闭塞性细支气管炎；CMV，巨细胞病毒；EBV，EB 病毒；MRSA，耐甲氧西林的金黄色葡萄球菌；MTB，结核分枝杆菌；PCP，肺孢子菌肺炎（卡式）；PTLD，移植后淋巴增生性障碍；RSV，呼吸道合胞体病毒；VZV，带状疱疹病毒

将降低感染的发生频率；然而，机会感染是一种常见的移植后并发症。

巨细胞病毒（人类疱疹病毒 5 型）

潜伏阶段的 CMV 可以在 60% 的全部成人中找到。对供体及受体进行常规的 CMV IgG 筛查可以对 CMV 再感染和局灶肺炎高危患者分层。原发 CMV 感染发生于血清 CMV 反应阴性的受者接受 CMV 反应阳性移植物或血液制品而被感染时。因为原发 CMV 感染与发病率及病死率的高危性相关，将 CMV 阴性的受者与 CMV 阴性的供体进行配对移植是首选的，但是有时候不切实际。对一些 CMV 阴性受者接受 CMV 阳性供体的移植物，可以静脉给予 CMV IgG 以进行被动免疫，然后使用 9-1.3- 二羟 -2- 丙氧甲基鸟嘌呤抑制病毒复制。其他抗 CMV 的药物包括缬更昔洛韦、西多福韦、膦甲酸钠及来氟米特，这些可以用于难治的或有耐药的病例当中。继发 CMV 感染及 CMV 重复感染会引发 CMV 血清反应阳性的受者肺炎再发，但是这种类型的感染没有原发感染那么严重。口服西多福韦起效快，可以用作治疗或预防。

CMV 肺炎可由组织学检查发现病毒核内包涵体确诊，它能间接地导致排斥反应及闭塞性细支气管炎综合征（图 75-18）。预防 CMV 感染经常常规进行，它可能延缓急性感染（表 75-10），但也可以使患者对 CMV 产生抵抗力并使得患者处于抗病毒药物的毒性中，同时也增加了治疗费用。另外，也可以选择进行预防性的监控及治疗感染。CMV 的复制情况可通过血清 CMV 抗原水平的增加及 CMV 聚合酶链反应（PCR）定量分析来探测。

Epstein-Barr Virus

EBV 也需要在受者及供体中进行常规筛查。它类似于 CMV，激活的风险很高，并可以导致移植后淋巴组织增生性疾病（PTLD）。在 EBV 检测呈阴性并接受了 EBV 阳性的移植肺的患者当中，有几乎一半的患者会发生 PTLD，因而匹配 EBV 阴性状态极为重要，但常常是困难的，因为很少有移植捐赠管理机构能够对 EBV 病毒进行筛查。PTLD 可以表现为肺内小结节、肿块或者渗出，需要做活组织检查才能确诊。遗憾的是，常规治疗恶性淋巴瘤的化疗方法不能成功地治疗 PTLD。最高危患者预防 EBV 可直接进行针对 CMV 及单纯疱疹病毒（HSV）的抗病毒治疗。与所有其他的机会并发症一样，如果发生了 PTLD，降低免疫抑制的水平仍然是一个最重要的处理策略。

曲霉菌

曲霉菌感染是实体器官移植后常见的感染，它

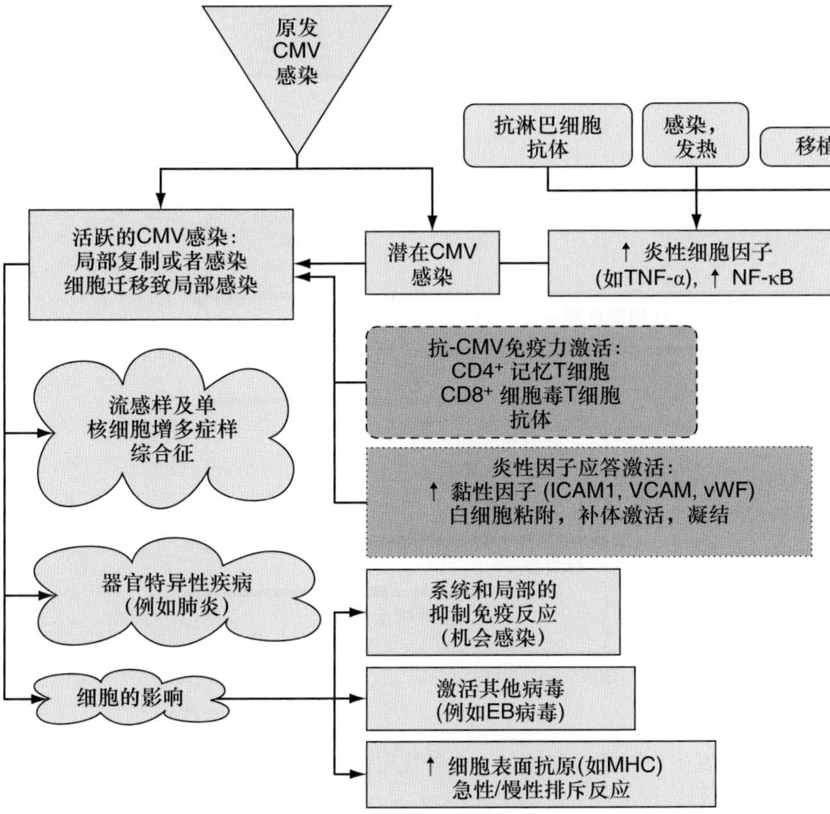

图 75-18　巨细胞病毒的直接及间接作用。激活潜在的 CMV 能改变先天性及获得性免疫应答的很多方面，其间接影响包括使患者易于产生机会感染、激活其他病毒、排斥移植物或移植物抗宿主疾病。EBV，epstein-Barr 病毒；ICAM1，细胞内粘附分子 -1；MHC，主要组织相容性复合体；TNF-α，肿瘤坏死因子 -α；VCAM，血管细胞粘附分子；vWF，血管假性血友病因子［来自 *Ison MG*，*Fishman JA*：*Cytomegalovirus pneumonia in transplant recipients*，Clin Chest Med 26：691-705，viii（Figure 1），2005.］

表 75-10　建议肺移植手术后预防 CMV 感染

CMV 状态	受者＋	受者－
供体＋	• 治疗时间持续 3 个月 1. 第 1 ～ 14 天缬更昔洛韦 900 mg PO bid 2. 第 15 ～ 90 天缬更昔洛韦 900 mg PO qd	• 供体（＋）/ 受体（－）是 CMV 感染最高风险 • 事先服药预防可能是有好处的 • 治疗时间通常是 6 个月 1. 第 1 ～ 14 天缬更昔洛韦 900 mg PO bid 2. 第 15 ～ 180 天缬更昔洛韦 900 mg PO qd*
供体－	• 治疗时间持续 3 个月 1. 第 1 ～ 14 天缬更昔洛韦 900 mg PO bid 2. 第 15 ～ 90 天缬更昔洛韦 900 mg PO qd	• 大量输血会使感染 CMV 的风险升高 • 推荐使用去白细胞及 CMV 血清试验阴性的血制品 • 如果需要大量输血，应该考虑预防 CMV 治疗 • 应该考虑每周检查 CMV PCR • 我们使用羟氧嘌呤或戊昔洛韦预防 HSR
其他注意事项： • 剂量必须适合肾功能 • 如果没有预防性治疗 CMV，需要常规化验 CMV PCR • CMV 免疫球蛋白 150 mg/kg 能加强治疗 • 检测晚期发生的 CMV 疾病的临床表现及症状		

* 用于预防时，缬更昔洛韦的剂量为 900 mg，每天一次，治疗量为 900 mg，每天两次。
CMV，巨细胞病毒；HSR，单纯疱疹病毒；PCR，多聚酶链式反应

可以表现为多种形式，如支气管炎性改变、坏死的气道感染（伴假膜形成）和肺实质侵袭性曲霉病。侵袭性真菌感染很难被确诊，因为它是血管中心性的并且不能被常规的 BAL 或 TBB 所发现，确诊常需要使用组织活检。口服二性霉素 B、伊曲康唑、伏立康唑或静脉注射脂质体两性霉素有助于在最高危人群中预防感染。唑类药物必须谨慎使用，因为它们可以干扰钙调神经磷酸酶抑制药的代谢。

图 75-19 显示发生于移植后的常见感染及非感染性并发症的年表。

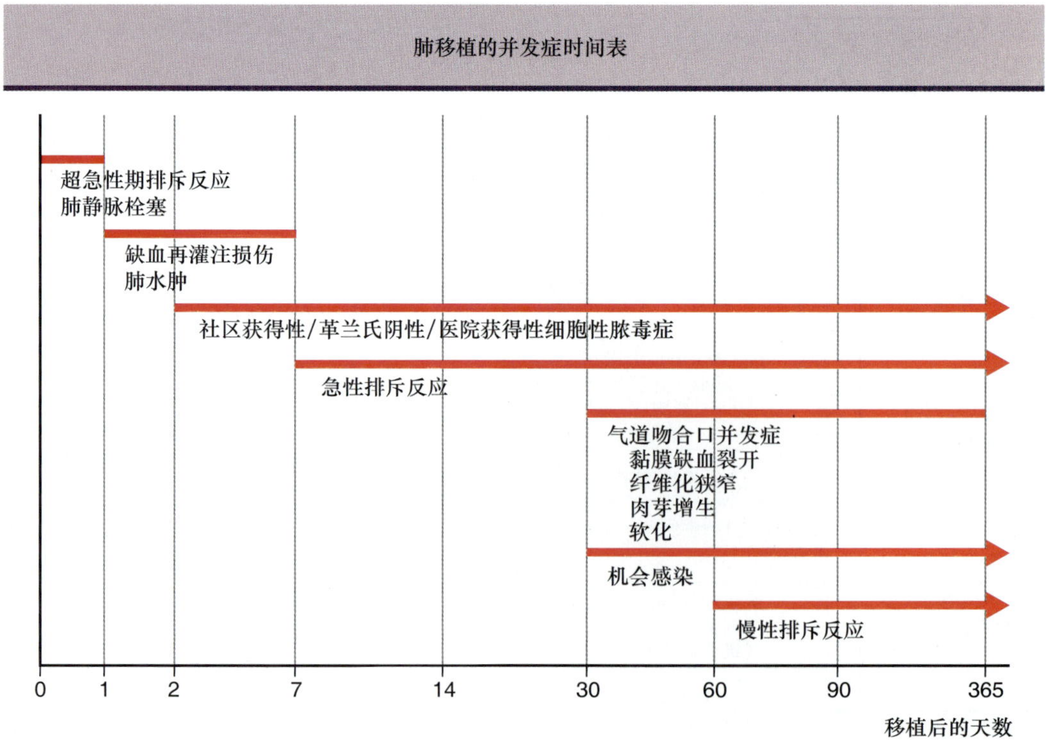

图 75-19　肺移植受者肺部并发症发生时间表。一些并发症发生在肺移植早期的一个特定时间，但其他一些在整个随访期间都有发生

慢性排斥反应

慢性移植肺功能不全

闭塞性细支气管炎综合征（BOS）是一种常见的临床病理综合征，常表现为不断进展的不可逆性气道阻塞并伴有肺 DLco 下降，这是肺移植晚期并发症，在移植后第五年的发生率将近 50%（图 75-20）。在病理检查方面，BOS 表现为特殊的细支气管闭塞（OB），特别是小气道内膜纤维增厚及所伴随血管硬化，这些可以导致支气管腔近乎完全的闭塞及小气道受阻（图 75-21）。在 BOS 早期，胸部影像学无明显异常仍然是早期的排除诊断标准，必须排除急性排斥反应、感染、药物引起的肺中毒及支气管吻合口阻塞。晚期 BOS 可以出现血管丢失的周围支气管扩张及肺不张。国际心脏及肺移植协会对 BOS 进行了分期（表 75-11 及表 75-12）。具有重要

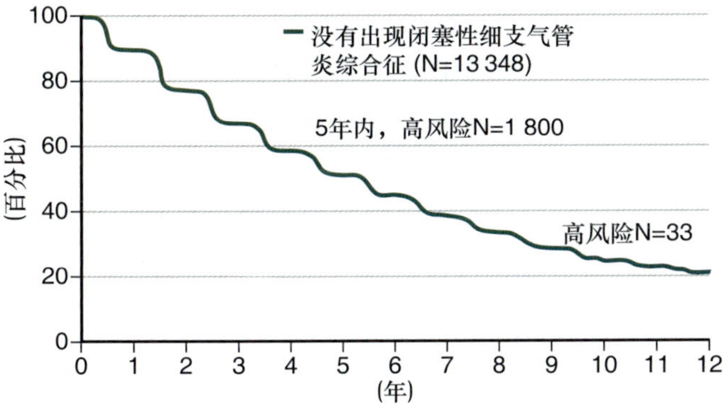

图 75-20 在 1994 年 4 月至 2010 年 6 月随访的没有闭塞性细支气管炎综合征的成人肺移植患者，以生存到 14 d 为条件。（改自 *Christie JD*，*Edwards LB*，*Kucheryavaya AY*：*The Registry of the International Society for Heart and Lung Transplantation*：*Twenty-eighth adult lung and heart-lung transplant report—2011*，J Heart Lung Transplant 30：1104-1122，2011.）

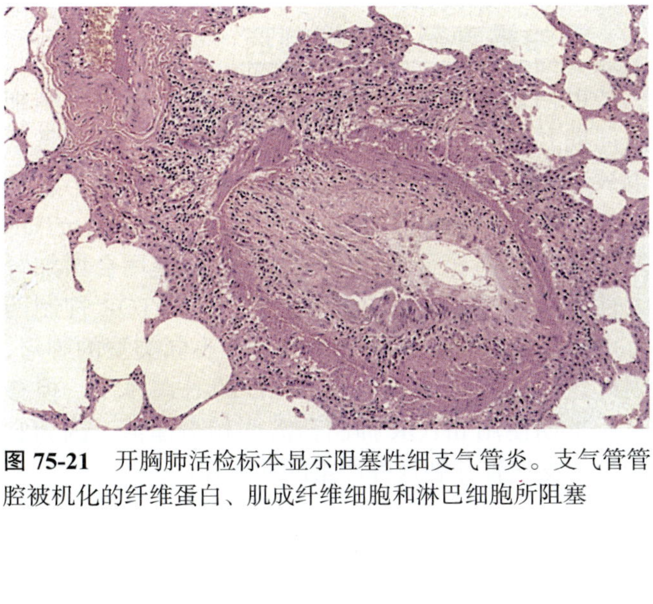

图 75-21 开胸肺活检标本显示阻塞性细支气管炎。支气管管腔被机化的纤维蛋白、肌成纤维细胞和淋巴细胞所阻塞

表 75-11 肺同种异体移植排斥的病理分类及分级

急性排斥反应	
0 级～无	没有显著的异常
1 级～最低	血管周边有稀少的单核细胞浸润，主要为 2 ～ 3 个细胞深度的浸润围绕小静脉
2 级～轻度	更频繁的细胞浸润，5 个或者更多的细胞浸润，从血管周围扩展至肺泡间质
3 级～中度	更多的单核细胞浸润，从血管周边扩展到肺泡间质
4 级～重度	细胞浸润扩张至肺泡内，伴随肺细胞坏死，同时出现血管及肺实质坏死
气道炎症	淋巴细胞性支气管炎 / 细支气管炎；病理学家可予分级
慢性排斥反应	
慢性气道排斥反应 活动期 非活动期	
慢性血管排斥反应加速 移植物血管硬化	

意义的是，不是所有的移植肺功能障碍都是 OB 造成的，在少数病人当中可出现有意义的限制性范例，其影像学可以提示肺周围性容量减少，肺功能测试提示限制性通气障碍。因此，“慢性移植肺功能障碍”（CLAD）可以用来解释多种慢性肺移植失败的表现。

CLAD 被认为是由同种免疫组织损伤造成的。危险因素包括有排斥反应史、病毒感染及出现淋巴细胞性细支气管炎。但是，一些表现出重度 BOS 临床症状的患者可能在活组织检查中看不到闭塞性细支气管炎的组织学证据，而其他有临床意义的 OB 组织学检查证据的患者可以没有临床症状。对 BOS 没有有效的治疗方法，尝试性增加抑制免疫反应的治疗可能会减慢 BOS 的进展速度，这要在 BOS 患者以炎性改变为主的阶段中使用。在少量病例当中，重新移植仍是一种潜在的选择。目前对于阻塞性的 CLAD 及限制性 CALD 治疗方法没有区别。

免疫抑制

在所有器官移植的病人当中，抑制免疫的目的起源于两阶段的宿主-供体排斥反应模式。在移植后的初始急性期阶段，供体抗原呈递细胞（APCs）激

表 75-12 急性排斥反应和阻塞性细支气管炎综合征的比较

特点	急性排斥反应	阻塞性细支气管炎综合征
峰值频率	最初的 6 个月内	＞3 个月
发病	突然进入亚急性	通常逐渐起病
症状 / 表现	胸闷（术后期间立即出现） 咳嗽（常为无痰） 呼吸困难	呼吸困难伴非常疲劳的感觉 咳嗽（常有痰）
生理学	限制性通气障碍 动脉血去饱和	阻塞性通气功能障碍 需要常氧直到末期
影像学	弥漫性肺间质浸润 胸腔积液	功能障碍晚期出现前无异常 CT 发现支气管扩张及镶嵌式图像
血液学	白细胞增多	正常的白细胞计数
组织学	血管周围单核细胞浸润 气道炎性改变	闭塞性细支气管炎 肺和支气管动脉的粥样硬化 胸膜瘢痕形成
治疗功能效果	大多数病例在使用皮质醇药物治疗后都能快速改善	最多能稳定第一秒用力呼气量 大部分受者同种异体移植物的功能表现出不断下降

活 T 细胞攻击移植抗原，B 细胞也被移植物抗原激活，并且生成抗体直接进行抵抗。免疫抑制的第一阶段通常为免疫衰减，它与高水平的免疫抑制相关，称为诱导治疗阶段。诱导治疗定向阻断 APC 与 T 细胞的相互作用，阻止 T 细胞增殖及 B 细胞同种异体发生。免疫抑制的第二阶段被称为维持治疗阶段，在这一阶段，宿主显然适应了供体，在稳定适应性免疫反应的过程中，可以减少抑制药的使用剂量以避免毒性反应及感染并发症。

诱导治疗通过抗体定向作用于人淋巴细胞实现，要使用抗胸腺细胞球蛋白及单克隆抗体攻击人淋巴细胞上的特异性 CD 受体，包括莫罗莫那 -CD3、阿仑单抗、巴利昔单抗及达克珠单抗。其中，更偏好使用巴昔单抗及达克珠单抗，因为其靶向作用于活化的 T 细胞副作用很少且不严重。消耗抗体使用时需要联合使用高剂量甲泼尼龙（一种钙调磷酸酶抑制剂）和一种抗增殖药物，如抗代谢药物或 mTOR（雷帕霉素靶蛋白）抑制药。

免疫维持治疗基于三联药物疗法，包括一种钙调磷酸酶抑制药、一种抗代谢药物和一种糖皮质激素类药物。选择这种疗法的依据是该疗法在其他实体器官移植研究中显示出了具有提高生存率和降低移植物排斥反应的作用。

钙调磷酸酶抑制药

钙调磷酸酶抑制药阻断 APCs 和 T 细胞之间的活化信号。这类药中的经典药物是环孢霉素，它是用于移植医学中的第一种有效的免疫抑制药。他克莫司是第二种最常用的钙调磷酸酶抑制药，现在是多数肺移植中的首选用药。这些药物的副作用包括肾毒性、神经毒性、溶血尿毒症综合征、移植后糖尿病及高血压。

抗代谢药物

抗代谢药物抑制淋巴细胞增殖，该类药物包括嘌呤合成抑制药如霉酚酸酯（MMF）和硫唑嘌呤。MMF 通常优于硫唑嘌呤，因为其副作用更少。然而，最近的研究表明这两种药物效果类似。硫唑嘌呤的价格相对较低，在一些中心仍然是首选。

雷帕霉素靶蛋白抑制药

雷帕霉素靶蛋白（mTOR）抑制药通过抑制细胞周期和阻止 T 细胞的增殖而发挥作用。雷帕霉素也被称为西罗莫司，是经典的 mTOR 抑制药。新的 mTOR 抑制药包括依维莫司和替西罗莫司。mTOR 抑制药与钙调神经磷酸酶抑制药联合使用会增加肾毒性和溶血性尿毒综合征的发生率。mTOR 抑制药有抗肿瘤的特性，被用于治疗几种不同类型的肿瘤，因此这类药物可能有治疗 PTLD 的潜在作用，但移植后早期使用 mTOR 抑制药需要相当谨慎，因为它能导致支气管开裂这种严重的并发症。

免疫抑制治疗的缺陷

长期使用免疫抑制药出现的并发症多样，具体取决于特定的药物和受者的易感性特征（表 75-13）。毒性可能是重度且不可逆的，在移植后发生恶性肿瘤的患者很明显，因此对代谢紊乱及器官毒性的频繁检查至关重要。然而，血药浓度不与用药剂量相关，不能预测潜在的毒性作用，因为这些因素因人而异。

达到和维持足够的免疫抑制水平比较困难，这使得一些研究人员考虑通过案例分析影响药物代谢的遗传多态性，设计具体的个性治疗方案处理病人。通过测量三磷腺苷（ATP）水平测试免疫活性可能更精确地调整剂量。这些基本的问题需要进一步调查，因为他们很可能影响将来的免疫抑制管理。

目前的趋势是使用他克莫司、MMF 和雷帕霉素（图 75-22）。最近的一项比较肺移植受者中使用咪唑硫嘌呤及 MMF 的研究显示，二者在预防 BOS 中没有显著差异。虽然有多种原因可以解释为什么它们没有显示差异，但是目前还没有确切的证据表明新药物能获得优越的效果。

肺移植生存者的医疗相关并发症

肺移植生存者面临多种医疗相关并发症的风险，这与他们的诱发疾病及长期使用免疫抑制药的毒性相关。长时间护理移植受者主要是为了预防并尽早发现常见的移植后疾病。

神经肌肉

神经肌肉毒性是一种钙调磷酸酶抑制药的并发症，该症状已有详尽描述。这种并发症被认为是剂量依赖性的，表现为头痛和突发性震颤及混乱。后部白质脑病综合征可导致由微血管损伤及脑病引起的皮质性失明。肌肉疾病比较常见，尤其是当钙调磷酸酶抑制药联合糖皮质激素使用时更是如此，肌肉疾病可能是由直接线粒体毒性引起的。肌肉疾病是一种重要的并发症，因为移植后运动能力主要的限制因素，似乎与肌肉功能障碍和线粒体活性不足有关，而不是与心肺功能不全相关。有癫痫发作的患者初始治疗上应该减少钙调磷酸酶抑制药的使用剂量，并加用不会与免疫抑制药起相互作用的抗癫痫药物。

骨质疏松症

像之前谈到的，骨质疏松症是移植的相对禁忌证。骨折常发生于移植手术后，并可以导致重度的衰弱。老年、营养不良、不活动及吸烟均可以导致骨质脱钙，目前已知的增加骨吸收和促进骨质疏松症进展的药物有糖皮质激素和免疫抑制药。很多移植中心治疗有此类风险的患者时会在移植前通过锻炼、

表 75-13　维持免疫抑制药

药物	剂量	不良作用	相互作用
环孢素（钙调磷酸酶抑制药）	白细胞水平 250 ～ 350 ng/ml	肾毒性、溶血尿毒综合征、神经毒性、移植后糖尿病、多毛症、牙龈增生、胃轻瘫、HTN、电解质紊乱	大环内酯类抗生素、唑类、钙通道阻滞药、胃动力剂增加 抗惊厥药、利福平减少
他克莫司（钙调磷酸酶抑制药）	白细胞低谷水平 10 ～ 20 ng/ml	肾毒性、溶血尿毒综合征、神经毒性、移植后糖尿病、高脂血症、高血压、电解质紊乱	高脂餐会减少吸收 大环内酯类抗生素、唑类、钙通道阻滞药、胃动力剂增加 抗惊厥药、利福平减少
硫唑嘌呤（抗代谢物）	2 ～ 2.5 mg/kg/d 白细胞计数 4000 ～ 6000/mm 3 时应调整剂量	白细胞减少、贫血、血小板减少、胰腺炎	别嘌醇联合用药会造成更大的骨髓毒性
霉酚酸酯（抗代谢物）	1000 ～ 1500 mg 每天两次	如果每 6 小时进药一次或降低总剂量，则可改善胃肠道症状	抗酸剂、铁、镁会减少吸收 会提高阿昔洛韦和更昔洛韦的水平
西罗莫司（mTOR 抑制药）	负荷 6 mg，然后 2 mg/d（目标剂量 10 ～ 20 ng/ml）	贫血、血小板减少症、白细胞减少、HTN、电解质异常、胃肠道症状	大环内酯类抗生素、唑类、钙通道阻滞药、胃动力剂增加

DM，糖尿病；GI，胃肠道；HTN，高血压；HUS，溶血尿毒症综合征；WBC，白细胞计数

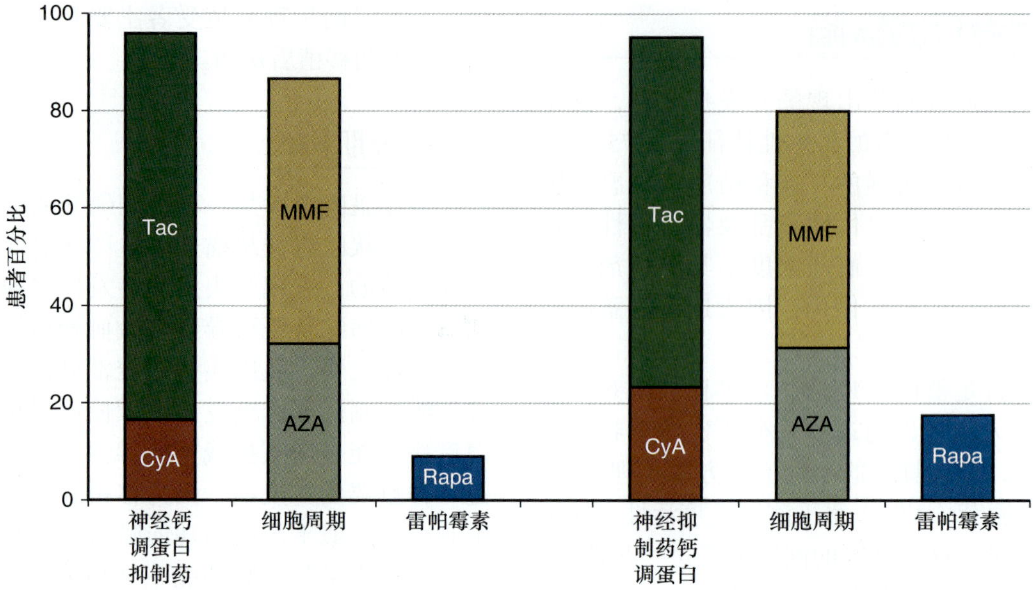

图 75-22 成人肺移植患者随访期间免疫维持药物的组合方案。(数据源自 2002 年 1 月—2005 年 6 月的随访评估)。传统组合分析局限于那些接受了泼尼松治疗的患者。AZA，咪唑巯嘌呤；Cy，环孢素；MMF，吗替麦考酚酸酯；Rapa，雷帕霉素；Tac，他克莫司

补充钙、服用维生素 D 和使用抗骨吸收药物如双膦酸盐来减少移植后的风险。

恶性肿瘤

移植后恶性肿瘤（图 75-23）频繁地发生在实体器官移植后。钙调磷酸酶抑制药与硫唑嘌呤有较高的患癌症的风险相关性。目前，在报道的 5 年生存期的患者当中，肿瘤的发生率是 10%，其中恶性淋巴瘤和皮肤癌占多数。新的免疫抑制药如 mTOR 抑制药，似乎有抗肿瘤特性；但是缺乏其降低患癌症风险或降低病死率的证据。

移植后的其他医疗相关并发症

已有详尽描述表明，可使用钙调磷酸酶抑制药治疗急性和慢性肾毒性症状，该抑制药的特征是入球小动脉透明变性、近端小管空泡化以及病灶处的间质和肾小球纤维化（图 75-24）。尽管肾功能不全在 1 年的生存者中是很常见的，但需要透析的肾衰竭患者仍然罕见。使用钙调磷酸酶抑制药以及糖皮质激素也可导致糖尿病、高血压及血脂异常（表 75-14）。

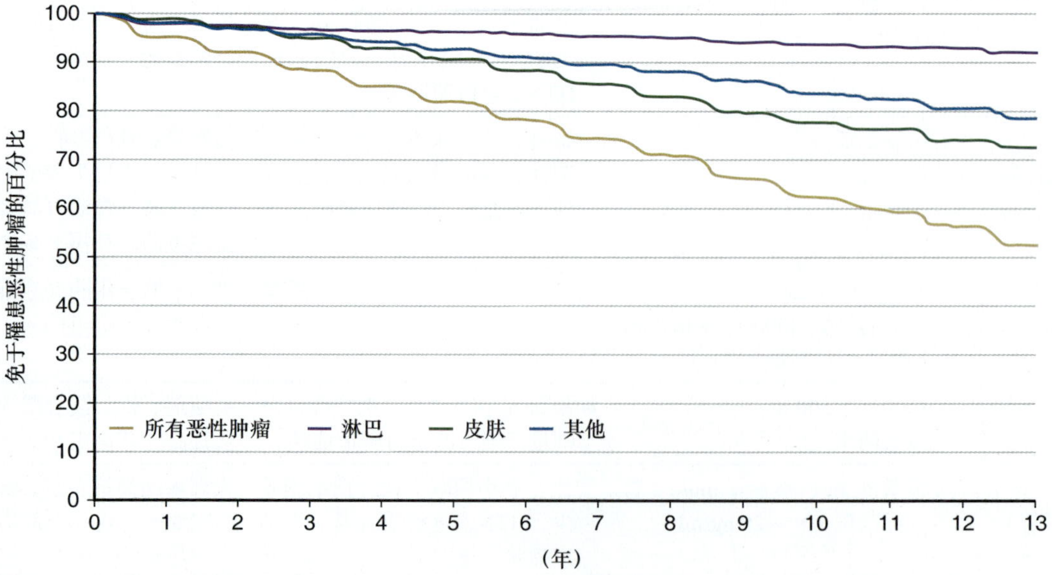

图 75-23 成人肺移植受体免于罹患恶性肿瘤的百分率（数据源自 1994 年 4 月—2005 年 6 月的随访评估）

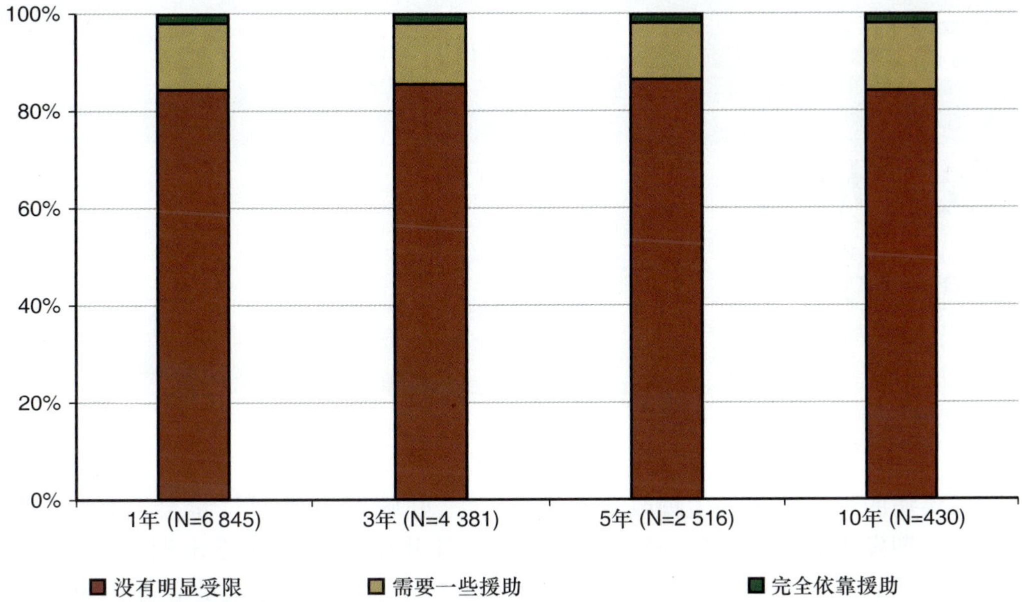

图 75-24 成人肺移植受体存活者的肺功能状态（数据源自 1994 年 4 月—2005 年 6 月的随访评估）

表 75–14 成人肺移植后发病率

结局	随访：1994 年 4 月—1999 年 6 月		随访：1999 年 7 月—2005 年 6 月	
	1 年以内	有效回访的总量	1 年以内	有效回访的总量
高血压	48.3%	（N = 3162）	53.2%	（N = 4735）
肾功能不全	22.2%	（N = 3088）	27.4%	（N = 4870）
肌酐异常＜ 2.5 mg/dl	12.5%		18.9%	
肌酐＞ 2.5 mg/dl	8.0%		6.7%	
慢性透析	1.7%		1.8%	
肾移植	0.0%		0.1%	
高脂血症	11.0%	（N = 3280）	23.9%	（N = 5064）
糖尿病	16.1%	（N = 3129）	26.9%	（N = 4800）
闭塞性细支气管炎	10.7%	（N = 2817）	7.3%	（N = 4460）

移植 1 年内生存者的累积患病率（随访：1994 年 4 月—2005 年 6 月）

推荐读物

Ahya VN, Kawut SM: Noninfectious pulmonary complications after lung transplantation, *Clin Chest Med* 26:613–622, 2005.

Christie JD, Edwards LB, Kucheryavaya AY, et al: Registry of the International Society for Heart and Lung Transplantation: Twenty-Seventh Official Adult Lung and Heart-Lung Transplantation Report, *J Heart Lung Transplant* 29:1104–1118, 2010.

De Soyza A, McDowell A, Archer L, et al: *Burkholderia cepacia* complex genomovars and pulmonary transplantation outcomes in patients with cystic fibrosis, *Lancet* 358:1780–1781, 2001.

Estenne M, Maurer JR, Boehler A, et al: Bronchiolitis obliterans syndrome 2001: an update of the diagnostic criteria, *J Heart Lung Transplant* 21:297–319, 2002.

Kowalski R, Post D, Schneider MC, et al: Immune cell function testing: an adjunct to therapeutic drug monitoring in transplant patient management, *Clin Transplant* 17:77–88, 2003.

McNeil K, Glanville AR, Wahlers T, et al: Comparison of mycophenolate mofetil and azathioprine for prevention of bronchiolitis obliterans syndrome in de novo lung transplant recipients, *Transplantation* 81:998–1003, 2006.

Orens JB, Boehler A, Perot MD, et al: A review of lung transplant donor acceptability criteria, *J Heart Lung Transplant* 22:1183–1200, 2003.

Orens JB, Estenne M, Arcasoy SM, et al: International guidelines for the selection of lung transplant candidates: 2006 update—a consensus report from the Pulmonary Scientific Council of the International Society of Heart and Lung Transplantation, *J Heart Lung Transplant* 25:745–755, 2006.

Shargall Y, Guenther G, Ahya VN, et al: Report of the ISHLT Working Group on Primary Lung Graft Dysfunction part VI: treatment, *J Heart Lung Transplant* 24:1489–1500, 2005.

Steen S, Sjoberg T, Pierre L, et al: Transplantation of lungs from a non-heart beating donor, *Lancet* 357:825–829, 2001.

Woodrow JP, Shlobin OA, Barnett SD, et al: Comparison of bronchiolitis obliterans syndrome to other forms of chronic lung allograft dysfunction after lung transplantation, *J Heart Lung Transplant* 29:1159–1164, 2010.

第十五部分　特殊临床情况

第 76 章　妊娠

Stephen E. Lapinsky　著

（张　婷　史　菲　林江涛　译）

孕妇合并肺部疾病的患者因产妇生理改变而成为独特的人群。妊娠期发生肺部疾病较为特殊，其所有治疗方案必须兼顾到母亲和胎儿。本章将重点讲述与妊娠相关的肺部生理学、某些妊娠特定疾病以及发生在孕妇身上的其他肺部问题。

肺生理

妊娠期间的生理改变

妊娠的激素改变会影响上呼吸道，引起气道充血和水肿，导致一系列的鼻炎症状。这些情况的发生或与雌激素变化密切相关，它可以引起毛细血管充血和黏液腺增生。增大的子宫以及激素变化可引起韧带松弛，从而使胸廓发生改变。妊娠期膈上抬了 4 cm，但肋隔角增宽会使前后径和横径均增大，从而抵消了膈上抬后肺容量的潜在减低（图 76-1）。尽管解剖学上发生了改变，但膈的功能仍然正常。膈的移动度不会下降，短期内妊娠患者的最大跨膈吸气压甚至与非妊娠患者相同。分娩后 6 个月内，肋膈角仍维持增宽状态，胸壁的上述变化将恢复正常。

妊娠期内胸腔变化会使功能残气量（FRC）下降 10% ～ 25%（图 76-2）。尽管残气量仅轻微下降，但其对呼气储备量的影响很大。这些变化早在妊娠 16 ～ 24 周就已出现，并持续至妊娠结束。胸廓直径的增大以及呼吸肌的保护作用使得肺活量维持不变，肺总量仅轻微下降，气流速度以及肺顺应性均不会受影响。但到妊娠晚期，胸壁的变化和增高的腹内压使胸壁顺应性和总呼吸顺应性均有下降。对妊娠期肺弥散功能进行研究，各结果报道不一致，原因很可能是贫血、血容量变化和心输出量增加的效应。肺弥散功能在妊娠早期略微升高，但妊娠后期又会逐渐降至正常水平。

妊娠期分钟通气量会明显增加，从妊娠头三个月开始直至妊娠终末期可增加 20% ～ 40%（图 76-2），主要因为潮气量增高了 30% ～ 35%。这些变化是由于妊娠期间血清中孕酮水平升高使得呼吸动力增强所致，最终导致呼吸性碱中毒，并伴代偿性碳酸氢盐肾排泄。此时，$PaCO_2$ 水平降至 28 ～ 32 mmHg，血清碳酸氢盐水平降至 18 ～ 21 mEq/L，PAO_2 － PaO_2 基本与非妊娠者相同，整个妊娠期间平均 PaO_2 通常大于 100 mmHg（海平面高度）。仰卧位时孕妇气道关闭，功能性残气量下降，会出现轻度低氧血

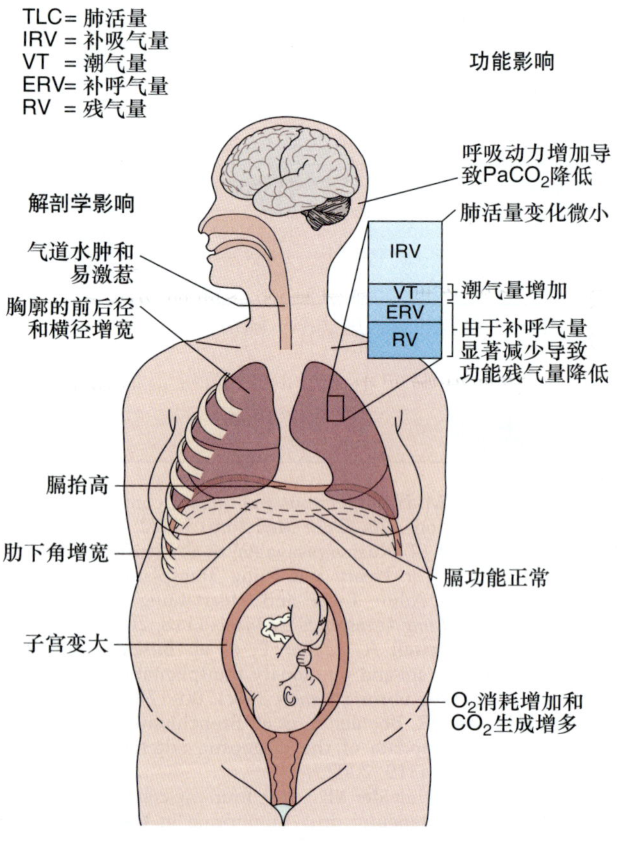

图 76-1　妊娠期肺生理：妊娠期解剖和功能变化对肺生理的影响

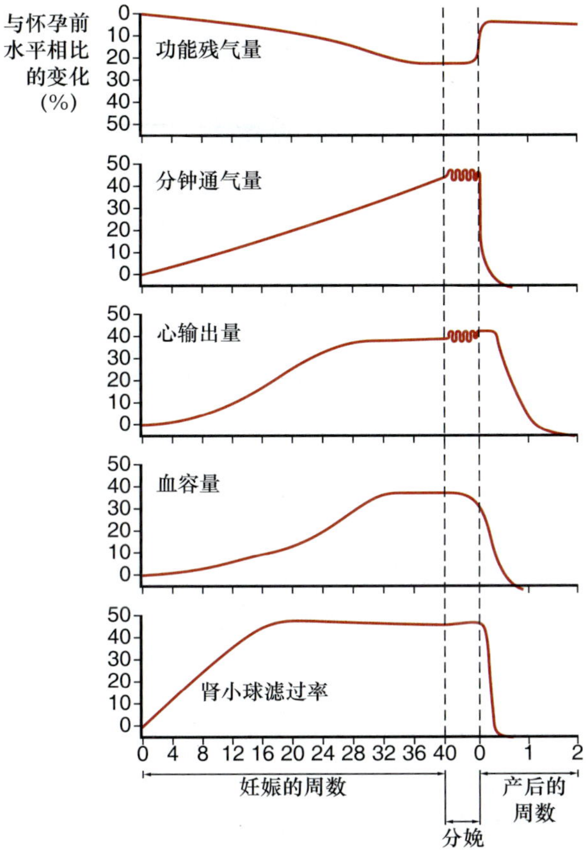

图 76-2 孕期生理变化显示妊娠及产后肺生理的变化（来自 *Lapinsky SE*，*Kruczynski K*，*Slutsky AS*：*Critical care in the pregnant patient*. Am JRespir Crit Care Med 152：427-490，1995）

症和 PAO_2-PaO_2 增加。一项研究表明，妊娠晚期动静脉分流会增加 15% 左右，这属于正常现象，体位改变后对数值无明显影响。妊娠头三个月，孕妇耗氧量开始增加，随着胎儿发育及孕妇本身代谢的需求，至妊娠晚期，耗氧量将会增加 20% ～ 33%。功能残气量减少以及耗氧量的增加会使孕妇的氧储备下降，故而妊娠期患者出现低通气或呼吸暂停时容易迅速发生缺氧。

在分娩过程中，孕妇发生过度通气和气促（疼痛、焦虑所致），并引起显著的呼吸性碱中毒，部分患者还会因血容量不足及呕吐而加重。呼吸性碱中毒会使子宫血流量减少，从而影响胎儿氧合。一些患者由于剧烈疼痛和焦虑致使呼吸浅快，并导致肺通气不足、肺不张及轻度缺氧。因此使用麻醉药或硬膜外放置镇痛泵有利于充分缓解疼痛，从而改善肺通气功能，纠正因产程活跃导致的异常气体交换。在分娩后 72 h，肺功能将会发生显著改变，数周内可恢复至基线水平。

妊娠期的免疫系统也会出现相应改变以耐受父方来源的胎儿致敏原，有时还会抑制细胞免疫反应发生。母体淋巴细胞对可溶性抗原及同种异体抗原的增殖反应减弱，Th 细胞数也相应减少。这些免疫效应可与完整或轻度升高的体液免疫反应相均衡。母体免疫系统的上述改变可引起母体的易感体质，从而对某些病毒及真菌感染产生更为严重的临床表现。

妊娠呼吸困难

呼吸困难是其他方面都正常的妊娠患者的常见主诉。妊娠早中期孕妇即开始出现呼吸困难，70% 的妊娠晚期孕妇会有明显的呼吸困难主诉。这种呼吸困难的产生机制尚不明确，可能还是因为妊娠引起通气量增加所致。如果仅表现为单纯的呼吸困难，但不影响一般日常活动，没有其他症状及其他病理表现时，则认为是一种良性状态。运动增加同样也可以使孕妇发生呼吸困难。

妊娠期合并症

妊娠期特异性病变

羊水栓塞

流行病学及病理生理学羊水栓塞是产科罕见并发症（胎儿存活率为 1/8000 ～ 1/80 000），病死率达 10% ～ 86%，占孕产妇病死率的 10%。羊水栓塞常发生于阵痛和分娩时，也可能发生在子宫强直收缩、子宫创伤或产后早期。其发病机制可能是羊水通过子宫静脉或血窦进入母体循环系统，羊水中的微粒状细胞成分及一些体液因子引起肺动脉栓塞和肺血管痉挛，进一步导致急性肺动脉高压，血管痉挛是其中的一个重要原因（图 76-3）。多种体液因素引起心脏后负荷增加和心功能衰竭，不仅会导致急性右心衰，还会继发左心（LV）衰竭。羊水栓塞引起的一系列循环系统改变类似于过敏反应，是对羊水成分敏感所致。

临床特点和诊断　羊水栓塞常表现为突发的严重呼吸困难、低氧血症和循环衰竭，常伴有癫痫样发作，较为少见的表现包括弥散性血管内凝血（DIC）所致的出血及胎儿窘迫。近半数的患者可能在羊水栓塞发生 1 h 内死亡，该时期内心搏骤停较为常见。

羊水栓塞的诊断主要依靠典型的临床症状。肺毛细血管中发现胎儿鳞屑可作为诊断依据，但这并不能作为特异性表现。少数微创检查如产妇血清锌

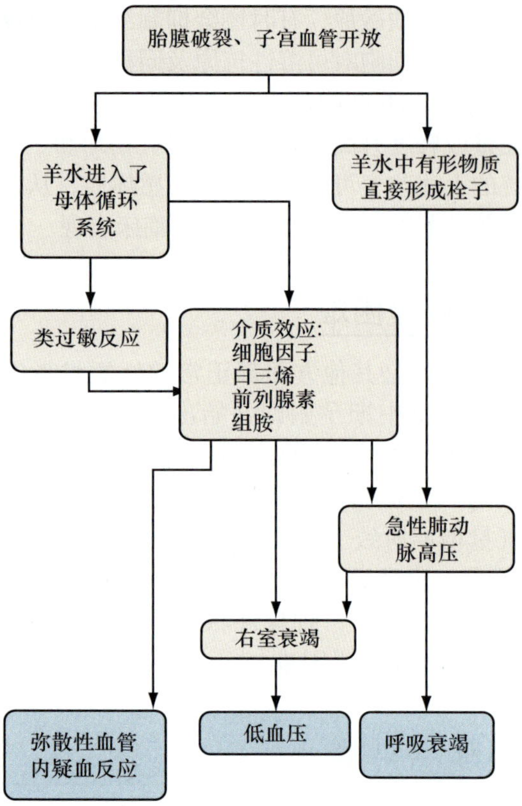

图 76-3 羊水栓塞的病理生理：羊水栓塞引起循环休克发生的病理生理机制

粪卟啉检查和神经氨酸 -N- 乙酰氨基半乳糖（Sialyl-Tn）抗原检测有助于羊水栓塞的诊断，但目前尚未推广。鉴别诊断包括脓毒血症休克、肺血栓栓塞症、胎盘早剥、张力性气胸或心肌缺血。

治疗和预后

孕妇羊水栓塞的治疗措施包括常规复苏及支持处理，快速恢复充分氧合、机械通气及正性肌力支持。目前尚没有特效治疗方法，但有人建议使用糖皮质激素治疗。鉴于血流动学结果的不一致性，有创血压监测可能有一定价值。初始复苏后的幸存者可能经历了 DIC 或急性呼吸窘迫综合征（ARDS）等并发症。低血压和缺氧造成的神经系统损害也很常见。

先兆子痫和肺水肿

先兆子痫患者偶可发生肺水肿（约占先兆子痫患者总数的 3%）。先兆子痫患者通常存在血容量不足，肺水肿则多发生于产后早期，并常与产时过量补液有关。其他包括低蛋白血症、左室后负荷升高、心肌收缩和舒张功能障碍等均可能是促使肺水肿发生的发病原因（图 76-4）。毛细血管通透性亦可能增加，并可因脓毒血症、胎盘早剥和大出血等并发症

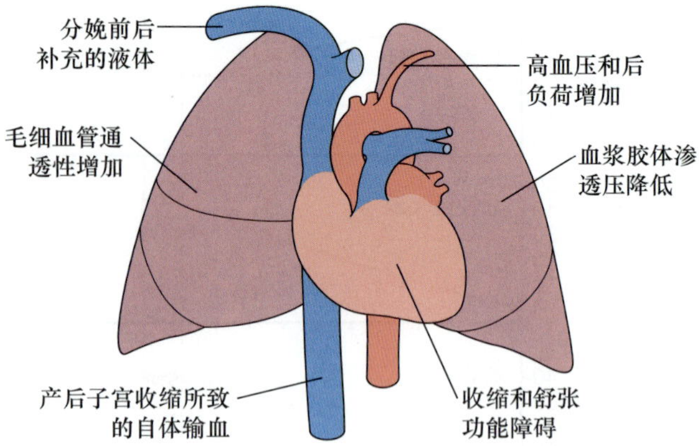

图 76-4 先兆子痫患者发生肺水肿的病理生理机制

而加重。

肺水肿常发生于慢性高血压、肥胖和发生先兆子痫的孕妇。高血压和肥胖均会导致左室舒张功能障碍，而妊娠期容量超负荷和先兆子痫血流动力学的变化则会促进肺水肿发生。

先兆子痫的特点包括高血压、蛋白尿和外周性水肿，通常发生于妊娠晚期。先兆子痫患者发生肺水肿时常伴有急性呼吸窘迫，且好发于产后早期。

治疗和预后

常规治疗方法包括限制液体、酌情使用利尿药和必要时予通气支持。如果患者需要使用正性肌力药物或扩血管药物治疗，尤其是出现肾功能不全时，则需要进行有创血压监测。应当避免强化利尿治疗，这是由于过度利尿会引起充盈压下降，下降过大将导致心输出量和胎盘灌注减少。治疗先兆子痫时可能需要使用血浆代用品，尤其是在应用扩血管药物后，患者经常出现容量不足的情况。但须注意的是过度补液易引起肺水肿或脑水肿。先兆子痫的最终治疗是分娩胎儿。

宫缩抑制药诱发的肺水肿

早产时常可使用 β 肾上腺素能激动药，尤其是利托君和特布他林来抑制子宫收缩。但现在已经较少使用这些药物，因为许多研究证明宫缩抑制药并不会改善新生儿的情况。β 肾上腺素能激动药对孕妇的一个独特副作用是能引起肺水肿。宫缩抑制药诱发肺水肿的发生率从 0.3% 到 9% 不等。其可能机制包括：长期暴露在儿茶酚胺类因子中会导致心肌功能障碍；毛细血管渗透压升高；大剂量静脉输液（常常是用于治疗产妇心动过速）；渗透压下降；伴 / 不伴 β 受体激动药所致血压下降。当出现早产时为了促使胎儿肺成熟会使用糖皮质激素，也可能会伴

有液体潴留。

其临床表现是急性呼吸窘迫伴肺水肿的相关特征，但无特异性表现。诊断主要靠临床表现，发生在特定临床条件下的急性肺水肿表现即可诊断。鉴别诊断包括心源性肺水肿、羊水栓塞以及其他疾病（表 76-1）。若 12 ～ 24 h 内肺水肿未能缓解，则需要积极寻找其他原因。

治疗和预后

治疗上立刻停用宫缩抑制药即可快速缓解肺水肿；包括利尿在内的其他治疗是支持性的。早发现和早处理应该可以减少对有创血流动力学监测和机械通气的需求。

围产期心肌病

即使没有基础心脏疾病，患者也可能因为高血压或围产期心肌病而发生心衰。这种特发性扩张型心肌病通常发生于妊娠的最后一个月或产后，其诊断表现为左心功能受损，且需要排除其他心肌病病因的影响。在分娩和产后早期，心动过速和心输出量增加均可能导致肺水肿，肺血栓栓塞症也是常见并发症。主要处理方法是利尿和降低心脏后负荷。需要注意的是，应禁止使用血管紧张素转化酶抑制药，以避免胎儿肾功能不全。所有患者均建议进行抗凝治疗，其他治疗手段还有静脉注射丙种球蛋白（IVIG）和溴隐亭。约半数患者 6 个月内会逐渐恢复，但也有相当一部分患者心功能不全进行性发展，这部分患者病死率范围是 12% ～ 18%，可考虑行心脏移植治疗。

妊娠滋养细胞疾病

良性葡萄胎清宫过程中容易发生滋养细胞肺栓塞，从而并发肺动脉高压和肺水肿。这种情况最易发生于子宫排空过程中，且孕晚期发生肺部并发症的风险较高。葡萄胎可能与绒毛膜癌有关，后者易发生肺内广泛和播散性转移，偶可出现胸腔积液。

表 76–1 妊娠和分娩并发症引起的急性呼吸窘迫

疾病	鉴别特征
羊水栓塞	呼吸循环衰竭，抽搐，DIC
先兆子痫所致肺水肿	高血压，蛋白尿
宫缩抑制药诱发的肺水肿	停用宫缩抑制药后肺水肿迅速缓解
吸入性肺炎	呕吐，误吸
围产期心肌病	缓慢起病，有心衰表现
静脉血栓栓塞	有深静脉血栓的证据，放射学表现
纵隔气肿	发生于分娩时，有皮下气肿
空气栓塞	与性交或剖宫产相关；伴低血压

卵巢过度刺激综合征

卵巢过度刺激综合征与体外受精时使用促性腺激素刺激卵巢有关，可以出现胃肠道或呼吸道症状。毛细血管通透性增加，会产生胸腔积液和腹水，伴血容量减少。其并发症包括渗出液、休克、肾功能不全所致呼吸困难及肺栓塞。治疗方法包括支持治疗、体液复苏和渗液引流。

其他肺部疾病

哮喘

哮喘可影响 5% ～ 10% 的人口，因而也是妊娠期最常见的肺部疾病。妊娠期间，体内激素环境的变化会影响哮喘的控制；患者的哮喘可能会改善，也可能会恶化，或者没有改变。尽管妊娠不会影响正常人体的气流，但能提高哮喘患者的气道反应性。哮喘严重程度通常在产后 3 个月恢复到孕前水平。

妊娠期哮喘的临床特点和非妊娠患者一样。为了区别于妊娠呼吸困难，利用肺功能检查来客观评价气流受限程度至关重要。妊娠期间胃食管反流频率和严重程度会增加，其症状表现应当作为一个促发因素。

治疗和预后

妊娠期哮喘的治疗与非妊娠患者基本相同，包括适当监测、避免诱发因素及患者教育。

尽管很多医生都不愿给妊娠妇女用药，但哮喘控制不佳对胎儿可能更为危险。吸入糖皮质激素仍然是主要治疗方法，目前认为中低剂量的糖皮质激素对孕妇比较安全（表 76-2）。一项研究发现妊娠早期使用大剂量激素会增加致畸的风险。目前主张使用储雾罐，以减少局部副作用及全身吸收。尽管动物研究发现使用糖皮质激素可能会增加胎儿唇裂的风险，但是在人体中尚未得到证实。当临床需要时，对于哮喘控制不佳的患者仍需要短期使用糖皮质激素。β 受体激动药相对安全，可用于缓解哮喘症状。胃食管反流是加重妊娠期哮喘的一个潜在的并可预防的危险因素，但往往会被忽视。抗反流治疗可以显著减少哮喘症状。哮喘急性发作时要保证足够的氧供，密切监测胎儿，并给予适当的药物处理。

表 76-2　妊娠期哮喘的治疗

药物	FDA 分类
吸入支气管扩张药	
沙丁胺醇（舒喘灵）	C
特布他林	B
异丙托铵	B
沙美特罗	C
福莫特罗	C
噻托溴铵	C
吸入糖皮质激素	
倍氯米松	C
布地奈德	B
氟替卡松	C
白三烯拮抗药	
扎鲁斯特	B
孟鲁司特	B
其他	
茶碱	C
色甘酸	B
全身激素	C

注：FDA 对妊娠期用药的安全性分级：A 级，人体研究显示对胎儿无影响；B 级，动物研究没有影响，但未在人体进行研究，或对动物有影响但在人体未发现；C 级，动物研究证实对胎儿有影响，或研究证据不充分，需要权衡利弊后使用；D 级，人体研究对胎儿有影响，需要在权衡利弊后使用；X 级，孕妇禁用

尽管担心药物对胎儿的影响，但医生及患者不能拒绝使用有效的药物治疗。国家哮喘教育和预防项目（NAEPP）通过孕期哮喘工作组更新的哮喘管理办法也可提供帮助。

据报道，哮喘控制不佳会增加早产儿和低体重儿的出生率及新生儿的病死率。哮喘急性发作时会伴有低氧血症，随后也可危及胎儿安全。

肺血栓栓塞症

每年女性中与妊娠有关的静脉血栓栓塞发病率为 200/100 000，且产后发生率是妊娠期的 5 倍，也是孕妇死亡的重要原因之一。肺栓塞源于孕期高凝状态、激素介导的静脉淤滞以及子宫对下腔静脉（IVC）的局部压迫。与妊娠期相比较，肺栓塞更易发生于产后早期，尤其是剖宫产术后。

尽管妊娠期肺栓塞患者的临床表现和非妊娠者相似，但值得注意的是，妊娠期深静脉血栓和肺栓塞确诊极不准确。由于解剖因素影响，孕妇极易发生左下肢深静脉血栓。

妊娠期疑似肺栓塞的处理方法与非妊娠患者相似，应积极诊断。尽管妊娠子宫压迫静脉易造成多普勒超声假阳性结果，但它仍然是诊断下肢静脉血栓的有效方法。通气 / 灌注扫描的辐射量小于 0.5 mGy（＜ 50 mrad）时可对胎儿暴露，如果必要，还可采用相似低暴露辐射量的肺血管 CT 造影进行检查（图 76-5）。一般认为辐射量超过（50 ～ 100）mGy（5 ～ 10 rad）会导致胎儿畸形，但如果胎儿期受到（20 ～ 50）mGy（2 ～ 5 rad）的辐射，儿童期白血病的发病率可能会增加。

妊娠期放射性检查应用对胎儿的影响仍非常值得关注。然而，它带来的实际风险往往小于孕妇和她们的丈夫所认为的情况，故减少他们的担心十分必要。由于漏诊以及不必要的治疗会给孕妇和胎儿带来潜在重大影响，故建立一个肺栓塞的诊断流程非常重要。

治疗和预后

妊娠早期使用华法林易并发胚胎病，而中晚期使用该药易导致胎儿中枢神经系统异常，故华法林禁用于孕妇（表 76-3）。妊娠期可选的抗凝药有肝素，它不会通过胎盘，不会影响胎儿出生，也比较容易代谢。低分子肝素也不会通过胎盘，在妊娠期使用同样安全、有效。

在给予足够预防措施的同时，使用链激酶、尿激酶和组织纤溶酶原激活药（tPA）均能成功治疗肺

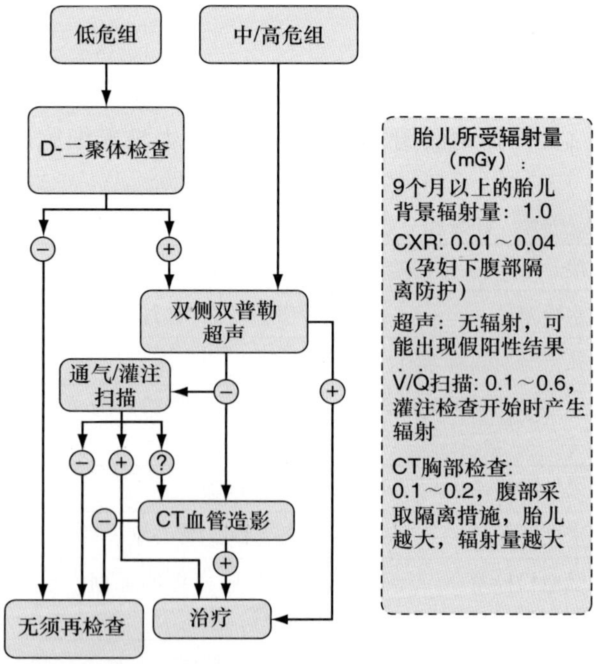

图 76-5　孕妇血栓性疾病诊断流程及检查时所受辐射剂量。+，检查结果阳性；−，检查结果阴性；？，结果不确定

表 76-3 妊娠期血栓性疾病的处理

治疗药物	FDA 分级*	注解
肝素	C	长期应用会引起骨软化
低分子肝素	B/C	基本安全
华法林	D/X	畸形、中枢神经系统异常、出血，但出现风险较低，有时用于妊娠中期
阿替普酶（r-tPA）	C	在急性和危及生命的情况下可考虑使用

* 参见表 76-2 FDA 妊娠期哮喘治疗用药的安全性分类

栓塞，且不发生大出血等并发症，也不会对胎儿或胎盘产生严重的副作用。然而，这些药剂仅限于危及生命情况下使用。尽管膨胀的静脉系统和分娩时的压力效应可能会引起下腔静脉（IVC）滤器移位的风险，但若有明确的临床指征，仍建议经静脉放置 IVC 滤器。

对于已知处于易凝状态和曾经患过血栓性疾病的妇女，其怀孕后患血栓性疾病的风险增高，应在整个孕期给予预防性抗凝治疗。

下呼吸道感染

下呼吸道感染并不常发生于孕妇，但也是间接导致产妇死亡的重要原因之一。妊娠期患者易于感染的病原体包括肺炎链球菌、流感嗜血杆菌和肺炎支原体，同时，该患者并发呼吸衰竭及脓胸的风险增加。孕妇发生流感相关性严重肺病的风险性明显增加，尤其是 2009 年大规模流行的 H1N1 菌株。与非妊娠者相比，其他罕见感染如水痘性肺炎和球孢子菌肺炎也可能并发更加严重的疾病。卡氏肺囊虫肺炎（先前的 P. 卡氏肺囊虫）常见于 HIV 阳性患者，但妊娠并不会影响继发性肺结核的病程及发病率。

妊娠期下呼吸道感染的临床表现与非妊娠患者相似。尽管妊娠期呼吸困难和每分通气量增加十分普遍，但呼吸频率并不会明显增加。

胸部 X 线片在诊断下呼吸道感染中是十分必要的，对于任何怀疑下呼吸道感染的孕妇都应该考虑做该项检查。延迟检查可能会使得孕妇病死率增加。进一步的检查还包括常规病原微生物培养、痰涂片和相关血清学检查。

治疗和预后

尽管四环素类抗生素禁用于孕妇，但常规的抗生素应用还是必要的。喹诺酮类会引起关节疾病，尽管风险似乎较低，但也避免在孕妇中使用。孕妇应当接种流感疫苗，一旦发生感染可使用奥塞米韦治疗。阿昔洛韦可用于治疗水痘性肺炎，不但能降低病死率，还不会造成胎儿畸形。球孢子菌病的病死率极高，必须及时对传播疾病进行治疗，及时应用抗真菌药物。卡氏肺囊虫肺炎需要用甲氧苄氨嘧啶-磺胺甲基异噁唑治疗，并补充叶酸，如有临床指征还可使用糖皮质激素。虽然叶酸拮抗药和磺胺类药物会对胎儿带来风险，但喷他脒对孕妇和胎儿的影响更大。肺结核的治疗药物主要是异烟肼和利福平，它们对胎儿的影响比较低，倘若未进行药物敏感测试，乙胺丁醇也可用于初始治疗。吡嗪酰胺也可用于孕妇，并得到一些权威的推荐。

虽然肺炎会增加孕妇的病死率，但更多的致死原因还是基础疾病。妊娠期肺炎容易发生胎儿并发症，如早产。水痘-带状疱疹病毒（VZV）经胎盘传播的概率很低（＜5%），但是它会引起胎儿肢体畸形和神经系统受累。非免疫的孕妇接触 VZV 的 96 h 内应注射 VZV 免疫球蛋白，如果已患病，则需要使用阿昔洛韦治疗。不同于其他活动性疾病，肺结核的预防可以推迟到妊娠结束，但近期接触或皮试阳性者除外。

在诊断及治疗妊娠期下呼吸道感染时，需要格外注意对胎儿的影响（如射线和药物毒性），但必要的手段和措施也不应回避。

妊娠期急性呼吸窘迫综合征

孕妇常常因为各种妊娠相关疾病而容易发展为 ARDS（框 76-1）。胃酸吸入是一个特殊风险，由分娩时腹内压增高、食管括约肌张力下降及生产时的仰卧体位引起。过度输液和宫缩抑制药的应用等医源性因素也是引起 ARDS 的原因，也可伴有白蛋白水平减低。

孕妇合并 ARDS 的临床表现与非妊娠患者相似，常见诊断标准包括低氧血症、患者出现肺部弥漫性浸润，但不伴有左心衰。详细的病史是与其他潜在病因鉴别的关键所在。

治疗和预后

除了需要对胎儿进行持续评估外，妊娠期 ARDS 的治疗方法与非妊娠者相似。药物治疗时关键应考虑药物对孕妇和胎儿的影响。通气管理应考虑妊娠期正常生理变化。对于胎儿预后而言，充足的母体血氧饱和度对胎儿健康十分重要。碱中毒会对胎盘灌注产生不利影响，而胎儿对酸中毒的耐受性则相对较好。胎儿娩出可能会使胎儿和孕妇获益，

框 76-1 妊娠期 ARDS 的原因

妊娠特异性因素
先兆子痫
羊水栓塞
绒毛膜羊膜炎
胎盘早剥
滋养细胞栓塞

因妊娠增加的风险
胃酸误吸
脓毒症，尤其是肾盂肾炎
输血相关的急性肺损伤
空气栓塞
肺炎（水痘、真菌）

非特异性因素
创伤
药物 / 毒物
胰腺炎

但分娩过程并不一定会成功地改善母体预后。硬膜外麻醉可减少子宫收缩所增加的耗氧量。

妊娠期 ARDS 存活率与一般人群相似，甚至更好，这可能是由于患者年纪较轻并存在各种可逆性诱因。一旦孕妇有 ARDS 征象，应该积极寻找具体的原因。当育龄妇女患 ARDS 时应注意检查其是否怀孕。

胸膜疾病

胸腔积液常伴发于一些产科并发症，如先兆子痫和绒毛膜癌等。但有相当一部分孕妇在产后会出现少量无症状性胸腔积液，这种胸腔积液形成的原因包括妊娠期血容量增加、胶体渗透压降低以及分娩过程中瓦尔萨瓦尔动作所致淋巴回流障碍。对中等量胸腔积液或有临床症状的胸腔积液应进行全面的临床评估。无论分娩过程中有无瓦尔萨瓦尔动作，反复全肺膨胀均可能出现自发性气胸和纵隔气肿，尤其是合并有支气管哮喘的病人更易发生。若分娩过程中或刚结束时患者即出现胸部不适或呼吸困难，均应考虑气胸或纵隔气肿诊断。

间质性肺疾病

间质性肺疾病（ILD）在孕妇中并不常见，这是由于大部分女性间质性肺疾病都发生在育龄以后。一旦发现孕妇有间质性肺疾病，应注意它所带来的生理影响。肺弥散功能下降可能会难以满足怀孕后增高的耗氧量。妊娠期心输出量增加则使肺动脉高压的风险日益增加。虽然妊娠期 ILD 患者治疗及预后的数据较少，但这些孕妇的耐受性通常比较好。肺活量小于 1 L 合并有肺动脉高压的妇女应考虑避免妊娠。淋巴管平滑肌增多症和系统性红斑狼疮可能会因妊娠而加重。

治疗 ILD 患者时，须仔细评估和监测妊娠期患者的呼吸和心血管状态。活动耐力差是患者常见表现，怀孕早期患者可能需要吸氧来防止低氧血症对胎儿造成的可能危害。分娩过程中需要限制产妇体力消耗，并监测血氧饱和度。肺动脉高压的孕妇还需要进行有创血流动力学监测。

阻塞性睡眠呼吸暂停

怀孕可能会并发阻塞性睡眠呼吸暂停（OSA），这会给孕妇和胎儿带来潜在危害。尽管妊娠期会出现上气道狭窄，但由于孕酮的呼吸刺激作用，呼吸暂停及低通气并不常见。通常，OSA 仅见于肥胖患者，因为妊娠相关的气道黏膜水肿及充血可能会促进这类患者病情进展。在妊娠晚期，OSA 可能会恶化，并伴随高血压的进展。OSA 与先兆子痫的可能通过全身性水肿相关联。夜间低氧血症会影响胎儿发育，有记录表明这些患者体内的胎儿会出现发育不良。经鼻持续性正压通气（CPAP）是用于治疗 OSA 较为安全和有效的方法。对于妊娠期患者而言，打鼾与胎儿风险无关，也不是孕妇患 OSA 的有效指标。

囊性纤维化

随着囊性纤维化（CF）治疗水平的发展，许多患者的生存期延长至育龄期。尽管他们的生育能力受损，但是避孕和计划怀孕仍应纳入这些患者的治疗计划之中。现有数据表明，怀孕不会增加稳定期囊性纤维化患者的病死率，但进展期患者的预后较差。用力肺活量小于预计值的 50% 且孕前存在肺动脉高压的患者风险最大，其围产期病死率增高，这与自然早产或母体囊性纤维化并发症的发生密切相关。治疗该类患者需要从营养、血糖监测和遗传咨询等多学科角度着手，其呼吸系统病情加重需要早期积极治疗，同时适当考虑抗生素对胎儿的潜在毒性作用（如氨基糖苷类和喹诺酮类）以及母体的药代动力学改变。

胃内容物误吸

胃内容物误吸可能发生于分娩期，这是由于胃排空延迟、食管下端括约肌张力下降和腹内压增高的影响。其表现包括咳嗽、支气管痉挛及呼吸困难，并可进展为 ARDS。因此，通常在剖宫产术前预防性给予抗酸药、H2 受体阻滞药或质子泵抑制药。

肺血管疾病

尽管在过去 10 年里肺动脉高压的预后已有所改善，但妊娠期肺动脉高压患者仍有极高的病死率。妊娠期血容量和心输出量增加可能加重右心功能不全。左心充盈受损也可能是心室之间相互影响的结果。建议在晚期妊娠的早期阶段即住院治疗，严密监测病情，并给予抗凝和吸氧治疗。分娩会给该类患者的心血管系统带来巨大风险，且孕妇对出血耐受力差，故有必要进行有创血流动力学监测。这部分患者的成功妊娠有赖于在转诊中心多学科的团队合作。

妊娠期肺动静脉畸形会加重，这是由于血容量增加和静脉扩张，进而加大了出血的风险。妊娠期患者可以进行血管栓塞和手术治疗。妊娠期中所述“特发性咯血”与扩张的正常支气管动脉充血有关。

争议和误区

任何妊娠期患者的治疗都要考虑到胎儿，尤其是需要考虑到放射学检查及药物治疗对胎儿的影响。在不忽略这些影响的同时，临床医生不可回避为母体健康需要做的必要检查及药物治疗。已有有力证据表明，放射学及大部分呼吸道疾病的检测对胎儿的影响很小。尽管人们通常不愿意给孕妇开具处方治疗，但已有充分数据来识别药物的实际不良影响，且在很多情况下，用药对母体的益处远大于其带给胎儿的风险。

呼吸内科医生经常会碰到患有严重肺部疾病的妇女咨询怀孕相关风险的问题。尽管患有肺动脉高压和显著阻塞性或限制性肺疾病的妇女怀孕会明显提高其潜在致死并发症的风险，但这一结论的支持资料很少。独立个案报道和个人经验表明，患有严重疾病妇女对妊娠的耐受力及其作为女性对拥有孩子的渴望是不可低估的。对于复杂病例而言，应听取多学科专家中心的意见。

推荐读物

ANZIC Influenza Investigators and Australasian Maternity Outcomes Surveillance System: Critical illness due to 2009 A/H1N1 influenza in pregnant and postpartum women: population-based cohort study, *BMJ* 340:c1279, 2010.

Bédard E, Dimopoulos K, Gatzoulis MA: Has there been any progress made on pregnancy outcomes among women with pulmonary arterial hypertension? *Eur Heart J* 30:256–265, 2009.

Conde-Agudelo A, Romero R: Amniotic fluid embolism: an evidence-based review, *Am J Obstet Gynecol* 201:445.e1–455.e13, 2009.

Dombrowski MP, Schatz M: ACOG practice bulletin: clinical management guidelines for obstetrician-gynecologists, *Obstet Gynecol* 111(pt 1):457–464, 2008.

Jensen D, Webb KA, Davies GA, O'Donnell DE: Mechanisms of activity-related breathlessness in healthy human pregnancy, *Eur J Appl Physiol* 106:253–265, 2009.

Lapinsky SE: Concise definitive reviews in critical care: cardiopulmonary complications of pregnancy, *Crit Care Med* 33:1616–1622, 2005.

Ratnapalan S, Bentur Y, Koren G: Doctor, will that x-ray harm my unborn child? *CMAJ* 179:1293–1296, 2008.

Scarsbrook AF, Evans AL, Owen AR, et al: Diagnosis of suspected venous thromboembolic disease in pregnancy, *Clin Radiol* 61:1–12, 2006.

Schatz M, Dombrowski MP: Clinical practice: asthma in pregnancy, *N Engl J Med* 360:1862–1869, 2009.

第十五部分　特殊临床情况

第 77 章　造血干细胞移植的肺部并发症

Rodrigo Cavallazzi • Rodney J.Folz　著

（张　婷　史　菲　邱　晨　译）

造血干细胞移植（hematopoietic stem cell transplantation，HSCT）是指通过移植骨髓，经生长因子刺激的、外周血或脐血来源的干细胞治疗恶性或非恶性血液疾病、自身免疫性疾病及遗传性疾病。移植受者具有发生严重并发症的高危因素，其原因包括移植前细胞减灭预处理、同种异体淋巴细胞（介导移植物抗宿主反应）移植后的免疫后遗症、患者免疫抑制状态和免疫抑制后继发感染。尸检研究证明 HSCT 受者 70% 以上的死因为肺部并发症。

造血干细胞移植概述

类型

造血干细胞移植分为自体移植、异体移植及同系移植。自体造血干细胞移植患者接受自身造血干细胞，异体造血干细胞移植患者接受的造血干细胞源于其非同卵兄弟姐妹或其他配型相符的非亲捐献者，同系造血干细胞移植患者接受的造血干细胞源于基因型一致的双胞胎。造血干细胞的来源可以是捐献者的骨髓、外周血或脐带血。由于自体造血干细胞移植和同系造血干细胞移植的供者免疫原性与受者相同，故移植物与宿主间不会发生排斥反应。异体造血干细胞移植供体的人类白细胞抗原（HLAs）与受体不匹配，就会引起移植物抗宿主病（GVHD），可能会导致排斥反应发生。

移植类型的决定因素包括基础疾病的性质和阶段、合适供体的可用性及受者的身体状况。与自体移植相比，异体移植的优势在于：其干细胞无肿瘤细胞污染的可能性更高，且无移植物抗宿主反应。

适应证

多国调查发现，造血干细胞移植的适应证包括淋巴增殖性疾病（55%）、白血病（34%）、实体肿瘤（6%）及非恶性疾病（占 5%），最常使用的非恶性病变有淋巴细胞增殖性疾病包括浆细胞疾病、霍奇金病和非霍奇金淋巴瘤。自体造血干细胞移植较异体造血干细胞移植略微更为多见。最常使用异体造血干细胞移植的恶性疾病为急性髓细胞性白血病（占 33%）、非恶性疾病为骨髓衰竭综合征（占 6%）。自体造血干细胞移植最常用于浆细胞疾病（占 41%）的治疗。

预处理方案

在造血干细胞移植前，患者需要接受一系列预处理措施，目的是减少肿瘤细胞（恶性）、清髓和抑制受者免疫系统，从而允许进行干细胞移植。这三个方案包括清髓性预处理、低强度预处理及非清髓性预处理。该分类方法基于全血细胞减少的持续时间及对干细胞支持的需要。清髓性预处理会使血细胞发生不可逆的减少（需要干细胞支持），而非清髓性预处理会最低限度地引起血细胞减少，故不一定需要干细胞支持。低强度预处理会引起持续不同时间的血细胞减少，应给予干细胞支持。

传统的清髓性预处理方案包括应用环磷酰胺和全身放疗（TBI）或白消安。近期出现了非清髓预处理方案和低强度预处理方案（主要用氟达拉滨、小剂量烷化剂或全身照射）。尽管后两种方案对减少体内肿瘤细胞的作用不大，但对随后的移植物抗肿瘤效果有潜在益处，并能降低移植物相关的病死率及移植后肺部并发症的发生率。

为了预防移植后移植物抗宿主病，常需要使用甲氨蝶呤、环孢素和糖皮质激素或移植前进行移植物 T 细胞的体外耗竭处理。

移植后肺部并发症

肺部并发症在 HSCT 中十分常见，其发病率为 40% ～ 60%，多达 1/3 的受者移植后需要行重症监护治疗。呼吸衰竭是危重疾病的最常见原因，而肺炎则是 HSCT 死亡的首要感染因素（图 77-1）。移植后早晚阶段均可能会发生感染性及非感染性肺部并发症，并可能呈现各种影像学改变。HSCT 的肺部并发症也随适应证、疾病类型及移植前预处理方法的不同而不同。

自体移植基本上消除了移植物与宿主细胞之间发生相互作用的可能，也避免了移植物抗宿主疾病及免疫抑制的应用，其移植后发生感染的概率降低，尤其是病毒性肺炎（CMV）、巨细胞病毒性肺炎、侵袭性真菌病和弓形体病等机会感染，且迟发型气流阻塞性病变的发生率也会降低。

肺部疾病的危险因素

移植时处于复发状态、供体–受体 HLA 不匹配或不对等都是移植后发生肺部并发症及死亡的危险因素（框 77-1）。恶性疾病活动期、年龄超过 21 岁以及接受 HLA 不匹配的捐献者骨髓均是移植后发生呼吸衰竭的危险因素。

移植前肺功能测试（PFTs）异常可能预示着移植后发生肺部并发症和病死的风险较大。弥散功能下降和肺泡–动脉氧分压差增加是移植后发生间质性肺炎和早期死亡的独立危险因素。

患者血清中转变生长因子（TGF-β）和肺泡灌洗液（BAL）中 TGF-α 及粒细胞–巨噬细胞集落刺激因子（GM-CSF）升高似乎会增加肺部并发症的风险。一项研究表明，TGF-β 升高的乳腺癌患者进行自体移植会增加移植后肺毒性和肝静脉闭塞的风险。

异体移植患者较自体移植患者更易发生感染性并发症，这是因为长期免疫抑制和移植物抗宿主病均会通过影响黏膜表面、网状内皮系统和骨髓而导致免疫缺陷。这些因素使得异体受者易于罹患致死性病毒性肺炎、多重耐药菌感染和侵袭性真菌病。

框 77-1　HSCT 后发生肺部并发症的危险因素

- 供体–受体 HLA 不匹配
- 复发状态
- 恶性疾病活动期
- 年龄＞ 21 岁
- 移植前肺功能异常
- 弥散功能下降
- 肺泡–动脉氧分压差增加
- 限制性肺疾病
- FEV_1 ≤ 80% 预计值
- 移植前一些细胞因子水平升高（TGF-β、TGF-α、GM-CSF）
- 同种异体移植
- GVHD 以及预防 GVHD 的类型
- 肾病

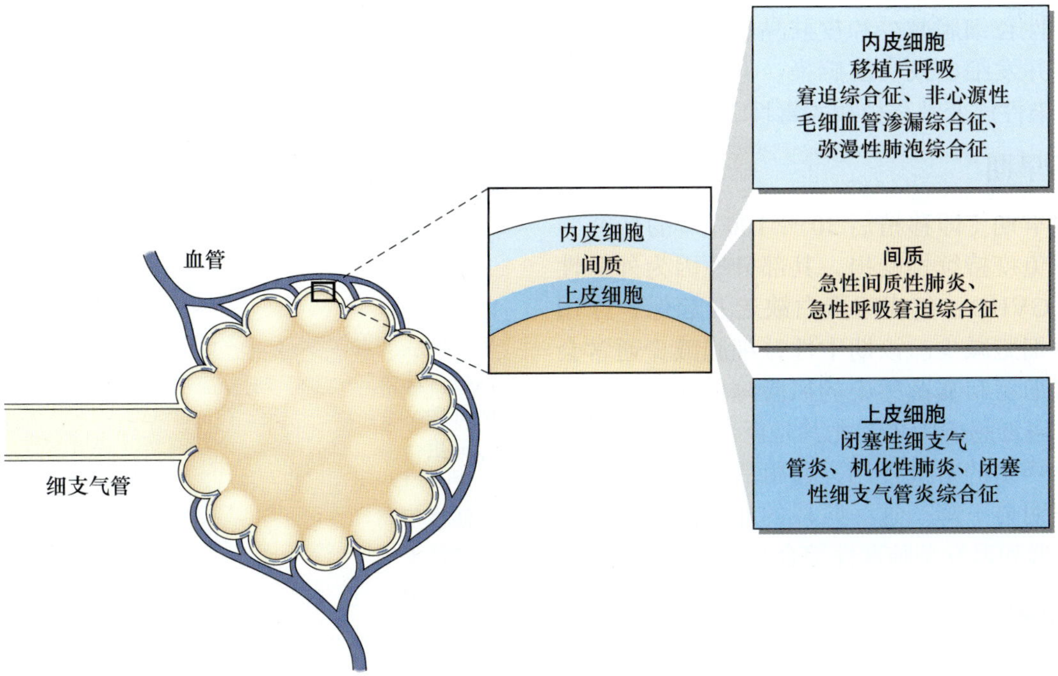

图 77-1　造血干细胞移植后肺部并发症的类型和位置（闭塞性细支气管炎现称为隐源性机化性肺炎）

同样，同种异体移植后几乎都会发生闭塞性细支气管炎。

遗传学和肺部并发症

一些患者对造血干细胞移植相关治疗发生的毒性反应具有遗传易感性。最近一些研究的确提示某些遗传多态性似乎在造血干细胞移植后多种肺部并发症的发病机制中起作用。例如，当血管紧张素酶（ACE）基因具有多态性时，异体造血干细胞移植后发生非感染性肺部通气功能障碍的可能性增加。当特定蛋白（与应激诱导的氧化-抗氧化平衡有关）的编码基因存在多态性时，可能会引起造血干细胞移植后急性肺损伤。在一些患者中，基因多态性还会引起移植后感染的易感性增加。例如，供者和受者的甘露糖凝集结合素基因多态性均与严重感染风险增高有关。

虽然遗传筛查还未在临床实践中常规应用，但它能更精确地对未来行造血干细胞移植的患者发生肺部并发症的风险进行预测。

时间进程

HSCT 相关肺部并发症多发生于一个相对明确的时间段。肿瘤细胞减灭疗法的时机、强度以及免疫重建的方案均会影响这些间隔的维持时间。

移植后超早期

移植后超早期（即移植后 0 ～ 30 d 内）的特征为持续性中性粒细胞减少和皮肤黏膜屏障受损。因此，该期易并发细菌及真菌感染，但大部分肺部并发症为非感染性病变及移植相关毒性。

移植后早期

移植后早期（即移植后 30 ～ 100 d）的特征为细胞和体液免疫持续性受损，其部分原因为外源性免疫抑制、GVHD、免疫球蛋白缺乏及起保护作用的肺泡巨噬细胞减少。该期中性粒细胞减少通常会消退，使得细菌和真菌感染的风险降低，故感染病因会变为以病毒感染为主，尤其是巨细胞病毒感染。随着抗病毒药物的常规使用，移植后巨细胞病毒性肺炎发生率明显下降。这一阶段的非感染性病因包括移植症候群和迟发型肺毒性综合征。

移植后晚期

移植后晚期开始于移植 100 d 之后。该期免疫系统的恢复和功能是有多样性，取决于 HSCT 的类型。自体移植恢复较异体移植更快，T 细胞对同种抗原的反应恢复到正常，但免疫球蛋白水平仍常偏低。淋巴细胞功能低下，引发病原病毒感染，而细胞免疫缺陷易发生细菌和真菌感染。该期的肺部并发症，如慢性 GVHD、药物性肺损害、闭塞性细支气管炎、限制性肺疾病 / 肺纤维化和隐原性机化性肺炎（旧称 BOOP）主要由非感染性因素引起。

感染性并发症

造血干细胞移植后肺部感染的整体风险取决于多种因素，如放化疗所致白细胞减少、预处理所致肺损伤、移植物抗宿主反应、宿主防御能力部分崩溃及病原体的暴露强度。此外，移植受者需要利用供体细胞产生免疫功能。尽管红细胞、血小板和粒细胞在移植后不久即开始生成，但淋巴细胞（尤其是 T 淋巴细胞）的生成会有相当长时间的延迟。在移植后的头两年，组织相容性同胞供者之间无其他并发症的移植的严重感染发生率为 50%，而组织相容性非同胞供者之间的移植或合并 GVHD 的受者，其严重感染发生率为 80% ～ 90%。

移植后维持治疗会改变移植后肺部感染的病原学。预防性应用甲氧苄啶 / 磺胺甲噁唑（TMP-SMX）、抗病毒药、抗真菌药和氟喹诺酮类抗生素会使卡氏肺囊虫、巨细胞病毒、单纯疱疹病毒和白色念珠菌等感染下降（框 77-2）。然而，耐药性革兰氏阴性菌、革兰氏阳性菌、病毒和真菌仍是重要病原体。

细菌感染

细菌性肺炎是导致 HSCT 后患者发病和死亡的

框 77-2 HSCT 后机会性感染的预防策略

感染的病原
卡氏肺囊虫
巨细胞病毒
单纯疱疹病毒
白色念珠菌
曲霉菌
弓形虫

预防性用药
阿昔洛韦
更昔洛韦
氟康唑
泊沙康唑
甲氧苄啶 / 磺胺甲噁唑

一个主要原因。移植后一个月内较易发生常见病原体的感染。细菌性肺炎的常见病原体有金黄色葡萄球菌、链球菌属（分别占同系列菌属感染的 24% 和 13%）以及革兰氏阴性病原菌（包括假单胞菌属、克雷伯菌属、埃希氏菌属、寡养单胞菌属、军团菌属、不动杆菌属、沙雷菌属、变形杆菌属、肠杆菌属和枸橼酸细菌属。其他病原体还有肠球菌及罕见厌氧菌，如拟杆菌属和梭菌属）。社区病原菌易发生于移植刚完成的时期，而流感嗜血杆菌是最常分离出的细菌，其次为肺炎链球菌和军团菌属。

真菌感染

如果 HSCT 后患者存在经验性抗生素治疗无效的长期局灶性影像异常、胸部影像学呈透明样结节改变、长期中性粒白细胞减少、应用激素和既往有真菌感染史，均应考虑真菌性疾病的可能。

侵袭性曲霉菌病是 HSCT 患者感染致死的首要原因。给予治疗后同种异体移植受者的病死率仍为 70% ～ 90%。同种异体移植患者侵袭性曲霉菌感染的发病率为 10% ～ 15%，呈双峰分布。移植后超早期患者中性粒细胞严重缺乏，但异体及自体移植患者均易发生侵袭性曲霉菌病。异体移植患者在移植后期还需要经历第二个易感期，与慢性 GVHD 的出现时间一致，因该期间需要加强免疫抑制，所以该期患者较中性粒细胞缺乏的超早期更易发生侵袭性曲霉菌病。

侵袭性曲霉菌病好发于肺部，但也可见于静脉窦和中枢神经系统。常见的主要临床表现为咳嗽和呼吸困难，可伴胸痛和咯血，仅 1/3 患者有发热。影像学可表现为单个或多发结节、空洞和实变，浸润常为局灶性。“空气新月征”是肺部曲霉菌感染的典型影像学表现，表现为中央结节部分或全部被空气所包围，提示坏死肺组织与周围正常肺组织分离。“晕征”指环绕在肺部结节周围的低密度影，提示病灶周围水肿或充血，可见于 90% 以上的侵袭性肺曲霉菌病合并中性粒细胞缺乏患者。侵袭性曲霉菌病的确诊依据为病灶部位发现真菌，但在临床实践中，常因血小板减少或凝血功能异常而无法进行活检。胸部 HRCT 检查、培养结果及半乳甘露聚糖抗原在体液中的检测等间接检查方法常用于证实初步诊断。

一项随机临床试验对比了伏立康唑和两性霉素 B 治疗侵袭曲霉菌感染的临床疗效，结果发现伏立康唑具有更好的初始治疗反应及存活率，故伏立康唑是侵袭性曲霉菌感染初始治疗的首选药物，其使用剂量为第一天 6 mg/kg 静脉给药 q12 h，以后改为 4 mg/kg 静脉给药 q12 h。虽然脂质体两性霉素 B 不是首选药物，但也是初始治疗的可选药物之一。泊沙康唑（200 mg，q8h）可作为侵袭曲霉菌高危患者的首选预防用药，包括造血干细胞移植后发生移植物抗宿主反应的受者。

念珠菌、隐球菌和结合菌纲（包括毛霉菌及根霉菌）也是重要病原菌。侵袭性毛霉菌感染的患病率为 2%，临床过程与曲霉菌感染相似。毛霉菌会侵袭血管，导致血栓、肺梗死和出血，影像学表现为空洞和晕征，即使采用两性霉素 B 和外科切除治疗，其病死率仍高达 60% ～ 80%。

地方性真菌感染较少见。组织胞浆菌和球孢子菌经常出现于潜伏感染重激活时，而芽生菌常为原发性病变。其他据报道曾引起肺部感染的真菌还包括镰刀菌属和足放线菌属。

病毒感染

病毒感染（尤其是巨细胞病毒性肺炎）是移植后高发病率及高病死率的一个重要原因。巨细胞病毒性肺炎的临床表现无特异性，主要症状有发热、咳嗽、干咳和缺氧。胸部影像学表现多样，最常见病变为两肺间质高密度化。确诊有赖于肺组织中发现病毒包涵体，但在支气管活检标本中不易发现，也可利用 PCR 或小瓶测试法检测肺泡灌洗液中的病毒含量，对临床症状相容的患者还可进行病毒培养。巨细胞病毒肺炎的病死率超过 90%，如使用更昔洛韦联合丙种免疫球蛋白静脉注射（IVIG），存活率可达 70%。预防性治疗不仅能降低病毒感染的发病率，还会推迟感染发生，现在巨细胞病毒感染更多发生于移植后 100 d。

预防方案有两种：（1）所有高危患者在移植后的一定时间内给予预防性治疗；（2）PCR 检测到亚临床病毒血症后，即应开始预防性治疗。以上两种方案均能降低早期巨细胞病毒感染率，并被实践指南认可。血清阴性受者接受血清阳性供者的异体造血干细胞移植后，发生巨细胞病毒感染的风险最高。

造血干细胞移植受者发生呼吸道病毒感染的模式与正常人群相同，但是造血干细胞移植受者更易发生下呼吸道感染，其病死率高达 50% ～ 70%。免疫力正常及低下人群感染的经典呼吸道病毒包括合胞病毒（RSV）、副流感病毒和流感病毒，新型检测技术测出了越来越多种呼吸道病毒，如人冠状病毒、人类偏肺病毒、人类博卡病毒和人类鼻病毒。

在一项大型前瞻性研究中，异体移植受者在移植后头 2 年出现第一次呼吸道病毒感染的发生率为

29%，而自体移植受者仅为15%。最常分离出的呼吸道病毒为流感病毒A/B、合胞病毒和人类偏肺病毒。

呼吸道合胞病毒易发生上呼吸道感染，在免疫力低下患者中易发展为致死性肺炎。后期气流阻塞也与合胞病毒感染有关。未经治疗的合胞病毒性肺炎预后差，病死率接近80%。治疗方法包括利巴韦林雾化，也可增加其他药剂治疗，但合并治疗的疗效尚不明确。合并治疗包括静脉注射丙种免疫球蛋白和合胞病毒特异性免疫球蛋白或帕利珠单抗。及早进行抗病毒治疗是治疗成功的关键，但在上呼吸道分离出合胞病毒的情况下进行预防性治疗其获益并不肯定。

腺病毒并不是肺炎的常见致病病毒，在3%～5%的造血干细胞移植后患者中可分离出该病毒，儿童发病率更高。它不仅感染上呼吸道和下呼吸道，还能感染肠道和泌尿生殖系统，常发生在移植后3个月内，可表现为咽炎、气管炎、支气管炎、肺炎、肠炎、出血性膀胱炎或转移性疾病。肺部受累者的病死率可能超过50%。西多福韦可用于预防（尤其是无症状的血清学阳性者）和治疗。一些中心已成功应用腺病毒特异性毒性T细胞进行治疗。

人类偏肺病毒是RNA副黏病毒，造血干细胞移植受者的感染率不超过5%。患者通常表现为上呼吸道症状，也可出现肺炎，抗病毒疗法对该感染的作用尚不明确。

A型和B型流感病毒可引起免疫力正常和低下人群的感染，A型流感病毒最为常见。2009年流感大流行就是一种新型A型H1N1流感病毒，由经典的H1N1型猪流感病毒、欧亚H1N1型禽流感病毒及北美H2N2型人流感病毒重组而成。新型H1N1流感病毒感染的特点是高危患者（包括免疫力低下人群）的病情严重。一项来自两个中心的队列研究发现，造血干细胞移植受者感染新型H1N1流感病毒后，出现下呼吸道感染者占52%，30 d内病死率为22%。扎那米韦和奥司他韦是神经氨酸酶抑制药，可用于治疗A型和B型流感，而金刚烷胺和金刚乙胺为金刚烷，仅能治疗A型流感。

其他病毒感染还包括单纯疱疹病毒（HSV）、水痘-带状疱疹病毒（VZV）、6型及7型人疱疹病毒（HHV）。单纯疱疹病毒感染在造血干细胞移植受者中较普遍，而预防性应用阿昔洛韦可明显降低感染率。6型人疱疹病毒与特发性肺炎综合征有关，而EB病毒感染则通常与移植后淋巴细胞增殖性疾病有关。

卡氏肺囊虫性肺炎

甲氧苄嘧啶/磺胺甲噁唑的预防性应用使卡氏肺囊虫性肺炎（PCP）明显减少。对于所有同种异体的移植受者，建议从移植开始到移植后6个月预防性使用该药；正在使用增强免疫抑制药治疗；患有慢性GVHD的移植受者应无限期使用该药。大约在移植后60 d，PCP开始出现，伴咳嗽、呼吸困难、发热，胸部X线片表现为双肺间质肺泡浸润性变化。肺泡灌洗液的诊断率接近90%。尽管可以使用甲氧苄嘧啶/磺胺甲噁唑治疗PCP，最初6个月内发生感染的患者病死率可能高达89%，迟发性感染病死率为40%。

非感染性并发症

特发性肺炎综合征

特发性肺炎综合征（IPS）是一种排除了感染、心功能不全、急性肾损伤和补液过多等因素的重度肺损伤。该综合征包括数种临床表现，反映了IPS发病机制的多样性，如造血干细胞移植预处理方案的毒性反应、免疫细胞介导的损伤及炎性细胞因子。

同种异体造血干细胞移植后IPS发生率为2.2%～15%，也有报道自体移植后亦会发生IPS，但主要见于异体移植，非清髓处理者的IPS发生率相对较低。IPS发病的中位时间为移植后22 d（范围：4～106 d），其危险因素包括传统预处理、高龄、急性白血病或骨髓异常增生综合征、重度急性移植物抗宿主病及高剂量全身照射。

通过动物模型获得的发现催生了根据细胞损伤的主要解剖部位对IPS的分类，包括间质组织、血管内皮细胞和气道上皮细胞（图77-1）。例如，在间质损伤型IPS中，细胞毒性T淋巴细胞明显增加，在肺泡和间质内表达B7家族共刺激配体的细胞也增加。在血管内皮细胞损伤型IPS中，内皮细胞受损，而气道内上皮细胞损伤型IPS则是Ⅱ型肺泡上皮细胞受损。这种分类反映了复杂的致病相互作用机制，其致病作用可归因于多个因素，包括炎性介质（如TNF-α）增加、宿主菌群来源的脂多糖增加、氧化应激增强、肺表面活性物质耗竭、供者来源T细胞效应物、宿主抗原提呈细胞、供体辅助细胞以及白细胞肺内募集。

HSCT患者伴IPS的治疗措施为支持疗法以及近来应用的皮质类固醇激素联合治疗。最近系列研究表明依那西普皮下注射与临床反应率增高有关。

肺毒性

移植前放化疗或移植前预处理在刚刚移植后的早期可导致肺毒性，临床表现为发热、咳嗽和低氧血症、胸部影像学有片状或弥漫性混合型肺间质及肺泡浸润性改变。目前尚无前瞻性研究证实类固醇的疗效，但在临床实践中，如排除了感染性病变，常使用泼尼松治疗肺毒性，用药剂量为 1 ～ 2 mg/kg/d。

肺水肿

急性肺水肿易发生于移植后早期，通常见于移植后第二周。肺水肿患者在移植后前几周会出现体液潴留，表现为体重增加及体液正平衡。心脏彩超发现体液潴留与左心室舒张末期内径相关，这一发现强调了左心室前负荷增加以及随后的左室舒张末压和毛细管静水压升高在造血干细胞移植后肺水肿发生机制中的重要性。患者还可能因之前的化疗和胸部照射而继发心功能不全。

非心源性肺水肿可能源于药物诱导的肺毒性、血液制品输注和肝血管闭塞性疾病等。

弥漫性肺泡损伤

弥漫性肺泡损伤是急性肺损伤和急性呼吸窘迫综合征的组织学表现。因此，它是不同疾病发展的最终结果，通常源于脓毒血症和药物毒性。其组织学特点分为两个不同阶段：渗出（第一周）和机化。渗出期的组织学分析可见肺泡水肿、间质增宽和透明膜形成。机化期表现为均匀纤维化和明显的Ⅱ型肺细胞增生。

弥漫性肺泡出血

异体及自体移植受者发生弥漫性肺泡出血（DAH）的概率约为 5%。危险因素包括移植前接受高剂量化疗、放疗和高龄。理论上，免疫系统快速重建也会导致弥漫性肺泡出血。大量中性粒细胞向肺部趋集也可能加重肺损伤及导致出血。弥漫性肺泡出血的典型症状是呼吸困难和咯血，也可出现咳嗽和发热。虽然咯血在适当临床条件下可高度提示弥漫性肺泡出血，但其并非一直出现。患者通常在移植后一个月的围移植期就医，但约 42% 的 DAH 患者就医较迟（于 30 d 之后就医）。

拟定的 DAH 诊断标准有以下几点：肺泡损伤；表现为弥漫性肺浸润改变或肺泡-动脉氧差增大；肺部未发生感染；三次单独的肺泡灌洗回收液为血性且逐渐加重；或灌洗液内含铁血黄素细胞多达 20% 及以上。DAH 的放射学表现无特异性，可出现间质改变或肺泡改变，通常累及双肺，但不累及肺周边区域。

造血干细胞移植伴 DAH 患者的主要治疗方案是全身激素治疗，一旦确诊伴 DAH，就应尽快给予治疗。据报道，可用甲泼尼龙 125 ～ 250 mg，q6 h，连用 5 d 后开始缓慢减量，疗程为 2 ～ 4 周。

植入综合征

植入综合征是一种临床症候群，常见于异体造血干细胞移植后，也可发生于自体造血干细胞移植。其典型特征是在移植后 96 h 内出现症状。该综合征的病因尚不明确，但可能与植入期间细胞因子释放增加和中性粒细胞脱颗粒有关。植入综合征的主要临床表现有发热、红皮疹和非心源性肺水肿。患者还可出现肝功能缺陷、肾功能不全、体重增加和一过性脑病。治疗上包括支持治疗和激素治疗，轻度患者可不使用激素。

迟发型肺毒性综合征

迟发型肺毒性综合征是指自体造血干细胞移植者化疗后出现的肺毒性改变，多发生于移植后 6 周到 3 个月，与使用卡莫司汀和环磷酰胺有关。迟发型肺毒性综合征的特征易与特发性肺炎综合征相区别，如前者发生率高、病死率低、对激素反应好。它的症状主要包括呼吸困难和干咳，偶有发热。影像学改变无特异性，病变程度与临床症状及肺功能好坏无明显相关性。最常见的 CT 表现为磨玻璃样改变和混合性条索-结节样改变。肺功能检查提示弥散功能下降（DLCO），FEV_1、FVC 和 TLC 轻度下降。肺活检符合药物毒性改变，如肺泡间隔增厚、间质纤维化和Ⅱ型肺泡上皮细胞增生。治疗药物为类固醇。

间质性肺炎和间质性肺疾病

间质性肺炎和间质性肺疾病（ILD）主要表现为弥散功能及 TLC 下降，可发生于移植后几乎任何阶段，并且许多患者无临床症状。间质性肺疾病的肺功能改变通常继发于预处理方案治疗后，使用卡莫司汀的患者尤其明显。

闭塞性细支气管炎

闭塞性细支气管炎是异体造血干细胞移植的并发症，罕见于自体移植。在不同报道中，闭塞性细支气管的发病率为 0% ～ 48%。慢性移植物抗宿主病、高龄、移植前肺部阻塞性通气功能障碍、呼吸道病毒感染和含白消安的预处理均是发生闭塞性细支气管炎的危险因素。移植物抗宿主病与闭塞性细支气管炎密切相关，这让一些专家认为闭塞性细支气管炎实际上就是移植物抗宿主病的肺部表现。

源自供体的T淋巴细胞活化在闭塞性细支气管炎的发病机制中起重要作用。受者气管中的T细胞靶向支气管上皮细胞，导致炎症反应。在供体来源的造血干细胞中，Toll样受体4介导的信号也是导致同种异体免疫的重要因素。闭塞性细支气管炎的发生时间较晚，一般在移植100多d后发生，最常见症状为干咳、呼吸困难和哮鸣。体格检查可发现呼吸音减弱、啰音和吸气相高调哮鸣音，往往还会出现移植物抗宿主病的肺外表现，如皮肤病变。少数患者无呼吸道症状，诊断依赖于肺功能检查，胸部X线检查通常正常，但晚期患者可能会出现肺过度通气、支气管扩张和局部瘢痕样改变。HRCT对于以上提及的所有异常其灵敏度均更高，并可显示呼气相的空气潴留和马赛克衰减。肺功能检查表现为阻塞性通气功能障碍，FEV_1/FVC小于0.7，且FEV_1较移植前下降20%以上。

HSCT伴闭塞性细支气管炎患者的治疗手段主要为激素治疗（如泼尼松1～1.5 mg/kg/d）和强化免疫抑制治疗。

肺静脉闭塞病

肺静脉闭塞病（PVOD）是一种闭塞性血管纤维化病变，主要累及肺静脉循环的小分支。PVOD既可特发，也可继发于其他疾病，PVOD相关疾病和危险因素包括使用某些化疗药（如卡莫司汀、丝裂霉素C和博来霉素）、自体或异体造血干细胞移植、实质器官移植、放疗和自身免疫性疾病。患者常在移植后数月开始出现进行性劳力性呼吸困难和疲乏，还可出现胸腔积液伴右上腹触痛和腹水。胸部X线片表现为间质性肺水肿改变，HRCT表现为小叶中心分布的磨玻璃样改变、肺泡间隔增厚和纵隔淋巴结肿大。

PVOD的确诊方法为肺活检样本的组织学分析，但因肺活检的病死率高而不主张使用。组织学分析可见肺循环小叶间隔中的小静脉纤维化，血管内还可见血栓形成；肺动脉则表现为内壁肥厚和偏心内膜纤维化。对右心移植后患者施行导管插入术通常可见毛细血管前肺动脉高压、平均肺动脉压增高、肺毛细血管楔压在正常范围内。治疗不主张使用肺血管扩张药，因为肺血管扩张药可加重肺水肿。一些个案报道中，PVOD患者使用高剂量糖皮质激素进行治疗取得一定效果。

移植后恶性肿瘤和淋巴增生性疾病

移植后淋巴增生性疾病代指不同B细胞过度增殖状态，可为良性或恶性病变。它可发生在实体器官移植和异体造血干细胞移植后，其淋巴增生特点为T细胞功能障碍，为移植前预处理和EB病毒感染所致。T细胞功能障碍又可导致EB病毒感染的B细胞增殖。该病的发生率为0.6%～10%。其危险因素包括供者HLA不匹配、移植物T细胞耗竭、抗T细胞制剂、供者高龄、脾切除术、受体与供体之间的巨细胞病毒和EB病毒感染状态不一致。

移植后淋巴增生性疾病常发生于移植后70～90 d。患者通常在移植后最初6个月内出现淋巴结、肝、脾受累，常表现为原先的恶性肿瘤复发，尤以淋巴瘤最易复发，还可能出现新的淋巴瘤。20%的患者可出现肺部受累。治疗方法包括减少免疫抑制治疗，在造血干细胞移植时对高危患者预防性使用利妥昔单抗以防止移植后淋巴增生性疾病发生。

隐原性机化性肺炎（闭塞性细支气管炎机化性肺炎）

隐原性机化性肺炎（COP）曾被称为闭塞性细支气管炎机化性肺炎（BOOP），是造血干细胞移植后的炎性并发症之一。COP的发病时间不定，但通常发生在移植后100 d，可为巨细胞病毒性肺炎治疗后遗症状，与慢性移植物抗宿主病有关，也可为特发。患者表现为干咳、呼吸困难和发热，体格检查可发现爆裂音和吸气相高调哮鸣音。胸部HRCT可见斑片状实变、磨玻璃样病变和随机分布的结节样病变。治疗方法为类固醇治疗，口服泼尼松，1 mg/kg/d，逐渐减量，疗程3～6个月。

呼吸衰竭

造血干细胞移植受者在ICU的总体住院率为15.7%，大部分患者因脓毒症合并休克出现呼吸衰竭收住ICU病房。机械通气的独立危险因素有高龄、移植时恶性肿瘤活动明显和供者-受者HLA不匹配。一项综述显示在造血干细胞移植受者中，需要机械通气者的病死率高达86.4%。一些观察研究还显示，造血干细胞移植受者和癌症患者发生急性呼吸衰竭时，选择无创正压通气治疗可改善生存率。对于HSCT重症患者，治疗选择需要符合当前危重症救治原则。例如，急性呼吸衰竭患者行机械通气时，潮气量应按理想体重计算（6 ml/kg）。

其他非感染性并发症

肺毒性血栓是一种血管病，发生于儿童同种异体造血干细胞移植受者。它的特点是闭塞性动脉病、闭塞性血管病变和出血性梗死；该病变呈自限性，无须特殊治疗。也有报道认为急性白血病患者在造血干细胞移植后出现的肺泡蛋白沉着是导致呼吸衰竭的一个原因。

诊断评价

造血干细胞移植患者的诊断评估应收集以下信息：肺部并发症的持续时间、放射学异常和个体因素。个体因素包括毒性药物使用情况、胸部放疗史、正在或曾经行免疫抑制治疗和预防性抗感染治疗、供者及受者巨细胞病毒感染的状态和曾有侵袭真菌感染史。这些有利信息可通过肺功能、痰液检查、胸部影像学和血清学检查获得。

影像学特征

胸部 X 线片是最基本的影像学检查，有症状的浸润性肺疾病患者中 15% 的胸部 X 线片可表现正常。胸部 CT 检查灵敏度更高，不同表现能提示某些特定疾病。例如，真菌感染常见结节浸润样改变，奴卡菌和隐球菌常呈结节样肿块。局部浸润样改变常提示感染性疾病，一些非感染性疾病如肺栓塞、急性放射性肺炎和癌症也可出现局部浸润样改变。弥漫性浸润改变的特异性不强，但移植后超早期肺水肿及移植后感染常呈弥漫性浸润性改变。胸腔积液提示细菌、分枝杆菌或奴卡菌感染的可能；非感染性疾病如肺栓塞、肝静脉闭塞病、肺梗死和恶性肿瘤也可出现胸腔积液。

肺功能检查

造血干细胞移植前和移植后出现症状者均应行肺功能检查，有高危因素者更应定期检查肺功能。移植前弥散功能异常和肺泡-动脉氧分压差异常是间质性肺炎及死亡的独立危险因素。移植后的典型肺功能异常包括肺容积下降、弥散功能下降和气流受限。

血清学检查

半乳甘露聚糖是曲霉菌的细胞壁成分。使用酶联免疫吸附法时，如检测血清中存在半乳甘露聚糖，则提示侵袭性曲霉菌病。在光密度截断值为 0.5 时，该试验灵敏度为 97.4%，特异度为 90.5%，阳性预测值为 66.1%，阴性预测值为 99.4%。该方法还可检测肺泡灌洗液中半乳甘露聚糖含量，在光密度截断值为 0.5 时，其灵敏度为 86%，特异度为 89%。

血清中（1,3）-β-D 葡聚糖升高通常与侵袭性曲霉菌病和侵袭性念珠菌感染有关，但对具体真菌感染无特异性。

新型诊断技术不仅使常见呼吸道病毒感染的诊断更加准确，还能检测出以往无法检测的新型病毒。鼻咽拭子检测采用多重 PCR 技术，能在一次单个快速测试中检测到鼻咽拭子中多达 20 种的呼吸道病毒及其亚型。

供者和受者血清巨细胞病毒感染状态检测是移植前必不可少的检查。受者与供者的血清状态是 CMV 转化的首要决定因素。用 p72 单克隆抗体进行病毒小瓶培养仅需 48 h，抗原检测快速、准确半定量且经济。从感染后的白细胞中提取 DNA 行核酸 PCR 扩增也能快速诊断，其灵敏度高，阳性结果出现时间比病毒培养早 2 周，比抗原检测早 1 周。

争议和缺陷

支气管肺泡灌洗液镜检可用于确定造血干细胞移植后发生急性呼吸衰竭的原因，但检查风险也较高，尤其是低血氧患者。一项多中心观察性研究对支气管镜检进行了前瞻性研究，研究对象是进行了支气管肺泡灌洗液镜检和非侵入性检查的合并急性呼吸衰竭的肿瘤患者或造血干细胞移植受者。非侵入性检查的诊断率是 66.7%，支气管肺泡灌洗液镜检的诊断率是 50.5%。虽然支气管肺泡灌洗镜检是在 1/3 患者中实现确诊的唯一检查，但其与半数未行气管插管者的病情恶化相关。因此，尽管急性呼吸衰竭的造血干细胞移植受者是否常规行支气管镜检仍存在争议，但对于某些特定患者，支气管镜检是明确病因的唯一手段。

CT 或透视引导下经皮肺穿刺检查对 HSCT 后肺部并发症的诊断灵敏度高达 70%，其最常见的发现为感染和恶性肿瘤。然而，气胸也是常见并发症，一旦发生或需要放置胸腔引流管。

如支气管镜检和经皮肺穿刺检查仍未能确诊，则考虑行开胸肺活检或电视胸腔镜活检术。虽然外科肺活检的灵敏度为 60% ～ 80%，但可能会导致更坏的结局。因此，决定对造血干细胞移植受者行活检前，需要首先权衡检测结果对其治疗是否有明显帮助。

推荐读物

Afessa B, Azoulay E: Critical care of the hematopoietic stem cell transplant recipient, *Crit Care Clin* 26:133–150, 2010.

Afessa B, Tefferi A, Litzow MR, et al: Diffuse alveolar hemorrhage in hematopoietic stem cell transplant recipients, *Am J Respir Crit Care Med* 166:641–645, 2002.

Azoulay E, Mokart D, Rabbat A, et al: Diagnostic bronchoscopy in hematology and oncology patients with acute respiratory failure: prospective multicenter data, *Crit Care Med* 36:100–107, 2008.

Bacigalupo A, Ballen K, Rizzo D, et al: Defining the intensity of conditioning regimens: working definitions, *Biol Blood Marrow Transplant* 15:1628–1633, 2009.

Boeckh M: The challenge of respiratory virus infections in hematopoietic cell transplant recipients, *Br J Haematol* 143:455–467, 2008.

Dickout WJ, Chan CK, Hyland RH, et al: Prevention of acute pulmonary edema after bone marrow transplantation, *Chest* 92:303–309, 1987.

Espinosa-Aguilar L, Green JS, Forrest GN, et al: Novel H1N1 influenza in hematopoietic stem cell transplantation recipients: two centers' experiences, *Biol Blood Marrow Transplant* 17:566–573, 2010.

Gratwohl A, Baldomero H, Aljurf M, et al: Hematopoietic stem cell transplantation: a global perspective, *JAMA* 303:1617–1624, 2010.

Guo YL, Chen YQ, Wang K, et al: Accuracy of BAL galactomannan in diagnosing invasive aspergillosis: a bivariate metaanalysis and systematic review, *Chest* 138:817–824, 2010.

Herbrecht R, Denning DW, Patterson TF, et al: Voriconazole versus amphotericin B for primary therapy of invasive aspergillosis, *N Engl J Med* 347:408–415, 2002.

Kallianpur AR: Genomic screening and complications of hematopoietic stem cell transplantation: has the time come? *Bone Marrow Transplant* 35:1–16, 2005.

Maertens JA, Klont R, Masson C, et al: Optimization of the cutoff value for the *Aspergillus* double-sandwich enzyme immunoassay, *Clin Infect Dis* 44:1329–1336, 2007.

Mahony J, Chong S, Merante F, et al: Development of a respiratory virus panel test for detection of twenty human respiratory viruses by use of multiplex PCR and a fluid microbead-based assay, *J Clin Microbiol* 45:2965–2970, 2007.

Martino R, Porras RP, Rabella N, et al: Prospective study of the incidence, clinical features, and outcome of symptomatic upper and lower respiratory tract infections by respiratory viruses in adult recipients of hematopoietic stem cell transplants for hematologic malignancies, *Biol Blood Marrow Transplant* 11:781–796, 2005.

Montani D, O'Callaghan DS, Savale L: Pulmonary veno-occlusive disease: recent progress and current challenges, *Respir Med* 104:S23–S32, 2010.

Mullighan CG, Heatley S, Doherty K, et al: Mannose-binding lectin gene polymorphisms are associated with major infection following allogeneic hematopoietic stem cell transplantation, *Blood* 99:3524–3529, 2002.

Onizuka M, Kasai M, Oba T, et al: Increased frequency of the angiotensin-converting enzyme gene D-allele is associated with noninfectious pulmonary dysfunction following allogeneic stem cell transplant, *Bone Marrow Transplant* 36:617–620, 2005.

Pandya CM, Soubani AO: Bronchiolitis obliterans following hematopoietic stem cell transplantation: a clinical update, *Clin Transplant* 24:291–306, 2010.

Soubani AO, Pandya CM: The spectrum of noninfectious pulmonary complications following hematopoietic stem cell transplantation, *Hematol Oncol Stem Cell Ther* 3:143–157, 2010.

Sundin M, Le Blanc K, Ringdén O, et al: The role of HLA mismatch, splenectomy and recipient Epstein-Barr virus seronegativity as risk factors in post-transplant lymphoproliferative disorder following allogeneic hematopoietic stem cell transplantation, *Haematologica* 91:1059–1067, 2006.

Walsh TJ, Anaissie EJ, Denning DW, et al: Treatment of aspergillosis: clinical practice guidelines of the Infectious Diseases Society of America, *Clin Infect Dis* 46:327–360, 2008.

Wilczynski SW, Erasmus JJ, Petros WP, et al: Delayed pulmonary toxicity syndrome following high-dose chemotherapy and bone marrow transplantation for breast cancer, *Am J Respir Crit Care Med* 157:565–573, 1998.

Yanik GA, Ho VT, Levine JE, et al: The impact of soluble tumor necrosis factor receptor etanercept on the treatment of idiopathic pneumonia syndrome after allogeneic hematopoietic stem cell transplantation, *Blood* 112:3073–3081, 2008.

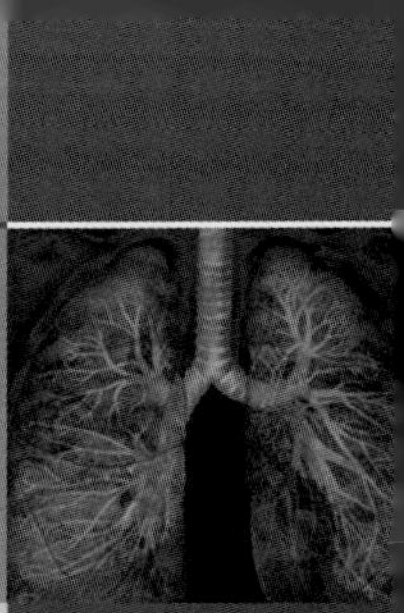

第十五部分　特殊临床情况

第 78 章　肝和胆道疾病

Aynur Okcay • Michael J. Krowka　著

（张　婷　史　菲　王跃春　译）

肝病对肺部的影响可根据以下情况分类：是否显著影响了胸膜腔、肺实质或肺循环？ α_1- 抗胰蛋白酶重度缺乏、原发性胆汁性硬化（PBC）和原发性硬化性胆管炎（PSC）均会引起不同的肺部并发症。近来，肝功能不全在睡眠期间对呼吸系统的影响也受到广泛关注（表 78-1）。

肝肺综合征（HPS）和门肺高压（POPH）是主要的肺血管问题，可并发于任何原因所导致的门脉高压。肝肺综合征指肺血管异常扩张并导致动脉低氧血症，在门脉高压患者中的发病率为 5% ～ 15%。门肺高压由肺血管阻塞或闭塞所致，报道数据显示其在晚期肝病患者的发病率为 4% ～ 16.5%。同时，5% ～ 10% 的肝硬化患者会并发腹水相关性胸腔积液。

约 50% 的晚期肝病患者有肺功能异常，最常见的异常为一氧化碳弥散功能下降（DLco）；40% ～ 50% 肝病患者出现肺泡-动脉氧分压差增加或动脉氧分压减低；夜间血氧异常在晚期肝病患者中同样较常见（约 50%），且检出率较低。

表 78-1　门脉高压症（伴或不伴纤维化）的主要肺部后果

部位 / 疾病	并发症
胸膜腔	肝性胸腔积液 乳糜胸 胸胆瘘 大量腹水引起偏侧膈
肺实质	支气管炎 / 支气管扩张 肺气肿（ZZ 或 SZ α_1- 抗胰蛋白酶缺乏症） 机化性肺炎（PBC） 淋巴细胞性间质性肺炎（PBC） UIP 或 NSIP（PBC，自身免疫性肝炎 /HCV 治疗） 肺门 / 纵隔淋巴结肿大（PBC、PSC）
肺循环	肝肺综合征（HPS） 肺动脉高压 　高流态 　容积过量 　左心功能不全 门肺高压（POPH）
睡眠呼吸障碍	频繁且严重夜间 SaO_2 交换 大量腹水和脑病的作用 阻塞性睡眠呼吸暂停（OSA）

HCV，丙肝病毒；NSIP，非特异性间质性肺炎；PBC，原发性胆汁性肝硬化；PSC，原发性硬化性胆管炎；SaO_2，动脉血氧饱和度；UIP，普通型间质性肺炎

危险因素

门脉高压似乎是肝肺综合征和门肺高压发生的先决条件之一。先前报道数据显示高达 30% 的门肺高压者进行过门体分流术。引起腹水异常的疾病通常早于胸腔积液（“肝性胸腔积液”）出现。ZZ 或 SZ α_1- 抗胰腺蛋白酶缺乏病程中伴有吸烟行为将极大提高发生肺气肿的风险。Child-Pugh 分级与大多数肝病肺部并发症无明显相关性，但与肝性胸腔积液有关。虽然丙型病毒性肝炎似乎不与任何特异或常见的肺部改变相关，但有充分证据表明，用于治疗丙型肝炎病毒（HCV）的 α 干扰素可引起肺部副作用。如果腹水或脑病患者使用麻醉药及镇静药，临床表现易出现整夜血氧异常和睡眠呼吸障碍。

病理生理学机制

肝肺综合征和门肺高压可能是多种循环介质和遗传倾向相互作用的结果。这些介质水平（会分别引起血管扩张或血管增殖）会随着肝功能不全引起的代谢异常而出现，但这些特定的循环介质尚未在人体中被识别出。

肝肺综合征　肝肺综合征的特点是前毛细血管

-毛细血管扩张或动静脉直接交通所导致的动脉低氧血症。特定局部的过度灌注、弥散受限和真性解剖分流均是动脉血氧异常程度的影响因素（图 78-1）。现已证明，肝肺综合征患者呼出气体中 CO 浓度增加，HPS 动物模型试验观察中还发现，内皮素 B 受体上调会导致血管扩张及再生。

门肺高压 门肺高压由血管内皮细胞和平滑肌增殖所致，伴原位血栓形成，导致肺血管阻力（PVR）增加。值得注意的是，晚期肝病患者体内可能存在不同的肺血流动力学模式（表 78-2）。

肝性胸腔积液 肝性胸腔积液是一种渗出液，由腹水形成所致。胸腔负压和腹腔正压使得腹水通过受损的膈和淋巴管进入胸腔。在极少数情况下，自发性细菌性腹膜炎导致感染性胸腔积液形成，使胸腔积液呈乳糜状。

原发性胆汁性肝硬化和原发性硬化性胆管炎 自身免疫现象可能导致原发性胆汁性肝硬化呈现全身症状。肺肉芽肿、淋巴细胞浸润和机化性肺炎可

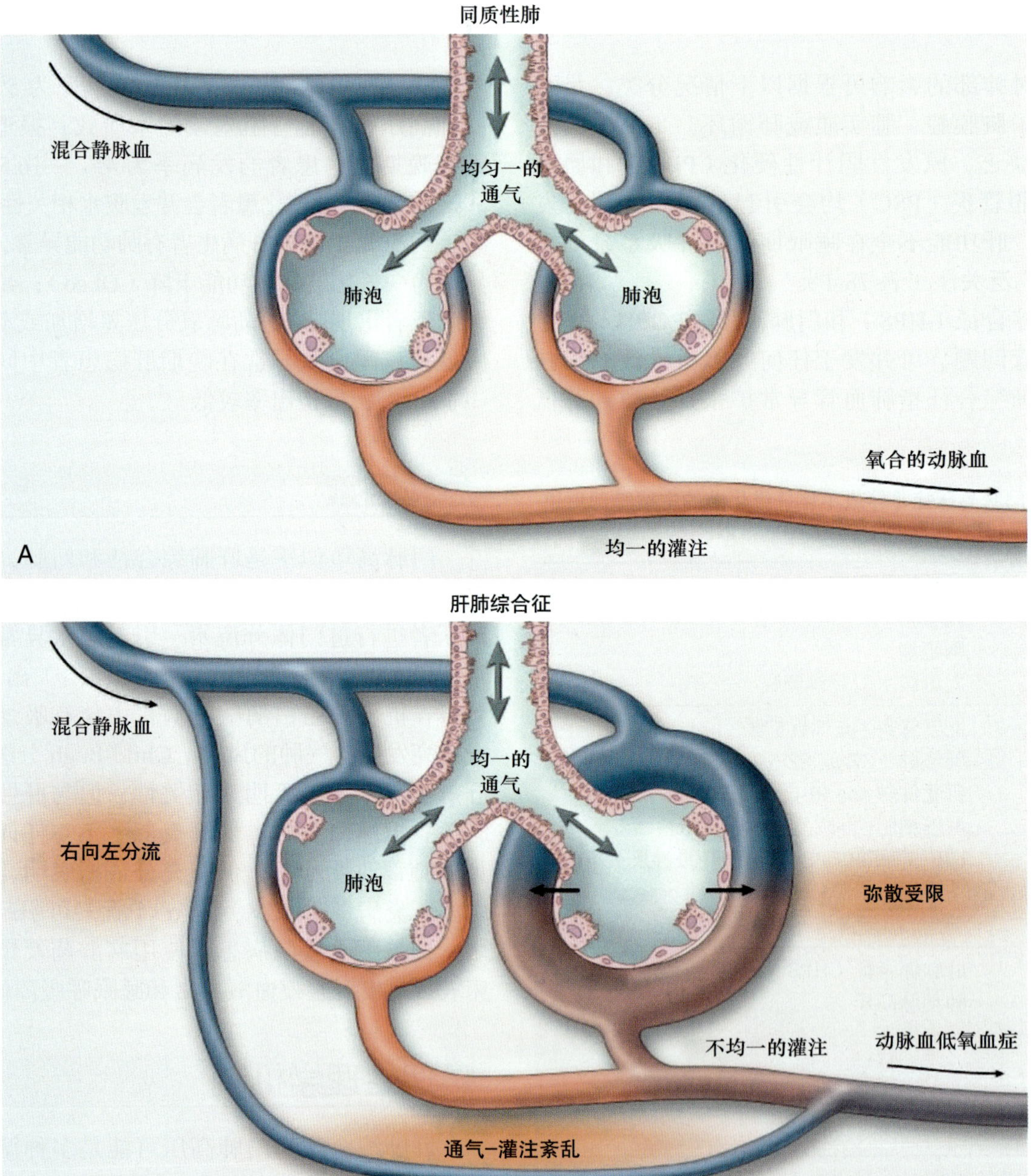

图 78-1 在肝肺综合征总动脉低氧血症的机制。**A**，正常通气和均匀匹配的灌注；没有解剖分流；**B**，许多毛细血管扩张，血流不等，通气-灌注发生较多不匹配。毛细血管中心扩张，氧气弥散受限。出现肺泡旁路的解剖分流。由于这些异常出现低氧血症。（摘自 Rodriguez-Roisin R，Krowka MJ：N Engl J Med 358：2378-2387，2008.）

表 78-2　晚期肝病肺部血流动力学模式

类型	MPAP	CO	PAOP	TPG	PVR
高流动，高循环状态 *	↑	↑↑	↓	↓	↑
容量过剩 [†]	↑	↑	↑	↑↓	↑↓
门肺高压					
正常容量 [‡]	↑↑↑	↑→↓	↓	↑↑↑	↑↑↑
容量过剩	↑↑↑	↑→↓	↑	↑↑	↑↑

注：上表中的相关数据源自：Okcay A et al：Hepatology 44：455，2009.
CO，心输出量（正常值 4 ～ 5 L/min）；MPAP，平均肺动脉压（正常值＜ 25 mmHg）；
PAOP，肺动脉阻塞压，相当于肺毛细血管楔压；PVR，肺血管阻力（TPG/CO ＜ 3 Wu 或 240 dynes/sec/cm^{-5}）；TPG，跨肺梯度（MPAP-PAOP，正常小于＜ 12 mmHg）；
* 这种模式常见于肝肺综合征；
[†] 依赖于持续时间和原因的容量过剩，PVR 和 TPG 可能升高或正常；
[‡] 门肺高压会恶化，PVR 增加，右心功能不全，心排量下降。

发生。在极少数情况下，原发性胆汁性肝硬化和原发性硬化性胆管炎均可能与气道炎症、肺门淋巴结肿大和纵隔淋巴结肿大（活检见非干酪样肉芽肿）有关。

α_1- 抗胰蛋白酶缺乏症　α_1- 抗胰蛋白酶重度缺乏是由肝细胞中这种蛋白的合成系统发生单点突变引起的。聚合蛋白在肝细胞内质网内蓄积，导致 α_1- 抗胰蛋白酶严重缺乏，ZZ 和 SZ 型缺乏尤其明显。α_1- 抗胰蛋白酶缺乏导致中性粒细胞弹性蛋白酶在肺内受抑不足，引起肺损伤，导致全小叶型肺气肿和支气管扩张。

临床特征

劳力性呼吸困难是肝功能不全所致肺部并发症的最常见非特异性症状。

肝肺综合征　杵状指、指 / 趾末梢发绀及蜘蛛痣是肝肺综合征的常见临床表现，暗示患者有动脉低氧血症。胸部 X 线片检查常无明显异常，肺部未闻及明显哮鸣或爆裂音。在从仰卧恢复到直立时，呼吸困难加重和动脉氧合（直立性低血症）在肝肺综合征患者中也频繁发生。

门肺高压　胸痛、胸闷和心悸是门肺高压进展的表现。听诊可闻及第二心音（P2）亢进，胸骨左缘第四肋间的三尖瓣听诊区可闻及收缩期杂音。

原发性胆汁性肝硬化和原发性硬化性胆管炎　原发性胆汁性肝硬化（淋巴细胞肺泡炎）伴肺部间质并发症或者肝性脑病伴慢性误吸时可在下肺野闻及爆裂音。咳痰可能与 α_1- 抗胰蛋白酶缺乏或原发性胆汁性肝硬化（支气管炎）所致呼吸道异常（支气管扩张）相关。

肝性胸腔积液　肝功能异常所致胸腔积液可见呼吸音减弱，其程度取决于胸腔积液部位及程度。羊咩音提示肺因胸腔积液的压缩而膨胀不全，受影响患者可出现严重低氧血症。少见胸膜摩擦音。肝性胸腔积液无胸痛表现，如出现胸痛性胸腔积液，则需要考虑其他诊断，如自身免疫性疾病或肺栓塞。

α_1- 抗胰蛋白酶缺乏症　α_1- 抗胰蛋白酶缺乏症的症状和体征与晚期慢性阻塞性肺病（COPD）相似，尤其是肺气肿症状（桶状胸，伴或不伴哮鸣的呼气相延长）。但胸部 X 线片和胸部 CT 主要表现为下肺野肺气肿或肺大疱。以上表现仅见于严重 ZZ 和 SZ 基因型 α_1- 抗胰蛋白酶缺乏症。在 MZ 型中不会出现肺损伤或损伤程度极小。约 50% 的 ZZ 型或 SZ 型肝硬化患者存在肺功能异常，如残气量增加和（或）FEV_1 下降。

睡眠呼吸障碍　由睡眠呼吸障碍引起的过度疲劳和白天嗜睡易与肝病本身和贫血的影响相混淆。有记录显示睡眠呼吸异常可影响肝代谢，如缺氧性肝损伤，从而引起胰岛素抵抗。此外，阻塞性睡眠呼吸暂停（OSA）经持续呼吸道正压（CPAP）治疗后可改善肝酶水平，这也证明夜间缺氧造成了损伤。在移植后任何阶段，患者肝移植后慢性乏力都是一个主要问题，严重影响他们的日常活动和生活质量。根据匹兹堡睡眠质量指数（PSQI）的评估，肝移植后严重乏力的程度与睡眠质量之间有着显著的相关性。

诊断

肝肺综合征 如能确定低氧血症［PO_2 < 80 mmHg 或 P（A-a）O_2 超过 15 ～ 20 mmHg］由肺血管扩张所致，肝肺综合征诊断即可成立。现有两种无创方法可用于明确肺血管异常扩张：经胸对比增强超声心动检查能定性反映微泡途经扩张肺血管的路程（首次途经正常肺时通常会被吸收），随后在左心房被检测到；肺灌注后检测脑部异常摄取的锝标记大颗粒聚合白蛋白（^{99m}Tc 标记，摄取量 > 6%），能定量反映 ^{99m}Tc 标记的白蛋白在肺血管通过情况和随后的脑部摄取状况（图 78-2）。与 ^{99m}Tc 肺通气扫描相比，对比-增强心脏彩超扫描技术对肺血管扩张的检测灵敏度更高。一般无须行肺活检术。图 78-3 描述了可疑肝肺综合征的一种实用诊断流程。

门肺高压 经胸壁多普勒超声心动图可筛查肺动脉高压。右室收缩压（RVSP）超过 50 mmHg 可提示门肺高压，但不能在临床上证实为门肺高压，须采用右心导管介入术进行确诊。图 78-4 为梅奥诊所的筛查流程，临床上还有其他标准来决定患者是否需要行右心导管介入术。大多数研究中心推荐的三项诊断标准是：平均肺动脉压（MPAP）大于 25 mmHg、肺毛细血管楔压（PCWP）小于 15 mmHg 和肺血管阻力大于 240 dynes/sec/cm^{-5}，但需要排除慢性肺栓塞。肺活检并非必行检查，也不推荐使用。

肝性胸腔积液 若胸部 X 线片示胸腔积液可作出此临床诊断。胸腔积液可位于右侧（70%）、左侧（15%）或双侧（15%）。只有出现极度呼吸困难或不典型症状（如胸痛或发热），指示存在其他临床病变如脓胸或转移性肝癌时须行胸腔穿刺术。临床无腹水时也可出现肝性胸腔积液。

α_1-抗胰蛋白酶缺乏症 α_1-抗胰蛋白酶重度缺乏时的肺功能降低需要由标准肺功能检查和高分辨率 CT（HRCT）来诊断。肺功能检查可评估呼气受限和肺过度膨胀程度，HRCT 可对亚临床型肺气肿、肺大疱和支气管扩张进行评估。血清异常基因表型（常见 ZZ 或 SZ 型，MM 为正常型）合并 α_1-抗胰蛋白酶水平下降可确诊。

睡眠呼吸障碍 经手指脉搏监测夜间动脉血氧的异常变化不仅花费少，也具有重要临床意义。异常夜间血氧包括频繁血氧下降和血红蛋白饱和度重度下降（图 78-5）。这些异常多见于等待肝移植的患者，尽管他们无白天嗜睡症状。异常夜间血氧与大量腹水、肝性脑病和基线肺泡-动脉血氧梯度增加有关。如果夜间血氧异常，应进行正式的夜间睡眠多导监测（PSG），它是诊断具体睡眠呼吸障碍病因的"黄金标准"。

治疗

肝肺综合征 目前尚无有效的药物治疗方法能

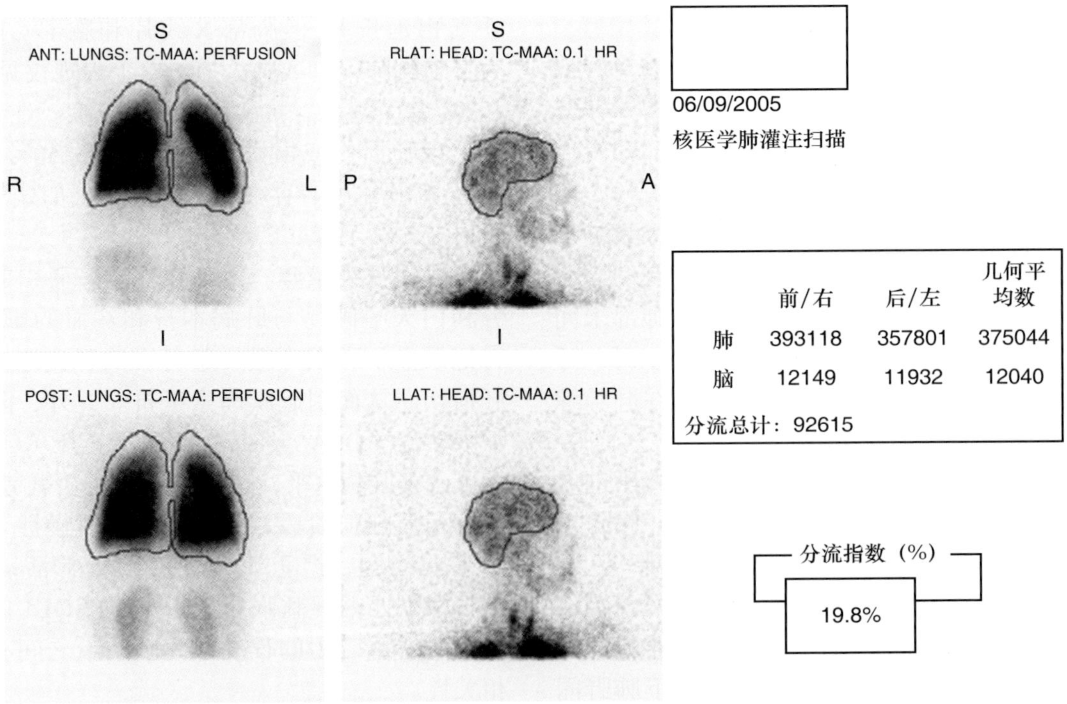

图 78-2 ^{99m}Tc 肺灌注扫描，大脑中 ^{99m}Tc 标记的大颗粒聚合白蛋白含量明显升高

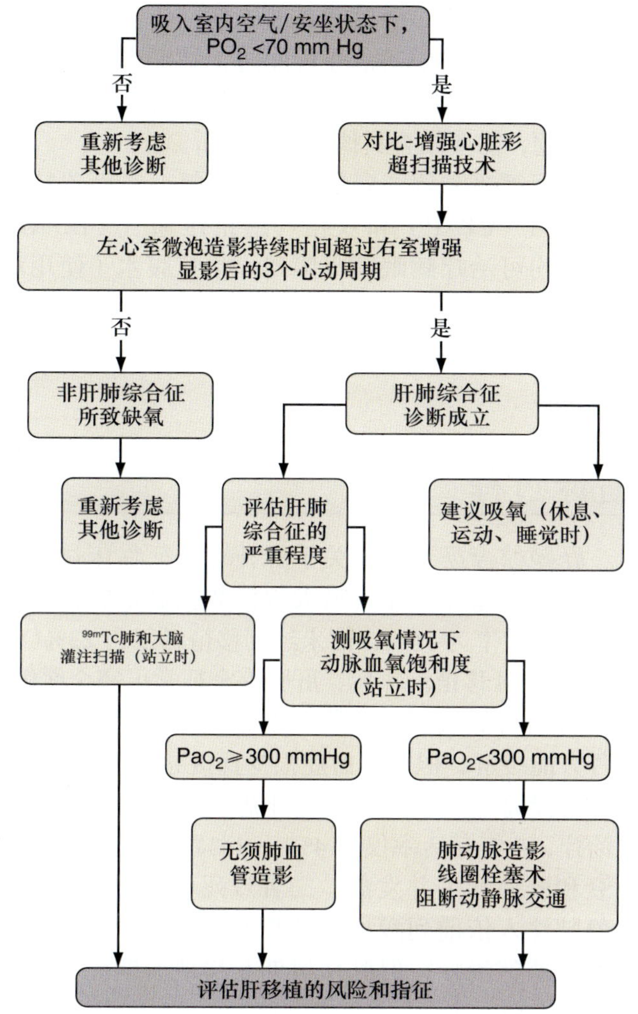

图 78-3 梅奥诊所对可疑肝肺综合征患者的筛查和诊断流程

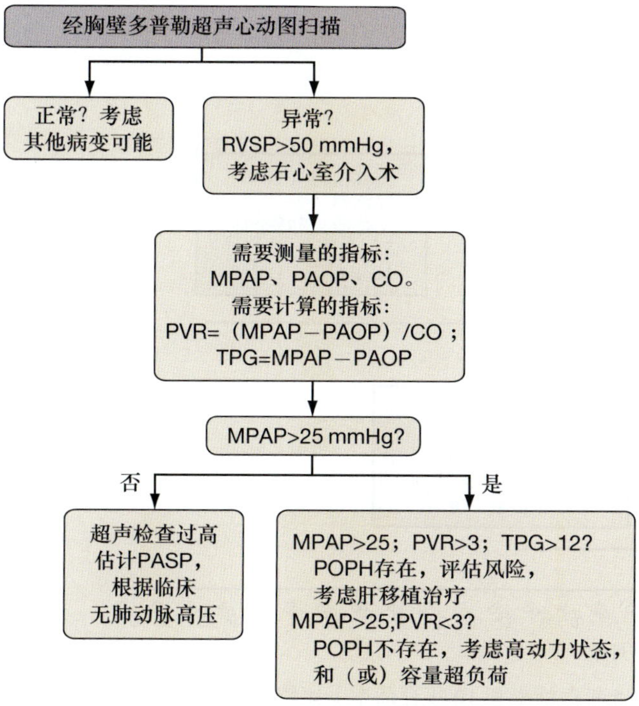

图 78-4 梅奥诊所 POPH 筛查及诊断流程

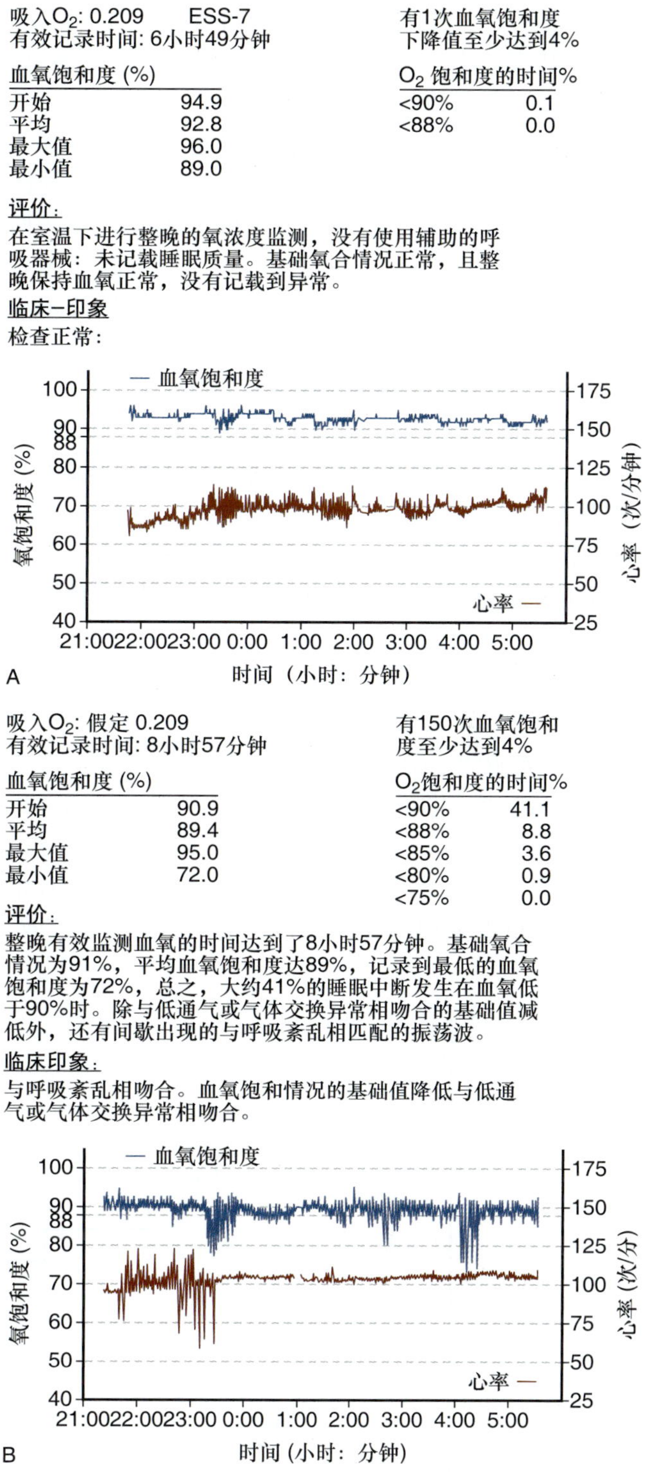

图 78-5 整夜的氧浓度监测（OvOx）通过指氧监测追踪血红蛋白血氧饱和的情况。**A**，正常状态。SaO_2 变化微小，SaO_2 没有低于 90%；**B**，去饱和状态：在超过 10% 的睡眠时间中，SaO_2 低于 90%。SaO_2 的降低经常大于 4%

有效改善肝肺综合征所致低氧血症，肝移植（LT）是首选治疗。少数情况下，线圈栓塞法能阻断 HPS 的动静脉交通支，从而改善血氧。氧疗应根据休息、活动及睡眠期间的 PaO_2 水平来进行。

门肺高压　据报道，长期进行连续 24 h 静脉注前列环素依前列醇和曲前列环素并口服内皮素受体拮抗药安倍生坦和波生坦以及磷酸二酯酶抑制药西地那非，可显著改善肺血流动力学。门肺高压患者进行肝移植时风险极高，如果肺血管调整治疗不能使 POPH 患者 MPAP 小于 50 mmHg，右心功能达不到令人满意的要求，则禁忌进行肝移植。

肝性胸腔积液　在肾功能耐受情况下，治疗肝性胸腔积液的基本方法是限盐并用呋塞米和螺内酯（安体舒通）强化利尿，不建议反复行胸腔穿刺术。胸管引流胸膜固定术和电视胸腔镜在罕见情况下能分别通过闭合胸膜腔和修补破损膈以长期改善肝性胸腔积液。经颈静脉肝内门体分流术（TIPS）与肝移植一样，适于改善顽固性肝性胸腔积液。肝性胸腔积液的存在不会影响肝移植的结果。

α_1-抗胰蛋白酶重度缺乏和肺功能异常　严重肝病和 α_1-抗胰蛋白酶重度缺乏（< 80 mg/dl）患者采用一到两周一次输注蛋白进行增补治疗，这是合适和安全的，能预防进一步的肺损伤，而替代治疗在 α_1-抗胰蛋白酶肝病（肝硬化）中无明显疗效。肝移植可使患者获得供肝基因表型，使血清 α_1-抗胰蛋白酶水平恢复正常并可能防止肺损伤进一步加重。ZZ 或 SZ 型肝功能严重不全患者行肝移植可能存在问题，需要结合具体病例来分析。

睡眠呼吸障碍　简单鼻导管吸氧、经面罩持续正压通气（CPAP）和双相气道正压通气（BiPAP）等方法均可治疗睡眠呼吸障碍。治疗腹水（使用利尿药）和肝性脑病（口服渗透泻药）对改善睡眠呼吸障碍也有帮助。肝移植对睡眠呼吸障碍的效果还有待研究。

临床过程

肝肺综合征　目前关于肝肺综合征临床过程的数据较少。迄今为止，最大规模数据显示肝移植后的 5 年存活率为 76%，而未经肝移植者仅为 23%（图 78-6）。经肝移植治疗后，肝肺综合征常可完全缓解；缓解时间与低氧血症的严重度相关，患者可能需要数月方能缓解，但低氧血症很少直接导致死亡。

门肺高压　如果门肺高压患者不用肺血管扩张药治疗，5 年存活率仅为 4% ～ 14%，常见死因有右心衰和肝病相关并发症，二者致死率接近。24 h 持续静脉注入依前列醇可提高长期生存率。即使进行肺血管调整治疗，但肝移植期及移植后期能否获得

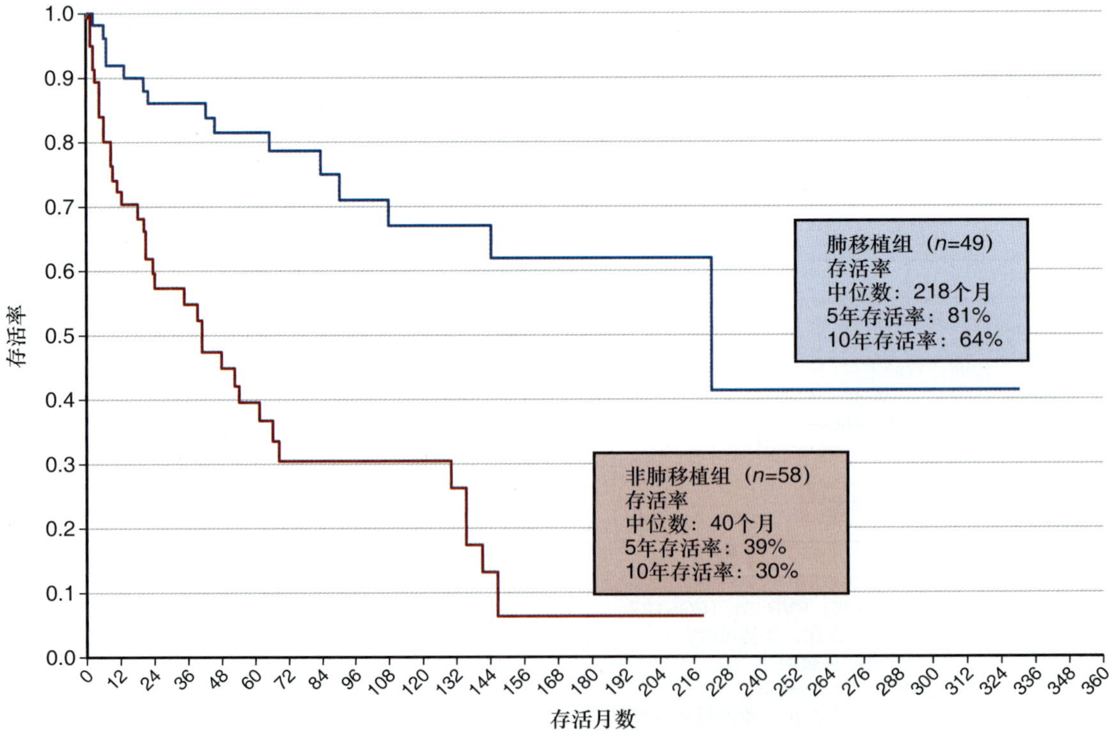

图 78-6　肝肺综合征经肺移植患者和未经肺移植患者长期存活率（5 年存活率和 10 年存活率）比较。（引自 lyer V et al：Liver Transpl17：S130，2011.）

好的结果仍是一个问题并且无法预见。即使采取了积极的治疗措施，门肺高压的预后仍有很大差异，有些患者可能缓解或保持稳定，有些患者进行肝移植后病情仍会发展。

α₁-蛋白酶缺乏症　ZZ 型患者吸烟会导致其远期生存率明显下降。目前，尚无数据记录 ZZ 型肝硬化并肺功能异常者进行或不进行肝移植的远期结果。ZZ 型患者发生肝癌的风险随年龄而增加。

睡眠呼吸障碍　夜间和白天动脉血氧不足对可能已受到损害的肝功能的进一步影响尚不明确。通过吸氧或其他气道装置改善夜间动脉血氧可以显著提高患者的生活质量，改善心血管功能，缓解如心律失常和全身性高血压等障碍。

缺陷和争议

经颈静脉肝内门体分流术（TIPS）对肝肺综合征的治疗效果尚不确切，但它可能增加门肺高压患者的前负荷，导致肺血流动力学紊乱急性加重，故 TIPS 为门肺高压的相对禁忌证。

肝移植用于治疗肝肺综合征和门肺高压患者的优先度上升。PaO_2 低于 60 mmHg 的肝肺综合征患者尤其推荐肝移植。目前认为在门肺高压时，使用肺血管扩张药能改善肺血流动力学（目标为 MPAP ＜ 35 mmHg、PVR ＜ 400 dyn/s/cm^{-5} 或右心功能良好伴 PVR 正常化），可使肝移植更安全，并提高远期存活率。门肺高压的最佳药物治疗究竟是前列环素、内皮素受体拮抗药或是磷酸二酯酶抑制药，目前尚不明确。

丙型病毒性肝炎是否会引起肺通气功能障碍尚存在争议。干扰素（标准形式或聚乙二醇化形式）治疗可能会引起类肉样瘤肺部改变或机化性肺炎，而终止治疗或应用皮质类固醇可控制肺部病变进展。

晚期肝病患者常因可治疗的睡眠呼吸障碍和异常夜间血氧而出现疲劳症状。因此，对该类患者应考虑进行常规夜间血氧监测。

推荐读物

Cartin-Ceba R, Swanson KL, Wiesner RH, Krowka MJ: Safety and efficacy of ambrisentan in portopulmonary hypertension, *Chest* 139:109–114, 2011.

Gupta S, Castel H, Rao RV, et al: Improved survival after liver transplantation in patients with hepatopulmonary syndrome, *Am J Transplant* 10:354–363, 2010.

Iyer V, Swanson KL, Cartin-Ceba R, Krowka MJ: Liver transplantation in hepatopulmonary syndrome: 5 and 10 year survivals, *Liver Transpl* 17:S130, 2011.

Kelly E, Grenne CM, Carroll TP, et al: Alpha-1 antitrypsin deficiency, *Respir Med* 104:763–772, 2010.

Kiafar C, Gilani N: Hepatic hydrothorax: current concepts of pathophysiology and treatment options, *Ann Hepatol* 7:313–320, 2008.

Krowka MJ, Miller D, Barst R, et al: Portopulmonary hypertension: results from the U.S. REVEAL registry, *Chest* 141:906–915, 2012.

Krowka MJ, Swanson KL, McGoon MD, et al: Portopulmonary hypertension: results of a 10-year screening algorithm, *Hepatology* 44:1140–1152, 2006.

Okcay A, Somers V, Caples S, Krowka MJ: Abnormal screening oximetry in liver transplant candidates (abstract), *Hepatology* 44:455, 2009.

Polito A: Pulmonary reactions to novel chemotherapeutic agents and biomolecules. In Camus P, et al, editors: *Drug-induced and iatrogenic respiratory disease*, London, 2010, Hodder Arnold.

Rodriguez-Roisin R, Krowka MJ: Hepatopulmonary syndrome: a liver-induced lung vascular disorder, *N Engl J Med* 358:2378–2387, 2008.

Singh C, Sager JS: Pulmonary complications of cirrhosis, *Med Clin North Am* 93:871–883, 2009.

第十五部分　特殊临床情况

第 79 章　炎性肠病

Frank Schneider • Kristen L.Veraldi　著

（史　菲　张　婷　林江涛　译）

克罗恩病（CD）和溃疡性结肠炎（UC）常累及胸部，这是炎症性肠病（IBD）的肠外表现。炎症性肠病的独特病理变化可见于上呼吸道、大气道和小气道、肺间质、胸膜、心脏和心包。因此，往往很难确定某一特定肺部病变与炎症性肠病相关，因其肺部表现并不总是与肠道疾病同步，并可能与肺部其他炎症性疾病相重叠。然而，肺功能与炎症性肠病的严重程度密切相关，许多该类病变对糖皮质激素治疗有显著反应，提示两者间存在共同的发病机制。

消化系统与呼吸系统在解剖学上有一些共同特征。在被中胚层气管食管皱褶分开之前，呼吸道头端（喉和气管）与前肠密切相连。两者的上皮细胞均源自内胚层，黏膜表面均有黏膜相关淋巴组织（MALT）、表面分化的柱状上皮细胞（绒毛和纤毛）、杯状上皮细胞及黏膜下腺体。肠外表现的发病机制尚不清楚。有关炎症性肠病的肠道损伤机制表现的中心是先天与后天免疫因素、肠道微生物菌群和肠道黏膜屏障之间复杂的相互作用。几项研究发现，炎症性肠病患者肠道内特异性 T 细胞作用有限，说明细胞免疫反应仅被少部分抗原激活。一些患者体内存在自身抗体，包括非特异性抗核抗体（ANAs），提示 B 细胞功能异常。炎症细胞向炎症区域迁移，提示白细胞归巢异常。最终，细胞因子（如干扰素、肿瘤坏死因子）水平升高，提示炎症性肠病患者炎症因子失调。支持这些机制的证据均不存在于呼吸道。

此外，受累亲属间的遗传连锁研究发现了一些炎症性肠病相关基因。第一个被发现的易感基因（IBD1，也称 NOD2）编码的蛋白遇到细菌脂多糖时能激活巨噬细胞转录。另外，最近发现了 IL-23 受体的无功能变异体或几个下游感受器。IL-23 有助于生成 Th17 辅助细胞，而 Th17 在免疫应答调节中起核心作用。遗传因素不仅与炎症性肠病的发展有关，还与其肠外表现有关。一项 250 个父母-子女及同胞对研究发现，70% 的父母与子女的肠外表现一致，而 80% 同胞对之间的表现也一致。其他研究对某些基因进行了更专业的探讨。IBD1 和 IL-23 分别与骶髂关节炎及强直性脊柱炎有关。罹患克罗恩病的父母若携带主组织相容性复合基因（MHC）*HLA-A2*、*HLA-DR1*，*HLA-DQw5*，*HLA-DRB1*0103*（*DR103*）或 *HLA-B*27*，则更易出现肠外表现。携带有 *HLA-B*58* 的溃疡性结肠炎患者容易出现关节、皮肤及眼部表现。溃疡性结肠炎合并原发硬化性胆管炎患者常携带有 *HLA-B8* 基因。目前尚未确定炎症性肠病与呼吸道受累之间的特异性基因链关系，但某些基因变化与一些肺部疾病可能有关，如早期和晚期肺结节病患者常有 NOD2 异常。

炎症性肠病累及胸部的原因从概念上可分为 4 类：（1）非特异性因素，如感染；（2）解剖学因素，如瘘；（3）治疗相关的因素，如药物毒性；（4）统计上并非个例、与炎症性肠病相关的特定病理变化。本章对第 4 种因素进行了重点介绍。

流行病学

炎症性肠病胸部并发症的确切发生率并不清楚，目前也尚无对炎症性肠病患者进行的大范围筛选试验。据报道，高达 50% 的炎症性肠病患者自觉有呼吸道症状，如咳嗽、咳痰、气喘或气促。约 40% 的患者有一项甚至多项肺功能检测（PFTs）异常，如 FEV_1、吸气肺活量（IVC）和弥散功能（DLCO），均下降 10% ～ 30%。25% ～ 50% 的无症状炎症性肠病患者查胸部 HRCT 有异常，且表现多隐伏，可有磨玻璃样改变、马赛克征、周围病变和囊肿样改变。疾病谱的另一端为个别病例报道和少量患者特有的胸部表现。这些报道来自 155 个病例（详见推荐读物）。尽管没有发病率或患病率的数据，但 IBD 胸部显著受累的症状多不常见。然而，医师必须能认识炎症性肠病并防止一些形式的潜在的破坏性后果。

胸部表现与肠道疾病之间的时间关系变化多样。约 80% 的患者有明确的 IBD 病史，而其中约 10% 患者的胸部症状出现在肠病之前或与肠病伴发。大约半数的气道疾病患者有结肠切除术史，部分在术后数天或数周出现气道疾病，提示炎症反应已从肠道转移至支气管树。

在溃疡性结肠炎和克罗恩病中，最常累及的解剖部位是大气道（占 39%），其次是浸润性肺疾病（占 23%），并累及浆膜（占 13%）。小气道炎症（占 10%）、上气道炎症（占 9%）及肺血管受累（占 6%）则不太常见。通常，溃疡性结肠炎患者较克罗恩病患者更易出现呼吸道受累，而在这两种疾病中，呼吸道所有部分均可受累，但发生率可能存在轻微差别。

大部分患者的胸部受累程度与肠道疾病活动程度相似。活动性炎症性肠病患者更易出现气道阻塞，肠道炎症与肺部弥散功能呈反比关系。活动性炎症性肠病患者更易出现浆膜病变，而实质性病变则常常发生于静态肠道疾病。

女性更易受累（男女比例约 2∶1），若只考虑气道疾病，该比例会升至 4∶1，但对于胸膜受累来说，男女比例大致相等。

2/3 有胸部并发症的患者还同时有其他肠外表现，如皮肤、眼、关节或胆道受累。吸烟并不是炎症性肠病患者气道炎症发展的危险因素，因为大部分有胸部并发症的患者并不抽烟。

有趣的是，近期两项分析发现克罗恩病患者罹患肺癌的风险略有增加，而溃疡性结肠炎患者则有降低（正常的发病率分别为 1.82 对 0.39 和 0.72）。

临床和病理特点

诊断检查需要包括胸部 X 线片和 CT 扫描。如果条件允许，还应进行肺功能检查，因为这能为治疗过程中的肺功能提供基线值。内镜检查有助于发现上气道阻塞或狭窄，并可获取微生物学和组织学研究材料。同时，还应检查全血计数的改变以及一系列代谢参数。红细胞沉降率和 C 反应蛋白可用来帮助衡量治疗过程中的疾病活动性。50% ～ 70% 的溃疡性结肠炎患者和 10% ～ 30% 克罗恩病患者（主要是结肠受累的患者）会出现非典型的中性粒细胞胞浆抗体（ANCAs），主要为细颗粒型和周围型抗体（“落雪”征）。对 ANCAs 进行血清学检查可能对疑为炎症性肠病的患者有一定意义。ANCAs 检查有助于鉴别浆膜炎患者有无药物诱导的狼疮症候群。由于血栓栓塞性疾病是一项导致炎症性肠病患者发病和死亡的已知病因，故医生需要对这些人群考虑并排除其肺栓塞的可能性。

本部分将讨论炎症性肠病所累及的呼吸道不同部位，包括特定部位、临床症状及其病理特征（表 79-1）。

气道疾病

炎症性肠病以气道炎症形式影响整个气管–支气管树，包括喉、气管及大小气道。最常见的是大气道炎症，可见于约 40% 的炎症性肠病患者。近 10% 的患者出现上气道或小气道病变。炎症程度和发生部位无法预知，有些患者的症状仅局限于一小部分区域，有些病变呈斑片状累及不同解剖学部位，有些病变则累及整个气管和支气管树。绝大部分有气道疾病的炎症性肠病患者有溃疡性结肠炎，仅 10% 患者有克罗恩病。这些患者中，2/3 为女性患者，中位发病年龄为 42 岁。约 5% 患者的气道疾病发生早于炎症性肠病，这部分患者趋于年轻，中位年龄仅为 13 岁。

临床上，喉部炎症会影响声门和会厌，导致其缩小变窄，临床表现为伴喘鸣的干咳深咳。严重者甚至引起窒息，故喉炎是判断炎症性肠病患者是否需要急诊治疗的三种表现之一。大气道炎症的形式为气管支气管炎，表现为无法解释的干咳或咳出大量脓痰，过去将这种咳出大量脓痰的情况称为“慢性支气管化脓”，也正是这一临床症状使得人们在 1976 年将炎症性肠病与肺部疾病联系了起来。长期慢性炎症和化脓导致支气管扩张，并常分布于基底部。小气道疾病表现为伴或不伴咳痰的气流阻塞，尽管这可能不是病变的主要特征，但显微镜下常发现被感染的大气道远端也会受累。

X 线片发现，气道壁增厚呈“双轨”征。大气道可见黏液栓，小气道呈“树芽”征。这些改变常分布于基底支，偶尔伴有相关容积受损。小气道病变可出现树芽征、弥漫性网状阴影或马赛克征（图 79-1）。长期病变所致支气管扩张可表现为气道壁显著增厚，也可仅为轻微气道口径增宽（图 79-2）。

气管镜下可见大气道炎症表现各异，常见表现为重度炎症。克罗恩病患者有时可出现瘢痕性支气管肉芽肿。

表 79–1 参与 IBD 的胸部疾病

参与模式[a]	UC*	CD*	症状	影像学	支气管镜检查 / 病理[b]	BAL	治疗	预后 / 结局
气道病变								
喉、声门、会厌：炎症和狭窄	++	+	犬吠样咳嗽、呼吸杂音、声嘶、喘鸣、窒息	CT：正常或狭窄病变	声门 / 声门下炎症（肉芽肿改变见于 CD），向内突起、瘢痕狭窄、糜烂、炎性溃疡	ND	静脉注射糖皮质激素、激光消融、紧急气管切开	预后良好
气管：炎症和狭窄	++	+	Drg/produtive 咳嗽、呼吸困难、慢性咳痰、咯血	CT：正常或狭窄病变	气管：炎症、水肿、狭窄出血、CD 可见肉芽肿	ND	静注或口服糖皮质激素，少数 CD 患者对英夫利昔单抗有效	预后不一
主支气管：慢性单纯性支气管炎	++	±	慢性咳嗽，轻微咳痰，啰音	正常	大气道轻 / 中度炎症和发红 极少或无狭窄	PMN	吸入糖皮质激素，选择性短期口服糖皮质激素	通常激素治疗有效
主支气管：慢性化脓性支气管炎	++	+	剧烈咳嗽，咳痰，痰多，啰音	支气管壁增厚，“脏肺”	大气道炎症，严重的炎症细胞浸润	PMN	吸入或口服糖皮质激素 治疗早期即雾化使用激素	预后不一 常遗留症状和生理功能破坏
主支气管：支气管扩张[c]	+	−	无症状或咳嗽	CT：气道扩张	ND	ND	有症状者可使用糖皮质激素	激素治疗可能可以恢复
主支气管：黏液嵌塞	+	−	无症状	CT：气道内阴影	ND	ND	观察或使用糖皮质激素	预后很好
主支气管：弥漫性支气管肉芽肿	−	+	慢性咳嗽	CT：正常或气道狭窄	斑点样肉芽肿	ND	口服糖皮质激素，选择使用吸入性激素	预后不确切
主支气管：双轨样支气管扩张	++	+	慢性咳嗽，咳痰，痰多，咯血，啰音	增厚、扩张的支气管黏液嵌塞树芽征	广泛气道炎症和狭窄 广泛炎症细胞浸润 腔内黏液渗出，上皮细胞化生	PMN	吸入或口服糖皮质激素 激素雾化 激素连续肺泡灌洗 少数行肺叶切除术	预后不一，尽管使用激素治疗，仍会遗留损伤 极少数对任何激素无效
小气道[d]：急性化脓性毛细支气管炎	+	+	干咳，伴或不伴呼吸困难	CT 可见小片不规则渗出马赛克征	ND	ND	口服糖皮质激素（可选择性加用吸入性激素）	预后不一
小气道[d]：肉芽肿性细支气管炎	−	+	干咳，伴或不伴呼吸困难	CT 可见小片不规则渗出马赛克征	ND	Ly	口服激素	预后良好
小气道[d]：弥漫性泛细支气管炎	+	−	呼吸困难，伴或不伴咳痰	CT 可见树芽征、马赛克征	正常或轻度炎症	ND	口服糖皮质激素（可选择性加用吸入性激素）	可能会进展为 COPD
小气道[d]：狭窄性细支气管炎	+	−	呼吸困难	ND	正常	ND	吸入或口服糖皮质激素	伴发中－重度 COPD

表 79-1　参与 IBD 的胸部疾病（续）

参与模式[a]	UC*	CD*	症状	影像学	支气管镜检查 / 病理[b]	BAL	治疗	预后 / 结局
肺泡和间质病变								
机化性肺炎	+	+	干咳、呼吸困难、发热、急性呼吸衰竭	CT 示双肺局限性或弥漫性浸润灶	N	Var	根据病情程度选择口服或静脉注射糖皮质激素	绝大部分预后良好，部分发病由药物引起
嗜酸性粒细胞肺炎[†]	+	±	干咳、全身乏力、夜间呼吸困难、低热	CT 示双肺局限性或弥漫性浸润灶	N	Eos	根据病情程度选择口服或静脉注射糖皮质激素	绝大部分预后良好，部分发病由药物引起
非特异性间质性肺炎	+	+	干咳、呼吸困难	CT 示肺底或弥漫性病变	N	Ly	根据病情程度选择口服或静脉注射糖皮质激素	绝大部分预后良好，部分发病由药物引起
浸润性肺疾病：肉芽肿病变	±	++	干咳、呼吸困难	CT 示弥漫性阴影	N	ND	根据病情程度选择口服或静脉注射糖皮质激素	预后良好
浸润性肺疾病：desquamative	+	−	呼吸困难	CT 示弥漫性肺实变	N	ND	根据病情程度选择口服或静脉注射糖皮质激素	预后良好
非感染性渐进性小结节	+	−	呼吸困难，有时有胸部钝痛坏疽性脓皮病	CT 示多发肺部结节，可伴空洞	N	ND	根据病情程度选择口服或静脉注射糖皮质激素	预后良好
胸膜疾病								
胸腔积液	+	+	胸闷，胸痛	胸腔积液	−	−	引流 非甾体类抗炎药 糖皮质激素	预后良好
气胸			胸部刺痛，呼吸困难	内侧气胸须与纵隔气肿鉴别	−	−	排气	预后良好
心包和心血管疾病								
心包炎 心包积液 心肌炎	+	+	胸前区痛，心包填塞，心律失常，心脏传导阻滞，心衰	心脏扩大	−	−	引流 非甾体类抗炎药 糖皮质激素	预后良好，罕见心包缩窄

* CD，克罗恩病；UC，溃疡性结肠炎；++，非常常见；+，偶见；±，不常见；−，未报道，不适用。

[†] 在此处，嗜酸粒细胞性肺炎常称为“嗜酸粒细胞浸润肺部”。

[a] 对于某个患者，气道炎症保持在同一部位（例如上呼吸道、气管、支气管或小气道），但取决于患者，有时还取决于患病时间。

[b] 并不是所有病例都会达到病理学。

[c] 仅有极少数病例 / 数据，或未发表。

[d] 有些患者会伴有气胸和纵隔气肿。

修改自 Camus P，Colby TV：Eur Respir J 15：5-10，2000.

ARF，急性呼吸衰竭；BAL，支气管肺泡灌洗；COPD，慢性阻塞性肺病；CS，糖皮质激素或皮质类固醇治疗；CT，CT 检查；Eos，嗜酸性粒细胞；IV，静脉注射；Ly，淋巴细胞；N，正常；ND，无数据；NSAIDs，非甾体抗炎药；PMN，多形核中性粒细胞；Var，可变

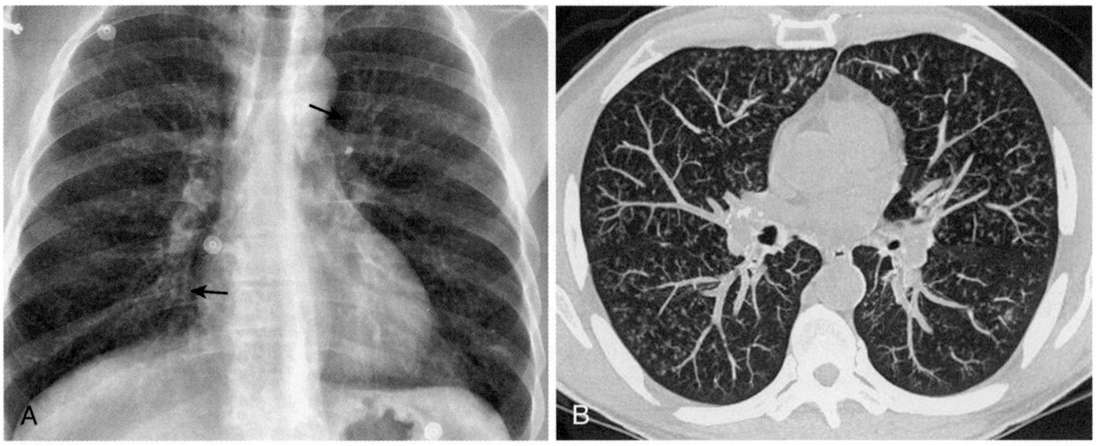

图 79-1 在溃疡性结肠炎患者中大小气道受累。**A**，慢性细支气管炎患者的胸部平片显示整个肺野非特异性的肺纹理增加（“脏肺”）和偶然的因支气管壁增厚所致“电车轨”（箭头）；**B**，细胞性细支气管炎患者的胸部 CT 扫描显示树芽征。（Dr. Carl Fuhrman 惠赠，University of Pittsburgh Medical Center.）

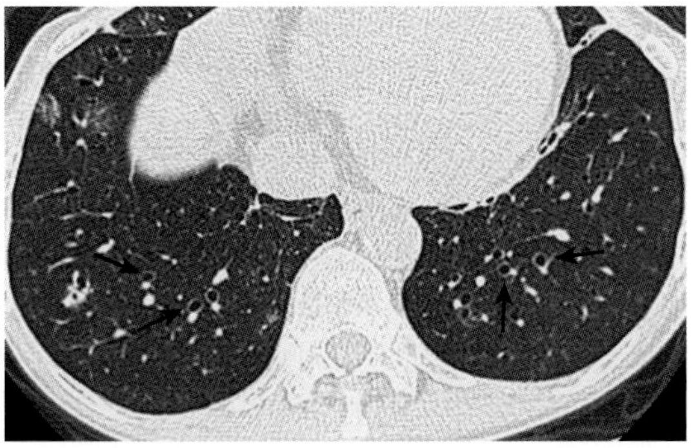

图 79-2 炎症性肠病患者由于长期慢性支气管炎导致的支气管扩张。胸部 CT 扫描显示与邻近的肺动脉相比，气道管径增加（箭头）。（Dr. Carl Fuhrman 惠赠，University of Pittsburgh Medical Center.）

在组织学上，炎症性肠病的大气道炎症表现为黏膜单核细胞浸润性炎，常呈带状分布，与炎症性肠病的肠道病变表现相似（图 79-3A）。管腔渗液常可见中性粒细胞（图 79-3B）。肺活检常可见肉芽肿病变，但在克罗恩病患者中少见。另一方面，肺活检发现肉芽肿病变不能排除溃疡性结肠炎所致的潜在肠道病变。小气道炎症同样也为化脓性，伴支气管壁慢性炎症。小叶中心偶见间质泡沫样巨噬细胞分布，形态学类似弥漫性泛细支气管炎。晚期小气道受累组织结构类似缩窄性细支气管炎，全肺可呈斑片样分布，故活检取样常会漏诊。呼气相胸部 CT 扫描见空气滞留也可能是属于支持这类患者闭塞性小气道病变的临床印象。

气腔疾病

炎症性肠病还会以机化性肺炎（OP）或嗜酸性粒细胞性肺炎（EP）的形式累及远端气腔。这类病变的诊断难点主要是需要将其与感染及药物相关性肺疾病相鉴别。临床上这些病人表现为气短，程度由中等呼吸困难到急性呼吸衰竭不等，有时伴发热。X 线片发现，机化性肺炎表现为双侧胸膜下延伸的卵形不透明区，还可有空气支气管征（图 79-4A 和图 79-4B）；嗜酸性粒细胞性肺炎表现类似于非炎症性肠病患者，可能有大部分相同外观或表现为游走性斑片影。支气管肺泡灌洗液检查多无特异性发现，但灌洗液中嗜中性粒细胞或嗜酸性粒细胞增加分别有利于诊断感染或嗜酸性粒细胞性肺炎。

在组织学上，机化性肺炎以气腔内松散的纤维栓子为特征（图 79-4C），而嗜酸性粒细胞性肺炎则表现为间质内大量嗜酸性粒细胞浸润和气腔间纤维蛋白渗出。这两种病理类型均无特异性，可见于感染、药物反应、结缔组织病、气道阻塞、隐原性（特发性）机化性肺炎及嗜酸性粒细胞性肺炎。组织学标本仍有助于排除感染或其他病因所致气腔病变。

间质性肺疾病

炎症性肠病患者的弥漫性间质性肺病包括非特异性间质性肺炎（NSIP）和肉芽肿性间质性肺炎，后者几乎仅见于克罗恩病。寻常型间质性肺炎（UIP）和脱屑性间质性肺炎（DIP）罕有报道。某些炎症性肠病患者并发的间质性肺疾病可与结节病同时并存，具体病因尚不明确，但是肉芽肿和相似的 T 细胞亚群提示这两种病变的发病机制可能存在联系。

间质性肺疾病患者临床表现为气短，听诊有湿

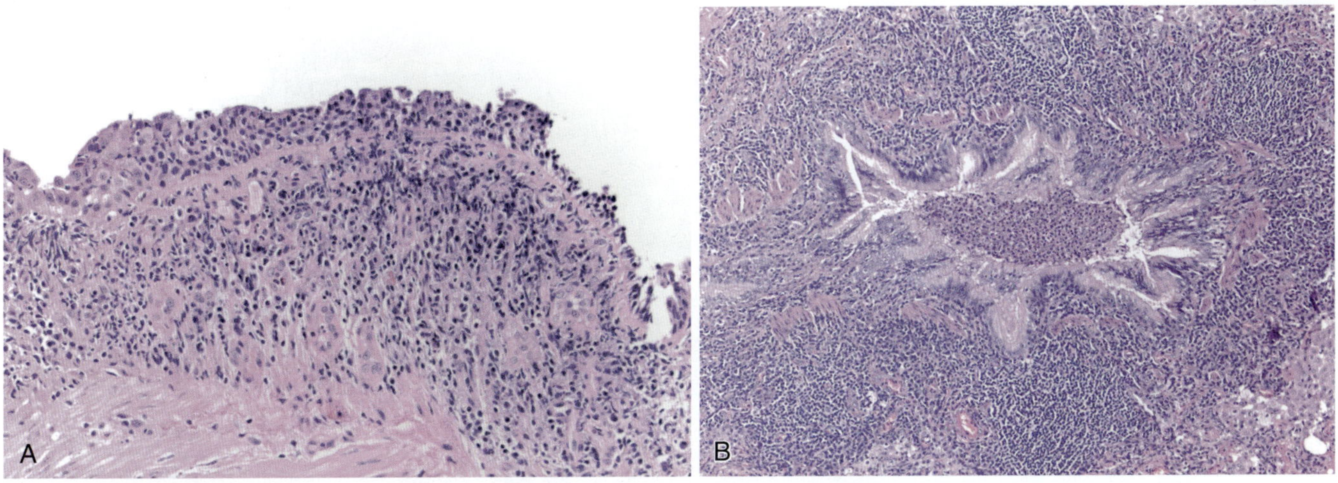

图 79-3 溃疡性结肠炎的一大片气道炎症。这块内膜活检组织显示化生的气道黏膜上皮细胞下带状分布单核细胞浸润；**B**，溃疡性结肠炎患者的细支气管炎。小气道被周围炎症所环绕，包含中性粒细胞的腔内渗出

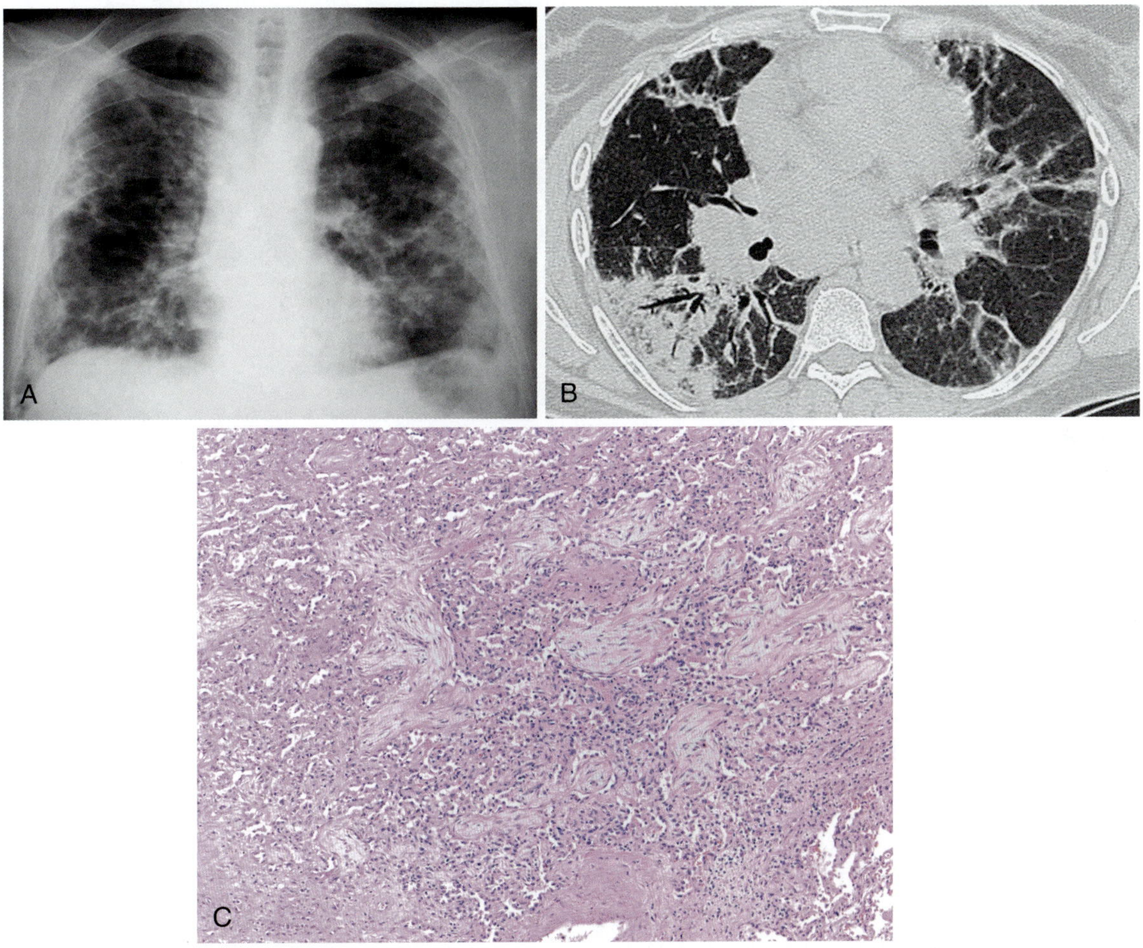

图 79-4 炎症性肠病总的肺泡空腔。**A**，胸部 X 线片显示密集的局灶性浸润；**B**，另一个患者的胸部 CT 图像显示密集的浸润，伴有支气管征，与组织学上的机化性肺炎（**C**）改变吻合。（Dr. Carl Fuhrman 惠赠，University of Pittsburgh Medical Center.）

啰音。X 线片可见间质性病变增加，常分布于下肺区（图 79-5）。除非随后出现气道病变，否则支气管镜检查均正常。弥漫性纤维化性肺疾病诊断必须进行组织学楔形活检，因为支气管镜活检标本通常太小，无法评估其纤维化类型。活组织检查发现间质胶原纤维化及多种单核细胞炎症浸润，伴或不伴有肉芽肿（图 79-5B 和图 79-5C）。如有肉芽肿形成，须行特殊染色以排除感染，甚至需要进行组织培养。

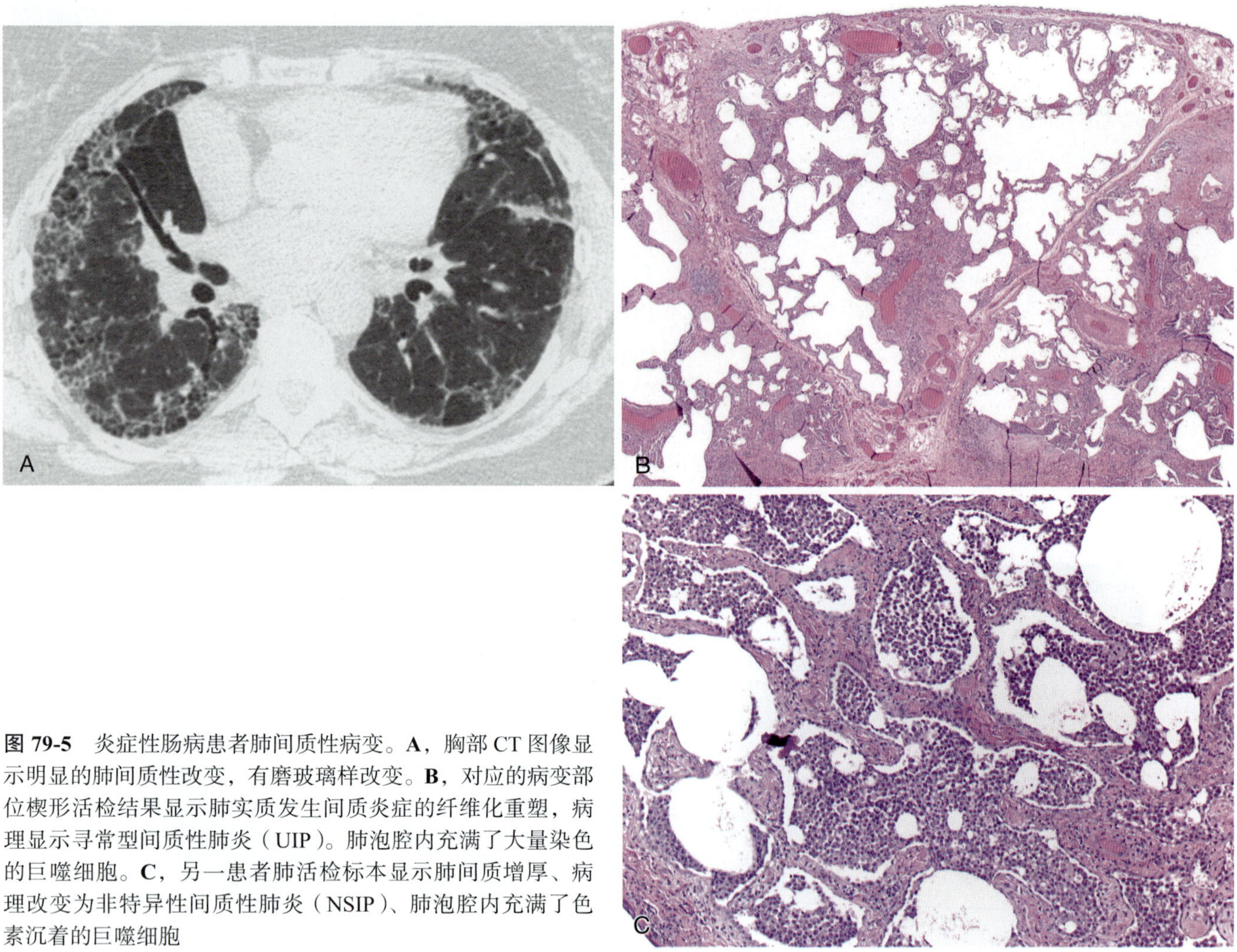

图 79-5 炎症性肠病患者肺间质性病变。**A**，胸部 CT 图像显示明显的肺间质性改变，有磨玻璃样改变。**B**，对应的病变部位楔形活检结果显示肺实质发生间质炎症的纤维化重塑，病理显示寻常型间质性肺炎（UIP）。肺泡腔内充满了大量染色的巨噬细胞。**C**，另一患者肺活检标本显示肺间质增厚、病理改变为非特异性间质性肺炎（NSIP）、肺泡腔内充满了色素沉着的巨噬细胞

肿块和小结节

渐进性坏死结节是溃疡性结肠炎和克罗恩病的罕见表现。小结节可能与坏死性脓皮病同时发生，两者具有相同的组织学类型。一项研究发现，1/3 的炎症性肠病患者诊断前已有渐进性坏死结节。患者表现为骤然发热、呼吸困难和胸痛。影像学检查见肺部多发结节，随时间进展甚至出现空洞（图 79-6）。即使不予干预，结节最终可能自行消失，并留下瘢痕。其组织学图片有特异性，表现为中性粒细胞聚集和坏死，但不伴有肉芽肿，也无可辨别的微生物感染。尽管药源性肺损伤也可表现为小结节，但这些小结节在影像学上常无空洞，组织学上也不会出现无菌性脓肿。

浆膜病

浆膜受累常表现为胸腔或心包腔炎症、增厚或积液。患者主诉为胸膜或前胸痛，有时呈体位性胸痛，有时有发热。影像学或心脏彩超检查能发现积液。如积液为渗出性，以中性粒细胞为主，则并发症可能为心包填塞和相关的心肌炎。心电图（ECG）改变如心律失常或传导阻滞常提示心肌炎，可通过 ANAs 检查与浆膜炎或药物性狼疮相关性积液相鉴别。

纵隔疾病

一些溃疡性结肠炎患者会出现不明原因的纵隔气肿。由于它可能与疾病进展有关，故可能由急性气道阻塞所致，类似于哮喘急性发作时形成的纵隔气肿；另一种可能性则是结肠和中纵隔之间出现的小瘘口。

罕见表现

某些罕见表现仅在一些个案报道或极少数病例中出现，它们与炎症性肠病之间的关系并不明确。

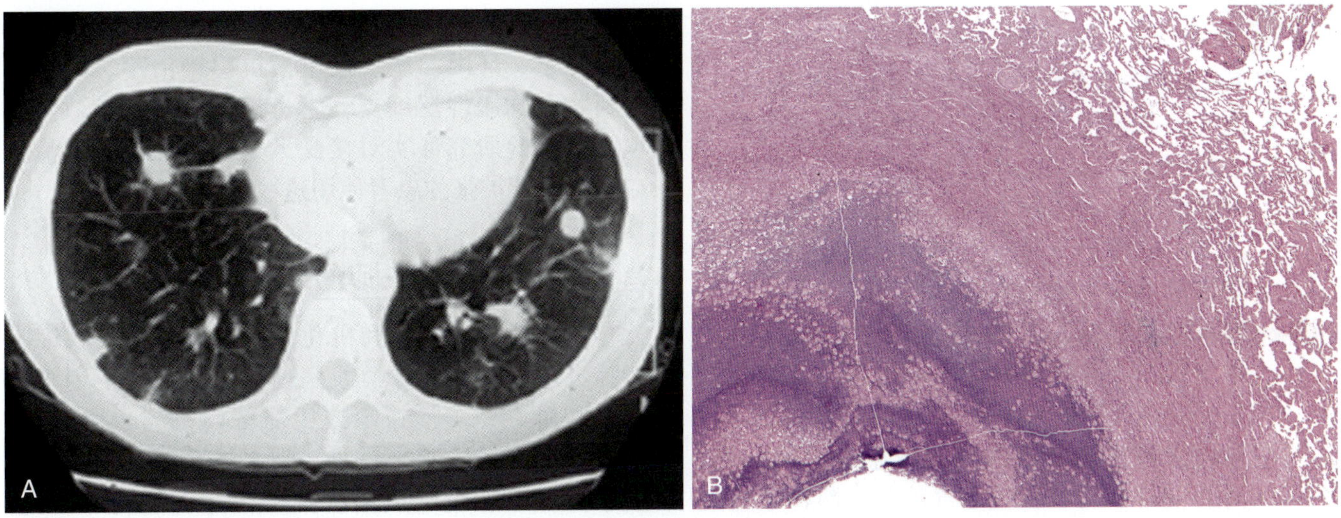

图 79-6　炎性肠病坏死性肺部结节。**A**，胸部 CT 扫描显示多发性肺部圆形结节，后者将逐渐出现空洞；**B**，相应的组织学检查显示中心为蓝色坏死区，以及被纤维组织包绕的中性粒细胞（左）和机化性肺炎

它们包括嗜酸性粒细胞性肺炎（须与药物效应相区分）、朗格汉斯细胞组织细胞增生症（须与治疗引起的再活化相鉴别）和韦格纳肉芽肿（须与结肠炎合并原发性韦格纳肉芽肿相鉴别）。

药源性肺病

当遇到炎症性肠病并肺部受累患者时，一个很重要的难题是排除药物相关毒性。排除药物所致气道炎症有两个因素。第一，炎症性肠病患者进行结肠切除术后常见气道炎症，且发病时不再使用能引起药源性气道炎症的药物（如柳氮磺吡啶和 5- 氨基水杨酸）。第二，无结肠切除术史的患者即使停用了上述药物，其气道炎症也不会改善。另一方面，浸润性肺疾病（气腔或间质）与炎症性肠病患者所用部分药物相关。不幸的是，即使停用这些药物也不总能使疾病稳定或好转。当决定停药时，必须考虑肺部相关疾病及炎症性肠病之间的相对严重性，因为停药可能会导致炎症性肠病突然恶化。表 79-2 总结了炎症性肠病常用药物的毒性模式。网站 Pneumotox.com 是查找药物相关性肺病的一个良好资源。

表 79-2　治疗炎性肠病的药物相关的活检证实肺改变（非感染）

药物	肺部情况
美沙拉嗪 柳氮磺胺吡啶 巴柳氮 奥沙拉秦 5- 对氨基水杨酸衍生物	弥漫性肺泡损伤；嗜酸粒细胞肺炎；机化性肺炎、过敏性肺炎；慢性间质性肺炎
咪唑硫嘌呤	弥漫性肺泡损伤
6- 巯基嘌呤	无记载
氨甲蝶呤	弥漫性肺泡损伤；机化性肺炎、过敏性肺炎；慢性间质性肺炎，肺水肿，肉芽肿性炎症
英夫利昔 阿达木单抗	弥漫性肺泡损伤；嗜酸粒细胞肺炎；机化性肺炎、慢性间质性肺炎
赛妥珠单抗 那他珠单抗	无记载
环孢霉素	肺水肿
麦考酚酯	慢性间质性肺炎

治疗

目前尚无炎症性肠病肺部并发症治疗的前瞻性随机试验研究。在任何免疫抑制治疗开始前，必须考虑二重细菌感染的可能。吸入及全身糖皮质激素治疗是主要的治疗方法，因为它们能迅速改善症状和肺功能，而影像学、病理学和肺泡灌洗液检查也均有改善。英夫利昔单抗及新型抗体阿达木单抗、塞妥珠单抗、那他珠单抗对胸部疾病的疗效尚需要进一步研究，暂不推荐用作一线药物。英夫利昔单抗可以改善除肺部疾病之外的肠外表现。当糖皮质激素疗效不充分时，可考虑使用英夫利昔单抗。某些报道麦考酚酸吗乙酯有效，但由于没有疗效证据，且患者不耐受率高，故不用于炎症性肠病患者。

急症

以下三种胸部病变须予以重视并立即行急诊治疗：

- 急性上气道（声门和会厌）炎症快速导致气道阻塞和窒息。治疗必须立即开始，包括大剂量激素，必要时行气管插管、气管切开或激光消融术以保持气道通畅。这种情形下可直接静脉注射激素，之后再改成口服激素治疗。呼吸道黏膜活检可进一步验证临床和影像学诊断。有报道一例克罗恩病患者直接使用英夫利昔单抗治疗有效。
- 弥漫性浸润性肺疾病可导致急性呼吸衰竭，需要气管插管和机械通气治疗。两种最常见的鉴别诊断必须进行排除：肺部感染，可通过支气管镜肺泡灌洗液培养来鉴别；药物毒性，可停用炎症性肠病的治疗药物。尚无证据显示外科肺活检能改善这些患者的预后，但它可能有助于指导激素治疗，排除感染及其他基础疾病。
- 急性心包炎合并大量心包积液引起压迫或填塞时可能需要行心包穿刺抽液术或外科引流。

气道炎症

气道炎症应及早积极使用吸入糖皮质激素方法治疗。推荐高剂量糖皮质激素持续吸入，如倍氯米松、氟替卡松、布地奈德 1500 ～ 3000 μg/d，可分次给予，直至症状缓解或肺功能达到最好水平。治疗效果可跟踪监测肺功能，以便与初始肺功能值相对比。随诊也十分必要，患者如有症状反复或未能改善，应及时复诊。治疗反应不完全或病情间歇性发作随着时间的推移将越来越难以控制。

吸入糖皮质激素是治疗大气道炎症的最有效方法，但对支气管炎或支气管扩张患者疗效较差。在某些情况下，除吸入糖皮质激素外，口服糖皮质激素也是必要而有益的。常规剂量方案为泼尼松初始剂量 0.5 ～ 1.0 mg/kg/d，可顿服或分次给药，持续 4 周，然后逐渐减量并持续 4 ～ 8 周（尽管最佳疗程尚未确定）。明显支气管扩张或咳大量黄脓痰者对吸入激素治疗的反应较差，必须一开始就进行全身性治疗。大部分严重病例雾化吸入 1500 ～ 2000 μg 布地奈德可能会增加局部药量。甚至有人提出，除吸入和口服糖皮质激素外，还可用含 40 ～ 80 mg 的甲泼尼龙等渗液 50 ～ 125 ml 灌洗肺泡，每周 2 ～ 3 次。

观察监测症状、肺功能、影像学改变及糖皮质激素的潜在不良影响（如感染）十分必要。现无证据支持需用大环内酯类或氟喹诺酮类（如红霉素、阿奇霉素、环丙沙星）抗生素抗感染治疗，尽管这些药物对弥漫性泛细支气管炎患者有一定疗效。一项循证实验研究证实对接受大剂量糖皮质激素治疗或有支气管扩张的患者使用这些药物可能有效。

气腔和间质性肺病

间质性肺病患者和机化性肺炎和嗜酸性粒细胞性肺炎患者（经影像学或病理学诊断）如使用了柳氮磺胺吡啶、美沙拉嗪或甲氨蝶呤，应予以停药。如临床症状随后明显改善，则支持药源性因素。再次予柳氮磺胺吡啶或美沙拉嗪治疗可能诱导耐药，并可继续用于炎症性肠病的治疗。尽管有一些再次使用甲氨蝶呤成功的报道，但并不推荐应用，因为其潜在肺部不良反应可能危及生命。若已排除感染和药源性因素，非特异性间质性肺疾病、机化性肺炎和嗜酸性粒细胞性肺炎对口服或静脉激素有良好的治疗反应。浸润性肺病的病理分类诊断优于经验性治疗。

浆膜病

胸膜炎和心包炎患者对非甾体类抗炎药和糖皮质激素的反应通常较好。非甾体类抗炎药可作为单药治疗的首选用药，必要时可加用糖皮质激素类。推荐使用高剂量糖皮质激素（泼尼松 1 mg/kg/d 或其他等效激素）治疗，2 ～ 4 周后症状缓解及 C 反应蛋白恢复正常时可逐渐减量，但减量速度应缓慢，以避免复发。

争议和误区

越来越多的病例报道和筛选研究认为，主观呼吸道症状和客观诊断的呼吸系统疾病在炎症性肠病中都很常见。尽管对这类患者肺部疾病的认识已超过 40 年，但仍容易被漏诊和忽视。大气道疾病（如支气管扩张）是炎症性肠病较为常见的肠外表现。然而，呼吸系统异常变化多样，尚不能确定这些病例报道和小规模研究反映的炎症性肠病患者肺部症状究竟是治疗后遗症还是伴发的无关联病变。尤其是弥漫性实质性肺疾病，它虽不常见，但其组织学类型广，易与已知的炎症性肠病治疗用药的肺毒性相混淆。目前，这些诊断是从无炎症性肠病患者的诊治经验推断而来，可能或不能适用于所有病例。前瞻性研究需要选择适当对照组来帮助明确肺部病变的自然史，指导纵向筛查及提出处理建议。

总结

多达 50% 的炎症性肠病患者存在潜在或轻度呼吸道受累。其独特病理变化较不常见，但存在潜在严重危险，并与长期高发病率有关。这些病理变化可能发生在炎症性肠病诊断之前，也可发生在疾病静止期，还可能出现在结肠切除数年后。因此，在气道疾病的早期进行诊断和治疗以防止出现致残症状和发展为支气管扩张是十分重要的。感染和药物毒性是浸润性肺疾病需要排除的主要鉴别诊断。

推荐读物

Adams DH, Eksteen B: Aberrant homing of mucosal T cells and extra-intestinal manifestations of inflammatory bowel disease, *Nat Rev Immunol* 6:244, 2006.

Basseri B, Enayati P, Marchevsky A, et al: Pulmonary manifestations of inflammatory bowel disease: case presentations and review, *J Crohns Colitis* 4:390–397, 2010.

Black H, Mendoza M, Murin S: Thoracic manifestations of inflammatory bowel disease, *Chest* 131:524–532, 2007.

Camus P, Colby TV: Respiratory manifestations in ulcerative colitis, *Eur Respir Monogr* 10:168–183, 2006.

Camus P, Colby TV: The lung in inflammatory bowel disease, *Eur Respir J* 15:5–10, 2000.

Camus P, Piard F, Ashcroft T, et al: The lung in inflammatory bowel disease, *Medicine (Baltimore)* 72:151–183, 1993.

Casey MB, Tazelaar HD, Myers JL, et al: Noninfectious lung pathology in patients with Crohn's disease, *Am J Surg Pathol* 27:213–219, 2003.

Chenivesse C, Bautin N, Wallaert B: Pulmonary manifestations in Crohn's disease, *Eur Respir Monogr* 10:151–167, 2006.

Colby TV, Camus P: Pathology of pulmonary involvement in inflammatory bowel disease, *Eur Respir Monogr* 12:199–207, 2007.

Foucher P, Camus P: Pneumotox website, 1997, 2010. www.pneumotox.com.

Hamada S, Ito Y, Imai S, et al: Effect of inhaled corticosteroid therapy on CT scan–estimated airway dimensions in a patient with chronic bronchitis related to ulcerative colitis, *Chest* 139:930–932, 2011.

Higenbottam T, Cochrane GM, Clark TJH, et al: Bronchial disease in ulcerative colitis, *Thorax* 35:581–585, 1980.

Kraft SC, Earle RH, Roesler M, et al: Unexplained bronchopulmonary disease with inflammatory bowel disease, *Arch Intern Med* 136:454–459, 1976.

Mahadeva R, Walsh G, Flower CD, Shneerson JM: Clinical and radiological characteristics of lung disease in inflammatory bowel disease, *Eur Respir J* 15:41–48, 2000.

Marc FJ, André MFJ, Piette JC, et al: A study of 30 patients with or without inflammatory bowel disease and review of the literature, *Medicine (Baltimore)* 86:145–161, 2007.

Pedersen N, Duricova D, Elkjaer M, et al: Risk of extra-intestinal cancer in inflammatory bowel disease: meta-analysis of population-based cohort studies, *Am J Gastroenterol* 105:1480–1487, 2010.

Satsangi J, Grootscholten C, Holt H, et al: Clinical patterns of familial inflammatory bowel disease, *Gut* 38:738–741, 1996.

第十五部分　特殊临床情况

第 80 章　空气污染

Seppo T. Rinne • Joel D. Kaufman　著

（胡安美　王凌伟　林江涛　译）

空气污染物是由悬浮固体、液体和气体等不同成分构成的异构混合物。即使没有人类活动的影响，火山活动、风暴、森林火灾以及海洋潮汐等也能在空气中形成气溶胶。然而，在传统定义上，空气污染主要指人类在工业生产及交通运输中燃烧生物和化石燃料所带来的污染。本章重点阐述已经多数证据证实，当前对公共健康构成广泛且严重威胁的空气污染物，包括室外污染物及室内污染物。有关香烟烟雾、植物抗原以及随风传播的农业粉尘等与空气相关的污染将在其他有关章节具体阐述。

历史背景

从 500 000 年前火的应用开始，空气污染对人类的健康就已构成巨大威胁。在史前人类居住的洞穴中发现的烟灰表明，早期人类就已经暴露于高水平的室内空气污染环境中。室外空气污染的增长则归因于人口的增长及城市化。在工业革命时期，工厂以及家庭的煤炭使用量大幅增加，形成的烟雾显著增加了人群的发病率和病死率，尤其是合并气团停滞时更为明显。在 1952 年的伦敦烟雾事件中，持续 5 d 的严重空气污染造成了至少 4000 人的非正常死亡（图 80-1）。这一惨剧突显了空气污染与人类健康的重要关系，并与其他类似事件的发生一起促成了欧洲各国和美国空气洁净政策的出台。在随后的几十年里，随着规章制度的完善，发达国家的空气质量稳步提高。即使能源消耗和温室气体排放量有所增加，但对人类有害的污染物仍然得到了良好的控制。然而，将近 1.86 亿的美国人（约占美国人口的 60%）仍然生活在超过美国环境保护局（EPA）规定的空气污染标准的环境中。在发展中国家，空气污染在城市和家庭中仍然是一个日益严重的问题。

空气污染物的构成

许多不同种类的物质都被认为是“空气污染

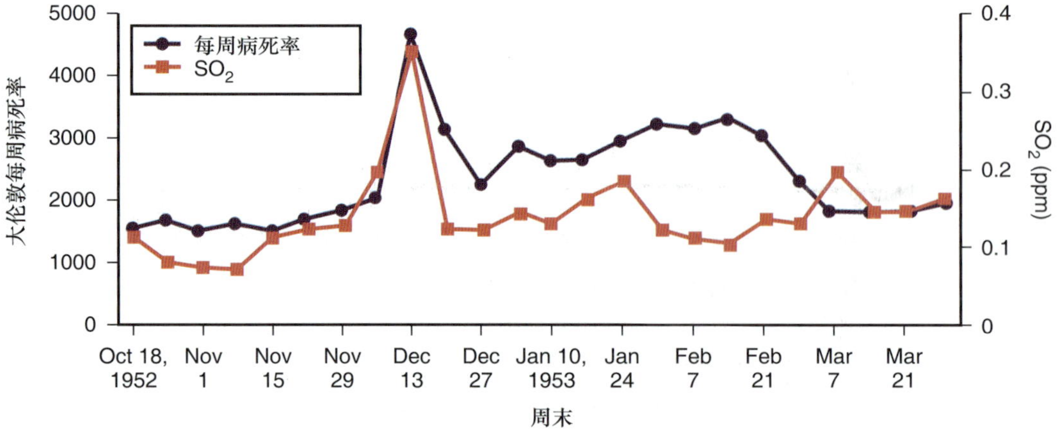

图 80-1　大伦敦的每周病死率，1952 年 10 月到 1953 年 3 月；SO_2，血氧饱和度。［摘自 Bell ML，Davis DL：Reassessment of the lethal London fog of 1952：novel indicators of acute and chronic consequences of acute exposure to air pollution，Environ Health Perspect 109（suppl 3）：389-394，2001.］

物”，主要以混合物的形式存在于环境中。这些物质包括颗粒物质、一氧化碳（CO）、臭氧（O_3）、氮氧化物（NO_x）、硫氧化物（SO_x）和挥发性有机化合物（VOCs）等。污染物成分随着地区及季节的不同而变化；并且污染物的化学性质、状态和大小也会影响其对健康的效应（图 80-2）。尽管只有 CO 对氧气输送有特别的毒性，但很多其他污染通过引发炎症及氧化应激反应而致病。实验研究虽可以证实污染物产生的生理效应，但是对人群健康的影响却很难归因为单个污染物的作用，因为它们通常属于同源，并共同变化。因此，研究多污染物对健康的影响的方式愈加普遍。然而，本章还是会在描述空气污染对健康的影响之前讨论单一污染物的生理效应。

颗粒物质

在各种空气污染物中，颗粒物质是现今最常遇到、在环境暴露浓度中与病死率增加关系最为密切的物质。尽管各种自然或人为的活动均可产生颗粒物质，但生物及化石燃料的燃烧是其最主要来源之一。颗粒物质是由各种大小不同的有机物和无机物构成（图 80-3）。公众认知，细颗粒物（$< 2.5\ \mu m$）是最影响健康的颗粒物质，而以超细颗粒物（$< 0.1\ \mu m$）尤为重要。较大的颗粒物质在近端呼吸道被过滤沉着，但是细颗粒物能够深入渗透肺部，并在肺中有效沉积，引起局部反应，并可能被吸收至全身。

颗粒物质的组成也会影响其对健康的效应。尽管颗粒物质对肺的毒性作用机制仍然有待阐明，但这可能是多因素作用的结果，包括纤毛功能受损、上皮细胞损害、炎症以及氧化应激反应等。嗜中性粒细胞和巨噬细胞吞噬难溶颗粒并启动炎症级联反应。颗粒物质通过在粒子表面产生活性氧（ROS）引起氧化应激反应，从而可引起细胞的反应。炎症和氧化应激反应可通过动脉粥样硬化、血栓形成、血管收缩和心率变化能力降低而显著诱发心血管疾病（图 80-4）。

流行病学研究发现颗粒物质的变化与呼吸系统症状、呼吸道感染、肺功能受损、哮喘加重、慢性阻塞性肺疾病（COPD）、心血管疾病、脑血管意外（脑血管疾病，卒中）、肺癌及全因死亡率等均有关联。

臭氧

平流层的臭氧层是地球大气层的正常组分，它能够吸收高频的紫外线（UV），保护我们免受紫外线的辐射。与之相反，地面臭氧是一种空气污染物，能造成呼吸系统和心血管系统损害。地面臭氧主要来自于氮氧化物和挥发性有机物（汽车废气及工业排放物）的光解作用。吸入的臭氧与生物分子发生反应形成自由基，触发促炎介质和促氧化介质。支气管肺泡灌洗液（BAL）中可见因臭氧暴露增加的中性粒细胞、嗜酸性粒细胞和炎性细胞因子。即使臭氧浓度非常低，

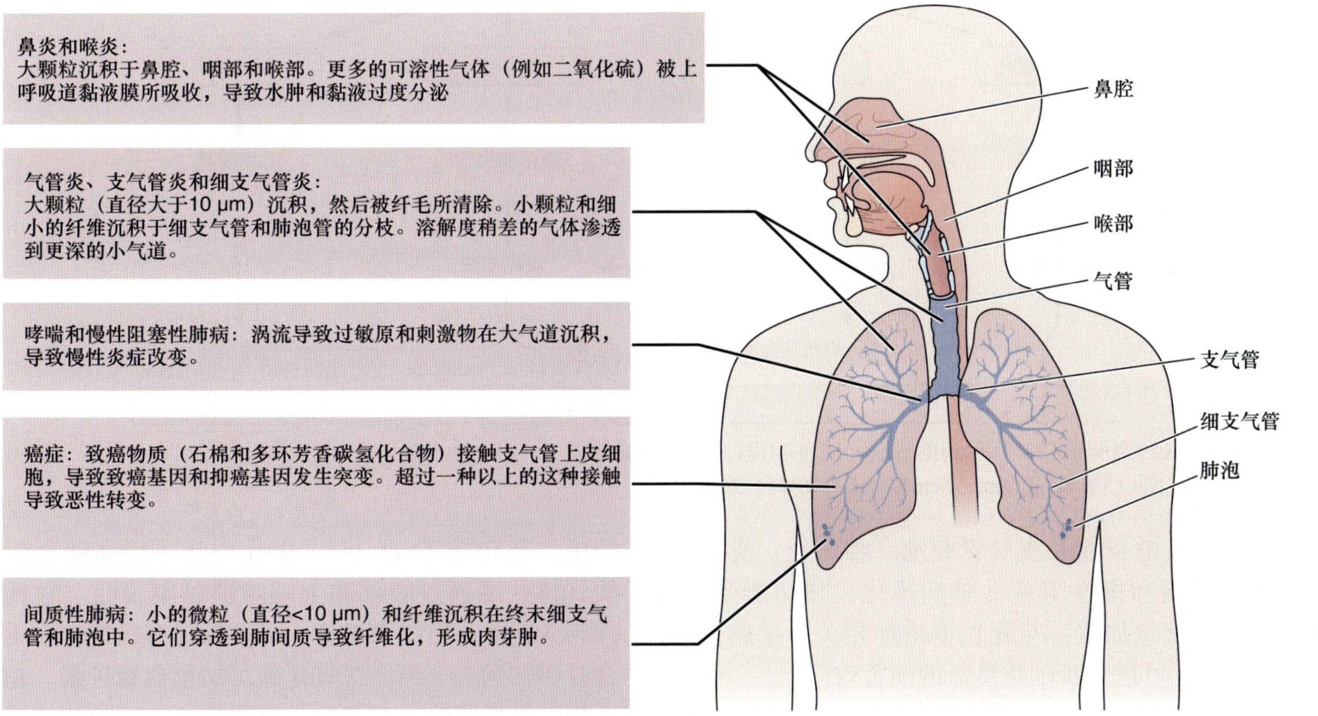

图 80-2　空气污染物对呼吸道的生理学作用（修改自 Beckett WS：Occ-upational respiratory diseases，N Engl J Med 342：406-413，2000.）

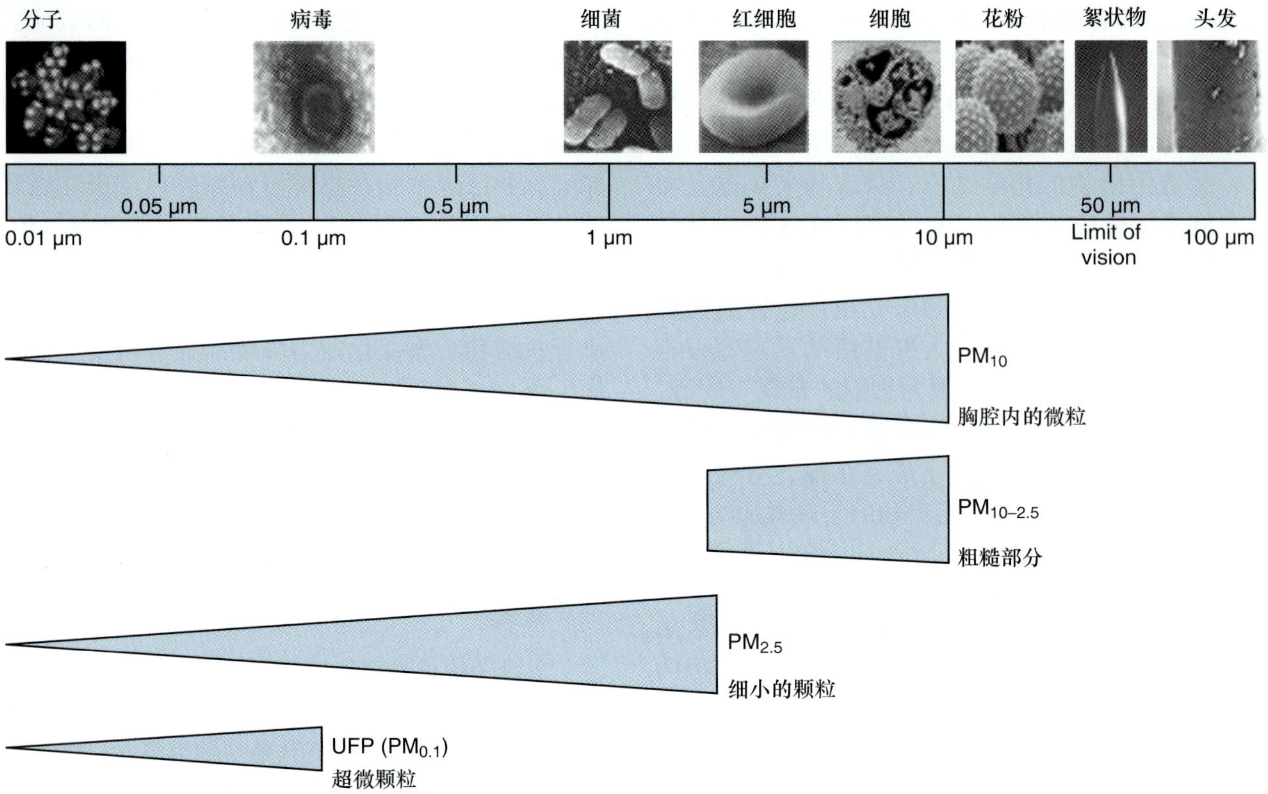

图 80-3 参考共同结构对颗粒物质进行大小分类。PM，颗粒物质。（修改自 Brook RD，Franklin B，Cascio W，et al：Air pollution and cardiovascular disease：a statement for healthcare professionals from the Expert Panel on Population and Prevention Science of the American Heart Association，Circulation 109：2655-2671，2004.）

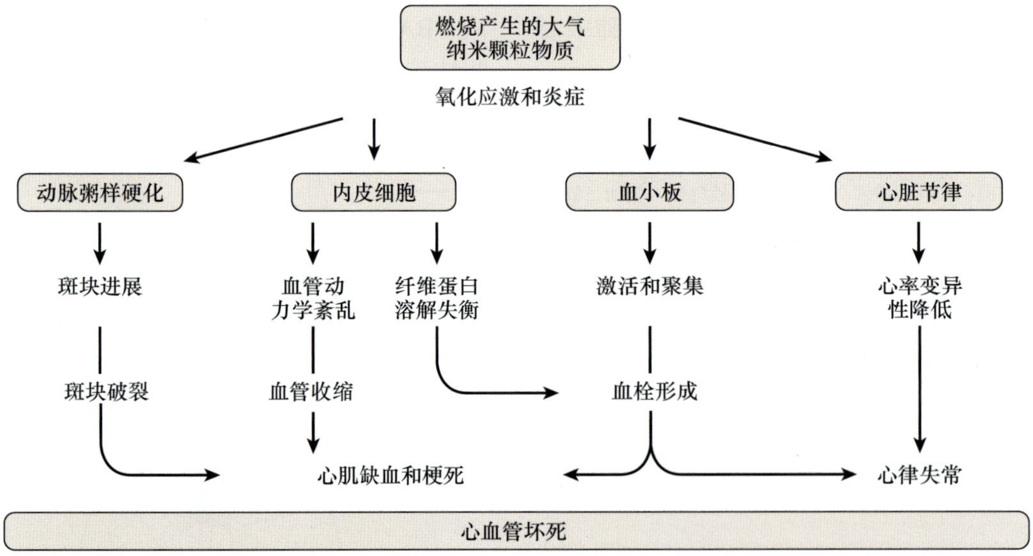

图 80-4 空气污染所致心血管疾病的机制（摘自 Mills NL，Donaldson K，PW Hadoke，et al：Adverse cardiovascular effects of air pollution，Nat Clin Pract Cardiovasc Med 6：36-44，2009.）

都会导致气道炎症和支气管收缩。临床上，臭氧暴露导致哮喘和慢性阻塞性肺病恶化、肺功能受损、呼吸系统症状加重，与死亡率增加相关。暴露于颗粒物质 PM 可进一步加重臭氧的损害效应。

二氧化硫

含硫燃料包括煤炭和石油等。燃烧含硫燃料可产生二氧化硫（SO_2），二氧化硫是一种高度水溶性的气体，易通过眼部和上呼吸道黏膜吸收。它具有强刺激性并可致局部炎症，也可以与有机颗粒物质结合并影响远端气道。二氧化硫可加重血管扩张、黏膜水肿、平滑肌收缩并增加气道内分泌物。肺功能正常的健康个体能够抵御相当量的二氧化硫（5 ppm）的作用。但是，对于某些哮喘患者，即使低剂量的二氧化硫（< 1 ppm）都会引发急性和严重的支气管收缩。虽然二氧化硫可引起多种呼吸道症状，但是它似乎不会单独导致空气污染相关的死亡。

二氧化氮

二氧化氮（NO_2）产生于化石燃料的燃烧过程中，主要来源于发电厂及汽车尾气。因其相对不可溶，故一般在黏膜近端的吸收并不明显。相反，二氧化氮可到达更远端的气道，在呼吸树中与水反应产生硝酸（HNO_3），引起局部和全身的炎症反应，急性情况下可导致支气管痉挛。一般来说，二氧化氮的毒性较其他污染物小，主要危害表现在可能与其他化合物发生协同作用。尽管高浓度的室内二氧化氮能够增加机体对病毒感染的易感性，但没有观察到室外高浓度二氧化氮污染时存在这种效应。流行病学研究中，二氧化氮浓度常被视为交通相关空气污染物的标志。因此，在这些研究中，二氧化氮与疾病的关系可能是其与其他污染物共同作用的结果。

多环芳香烃类物质

多环芳香烃类物质（PAHs）包括了许多有机分子，主要来自于生物燃料及化石燃料，形成于其燃烧的过程。在使用这些燃料过程中，多环芳香烃类物质与挥发类有机物呈烟雾状扩散。虽然有很多不同种类的多环芳香烃类物质，但是小分子和亲脂性的多环芳香烃类物质最容易被呼吸道吸收。每种多环芳香烃类物质的效应取决于它的基础成分和结构。很多种多环芳香烃类物质是呼吸道黏膜刺激剂，而其他的具有致突变和致癌作用，尤其与口腔癌、鼻咽癌、喉癌以及肺癌关系密切，例如最早被发现的致癌物苯并芘以及二噁英。

室外空气污染

室外空气污染受排放来源和周围环境的影响。最近几十年，机动车辆成为了主要的污染来源，尤其在城市地区。工业生产及发电厂中排放的主要来源依然是燃烧的煤炭和化石燃料。在美国，约 90% 的室外空气污染来源于机动车辆和发电厂的排放之和，其他则来源于木材燃烧等生物燃料的燃烧。在冬季，木材燃烧是美国部分地区空气污染的主要来源。

地形、气候和地方法规进一步影响空气质量。洛杉矶周围的山脉聚集了污染物，大部分污染物来源于当地汽车排放的尾气，并且在强烈的紫外线作用下产生高浓度的臭氧。匹兹堡是美国具有最高 PM 水平的大城市之一，现在，当地空气污染物大部分来源于区域性排放，这些污染物被东南风从较远的发电厂及工厂带过来。除发达国家外，其他国家缺乏足够的环境保护措施，导致环境污染较重，尤其是在快速城市化及工业化的国家。中国有许多世界上环境污染最严重的城市，其中一个原因就是煤炭的大量使用以及缺乏足够的环境保护措施。

室外空气污染对健康的影响

室外空气污染对健康有各种各样的影响，包括轻度呼吸道刺激、住院，甚至死亡。世界卫生组织估计，每年有超过 80 万人因室外空气污染而死亡。日常空气污染水平的波动引起了病死率的急剧增加，主要死因为心血管疾病。长期暴露于空气污染同样可诱导一系列心肺疾病，从而影响了发病率和病死率。美国的一项前瞻性队列研究——六城市研究（Six Cities Study），将代表不同污染程度的六个城市居民作为研究对象，首次证明了长期暴露于颗粒物质环境可导致死亡。在细颗粒物质水平较高的城市，其全因死亡率增加（污染最严重城市 / 污染最轻微城市的风险比为 1.26，图 80-5）。其他多个队列研究对于暴露环境与健康状况之间的关系取得了更全面的结论，进一步证实了之前研究的关系。

急性呼吸系统疾病

健康成年人暴露于空气污染时，肺功能会产生剧烈变化。在不易产生气道痉挛的患者中，这些

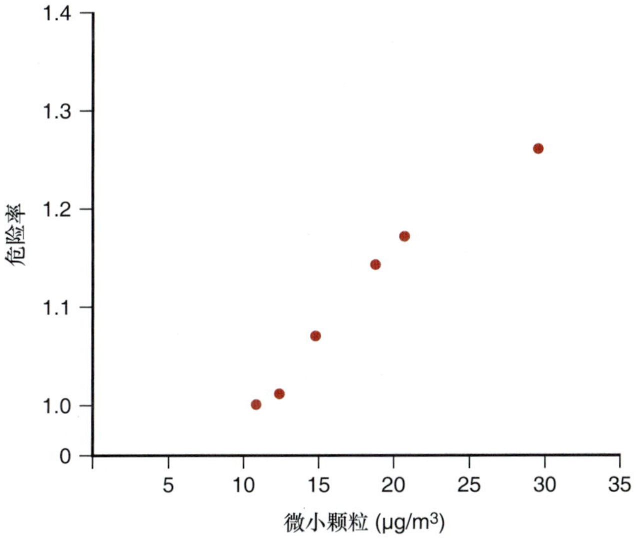

图 80-5　哈佛 6 个城市研究得出的微小颗粒浓度与病死率之间关系。（修改源自 Dockery DW et al：N Engl J Med 329：1753-1759，1993.）

变化通常不被人注意。但在哮喘及慢性阻塞性肺病（COPD）的患者，暴露于空气污染会导致严重后果。在空气污染严重时，哮喘患者咳嗽、气喘及呼吸困难加重，药物需要量增加。随着空气污染的加重，哮喘、COPD以及肺炎患者的住院率均有增加，普通人群出现呼吸道症状及上呼吸道感染也有所增加，即使颗粒物质浓度的微小变化都会导致这些反应（图80-6）。颗粒物质浓度每增加10 $\mu g/m^3$，各种呼吸系统疾病大约增加1%。虽然受影响人群的比例看似很小，但如果将该比例应用到庞大人群基数上，将产生显著影响。

慢性呼吸系统疾病

正如急性暴露于空气污染可引起肺功能瞬态变化，慢性暴露也可导致肺结构和功能的变化。研究显示，空气污染较为严重地区的儿童用力呼气容积（FEV_1）较低。在$PM_{2.5}$（颗粒物质直径< 2.5 μm）浓度更高的社区，囊性纤维化患者急性加重更为常见。研究发现，孕妇暴露于空气污染可导致随后儿童肺部发育受到损害。还有证据表明，空气污染可能在儿童哮喘发生机制中起一定作用并增加其发病率。排除了各种潜在的混淆因素后，机动车道附近居住的儿童哮喘发病率较高，用力呼气容积（FEV_1）较低。欧洲及美国的队列研究也显示，暴露于更严重空气污染环境中的儿童哮喘患病率更高。

室外空气污染与COPD发生的关系不是很清楚，目前的研究没有一致和肯定的结果。COPD最危险的因素仍然是烟草烟雾。但是，空气污染能引起呼吸道症状及感染反复发作，这两者都可导致COPD。同样，室外空气污染与肺癌之间相关性的数据也尚不全面。尽管有些报道发现暴露于室外空气污染，肺癌发病有轻度增长，但肺癌仍是一种有较长潜伏期的少见病。

非呼吸系统疾病

与空气污染有关的研究较多的最重要疾病是心血管疾病，包括缺血性心脏疾病、心律失常、充血性心力衰竭及心源性猝死等。空气污染与住院率的一项元分析显示：颗粒物质每增加10 $\mu g/m^3$，心力衰竭的住院人数就会增加0.8%，缺血性心脏病的住院人数增加0.7%。虽然空气污染仅仅是其中一个潜在的罪魁祸首，但是驾车或者以其他方式置身于交通环境中会急剧增加罹患心肌梗死的风险（比值比：2.92）。空气污染还进一步与室性心律失常、置入式除颤器休克及心房纤颤有关。空气污染相关的大规模非正常死亡主要由心血管类疾病所致。没有确凿的证据证明空气污染与其他非呼吸系统类疾病的关联，包括卒中、周围血管疾病、下肢深静脉血栓形成以及围产期不良预后等。

遗传与空气污染

大量的研究围绕着呼吸系统基因–环境的相互作用，尤其着重于环境空气污染。最终这类研究不仅可能发现辨别特别易感人群的方法，还可能阐明环境效应的分子机制。调节炎症和氧化应激的基因在个体差异中发挥了重要的作用。数项研究确定了氧化应激基因（如*NQO1*、*GSTM1*和*GSTP1*的编码基因）及炎症基因（如TNF的编码基因）的多态性，与呼吸道症状、肺功能下降和哮喘患病的风险有关。例如，*NQO1*（NADPH：醌氧化还原酶1）是一种活性氧清除剂，该蛋白的编码基因突变与健康个体暴露于臭氧后的FEV_1降低有关。*NQO1*基因多态性也与墨西哥城儿童哮喘的高发病率相关。确定对空气污染存在遗传易感性不仅有助于发现最高危个体，也有助于采取针对性的干预措施。一项针对儿童的抗氧化基因*GSTM1*突变的临床试验发现，维生素C和维生素E等抗氧化剂对肺功能有保护作用。需要更多的研究以进一步确定这些遗传易感性并着眼于干预措施。

空气质量指数

全世界政府部门都测定并报道主要城市及市郊地区的空气质量。美国环境保护局（EPA）为全美100多个城市及地区提供空气质量指数（AQI），AQI的报道范围为0～500，数值越高，表明空气越有害（表80-1）。AQI大于100时表示空气质量不健康，尤其是合并存在高危的天气条件时，如炎热及晴朗的天气等。许多报纸、天气预报员以及电台会通报这一指数。在一些高AQI的日子里，建议大家尽量待在室内。易感人群更应限制活动，因为活动会增加体内空气交换，最终导致肺部颗粒物质沉积量达5倍之多。

室内空气污染

空气污染对人类健康的危害大部分可能发生在发展中国家。在这些地方，室外和室内的空气污染水平都非常高。超过一半的世界人口将固体燃料作为主要的家用能源用于烹饪和取暖。这其中大部分

表 80-1　美国环境保护局制订的空气质量指数（AQI）水平

健康相关的 AQI 水平	数值	描述
好	0 ～ 50	空气质量被认为是满意的，空气污染少量或无风险
中等	51 ～ 100	空气质量是可接受的，然而某些污染物会轻度困扰那些对空气污染异常敏感人群的健康
对那些敏感人群是不健康的	101 ～ 150	敏感人群可能出现健康问题，一般人群不会受影响
不健康	151 ～ 200	可能累及每个人的健康，敏感人群可能出现更严重的健康问题
非常不健康	201 ～ 200	健康报警，每个人都可能出现较严重的健康问题
有危险的	301 ～ 500	急诊的健康警报 更可能累及全体人群

数据源自 www.airnow.gov.Accessed March 2011

是在发展中国家的农村地区，这些地区主要在通风不良的室内使用明火烹饪（图 80-7）。这导致了对室内空气污染（IAP）的严重暴露，并对人类健康产生严重的影响。

在依赖固体燃料作为能源的家庭中，大约 95% 使用生物燃料（如木材、木炭、农作物残渣及粪便）作为室内明火。家庭用煤并不常见，主要用于中国和南非的部分地区。一般而言，与天然气及电能这些价格更高的燃料相比，固体燃料的燃烧效率较低，排放物较多。事实上，虽然发达国家每个家庭的能源消耗量是发展中国家的好几倍，但是他们使用的燃料更为清洁，所接触的空气污染物更少。这种国内能源的差别被称之为“能源阶梯”（图 80-8）。

固体燃料的燃烧可释放很多与室外空气污染相同的化学污染物，包括颗粒物质、一氧化碳、二氧化氮、二氧化硫及多环芳香烃类物质等，只不过这些物质的浓度往往高出很多。例如，主要使用固体燃料的家庭，室内颗粒物质的浓度较室外的要高 100 多倍。妇女和儿童都更多暴露于这类污染中。在发展中国家，女性平均每天在炉灶边花 3 ～ 7 个小时准备食物，且身边常带着较大的孩子，背着较小的孩子。由于妇女和儿童暴露于室内空气污染的程度最高，室内空气污染对这类人群健康的危害也是最大的。

室内空气污染对健康的影响

世界卫生组织估计，暴露于固体燃料烟雾污染物每年导致 160 万人死亡，这些病例主要发生在发展中国家，死因包括肺炎、COPD 及肺癌等（表 80-2）。越来越多的证据也揭示了室内空气污染（IAP）在感染性疾病以及非感染性疾病中的作用。和室外空气污染有关的多数疾病也与室内空气污染物（IAP）暴露有关。总之，在世界范围内，室内空气污染（IAP）对 3850 万伤残调整寿命年（DALYs）负有责任，是 DALYs 的第八位原因及人类第十一位死因。

急性呼吸系统疾病

在世界范围内，急性下呼吸道感染是导致 5 岁以下患儿死亡最重要的原因。暴露于室内空气污染

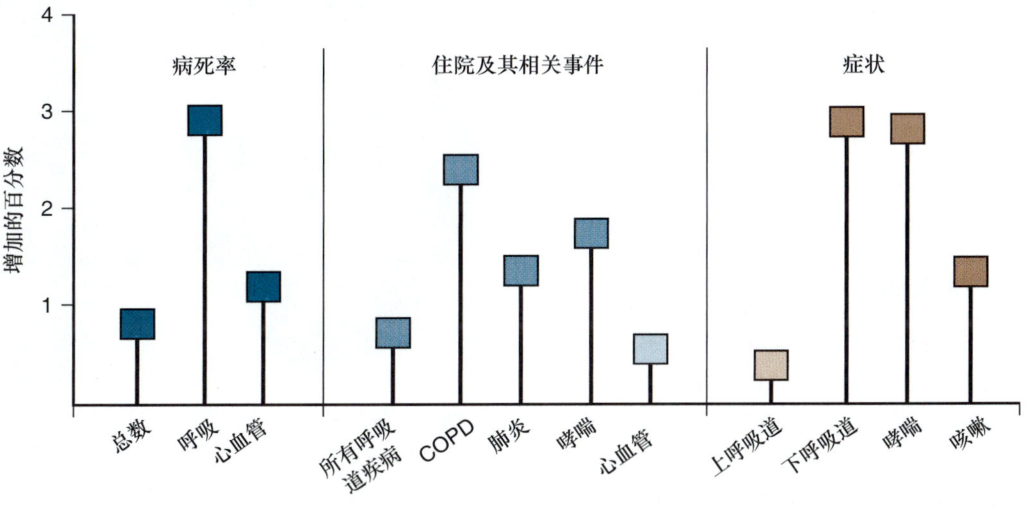

图 80-6　Meta- 分析结果证实病死率、发病率和症状的增加与 PM_{10} 快速增加 10 μg/m^3 有关。COPD，慢性阻塞性肺病；resp.，呼吸。[修改源自 Donaldson K，Mills N，MacNee W，et al：Role of inflammation in cardiopulmonary health effects of PM，Toxicol Appl Pharmacol 207（2 suppl）：483-488，2005.]

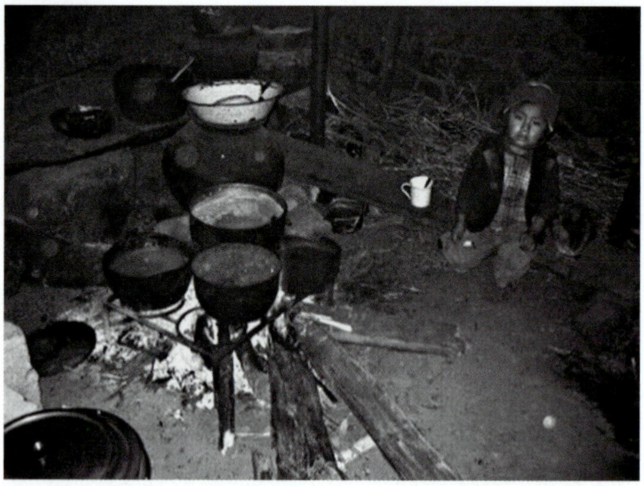

图 80-7 坐在室内灶火旁的厄瓜多尔儿童。（摘自 Rinne ST，Rodas EJ，Rinne ML，et al：Use of biomass fuel is associated with infant mortality and child health in trend analysis，Am J Trop Med Hyg 76：585-591，2007.）

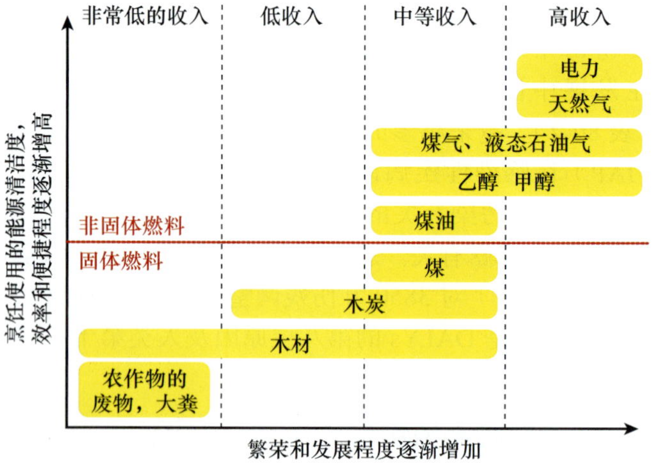

图 80-8 "能源阶梯"强调了发展与室内能量的关系。（修改源自 World Health Organization：Fuel for life：household energy and health，Geneva，2006，WHO.）

物（IAP）使罹患急性下呼吸道感染的风险增加一倍以上。每年因肺炎死亡的 200 万人中，有 91 万人因室内空气污染所致。一些研究也显示室内空气污染与上呼吸道感染有关，包括中耳炎及乳突炎。除了感染性疾病，暴露于室内烟雾可导致气道反应性增加，从而加重了哮喘和慢性阻塞性肺疾病（COPD）。

慢性呼吸系统疾病

长期暴露于室内烟雾可引起多种慢性疾病，可被归为家居获得性颗粒肺病（DAPLD）或称为"小屋肺"。DAPLD 包括非感染性和非恶性疾病，如 COPD 和肺纤维化。使用固体燃料烹饪的女性可能患 COPD 的概率是使用清洁燃料的女性的 3 倍。在全球范围内，22% 的 COPD 由室内空气污染物所致。虽然大多数人长期暴露于室内烟雾可发展为阻塞性

表 80-2 室内空气污染与不同健康转归关系的 meta 分析结果数据

健康结局	人口	相对危险系数	95% CI	证据
肺炎	儿童 0～4 岁	2.3	1.9～2.7	充分
COPD	女性≥ 30 岁	3.2	2.3～4.8	
	男性≥ 30 岁	1.8	1.0～3.2	
肺癌（煤）	女性≥ 30 岁	1.9	1.1～3.5	
	男性≥ 30 岁	1.5	1.0～2.5	
肺癌（生物量）	女性≥ 30 岁	1.5	1.0～2.1	不充分
哮喘	儿童 5～14 岁	1.6	1.0～2.5	
	成人≥ 15 岁	1.2	1.0～1.5	
白内障	成人≥ 15 岁	1.3	1.0～1.7	

修改源自 World Health organization：Fuel for life：household energy and health，Geneva，2006，WHO.CI，可信区间；COPD，慢性阻塞性肺病

肺通气功能障碍，但有些人是限制性通气功能障碍，其支气管镜检查通常发现炭末沉着斑，计算机断层扫描（CT）可显示各种改变，包括网格状结构、支气管周围增厚、结节和磨玻璃影（图 80-10）。虽然目前相关研究很少且结论也并不一致，但是仍有文献报道暴露于室内烟雾的儿童哮喘的发病率更高。

有力的证据表明室内煤炭烟雾与肺癌的发生相关，大部分研究也来自中国。因为在中国，使用煤炭作为燃料的现象十分普遍。煤炭烟尘含有高浓度致癌物多环芳香烃类。长期暴露于煤炭烟尘使罹患肺癌的风险加倍。很少有研究探讨肺癌与其他固体

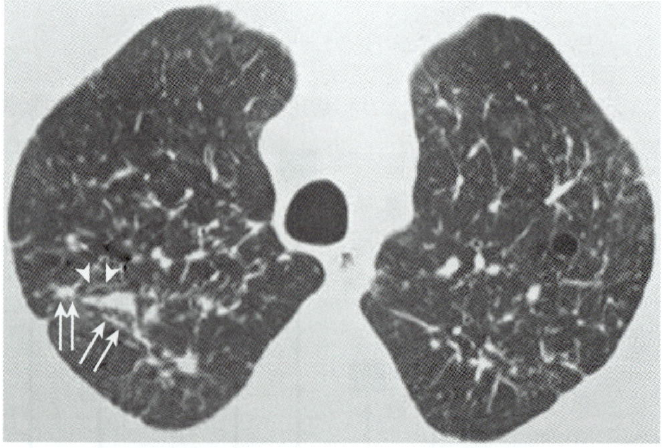

图 80-9 胸部横断位高分辨 CT 扫描证实了室内获得性颗粒性肺病的特征性表现，包括结节状的小叶间隔增厚（箭头尖）和结节状的支气管血管增厚（双箭头）。（修改源自 Diaz JV，Koff J，Gotway MB，et al：Case report：a case of wood-smoke-related pulmonary disease，Environ Health Perspect 114：759-762，2006.）

燃料的关系，但值得注意的是，暴露于这些污染物同样也增加了患癌的风险。

非呼吸系统疾病

如前所述，暴露于室外空气污染中的颗粒物质一直被认为与心血管疾病及其病死率有关。关于室内空气污染物的类似效应的研究少，但应该存在类似的关系。如果这些风险在家庭使用固体燃料进行烹饪时也出现，则室内空气污染物将成为全球范围内发病率和病死率的主要危险因素。

使用固体燃料烹饪且通风不畅与不良妊娠结果有关，包括低出生体重和围产期病死率增加，这可能是源于固体燃料烟雾中污染物复杂的相互作用（包括颗粒物质和一氧化碳）。颗粒物质易诱发母体疾病，从而影响胎儿发育，而一氧化碳能够大量结合血红蛋白，使其向胎盘输送的氧气减少。研究表明，出生于使用生物燃料烹饪的家庭的婴儿平均体重较使用更清洁燃料家庭的婴儿低 63 g。

白内障在发展中国家比较常见，经常会导致失明。印度大型流行病学研究显示，在校正了混淆因素后，使用固体燃料的家庭白内障的发生率增加了30%。这种影响的发生机制仍然是一个亟待研究的课题。

争议和误区

不能孤立地解释环境对呼吸系统健康的影响。这不仅是因为环境因素与个体的遗传倾向本来就相互影响，还因为各种环境过程都是密切相关的。空气污染物的变化与气候变化有关，这两者目前都主要受化石燃料燃烧的影响。全球变暖进程很可能会影响空气污染的模式，但这种影响还不是很确定。全球气候变化受温室气体的影响，如二氧化碳和甲烷。而通常认为这些在环境中存在一定浓度的温室气体对健康并无直接的影响。但是，更温暖的天气却与空气质量恶化有关，大多数科学家认为，气候变化将显著增加夏天空气质量不达标的天数。这种气候变化可能会增加地面臭氧浓度，因为高温会促进臭氧的形成。相反，如果全球变暖导致降水增加，或者促使我们共同努力减少化石燃料的使用，那么，空气中的颗粒物质水平肯定会降低。

结论

需要更多的研究来明确多种污染物共存的条件下室外空气污染。大多数已发表的研究探讨了单个污染物对健康的影响，而研究多种污染物相互作用以及特殊来源污染物的作用可能同样重要。正在进行的研究也应着重于确定空气污染的安全浓度和减少污染环境暴露的有效途径。在发达国家，清洁能源的研究可提供改善人类健康及环境的宝贵方案，而在发展中国家，改善室内空气质量和降低对固体燃料依赖程度的措施将产生广泛而深刻的影响。

推荐读物

Brunekreef B, Holgate ST: Air pollution and health, *Lancet* 360:1233–1242, 2002.
Dockery DW, Pope CA, Xu X, et al: An association between air pollution and mortality in six U.S. cities, *N Engl J Med* 329:1753–1759, 1993.
Fullerton DG, Bruce NN, Gordon SB: Indoor air pollution from biomass fuel smoke is a major health concern in the developing world, *Trans R Soc Trop Med Hyg* 102:843–851, 2008.
Laumbach RJ: Outdoor air pollutants and patient health, *Am Fam Physician* 81:175–180, 2010.
Minelli C, Wei I, Sagoo G, et al: Interactive effects of antioxidant genes and air pollution on respiratory function and airway disease: a HuGE review, *Am J Epidemiol* 173:603–620, 2011.
Perez-Padilla R, Schilmann A, Riojas-Rodriguez H: Respiratory health effects of indoor air pollution, *Int J Tuberc Lung Dis* 14:1079–1086, 2010.
Ren C, Tong S: Health effects of ambient air pollution: recent research development and contemporary methodological challenges, *Environ Health* 7:56, 2008.
Sun Q, Hong X, Wold LE: Cardiovascular effects of ambient particulate air pollution exposure, *Circulation* 121:2755–2765, 2010.
World Health Organization: *Fuel for life: household energy and health*, Geneva, 2006, WHO.
Yang IA, Fong KM, Zimmerman PV, et al: Genetic susceptibility to the respiratory effects of air pollution, *Thorax* 63: 555–563, 2008.
Yang W, Omaye ST: Air pollutants, oxidative stress and human health, *Mutat Res* 674:45–54, 2009.